U0229357

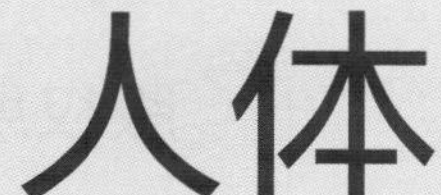

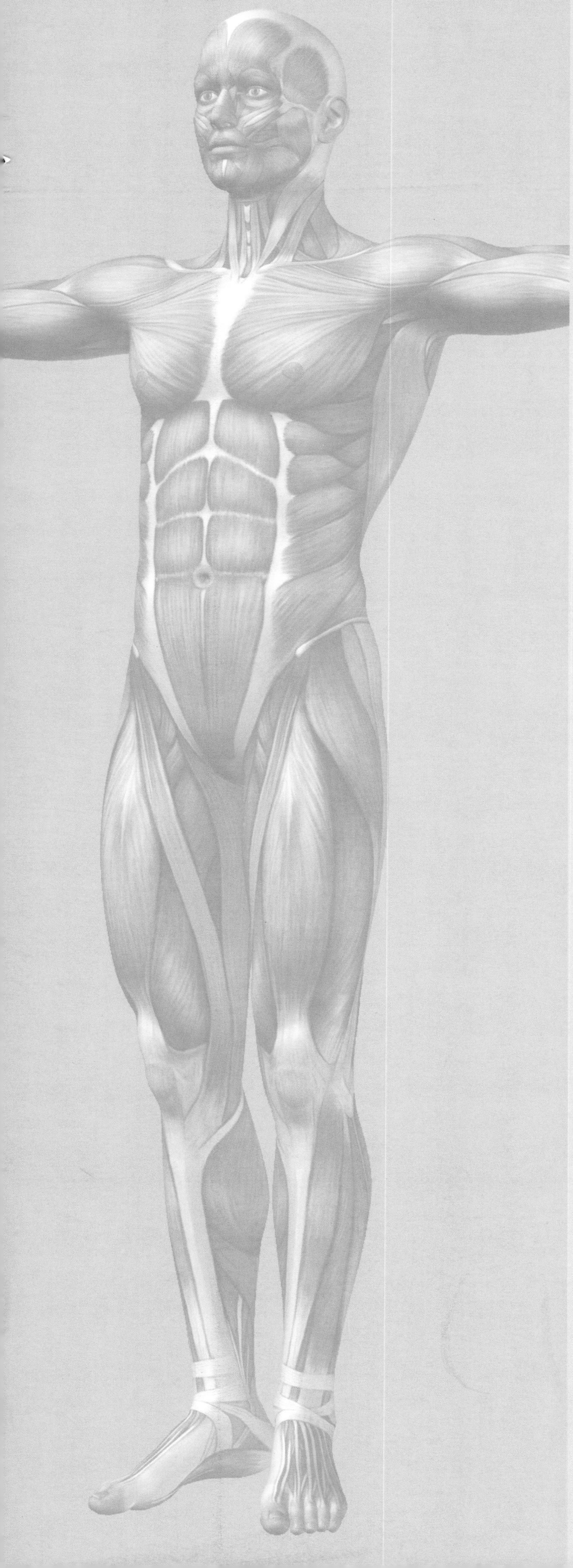

人体
局部解剖学标本
彩色图谱

Color Atlas of
Human Regional Anatomy
Specimens

总主编　**王兴海**

主　编　**王昊飞　景玉宏　贺志明**

人民卫生出版社
·北　京·

图书在版编目（CIP）数据

人体局部解剖学标本彩色图谱 / 王昊飞，景玉宏，贺志明主编. —北京：人民卫生出版社，2024.7

ISBN 978-7-117-35493-6

Ⅰ.①人… Ⅱ.①王… ②景… ③贺… Ⅲ.①局部解剖学－图谱 Ⅳ.①R323-64

中国国家版本馆 CIP 数据核字（2023）第 205477 号

人体局部解剖学标本彩色图谱

Renti Jubu Jiepouxue Biaoben Caise Tupu

主　　编：王昊飞　景玉宏　贺志明

出版发行：人民卫生出版社（中继线 010-59780011）

地　　址：北京市朝阳区潘家园南里 19 号

邮　　编：100021

E - mail：pmph @ pmph.com

购书热线：010-59787592　010-59787584　010-65264830

印　　刷：鸿博睿特（天津）印刷科技有限公司

经　　销：新华书店

开　　本：787 × 1092　1/8　　印张：51

字　　数：1183 千字

版　　次：2024 年 7 月第 1 版

印　　次：2024 年 8 月第 1 次印刷

标准书号：ISBN 978-7-117-35493-6

定　　价：328.00 元

打击盗版举报电话：010-59787491　E-mail：WQ @ pmph.com

质量问题联系电话：010-59787234　E-mail：zhiliang @ pmph.com

数字融合服务电话：4001118166　E-mail：zengzhi @ pmph.com

总 主 编　王兴海

主　　编　王昊飞　景玉宏　贺志明

副 主 编　李长兴　郭中献　俞　洪　廖燕宏　蒋吉英
李贵宝　李泽宇

编　　委（以姓氏笔画为序）

丁亚丽（西藏大学医学院）
马欣宇（长春中医药大学）
王　征（杭州医学院）
王　勇（大理大学医学院）
王兴海（南方医科大学）
王岐本（湘南学院）
王昊飞（南方医科大学南方医院）
王俊波（浙江大学城市学院医学院）
王雪莲（南方医科大学第三附属医院）
邓仪昊（昆明理工大学医学院）
石　瑾（南方医科大学南方医院）
白　石（台州学院）
刘　畅（南方医科大学）
刘　娜（吉林体育学院）
孙　俊（昆明医科大学）
李长兴（青海大学）
李长征（福建中医药大学）
李泽宇（南方医科大学）
李贵宝（山东大学医学院）
张卫民（山东第一医科大学附属山东医院）
张传雷（河南中医药大学第一附属医院）
张爱林（河西学院）
陈彦文（甘肃中医药大学）
林　荣（宁波大学）
周小兵（南华大学衡阳医学院）
赵　虎（华中科技大学同济医学院）
郝珂楠（南方医科大学南方医院）
钟　铧（成都中医药大学）
俞　洪（浙江中医药大学）
饶利兵（湖南医药学院）
姜华东（浙江大学医学院）
贺志明（邵阳学院）
郭中献（郑州国希望教学用品有限公司）
蒋吉英（潍坊医学院）
景玉宏（兰州大学）
廖燕宏（华中科技大学同济医学院）

标本制作　王兴海　王朋飞　石　瑾　石小田　刘　畅　刘健华　李泽宇　洪辉文
吴坤成　张党谋　周小兵　周　坤　饶利兵　骆宝华　王　强

摄　　影　刘　畅　郑威振　王兴海　李忠华　王朋飞　张党谋

图片处理　王兴海　王朋飞　王雪莲　袁百显

文字处理　王兴海　戴景兴　王雪莲　王朋飞

总主编简介

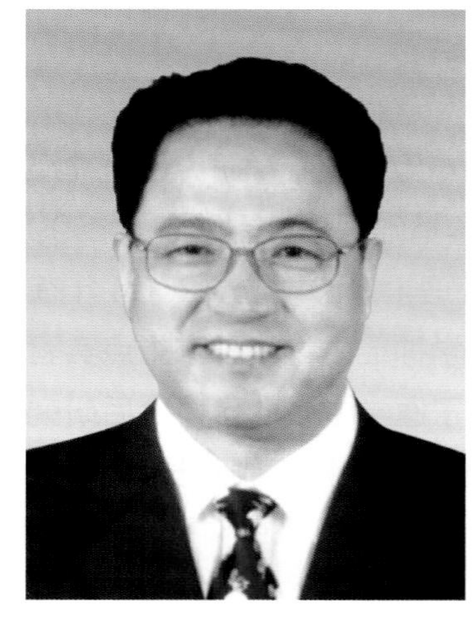

王兴海

男，1951 年出生，河南泌阳人，南方医科大学（原第一军医大学）解剖学教研室高级实验师。中共党员，曾任中国解剖学会人体专业委员会委员兼全国解剖技术学组组长，享受国务院政府特殊津贴。1978 年师从钟世镇老师，在解剖学技术的研究方面取得了长足的进步。从事解剖学事业 50 年来，一直负责解剖学技术方面的研究及人体解剖标本陈列馆的建设、陈列标本的设计和制作，建成了国内一流的人体标本陈列馆，达到国际先进水平。

共发表论文 140 余篇，参加完成了军队和国家课题 8 项。主编《解剖学技术》《人体解剖学图谱》《人体系统解剖学标本彩色图谱》和《妇产科临床解剖学图谱》等专著 5 部。参加编写《临床应用解剖学》《中医微创入路解剖彩色图谱》《泌尿外科临床解剖学图谱》《胸心外科临床解剖学图谱》《腹部外科临床解剖学图谱》《骨科临床解剖学图谱》《手外科解剖学图鉴》《学生用系统解剖学彩色图谱》等专著 16 部，其中副主编 8 部。

荣立三等功 2 次。1989 年获广东省首届"丁颖科技奖"，1990 年获第二届"中国青年科技奖"，主持的解剖学技术方面的研究项目先后获军队科技进步二等奖 2 项，国家科技进步奖二、三等奖各 1 项，参加"中国数字化人体数据集的建立"项目获国家科技进步奖二等奖，参加制作的电教教材获国家优秀电视教材成果一等奖。

主编简介

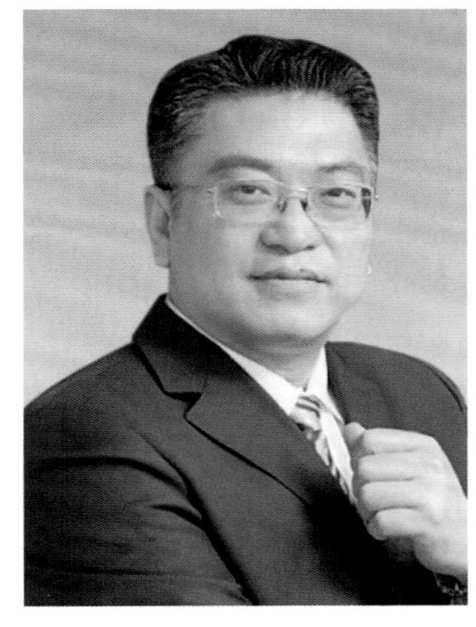

王昊飞

男，1975 年出生，1998 年毕业于第一军医大学临床医学系，2007 年获医学博士学位，中共党员，主任医师。硕士研究生导师，现任南方医科大学南方医院胸外科主任，兼南方医院增城分院胸外科主任。中华医学会广东省胸外科分会青年委员会副主任委员。中国医药教育协会胸外科分会学术委员。中国医师协会广东省胸外科分会常务委员及毕业后教育学组副组长。广东省胸部疾病学会加速康复外科专委会副主任委员及食管癌多学科诊疗专家委员会青年委员会主任委员。吴阶平医学基金会模拟医学部胸外科分会常务委员、青年委员会副主任委员。海峡两岸医药卫生专家委员会青年委员会常务委员。广东省胸部疾病学会食管疾病多学科诊疗专委会青年委员会主任委员。广东省胸部肿瘤防治研究会靶向治疗专委会副主任委员。广东省胸部疾病协会加速康复外科委员会副主任委员。广东省药学会胸外科专家委员会副主任委员。海峡两岸医药卫生交流协会胸外科学分会青年委员会常务委员。

精于胸部解剖，擅长肺结节、肺癌、食管癌及纵隔疾病的胸腔镜微创外科治疗，尤其擅长单孔胸腔镜技术，对胸外科急危重症的诊治亦具有较深厚的造诣。南方医科大学"南医优秀教师"获得者，2018、2020 年获"羊城青年好医生及羊城好医生"称号，2019 年获评"广东省实力中青年医师"称号，2020 年获首届全国胸外科手术直播大赛肺段手术组第一名。主持和参与国家自然科学基金项目 2 项，广东省自然科学基金项目 3 项，广东省科技计划基金项目 2 项；在核心期刊发表学术论文 50 余篇，SCI 收录论文 15 篇；副主编著作 2 部，参编著作 5 部；获国家发明专利 1 项；曾获军队科技进步三等奖 1 项。主讲的呼吸系统课程入选首批国家金课。

主 编 简 介

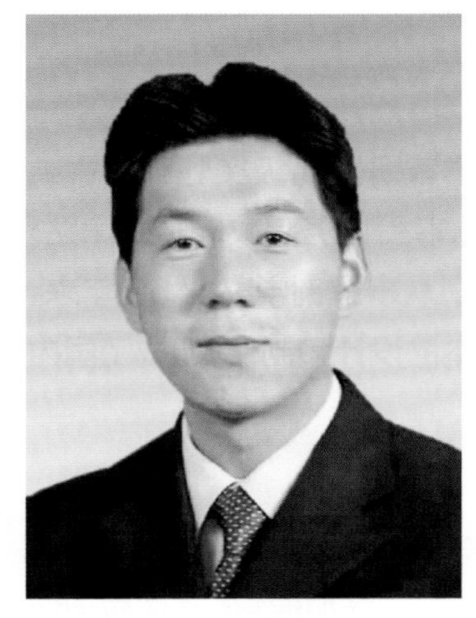

景玉宏

男,1972 年出生,教授,博士研究生导师。兰州大学基础医学院人体解剖与组织胚胎学研究所暨神经科学研究所,兰州大学甘肃省新药临床前研究重点实验室教授,兰州大学基础医学院副院长。1999 年兰州大学基础医学院获医学硕士学位,2005 年兰州大学生命科学院获理学博士学位。2004 年在日本山形大学医学院从事合作研究。2005 年至 2007 年在复旦大学医学神经生物学国家重点实验室从事博士后研究工作。2007 年至 2009 年在台湾长庚大学医学院分子医学中心从事博士后研究工作。2014—2016 年作为中组部第八批援建干部在新疆医科大学基础医学院挂职副院长,负责科研及研究生教育工作。

主持国家自然科学基金面上项目 4 项,甘肃省自然科学基金项目 1 项,青海省自然科学基金合作项目 1 项,神经再生修复北京市重点实验室开放基金 1 项。主攻神经血管单元参与神经元代谢调节与神经退行性疾病的机制研究和神经内分泌免疫调节与自闭症谱系障碍的机制研究。发表论文 60 余篇,其中 SCI 收录 40 余篇。获兰州大学隆基教育教学骨干奖,甘肃省教学成果奖。甘肃省科技成果 2 等奖。现为中国解剖学会会员,中国神经科学学会会员,中国细胞生物学会会员。获新疆维吾尔自治区“第八批中央与国家机关优秀援疆干部人才称号”,记功一次。

主 编 简 介

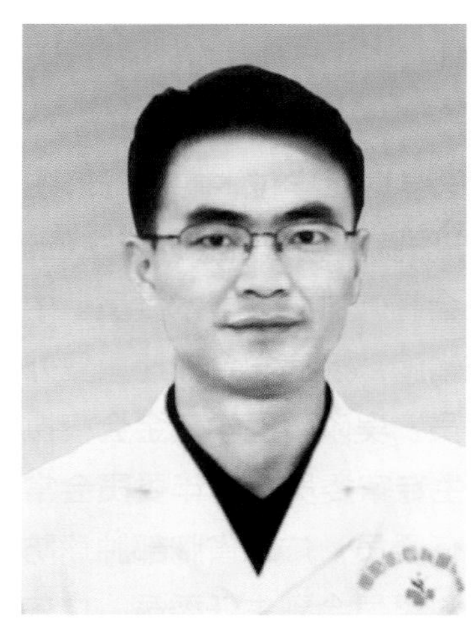

贺志明

男,1968 年 7 月出生,本科学历,湖南省邵东县人,中共党员,教授、主任医师,基础医学院总支书记兼院长。中国医学模拟教学联盟理事、邵阳市医学会心血管专业委员会副主任委员、湖南省双一流应用性特色学科学术带头人、邵阳学院应用性特色学科带头人、省级优秀教学团队负责人。1992 年 7 月毕业于中南大学湘雅医学院(原湖南医科大学)临床医学专业,同年 7 月分配到本校附属医院。2008—2009 年在清华大学继续教育学院“现代医院职业化管理精要课程高级研修班”学习。

主持国家级教学建设项目 3 项、省级 3 项,主持并完成省级课题 4 项、市级课题 1 项,获邵阳市科技进步一等奖 1 项,在核心期刊发表学术论文 15 篇,主编教材 3 部,指导学生开展省级科研课题 2 项,参与市级以上课题 5 项。指导学生参加技能竞赛分别获得国家级团体三等奖 1 项、个人二等奖 2 项,省级团体一等奖 1 项、二等奖 2 项、三等奖 1 项、个人一等奖 1 项。

序

作为解剖学技术队伍的一名园丁，几十年来我深情地关注着解剖学这个园地的发展和繁荣。随着医学教育的大力发展，医学教育所需的解剖标本，却呈现出相对减少的趋势。目前，人体解剖学图谱是医学院校解剖学教学和医学生从医学入门学习到医疗实践工作中必不可缺的重要辅助用书。

“工欲善其事，必先利其器”，出版一本优质实用的解剖标本图谱，让医学院校的学生在资源短缺的情况下，根据教材中描绘的内容，结合图谱中标本显示的形态结构，就能起到事半功倍的辅助学习效果。

目前已出版的局部解剖学标本图谱，或以绘图艺术见长，或以设计精巧取胜。局部解剖学实物标本图谱却鲜有系统、内容完整、层次分明的人体局部解剖学标本彩色图谱。而翻译出版的手绘的人体局部解剖学标本图谱，如 Sobotta 人体解剖学图谱、奈特人体解剖彩色图谱等，尽管内容比较丰富，结构的展示比较准确，但和真实的人体标本图相比，在实际学习和应用中还有一定的差距。

本图谱的作者从南方医科大学及其他国内医学院校和郑州国希望教学用品有限公司制作的近 10 万幅人体标本图片中，按照解剖学教学大纲，精心挑选。图谱共展示标本彩图 1 760 余幅，以人体 8 大部位为基础，用逐层显示结构的手法，既能建立明晰的系统概念，又能更好地显示血管神经的走行和分支及重要器官的毗邻关系。为了使本图谱更加与教科书相匹配，还专门增加了断层解剖学、临床影像学图片以及重要器官结构的变异资料。对解剖学重点部位，在每幅图或每一组图下配有【解剖学要点】，对该结构的位置、形态和功能作了简明扼要的介绍，以起到画龙点睛的作用。本图谱的编排充分体现了教学和医疗实践中的重点和难点问题，真正做到了有的放矢。

单丝难成线，独木不成林。本图谱的成稿充分体现了老、中、青三代专家共同努力、精诚协作的集体主义精神，同时也展现出了企业与学校在产、教、研融合创新的发展道路上，同心协力、携手共进的光明前景。

“欲穷千里目，更上一层楼”，希望年轻的同行在探索人体奥秘的道路上精雕细琢、青胜于蓝，在解剖学图谱这个百花园里盛开更多更鲜艳的花朵。

王兴海

2023 年 9 月于广州

前　言

人体解剖学是现代医学的起源学科。恩格斯曾说“没有解剖学就没有医学”。古希腊医学的奠基人希波克拉底曾提出了“四体液学说”。但随着社会的不断发展，人们对自身结构和功能的认识不断提高。由此，近代医学家们否定并且摒弃了“四体液学说”，秉持正确的研究思想，采用正确的研究方法，在研究人体的生理现象与病理现象的过程中，发展出来了一门以解剖学、生理学、组织胚胎学、病理学、生物化学与分子生物学等作为基础学科的全新的医学体系，也就是发展中的现代医学。离开人体解剖学的探索和发展，现代医学就是无源之水、无根之木。解剖学对于现代医学的重要性是不言而喻的。

人体解剖学对医学的发展担负着承上启下的桥梁作用。在解剖学的基础上结合临床，开展的临床应用解剖学研究，为临床显微外科的发展，起到了极大的推动作用。随着科学技术的发展，现代医学也呈现出加速发展的趋势。在临床显微外科的基础上，腔镜条件下的微创外科领域的发展显得尤为突出。微创外科技术在 30 年前的中国还鲜有应用，而在今天已成为临床各专科的常规标准手术和体现外科医生能力水平的基本要求。腔镜条件下的手术，要求外科医生对解剖学必须有更深刻的领会和掌握，操作必须更加精细和准确，而目前医学院校应用的解剖图谱往往是绘制图谱，或者实体图片质量较差，导致医学生进入临床工作时，发现实际人体情况与所学的解剖学知识存在较大差异，不得不在临床工作中重新学习解剖知识，使得外科医生的培养起步较慢、周期过长，且对患者来说也是不安全的因素。

南方医科大学基础医学院王兴海教授近几年在这一领域一直在不断地探索，作为主编或副主编陆续推出了《人体解剖学图谱》《人体系统解剖学标本彩色图谱》《妇产科临床解剖学图谱》《腹部外科临床解剖学图谱》《胸心外科临床解剖学图谱》《骨科临床解剖学图谱》等多部紧密结合临床的解剖图谱。

本图谱主要是作者从南方医科大学及数个其他国内医学院校和郑州国希望教学用品有限公司制作的近 10 万幅人体标本图片中，在总主编王兴海教授的指导下精心挑选，用了三年多的时间，认真编排而完成的。本图谱内容将其分为头部、颈部、背部、上肢、胸部、腹部、盆部和下肢八章。标本图片参考人民卫生出版社《局部解剖学》第 9 版的内容和插图采集。全书名词以国家自然科学名词审定委员会 2014 年公布的《人体解剖学名词》（第 2 版）为准。本图谱共展示标本彩图 1 760 余幅，对每个部位根据其特点由浅入深，按照局部解剖的方法步骤，逐层显示其形态结构。书中展示的内容除突出人体局部器官结构的位置、形态、层次及其相互关系外，为了更好地显示重要器官的毗邻关系、血管神经的走行和分支，专门增加了断层解剖学、临床影像学图片以及重要器官结构的变异资料。本图谱的问世，凝聚了王兴海教授几十年的解剖研究心得和成就，也汇聚了众多基础医学专家、临床医学专家和标本制作专家们的智慧和汗水，希望能为医学生和年轻临床医生提供更为准确、全面和真实的解剖学展示和指引，成为医生成长道路上强劲的助力和有效的桥梁！

本图谱是在国内数个医学院校解剖学教研室、几代人工作的基础上，经过多年的积累，在不断完善的过程中编撰而成。在编写过程中，国内多家大学及医院的同行对编著的风格特点和内容安排提出了许多宝贵建议，并给予了大力支持和帮助，在此表示衷心感谢。

限于作者水平，本图谱不当甚至错误之处难免，敬请广大同仁批评指正。

王昊飞　景玉宏　贺志明

2023 年 9 月

目 录

第一章

头部

第二章

颈部

第三章

背部

第四章

上肢

第五章

胸部

第六章

腹部

第七章

盆部

下肢

第一章

头部

Head

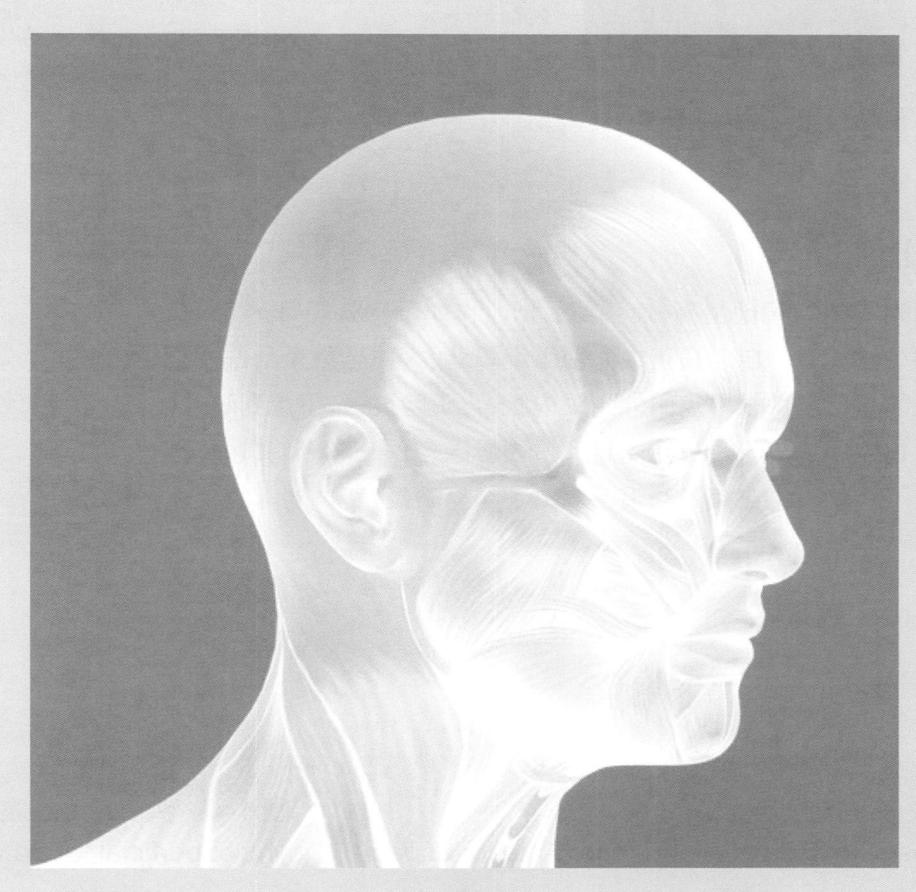

图 1-1 头部表面结构(前面观)
Surface structure of the head. Anterior aspect

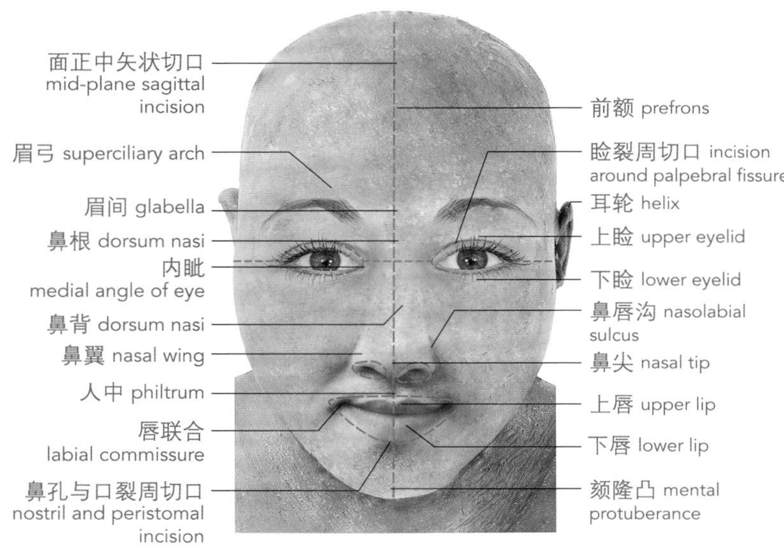

面正中矢状切口 mid-plane sagittal incision
眉弓 superciliary arch
眉间 glabella
鼻根 dorsum nasi
内眦 medial angle of eye
鼻背 dorsum nasi
鼻翼 nasal wing
人中 philtrum
唇联合 labial commissure
鼻孔与口裂周切口 nostril and peristomal incision
前额 prefrons
睑裂周切口 incision around palpebral fissure
耳轮 helix
上睑 upper eyelid
下睑 lower eyelid
鼻唇沟 nasolabial sulcus
鼻尖 nasal tip
上唇 upper lip
下唇 lower lip
颏隆凸 mental protuberance

图 1-2 头部表面结构(侧面观)
Surface structure of the head. Lateral aspect

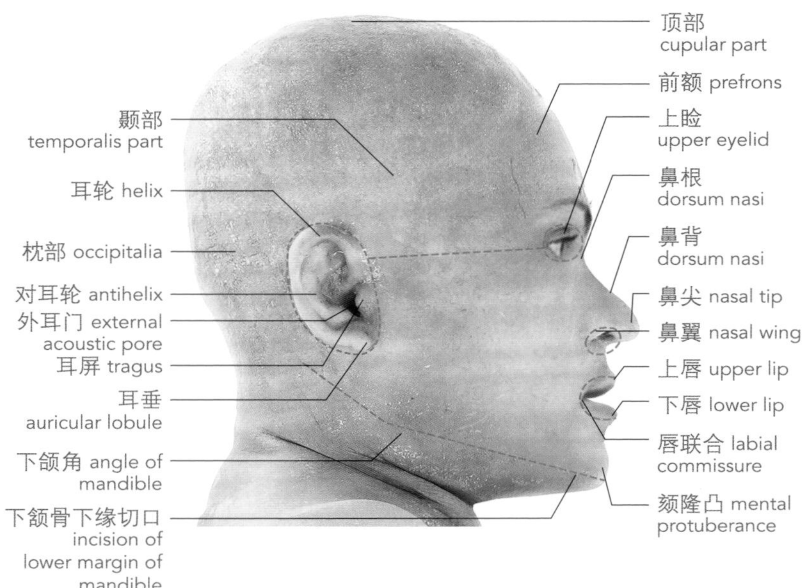

颞部 temporalis part
耳轮 helix
枕部 occipitalia
对耳轮 antihelix
外耳门 external acoustic pore
耳屏 tragus
耳垂 auricular lobule
下颌角 angle of mandible
下颌骨下缘切口 incision of lower margin of mandible
顶部 cupular part
前额 prefrons
上睑 upper eyelid
鼻根 dorsum nasi
鼻背 dorsum nasi
鼻尖 nasal tip
鼻翼 nasal wing
上唇 upper lip
下唇 lower lip
唇联合 labial commissure
颏隆凸 mental protuberance

【解剖学要点】

人体标本取仰卧位,肩部垫高,使头部后仰。作如下皮肤切口:

1. 面正中矢状切口　自颅顶正中向前下经鼻背、人中至颏隆凸作一正中切口。
2. 睑裂周切口　自鼻根中点向外到眼内眦,再沿睑裂上、下缘到眼外眦,并继续向外至耳前作一横切口。
3. 鼻孔与口裂周切口　沿鼻孔周缘和口裂唇缘各作一环形切口。
4. 下颌骨下缘切口　自颏隆凸沿下颌体下缘至下颌角,再到乳突尖作一横切口。

图 1-3 头面部浅筋膜(前面观)
The superficial fascia of the head and face. Anterior aspect

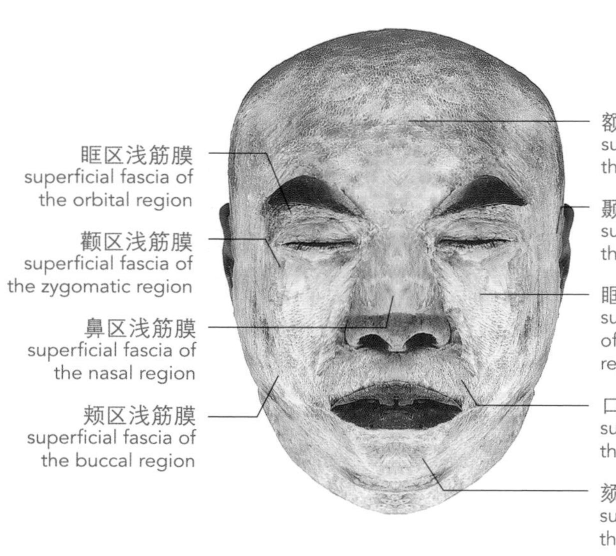

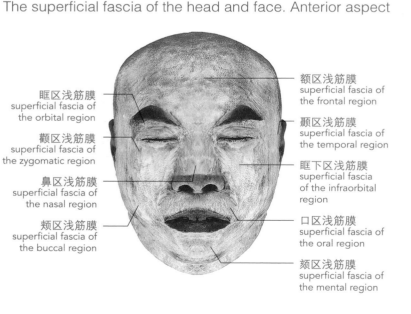

眶区浅筋膜 superficial fascia of the orbital region
颧区浅筋膜 superficial fascia of the zygomatic region
鼻区浅筋膜 superficial fascia of the nasal region
颊区浅筋膜 superficial fascia of the buccal region
额区浅筋膜 superficial fascia of the frontal region
颞区浅筋膜 superficial fascia of the temporal region
眶下区浅筋膜 superficial fascia of the infraorbital region
口区浅筋膜 superficial fascia of the oral region
颏区浅筋膜 superficial fascia of the mental region

图 1-4 头面部浅筋膜(侧面观)
The superficial fascia of the head and face. Lateral aspect

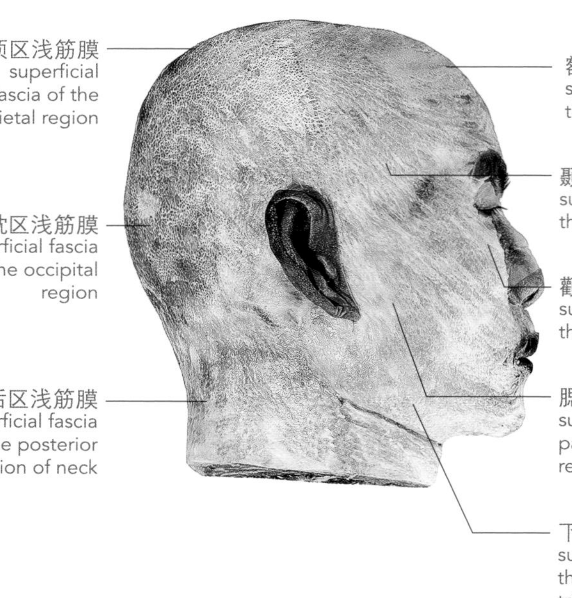

顶区浅筋膜 superficial fascia of the parietal region
枕区浅筋膜 superficial fascia of the occipital region
颈后区浅筋膜 superficial fascia of the posterior region of neck
额区浅筋膜 superficial fascia of the frontal region
颞区浅筋膜 superficial fascia of the temporal region
颧区浅筋膜 superficial fascia of the frontal region
腮腺咬肌区浅筋膜 superficial fascia of the parotideomasseteric region
下颌三角区浅筋膜 superficial fascia of the submandibular triangle

图 1-5 头皮层次
Scalp layer

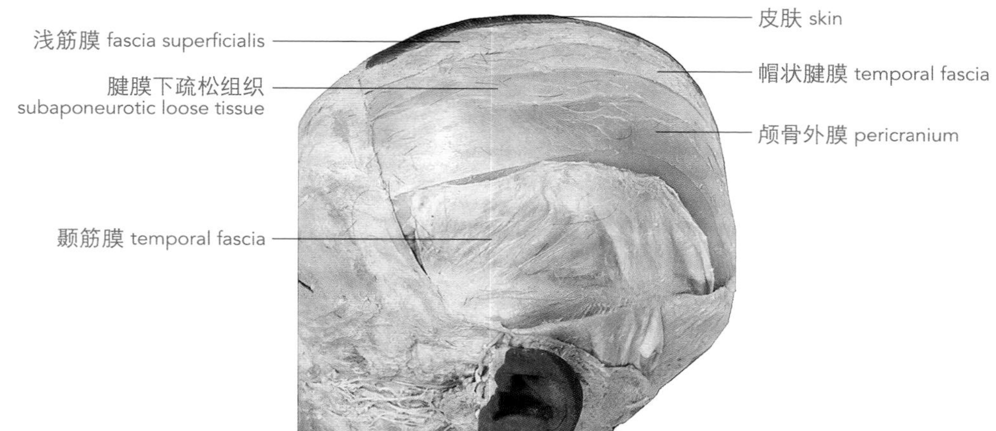
浅筋膜 fascia superficialis
腱膜下疏松组织
subaponeurotic loose tissue
颞筋膜 temporal fascia
皮肤 skin
帽状腱膜 temporal fascia
颅骨外膜 pericranium

【解剖学要点】

1. 面部皮肤较薄，故各切口要浅(约2mm)，眼睑部及鼻部皮肤最薄(1~2mm)，在翻皮片时要细心。

2. 自中线向外侧剥离皮肤。用有齿镊或止血钳提起切口处皮片的一角，刀刃以30°~45°迎向皮面，尽量使深面的组织少受损伤，保证浅筋膜的完整性。

图 1-6 头面部的静脉(前面观)
Veins of the head and face. Anterior aspect

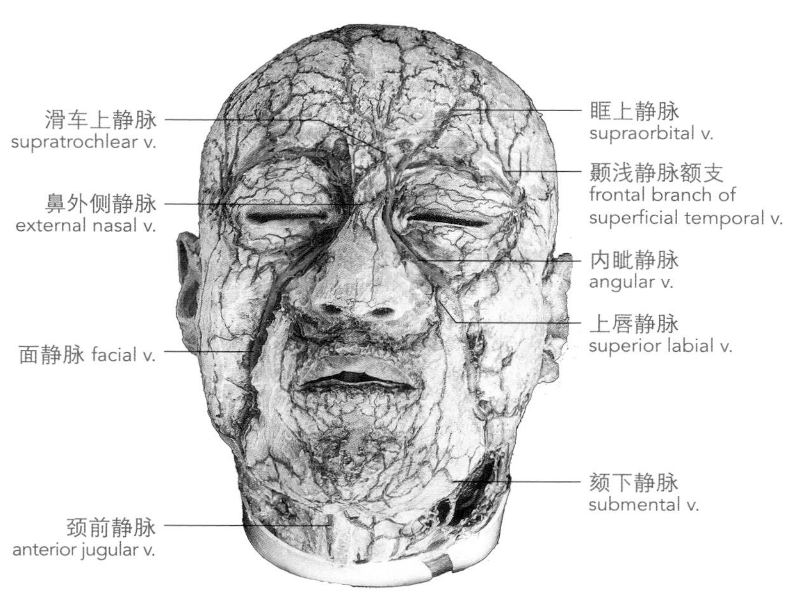
滑车上静脉
supratrochlear v.
鼻外侧静脉
external nasal v.
面静脉 facial v.
颈前静脉
anterior jugular v.
眶上静脉
supraorbital v.
颞浅静脉额支
frontal branch of
superficial temporal v.
内眦静脉
angular v.
上唇静脉
superior labial v.
颏下静脉
submental v.

图 1-7 头面部的静脉(侧面观)
Veins of the head and face. Lateral aspect

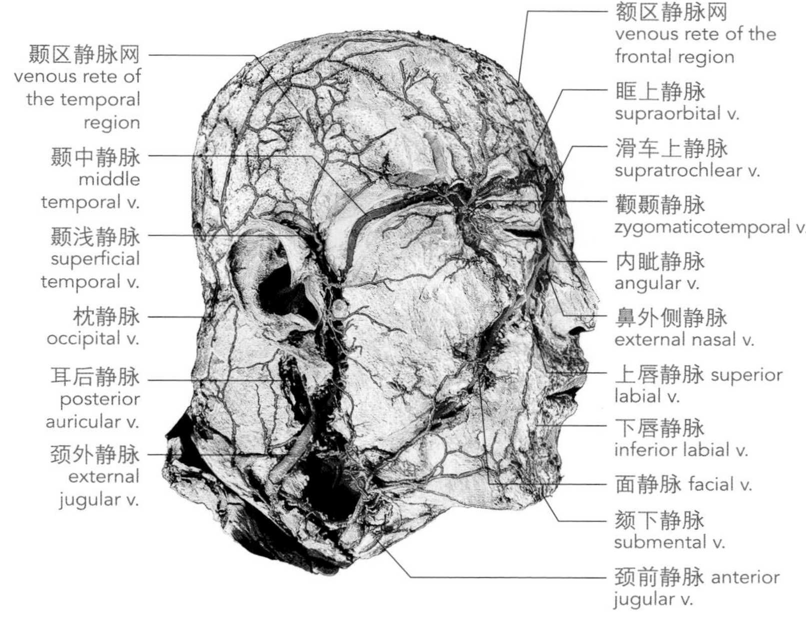
颞区静脉网
venous rete of
the temporal
region
颞中静脉
middle
temporal v.
颞浅静脉
superficial
temporal v.
枕静脉
occipital v.
耳后静脉
posterior
auricular v.
颈外静脉
external
jugular v.
额区静脉网
venous rete of the
frontal region
眶上静脉
supraorbital v.
滑车上静脉
supratrochlear v.
颧颞静脉
zygomaticotemporal v.
内眦静脉
angular v.
鼻外侧静脉
external nasal v.
上唇静脉 superior
labial v.
下唇静脉
inferior labial v.
面静脉 facial v.
颏下静脉
submental v.
颈前静脉 anterior
jugular v.

【解剖学要点】

面静脉起始于内眦静脉，与面动脉伴行至下颌角下方，跨过颈内、外动脉，在舌骨大角附近注入颈内静脉。面静脉无静脉瓣，通过眼静脉与海绵窦相通，经面深静脉与翼静脉丛相通。

图 1-8 头面部的静脉(后面观)
Veins of the head and face. Posterior aspect

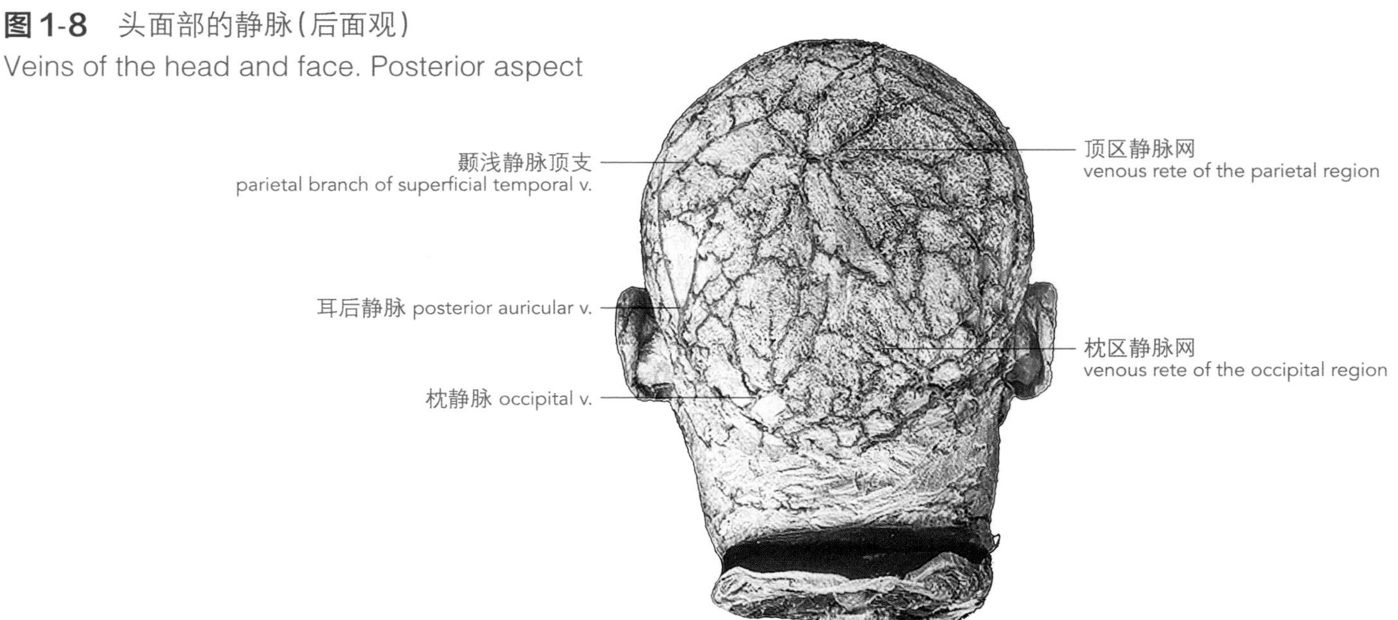
颞浅静脉顶支
parietal branch of superficial temporal v.
耳后静脉 posterior auricular v.
枕静脉 occipital v.
顶区静脉网
venous rete of the parietal region
枕区静脉网
venous rete of the occipital region

图1-9 头面部的血管铸型(侧面观)
The cast of blood vessels of the head and face. Lateral aspect

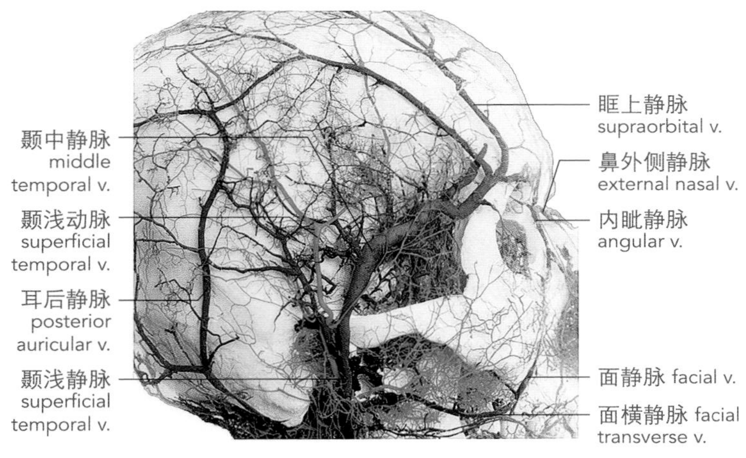
颞中静脉 middle temporal v.
颞浅动脉 superficial temporal v.
耳后静脉 posterior auricular v.
颞浅静脉 superficial temporal v.
眶上静脉 supraorbital v.
鼻外侧静脉 external nasal v.
内眦静脉 angular v.
面静脉 facial v.
面横静脉 facial transverse v.

图1-10 头顶部血管铸型
The cast of blood vessels parietal region

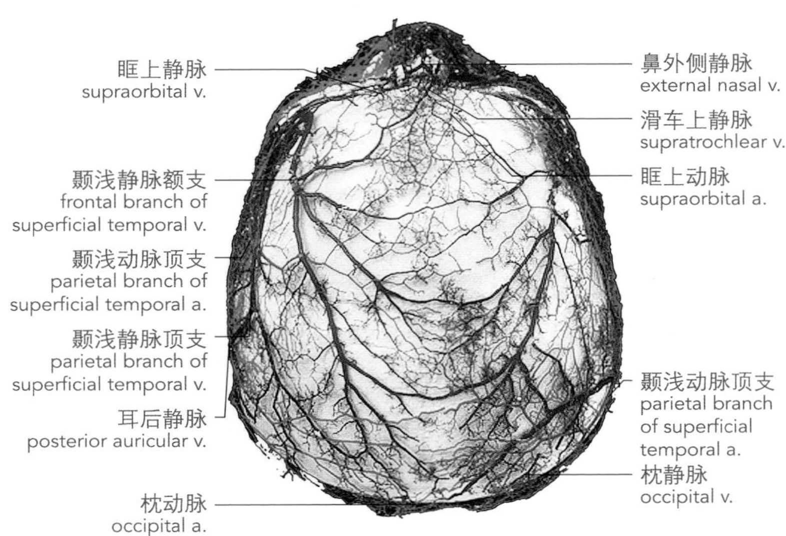
眶上静脉 supraorbital v.
颞浅静脉额支 frontal branch of superficial temporal v.
颞浅动脉顶支 parietal branch of superficial temporal a.
颞浅静脉顶支 parietal branch of superficial temporal v.
耳后静脉 posterior auricular v.
枕动脉 occipital a.
鼻外侧静脉 external nasal v.
滑车上静脉 supratrochlear v.
眶上动脉 supraorbital a.
颞浅动脉顶支 parietal branch of superficial temporal a.
枕静脉 occipital v.

图1-11 翼静脉丛(1)
The pterygoid venous plexus(1)

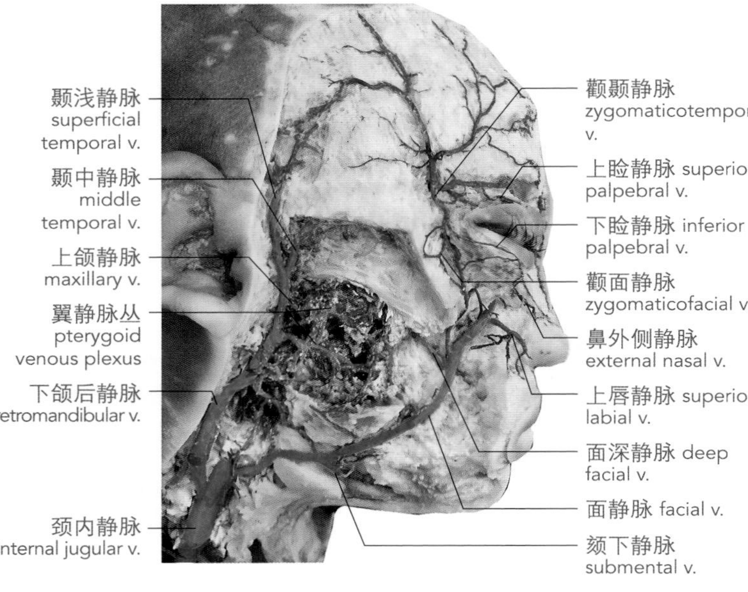
颞浅静脉 superficial temporal v.
颞中静脉 middle temporal v.
上颌静脉 maxillary v.
翼静脉丛 pterygoid venous plexus
下颌后静脉 retromandibular v.
颈内静脉 internal jugular v.
颧颞静脉 zygomaticotemporal v.
上睑静脉 superior palpebral v.
下睑静脉 inferior palpebral v.
颧面静脉 zygomaticofacial v.
鼻外侧静脉 external nasal v.
上唇静脉 superior labial v.
面深静脉 deep facial v.
面静脉 facial v.
颏下静脉 submental v.

图1-12 翼静脉丛(2)
The pterygoid venous plexus(2)

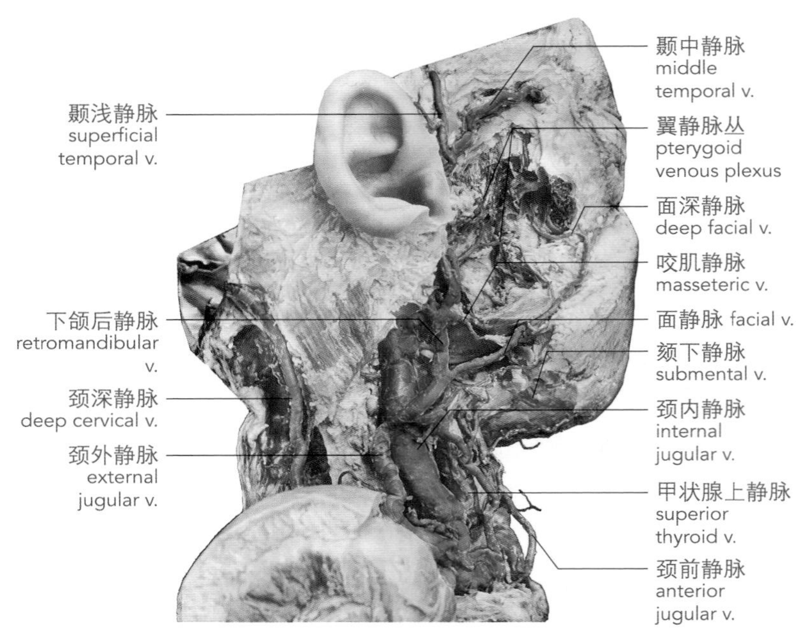
颞浅静脉 superficial temporal v.
下颌后静脉 retromandibular v.
颈深静脉 deep cervical v.
颈外静脉 external jugular v.
颞中静脉 middle temporal v.
翼静脉丛 pterygoid venous plexus
面深静脉 deep facial v.
咬肌静脉 masseteric v.
面静脉 facial v.
颏下静脉 submental v.
颈内静脉 internal jugular v.
甲状腺上静脉 superior thyroid v.
颈前静脉 anterior jugular v.

图1-13 头面部血管、神经(1)
The blood vessels and nerve of the head and face(1)

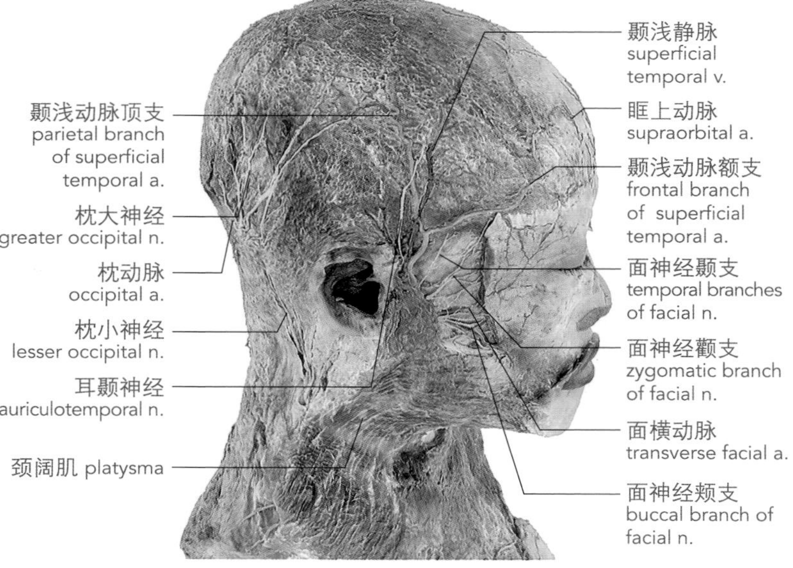
颞浅动脉顶支 parietal branch of superficial temporal a.
枕大神经 greater occipital n.
枕动脉 occipital a.
枕小神经 lesser occipital n.
耳颞神经 auriculotemporal n.
颈阔肌 platysma
颞浅静脉 superficial temporal v.
眶上动脉 supraorbital a.
颞浅动脉额支 frontal branch of superficial temporal a.
面神经颞支 temporal branches of facial n.
面神经颧支 zygomatic branch of facial n.
面横动脉 transverse facial a.
面神经颊支 buccal branch of facial n.

图1-14 头面部血管神经(2)
The blood vessels and nerve of the head and face(2)

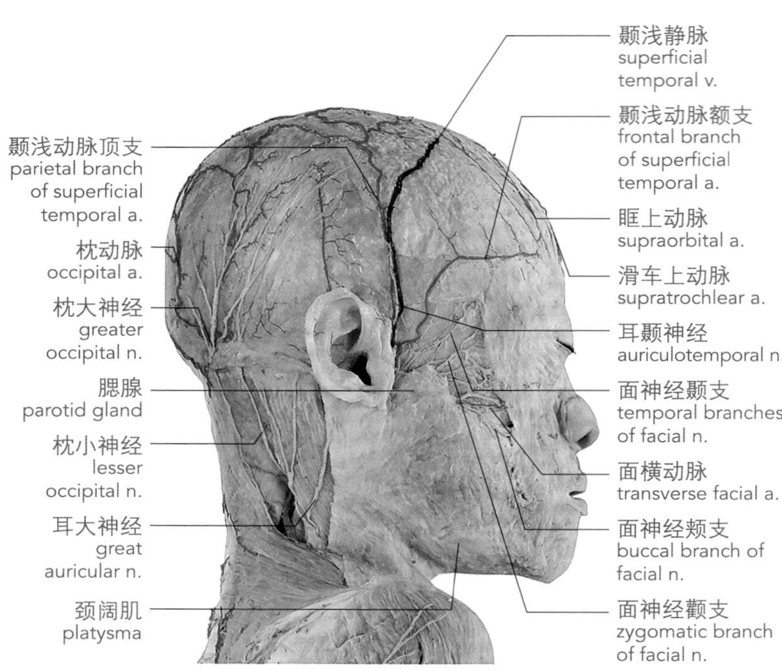
颞浅动脉顶支 parietal branch of superficial temporal a.
枕动脉 occipital a.
枕大神经 greater occipital n.
腮腺 parotid gland
枕小神经 lesser occipital n.
耳大神经 great auricular n.
颈阔肌 platysma
颞浅静脉 superficial temporal v.
颞浅动脉额支 frontal branch of superficial temporal a.
眶上动脉 supraorbital a.
滑车上动脉 supratrochlear a.
耳颞神经 auriculotemporal n.
面神经颞支 temporal branches of facial n.
面横动脉 transverse facial a.
面神经颊支 buccal branch of facial n.
面神经颧支 zygomatic branch of facial n.

图 1-15 头面部血管、神经(3)
The blood vessels and nerve of the head and face(3)

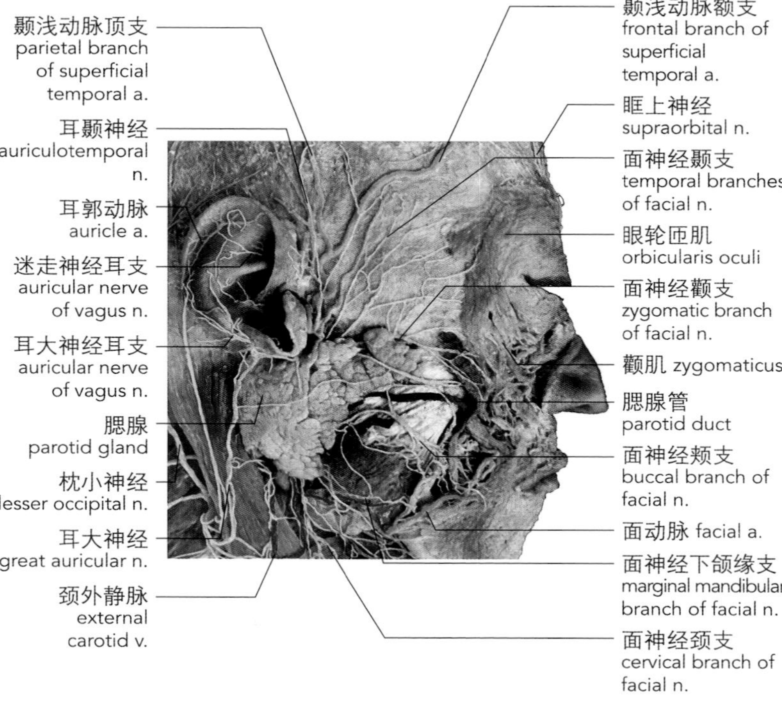
颞浅动脉顶支
parietal branch of superficial temporal a.
耳颞神经
auriculotemporal n.
耳郭动脉
auricle a.
迷走神经耳支
auricular nerve of vagus n.
耳大神经耳支
auricular nerve of vagus n.
腮腺
parotid gland
枕小神经
lesser occipital n.
耳大神经
great auricular n.
颈外静脉
external carotid v.
颞浅动脉额支
frontal branch of superficial temporal a.
眶上神经
supraorbital n.
面神经颞支
temporal branches of facial n.
眼轮匝肌
orbicularis oculi
面神经颧支
zygomatic branch of facial n.
颧肌 zygomaticus
腮腺管
parotid duct
面神经颊支
buccal branch of facial n.
面动脉 facial a.
面神经下颌缘支
marginal mandibular branch of facial n.
面神经颈支
cervical branch of facial n.

图 1-16 腮腺(1)
Parotid gland(1)

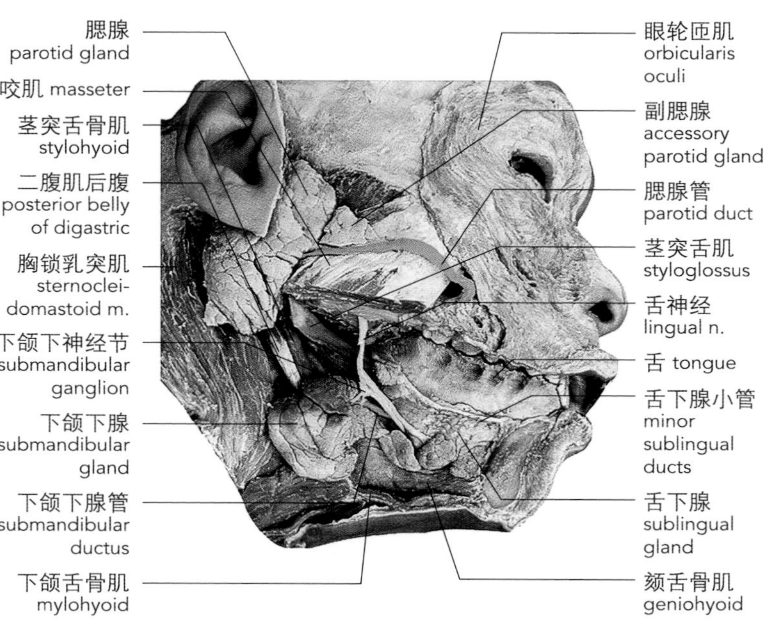
腮腺
parotid gland
咬肌 masseter
茎突舌骨肌
stylohyoid
二腹肌后腹
posterior belly of digastric
胸锁乳突肌
sternocleidomastoid m.
下颌下神经节
submandibular ganglion
下颌下腺
submandibular gland
下颌下腺管
submandibular ductus
下颌舌骨肌
mylohyoid
眼轮匝肌
orbicularis oculi
副腮腺
accessory parotid gland
腮腺管
parotid duct
茎突舌肌
styloglossus
舌神经
lingual n.
舌 tongue
舌下腺小管
minor sublingual ducts
舌下腺
sublingual gland
颏舌骨肌
geniohyoid

图 1-17 腮腺(2)
Parotid gland(2)

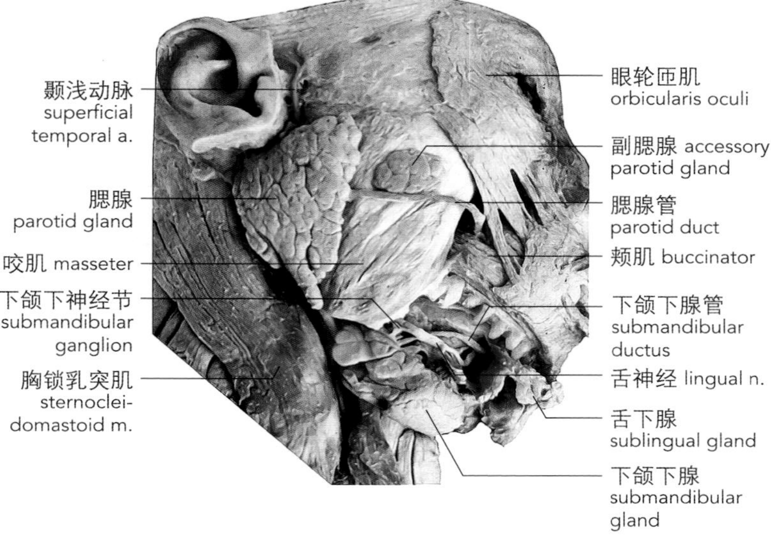
颞浅动脉
superficial temporal a.
腮腺
parotid gland
咬肌 masseter
下颌下神经节
submandibular ganglion
胸锁乳突肌
sternocleidomastoid m.
眼轮匝肌
orbicularis oculi
副腮腺 accessory parotid gland
腮腺管
parotid duct
颊肌 buccinator
下颌下腺管
submandibular ductus
舌神经 lingual n.
舌下腺
sublingual gland
下颌下腺
submandibular gland

图 1-18 口腔腺(内面观)
The glands of oral cavity. Medial aspect

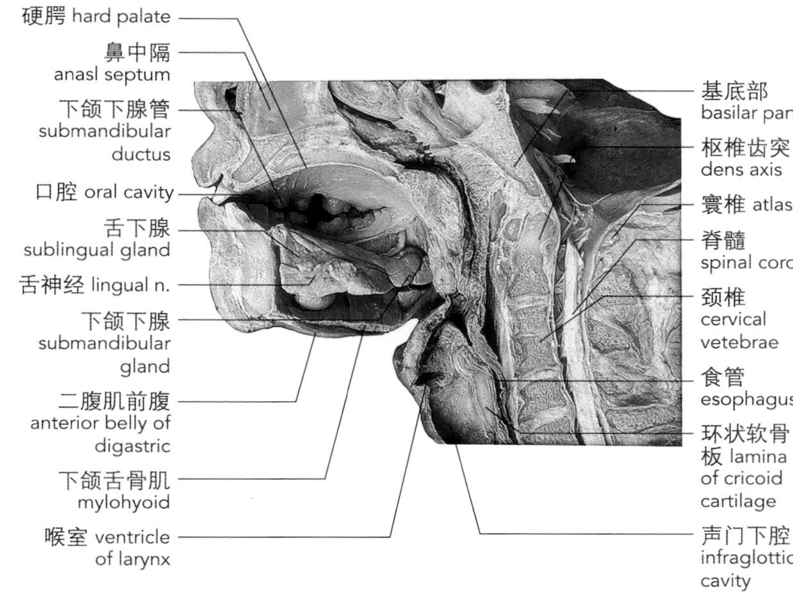
硬腭 hard palate
鼻中隔
anasl septum
下颌下腺管
submandibular ductus
口腔 oral cavity
舌下腺
sublingual gland
舌神经 lingual n.
下颌下腺
submandibular gland
二腹肌前腹
anterior belly of digastric
下颌舌骨肌
mylohyoid
喉室 ventricle of larynx
基底部
basilar part
枢椎齿突
dens axis
寰椎 atlas
脊髓
spinal cord
颈椎
cervical vetebrae
食管
esophagus
环状软骨板 lamina of cricoid cartilage
声门下腔
infraglottic cavity

图 1-19 腮腺动脉铸型
The cast of arteria parotidean

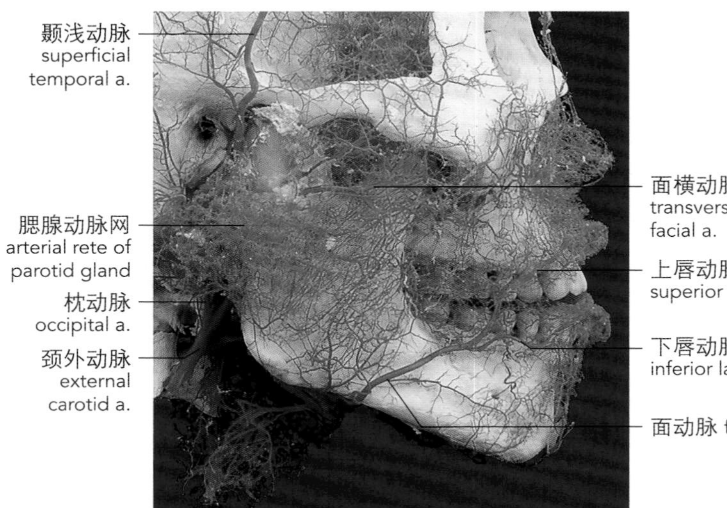
颞浅动脉
superficial temporal a.
腮腺动脉网
arterial rete of parotid gland
枕动脉
occipital a.
颈外动脉
external carotid a.
面横动脉
transverse facial a.
上唇动脉
superior labial a.
下唇动脉
inferior labial a.
面动脉 facial a.

图 1-20 腮腺动、静脉铸型
The cast of artery and vein of the parotid gland

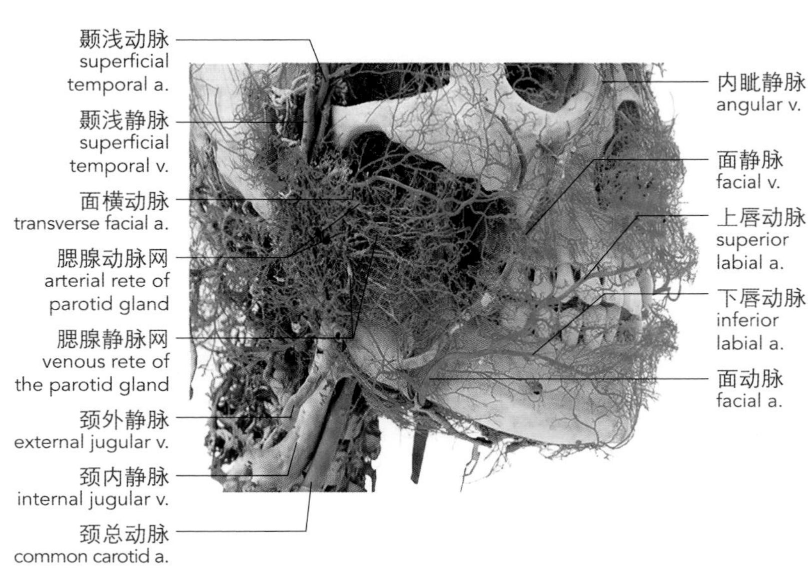
颞浅动脉
superficial temporal a.
颞浅静脉
superficial temporal v.
面横动脉
transverse facial a.
腮腺动脉网
arterial rete of parotid gland
腮腺静脉网
venous rete of the parotid gland
颈外静脉
external jugular v.
颈内静脉
internal jugular v.
颈总动脉
common carotid a.
内眦静脉
angular v.
面静脉
facial v.
上唇动脉
superior labial a.
下唇动脉
inferior labial a.
面动脉
facial a.

图1-21 腮腺管铸型
The cast of parotid duct

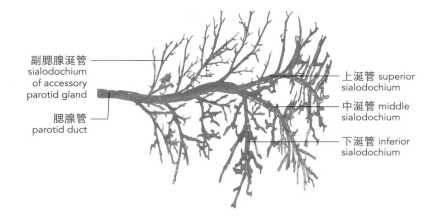
副腮腺涎管
sialodochium of accessory parotid gland
腮腺管
parotid duct
上涎管 superior sialodochium
中涎管 middle sialodochium
下涎管 inferior sialodochium

图1-22 头面部血管、神经(4)
The blood vessel and nerve of the head and face(4)

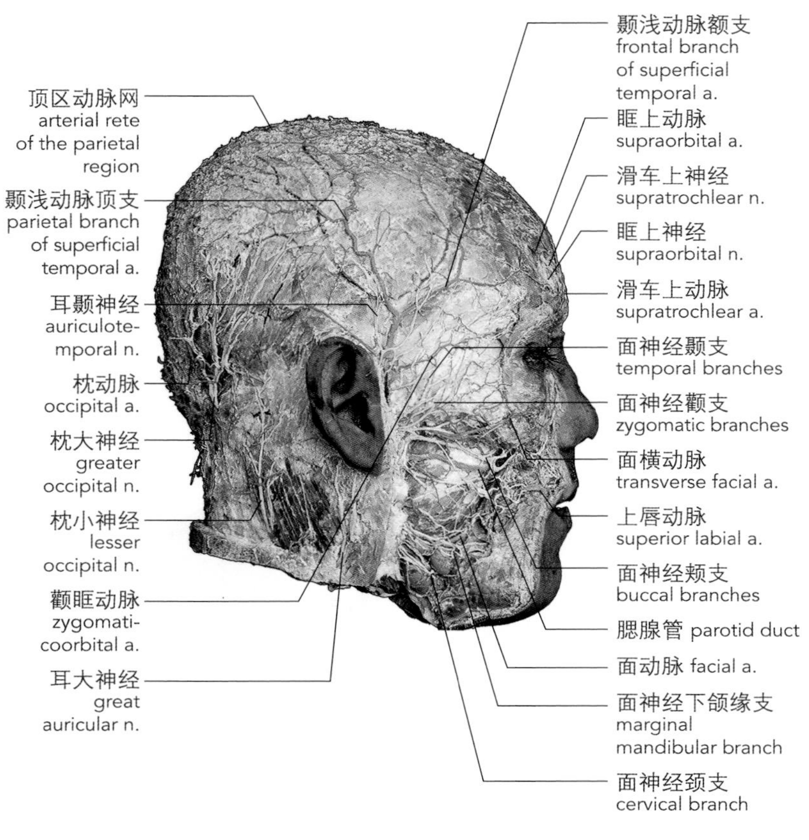
顶区动脉网
arterial rete of the parietal region
颞浅动脉顶支
parietal branch of superficial temporal a.
耳颞神经
auriculotemporal n.
枕动脉
occipital a.
枕大神经
greater occipital n.
枕小神经
lesser occipital n.
颧眶动脉
zygomaticoorbital a.
耳大神经
great auricular n.
颞浅动脉额支
frontal branch of superficial temporal a.
眶上动脉
supraorbital a.
滑车上神经
supratrochlear n.
眶上神经
supraorbital n.
滑车上动脉
supratrochlear a.
面神经颞支
temporal branches
面神经颧支
zygomatic branches
面横动脉
transverse facial a.
上唇动脉
superior labial a.
面神经颊支
buccal branches
腮腺管 parotid duct
面动脉 facial a.
面神经下颌缘支
marginal mandibular branch
面神经颈支
cervical branch

图1-23 头面部血管、神经(5)
The blood vessel and nerve of the head and face(5)

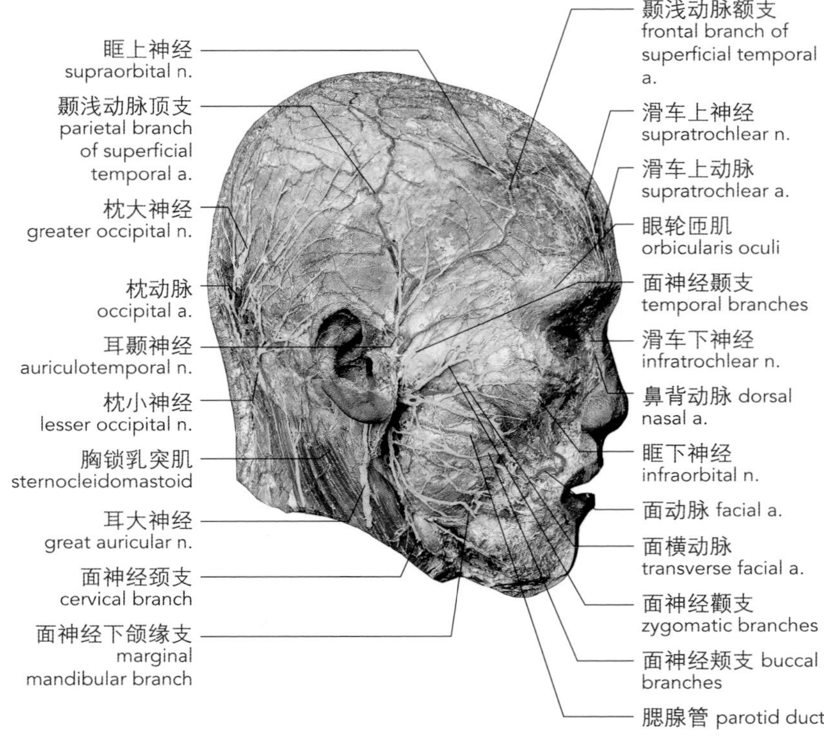
眶上神经
supraorbital n.
颞浅动脉顶支
parietal branch of superficial temporal a.
枕大神经
greater occipital n.
枕动脉
occipital a.
耳颞神经
auriculotemporal n.
枕小神经
lesser occipital n.
胸锁乳突肌
sternocleidomastoid
耳大神经
great auricular n.
面神经颈支
cervical branch
面神经下颌缘支
marginal mandibular branch
颞浅动脉额支
frontal branch of superficial temporal a.
滑车上神经
supratrochlear n.
滑车上动脉
supratrochlear a.
眼轮匝肌
orbicularis oculi
面神经颞支
temporal branches
滑车下神经
infratrochlear n.
鼻背动脉 dorsal nasal a.
眶下神经
infraorbital n.
面动脉 facial a.
面横动脉
transverse facial a.
面神经颧支
zygomatic branches
面神经颊支 buccal branches
腮腺管 parotid duct

图1-24 头面部血管、神经(去面神经侧面观)
The blood vessel and nerve of the head and face. Removal facial nerve(lateral aspect)

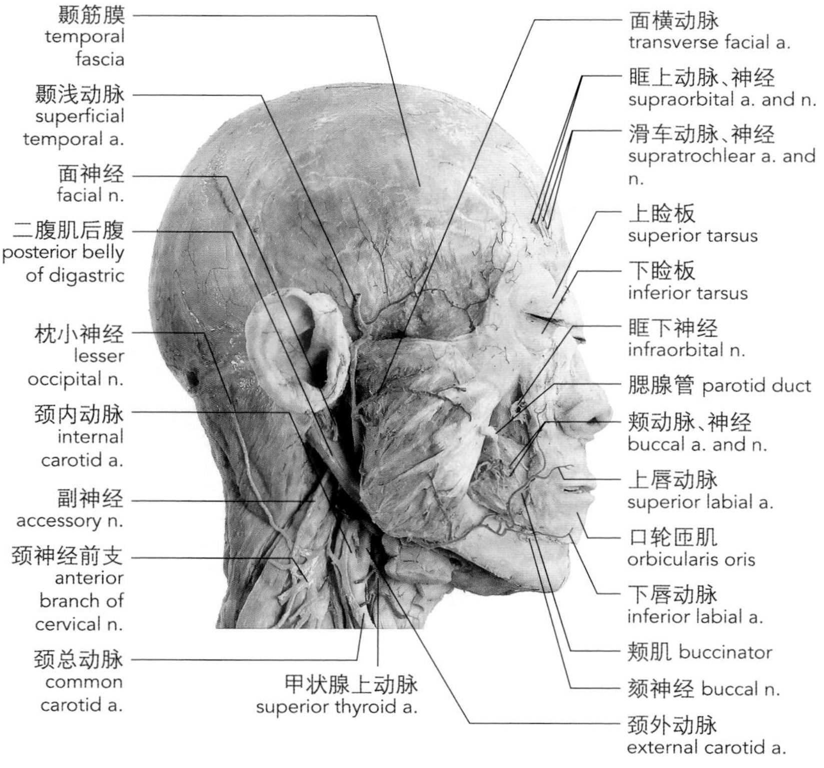
颞筋膜
temporal fascia
颞浅动脉
superficial temporal a.
面神经
facial n.
二腹肌后腹
posterior belly of digastric
枕小神经
lesser occipital n.
颈内动脉
internal carotid a.
副神经
accessory n.
颈神经前支
anterior branch of cervical n.
颈总动脉
common carotid a.
甲状腺上动脉
superior thyroid a.
面横动脉
transverse facial a.
眶上动脉、神经
supraorbital a. and n.
滑车动脉、神经
supratrochlear a. and n.
上睑板
superior tarsus
下睑板
inferior tarsus
眶下神经
infraorbital n.
腮腺管 parotid duct
颊动脉、神经
buccal a. and n.
上唇动脉
superior labial a.
口轮匝肌
orbicularis oris
下唇动脉
inferior labial a.
颊肌 buccinator
颏神经 buccal n.
颈外动脉
external carotid a.

图1-25 头面部血管、神经(去咬肌侧面观)
The blood vessel and nerve of the head and face. Removal masseter(lateral aspect)

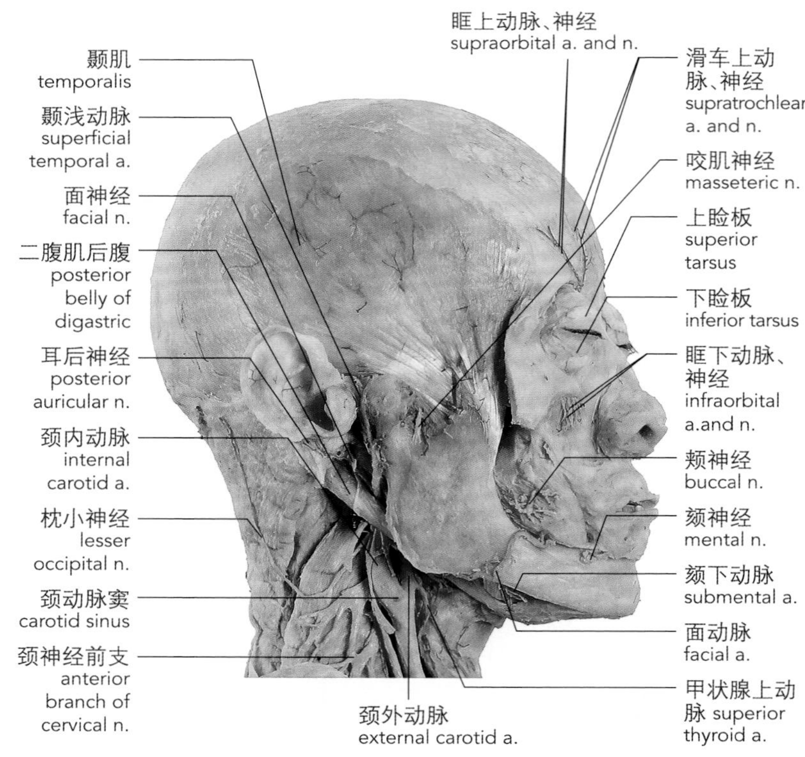
颞肌
temporalis
颞浅动脉
superficial temporal a.
面神经
facial n.
二腹肌后腹
posterior belly of digastric
耳后神经
posterior auricular n.
颈内动脉
internal carotid a.
枕小神经
lesser occipital n.
颈动脉窦
carotid sinus
颈神经前支
anterior branch of cervical n.
颈外动脉
external carotid a.
眶上动脉、神经
supraorbital a. and n.
滑车上动脉、神经
supratrochlear a. and n.
咬肌神经
masseteric n.
上睑板
superior tarsus
下睑板
inferior tarsus
眶下动脉、神经
infraorbital a.and n.
颊神经
buccal n.
颏神经
mental n.
颏下动脉
submental a.
面动脉
facial a.
甲状腺上动脉 superior thyroid a.

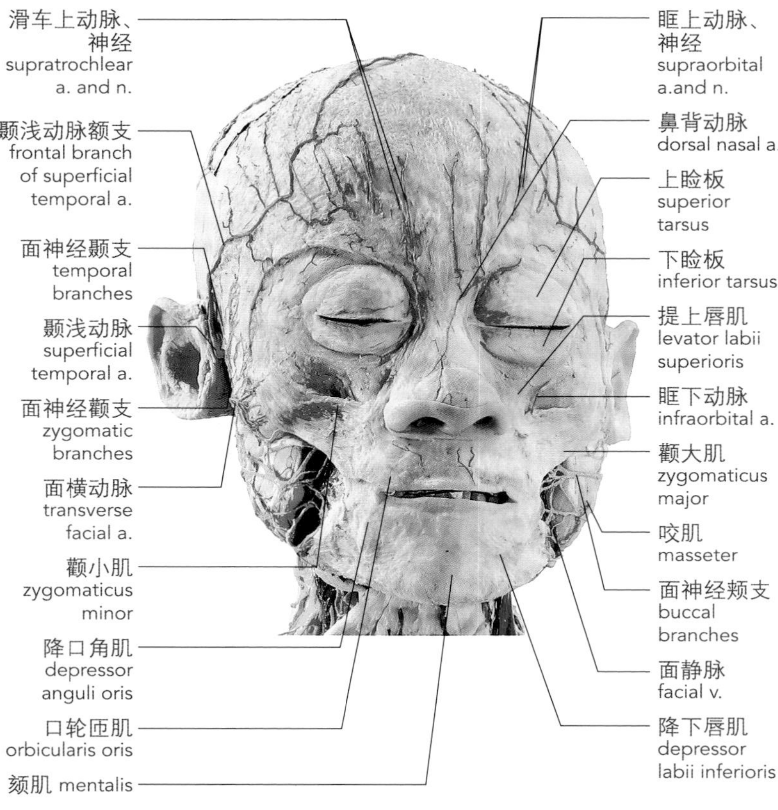

滑车上动脉、神经
supratrochlear a. and n.
颞浅动脉额支
frontal branch of superficial temporal a.
面神经颞支
temporal branches
颞浅动脉
superficial temporal a.
面神经颧支
zygomatic branches
面横动脉
transverse facial a.
颧小肌
zygomaticus minor
降口角肌
depressor anguli oris
口轮匝肌
orbicularis oris
颏肌 mentalis
眶上动脉、神经
supraorbital a.and n.
鼻背动脉
dorsal nasal a.
上睑板
superior tarsus
下睑板
inferior tarsus
提上唇肌
levator labii superioris
眶下动脉
infraorbital a.
颧大肌
zygomaticus major
咬肌
masseter
面神经颊支
buccal branches
面静脉
facial v.
降下唇肌
depressor labii inferioris

图 1-26 头面部血管、神经（前面观）
The blood vessel and nerve of the head and face. Anterior aspect

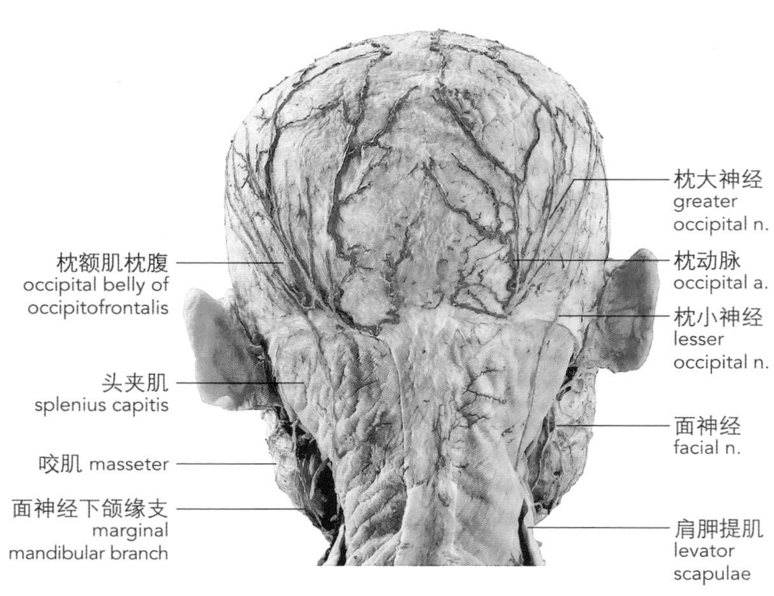

枕额肌枕腹
occipital belly of occipitofrontalis
头夹肌
splenius capitis
咬肌 masseter
面神经下颌缘支
marginal mandibular branch
枕大神经
greater occipital n.
枕动脉
occipital a.
枕小神经
lesser occipital n.
面神经
facial n.
肩胛提肌
levator scapulae

图 1-27 头面部血管、神经（后面观）
The blood vessel and nerve of the head and face. Posterior aspect

颞深神经 deep temporal n.
耳颞神经 auriculotemporal n.
颞下颌关节 temporomandibular joint
下颌舌骨肌神经 mylohyoid n.
颞浅动脉 superficial temporal a.
面神经 facial n.
耳后神经 posterior auricular n.
二腹肌后腹
posterior belly of digastric m.
枕动脉 occipital a.
舌下神经 hypoglossal n.
颈内动脉 internal carotid a.
颈神经前支
anterior branch of cervical n.
颈外动脉 external carotid a.
颈动脉窦 carotid sinus
眶上动脉、神经 supraorbital a.and n.
颞深动脉 deep temproal a.
上颌动脉 maxillary a.
翼外肌 lateral pterygoid
眶下动脉、神经 infraorbital a.and n.
颊动脉、神经 buccal a. and n.
翼内肌 medial pterygoid
舌神经 lingual n.
下牙槽动脉 inferior alveolar a.
下牙槽神经 inferior alveolar n.
颏下动脉 submental a.
下颌舌骨肌 mylohyoid
二腹肌前腹 anterior belly of digastric
甲状腺上动脉 superior thyroid a.
颈总动脉 common carotid a.

图 1-28 头面部血管、神经（去部分下颌骨侧面观）
The blood vessel and nerve of the head and face. Removal parts of mandible (lateral aspect)

滑车上神经 supratrochlear n.
上睑板 superior tarsus
下睑板 inferior tarsus
眶下动脉、神经 infraorbital a.and n.
上颌动脉 maxillary a.
颊肌 buccinator
下牙槽动脉、神经
inferior alveolar a.and n.
二腹肌前腹 anterior belly of digastric
甲状腺上动脉 superior thyroid a.
颈动脉窦 carotid sinus
颈总动脉 common carotid a.
眶上动脉、神经
supraorbital a.and n.
睑内侧韧带 medial palpebral lig.
颞深动脉、神经
deep temproal a.and n.
耳颞神经 auriculotemporal n.
翼外肌 lateral pterygoid
颊神经 buccal n.
舌神经 hypopharyngeal n.
舌下神经 hypopharyngeal n.
颈外动脉 external carotid a.
颈内动脉 internal carotid a.
喉上神经 superior laryngeal n.

图 1-29 头面部血管、神经（去部分下颌骨前面观）
The blood vessel and nerve of the head and face. Removal parts of mandible (anterior aspect)

图 1-30 头面部血管、神经(去颅盖侧面观)
The blood vessel and nerve of the head and face. Removal calcaria(lateral aspect)

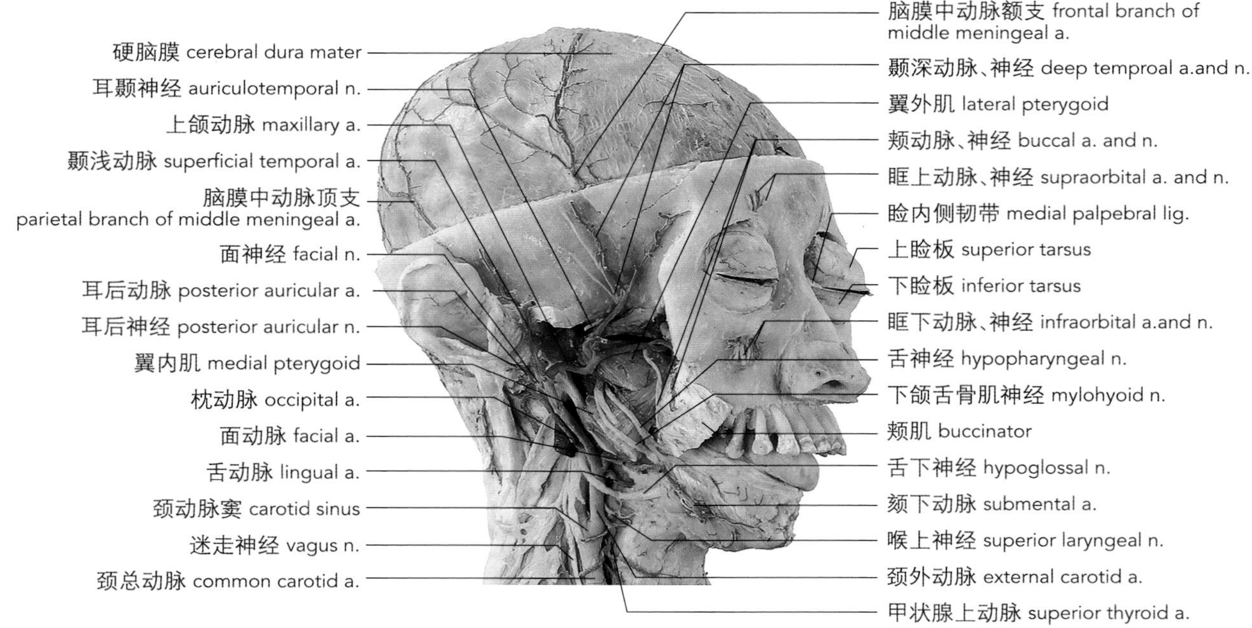

硬脑膜 cerebral dura mater
耳颞神经 auriculotemporal n.
上颌动脉 maxillary a.
颞浅动脉 superficial temporal a.
脑膜中动脉顶支 parietal branch of middle meningeal a.
面神经 facial n.
耳后动脉 posterior auricular a.
耳后神经 posterior auricular n.
翼内肌 medial pterygoid
枕动脉 occipital a.
面动脉 facial a.
舌动脉 lingual a.
颈动脉窦 carotid sinus
迷走神经 vagus n.
颈总动脉 common carotid a.
脑膜中动脉额支 frontal branch of middle meningeal a.
颞深动脉、神经 deep temproal a.and n.
翼外肌 lateral pterygoid
颊动脉、神经 buccal a. and n.
眶上动脉、神经 supraorbital a. and n.
睑内侧韧带 medial palpebral lig.
上睑板 superior tarsus
下睑板 inferior tarsus
眶下动脉、神经 infraorbital a.and n.
舌神经 hypopharyngeal n.
下颌舌骨肌神经 mylohyoid n.
颊肌 buccinator
舌下神经 hypoglossal n.
颏下动脉 submental a.
喉上神经 superior laryngeal n.
颈外动脉 external carotid a.
甲状腺上动脉 superior thyroid a.

图 1-31 头面部血管、神经(去颅盖前面观)
The blood vessel and nerve of the head and face. Removal calcaria(anterior aspect)

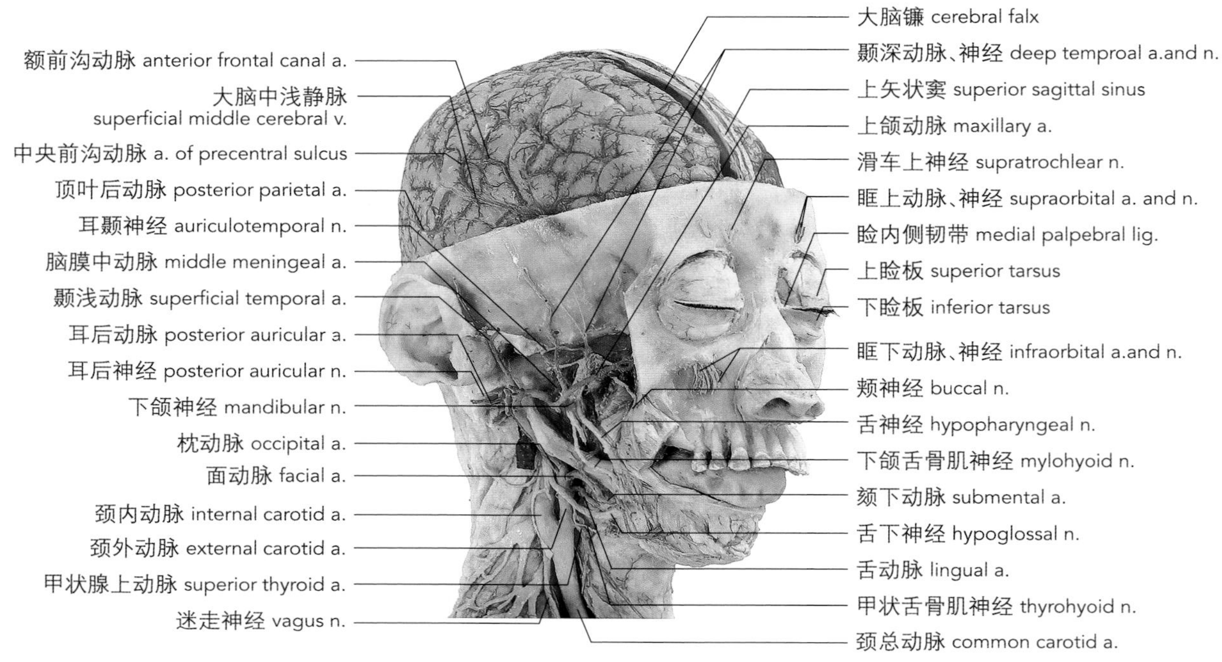

额前沟动脉 anterior frontal canal a.
大脑中浅静脉 superficial middle cerebral v.
中央前沟动脉 a. of precentral sulcus
顶叶后动脉 posterior parietal a.
耳颞神经 auriculotemporal n.
脑膜中动脉 middle meningeal a.
颞浅动脉 superficial temporal a.
耳后动脉 posterior auricular a.
耳后神经 posterior auricular n.
下颌神经 mandibular n.
枕动脉 occipital a.
面动脉 facial a.
颈内动脉 internal carotid a.
颈外动脉 external carotid a.
甲状腺上动脉 superior thyroid a.
迷走神经 vagus n.
大脑镰 cerebral falx
颞深动脉、神经 deep temproal a.and n.
上矢状窦 superior sagittal sinus
上颌动脉 maxillary a.
滑车上神经 supratrochlear n.
眶上动脉、神经 supraorbital a. and n.
睑内侧韧带 medial palpebral lig.
上睑板 superior tarsus
下睑板 inferior tarsus
眶下动脉、神经 infraorbital a.and n.
颊神经 buccal n.
舌神经 hypopharyngeal n.
下颌舌骨肌神经 mylohyoid n.
颏下动脉 submental a.
舌下神经 hypoglossal n.
舌动脉 lingual a.
甲状舌骨肌神经 thyrohyoid n.
颈总动脉 common carotid a.

图 1-32 头面部血管、神经(去下颌骨 1)
The blood vessel and nerve of the head and face. Removal mandible(1)

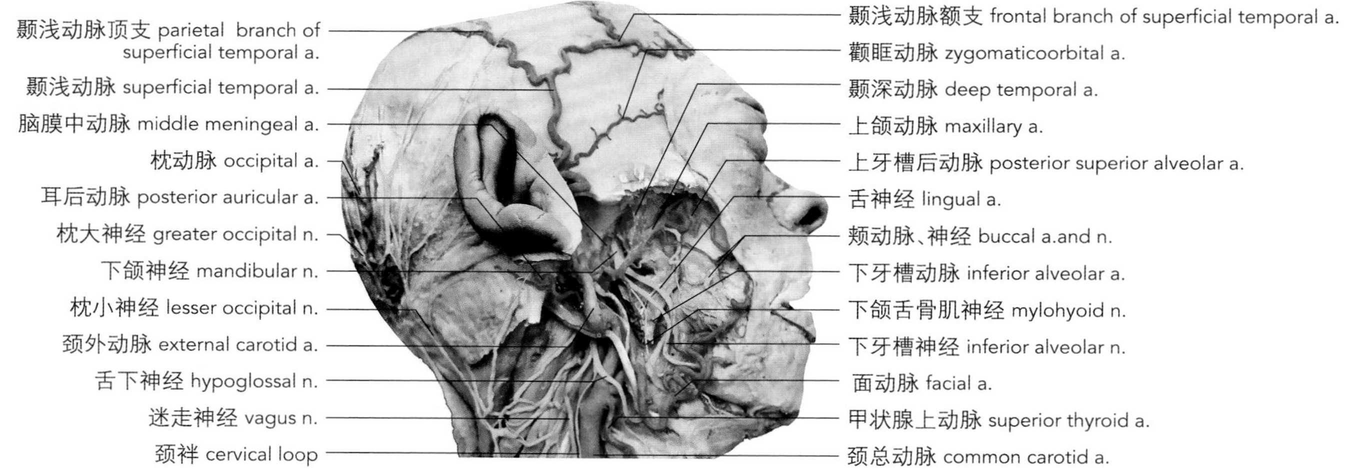

颞浅动脉顶支 parietal branch of superficial temporal a.
颞浅动脉 superficial temporal a.
脑膜中动脉 middle meningeal a.
枕动脉 occipital a.
耳后动脉 posterior auricular a.
枕大神经 greater occipital n.
下颌神经 mandibular n.
枕小神经 lesser occipital n.
颈外动脉 external carotid a.
舌下神经 hypoglossal n.
迷走神经 vagus n.
颈袢 cervical loop
颞浅动脉额支 frontal branch of superficial temporal a.
颧眶动脉 zygomaticoorbital a.
颞深动脉 deep temporal a.
上颌动脉 maxillary a.
上牙槽后动脉 posterior superior alveolar a.
舌神经 lingual a.
颊动脉、神经 buccal a.and n.
下牙槽动脉 inferior alveolar a.
下颌舌骨肌神经 mylohyoid n.
下牙槽神经 inferior alveolar n.
面动脉 facial a.
甲状腺上动脉 superior thyroid a.
颈总动脉 common carotid a.

图1-33 头面部血管、神经(去下颌骨2)
The blood vessel and nerve of the head and face. Removal mandible(2)

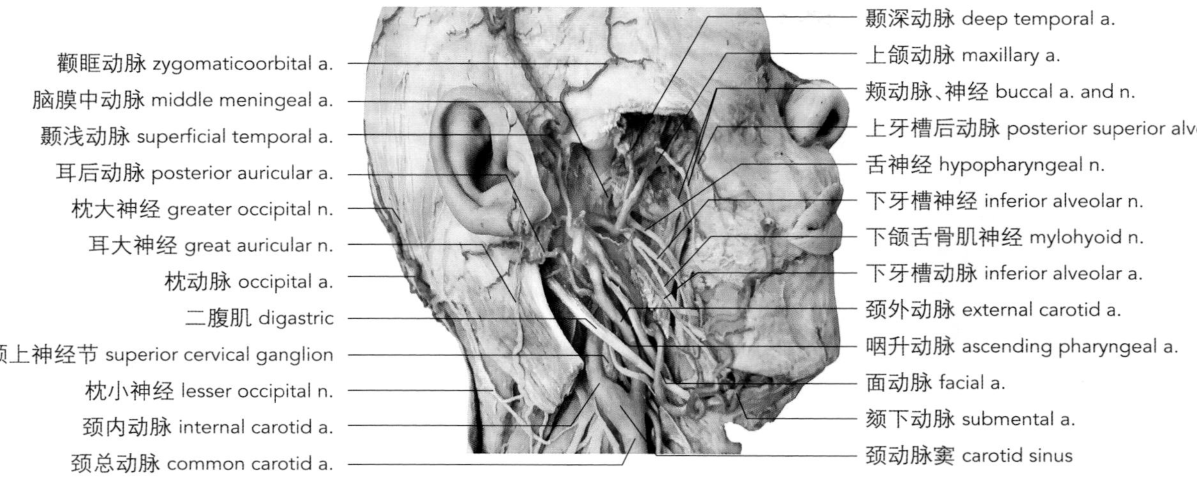
颧眶动脉 zygomaticoorbital a.
脑膜中动脉 middle meningeal a.
颞浅动脉 superficial temporal a.
耳后动脉 posterior auricular a.
枕大神经 greater occipital n.
耳大神经 great auricular n.
枕动脉 occipital a.
二腹肌 digastric
颈上神经节 superior cervical ganglion
枕小神经 lesser occipital n.
颈内动脉 internal carotid a.
颈总动脉 common carotid a.
颞深动脉 deep temporal a.
上颌动脉 maxillary a.
颊动脉、神经 buccal a. and n.
上牙槽后动脉 posterior superior alveolar a.
舌神经 hypopharyngeal n.
下牙槽神经 inferior alveolar n.
下颌舌骨肌神经 mylohyoid n.
下牙槽动脉 inferior alveolar a.
颈外动脉 external carotid a.
咽升动脉 ascending pharyngeal a.
面动脉 facial a.
颏下动脉 submental a.
颈动脉窦 carotid sinus

图1-34 嗅神经
The mylohyoid nerve

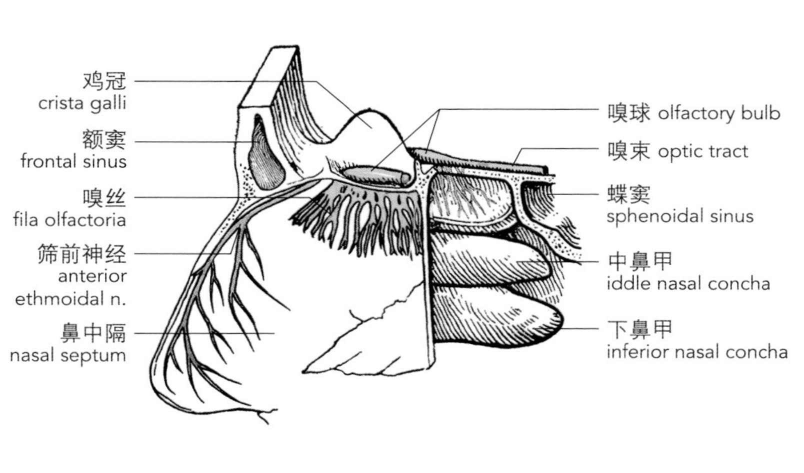
鸡冠
crista galli
额窦
frontal sinus
嗅丝
fila olfactoria
筛前神经
anterior
ethmoidal n.
鼻中隔
nasal septum
嗅球 olfactory bulb
嗅束 optic tract
蝶窦
sphenoidal sinus
中鼻甲
iddle nasal concha
下鼻甲
inferior nasal concha

蝶窦
sphenoid bone
筛板
cribriform plate
嗅丝 fila olfactoria
翼腭神经节
pterygopalatine
ganglion
中鼻甲神经
middle nasal
concha n.
下鼻甲神经
inferior nasal
concha n.
腭大神经
greater palatine n.
腭小神经
lesser palatine n.
舌神经
hypopharyngeal n.
翼管神经
nerve of pterygoid
canal
三叉神经节
trigeminal ganglion
耳神经节 otic
ganglion
面神经 facial n.
下颌神经
mandibular n.
鼓索 chorda
tympani
颈外动脉
external carotid a.
下牙槽神经
inferior alveolar n.
翼内肌 medial
pterygoid
下颌舌骨肌神经
mylohyoid n.

图1-35 视神经
The optic nerve

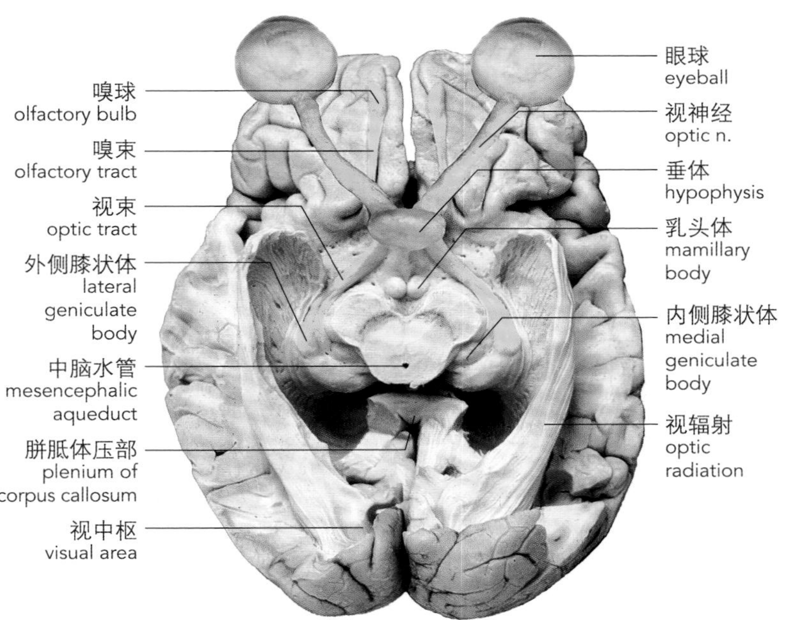
嗅球
olfactory bulb
嗅束
olfactory tract
视束
optic tract
外侧膝状体
lateral
geniculate
body
中脑水管
mesencephalic
aqueduct
胼胝体压部
plenium of
corpus callosum
视中枢
visual area
眼球
eyeball
视神经
optic n.
垂体
hypophysis
乳头体
mamillary
body
内侧膝状体
medial
geniculate
body
视辐射
optic
radiation

图1-36 面神经(1)
Facial nerve(1)

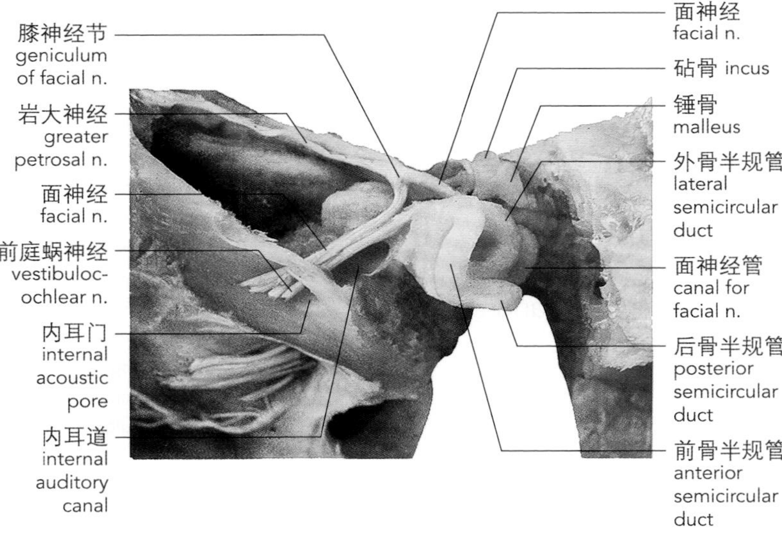
膝神经节
geniculum
of facial n.
岩大神经
greater
petrosal n.
面神经
facial n.
前庭蜗神经
vestibuloc-
ochlear n.
内耳门
internal
acoustic
pore
内耳道
internal
auditory
canal
面神经
facial n.
砧骨 incus
锤骨
malleus
外骨半规管
lateral
semicircular
duct
面神经管
canal for
facial n.
后骨半规管
posterior
semicircular
duct
前骨半规管
anterior
semicircular
duct

图1-37 面神经(2)
Facial nerve(2)

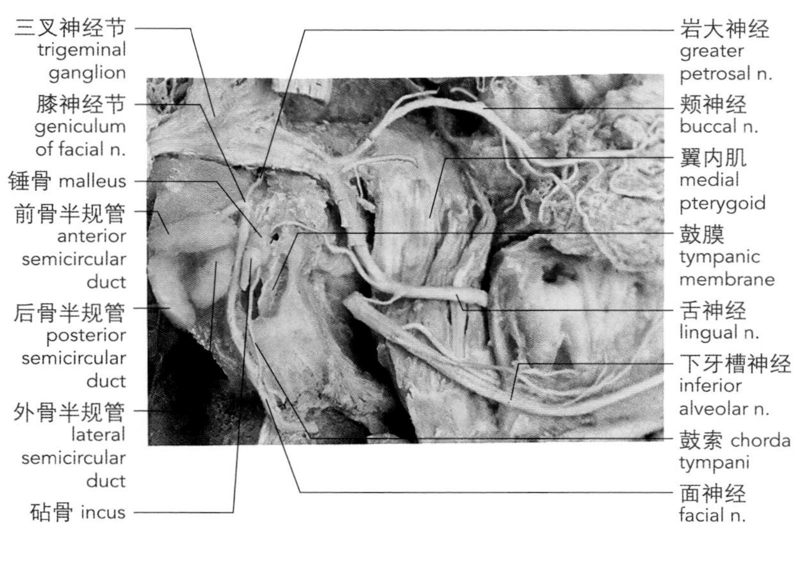

三叉神经节 trigeminal ganglion
膝神经节 geniculum of facial n.
锤骨 malleus
前骨半规管 anterior semicircular duct
后骨半规管 posterior semicircular duct
外骨半规管 lateral semicircular duct
砧骨 incus
岩大神经 greater petrosal n.
颊神经 buccal n.
翼内肌 medial pterygoid
鼓膜 tympanic membrane
舌神经 lingual n.
下牙槽神经 inferior alveolar n.
鼓索 chorda tympani
面神经 facial n.

图1-38 面神经(内面观)
Facial nerve. Interna aspect

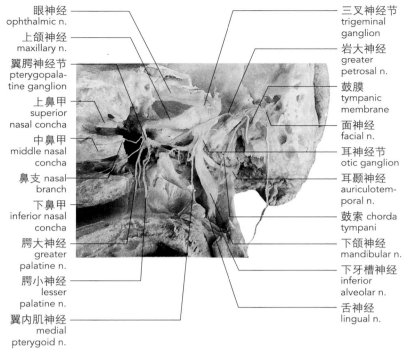

眼神经 ophthalmic n.
上颌神经 maxillary n.
翼腭神经节 pterygopalatine ganglion
上鼻甲 superior nasal concha
中鼻甲 middle nasal concha
鼻支 nasal branch
下鼻甲 inferior nasal concha
腭大神经 greater palatine n.
腭小神经 lesser palatine n.
翼内肌神经 medial pterygoid n.
三叉神经节 trigeminal ganglion
岩大神经 greater petrosal n.
鼓膜 tympanic membrane
面神经 facial n.
耳神经节 otic ganglion
耳颞神经 auriculotemporal n.
鼓索 chorda tympani
下颌神经 mandibular n.
下牙槽神经 inferior alveolar n.
舌神经 lingual n.

【解剖学要点】

面神经为混合神经。运动纤维支配面肌和泪腺、下颌下腺、舌下腺的分泌;感觉纤维分布于舌前2/3黏膜的味蕾、耳部皮肤等处。

图1-39 头面部血管、神经(去硬脑膜)
The blood vessel and nerve of the head and face. Removal cerebral dura mater

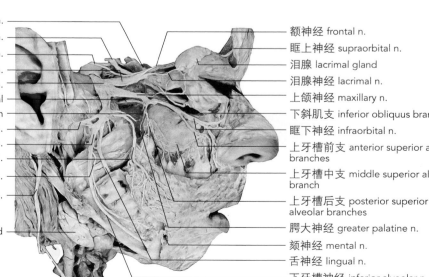

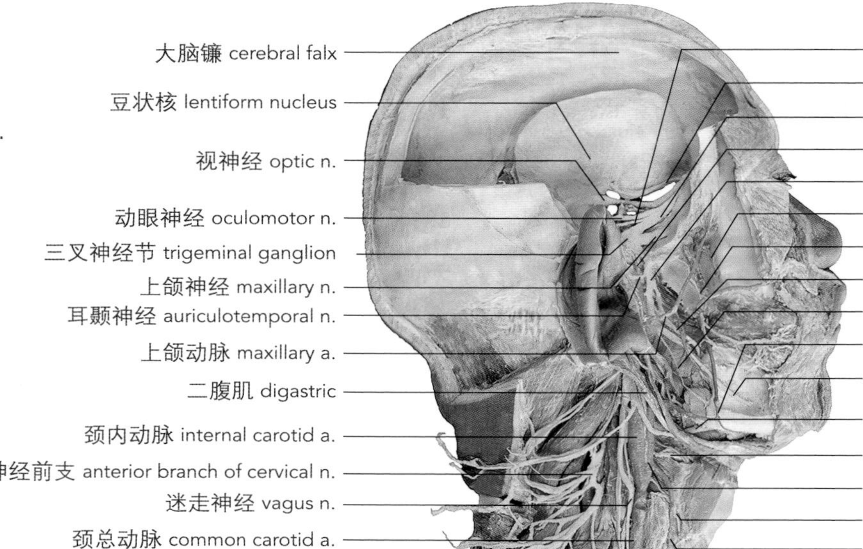

大脑镰 cerebral falx
豆状核 lentiform nucleus
视神经 optic n.
动眼神经 oculomotor n.
三叉神经节 trigeminal ganglion
上颌神经 maxillary n.
耳颞神经 auriculotemporal n.
上颌动脉 maxillary a.
二腹肌 digastric
颈内动脉 internal carotid a.
颈神经前支 anterior branch of cervical n.
迷走神经 vagus n.
颈总动脉 common carotid a.
滑车神经 trochlear n.
嗅神经 olfactory n.
眼神经 ophthalmic n.
脑膜中动脉 middle meningeal a.
下颌神经 mandibular n.
上牙槽后动脉 posterior superior alveolar a.
颊神经 buccal n.
舌神经 lingual n.
下颌舌骨肌神经 mylohyoid n.
面动脉 facial n.
下牙槽神经 inferior alveolar n.
舌下神经 hypoglossal n.
喉上神经内支 internal branch of larynx
颈外动脉 external carotid a.
喉上神经外支 external branch of larynx
甲状腺上动脉 superior thyroid a.

图1-40 头面部血管、神经(去大脑半球)
The blood vessel and nerve of the head and face. Removal cerebral hemisphere

视神经 optic n.
动眼神经 oculomotor n.
滑车神经 trochlear n.
眼神经 ophthalmic n.
三叉神经节 trigeminal n.
翼管神经 nerve of pterygoid canal
翼腭神经节 pterygopalatine ganglion
耳颞神经 auriculotemporal n.
下颌神经 mandibular n.
颊神经 buccal n.
下颌舌骨肌神经 mylohyoid n.
耳大神经 great auricular n.
下颌下腺 submandibular gland
额神经 frontal n.
眶上神经 supraorbital n.
泪腺 lacrimal gland
泪腺神经 lacrimal n.
上颌神经 maxillary n.
下斜肌支 inferior obliquus branch
眶下神经 infraorbital n.
上牙槽前支 anterior superior alveolar branches
上牙槽中支 middle superior alveolar branch
上牙槽后支 posterior superior alveolar branches
腭大神经 greater palatine n.
颏神经 mental n.
舌神经 lingual n.
下牙槽神经 inferior alveolar n.

图 1-41 头部动脉铸型(自然腐蚀前面观)
The cast of artery of the head. Nature corrosion(anterior aspect)

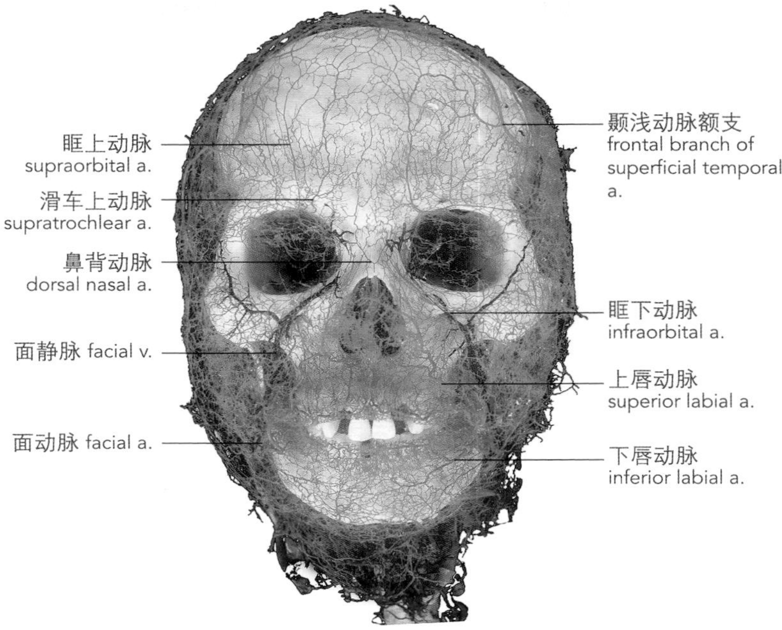
眶上动脉
supraorbital a.
滑车上动脉
supratrochlear a.
鼻背动脉
dorsal nasal a.
面静脉 facial v.
面动脉 facial a.
颞浅动脉额支
frontal branch of
superficial temporal
a.
眶下动脉
infraorbital a.
上唇动脉
superior labial a.
下唇动脉
inferior labial a.

图 1-42 头颈部动、静脉铸型(自然腐蚀前面观)
The cast of artery and vein. of the head and neck. Nature corrosion(anterior aspect)

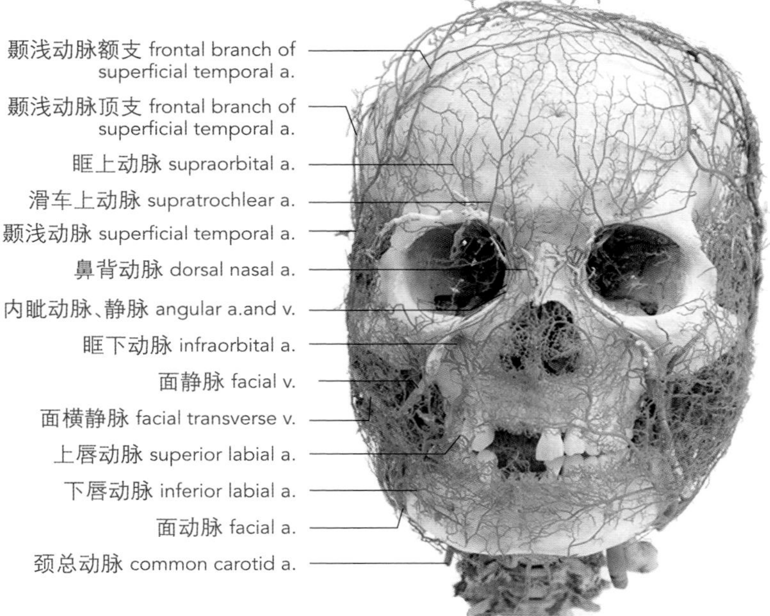
颞浅动脉额支 frontal branch of
superficial temporal a.
颞浅动脉顶支 frontal branch of
superficial temporal a.
眶上动脉 supraorbital a.
滑车上动脉 supratrochlear a.
颞浅动脉 superficial temporal a.
鼻背动脉 dorsal nasal a.
内眦动脉、静脉 angular a.and v.
眶下动脉 infraorbital a.
面静脉 facial v.
面横静脉 facial transverse v.
上唇动脉 superior labial a.
下唇动脉 inferior labial a.
面动脉 facial a.
颈总动脉 common carotid a.

图 1-43 头面部动、静脉铸型(自然腐蚀前面观)
The cast of artery. and vein of the head and face. Nature corrosion(anterior aspect)

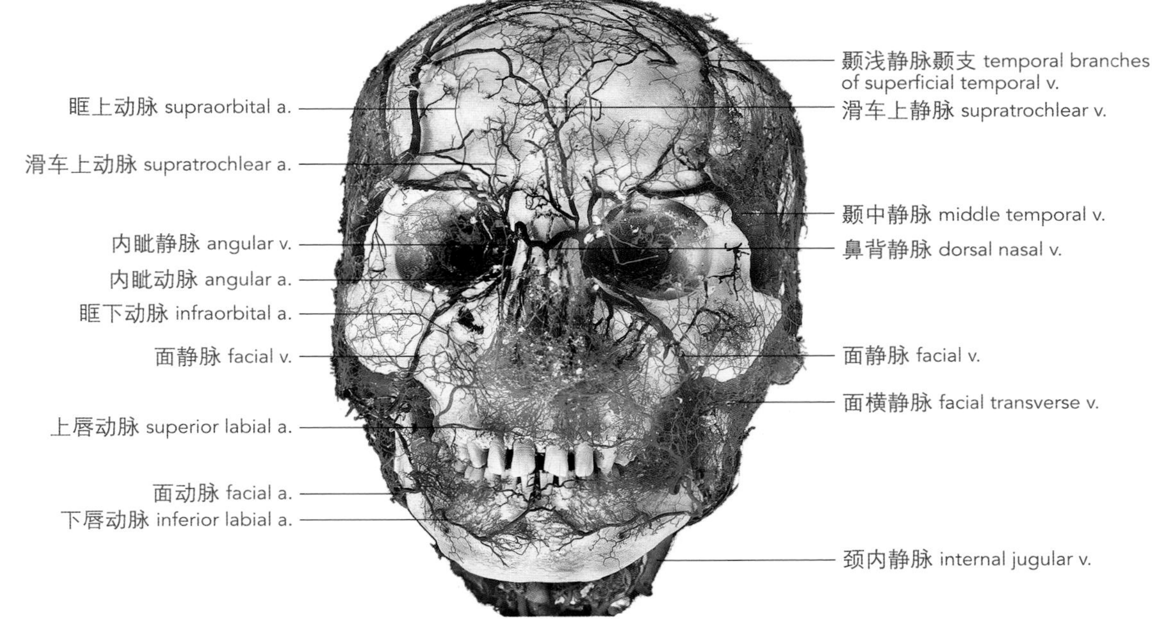
眶上动脉 supraorbital a.
滑车上动脉 supratrochlear a.
内眦静脉 angular v.
内眦动脉 angular a.
眶下动脉 infraorbital a.
面静脉 facial v.
上唇动脉 superior labial a.
面动脉 facial a.
下唇动脉 inferior labial a.
颞浅静脉颞支 temporal branches
of superficial temporal v.
滑车上静脉 supratrochlear v.
颞中静脉 middle temporal v.
鼻背静脉 dorsal nasal v.
面静脉 facial v.
面横静脉 facial transverse v.
颈内静脉 internal jugular v.

图 1-44 头面部动、静脉铸型(自然腐蚀侧面观)
The cast of artery and vein of the head and face. Nature corrosion (lateral aspect)

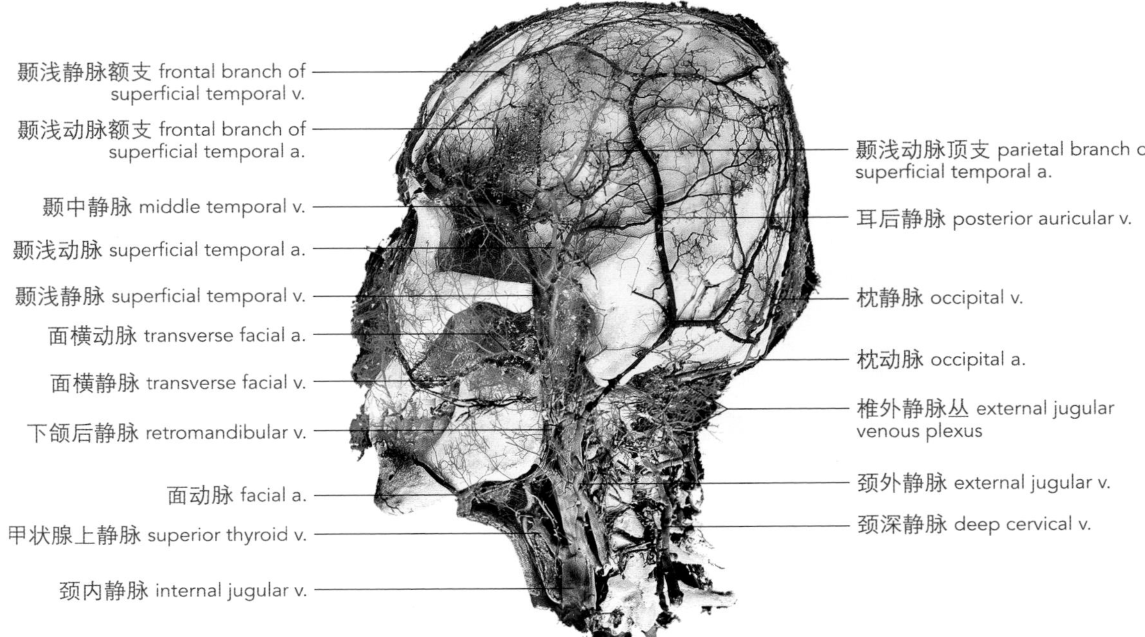
颞浅静脉额支 frontal branch of
superficial temporal v.
颞浅动脉额支 frontal branch of
superficial temporal a.
颞中静脉 middle temporal v.
颞浅动脉 superficial temporal a.
颞浅静脉 superficial temporal v.
面横动脉 transverse facial a.
面横静脉 transverse facial v.
下颌后静脉 retromandibular v.
面动脉 facial a.
甲状腺上静脉 superior thyroid v.
颈内静脉 internal jugular v.
颞浅动脉顶支 parietal branch of
superficial temporal a.
耳后静脉 posterior auricular v.
枕静脉 occipital v.
枕动脉 occipital a.
椎外静脉丛 external jugular
venous plexus
颈外静脉 external jugular v.
颈深静脉 deep cervical v.

图 1-45 头面部血管铸型(自然腐蚀侧面观 1)
The cast of blood vessel of the head and face. Nature corrosion (lateral aspect 1)

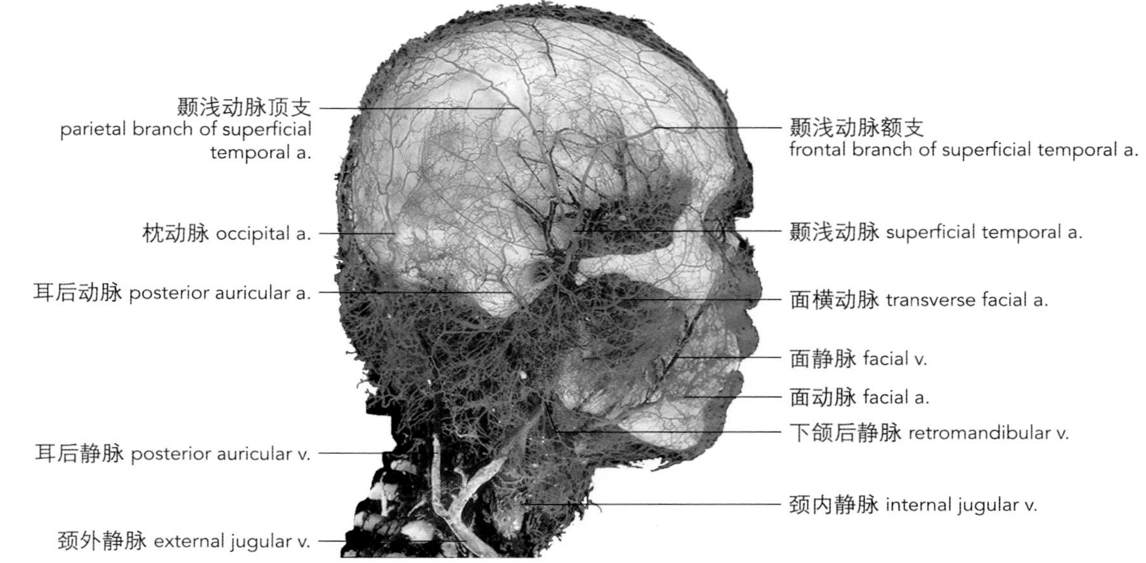
颞浅动脉顶支 parietal branch of superficial temporal a.
枕动脉 occipital a.
耳后动脉 posterior auricular a.
耳后静脉 posterior auricular v.
颈外静脉 external jugular v.
颞浅动脉额支 frontal branch of superficial temporal a.
颞浅动脉 superficial temporal a.
面横动脉 transverse facial a.
面静脉 facial v.
面动脉 facial a.
下颌后静脉 retromandibular v.
颈内静脉 internal jugular v.

图 1-46 头面部血管铸型(自然腐蚀侧面观 2)
The cast of blood vessels of the head and face. Nature corrosion (lateral aspect 2)

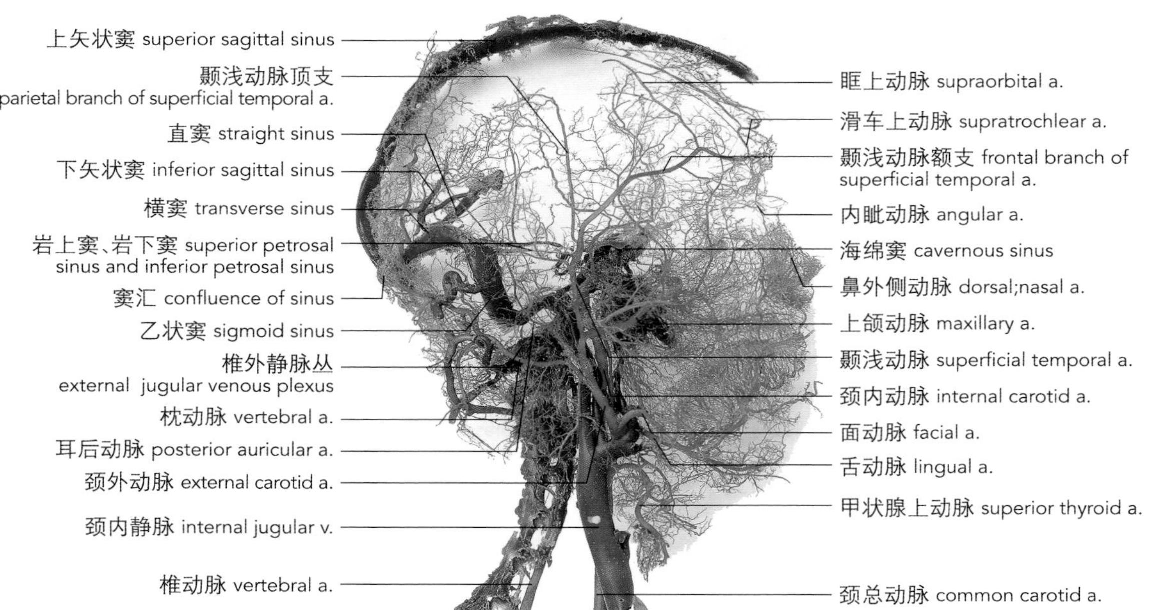
上矢状窦 superior sagittal sinus
颞浅动脉顶支 parietal branch of superficial temporal a.
直窦 straight sinus
下矢状窦 inferior sagittal sinus
横窦 transverse sinus
岩上窦、岩下窦 superior petrosal sinus and inferior petrosal sinus
窦汇 confluence of sinus
乙状窦 sigmoid sinus
椎外静脉丛 external jugular venous plexus
枕动脉 vertebral a.
耳后动脉 posterior auricular a.
颈外动脉 external carotid a.
颈内静脉 internal jugular v.
椎动脉 vertebral a.
眶上动脉 supraorbital a.
滑车上动脉 supratrochlear a.
颞浅动脉额支 frontal branch of superficial temporal a.
内眦动脉 angular a.
海绵窦 cavernous sinus
鼻外侧动脉 dorsal;nasal a.
上颌动脉 maxillary a.
颞浅动脉 superficial temporal a.
颈内动脉 internal carotid a.
面动脉 facial a.
舌动脉 lingual a.
甲状腺上动脉 superior thyroid a.
颈总动脉 common carotid a.

图 1-47 头面部血管铸型(自然腐蚀后面观 1)
The cast of blood vessels of the head and face. Nature corrosion (posterior aspect 1)

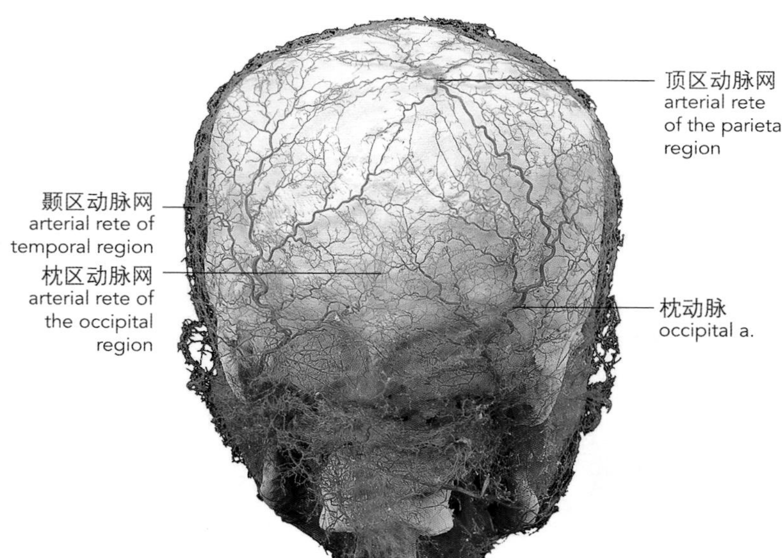
顶区动脉网 arterial rete of the parietal region
颞区动脉网 arterial rete of temporal region
枕区动脉网 arterial rete of the occipital region
枕动脉 occipital a.

图 1-48 头面部血管铸型(自然腐蚀后面观 2)
The cast of blood vessels of the head and face. Nature corrosion (posterior aspect 2)

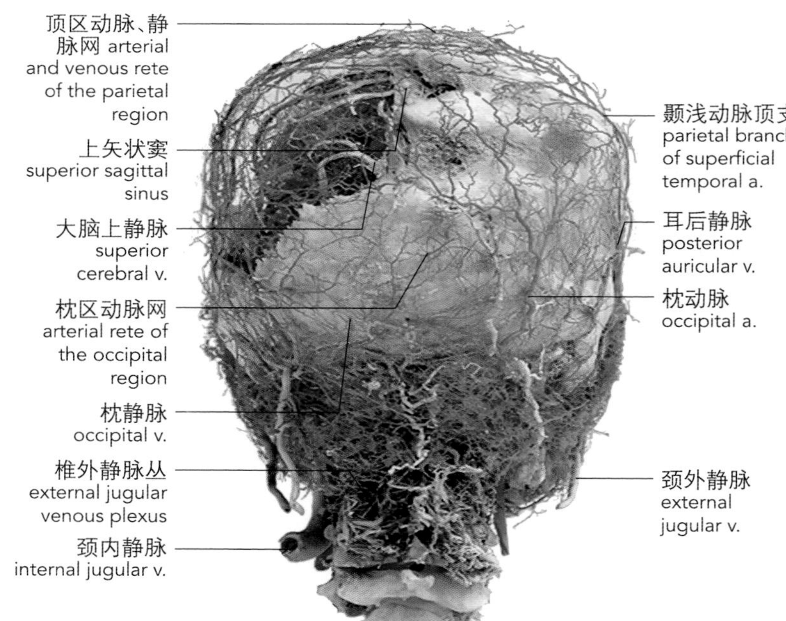
顶区动脉、静脉网 arterial and venous rete of the parietal region
上矢状窦 superior sagittal sinus
大脑上静脉 superior cerebral v.
枕区动脉网 arterial rete of the occipital region
枕静脉 occipital v.
椎外静脉丛 external jugular venous plexus
颈内静脉 internal jugular v.
颞浅动脉顶支 parietal branch of superficial temporal a.
耳后静脉 posterior auricular v.
枕动脉 occipital a.
颈外静脉 external jugular v.

图 1-49 头面部血管铸型(自然腐蚀上面观)
The cast of blood vessels of the head and face. Nature corrosion (Superior aspect)

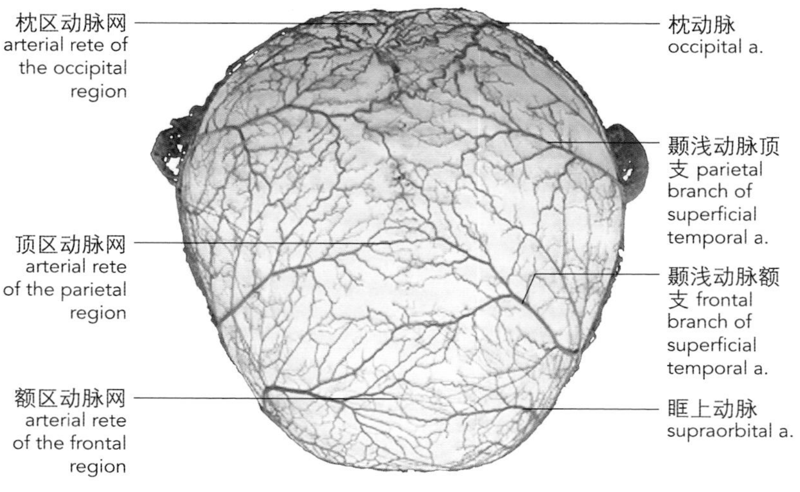

枕区动脉网 arterial rete of the occipital region
顶区动脉网 arterial rete of the parietal region
额区动脉网 arterial rete of the frontal region
枕动脉 occipital a.
颞浅动脉顶支 parietal branch of superficial temporal a.
颞浅动脉额支 frontal branch of superficial temporal a.
眶上动脉 supraorbital a.

图 1-50 头面部血管铸型(自然腐蚀侧面观 1)
The cast of blood vessels of the head and face. Nature corrosion (Lateral aspect 1)

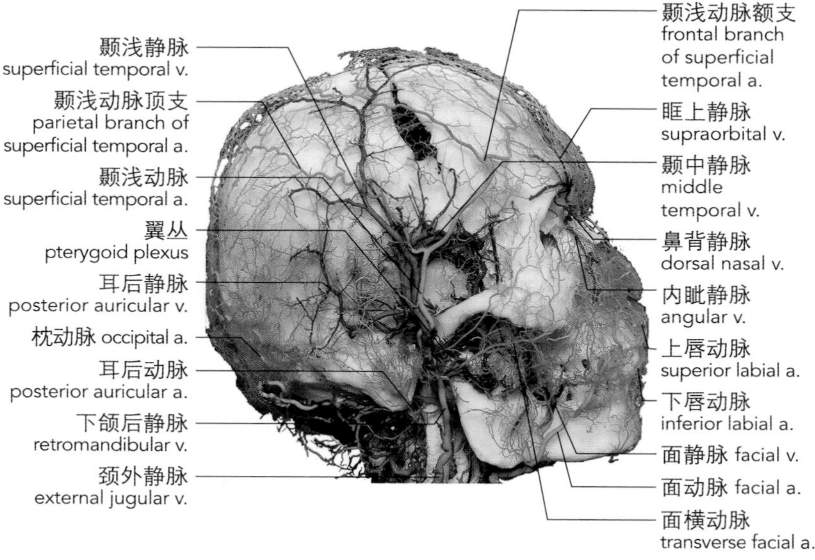

颞浅静脉 superficial temporal v.
颞浅动脉顶支 parietal branch of superficial temporal a.
颞浅动脉 superficial temporal a.
翼丛 pterygoid plexus
耳后静脉 posterior auricular v.
枕动脉 occipital a.
耳后动脉 posterior auricular a.
下颌后静脉 retromandibular v.
颈外静脉 external jugular v.
颞浅动脉额支 frontal branch of superficial temporal a.
眶上静脉 supraorbital v.
颞中静脉 middle temporal v.
鼻背静脉 dorsal nasal v.
内眦静脉 angular v.
上唇动脉 superior labial a.
下唇动脉 inferior labial a.
面静脉 facial v.
面动脉 facial a.
面横动脉 transverse facial a.

图 1-51 头面部血管铸型(自然腐蚀侧面观 2)
The cast of blood vessels of the head and face. Nature corrosion (Lateral aspect 2)

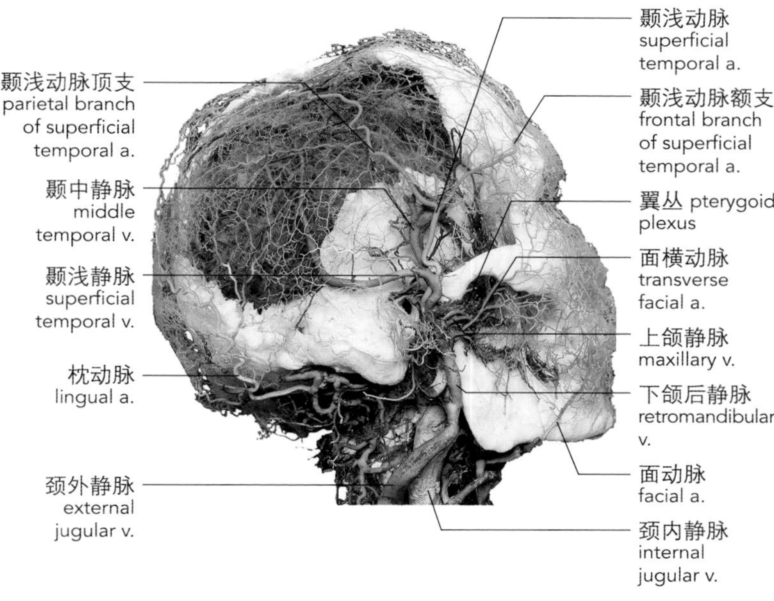

颞浅动脉顶支 parietal branch of superficial temporal a.
颞中静脉 middle temporal v.
颞浅静脉 superficial temporal v.
枕动脉 lingual a.
颈外静脉 external jugular v.
颞浅动脉 superficial temporal a.
颞浅动脉额支 frontal branch of superficial temporal a.
翼丛 pterygoid plexus
面横动脉 transverse facial a.
上颌静脉 maxillary v.
下颌后静脉 retromandibular v.
面动脉 facial a.
颈内静脉 internal jugular v.

图 1-52 头面部血管铸型(酸腐蚀前面观 1)
The cast of blood vessels of the head and face. Acid corrosion (Anterior aspect 1)

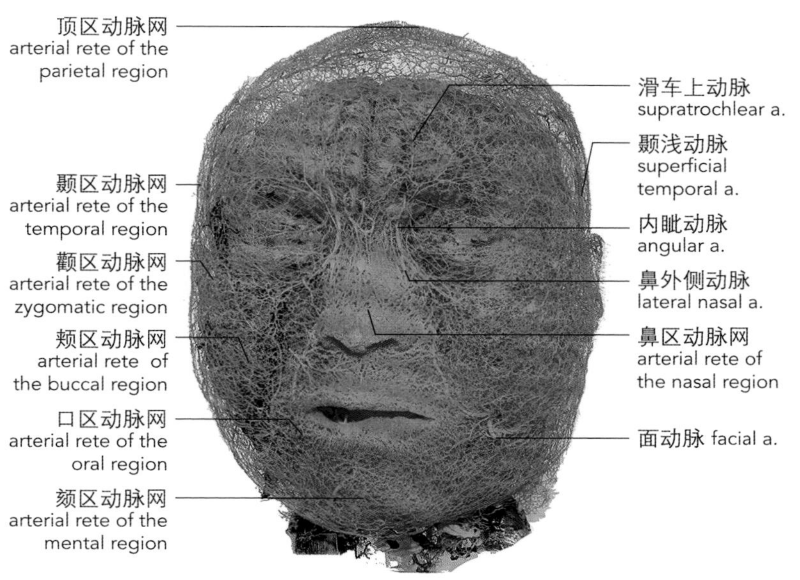

顶区动脉网 arterial rete of the parietal region
颞区动脉网 arterial rete of the temporal region
颧区动脉网 arterial rete of the zygomatic region
颊区动脉网 arterial rete of the buccal region
口区动脉网 arterial rete of the oral region
颏区动脉网 arterial rete of the mental region
滑车上动脉 supratrochlear a.
颞浅动脉 superficial temporal a.
内眦动脉 angular a.
鼻外侧动脉 lateral nasal a.
鼻区动脉网 arterial rete of the nasal region
面动脉 facial a.

图 1-53 头面部血管铸型(酸腐蚀前面观 2)
The cast of blood vessels of the head and face. Acid corrosion (Anterior aspect 2)

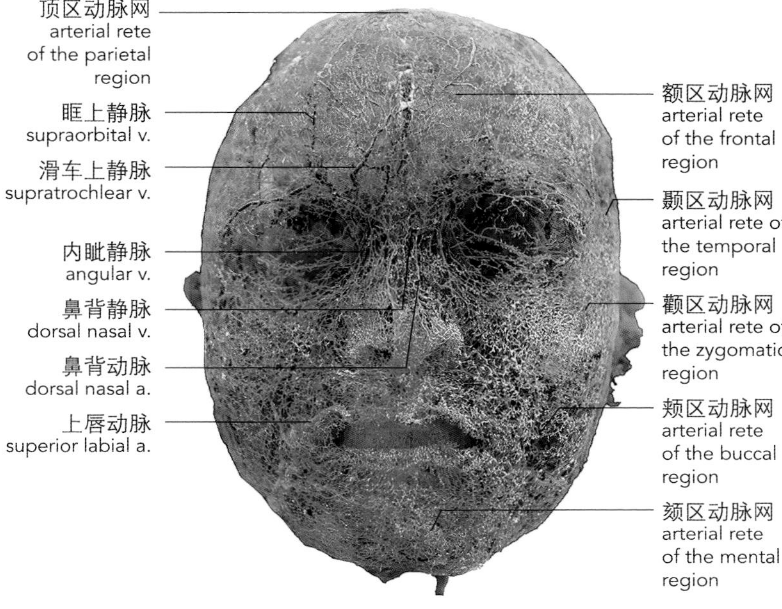

顶区动脉网 arterial rete of the parietal region
眶上静脉 supraorbital v.
滑车上静脉 supratrochlear v.
内眦静脉 angular v.
鼻背静脉 dorsal nasal v.
鼻背动脉 dorsal nasal a.
上唇动脉 superior labial a.
额区动脉网 arterial rete of the frontal region
颞区动脉网 arterial rete of the temporal region
颧区动脉网 arterial rete of the zygomatic region
颊区动脉网 arterial rete of the buccal region
颏区动脉网 arterial rete of the mental region

图 1-54 头面部血管铸型(自然腐蚀前面观)
The cast of blood vessels of the head and face. Nature corrosion (Anterior aspect)

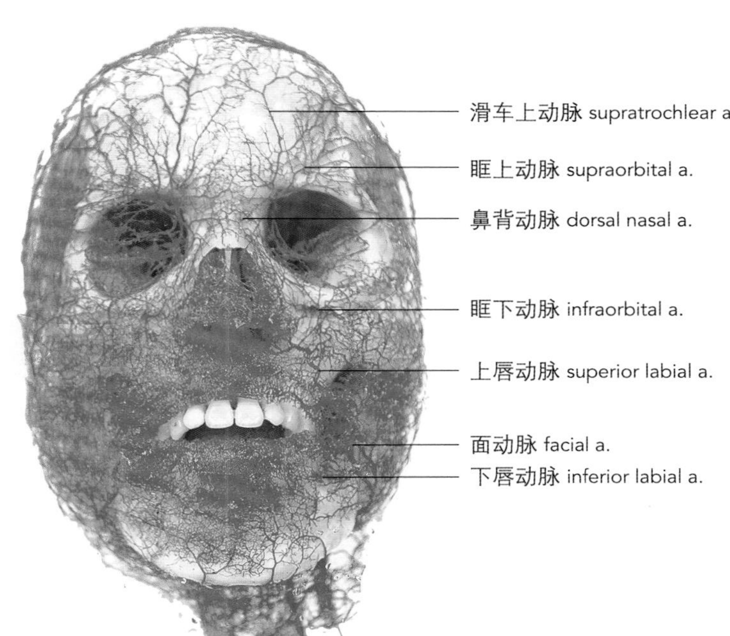

滑车上动脉 supratrochlear a.
眶上动脉 supraorbital a.
鼻背动脉 dorsal nasal a.
眶下动脉 infraorbital a.
上唇动脉 superior labial a.
面动脉 facial a.
下唇动脉 inferior labial a.

图1-55 表情肌(前面观)
Muscles of facial expression. Anterior aspect

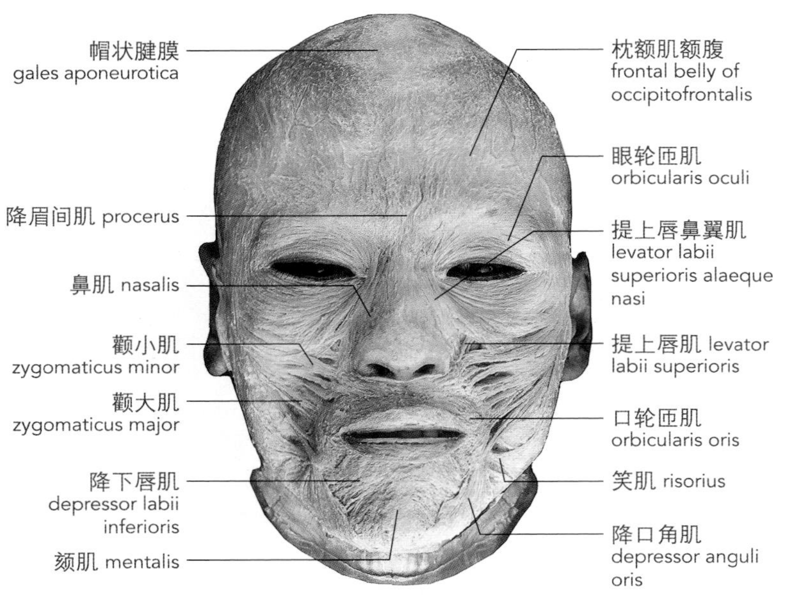

帽状腱膜
gales aponeurotica
降眉间肌 procerus
鼻肌 nasalis
颧小肌
zygomaticus minor
颧大肌
zygomaticus major
降下唇肌
depressor labii
inferioris
颏肌 mentalis
枕额肌额腹
frontal belly of
occipitofrontalis
眼轮匝肌
orbicularis oculi
提上唇鼻翼肌
levator labii
superioris alaeque
nasi
提上唇肌 levator
labii superioris
口轮匝肌
orbicularis oris
笑肌 risorius
降口角肌
depressor anguli
oris

图1-56 表情肌(侧面观)
Muscles of facial expression. Lateral aspect

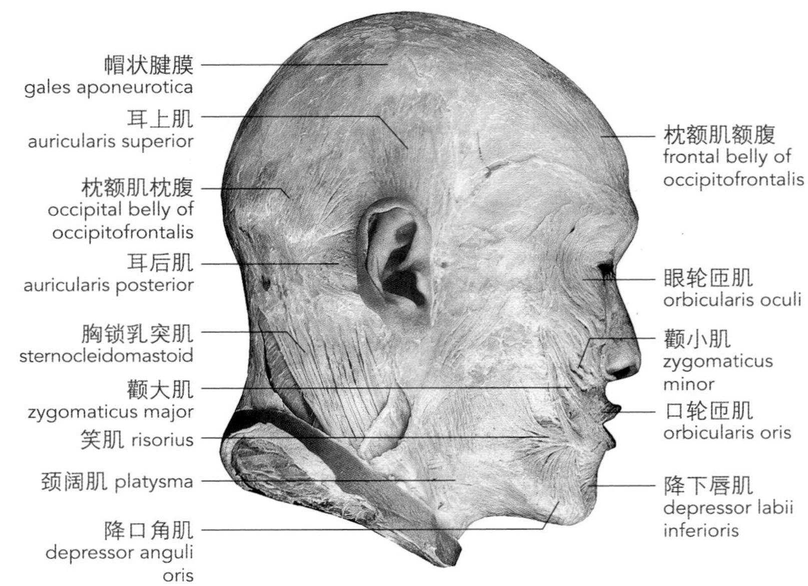

帽状腱膜
gales aponeurotica
耳上肌
auricularis superior
枕额肌枕腹
occipital belly of
occipitofrontalis
耳后肌
auricularis posterior
胸锁乳突肌
sternocleidomastoid
颧大肌
zygomaticus major
笑肌 risorius
颈阔肌 platysma
降口角肌
depressor anguli
oris
枕额肌额腹
frontal belly of
occipitofrontalis
眼轮匝肌
orbicularis oculi
颧小肌
zygomaticus
minor
口轮匝肌
orbicularis oris
降下唇肌
depressor labii
inferioris

【解剖学要点】

面肌为皮肌,位置表浅,大多起于颅骨,止于面部皮肤,主要分布于口、眼、鼻等孔裂周围,按其走向可分为环形肌和辐射肌两种,有开大和关闭上述孔裂的作用,同时牵动皮肤,表现喜怒哀乐等各种表情。

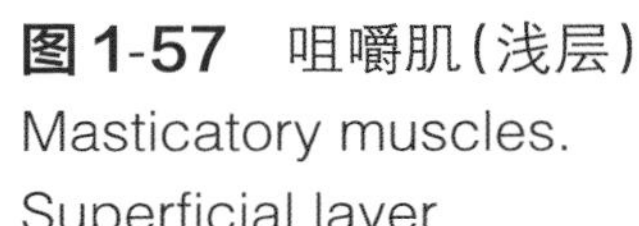

图1-57 咀嚼肌(浅层)
Masticatory muscles.
Superficial layer

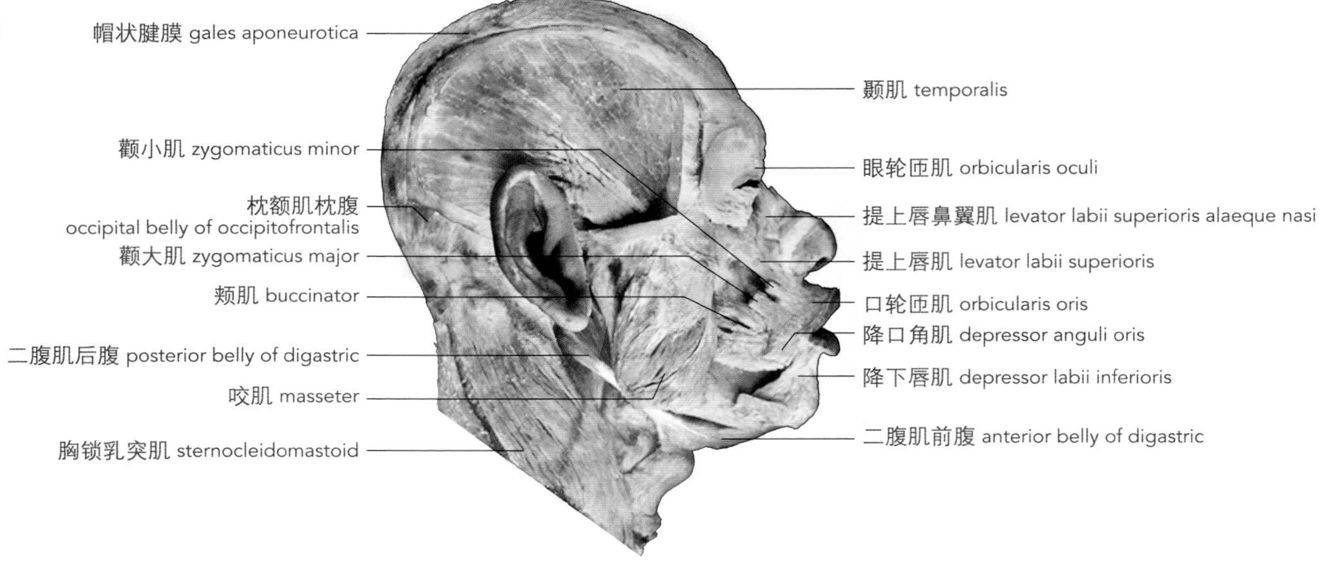

帽状腱膜 gales aponeurotica
颧小肌 zygomaticus minor
枕额肌枕腹
occipital belly of occipitofrontalis
颧大肌 zygomaticus major
颊肌 buccinator
二腹肌后腹 posterior belly of digastric
咬肌 masseter
胸锁乳突肌 sternocleidomastoid
颞肌 temporalis
眼轮匝肌 orbicularis oculi
提上唇鼻翼肌 levator labii superioris alaeque nasi
提上唇肌 levator labii superioris
口轮匝肌 orbicularis oris
降口角肌 depressor anguli oris
降下唇肌 depressor labii inferioris
二腹肌前腹 anterior belly of digastric

图1-58 咀嚼肌(深层)
Masticatory muscles.
Deep layer

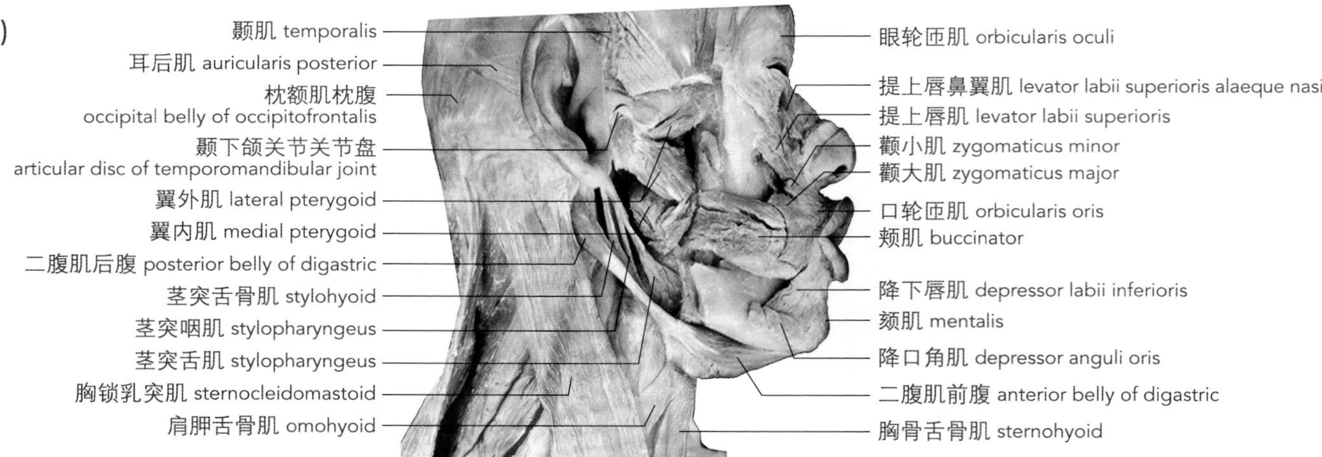

颞肌 temporalis
耳后肌 auricularis posterior
枕额肌枕腹
occipital belly of occipitofrontalis
颞下颌关节关节盘
articular disc of temporomandibular joint
翼外肌 lateral pterygoid
翼内肌 medial pterygoid
二腹肌后腹 posterior belly of digastric
茎突舌骨肌 stylohyoid
茎突咽肌 stylopharyngeus
茎突舌肌 stylopharyngeus
胸锁乳突肌 sternocleidomastoid
肩胛舌骨肌 omohyoid
眼轮匝肌 orbicularis oculi
提上唇鼻翼肌 levator labii superioris alaeque nasi
提上唇肌 levator labii superioris
颧小肌 zygomaticus minor
颧大肌 zygomaticus major
口轮匝肌 orbicularis oris
颊肌 buccinator
降下唇肌 depressor labii inferioris
颏肌 mentalis
降口角肌 depressor anguli oris
二腹肌前腹 anterior belly of digastric
胸骨舌骨肌 sternohyoid

【解剖学要点】

咀嚼肌包括咬肌、颞肌、翼外肌和翼内肌,配布于下颌关节周围,参与咀嚼运动。咬肌起于颧弓下缘和内面,向下止于咬肌粗隆。颞肌起于颞窝,经颧弓深面下行止于下颌骨冠突。翼内肌起于翼窝,止于下颌角内面的翼肌粗隆。翼外肌起于蝶骨大翼的下面和翼突外侧,止于下颌颈。

图 1-59 颞下颌关节(外面观)
The temporomandibular joint. External aspect

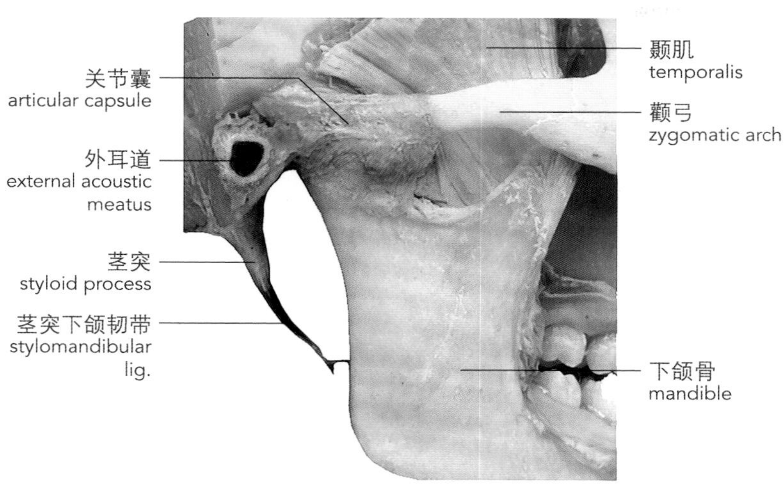

关节囊 articular capsule
外耳道 external acoustic meatus
茎突 styloid process
茎突下颌韧带 stylomandibular lig.
颞肌 temporalis
颧弓 zygomatic arch
下颌骨 mandible

图 1-60 颞下颌关节(剖面观)
The temporomandibular joint. Sagittal section

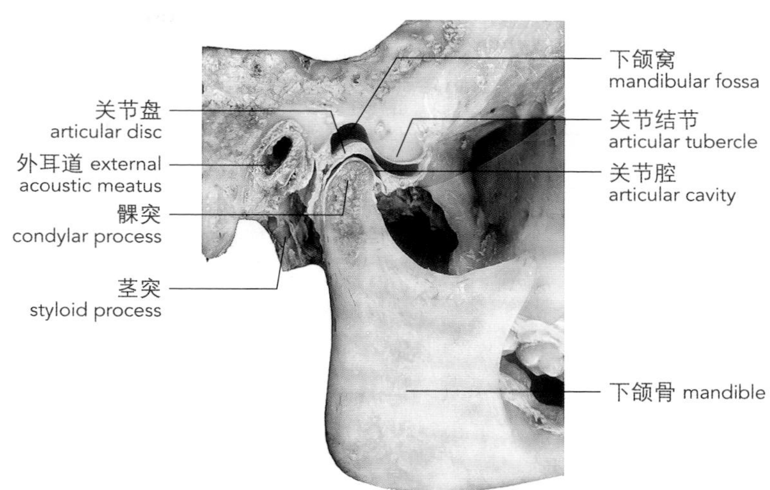

关节盘 articular disc
外耳道 external acoustic meatus
髁突 condylar process
茎突 styloid process
下颌窝 mandibular fossa
关节结节 articular tubercle
关节腔 articular cavity
下颌骨 mandible

图 1-61 颞下颌关节(内面观)
The temporomandibular joint. Internal aspect

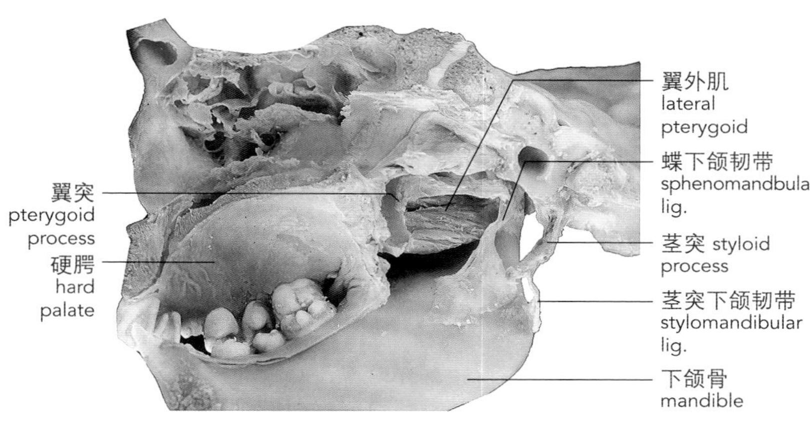

翼突 pterygoid process
硬腭 hard palate
翼外肌 lateral pterygoid
蝶下颌韧带 sphenomandbular lig.
茎突 styloid process
茎突下颌韧带 stylomandibular lig.
下颌骨 mandible

【解剖学要点】

颞下颌关节由下颌骨的下颌头与颞骨的下颌窝和关节结节构成。关节囊松弛,外侧有外侧韧带加强。囊内有纤维软骨构成的关节盘,盘的周缘与关节囊相连,将关节腔分为上、下两部分。可完成下颌骨上提、下降、前进、后退和侧方运动。

图 1-62 颅骨(前面观)
The skull. Anterior aspect

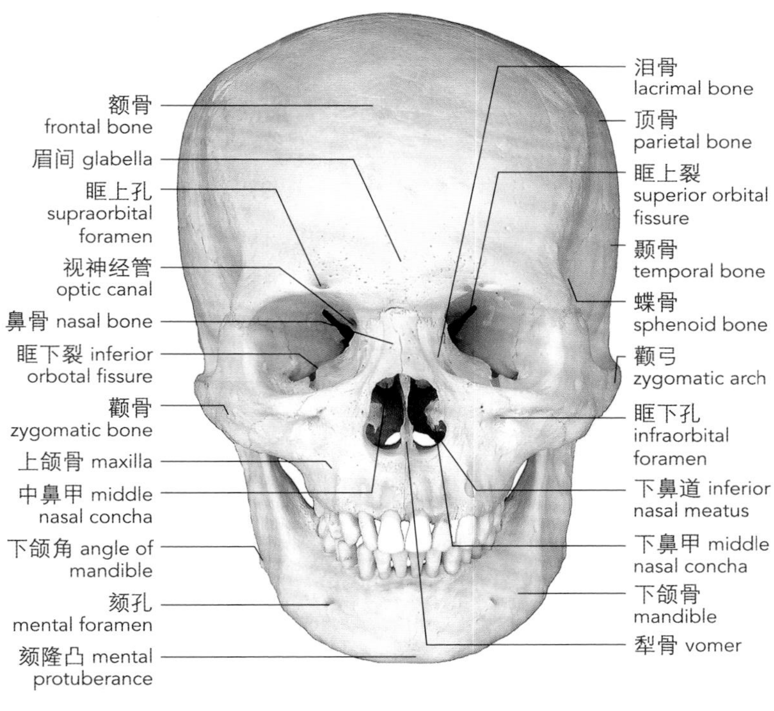

额骨 frontal bone
眉间 glabella
眶上孔 supraorbital foramen
视神经管 optic canal
鼻骨 nasal bone
眶下裂 inferior orbotal fissure
颧骨 zygomatic bone
上颌骨 maxilla
中鼻甲 middle nasal concha
下颌角 angle of mandible
颏孔 mental foramen
颏隆凸 mental protuberance
泪骨 lacrimal bone
顶骨 parietal bone
眶上裂 superior orbital fissure
颞骨 temporal bone
蝶骨 sphenoid bone
颧弓 zygomatic arch
眶下孔 infraorbital foramen
下鼻道 inferior nasal meatus
下鼻甲 middle nasal concha
下颌骨 mandible
犁骨 vomer

图 1-63 分色颅骨(前面观)
The color separation skull. Anterior aspect

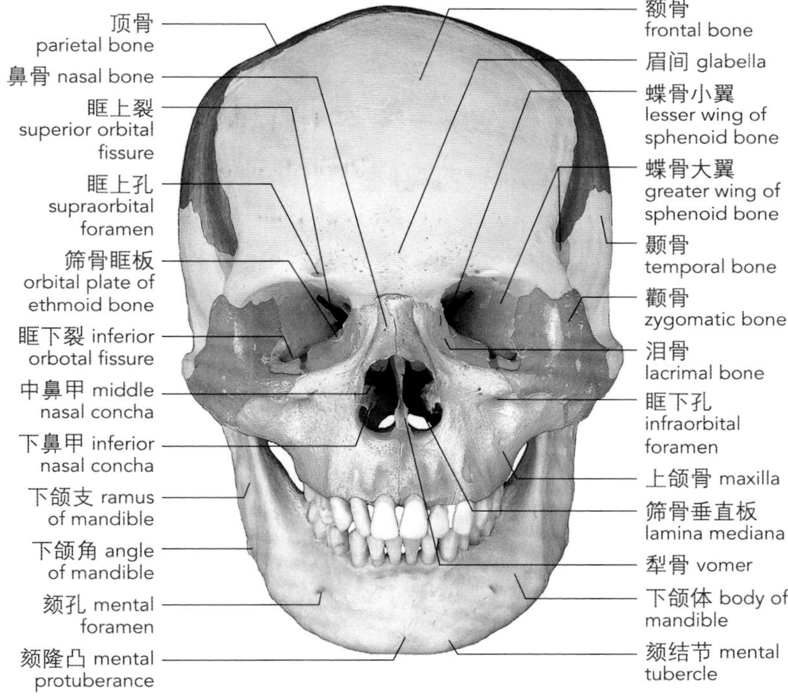

顶骨 parietal bone
鼻骨 nasal bone
眶上裂 superior orbital fissure
眶上孔 supraorbital foramen
筛骨眶板 orbital plate of ethmoid bone
眶下裂 inferior orbotal fissure
中鼻甲 middle nasal concha
下鼻甲 inferior nasal concha
下颌支 ramus of mandible
下颌角 angle of mandible
颏孔 mental foramen
颏隆凸 mental protuberance
额骨 frontal bone
眉间 glabella
蝶骨小翼 lesser wing of sphenoid bone
蝶骨大翼 greater wing of sphenoid bone
颞骨 temporal bone
颧骨 zygomatic bone
泪骨 lacrimal bone
眶下孔 infraorbital foramen
上颌骨 maxilla
筛骨垂直板 lamina mediana
犁骨 vomer
下颌体 body of mandible
颏结节 mental tubercle

【解剖学要点】

颅前面分为额区、眶、骨性鼻腔和骨性口腔。额区为眶以上部分,由额鳞组成。眶呈锥体形,底朝前外,尖朝后内,有上、下、内侧和外侧四壁。骨性鼻腔由鼻中隔分为左右两半,每半有底、顶和内、外侧壁。骨性口腔由上颌骨、腭骨和下颌骨组成。

图1-64　颅骨（侧面观）
The skull. Lateral aspect

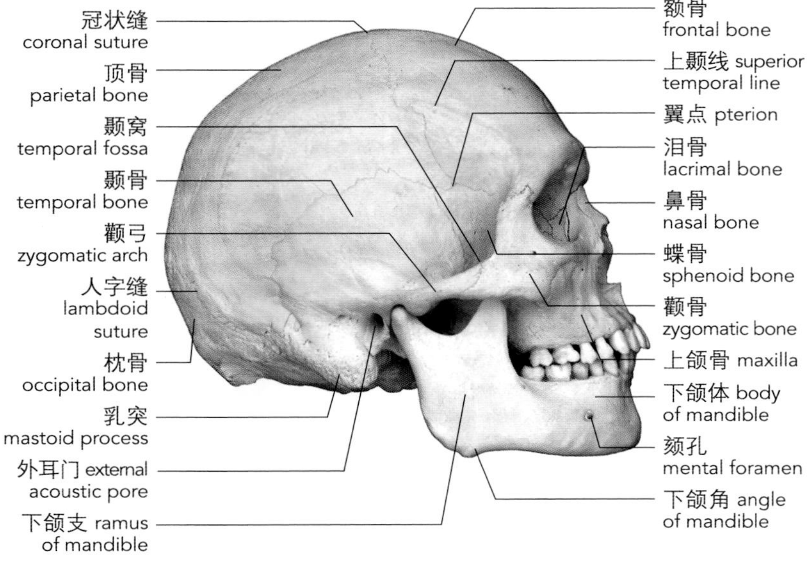

冠状缝 coronal suture
顶骨 parietal bone
颞窝 temporal fossa
颞骨 temporal bone
颧弓 zygomatic arch
人字缝 lambdoid suture
枕骨 occipital bone
乳突 mastoid process
外耳门 external acoustic pore
下颌支 ramus of mandible
额骨 frontal bone
上颞线 superior temporal line
翼点 pterion
泪骨 lacrimal bone
鼻骨 nasal bone
蝶骨 sphenoid bone
颧骨 zygomatic bone
上颌骨 maxilla
下颌体 body of mandible
颏孔 mental foramen
下颌角 angle of mandible

图1-65　分色颅骨（侧面观）
The color separation skull. Lateral aspect

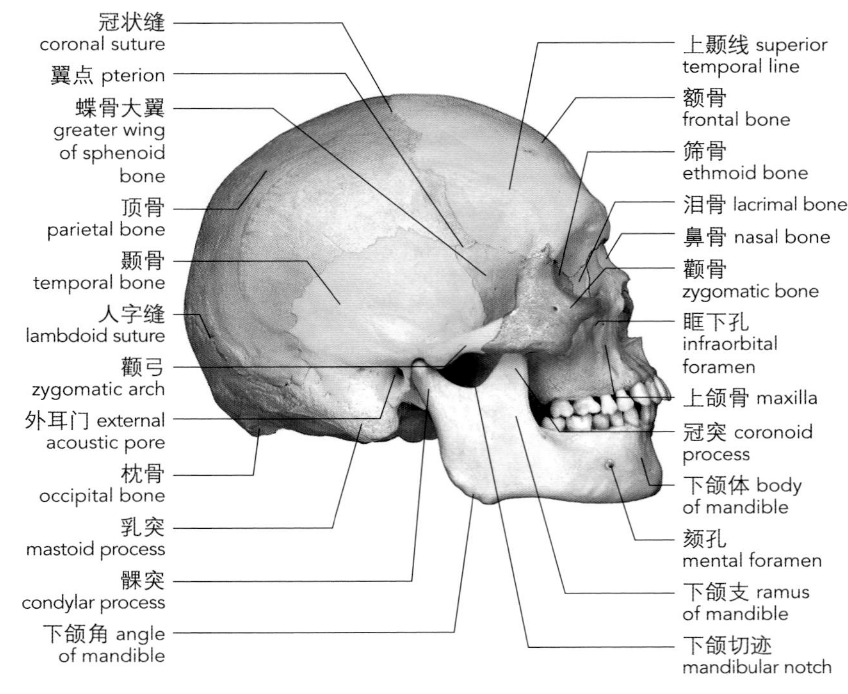

冠状缝 coronal suture
翼点 pterion
蝶骨大翼 greater wing of sphenoid bone
顶骨 parietal bone
颞骨 temporal bone
人字缝 lambdoid suture
颧弓 zygomatic arch
外耳门 external acoustic pore
枕骨 occipital bone
乳突 mastoid process
髁突 condylar process
下颌角 angle of mandible
上颞线 superior temporal line
额骨 frontal bone
筛骨 ethmoid bone
泪骨 lacrimal bone
鼻骨 nasal bone
颧骨 zygomatic bone
眶下孔 infraorbital foramen
上颌骨 maxilla
冠突 coronoid process
下颌体 body of mandible
颏孔 mental foramen
下颌支 ramus of mandible
下颌切迹 mandibular notch

【解剖学要点】

颅侧面中部有外耳门，其后下方为乳突，前方为颧弓。颧弓将颅侧面分为上方的颞窝和下方的颞下窝。在颞窝前部，额、顶、蝶、颞骨会合处称翼点，为颅外侧面的薄弱部，其内面有脑膜中动脉的前支通过。

图1-66　颞下窝（侧面观）
The infratemporal fossa. Lateral aspect

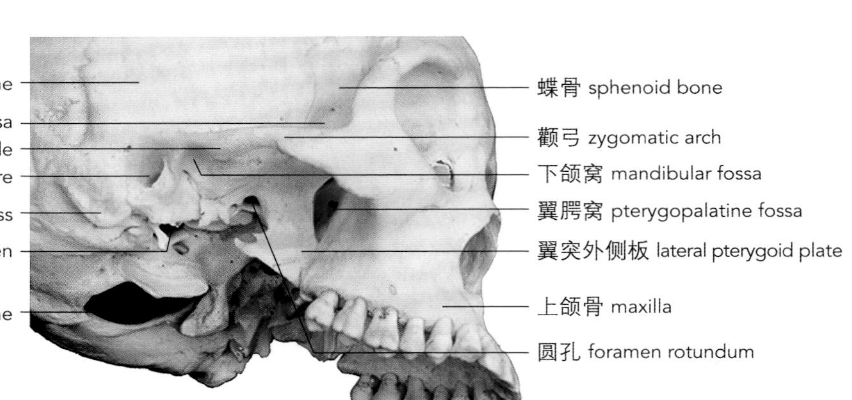

颞骨 temporal bone
颞窝 temporal fossa
关节结节 articular tubercle
外耳门 external acoustic pore
乳突 mastoid process
颈静脉孔 jugular foramen
枕骨大孔 foramen magnum of occipital bone
蝶骨 sphenoid bone
颧弓 zygomatic arch
下颌窝 mandibular fossa
翼腭窝 pterygopalatine fossa
翼突外侧板 lateral pterygoid plate
上颌骨 maxilla
圆孔 foramen rotundum

图1-67　分色颞下窝（侧面观）
The color separation infratemporal fossa. Lateral aspect

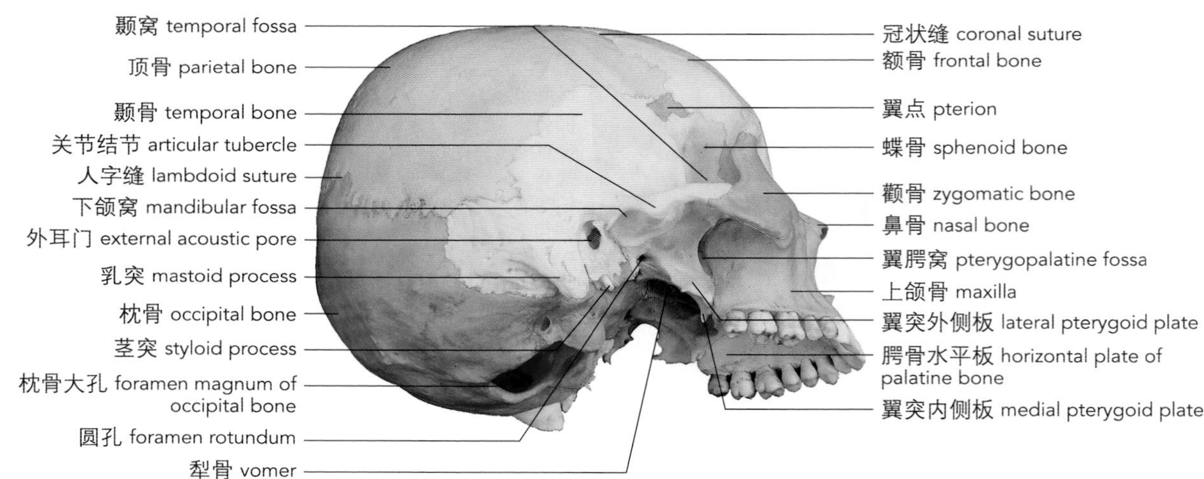

颞窝 temporal fossa
顶骨 parietal bone
颞骨 temporal bone
关节结节 articular tubercle
人字缝 lambdoid suture
下颌窝 mandibular fossa
外耳门 external acoustic pore
乳突 mastoid process
枕骨 occipital bone
茎突 styloid process
枕骨大孔 foramen magnum of occipital bone
圆孔 foramen rotundum
犁骨 vomer
冠状缝 coronal suture
额骨 frontal bone
翼点 pterion
蝶骨 sphenoid bone
颧骨 zygomatic bone
鼻骨 nasal bone
翼腭窝 pterygopalatine fossa
上颌骨 maxilla
翼突外侧板 lateral pterygoid plate
腭骨水平板 horizontal plate of palatine bone
翼突内侧板 medial pterygoid plate

【解剖学要点】

颞下窝向上经卵圆孔、棘孔与颅中窝相通，向前经眶下裂通眶，向内通翼腭窝。翼腭窝为上颌骨体、蝶骨翼突和腭骨之间的窄间隙，深藏于颞下窝内侧。此窝向外通颞下窝，向前经眶下裂通眶，向内经腭骨与蝶骨围成的蝶腭孔通鼻腔，向后经圆孔通颅中窝，经翼管通颅底外面，向下移行于腭大管，继而经腭大孔通口腔。

图 1-68 颅底内面

The internal surface of base of skull.

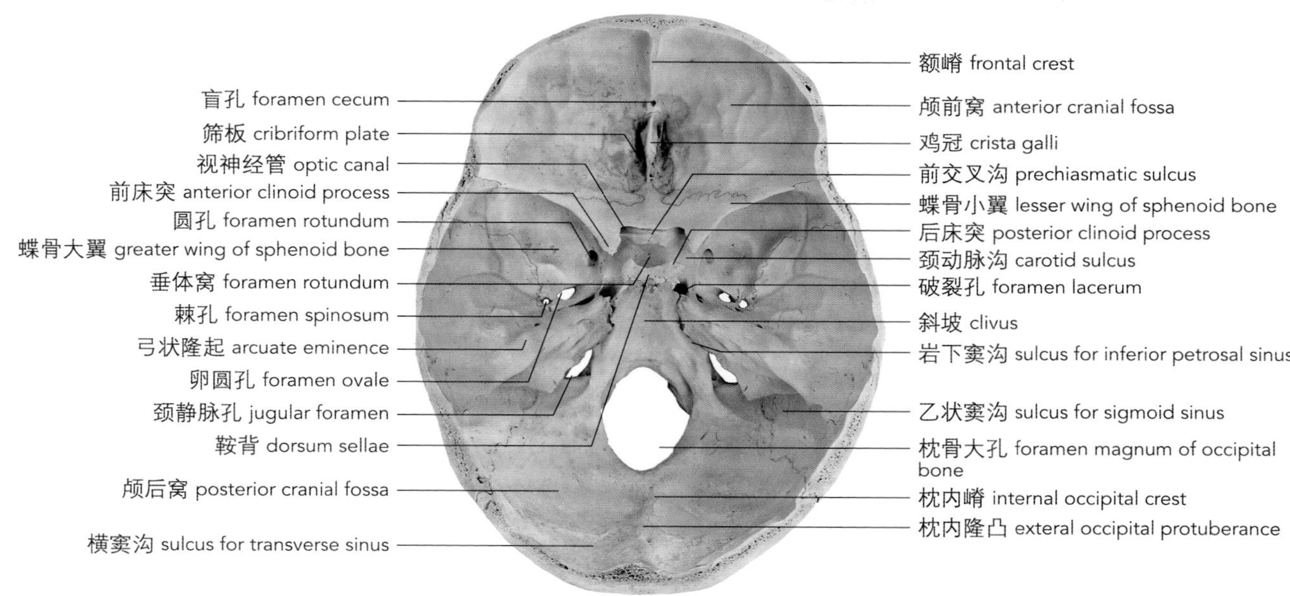
盲孔 foramen cecum
筛板 cribriform plate
视神经管 optic canal
前床突 anterior clinoid process
圆孔 foramen rotundum
蝶骨大翼 greater wing of sphenoid bone
垂体窝 foramen rotundum
棘孔 foramen spinosum
弓状隆起 arcuate eminence
卵圆孔 foramen ovale
颈静脉孔 jugular foramen
鞍背 dorsum sellae
颅后窝 posterior cranial fossa
横窦沟 sulcus for transverse sinus
额嵴 frontal crest
颅前窝 anterior cranial fossa
鸡冠 crista galli
前交叉沟 prechiasmatic sulcus
蝶骨小翼 lesser wing of sphenoid bone
后床突 posterior clinoid process
颈动脉沟 carotid sulcus
破裂孔 foramen lacerum
斜坡 clivus
岩下窦沟 sulcus for inferior petrosal sinus
乙状窦沟 sulcus for sigmoid sinus
枕骨大孔 foramen magnum of occipital bone
枕内嵴 internal occipital crest
枕内隆凸 exteral occipital protuberance

图 1-69 颅底内面(分色)

The internal surface of base of skull. Color separation

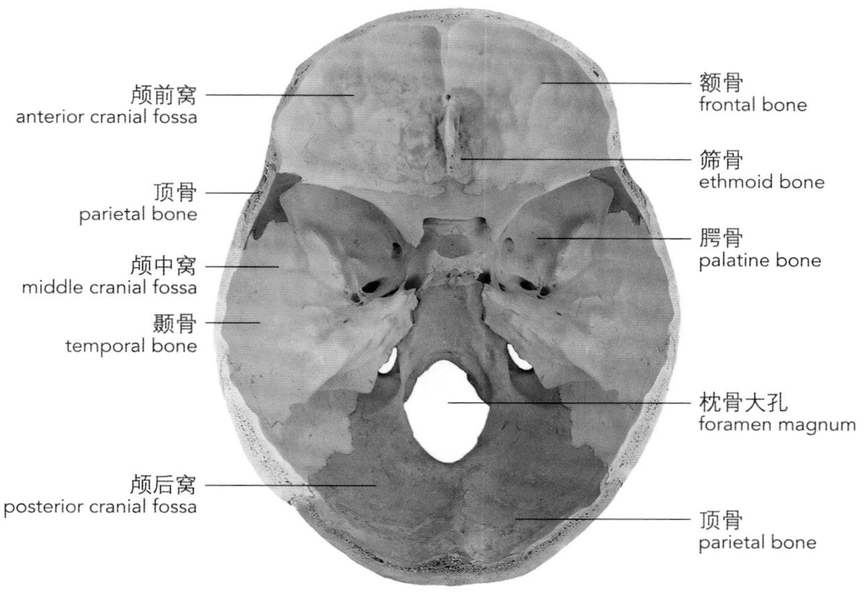
颅前窝
anterior cranial fossa
顶骨
parietal bone
颅中窝
middle cranial fossa
颞骨
temporal bone
颅后窝
posterior cranial fossa
额骨
frontal bone
筛骨
ethmoid bone
腭骨
palatine bone
枕骨大孔
foramen magnum
顶骨
parietal bone

【解剖学要点】

颅前窝正中线上有鸡冠,筛板上有筛孔。颅中窝中央为蝶骨体,体上面有垂体窝,窝的前外侧有视神经管。垂体窝后方的隆起称鞍背,垂体窝与鞍背合称蝶鞍。蝶鞍两侧缘有颈动脉沟,沟后端连破裂孔。蝶鞍外侧由前向后有圆孔、卵圆孔和棘孔。颅后窝中央有枕骨大孔,孔的前上方为斜坡,前外缘有舌下神经管内口,孔后方有枕内隆凸。枕内隆凸两侧有横窦沟,该沟向前下内续为乙状窦沟,终于颈静脉孔。颞骨岩部后面中央有内耳门。

图 1-70 颅底外面

The external surface of base of skull.

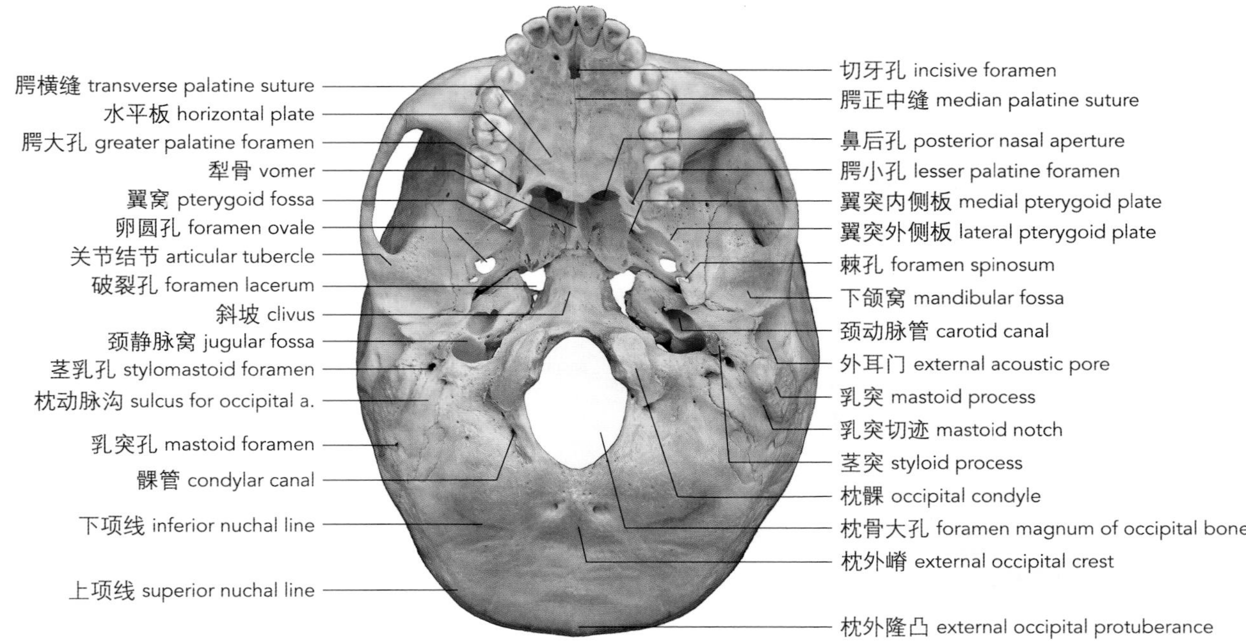
腭横缝 transverse palatine suture
水平板 horizontal plate
腭大孔 greater palatine foramen
犁骨 vomer
翼窝 pterygoid fossa
卵圆孔 foramen ovale
关节结节 articular tubercle
破裂孔 foramen lacerum
斜坡 clivus
颈静脉窝 jugular fossa
茎乳孔 stylomastoid foramen
枕动脉沟 sulcus for occipital a.
乳突孔 mastoid foramen
髁管 condylar canal
下项线 inferior nuchal line
上项线 superior nuchal line
切牙孔 incisive foramen
腭正中缝 median palatine suture
鼻后孔 posterior nasal aperture
腭小孔 lesser palatine foramen
翼突内侧板 medial pterygoid plate
翼突外侧板 lateral pterygoid plate
棘孔 foramen spinosum
下颌窝 mandibular fossa
颈动脉管 carotid canal
外耳门 external acoustic pore
乳突 mastoid process
乳突切迹 mastoid notch
茎突 styloid process
枕髁 occipital condyle
枕骨大孔 foramen magnum of occipital bone
枕外嵴 external occipital crest
枕外隆凸 external occipital protuberance

图1-71 鼻后孔(后面观)

The posterior nasal aperture. Posterior aspect

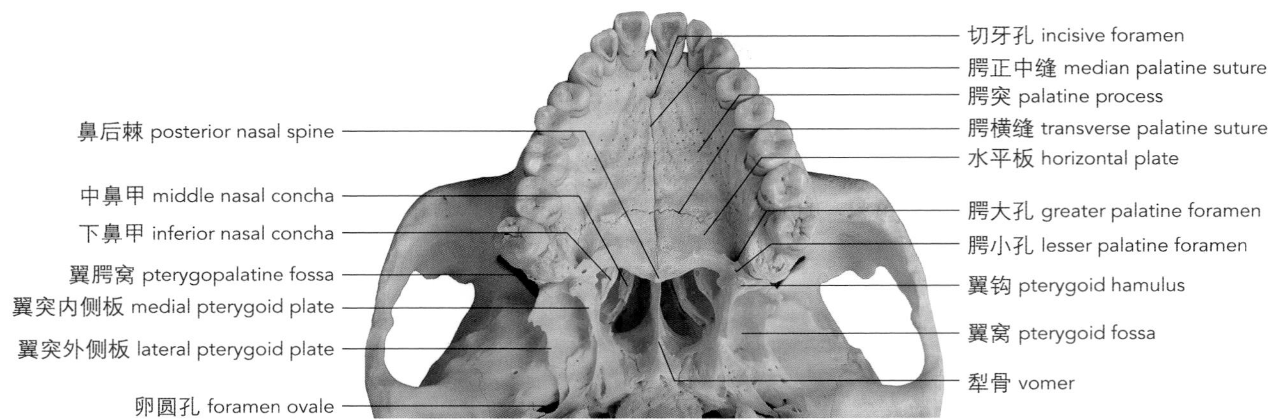
切牙孔 incisive foramen
腭正中缝 median palatine suture
腭突 palatine process
腭横缝 transverse palatine suture
水平板 horizontal plate
腭大孔 greater palatine foramen
腭小孔 lesser palatine foramen
翼钩 pterygoid hamulus
翼窝 pterygoid fossa
犁骨 vomer
鼻后棘 posterior nasal spine
中鼻甲 middle nasal concha
下鼻甲 inferior nasal concha
翼腭窝 pterygopalatine fossa
翼突内侧板 medial pterygoid plate
翼突外侧板 lateral pterygoid plate
卵圆孔 foramen ovale

【解剖学要点】

在前部,由前向后可见牙槽弓、骨腭、切牙管、腭大孔和鼻后孔。后部中央以枕骨大孔为中心,孔两侧有枕髁,髁前外侧有舌下神经管外口;外侧有颈静脉孔,孔的前方有颈动脉管外口;颈静脉孔后外侧有茎突,茎突根部与乳突之间有茎乳孔;颧弓根部后方有下颌窝,窝前缘的隆起称关节结节。

图1-72 颅底外面(分色)

The external surface of base of skull. Color separation

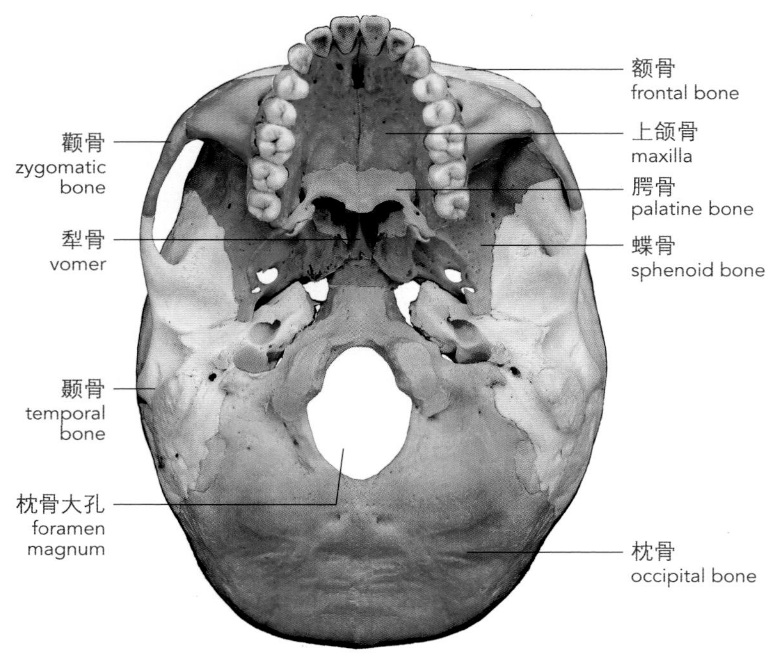
额骨
frontal bone
上颌骨
maxilla
腭骨
palatine bone
蝶骨
sphenoid bone
枕骨
occipital bone
颧骨
zygomatic bone
犁骨
vomer
颞骨
temporal bone
枕骨大孔
foramen magnum

图1-73 鼻后孔(分色后面观)

The posterior nasal aperture. Color separation. Posterior aspect

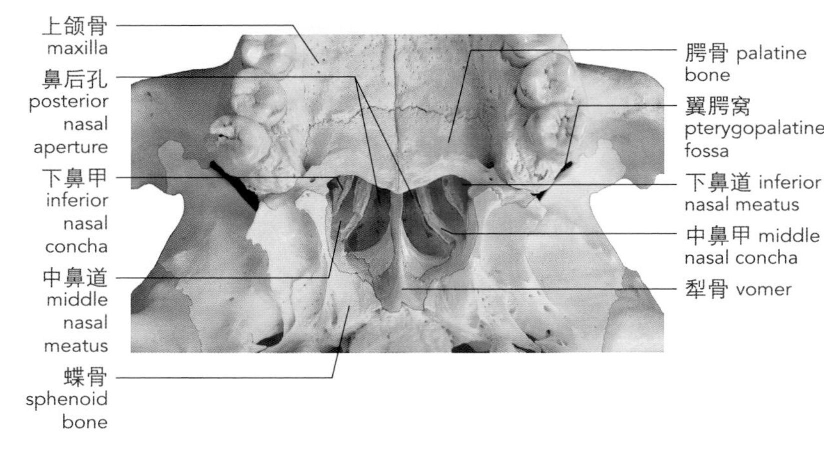
上颌骨
maxilla
鼻后孔
posterior nasal aperture
下鼻甲
inferior nasal concha
中鼻道
middle nasal meatus
蝶骨
sphenoid bone
腭骨 palatine bone
翼腭窝
pterygopalatine fossa
下鼻道 inferior nasal meatus
中鼻甲 middle nasal concha
犁骨 vomer

图1-74 颅骨(后面观)

The skull. Posterior aspect

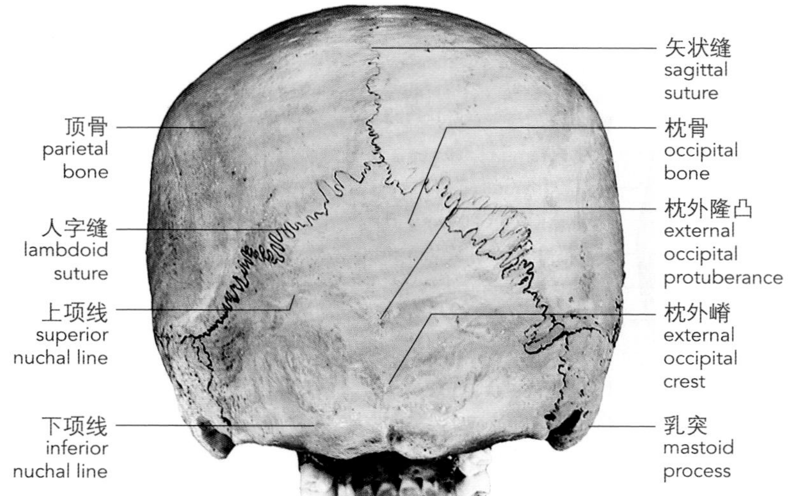
矢状缝
sagittal suture
枕骨
occipital bone
枕外隆凸
external occipital protuberance
枕外嵴
external occipital crest
乳突
mastoid process
顶骨
parietal bone
人字缝
lambdoid suture
上项线
superior nuchal line
下项线
inferior nuchal line

图1-75 颅骨(上面观)

The skull. Superior aspect

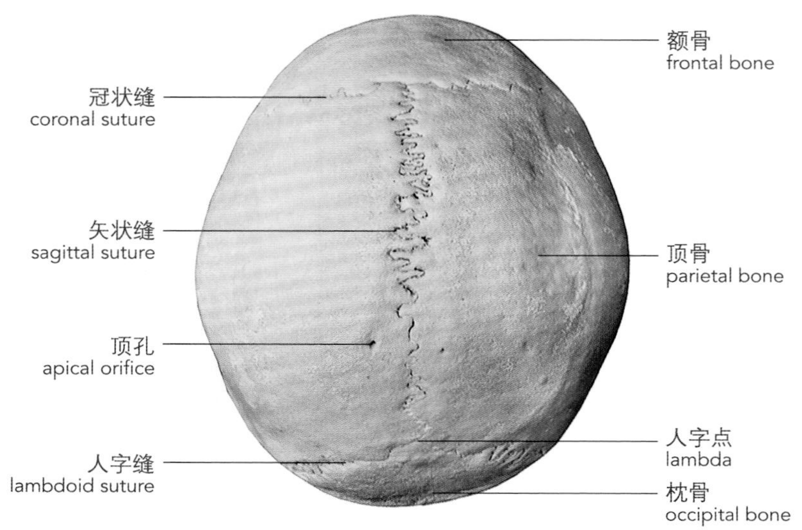
额骨
frontal bone
顶骨
parietal bone
人字点
lambda
枕骨
occipital bone
冠状缝
coronal suture
矢状缝
sagittal suture
顶孔
apical orifice
人字缝
lambdoid suture

图 1-76 颅顶(内面观)
The calvaria. Internal aspect

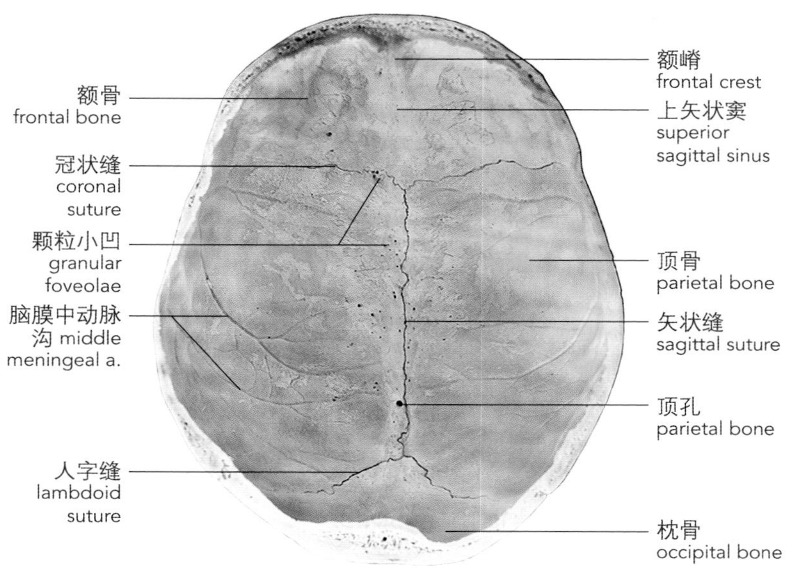
额骨
frontal bone
冠状缝
coronal
suture
颗粒小凹
granular
foveolae
脑膜中动脉
沟 middle
meningeal a.
人字缝
lambdoid
suture
额嵴
frontal crest
上矢状窦
superior
sagittal sinus
顶骨
parietal bone
矢状缝
sagittal suture
顶孔
parietal bone
枕骨
occipital bone

图 1-77 幼儿颅(前面观)
The skull of infant. Anterior aspect

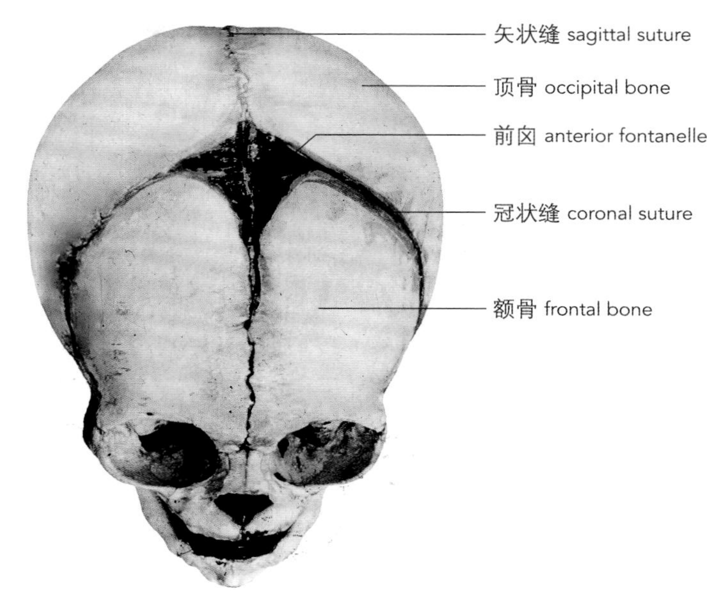
矢状缝 sagittal suture
顶骨 occipital bone
前囟 anterior fontanelle
冠状缝 coronal suture
额骨 frontal bone

图 1-78 幼儿颅(上面观)
The skull of infant. Superior aspect

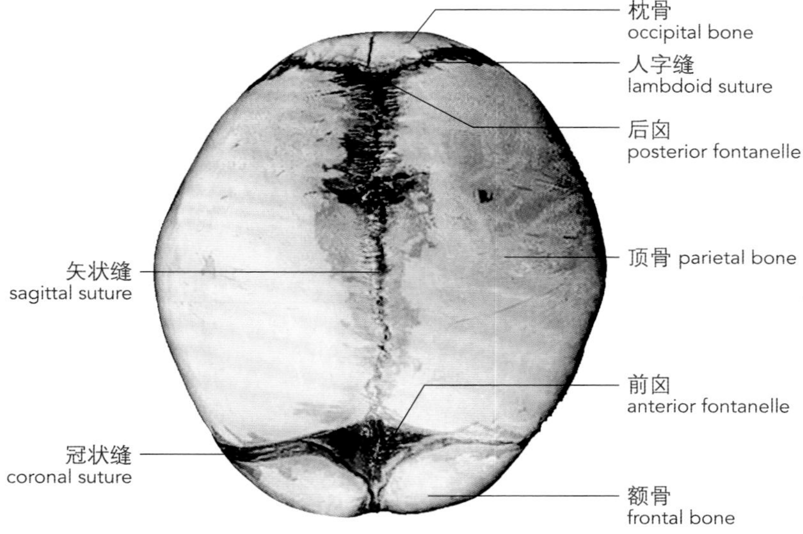
枕骨
occipital bone
人字缝
lambdoid suture
后囟
posterior fontanelle
顶骨 parietal bone
矢状缝
sagittal suture
前囟
anterior fontanelle
冠状缝
coronal suture
额骨
frontal bone

图 1-79 幼儿颅(侧面观)
The skull of the infant. Lateral aspect

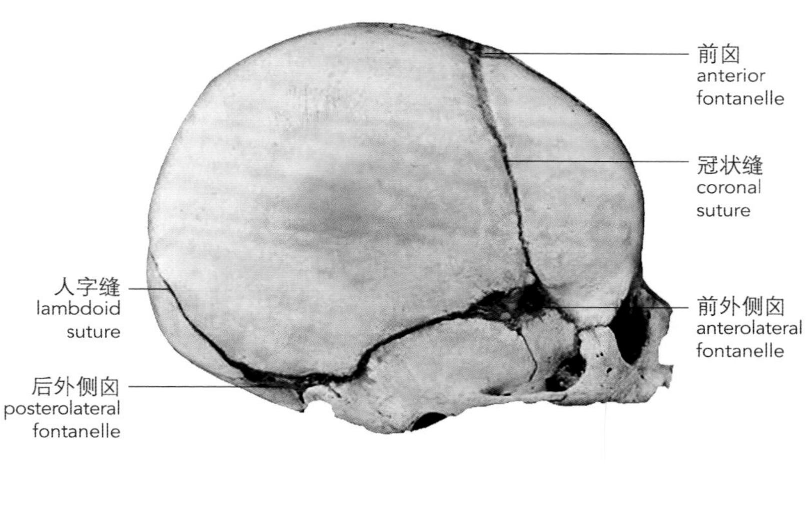
前囟
anterior
fontanelle
冠状缝
coronal
suture
人字缝
lambdoid
suture
前外侧囟
anterolateral
fontanelle
后外侧囟
posterolateral
fontanelle

【解剖学要点】

婴儿时期颅顶各骨尚未完全骨化,骨缝间由纤维结缔组织膜相连,在多骨相邻处,间隙的膜较大,称颅囟。其中前囟最大,位于矢状缝与冠状缝相交处,出生后 1~2 岁闭合。后囟位于矢状缝与人字缝相交处,出生后数月内闭合。

图 1-80 额骨(前面观)
The frontal bone. Anterior aspect

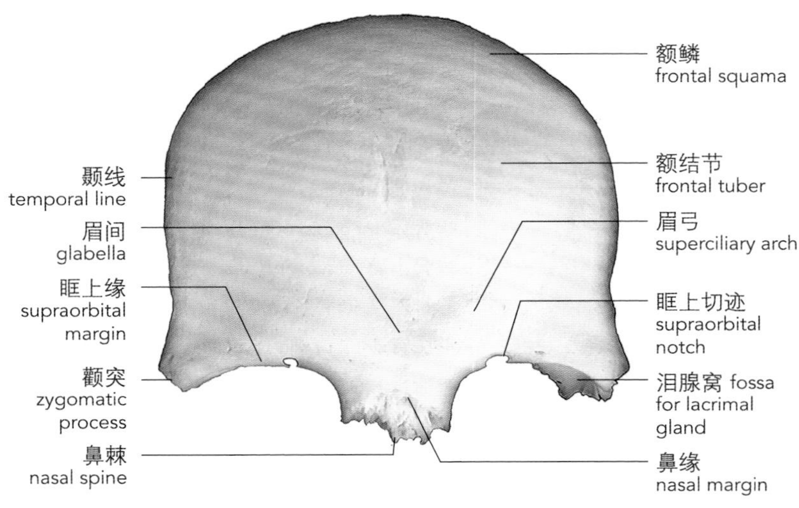
额鳞
frontal squama
颞线
temporal line
额结节
frontal tuber
眉间
glabella
眉弓
superciliary arch
眶上缘
supraorbital
margin
眶上切迹
supraorbital
notch
颧突
zygomatic
process
泪腺窝 fossa
for lacrimal
gland
鼻棘
nasal spine
鼻缘
nasal margin

图 1-81 额骨(内面观)
The frontal bone. Internal aspect

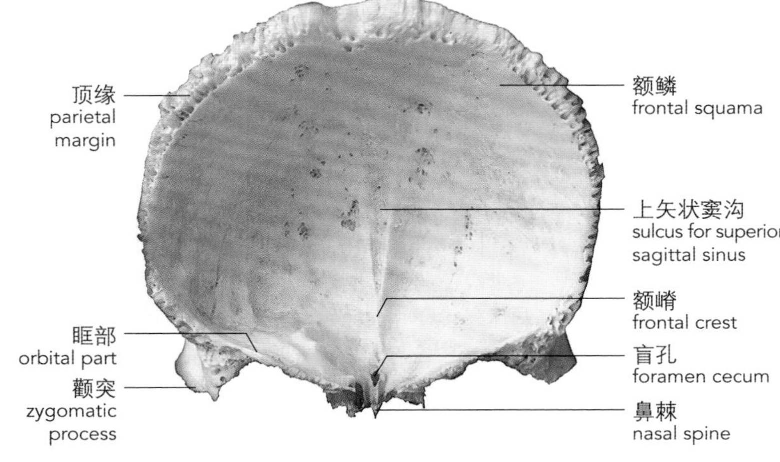
顶缘
parietal
margin
额鳞
frontal squama
上矢状窦沟
sulcus for superior
sagittal sinus
额嵴
frontal crest
眶部
orbital part
盲孔
foramen cecum
颧突
zygomatic
process
鼻棘
nasal spine

图1-82　额骨(下面观)
The frontal bone. Inferior aspect

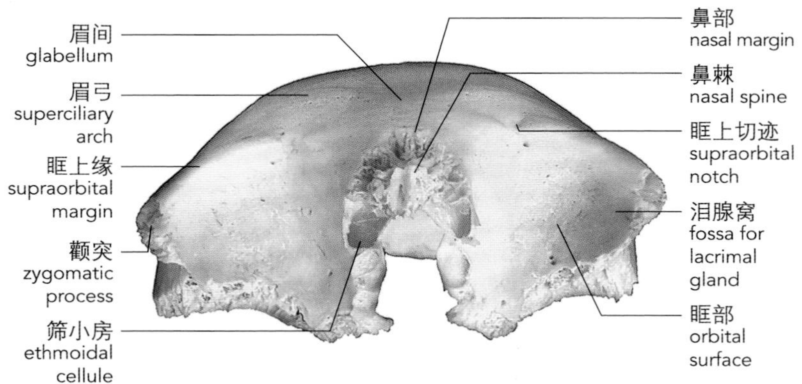
眉间
glabellum
眉弓
superciliary arch
眶上缘
supraorbital margin
颧突
zygomatic process
筛小房
ethmoidal cellule
鼻部
nasal margin
鼻棘
nasal spine
眶上切迹
supraorbital notch
泪腺窝
fossa for lacrimal gland
眶部
orbital surface

图1-83　异常额骨(前面观)
The abnormal frontal bone. Anterior aspect

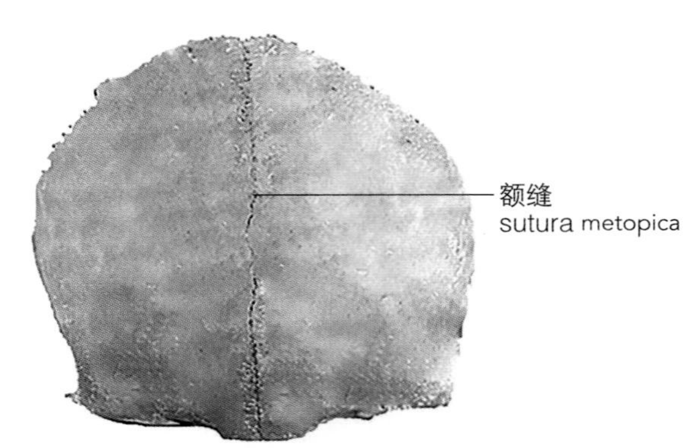
额缝
sutura metopica

图1-84　枕骨(外面观)
The occipital bone. External aspect

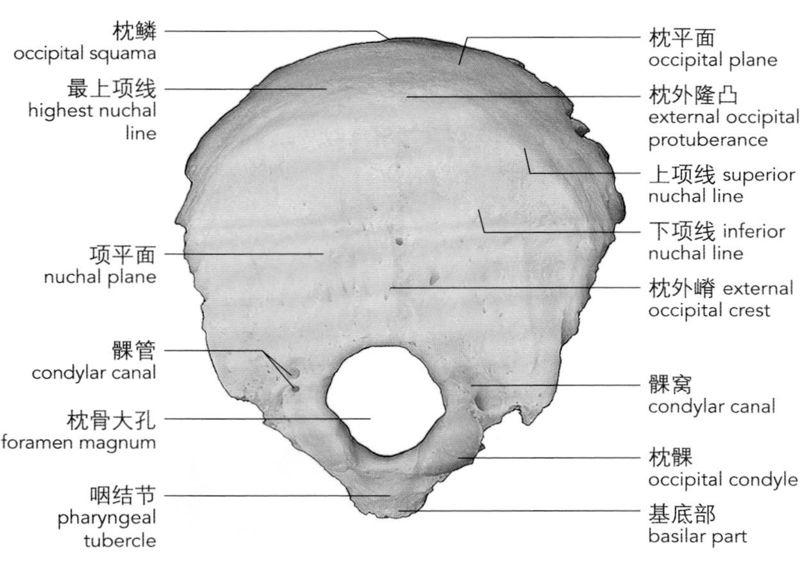
枕鳞
occipital squama
最上项线
highest nuchal line
项平面
nuchal plane
髁管
condylar canal
枕骨大孔
foramen magnum
咽结节
pharyngeal tubercle
枕平面
occipital plane
枕外隆凸
external occipital protuberance
上项线 superior nuchal line
下项线 inferior nuchal line
枕外嵴 external occipital crest
髁窝
condylar canal
枕髁
occipital condyle
基底部
basilar part

图1-85　枕骨(内面观)
The occipital bone. Internal aspect

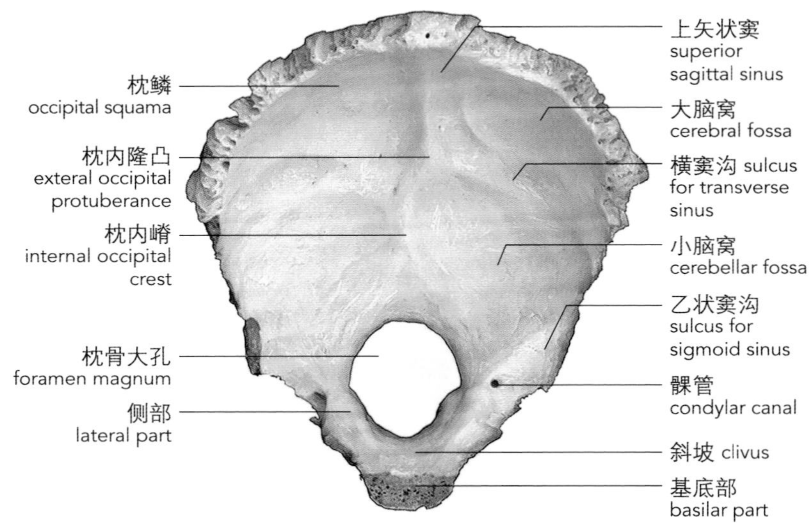
枕鳞
occipital squama
枕内隆凸
exteral occipital protuberance
枕内嵴
internal occipital crest
枕骨大孔
foramen magnum
侧部
lateral part
上矢状窦
superior sagittal sinus
大脑窝
cerebral fossa
横窦沟 sulcus for transverse sinus
小脑窝
cerebellar fossa
乙状窦沟
sulcus for sigmoid sinus
髁管
condylar canal
斜坡 clivus
基底部
basilar part

图1-86　异常枕骨(后面观)
The abnormal occipital bone. Posterior

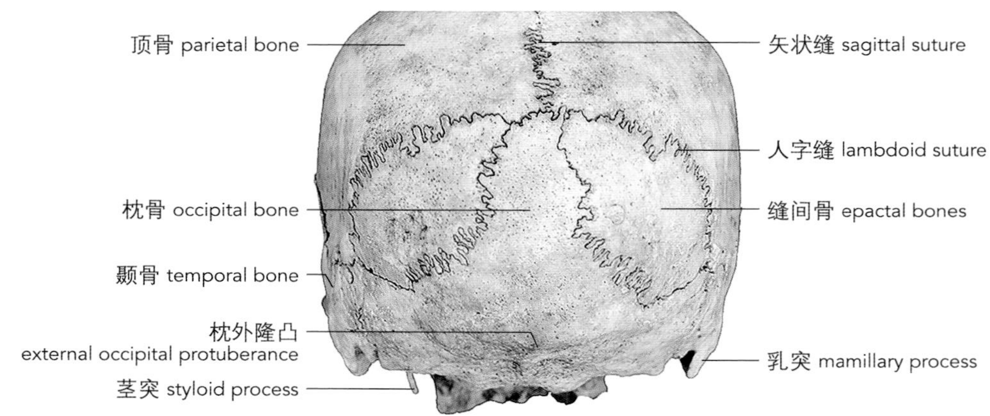
顶骨 parietal bone
枕骨 occipital bone
颞骨 temporal bone
枕外隆凸
external occipital protuberance
茎突 styloid process
矢状缝 sagittal suture
人字缝 lambdoid suture
缝间骨 epactal bones
乳突 mamillary process

图1-87　蝶骨(原位上面观)
The sphenoid bone. Normal

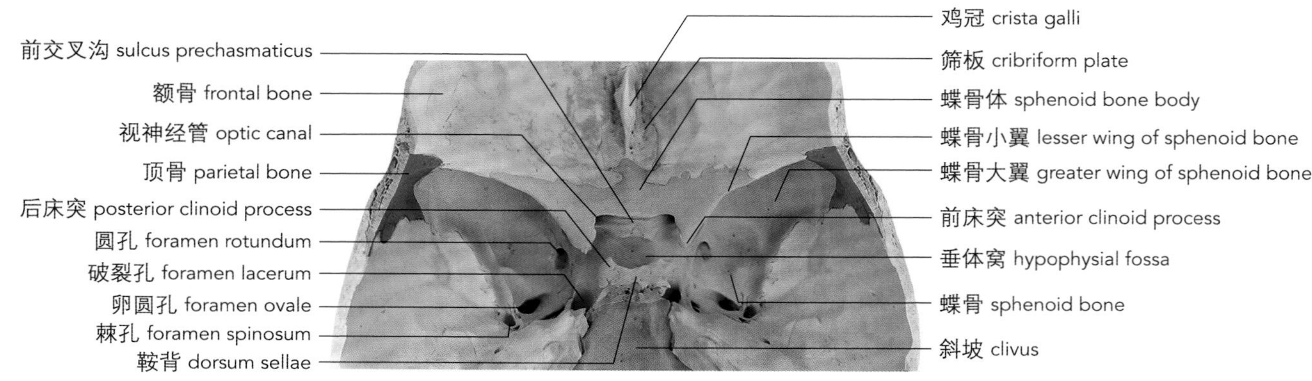
前交叉沟 sulcus prechasmaticus
额骨 frontal bone
视神经管 optic canal
顶骨 parietal bone
后床突 posterior clinoid process
圆孔 foramen rotundum
破裂孔 foramen lacerum
卵圆孔 foramen ovale
棘孔 foramen spinosum
鞍背 dorsum sellae
鸡冠 crista galli
筛板 cribriform plate
蝶骨体 sphenoid bone body
蝶骨小翼 lesser wing of sphenoid bone
蝶骨大翼 greater wing of sphenoid bone
前床突 anterior clinoid process
垂体窝 hypophysial fossa
蝶骨 sphenoid bone
斜坡 clivus

图 1-88 蝶骨(原位下面观)
The sphenoid bone. Normal position. Inferior aspect

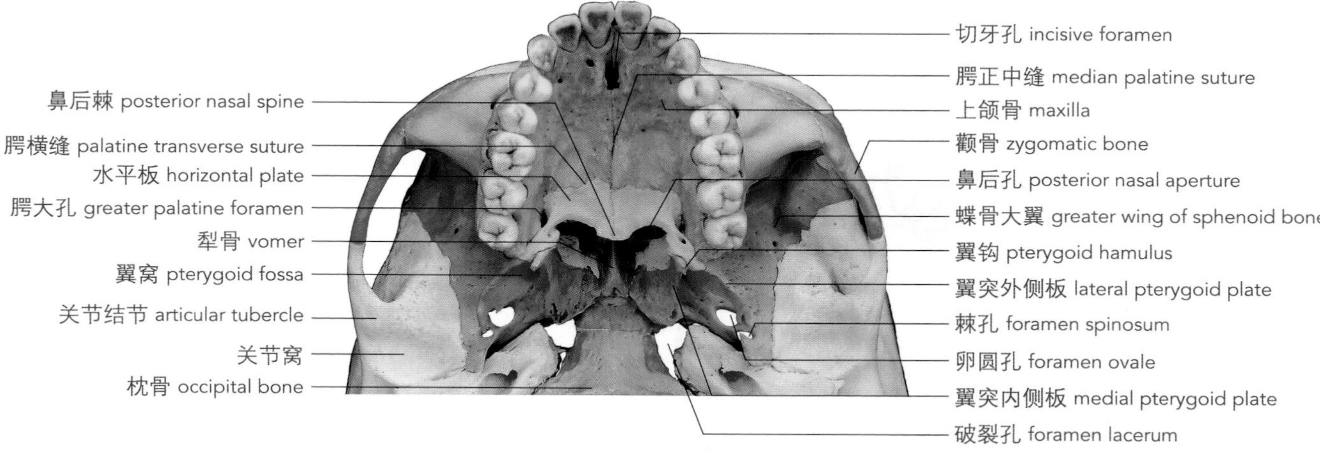

鼻后棘 posterior nasal spine
腭横缝 palatine transverse suture
水平板 horizontal plate
腭大孔 greater palatine foramen
犁骨 vomer
翼窝 pterygoid fossa
关节结节 articular tubercle
关节窝
枕骨 occipital bone
切牙孔 incisive foramen
腭正中缝 median palatine suture
上颌骨 maxilla
颧骨 zygomatic bone
鼻后孔 posterior nasal aperture
蝶骨大翼 greater wing of sphenoid bone
翼钩 pterygoid hamulus
翼突外侧板 lateral pterygoid plate
棘孔 foramen spinosum
卵圆孔 foramen ovale
翼突内侧板 medial pterygoid plate
破裂孔 foramen lacerum

图 1-89 蝶骨(上面观)
The sphenoid bone. Superior aspect

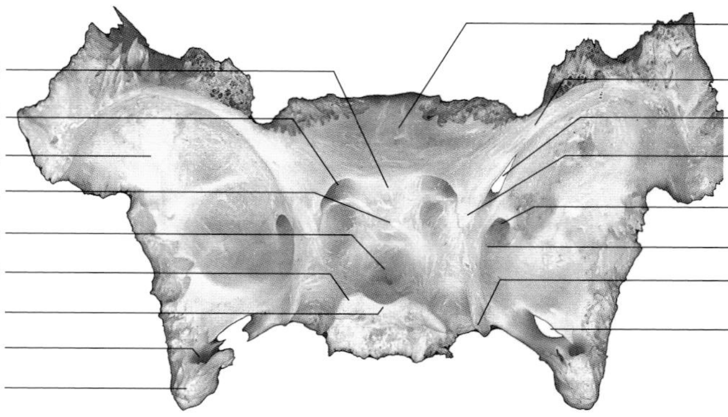

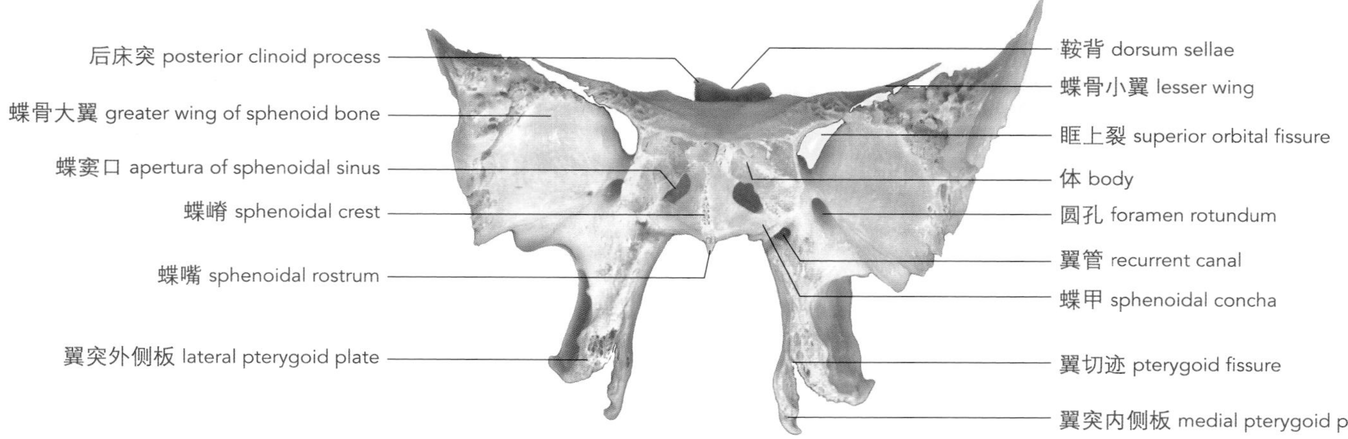

交叉前沟 sulcus prechasmaticus
视神经管 optic canal
蝶骨大翼 greater wing of sphenoid bone
鞍结节 tuberculum sellae
垂体窝 hypophysial fossa
后床突 posterior clinoid process
鞍背 dorsum sellae
棘孔 foramen spinosum
蝶棘 spine of sphenoid bone
蝶骨体 body of sphenoid bone
蝶骨小翼 lesser wing of sphenoid bone
眶上裂 superior orbital fissure
前床突 anterior clinoid process
圆孔 foramen rotundum
颈动脉沟 carotid sulcus
蝶小舌 petrosal process
卵圆孔 foramen ovale

图 1-90 蝶骨(前面观)
The sphenoid bone. Anterior aspect

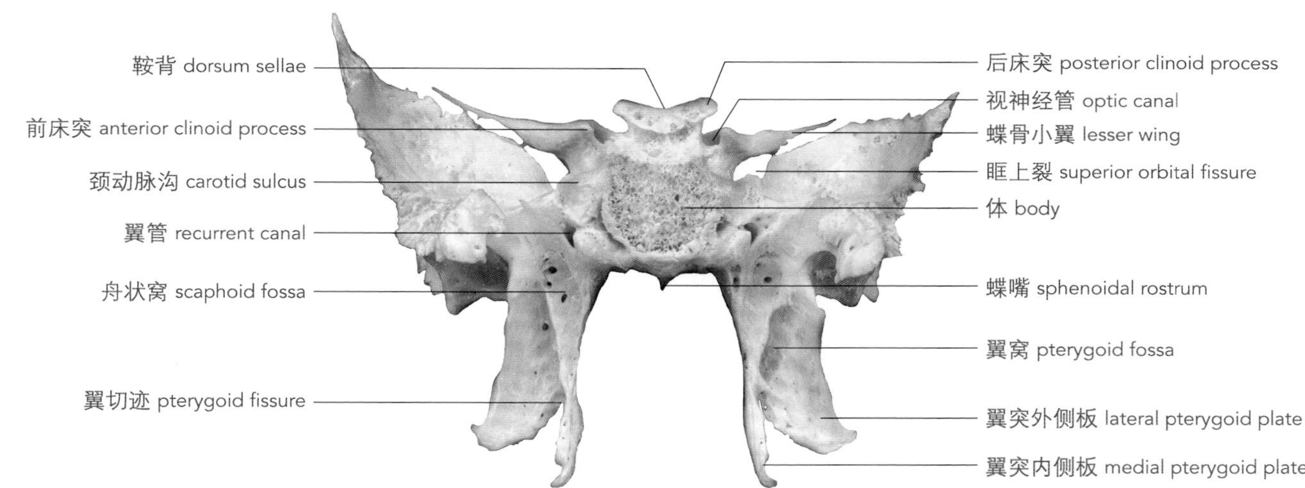

后床突 posterior clinoid process
蝶骨大翼 greater wing of sphenoid bone
蝶窦口 apertura of sphenoidal sinus
蝶嵴 sphenoidal crest
蝶嘴 sphenoidal rostrum
翼突外侧板 lateral pterygoid plate
鞍背 dorsum sellae
蝶骨小翼 lesser wing
眶上裂 superior orbital fissure
体 body
圆孔 foramen rotundum
翼管 recurrent canal
蝶甲 sphenoidal concha
翼切迹 pterygoid fissure
翼突内侧板 medial pterygoid plate

图 1-91 蝶骨(后面观)
The sphenoid bone. Posterior aspect

鞍背 dorsum sellae
前床突 anterior clinoid process
颈动脉沟 carotid sulcus
翼管 recurrent canal
舟状窝 scaphoid fossa
翼切迹 pterygoid fissure
后床突 posterior clinoid process
视神经管 optic canal
蝶骨小翼 lesser wing
眶上裂 superior orbital fissure
体 body
蝶嘴 sphenoidal rostrum
翼窝 pterygoid fossa
翼突外侧板 lateral pterygoid plate
翼突内侧板 medial pterygoid plate

【解剖学要点】

蝶骨位居颅底中央,分蝶骨体、大翼、小翼和翼突 4 部。中间部的立方形骨块为蝶骨体,内含蝶窦。体上方为蝶鞍,蝶鞍中央的凹陷为垂体窝。大翼由体的两侧向外上方伸展,其颅面有圆孔、卵圆孔和棘孔。小翼从体的前上方向外侧突出,大翼与小翼之间为眶上裂。翼突左右各一,从体与大翼连结处下垂,分为翼突内侧板和翼突外侧板,翼突根部的前面有翼管的前口。

图1-92 板障静脉

Diploic veins

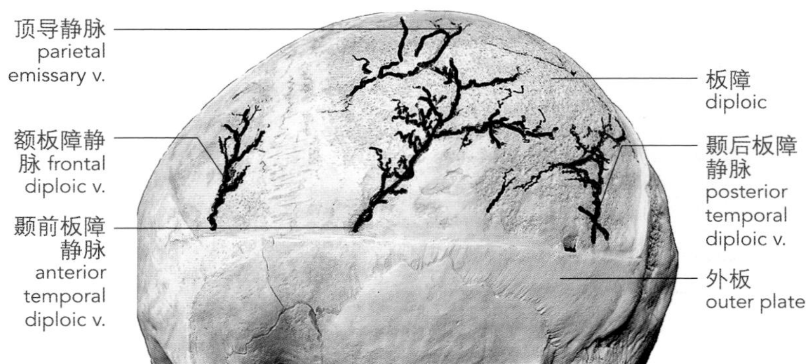

顶导静脉
parietal emissary v.
额板障静脉 frontal diploic v.
颞前板障静脉
anterior temporal diploic v.
板障
diploic
颞后板障静脉
posterior temporal diploic v.
外板
outer plate

【解剖学要点】

颅盖骨的内、外表层为骨密质，分别称外板和内板。外板厚而坚韧，富有弹性；内板薄而松脆，故颅盖骨骨折多见于内板。内、外板之间的骨松质称板障。板障内有板障管，管内有板障静脉通过，颅内、外静脉通过板障静脉相互沟通。

图1-93 大脑镰和小脑幕（侧面观）

Cerebral falx and tentorium of cerebellum. Lateral aspect

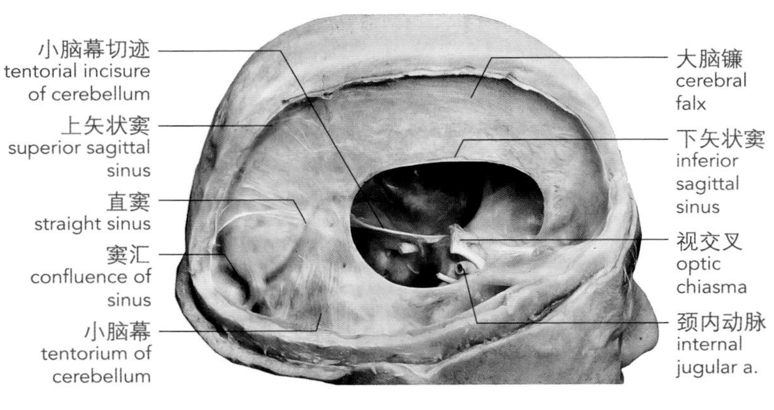

小脑幕切迹
tentorial incisure of cerebellum
上矢状窦
superior sagittal sinus
直窦
straight sinus
窦汇
confluence of sinus
小脑幕
tentorium of cerebellum
大脑镰
cerebral falx
下矢状窦
inferior sagittal sinus
视交叉
optic chiasma
颈内动脉
internal jugular a.

图1-94 大脑镰和小脑幕（后面观）

Cerebral falx and tentorium of cerebellum. Posterior aspect

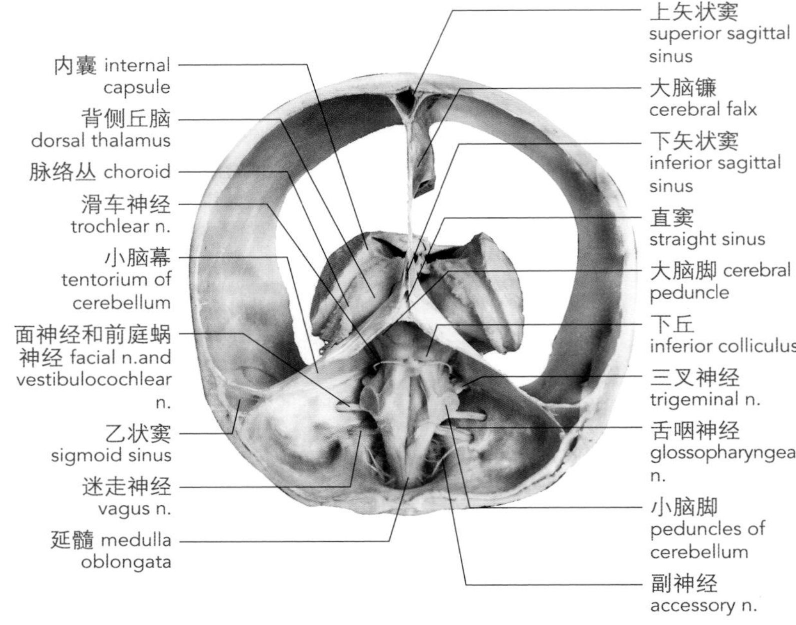

内囊 internal capsule
背侧丘脑
dorsal thalamus
脉络丛 choroid
滑车神经
trochlear n.
小脑幕
tentorium of cerebellum
面神经和前庭蜗神经 facial n.and vestibulocochlear n.
乙状窦
sigmoid sinus
迷走神经
vagus n.
延髓 medulla oblongata
上矢状窦
superior sagittal sinus
大脑镰
cerebral falx
下矢状窦
inferior sagittal sinus
直窦
straight sinus
大脑脚 cerebral peduncle
下丘
inferior colliculus
三叉神经
trigeminal n.
舌咽神经
glossopharyngeal n.
小脑脚
peduncles of cerebellum
副神经
accessory n.

图1-95 硬脑膜动脉（侧面观）

Cerebral dura mater artery. Lateral aspect

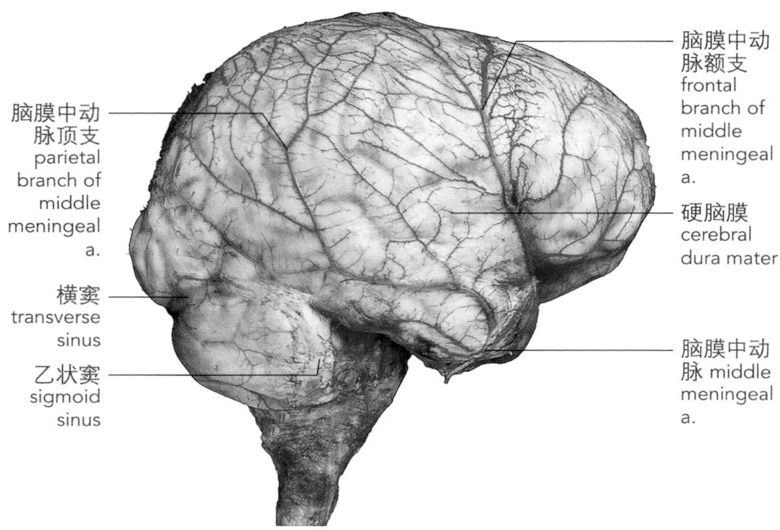

脑膜中动脉顶支
parietal branch of middle meningeal a.
横窦
transverse sinus
乙状窦
sigmoid sinus
脑膜中动脉额支
frontal branch of middle meningeal a.
硬脑膜
cerebral dura mater
脑膜中动脉 middle meningeal a.

图1-96 硬脑膜动脉（上面观）

Cerebral dura mater artery. Superior aspect

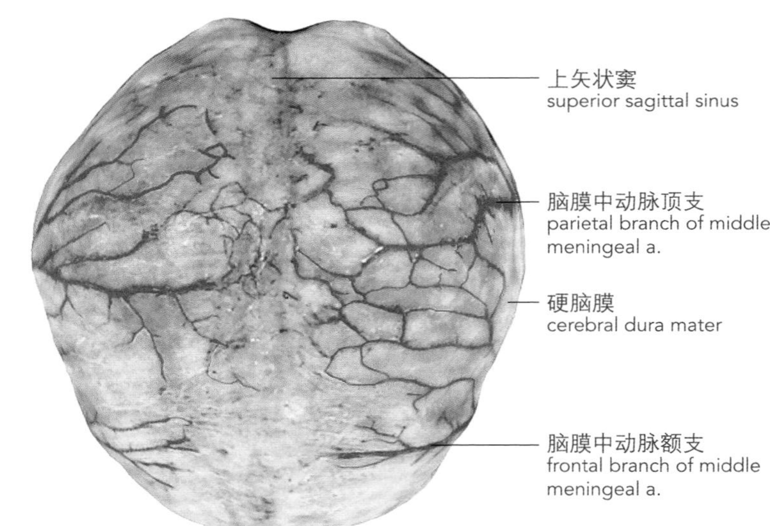

上矢状窦
superior sagittal sinus
脑膜中动脉顶支
parietal branch of middle meningeal a.
硬脑膜
cerebral dura mater
脑膜中动脉额支
frontal branch of middle meningeal a.

图 1-97 硬脑膜(后面观)
Cerebral dura mater. Posterior aspect

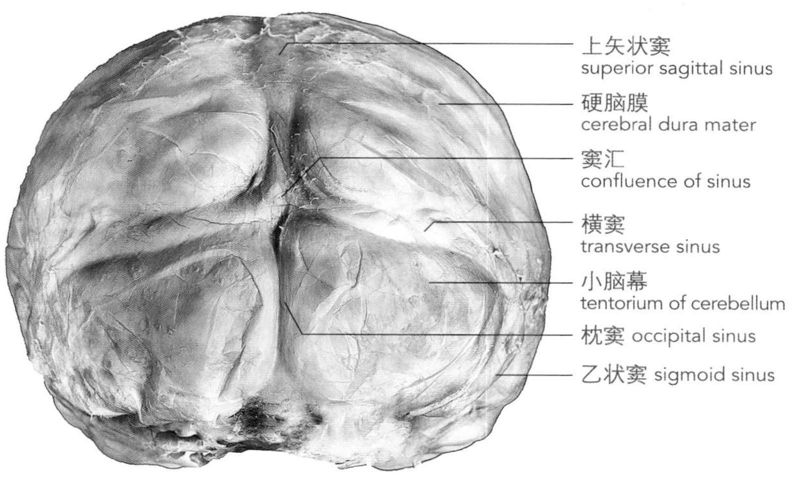
上矢状窦
superior sagittal sinus
硬脑膜
cerebral dura mater
窦汇
confluence of sinus
横窦
transverse sinus
小脑幕
tentorium of cerebellum
枕窦 occipital sinus
乙状窦 sigmoid sinus

图 1-98 软脑膜(侧面观)
Cerebral pia mater. Lateral aspect

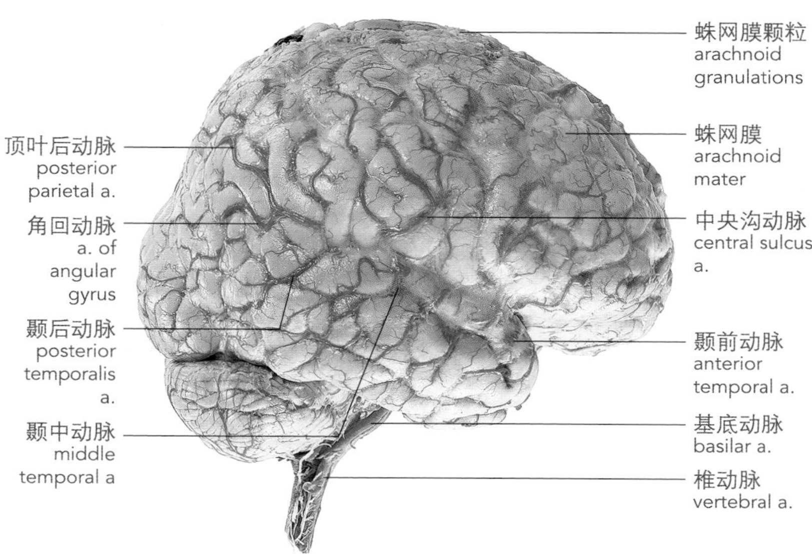
蛛网膜颗粒
arachnoid
granulations
蛛网膜
arachnoid
mater
中央沟动脉
central sulcus
a.
颞前动脉
anterior
temporal a.
基底动脉
basilar a.
椎动脉
vertebral a.
顶叶后动脉
posterior
parietal a.
角回动脉
a. of
angular
gyrus
颞后动脉
posterior
temporalis
a.
颞中动脉
middle
temporal a

图 1-99 软脑膜(上面观)
Cerebral pia mater. Superior aspect

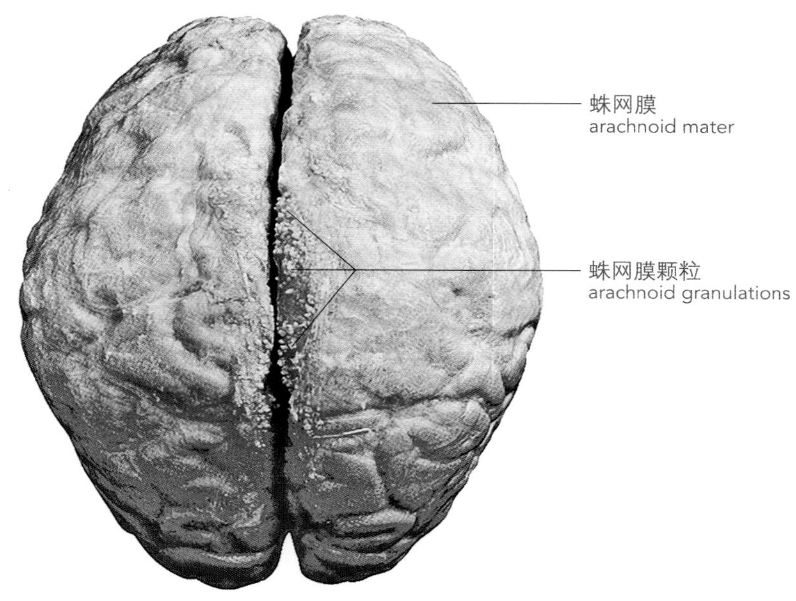
蛛网膜
arachnoid mater
蛛网膜颗粒
arachnoid granulations

【解剖学要点】

大脑镰呈镰刀状,深入大脑纵裂内,前端附于鸡冠,后端连于小脑幕的上面,下缘游离于胼胝体上方。小脑幕伸入大脑与小脑之间,后外侧缘附于枕骨横沟和颞骨岩部上缘,前内缘游离,形成幕切迹。切迹与鞍背形成一环形孔,内有中脑通过。

图 1-100 大脑背面
Dorsal surface of the cerebrum

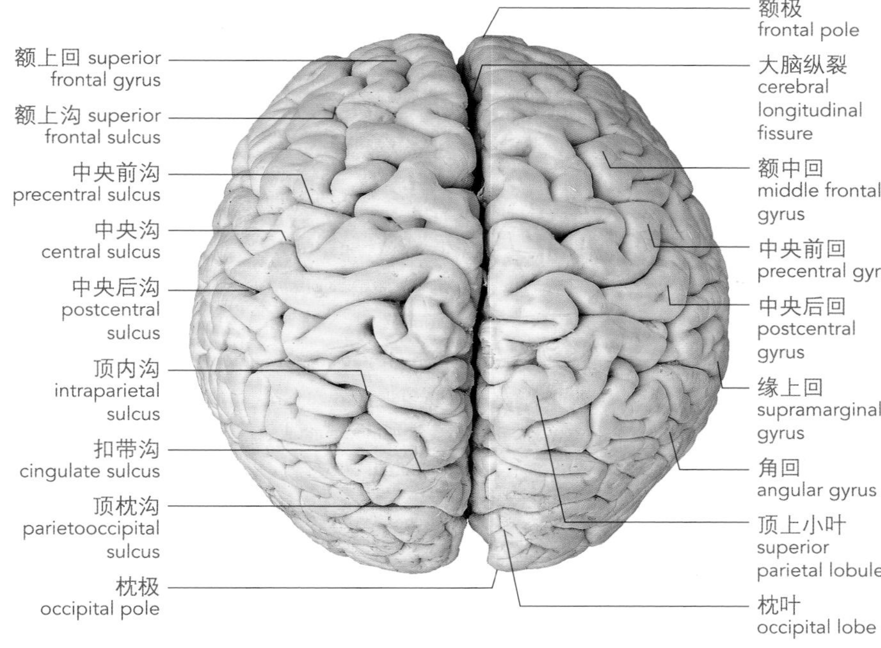
额上回 superior
frontal gyrus
额上沟 superior
frontal sulcus
中央前沟
precentral sulcus
中央沟
central sulcus
中央后沟
postcentral
sulcus
顶内沟
intraparietal
sulcus
扣带沟
cingulate sulcus
顶枕沟
parietooccipital
sulcus
枕极
occipital pole
额极
frontal pole
大脑纵裂
cerebral
longitudinal
fissure
额中回
middle frontal
gyrus
中央前回
precentral gyrus
中央后回
postcentral
gyrus
缘上回
supramarginal
gyrus
角回
angular gyrus
顶上小叶
superior
parietal lobule
枕叶
occipital lobe

【解剖学要点】

每侧大脑半球被外侧沟、中央沟和顶枕沟分为额叶、颞叶、顶叶和枕叶,外侧沟的深面有岛叶。中央沟前、后方有中央前、后回,中央前回前方的沟称中央前沟,中央后回后方的沟称中央后沟。

额上沟上、下方有额上、中回,额下沟下方有额下回;颞上沟上、下方有颞上回和颞中回,颞上回转入外侧沟形成颞横回,颞下沟下方有颞下回。

图 1-101 大脑背外侧面
Lateral aspect of cerebrum

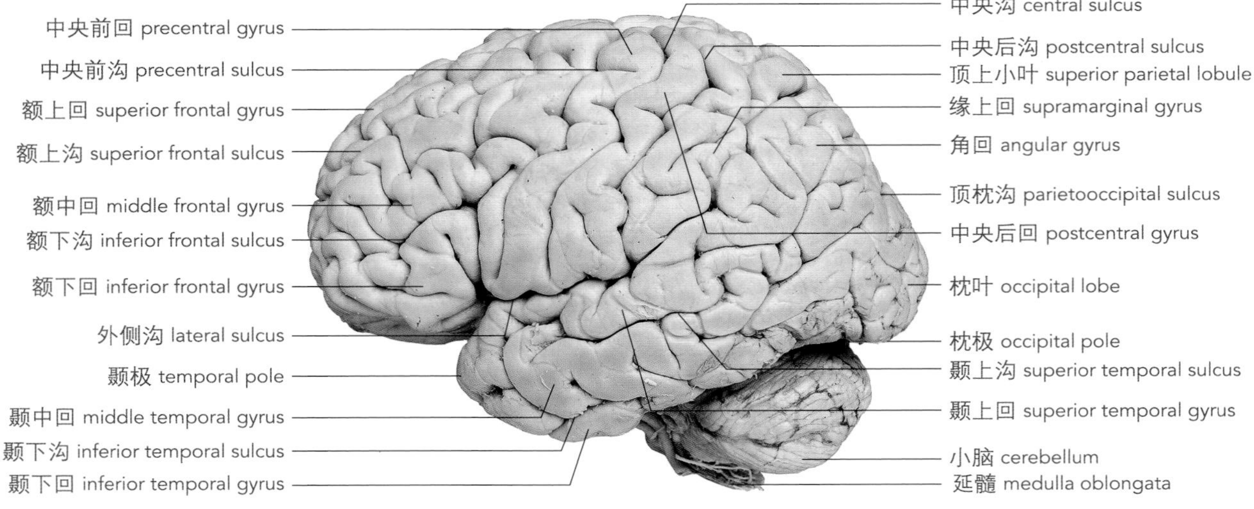
中央前回 precentral gyrus
中央前沟 precentral sulcus
额上回 superior frontal gyrus
额上沟 superior frontal sulcus
额中回 middle frontal gyrus
额下沟 inferior frontal sulcus
额下回 inferior frontal gyrus
外侧沟 lateral sulcus
颞极 temporal pole
颞中回 middle temporal gyrus
颞下沟 inferior temporal sulcus
颞下回 inferior temporal gyrus
中央沟 central sulcus
中央后沟 postcentral sulcus
顶上小叶 superior parietal lobule
缘上回 supramarginal gyrus
角回 angular gyrus
顶枕沟 parietooccipital sulcus
中央后回 postcentral gyrus
枕叶 occipital lobe
枕极 occipital pole
颞上沟 superior temporal sulcus
颞上回 superior temporal gyrus
小脑 cerebellum
延髓 medulla oblongata

图 1-102 大脑底面(1)
Basal surface of brain(1)

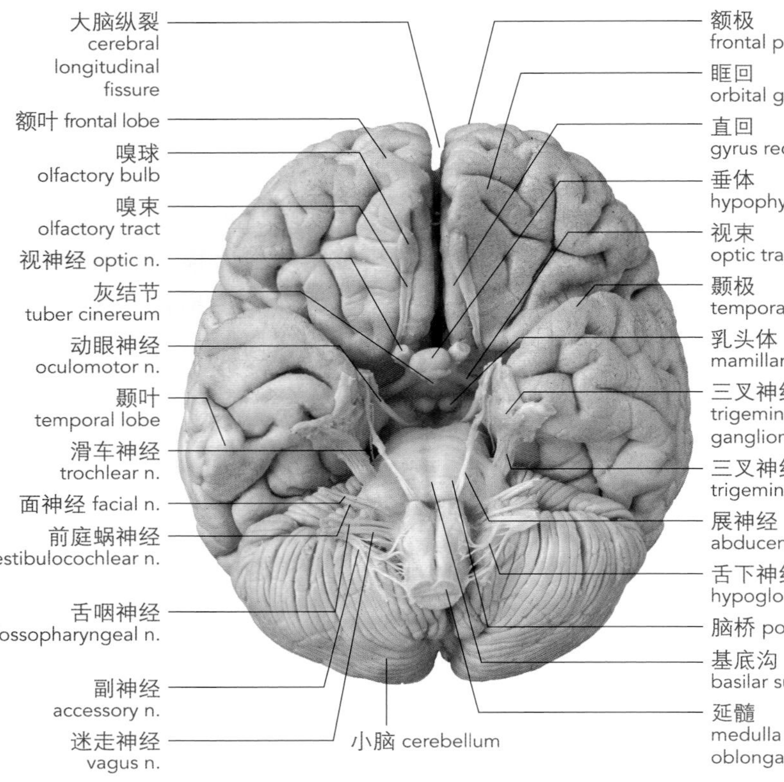
大脑纵裂
cerebral longitudinal fissure
额叶 frontal lobe
嗅球
olfactory bulb
嗅束
olfactory tract
视神经 optic n.
灰结节
tuber cinereum
动眼神经
oculomotor n.
颞叶
temporal lobe
滑车神经
trochlear n.
面神经 facial n.
前庭蜗神经
vestibulocochlear n.
舌咽神经
glossopharyngeal n.
副神经
accessory n.
迷走神经
vagus n.
小脑 cerebellum
额极
frontal pole
眶回
orbital gyri
直回
gyrus rectus
垂体
hypophysis
视束
optic tract
颞极
temporal pole
乳头体
mamillary body
三叉神经节
trigeminal ganglion
三叉神经
trigeminal n.
展神经
abducent n.
舌下神经
hypoglossal n.
脑桥 pons
基底沟
basilar sulcus
延髓
medulla oblongata

图 1-103 大脑底面(2)
Basal surface of brain(2)

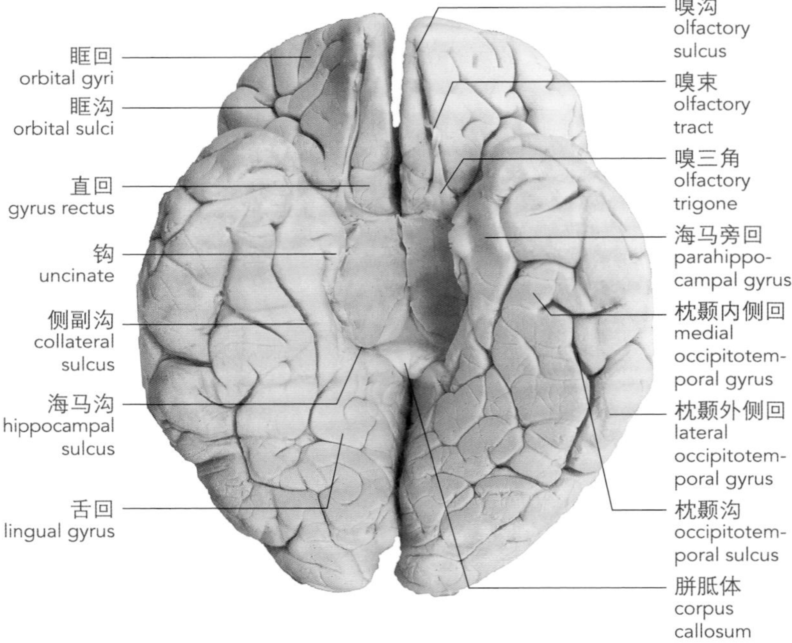
眶回
orbital gyri
眶沟
orbital sulci
直回
gyrus rectus
钩
uncinate
侧副沟
collateral sulcus
海马沟
hippocampal sulcus
舌回
lingual gyrus
嗅沟
olfactory sulcus
嗅束
olfactory tract
嗅三角
olfactory trigone
海马旁回
parahippo-campal gyrus
枕颞内侧回
medial occipitotem-poral gyrus
枕颞外侧回
lateral occipitotem-poral gyrus
枕颞沟
occipitotem-poral sulcus
胼胝体
corpus callosum

图 1-104 脑正中矢状切面
Median sagittal section of the brain

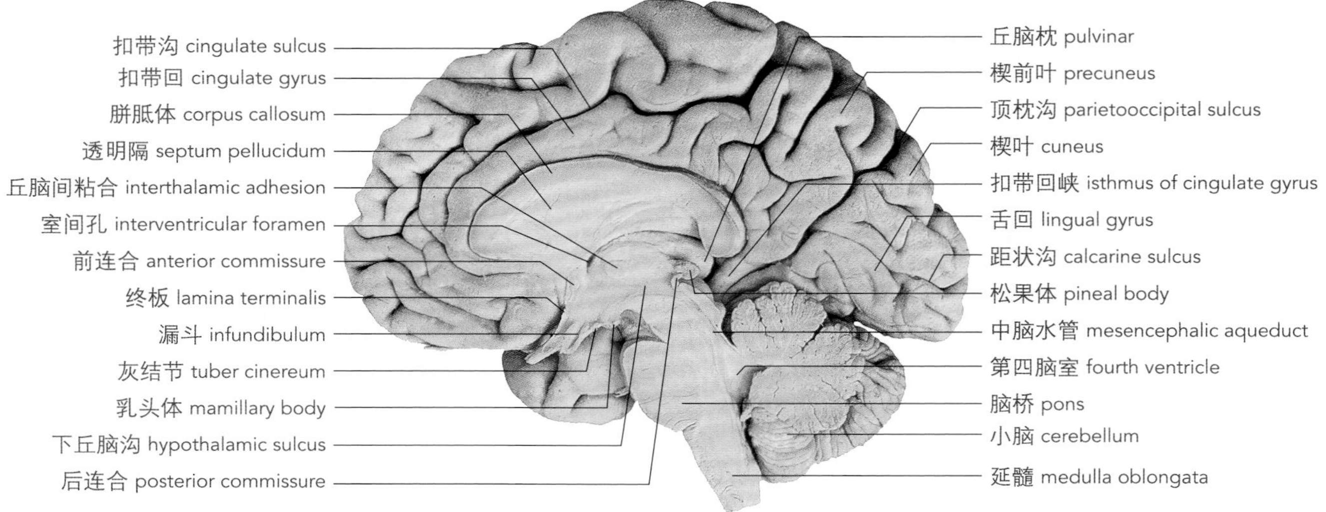
扣带沟 cingulate sulcus
扣带回 cingulate gyrus
胼胝体 corpus callosum
透明隔 septum pellucidum
丘脑间粘合 interthalamic adhesion
室间孔 interventricular foramen
前连合 anterior commissure
终板 lamina terminalis
漏斗 infundibulum
灰结节 tuber cinereum
乳头体 mamillary body
下丘脑沟 hypothalamic sulcus
后连合 posterior commissure
丘脑枕 pulvinar
楔前叶 precuneus
顶枕沟 parietooccipital sulcus
楔叶 cuneus
扣带回峡 isthmus of cingulate gyrus
舌回 lingual gyrus
距状沟 calcarine sulcus
松果体 pineal body
中脑水管 mesencephalic aqueduct
第四脑室 fourth ventricle
脑桥 pons
小脑 cerebellum
延髓 medulla oblongata

图 1-105 大脑内侧面
Medial surface of the cerebrum

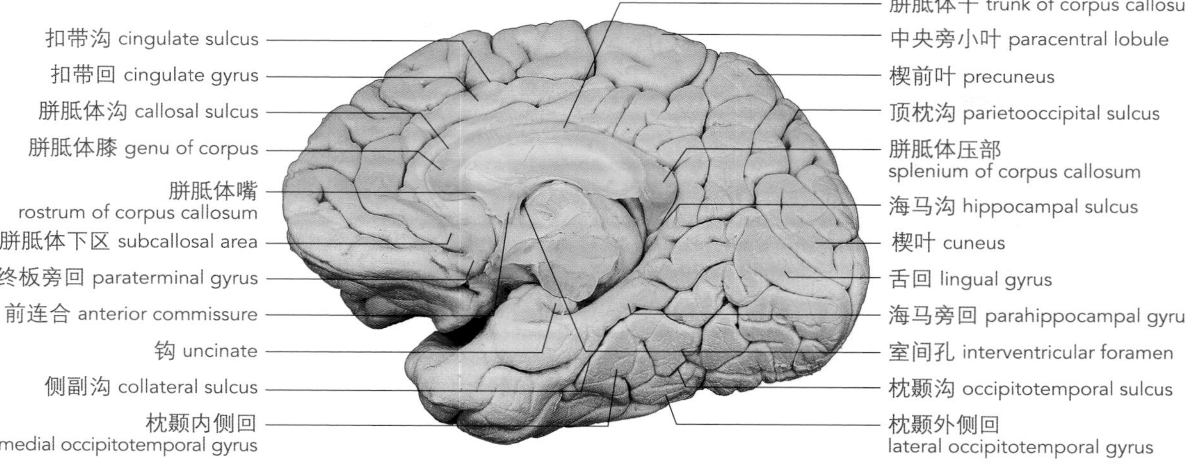
扣带沟 cingulate sulcus
扣带回 cingulate gyrus
胼胝体沟 callosal sulcus
胼胝体膝 genu of corpus
胼胝体嘴
rostrum of corpus callosum
胼胝体下区 subcallosal area
终板旁回 paraterminal gyrus
前连合 anterior commissure
钩 uncinate
侧副沟 collateral sulcus
枕颞内侧回
medial occipitotemporal gyrus
胼胝体干 trunk of corpus callosum
中央旁小叶 paracentral lobule
楔前叶 precuneus
顶枕沟 parietooccipital sulcus
胼胝体压部
splenium of corpus callosum
海马沟 hippocampal sulcus
楔叶 cuneus
舌回 lingual gyrus
海马旁回 parahippocampal gyrus
室间孔 interventricular foramen
枕颞沟 occipitotemporal sulcus
枕颞外侧回
lateral occipitotemporal gyrus

【解剖学要点】

中央前、后回背外侧面延伸至内侧面的部分称中央旁小叶。胼胝体位于中部，其背侧有胼胝体沟，沟上方有扣带回。内面的后上部有顶枕沟，后下部有距状沟。

图 1-106 脑岛
insula

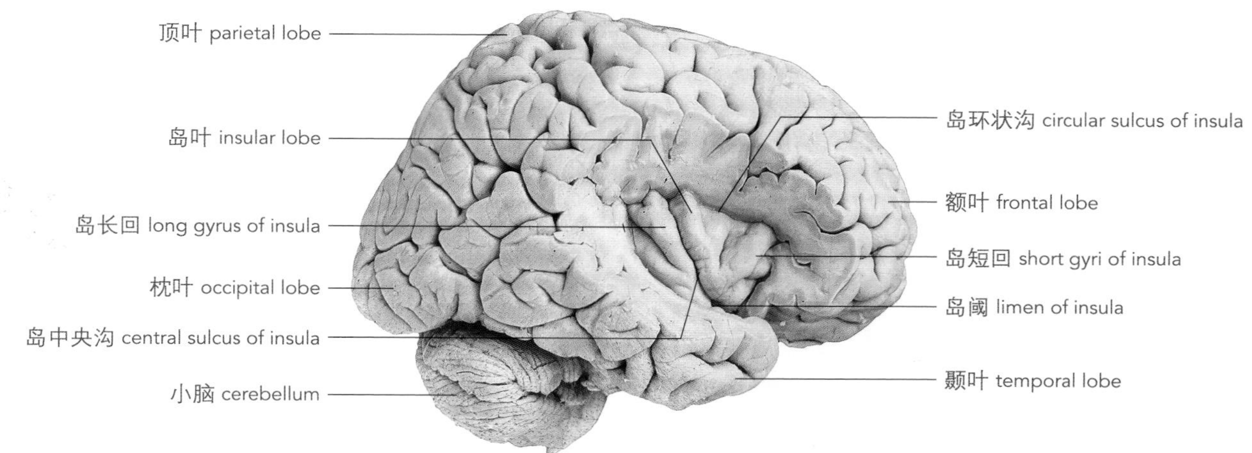
顶叶 parietal lobe
岛叶 insular lobe
岛长回 long gyrus of insula
枕叶 occipital lobe
岛中央沟 central sulcus of insula
小脑 cerebellum
岛环状沟 circular sulcus of insula
额叶 frontal lobe
岛短回 short gyri of insula
岛阈 limen of insula
颞叶 temporal lobe

图 1-107 大脑背外侧面
Lateral aspect of cerebrum

感觉中枢 sensory center
中央后沟 postcentral sulcus
视觉性语言中枢
language center of the vision
听觉性语言中枢
language center of the listen
听觉中枢 acoustic center
颞上沟 superior temporal sulcus
颞下沟 inferior temporal sulcus
运动中枢 motor center
中央前回 precentral gyrus
中央沟 central sulcus
额下沟 inferior frontal sulcus
运动性语言中枢 eloquent cortex
中央前沟 precentral sulcus
中央后回 postcentral gyrus
外侧沟 lateral sulcus
颞上回 superior temporal gyrus
颞中回 middle temporal gyrus
颞下回 inferior temporal gyrus

图 1-108 大脑皮质的细胞构筑分区（外侧面）
Cytoarchitectonic areas of the cerebral cortex. Lateral surface

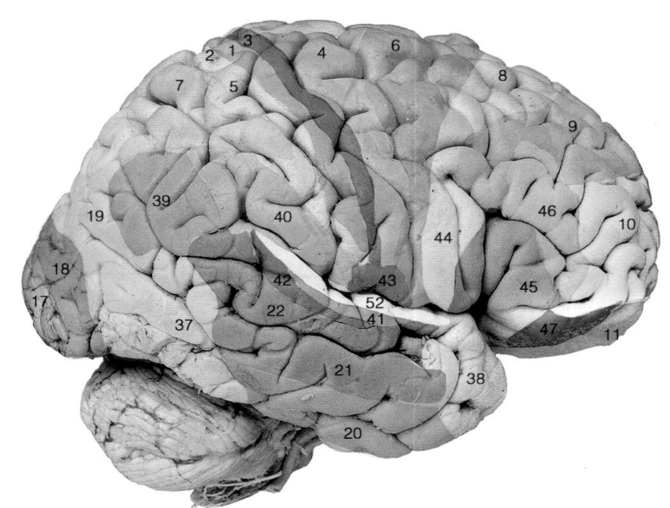
1 2 3 4 5 6 7 8 9 10 11 17 18 19 20 21 22 37 38 39 40 41 42 43 44 45 46 47 52

图 1-109 大脑皮质的细胞构筑分区（内侧面）
Cytoarchitectonic areas of the cerebral cortex. Medial surface

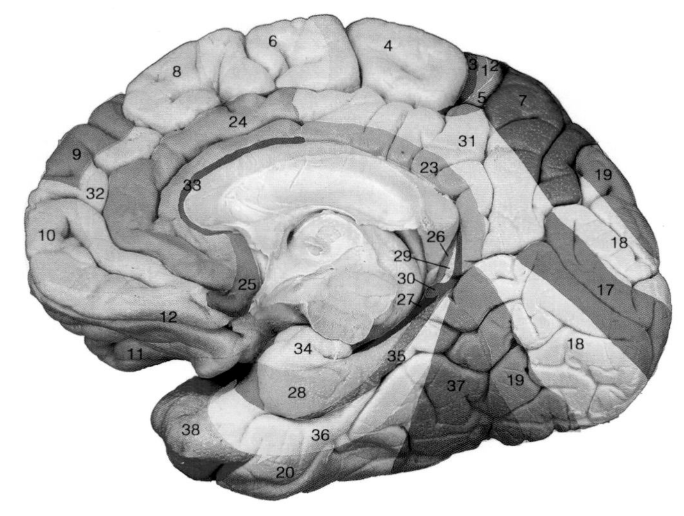
1 2 3 4 5 6 7 8 9 10 11 12 17 18 19 20 23 24 25 26 27 28 29 30 31 32 33 34 35 36 37 38

图 1-110 大脑内面(1)
Medial surface of the cerebrum(1)

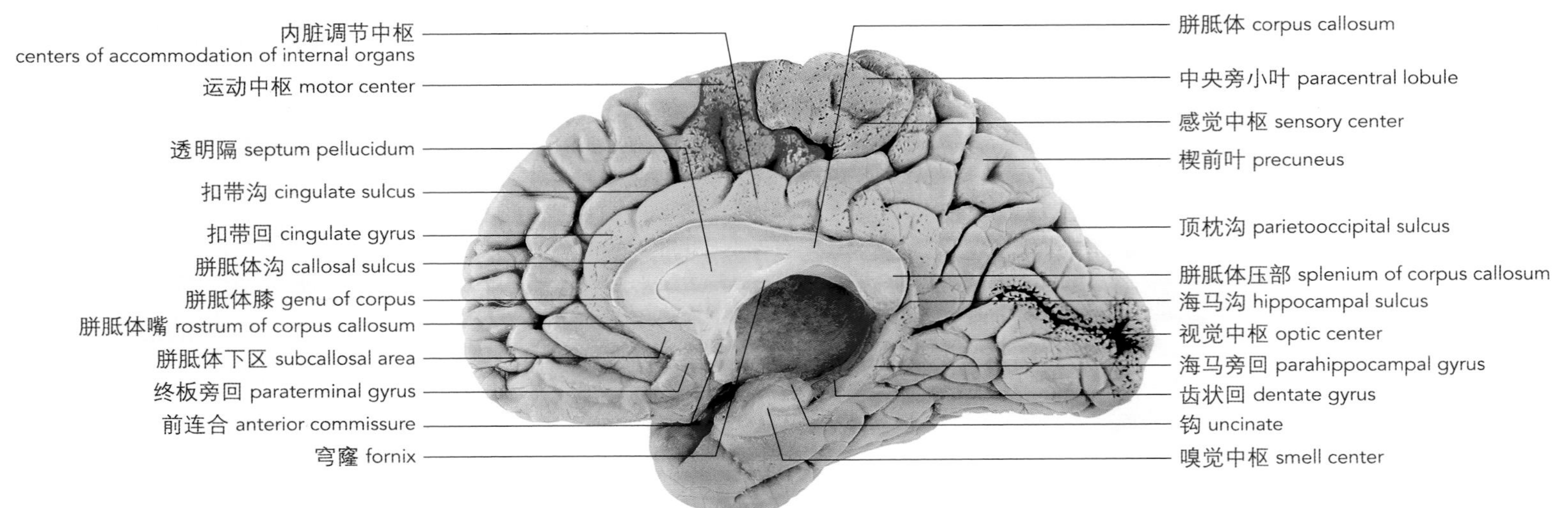
内脏调节中枢
centers of accommodation of internal organs
运动中枢 motor center
透明隔 septum pellucidum
扣带沟 cingulate sulcus
扣带回 cingulate gyrus
胼胝体沟 callosal sulcus
胼胝体膝 genu of corpus
胼胝体嘴 rostrum of corpus callosum
胼胝体下区 subcallosal area
终板旁回 paraterminal gyrus
前连合 anterior commissure
穹窿 fornix
胼胝体 corpus callosum
中央旁小叶 paracentral lobule
感觉中枢 sensory center
楔前叶 precuneus
顶枕沟 parietooccipital sulcus
胼胝体压部 splenium of corpus callosum
海马沟 hippocampal sulcus
视觉中枢 optic center
海马旁回 parahippocampal gyrus
齿状回 dentate gyrus
钩 uncinate
嗅觉中枢 smell center

图 1-111 大脑内面(2)
Medial surface of the cerebrum(2)

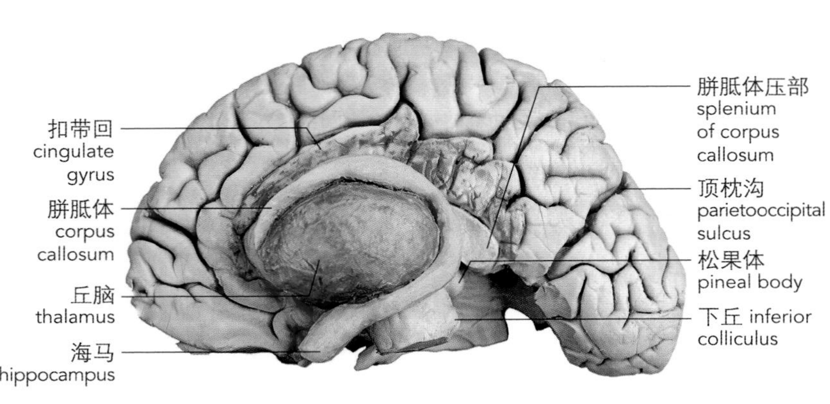
扣带回
cingulate
gyrus
胼胝体
corpus
callosum
丘脑
thalamus
海马
hippocampus
胼胝体压部
splenium
of corpus
callosum
顶枕沟
parietooccipital
sulcus
松果体
pineal body
下丘 inferior
colliculus

图 1-112 胼胝体
The corpus callosum

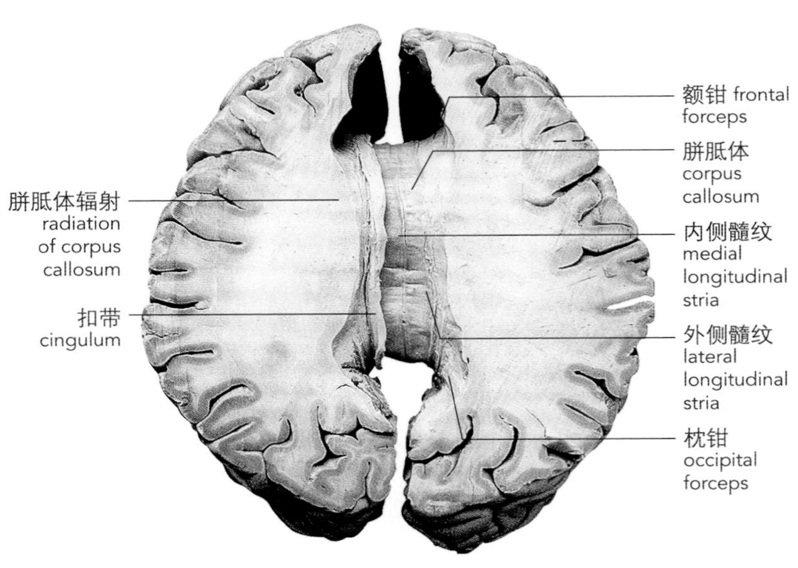
胼胝体辐射
radiation
of corpus
callosum
扣带
cingulum
额钳 frontal
forceps
胼胝体
corpus
callosum
内侧髓纹
medial
longitudinal
stria
外侧髓纹
lateral
longitudinal
stria
枕钳
occipital
forceps

图 1-113 联络纤维(外侧面观)
Association fiber. Lateral aspect

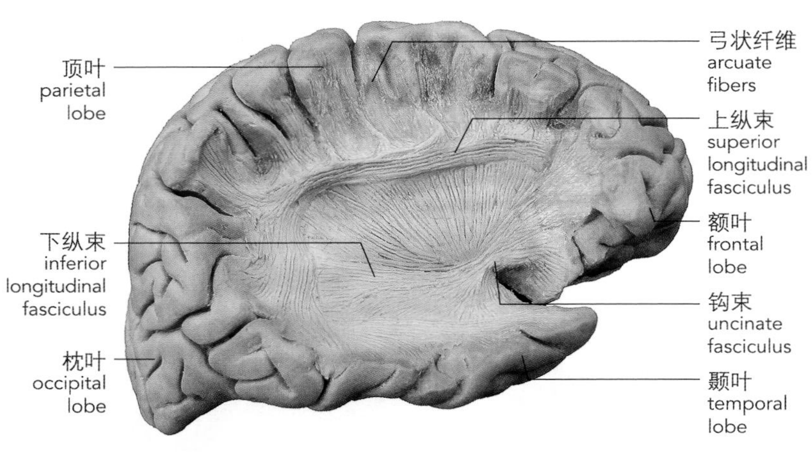
顶叶
parietal
lobe
下纵束
inferior
longitudinal
fasciculus
枕叶
occipital
lobe
弓状纤维
arcuate
fibers
上纵束
superior
longitudinal
fasciculus
额叶
frontal
lobe
钩束
uncinate
fasciculus
颞叶
temporal
lobe

图 1-114 穹窿及海马连合(1)
Fornix and the commissure hippocampi(1)

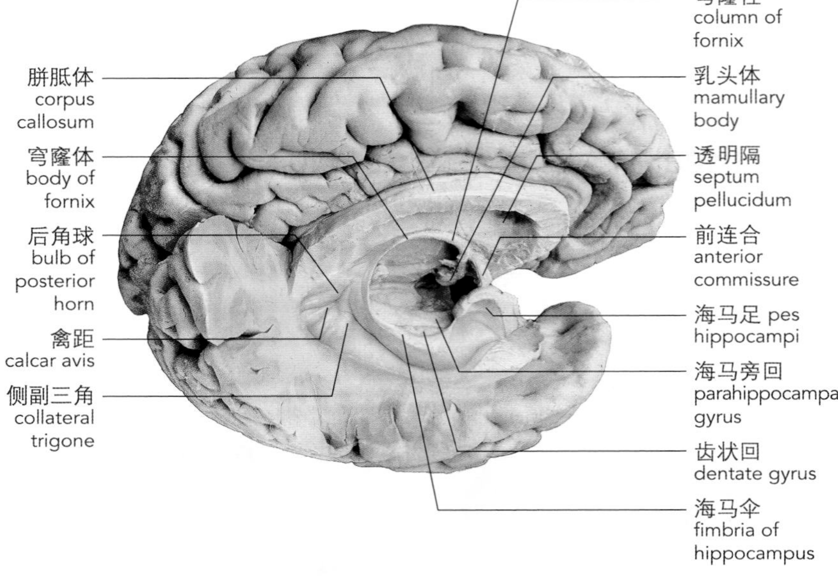
胼胝体
corpus
callosum
穹窿体
body of
fornix
后角球
bulb of
posterior
horn
禽距
calcar avis
侧副三角
collateral
trigone
穹窿柱
column of
fornix
乳头体
mamullary
body
透明隔
septum
pellucidum
前连合
anterior
commissure
海马足 pes
hippocampi
海马旁回
parahippocampal
gyrus
齿状回
dentate gyrus
海马伞
fimbria of
hippocampus

图 1-115 穹窿及海马联合(2)
Fornix and the commissure hippocampi(2)

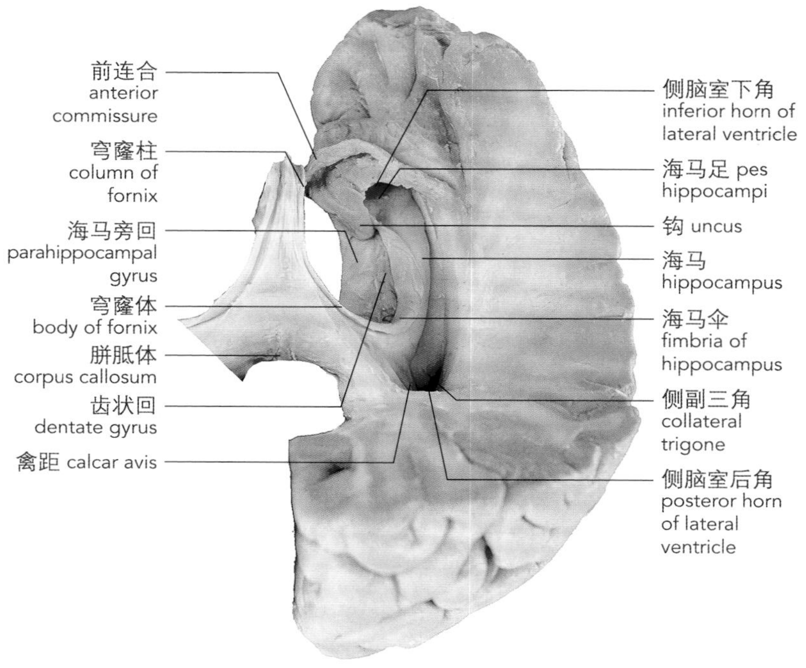
前连合
anterior commissure
穹窿柱
column of fornix
海马旁回
parahippocampal gyrus
穹窿体
body of fornix
胼胝体
corpus callosum
齿状回
dentate gyrus
禽距 calcar avis
侧脑室下角
inferior horn of lateral ventricle
海马足 pes hippocampi
钩 uncus
海马
hippocampus
海马伞
fimbria of hippocampus
侧副三角
collateral trigone
侧脑室后角
posteror horn of lateral ventricle

图 1-116 锥体束
The pyramidal tract

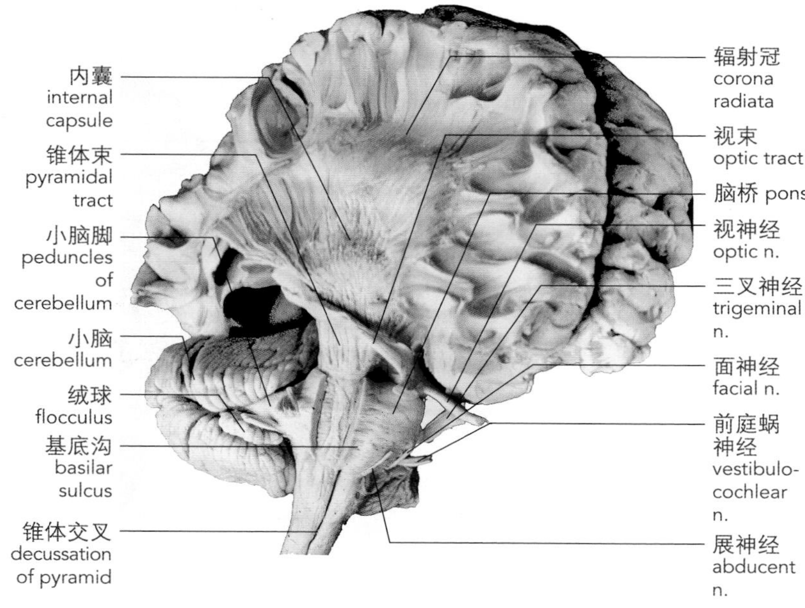
内囊
internal capsule
锥体束
pyramidal tract
小脑脚
peduncles of cerebellum
小脑
cerebellum
绒球
flocculus
基底沟
basilar sulcus
锥体交叉
decussation of pyramid
辐射冠
corona radiata
视束
optic tract
脑桥 pons
视神经
optic n.
三叉神经
trigeminal n.
面神经
facial n.
前庭蜗神经
vestibulo-cochlear n.
展神经
abducent n.

【解剖学要点】

锥体束由中央前回和中央旁小叶的巨型锥体细胞和额、顶叶锥体细胞的轴突组成，其中下行至脊髓的纤维束称皮质脊髓束，止于脑干运动神经核的纤维束称皮质核束。

图 1-117 视束和视辐射
Optic tract and optic radiation

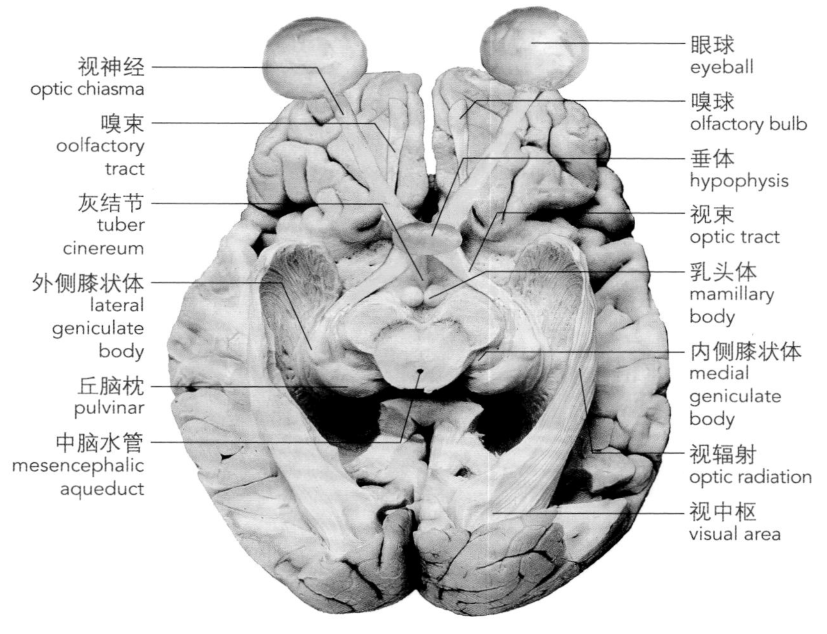
视神经
optic chiasma
嗅束
oolfactory tract
灰结节
tuber cinereum
外侧膝状体
lateral geniculate body
丘脑枕
pulvinar
中脑水管
mesencephalic aqueduct
眼球
eyeball
嗅球
olfactory bulb
垂体
hypophysis
视束
optic tract
乳头体
mamillary body
内侧膝状体
medial geniculate body
视辐射
optic radiation
视中枢
visual area

图 1-118 侧脑室(上面观)
The lateral ventricles. Superior aspect

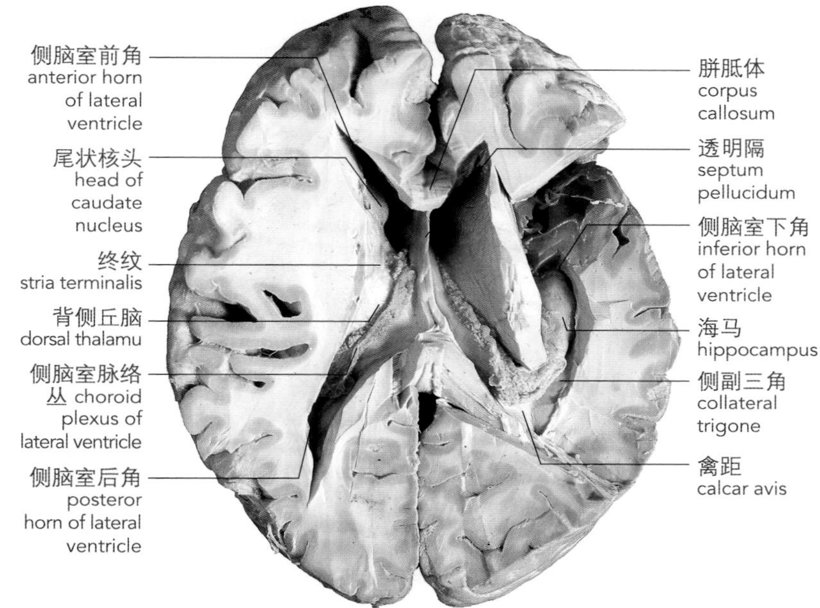
侧脑室前角
anterior horn of lateral ventricle
尾状核头
head of caudate nucleus
终纹
stria terminalis
背侧丘脑
dorsal thalamu
侧脑室脉络丛
choroid plexus of lateral ventricle
侧脑室后角
posterior horn of lateral ventricle
胼胝体
corpus callosum
透明隔
septum pellucidum
侧脑室下角
inferior horn of lateral ventricle
海马
hippocampus
侧副三角
collateral trigone
禽距
calcar avis

【解剖学要点】

视神经形成视交叉后延续为视束，视束绕过大脑脚向后，主要终止于外侧膝状体。由外侧膝状体核发出的纤维组成视辐射，经内囊后肢投射到距状沟上、下方的视中枢。

图 1-119 脑的冠状切面

Coronal section of the brain

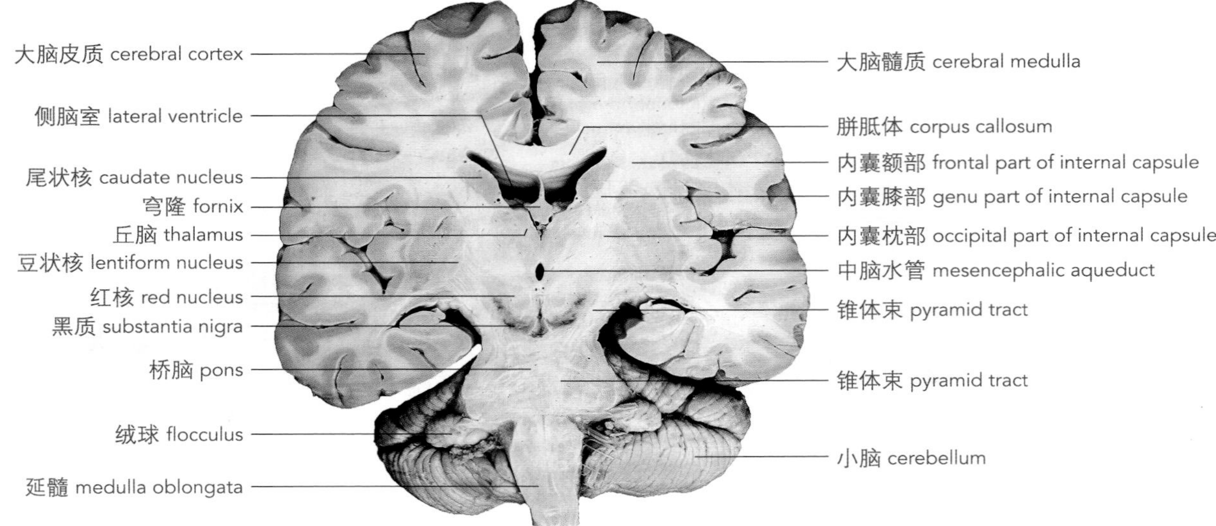

大脑皮质 cerebral cortex
侧脑室 lateral ventricle
尾状核 caudate nucleus
穹隆 fornix
丘脑 thalamus
豆状核 lentiform nucleus
红核 red nucleus
黑质 substantia nigra
桥脑 pons
绒球 flocculus
延髓 medulla oblongata
大脑髓质 cerebral medulla
胼胝体 corpus callosum
内囊额部 frontal part of internal capsule
内囊膝部 genu part of internal capsule
内囊枕部 occipital part of internal capsule
中脑水管 mesencephalic aqueduct
锥体束 pyramid tract
锥体束 pyramid tract
小脑 cerebellum

图 1-120 脑的水平切面

Horizontal section of the brain

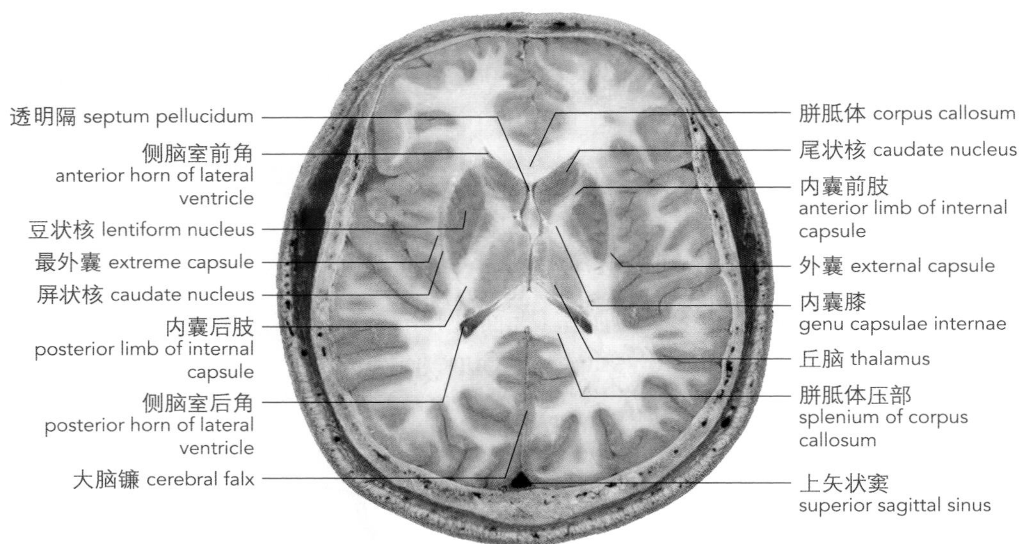

透明隔 septum pellucidum
侧脑室前角
anterior horn of lateral ventricle
豆状核 lentiform nucleus
最外囊 extreme capsule
屏状核 caudate nucleus
内囊后肢
posterior limb of internal capsule
侧脑室后角
posterior horn of lateral ventricle
大脑镰 cerebral falx
胼胝体 corpus callosum
尾状核 caudate nucleus
内囊前肢
anterior limb of internal capsule
外囊 external capsule
内囊膝
genu capsulae internae
丘脑 thalamus
胼胝体压部
splenium of corpus callosum
上矢状窦
superior sagittal sinus

【解剖学要点】

在第三脑室的两侧可见背侧丘脑。

基底核位于白质内，包括尾状核、豆状核和杏仁核。

尾状核分为头、体、尾 3 部。

豆状核借内囊与尾状核和背侧丘脑分开。

内囊位于背侧丘脑、尾状核和豆状核之间，可分为内囊前肢、内囊膝和内囊后肢。

豆状核外侧为外囊、屏状核、最外囊和岛叶。

图 1-121 脑干（前面观）

The brain stem. Anterior aspect

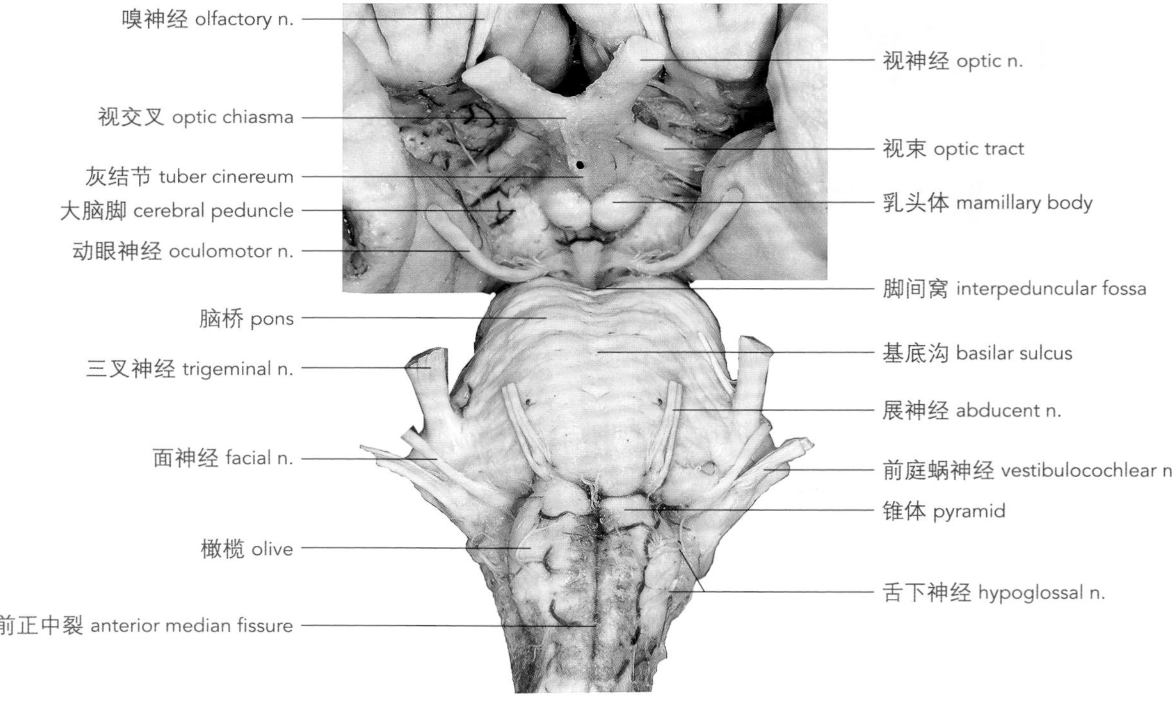

嗅神经 olfactory n.
视交叉 optic chiasma
灰结节 tuber cinereum
大脑脚 cerebral peduncle
动眼神经 oculomotor n.
脑桥 pons
三叉神经 trigeminal n.
面神经 facial n.
橄榄 olive
前正中裂 anterior median fissure
视神经 optic n.
视束 optic tract
乳头体 mamillary body
脚间窝 interpeduncular fossa
基底沟 basilar sulcus
展神经 abducent n.
前庭蜗神经 vestibulocochlear n.
锥体 pyramid
舌下神经 hypoglossal n.

图 1-122　脑干（后面观）
The brain stem. Posterior aspect

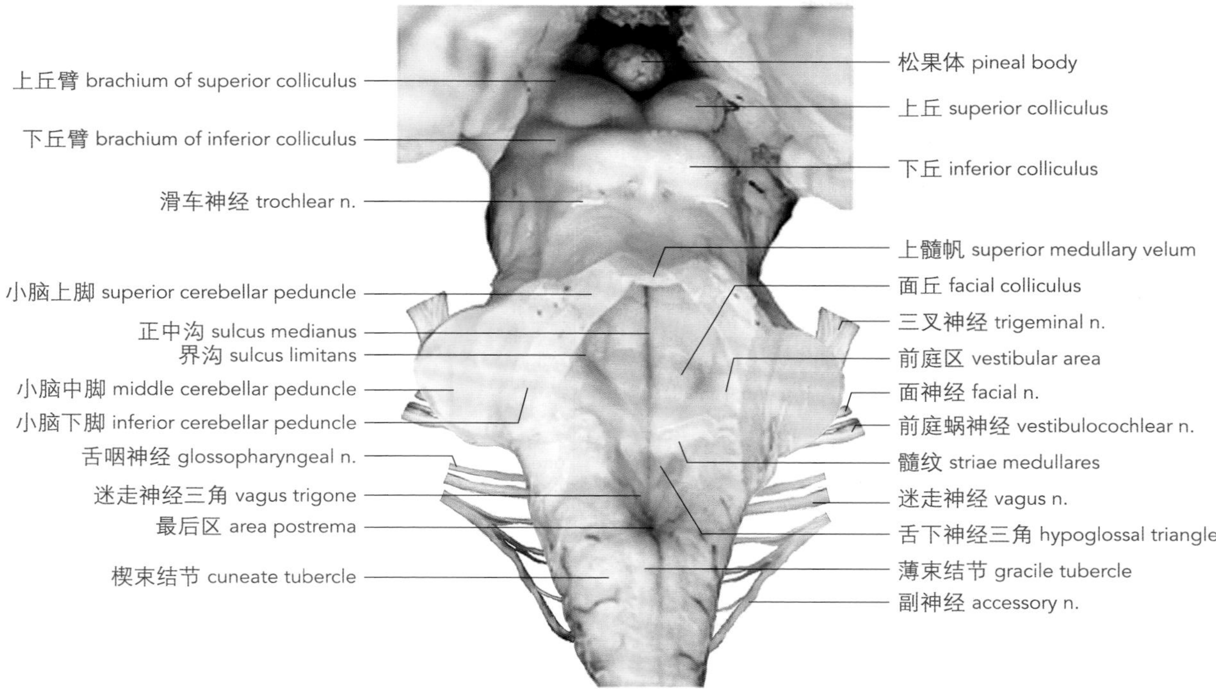
上丘臂 brachium of superior colliculus
下丘臂 brachium of inferior colliculus
滑车神经 trochlear n.
小脑上脚 superior cerebellar peduncle
正中沟 sulcus medianus
界沟 sulcus limitans
小脑中脚 middle cerebellar peduncle
小脑下脚 inferior cerebellar peduncle
舌咽神经 glossopharyngeal n.
迷走神经三角 vagus trigone
最后区 area postrema
楔束结节 cuneate tubercle
松果体 pineal body
上丘 superior colliculus
下丘 inferior colliculus
上髓帆 superior medullary velum
面丘 facial colliculus
三叉神经 trigeminal n.
前庭区 vestibular area
面神经 facial n.
前庭蜗神经 vestibulocochlear n.
髓纹 striae medullares
迷走神经 vagus n.
舌下神经三角 hypoglossal triangle
薄束结节 gracile tubercle
副神经 accessory n.

【解剖学要点】

脑干包括延髓、脑桥和中脑。延髓腹面前正中裂两侧有锥体，其下端有锥体交叉。

锥体背外侧与橄榄之间有舌下神经根丝，橄榄背侧有舌咽神经、迷走神经和副神经根丝。

脑桥腹面中央有基底沟。延髓脑桥沟内有展神经、面神经和前庭蜗神经根。

中脑腹面有大脑脚，其间的凹陷为脚间窝。延髓和脑桥背面构成菱形窝。中脑背面有上丘和下丘。

图 1-123　松果体
Pineal body

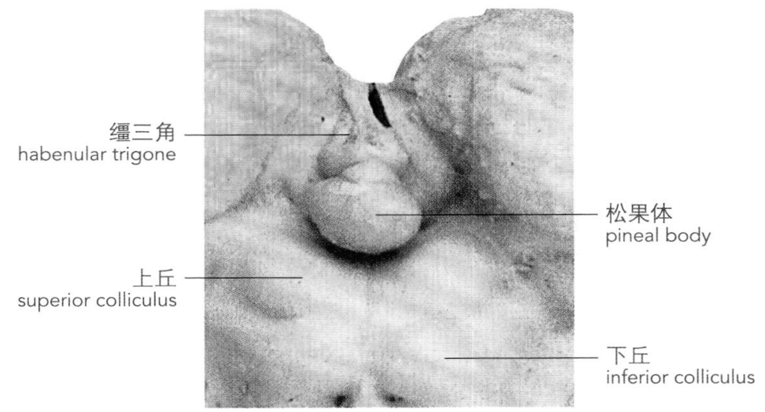
缰三角
habenular trigone
上丘
superior colliculus
松果体
pineal body
下丘
inferior colliculus

图 1-124　垂体（下面观）
Hypophysis. Inferior aspect

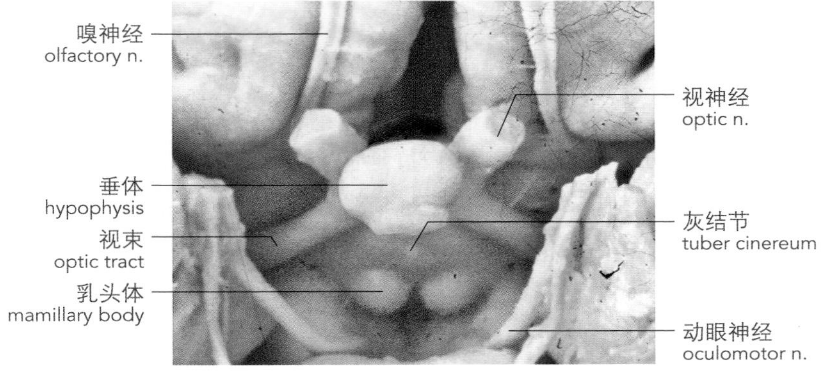
嗅神经
olfactory n.
垂体
hypophysis
视束
optic tract
乳头体
mamillary body
视神经
optic n.
灰结节
tuber cinereum
动眼神经
oculomotor n.

图 1-125　垂体（正中矢状切面观）
Hypophysis. Median sagittal section

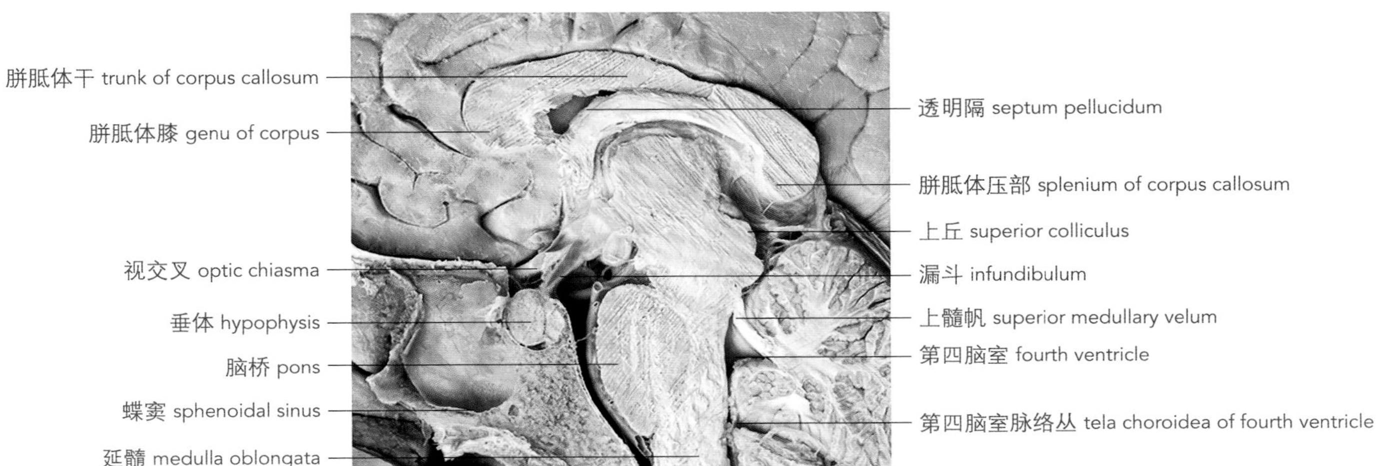
胼胝体干 trunk of corpus callosum
胼胝体膝 genu of corpus
视交叉 optic chiasma
垂体 hypophysis
脑桥 pons
蝶窦 sphenoidal sinus
延髓 medulla oblongata
透明隔 septum pellucidum
胼胝体压部 splenium of corpus callosum
上丘 superior colliculus
漏斗 infundibulum
上髓帆 superior medullary velum
第四脑室 fourth ventricle
第四脑室脉络丛 tela choroidea of fourth ventricle

图 1-126 脑室铸型

The cast of the lateral ventricles

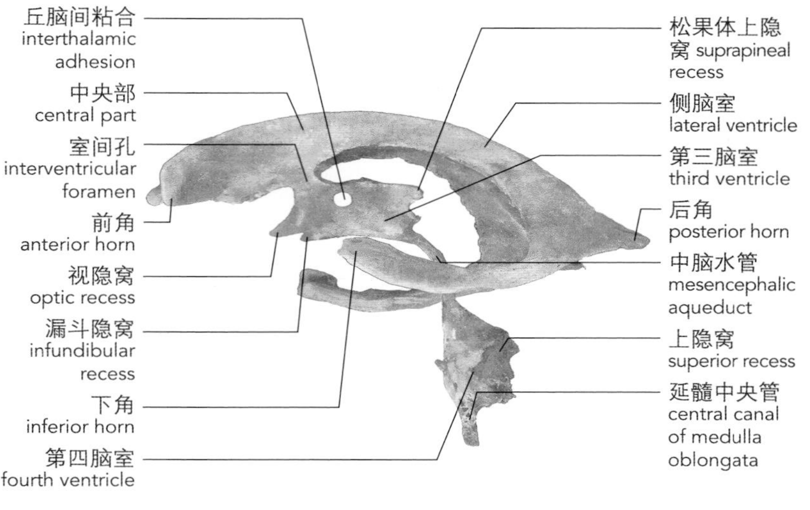

丘脑间粘合 interthalamic adhesion
中央部 central part
室间孔 interventricular foramen
前角 anterior horn
视隐窝 optic recess
漏斗隐窝 infundibular recess
下角 inferior horn
第四脑室 fourth ventricle
松果体上隐窝 suprapineal recess
侧脑室 lateral ventricle
第三脑室 third ventricle
后角 posterior horn
中脑水管 mesencephalic aqueduct
上隐窝 superior recess
延髓中央管 central canal of medulla oblongata

图 1-127 第四脑室顶

The roof of fourth ventricle

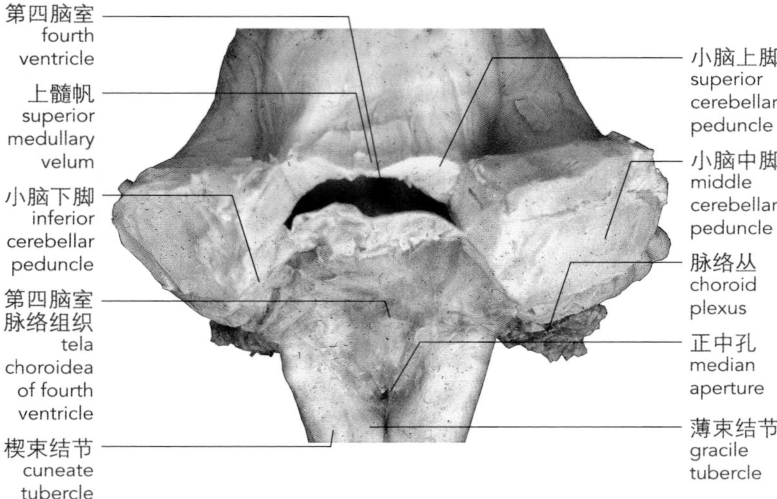

第四脑室 fourth ventricle
上髓帆 superior medullary velum
小脑下脚 inferior cerebellar peduncle
第四脑室脉络组织 tela choroidea of fourth ventricle
楔束结节 cuneate tubercle
小脑上脚 superior cerebellar peduncle
小脑中脚 middle cerebellar peduncle
脉络丛 choroid plexus
正中孔 median aperture
薄束结节 gracile tubercle

图 1-128 第四脑室（正中矢状切）

The fourth ventricle. Median sagittal section

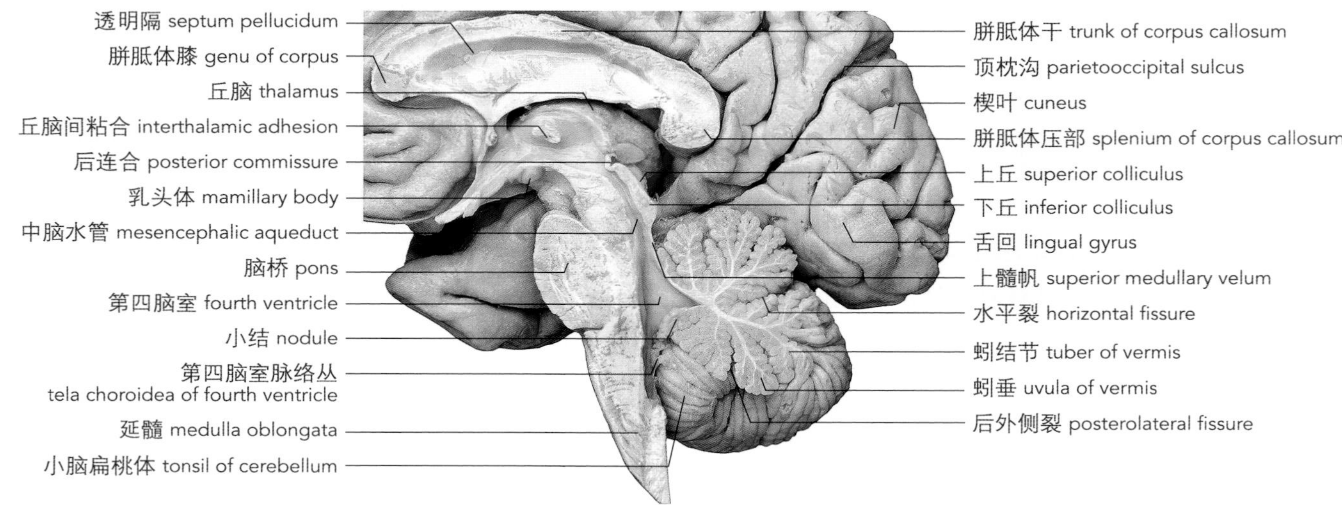

透明隔 septum pellucidum
胼胝体膝 genu of corpus
丘脑 thalamus
丘脑间粘合 interthalamic adhesion
后连合 posterior commissure
乳头体 mamillary body
中脑水管 mesencephalic aqueduct
脑桥 pons
第四脑室 fourth ventricle
小结 nodule
第四脑室脉络丛 tela choroidea of fourth ventricle
延髓 medulla oblongata
小脑扁桃体 tonsil of cerebellum
胼胝体干 trunk of corpus callosum
顶枕沟 parietooccipital sulcus
楔叶 cuneus
胼胝体压部 splenium of corpus callosum
上丘 superior colliculus
下丘 inferior colliculus
舌回 lingual gyrus
上髓帆 superior medullary velum
水平裂 horizontal fissure
蚓结节 tuber of vermis
蚓垂 uvula of vermis
后外侧裂 posterolateral fissure

【解剖学要点】

侧脑室位于大脑半球内，延伸至半球各叶。分为 4 部分，中央部位于顶叶内，前角伸向额叶，后角伸至枕叶，下角伸入颞叶。侧脑室经室间孔与第三脑室相通。第三脑室通过中脑水管与第四脑室相连。

图 1-129 小脑（上面观）

The cerebellum. Superior aspect

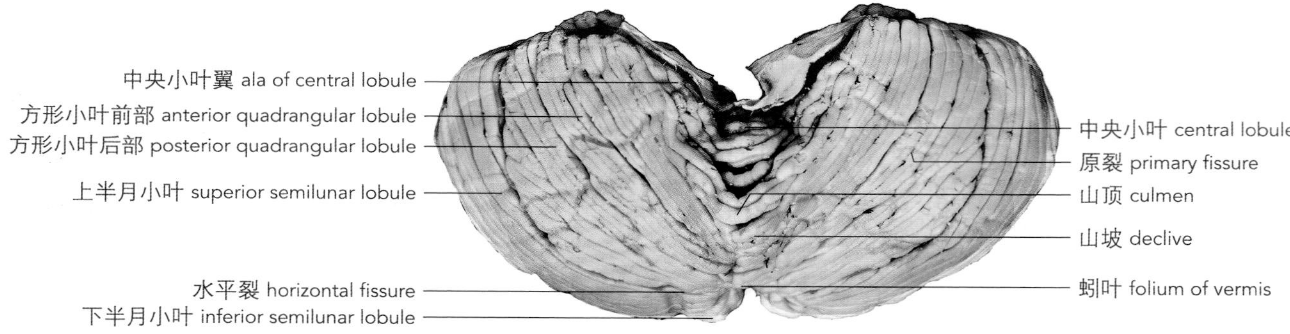

中央小叶翼 ala of central lobule
方形小叶前部 anterior quadrangular lobule
方形小叶后部 posterior quadrangular lobule
上半月小叶 superior semilunar lobule
水平裂 horizontal fissure
下半月小叶 inferior semilunar lobule
中央小叶 central lobule
原裂 primary fissure
山顶 culmen
山坡 declive
蚓叶 folium of vermis

图 1-130 小脑（下面观）

The cerebellum. Inferior aspect

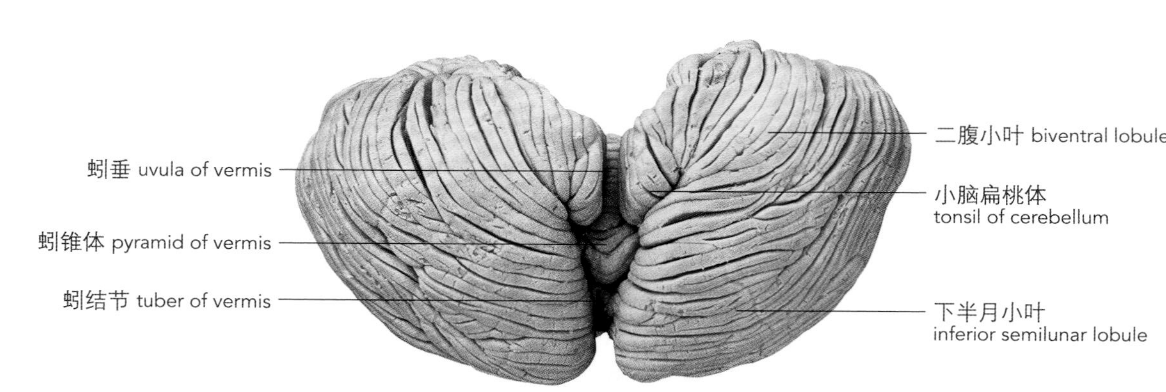

蚓垂 uvula of vermis
蚓锥体 pyramid of vermis
蚓结节 tuber of vermis
二腹小叶 biventral lobule
小脑扁桃体 tonsil of cerebellum
下半月小叶 inferior semilunar lobule

图 1-131 小脑(前面观)
The cerebellum. Anterior aspect

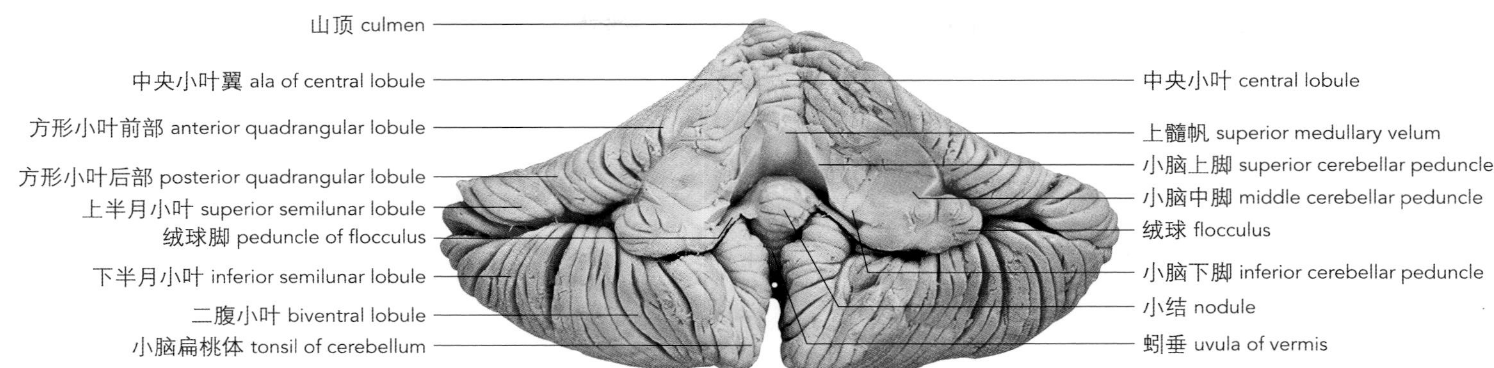
山顶 culmen
中央小叶翼 ala of central lobule
方形小叶前部 anterior quadrangular lobule
方形小叶后部 posterior quadrangular lobule
上半月小叶 superior semilunar lobule
绒球脚 peduncle of flocculus
下半月小叶 inferior semilunar lobule
二腹小叶 biventral lobule
小脑扁桃体 tonsil of cerebellum
中央小叶 central lobule
上髓帆 superior medullary velum
小脑上脚 superior cerebellar peduncle
小脑中脚 middle cerebellar peduncle
绒球 flocculus
小脑下脚 inferior cerebellar peduncle
小结 nodule
蚓垂 uvula of vermis

【解剖学要点】

小脑位居颅后窝,借其上、中、下三对小脑脚连于脑干背面。小脑两侧的膨大部称小脑半球,中间狭窄的部位称小脑蚓。小脑上面稍平坦,其前后缘凹陷称小脑前、后切迹。小脑下面膨隆,在其前内侧,各有一突出部,称小脑扁桃体。

小脑的表层灰质为皮质,深部白质为髓质,在髓质内的灰质团块称小脑核,包括顶核、球状核、栓状核和齿状核。小脑的主要功能是维持身体平衡、调节肌张力和协调随意运动。

图 1-132 小脑脚(1)
Peduncles of cerebellum(1)

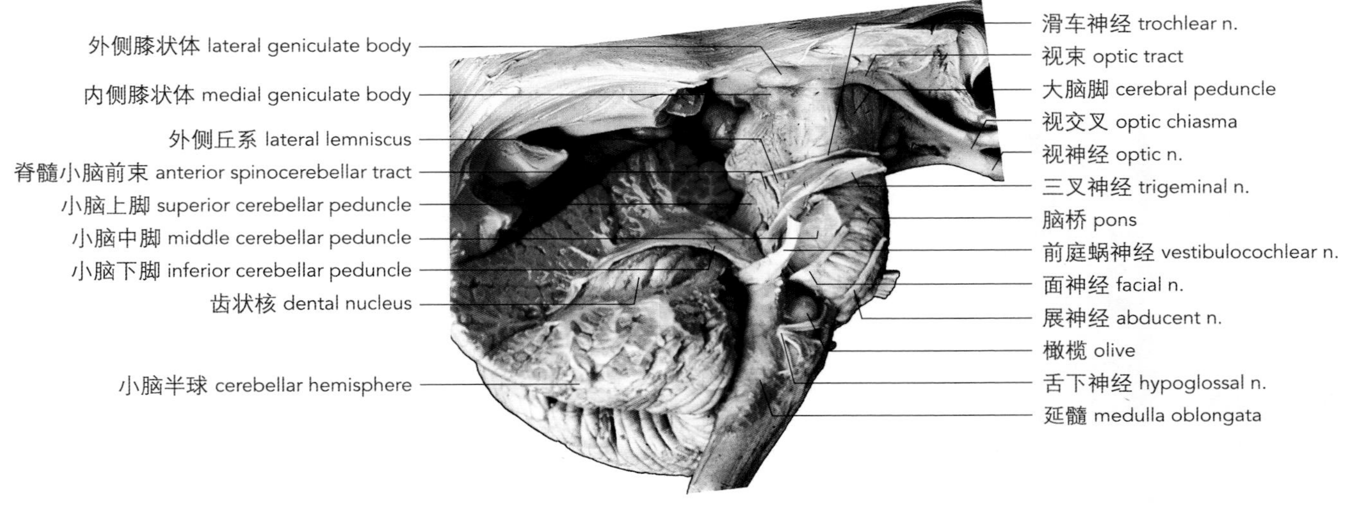
外侧膝状体 lateral geniculate body
内侧膝状体 medial geniculate body
外侧丘系 lateral lemniscus
脊髓小脑前束 anterior spinocerebellar tract
小脑上脚 superior cerebellar peduncle
小脑中脚 middle cerebellar peduncle
小脑下脚 inferior cerebellar peduncle
齿状核 dental nucleus
小脑半球 cerebellar hemisphere
滑车神经 trochlear n.
视束 optic tract
大脑脚 cerebral peduncle
视交叉 optic chiasma
视神经 optic n.
三叉神经 trigeminal n.
脑桥 pons
前庭蜗神经 vestibulocochlear n.
面神经 facial n.
展神经 abducent n.
橄榄 olive
舌下神经 hypoglossal n.
延髓 medulla oblongata

图 1-133 小脑脚(2)
Peduncles of cerebellum(2)

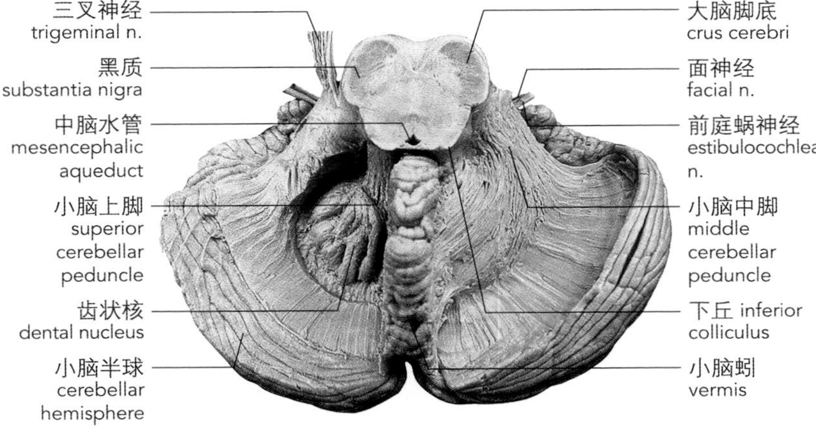
三叉神经 trigeminal n.
黑质 substantia nigra
中脑水管 mesencephalic aqueduct
小脑上脚 superior cerebellar peduncle
齿状核 dental nucleus
小脑半球 cerebellar hemisphere
大脑脚底 crus cerebri
面神经 facial n.
前庭蜗神经 estibulocochlear n.
小脑中脚 middle cerebellar peduncle
下丘 inferior colliculus
小脑蚓 vermis

图 1-134 小脑的结构
The structure of cerebellum.

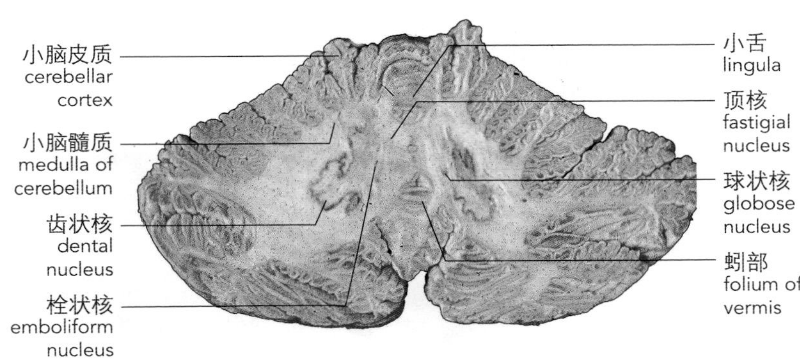
小脑皮质 cerebellar cortex
小脑髓质 medulla of cerebellum
齿状核 dental nucleus
栓状核 emboliform nucleus
小舌 lingula
顶核 fastigial nucleus
球状核 globose nucleus
蚓部 folium of vermis

图 1-135 大脑外侧面动脉
Arteries of the lateral surface of the cerebrum

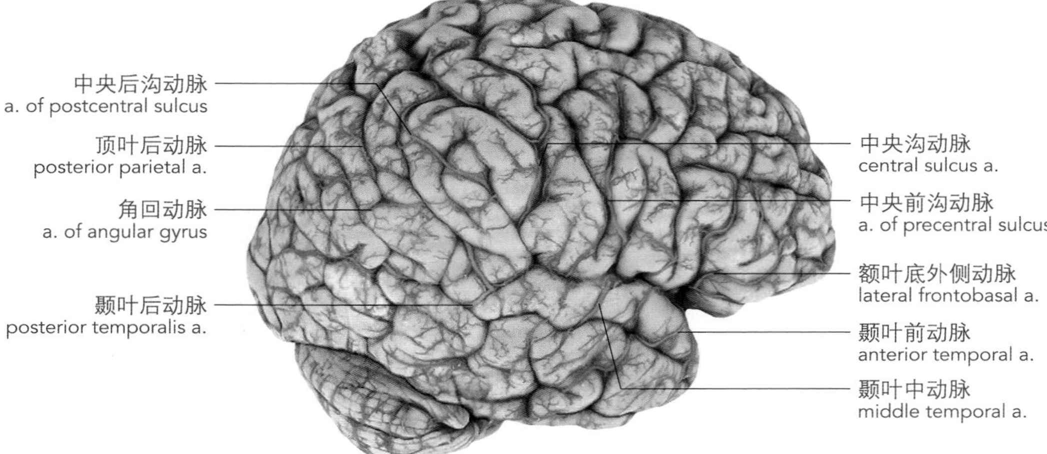
中央后沟动脉
a. of postcentral sulcus
顶叶后动脉
posterior parietal a.
角回动脉
a. of angular gyrus
颞叶后动脉
posterior temporalis a.
中央沟动脉
central sulcus a.
中央前沟动脉
a. of precentral sulcus
额叶底外侧动脉
lateral frontobasal a.
颞叶前动脉
anterior temporal a.
颞叶中动脉
middle temporal a.

图 1-136 大脑内侧面动脉
Arteries of the medial surface of the cerebrum

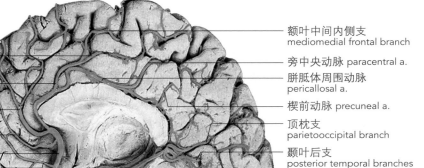

额叶后内侧支
posteromedial frontal branch
胼胝体缘动脉 callosomarginal a.
额叶前内侧支
anteriomedialis frontal branch
额极动脉 frontopolar a.
大脑前动脉 anterior cerebral a.
额叶底内侧动脉 medial frontobasal a.
大脑中动脉 middle cerebral a.
大脑后动脉 posterior cerebral a.
颞叶前支 anterior temporal branches
额叶中间内侧支
mediomedial frontal branch
旁中央动脉 paracentral a.
胼胝体周围动脉
pericallosal a.
楔前动脉 precuneal a.
顶枕支
parietooccipital branch
颞叶后支
posterior temporal branches
距状沟支 calcarine branch
颞叶中间支
intermediate temporal branches

图 1-137 大脑动脉（背面观）
Arteriae cerebri. Dorsal aspect

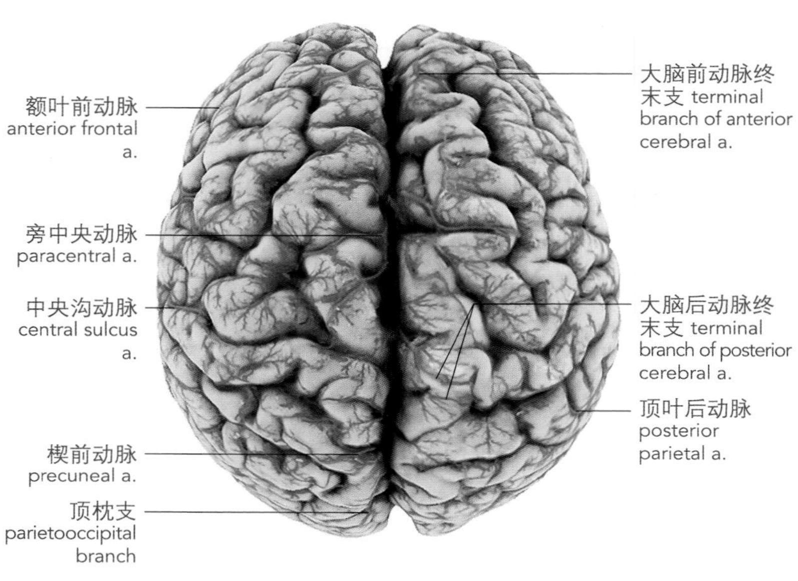
额叶前动脉
anterior frontal a.
旁中央动脉
paracentral a.
中央沟动脉
central sulcus a.
楔前动脉
precuneal a.
顶枕支
parietooccipital branch
大脑前动脉终末支 terminal branch of anterior cerebral a.
大脑后动脉终末支 terminal branch of posterior cerebral a.
顶叶后动脉
posterior parietal a.

图 1-138 大脑动脉（下面观）
Arteriae cerebri. Inferior aspect

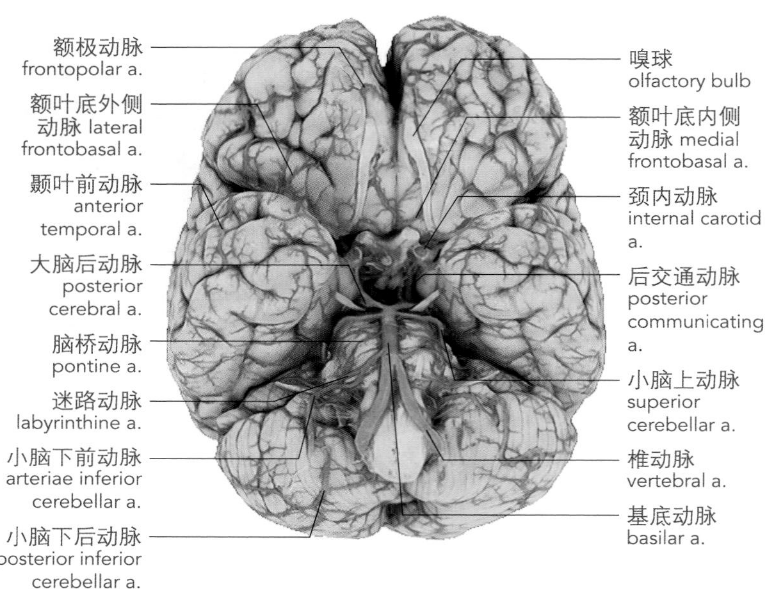
额极动脉
frontopolar a.
额叶底外侧动脉 lateral frontobasal a.
颞叶前动脉
anterior temporal a.
大脑后动脉
posterior cerebral a.
脑桥动脉
pontine a.
迷路动脉
labyrinthine a.
小脑下前动脉
arteriae inferior cerebellar a.
小脑下后动脉
posterior inferior cerebellar a.
嗅球
olfactory bulb
额叶底内侧动脉 medial frontobasal a.
颈内动脉
internal carotid a.
后交通动脉
posterior communicating a.
小脑上动脉
superior cerebellar a.
椎动脉
vertebral a.
基底动脉
basilar a.

图 1-139 脑底动脉环
The cerebral arterial circle

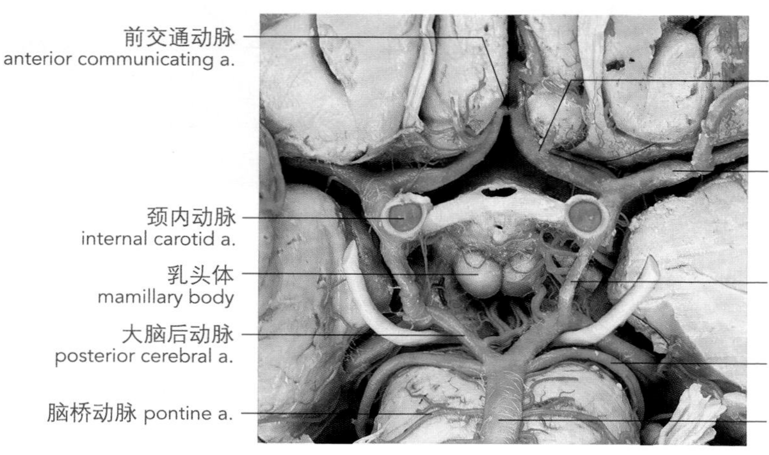
前交通动脉
anterior communicating a.
颈内动脉
internal carotid a.
乳头体
mamillary body
大脑后动脉
posterior cerebral a.
脑桥动脉 pontine a.
大脑前动脉
anterior cerebral a.
大脑中动脉
middle cerebral a.
后交通动脉
posterior communicating a.
小脑上动脉
superior cerebellar a.
基底动脉 basilar a.

【解剖学要点】

颈内动脉发出大脑前动脉、大脑中动脉和后交通动脉。左、右椎动脉在延髓脑桥沟处会合成基底动脉，上行至脑桥上缘分为左、右大脑后动脉。两大脑前动脉借前交通动脉相连，后交通动脉与大脑后动脉相连，形成大脑动脉环。

图 1-140 眼动脉
Ophthalmic artery

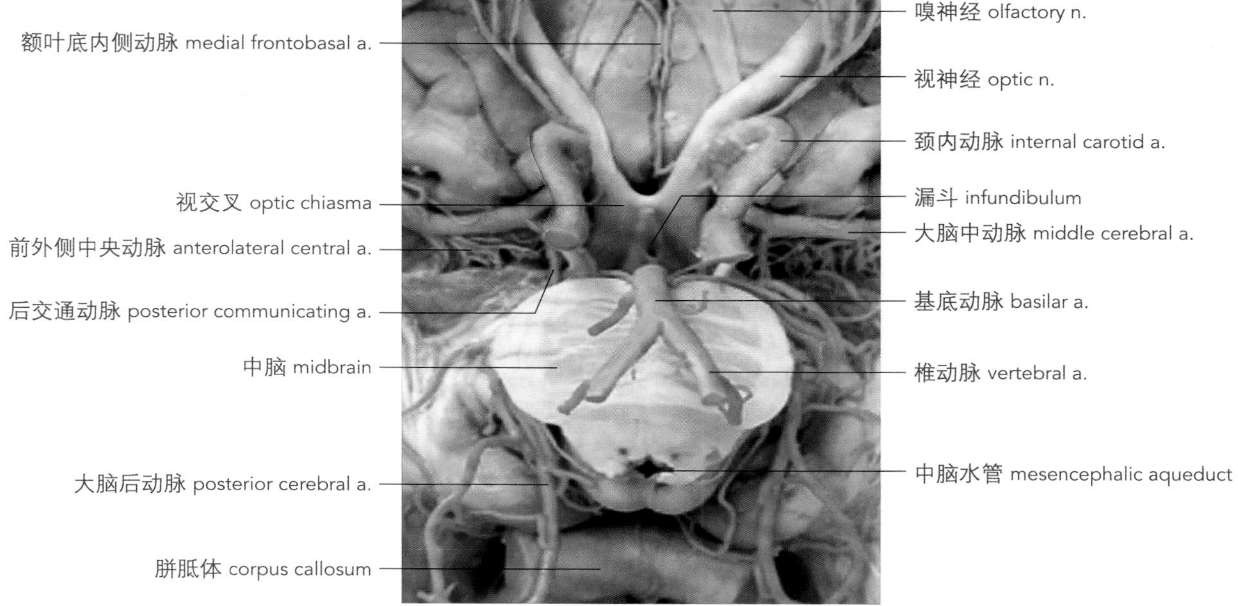
额叶底内侧动脉 medial frontobasal a.
视交叉 optic chiasma
前外侧中央动脉 anterolateral central a.
后交通动脉 posterior communicating a.
中脑 midbrain
大脑后动脉 posterior cerebral a.
胼胝体 corpus callosum
嗅神经 olfactory n.
视神经 optic n.
颈内动脉 internal carotid a.
漏斗 infundibulum
大脑中动脉 middle cerebral a.
基底动脉 basilar a.
椎动脉 vertebral a.
中脑水管 mesencephalic aqueduct

图 1-141 鞍区(1)
Saddle area(1)

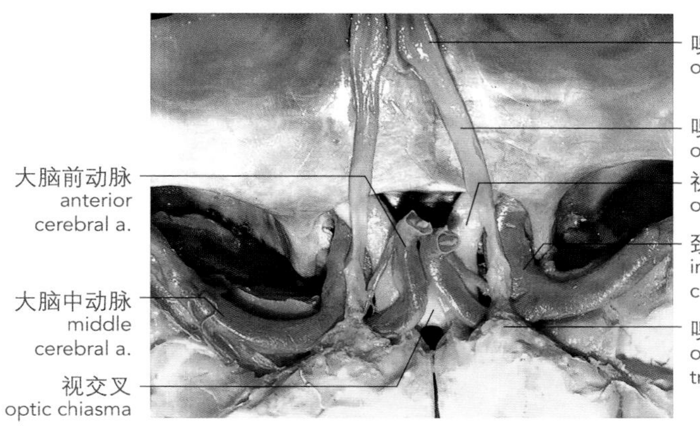
嗅球
olfactory bulb
嗅束
olfactory tract
大脑前动脉
anterior
cerebral a.
视神经
optic n.
颈内动脉
internal
carotid a.
大脑中动脉
middle
cerebral a.
嗅三角
olfactory
trigone
视交叉
optic chiasma

图 1-142 鞍区(2)
Saddle area(2)

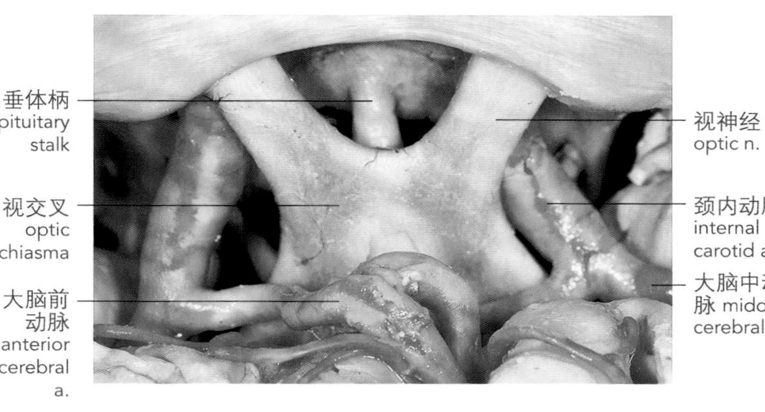
垂体柄
pituitary
stalk
视交叉
optic
chiasma
大脑前
动脉
anterior
cerebral
a.
视神经
optic n.
颈内动脉
internal
carotid a.
大脑中动
脉 middle
cerebral a.

图 1-143 鞍区(3)
Saddle area(3)

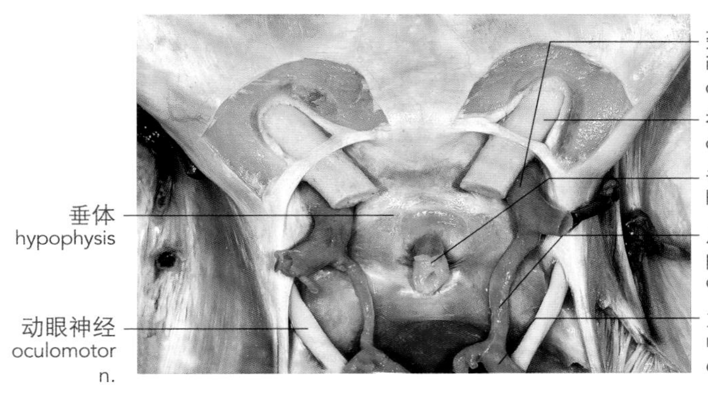
颈内动脉
internal
carotid a.
视神经
optic n.
垂体柄
hypophyseal stalk
垂体
hypophysis
后交通动脉
posterior
communicating a.
动眼神经
oculomotor
n.
大脑后动脉
middle
cerebral a.

图 1-144 鞍区(4)
Saddle area(4)

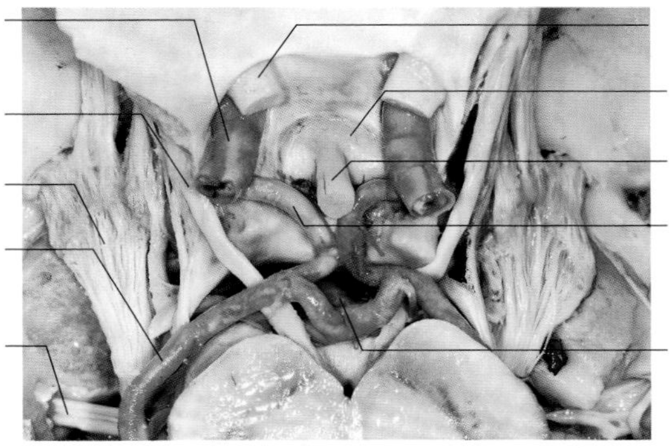

颈内动脉
internal
carotid a.
动眼神经
oculomotor n.
三叉神经
trigeminal n.
大脑后动脉
posterior
cerebral a.
面神经和前
庭蜗神经
facial n. and
vestibuloco-
chlear n.
视神经
optic n.
垂体
hypophysis
垂体柄
pituitary stalk
后交通动脉
posterior
communicating
a.
基底动脉
basilar a.

图 1-145 鞍区(矢状切面)
Saddle area. Sagittal section

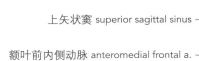

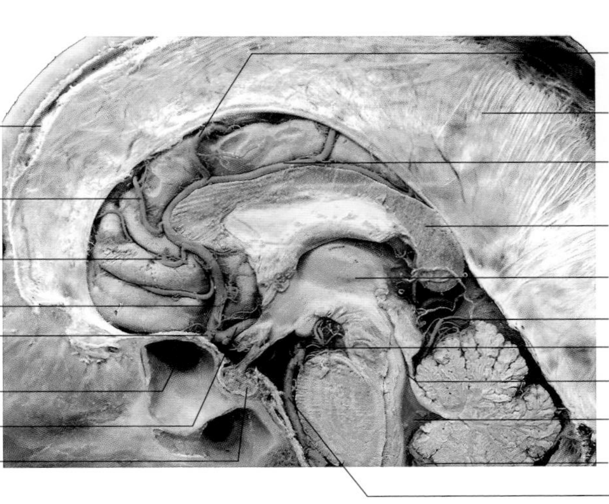
上矢状窦 superior sagittal sinus
额叶前内侧动脉 anteromedial frontal a.
额极动脉 frontopolar a.
大脑前动脉 anterior cerebral a.
前交通动脉 anterior communicating a.
蝶窦 sphenoidal sinus
颈内动脉 internal carotid a.
垂体 hypophysis
胼胝体缘动脉 callosomarginal a.
大脑镰 cerebral falx
胼胝体周围动脉 pericallosal a.
胼胝体 corpus callosum
第三脑室 third ventricle
小脑上动脉 superior cerebellar a.
大脑后动脉 posterior cerebral a.
中脑水管 mesencephalic aqueduct
第四脑室 fourth ventricle
小脑下动脉 inferior cerebellar a.
基底动脉 hypophysis

图 1-146 脑底动脉铸型
The cast of arteria basilaris

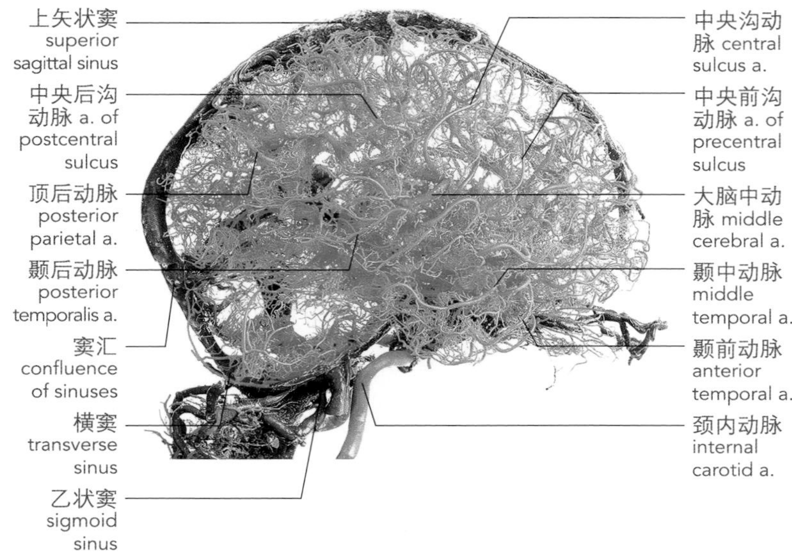
上矢状窦 superior sagittal sinus
中央后沟动脉 a. of postcentral sulcus
顶后动脉 posterior parietal a.
颞后动脉 posterior temporalis a.
窦汇 confluence of sinuses
横窦 transverse sinus
乙状窦 sigmoid sinus
中央沟动脉 central sulcus a.
中央前沟动脉 a. of precentral sulcus
大脑中动脉 middle cerebral a.
颞中动脉 middle temporal a.
颞前动脉 anterior temporal a.
颈内动脉 internal carotid a.

图 1-147 大脑动脉铸型（前面观）
The cast of cerebral artery. Anterior aspect

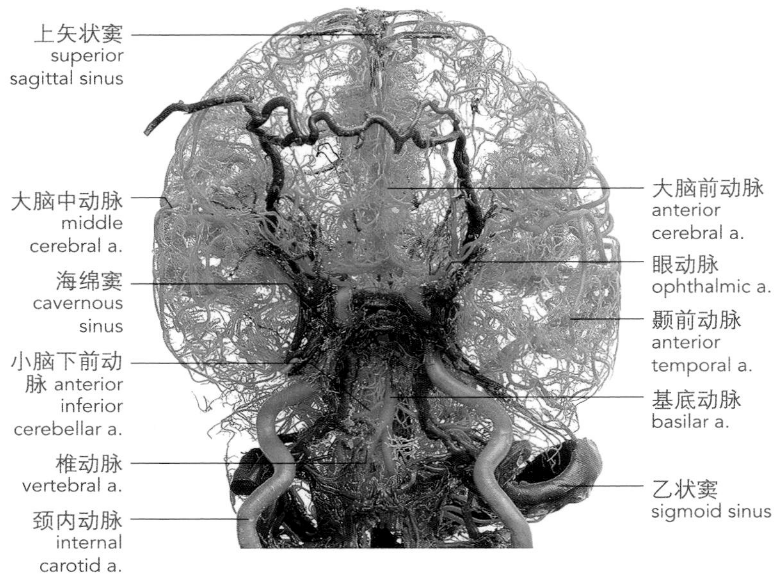
上矢状窦 superior sagittal sinus
大脑中动脉 middle cerebral a.
海绵窦 cavernous sinus
小脑下前动脉 anterior inferior cerebellar a.
椎动脉 vertebral a.
颈内动脉 internal carotid a.
大脑前动脉 anterior cerebral a.
眼动脉 ophthalmic a.
颞前动脉 anterior temporal a.
基底动脉 basilar a.
乙状窦 sigmoid sinus

图 1-148 脑底动脉环（前面观）
The cerebral arterial circle. Anterior aspect

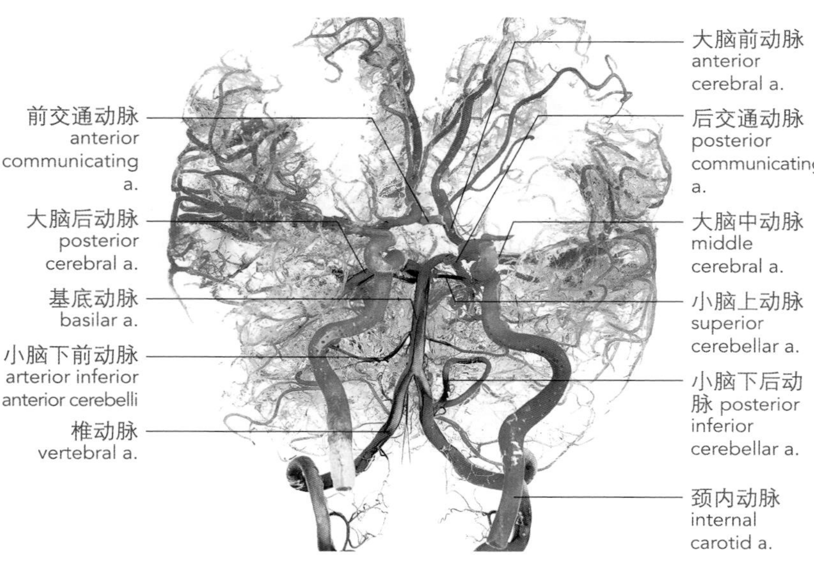
前交通动脉 anterior communicating a.
大脑后动脉 posterior cerebral a.
基底动脉 basilar a.
小脑下前动脉 arterior inferior anterior cerebelli
椎动脉 vertebral a.
大脑前动脉 anterior cerebral a.
后交通动脉 posterior communicating a.
大脑中动脉 middle cerebral a.
小脑上动脉 superior cerebellar a.
小脑下后动脉 posterior inferior cerebellar a.
颈内动脉 internal carotid a.

图 1-149 脑血管铸型（侧面观）
The cast of cerebrovascular. Lateral aspect

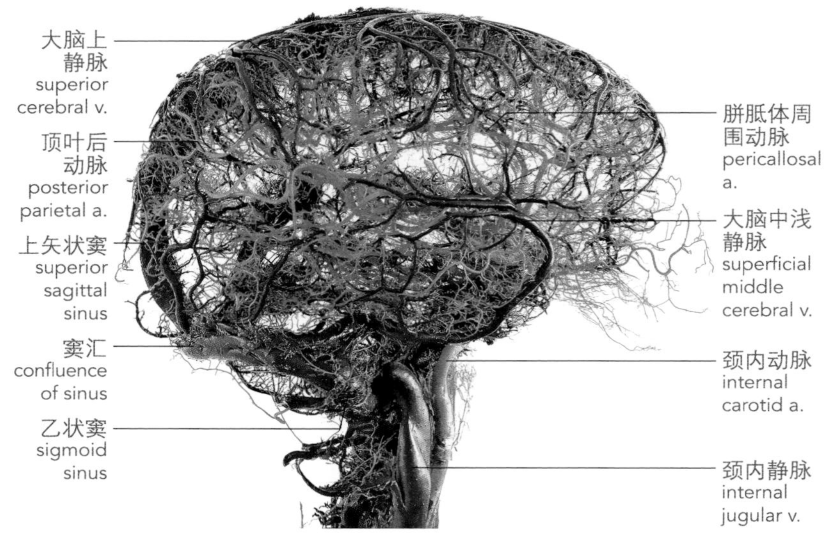
大脑上静脉 superior cerebral v.
顶叶后动脉 posterior parietal a.
上矢状窦 superior sagittal sinus
窦汇 confluence of sinus
乙状窦 sigmoid sinus
胼胝体周围动脉 pericallosal a.
大脑中浅静脉 superficial middle cerebral v.
颈内动脉 internal carotid a.
颈内静脉 internal jugular v.

图 1-150 脑血管铸型（上面观）
The cast of cerebrovascular. Superior aspect

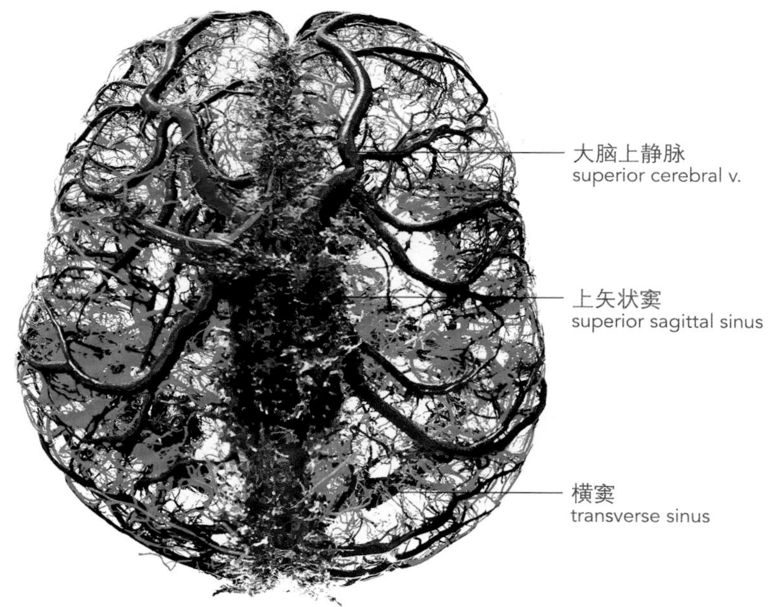
大脑上静脉 superior cerebral v.
上矢状窦 superior sagittal sinus
横窦 transverse sinus

图 1-151 颈内动脉铸型（内面观）
The cast of internal carotid artery. Internal aspect

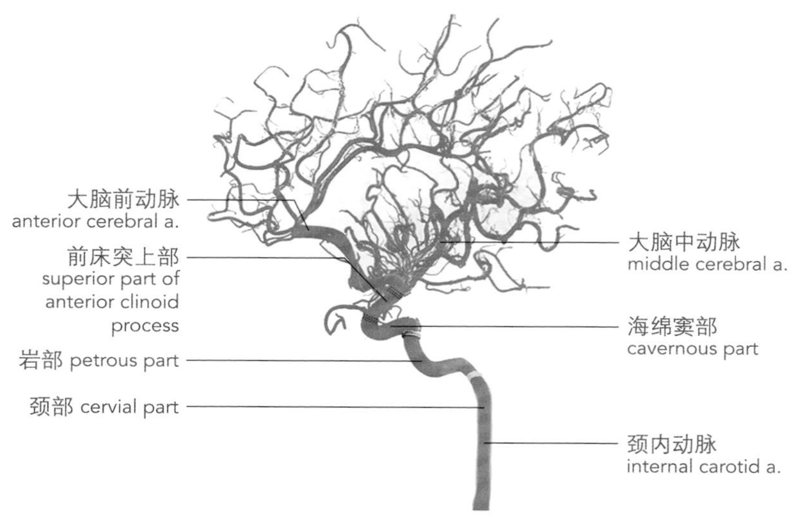
大脑前动脉 anterior cerebral a.
前床突上部 superior part of anterior clinoid process
岩部 petrous part
颈部 cervial part
大脑中动脉 middle cerebral a.
海绵窦部 cavernous part
颈内动脉 internal carotid a.

图 1-152 颈内动脉铸型(外面观)
The cast of internal carotid artery. External aspect

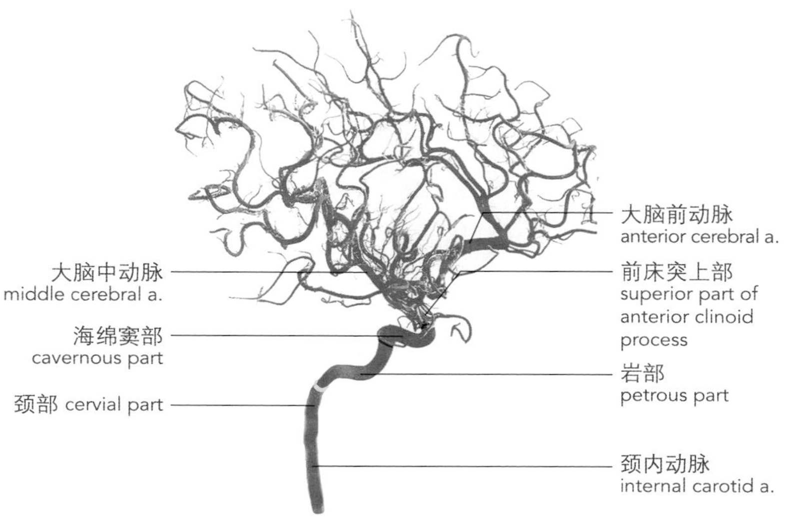
大脑前动脉
anterior cerebral a.
大脑中动脉
middle cerebral a.
前床突上部
superior part of anterior clinoid process
海绵窦部
cavernous part
岩部
petrous part
颈部 cervial part
颈内动脉
internal carotid a.

图 1-153 脑干动脉(前面观)
Artery of brain stem. Anterior aspect

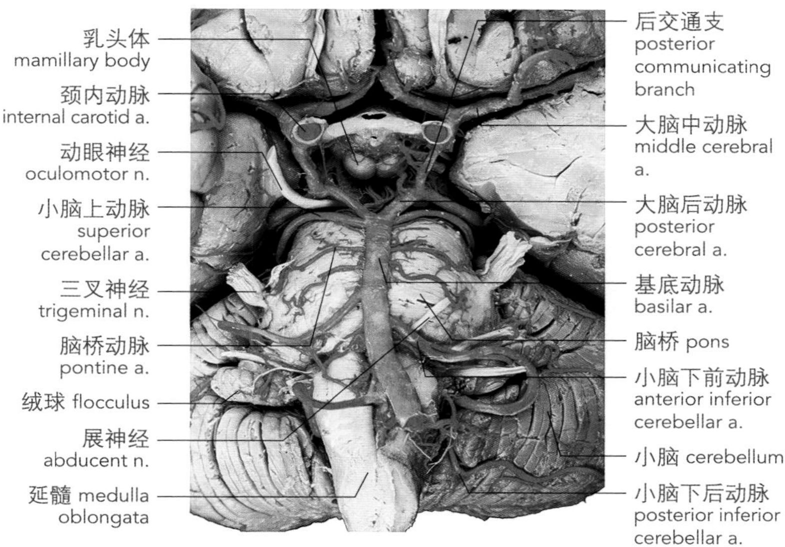
乳头体
mamillary body
颈内动脉
internal carotid a.
动眼神经
oculomotor n.
小脑上动脉
superior cerebellar a.
三叉神经
trigeminal n.
脑桥动脉
pontine a.
绒球 flocculus
展神经
abducent n.
延髓 medulla oblongata
后交通支
posterior communicating branch
大脑中动脉
middle cerebral a.
大脑后动脉
posterior cerebral a.
基底动脉
basilar a.
脑桥 pons
小脑下前动脉
anterior inferior cerebellar a.
小脑 cerebellum
小脑下后动脉
posterior inferior cerebellar a.

图 1-154 小脑的动脉(侧面观)
Arteries of the cerebellar. Lateral aspect

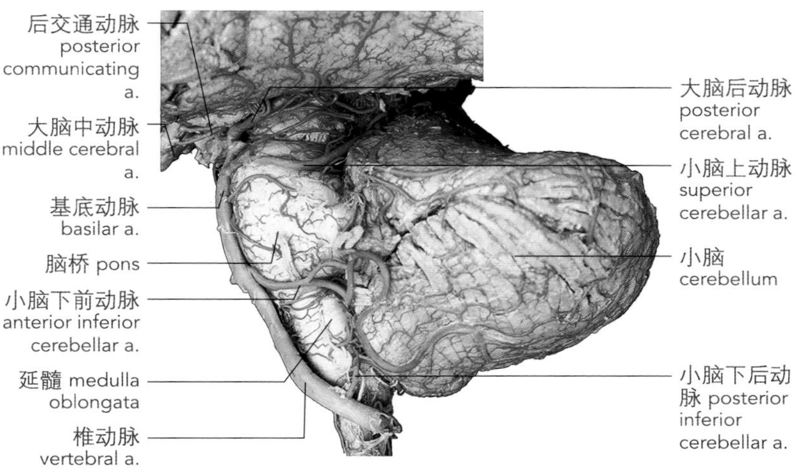
后交通动脉
posterior communicating a.
大脑中动脉
middle cerebral a.
基底动脉
basilar a.
脑桥 pons
小脑下前动脉
anterior inferior cerebellar a.
延髓 medulla oblongata
椎动脉
vertebral a.
大脑后动脉
posterior cerebral a.
小脑上动脉
superior cerebellar a.
小脑
cerebellum
小脑下后动脉 posterior inferior cerebellar a.

图 1-155 小脑的动脉(下面观)
Arteries of the cerebellar. Inferior aspect

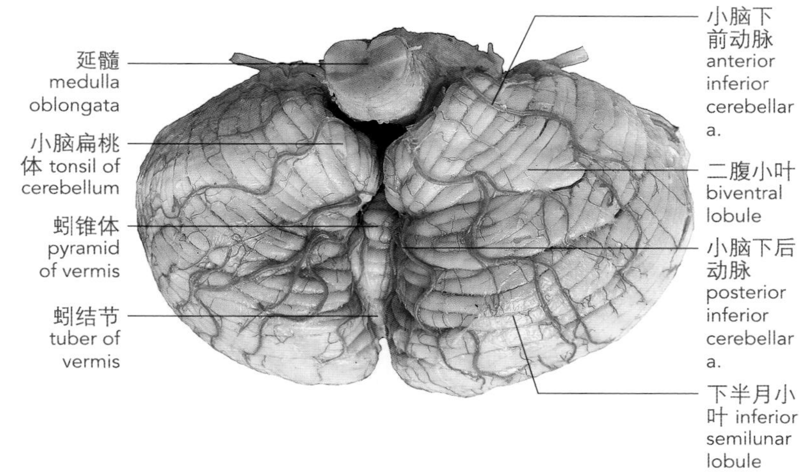
延髓
medulla oblongata
小脑扁桃体 tonsil of cerebellum
蚓锥体
pyramid of vermis
蚓结节
tuber of vermis
小脑下前动脉
anterior inferior cerebellar a.
二腹小叶
biventral lobule
小脑下后动脉
posterior inferior cerebellar a.
下半月小叶 inferior semilunar lobule

图 1-156 小脑的动脉(前下面观)
Arteries of the cerebellar. Inferior aspect

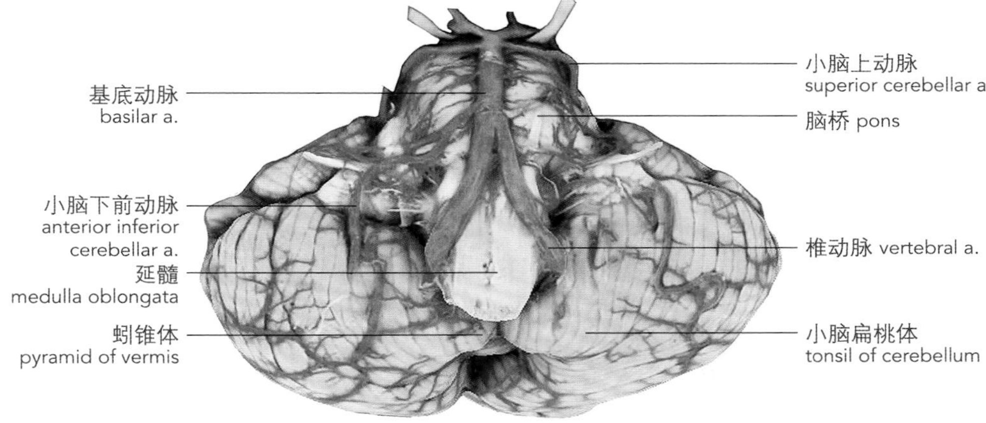
基底动脉
basilar a.
小脑下前动脉
anterior inferior cerebellar a.
延髓
medulla oblongata
蚓锥体
pyramid of vermis
小脑上动脉
superior cerebellar a.
脑桥 pons
椎动脉 vertebral a.
小脑扁桃体
tonsil of cerebellum

【解剖学要点】

基底动脉是由左右椎动脉在脑桥腹侧或桥延交界处合并而成。经脑桥的基底沟上行至脑桥上缘，最后分为左右大脑后动脉。基底动脉在上行过程中主要分支有：小脑下前动脉、迷路动脉、脑桥动脉和小脑上动脉等。

小脑下前动脉：自基底动脉发出，也可从椎动脉及小脑下后动脉发出。

小脑上动脉：约相当于脑桥上缘水平自基底动脉近终点处发出。此动脉发出后至中脑外侧围绕大脑脚转向后内，至小脑的上面，分为内侧和外侧两支。内侧支分布于上蚓和前髓帆，外侧支分布于小脑半球上面，并与小脑下动脉吻合。

图 1-157 颈内动脉(1)
The internal carotid artery(1)

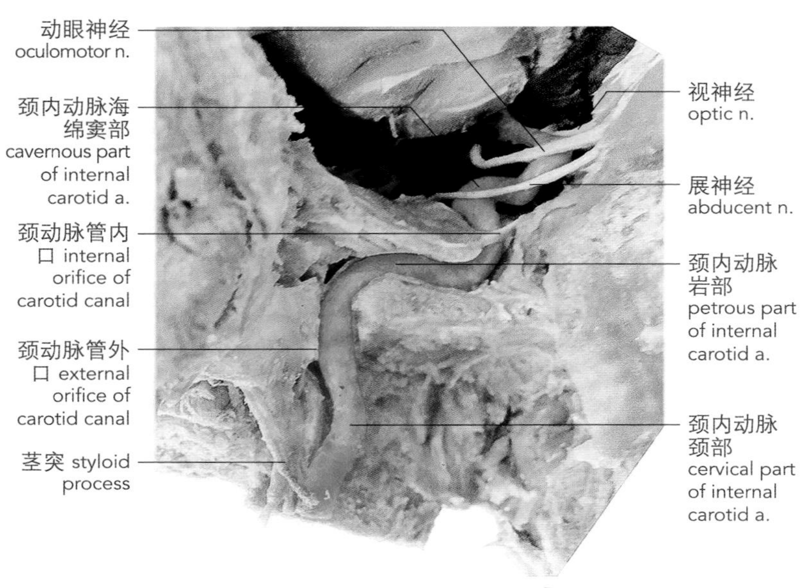
动眼神经
oculomotor n.
颈内动脉海绵窦部
cavernous part of internal carotid a.
颈动脉管内口 internal orifice of carotid canal
颈动脉管外口 external orifice of carotid canal
茎突 styloid process
视神经
optic n.
展神经
abducent n.
颈内动脉岩部
petrous part of internal carotid a.
颈内动脉颈部
cervical part of internal carotid a.

图 1-158 颈内动脉(2)
The internal carotid artery(2)

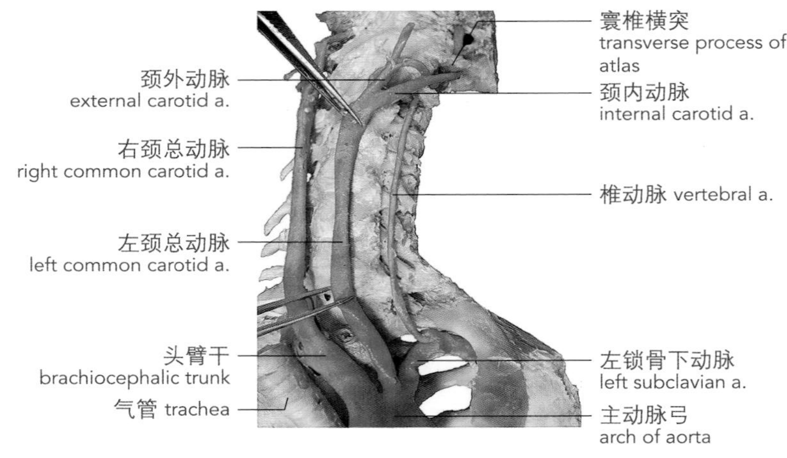
颈外动脉
external carotid a.
右颈总动脉
right common carotid a.
左颈总动脉
left common carotid a.
头臂干
brachiocephalic trunk
气管 trachea
寰椎横突
transverse process of atlas
颈内动脉
internal carotid a.
椎动脉 vertebral a.
左锁骨下动脉
left subclavian a.
主动脉弓
arch of aorta

图 1-159 小脑动脉铸型
The cast of cerebellar artery

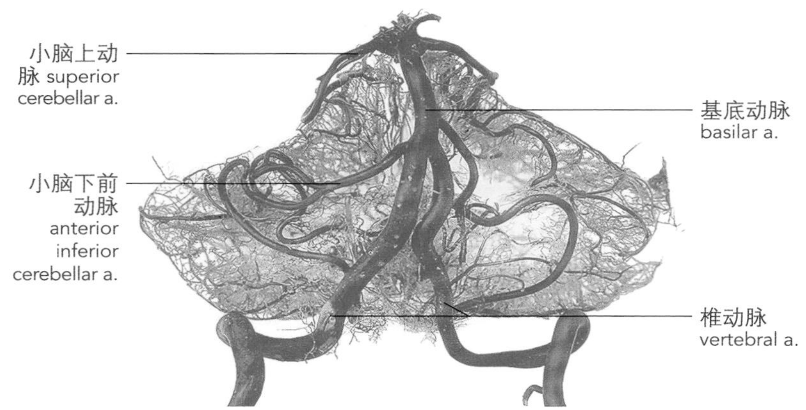
小脑上动脉 superior cerebellar a.
小脑下前动脉 anterior inferior cerebellar a.
基底动脉
basilar a.
椎动脉
vertebral a.

【解剖学要点】

椎动脉是从锁骨下动脉发出，沿前斜角肌内侧缘向后上方行。入第六颈椎横突孔，上行穿第六至第一颈椎横突孔，达寰椎横突孔上面弯向后内，绕过寰椎后方，穿寰枕后膜及硬脊膜经枕骨大孔入颅内。左右椎动脉会合形成基底动脉。椎动脉在颅腔内的分支主要有脑膜支、脊髓后动脉、脊髓前动脉、延髓动脉及小脑下后动脉等。

小脑下后动脉：是椎动脉颅内段的最大分支，其发出点比脊髓前动脉发出点低。通常多在橄榄下端附近从椎动脉外侧壁发出。但有时也可自基底动脉发出或与小脑下前动脉共干。也可能一侧缺如，而由小脑下前动脉代替。小脑下后动脉发出后绕过橄榄体下端向后，在舌咽、迷走和副神经的根丝背侧上行，至脑桥下缘再沿绳状体转向下。该动脉沿途发出多条细小的脉络丛支及延髓支，最后达小脑扁桃体内侧面中部。

图 1-160 大脑的静脉(外侧面观)
Veins of the cerebrum. Lateral aspect

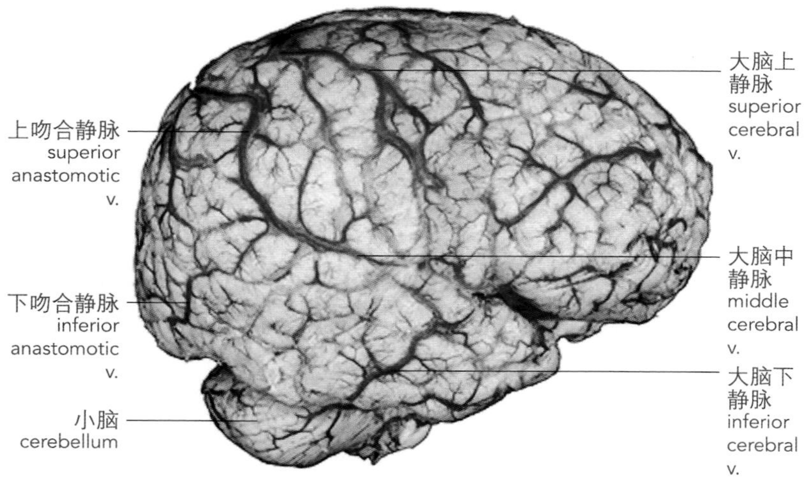
上吻合静脉
superior anastomotic v.
下吻合静脉
inferior anastomotic v.
小脑
cerebellum
大脑上静脉
superior cerebral v.
大脑中静脉
middle cerebral v.
大脑下静脉
inferior cerebral v.

图 1-161 大脑静脉(上面观 1)
Veins of the cerebrum. Superior aspect(1)

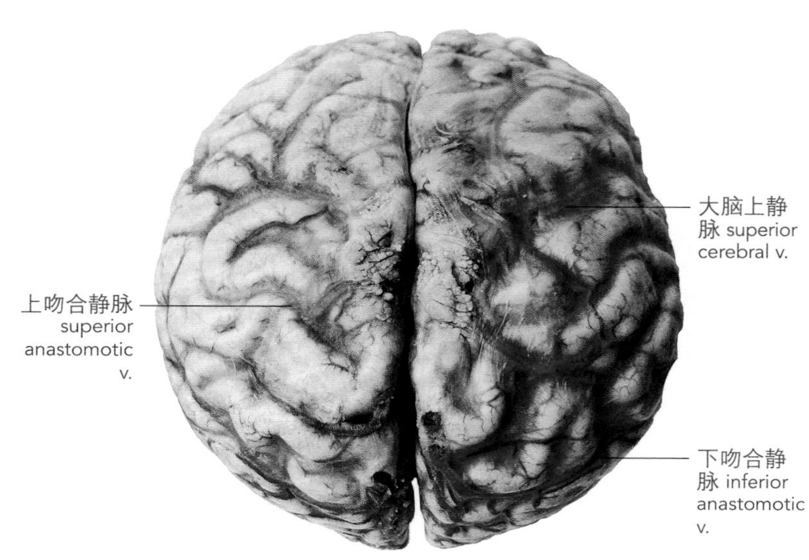
上吻合静脉
superior anastomotic v.
大脑上静脉 superior cerebral v.
下吻合静脉 inferior anastomotic v.

图 1-162 大脑静脉(上面观 2)
Veins of the cerebrum. Superior aspect (2)

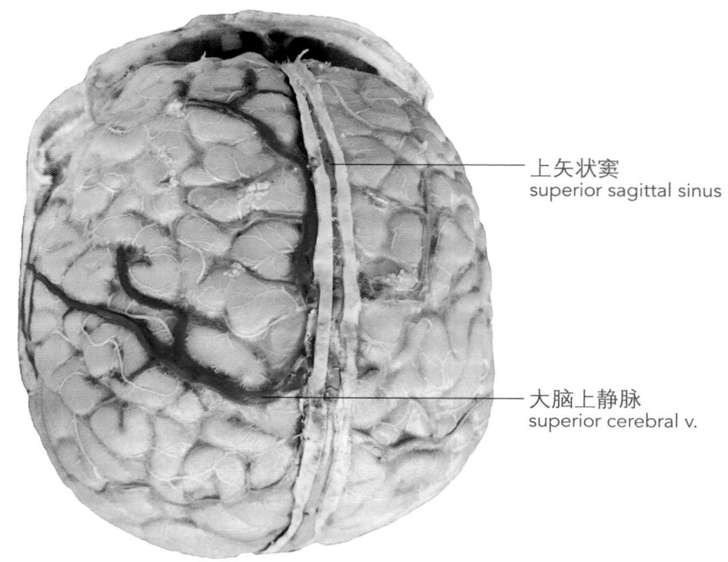
上矢状窦
superior sagittal sinus
大脑上静脉
superior cerebral v.

图 1-163 大脑静脉(后外侧观)
Veins of the cerebrum. Lateral aspect

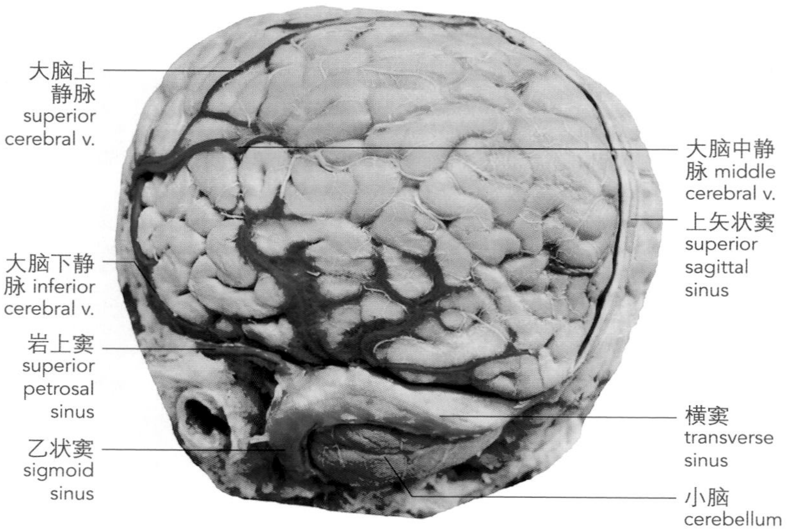
大脑上静脉 superior cerebral v.
大脑下静脉 inferior cerebral v.
岩上窦 superior petrosal sinus
乙状窦 sigmoid sinus
大脑中静脉 middle cerebral v.
上矢状窦 superior sagittal sinus
横窦 transverse sinus
小脑 cerebellum

图 1-164 岩部静脉(1)
Veins of the petrosal part (1)

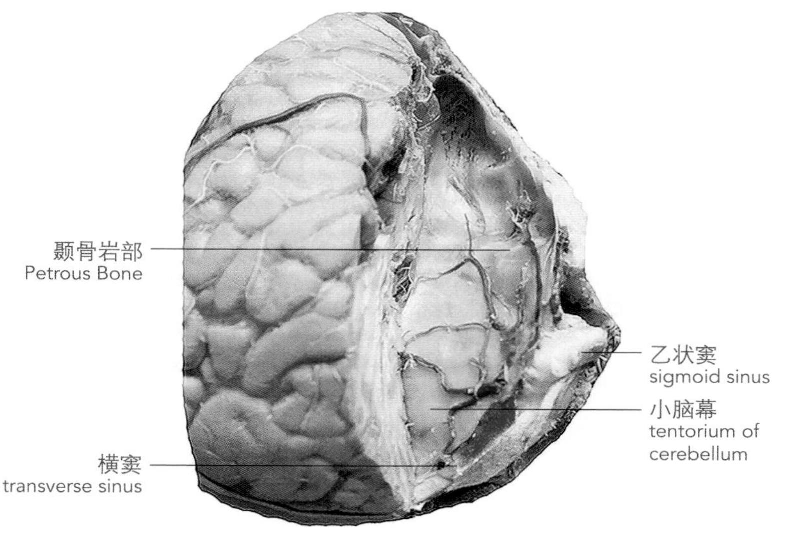
颞骨岩部
Petrous Bone
横窦
transverse sinus
乙状窦
sigmoid sinus
小脑幕
tentorium of cerebellum

图 1-165 岩部静脉(2)
Veins of the petrosal part (2)

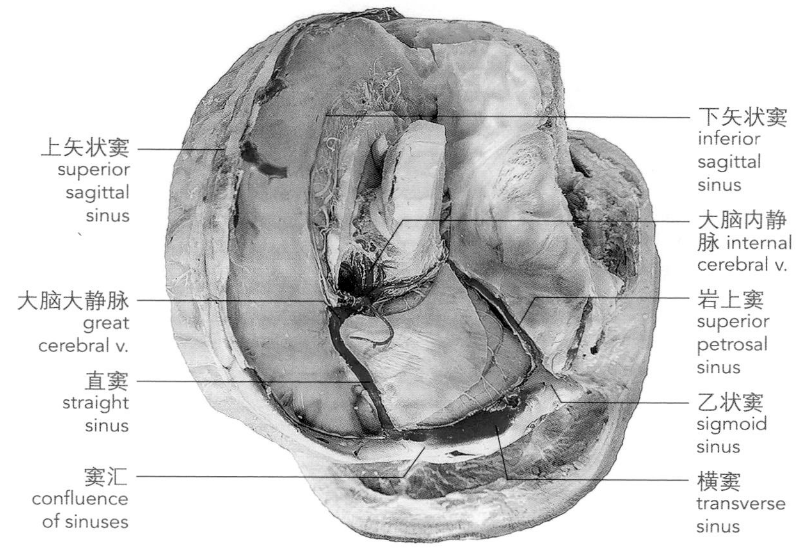
上矢状窦 superior sagittal sinus
大脑大静脉 great cerebral v.
直窦 straight sinus
窦汇 confluence of sinuses
下矢状窦 inferior sagittal sinus
大脑内静脉 internal cerebral v.
岩上窦 superior petrosal sinus
乙状窦 sigmoid sinus
横窦 transverse sinus

图 1-166 大脑大静脉及其属支
The great cerebral vein and its tributaries

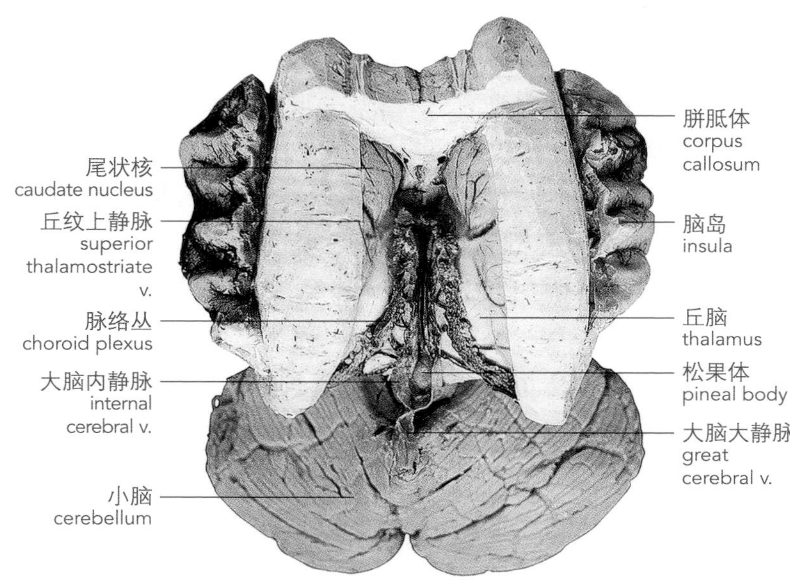
尾状核 caudate nucleus
丘纹上静脉 superior thalamostriate v.
脉络丛 choroid plexus
大脑内静脉 internal cerebral v.
小脑 cerebellum
胼胝体 corpus callosum
脑岛 insula
丘脑 thalamus
松果体 pineal body
大脑大静脉 great cerebral v.

图 1-167 大脑动、静脉铸型(上面观)
The cast of cerebral artery and vein. Superior aspect

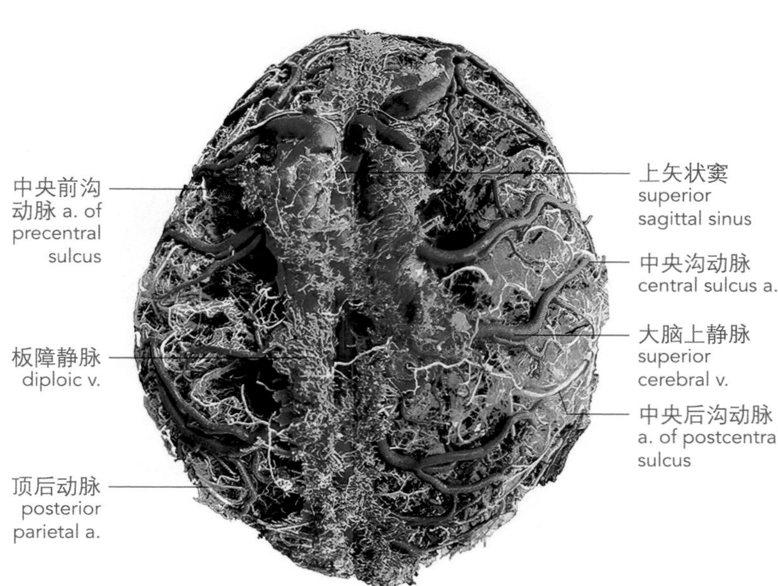
中央前沟动脉 a. of precentral sulcus
板障静脉 diploic v.
顶后动脉 posterior parietal a.
上矢状窦 superior sagittal sinus
中央沟动脉 central sulcus a.
大脑上静脉 superior cerebral v.
中央后沟动脉 a. of postcentral sulcus

图 1-168　大脑动、静脉铸型（侧面观）
The cast of cerebral artery and vein. Lateral aspect

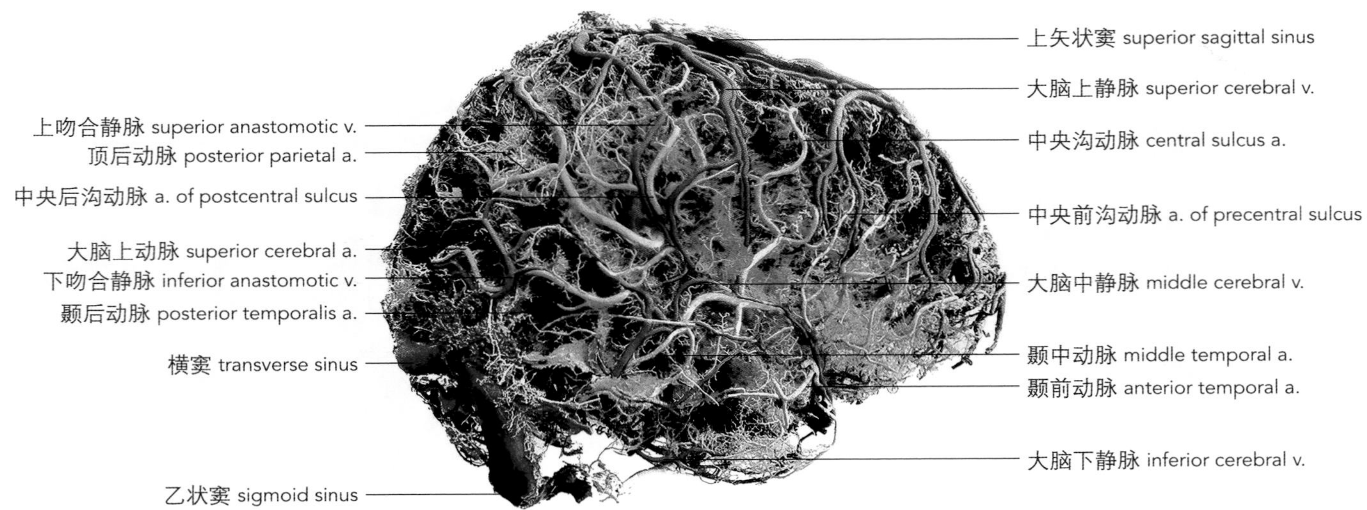
上矢状窦 superior sagittal sinus
大脑上静脉 superior cerebral v.
中央沟动脉 central sulcus a.
中央前沟动脉 a. of precentral sulcus
大脑中静脉 middle cerebral v.
颞中动脉 middle temporal a.
颞前动脉 anterior temporal a.
大脑下静脉 inferior cerebral v.
上吻合静脉 superior anastomotic v.
顶后动脉 posterior parietal a.
中央后沟动脉 a. of postcentral sulcus
大脑上动脉 superior cerebral a.
下吻合静脉 inferior anastomotic v.
颞后动脉 posterior temporalis a.
横窦 transverse sinus
乙状窦 sigmoid sinus

图 1-169　大脑动、静脉铸型（后面观）
The cast of cerebral artery and vein. Posterior aspect

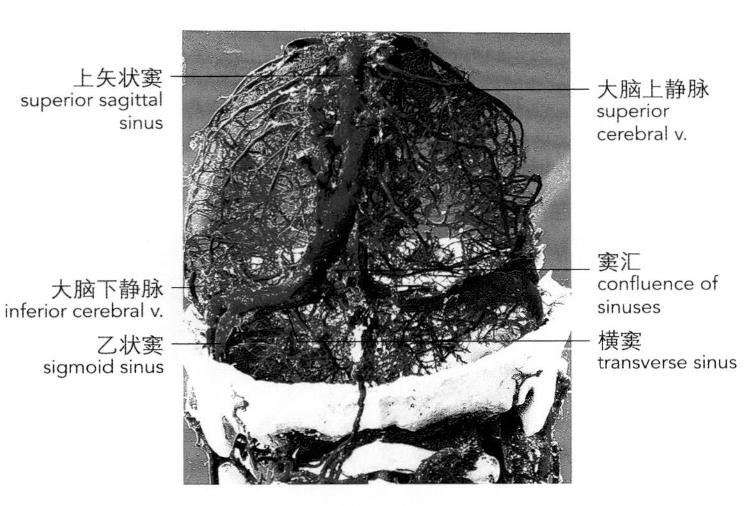
上矢状窦 superior sagittal sinus
大脑下静脉 inferior cerebral v.
乙状窦 sigmoid sinus
大脑上静脉 superior cerebral v.
窦汇 confluence of sinuses
横窦 transverse sinus

图 1-170　脑神经根（1）
The root of cranial nerves（1）

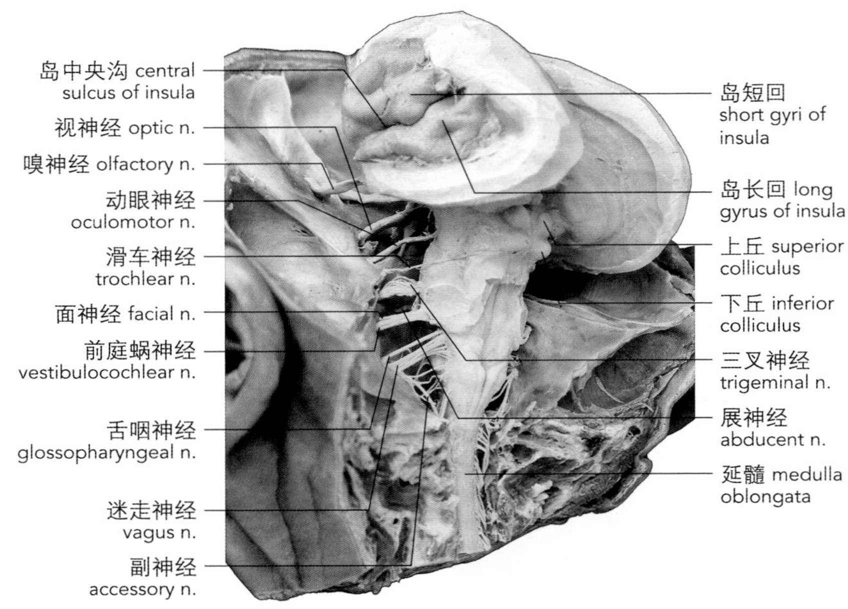
岛中央沟 central sulcus of insula
视神经 optic n.
嗅神经 olfactory n.
动眼神经 oculomotor n.
滑车神经 trochlear n.
面神经 facial n.
前庭蜗神经 vestibulocochlear n.
舌咽神经 glossopharyngeal n.
迷走神经 vagus n.
副神经 accessory n.
岛短回 short gyri of insula
岛长回 long gyrus of insula
上丘 superior colliculus
下丘 inferior colliculus
三叉神经 trigeminal n.
展神经 abducent n.
延髓 medulla oblongata

图 1-171　脑神经根（2）
The root of cranial nerves（2）

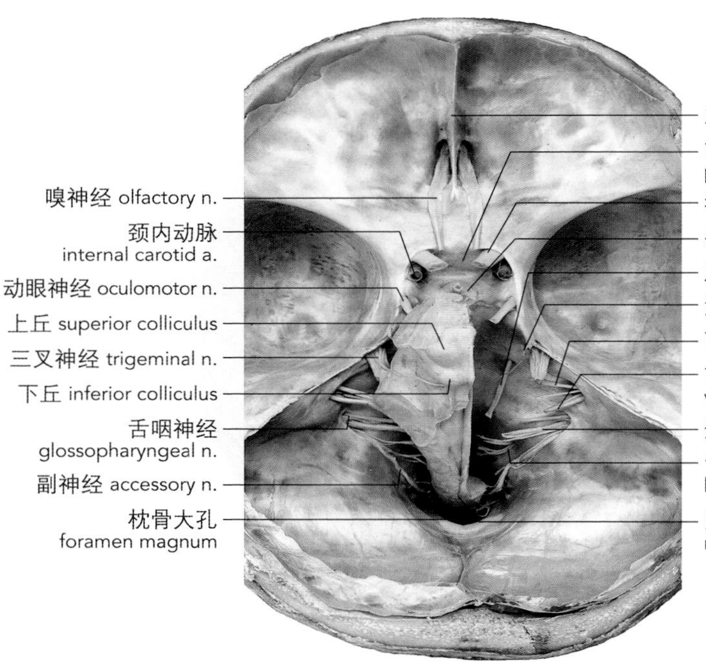
嗅神经 olfactory n.
颈内动脉 internal carotid a.
动眼神经 oculomotor n.
上丘 superior colliculus
三叉神经 trigeminal n.
下丘 inferior colliculus
舌咽神经 glossopharyngeal n.
副神经 accessory n.
枕骨大孔 foramen magnum
鸡冠 crista galli
前交叉沟 prechiasmatic sulcus
视神经 optic n.
垂体 hypophysis
展神经 abducent n
滑车神经 trochlear n.
面神经 facial n.
前庭蜗神经 vestibulocochlear n.
迷走神经 vagus n.
舌下神经 hypoglossal n.
延髓 medulla oblongata

【解剖学要点】

脑神经共有 12 对。

嗅神经为感觉性神经，与端脑相连，由筛孔出颅。

视神经为感觉性神经，与间脑相连，由视神经管出颅。

动眼神经和滑车神经为运动性神经，与中脑相连，由眶上裂出颅。

与脑桥相连的有三叉神经，为混合性神经，分三支分别由眶上裂、圆孔和卵圆孔出颅。展神经为运动性神经，由眶上裂出颅，面神经为混合性神经，由内耳门经茎乳孔出颅，前庭蜗神经为感觉性神经，由内耳门出颅。

与延髓相连的有舌咽神经、迷走神经，均为混合性神经，和副神经（运动性神经）共同由颈静脉孔出颅，舌下神经为运动性神经，由舌下神经管出颅。

图 1-172　中脑横切面(经上丘 1)
The horizontal section of midbrain. Through the superior colliculus(1)

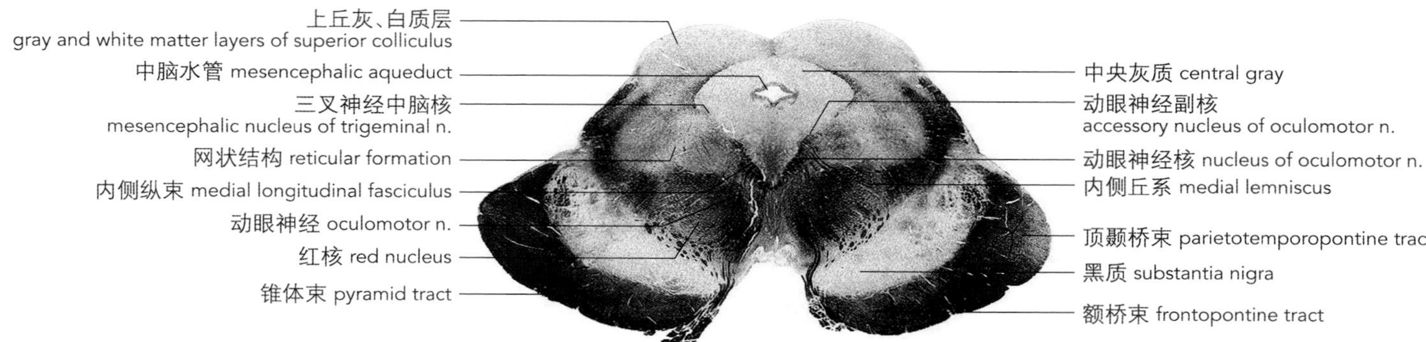
上丘灰、白质层
gray and white matter layers of superior colliculus
中脑水管 mesencephalic aqueduct
三叉神经中脑核
mesencephalic nucleus of trigeminal n.
网状结构 reticular formation
内侧纵束 medial longitudinal fasciculus
动眼神经 oculomotor n.
红核 red nucleus
锥体束 pyramid tract
中央灰质 central gray
动眼神经副核
accessory nucleus of oculomotor n.
动眼神经核 nucleus of oculomotor n.
内侧丘系 medial lemniscus
顶颞桥束 parietotemporopontine tract
黑质 substantia nigra
额桥束 frontopontine tract

图 1-173　中脑横切面(经上丘 2)
The horizontal section of midbrain. Through the superior colliculus(2)

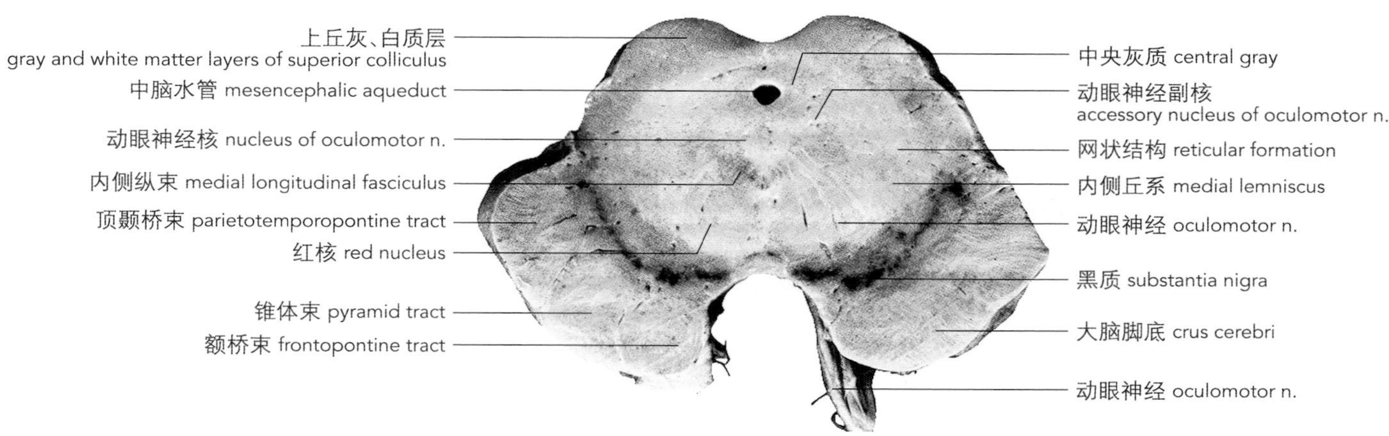
上丘灰、白质层
gray and white matter layers of superior colliculus
中脑水管 mesencephalic aqueduct
动眼神经核 nucleus of oculomotor n.
内侧纵束 medial longitudinal fasciculus
顶颞桥束 parietotemporopontine tract
红核 red nucleus
锥体束 pyramid tract
额桥束 frontopontine tract
中央灰质 central gray
动眼神经副核
accessory nucleus of oculomotor n.
网状结构 reticular formation
内侧丘系 medial lemniscus
动眼神经 oculomotor n.
黑质 substantia nigra
大脑脚底 crus cerebri
动眼神经 oculomotor n.

图 1-174　中脑横切面(经下丘 1)
The horizontal section of midbrain. Through the inferior colliculus(1)

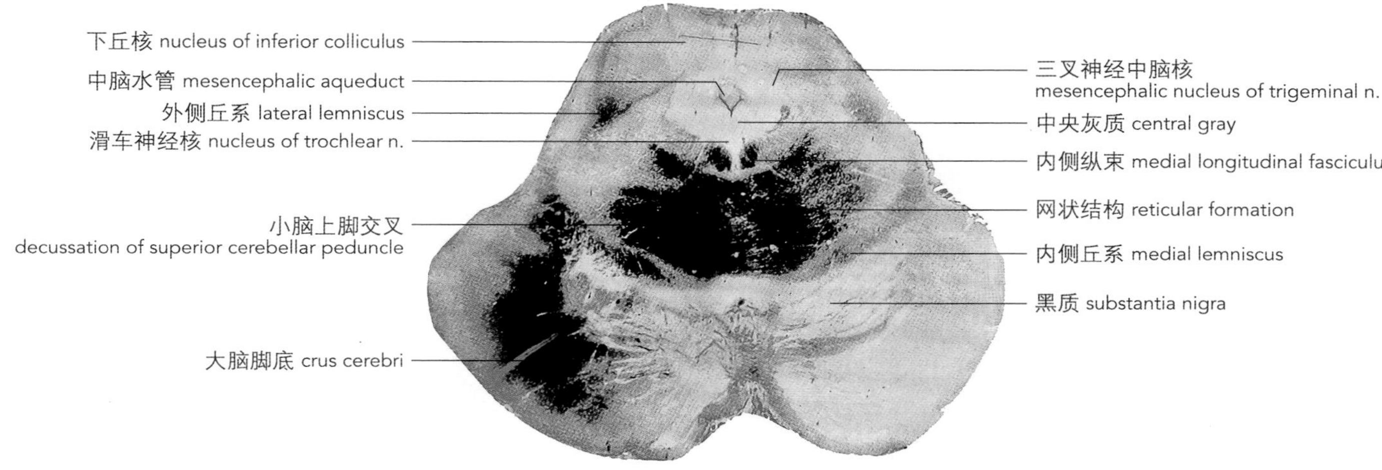
下丘核 nucleus of inferior colliculus
中脑水管 mesencephalic aqueduct
外侧丘系 lateral lemniscus
滑车神经核 nucleus of trochlear n.
小脑上脚交叉
decussation of superior cerebellar peduncle
大脑脚底 crus cerebri
三叉神经中脑核
mesencephalic nucleus of trigeminal n.
中央灰质 central gray
内侧纵束 medial longitudinal fasciculus
网状结构 reticular formation
内侧丘系 medial lemniscus
黑质 substantia nigra

图 1-175　中脑横切面(经下丘 2)
The horizontal section of midbrain. Through the inferior colliculus(2)

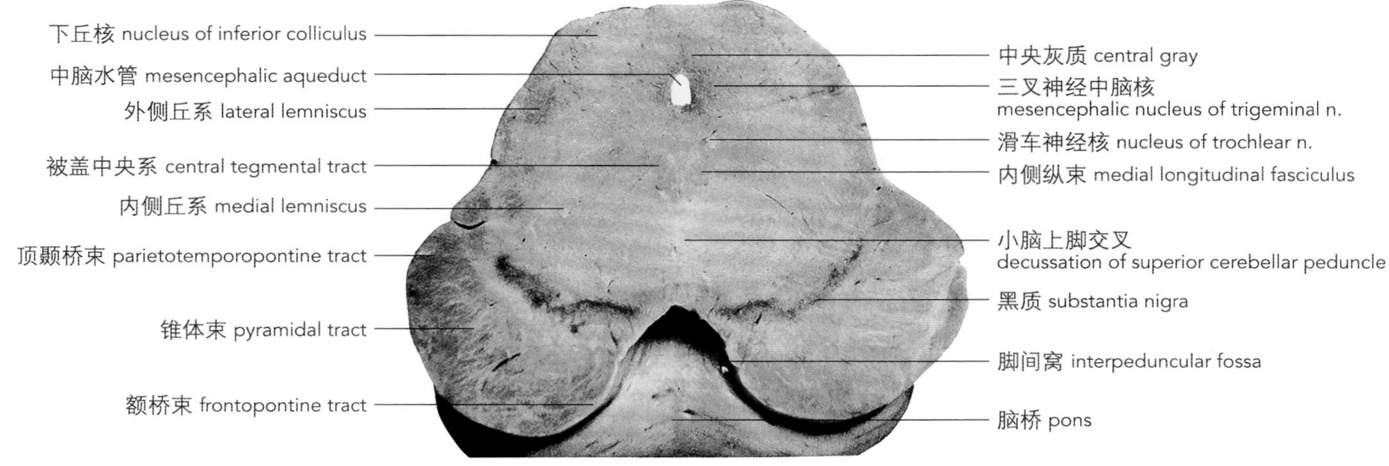
下丘核 nucleus of inferior colliculus
中脑水管 mesencephalic aqueduct
外侧丘系 lateral lemniscus
被盖中央系 central tegmental tract
内侧丘系 medial lemniscus
顶颞桥束 parietotemporopontine tract
锥体束 pyramidal tract
额桥束 frontopontine tract
中央灰质 central gray
三叉神经中脑核
mesencephalic nucleus of trigeminal n.
滑车神经核 nucleus of trochlear n.
内侧纵束 medial longitudinal fasciculus
小脑上脚交叉
decussation of superior cerebellar peduncle
黑质 substantia nigra
脚间窝 interpeduncular fossa
脑桥 pons

图 1-176 脑桥横切面（经三叉神经运动核 1）
The horizontal section of the pons. Through motor nucleus of trigeminal nerve（1）

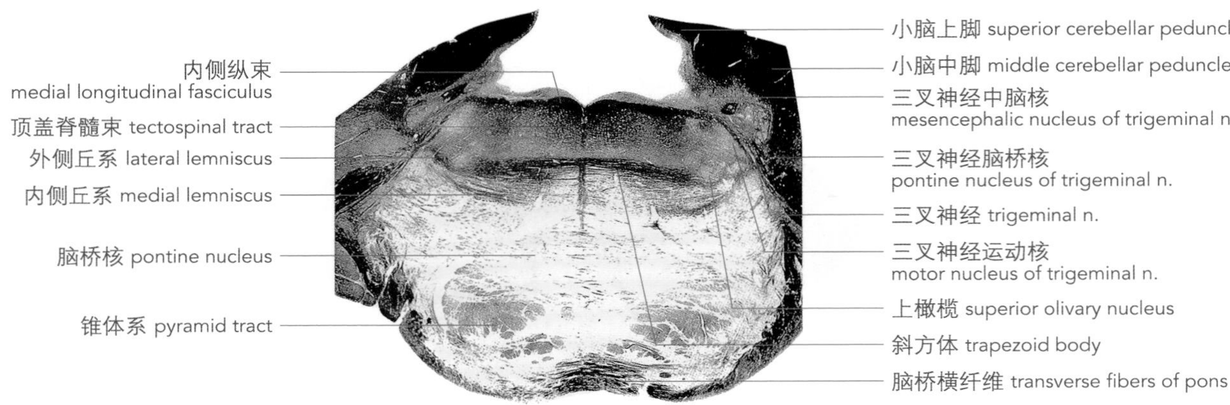

内侧纵束
medial longitudinal fasciculus
顶盖脊髓束 tectospinal tract
外侧丘系 lateral lemniscus
内侧丘系 medial lemniscus
脑桥核 pontine nucleus
锥体系 pyramid tract
小脑上脚 superior cerebellar peduncle
小脑中脚 middle cerebellar peduncle
三叉神经中脑核
mesencephalic nucleus of trigeminal n.
三叉神经脑桥核
pontine nucleus of trigeminal n.
三叉神经 trigeminal n.
三叉神经运动核
motor nucleus of trigeminal n.
上橄榄 superior olivary nucleus
斜方体 trapezoid body
脑桥横纤维 transverse fibers of pons

图 1-177 脑桥横切面（经三叉神经运动核 2）
The horizontal section of the pons. Through motor nucleus of trigeminal nerve（2）

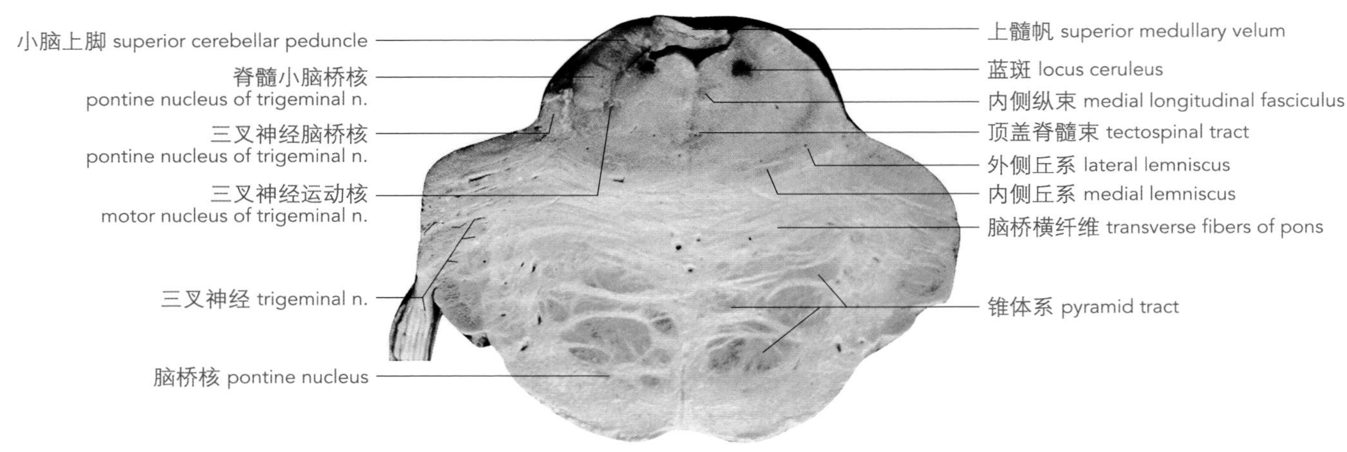

小脑上脚 superior cerebellar peduncle
脊髓小脑桥核
pontine nucleus of trigeminal n.
三叉神经脑桥核
pontine nucleus of trigeminal n.
三叉神经运动核
motor nucleus of trigeminal n.
三叉神经 trigeminal n.
脑桥核 pontine nucleus
上髓帆 superior medullary velum
蓝斑 locus ceruleus
内侧纵束 medial longitudinal fasciculus
顶盖脊髓束 tectospinal tract
外侧丘系 lateral lemniscus
内侧丘系 medial lemniscus
脑桥横纤维 transverse fibers of pons
锥体系 pyramid tract

图 1-178 桥脑横切面（经面丘 1）
The horizontal section of the pons. Through facial colliculus（1）

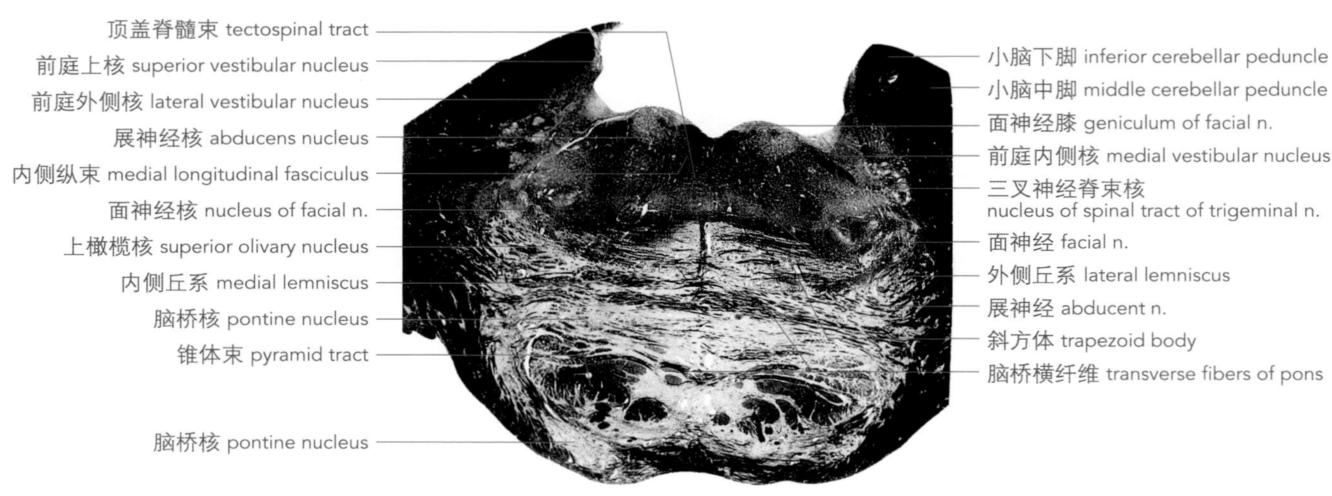

顶盖脊髓束 tectospinal tract
前庭上核 superior vestibular nucleus
前庭外侧核 lateral vestibular nucleus
展神经核 abducens nucleus
内侧纵束 medial longitudinal fasciculus
面神经核 nucleus of facial n.
上橄榄核 superior olivary nucleus
内侧丘系 medial lemniscus
脑桥核 pontine nucleus
锥体束 pyramid tract
脑桥核 pontine nucleus
小脑下脚 inferior cerebellar peduncle
小脑中脚 middle cerebellar peduncle
面神经膝 geniculum of facial n.
前庭内侧核 medial vestibular nucleus
三叉神经脊束核
nucleus of spinal tract of trigeminal n.
面神经 facial n.
外侧丘系 lateral lemniscus
展神经 abducent n.
斜方体 trapezoid body
脑桥横纤维 transverse fibers of pons

图 1-179 桥脑横切面（经面丘 2）
The horizontal section of the pons. Through facial colliculus（2）

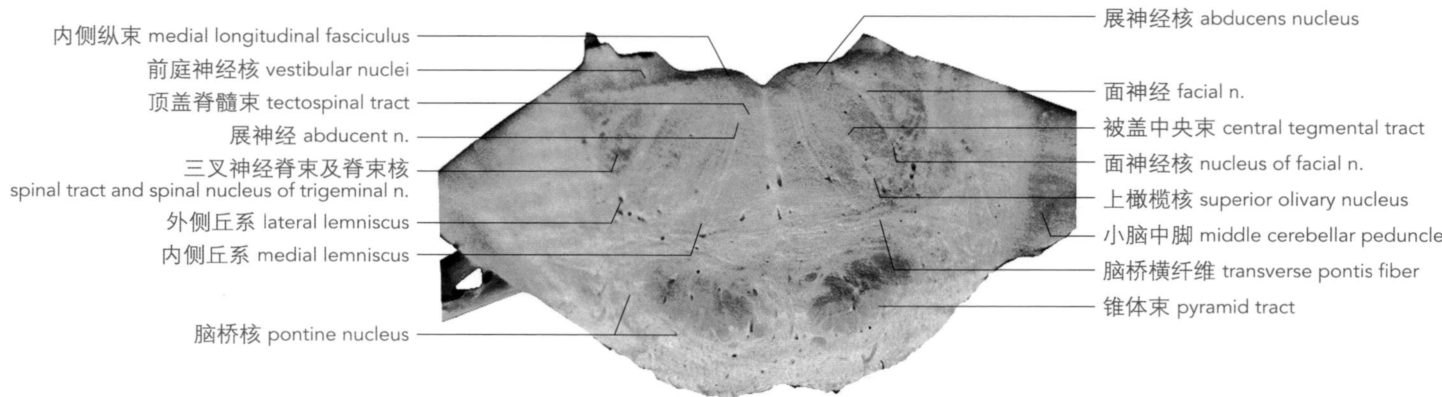

内侧纵束 medial longitudinal fasciculus
前庭神经核 vestibular nuclei
顶盖脊髓束 tectospinal tract
展神经 abducent n.
三叉神经脊束及脊束核
spinal tract and spinal nucleus of trigeminal n.
外侧丘系 lateral lemniscus
内侧丘系 medial lemniscus
脑桥核 pontine nucleus
展神经核 abducens nucleus
面神经 facial n.
被盖中央束 central tegmental tract
面神经核 nucleus of facial n.
上橄榄核 superior olivary nucleus
小脑中脚 middle cerebellar peduncle
脑桥横纤维 transverse pontis fiber
锥体束 pyramid tract

图 1-180 延髓横切面（经蜗神经核 1）
The horizontal section of the medulla oblongata. Through cochlear nuclei (1)

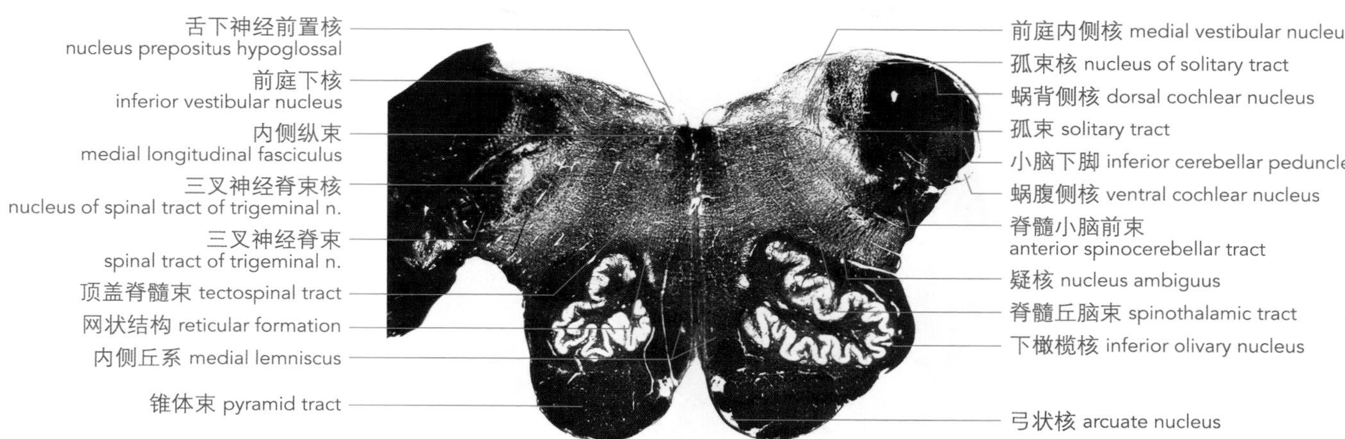
舌下神经前置核
nucleus prepositus hypoglossal
前庭下核
inferior vestibular nucleus
内侧纵束
medial longitudinal fasciculus
三叉神经脊束核
nucleus of spinal tract of trigeminal n.
三叉神经脊束
spinal tract of trigeminal n.
顶盖脊髓束 tectospinal tract
网状结构 reticular formation
内侧丘系 medial lemniscus
锥体束 pyramid tract
前庭内侧核 medial vestibular nucleus
孤束核 nucleus of solitary tract
蜗背侧核 dorsal cochlear nucleus
孤束 solitary tract
小脑下脚 inferior cerebellar peduncle
蜗腹侧核 ventral cochlear nucleus
脊髓小脑前束
anterior spinocerebellar tract
疑核 nucleus ambiguus
脊髓丘脑束 spinothalamic tract
下橄榄核 inferior olivary nucleus
弓状核 arcuate nucleus

图 1-181 延髓横切面（经蜗神经核 2）
The horizontal section of the medulla oblongata. Through cochlear nuclei (2)

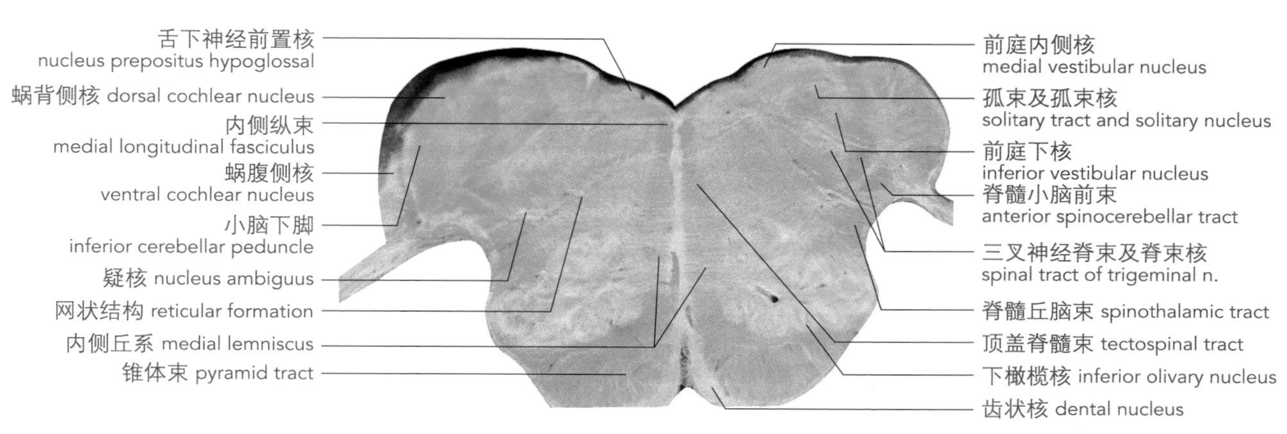
舌下神经前置核
nucleus prepositus hypoglossal
蜗背侧核 dorsal cochlear nucleus
内侧纵束
medial longitudinal fasciculus
蜗腹侧核
ventral cochlear nucleus
小脑下脚
inferior cerebellar peduncle
疑核 nucleus ambiguus
网状结构 reticular formation
内侧丘系 medial lemniscus
锥体束 pyramid tract
前庭内侧核
medial vestibular nucleus
孤束及孤束核
solitary tract and solitary nucleus
前庭下核
inferior vestibular nucleus
脊髓小脑前束
anterior spinocerebellar tract
三叉神经脊束及脊束核
spinal tract of trigeminal n.
脊髓丘脑束 spinothalamic tract
顶盖脊髓束 tectospinal tract
下橄榄核 inferior olivary nucleus
齿状核 dental nucleus

图 1-182 延髓横切面（经橄榄中部 1）
The horizontal section of the medulla oblongata. Through the middle part of the olive (1)

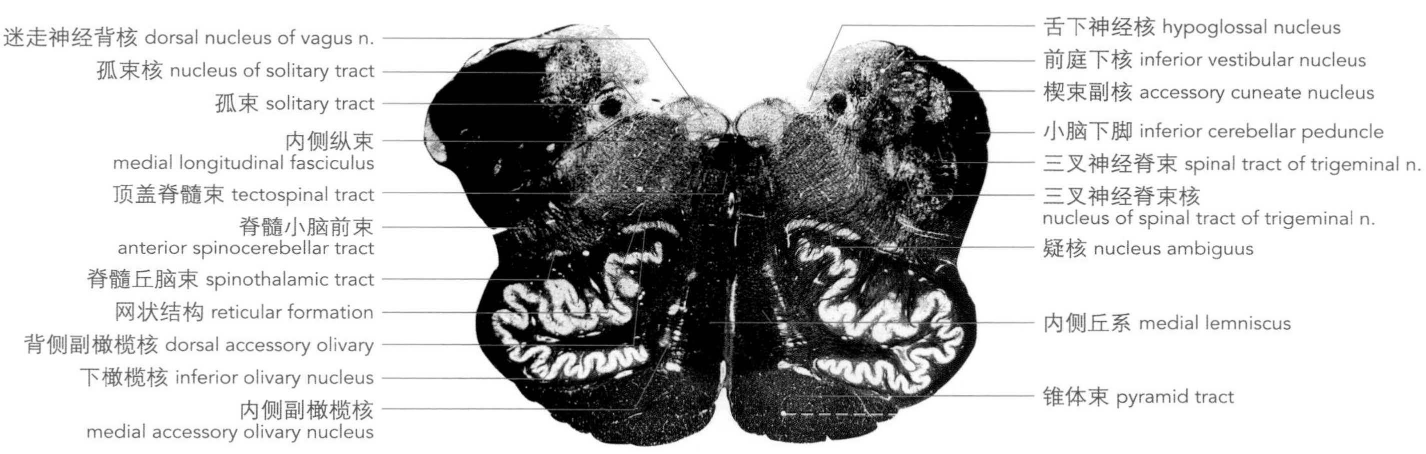
迷走神经背核 dorsal nucleus of vagus n.
孤束核 nucleus of solitary tract
孤束 solitary tract
内侧纵束
medial longitudinal fasciculus
顶盖脊髓束 tectospinal tract
脊髓小脑前束
anterior spinocerebellar tract
脊髓丘脑束 spinothalamic tract
网状结构 reticular formation
背侧副橄榄核 dorsal accessory olivary
下橄榄核 inferior olivary nucleus
内侧副橄榄核
medial accessory olivary nucleus
舌下神经核 hypoglossal nucleus
前庭下核 inferior vestibular nucleus
楔束副核 accessory cuneate nucleus
小脑下脚 inferior cerebellar peduncle
三叉神经脊束 spinal tract of trigeminal n.
三叉神经脊束核
nucleus of spinal tract of trigeminal n.
疑核 nucleus ambiguus
内侧丘系 medial lemniscus
锥体束 pyramid tract

图 1-183 延髓横切面（经橄榄中部 2）
The horizontal section of the medulla oblongata. Through the middle part of the olive (2)

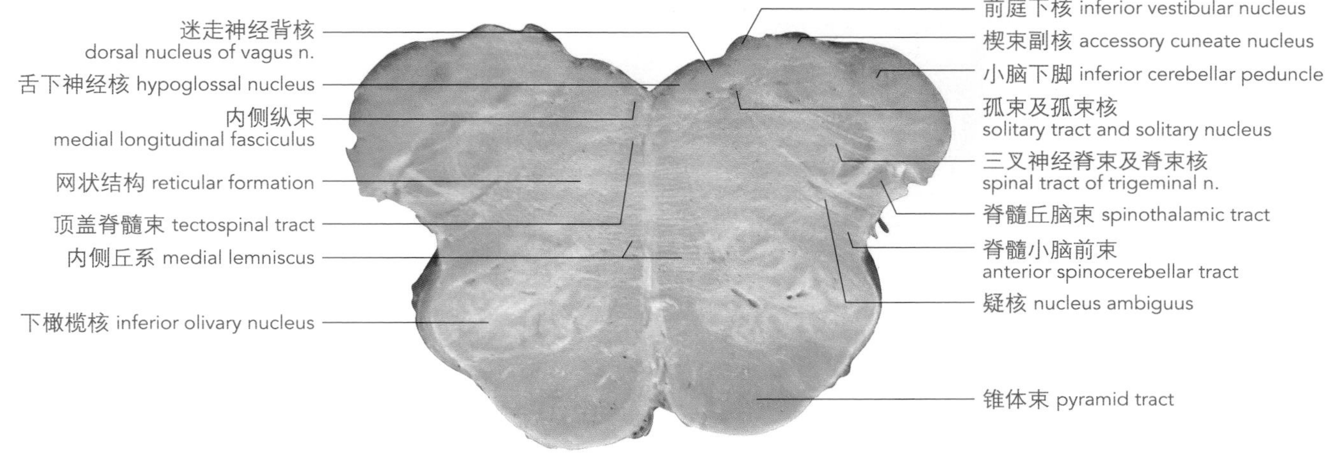
迷走神经背核
dorsal nucleus of vagus n.
舌下神经核 hypoglossal nucleus
内侧纵束
medial longitudinal fasciculus
网状结构 reticular formation
顶盖脊髓束 tectospinal tract
内侧丘系 medial lemniscus
下橄榄核 inferior olivary nucleus
前庭下核 inferior vestibular nucleus
楔束副核 accessory cuneate nucleus
小脑下脚 inferior cerebellar peduncle
孤束及孤束核
solitary tract and solitary nucleus
三叉神经脊束及脊束核
spinal tract of trigeminal n.
脊髓丘脑束 spinothalamic tract
脊髓小脑前束
anterior spinocerebellar tract
疑核 nucleus ambiguus
锥体束 pyramid tract

图 1-184 延髓横切面(经丘系交叉 1)

The horizontal section of the medulla oblongata. Through decussation of medial lemniscus(1)

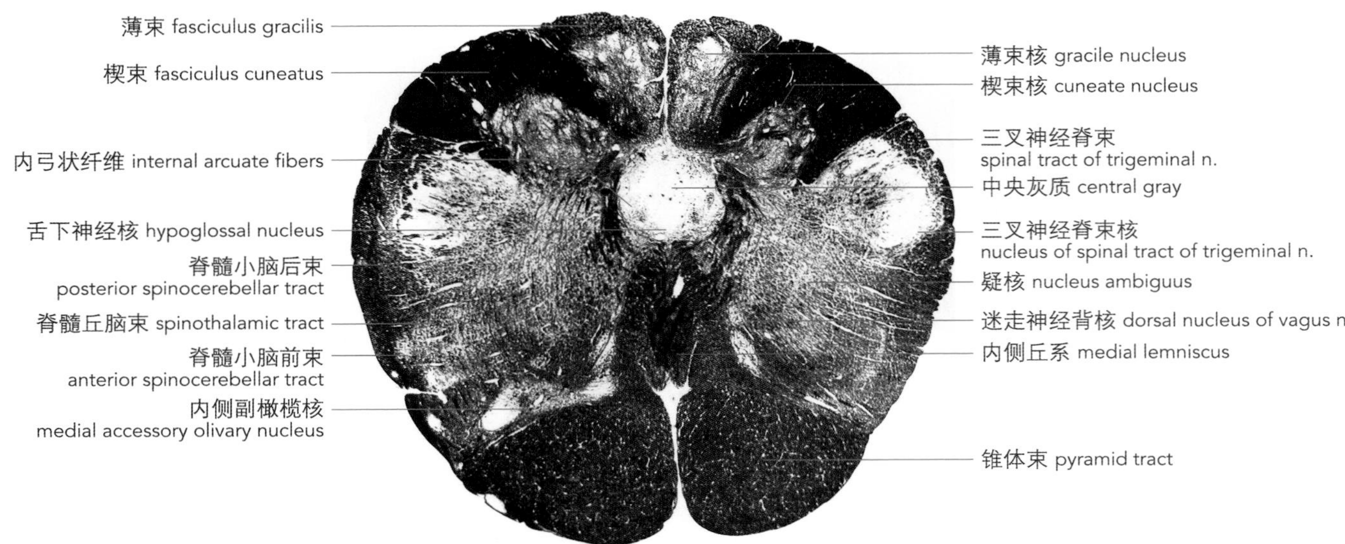
薄束 fasciculus gracilis
楔束 fasciculus cuneatus
内弓状纤维 internal arcuate fibers
舌下神经核 hypoglossal nucleus
脊髓小脑后束
posterior spinocerebellar tract
脊髓丘脑束 spinothalamic tract
脊髓小脑前束
anterior spinocerebellar tract
内侧副橄榄核
medial accessory olivary nucleus
薄束核 gracile nucleus
楔束核 cuneate nucleus
三叉神经脊束
spinal tract of trigeminal n.
中央灰质 central gray
三叉神经脊束核
nucleus of spinal tract of trigeminal n.
疑核 nucleus ambiguus
迷走神经背核 dorsal nucleus of vagus n.
内侧丘系 medial lemniscus
锥体束 pyramid tract

图 1-185 延髓横切面(经丘系交叉 2)

The horizontal section of the medulla oblongata. Through decussation of medial lemniscus(2)

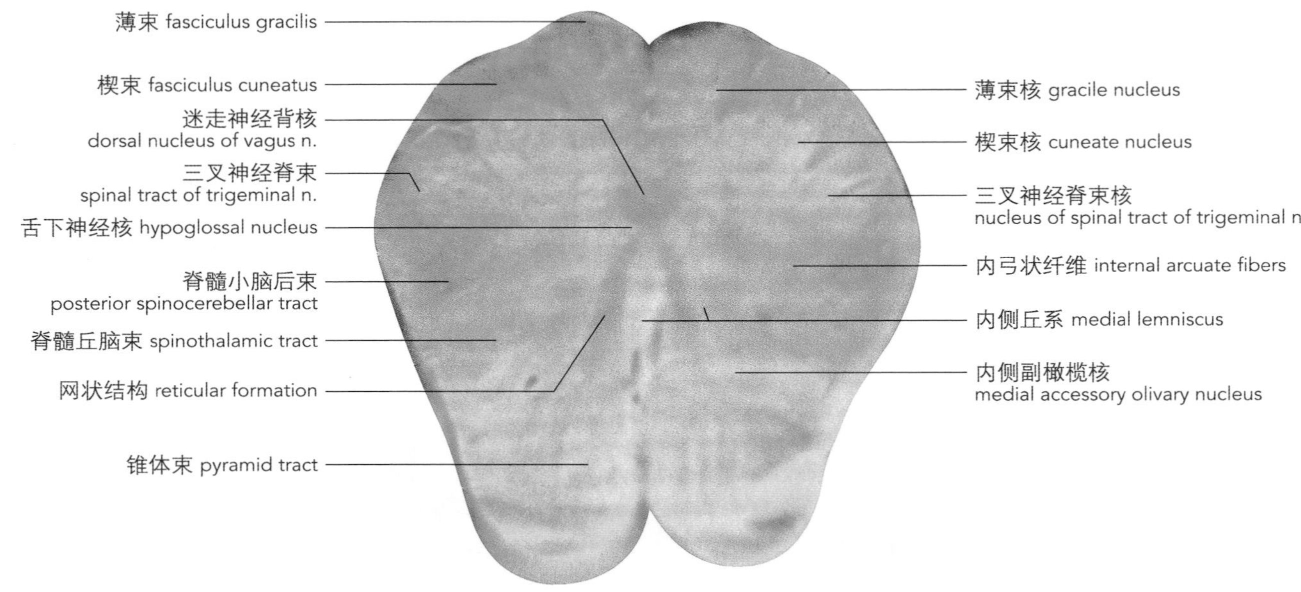
薄束 fasciculus gracilis
楔束 fasciculus cuneatus
迷走神经背核
dorsal nucleus of vagus n.
三叉神经脊束
spinal tract of trigeminal n.
舌下神经核 hypoglossal nucleus
脊髓小脑后束
posterior spinocerebellar tract
脊髓丘脑束 spinothalamic tract
网状结构 reticular formation
锥体束 pyramid tract
薄束核 gracile nucleus
楔束核 cuneate nucleus
三叉神经脊束核
nucleus of spinal tract of trigeminal n.
内弓状纤维 internal arcuate fibers
内侧丘系 medial lemniscus
内侧副橄榄核
medial accessory olivary nucleus

图 1-186 延髓横切面(经锥体交叉 1)

The horizontal section of the medulla oblongata. Through decussation of pyramid(1)

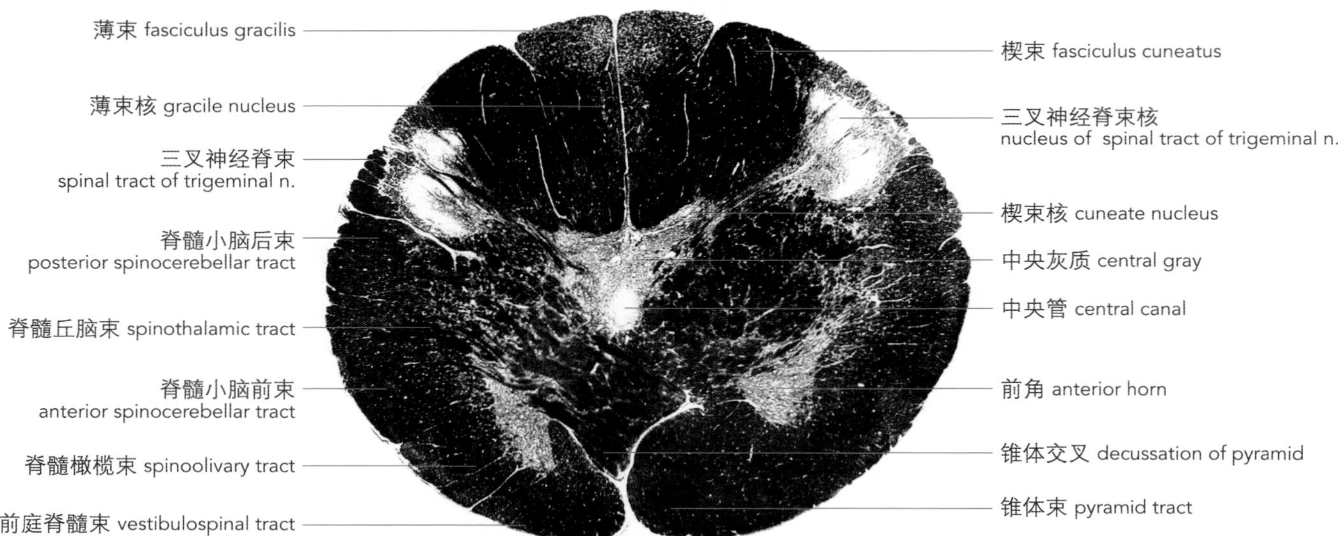
薄束 fasciculus gracilis
薄束核 gracile nucleus
三叉神经脊束
spinal tract of trigeminal n.
脊髓小脑后束
posterior spinocerebellar tract
脊髓丘脑束 spinothalamic tract
脊髓小脑前束
anterior spinocerebellar tract
脊髓橄榄束 spinoolivary tract
前庭脊髓束 vestibulospinal tract
楔束 fasciculus cuneatus
三叉神经脊束核
nucleus of spinal tract of trigeminal n.
楔束核 cuneate nucleus
中央灰质 central gray
中央管 central canal
前角 anterior horn
锥体交叉 decussation of pyramid
锥体束 pyramid tract

图 1-187 延髓横切面（经锥体交叉 2）
The horizontal section of the medulla oblongata. Through decussation of pyramid (2)

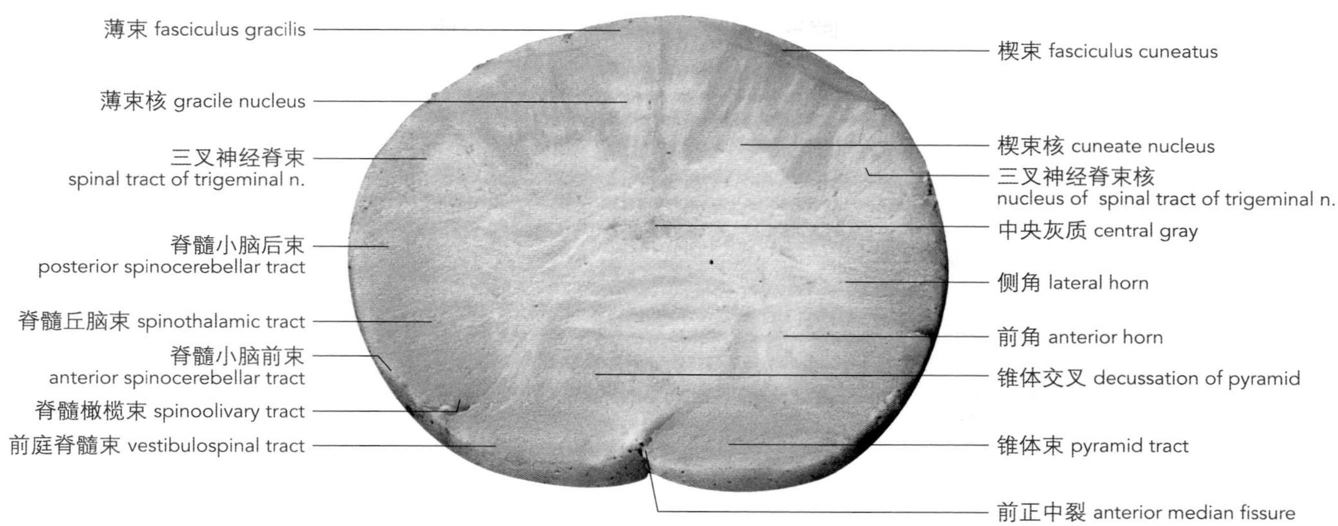

薄束 fasciculus gracilis
薄束核 gracile nucleus
三叉神经脊束
spinal tract of trigeminal n.
脊髓小脑后束
posterior spinocerebellar tract
脊髓丘脑束 spinothalamic tract
脊髓小脑前束
anterior spinocerebellar tract
脊髓橄榄束 spinoolivary tract
前庭脊髓束 vestibulospinal tract
楔束 fasciculus cuneatus
楔束核 cuneate nucleus
三叉神经脊束核
nucleus of spinal tract of trigeminal n.
中央灰质 central gray
侧角 lateral horn
前角 anterior horn
锥体交叉 decussation of pyramid
锥体束 pyramid tract
前正中裂 anterior median fissure

图 1-188 眼的表面结构（前面观）
The surface structure of eye. Anterior aspect

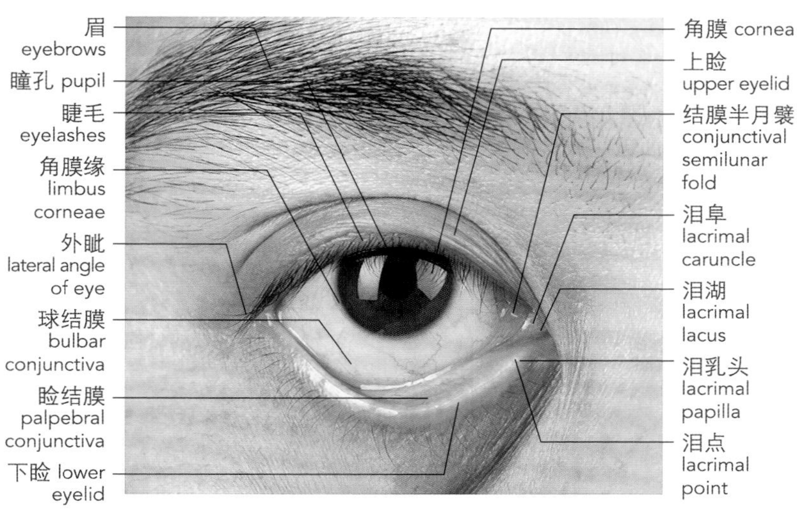

眉
eyebrows
瞳孔 pupil
睫毛
eyelashes
角膜缘
limbus
corneae
外眦
lateral angle
of eye
球结膜
bulbar
conjunctiva
睑结膜
palpebral
conjunctiva
下睑 lower
eyelid
角膜 cornea
上睑
upper eyelid
结膜半月襞
conjunctival
semilunar
fold
泪阜
lacrimal
caruncle
泪湖
lacrimal
lacus
泪乳头
lacrimal
papilla
泪点
lacrimal
point

图 1-189 眼轮匝肌
The orbital part

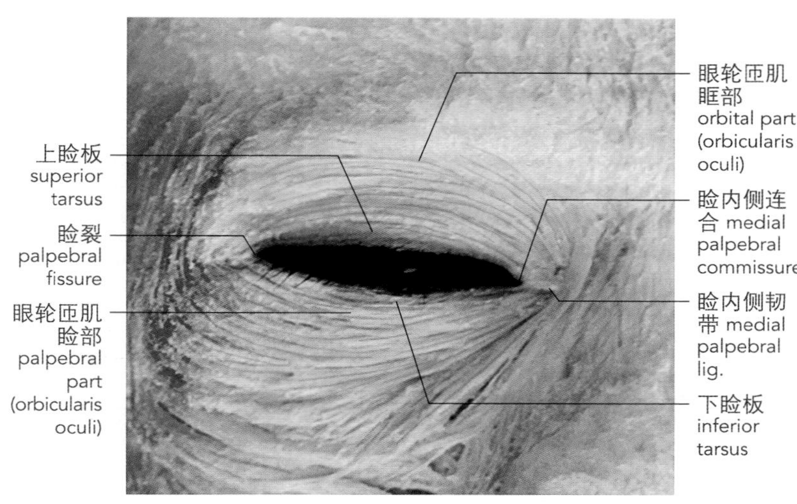

上睑板
superior
tarsus
睑裂
palpebral
fissure
眼轮匝肌
睑部
palpebral
part
(orbicularis
oculi)
眼轮匝肌
眶部
orbital part
(orbicularis
oculi)
睑内侧连
合 medial
palpebral
commissure
睑内侧韧
带 medial
palpebral
lig.
下睑板
inferior
tarsus

图 1-190 眶隔结构
Structure of the orbital septum

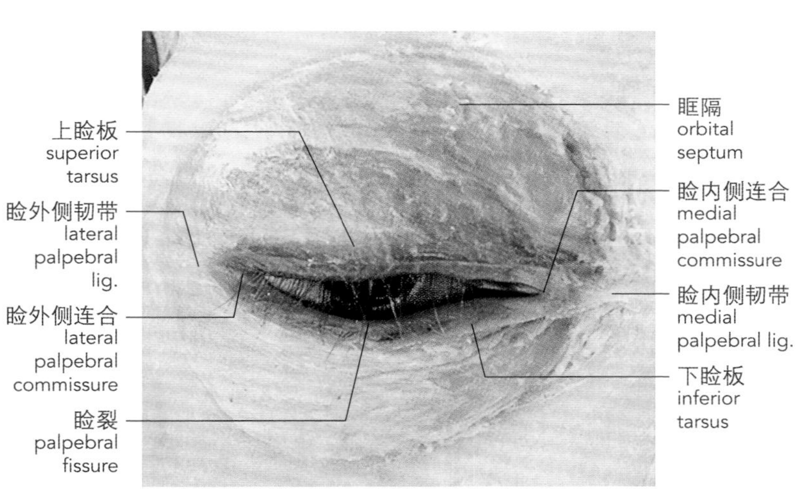

上睑板
superior
tarsus
睑外侧韧带
lateral
palpebral
lig.
睑外侧连合
lateral
palpebral
commissure
睑裂
palpebral
fissure
眶隔
orbital
septum
睑内侧连合
medial
palpebral
commissure
睑内侧韧带
medial
palpebral lig.
下睑板
inferior
tarsus

图 1-191 眼部骨骼（染色）
The skeleton of the ocular region. Staining

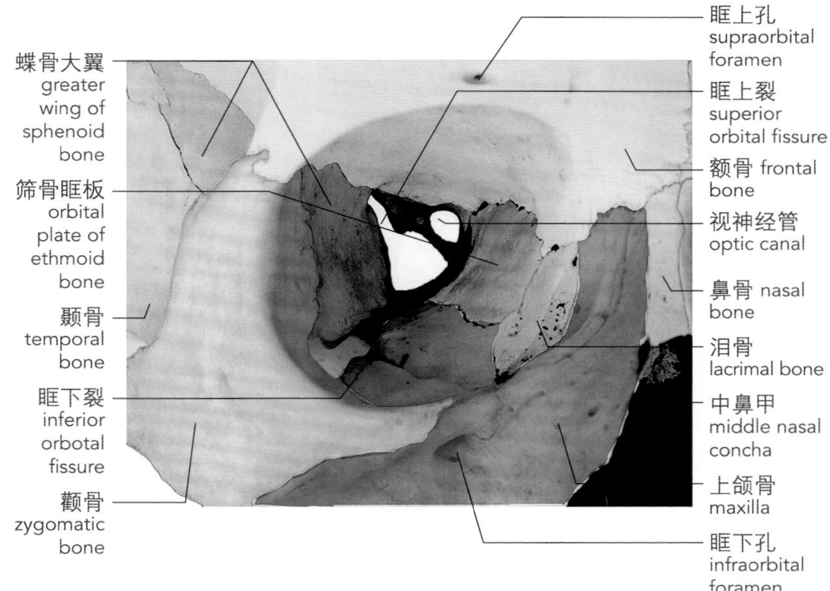

蝶骨大翼
greater
wing of
sphenoid
bone
筛骨眶板
orbital
plate of
ethmoid
bone
颞骨
temporal
bone
眶下裂
inferior
orbotal
fissure
颧骨
zygomatic
bone
眶上孔
supraorbital
foramen
眶上裂
superior
orbital fissure
额骨 frontal
bone
视神经管
optic canal
鼻骨 nasal
bone
泪骨
lacrimal bone
中鼻甲
middle nasal
concha
上颌骨
maxilla
眶下孔
infraorbital
foramen

图 1-192　上颌骨(外面观)
The maxilla bone. Lateral aspect

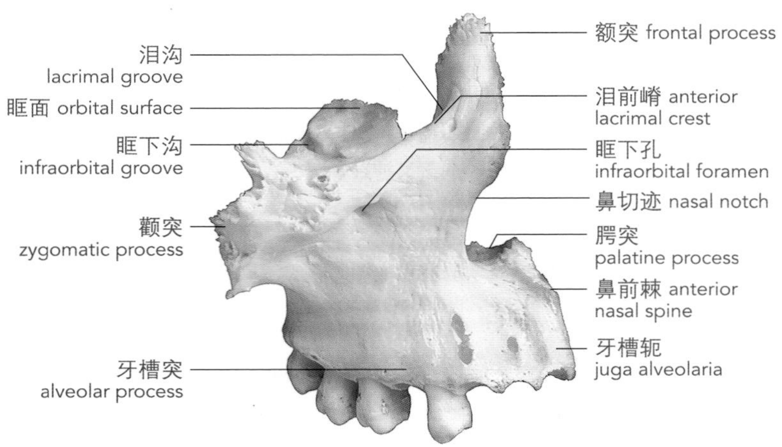
泪沟
lacrimal groove
眶面 orbital surface
眶下沟
infraorbital groove
颧突
zygomatic process
牙槽突
alveolar process
额突 frontal process
泪前嵴 anterior
lacrimal crest
眶下孔
infraorbital foramen
鼻切迹 nasal notch
腭突
palatine process
鼻前棘 anterior
nasal spine
牙槽轭
juga alveolaria

图 1-193　上颌骨(内面观)
The maxilla bone. Medial aspect

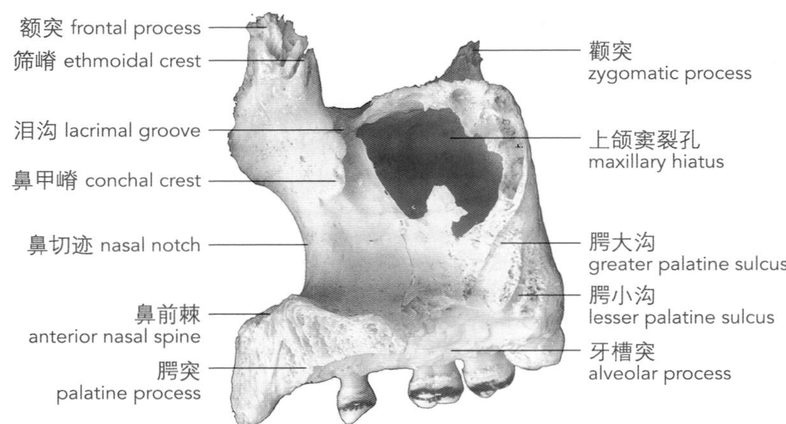
额突 frontal process
筛嵴 ethmoidal crest
泪沟 lacrimal groove
鼻甲嵴 conchal crest
鼻切迹 nasal notch
鼻前棘
anterior nasal spine
腭突
palatine process
颧突
zygomatic process
上颌窦裂孔
maxillary hiatus
腭大沟
greater palatine sulcus
腭小沟
lesser palatine sulcus
牙槽突
alveolar process

【解剖学要点】

上颌骨分为 1 体 4 突。上颌体内有上颌窦,体前面上份有眶下孔,鼻面后份有上颌窦裂孔。额突突向上,接额骨、鼻骨和泪骨;颧突伸向外,接颧骨;牙槽突伸向下,其下缘有牙槽,容纳牙根;腭突向内平伸,参与骨腭的构成。

图 1-194　筛骨(上面观)
The ethmoid bone. Superior aspect

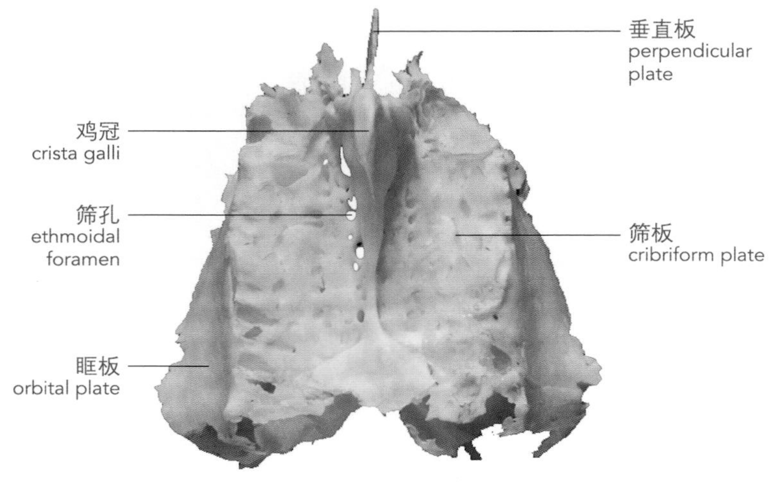
鸡冠
crista galli
筛孔
ethmoidal
foramen
眶板
orbital plate
垂直板
perpendicular
plate
筛板
cribriform plate

图 1-195　筛骨(下面观)
The ethmoid bone. Inferior aspect

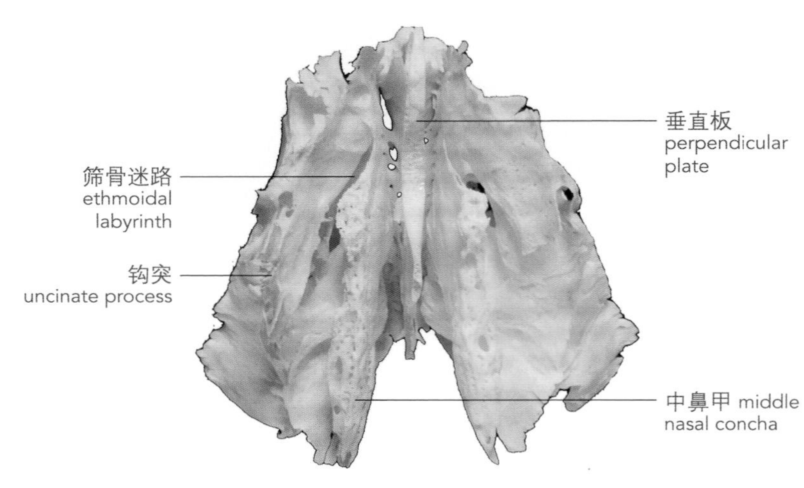
筛骨迷路
ethmoidal
labyrinth
钩突
uncinate process
垂直板
perpendicular
plate
中鼻甲 middle
nasal concha

图 1-196　筛骨(前面观)
The ethmoid bone. Posterior aspect

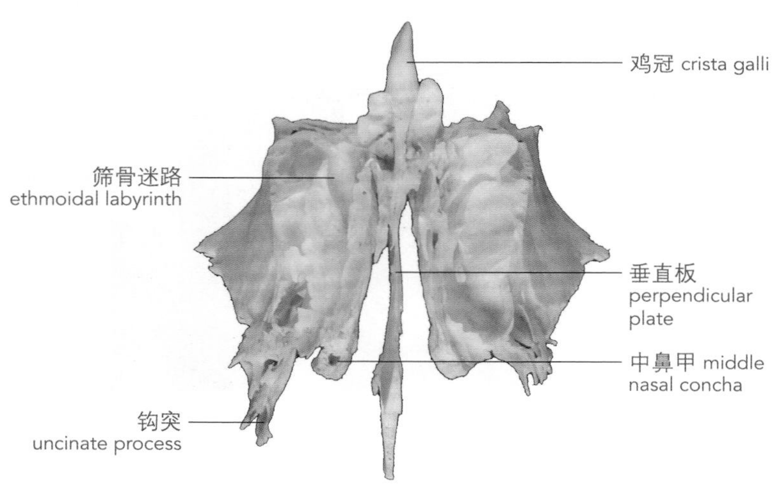
筛骨迷路
ethmoidal labyrinth
钩突
uncinate process
鸡冠 crista galli
垂直板
perpendicular
plate
中鼻甲 middle
nasal concha

【解剖学要点】

筛骨位于两眶之间,可分 3 部:筛板,为水平骨板,有筛孔,构成鼻腔的顶,前份的突起称鸡冠。垂直板,居正中矢状位,构成骨性鼻中隔的上部。筛骨迷路,位于垂直板两侧,菲薄骨板围成的小腔称筛窦,迷路内侧壁上的两个卷曲小骨片为上、中鼻甲,外侧壁构成眶的内侧壁(眶板)。

图 1-197 泪骨(前面观)
The lacrimal bone. Anterior aspect

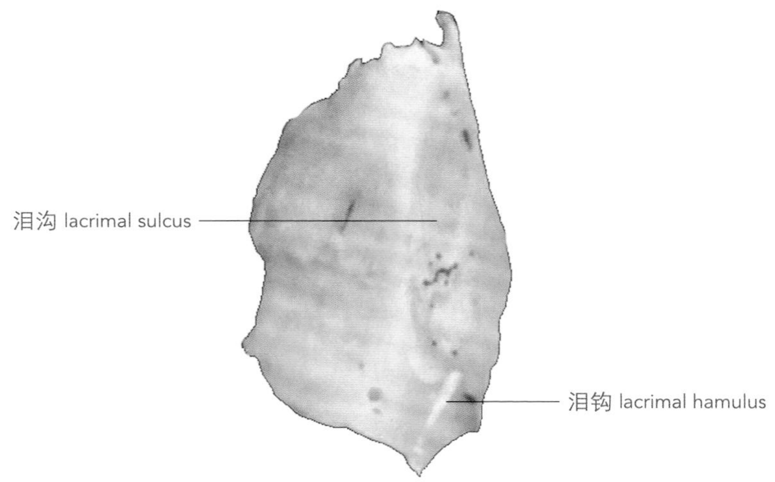
泪沟 lacrimal sulcus
泪钩 lacrimal hamulus

图 1-198 泪骨(后面观)
The lacrimal bone. Posterior aspect

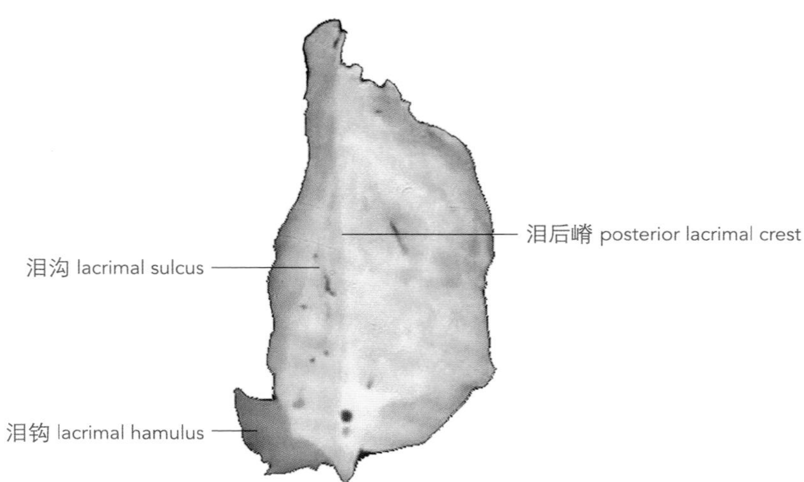
泪后嵴 posterior lacrimal crest
泪沟 lacrimal sulcus
泪钩 lacrimal hamulus

图 1-199 颧骨(外面观)
The zygomatic bone. Lateral aspect

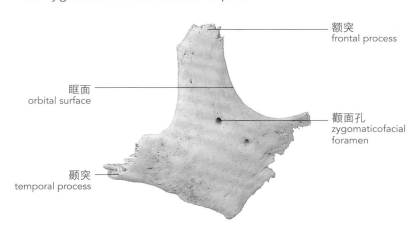
额突
frontal process
眶面
orbital surface
颧面孔
zygomaticofacial
foramen
颞突
temporal process

图 1-200 颧骨(内面观)
The zygomatic bone. Internal aspect

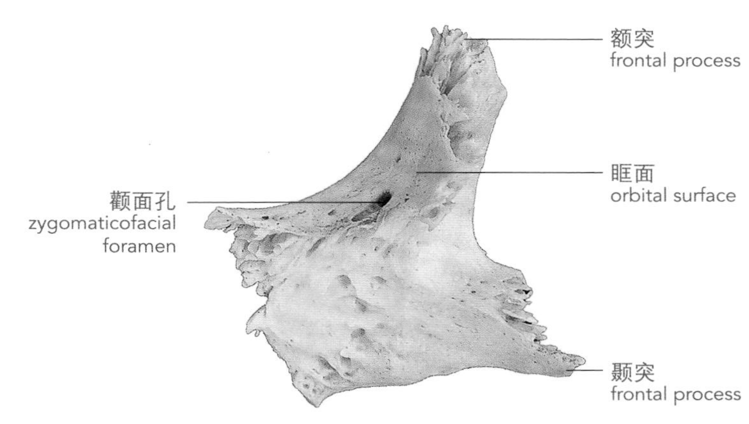
额突
frontal process
眶面
orbital surface
颧面孔
zygomaticofacial
foramen
颞突
frontal process

图 1-201 颅骨(冠状切面)
The skull. coronal section

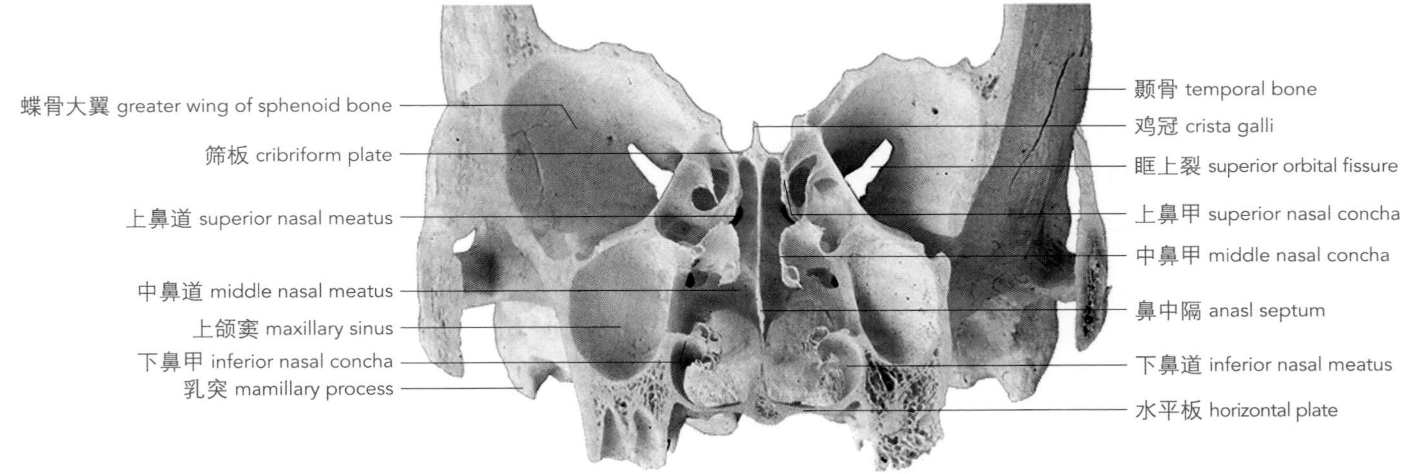
蝶骨大翼 greater wing of sphenoid bone
筛板 cribriform plate
上鼻道 superior nasal meatus
中鼻道 middle nasal meatus
上颌窦 maxillary sinus
下鼻甲 inferior nasal concha
乳突 mamillary process
颞骨 temporal bone
鸡冠 crista galli
眶上裂 superior orbital fissure
上鼻甲 superior nasal concha
中鼻甲 middle nasal concha
鼻中隔 anasl septum
下鼻道 inferior nasal meatus
水平板 horizontal plate

图 1-202 鼻腔的冠状切面(1)
The coronal section of nasal cavity(1)

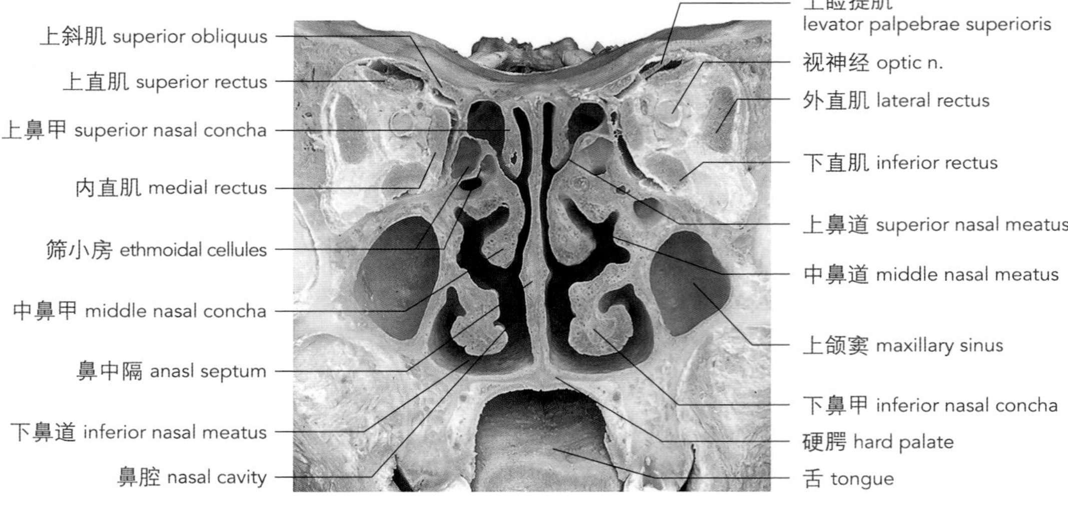
上斜肌 superior obliquus
上直肌 superior rectus
上鼻甲 superior nasal concha
内直肌 medial rectus
筛小房 ethmoidal cellules
中鼻甲 middle nasal concha
鼻中隔 anasl septum
下鼻道 inferior nasal meatus
鼻腔 nasal cavity
上睑提肌
levator palpebrae superioris
视神经 optic n.
外直肌 lateral rectus
下直肌 inferior rectus
上鼻道 superior nasal meatus
中鼻道 middle nasal meatus
上颌窦 maxillary sinus
下鼻甲 inferior nasal concha
硬腭 hard palate
舌 tongue

图 1-203 鼻腔的冠状切面(2)
The coronal section of nasal cavity(2)

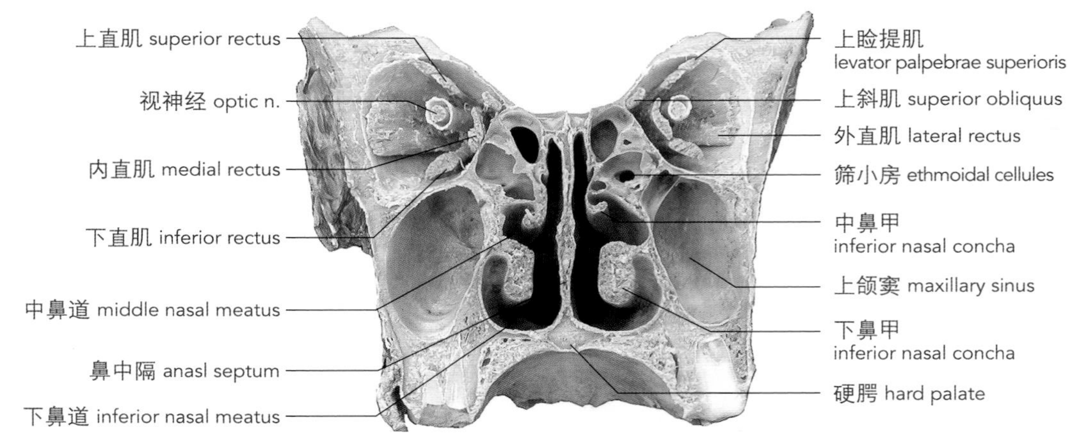
上直肌 superior rectus
视神经 optic n.
内直肌 medial rectus
下直肌 inferior rectus
中鼻道 middle nasal meatus
鼻中隔 anasl septum
下鼻道 inferior nasal meatus
上睑提肌
levator palpebrae superioris
上斜肌 superior obliquus
外直肌 lateral rectus
筛小房 ethmoidal cellules
中鼻甲
inferior nasal concha
上颌窦 maxillary sinus
下鼻甲
inferior nasal concha
硬腭 hard palate

图 1-204 眶腔内神经(上面观)
The nerves of the orbital cavity. Superior aspect

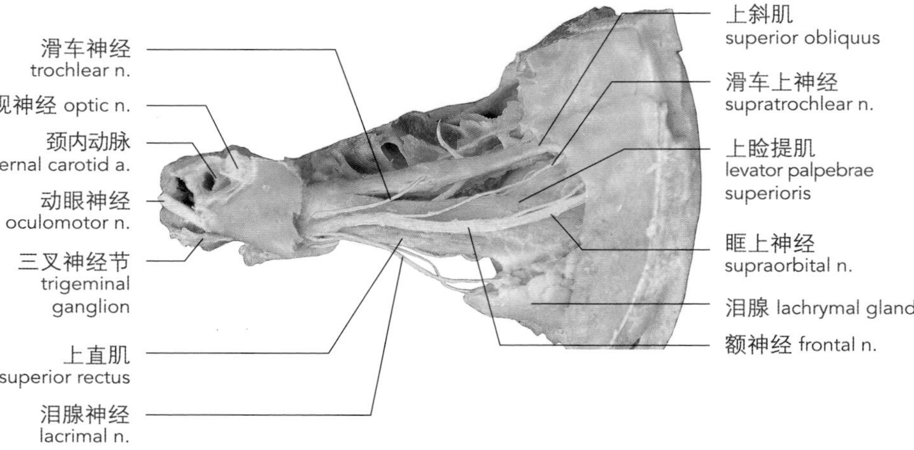
滑车神经
trochlear n.
视神经 optic n.
颈内动脉
internal carotid a.
动眼神经
oculomotor n.
三叉神经节
trigeminal
ganglion
上直肌
superior rectus
泪腺神经
lacrimal n.
上斜肌
superior obliquus
滑车上神经
supratrochlear n.
上睑提肌
levator palpebrae
superioris
眶上神经
supraorbital n.
泪腺 lachrymal gland
额神经 frontal n.

图 1-205 眶腔内神经(外面观 1)
The nerves of the orbital cavity. Lateral aspect(1)

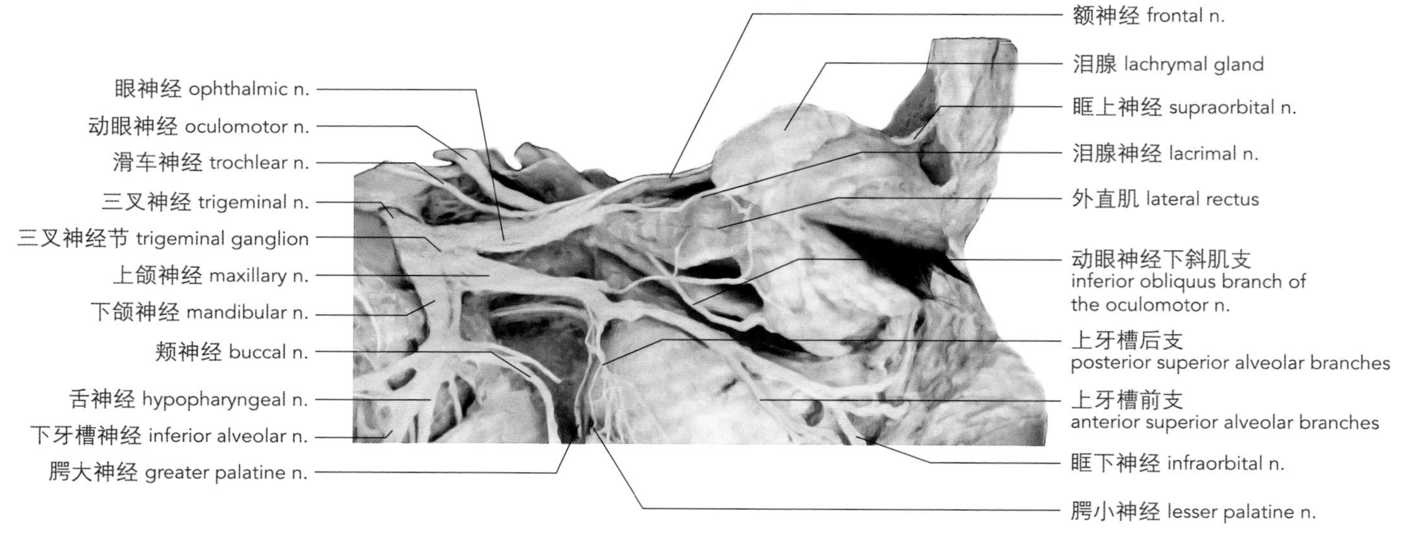
眼神经 ophthalmic n.
动眼神经 oculomotor n.
滑车神经 trochlear n.
三叉神经 trigeminal n.
三叉神经节 trigeminal ganglion
上颌神经 maxillary n.
下颌神经 mandibular n.
颊神经 buccal n.
舌神经 hypopharyngeal n.
下牙槽神经 inferior alveolar n.
腭大神经 greater palatine n.
额神经 frontal n.
泪腺 lachrymal gland
眶上神经 supraorbital n.
泪腺神经 lacrimal n.
外直肌 lateral rectus
动眼神经下斜肌支
inferior obliquus branch of
the oculomotor n.
上牙槽后支
posterior superior alveolar branches
上牙槽前支
anterior superior alveolar branches
眶下神经 infraorbital n.
腭小神经 lesser palatine n.

图 1-206 眶腔内神经(外面观 2)
The nerves of the orbital cavity. Lateral aspect(2)

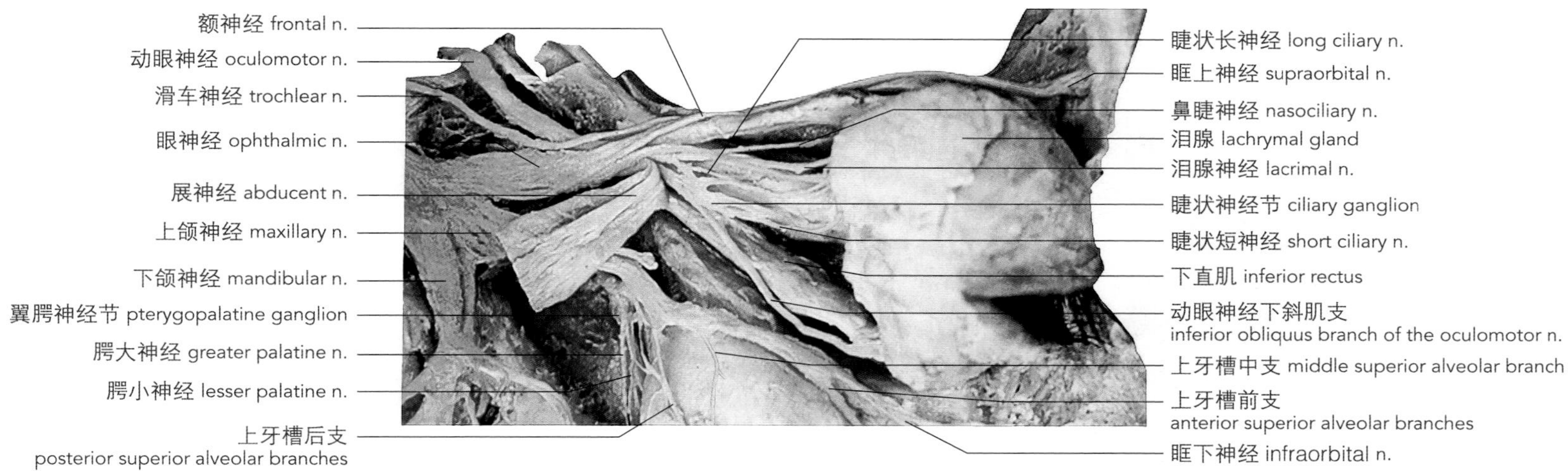

额神经 frontal n.
动眼神经 oculomotor n.
滑车神经 trochlear n.
眼神经 ophthalmic n.
展神经 abducent n.
上颌神经 maxillary n.
下颌神经 mandibular n.
翼腭神经节 pterygopalatine ganglion
腭大神经 greater palatine n.
腭小神经 lesser palatine n.
上牙槽后支
posterior superior alveolar branches
睫状长神经 long ciliary n.
眶上神经 supraorbital n.
鼻睫神经 nasociliary n.
泪腺 lachrymal gland
泪腺神经 lacrimal n.
睫状神经节 ciliary ganglion
睫状短神经 short ciliary n.
下直肌 inferior rectus
动眼神经下斜肌支
inferior obliquus branch of the oculomotor n.
上牙槽中支 middle superior alveolar branch
上牙槽前支
anterior superior alveolar branches
眶下神经 infraorbital n.

【解剖学要点】

动眼神经由脚间窝出脑,分布于上睑提肌、上直肌、下直肌、内直肌和下斜肌。

滑车神经经下丘下方出脑,分布于上斜肌。

三叉神经的感觉纤维组成眼神经、上颌神经和下颌神经,分布于面部皮肤,眼、鼻腔、口腔等处的黏膜;运动纤维随下颌神经分布于咀嚼肌。

图 1-207 眼动脉(前面观 1)
The ophthalmic artery. Anterior aspect(1)

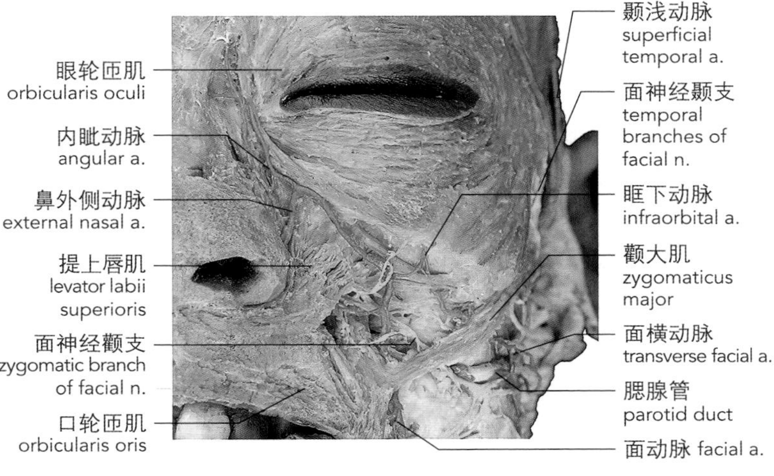

眼轮匝肌
orbicularis oculi
内眦动脉
angular a.
鼻外侧动脉
external nasal a.
提上唇肌
levator labii
superioris
面神经颧支
zygomatic branch
of facial n.
口轮匝肌
orbicularis oris
颞浅动脉
superficial
temporal a.
面神经颞支
temporal
branches of
facial n.
眶下动脉
infraorbital a.
颧大肌
zygomaticus
major
面横动脉
transverse facial a.
腮腺管
parotid duct
面动脉 facial a.

图 1-208 眼动脉(前面观 2)
The ophthalmic artery. Anterior aspect(2)

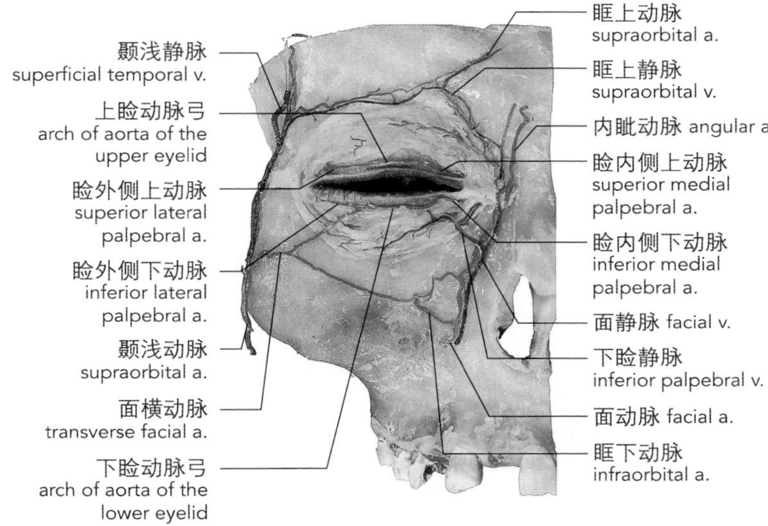

颞浅静脉
superficial temporal v.
上睑动脉弓
arch of aorta of the
upper eyelid
睑外侧上动脉
superior lateral
palpebral a.
睑外侧下动脉
inferior lateral
palpebral a.
颞浅动脉
supraorbital a.
面横动脉
transverse facial a.
下睑动脉弓
arch of aorta of the
lower eyelid
眶上动脉
supraorbital a.
眶上静脉
supraorbital v.
内眦动脉 angular a.
睑内侧上动脉
superior medial
palpebral a.
睑内侧下动脉
inferior medial
palpebral a.
面静脉 facial v.
下睑静脉
inferior palpebral v.
面动脉 facial a.
眶下动脉
infraorbital a.

图 1-209 眼动脉(前面观 3)
The ophthalmic artery. Anterior aspect(3)

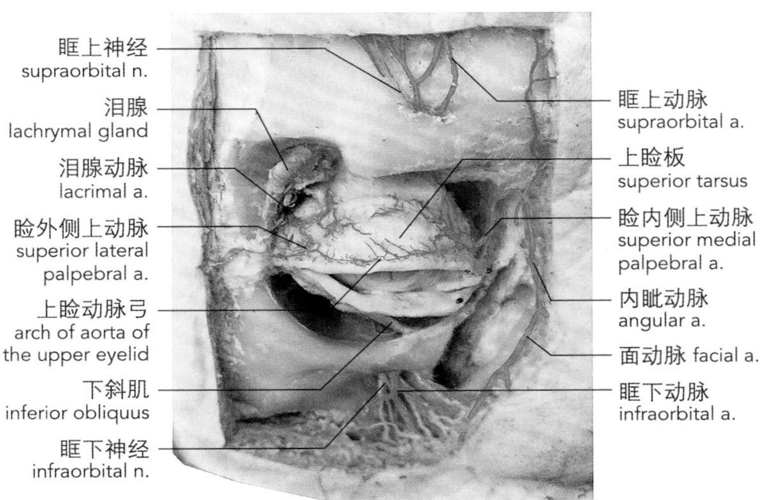

眶上神经
supraorbital n.
泪腺
lachrymal gland
泪腺动脉
lacrimal a.
睑外侧上动脉
superior lateral
palpebral a.
上睑动脉弓
arch of aorta of
the upper eyelid
下斜肌
inferior obliquus
眶下神经
infraorbital n.
眶上动脉
supraorbital a.
上睑板
superior tarsus
睑内侧上动脉
superior medial
palpebral a.
内眦动脉
angular a.
面动脉 facial a.
眶下动脉
infraorbital a.

图 1-210 眼动脉(前面观 4)
The ophthalmic artery. Anterior aspect(4)

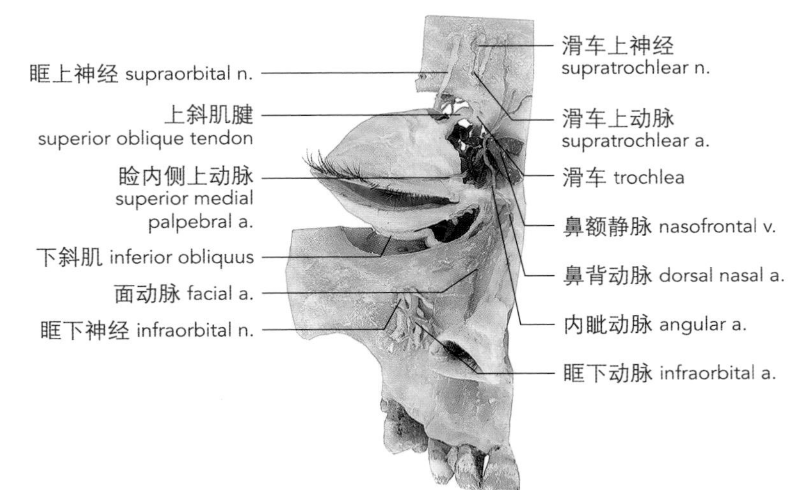

眶上神经 supraorbital n.
上斜肌腱
superior oblique tendon
睑内侧上动脉
superior medial
palpebral a.
下斜肌 inferior obliquus
面动脉 facial a.
眶下神经 infraorbital n.
滑车上神经
supratrochlear n.
滑车上动脉
supratrochlear a.
滑车 trochlea
鼻额静脉 nasofrontal v.
鼻背动脉 dorsal nasal a.
内眦动脉 angular a.
眶下动脉 infraorbital a.

图 1-211　眼动脉（上面观）
The ophthalmic artery. Superior aspect

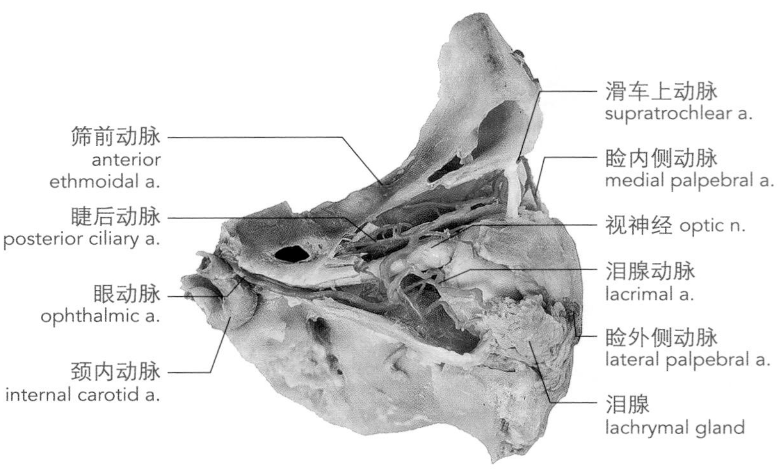
筛前动脉 anterior ethmoidal a.
睫后动脉 posterior ciliary a.
眼动脉 ophthalmic a.
颈内动脉 internal carotid a.
滑车上动脉 supratrochlear a.
睑内侧动脉 medial palpebral a.
视神经 optic n.
泪腺动脉 lacrimal a.
睑外侧动脉 lateral palpebral a.
泪腺 lachrymal gland

图 1-212　眼动脉（上面观）
The ophthalmic artery. Superior aspect

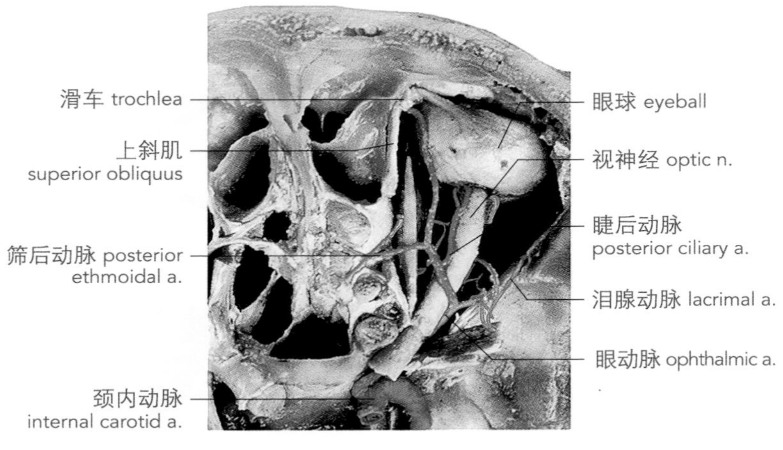
滑车 trochlea
上斜肌 superior obliquus
筛后动脉 posterior ethmoidal a.
颈内动脉 internal carotid a.
眼球 eyeball
视神经 optic n.
睫后动脉 posterior ciliary a.
泪腺动脉 lacrimal a.
眼动脉 ophthalmic a.

图 1-213　眼动脉（下面观）
The ophthalmic artery. Inferior aspect

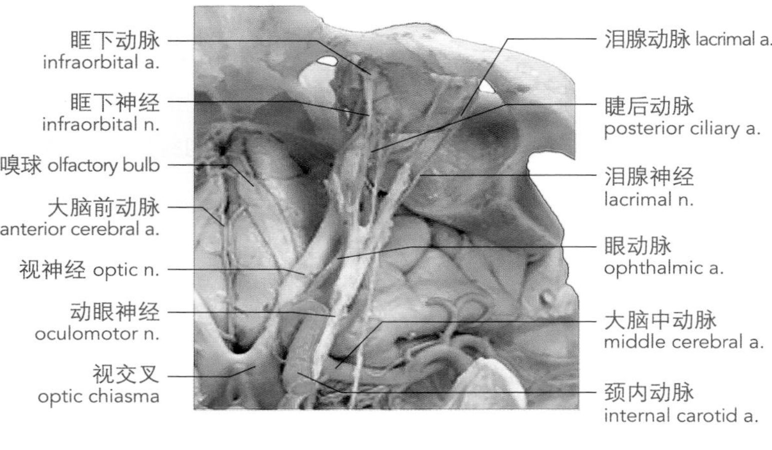
眶下动脉 infraorbital a.
眶下神经 infraorbital n.
嗅球 olfactory bulb
大脑前动脉 anterior cerebral a.
视神经 optic n.
动眼神经 oculomotor n.
视交叉 optic chiasma
泪腺动脉 lacrimal a.
睫后动脉 posterior ciliary a.
泪腺神经 lacrimal n.
眼动脉 ophthalmic a.
大脑中动脉 middle cerebral a.
颈内动脉 internal carotid a.

图 1-214　眼部血管、神经（外侧面观）
The blood vessels and never of eye. Lateral aspect

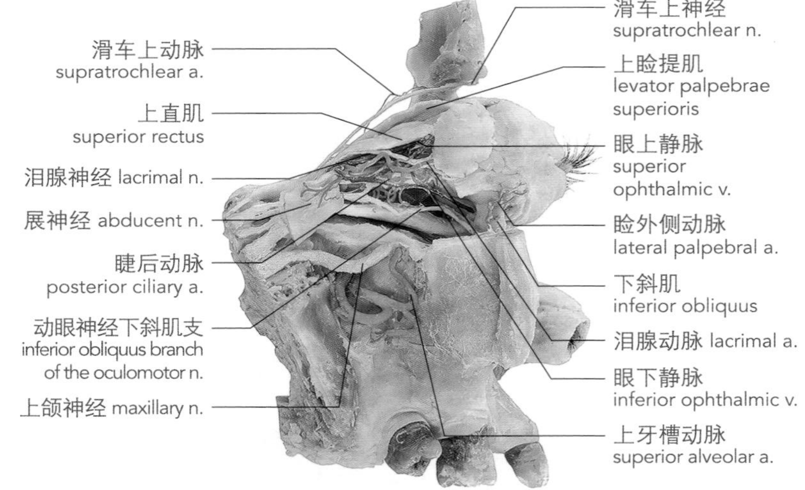
滑车上动脉 supratrochlear a.
上直肌 superior rectus
泪腺神经 lacrimal n.
展神经 abducent n.
睫后动脉 posterior ciliary a.
动眼神经下斜肌支 inferior obliquus branch of the oculomotor n.
上颌神经 maxillary n.
滑车上神经 supratrochlear n.
上睑提肌 levator palpebrae superioris
眼上静脉 superior ophthalmic v.
睑外侧动脉 lateral palpebral a.
下斜肌 inferior obliquus
泪腺动脉 lacrimal a.
眼下静脉 inferior ophthalmic v.
上牙槽动脉 superior alveolar a.

图 1-215　眼部静脉（前面观）
The vein of ocular region. Anterior aspect

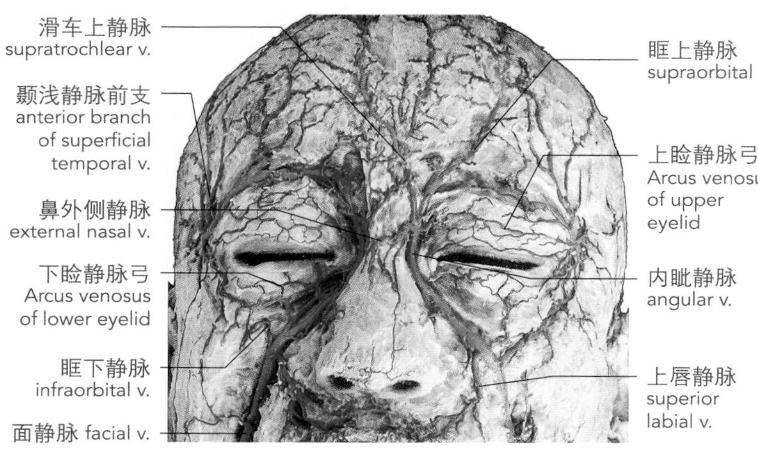
滑车上静脉 supratrochlear v.
颞浅静脉前支 anterior branch of superficial temporal v.
鼻外侧静脉 external nasal v.
下睑静脉弓 Arcus venosus of lower eyelid
眶下静脉 infraorbital v.
面静脉 facial v.
眶上静脉 supraorbital v.
上睑静脉弓 Arcus venosus of upper eyelid
内眦静脉 angular v.
上唇静脉 superior labial v.

图 1-216　眼部静脉（侧面观）
The vein of ocular region. lateral aspect

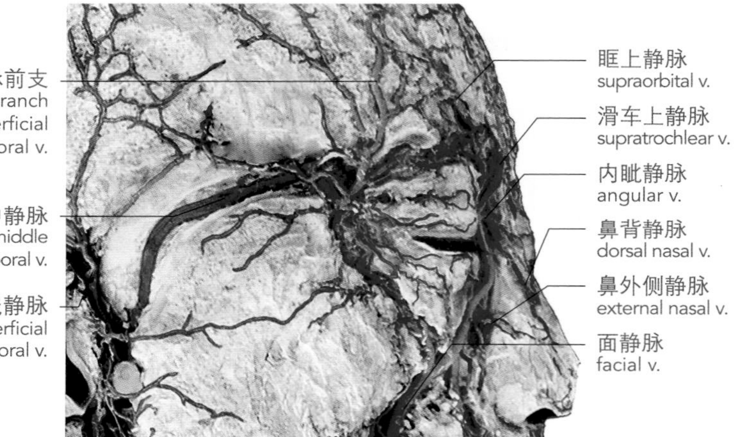
颞浅静脉前支 anterior branch of superficial temporal v.
颞中静脉 middle temporal v.
颞浅静脉 superficial temporal v.
眶上静脉 supraorbital v.
滑车上静脉 supratrochlear v.
内眦静脉 angular v.
鼻背静脉 dorsal nasal v.
鼻外侧静脉 external nasal v.
面静脉 facial v.

图 1-217　眼部血管铸型（前面观 1）
The cast of blood vessels of ocular region. Anterior aspect (1)

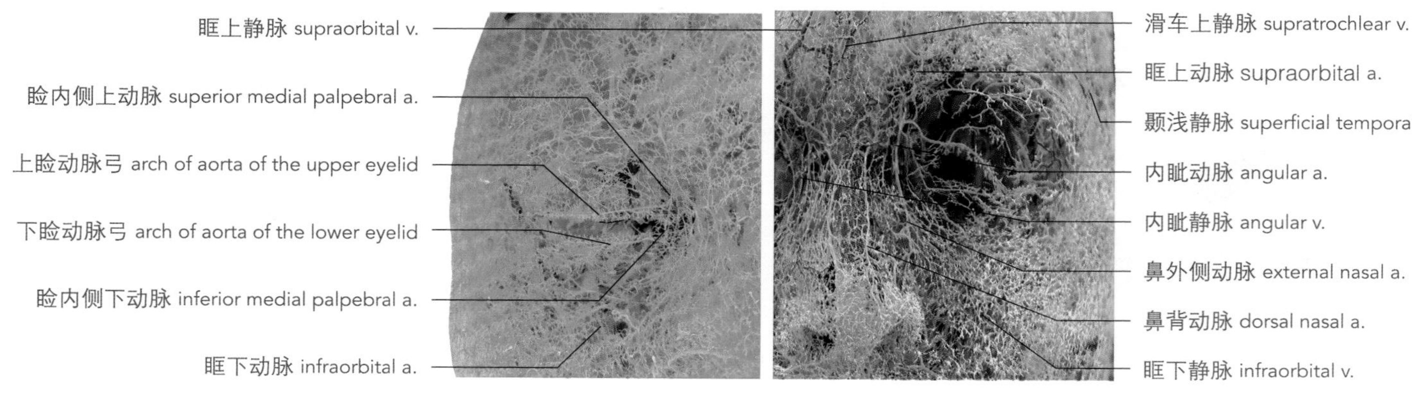
眶上静脉 supraorbital v.
睑内侧上动脉 superior medial palpebral a.
上睑动脉弓 arch of aorta of the upper eyelid
下睑动脉弓 arch of aorta of the lower eyelid
睑内侧下动脉 inferior medial palpebral a.
眶下动脉 infraorbital a.
滑车上静脉 supratrochlear v.
眶上动脉 supraorbital a.
颞浅静脉 superficial temporal v.
内眦动脉 angular a.
内眦静脉 angular v.
鼻外侧动脉 external nasal a.
鼻背动脉 dorsal nasal a.
眶下静脉 infraorbital v.

图 1-218 眼部血管铸型(前面观 2)
The cast of blood vessels of ocular region. Anterior aspect (2)

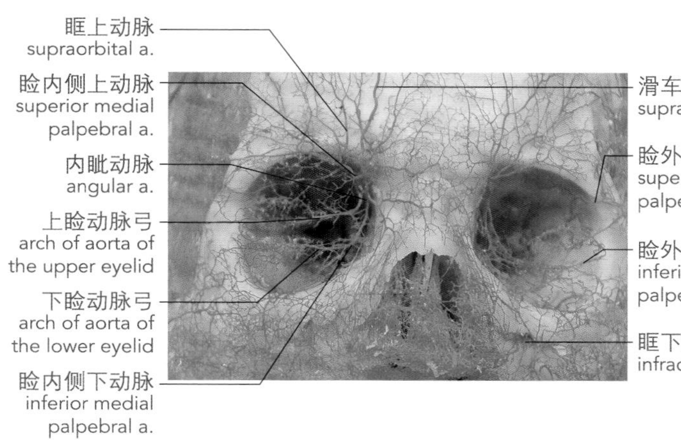

眶上动脉
supraorbital a.
睑内侧上动脉
superior medial palpebral a.
内眦动脉
angular a.
上睑动脉弓
arch of aorta of the upper eyelid
下睑动脉弓
arch of aorta of the lower eyelid
睑内侧下动脉
inferior medial palpebral a.
滑车上动脉
supratrochlear a.
睑外侧上动脉
superior lateral palpebral a.
睑外侧下动脉
inferior lateral palpebral a.
眶下动脉
infraorbital a.

图 1-219 眼部血管铸型(侧面观)
The cast of blood vessels of ocular region. Lateral aspect

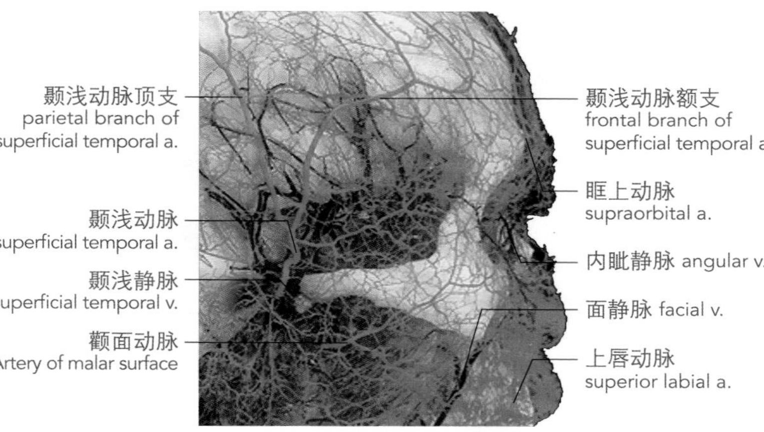

颞浅动脉顶支
parietal branch of superficial temporal a.
颞浅动脉
superficial temporal a.
颞浅静脉
superficial temporal v.
颧面动脉
Artery of malar surface
颞浅动脉额支
frontal branch of superficial temporal a.
眶上动脉
supraorbital a.
内眦静脉 angular v.
面静脉 facial v.
上唇动脉
superior labial a.

图 1-220 眼球(外侧面观)
The eyeball. Lateral aspect

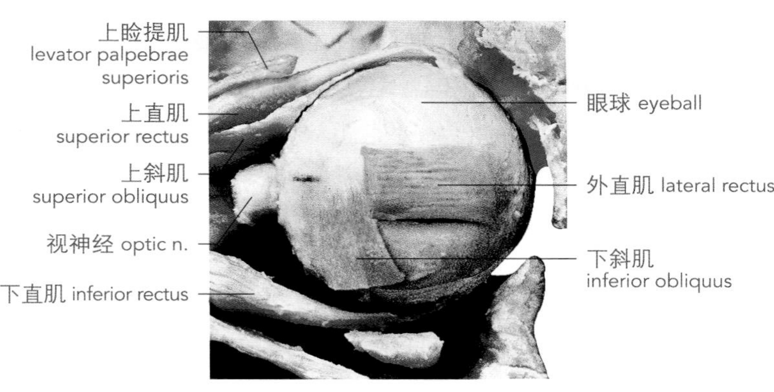

上睑提肌
levator palpebrae superioris
上直肌
superior rectus
上斜肌
superior obliquus
视神经 optic n.
下直肌 inferior rectus
眼球 eyeball
外直肌 lateral rectus
下斜肌
inferior obliquus

图 1-221 眼球的位置(水平切面)
The position of the eyeball. Horizontal section

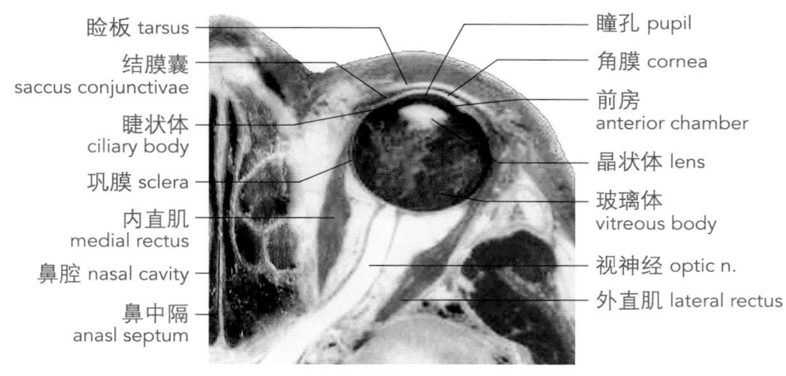

睑板 tarsus
结膜囊
saccus conjunctivae
睫状体
ciliary body
巩膜 sclera
内直肌
medial rectus
鼻腔 nasal cavity
鼻中隔
anasl septum
瞳孔 pupil
角膜 cornea
前房
anterior chamber
晶状体 lens
玻璃体
vitreous body
视神经 optic n.
外直肌 lateral rectus

图 1-222 泪器
The lacrimal apparatus

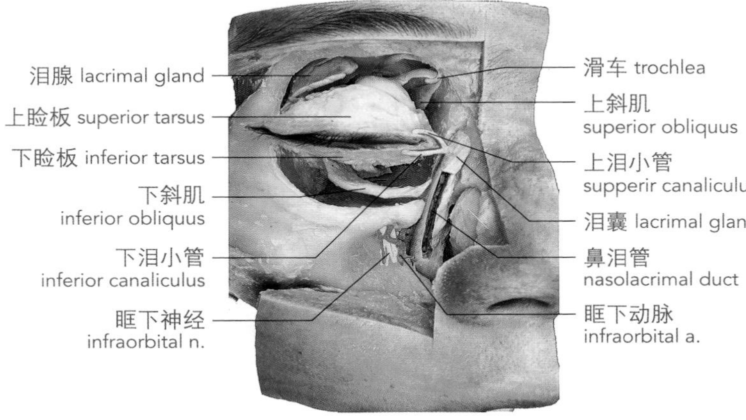

泪腺 lacrimal gland
上睑板 superior tarsus
下睑板 inferior tarsus
下斜肌
inferior obliquus
下泪小管
inferior canaliculus
眶下神经
infraorbital n.
滑车 trochlea
上斜肌
superior obliquus
上泪小管
supperir canaliculus
泪囊 lacrimal gland
鼻泪管
nasolacrimal duct
眶下动脉
infraorbital a.

【解剖学要点】

泪器由泪腺和泪道组成,前者位于泪腺窝内,分泌泪液,经排泄管排入结膜囊内;后者包括泪点、泪小管、泪囊和鼻泪管。结膜囊内多余的泪液经泪点、泪小管、泪囊和鼻泪管进入鼻腔。

图 1-223 眼外肌(前外侧面观)
The extraocular muscles. Anterolateral aspect

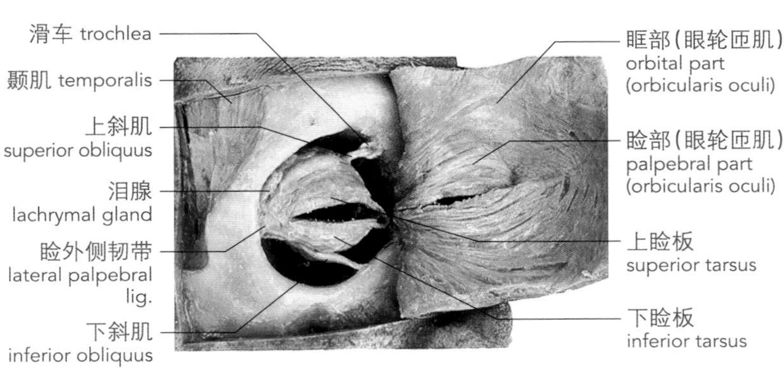

滑车 trochlea
颞肌 temporalis
上斜肌
superior obliquus
泪腺
lachrymal gland
睑外侧韧带
lateral palpebral lig.
下斜肌
inferior obliquus
眶部(眼轮匝肌)
orbital part (orbicularis oculi)
睑部(眼轮匝肌)
palpebral part (orbicularis oculi)
上睑板
superior tarsus
下睑板
inferior tarsus

图 1-224 眼外肌(上面观)
The extraocular muscles. Superior aspect

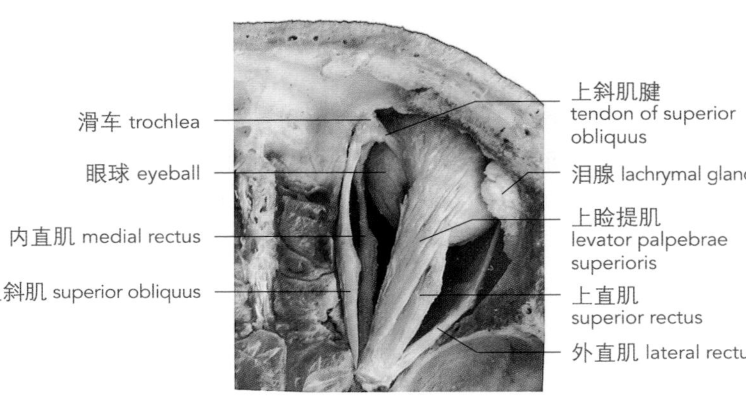

滑车 trochlea
眼球 eyeball
内直肌 medial rectus
上斜肌 superior obliquus
上斜肌腱
tendon of superior obliquus
泪腺 lachrymal gland
上睑提肌
levator palpebrae superioris
上直肌
superior rectus
外直肌 lateral rectus

图1-225 眼外肌(内面观)

The extraocular muscles. Internal aspect

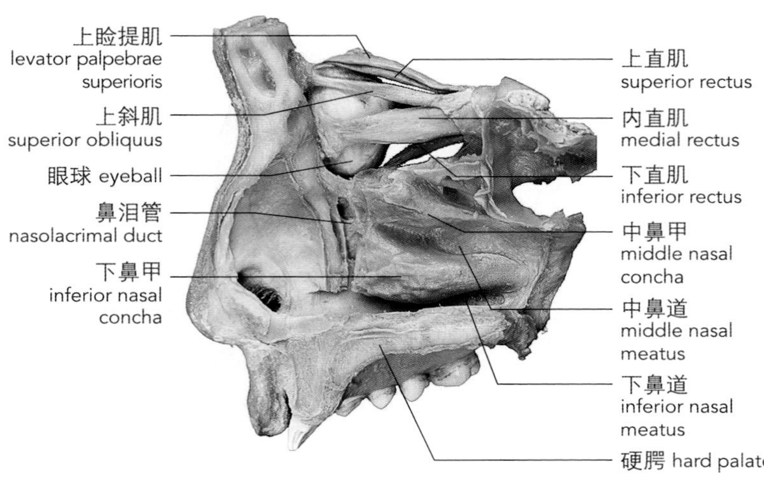

上睑提肌 levator palpebrae superioris
上斜肌 superior obliquus
眼球 eyeball
鼻泪管 nasolacrimal duct
下鼻甲 inferior nasal concha
上直肌 superior rectus
内直肌 medial rectus
下直肌 inferior rectus
中鼻甲 middle nasal concha
中鼻道 middle nasal meatus
下鼻道 inferior nasal meatus
硬腭 hard palate

图1-226 眼外肌(外面观)

The extraocular muscles. Anterolateral aspect

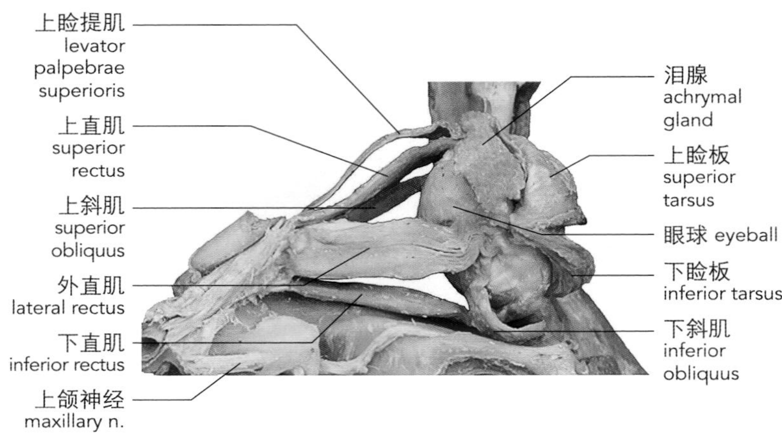

上睑提肌 levator palpebrae superioris
上直肌 superior rectus
上斜肌 superior obliquus
外直肌 lateral rectus
下直肌 inferior rectus
上颌神经 maxillary n.
泪腺 achrymal gland
上睑板 superior tarsus
眼球 eyeball
下睑板 inferior tarsus
下斜肌 inferior obliquus

【解剖学要点】

眼球外肌包括运动眼球的直肌(上直肌、下直肌、内直肌和外直肌)、斜肌(上斜肌和下斜肌)和提上睑的上睑提肌。各直肌共同起自眶尖视神经孔周围的总腱环,沿眶壁前行,分别止于赤道部以前巩膜的上、下、内侧和外侧。其中上直肌和下直肌的止端不与角膜平行而是鼻侧较颞侧靠前些,所以该肌收缩时可使眼球向上内和下内;内、外直肌分别在眼球的内侧和外侧收缩时可使眼球向内和向外转。

图1-227 眼球的结构(水平切面)

The structure of eyeball. Horizontal section

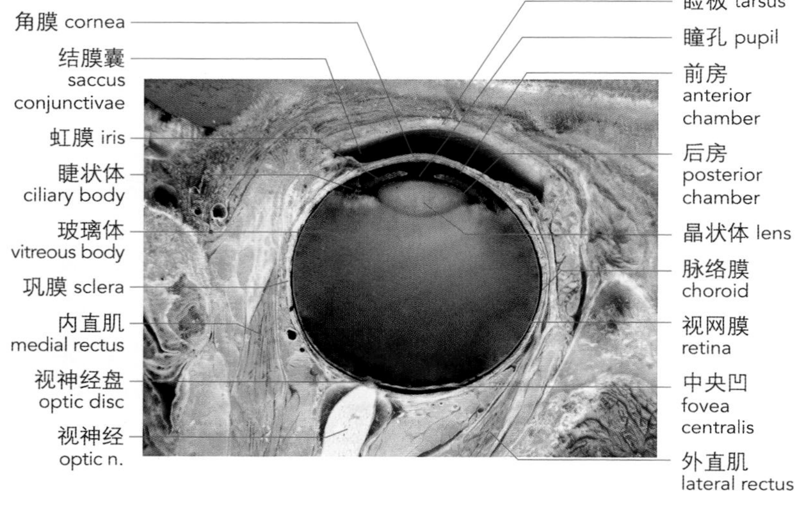

角膜 cornea
结膜囊 saccus conjunctivae
虹膜 iris
睫状体 ciliary body
玻璃体 vitreous body
巩膜 sclera
内直肌 medial rectus
视神经盘 optic disc
视神经 optic n.
睑板 tarsus
瞳孔 pupil
前房 anterior chamber
后房 posterior chamber
晶状体 lens
脉络膜 choroid
视网膜 retina
中央凹 fovea centralis
外直肌 lateral rectus

图1-228 眼球的水平切面(模式图)

Horizontal section of eyeball. Ideograph

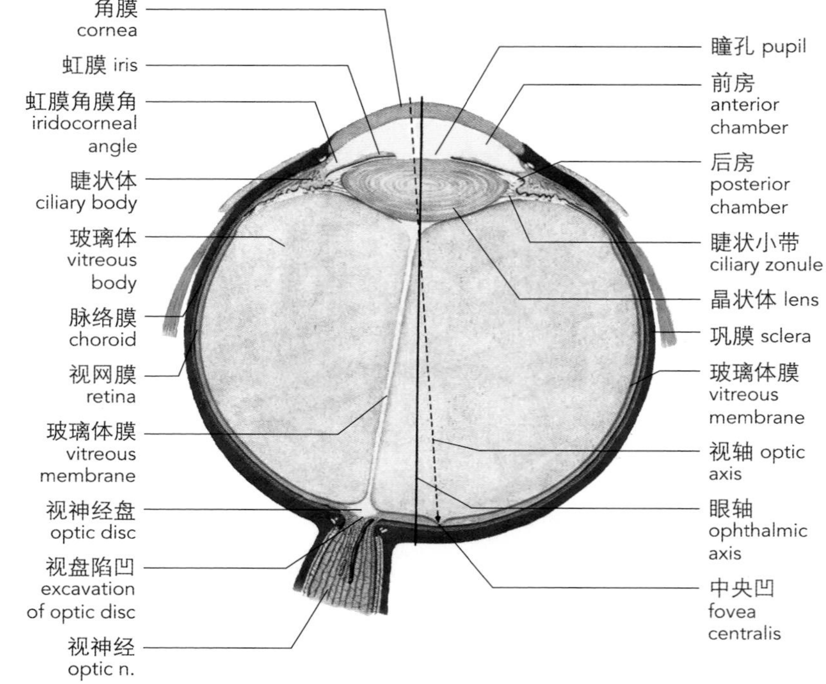

角膜 cornea
虹膜 iris
虹膜角膜角 iridocorneal angle
睫状体 ciliary body
玻璃体 vitreous body
脉络膜 choroid
视网膜 retina
玻璃体膜 vitreous membrane
视神经盘 optic disc
视盘陷凹 excavation of optic disc
视神经 optic n.
瞳孔 pupil
前房 anterior chamber
后房 posterior chamber
睫状小带 ciliary zonule
晶状体 lens
巩膜 sclera
玻璃体膜 vitreous membrane
视轴 optic axis
眼轴 ophthalmic axis
中央凹 fovea centralis

【解剖学要点】

眼球由眼球壁及其内容物组成。眼球壁由外向内依次为纤维膜、血管膜和视网膜。纤维膜由前向后分为角膜和巩膜;血管膜由前向后分为虹膜、睫状体和脉络膜。内容物包括房水、晶状体和玻璃体。

图 1-229　正常眼底图
Diagram of normal fundus

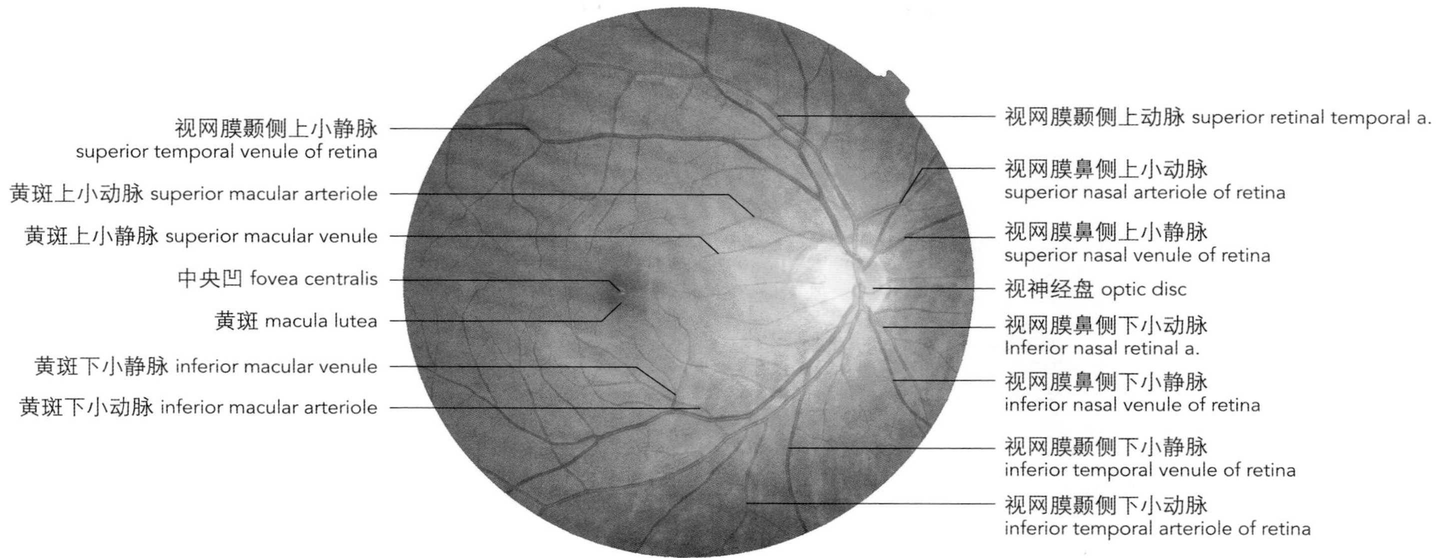
视网膜颞侧上小静脉
superior temporal venule of retina
黄斑上小动脉 superior macular arteriole
黄斑上小静脉 superior macular venule
中央凹 fovea centralis
黄斑 macula lutea
黄斑下小静脉 inferior macular venule
黄斑下小动脉 inferior macular arteriole
视网膜颞侧上动脉 superior retinal temporal a.
视网膜鼻侧上小动脉
superior nasal arteriole of retina
视网膜鼻侧上小静脉
superior nasal venule of retina
视神经盘 optic disc
视网膜鼻侧下小动脉
Inferior nasal retinal a.
视网膜鼻侧下小静脉
inferior nasal venule of retina
视网膜颞侧下小静脉
inferior temporal venule of retina
视网膜颞侧下小动脉
inferior temporal arteriole of retina

图 1-230　白内障眼底图
Diagram of eyeground of cataractous eye

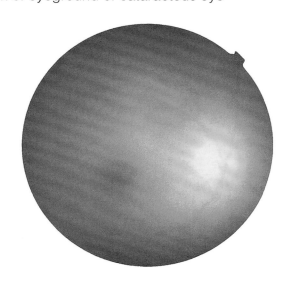

图 1-231　眼底出血图
Diagram of subhyaloid hemorrhage

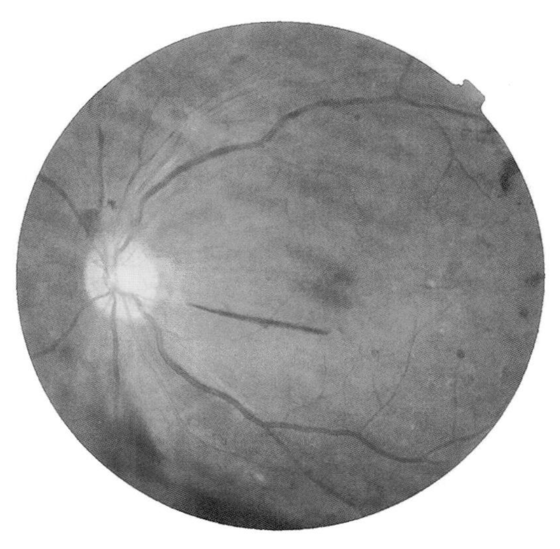

图 1-232　眼底动脉硬化图
Diagram of arterial sclerosis of eye ground

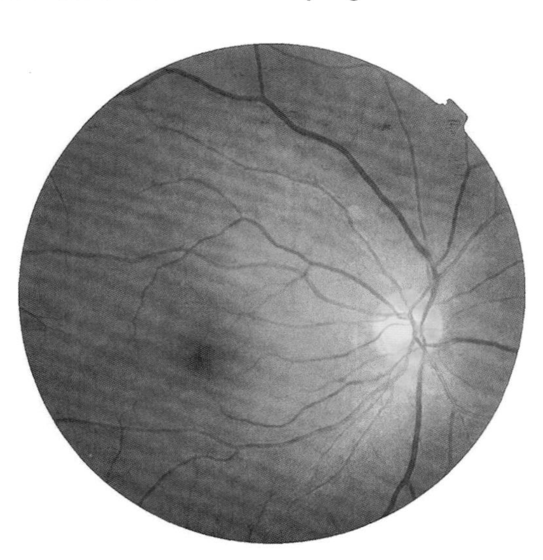

图 1-233　耳郭
The auricle

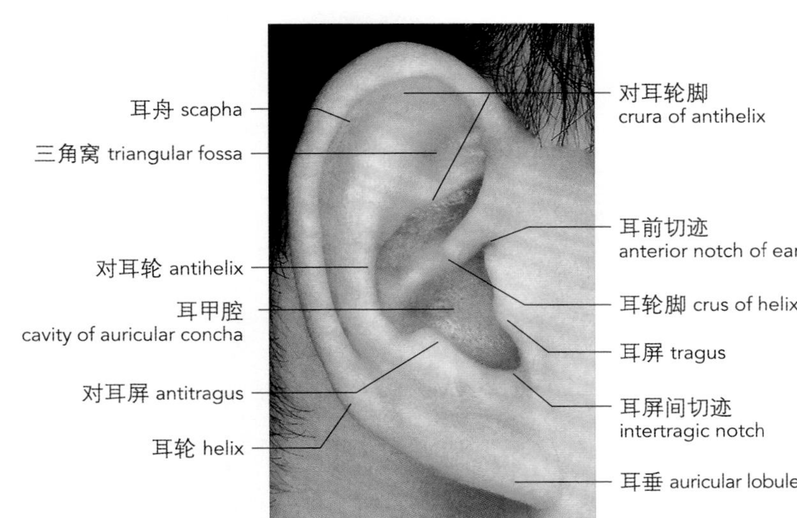
耳舟 scapha
三角窝 triangular fossa
对耳轮 antihelix
耳甲腔
cavity of auricular concha
对耳屏 antitragus
耳轮 helix
对耳轮脚
crura of antihelix
耳前切迹
anterior notch of ear
耳轮脚 crus of helix
耳屏 tragus
耳屏间切迹
intertragic notch
耳垂 auricular lobule

图 1-234 耳郭软骨
Cartilage of auricle

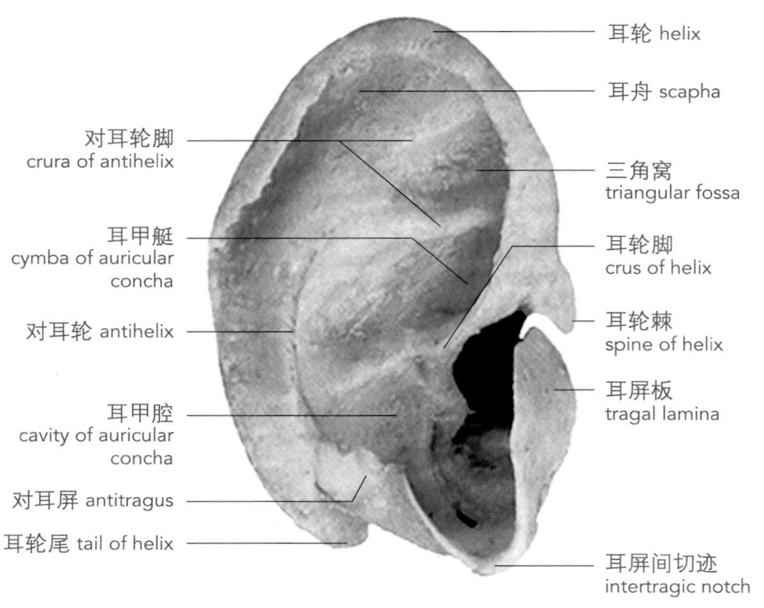
耳轮 helix
耳舟 scapha
对耳轮脚
crura of antihelix
三角窝
triangular fossa
耳甲艇
cymba of auricular concha
耳轮脚
crus of helix
对耳轮 antihelix
耳轮棘
spine of helix
耳屏板
tragal lamina
耳甲腔
cavity of auricular concha
对耳屏 antitragus
耳轮尾 tail of helix
耳屏间切迹
intertragic notch

图 1-235 耳郭动脉
The arteria auricularis

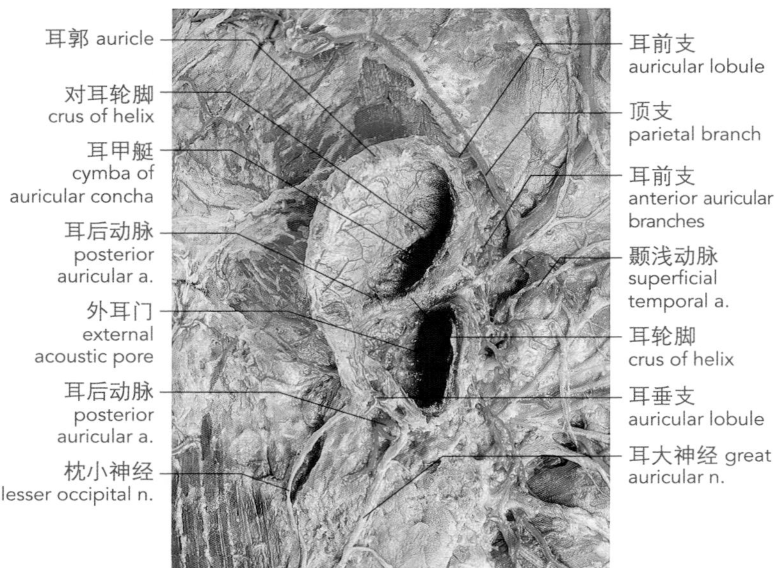
耳郭 auricle
对耳轮脚
crus of helix
耳甲艇
cymba of auricular concha
耳后动脉
posterior auricular a.
外耳门
external acoustic pore
耳后动脉
posterior auricular a.
枕小神经
lesser occipital n.
耳前支
auricular lobule
顶支
parietal branch
耳前支
anterior auricular branches
颞浅动脉
superficial temporal a.
耳轮脚
crus of helix
耳垂支
auricular lobule
耳大神经 great auricular n.

图 1-236 耳郭血管、神经(1)
The blood vessel and nerve of auricle(1)

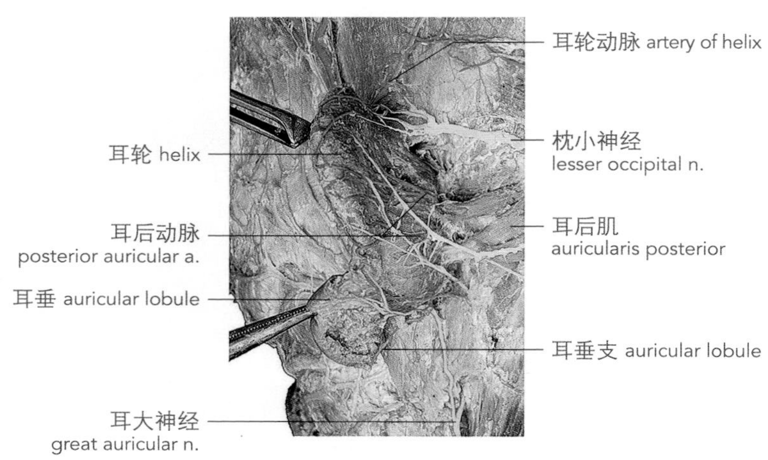
耳轮动脉 artery of helix
耳轮 helix
枕小神经
lesser occipital n.
耳后动脉
posterior auricular a.
耳后肌
auricularis posterior
耳垂 auricular lobule
耳垂支 auricular lobule
耳大神经
great auricular n.

图 1-237 耳郭血管、神经(2)
The blood vessel and nerve of auricle(2)

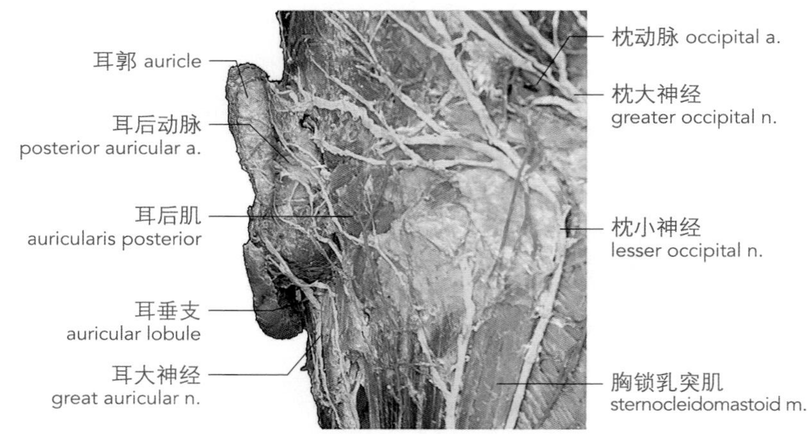
耳郭 auricle
枕动脉 occipital a.
枕大神经
greater occipital n.
耳后动脉
posterior auricular a.
耳后肌
auricularis posterior
枕小神经
lesser occipital n.
耳垂支
auricular lobule
耳大神经
great auricular n.
胸锁乳突肌
sternocleidomastoid m.

图 1-238 耳郭动脉铸型(1)
The cast of arteria auricularis(1)

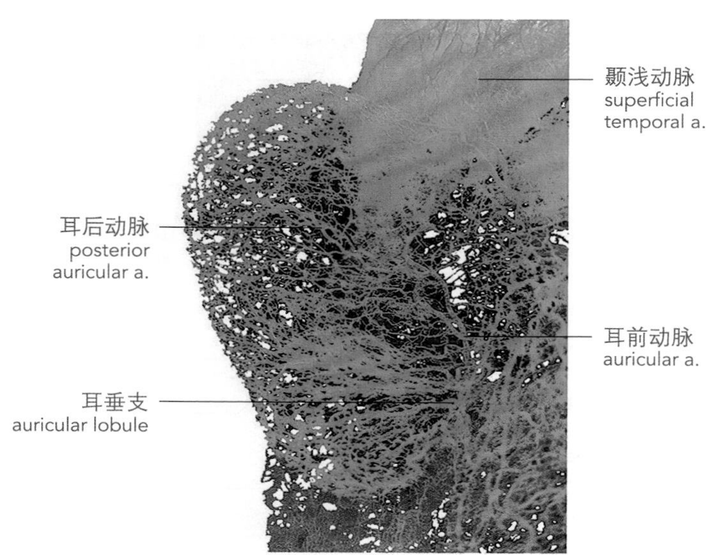
颞浅动脉
superficial temporal a.
耳后动脉
posterior auricular a.
耳前动脉
auricular a.
耳垂支
auricular lobule

图 1-239 耳郭动脉铸型(2)
The cast of arteria auricularis(2)

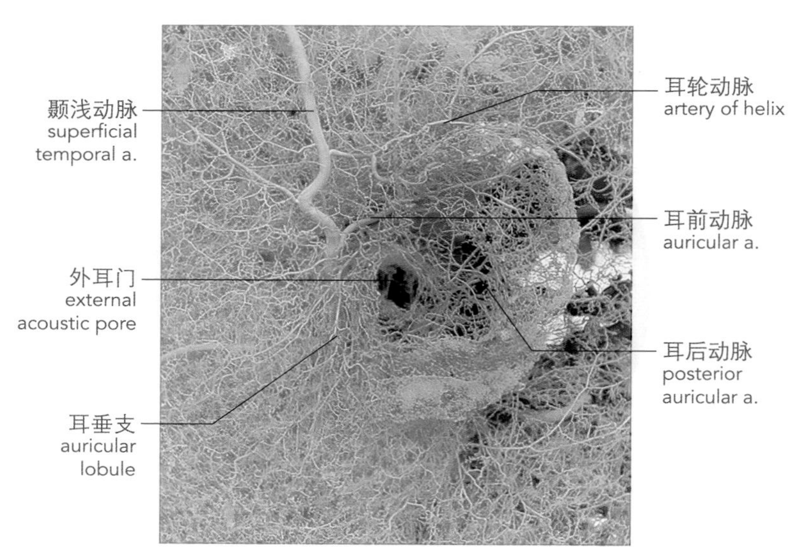
颞浅动脉
superficial temporal a.
耳轮动脉
artery of helix
耳前动脉
auricular a.
外耳门
external acoustic pore
耳后动脉
posterior auricular a.
耳垂支
auricular lobule

图 1-240 颞骨(原位)
The temporal bone. Normal position

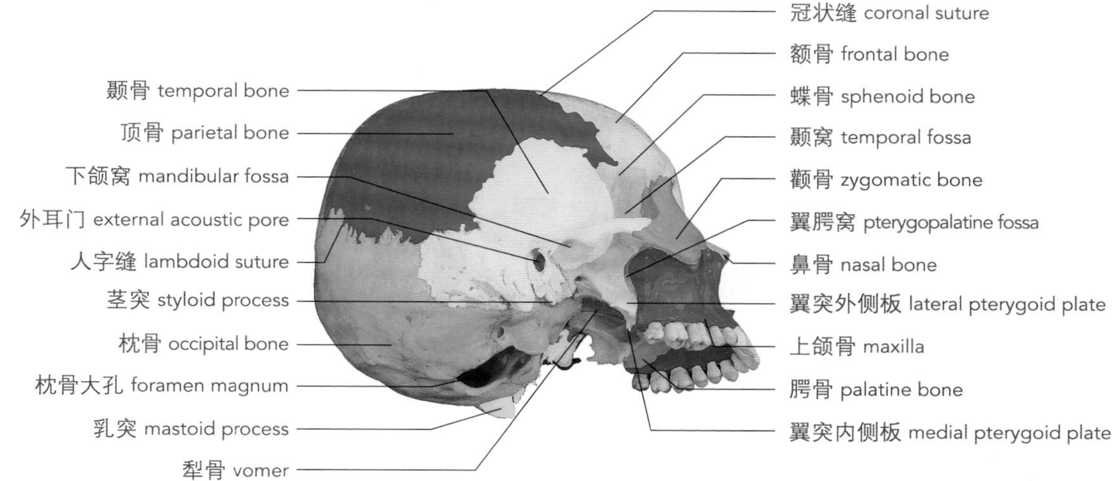
颞骨 temporal bone
顶骨 parietal bone
下颌窝 mandibular fossa
外耳门 external acoustic pore
人字缝 lambdoid suture
茎突 styloid process
枕骨 occipital bone
枕骨大孔 foramen magnum
乳突 mastoid process
犁骨 vomer
冠状缝 coronal suture
额骨 frontal bone
蝶骨 sphenoid bone
颞窝 temporal fossa
颧骨 zygomatic bone
翼腭窝 pterygopalatine fossa
鼻骨 nasal bone
翼突外侧板 lateral pterygoid plate
上颌骨 maxilla
腭骨 palatine bone
翼突内侧板 medial pterygoid plate

图 1-241 颞骨(上面观)
The temporal bone. Superior aspect

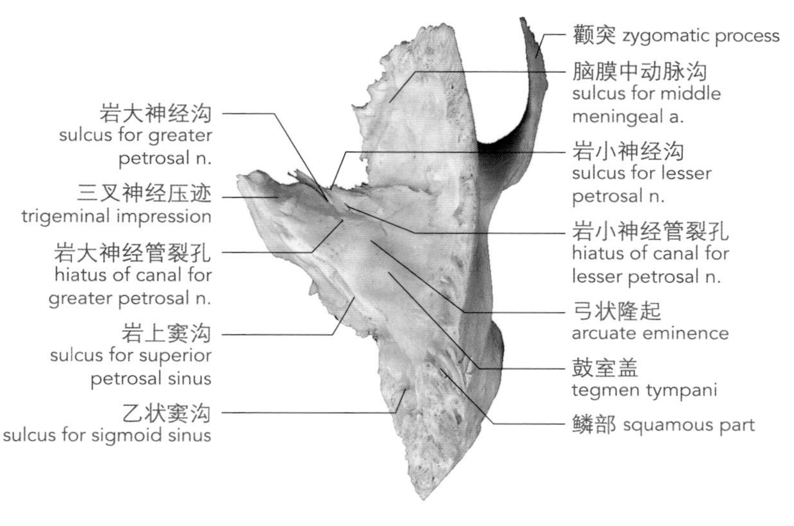
岩大神经沟 sulcus for greater petrosal n.
三叉神经压迹 trigeminal impression
岩大神经管裂孔 hiatus of canal for greater petrosal n.
岩上窦沟 sulcus for superior petrosal sinus
乙状窦沟 sulcus for sigmoid sinus
颧突 zygomatic process
脑膜中动脉沟 sulcus for middle meningeal a.
岩小神经沟 sulcus for lesser petrosal n.
岩小神经管裂孔 hiatus of canal for lesser petrosal n.
弓状隆起 arcuate eminence
鼓室盖 tegmen tympani
鳞部 squamous part

图 1-242 颞骨(外面观)
The temporal bone. External aspect

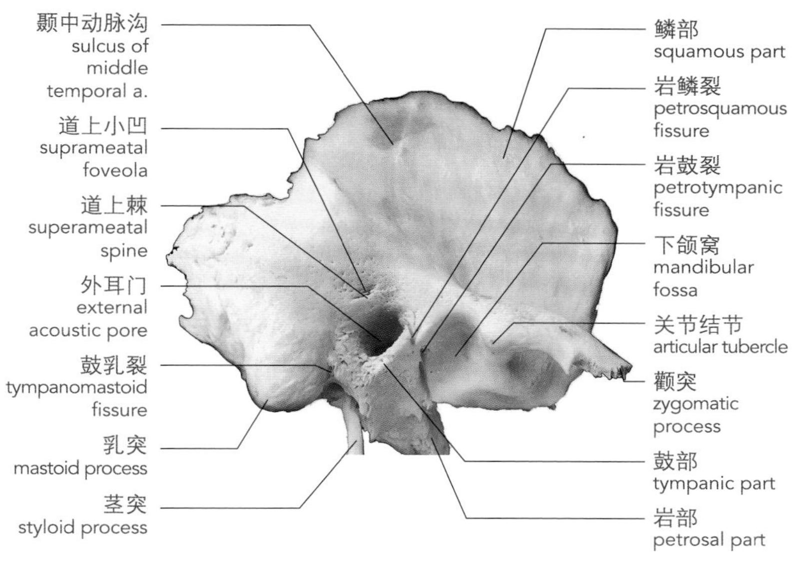
颞中动脉沟 sulcus of middle temporal a.
道上小凹 suprameatal foveola
道上棘 superameatal spine
外耳门 external acoustic pore
鼓乳裂 tympanomastoid fissure
乳突 mastoid process
茎突 styloid process
鳞部 squamous part
岩鳞裂 petrosquamous fissure
岩鼓裂 petrotympanic fissure
下颌窝 mandibular fossa
关节结节 articular tubercle
颧突 zygomatic process
鼓部 tympanic part
岩部 petrosal part

【解剖学要点】

颞骨分为 3 部:鳞部,位于外耳道前上方,呈鳞片状,前下部有伸向前方的颧突,颧突根部下面有下颌窝;鼓部,位于下颌窝后方,为弯曲的骨片;岩部,呈三棱锥形,尖指向前内,底与颞鳞相接。

岩部前面中央有弓状隆起,隆起外侧为鼓室盖;后面中央有内耳门;下面近中央处有颈动脉管外口。在外耳门后方,岩部向下伸出的锥状突起称乳突。

图 1-243 颞骨(内面观)
The temporal bone. Internal aspect

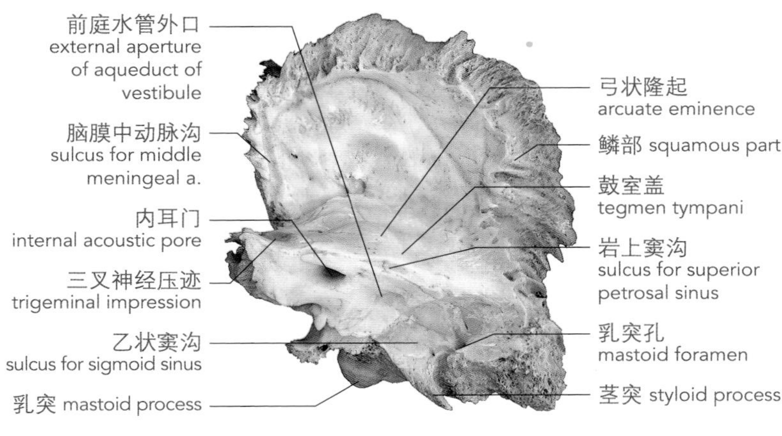
前庭水管外口 external aperture of aqueduct of vestibule
脑膜中动脉沟 sulcus for middle meningeal a.
内耳门 internal acoustic pore
三叉神经压迹 trigeminal impression
乙状窦沟 sulcus for sigmoid sinus
乳突 mastoid process
弓状隆起 arcuate eminence
鳞部 squamous part
鼓室盖 tegmen tympani
岩上窦沟 sulcus for superior petrosal sinus
乳突孔 mastoid foramen
茎突 styloid process

图 1-244 颞骨(下面观)
The temporal bone. Inferior aspect

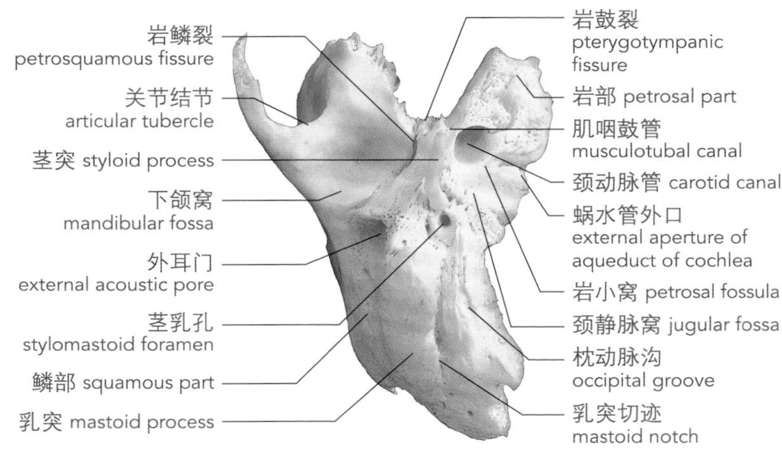
岩鳞裂 petrosquamous fissure
关节结节 articular tubercle
茎突 styloid process
下颌窝 mandibular fossa
外耳门 external acoustic pore
茎乳孔 stylomastoid foramen
鳞部 squamous part
乳突 mastoid process
岩鼓裂 pterygotympanic fissure
岩部 petrosal part
肌咽鼓管 musculotubal canal
颈动脉管 carotid canal
蜗水管外口 external aperture of aqueduct of cochlea
岩小窝 petrosal fossula
颈静脉窝 jugular fossa
枕动脉沟 occipital groove
乳突切迹 mastoid notch

图1-245 颞骨(剖面)
The temporal bone. Section aspect

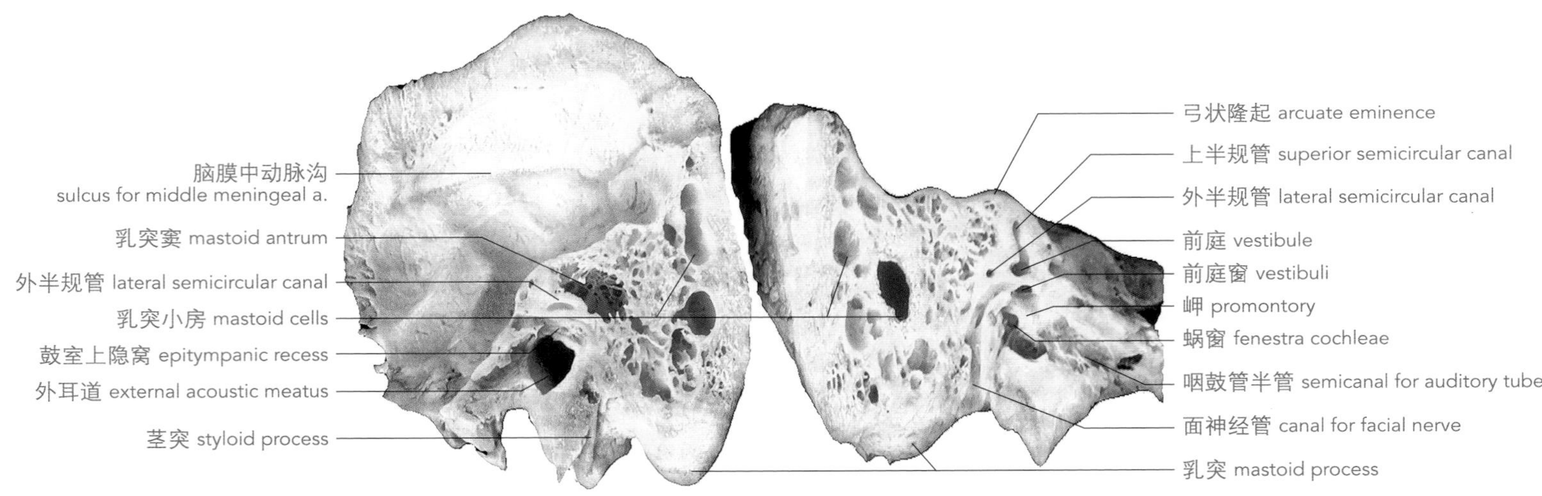

脑膜中动脉沟 sulcus for middle meningeal a.
乳突窦 mastoid antrum
外半规管 lateral semicircular canal
乳突小房 mastoid cells
鼓室上隐窝 epitympanic recess
外耳道 external acoustic meatus
茎突 styloid process
弓状隆起 arcuate eminence
上半规管 superior semicircular canal
外半规管 lateral semicircular canal
前庭 vestibule
前庭窗 vestibuli
岬 promontory
蜗窗 fenestra cochleae
咽鼓管半管 semicanal for auditory tube
面神经管 canal for facial nerve
乳突 mastoid process

图1-246 外耳道
The external acoustic meatus

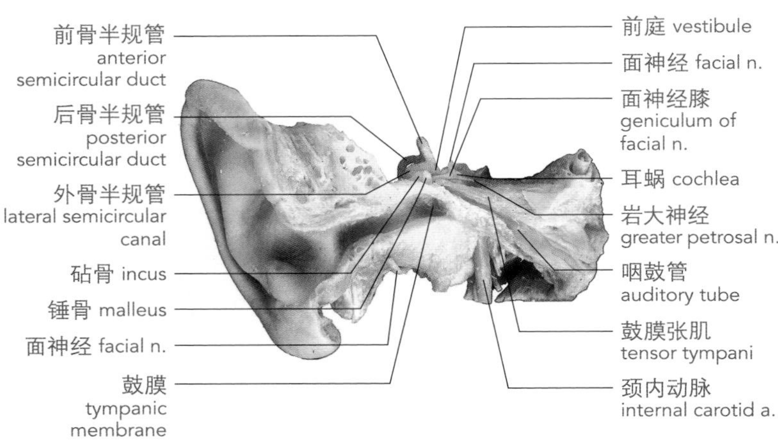

前骨半规管 anterior semicircular duct
后骨半规管 posterior semicircular duct
外骨半规管 lateral semicircular canal
砧骨 incus
锤骨 malleus
面神经 facial n.
鼓膜 tympanic membrane
前庭 vestibule
面神经 facial n.
面神经膝 geniculum of facial n.
耳蜗 cochlea
岩大神经 greater petrosal n.
咽鼓管 auditory tube
鼓膜张肌 tensor tympani
颈内动脉 internal carotid a.

图1-247 鼓膜
The tympanic membrane

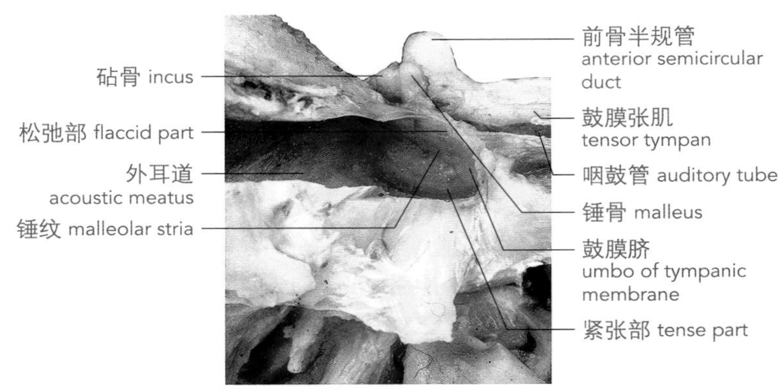

砧骨 incus
松弛部 flaccid part
外耳道 acoustic meatus
锤纹 malleolar stria
前骨半规管 anterior semicircular duct
鼓膜张肌 tensor tympan
咽鼓管 auditory tube
锤骨 malleus
鼓膜脐 umbo of tympanic membrane
紧张部 tense part

图1-248 中耳(1)
The middle ear(1)

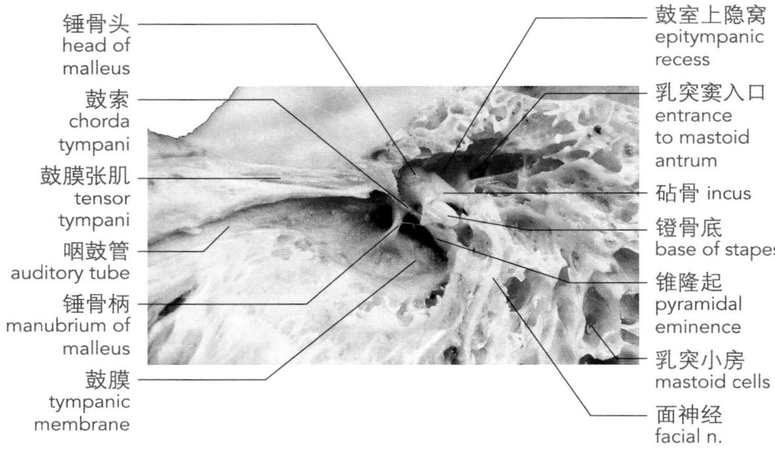

锤骨头 head of malleus
鼓索 chorda tympani
鼓膜张肌 tensor tympani
咽鼓管 auditory tube
锤骨柄 manubrium of malleus
鼓膜 tympanic membrane
鼓室上隐窝 epitympanic recess
乳突窦入口 entrance to mastoid antrum
砧骨 incus
镫骨底 base of stapes
锥隆起 pyramidal eminence
乳突小房 mastoid cells
面神经 facial n.

【解剖学要点】

前庭蜗器分为外耳、中耳和内耳。外耳包括耳郭、外耳道和鼓膜;中耳包括鼓室、咽鼓管、乳突窦和乳突小房;内耳又称迷路,位于鼓室内侧壁和内耳道底之间,为听觉和位置觉感受器的主要部分。

图1-249 中耳(2)
The middle ear(2)

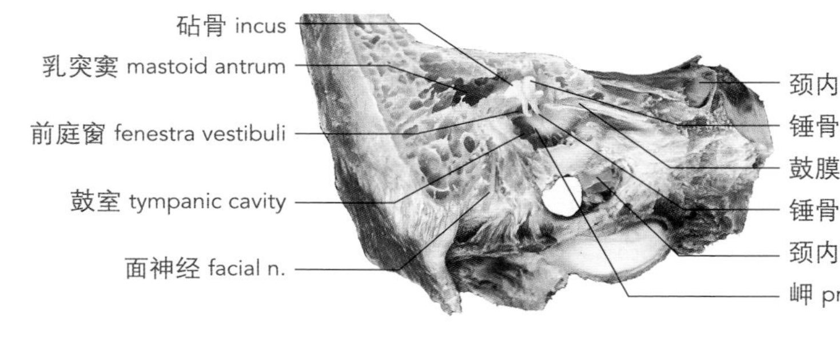

砧骨 incus
乳突窦 mastoid antrum
前庭窗 fenestra vestibuli
鼓室 tympanic cavity
面神经 facial n.
颈内动脉 internal carotid a.
锤骨头 head of malleus
鼓膜张肌 tensor tympani
锤骨柄 manubrium of malleus
颈内动脉 internal carotid a.
岬 promontory

图 1-250 中耳(3)
The middle ear (3)

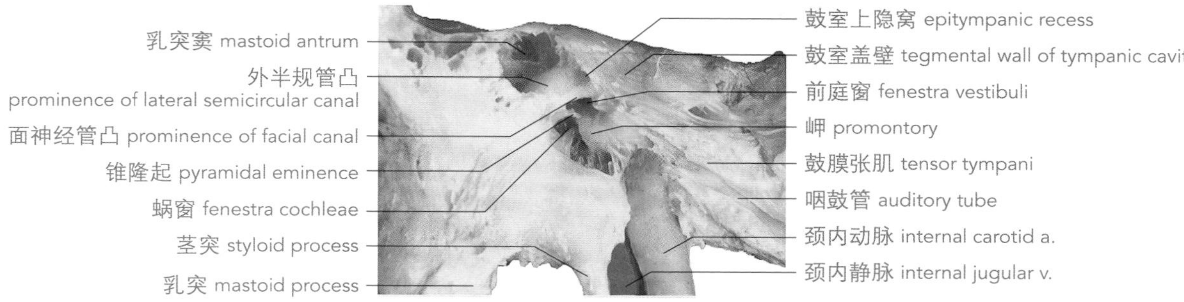

乳突窦 mastoid antrum
外半规管凸
prominence of lateral semicircular canal
面神经管凸 prominence of facial canal
锥隆起 pyramidal eminence
蜗窗 fenestra cochleae
茎突 styloid process
乳突 mastoid process
鼓室上隐窝 epitympanic recess
鼓室盖壁 tegmental wall of tympanic cavity
前庭窗 fenestra vestibuli
岬 promontory
鼓膜张肌 tensor tympani
咽鼓管 auditory tube
颈内动脉 internal carotid a.
颈内静脉 internal jugular v.

图 1-251 听骨链
The ossicular chain

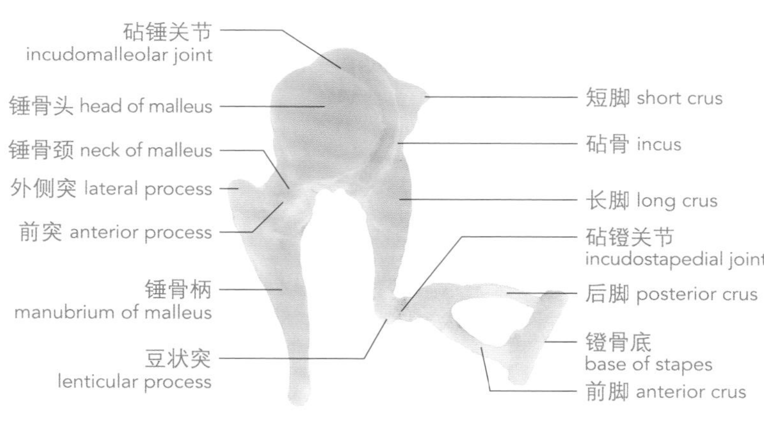

砧锤关节
incudomalleolar joint
锤骨头 head of malleus
锤骨颈 neck of malleus
外侧突 lateral process
前突 anterior process
锤骨柄
manubrium of malleus
豆状突
lenticular process
短脚 short crus
砧骨 incus
长脚 long crus
砧镫关节
incudostapedial joint
后脚 posterior crus
镫骨底
base of stapes
前脚 anterior crus

【解剖学要点】

鼓室内含有三块听小骨，包括锤骨、砧骨和镫骨。锤骨头与砧骨体形成砧锤关节，柄附于鼓膜的脐区；砧骨长脚与镫骨头形成砧镫关节；镫骨底封闭前庭窗。听小骨在鼓膜与前庭窗之间连结成听骨链。

图 1-252 听小骨
The auditory ossicles

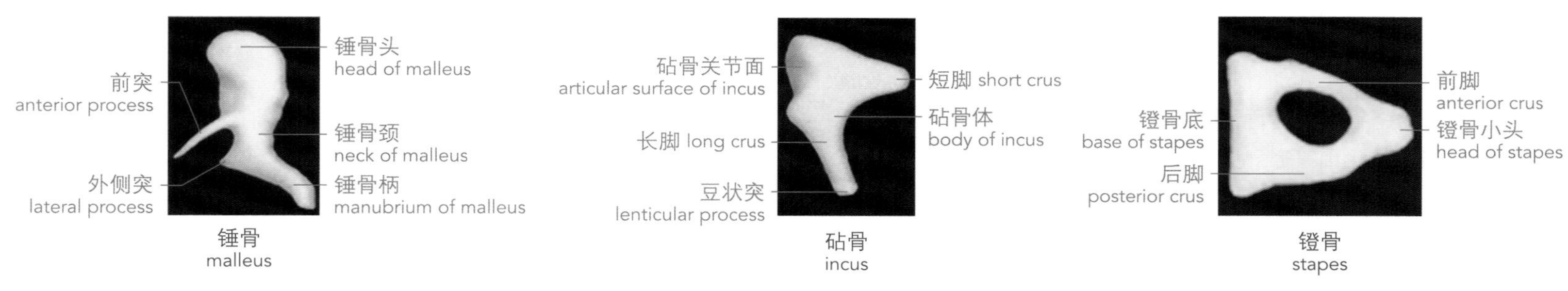

前突
anterior process
外侧突
lateral process
锤骨头
head of malleus
锤骨颈
neck of malleus
锤骨柄
manubrium of malleus
锤骨
malleus
砧骨关节面
articular surface of incus
长脚 long crus
豆状突
lenticular process
短脚 short crus
砧骨体
body of incus
砧骨
incus
镫骨底
base of stapes
后脚
posterior crus
前脚
anterior crus
镫骨小头
head of stapes
镫骨
stapes

图 1-253 原位骨迷路
The bony labyrinth in normal position

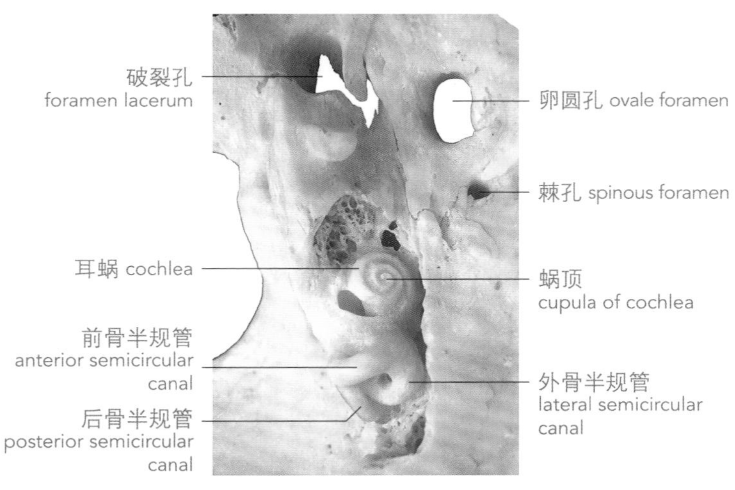

破裂孔
foramen lacerum
耳蜗 cochlea
前骨半规管
anterior semicircular canal
后骨半规管
posterior semicircular canal
卵圆孔 ovale foramen
棘孔 spinous foramen
蜗顶
cupula of cochlea
外骨半规管
lateral semicircular canal

图 1-254 骨迷路
The bony labyrinth

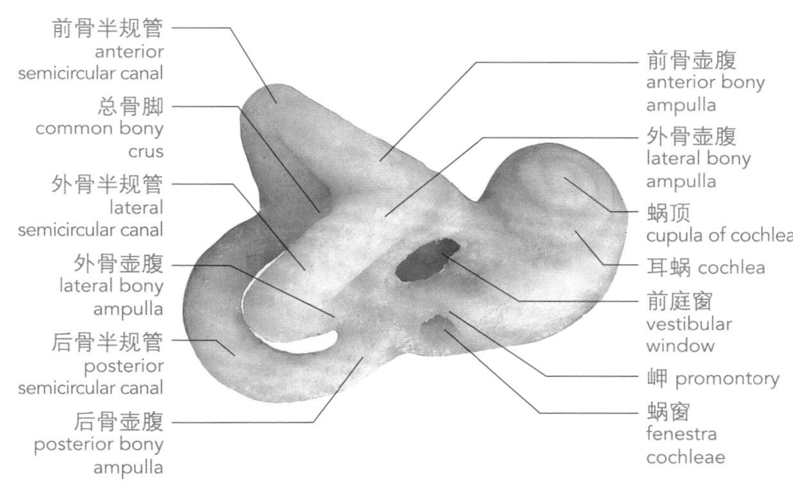

前骨半规管
anterior semicircular canal
总骨脚
common bony crus
外骨半规管
lateral semicircular canal
外骨壶腹
lateral bony ampulla
后骨半规管
posterior semicircular canal
后骨壶腹
posterior bony ampulla
前骨壶腹
anterior bony ampulla
外骨壶腹
lateral bony ampulla
蜗顶
cupula of cochlea
耳蜗 cochlea
前庭窗
vestibular window
岬 promontory
蜗窗
fenestra cochleae

【解剖学要点】

内耳又称迷路。迷路分为骨迷路和膜迷路，骨迷路是由骨密质构成的管和腔。

骨迷路包括耳蜗、前庭和骨半规管，前庭为骨迷路中部一近似椭圆形的腔隙；耳蜗位于前庭的前方，由蜗轴和环绕蜗轴的蜗螺旋管构成；骨半规管为 3 个半环形的骨管，分别为前骨半规管、外骨半规管和后骨半规管。

膜迷路套在骨迷路内，包括蜗管、椭圆囊、球囊和膜半规管。

图1-255 迷路铸型(原位)
The cast of labyrinth. Normal position

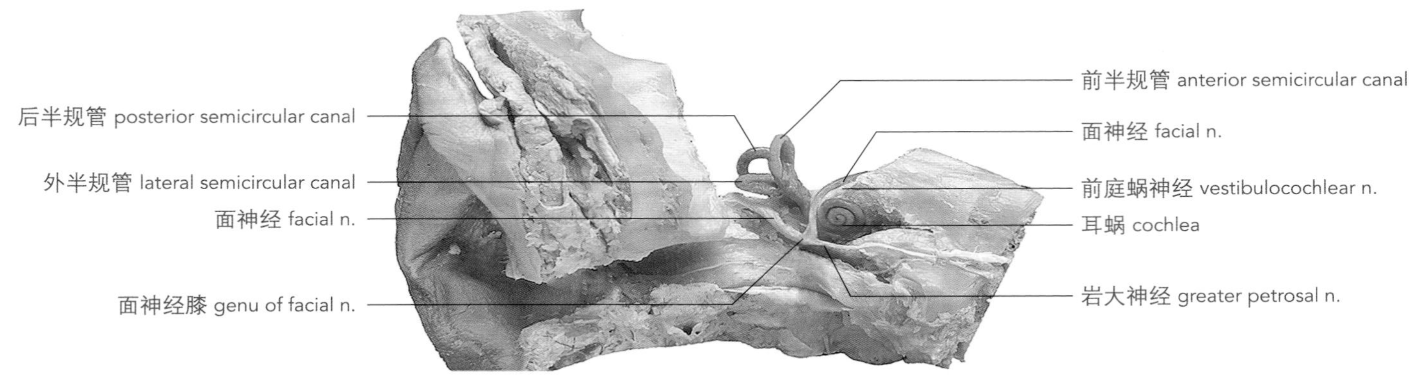
后半规管 posterior semicircular canal
外半规管 lateral semicircular canal
面神经 facial n.
面神经膝 genu of facial n.
前半规管 anterior semicircular canal
面神经 facial n.
前庭蜗神经 vestibulocochlear n.
耳蜗 cochlea
岩大神经 greater petrosal n.

图1-256 迷路铸型(合金)
The cast of labyrinth. Alloys

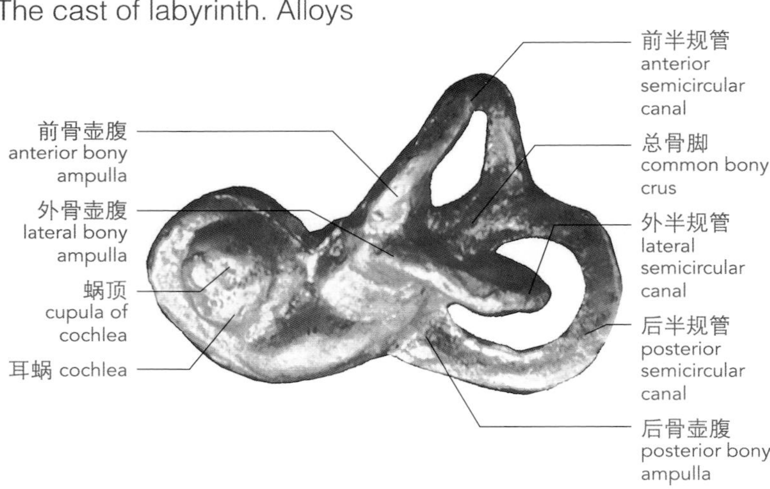
前骨壶腹 anterior bony ampulla
外骨壶腹 lateral bony ampulla
蜗顶 cupula of cochlea
耳蜗 cochlea
前半规管 anterior semicircular canal
总骨脚 common bony crus
外半规管 lateral semicircular canal
后半规管 posterior semicircular canal
后骨壶腹 posterior bony ampulla

图1-257 迷路铸型(上面观)
The cast of labyrinth. superior aspect

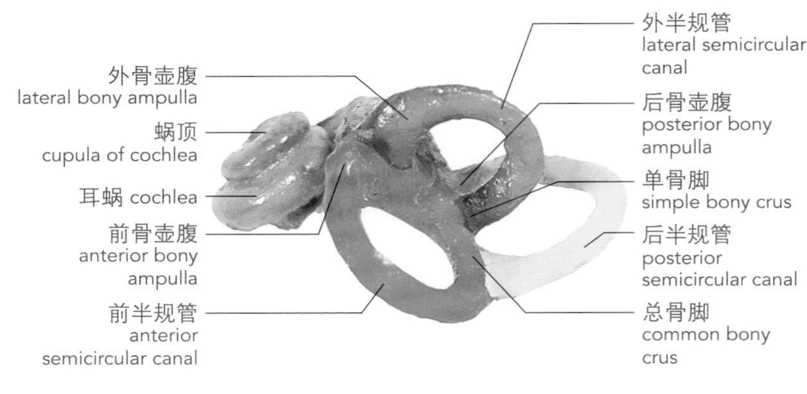
外骨壶腹 lateral bony ampulla
蜗顶 cupula of cochlea
耳蜗 cochlea
前骨壶腹 anterior bony ampulla
前半规管 anterior semicircular canal
外半规管 lateral semicircular canal
后骨壶腹 posterior bony ampulla
单骨脚 simple bony crus
后半规管 posterior semicircular canal
总骨脚 common bony crus

图1-258 迷路铸型(后面观)
The cast of labyrinth. Posterior aspect

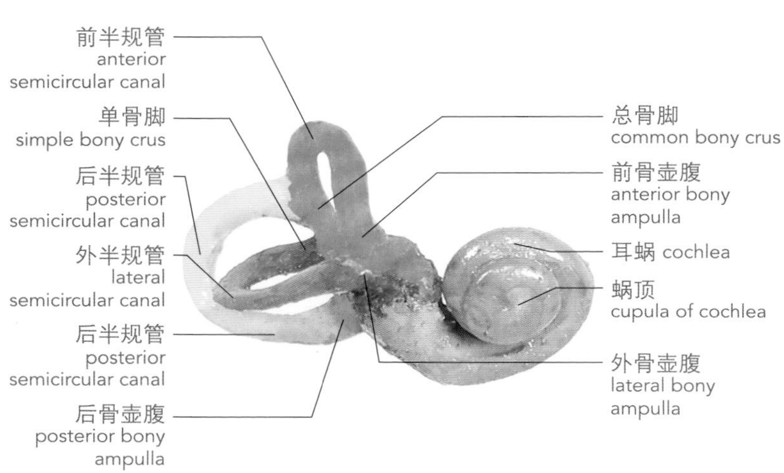
前半规管 anterior semicircular canal
单骨脚 simple bony crus
后半规管 posterior semicircular canal
外半规管 lateral semicircular canal
后半规管 posterior semicircular canal
后骨壶腹 posterior bony ampulla
总骨脚 common bony crus
前骨壶腹 anterior bony ampulla
耳蜗 cochlea
蜗顶 cupula of cochlea
外骨壶腹 lateral bony ampulla

图1-259 迷路铸型(前面观)
The cast of labyrinth. Anterior aspect

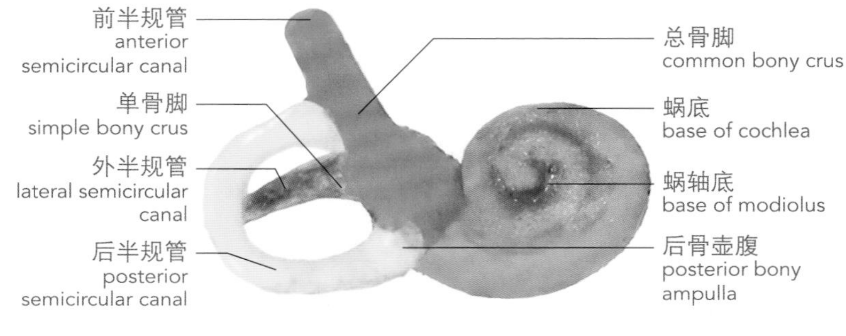
前半规管 anterior semicircular canal
单骨脚 simple bony crus
外半规管 lateral semicircular canal
后半规管 posterior semicircular canal
总骨脚 common bony crus
蜗底 base of cochlea
蜗轴底 base of modiolus
后骨壶腹 posterior bony ampulla

图1-260 内耳道底
Fundus of internal acoustic

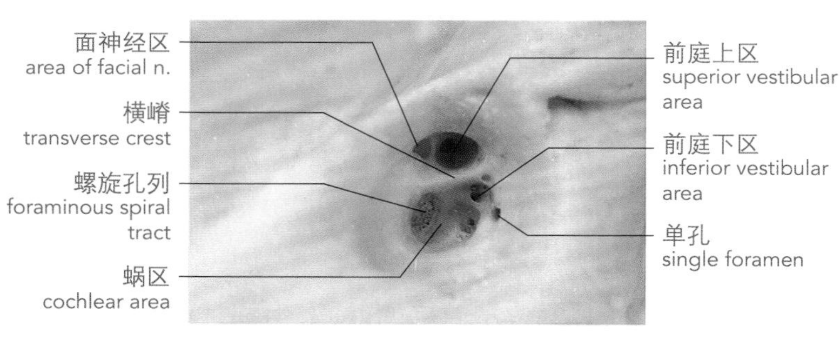
面神经区 area of facial n.
横嵴 transverse crest
螺旋孔列 foraminous spiral tract
蜗区 cochlear area
前庭上区 superior vestibular area
前庭下区 inferior vestibular area
单孔 single foramen

图1-261 鼻外形
The surface features of nose

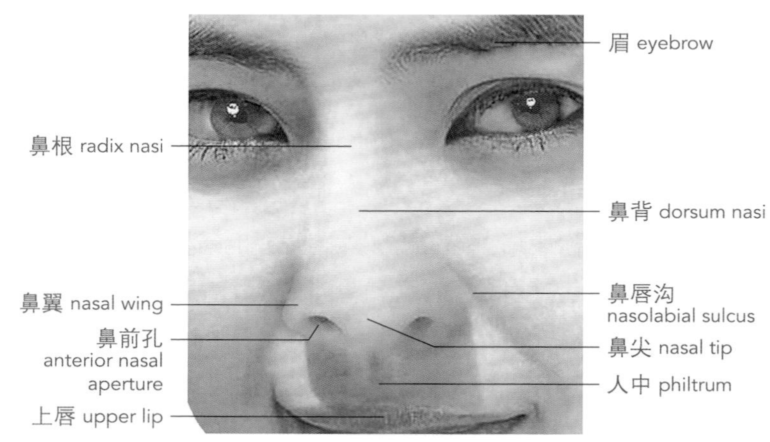
鼻根 radix nasi
鼻翼 nasal wing
鼻前孔 anterior nasal aperture
上唇 upper lip
眉 eyebrow
鼻背 dorsum nasi
鼻唇沟 nasolabial sulcus
鼻尖 nasal tip
人中 philtrum

图 1-262 鼻部骨骼
The skeleton of nasal part

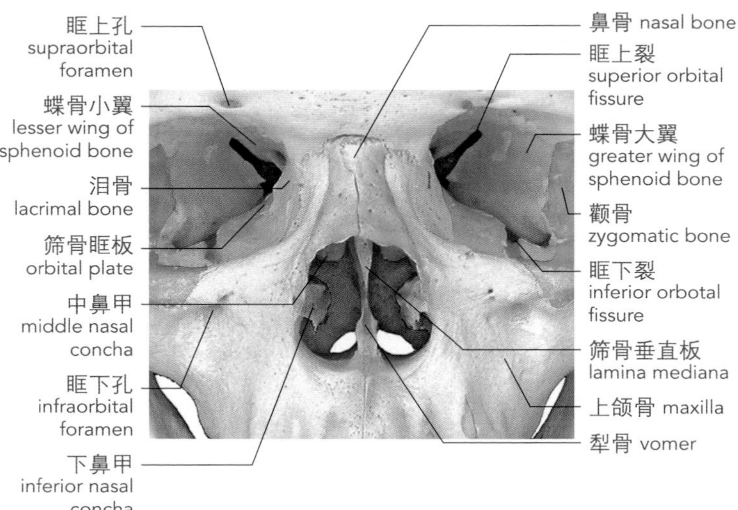

眶上孔
supraorbital foramen
蝶骨小翼
lesser wing of sphenoid bone
泪骨
lacrimal bone
筛骨眶板
orbital plate
中鼻甲
middle nasal concha
眶下孔
infraorbital foramen
下鼻甲
inferior nasal concha
鼻骨 nasal bone
眶上裂
superior orbital fissure
蝶骨大翼
greater wing of sphenoid bone
颧骨
zygomatic bone
眶下裂
inferior orbotal fissure
筛骨垂直板
lamina mediana
上颌骨 maxilla
犁骨 vomer

图 1-263 鼻骨
The nasal bone

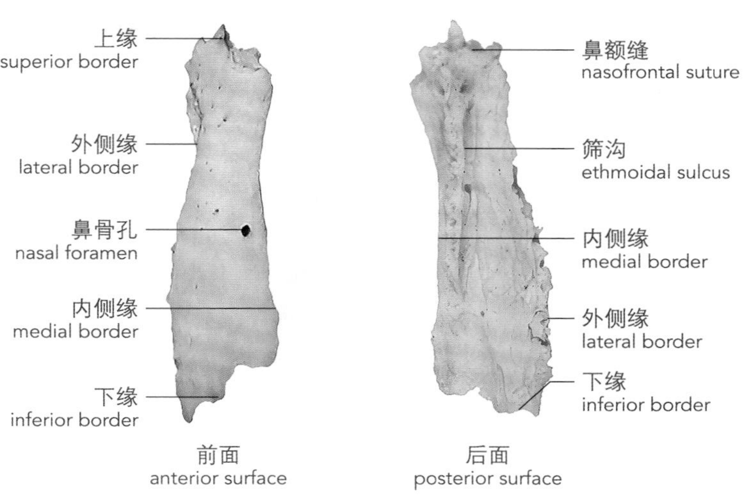

上缘
superior border
外侧缘
lateral border
鼻骨孔
nasal foramen
内侧缘
medial border
下缘
inferior border
前面
anterior surface
鼻额缝
nasofrontal suture
筛沟
ethmoidal sulcus
内侧缘
medial border
外侧缘
lateral border
下缘
inferior border
后面
posterior surface

【解剖学要点】

鼻由外鼻、鼻腔和鼻旁窦 3 部分组成。

外鼻位于面部中分，由鼻骨、鼻软骨和软组织组成。外鼻上部较窄，突起于两眼之间称为鼻根，向下前延成鼻背，下端突出的部分称鼻尖，鼻尖两侧的部分称为鼻翼，鼻翼外侧至口角外侧的凹陷部分称鼻唇沟。正常时两侧鼻唇沟的深度对称；面神经麻痹时，鼻唇沟消失。外鼻下方由鼻翼和鼻柱共同围成的一对开口称为鼻孔。鼻柱为鼻中隔前下部的游离缘，又称鼻中隔可动部。

外鼻的骨性支架：由鼻骨、额骨鼻突、上颌骨额突组成。

外鼻的软骨性支架：由位于上部的一对鼻外侧软骨、构成鼻尖和鼻孔的一对鼻翼大软骨和一块鼻中隔软骨等组成。

图 1-264 鼻软骨（下面观）
Cartilages of nose. Inferior aspect

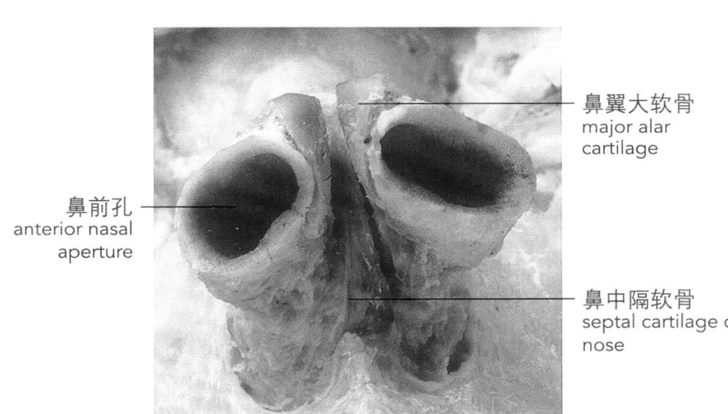

鼻前孔
anterior nasal aperture
鼻翼大软骨
major alar cartilage
鼻中隔软骨
septal cartilage of nose

图 1-265 鼻软骨（侧面观）
Cartilages of nose. Lateral aspect

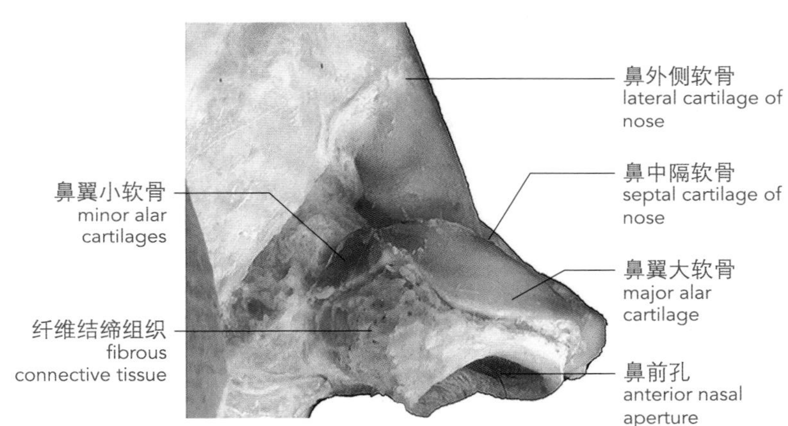

鼻翼小软骨
minor alar cartilages
纤维结缔组织
fibrous connective tissue
鼻外侧软骨
lateral cartilage of nose
鼻中隔软骨
septal cartilage of nose
鼻翼大软骨
major alar cartilage
鼻前孔
anterior nasal aperture

【解剖学要点】

外鼻的骨性支架：由鼻骨、额骨鼻突、上颌骨额突组成。外鼻软骨性支架：由位于上部的一对鼻外侧软骨、构成鼻尖和鼻孔的一对鼻翼大软骨和一块鼻中隔软骨等组成。鼻外侧软骨又称鼻隔软骨，为成对的三角形软骨，构成鼻外侧中部的基础。此软骨与鼻中隔软骨又合称为鼻隔软骨。鼻大翼软骨位于鼻外侧软骨的下方，鼻尖两侧，构成鼻翼的主要支架，是成对而弯曲如马蹄型的薄软骨板。鼻中隔软骨又称鼻隔板，为一不规则之四边形的薄软骨板，构成鼻中隔前下部的基础。鼻软骨除上述几块软骨外还有几块较小的软骨如：鼻翼小软骨、鼻副软骨和犁鼻软骨等。

图 1-266 鼻腔冠状切面

Coronal section of nasal cavity

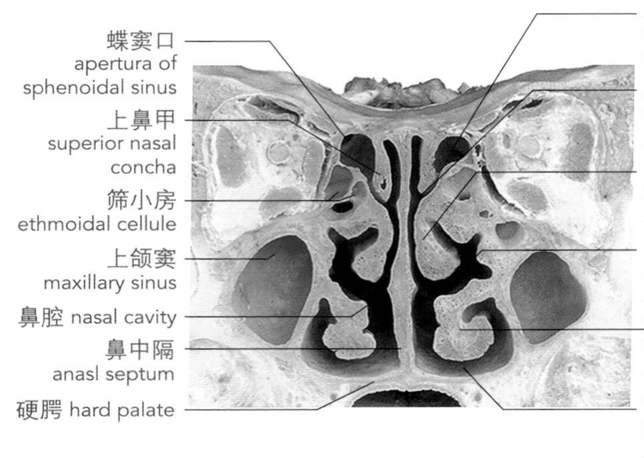

蝶窦口 apertura of sphenoidal sinus
上鼻甲 superior nasal concha
筛小房 ethmoidal cellule
上颌窦 maxillary sinus
鼻腔 nasal cavity
鼻中隔 anasl septum
硬腭 hard palate
蝶筛隐窝 sphenoethmoidal recess
上鼻道 superior nasal meatus
中鼻甲 middle nasal concha
中鼻道 middle nasal concha
下鼻甲 inferior nasal concha
下鼻道 inferior nasal meatus

图 1-267 鼻部动、静脉铸型

The cast of artery and vein of nasal part

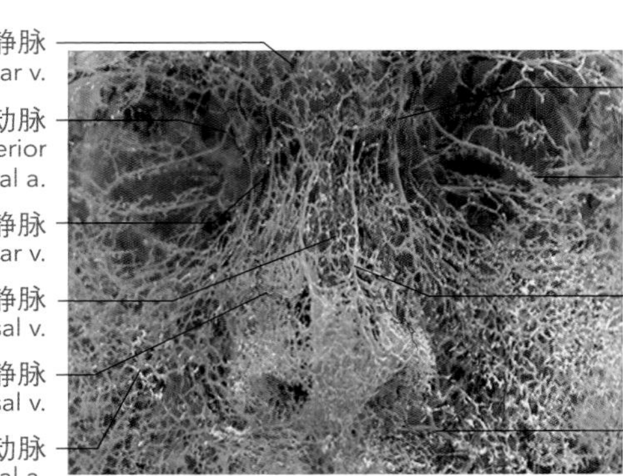

滑车上静脉 supratrochlear v.
上睑内侧动脉 medial superior palpebral a.
内眦静脉 angular v.
鼻背静脉 dorsal nasal v.
鼻外侧静脉 external nasal v.
眶下动脉 infraorbital a.
内眦动脉 angular a.
上睑动脉弓 superior palpebral arch
鼻背动脉 dorsal nasal a.
上唇动脉 superior labial a.

图 1-268 鼻部动脉铸型

The cast of artery of nasal part

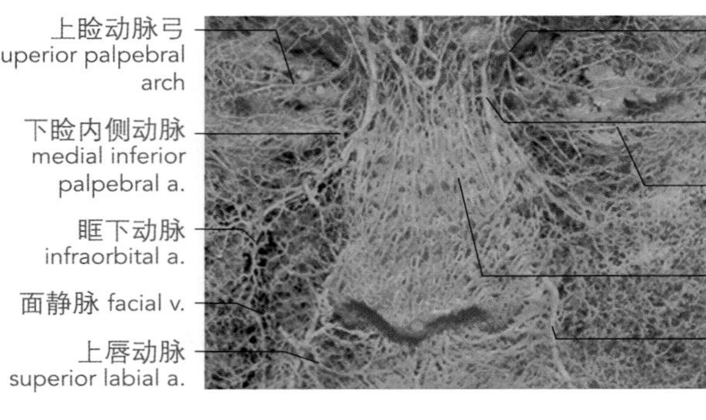
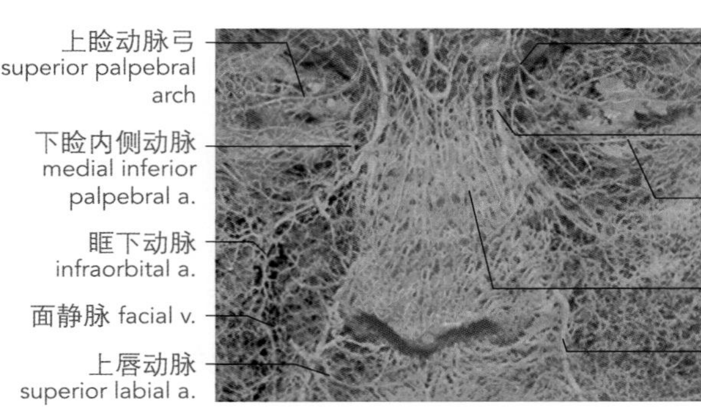

上睑动脉弓 superior palpebral arch
下睑内侧动脉 medial inferior palpebral a.
眶下动脉 infraorbital a.
面静脉 facial v.
上唇动脉 superior labial a.
上睑内侧动脉 medial superior palpebral a.
内眦动脉 angular a.
下睑动脉弓 inferior palpebral arch
鼻背动脉 dorsal nasal a.
面动脉 facial a.

图 1-269 鼻部动脉铸型(自然腐蚀)

The cast of artery of nasal

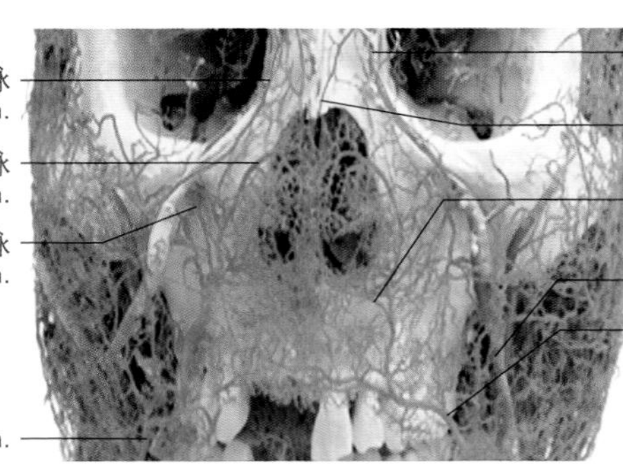

内眦动脉 angular a.
鼻外侧动脉 external nasal a.
眶下动脉 infraorbital a.
面动脉 facial a.
内眦静脉 angular v.
鼻背动脉 dorsal nasal a.
鼻中隔动脉 anasl septum a.
面静脉 facial v.
上唇动脉 superior labial a.

图 1-270 鼻腔外侧壁

Lateral wall of nasal cavity

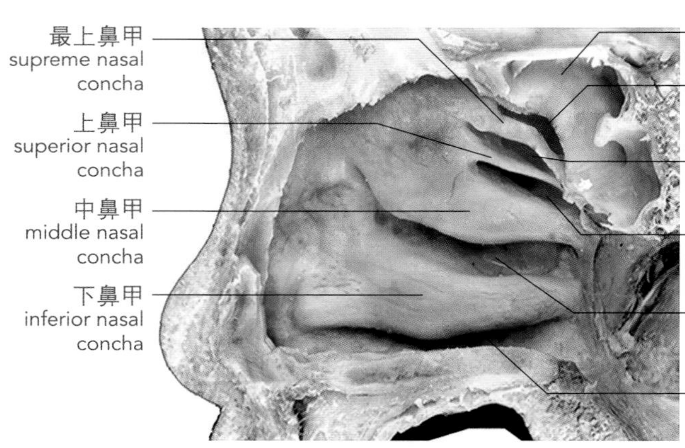

最上鼻甲 supreme nasal concha
上鼻甲 superior nasal concha
中鼻甲 middle nasal concha
下鼻甲 inferior nasal concha
蝶窦 sphenoid sinus
蝶筛隐窝 sphenoethmoidal recess
最上鼻道 meatus nasi suprema
上鼻道 superior nasal meatus
中鼻道 middle nasal meatus
下鼻道 inferior nasal meatus

图 1-271 鼻旁窦

Paranasal sinuses

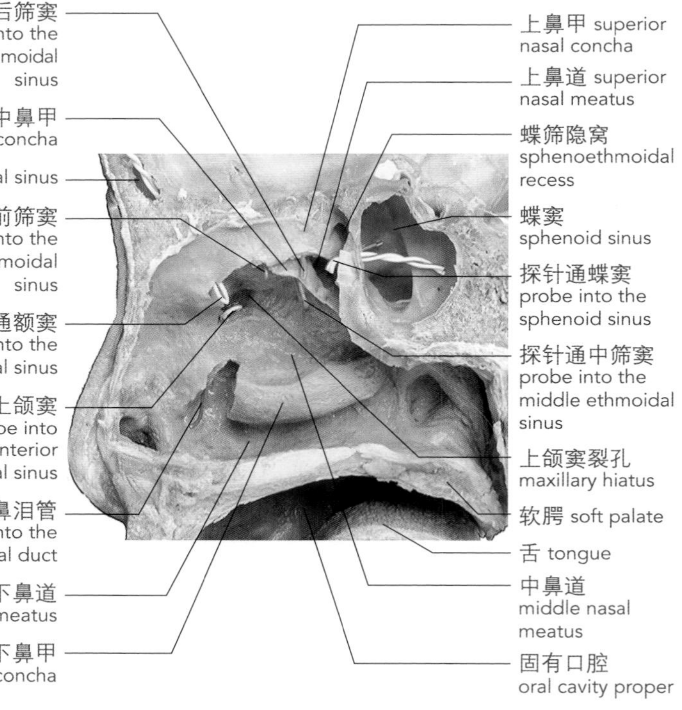

探针通后筛窦 probe into the posteriorethmoidal sinus
中鼻甲 middle nasal concha
额窦 frontal sinus
探针通前筛窦 probe into the anterioethmoidal sinus
探针通额窦 probe into the frontal sinus
探针通上颌窦 probe into the anterior ethmoidal sinus
探针通鼻泪管 probe into the nasolacrimal duct
下鼻道 inferior nasal meatus
下鼻甲 inferior nasal concha
上鼻甲 superior nasal concha
上鼻道 superior nasal meatus
蝶筛隐窝 sphenoethmoidal recess
蝶窦 sphenoid sinus
探针通蝶窦 probe into the sphenoid sinus
探针通中筛窦 probe into the middle ethmoidal sinus
上颌窦裂孔 maxillary hiatus
软腭 soft palate
舌 tongue
中鼻道 middle nasal meatus
固有口腔 oral cavity proper

【解剖学要点】

鼻腔以骨和软骨为基础衬以黏膜和皮肤构成，由鼻中隔分隔成左、右二腔，前经鼻前孔通外界，向后经鼻后孔与咽相通。鼻腔前部称鼻前庭有鼻毛并富有汗腺和皮脂腺，后部为固有鼻腔，由骨和软骨覆以黏膜而成。

鼻腔内侧壁为鼻中隔，外侧壁上有三个突出的鼻甲，由上而下分别称上鼻甲、中鼻甲和下鼻甲，各鼻甲下方空隙称鼻道即上、中、下鼻道，鼻甲内侧与鼻中隔之间的空隙称总鼻道。

下鼻道有鼻泪管开口，中鼻道有额窦、前筛窦及上颌窦开口，上鼻道有筛窦和蝶窦开口。旁鼻窦有 4 对，即额窦、筛窦、上颌窦及蝶窦。

图 1-272 骨性鼻腔(冠状切面)
Bony nasal cavity. Coronal section

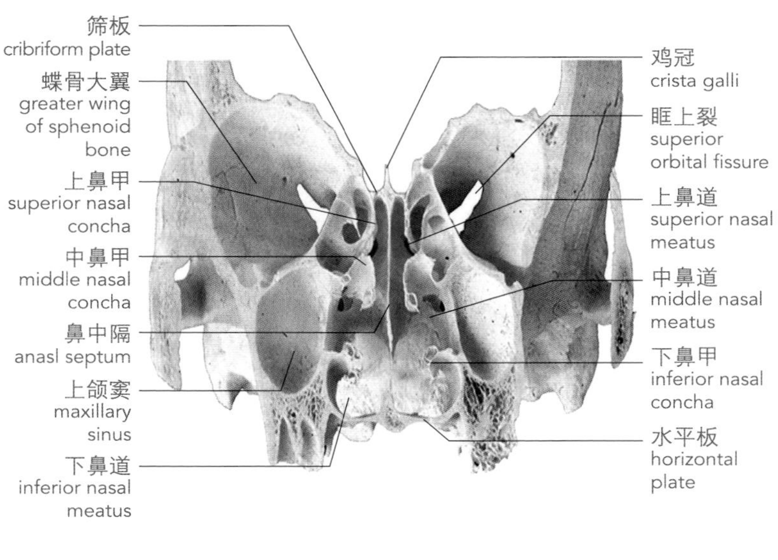
筛板
cribriform plate
蝶骨大翼
greater wing of sphenoid bone
上鼻甲
superior nasal concha
中鼻甲
middle nasal concha
鼻中隔
anasl septum
上颌窦
maxillary sinus
下鼻道
inferior nasal meatus
鸡冠
crista galli
眶上裂
superior orbital fissure
上鼻道
superior nasal meatus
中鼻道
middle nasal meatus
下鼻甲
inferior nasal concha
水平板
horizontal plate

图 1-273 骨性鼻腔(矢状切面)
Bony nasal cavity. Sagittal section

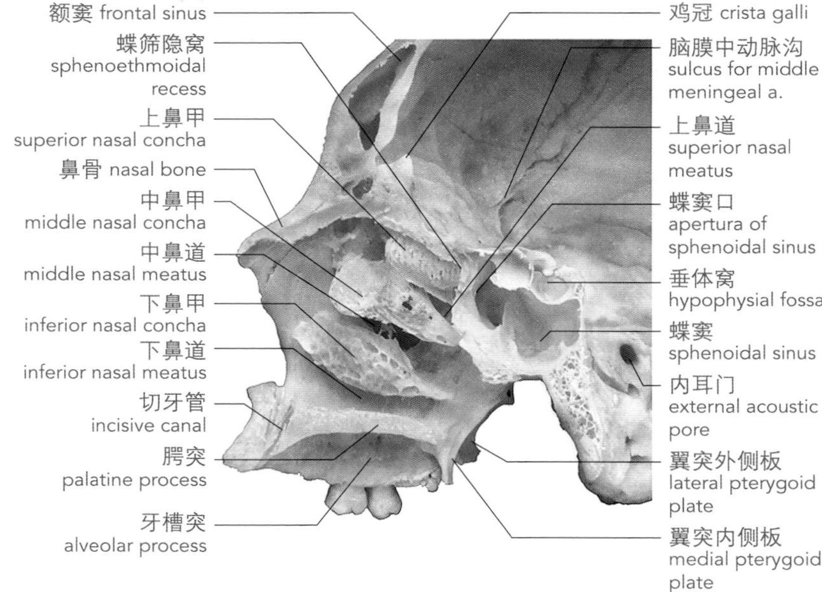
额窦 frontal sinus
蝶筛隐窝
sphenoethmoidal recess
上鼻甲
superior nasal concha
鼻骨 nasal bone
中鼻甲
middle nasal concha
中鼻道
middle nasal meatus
下鼻甲
inferior nasal concha
下鼻道
inferior nasal meatus
切牙管
incisive canal
腭突
palatine process
牙槽突
alveolar process
鸡冠 crista galli
脑膜中动脉沟
sulcus for middle meningeal a.
上鼻道
superior nasal meatus
蝶窦口
apertura of sphenoidal sinus
垂体窝
hypophysial fossa
蝶窦
sphenoidal sinus
内耳门
external acoustic pore
翼突外侧板
lateral pterygoid plate
翼突内侧板
medial pterygoid plate

【解剖学要点】

鼻腔外侧壁从上向下有 3 个向下弯曲的骨片，分别称上、中、下鼻甲，各鼻甲下方有相应的鼻道，分别称上、中、下鼻道。

上鼻甲后方的间隙称蝶筛隐窝，有蝶窦开口。前、中筛窦开口于中鼻道，后筛窦开口于上鼻道。额窦、上颌窦开口于中鼻道。鼻泪管开口于下鼻道。

图 1-274 骨性鼻腔外侧壁
The lateral wall of the bony nasal cavity

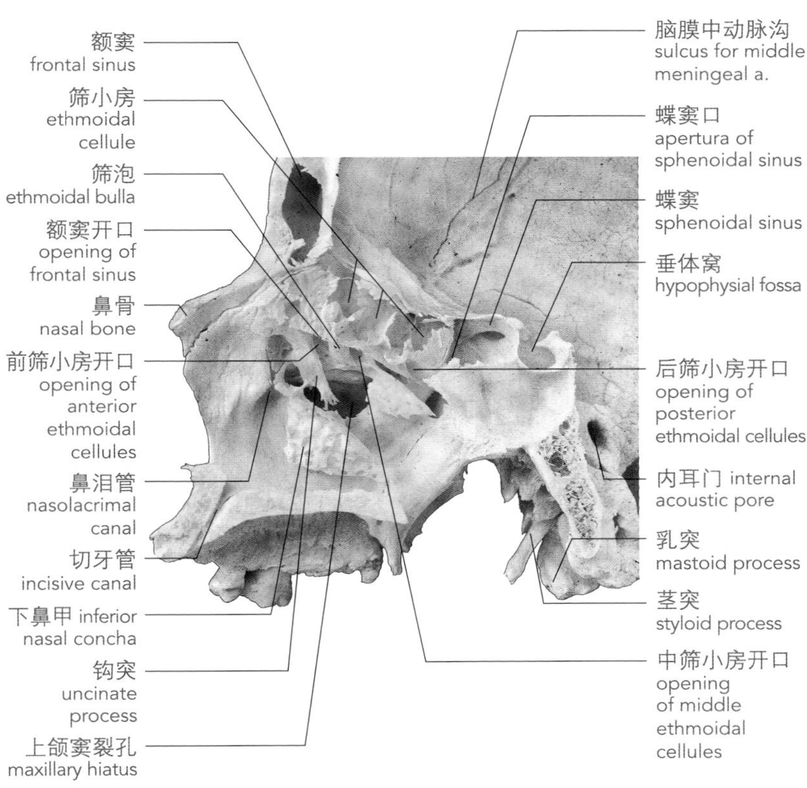
额窦
frontal sinus
筛小房
ethmoidal cellule
筛泡
ethmoidal bulla
额窦开口
opening of frontal sinus
鼻骨
nasal bone
前筛小房开口
opening of anterior ethmoidal cellules
鼻泪管
nasolacrimal canal
切牙管
incisive canal
下鼻甲 inferior nasal concha
钩突
uncinate process
上颌窦裂孔
maxillary hiatus
脑膜中动脉沟
sulcus for middle meningeal a.
蝶窦口
apertura of sphenoidal sinus
蝶窦
sphenoidal sinus
垂体窝
hypophysial fossa
后筛小房开口
opening of posterior ethmoidal cellules
内耳门 internal acoustic pore
乳突
mastoid process
茎突
styloid process
中筛小房开口
opening of middle ethmoidal cellules

图 1-275 骨性鼻腔内侧壁
The medial wall of the bony nasal cavity

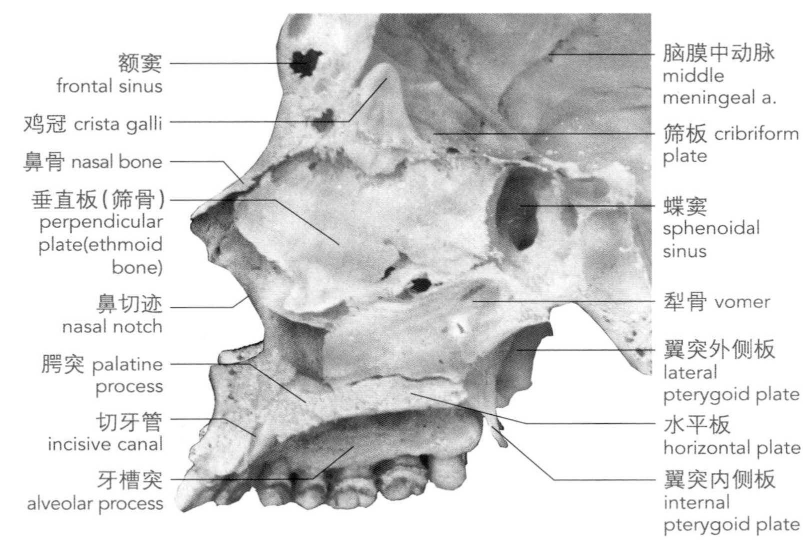
额窦
frontal sinus
鸡冠 crista galli
鼻骨 nasal bone
垂直板(筛骨)
perpendicular plate(ethmoid bone)
鼻切迹
nasal notch
腭突 palatine process
切牙管
incisive canal
牙槽突
alveolar process
脑膜中动脉
middle meningeal a.
筛板 cribriform plate
蝶窦
sphenoidal sinus
犁骨 vomer
翼突外侧板
lateral pterygoid plate
水平板
horizontal plate
翼突内侧板
internal pterygoid plate

图 1-276 下鼻甲(内侧面观)
The inferior nasal concha. Medial aspect

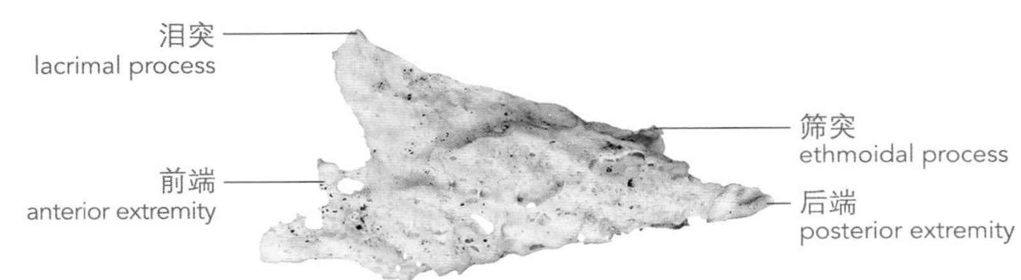
泪突
lacrimal process
前端
anterior extremity
筛突
ethmoidal process
后端
posterior extremity

图 1-277 下鼻甲(外侧面观)
The inferior nasal concha. Latera aspect

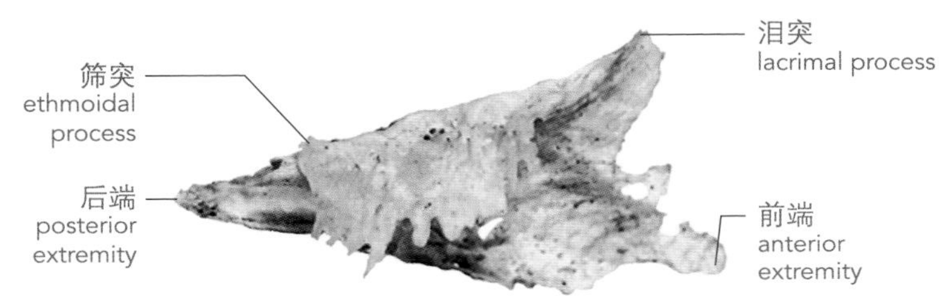
筛突
ethmoidal process
后端
posterior extremity
泪突
lacrimal process
前端
anterior extremity

图 1-278 腭骨(外侧面观)
The palatine bone. Latera aspect

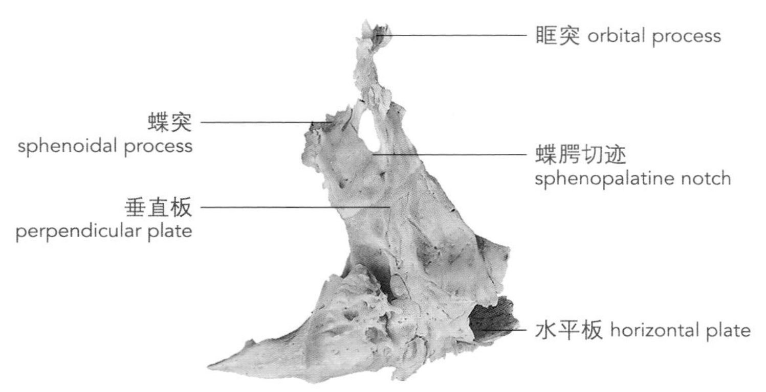
眶突 orbital process
蝶突
sphenoidal process
蝶腭切迹
sphenopalatine notch
垂直板
perpendicular plate
水平板 horizontal plate

图 1-279 腭骨(内侧面观)
The palatine bone. Medial aspect

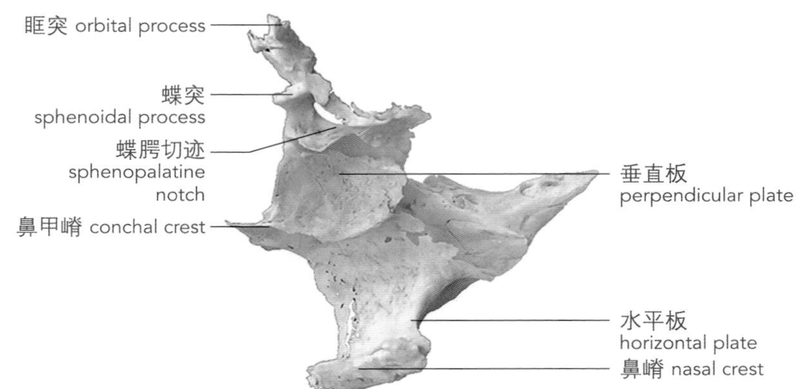
眶突 orbital process
蝶突
sphenoidal process
蝶腭切迹
sphenopalatine
notch
鼻甲嵴 conchal crest
垂直板
perpendicular plate
水平板
horizontal plate
鼻嵴 nasal crest

图 1-280 腭骨(后面观)
The palatine bone. Posterior aspect

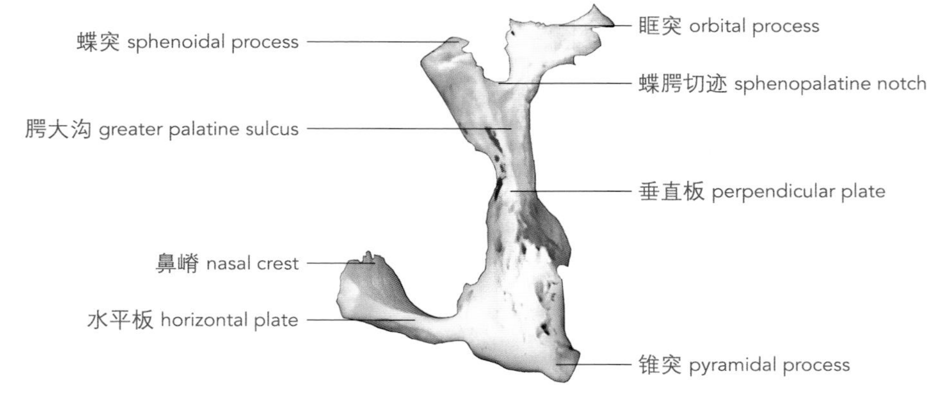
蝶突 sphenoidal process
腭大沟 greater palatine sulcus
鼻嵴 nasal crest
水平板 horizontal plate
眶突 orbital process
蝶腭切迹 sphenopalatine notch
垂直板 perpendicular plate
锥突 pyramidal process

图 1-281 鼻咽部形态
The form of pars nasalis pharyngis

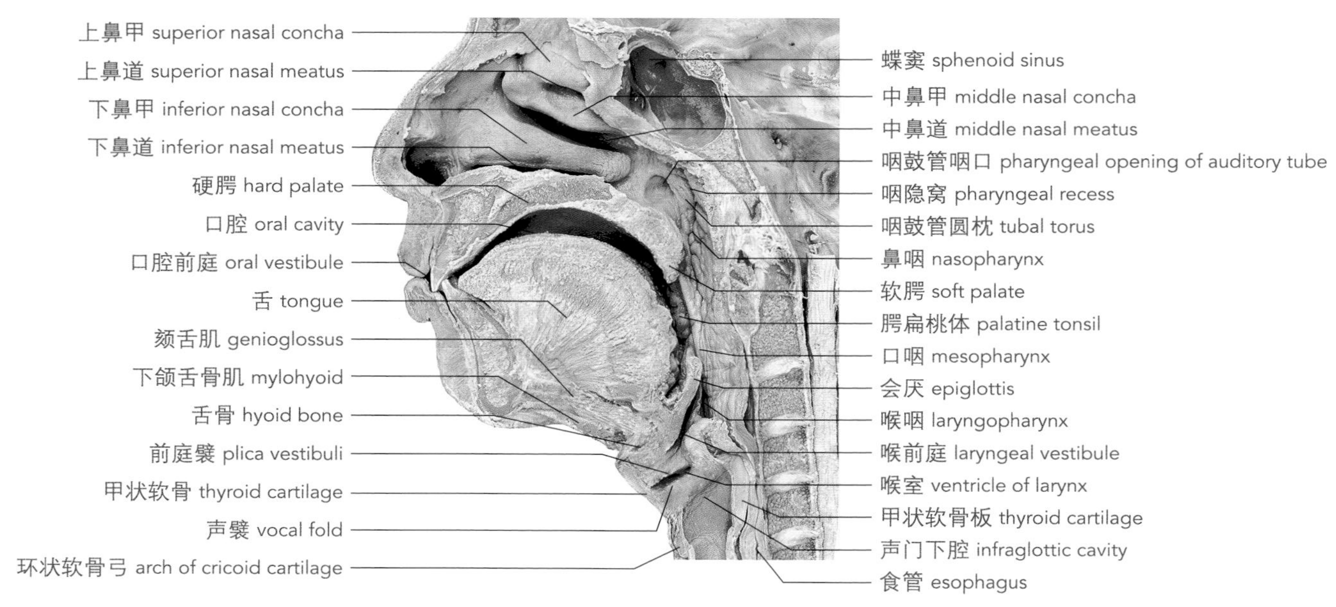
上鼻甲 superior nasal concha
上鼻道 superior nasal meatus
下鼻甲 inferior nasal concha
下鼻道 inferior nasal meatus
硬腭 hard palate
口腔 oral cavity
口腔前庭 oral vestibule
舌 tongue
颏舌肌 genioglossus
下颌舌骨肌 mylohyoid
舌骨 hyoid bone
前庭襞 plica vestibuli
甲状软骨 thyroid cartilage
声襞 vocal fold
环状软骨弓 arch of cricoid cartilage
蝶窦 sphenoid sinus
中鼻甲 middle nasal concha
中鼻道 middle nasal meatus
咽鼓管咽口 pharyngeal opening of auditory tube
咽隐窝 pharyngeal recess
咽鼓管圆枕 tubal torus
鼻咽 nasopharynx
软腭 soft palate
腭扁桃体 palatine tonsil
口咽 mesopharynx
会厌 epiglottis
喉咽 laryngopharynx
喉前庭 laryngeal vestibule
喉室 ventricle of larynx
甲状软骨板 thyroid cartilage
声门下腔 infraglottic cavity
食管 esophagus

【解剖学要点】

咽为漏斗状肌性管道，位于第一至六颈椎前方，长约 12cm。以腭帆游离缘和会厌上缘平面为界将其分为鼻咽、口咽和喉咽。

在鼻咽部的侧壁上，下鼻甲的后方有一咽鼓管咽口，咽腔经此口通过咽鼓管与中耳鼓室相同，在咽鼓管咽口的前、上、后方的弧形隆起称咽鼓管圆枕。

咽鼓管圆枕后方与咽后壁之间的纵行深窝称咽隐窝，是鼻咽癌的好发部位。

口咽位于腭帆游离缘与会厌上缘之间，向前经咽峡通口腔，上续鼻咽部，下通喉咽。

喉咽上起会厌上缘，下至第 6 颈椎体下缘与食管相续。

在喉口两侧的咽壁上各有一处深窝，称梨状隐窝。

图 1-282　鼻中隔
The septum of the nose

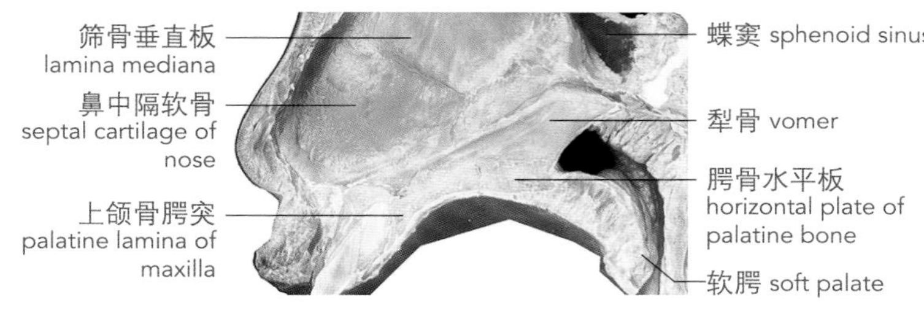
筛骨垂直板
lamina mediana
鼻中隔软骨
septal cartilage of nose
上颌骨腭突
palatine lamina of maxilla
蝶窦 sphenoid sinus
犁骨 vomer
腭骨水平板
horizontal plate of palatine bone
软腭 soft palate

图 1-283　鼻中隔动脉铸型
The cast of nasal septum

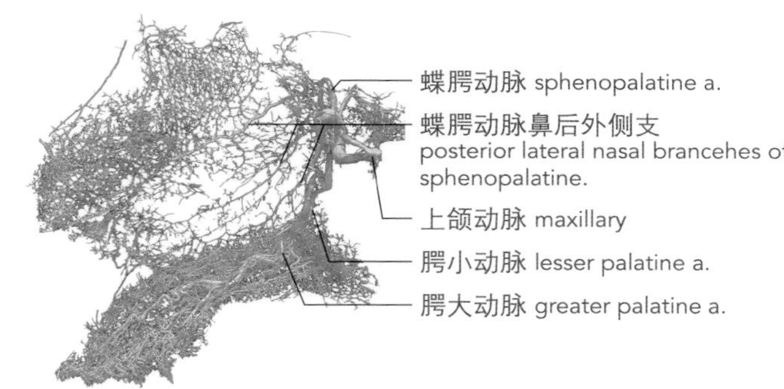
蝶腭动脉 sphenopalatine a.
蝶腭动脉鼻后外侧支
posterior lateral nasal brancehes of sphenopalatine.
上颌动脉 maxillary
腭小动脉 lesser palatine a.
腭大动脉 greater palatine a.

图 1-284　鼻甲动脉铸型
The cast of turbinate artery

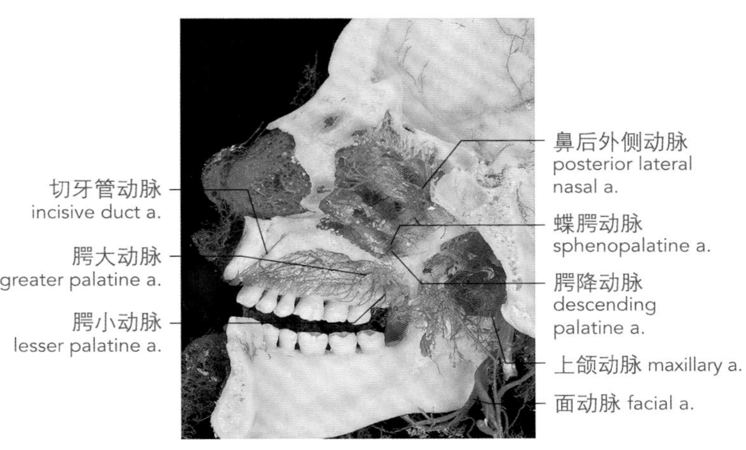
切牙管动脉
incisive duct a.
腭大动脉
greater palatine a.
腭小动脉
lesser palatine a.
鼻后外侧动脉
posterior lateral nasal a.
蝶腭动脉
sphenopalatine a.
腭降动脉
descending palatine a.
上颌动脉 maxillary a.
面动脉 facial a.

图 1-285　口部表面结构
Surface structure of mouth part

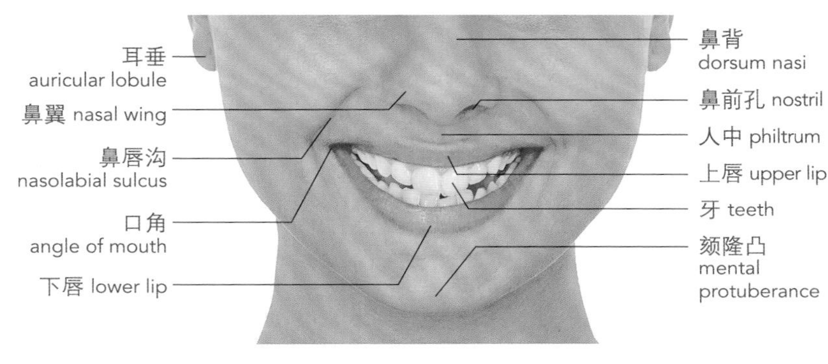
耳垂
auricular lobule
鼻翼 nasal wing
鼻唇沟
nasolabial sulcus
口角
angle of mouth
下唇 lower lip
鼻背
dorsum nasi
鼻前孔 nostril
人中 philtrum
上唇 upper lip
牙 teeth
颏隆凸
mental protuberance

图 1-286　口部肌肉(前面观)
Muscle of mouth part. Anterior aspect

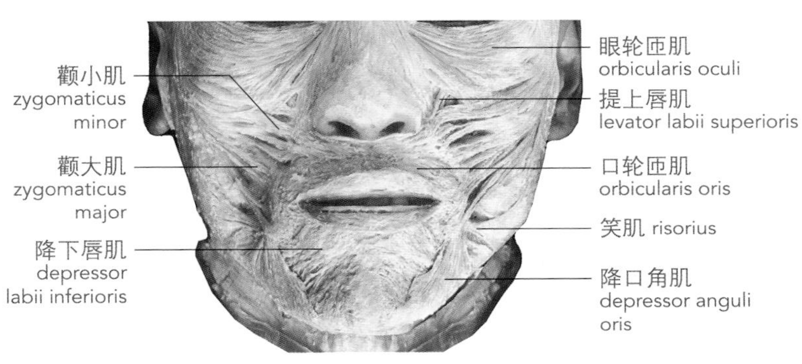
颧小肌
zygomaticus minor
颧大肌
zygomaticus major
降下唇肌
depressor labii inferioris
眼轮匝肌
orbicularis oculi
提上唇肌
levator labii superioris
口轮匝肌
orbicularis oris
笑肌 risorius
降口角肌
depressor anguli oris

图 1-287　口部肌肉(侧面观)
Muscle of mouth part. Latera aspect

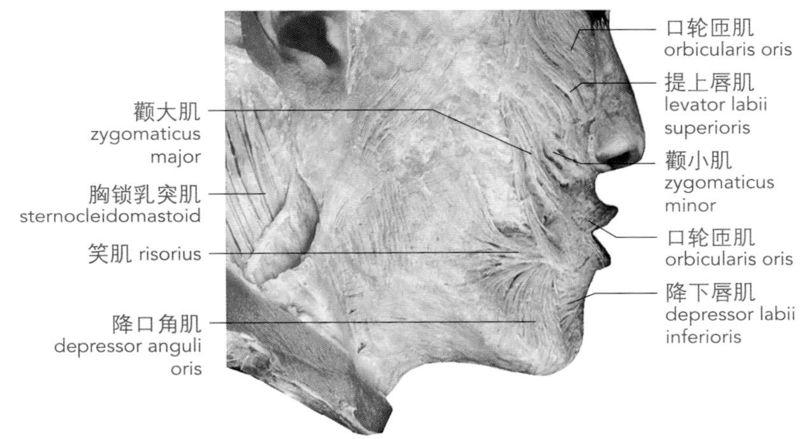
颧大肌
zygomaticus major
胸锁乳突肌
sternocleidomastoid
笑肌 risorius
降口角肌
depressor anguli oris
口轮匝肌
orbicularis oris
提上唇肌
levator labii superioris
颧小肌
zygomaticus minor
口轮匝肌
orbicularis oris
降下唇肌
depressor labii inferioris

图 1-288　口唇动脉铸型(前面观 1)
The cast of oral lips artery. Anterior aspect(1)

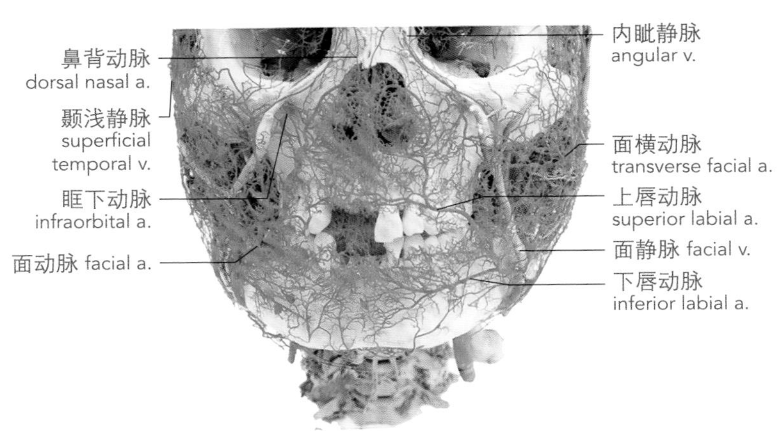
鼻背动脉
dorsal nasal a.
颞浅静脉
superficial temporal v.
眶下动脉
infraorbital a.
面动脉 facial a.
内眦静脉
angular v.
面横动脉
transverse facial a.
上唇动脉
superior labial a.
面静脉 facial v.
下唇动脉
inferior labial a.

图 1-289　口唇动脉铸型(前面观 2)
The cast of oral lips artery. Anterior aspect(2)

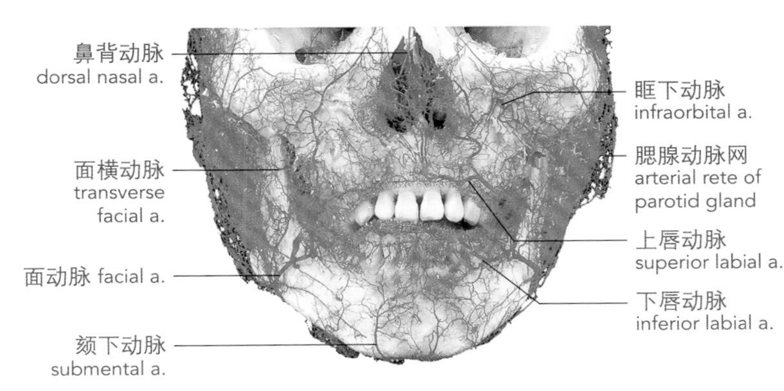
鼻背动脉
dorsal nasal a.
面横动脉
transverse facial a.
面动脉 facial a.
颏下动脉
submental a.
眶下动脉
infraorbital a.
腮腺动脉网
arterial rete of parotid gland
上唇动脉
superior labial a.
下唇动脉
inferior labial a.

图1-290 口唇动脉铸型(侧面观)
The cast of oral lips artery. Latera aspect

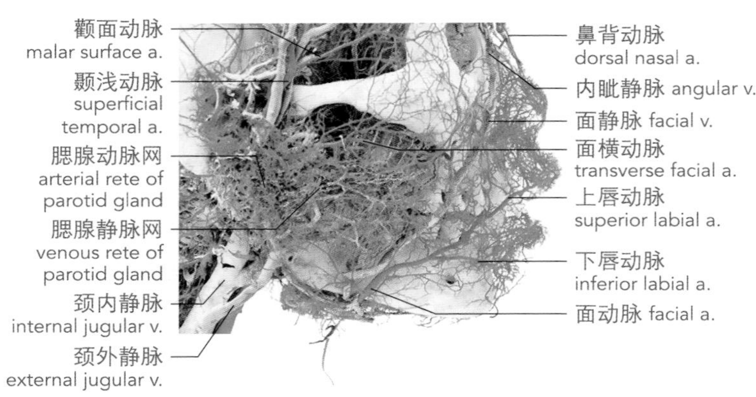
颧面动脉
malar surface a.
颞浅动脉
superficial temporal a.
腮腺动脉网
arterial rete of parotid gland
腮腺静脉网
venous rete of parotid gland
颈内静脉
internal jugular v.
颈外静脉
external jugular v.
鼻背动脉
dorsal nasal a.
内眦静脉 angular v.
面静脉 facial v.
面横动脉
transverse facial a.
上唇动脉
superior labial a.
下唇动脉
inferior labial a.
面动脉 facial a.

图1-291 口部动脉铸型
The cast of mouth part artery

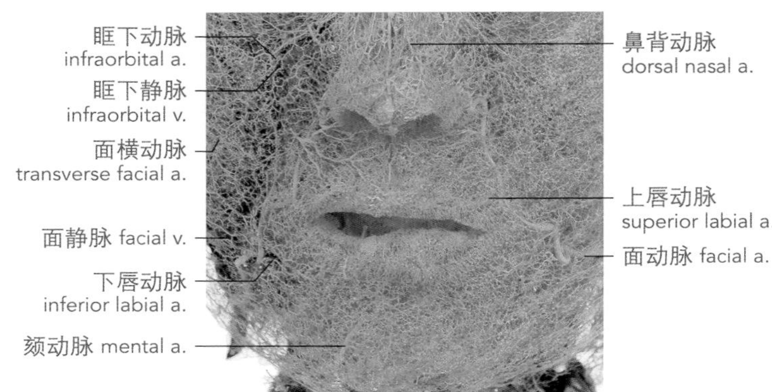
眶下动脉
infraorbital a.
眶下静脉
infraorbital v.
面横动脉
transverse facial a.
面静脉 facial v.
下唇动脉
inferior labial a.
颏动脉 mental a.
鼻背动脉
dorsal nasal a.
上唇动脉
superior labial a.
面动脉 facial a.

图1-292 口部动脉铸型(前面观)
The cast of mouth part artery. anterior aspect

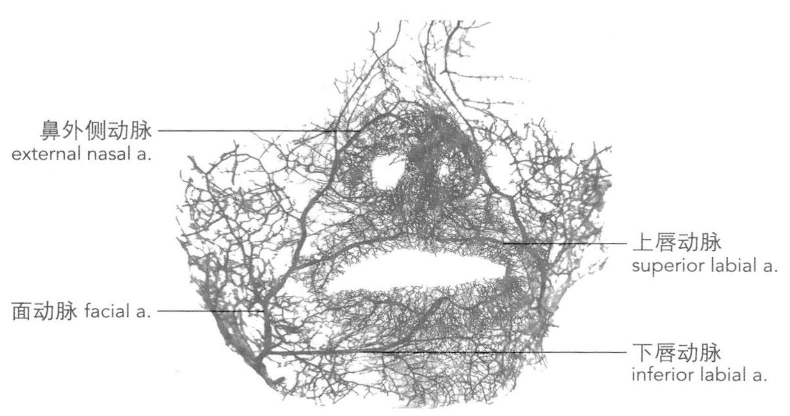
鼻外侧动脉
external nasal a.
面动脉 facial a.
上唇动脉
superior labial a.
下唇动脉
inferior labial a.

图1-293 口部动脉铸型(后面观)
The cast of mouth part artery. posterior aspect

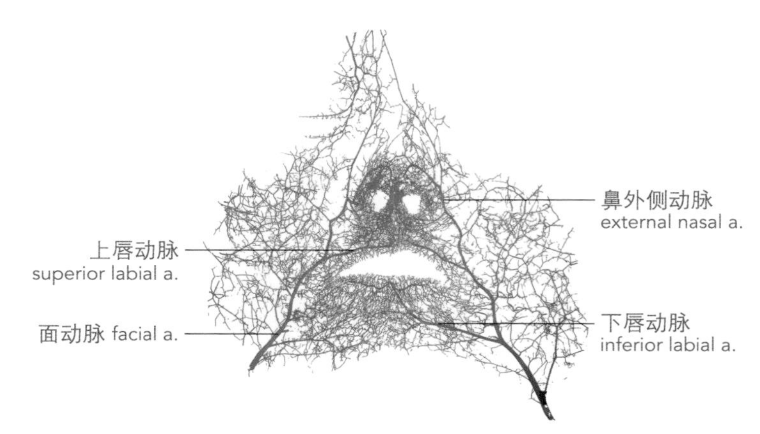
上唇动脉
superior labial a.
面动脉 facial a.
鼻外侧动脉
external nasal a.
下唇动脉
inferior labial a.

图1-294 口部血管神经
The blood vessels and nerve of the mouth part

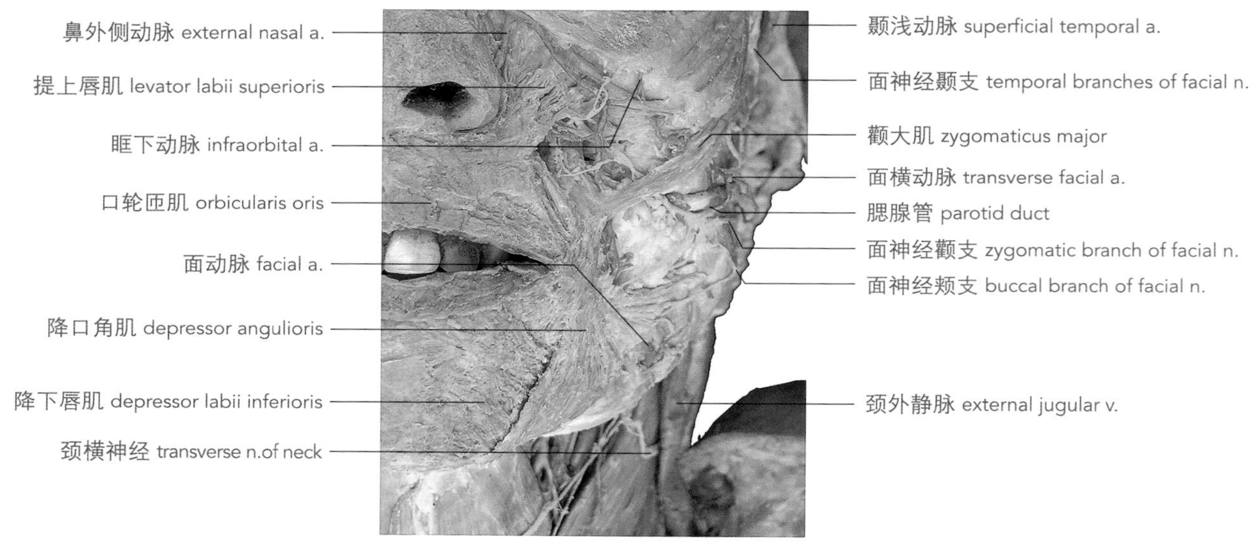
鼻外侧动脉 external nasal a.
提上唇肌 levator labii superioris
眶下动脉 infraorbital a.
口轮匝肌 orbicularis oris
面动脉 facial a.
降口角肌 depressor anguIioris
降下唇肌 depressor labii inferioris
颈横神经 transverse n.of neck
颞浅动脉 superficial temporal a.
面神经颞支 temporal branches of facial n.
颧大肌 zygomaticus major
面横动脉 transverse facial a.
腮腺管 parotid duct
面神经颧支 zygomatic branch of facial n.
面神经颊支 buccal branch of facial n.
颈外静脉 external jugular v.

图 1-295　口部静脉
Mouth part vein

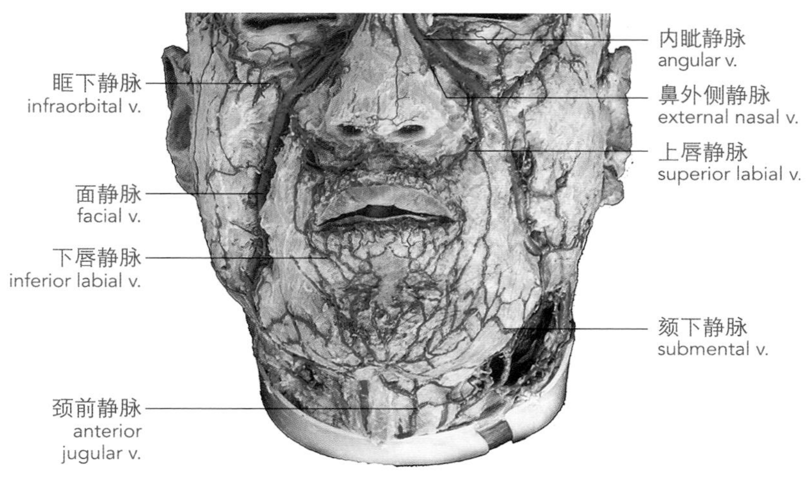

眶下静脉
infraorbital v.
面静脉
facial v.
下唇静脉
inferior labial v.
颈前静脉
anterior jugular v.
内眦静脉
angular v.
鼻外侧静脉
external nasal v.
上唇静脉
superior labial v.
颏下静脉
submental v.

图 1-296　口唇腺
Labial glands of mouth

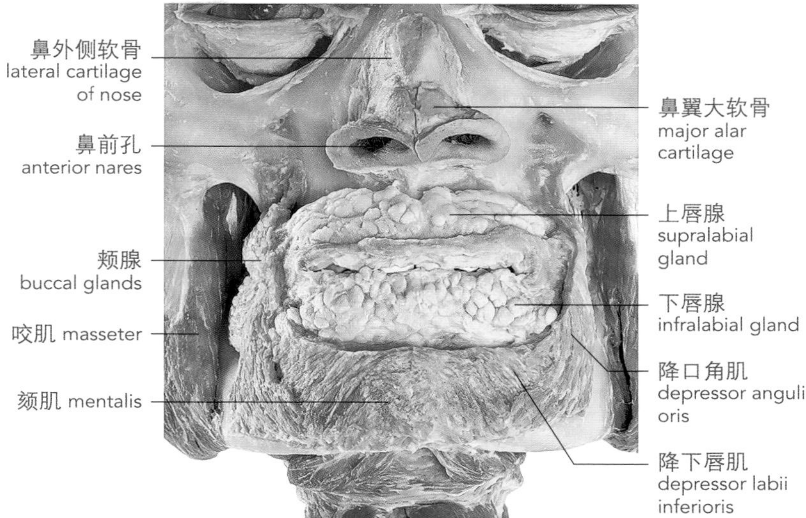

鼻外侧软骨
lateral cartilage of nose
鼻前孔
anterior nares
颊腺
buccal glands
咬肌 masseter
颏肌 mentalis
鼻翼大软骨
major alar cartilage
上唇腺
supralabial gland
下唇腺
infralabial gland
降口角肌
depressor anguli oris
降下唇肌
depressor labii inferioris

图 1-297　口腔(1)
The mouth cavity(1)

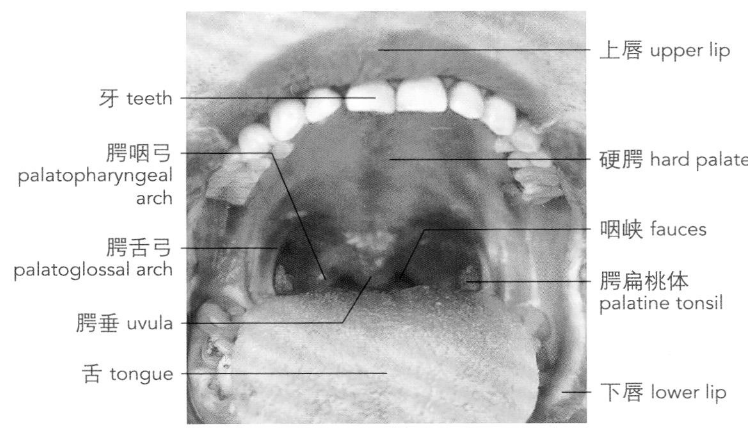

牙 teeth
腭咽弓
palatopharyngeal arch
腭舌弓
palatoglossal arch
腭垂 uvula
舌 tongue
上唇 upper lip
硬腭 hard palate
咽峡 fauces
腭扁桃体
palatine tonsil
下唇 lower lip

图 1-298　口腔(2)
The mouth cavity(2)

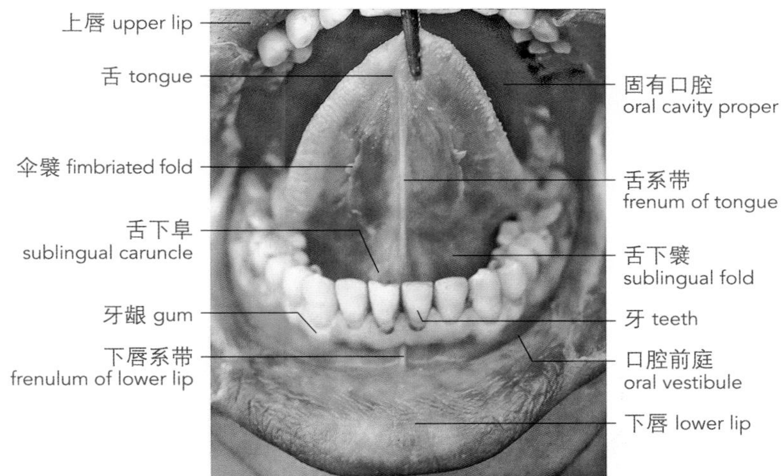

上唇 upper lip
舌 tongue
伞襞 fimbriated fold
舌下阜
sublingual caruncle
牙龈 gum
下唇系带
frenulum of lower lip
固有口腔
oral cavity proper
舌系带
frenum of tongue
舌下襞
sublingual fold
牙 teeth
口腔前庭
oral vestibule
下唇 lower lip

图 1-299　下颌骨(后面观)
The mandible. Posterior aspect

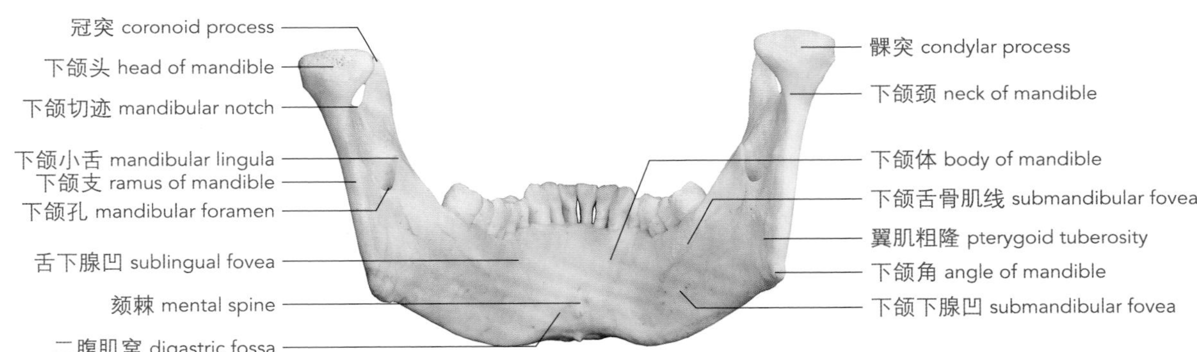

冠突 coronoid process
下颌头 head of mandible
下颌切迹 mandibular notch
下颌小舌 mandibular lingula
下颌支 ramus of mandible
下颌孔 mandibular foramen
舌下腺凹 sublingual fovea
颏棘 mental spine
二腹肌窝 digastric fossa
髁突 condylar process
下颌颈 neck of mandible
下颌体 body of mandible
下颌舌骨肌线 submandibular fovea
翼肌粗隆 pterygoid tuberosity
下颌角 angle of mandible
下颌下腺凹 submandibular fovea

【解剖学要点】

口腔前壁为上、下唇，侧壁为颊，上壁为腭，下壁为口腔底，向后经咽峡与咽相通。以上、下牙弓和牙龈将其分为口腔前庭和固有口腔。

腭可分为硬腭和软腭，硬腭位于腭的前 2/3，主要由骨质及表面覆盖的黏膜构成；软腭占腭的后 1/3，主要由腭腱膜、腭肌、血管、神经和黏膜构成。

软腭的前份呈水平位，后份斜向后下称腭帆，腭帆后缘游离，中部有垂向下的突起称腭垂。

自腭帆两侧向下分出两条黏膜皱襞，前方的一对为腭舌弓，后方的一对为腭咽弓，两弓之间的三角形凹陷区称扁桃体窝。腭垂、腭帆游离缘、两侧的腭舌弓及舌根共同围成咽峡。

图 1-300 下颌骨(侧面观 1)
The mandible. Lateral aspect(1)

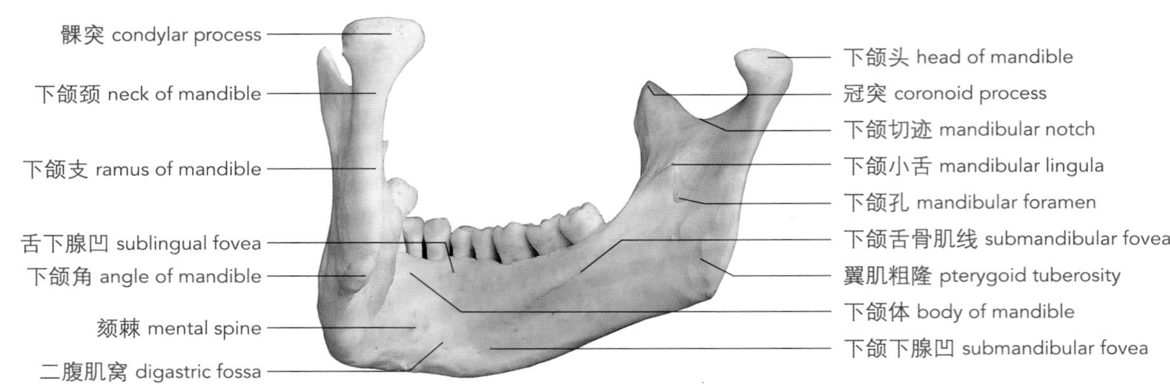
髁突 condylar process
下颌颈 neck of mandible
下颌支 ramus of mandible
舌下腺凹 sublingual fovea
下颌角 angle of mandible
颏棘 mental spine
二腹肌窝 digastric fossa
下颌头 head of mandible
冠突 coronoid process
下颌切迹 mandibular notch
下颌小舌 mandibular lingula
下颌孔 mandibular foramen
下颌舌骨肌线 submandibular fovea
翼肌粗隆 pterygoid tuberosity
下颌体 body of mandible
下颌下腺凹 submandibular fovea

图 1-301 下颌骨(侧面观 2)
The mandible. Lateral aspect(2)

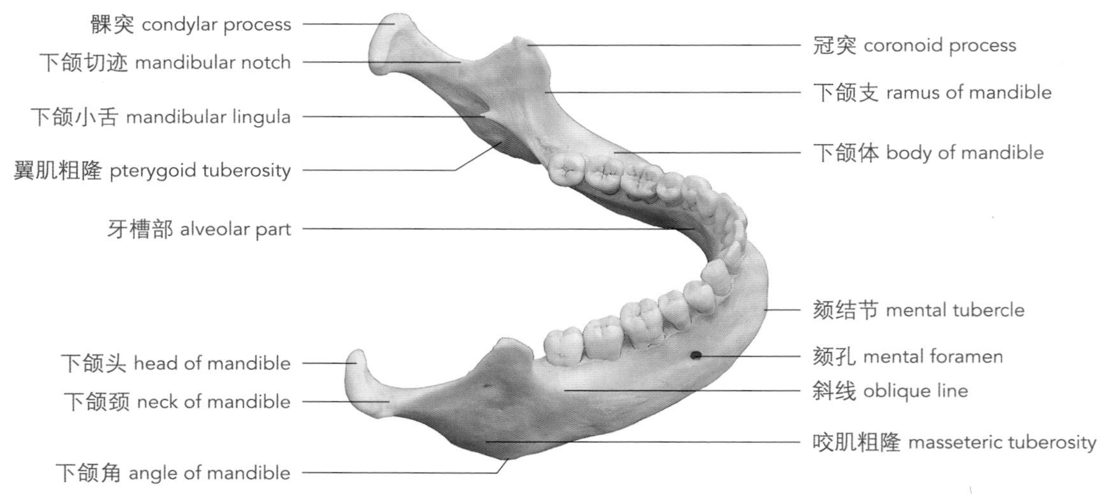
髁突 condylar process
下颌切迹 mandibular notch
下颌小舌 mandibular lingula
翼肌粗隆 pterygoid tuberosity
牙槽部 alveolar part
下颌头 head of mandible
下颌颈 neck of mandible
下颌角 angle of mandible
冠突 coronoid process
下颌支 ramus of mandible
下颌体 body of mandible
颏结节 mental tubercle
颏孔 mental foramen
斜线 oblique line
咬肌粗隆 masseteric tuberosity

【解剖学要点】

下颌骨分一体两支。下颌体呈弓状板,上缘构成牙槽弓,前外侧面有颏孔。下颌支为体后部向上伸出的方形骨板,末端有两个突起,前方的为冠突,后方的称髁突,髁突上端膨大称下颌头,头下方稍细称下颌颈。

两突之间的凹陷为下颌切迹。下颌支后缘与体下缘相交处为下颌角。下颌支内面中央有下颌孔。

图 1-302 乳牙
Deciduous teeth

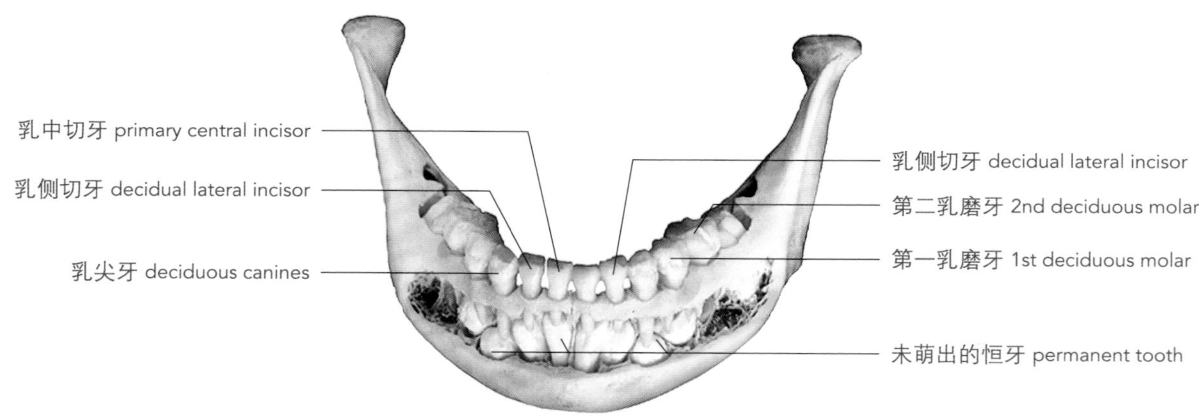
乳中切牙 primary central incisor
乳侧切牙 decidual lateral incisor
乳尖牙 deciduous canines
乳侧切牙 decidual lateral incisor
第二乳磨牙 2nd deciduous molar
第一乳磨牙 1st deciduous molar
未萌出的恒牙 permanent tooth

【解剖学要点】

乳牙有20个,上、下颌各10个,每侧5个,分别为乳切牙(乳中切牙,乳侧切牙)、乳尖牙和乳磨牙(第1乳磨牙,第2乳磨牙)。

图 1-303　恒牙
Permanent teeth

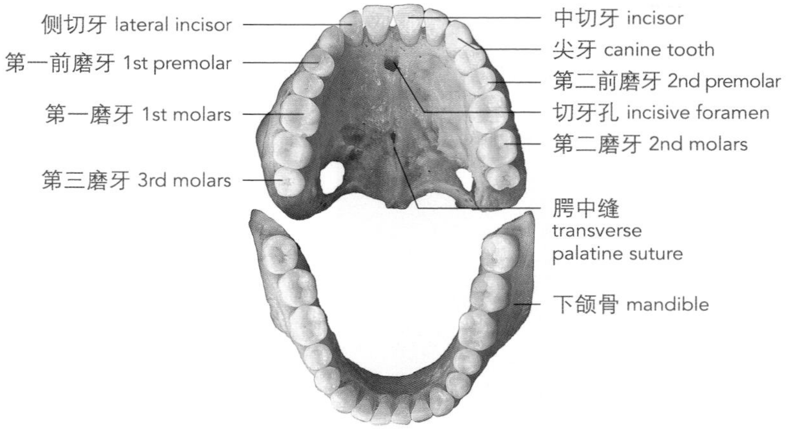

侧切牙 lateral incisor
第一前磨牙 1st premolar
第一磨牙 1st molars
第三磨牙 3rd molars
中切牙 incisor
尖牙 canine tooth
第二前磨牙 2nd premolar
切牙孔 incisive foramen
第二磨牙 2nd molars
腭中缝
transverse
palatine suture
下颌骨 mandible

图 1-304　牙的形态
The form of the teeth

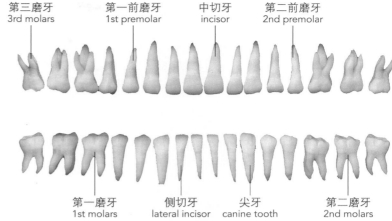

第三磨牙
3rd molars
第一前磨牙
1st premolar
中切牙
incisor
第二前磨牙
2nd premolar
第一磨牙
1st molars
侧切牙
lateral incisor
尖牙
canine tooth
第二磨牙
2nd molars

图 1-305　牙的构造
The structure of the teeth

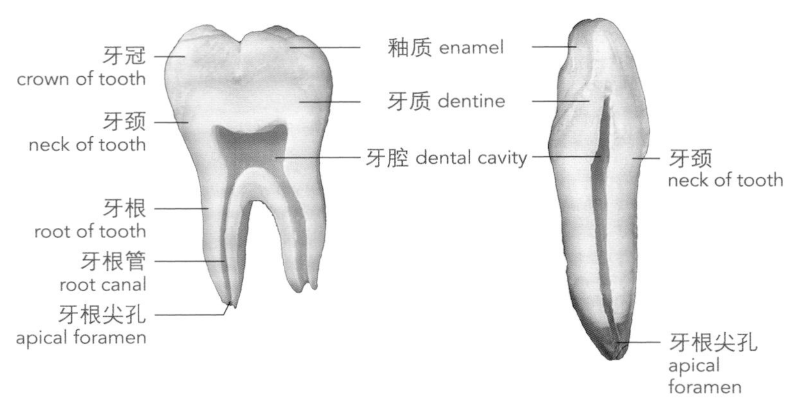

牙冠
crown of tooth
牙颈
neck of tooth
牙根
root of tooth
牙根管
root canal
牙根尖孔
apical foramen
釉质 enamel
牙质 dentine
牙腔 dental cavity
牙颈
neck of tooth
牙根尖孔
apical
foramen

【解剖学要点】

恒牙有 32 个，上、下颌各 16 个，每侧 8 个，分别为切牙（中切牙，侧切牙）、尖牙、前磨牙（第 1 前磨牙，第 2 前磨牙）和磨牙（第 1 磨牙，第 2 磨牙，第 3 磨牙）。

牙可分为牙冠、牙根和牙颈。牙冠暴露于口腔，牙根嵌入牙槽内，牙冠与牙根之间的部分为牙颈，被牙龈覆盖。

牙组织由牙质、釉质、牙骨质和牙髓组成。牙质构成牙的主体，中央的腔隙为牙腔，容纳牙髓。

牙冠部的牙质外覆有釉质，在牙根和牙颈处的牙质外面包有牙骨质。

图 1-306　牙式
Dental formula

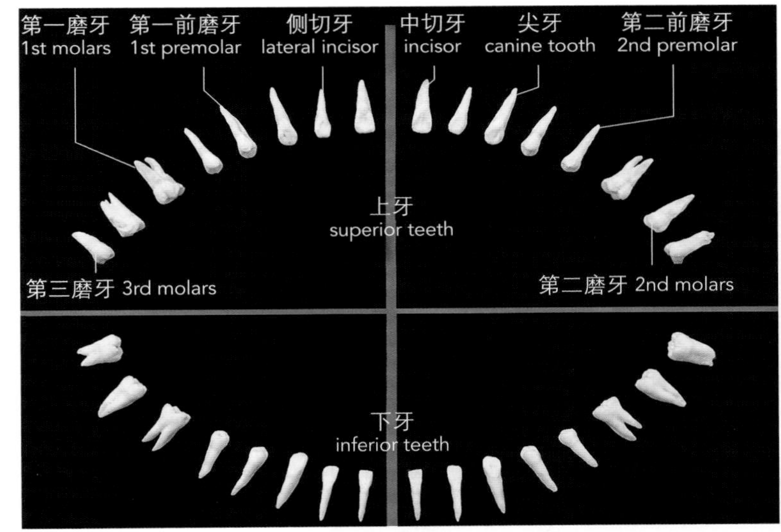

第一磨牙
1st molars
第一前磨牙
1st premolar
侧切牙
lateral incisor
中切牙
incisor
尖牙
canine tooth
第二前磨牙
2nd premolar
上牙
superior teeth
第三磨牙 3rd molars
第二磨牙 2nd molars
下牙
inferior teeth

A. 内面观 internal aspect

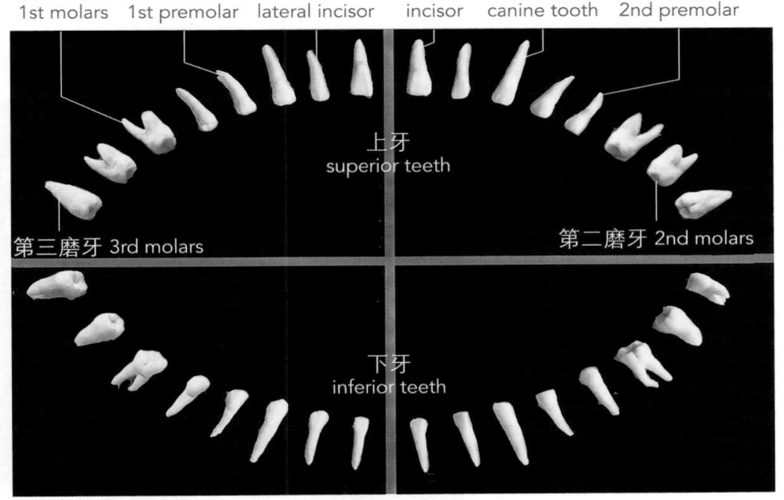

第一磨牙
1st molars
第一前磨牙
1st premolar
侧切牙
lateral incisor
中切牙
incisor
尖牙
canine tooth
第二前磨牙
2nd premolar
上牙
superior teeth
第三磨牙 3rd molars
第二磨牙 2nd molars
下牙
inferior teeth

B. 外面观 external aspect

图 1-307 牙的形态
The form of the teeth

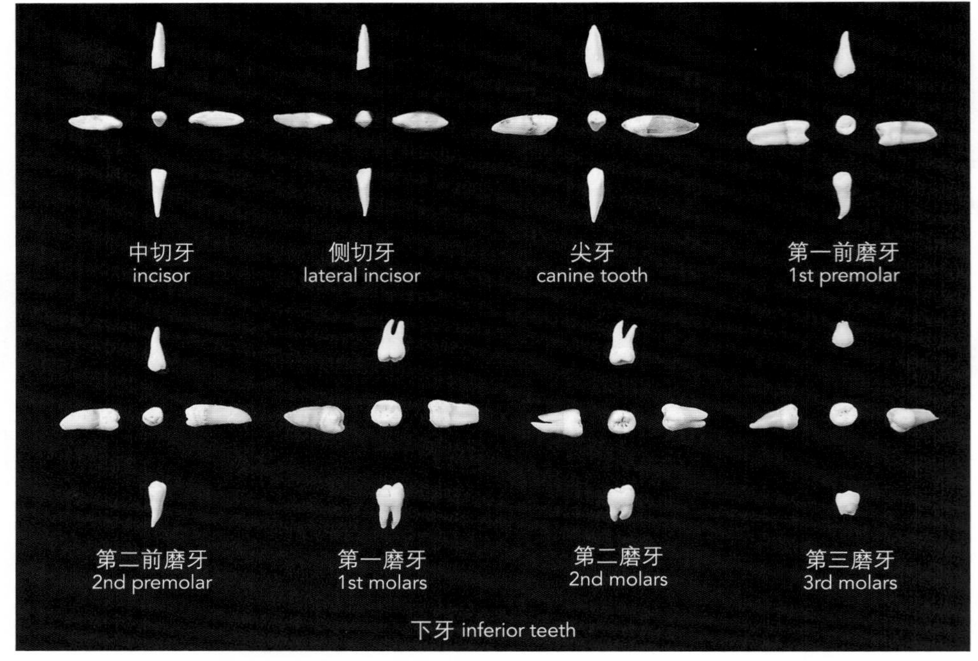
中切牙
incisor
侧切牙
lateral incisor
尖牙
canine tooth
第一前磨牙
1st premolar
第二前磨牙
2nd premolar
第一磨牙
1st molars
第二磨牙
2nd molars
第三磨牙
3rd molars
下牙 inferior teeth

图 1-308 牙的构造（矢状切面）
Structure of the teeth. Sagittal section

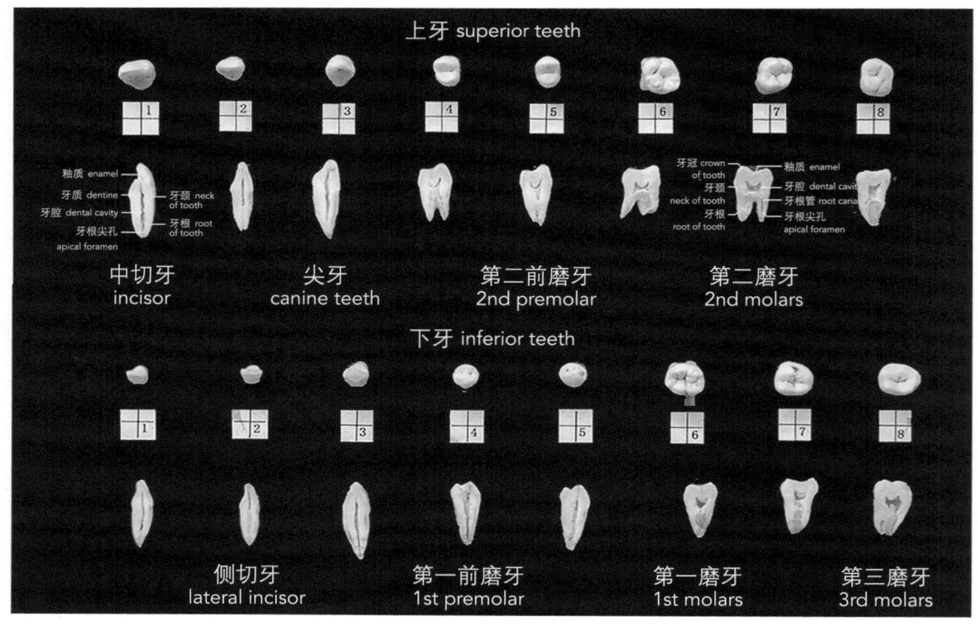
上牙 superior teeth
中切牙
incisor
尖牙
canine teeth
第二前磨牙
2nd premolar
第二磨牙
2nd molars
下牙 inferior teeth
侧切牙
lateral incisor
第一前磨牙
1st premolar
第一磨牙
1st molars
第三磨牙
3rd molars

图 1-309 牙的构造（冠状切面）
The structure of the teeth. Coronal section

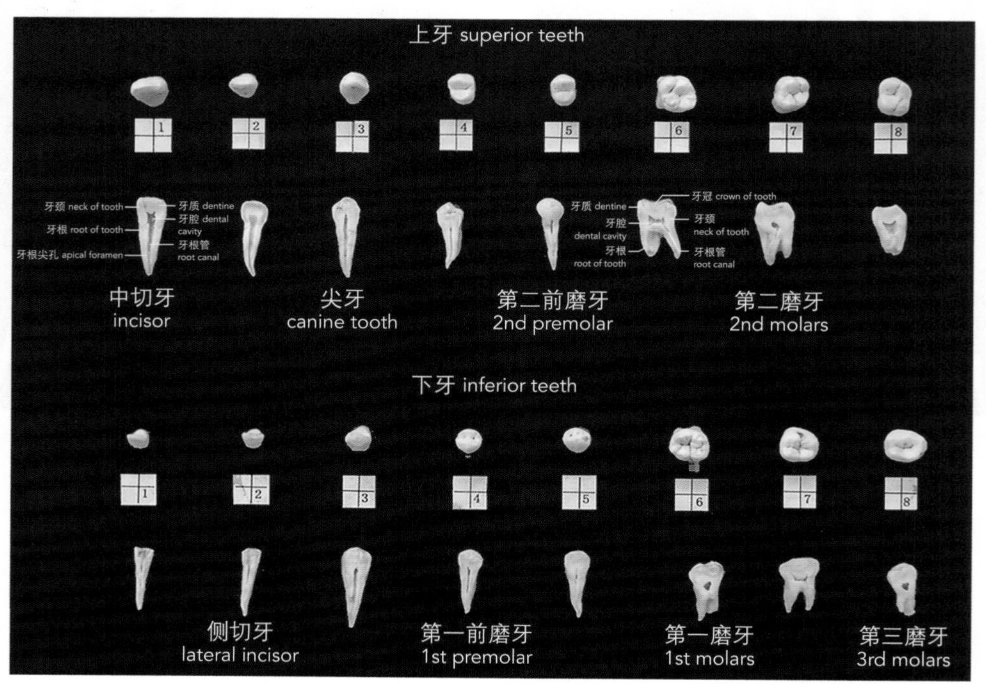
上牙 superior teeth
中切牙
incisor
尖牙
canine tooth
第二前磨牙
2nd premolar
第二磨牙
2nd molars
下牙 inferior teeth
侧切牙
lateral incisor
第一前磨牙
1st premolar
第一磨牙
1st molars
第三磨牙
3rd molars

图 1-310 牙的构造(水平切面)
The structure of the teeth. Horizontal section

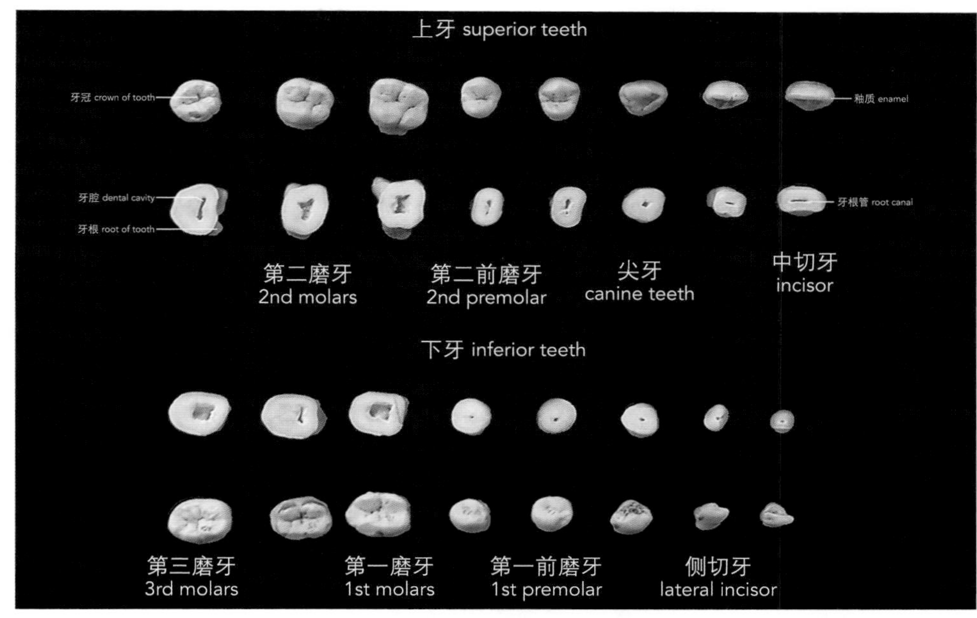
上牙 superior teeth
牙冠 crown of tooth
釉质 enamel
牙腔 dental cavity
牙根 root of tooth
牙根管 root canal
第二磨牙
2nd molars
第二前磨牙
2nd premolar
尖牙
canine teeth
中切牙
incisor
下牙 inferior teeth
第三磨牙
3rd molars
第一磨牙
1st molars
第一前磨牙
1st premolar
侧切牙
lateral incisor

图 1-311 舌背面
Dorsal surface of tongue

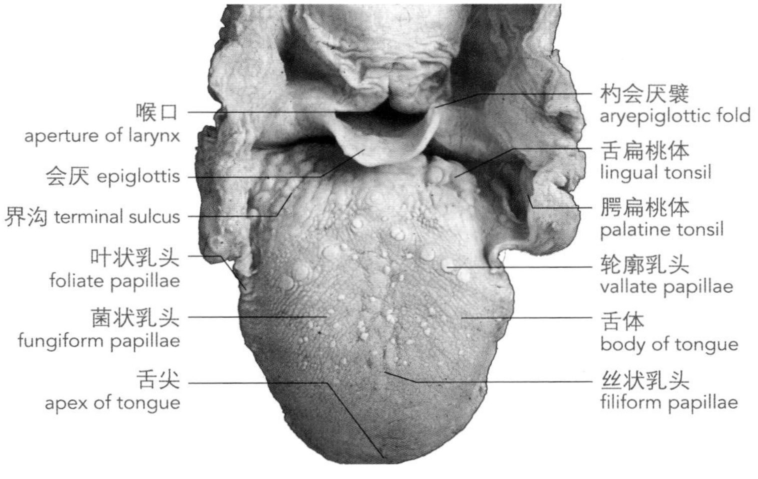
喉口
aperture of larynx
会厌 epiglottis
界沟 terminal sulcus
叶状乳头
foliate papillae
菌状乳头
fungiform papillae
舌尖
apex of tongue
杓会厌襞
aryepiglottic fold
舌扁桃体
lingual tonsil
腭扁桃体
palatine tonsil
轮廓乳头
vallate papillae
舌体
body of tongue
丝状乳头
filiform papillae

图 1-312 舌肌(矢状面观)
Muscles of tongue. Sagittal section

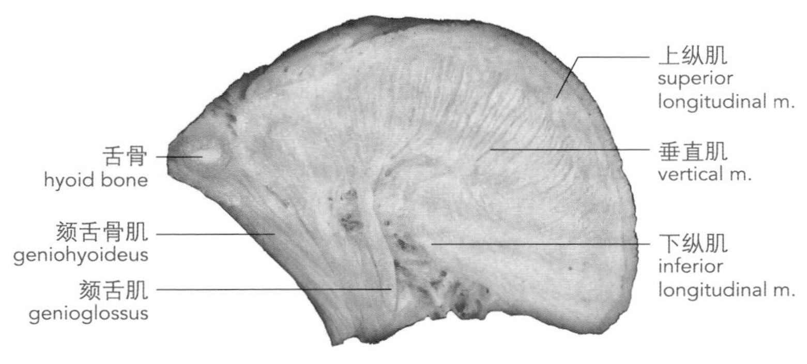
舌骨
hyoid bone
颏舌骨肌
geniohyoideus
颏舌肌
genioglossus
上纵肌
superior
longitudinal m.
垂直肌
vertical m.
下纵肌
inferior
longitudinal m.

图 1-313 舌肌(冠状切面)
Muscles of tongue. Coronal section

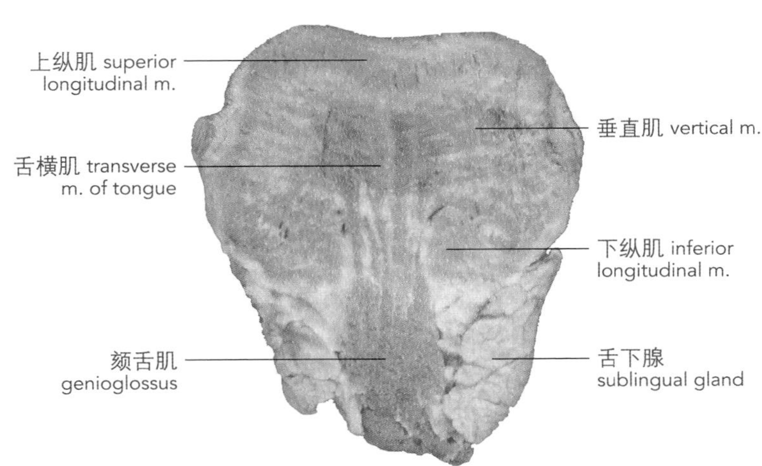
上纵肌 superior
longitudinal m.
舌横肌 transverse
m. of tongue
颏舌肌
genioglossus
垂直肌 vertical m.
下纵肌 inferior
longitudinal m.
舌下腺
sublingual gland

【解剖学要点】

舌分舌体和舌根两部分,二者以界沟为界。舌体的前端为舌尖。舌的上面为舌背,其黏膜上有丝状乳头、菌状乳头、叶状乳头和轮廓乳头。

舌肌分为舌内肌和舌外肌,前者的起止点均在舌内,有纵肌、横肌和垂直肌,收缩时改变舌的形态;后者起于舌骨、下颌骨等,止于舌内,收缩时改变舌的位置。

舌下面的黏膜在正中线上形成一皱襞,称舌系带。

图 1-314 舌骨上、下肌群(侧面观 1)
Suprahyoid and infrahyoid muscle.

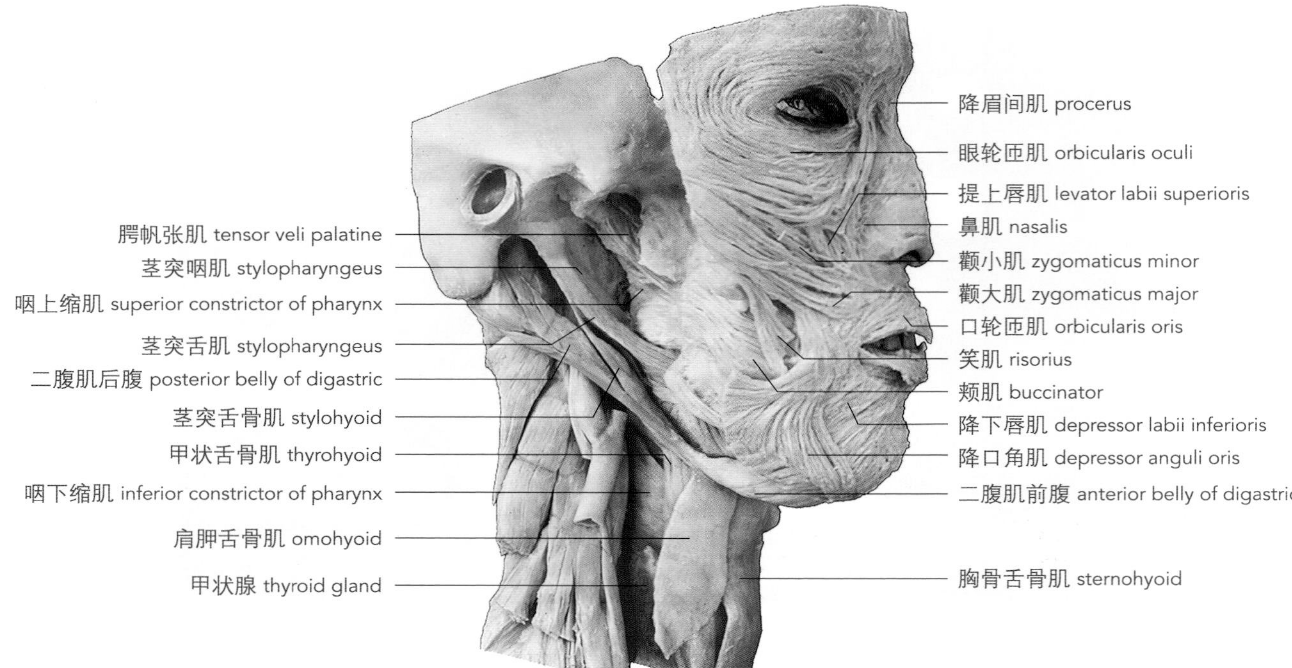

降眉间肌 procerus
眼轮匝肌 orbicularis oculi
提上唇肌 levator labii superioris
鼻肌 nasalis
颧小肌 zygomaticus minor
颧大肌 zygomaticus major
口轮匝肌 orbicularis oris
笑肌 risorius
颊肌 buccinator
降下唇肌 depressor labii inferioris
降口角肌 depressor anguli oris
二腹肌前腹 anterior belly of digastric
胸骨舌骨肌 sternohyoid
腭帆张肌 tensor veli palatine
茎突咽肌 stylopharyngeus
咽上缩肌 superior constrictor of pharynx
茎突舌肌 stylopharyngeus
二腹肌后腹 posterior belly of digastric
茎突舌骨肌 stylohyoid
甲状舌骨肌 thyrohyoid
咽下缩肌 inferior constrictor of pharynx
肩胛舌骨肌 omohyoid
甲状腺 thyroid gland

图 1- 315 舌骨上、下肌群(侧面观 2)
Suprahyoid and infrahyoid muscle. Lateral aspect(2)

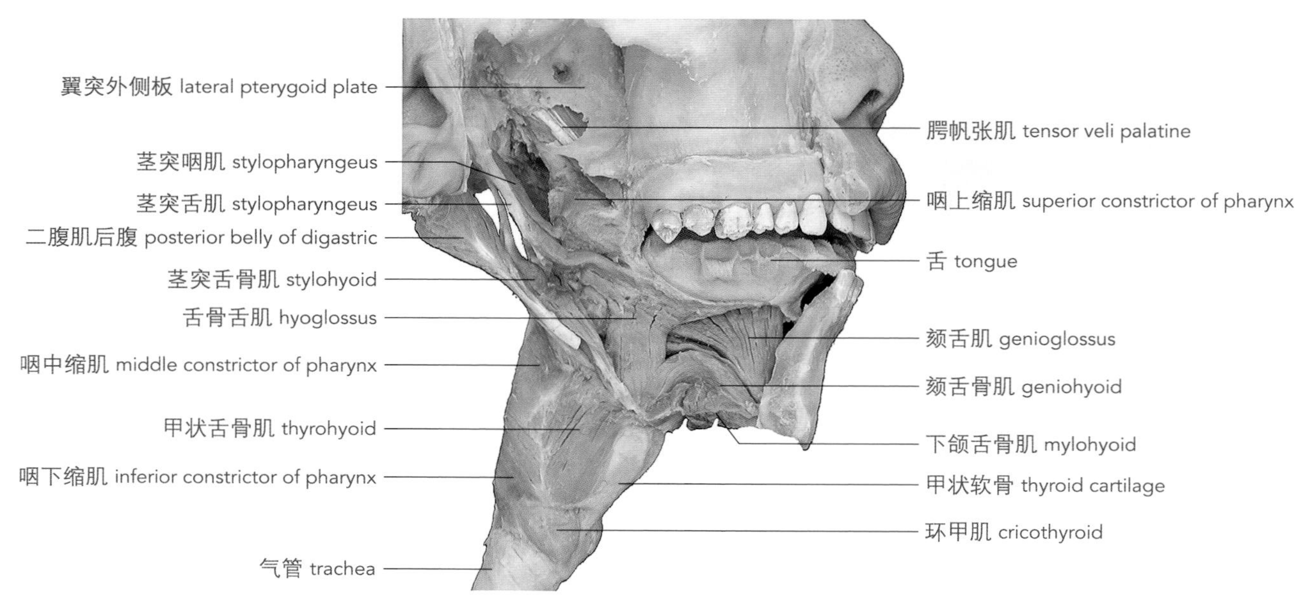

翼突外侧板 lateral pterygoid plate
茎突咽肌 stylopharyngeus
茎突舌肌 stylopharyngeus
二腹肌后腹 posterior belly of digastric
茎突舌骨肌 stylohyoid
舌骨舌肌 hyoglossus
咽中缩肌 middle constrictor of pharynx
甲状舌骨肌 thyrohyoid
咽下缩肌 inferior constrictor of pharynx
气管 trachea
腭帆张肌 tensor veli palatine
咽上缩肌 superior constrictor of pharynx
舌 tongue
颏舌肌 genioglossus
颏舌骨肌 geniohyoid
下颌舌骨肌 mylohyoid
甲状软骨 thyroid cartilage
环甲肌 cricothyroid

图 1-316 舌外肌(1)
Extralingual muscle(1)

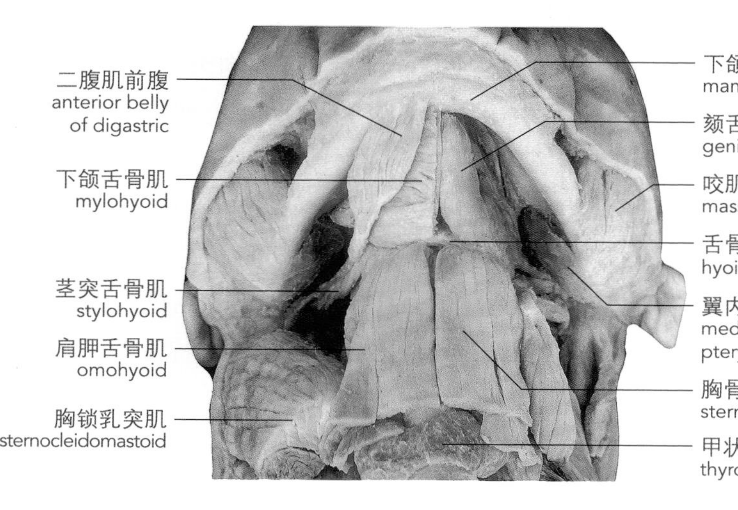

二腹肌前腹
anterior belly
of digastric
下颌舌骨肌
mylohyoid
茎突舌骨肌
stylohyoid
肩胛舌骨肌
omohyoid
胸锁乳突肌
sternocleidomastoid
下颌骨
mandible
颏舌骨肌
geniohyoid
咬肌
masseter
舌骨
hyoid bone
翼内肌
medial
pterygoid
胸骨舌骨肌
sternohyoid
甲状腺
thyroid gland

图 1-317 舌外肌(2)
Extralingual muscle(2)

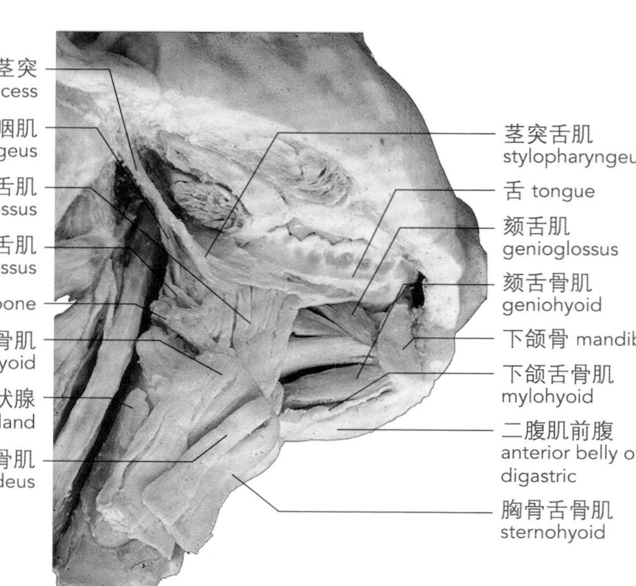

茎突
styloid process
茎突咽肌
stylopharyngeus
舌骨舌肌
hyoglossus
腭舌肌
palatoglossus
舌骨 hyoid bone
甲状舌骨肌
thyrohyoid
甲状腺
thyroid gland
肩胛舌骨肌
omohyoideus
茎突舌肌
stylopharyngeus
舌 tongue
颏舌肌
genioglossus
颏舌骨肌
geniohyoid
下颌骨 mandible
下颌舌骨肌
mylohyoid
二腹肌前腹
anterior belly of
digastric
胸骨舌骨肌
sternohyoid

图 1-318 上颌动脉铸型
The cast of maxillary artery

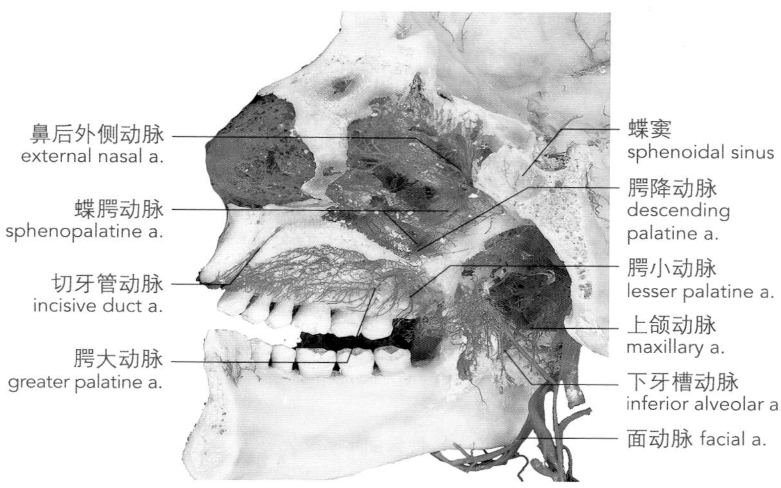

鼻后外侧动脉
external nasal a.
蝶腭动脉
sphenopalatine a.
切牙管动脉
incisive duct a.
腭大动脉
greater palatine a.
蝶窦
sphenoidal sinus
腭降动脉
descending palatine a.
腭小动脉
lesser palatine a.
上颌动脉
maxillary a.
下牙槽动脉
inferior alveolar a.
面动脉 facial a.

图 1-319 舌动脉铸型(侧面观)
The cast of lingual artery. Lateral aspect

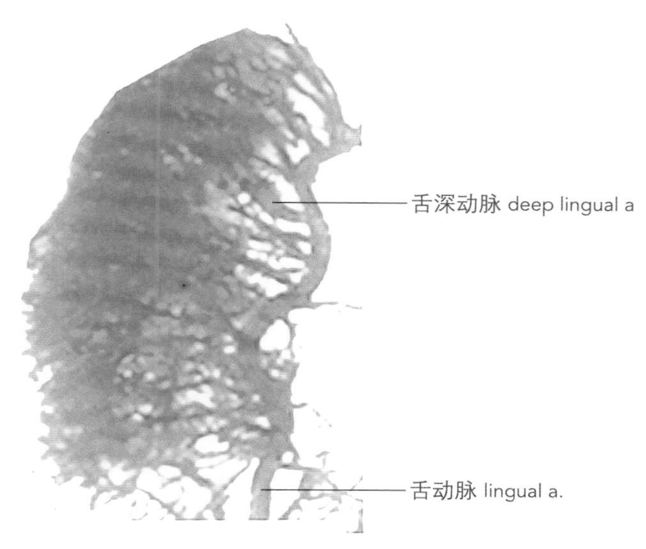

舌深动脉 deep lingual a
舌动脉 lingual a.

图 1-320 舌动脉铸型(上面观)
The cast of lingual artery. Superior aspect

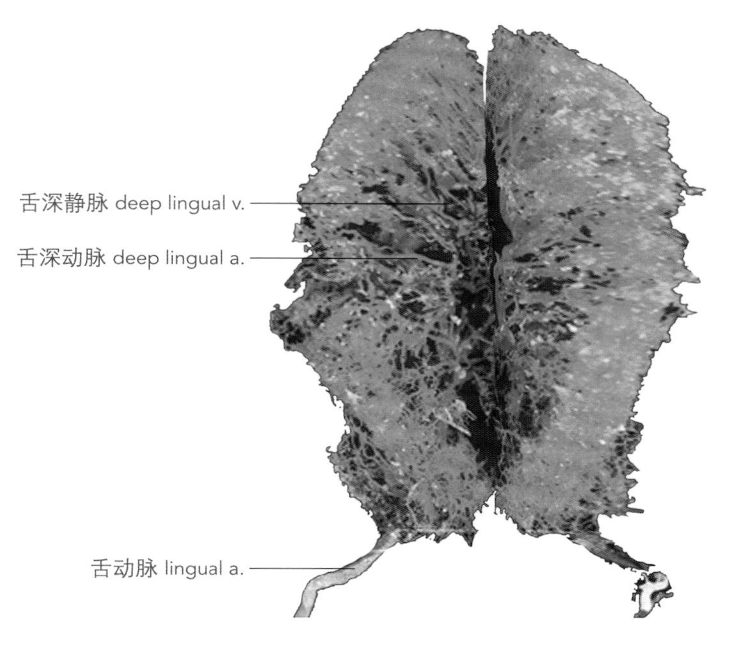

舌深静脉 deep lingual v.
舌深动脉 deep lingual a.
舌动脉 lingual a.

图 1-321 舌动脉(下面观)
The lingual artery. Inferior aspect

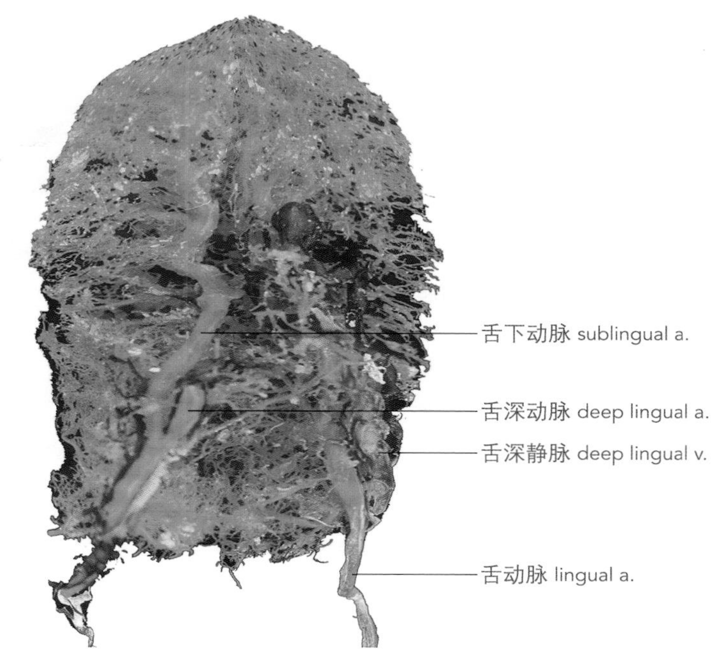

舌下动脉 sublingual a.
舌深动脉 deep lingual a.
舌深静脉 deep lingual v.
舌动脉 lingual a.

图 1-322 腭肌(前面观)
Palatal Muscles. Anterior aspect

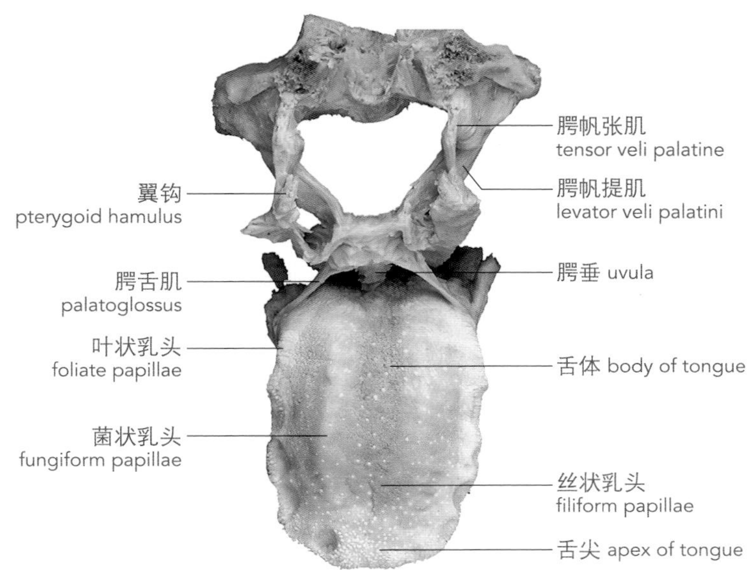

翼钩
pterygoid hamulus
腭舌肌
palatoglossus
叶状乳头
foliate papillae
菌状乳头
fungiform papillae
腭帆张肌
tensor veli palatine
腭帆提肌
levator veli palatini
腭垂 uvula
舌体 body of tongue
丝状乳头
filiform papillae
舌尖 apex of tongue

图 1-323 腭肌(后面观)
The palatal muscles. Posterior aspect

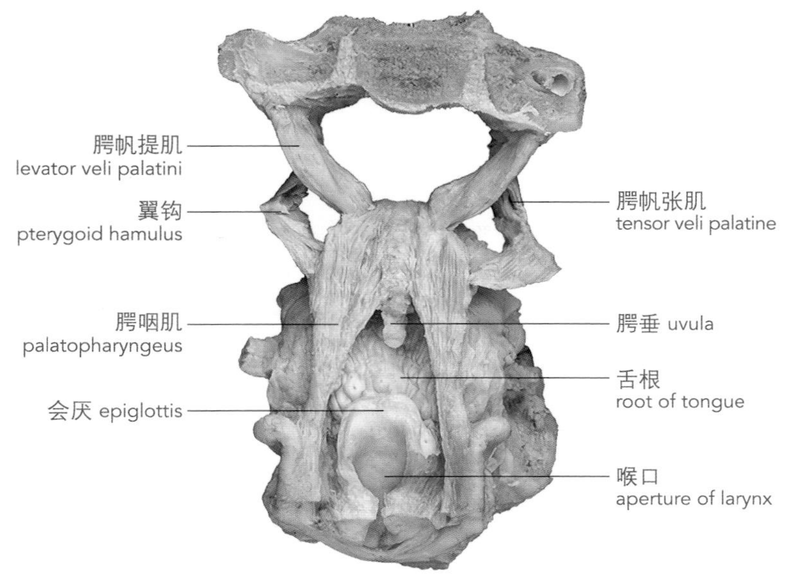

腭帆提肌
levator veli palatini
翼钩
pterygoid hamulus
腭咽肌
palatopharyngeus
会厌 epiglottis
腭帆张肌
tensor veli palatine
腭垂 uvula
舌根
root of tongue
喉口
aperture of larynx

图 1-324 腭肌（侧面观）

The palatal muscles. Lateral aspect

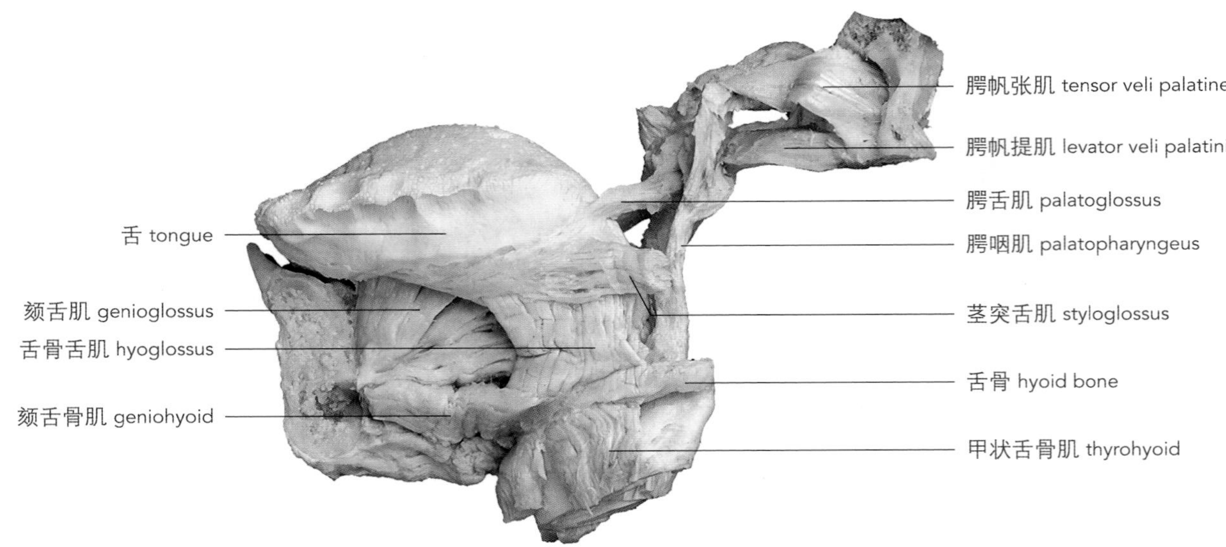
腭帆张肌 tensor veli palatine
腭帆提肌 levator veli palatini
腭舌肌 palatoglossus
舌 tongue
腭咽肌 palatopharyngeus
颏舌肌 genioglossus
茎突舌肌 styloglossus
舌骨舌肌 hyoglossus
舌骨 hyoid bone
颏舌骨肌 geniohyoid
甲状舌骨肌 thyrohyoid

图 1-325 咽正中矢状切面

The median sagittal section of the pharyngeal portion

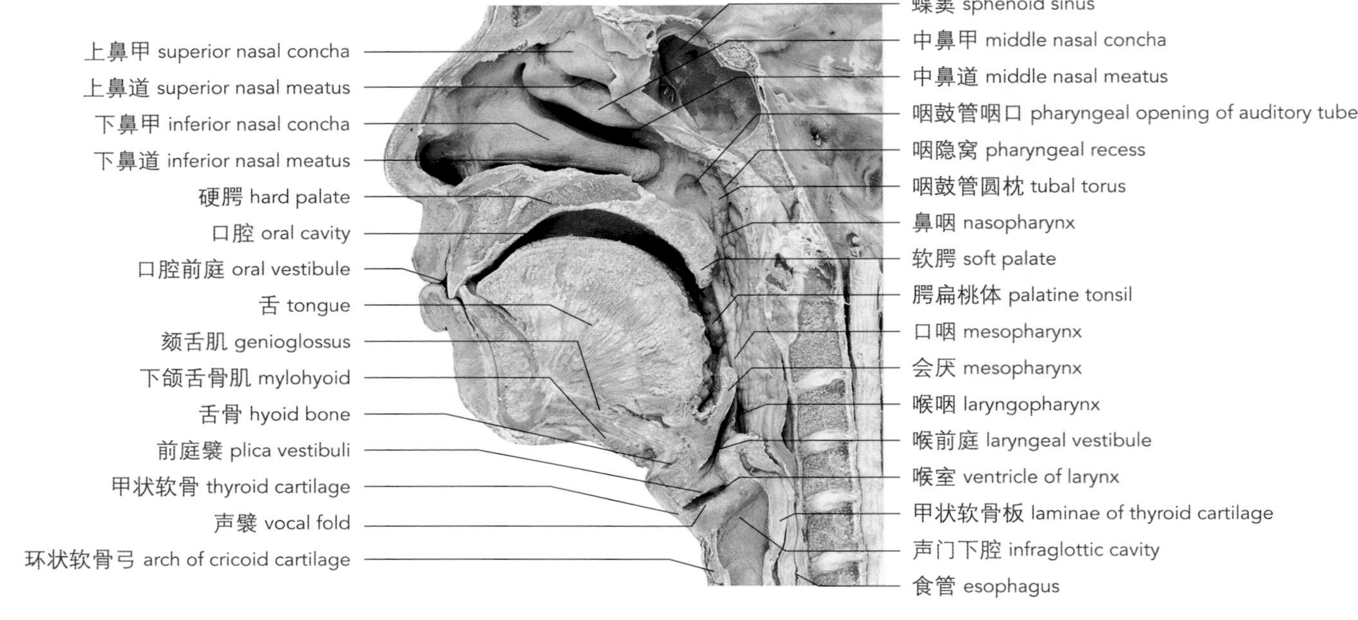
蝶窦 sphenoid sinus
上鼻甲 superior nasal concha
中鼻甲 middle nasal concha
上鼻道 superior nasal meatus
中鼻道 middle nasal meatus
下鼻甲 inferior nasal concha
咽鼓管咽口 pharyngeal opening of auditory tube
下鼻道 inferior nasal meatus
咽隐窝 pharyngeal recess
硬腭 hard palate
咽鼓管圆枕 tubal torus
口腔 oral cavity
鼻咽 nasopharynx
口腔前庭 oral vestibule
软腭 soft palate
舌 tongue
腭扁桃体 palatine tonsil
颏舌肌 genioglossus
口咽 mesopharynx
下颌舌骨肌 mylohyoid
会厌 mesopharynx
舌骨 hyoid bone
喉咽 laryngopharynx
前庭襞 plica vestibuli
喉前庭 laryngeal vestibule
甲状软骨 thyroid cartilage
喉室 ventricle of larynx
声襞 vocal fold
甲状软骨板 laminae of thyroid cartilage
环状软骨弓 arch of cricoid cartilage
声门下腔 infraglottic cavity
食管 esophagus

图 1-326 咽肌（后面观）

Muscle of the pharynx. Posterior aspect

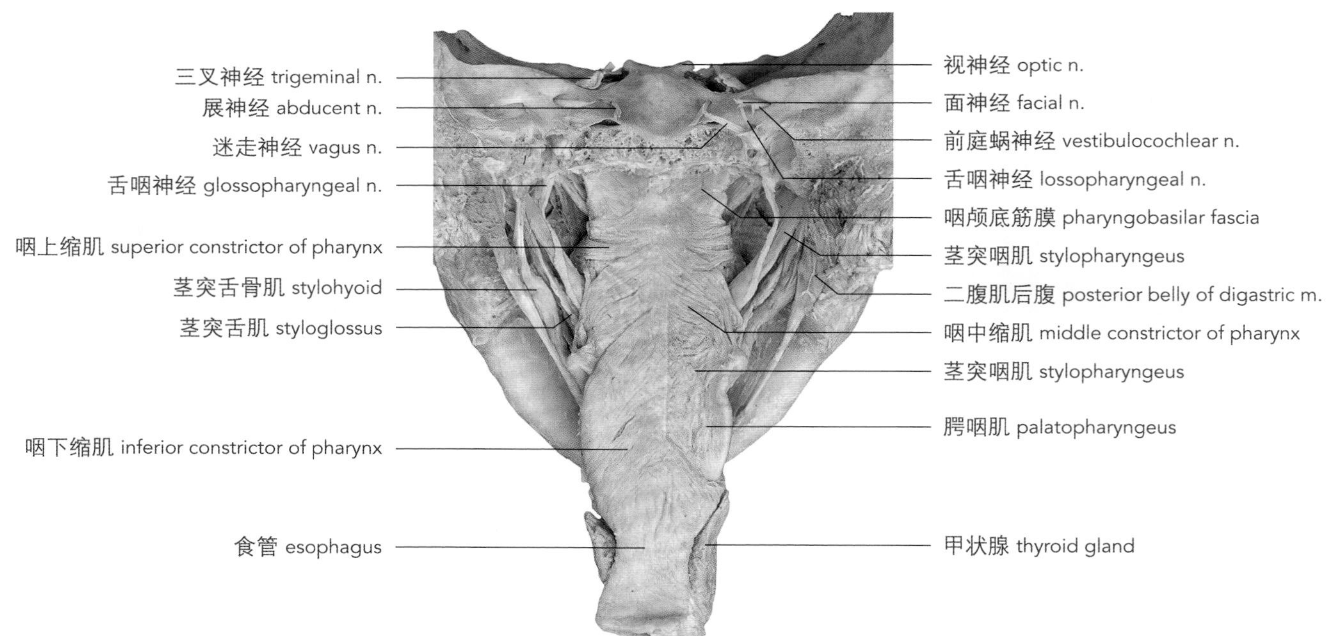
三叉神经 trigeminal n.
视神经 optic n.
展神经 abducent n.
面神经 facial n.
迷走神经 vagus n.
前庭蜗神经 vestibulocochlear n.
舌咽神经 glossopharyngeal n.
舌咽神经 lossopharyngeal n.
咽颅底筋膜 pharyngobasilar fascia
咽上缩肌 superior constrictor of pharynx
茎突咽肌 stylopharyngeus
茎突舌骨肌 stylohyoid
二腹肌后腹 posterior belly of digastric m.
茎突舌肌 styloglossus
咽中缩肌 middle constrictor of pharynx
茎突咽肌 stylopharyngeus
腭咽肌 palatopharyngeus
咽下缩肌 inferior constrictor of pharynx
食管 esophagus
甲状腺 thyroid gland

图 1-327 咽腔（后面观）
The cavity of pharynx. Posterior aspect

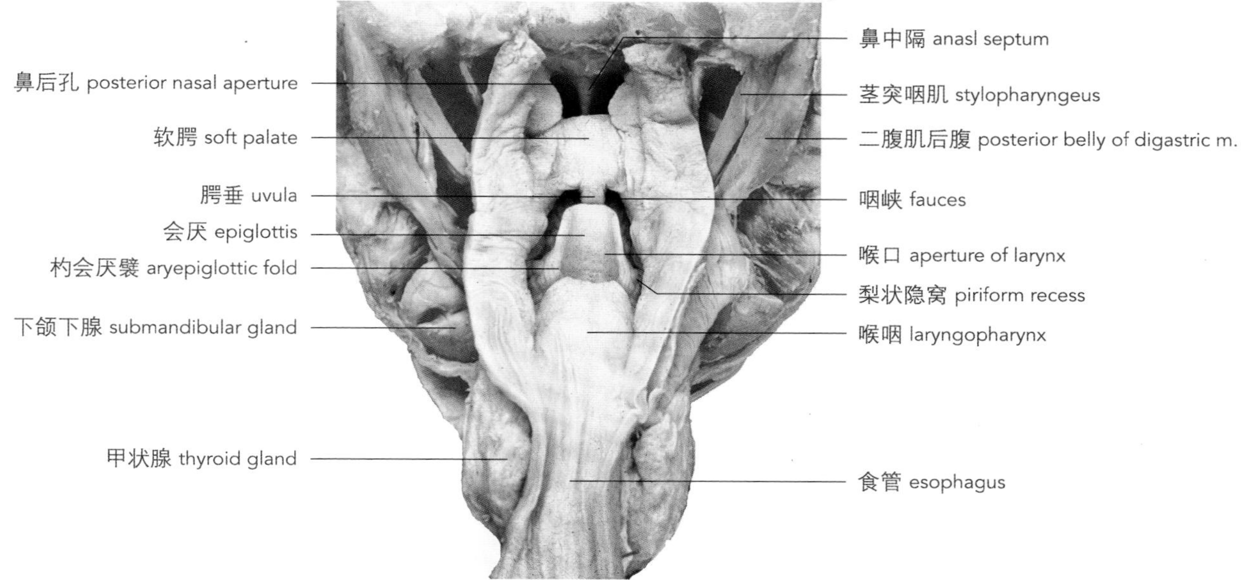

鼻中隔 anasl septum
鼻后孔 posterior nasal aperture
茎突咽肌 stylopharyngeus
软腭 soft palate
二腹肌后腹 posterior belly of digastric m.
腭垂 uvula
咽峡 fauces
会厌 epiglottis
喉口 aperture of larynx
杓会厌襞 aryepiglottic fold
梨状隐窝 piriform recess
下颌下腺 submandibular gland
喉咽 laryngopharynx
甲状腺 thyroid gland
食管 esophagus

第二章

颈部

Neck

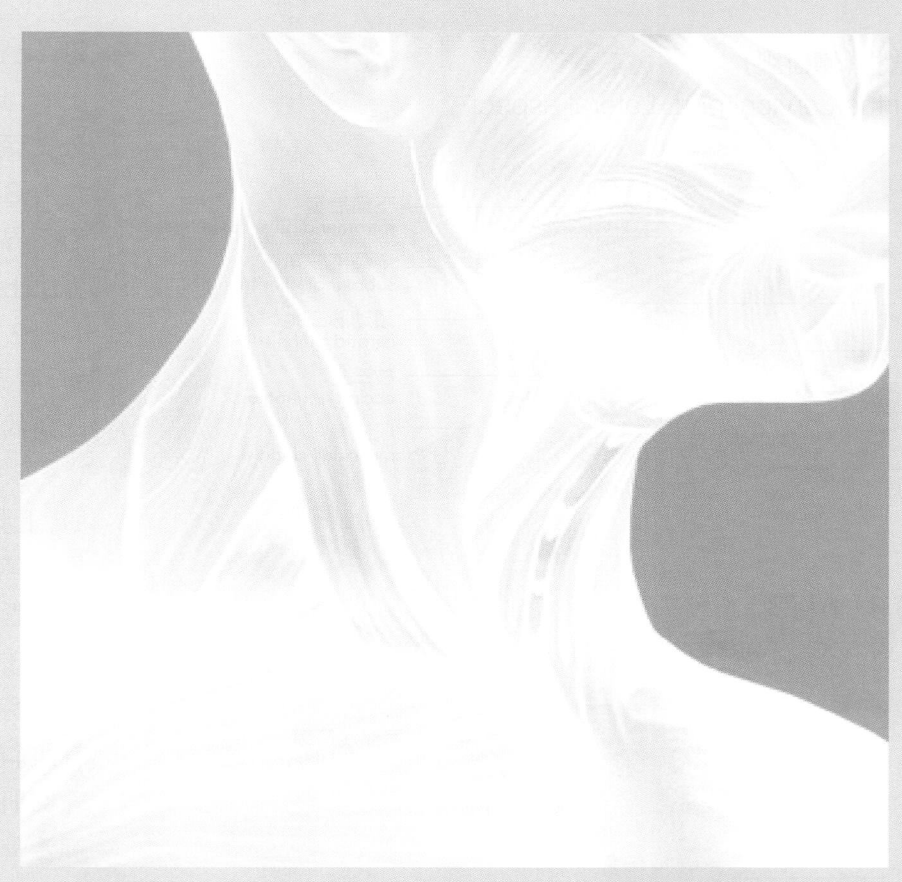

图 2-1 颈部表面结构(前面观)

Surface structure of the cervical part. Anterior aspect

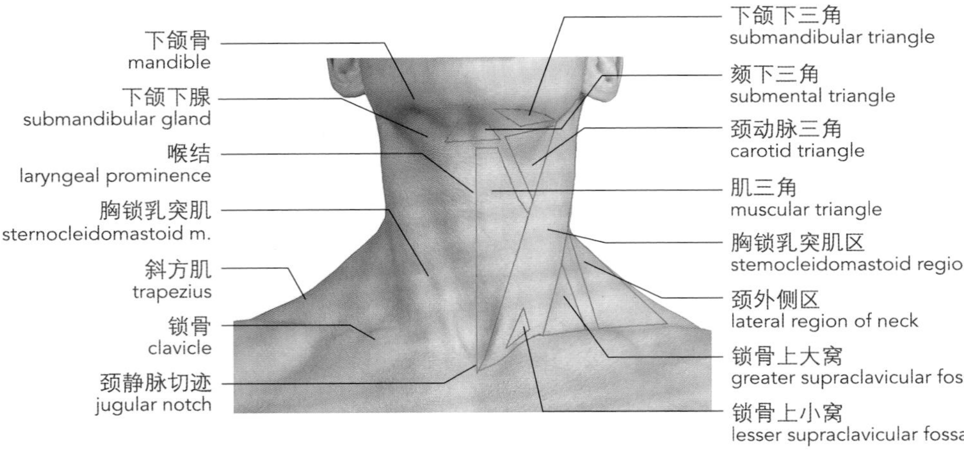

下颌骨
mandible
下颌下腺
submandibular gland
喉结
laryngeal prominence
胸锁乳突肌
sternocleidomastoid m.
斜方肌
trapezius
锁骨
clavicle
颈静脉切迹
jugular notch
下颌下三角
submandibular triangle
颏下三角
submental triangle
颈动脉三角
carotid triangle
肌三角
muscular triangle
胸锁乳突肌区
stemocleidomastoid region
颈外侧区
lateral region of neck
锁骨上大窝
greater supraclavicular fossa
锁骨上小窝
lesser supraclavicular fossa

图 2-2 颈部表面结构(侧面观)

Surface structure of the cervical part. Lateral aspect

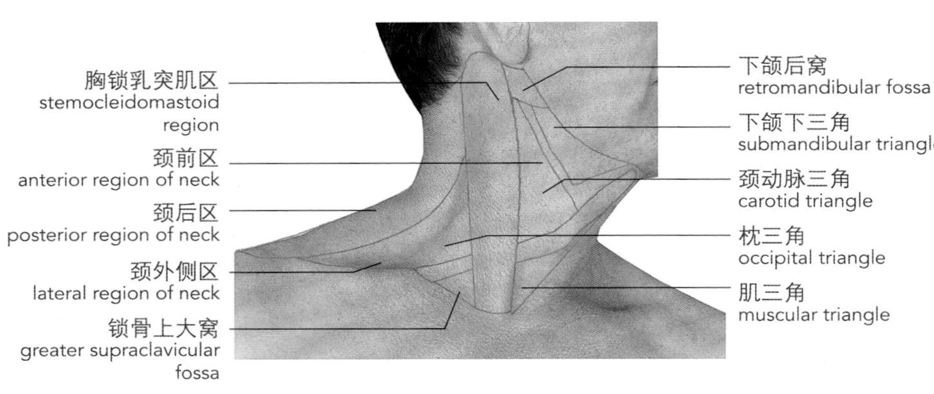

胸锁乳突肌区
stemocleidomastoid region
颈前区
anterior region of neck
颈后区
posterior region of neck
颈外侧区
lateral region of neck
锁骨上大窝
greater supraclavicular fossa
下颌后窝
retromandibular fossa
下颌下三角
submandibular triangle
颈动脉三角
carotid triangle
枕三角
occipital triangle
肌三角
muscular triangle

图 2-3 颈部浅筋膜(前面观)

Superficial fascia of neck. Anterior aspect

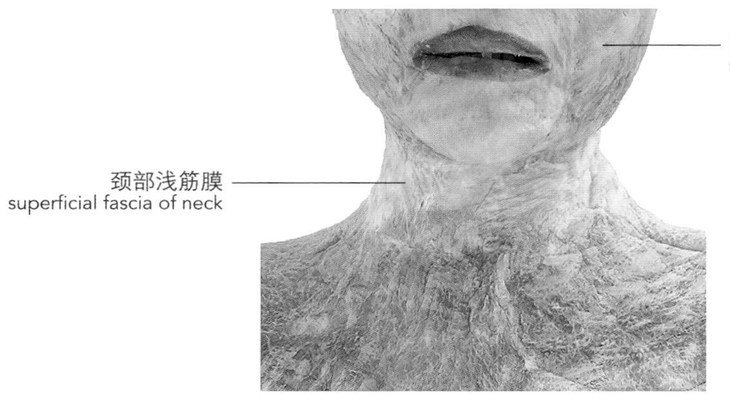

面部浅筋膜
superficial fascia of face
颈部浅筋膜
superficial fascia of neck

【解剖学要点】

颈部可区别为三区,即颈前区、颈外侧区及胸锁乳突肌区。颈前区:其外侧界为左右胸锁乳突肌前缘,下界为胸骨颈静脉切迹,该区由正中线分为两个左右对称颈内侧三角;一个颏下三角;两个下颌后窝。

1. 颈内侧三角　该三角借二腹肌及肩胛舌骨肌上腹再分为三个三角,由上而下为:

(1) 下颌下三角:其上界为下颌骨下缘,后界为二腹肌后腹,前界为二腹肌前腹,该三角内的主要结构有下颌下腺。

(2) 颈动脉三角:后界为胸锁乳突肌前缘,上界为二腹肌后腹,前界为肩胛舌骨肌上腹,此三角内主要的结构有颈总动脉及其分支(颈内、外动脉)的根部。

(3) 肩胛舌骨肌气管三角又称肌三角:后下界为胸锁乳突肌前缘,后上界为肩胛舌骨肌上腹,内侧界为颈正中线。

2. 颏下三角　其左右界为二腹肌的前腹,后界为舌骨,其尖位于下颌骨联合之下,三角的底为下颌舌骨肌的前部。

3. 下颌后窝　后界为乳突及胸锁乳突肌,上界为外耳道,前界为下颌支后缘,内侧界为茎突和起自茎突的诸肌。窝内结构主要为腮腺。颈外侧区:颈外侧区又称颈后三角。该三角被肩胛舌骨肌下腹分为上大下小的两个三角。上方的一个三角,称肩胛舌骨肌斜方肌三角,又称枕三角,前界为胸锁乳突肌后缘,后界为斜方肌前缘,下界为肩胛舌骨肌下腹。下方的一个三角较小,称肩胛舌骨肌锁骨三角,相当于锁骨上大窝,其前界为胸锁乳突肌后缘,上界为肩胛舌骨肌下腹,下界为锁骨。胸锁乳突肌区是指胸锁乳突肌所占据的区域。

图 2-4 颈部血管、神经(前面观 1)

The vessel and nerve of cervical part.

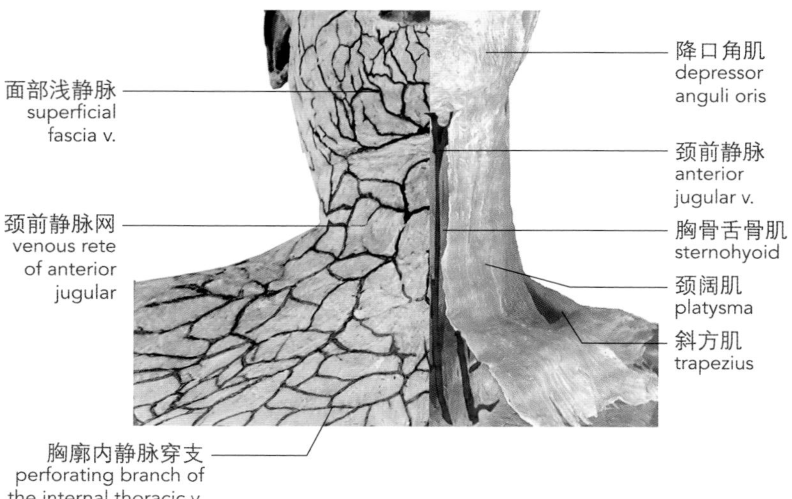

面部浅静脉
superficial fascia v.
颈前静脉网
venous rete of anterior jugular
胸廓内静脉穿支
perforating branch of the internal thoracic v.
降口角肌
depressor anguli oris
颈前静脉
anterior jugular v.
胸骨舌骨肌
sternohyoid
颈阔肌
platysma
斜方肌
trapezius

图 2-5 颈部血管、神经(前面观 2)

The vessel and nerve of cervical part.

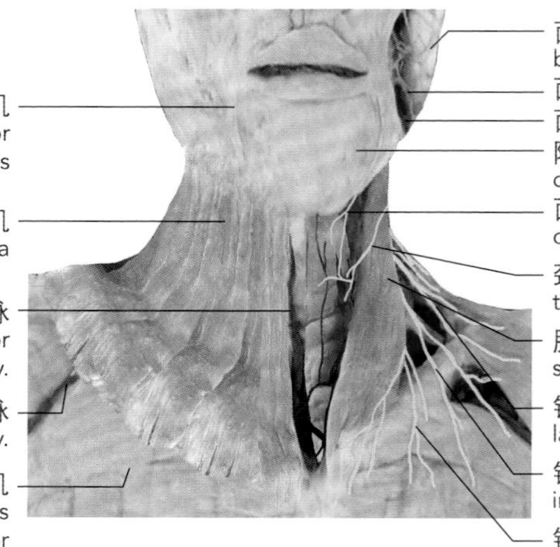

降口角肌
depressor anguli oris
颈阔肌
platysma
颈前静脉
anterior jugular v.
头静脉
cephalic v.
胸大肌
pectoralis major
面神经颊支
buccal branches
面动脉 facial a.
面静脉 facial v.
降下唇肌
depressor labii inferioris
面神经颈支
cervical branch of facial n.
颈横神经
transverse cutanous n.
胸锁乳突肌
sternocleidomastoid m.
锁骨上外侧神经
lateral supraclavicular n.
锁骨上中间神经
intermediate supraclavicular n.
锁骨上内侧神经
mediales supraclavicular n.

图 2-6 颈部血管、神经(前面观 3)
The vessel and nerve of cervical part. Anterior aspect(3)

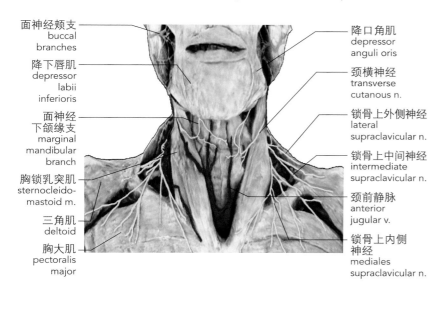

面神经颊支 buccal branches
降下唇肌 depressor labii inferioris
面神经下颌缘支 marginal mandibular branch
胸锁乳突肌 sternocleido-mastoid m.
三角肌 deltoid
胸大肌 pectoralis major
降口角肌 depressor anguli oris
颈横神经 transverse cutanous n.
锁骨上外侧神经 lateral supraclavicular n.
锁骨上中间神经 intermediate supraclavicular n.
颈前静脉 anterior jugular v.
锁骨上内侧神经 mediales supraclavicular n.

图 2-7 颈部血管、神经(前面观 4)
The vessel and nerve of cervical part. Anterior aspect(4)

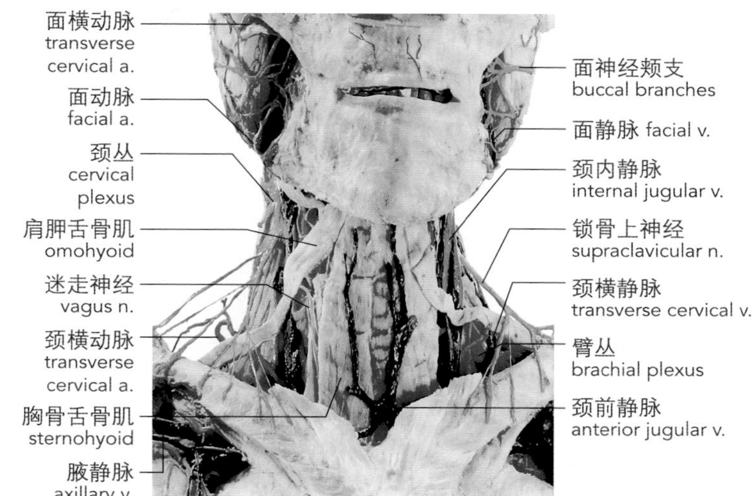

面横动脉 transverse cervical a.
面动脉 facial a.
颈丛 cervical plexus
肩胛舌骨肌 omohyoid
迷走神经 vagus n.
颈横动脉 transverse cervical a.
胸骨舌骨肌 sternohyoid
腋静脉 axillary v.
面神经颊支 buccal branches
面静脉 facial v.
颈内静脉 internal jugular v.
锁骨上神经 supraclavicular n.
颈横静脉 transverse cervical v.
臂丛 brachial plexus
颈前静脉 anterior jugular v.

【解剖学要点】

1. 颈部浅静脉主要有颈外静脉,由下颌后静脉的后支与耳后静脉和枕静脉汇合而成。

2. 颈部深静脉包括颈内静脉和锁骨下静脉。前者于颈静脉孔处续于乙状窦,下行至胸锁关节后方与锁骨下静脉汇合成头臂静脉,二者汇合处向外上方形成的角称静脉角。锁骨下静脉在第 1 肋骨外侧缘由腋静脉延续而成。

3. 颈丛分支包括行向表浅的皮支,分布深层肌内的肌支和与其他神经的交通支。浅皮支较集中于胸锁乳突肌后缘中点附近浅出,主要分支有枕小神经、耳大神经、颈横神经和锁骨上神经。颈丛的肌支主要支配颈部深层肌、肩胛提肌、舌骨下肌群和膈,主要分支为膈神经。

4. 颈总动脉经胸锁关节后方,沿食管、气管和喉的外侧上行,在甲状软骨上缘高度分为颈外动脉和颈内动脉。在颈总动脉末端和颈内动脉起始处稍膨大,称颈动脉窦,为压力感受器。

5. 颈外动脉分出后,初居颈内动脉的前内侧,后经其前方绕至其前外侧,上行达下颌颈高度分为颞浅动脉和上颌动脉两个终支;其主要分支还有向前发出的甲状腺上动脉、舌动脉和面动脉;向后发出的胸锁乳突肌动脉、耳后动脉和枕动脉;自内侧壁发出的咽升动脉等。

图 2-8 颈部血管、神经(前面观 5)
The vessel and nerve of cervical part. Anterior aspect(5)

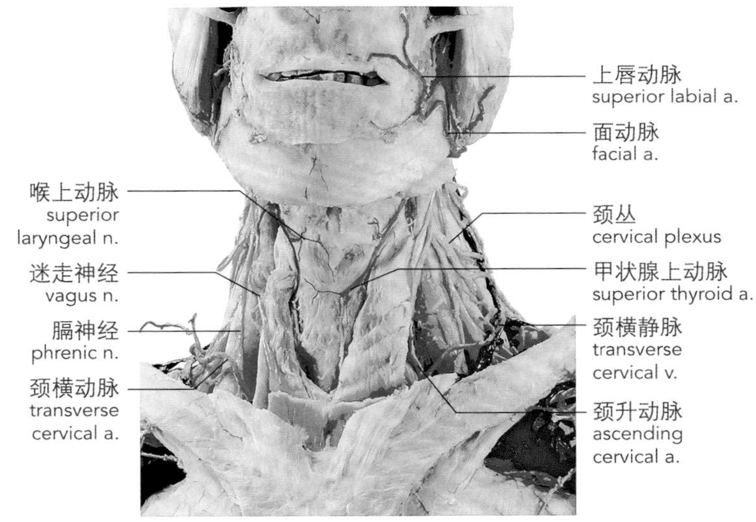

上唇动脉 superior labial a.
面动脉 facial a.
喉上动脉 superior laryngeal n.
颈丛 cervical plexus
迷走神经 vagus n.
甲状腺上动脉 superior thyroid a.
膈神经 phrenic n.
颈横静脉 transverse cervical v.
颈横动脉 transverse cervical a.
颈升动脉 ascending cervical a.

图 2-9 颈部血管、神经(前面观 6)
The vessel and nerve of cervical part. Anterior aspect(6)

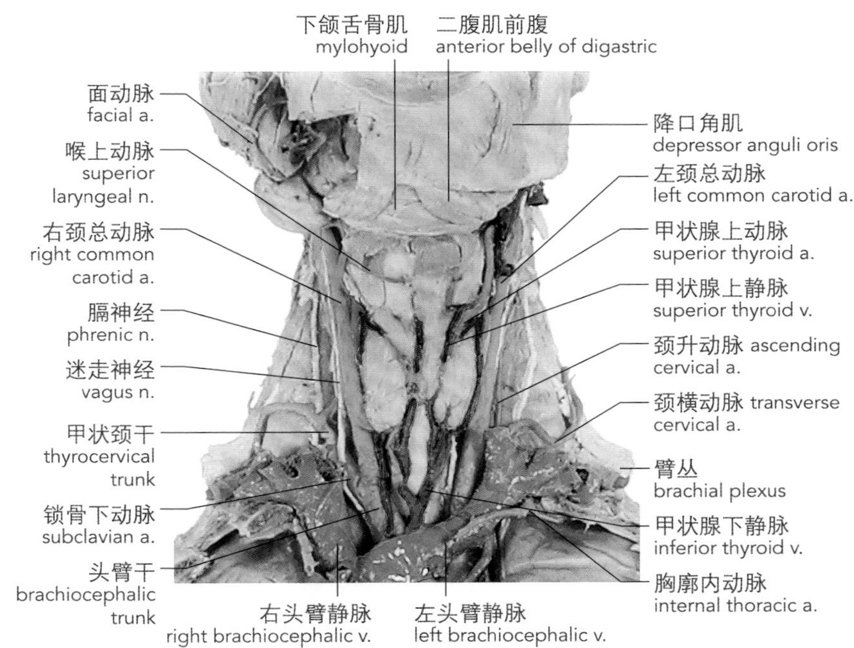

下颌舌骨肌 mylohyoid
二腹肌前腹 anterior belly of digastric
面动脉 facial a.
喉上动脉 superior laryngeal n.
右颈总动脉 right common carotid a.
膈神经 phrenic n.
迷走神经 vagus n.
甲状颈干 thyrocervical trunk
锁骨下动脉 subclavian a.
头臂干 brachiocephalic trunk
右头臂静脉 right brachiocephalic v.
左头臂静脉 left brachiocephalic v.
降口角肌 depressor anguli oris
左颈总动脉 left common carotid a.
甲状腺上动脉 superior thyroid a.
甲状腺上静脉 superior thyroid v.
颈升动脉 ascending cervical a.
颈横动脉 transverse cervical a.
臂丛 brachial plexus
甲状腺下静脉 inferior thyroid v.
胸廓内动脉 internal thoracic a.

图 2-10 颈部血管、神经(前面观 7)
The vessel and nerve of cervical part. Anterior aspect(7)

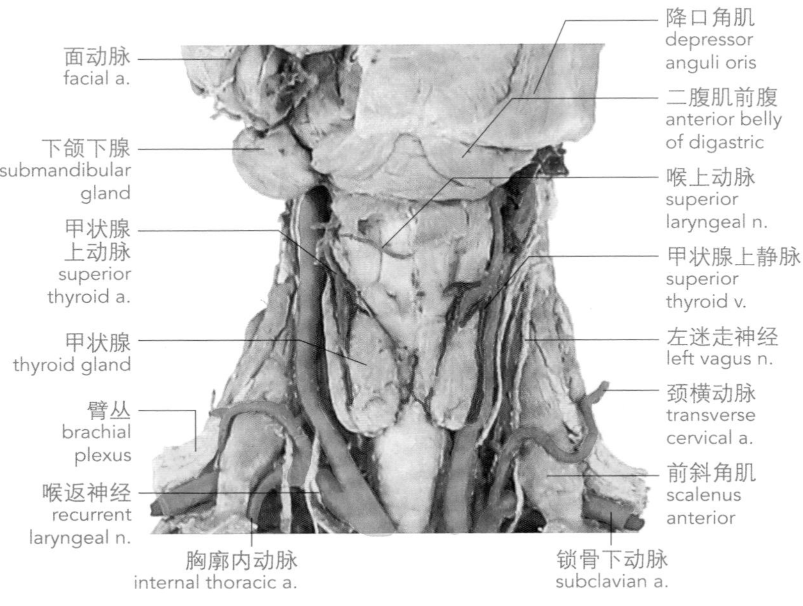

面动脉
facial a.
下颌下腺
submandibular gland
甲状腺上动脉
superior thyroid a.
甲状腺
thyroid gland
臂丛
brachial plexus
喉返神经
recurrent laryngeal n.
胸廓内动脉
internal thoracic a.
锁骨下动脉
subclavian a.
降口角肌
depressor anguli oris
二腹肌前腹
anterior belly of digastric
喉上动脉
superior laryngeal n.
甲状腺上静脉
superior thyroid v.
左迷走神经
left vagus n.
颈横动脉
transverse cervical a.
前斜角肌
scalenus anterior

图 2-11 颈部血管、神经(前面观 8)
The vessel and nerve of cervical part. Anterior aspect(8)

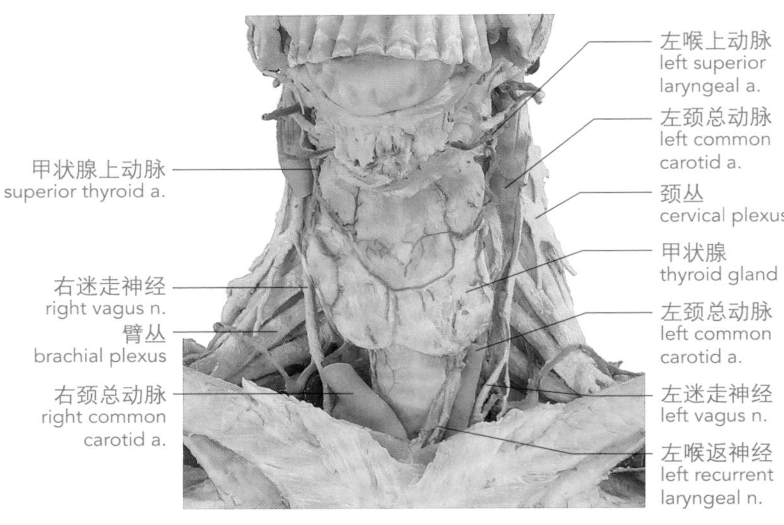

甲状腺上动脉
superior thyroid a.
右迷走神经
right vagus n.
臂丛
brachial plexus
右颈总动脉
right common carotid a.
左喉上动脉
left superior laryngeal a.
左颈总动脉
left common carotid a.
颈丛
cervical plexus
甲状腺
thyroid gland
左颈总动脉
left common carotid a.
左迷走神经
left vagus n.
左喉返神经
left recurrent laryngeal n.

图 2-12 颈部血管、神经(前面观 9)
The vessel and nerve of cervical part. Anterior aspect(9)

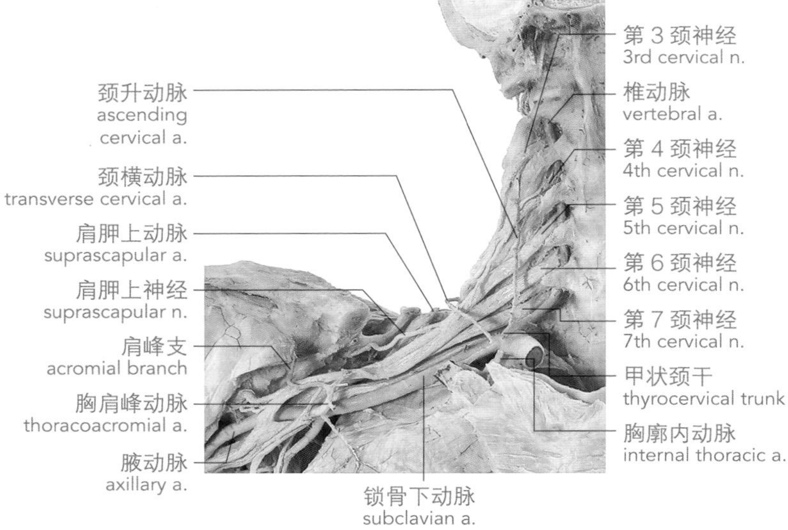

颈升动脉
ascending cervical a.
颈横动脉
transverse cervical a.
肩胛上动脉
suprascapular a.
肩胛上神经
suprascapular n.
肩峰支
acromial branch
胸肩峰动脉
thoracoacromial a.
腋动脉
axillary a.
锁骨下动脉
subclavian a.
第 3 颈神经
3rd cervical n.
椎动脉
vertebral a.
第 4 颈神经
4th cervical n.
第 5 颈神经
5th cervical n.
第 6 颈神经
6th cervical n.
第 7 颈神经
7th cervical n.
甲状颈干
thyrocervical trunk
胸廓内动脉
internal thoracic a.

图 2-13 颈部血管、神经(前面观 10)
The vessel and nerve of cervical part. Anterior aspect(10)

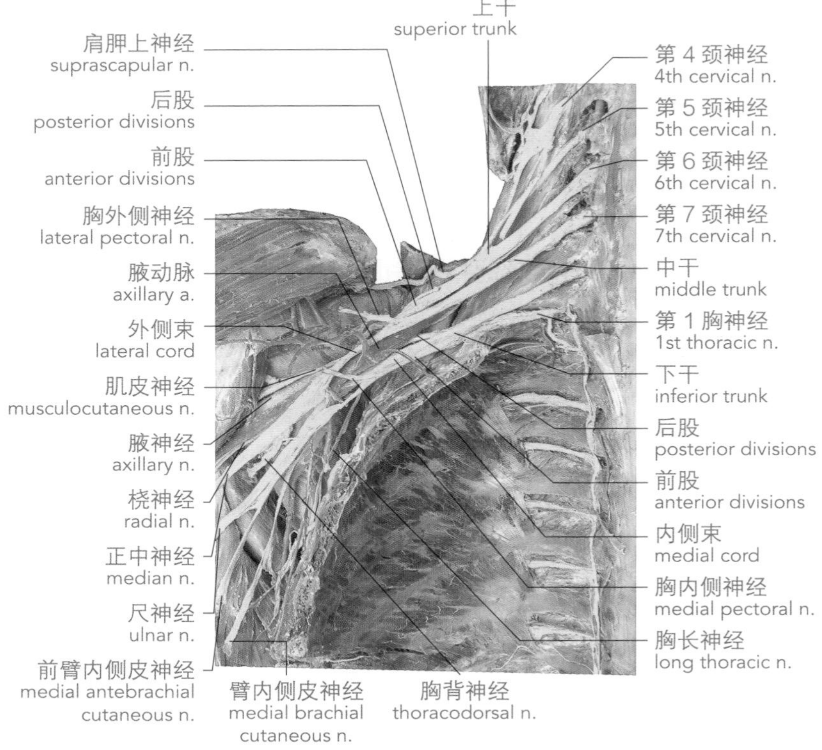

上干
superior trunk
肩胛上神经
suprascapular n.
后股
posterior divisions
前股
anterior divisions
胸外侧神经
lateral pectoral n.
腋动脉
axillary a.
外侧束
lateral cord
肌皮神经
musculocutaneous n.
腋神经
axillary n.
桡神经
radial n.
正中神经
median n.
尺神经
ulnar n.
前臂内侧皮神经
medial antebrachial cutaneous n.
臂内侧皮神经
medial brachial cutaneous n.
胸背神经
thoracodorsal n.
第 4 颈神经
4th cervical n.
第 5 颈神经
5th cervical n.
第 6 颈神经
6th cervical n.
第 7 颈神经
7th cervical n.
中干
middle trunk
第 1 胸神经
1st thoracic n.
下干
inferior trunk
后股
posterior divisions
前股
anterior divisions
内侧束
medial cord
胸内侧神经
medial pectoral n.
胸长神经
long thoracic n.

图 2-14 颈部血管、神经(侧面观 1)
The vessel and nerve of cervical part. Lateral aspect(1)

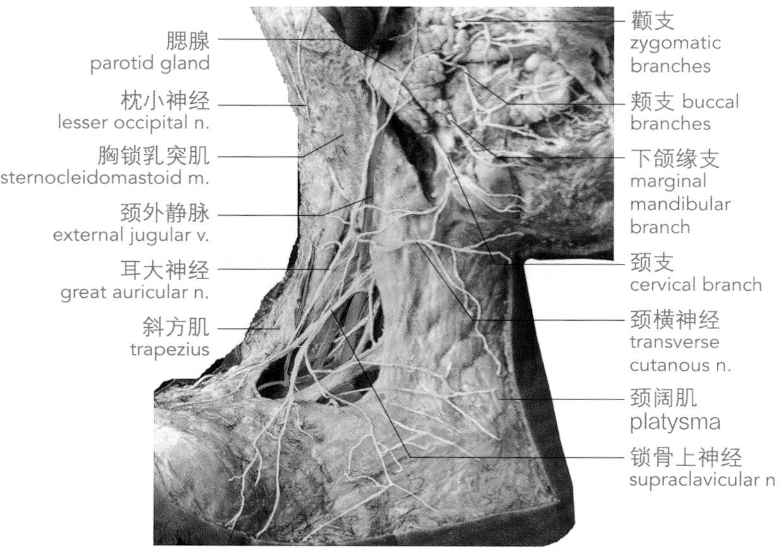

腮腺
parotid gland
枕小神经
lesser occipital n.
胸锁乳突肌
sternocleidomastoid m.
颈外静脉
external jugular v.
耳大神经
great auricular n.
斜方肌
trapezius
颧支
zygomatic branches
颊支 buccal branches
下颌缘支
marginal mandibular branch
颈支
cervical branch
颈横神经
transverse cutanous n.
颈阔肌
platysma
锁骨上神经
supraclavicular n.

图 2-15 颈部血管、神经(侧面观 2)
The vessel and nerve of cervical part. Lateral aspect(2)

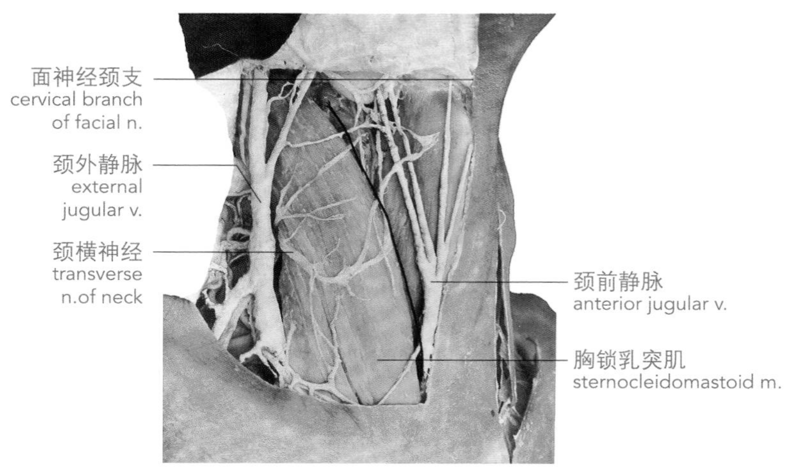

面神经颈支
cervical branch of facial n.
颈外静脉
external jugular v.
颈横神经
transverse n.of neck
颈前静脉
anterior jugular v.
胸锁乳突肌
sternocleidomastoid m.

图 2-16 颈部血管、神经(侧面观 3)
The vessel and nerve of cervical part. Lateral aspect(3)

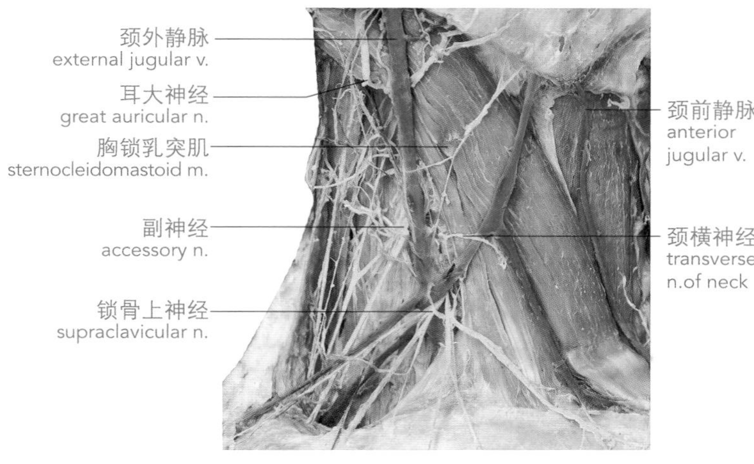
颈外静脉
external jugular v.
耳大神经
great auricular n.
胸锁乳突肌
sternocleidomastoid m.
副神经
accessory n.
锁骨上神经
supraclavicular n.
颈前静脉
anterior jugular v.
颈横神经
transverse n.of neck

图 2-17 颈部血管、神经(侧面观 4)
The vessel and nerve of cervical part. Lateral aspect(4)

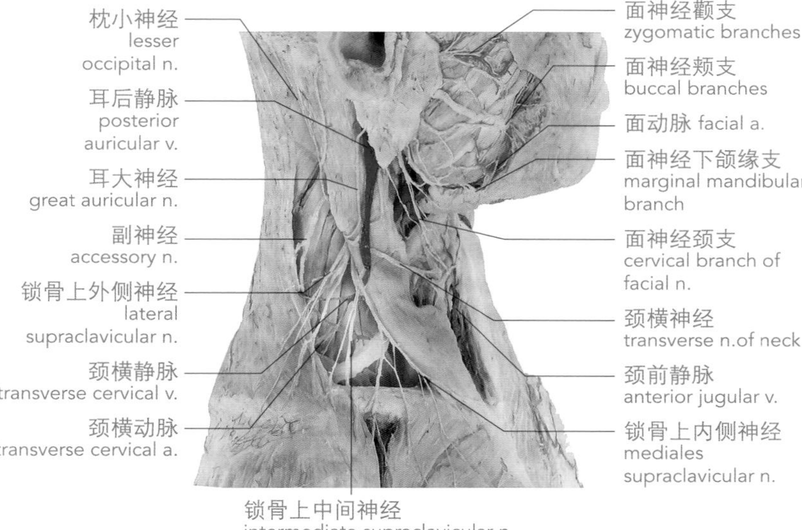
枕小神经
lesser occipital n.
耳后静脉
posterior auricular v.
耳大神经
great auricular n.
副神经
accessory n.
锁骨上外侧神经
lateral supraclavicular n.
颈横静脉
transverse cervical v.
颈横动脉
transverse cervical a.
锁骨上中间神经
intermediate supraclavicular n.
面神经颧支
zygomatic branches
面神经颊支
buccal branches
面动脉 facial a.
面神经下颌缘支
marginal mandibular branch
面神经颈支
cervical branch of facial n.
颈横神经
transverse n.of neck
颈前静脉
anterior jugular v.
锁骨上内侧神经
mediales supraclavicular n.

图 2-18 颈部血管、神经(侧面观 5)
The vessel and nerve of cervical part. Lateral aspect(5)

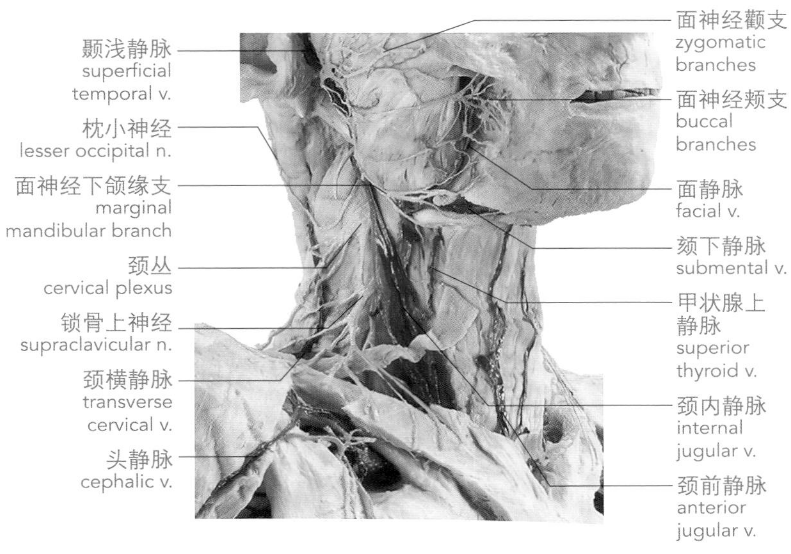
颞浅静脉
superficial temporal v.
枕小神经
lesser occipital n.
面神经下颌缘支
marginal mandibular branch
颈丛
cervical plexus
锁骨上神经
supraclavicular n.
颈横静脉
transverse cervical v.
头静脉
cephalic v.
面神经颧支
zygomatic branches
面神经颊支
buccal branches
面静脉
facial v.
颏下静脉
submental v.
甲状腺上静脉
superior thyroid v.
颈内静脉
internal jugular v.
颈前静脉
anterior jugular v.

图 2-19 颈部血管、神经(侧面观 6)
The vessel and nerve of cervical part. Lateral aspect(6)

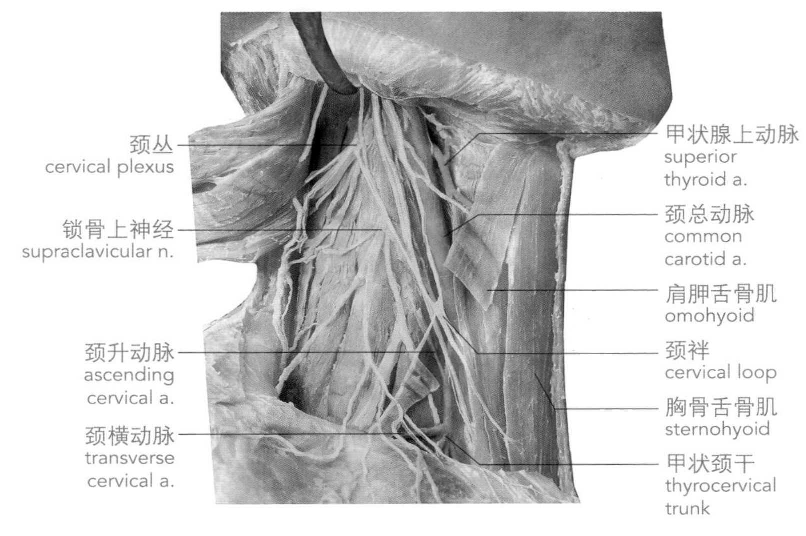
颈丛
cervical plexus
锁骨上神经
supraclavicular n.
颈升动脉
ascending cervical a.
颈横动脉
transverse cervical a.
甲状腺上动脉
superior thyroid a.
颈总动脉
common carotid a.
肩胛舌骨肌
omohyoid
颈袢
cervical loop
胸骨舌骨肌
sternohyoid
甲状颈干
thyrocervical trunk

图 2-20 颈部血管、神经(侧面观 7)
The vessel and nerve of cervical part. Lateral aspect(7)

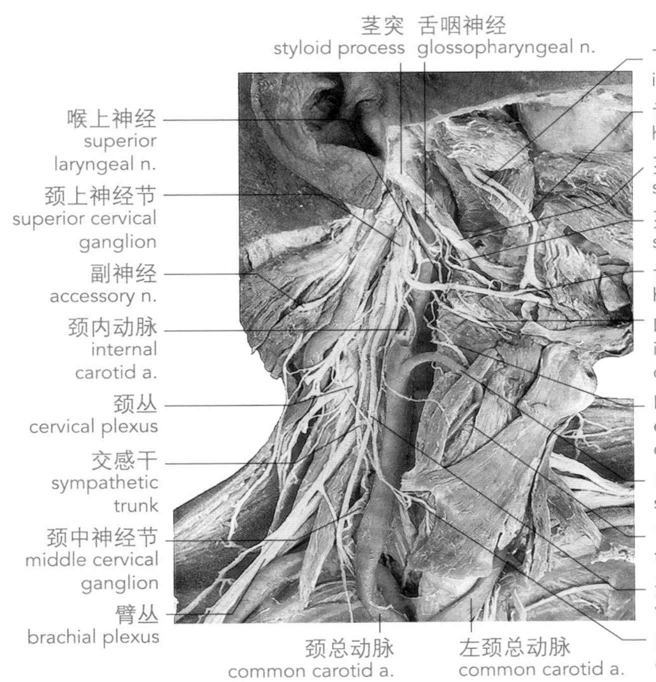
茎突
styloid process
舌咽神经
glossopharyngeal n.
喉上神经
superior laryngeal n.
颈上神经节
superior cervical ganglion
副神经
accessory n.
颈内动脉
internal carotid a.
颈丛
cervical plexus
交感干
sympathetic trunk
颈中神经节
middle cervical ganglion
臂丛
brachial plexus
颈总动脉
common carotid a.
左颈总动脉
common carotid a.
下牙槽神经
inferior alveolar n.
舌神经
hypopharyngeal n.
茎突舌肌
styloglossus
茎突咽肌
stylopharyngeus
舌下神经
hypoglossal n.
喉内支
internal branch of larynx
喉外支
external branch of larynx
甲状腺上动脉
superior thyroid a.
甲状腺
thyroid gland
迷走神经
vagus n.
颈袢
cervical loop

图 2-21 颈部血管、神经(侧面观 8)
The vessel and nerve of cervical part. Lateral aspect(8)

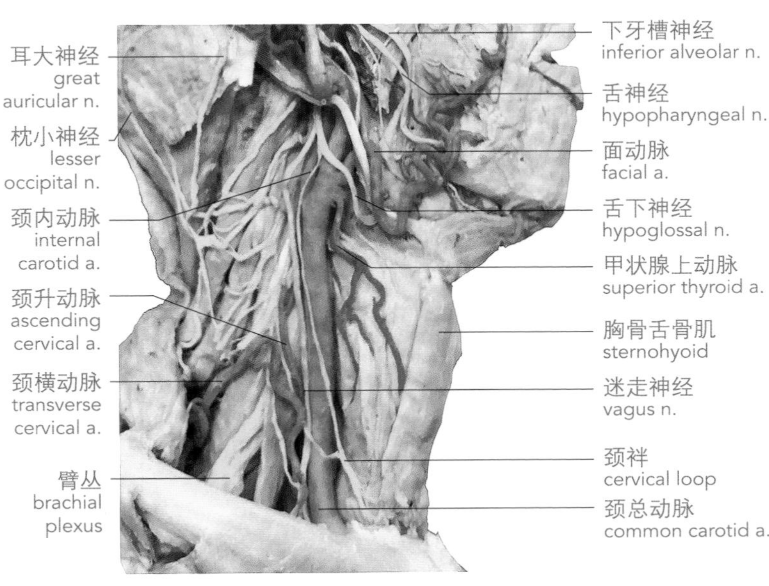
耳大神经
great auricular n.
枕小神经
lesser occipital n.
颈内动脉
internal carotid a.
颈升动脉
ascending cervical a.
颈横动脉
transverse cervical a.
臂丛
brachial plexus
下牙槽神经
inferior alveolar n.
舌神经
hypopharyngeal n.
面动脉
facial a.
舌下神经
hypoglossal n.
甲状腺上动脉
superior thyroid a.
胸骨舌骨肌
sternohyoid
迷走神经
vagus n.
颈袢
cervical loop
颈总动脉
common carotid a.

图 2-22 颈部血管、神经(侧面观 9)
The vessel and nerve of cervical part. Lateral aspect(9)

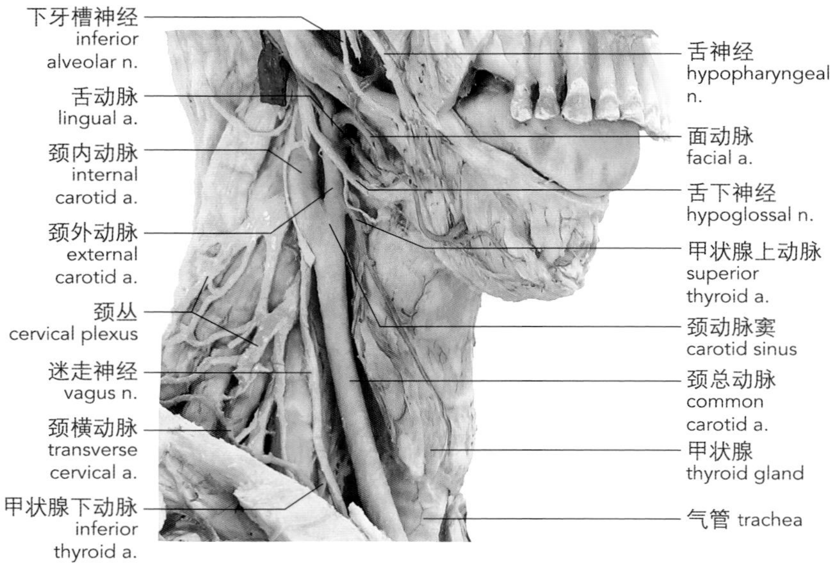
下牙槽神经 inferior alveolar n.
舌动脉 lingual a.
颈内动脉 internal carotid a.
颈外动脉 external carotid a.
颈丛 cervical plexus
迷走神经 vagus n.
颈横动脉 transverse cervical a.
甲状腺下动脉 inferior thyroid a.
舌神经 hypopharyngeal n.
面动脉 facial a.
舌下神经 hypoglossal n.
甲状腺上动脉 superior thyroid a.
颈动脉窦 carotid sinus
颈总动脉 common carotid a.
甲状腺 thyroid gland
气管 trachea

图 2-23 颈部血管、神经(侧面观 10)
The vessel and nerve of cervical part. Lateral aspect(10)

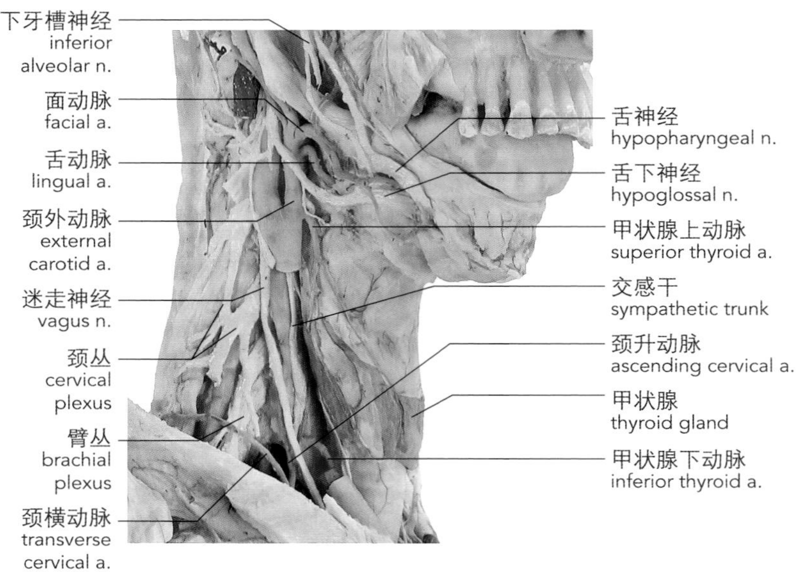
下牙槽神经 inferior alveolar n.
面动脉 facial a.
舌动脉 lingual a.
颈外动脉 external carotid a.
迷走神经 vagus n.
颈丛 cervical plexus
臂丛 brachial plexus
颈横动脉 transverse cervical a.
舌神经 hypopharyngeal n.
舌下神经 hypoglossal n.
甲状腺上动脉 superior thyroid a.
交感干 sympathetic trunk
颈升动脉 ascending cervical a.
甲状腺 thyroid gland
甲状腺下动脉 inferior thyroid a.

图 2-24 颈部血管、神经(侧面观 11)
The vessel and nerve of cervical part. Lateral aspect(11)

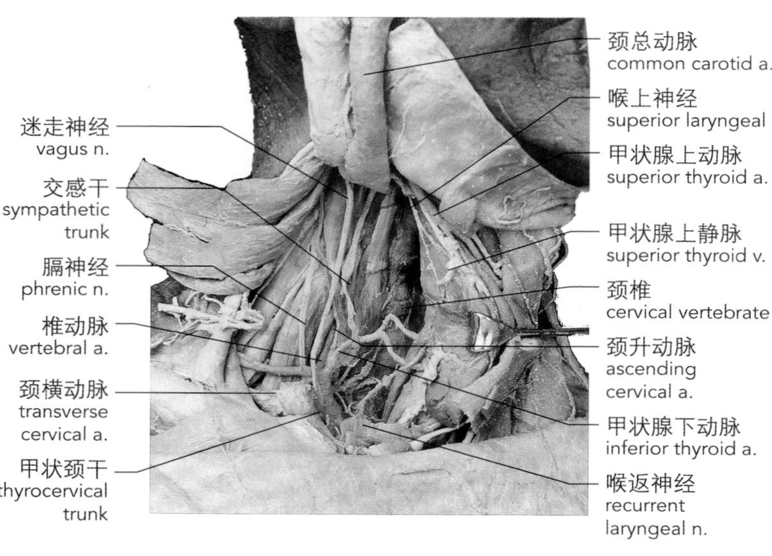
迷走神经 vagus n.
交感干 sympathetic trunk
膈神经 phrenic n.
椎动脉 vertebral a.
颈横动脉 transverse cervical a.
甲状颈干 thyrocervical trunk
颈总动脉 common carotid a.
喉上神经 superior laryngeal n.
甲状腺上动脉 superior thyroid a.
甲状腺上静脉 superior thyroid v.
颈椎 cervical vertebrate
颈升动脉 ascending cervical a.
甲状腺下动脉 inferior thyroid a.
喉返神经 recurrent laryngeal n.

图 2-25 颈部血管、神经(侧面观 12)
The vessel and nerve of cervical part. Lateral aspect(12)

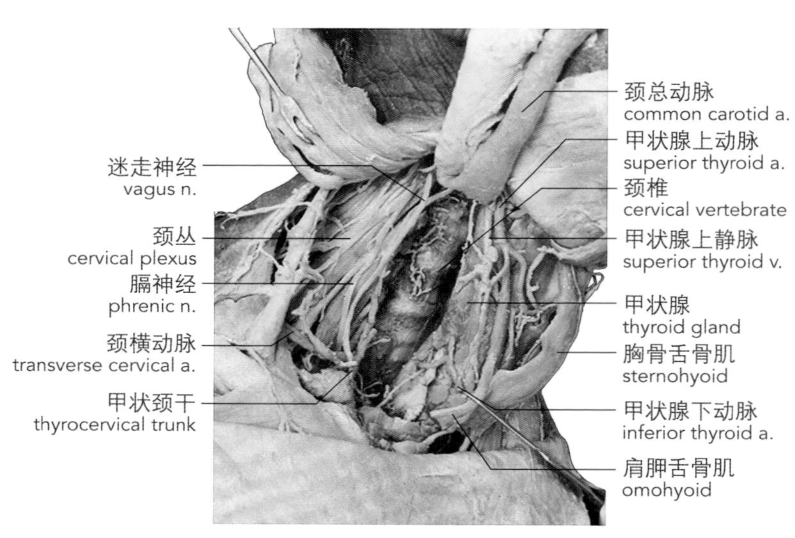
迷走神经 vagus n.
颈丛 cervical plexus
膈神经 phrenic n.
颈横动脉 transverse cervical a.
甲状颈干 thyrocervical trunk
颈总动脉 common carotid a.
甲状腺上动脉 superior thyroid a.
颈椎 cervical vertebrate
甲状腺上静脉 superior thyroid v.
甲状腺 thyroid gland
胸骨舌骨肌 sternohyoid
甲状腺下动脉 inferior thyroid a.
肩胛舌骨肌 omohyoid

图 2-26 颈部静脉(侧面观 1)
The vein of cervical part. Lateral aspect(1)

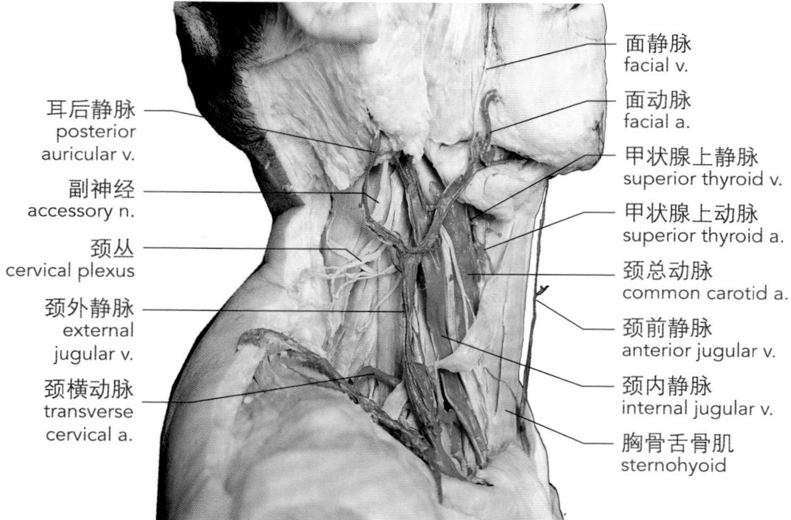
耳后静脉 posterior auricular v.
副神经 accessory n.
颈丛 cervical plexus
颈外静脉 external jugular v.
颈横动脉 transverse cervical a.
面静脉 facial v.
面动脉 facial a.
甲状腺上静脉 superior thyroid v.
甲状腺上动脉 superior thyroid a.
颈总动脉 common carotid a.
颈前静脉 anterior jugular v.
颈内静脉 internal jugular v.
胸骨舌骨肌 sternohyoid

图 2-27 颈部静脉(侧面观 2)
The vein of cervical part. Lateral aspect(2)

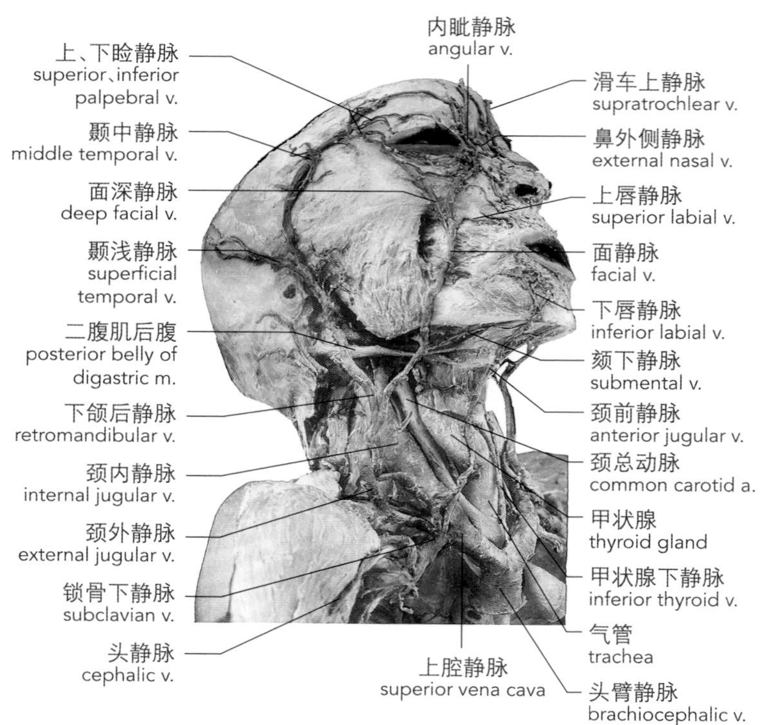
上、下睑静脉 superior、inferior palpebral v.
颞中静脉 middle temporal v.
面深静脉 deep facial v.
颞浅静脉 superficial temporal v.
二腹肌后腹 posterior belly of digastric m.
下颌后静脉 retromandibular v.
颈内静脉 internal jugular v.
颈外静脉 external jugular v.
锁骨下静脉 subclavian v.
头静脉 cephalic v.
内眦静脉 angular v.
上腔静脉 superior vena cava
滑车上静脉 supratrochlear v.
鼻外侧静脉 external nasal v.
上唇静脉 superior labial v.
面静脉 facial v.
下唇静脉 inferior labial v.
颏下静脉 submental v.
颈前静脉 anterior jugular v.
颈总动脉 common carotid a.
甲状腺 thyroid gland
甲状腺下静脉 inferior thyroid v.
气管 trachea
头臂静脉 brachiocephalic v.

图 2-28 颈部静脉(侧面观 3)
The vein of cervical part. Lateral aspect(3)

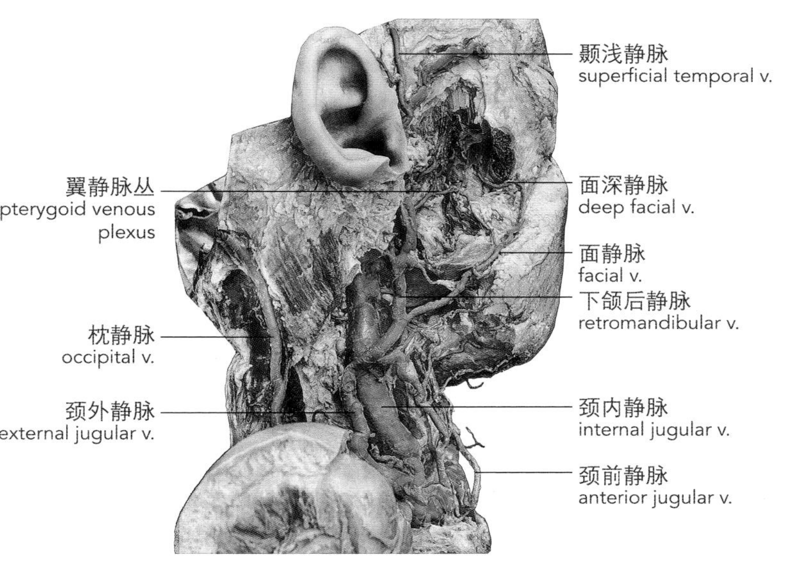
颞浅静脉
superficial temporal v.
翼静脉丛
pterygoid venous plexus
面深静脉
deep facial v.
面静脉
facial v.
下颌后静脉
retromandibular v.
枕静脉
occipital v.
颈外静脉
external jugular v.
颈内静脉
internal jugular v.
颈前静脉
anterior jugular v.

图 2-29 颈部静脉(侧面观 4)
The vein of cervical part. Lateral aspect(4)

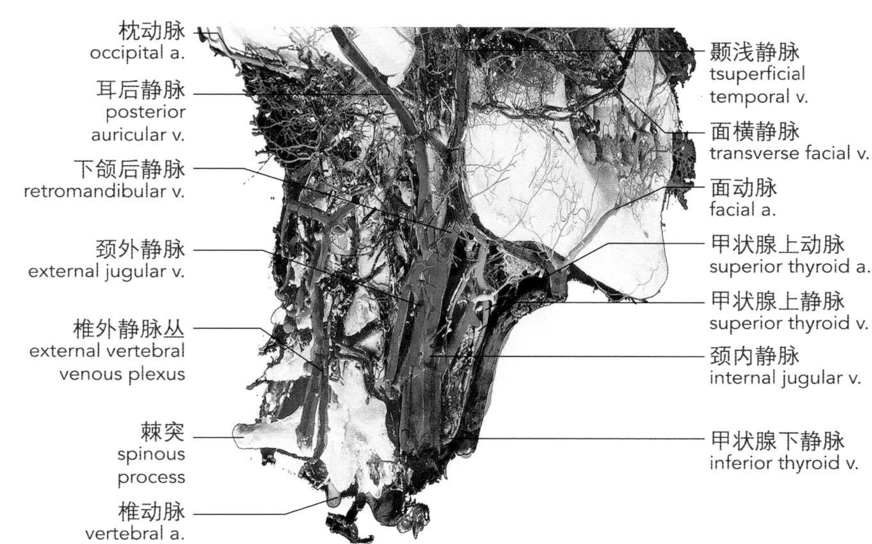
枕动脉
occipital a.
耳后静脉
posterior auricular v.
下颌后静脉
retromandibular v.
颈外静脉
external jugular v.
椎外静脉丛
external vertebral venous plexus
棘突
spinous process
椎动脉
vertebral a.
颞浅静脉
tsuperficial temporal v.
面横静脉
transverse facial v.
面动脉
facial a.
甲状腺上动脉
superior thyroid a.
甲状腺上静脉
superior thyroid v.
颈内静脉
internal jugular v.
甲状腺下静脉
inferior thyroid v.

图 2-30 颈部淋巴结(1)
The lymph node of cervical part(1)

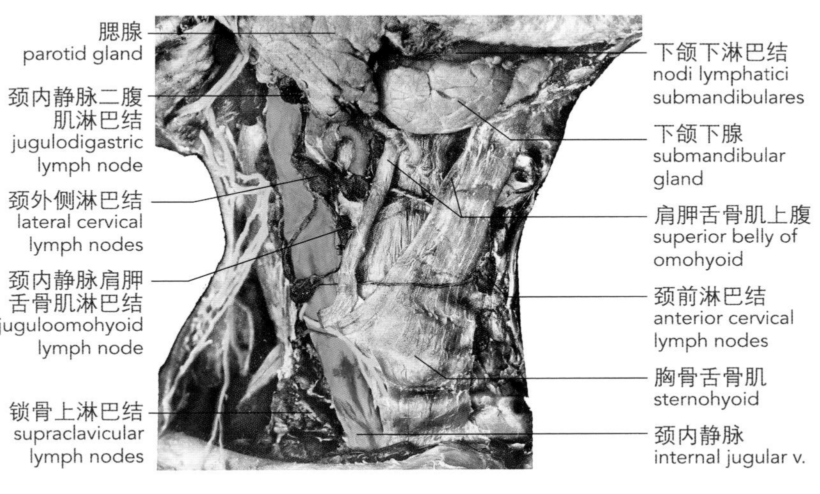
腮腺
parotid gland
颈内静脉二腹肌淋巴结
jugulodigastric lymph node
颈外侧淋巴结
lateral cervical lymph nodes
颈内静脉肩胛舌骨肌淋巴结
juguloomohyoid lymph node
锁骨上淋巴结
supraclavicular lymph nodes
下颌下淋巴结
nodi lymphatici submandibulares
下颌下腺
submandibular gland
肩胛舌骨肌上腹
superior belly of omohyoid
颈前淋巴结
anterior cervical lymph nodes
胸骨舌骨肌
sternohyoid
颈内静脉
internal jugular v.

图 2-31 颈部淋巴结(2)
The lymph node of cervical part(2)

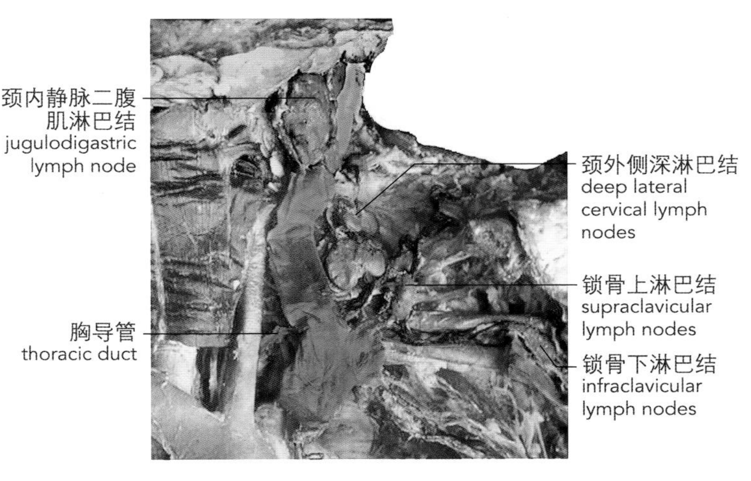
颈内静脉二腹肌淋巴结
jugulodigastric lymph node
胸导管
thoracic duct
颈外侧深淋巴结
deep lateral cervical lymph nodes
锁骨上淋巴结
supraclavicular lymph nodes
锁骨下淋巴结
infraclavicular lymph nodes

图 2-32 颈阔肌
Platysma muscle

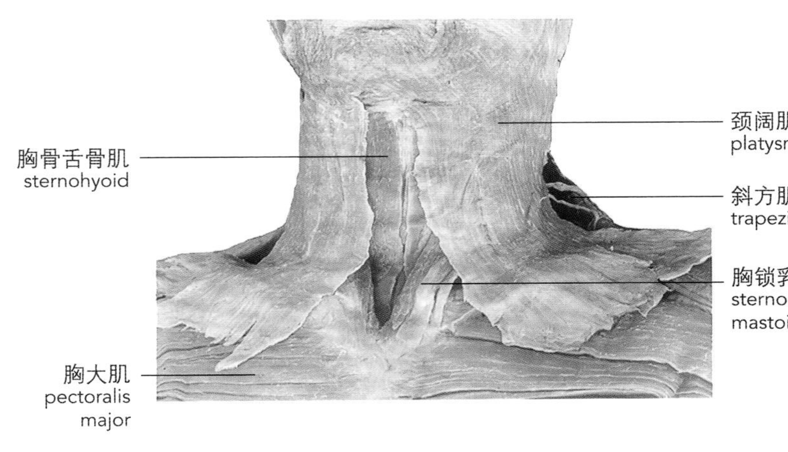
胸骨舌骨肌
sternohyoid
胸大肌
pectoralis major
颈阔肌
platysma
斜方肌
trapezius
胸锁乳突肌
sternocleido-mastoid

图 2-33 颈肌(前面观)
Muscle of the neck. Anterior aspect

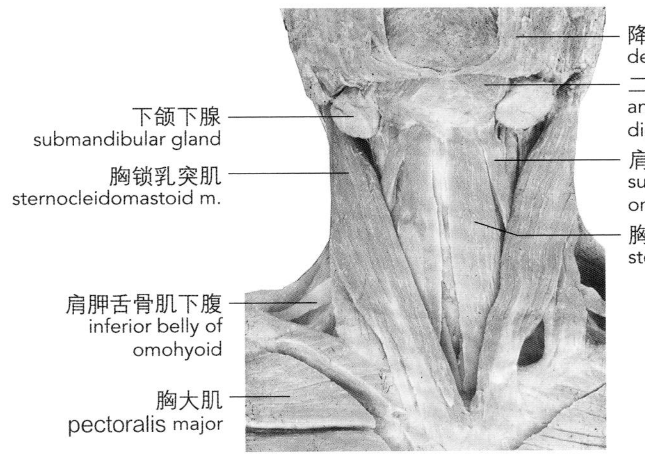
下颌下腺
submandibular gland
胸锁乳突肌
sternocleidomastoid m.
肩胛舌骨肌下腹
inferior belly of omohyoid
胸大肌
pectoralis major
降口角肌
depressor anguli oris
二腹肌前腹
anterior belly of digastric
肩胛舌骨肌上腹
superior belly of omohyoid
胸骨舌骨肌
sternohyoid

图 2-34 颈肌(前下面观)
Muscle of the neck. Antero inferior aspect

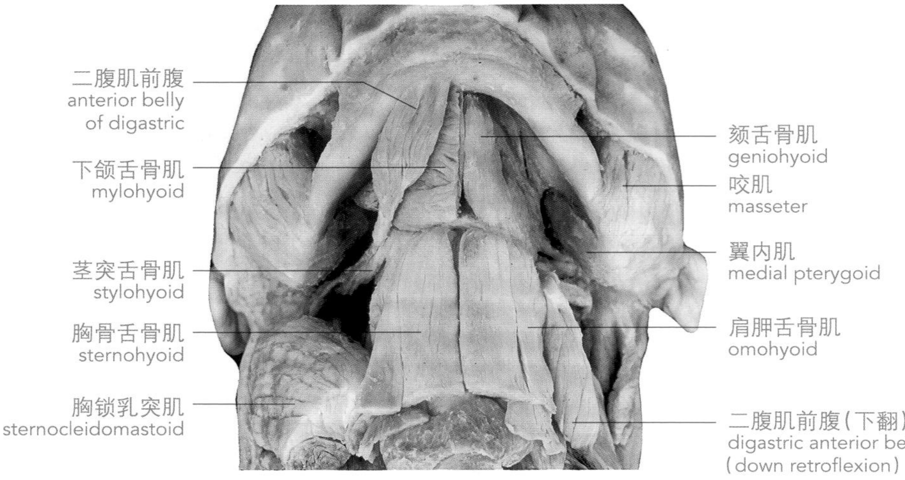
二腹肌前腹
anterior belly of digastric
下颌舌骨肌
mylohyoid
茎突舌骨肌
stylohyoid
胸骨舌骨肌
sternohyoid
胸锁乳突肌
sternocleidomastoid
颏舌骨肌
geniohyoid
咬肌
masseter
翼内肌
medial pterygoid
肩胛舌骨肌
omohyoid
二腹肌前腹(下翻)
digastric anterior belly
(down retroflexion)

【解剖学要点】

胸锁乳突肌起于胸骨柄前面和锁骨的胸骨端,两头的肌束会合后止于颞骨乳突。作用:一侧收缩使头屈向同侧,面转向对侧,两侧同时收缩可使头后仰。

舌骨上肌群包括二腹肌、下颌舌骨肌、茎突舌骨肌和颏舌骨肌。

舌骨下肌群有胸骨舌骨肌、肩胛舌骨肌、胸骨甲状肌和甲状舌骨肌。

图 2-35 颈肌(侧面观 1)
Muscle of the neck. Lateral aspect(1)

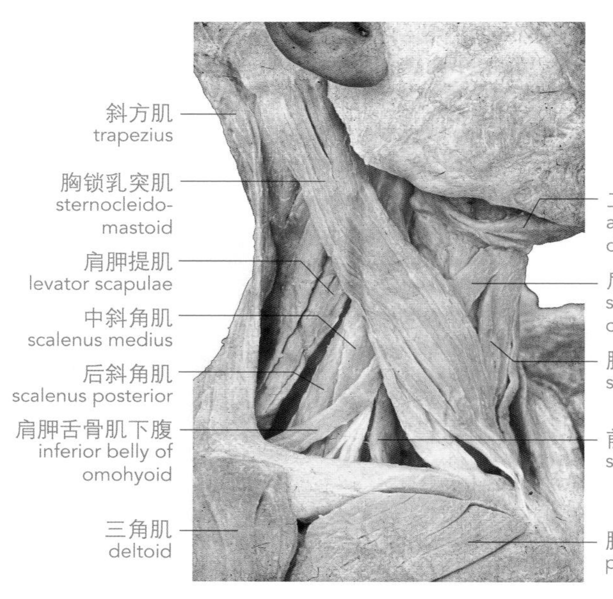
斜方肌
trapezius
胸锁乳突肌
sternocleido-mastoid
肩胛提肌
levator scapulae
中斜角肌
scalenus medius
后斜角肌
scalenus posterior
肩胛舌骨肌下腹
inferior belly of omohyoid
三角肌
deltoid
二腹肌前腹
anterior belly of digastric
肩胛舌骨肌上腹
superior belly of omohyoid
胸骨舌骨肌
sternohyoid
前斜角肌
scalenus anterior
胸大肌
pectoralis major

图 2-36 颈肌(侧面观 2)
Muscle of the neck. Lateral aspect(2)

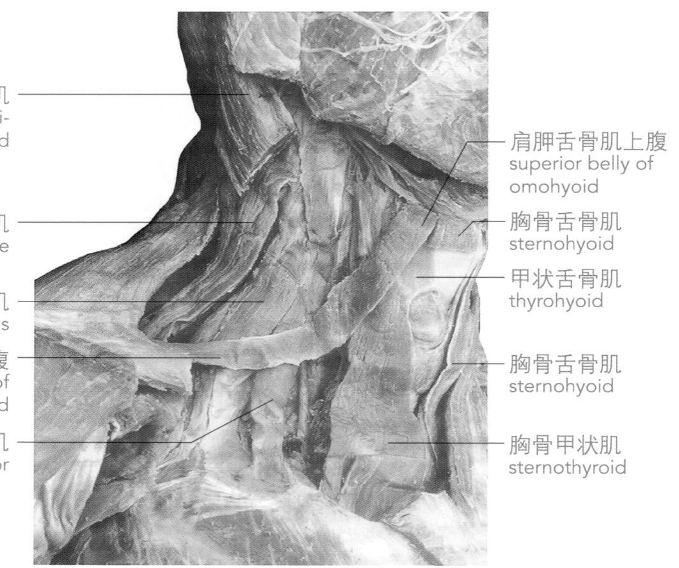
胸锁乳突肌
sternoclei-domastoid
肩胛提肌
levator scapulae
中斜角肌
scalenus medius
肩胛舌骨肌下腹
inferior belly of omohyoid
前斜角肌
scalenus anterior
肩胛舌骨肌上腹
superior belly of omohyoid
胸骨舌骨肌
sternohyoid
甲状舌骨肌
thyrohyoid
胸骨舌骨肌
sternohyoid
胸骨甲状肌
sternothyroid

图 2-37 颈肌(侧面观 3)
Muscle of the neck. Lateral aspect(3)

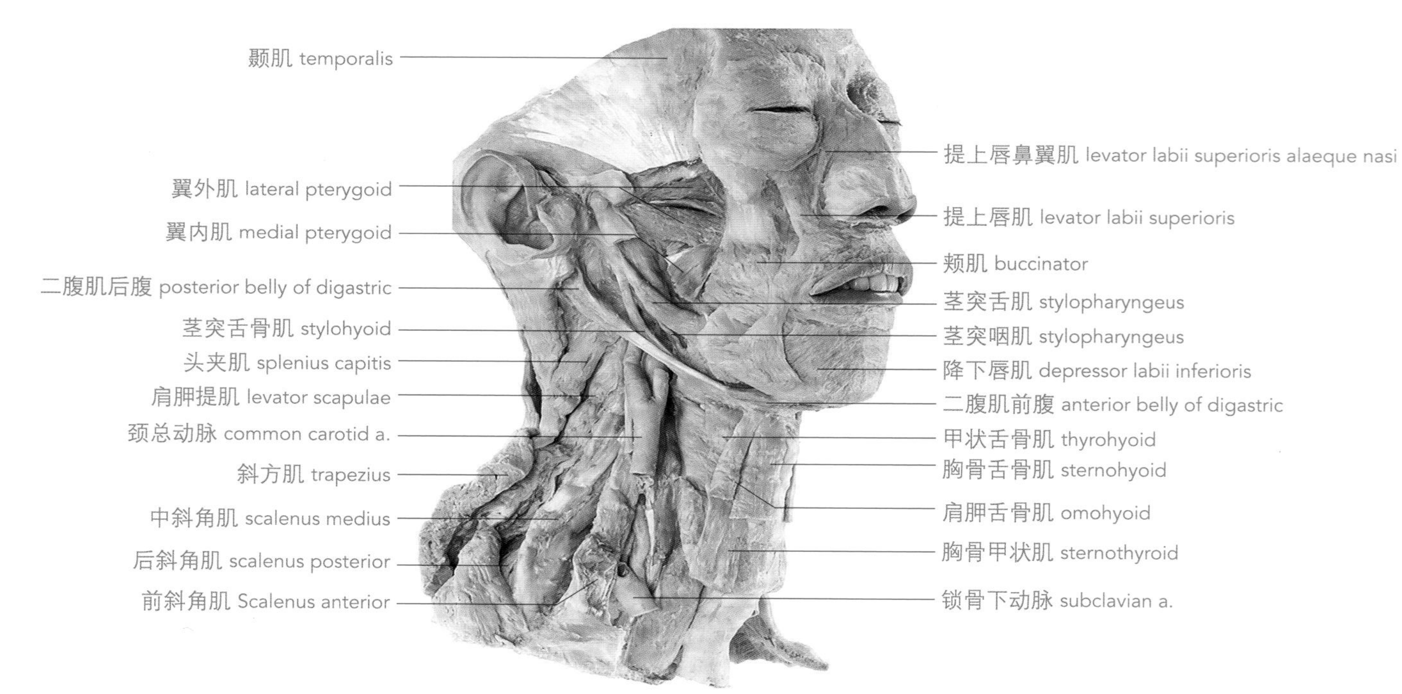
颞肌 temporalis
翼外肌 lateral pterygoid
翼内肌 medial pterygoid
二腹肌后腹 posterior belly of digastric
茎突舌骨肌 stylohyoid
头夹肌 splenius capitis
肩胛提肌 levator scapulae
颈总动脉 common carotid a.
斜方肌 trapezius
中斜角肌 scalenus medius
后斜角肌 scalenus posterior
前斜角肌 Scalenus anterior
提上唇鼻翼肌 levator labii superioris alaeque nasi
提上唇肌 levator labii superioris
颊肌 buccinator
茎突舌肌 stylopharyngeus
茎突咽肌 stylopharyngeus
降下唇肌 depressor labii inferioris
二腹肌前腹 anterior belly of digastric
甲状舌骨肌 thyrohyoid
胸骨舌骨肌 sternohyoid
肩胛舌骨肌 omohyoid
胸骨甲状肌 sternothyroid
锁骨下动脉 subclavian a.

图 2-38 舌骨上、下肌群（侧面观 1）
Suprahyoid and infrahyoid muscle. Lateral aspect (1)

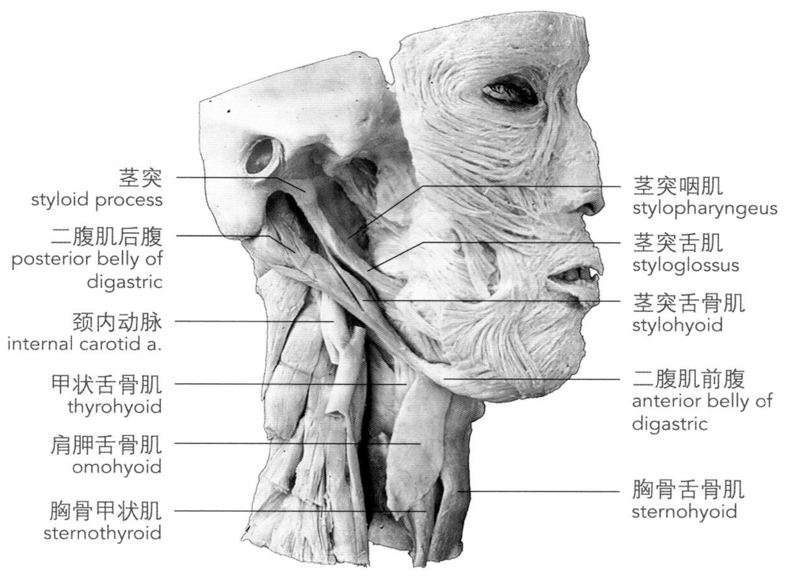
茎突
styloid process
二腹肌后腹
posterior belly of digastric
颈内动脉
internal carotid a.
甲状舌骨肌
thyrohyoid
肩胛舌骨肌
omohyoid
胸骨甲状肌
sternothyroid
茎突咽肌
stylopharyngeus
茎突舌肌
styloglossus
茎突舌骨肌
stylohyoid
二腹肌前腹
anterior belly of digastric
胸骨舌骨肌
sternohyoid

图 2-39 舌骨上、下肌群（侧面观 2）
Suprahyoid and infrahyoid muscle. Lateral aspect (2)

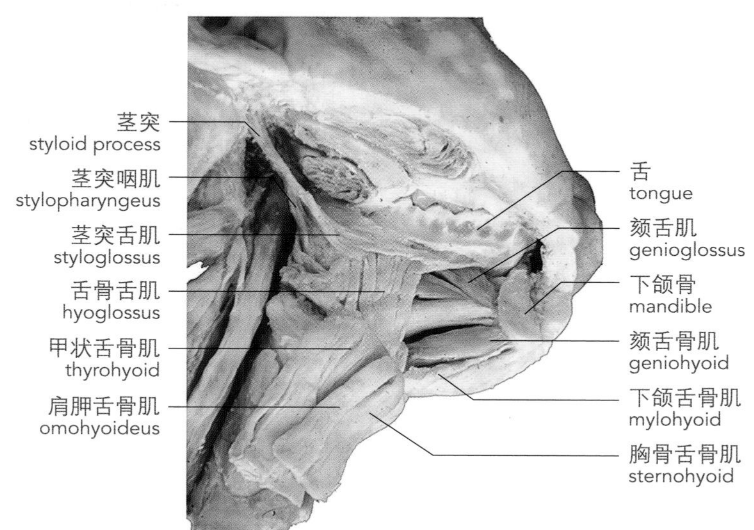
茎突
styloid process
茎突咽肌
stylopharyngeus
茎突舌肌
styloglossus
舌骨舌肌
hyoglossus
甲状舌骨肌
thyrohyoid
肩胛舌骨肌
omohyoideus
舌
tongue
颏舌肌
genioglossus
下颌骨
mandible
颏舌骨肌
geniohyoid
下颌舌骨肌
mylohyoid
胸骨舌骨肌
sternohyoid

图 2-40 舌骨上、下肌群（侧面观 3）
Suprahyoid and infrahyoid muscle. Lateral aspect (3)

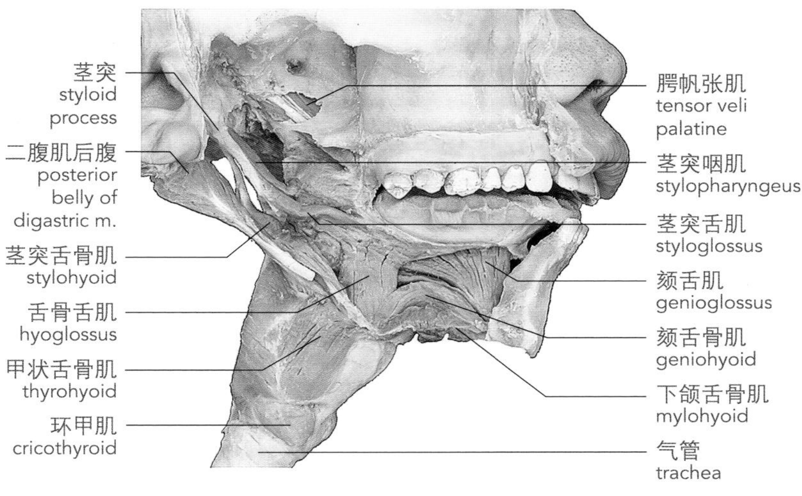
茎突
styloid process
二腹肌后腹
posterior belly of digastric m.
茎突舌骨肌
stylohyoid
舌骨舌肌
hyoglossus
甲状舌骨肌
thyrohyoid
环甲肌
cricothyroid
腭帆张肌
tensor veli palatine
茎突咽肌
stylopharyngeus
茎突舌肌
styloglossus
颏舌肌
genioglossus
颏舌骨肌
geniohyoid
下颌舌骨肌
mylohyoid
气管
trachea

图 2-41 舌骨上、下肌群（侧面观 4）
Suprahyoid and infrahyoid muscle. Lateral aspect (4)

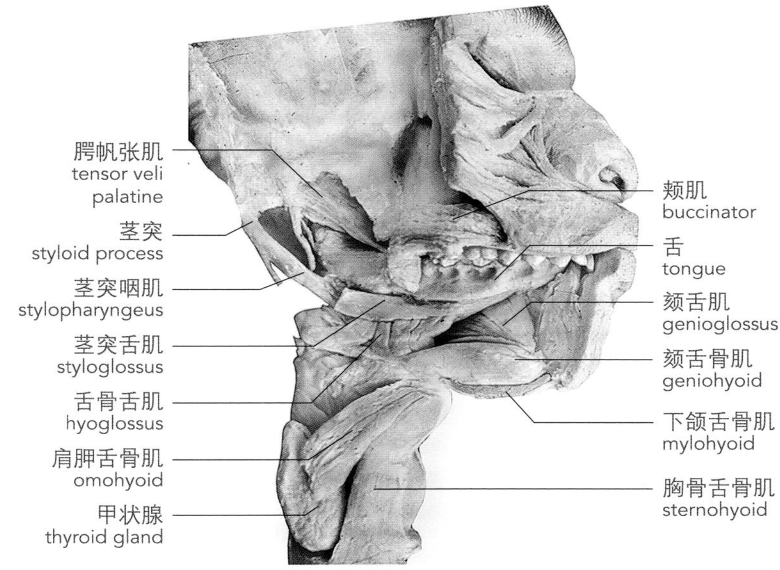
腭帆张肌
tensor veli palatine
茎突
styloid process
茎突咽肌
stylopharyngeus
茎突舌肌
styloglossus
舌骨舌肌
hyoglossus
肩胛舌骨肌
omohyoid
甲状腺
thyroid gland
颊肌
buccinator
舌
tongue
颏舌肌
genioglossus
颏舌骨肌
geniohyoid
下颌舌骨肌
mylohyoid
胸骨舌骨肌
sternohyoid

图 2-42 椎前肌
Anterior vertebral muscles

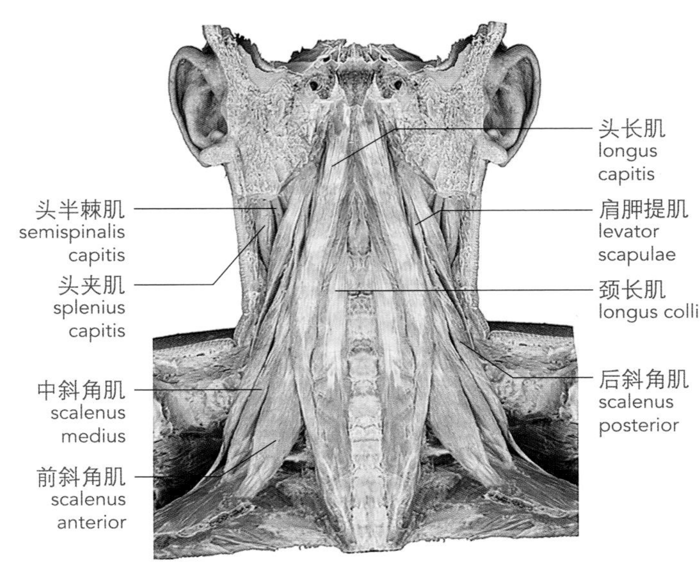
头半棘肌
semispinalis capitis
头夹肌
splenius capitis
中斜角肌
scalenus medius
前斜角肌
scalenus anterior
头长肌
longus capitis
肩胛提肌
levator scapulae
颈长肌
longus colli
后斜角肌
scalenus posterior

【解剖学要点】

颈前肌主要包括舌骨上肌群和舌骨下肌群。

舌骨上肌群位于舌骨与下颌骨和颅底之间，每侧有 4 块，皆止于舌骨，分别是二腹肌、下颌舌骨肌、茎突舌骨肌和颏舌骨肌。共同作用是上提舌骨。

舌骨下肌群位于颈前部的舌骨下方，正中线的两旁，每侧有 4 块，分浅深两层，各肌的起止点与其名称相一致，分别是胸骨舌骨肌、肩胛舌骨肌、胸骨甲状肌和甲状舌骨肌。

图 2-43 颈部冠状切面
Coronal section of the cervical part

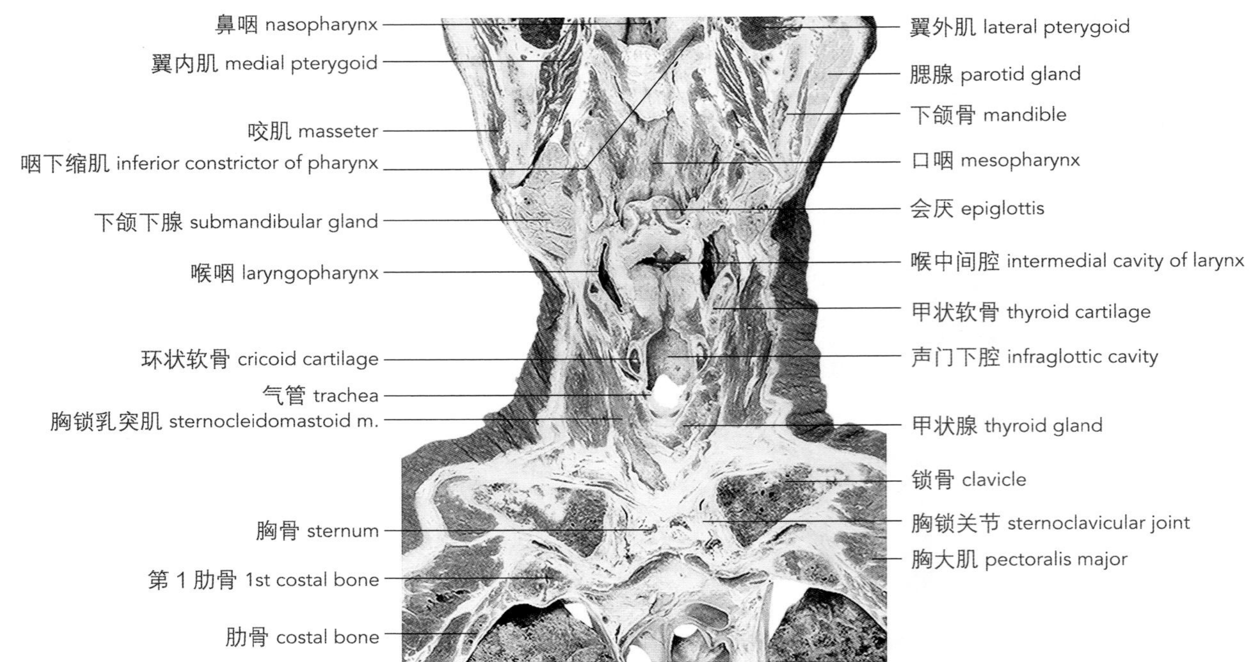

鼻咽 nasopharynx
翼内肌 medial pterygoid
咬肌 masseter
咽下缩肌 inferior constrictor of pharynx
下颌下腺 submandibular gland
喉咽 laryngopharynx
环状软骨 cricoid cartilage
气管 trachea
胸锁乳突肌 sternocleidomastoid m.
胸骨 sternum
第 1 肋骨 1st costal bone
肋骨 costal bone
翼外肌 lateral pterygoid
腮腺 parotid gland
下颌骨 mandible
口咽 mesopharynx
会厌 epiglottis
喉中间腔 intermedial cavity of larynx
甲状软骨 thyroid cartilage
声门下腔 infraglottic cavity
甲状腺 thyroid gland
锁骨 clavicle
胸锁关节 sternoclavicular joint
胸大肌 pectoralis major

图 2-44 颈部水平切面
Horizontal section of the cervical part

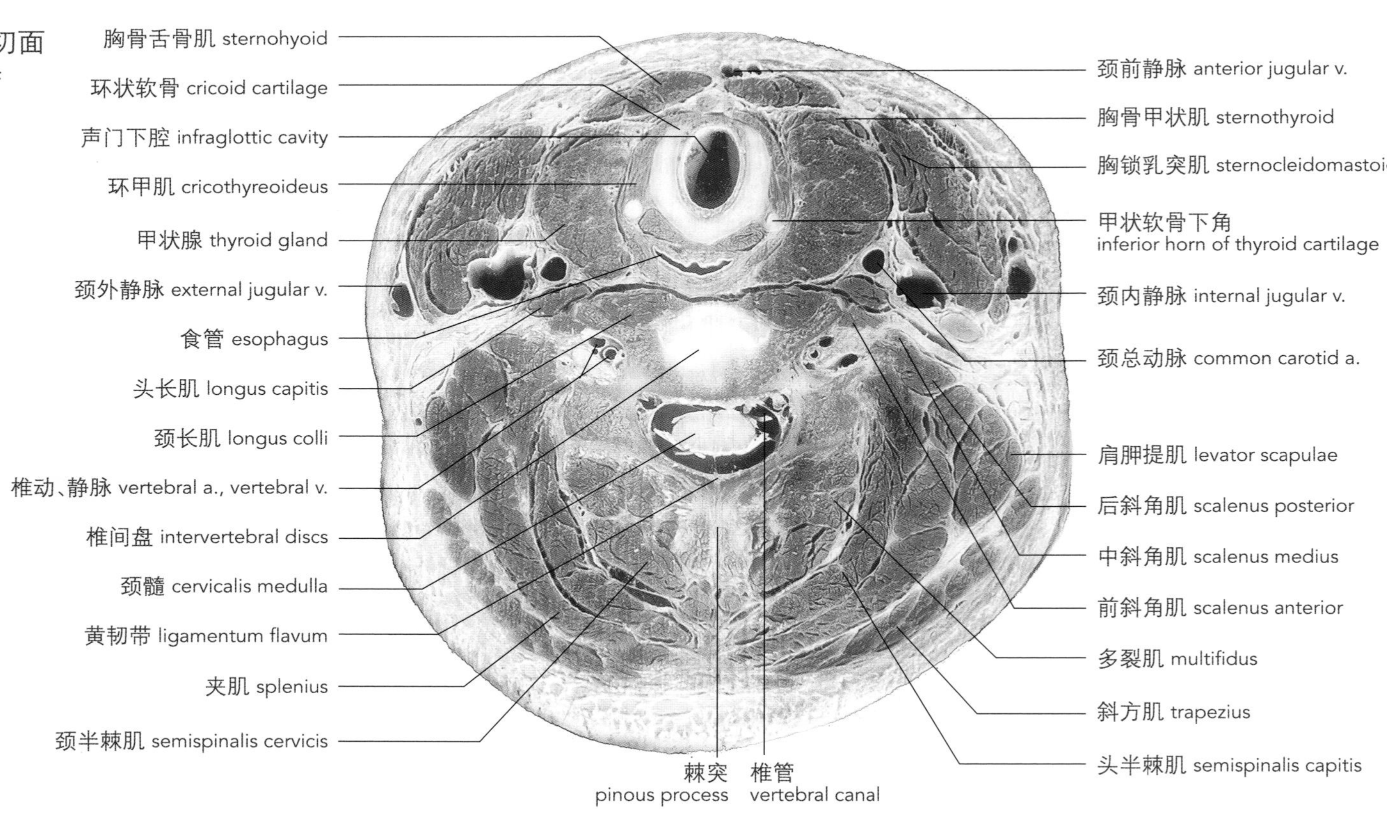

胸骨舌骨肌 sternohyoid
环状软骨 cricoid cartilage
声门下腔 infraglottic cavity
环甲肌 cricothyreoideus
甲状腺 thyroid gland
颈外静脉 external jugular v.
食管 esophagus
头长肌 longus capitis
颈长肌 longus colli
椎动、静脉 vertebral a., vertebral v.
椎间盘 intervertebral discs
颈髓 cervicalis medulla
黄韧带 ligamentum flavum
夹肌 splenius
颈半棘肌 semispinalis cervicis
棘突
pinous process
椎管
vertebral canal
颈前静脉 anterior jugular v.
胸骨甲状肌 sternothyroid
胸锁乳突肌 sternocleidomastoid
甲状软骨下角
inferior horn of thyroid cartilage
颈内静脉 internal jugular v.
颈总动脉 common carotid a.
肩胛提肌 levator scapulae
后斜角肌 scalenus posterior
中斜角肌 scalenus medius
前斜角肌 scalenus anterior
多裂肌 multifidus
斜方肌 trapezius
头半棘肌 semispinalis capitis

图 2-45 咽正中矢状切面
Median sagittal section of the pharynx

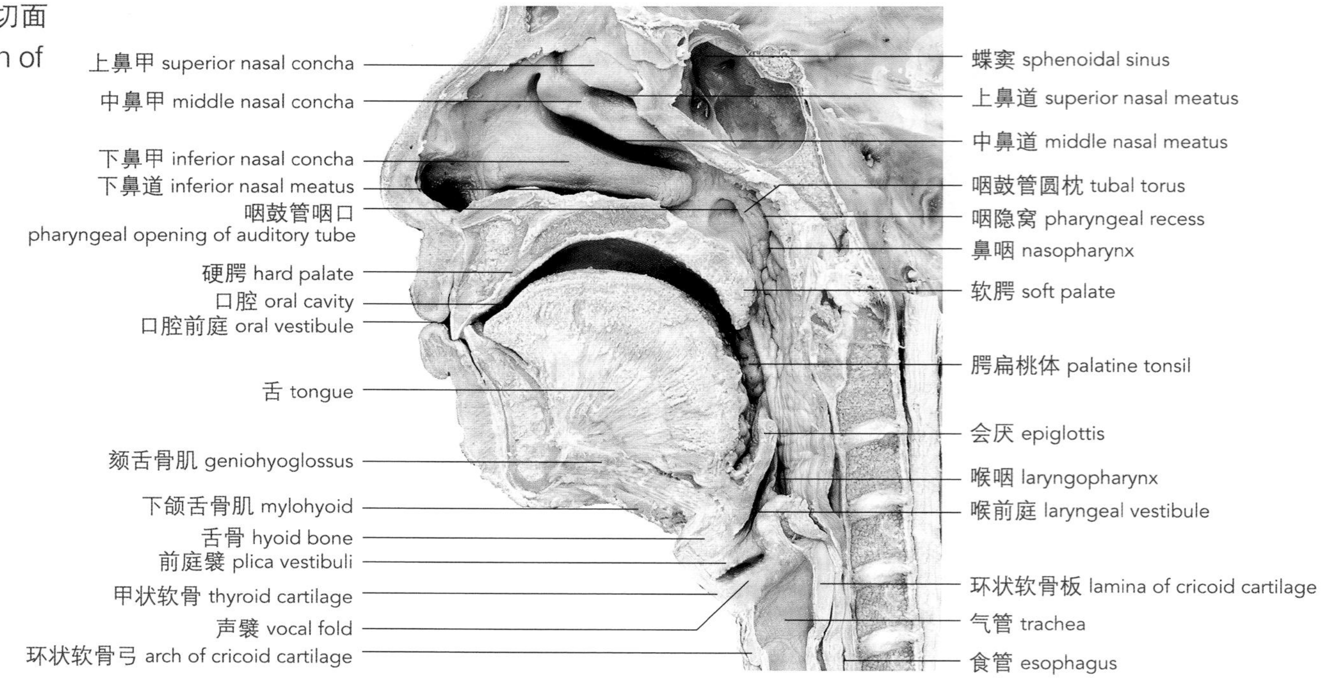

上鼻甲 superior nasal concha
中鼻甲 middle nasal concha
下鼻甲 inferior nasal concha
下鼻道 inferior nasal meatus
咽鼓管咽口
pharyngeal opening of auditory tube
硬腭 hard palate
口腔 oral cavity
口腔前庭 oral vestibule
舌 tongue
颏舌骨肌 geniohyoglossus
下颌舌骨肌 mylohyoid
舌骨 hyoid bone
前庭襞 plica vestibuli
甲状软骨 thyroid cartilage
声襞 vocal fold
环状软骨弓 arch of cricoid cartilage
蝶窦 sphenoidal sinus
上鼻道 superior nasal meatus
中鼻道 middle nasal meatus
咽鼓管圆枕 tubal torus
咽隐窝 pharyngeal recess
鼻咽 nasopharynx
软腭 soft palate
腭扁桃体 palatine tonsil
会厌 epiglottis
喉咽 laryngopharynx
喉前庭 laryngeal vestibule
环状软骨板 lamina of cricoid cartilage
气管 trachea
食管 esophagus

图 2-46　咽肌（后面观 1）
Pharyngeal Muscles. Posterior aspect (1)

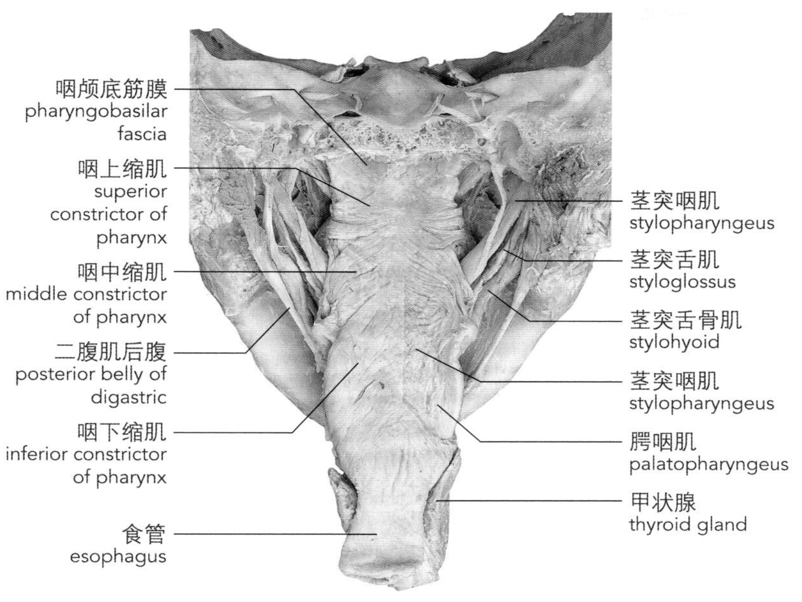

咽颅底筋膜
pharyngobasilar fascia
咽上缩肌
superior constrictor of pharynx
咽中缩肌
middle constrictor of pharynx
二腹肌后腹
posterior belly of digastric
咽下缩肌
inferior constrictor of pharynx
食管
esophagus
茎突咽肌
stylopharyngeus
茎突舌肌
styloglossus
茎突舌骨肌
stylohyoid
茎突咽肌
stylopharyngeus
腭咽肌
palatopharyngeus
甲状腺
thyroid gland

图 2-47　咽肌（后面观 2）
Pharyngeal Muscles. Posterior aspect (2)

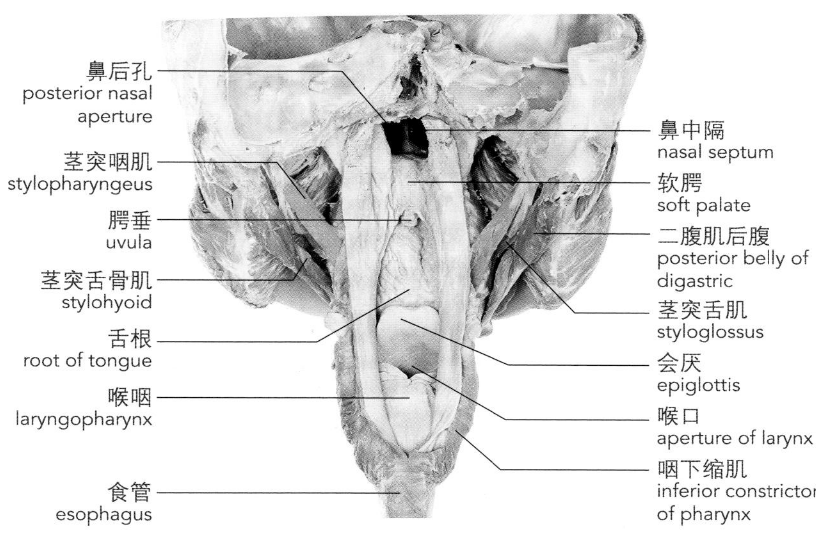

鼻后孔
posterior nasal aperture
茎突咽肌
stylopharyngeus
腭垂
uvula
茎突舌骨肌
stylohyoid
舌根
root of tongue
喉咽
laryngopharynx
食管
esophagus
鼻中隔
nasal septum
软腭
soft palate
二腹肌后腹
posterior belly of digastric
茎突舌肌
styloglossus
会厌
epiglottis
喉口
aperture of larynx
咽下缩肌
inferior constrictor of pharynx

图 2-48　咽腔（侧面观）
Cavity of pharynx. Lateral aspect

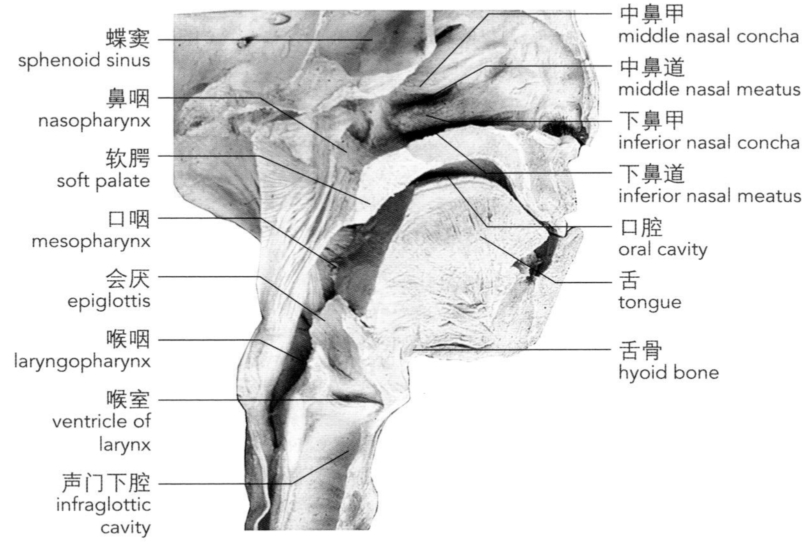

蝶窦
sphenoid sinus
鼻咽
nasopharynx
软腭
soft palate
口咽
mesopharynx
会厌
epiglottis
喉咽
laryngopharynx
喉室
ventricle of larynx
声门下腔
infraglottic cavity
中鼻甲
middle nasal concha
中鼻道
middle nasal meatus
下鼻甲
inferior nasal concha
下鼻道
inferior nasal meatus
口腔
oral cavity
舌
tongue
舌骨
hyoid bone

图 2-49　舌骨
The hyoid bone

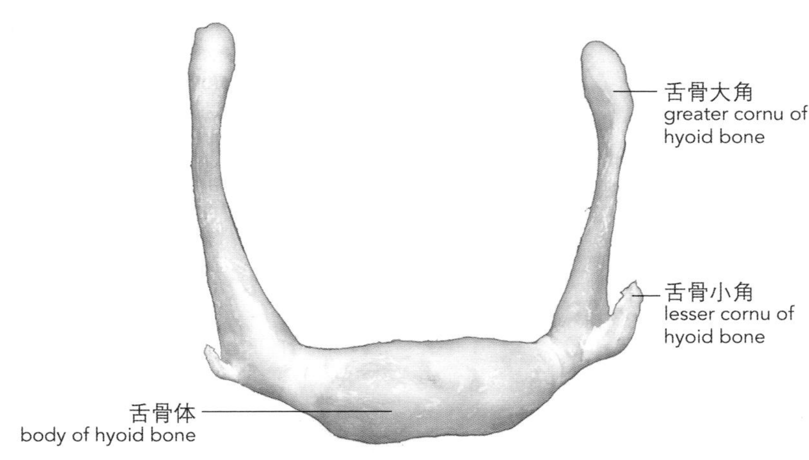

舌骨大角
greater cornu of hyoid bone
舌骨小角
lesser cornu of hyoid bone
舌骨体
body of hyoid bone

图 2-50　喉软骨（侧面观）
The laryngeal cartilage. Lateral aspect

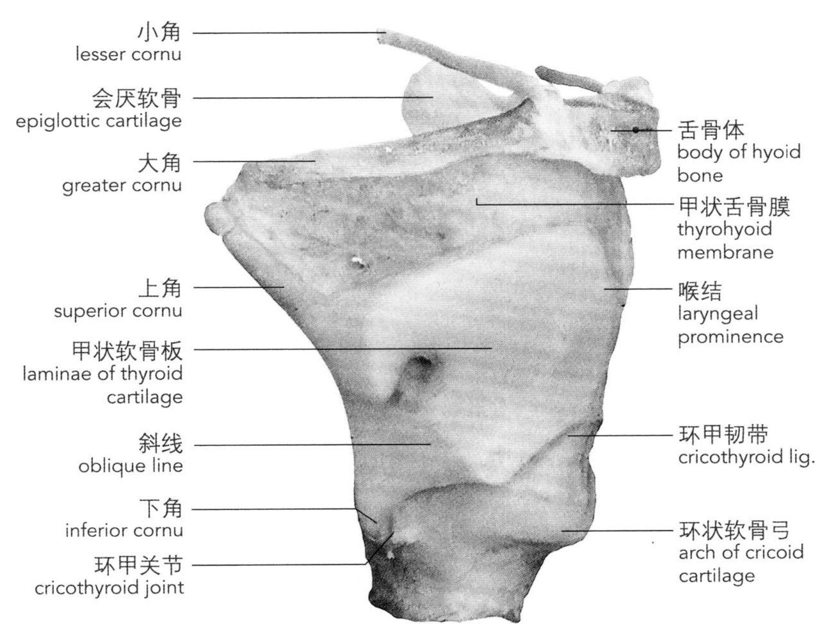

小角
lesser cornu
会厌软骨
epiglottic cartilage
大角
greater cornu
上角
superior cornu
甲状软骨板
laminae of thyroid cartilage
斜线
oblique line
下角
inferior cornu
环甲关节
cricothyroid joint
舌骨体
body of hyoid bone
甲状舌骨膜
thyrohyoid membrane
喉结
laryngeal prominence
环甲韧带
cricothyroid lig.
环状软骨弓
arch of cricoid cartilage

图 2-51　甲状软骨（前面观）
The thyroid cartilage. Anterior aspect

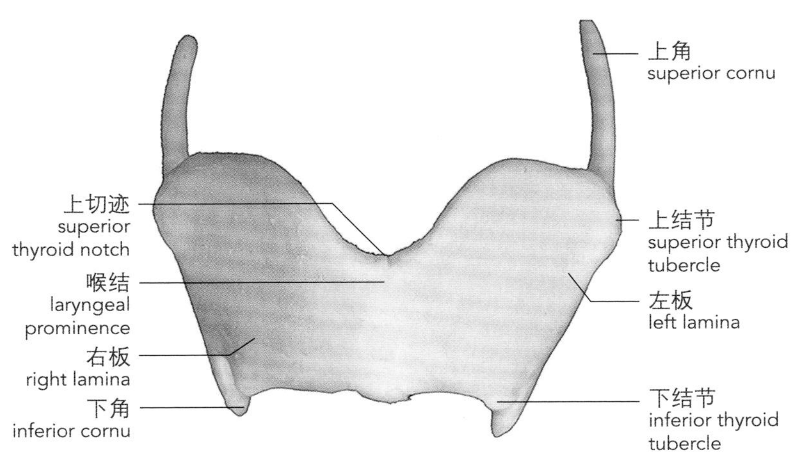

上角
superior cornu
上切迹
superior thyroid notch
喉结
laryngeal prominence
右板
right lamina
下角
inferior cornu
上结节
superior thyroid tubercle
左板
left lamina
下结节
inferior thyroid tubercle

图 2-52 甲状软骨（后面观）
The thyroid cartilage. Posterior aspect

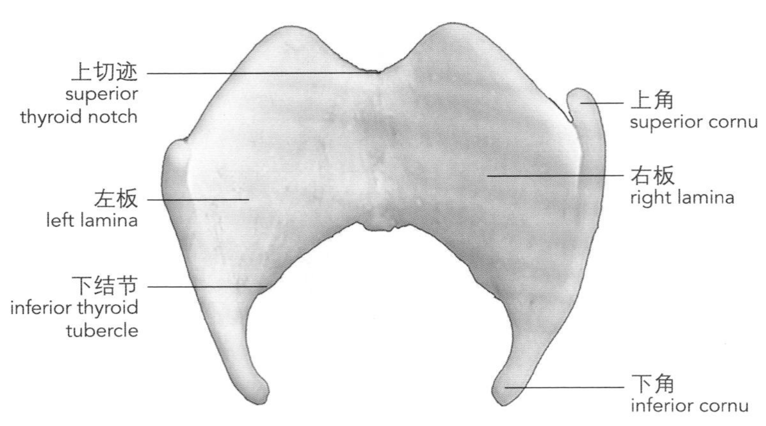
上切迹
superior thyroid notch
上角
superior cornu
左板
left lamina
右板
right lamina
下结节
inferior thyroid tubercle
下角
inferior cornu

【解剖学要点】

喉软骨为喉的支架，包括甲状软骨、环状软骨、会厌软骨和杓状软骨。甲状软骨由两块软骨板组成，两块软骨板前缘的会合处称前角，前角上端向前突出称喉结，喉结上方的 V 形凹陷称上切迹。

甲状软骨两板的后缘钝圆，有茎突咽肌和咽腭肌附着，其后缘向上、下各伸出一对突起，上方者称上角，细而长，下方者为下角较短粗。

环状软骨由前部狭低的环状软骨弓和后部高而宽阔的环状软骨板构成。会厌软骨呈叶片状。杓状软骨成对，位于环状软骨板上缘。

图 2-53 环状软骨、杓状软骨和小角软骨（前面观）
The cricoid，arytenoid and corniculate cartilage. Anterior aspect

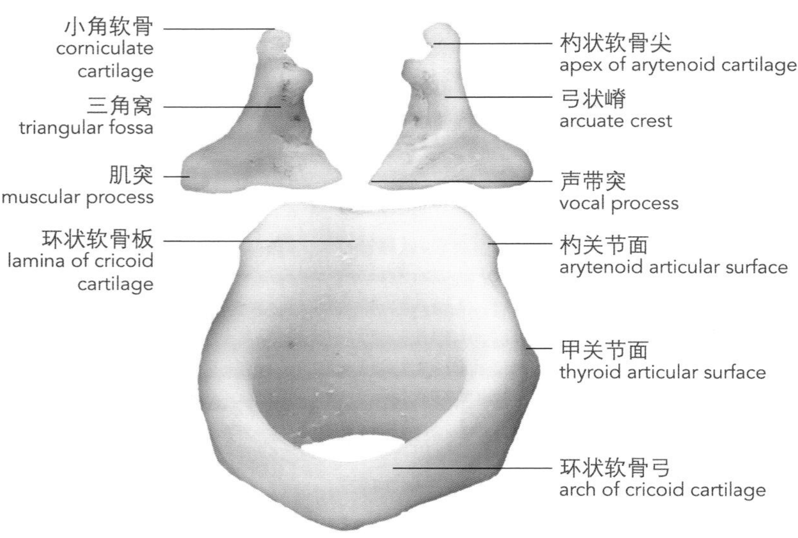
小角软骨
corniculate cartilage
杓状软骨尖
apex of arytenoid cartilage
三角窝
triangular fossa
弓状嵴
arcuate crest
肌突
muscular process
声带突
vocal process
环状软骨板
lamina of cricoid cartilage
杓关节面
arytenoid articular surface
甲关节面
thyroid articular surface
环状软骨弓
arch of cricoid cartilage

图 2-54 环状软骨、杓状软骨和小角软骨（后面观）
The cricoid，arytenoid and corniculate cartilage. Posterior aspect

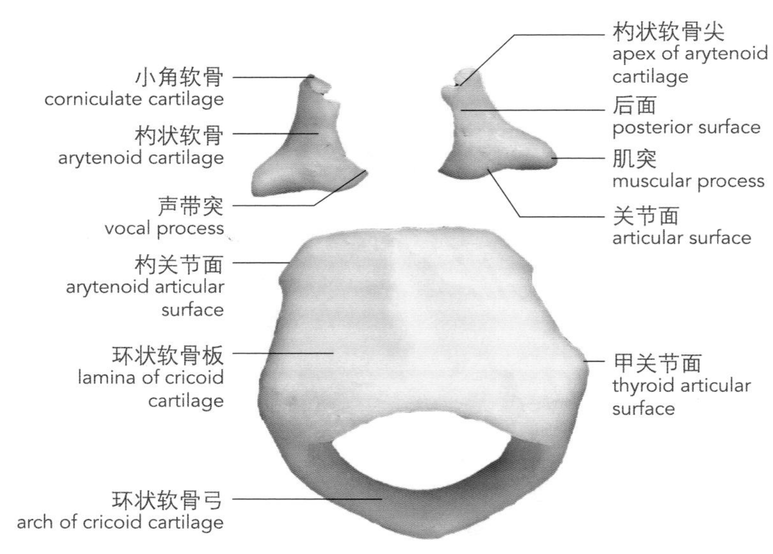
杓状软骨尖
apex of arytenoid cartilage
小角软骨
corniculate cartilage
后面
posterior surface
杓状软骨
arytenoid cartilage
肌突
muscular process
声带突
vocal process
关节面
articular surface
杓关节面
arytenoid articular surface
环状软骨板
lamina of cricoid cartilage
甲关节面
thyroid articular surface
环状软骨弓
arch of cricoid cartilage

图 2-55 会厌软骨（后面观）
The epiglottic cartilage. Posterior aspect

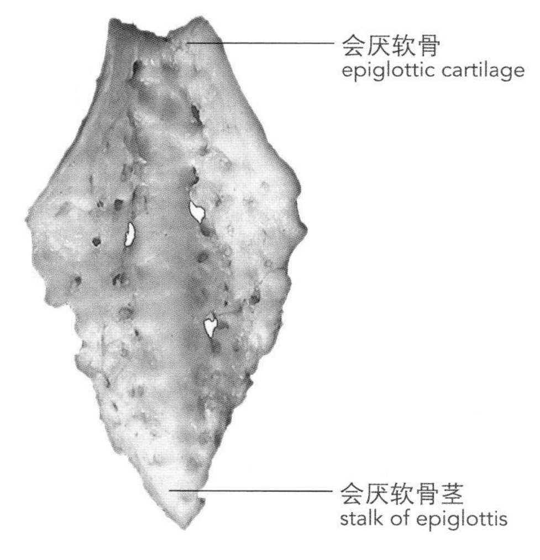
会厌软骨
epiglottic cartilage
会厌软骨茎
stalk of epiglottis

图 2-56 喉软骨（前面观）
The laryngeal cartilage. Anterior aspect

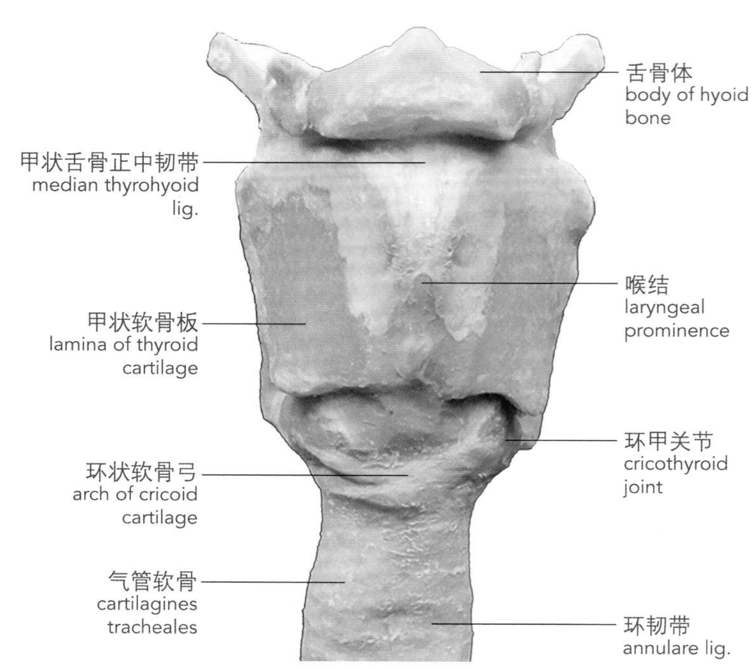
舌骨体
body of hyoid bone
甲状舌骨正中韧带
median thyrohyoid lig.
喉结
laryngeal prominence
甲状软骨板
lamina of thyroid cartilage
环甲关节
cricothyroid joint
环状软骨弓
arch of cricoid cartilage
气管软骨
cartilagines tracheales
环韧带
annulare lig.

图 2-57 喉软骨(后面观)
The laryngeal cartilage. Posterior aspect

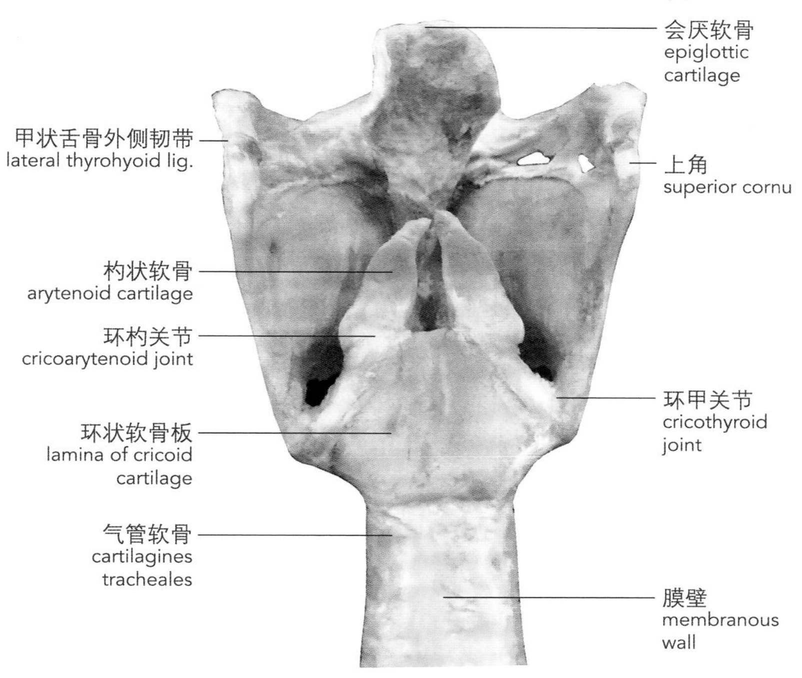
会厌软骨
epiglottic cartilage
甲状舌骨外侧韧带
lateral thyrohyoid lig.
上角
superior cornu
杓状软骨
arytenoid cartilage
环杓关节
cricoarytenoid joint
环甲关节
cricothyroid joint
环状软骨板
lamina of cricoid cartilage
气管软骨
cartilagines tracheales
膜壁
membranous wall

图 2-58 喉(冠状切面后面观)
The larynx. Coronal section Posterior aspect

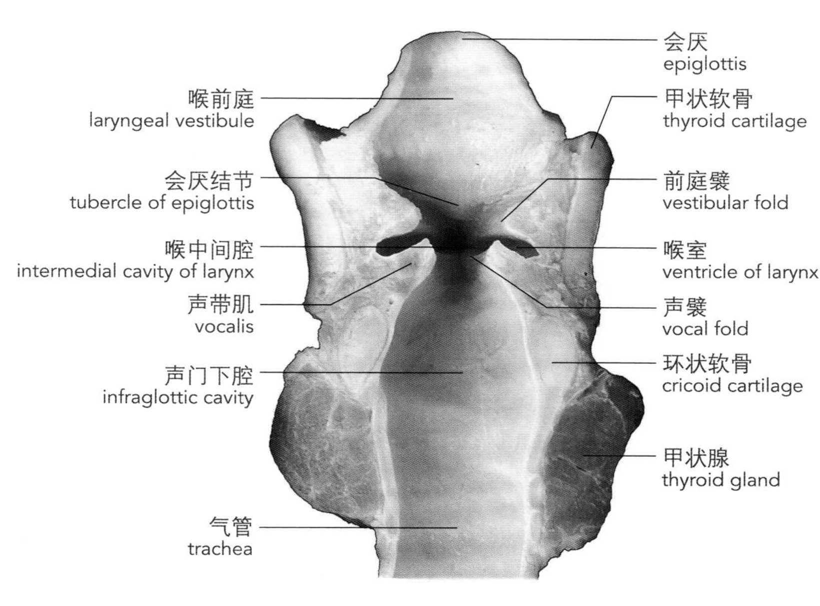
会厌
epiglottis
喉前庭
laryngeal vestibule
甲状软骨
thyroid cartilage
会厌结节
tubercle of epiglottis
前庭襞
vestibular fold
喉中间腔
intermediate cavity of larynx
喉室
ventricle of larynx
声带肌
vocalis
声襞
vocal fold
环状软骨
cricoid cartilage
声门下腔
infraglottic cavity
甲状腺
thyroid gland
气管
trachea

图 2-59 喉(后壁打开)
The larynx. Incision of the posterior wall

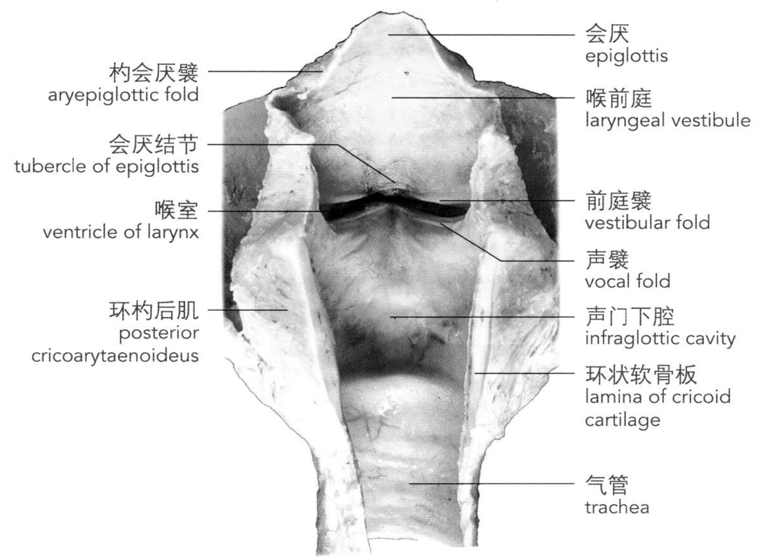
会厌
epiglottis
杓会厌襞
aryepiglottic fold
喉前庭
laryngeal vestibule
会厌结节
tubercle of epiglottis
前庭襞
vestibular fold
喉室
ventricle of larynx
声襞
vocal fold
环杓后肌
posterior cricoarytaenoideus
声门下腔
infraglottic cavity
环状软骨板
lamina of cricoid cartilage
气管
trachea

图 2-60 喉(矢状切面)
The larynx. Sagittal section

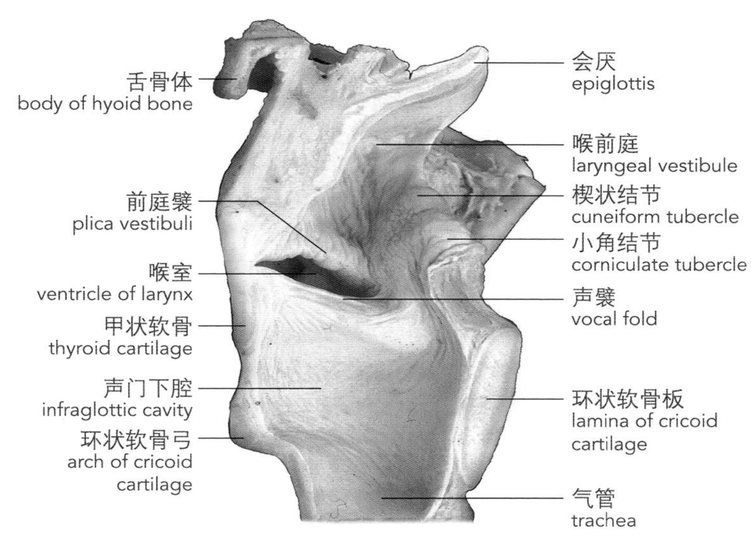
舌骨体
body of hyoid bone
会厌
epiglottis
喉前庭
laryngeal vestibule
楔状结节
cuneiform tubercle
前庭襞
plica vestibuli
小角结节
corniculate tubercle
喉室
ventricle of larynx
声襞
vocal fold
甲状软骨
thyroid cartilage
声门下腔
infraglottic cavity
环状软骨板
lamina of cricoid cartilage
环状软骨弓
arch of cricoid cartilage
气管
trachea

【解剖学要点】

喉腔由喉软骨、韧带、纤维膜、喉肌和喉黏膜共同围成的管腔。上起自喉口,与咽相通;下通气管,与肺相通。喉腔侧壁各有一对突入腔内的皱襞,上方的为前庭襞,下方的为声襞。

两前庭襞之间的裂隙称前庭裂,两声襞之间的裂隙称声门裂。

喉口与前庭襞之间的喉腔为喉前庭;前庭襞与声襞之间的喉腔为喉中间腔,向两侧延伸的裂隙称喉室;声襞与环状软骨下缘之间的喉腔为声门下腔。

咽腔的前壁因借助鼻后孔、咽峡及喉口与鼻腔、口腔和喉腔相通,全长约 12cm,故按其对应关系将咽腔分为三部,上部为鼻部;中部为口部;下部为喉部。鼻部位于软腭后上方,向前正对鼻后孔,在鼻咽腔两侧壁,平对下鼻甲后端,各有一个三角形的漏斗样开口称咽鼓管咽口。开口上缘和后缘的隆起称咽鼓管圆枕。口部为咽腔的中间部,位于软腭后缘与会厌上缘之间。前方以咽峡为界与口腔相续,下段经喉口与喉咽部相续。喉部为咽的下段,位于会厌软骨上缘至环状软骨下缘之间。是咽腔最狭窄的部分,向下与食管相接。

图 2-61　弹性圆锥（上面观）
The elastic cone. Superior aspect

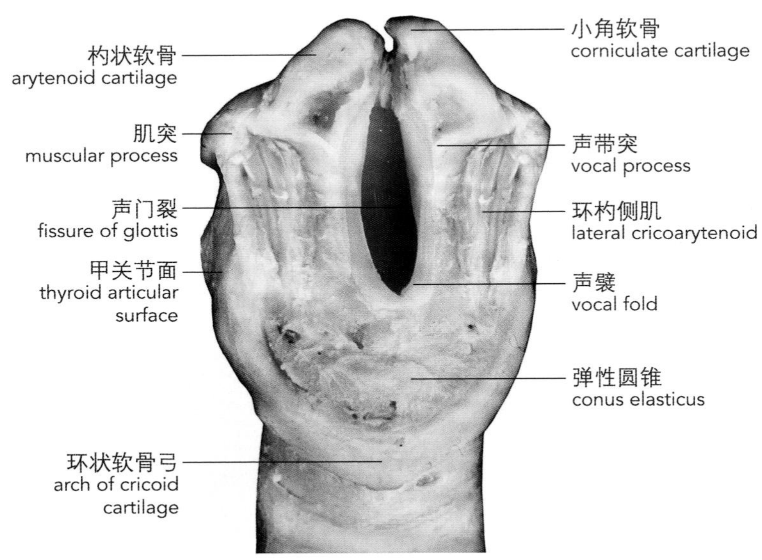

杓状软骨
arytenoid cartilage
小角软骨
corniculate cartilage
肌突
muscular process
声带突
vocal process
声门裂
fissure of glottis
环杓侧肌
lateral cricoarytenoid
甲关节面
thyroid articular surface
声襞
vocal fold
弹性圆锥
conus elasticus
环状软骨弓
arch of cricoid cartilage

图 2-62　弹性圆锥（侧面观）
The elastic cone. Lateral aspect

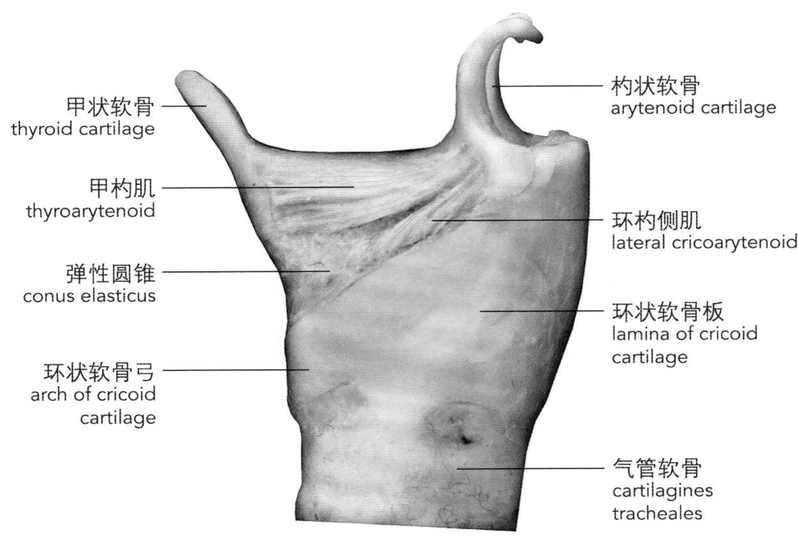

杓状软骨
arytenoid cartilage
甲状软骨
thyroid cartilage
甲杓肌
thyroarytenoid
环杓侧肌
lateral cricoarytenoid
弹性圆锥
conus elasticus
环状软骨板
lamina of cricoid cartilage
环状软骨弓
arch of cricoid cartilage
气管软骨
cartilagines tracheales

图 2-63　弹性圆锥和方形膜（侧面观）
The elastic cone and quadrangular membrane. Lateral aspect

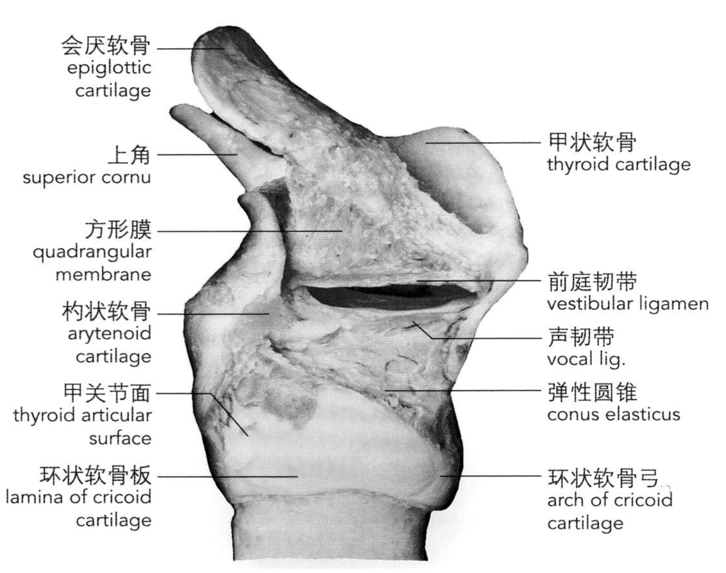

会厌软骨
epiglottic cartilage
上角
superior cornu
甲状软骨
thyroid cartilage
方形膜
quadrangular membrane
前庭韧带
vestibular ligamen
杓状软骨
arytenoid cartilage
声韧带
vocal lig.
甲关节面
thyroid articular surface
弹性圆锥
conus elasticus
环状软骨板
lamina of cricoid cartilage
环状软骨弓
arch of cricoid cartilage

图 2-64　甲状舌骨膜
The thyrohyoid membrane

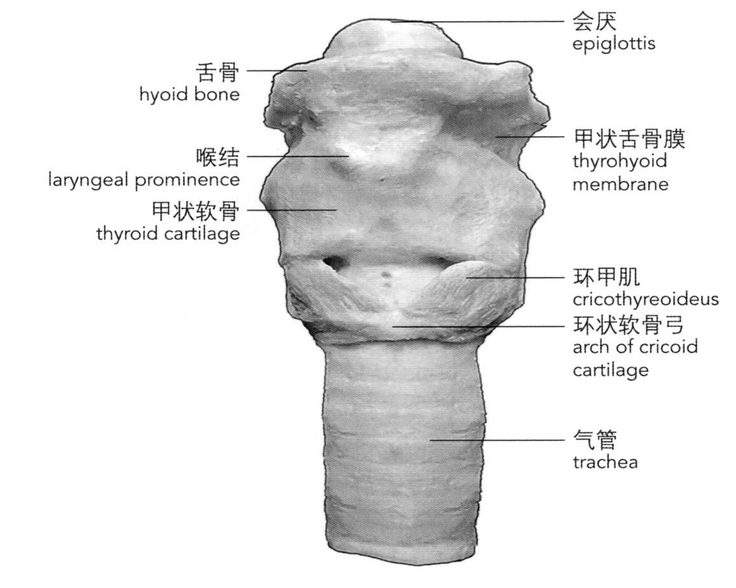

会厌
epiglottis
舌骨
hyoid bone
甲状舌骨膜
thyrohyoid membrane
喉结
laryngeal prominence
甲状软骨
thyroid cartilage
环甲肌
cricothyreoideus
环状软骨弓
arch of cricoid cartilage
气管
trachea

图 2-65　喉（前面观）
The larynx. Anterior aspect

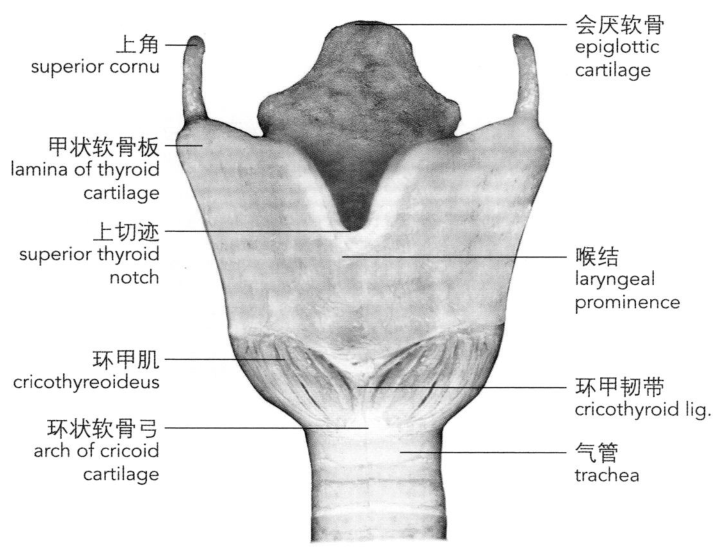

上角
superior cornu
会厌软骨
epiglottic cartilage
甲状软骨板
lamina of thyroid cartilage
上切迹
superior thyroid notch
喉结
laryngeal prominence
环甲肌
cricothyreoideus
环甲韧带
cricothyroid lig.
环状软骨弓
arch of cricoid cartilage
气管
trachea

图 2-66　喉（后面观）
The larynx. Posterior aspect

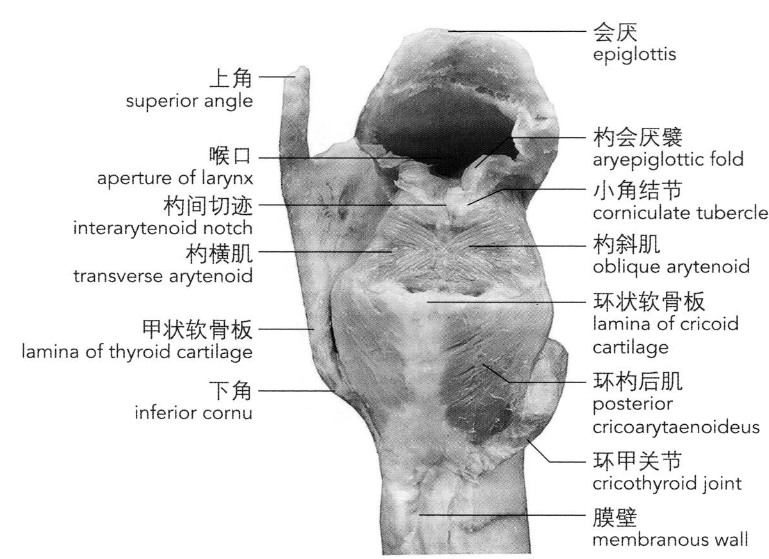

会厌
epiglottis
上角
superior angle
杓会厌襞
aryepiglottic fold
喉口
aperture of larynx
小角结节
corniculate tubercle
杓间切迹
interarytenoid notch
杓斜肌
oblique arytenoid
杓横肌
transverse arytenoid
环状软骨板
lamina of cricoid cartilage
甲状软骨板
lamina of thyroid cartilage
环杓后肌
posterior cricoarytaenoideus
下角
inferior cornu
环甲关节
cricothyroid joint
膜壁
membranous wall

图 2-67 喉口(上面观)
Aditus laryngis. Superior aspect

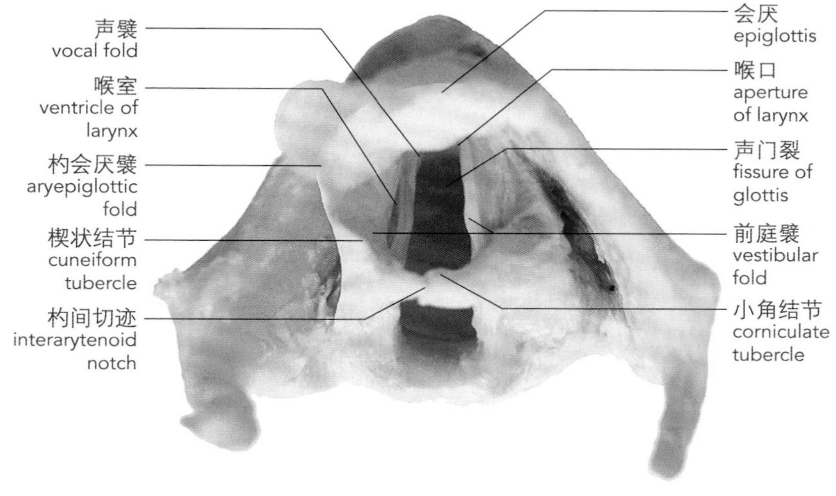
声襞
vocal fold
喉室
ventricle of larynx
杓会厌襞
aryepiglottic fold
楔状结节
cuneiform tubercle
杓间切迹
interarytenoid notch
会厌
epiglottis
喉口
aperture of larynx
声门裂
fissure of glottis
前庭襞
vestibular fold
小角结节
corniculate tubercle

图 2-68 甲状腺(离体前面观)
Thyroid gland. Ex vivo. Anterior aspect

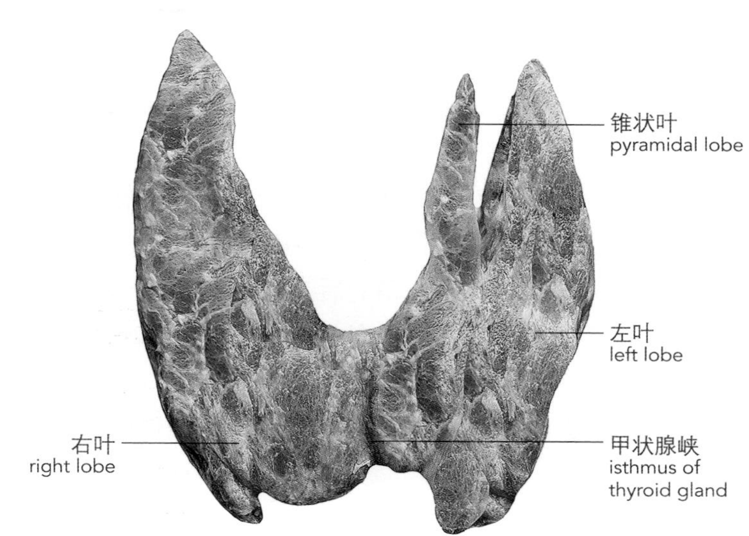
锥状叶
pyramidal lobe
左叶
left lobe
右叶
right lobe
甲状腺峡
isthmus of thyroid gland

图 2-69 甲状腺(离体后面观)
Thyroid gland. Ex vivo. Posterior aspect

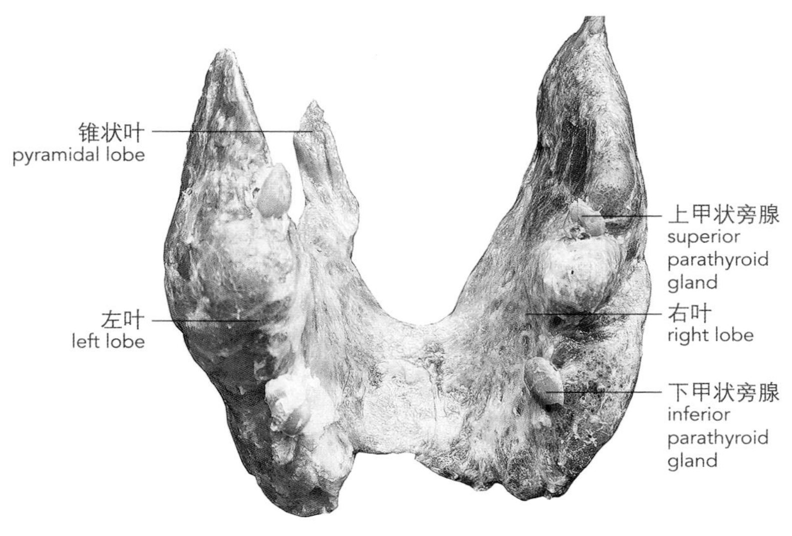
锥状叶
pyramidal lobe
左叶
left lobe
上甲状旁腺
superior parathyroid gland
右叶
right lobe
下甲状旁腺
inferior parathyroid gland

图 2-70 甲状腺(原位前面观)
Thyroid gland. Normal position. Anterior aspect

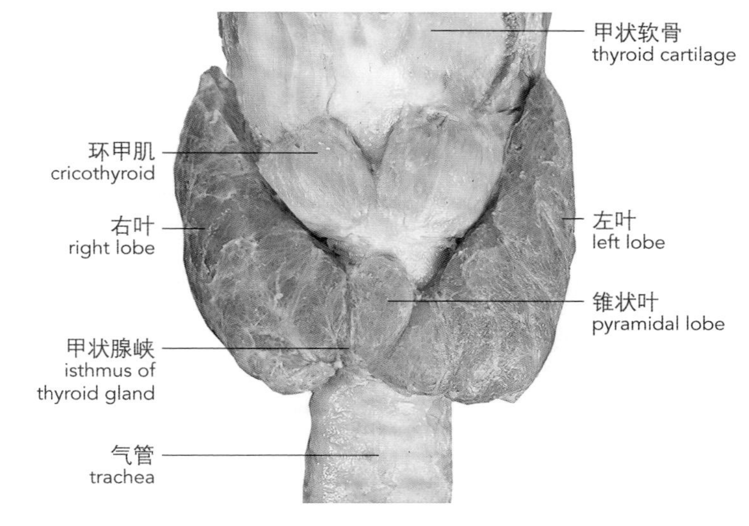
甲状软骨
thyroid cartilage
环甲肌
cricothyroid
右叶
right lobe
甲状腺峡
isthmus of thyroid gland
气管
trachea
左叶
left lobe
锥状叶
pyramidal lobe

图 2-71 甲状腺(原位后面观)
Thyroid gland. Normal position. Posterior aspect

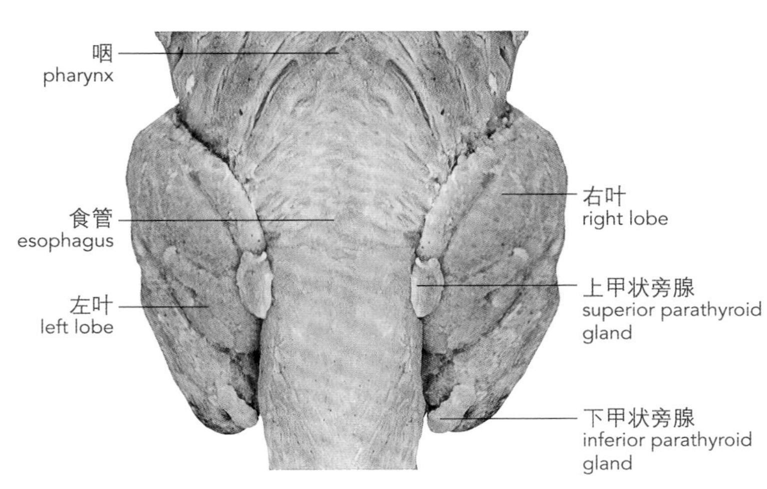
咽
pharynx
食管
esophagus
左叶
left lobe
右叶
right lobe
上甲状旁腺
superior parathyroid gland
下甲状旁腺
inferior parathyroid gland

图 2-72 甲状腺血管铸型
The cast of vessel of thyroid

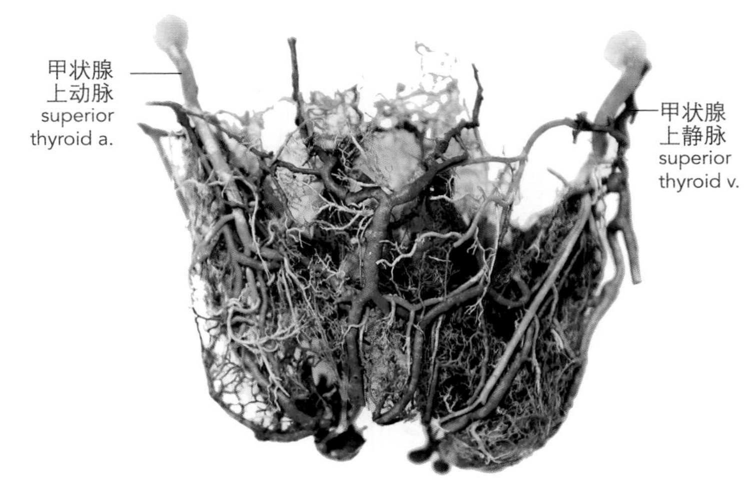
甲状腺
上动脉
superior
thyroid a.
甲状腺
上静脉
superior
thyroid v.

【解剖学要点】

甲状旁腺呈淡黄棕色，位于甲状腺侧叶的后面和甲状腺囊之间。甲状旁腺的数量通常是 4 个，每侧有 2 个。根据其位置分别称为上甲状旁腺和下甲状旁腺。

在甲状腺侧叶后缘，甲状腺上、下动脉的吻合支与甲状旁腺的位置关系很密切，因此吻合支可作为寻找甲状旁腺的标志。

上甲状旁腺的位置较为恒定，一般位于甲状腺侧叶后面的中部。下甲状旁腺的位置变异较大。

1. 可能在靠近甲状腺叶下极，甲状腺的筋膜鞘内。

2. 存在于甲状腺筋膜鞘的后方和外部，居于甲状腺下动脉的上方。

3. 也可能位于甲状腺叶的实质内，靠近腺叶后缘近下端处。在外科上甲状旁腺位置的变异很重要。如果下甲状旁腺的肿瘤发生于甲状腺下动脉以下时，则肿瘤可沿甲状腺下静脉向下至上纵隔的气管前面转移；如果甲状旁腺肿瘤发生在甲状腺下动脉以上时，则肿瘤可向下和向后转移到后纵隔食管的后面。

图 2-73 甲状腺血管（侧面观 1）
The vessel of thyroid. Lateral aspect (1)

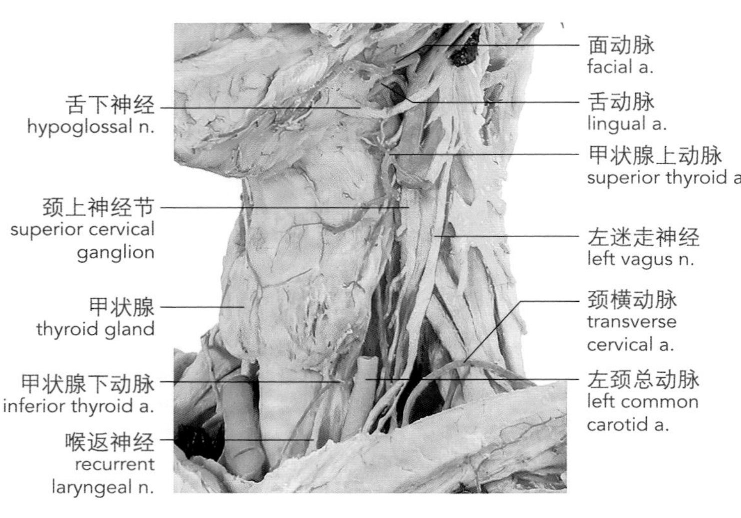

面动脉
facial a.
舌下神经
hypoglossal n.
舌动脉
lingual a.
甲状腺上动脉
superior thyroid a.
颈上神经节
superior cervical ganglion
左迷走神经
left vagus n.
甲状腺
thyroid gland
颈横动脉
transverse cervical a.
甲状腺下动脉
inferior thyroid a.
左颈总动脉
left common carotid a.
喉返神经
recurrent laryngeal n.

图 2-74 甲状腺血管（侧面观 2）
The vessel of thyroid. Lateral aspect (2)

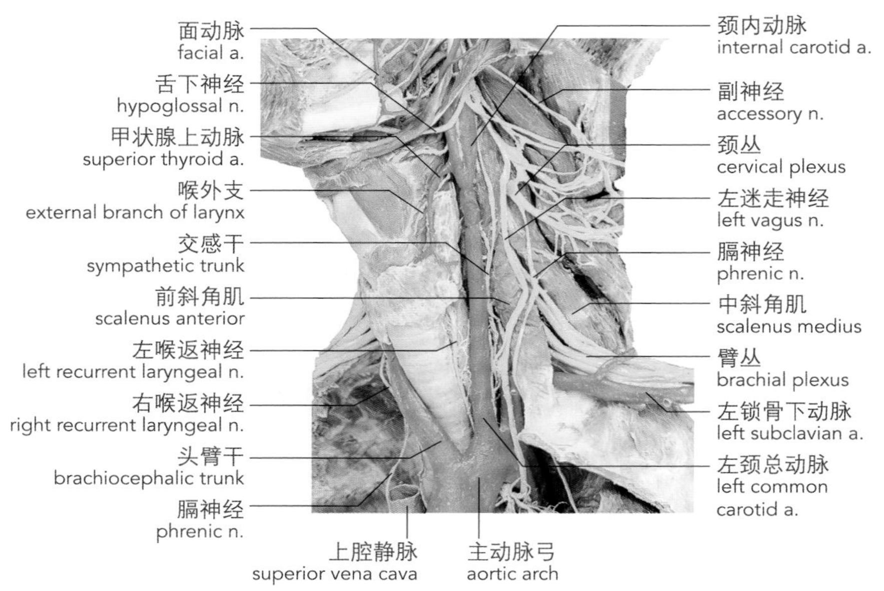

面动脉
facial a.
颈内动脉
internal carotid a.
舌下神经
hypoglossal n.
副神经
accessory n.
甲状腺上动脉
superior thyroid a.
颈丛
cervical plexus
喉外支
external branch of larynx
左迷走神经
left vagus n.
交感干
sympathetic trunk
膈神经
phrenic n.
前斜角肌
scalenus anterior
中斜角肌
scalenus medius
左喉返神经
left recurrent laryngeal n.
臂丛
brachial plexus
右喉返神经
right recurrent laryngeal n.
左锁骨下动脉
left subclavian a.
头臂干
brachiocephalic trunk
左颈总动脉
left common carotid a.
膈神经
phrenic n.
上腔静脉
superior vena cava
主动脉弓
aortic arch

图 2-75 甲状腺下动脉与喉返神经
The inferior thyroid artery and recurrent laryngeal nerve.

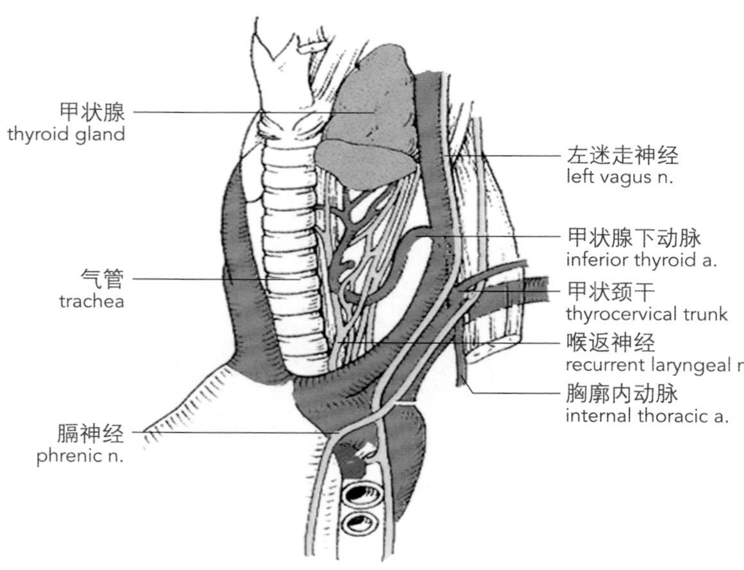

甲状腺
thyroid gland
左迷走神经
left vagus n.
甲状腺下动脉
inferior thyroid a.
气管
trachea
甲状颈干
thyrocervical trunk
喉返神经
recurrent laryngeal n.
胸廓内动脉
internal thoracic a.
膈神经
phrenic n.

图 2-76 甲状腺血管（前面观）
The vessel of thyroid. Anterior aspect

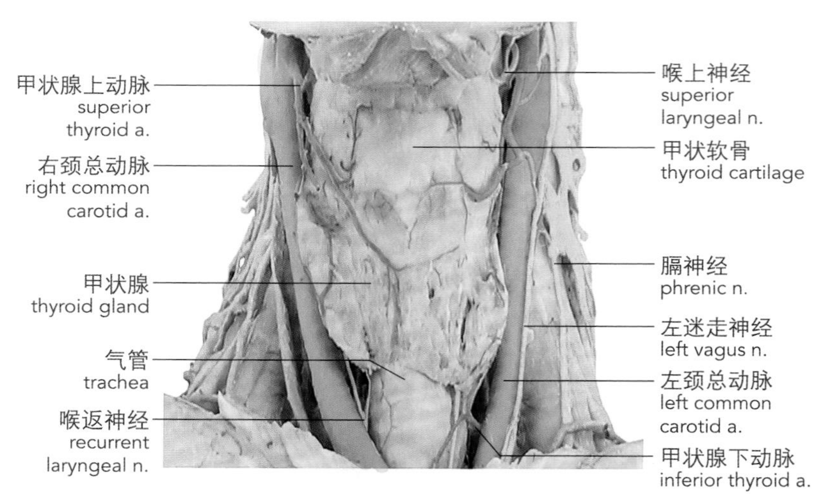

甲状腺上动脉
superior thyroid a.
喉上神经
superior laryngeal n.
甲状软骨
thyroid cartilage
右颈总动脉
right common carotid a.
甲状腺
thyroid gland
膈神经
phrenic n.
左迷走神经
left vagus n.
气管
trachea
左颈总动脉
left common carotid a.
喉返神经
recurrent laryngeal n.
甲状腺下动脉
inferior thyroid a.

图 2-77 甲状腺血管(前面观)
The vessel of thyroid. schematic diagram. Anterior aspect

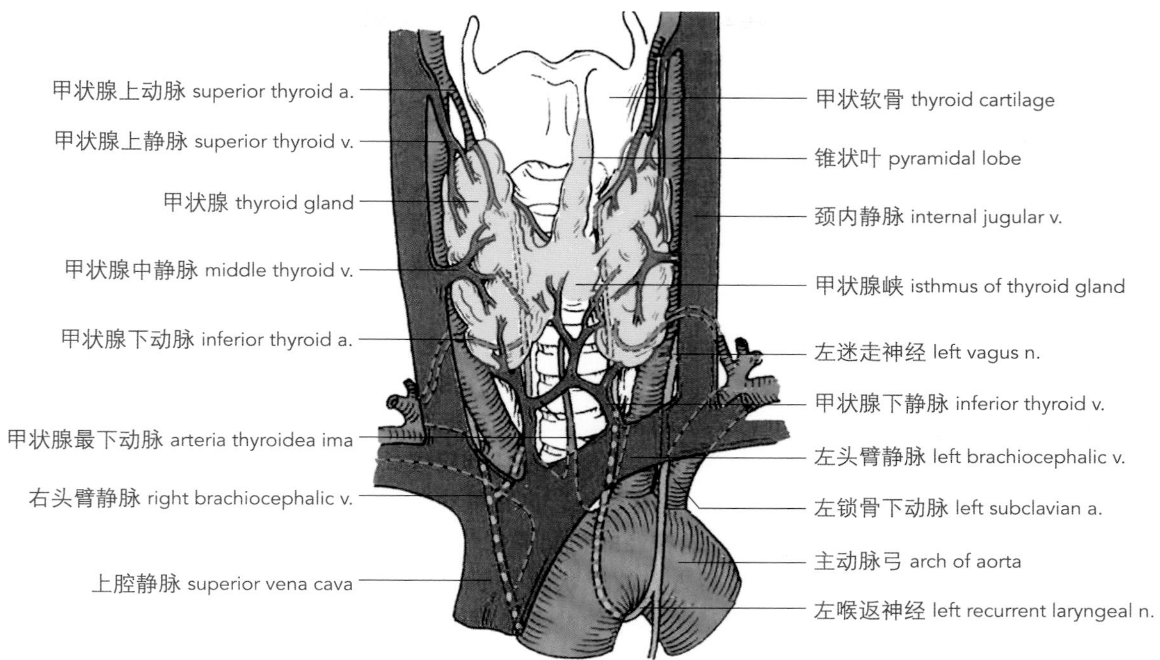

甲状腺上动脉 superior thyroid a.
甲状腺上静脉 superior thyroid v.
甲状腺 thyroid gland
甲状腺中静脉 middle thyroid v.
甲状腺下动脉 inferior thyroid a.
甲状腺最下动脉 arteria thyroidea ima
右头臂静脉 right brachiocephalic v.
上腔静脉 superior vena cava
甲状软骨 thyroid cartilage
锥状叶 pyramidal lobe
颈内静脉 internal jugular v.
甲状腺峡 isthmus of thyroid gland
左迷走神经 left vagus n.
甲状腺下静脉 inferior thyroid v.
左头臂静脉 left brachiocephalic v.
左锁骨下动脉 left subclavian a.
主动脉弓 arch of aorta
左喉返神经 left recurrent laryngeal n.

图 2-78 甲状腺血管(后面观)
The vessel of thyroid. Posterior aspect

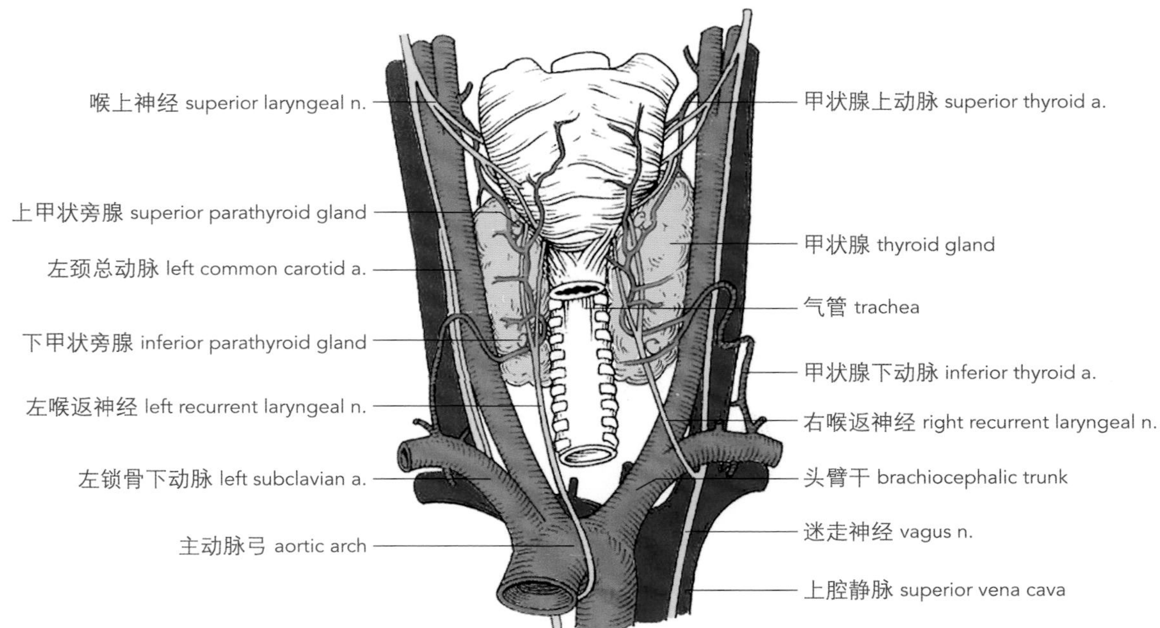

喉上神经 superior laryngeal n.
上甲状旁腺 superior parathyroid gland
左颈总动脉 left common carotid a.
下甲状旁腺 inferior parathyroid gland
左喉返神经 left recurrent laryngeal n.
左锁骨下动脉 left subclavian a.
主动脉弓 aortic arch
甲状腺上动脉 superior thyroid a.
甲状腺 thyroid gland
气管 trachea
甲状腺下动脉 inferior thyroid a.
右喉返神经 right recurrent laryngeal n.
头臂干 brachiocephalic trunk
迷走神经 vagus n.
上腔静脉 superior vena cava

第三章

背部

Back

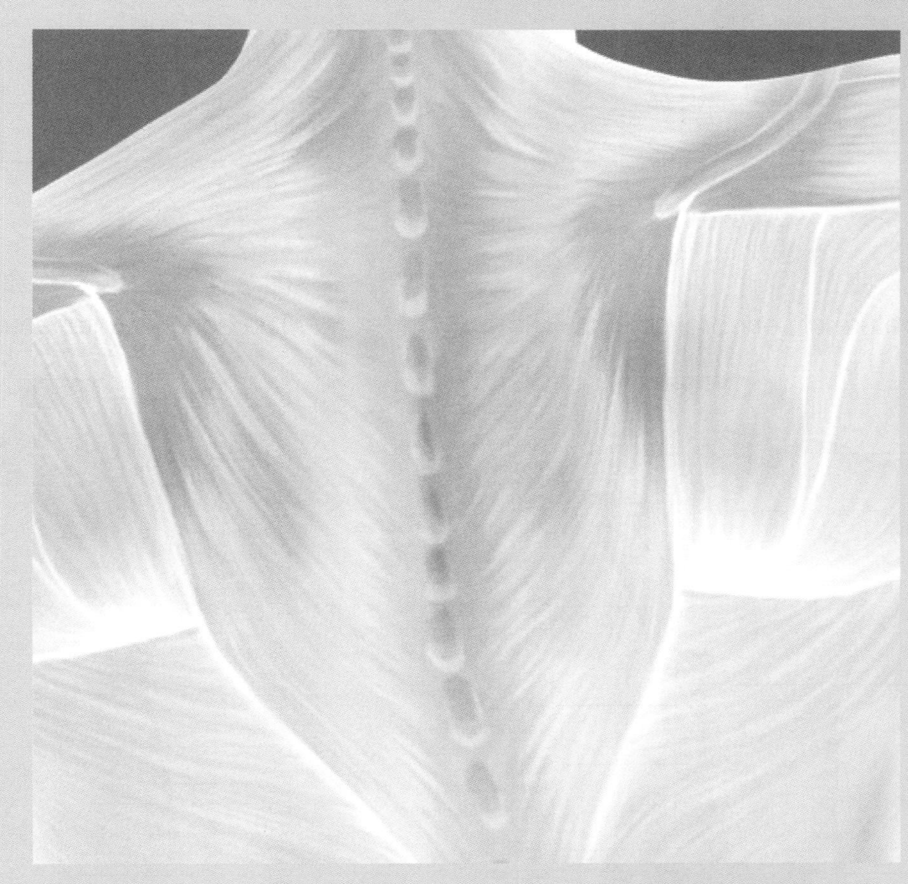

图 3-1 背部标志线
The reference line of dorsalis

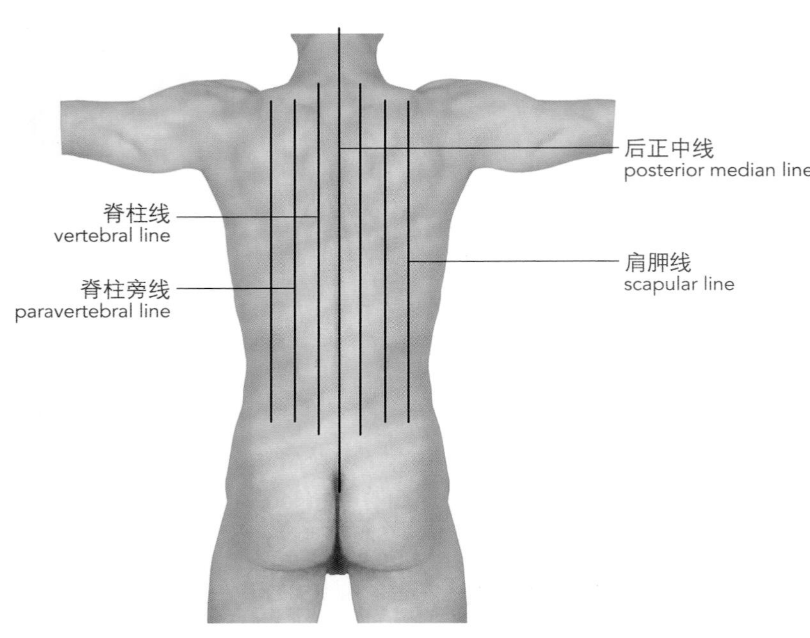

后正中线
posterior median line
脊柱线
vertebral line
肩胛线
scapular line
脊柱旁线
paravertebral line

图 3-2 背部表面结构
The surface structure of dorsalis

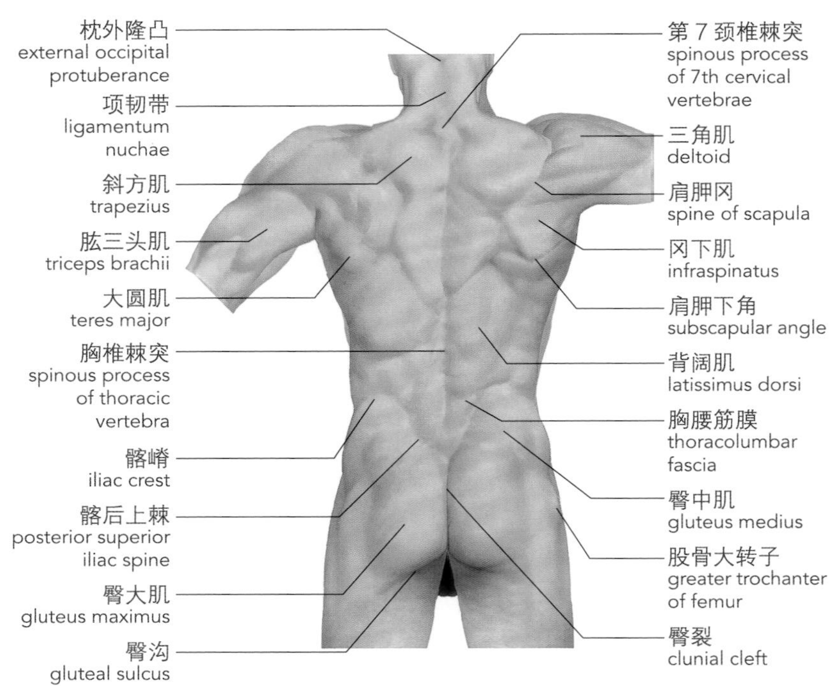

枕外隆凸
external occipital protuberance
项韧带
ligamentum nuchae
斜方肌
trapezius
肱三头肌
triceps brachii
大圆肌
teres major
胸椎棘突
spinous process of thoracic vertebra
髂嵴
iliac crest
髂后上棘
posterior superior iliac spine
臀大肌
gluteus maximus
臀沟
gluteal sulcus
第 7 颈椎棘突
spinous process of 7th cervical vertebrae
三角肌
deltoid
肩胛冈
spine of scapula
冈下肌
infraspinatus
肩胛下角
subscapular angle
背阔肌
latissimus dorsi
胸腰筋膜
thoracolumbar fascia
臀中肌
gluteus medius
股骨大转子
greater trochanter of femur
臀裂
clunial cleft

图 3-3 脊柱生理弯曲
Physiological curvature of vertebral column

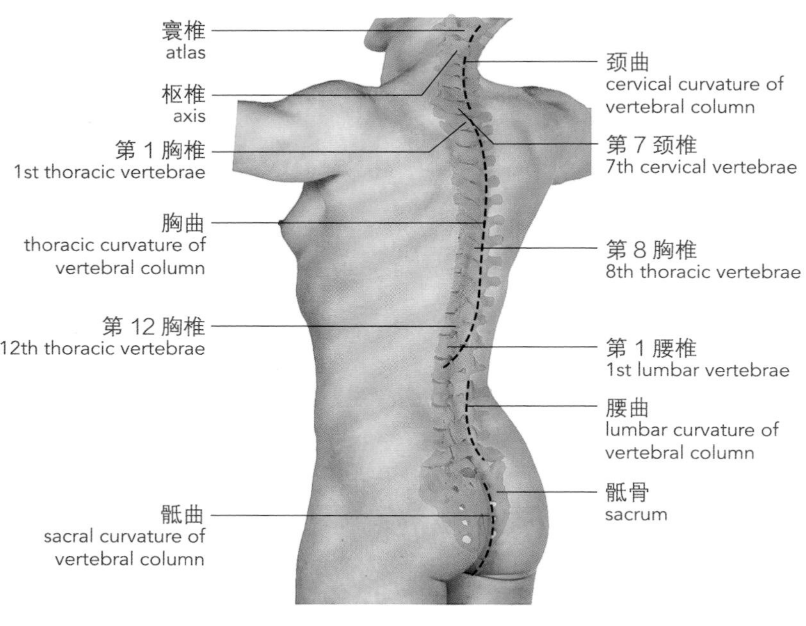

寰椎
atlas
枢椎
axis
第 1 胸椎
1st thoracic vertebrae
胸曲
thoracic curvature of vertebral column
第 12 胸椎
12th thoracic vertebrae
骶曲
sacral curvature of vertebral column
颈曲
cervical curvature of vertebral column
第 7 颈椎
7th cervical vertebrae
第 8 胸椎
8th thoracic vertebrae
第 1 腰椎
1st lumbar vertebrae
腰曲
lumbar curvature of vertebral column
骶骨
sacrum

图 3-4 背部皮神经和皮神经的节段性支配
The dorsalis cutaneous nerve and its segmental distribution

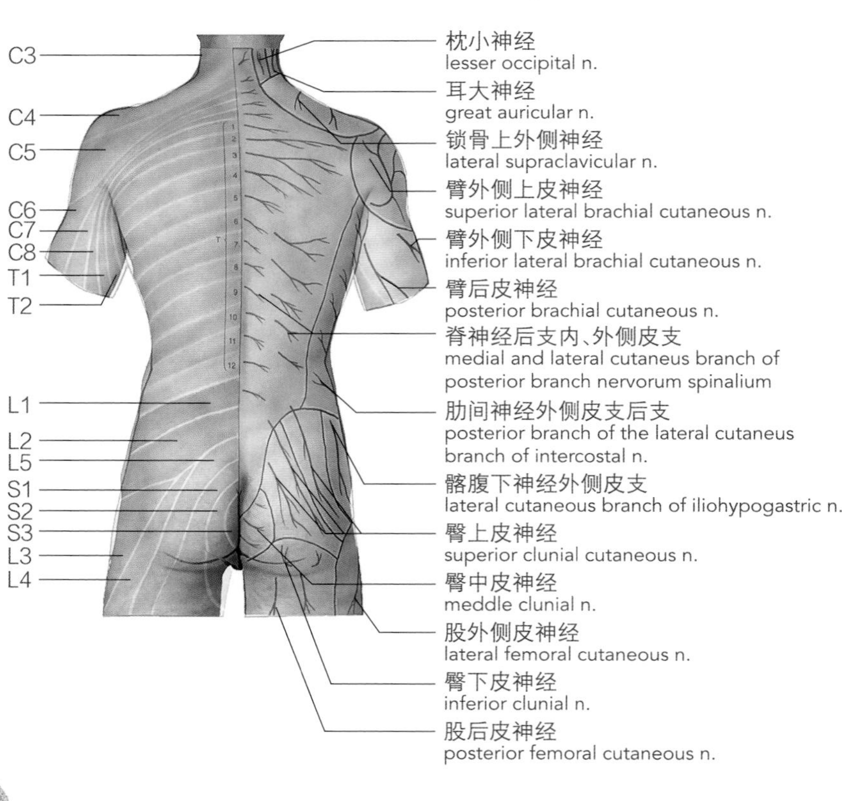

C3
C4
C5
C6
C7
C8
T1
T2
L1
L2
L5
S1
S2
S3
L3
L4
枕小神经
lesser occipital n.
耳大神经
great auricular n.
锁骨上外侧神经
lateral supraclavicular n.
臂外侧上皮神经
superior lateral brachial cutaneous n.
臂外侧下皮神经
inferior lateral brachial cutaneous n.
臂后皮神经
posterior brachial cutaneous n.
脊神经后支内、外侧皮支
medial and lateral cutaneus branch of posterior branch nervorum spinalium
肋间神经外侧皮支后支
posterior branch of the lateral cutaneus branch of intercostal n.
髂腹下神经外侧皮支
lateral cutaneous branch of iliohypogastric n.
臀上皮神经
superior clunial cutaneous n.
臀中皮神经
meddle clunial n.
股外侧皮神经
lateral femoral cutaneous n.
臀下皮神经
inferior clunial n.
股后皮神经
posterior femoral cutaneous n.

图 3-5 背部浅静脉
The superficial vein of back

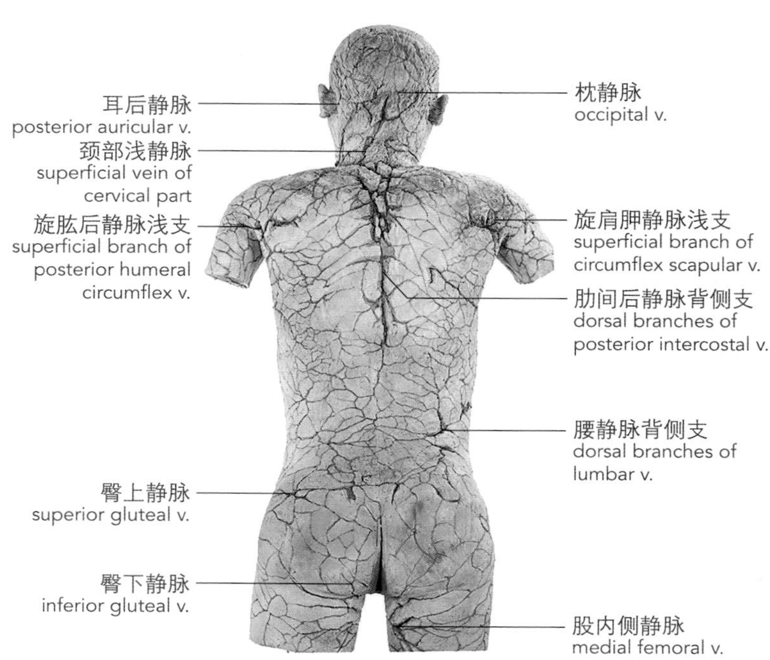

耳后静脉
posterior auricular v.
颈部浅静脉
superficial vein of cervical part
旋肱后静脉浅支
superficial branch of posterior humeral circumflex v.
臀上静脉
superior gluteal v.
臀下静脉
inferior gluteal v.
枕静脉
occipital v.
旋肩胛静脉浅支
superficial branch of circumflex scapular v.
肋间后静脉背侧支
dorsal branches of posterior intercostal v.
腰静脉背侧支
dorsal branches of lumbar v.
股内侧静脉
medial femoral v.

图 3-6 背部血管、神经(1)
The blood vessel and nerve of back(1)

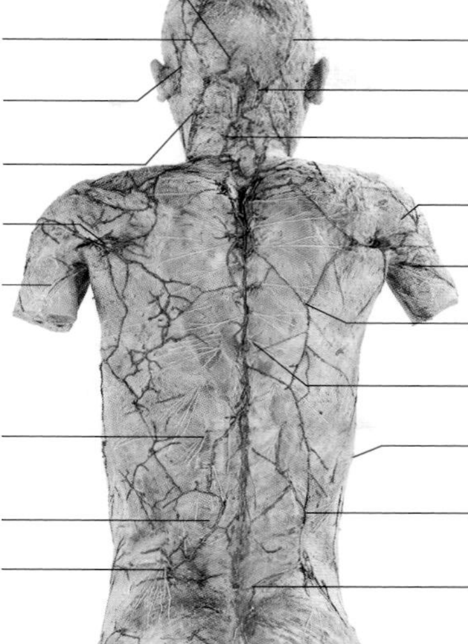

枕静脉 occipital v.
枕动脉 occipital a.
耳后静脉 posterior auricular v.
枕小神经 lesser occipital n.
旋肩胛静脉浅支 superficial branch of circumflex scapular v.
臂后皮神经 posterior brachial cutaneous n.
胸神经后支外侧支 lateral branch of posterior branch of thoracic n.
胸腰筋膜 thoracolumbar fascia
臀上皮神经 superior clunial cutaneous n.
臀筋膜 gluteal fascia
臀下皮神经 inferior clunial n.
枕大神经 greater occipital n.
第 3 枕神经 3rd occipital n.
颈部浅静脉 superficial vein of cervical part
臂外侧上皮神经 superior lateral brachial cutaneous n.
旋肱后静脉浅支 superficial branch of posterior humeral circumflex v.
肋间后静脉背侧支 dorsal branches of posterior intercostal v.
胸神经后支内侧支 medial branch of posterior branch of thoracic n.
肋间神经外侧皮支后支 posterior branch of lateral cutaneous branch of intercostal n.
腰静脉背侧支 dorsal branches of lumbar v.
臀上静脉 superior gluteal v.
臀中皮神经 meddle clunial n.
股内侧静脉 medial femoral v.
股后皮神经 posterior femoral cutaneous n.

图 3-7 背部血管、神经(2)
The blood vessel and nerve of back(2)

枕动脉 occipital a.
枕大神经 greater occipital n.
枕小神经 lesser occipital n.
臂外侧上皮神经 superior lateral brachial cutaneous n.
臂后皮神经 posterior brachial cutaneous n.
斜方肌 trapezius
肋间后静脉背侧支 dorsal branches of posterior intercostal v.
肋间神经外侧皮支后支 posterior branch of lateral cutaneous branch of intercostal n.
胸腰筋膜 thoracolumbar fascia
臀中皮神经 meddle clunial n.
阴部神经 pudendal n.
股后皮神经 posterior femoral cutaneous n.
枕静脉 occipital v.
第 3 枕神经 3rd occipital n.
胸神经后支内侧支 medial branch of posterior branch of thoracic n.
旋肩胛动、静脉 circumflex scapular a. v.
背阔肌 latissimus dorsi
胸神经后支外侧支 lateral branch of posterior branch of thoracic n.
腰静脉背侧支 dorsal branches of lumbar v.
臀上皮神经 superior clunial cutaneous n.
股后皮神经会阴支 perineal branches of posterior brachial cutaneous n.
臀下皮神经 inferior clunial n.

图 3-8 背部血管、神经(3)
The blood vessel and nerve of back(3)

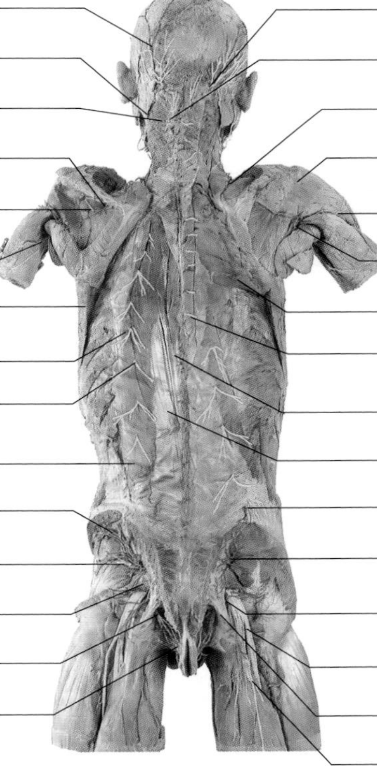

枕动脉 occipital a.
枕小神经 lesser occipital n.
头夹肌 splenius capitis
肩胛上动脉 suprascapular a.
肩胛上神经 suprascapular n.
臂后皮神经 posterior brachial cutaneous n.
前锯肌 serratus anterior
胸髂肋肌 iliocostalis thoracis
胸神经后支外侧支 lateral branch of posterior branch of thoracic n.
腰髂肋肌 iliocostalis lumborum
臀上静脉 superior gluteal v.
臀上神经 superior gluteal n.
梨状肌 piriformis
阴部神经 pudendal n.
肛神经 anal n.
枕大神经 greater occipital n.
第 3 枕神经 3rd occipital n.
颈横动脉 transverse cervical a.
三角肌 deltoid
臂外侧上皮神经 superior lateral brachial cutaneous n.
旋肩胛动脉 circumflex scapular a.
大菱形肌 rhomboideus major
胸神经后支内侧支 medial branch of posterior branch of thoracic n.
胸棘肌 spinalis thoracis
胸最长肌 longissimus thoracis
臀上皮神经 superior clunial cutaneous n.
臀上动脉 superior gluteal a.
臀下动脉 inferior gluteal a.
坐骨神经 sciatic n.
骶结节韧带 sacrotuberous lig.
股后皮神经 posterior femoral cutaneous n.

图 3-9 背部血管、神经(4)
The blood vessel and nerve of back(4)

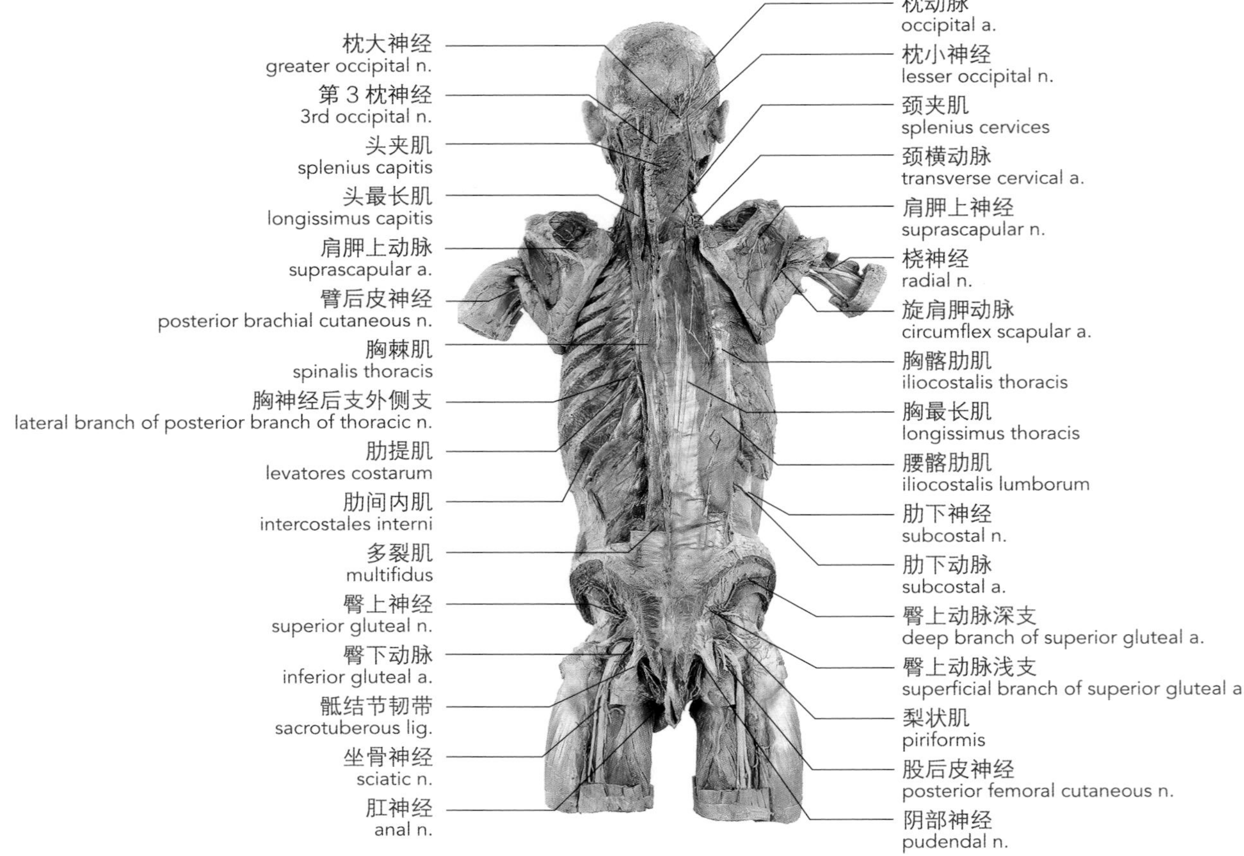

枕大神经
greater occipital n.
第 3 枕神经
3rd occipital n.
头夹肌
splenius capitis
头最长肌
longissimus capitis
肩胛上动脉
suprascapular a.
臂后皮神经
posterior brachial cutaneous n.
胸棘肌
spinalis thoracis
胸神经后支外侧支
lateral branch of posterior branch of thoracic n.
肋提肌
levatores costarum
肋间内肌
intercostales interni
多裂肌
multifidus
臀上神经
superior gluteal n.
臀下动脉
inferior gluteal a.
骶结节韧带
sacrotuberous lig.
坐骨神经
sciatic n.
肛神经
anal n.
枕动脉
occipital a.
枕小神经
lesser occipital n.
颈夹肌
splenius cervices
颈横动脉
transverse cervical a.
肩胛上神经
suprascapular n.
桡神经
radial n.
旋肩胛动脉
circumflex scapular a.
胸髂肋肌
iliocostalis thoracis
胸最长肌
longissimus thoracis
腰髂肋肌
iliocostalis lumborum
肋下神经
subcostal n.
肋下动脉
subcostal a.
臀上动脉深支
deep branch of superior gluteal a.
臀上动脉浅支
superficial branch of superior gluteal a.
梨状肌
piriformis
股后皮神经
posterior femoral cutaneous n.
阴部神经
pudendal n.

【解剖学要点】

背深肌主要有竖脊肌和夹肌等,竖脊肌又称骶棘肌,位于棘突两侧的沟内,起于骶骨背面、髂嵴后部和腰椎棘突,向上分为外侧的髂肋肌、中间的最长肌和内侧的棘肌,沿途止于椎骨和肋骨,直至颞骨乳突。作用:使脊柱后伸和仰头,如一侧收缩可使脊柱侧屈。

夹肌位于上后锯肌的深面,起于项韧带下半、第3颈椎至第3胸椎的棘突和棘上韧带,向外上分别止于第2、3颈椎横突、颞骨乳突和上项线。

图 3-10 背部血管、神经(5)
The blood vessel and nerve of back(5)

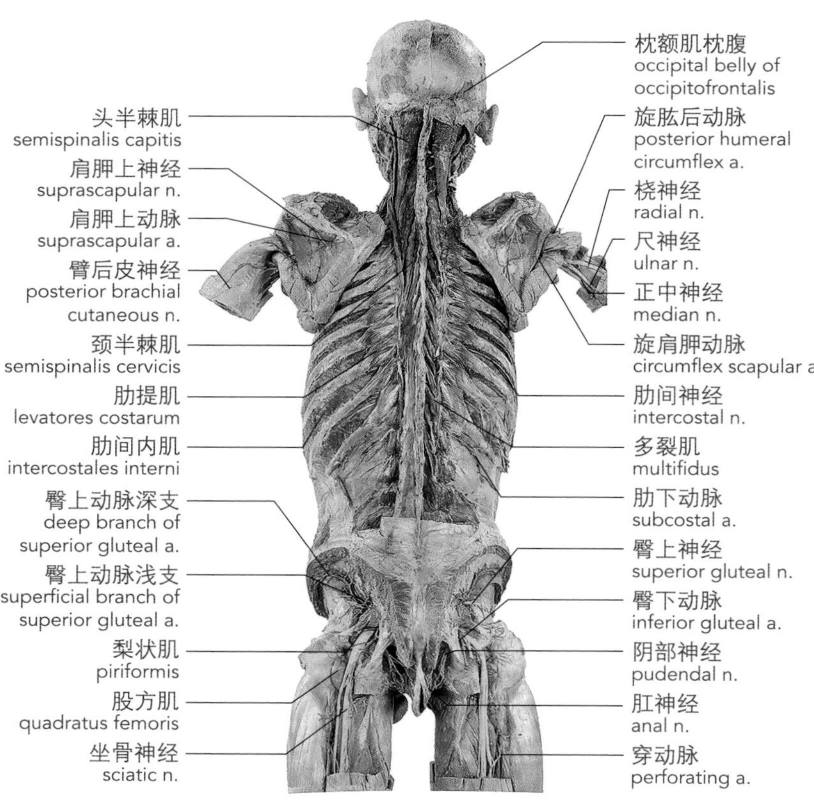

头半棘肌
semispinalis capitis
肩胛上神经
suprascapular n.
肩胛上动脉
suprascapular a.
臂后皮神经
posterior brachial cutaneous n.
颈半棘肌
semispinalis cervicis
肋提肌
levatores costarum
肋间内肌
intercostales interni
臀上动脉深支
deep branch of superior gluteal a.
臀上动脉浅支
superficial branch of superior gluteal a.
梨状肌
piriformis
股方肌
quadratus femoris
坐骨神经
sciatic n.
枕额肌枕腹
occipital belly of occipitofrontalis
旋肱后动脉
posterior humeral circumflex a.
桡神经
radial n.
尺神经
ulnar n.
正中神经
median n.
旋肩胛动脉
circumflex scapular a.
肋间神经
intercostal n.
多裂肌
multifidus
肋下动脉
subcostal a.
臀上神经
superior gluteal n.
臀下动脉
inferior gluteal a.
阴部神经
pudendal n.
肛神经
anal n.
穿动脉
perforating a.

图 3-11 背部血管、神经(6)
The blood vessel and nerve of back(6)

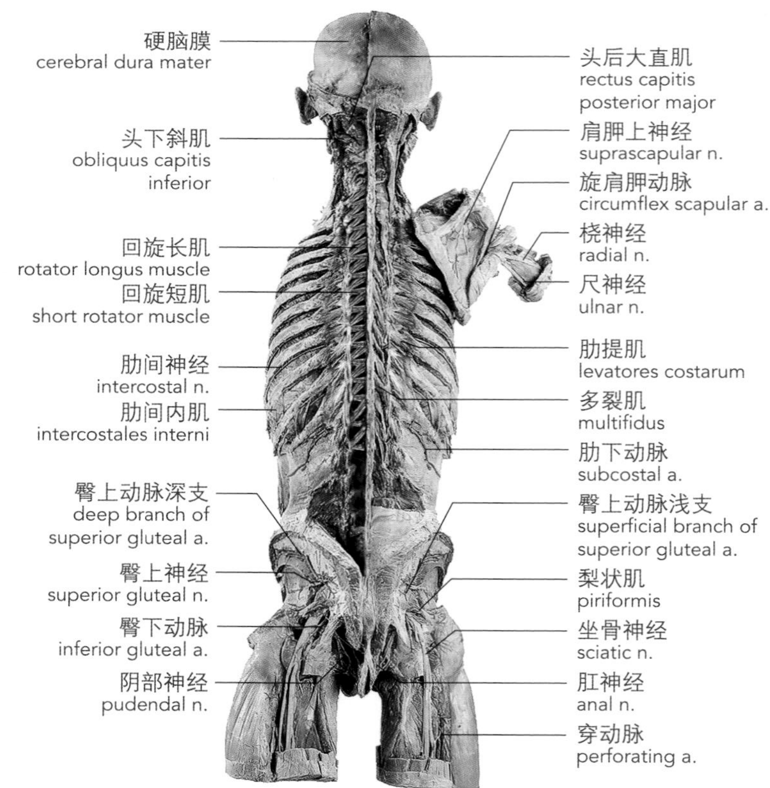

硬脑膜
cerebral dura mater
头下斜肌
obliquus capitis inferior
回旋长肌
rotator longus muscle
回旋短肌
short rotator muscle
肋间神经
intercostal n.
肋间内肌
intercostales interni
臀上动脉深支
deep branch of superior gluteal a.
臀上神经
superior gluteal n.
臀下动脉
inferior gluteal a.
阴部神经
pudendal n.
头后大直肌
rectus capitis posterior major
肩胛上神经
suprascapular n.
旋肩胛动脉
circumflex scapular a.
桡神经
radial n.
尺神经
ulnar n.
肋提肌
levatores costarum
多裂肌
multifidus
肋下动脉
subcostal a.
臀上动脉浅支
superficial branch of superior gluteal a.
梨状肌
piriformis
坐骨神经
sciatic n.
肛神经
anal n.
穿动脉
perforating a.

图 3-12 背部血管、神经(7)
The blood vessel and nerve of back(7)

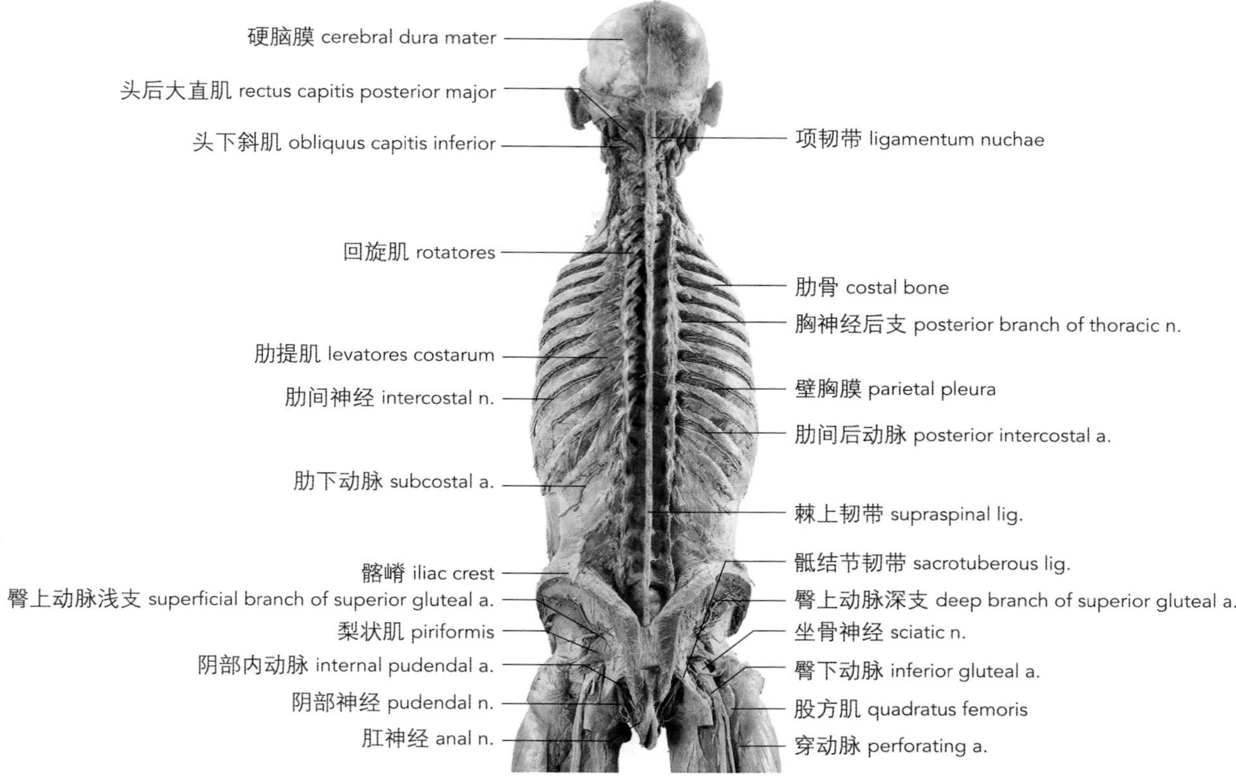

硬脑膜 cerebral dura mater
头后大直肌 rectus capitis posterior major
头下斜肌 obliquus capitis inferior
回旋肌 rotatores
肋提肌 levatores costarum
肋间神经 intercostal n.
肋下动脉 subcostal a.
髂嵴 iliac crest
臀上动脉浅支 superficial branch of superior gluteal a.
梨状肌 piriformis
阴部内动脉 internal pudendal a.
阴部神经 pudendal n.
肛神经 anal n.
项韧带 ligamentum nuchae
肋骨 costal bone
胸神经后支 posterior branch of thoracic n.
壁胸膜 parietal pleura
肋间后动脉 posterior intercostal a.
棘上韧带 supraspinal lig.
骶结节韧带 sacrotuberous lig.
臀上动脉深支 deep branch of superior gluteal a.
坐骨神经 sciatic n.
臀下动脉 inferior gluteal a.
股方肌 quadratus femoris
穿动脉 perforating a.

图 3-13 脊髓(后面观 1)
The spinal cord. Posterior aspect(1)

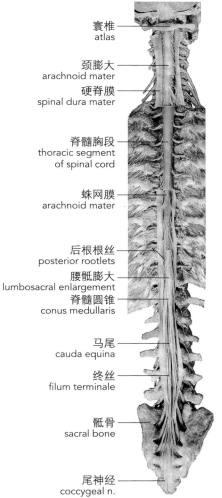

图 3-14 脊髓(后面观 2)
The spinal cord. Posterior aspect(2)

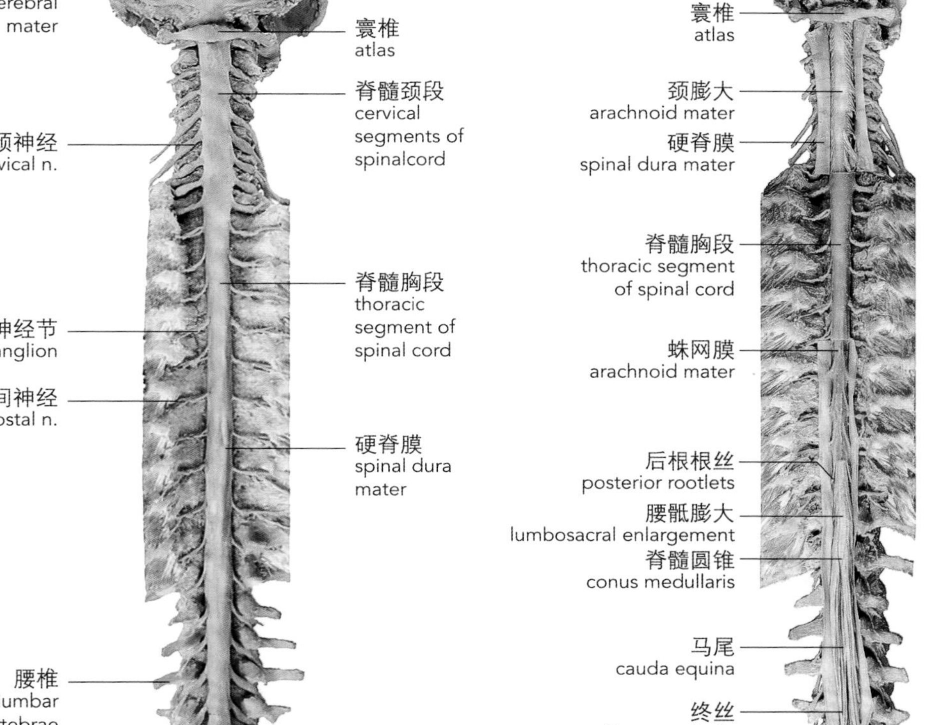

硬脑膜
cerebral
dura mater
寰椎
atlas
脊髓颈段
cervical
segments of
spinalcord
第 5 颈神经
5th cervical n.
脊髓胸段
thoracic
segment of
spinal cord
脊神经节
spinal ganglion
肋间神经
intercostal n.
硬脊膜
spinal dura
mater
腰椎
lumbar
vertebrae
骶骨
sacrum
尾神经
coccygeal n.
终丝
filum terminale
寰椎
atlas
颈膨大
arachnoid mater
硬脊膜
spinal dura mater
脊髓胸段
thoracic segment
of spinal cord
蛛网膜
arachnoid mater
后根根丝
posterior rootlets
腰骶膨大
lumbosacral enlargement
脊髓圆锥
conus medullaris
马尾
cauda equina
终丝
filum terminale
骶骨
sacral bone
尾神经
coccygeal n.

图 3-15 脊髓(后面观 3)
The spinal cord. Posterior aspect(3)

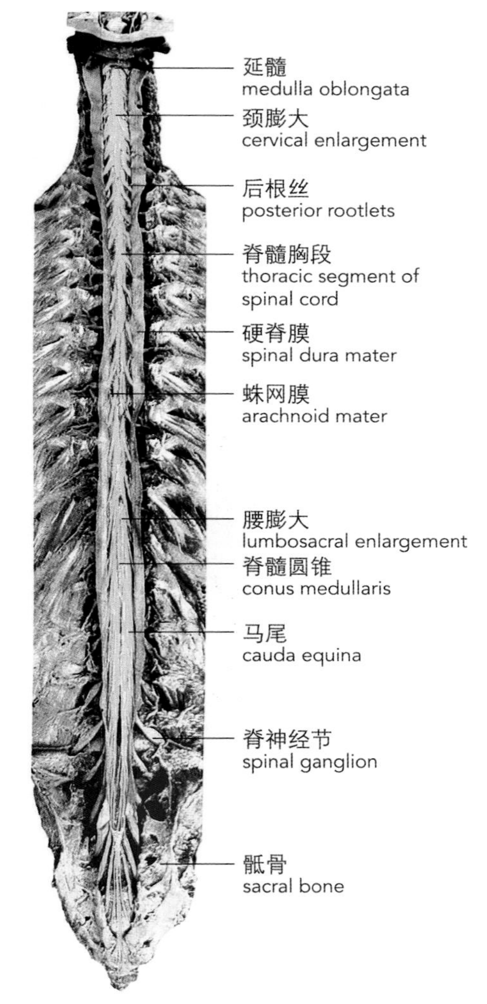

延髓
medulla oblongata
颈膨大
cervical enlargement
后根丝
posterior rootlets
脊髓胸段
thoracic segment of
spinal cord
硬脊膜
spinal dura mater
蛛网膜
arachnoid mater
腰膨大
lumbosacral enlargement
脊髓圆锥
conus medullaris
马尾
cauda equina
脊神经节
spinal ganglion
骶骨
sacral bone

【解剖学要点】

脊髓位于椎管内,上端平枕骨大孔与延髓相连,下端在成人平第 1 腰椎下缘。有颈膨大和腰膨大。

脊髓前面正中有前正中裂,裂两侧有前外侧沟;后面正中有后正中沟,沟两侧有后外侧沟。

脊髓由灰质和白质组成,灰质有前角、后角,两者之间有向外侧伸出的侧角。灰质的中央有中央管。白质借脊髓表面的纵沟分为前索、外侧索和后索。

图 3-16 原位脊髓(前面观 1)
The normal position spinal cord. Anterior aspect(1)

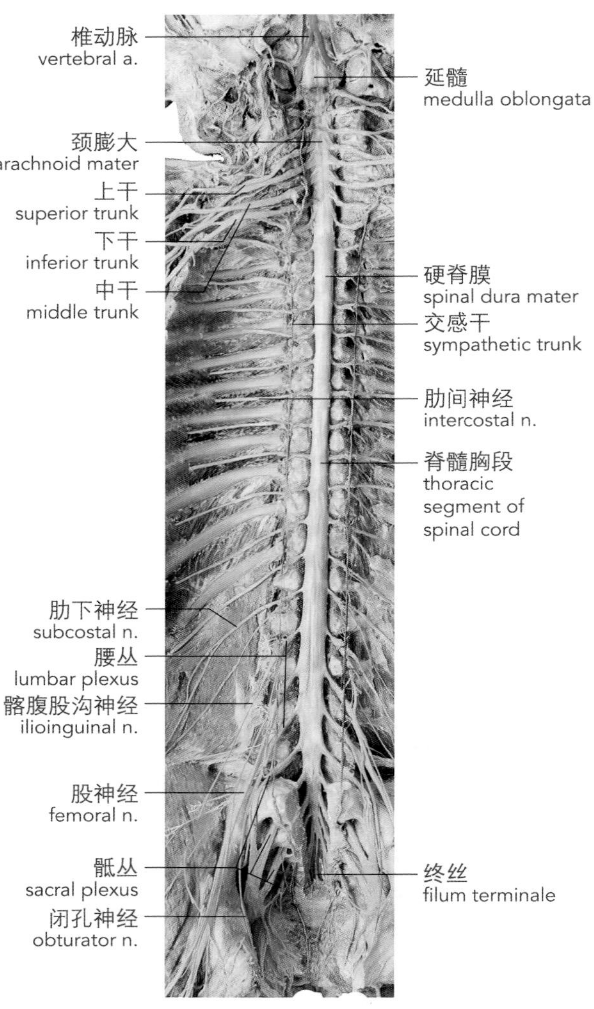
椎动脉
vertebral a.
延髓
medulla oblongata
颈膨大
arachnoid mater
上干
superior trunk
下干
inferior trunk
中干
middle trunk
硬脊膜
spinal dura mater
交感干
sympathetic trunk
肋间神经
intercostal n.
脊髓胸段
thoracic segment of spinal cord
肋下神经
subcostal n.
腰丛
lumbar plexus
髂腹股沟神经
ilioinguinal n.
股神经
femoral n.
骶丛
sacral plexus
闭孔神经
obturator n.
终丝
filum terminale

图 3-17 原位脊髓(前面观 2)
The normal position spinal cord. Anterior aspect(2)

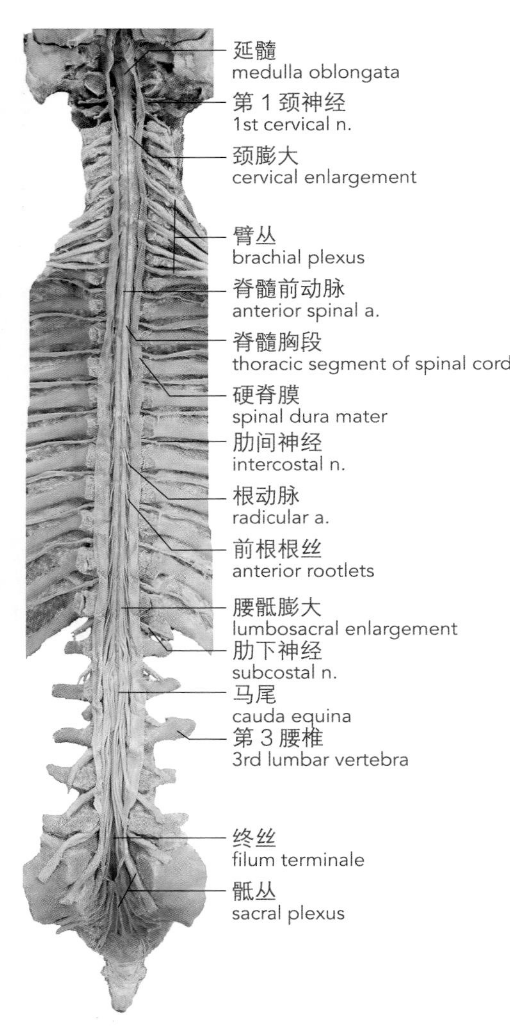
延髓
medulla oblongata
第 1 颈神经
1st cervical n.
颈膨大
cervical enlargement
臂丛
brachial plexus
脊髓前动脉
anterior spinal a.
脊髓胸段
thoracic segment of spinal cord
硬脊膜
spinal dura mater
肋间神经
intercostal n.
根动脉
radicular a.
前根根丝
anterior rootlets
腰骶膨大
lumbosacral enlargement
肋下神经
subcostal n.
马尾
cauda equina
第 3 腰椎
3rd lumbar vertebra
终丝
filum terminale
骶丛
sacral plexus

【解剖学要点】

腰丛由胸 12 部分前支、腰 1~3 前支和腰 4 部分前支组成，在腰部除发出肌支支配髂腰肌和腰方肌外，在腰大肌深面还分出髂腹下神经、髂腹股沟神经、股外侧皮神经、闭孔神经和股神经等重要分支。

骶丛由腰 4 前支的余部与腰 5 组成的腰骶干和骶 1~5 和尾神经的前支组成，在盆内它位于梨状肌的前面，略呈三角形，尖端朝向坐骨大孔。骶丛除在盆腔发出许多小的肌支，支配髋部和盆膈的小肌肉外，还发出臀上神经、臀下神经、阴部神经和坐骨神经等重要神经。

图 3-18 脊髓阶段与椎骨的对应关系(前外侧面观)
The vertebral levels of spinal cord segments. Anterolateral aspect

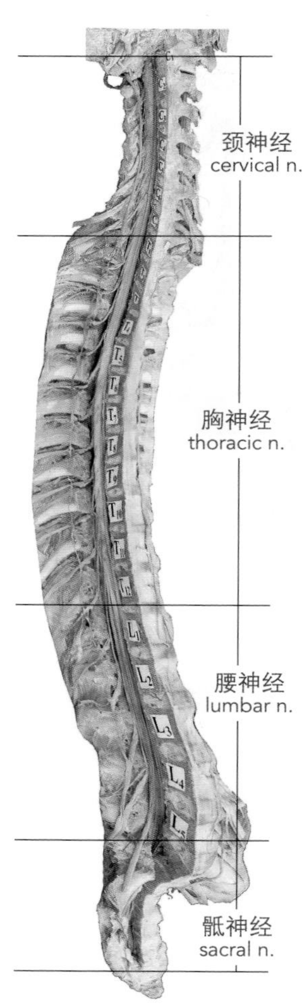
颈神经
cervical n.
胸神经
thoracic n.
腰神经
lumbar n.
骶神经
sacral n.

图 3-19 颈部脊髓阶段与椎骨的对应关系
The vertebral levels of cervical spinal cord segments

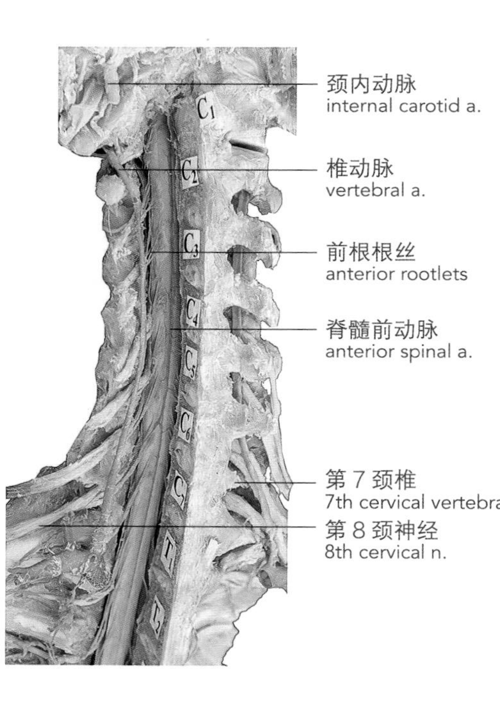
颈内动脉
internal carotid a.
椎动脉
vertebral a.
前根根丝
anterior rootlets
脊髓前动脉
anterior spinal a.
第 7 颈椎
7th cervical vertebra
第 8 颈神经
8th cervical n.

图 3-20 马尾
The cauda equina

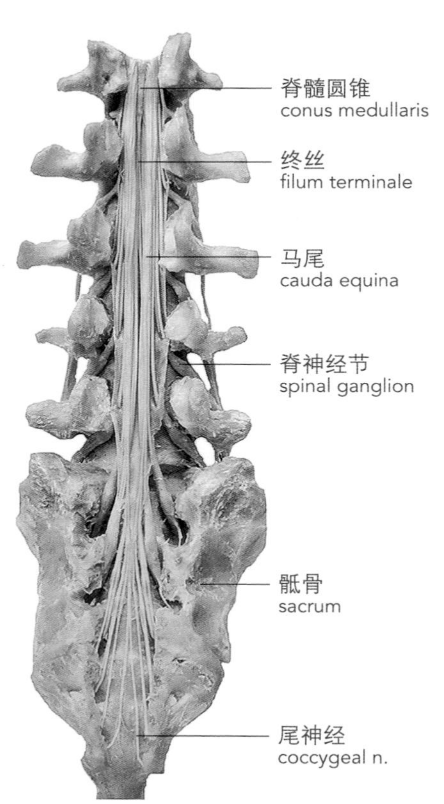
脊髓圆锥
conus medullaris
终丝
filum terminale
马尾
cauda equina
脊神经节
spinal ganglion
骶骨
sacrum
尾神经
coccygeal n.

图 3-21　脊神经根的形态
The form of spinal nerve roots

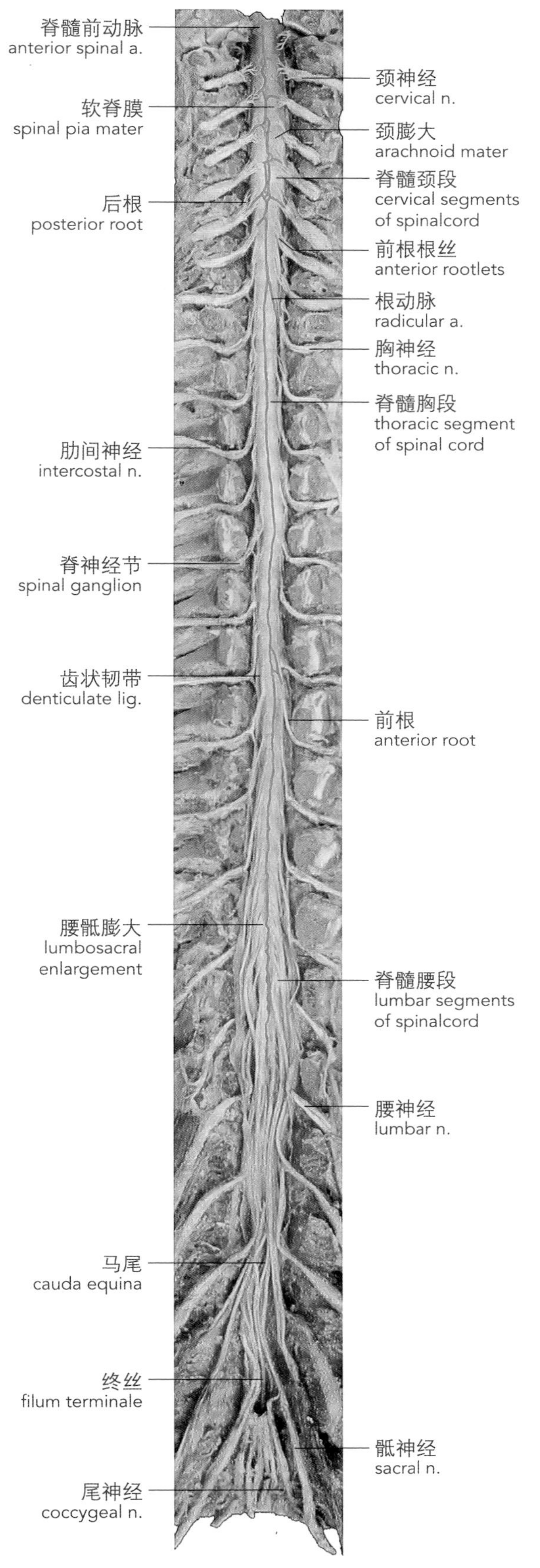

脊髓前动脉
anterior spinal a.
软脊膜
spinal pia mater
后根
posterior root
肋间神经
intercostal n.
脊神经节
spinal ganglion
齿状韧带
denticulate lig.
腰骶膨大
lumbosacral enlargement
马尾
cauda equina
终丝
filum terminale
尾神经
coccygeal n.
颈神经
cervical n.
颈膨大
arachnoid mater
脊髓颈段
cervical segments of spinalcord
前根根丝
anterior rootlets
根动脉
radicular a.
胸神经
thoracic n.
脊髓胸段
thoracic segment of spinal cord
前根
anterior root
脊髓腰段
lumbar segments of spinalcord
腰神经
lumbar n.
骶神经
sacral n.

图 3-22　颈部脊神经根的形态
The form of cervical spinal nerve roots

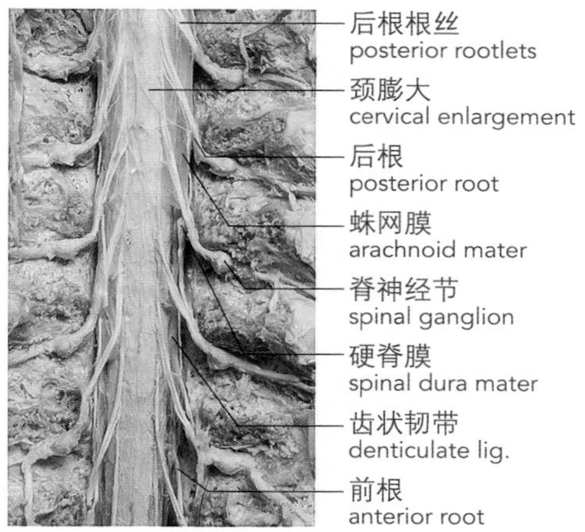

后根根丝
posterior rootlets
颈膨大
cervical enlargement
后根
posterior root
蛛网膜
arachnoid mater
脊神经节
spinal ganglion
硬脊膜
spinal dura mater
齿状韧带
denticulate lig.
前根
anterior root

图 3-23　胸部脊神经根的形态
The form of thorax spinal nerve roots

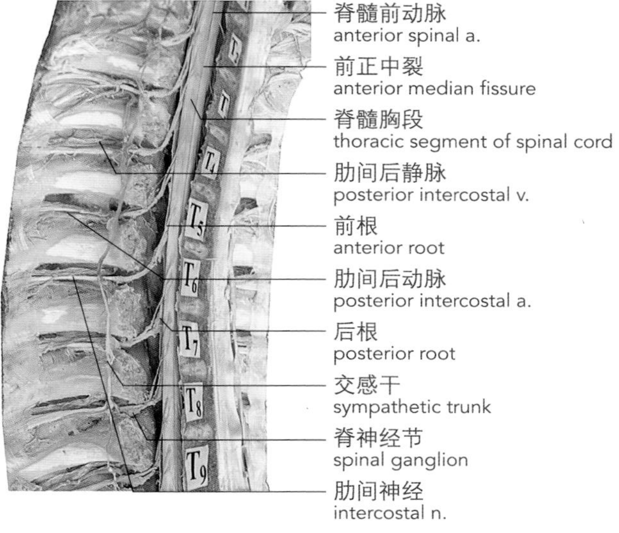

T5
T6
T7
T8
T9
脊髓前动脉
anterior spinal a.
前正中裂
anterior median fissure
脊髓胸段
thoracic segment of spinal cord
肋间后静脉
posterior intercostal v.
前根
anterior root
肋间后动脉
posterior intercostal a.
后根
posterior root
交感干
sympathetic trunk
脊神经节
spinal ganglion
肋间神经
intercostal n.

图 3-24　骶部脊神经根的形态
The form of sacral region spinal nerve roots

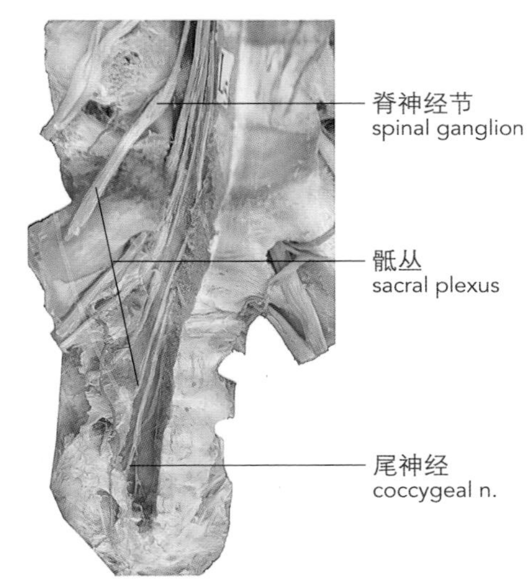

脊神经节
spinal ganglion
骶丛
sacral plexus
尾神经
coccygeal n.

图 3-25　胸段脊神经根（水平切面）
The spinal nerve roots of thoracic segments. Horizontal section

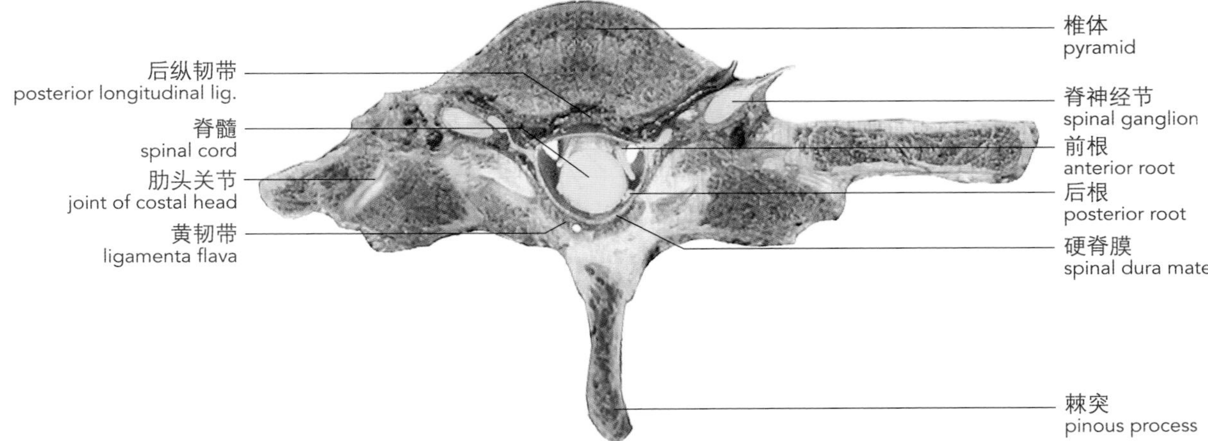

后纵韧带
posterior longitudinal lig.
脊髓
spinal cord
肋头关节
joint of costal head
黄韧带
ligamenta flava
椎体
pyramid
脊神经节
spinal ganglion
前根
anterior root
后根
posterior root
硬脊膜
spinal dura mater
棘突
pinous process

图 3-26 颈段脊神经根（矢状切面）

The spinal nerve roots of cervical segments. Sagittal section

前弓 anterior arch
齿突 dens
枢椎 axis
会厌 epiglottis
食管 esophagus
椎间盘 intervertebral disc
环状软骨板 lamina of cricoid cartilage
后弓 posterior arch
硬脊膜 spinal dura mater
脊神经根 spinal nerve root

图 3-27 腰段脊神经根（矢状切面）

The spinal nerve roots of lumbar segments. Sagittal section

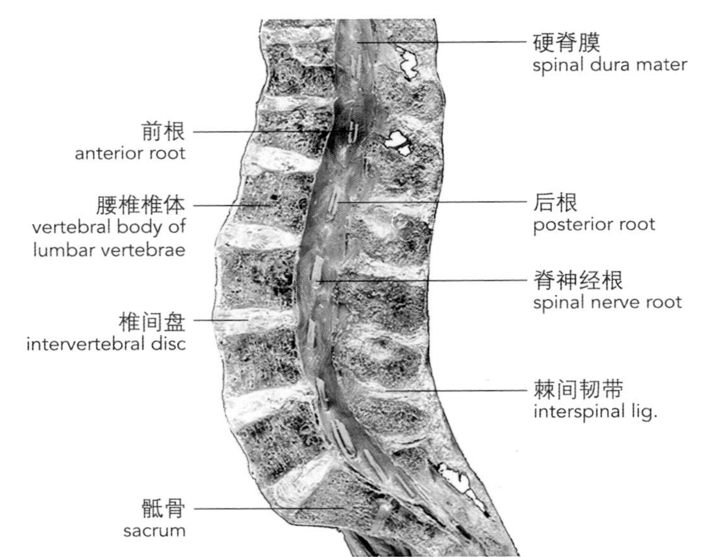
硬脊膜
spinal dura mater
前根
anterior root
腰椎椎体
vertebral body of lumbar vertebrae
后根
posterior root
脊神经根
spinal nerve root
椎间盘
intervertebral disc
棘间韧带
interspinal lig.
骶骨
sacrum

图 3-28 离体脊髓（前面观）

Ex vivo of spinal cord. Anterior aspect

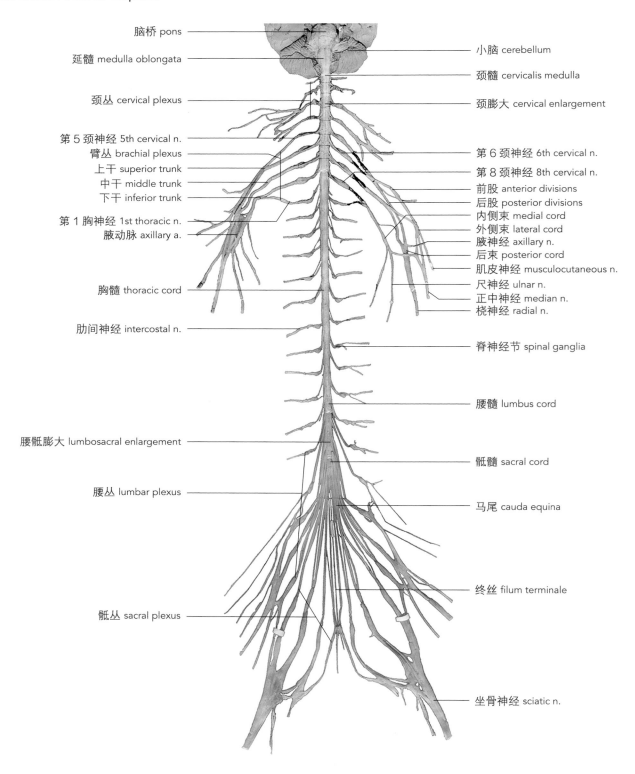

脑桥 pons
延髓 medulla oblongata
颈丛 cervical plexus
第 5 颈神经 5th cervical n.
臂丛 brachial plexus
上干 superior trunk
中干 middle trunk
下干 inferior trunk
第 1 胸神经 1st thoracic n.
腋动脉 axillary a.
胸髓 thoracic cord
肋间神经 intercostal n.
腰骶膨大 lumbosacral enlargement
腰丛 lumbar plexus
骶丛 sacral plexus
小脑 cerebellum
颈髓 cervicalis medulla
颈膨大 cervical enlargement
第 6 颈神经 6th cervical n.
第 8 颈神经 8th cervical n.
前股 anterior divisions
后股 posterior divisions
内侧束 medial cord
外侧束 lateral cord
腋神经 axillary n.
后束 posterior cord
肌皮神经 musculocutaneous n.
尺神经 ulnar n.
正中神经 median n.
桡神经 radial n.
脊神经节 spinal ganglia
腰髓 lumbus cord
骶髓 sacral cord
马尾 cauda equina
终丝 filum terminale
坐骨神经 sciatic n.

图 3-29 离体马尾(前面观)
Ex vivo of cauda equina. Anterior aspect

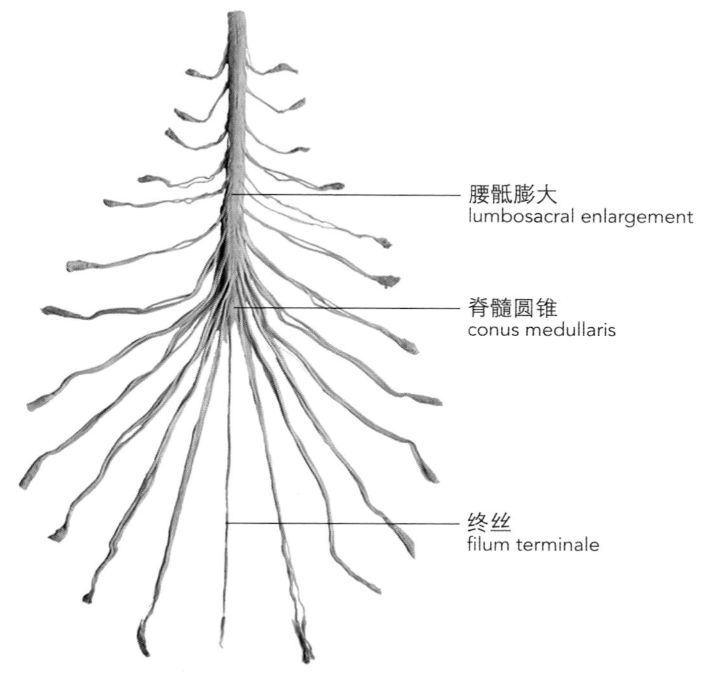

腰骶膨大
lumbosacral enlargement
脊髓圆锥
conus medullaris
终丝
filum terminale

图 3-30 脊髓的形态
The form of spinal cord

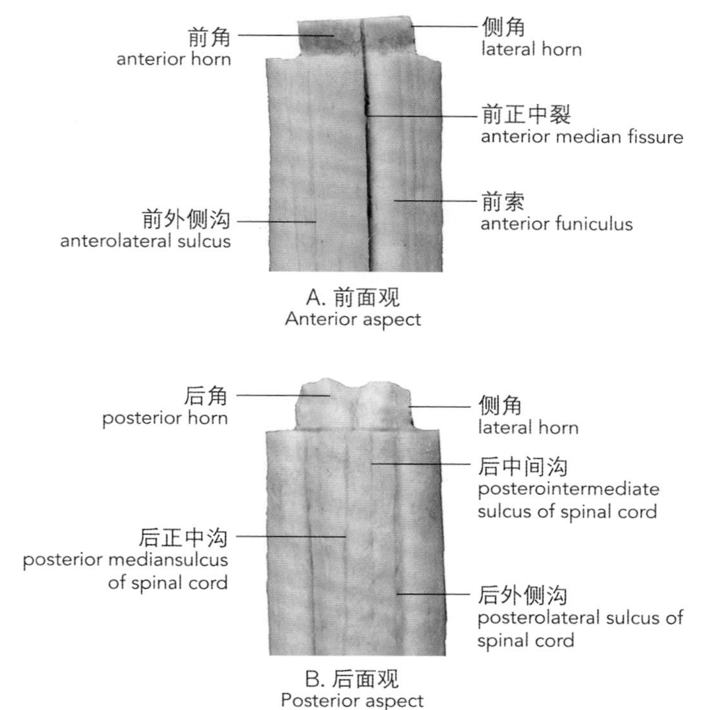

前角
anterior horn
侧角
lateral horn
前正中裂
anterior median fissure
前外侧沟
anterolateral sulcus
前索
anterior funiculus
A. 前面观
Anterior aspect
后角
posterior horn
侧角
lateral horn
后中间沟
posterointermediate sulcus of spinal cord
后正中沟
posterior mediansulcus of spinal cord
后外侧沟
posterolateral sulcus of spinal cord
B. 后面观
Posterior aspect

图 3-31 脊神经根(后面观)
The spinal nerve root. Posterior aspect

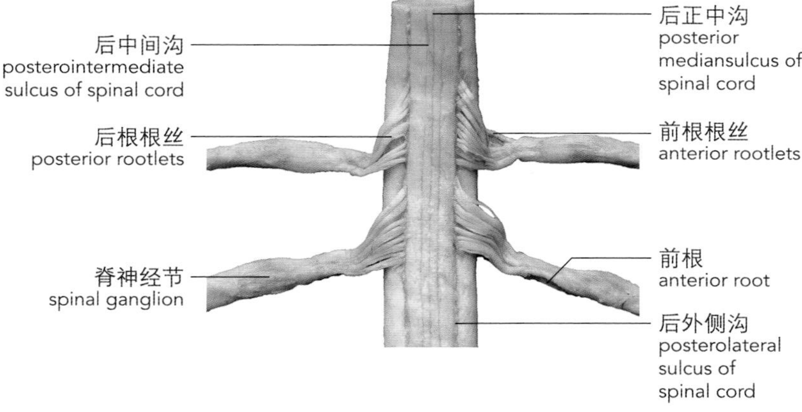

后中间沟
posterointermediate sulcus of spinal cord
后正中沟
posterior mediansulcus of spinal cord
后根根丝
posterior rootlets
前根根丝
anterior rootlets
脊神经节
spinal ganglion
前根
anterior root
后外侧沟
posterolateral sulcus of spinal cord

图 3-32 脊神经根(前面观)
The spinal nerve root. Anterior aspect

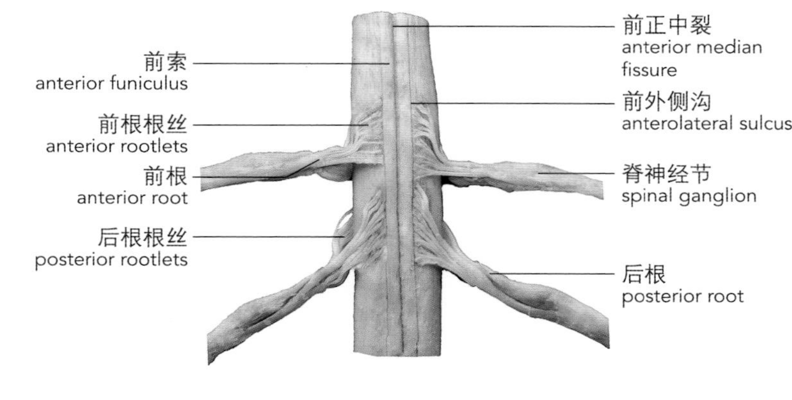

前正中裂
anterior median fissure
前索
anterior funiculus
前外侧沟
anterolateral sulcus
前根根丝
anterior rootlets
前根
anterior root
脊神经节
spinal ganglion
后根根丝
posterior rootlets
后根
posterior root

图 3-33 颈段脊髓(横切面)
The spinal cord of cervical segment. Transverse section

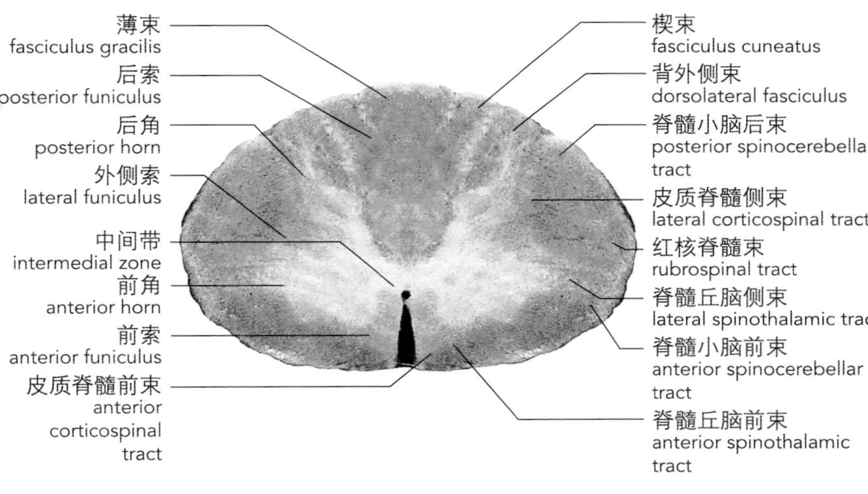

薄束
fasciculus gracilis
后索
posterior funiculus
后角
posterior horn
外侧索
lateral funiculus
中间带
intermedial zone
前角
anterior horn
前索
anterior funiculus
皮质脊髓前束
anterior corticospinal tract
楔束
fasciculus cuneatus
背外侧束
dorsolateral fasciculus
脊髓小脑后束
posterior spinocerebellar tract
皮质脊髓侧束
lateral corticospinal tract
红核脊髓束
rubrospinal tract
脊髓丘脑侧束
lateral spinothalamic tract
脊髓小脑前束
anterior spinocerebellar tract
脊髓丘脑前束
anterior spinothalamic tract

图 3-34 胸段脊髓(横切面)
The spinal cord of thoracic segments. Transverse section

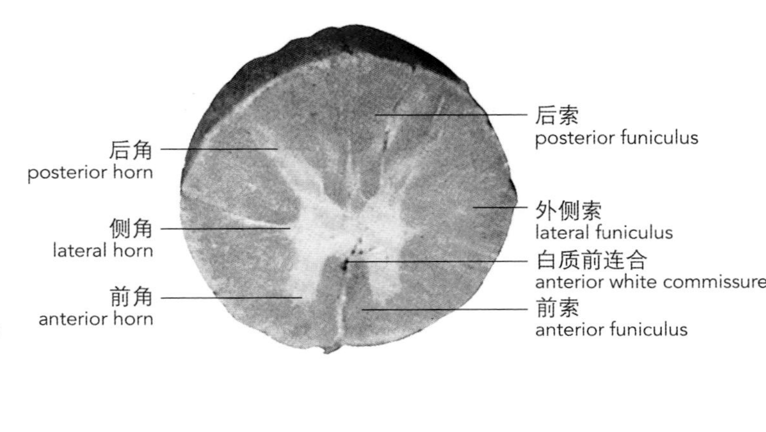

后角
posterior horn
侧角
lateral horn
前角
anterior horn
后索
posterior funiculus
外侧索
lateral funiculus
白质前连合
anterior white commissure
前索
anterior funiculus

图 3-35 腰段脊髓(横切面)
The spinal cord of lumbar segments. Transverse section

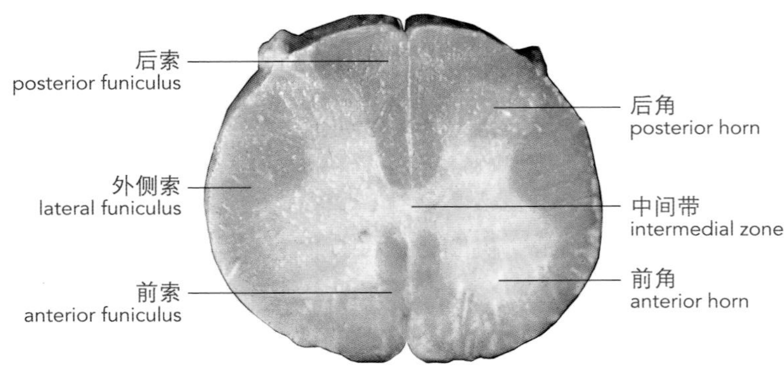

后索
posterior funiculus
外侧索
lateral funiculus
前索
anterior funiculus
后角
posterior horn
中间带
intermedial zone
前角
anterior horn

图 3-36 骶段脊髓(横切面)
The spinal cord of sacral segment. Transverse section

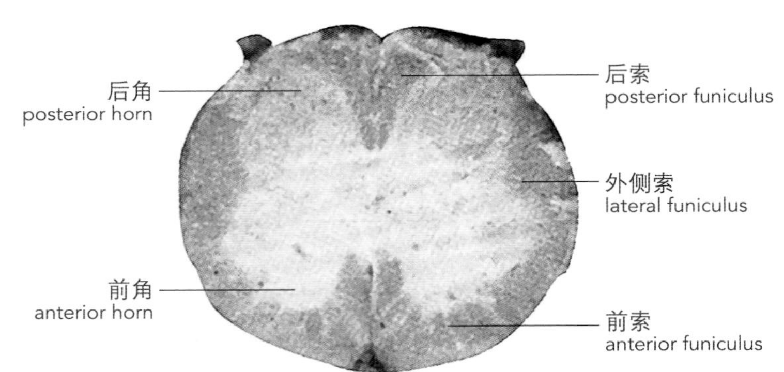

后角
posterior horn
前角
anterior horn
后索
posterior funiculus
外侧索
lateral funiculus
前索
anterior funiculus

图 3-37 脊神经组成(离体)
The composition of spinal nerves. Ex vivo

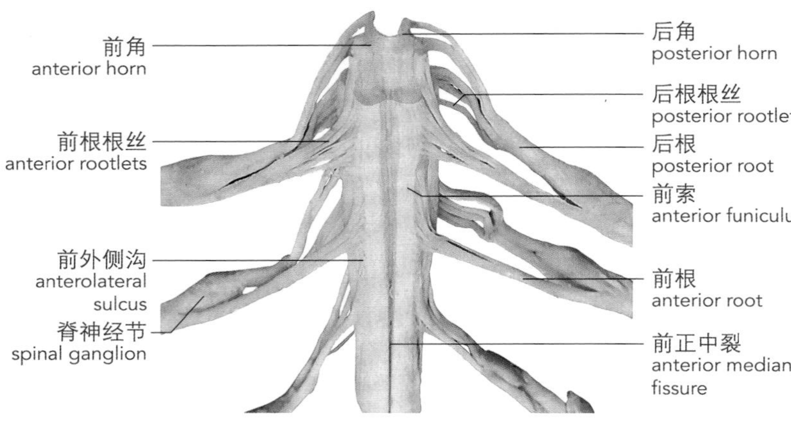

前角
anterior horn
前根根丝
anterior rootlets
前外侧沟
anterolateral sulcus
脊神经节
spinal ganglion
后角
posterior horn
后根根丝
posterior rootlets
后根
posterior root
前索
anterior funiculus
前根
anterior root
前正中裂
anterior median fissure

图 3-38 脊神经组成(前面观)
The composition of spinal nerves. Anterior aspect

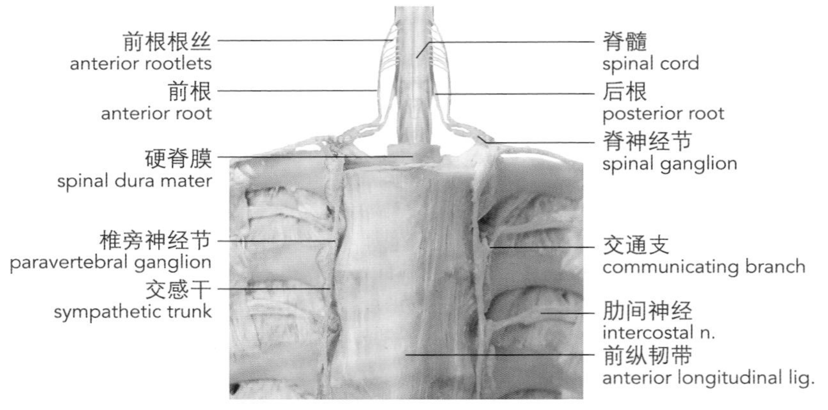

前根根丝
anterior rootlets
前根
anterior root
硬脊膜
spinal dura mater
椎旁神经节
paravertebral ganglion
交感干
sympathetic trunk
脊髓
spinal cord
后根
posterior root
脊神经节
spinal ganglion
交通支
communicating branch
肋间神经
intercostal n.
前纵韧带
anterior longitudinal lig.

图 3-39 脊神经组成(侧面观)
The composition of spinal nerves. Lateral aspect

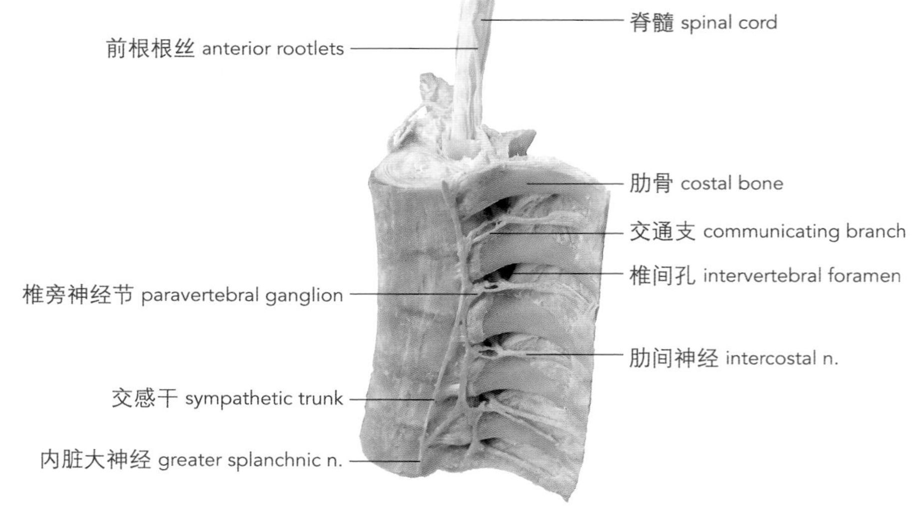

前根根丝 anterior rootlets
椎旁神经节 paravertebral ganglion
交感干 sympathetic trunk
内脏大神经 greater splanchnic n.
脊髓 spinal cord
肋骨 costal bone
交通支 communicating branch
椎间孔 intervertebral foramen
肋间神经 intercostal n.

图 3-40 颈段脊神经(1)
The spinal nerves of cervical segments (1)

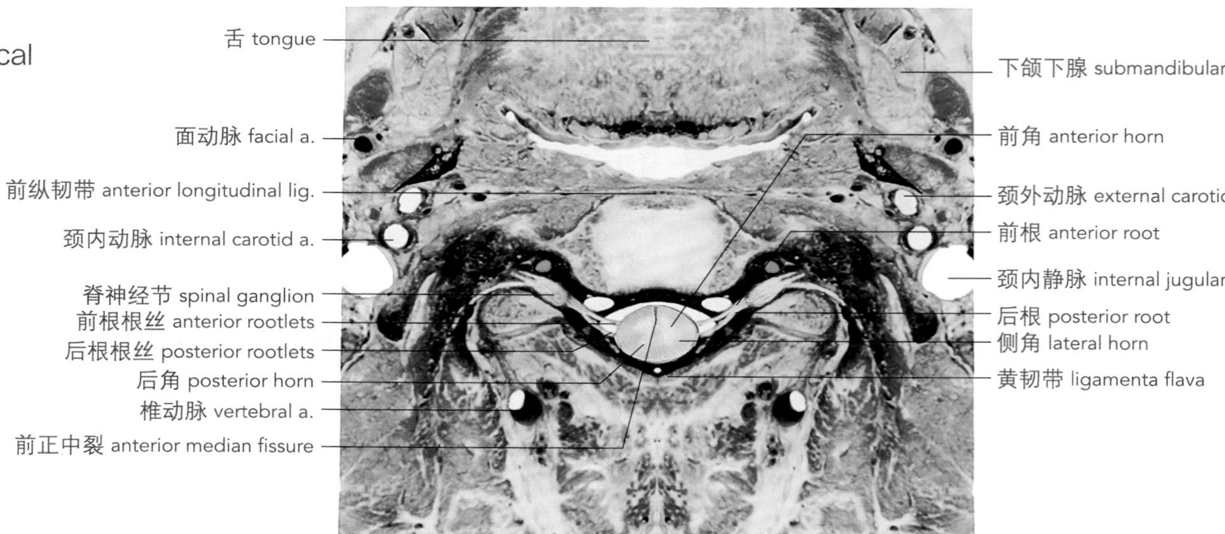

舌 tongue
面动脉 facial a.
前纵韧带 anterior longitudinal lig.
颈内动脉 internal carotid a.
脊神经节 spinal ganglion
前根根丝 anterior rootlets
后根根丝 posterior rootlets
后角 posterior horn
椎动脉 vertebral a.
前正中裂 anterior median fissure
下颌下腺 submandibular gland
前角 anterior horn
颈外动脉 external carotid a.
前根 anterior root
颈内静脉 internal jugular v.
后根 posterior root
侧角 lateral horn
黄韧带 ligamenta flava

图 3-41 颈段脊神经(2)

The spinal nerves of cervical segments(2)

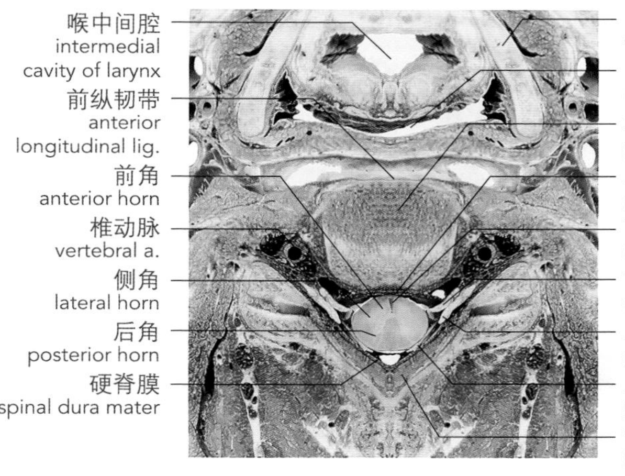
喉中间腔
intermedial cavity of larynx
前纵韧带
anterior longitudinal lig.
前角
anterior horn
椎动脉
vertebral a.
侧角
lateral horn
后角
posterior horn
硬脊膜
spinal dura mater
甲状软骨
thyroid cartilage
喉咽
laryngopharynx
椎体
pyramid
后纵韧带
posterior longitudinal lig.
前正中裂
anterior median fissure
前根
anterior root
后根
posterior root
后根根丝
posterior rootlets
黄韧带
ligamenta flava

图 3-42 颈段脊神经(3)

The spinal nerves of cervical segments(3)

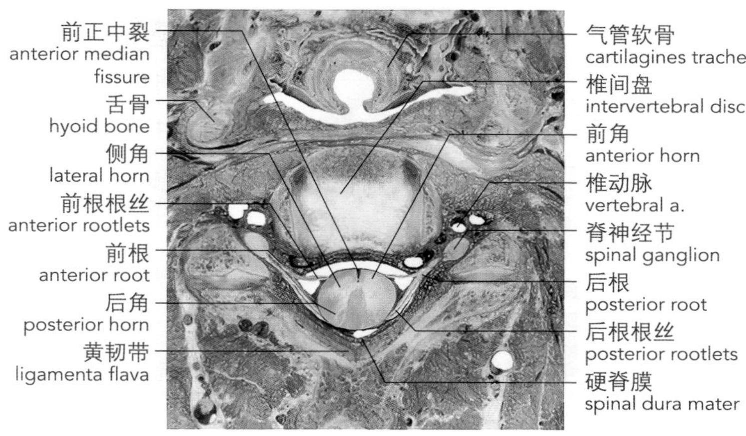
前正中裂
anterior median fissure
舌骨
hyoid bone
侧角
lateral horn
前根根丝
anterior rootlets
前根
anterior root
后角
posterior horn
黄韧带
ligamenta flava
气管软骨
cartilagines tracheales
椎间盘
intervertebral disc
前角
anterior horn
椎动脉
vertebral a.
脊神经节
spinal ganglion
后根
posterior root
后根根丝
posterior rootlets
硬脊膜
spinal dura mater

图 3-43 颈神经根

The root of cervical nerves

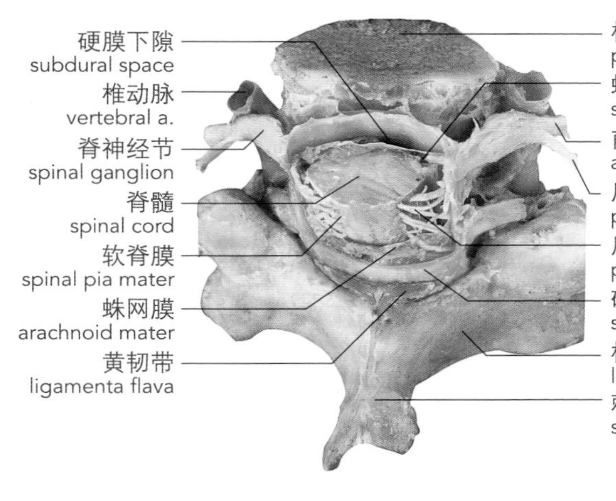
硬膜下隙
subdural space
椎动脉
vertebral a.
脊神经节
spinal ganglion
脊髓
spinal cord
软脊膜
spinal pia mater
蛛网膜
arachnoid mater
黄韧带
ligamenta flava
椎体
pyramid
蛛网膜下腔
subarachnoid space
前支
anterior branch
后支
posterior branch
后根根丝
posterior rootlets
硬脊膜
spinal dura mater
椎弓板
lamina of vertebral arch
棘突
spinous process

图 3-44 颈神经根(示意图)

The root of cervical nerves. Schematic diagram

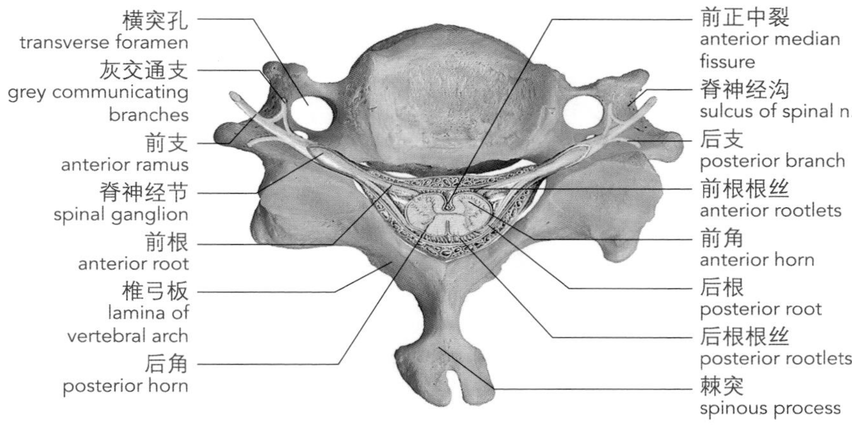
横突孔
transverse foramen
灰交通支
grey communicating branches
前支
anterior ramus
脊神经节
spinal ganglion
前根
anterior root
椎弓板
lamina of vertebral arch
后角
posterior horn
前正中裂
anterior median fissure
脊神经沟
sulcus of spinal n.
后支
posterior branch
前根根丝
anterior rootlets
前角
anterior horn
后根
posterior root
后根根丝
posterior rootlets
棘突
spinous process

图 3-45 脊神经根

The spinal nerve roots

侧角
lateral horn
前角
anterior horn
前正中裂
anterior median fissure
前外侧沟
anterolateral sulcus
软脊膜
spinal pia mater
蛛网膜
arachnoid mater
硬脊膜
spinal dura mater
后角
posterior horn
后根根丝
posterior rootlets
前根根丝
anterior rootlets
后根
posterior root
脊神经节
spinal ganglion
前根
anterior root

图 3-46 椎间孔与脊神经根

The intervertebral foramina and spinal nerve roots

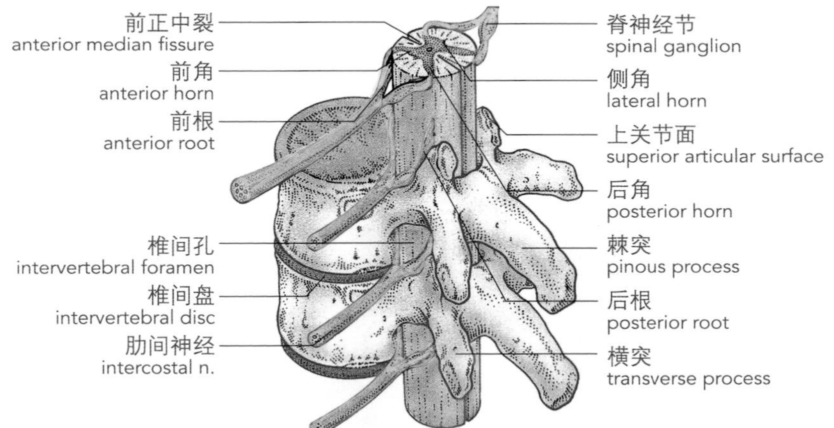
前正中裂
anterior median fissure
前角
anterior horn
前根
anterior root
椎间孔
intervertebral foramen
椎间盘
intervertebral disc
肋间神经
intercostal n.
脊神经节
spinal ganglion
侧角
lateral horn
上关节面
superior articular surface
后角
posterior horn
棘突
pinous process
后根
posterior root
横突
transverse process

【解剖学要点】

硬脊膜上端附于枕骨大孔边缘，与硬脑膜相续，下部在第 2 骶椎变细，包裹马尾，止于尾骨。

硬脊膜与椎管管壁之间的间隙称硬膜外隙。蛛网膜位于硬脊膜与软脊膜之间。软脊膜紧贴脊髓表面。

蛛网膜与软脊膜之间的间隙称蛛网膜下隙，在脊髓下端至第 2 骶椎之间扩大，称终池。

图 3-47　脊髓被膜（前面观）
Meninges of the spinal cord. Anterior aspect

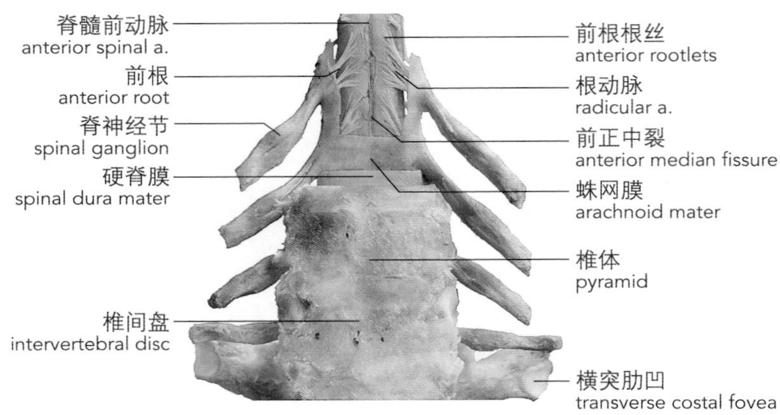
脊髓前动脉
anterior spinal a.
前根
anterior root
脊神经节
spinal ganglion
硬脊膜
spinal dura mater
椎间盘
intervertebral disc
前根根丝
anterior rootlets
根动脉
radicular a.
前正中裂
anterior median fissure
蛛网膜
arachnoid mater
椎体
pyramid
横突肋凹
transverse costal fovea

图 3-48　脊髓被膜（后面观）
Meninges of the spinal cord. Posterior aspect

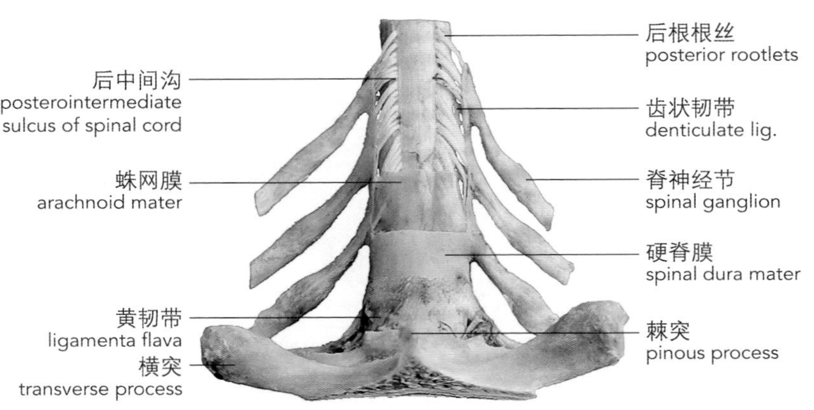
后中间沟
posterointermediate
sulcus of spinal cord
蛛网膜
arachnoid mater
黄韧带
ligamenta flava
横突
transverse process
后根根丝
posterior rootlets
齿状韧带
denticulate lig.
脊神经节
spinal ganglion
硬脊膜
spinal dura mater
棘突
pinous process

图 3-49　脊髓被膜（离体）
Meninges of the spinal cord. Ex vivo

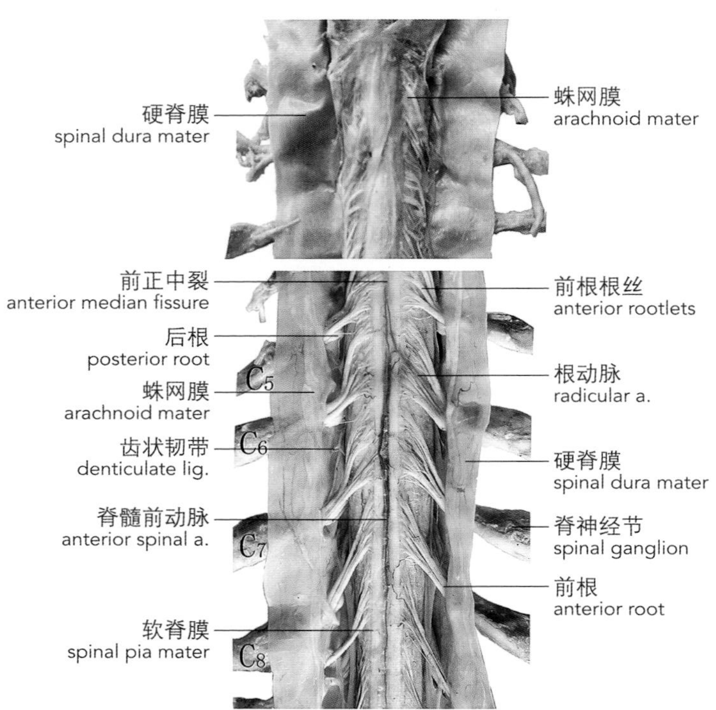
硬脊膜
spinal dura mater
蛛网膜
arachnoid mater
前正中裂
anterior median fissure
后根
posterior root
蛛网膜
arachnoid mater
齿状韧带
denticulate lig.
脊髓前动脉
anterior spinal a.
软脊膜
spinal pia mater
C5
C6
C7
C8
前根根丝
anterior rootlets
根动脉
radicular a.
硬脊膜
spinal dura mater
脊神经节
spinal ganglion
前根
anterior root

图 3-50　颈段脊髓动脉（前面观）
Spinal artery of cervical

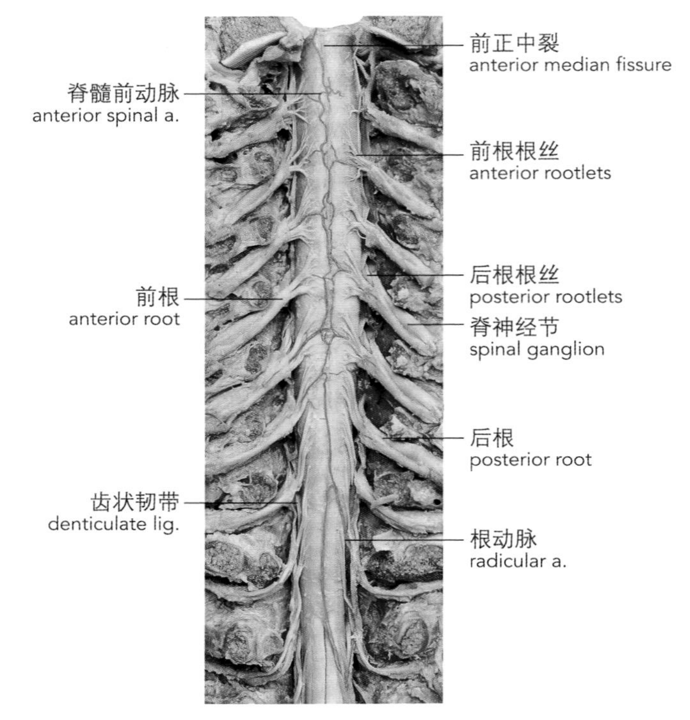
脊髓前动脉
anterior spinal a.
前根
anterior root
齿状韧带
denticulate lig.
前正中裂
anterior median fissure
前根根丝
anterior rootlets
后根根丝
posterior rootlets
脊神经节
spinal ganglion
后根
posterior root
根动脉
radicular a.

图 3-51　胸段脊髓动脉（后面观）
Spinal artery of the thoracic segments. Posterior aspect

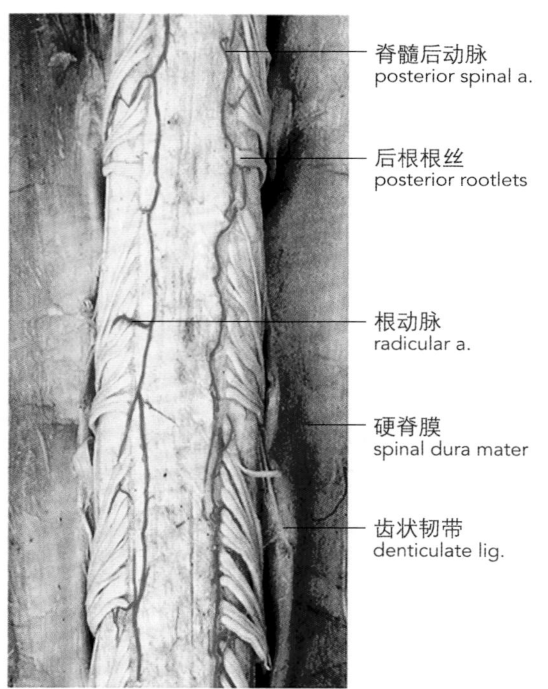
脊髓后动脉
posterior spinal a.
后根根丝
posterior rootlets
根动脉
radicular a.
硬脊膜
spinal dura mater
齿状韧带
denticulate lig.

图 3-52　脊髓动脉（前面观）
The spinal artery. Anterior aspect

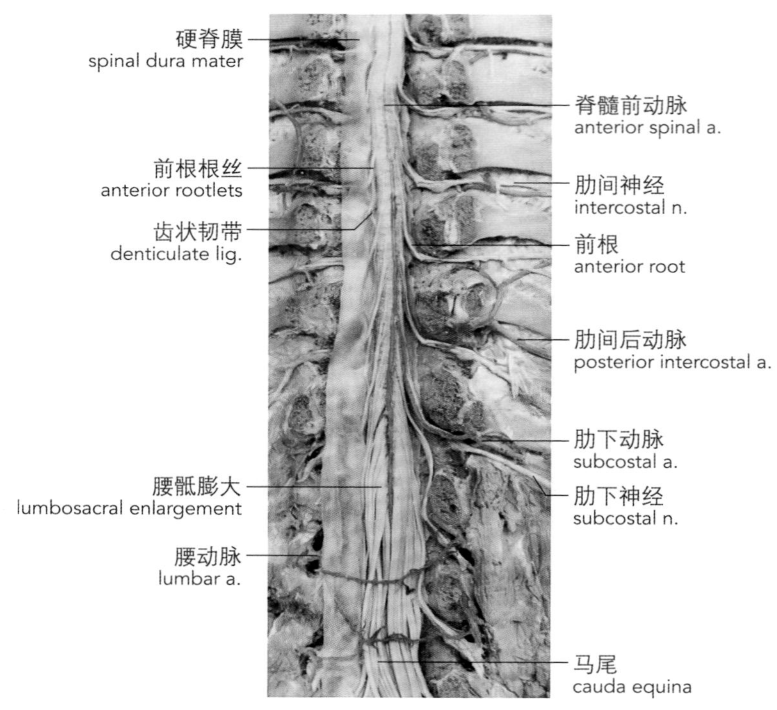
硬脊膜
spinal dura mater
前根根丝
anterior rootlets
齿状韧带
denticulate lig.
腰骶膨大
lumbosacral enlargement
腰动脉
lumbar a.
脊髓前动脉
anterior spinal a.
肋间神经
intercostal n.
前根
anterior root
肋间后动脉
posterior intercostal a.
肋下动脉
subcostal a.
肋下神经
subcostal n.
马尾
cauda equina

图 3-53 脊髓的血管(前面观)
Vessels of the spinal cord. Anterior aspect

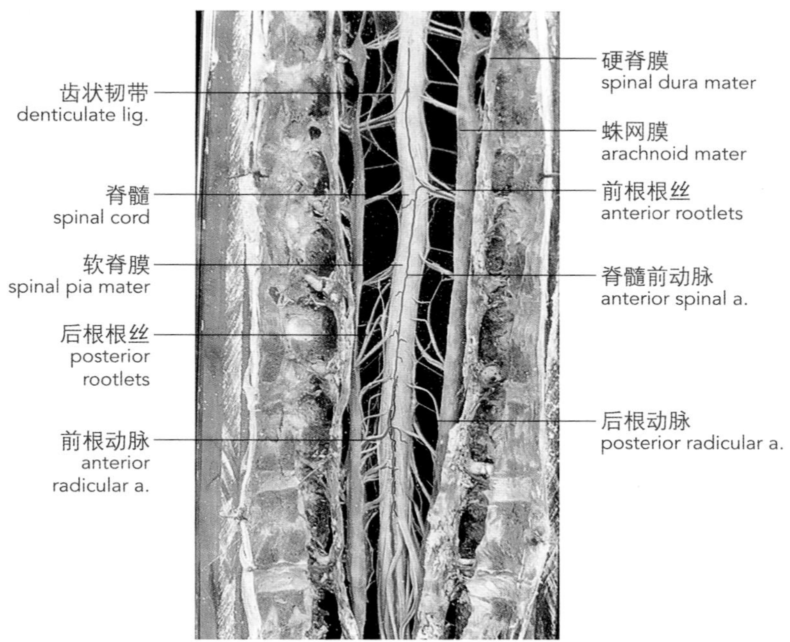

齿状韧带
denticulate lig.
脊髓
spinal cord
软脊膜
spinal pia mater
后根根丝
posterior rootlets
前根动脉
anterior radicular a.
硬脊膜
spinal dura mater
蛛网膜
arachnoid mater
前根根丝
anterior rootlets
脊髓前动脉
anterior spinal a.
后根动脉
posterior radicular a.

图 3-54 脊髓的血管(后面观)
Vessels of the spinal cord. Posterior aspect

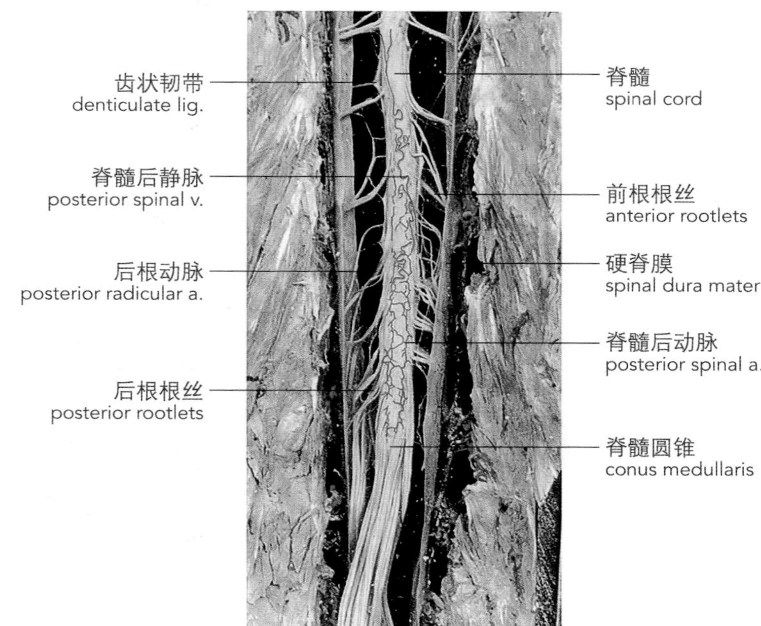

齿状韧带
denticulate lig.
脊髓后静脉
posterior spinal v.
后根动脉
posterior radicular a.
后根根丝
posterior rootlets
脊髓
spinal cord
前根根丝
anterior rootlets
硬脊膜
spinal dura mater
脊髓后动脉
posterior spinal a.
脊髓圆锥
conus medullaris

图 3-55 脊髓的血管(示意图)
Blood vessels of the spinal cord. Schematic diagram

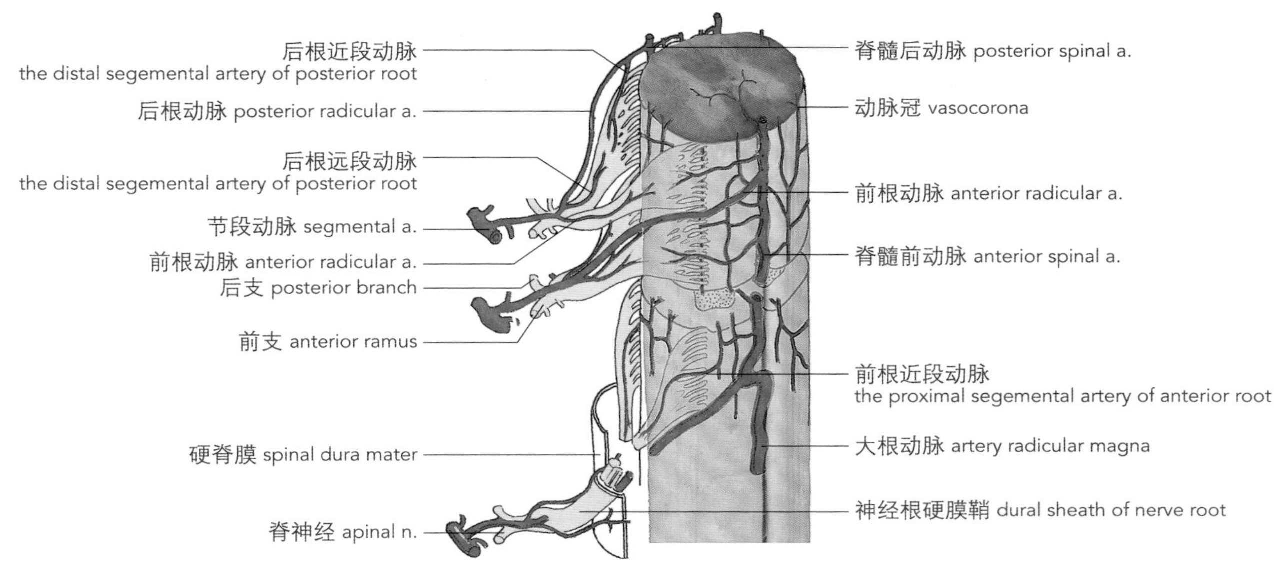

后根近段动脉
the distal segemental artery of posterior root
后根动脉 posterior radicular a.
后根远段动脉
the distal segemental artery of posterior root
节段动脉 segmental a.
前根动脉 anterior radicular a.
后支 posterior branch
前支 anterior ramus
硬脊膜 spinal dura mater
脊神经 apinal n.
脊髓后动脉 posterior spinal a.
动脉冠 vasocorona
前根动脉 anterior radicular a.
脊髓前动脉 anterior spinal a.
前根近段动脉
the proximal segemental artery of anterior root
大根动脉 artery radicular magna
神经根硬膜鞘 dural sheath of nerve root

图 3-56 腰椎的静脉(示意图)
Vein of the lumbar vertebrae. Schematic diagram

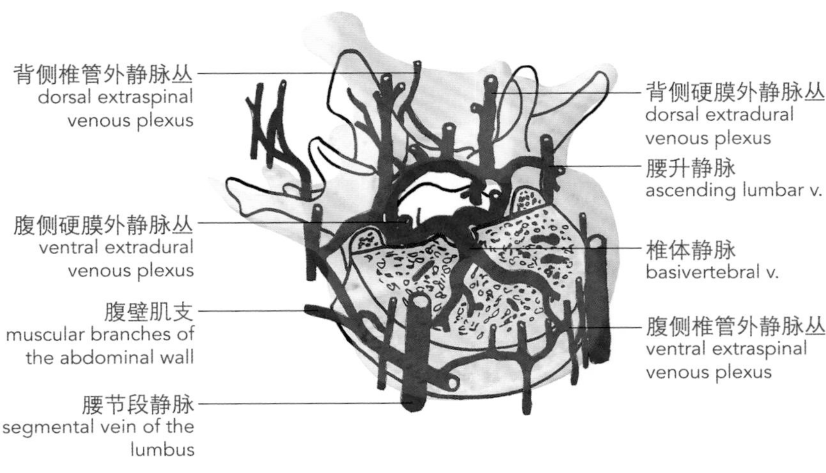

背侧椎管外静脉丛
dorsal extraspinal venous plexus
腹侧硬膜外静脉丛
ventral extradural venous plexus
腹壁肌支
muscular branches of the abdominal wall
腰节段静脉
segmental vein of the lumbus
背侧硬膜外静脉丛
dorsal extradural venous plexus
腰升静脉
ascending lumbar v.
椎体静脉
basivertebral v.
腹侧椎管外静脉丛
ventral extraspinal venous plexus

图 3-57 骶管前动脉 (1)
The prerolandic artery of vertebral canal (1)

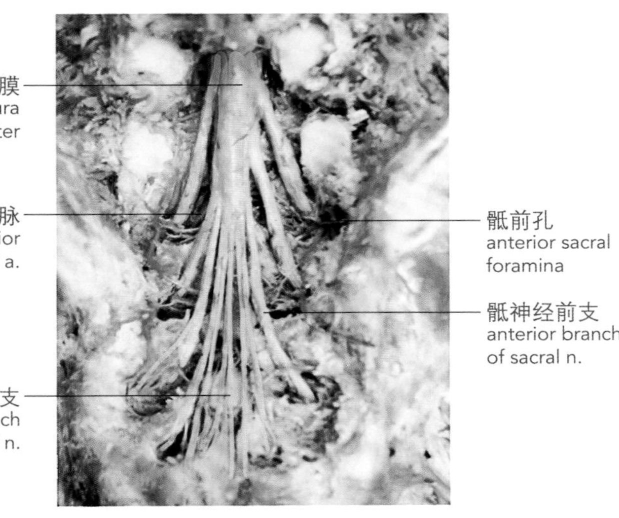

硬脊膜
spinal dura mater
椎管前动脉
Anterior vertebral a.
尾神经前支
anterior branch of coccygeal n.
骶前孔
anterior sacral foramina
骶神经前支
anterior branch of sacral n.

图 3-58 骶管前动脉(2)
The prerolandic artery of vertebral canal(2)

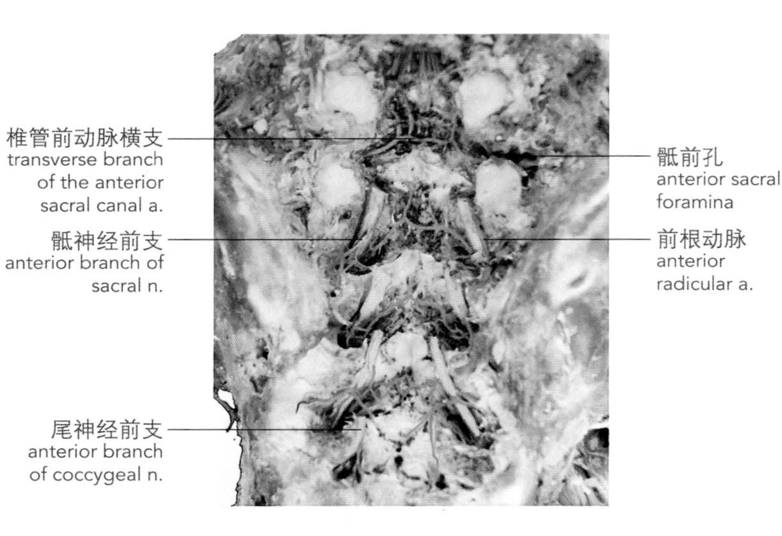
椎管前动脉横支
transverse branch of the anterior sacral canal a.
骶神经前支
anterior branch of sacral n.
尾神经前支
anterior branch of coccygeal n.
骶前孔
anterior sacral foramina
前根动脉
anterior radicular a.

图 3-59 颈部血管、神经(后面观 1)
The blood vessel and nerve of cervical part. Posterior aspect(1)

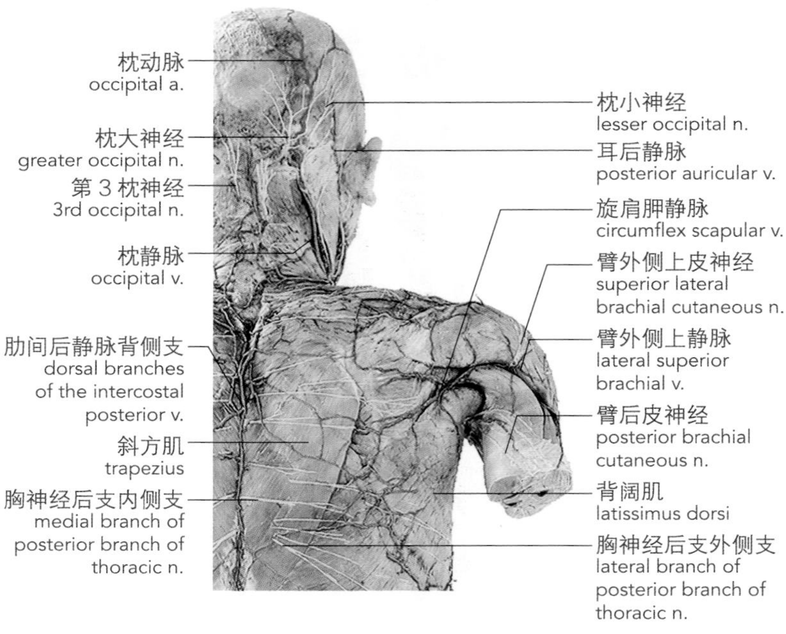
枕动脉
occipital a.
枕大神经
greater occipital n.
第 3 枕神经
3rd occipital n.
枕静脉
occipital v.
肋间后静脉背侧支
dorsal branches of the intercostal posterior v.
斜方肌
trapezius
胸神经后支内侧支
medial branch of posterior branch of thoracic n.
枕小神经
lesser occipital n.
耳后静脉
posterior auricular v.
旋肩胛静脉
circumflex scapular v.
臂外侧上皮神经
superior lateral brachial cutaneous n.
臂外侧上静脉
lateral superior brachial v.
臂后皮神经
posterior brachial cutaneous n.
背阔肌
latissimus dorsi
胸神经后支外侧支
lateral branch of posterior branch of thoracic n.

图 3-60 颈部血管、神经(后面观 2)
The blood vessel and nerve of cervical part. Posterior aspect(2)

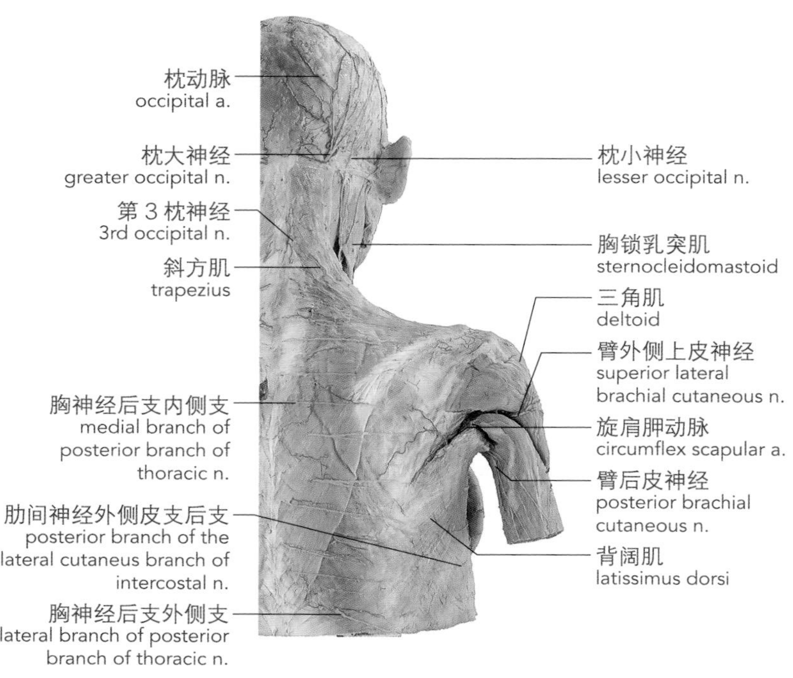
枕动脉
occipital a.
枕大神经
greater occipital n.
第 3 枕神经
3rd occipital n.
斜方肌
trapezius
胸神经后支内侧支
medial branch of posterior branch of thoracic n.
肋间神经外侧皮支后支
posterior branch of the lateral cutaneous branch of intercostal n.
胸神经后支外侧支
lateral branch of posterior branch of thoracic n.
枕小神经
lesser occipital n.
胸锁乳突肌
sternocleidomastoid
三角肌
deltoid
臂外侧上皮神经
superior lateral brachial cutaneous n.
旋肩胛动脉
circumflex scapular a.
臂后皮神经
posterior brachial cutaneous n.
背阔肌
latissimus dorsi

图 3-61 颈部血管、神经(后面观 3)
The blood vessel and nerve of cervical part. Posterior aspect(3)

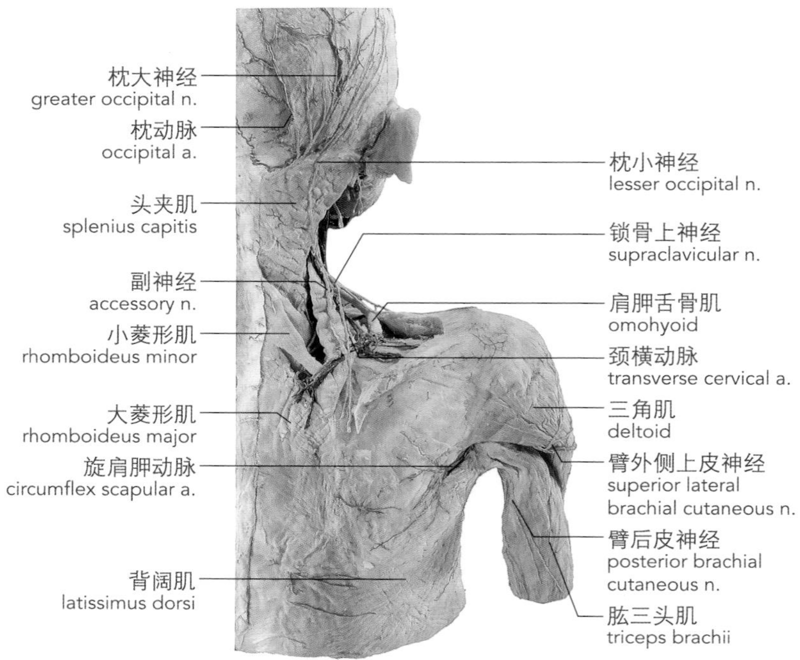
枕大神经
greater occipital n.
枕动脉
occipital a.
头夹肌
splenius capitis
副神经
accessory n.
小菱形肌
rhomboideus minor
大菱形肌
rhomboideus major
旋肩胛动脉
circumflex scapular a.
背阔肌
latissimus dorsi
枕小神经
lesser occipital n.
锁骨上神经
supraclavicular n.
肩胛舌骨肌
omohyoid
颈横动脉
transverse cervical a.
三角肌
deltoid
臂外侧上皮神经
superior lateral brachial cutaneous n.
臂后皮神经
posterior brachial cutaneous n.
肱三头肌
triceps brachii

图 3-62 颈部血管、神经(后面观 4)
The blood vessel and nerve of cervical part. Posterior aspect(4)

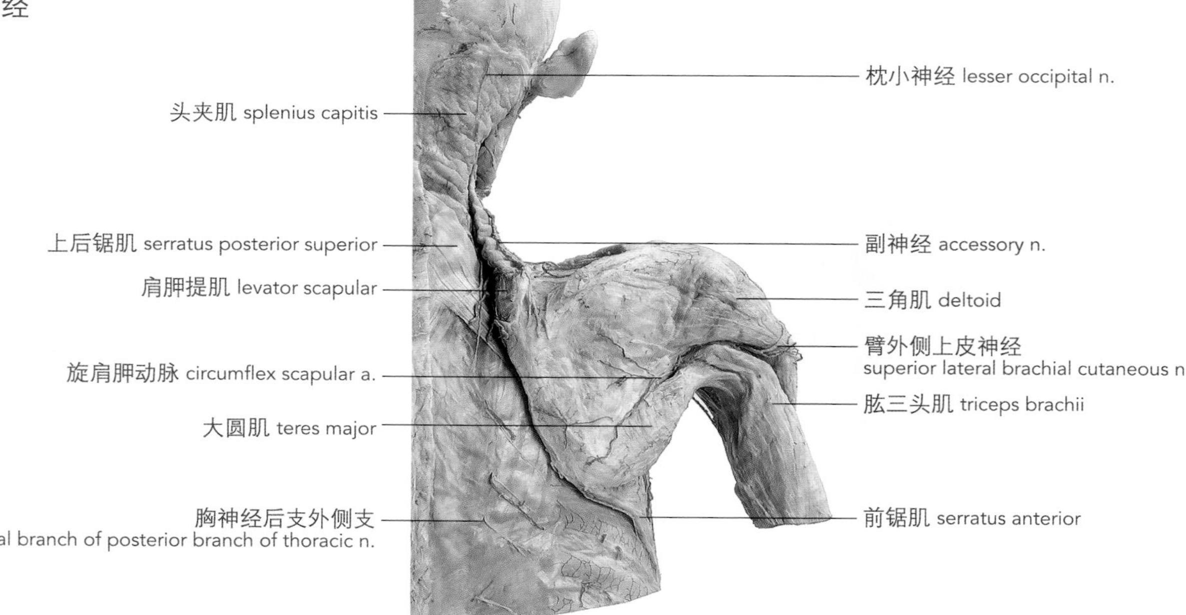
头夹肌 splenius capitis
上后锯肌 serratus posterior superior
肩胛提肌 levator scapular
旋肩胛动脉 circumflex scapular a.
大圆肌 teres major
胸神经后支外侧支
lateral branch of posterior branch of thoracic n.
枕小神经 lesser occipital n.
副神经 accessory n.
三角肌 deltoid
臂外侧上皮神经
superior lateral brachial cutaneous n.
肱三头肌 triceps brachii
前锯肌 serratus anterior

图 3-63 颈部血管神经(后面观 5)
The blood vessel and nerve of cervical part. Posterior aspect(5)

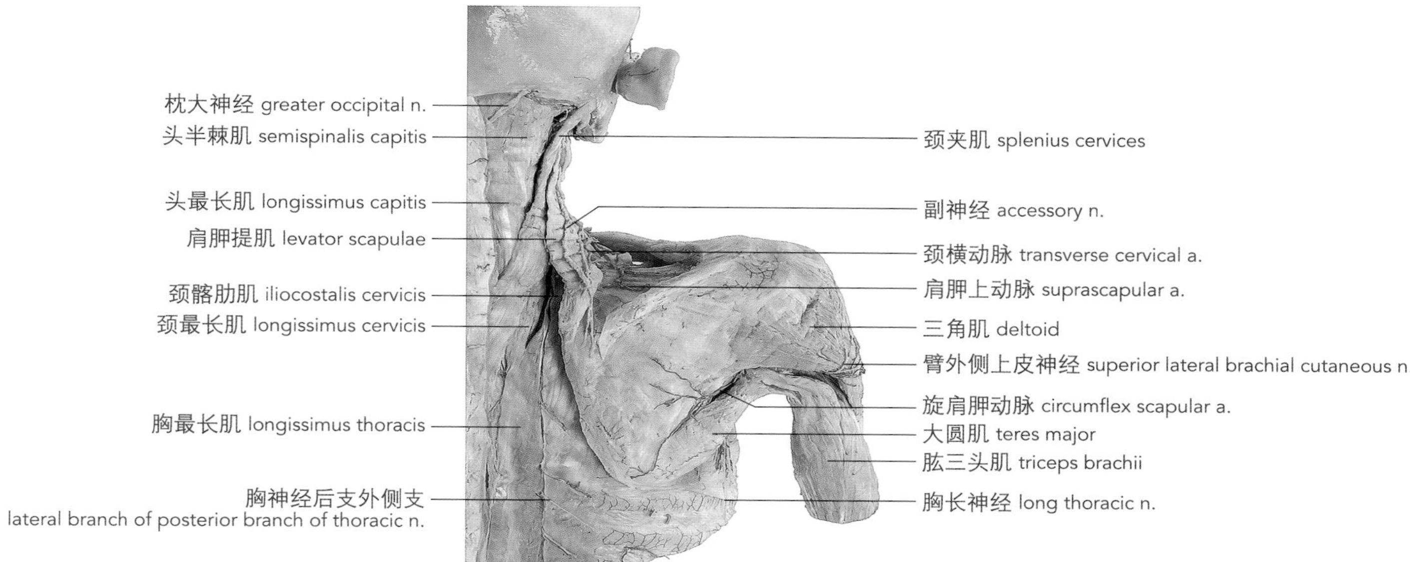

枕大神经 greater occipital n.
头半棘肌 semispinalis capitis
头最长肌 longissimus capitis
肩胛提肌 levator scapulae
颈髂肋肌 iliocostalis cervicis
颈最长肌 longissimus cervicis
胸最长肌 longissimus thoracis
胸神经后支外侧支
lateral branch of posterior branch of thoracic n.
颈夹肌 splenius cervices
副神经 accessory n.
颈横动脉 transverse cervical a.
肩胛上动脉 suprascapular a.
三角肌 deltoid
臂外侧上皮神经 superior lateral brachial cutaneous n.
旋肩胛动脉 circumflex scapular a.
大圆肌 teres major
肱三头肌 triceps brachii
胸长神经 long thoracic n.

图 3-64 颈部血管、神经(后面观 6)
The blood vessel and nerve of cervical part. Posterior aspect(6)

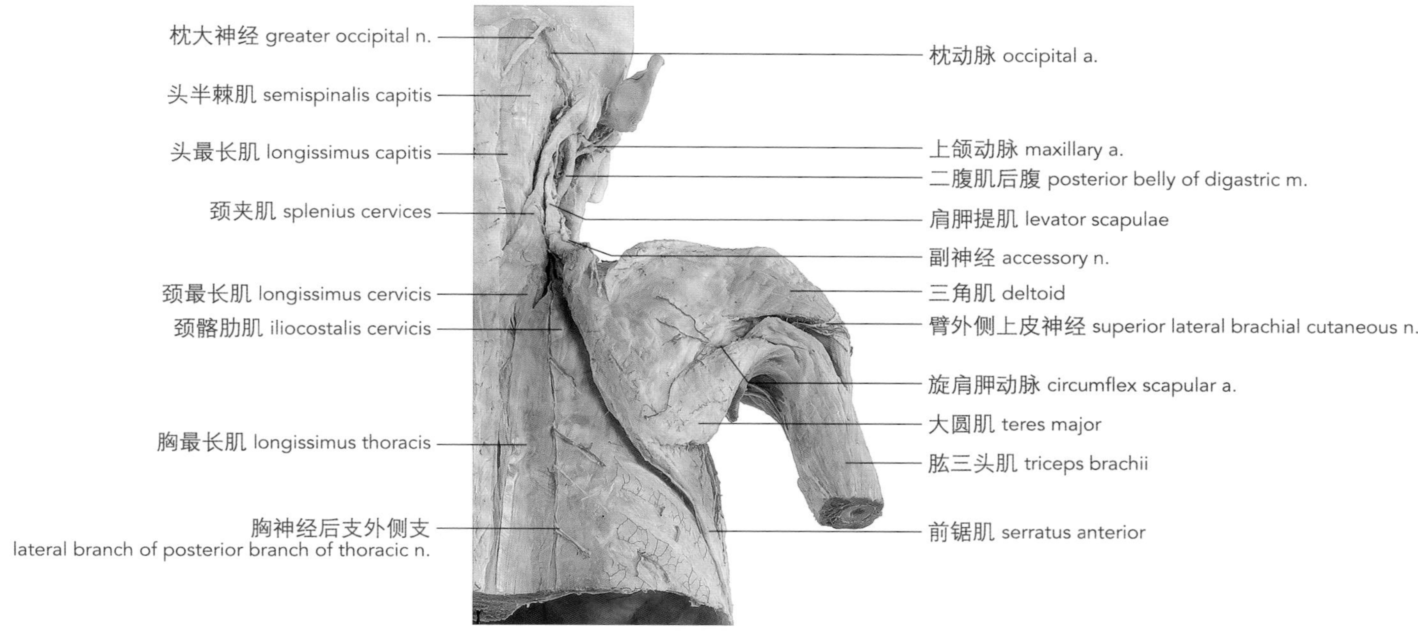

枕大神经 greater occipital n.
头半棘肌 semispinalis capitis
头最长肌 longissimus capitis
颈夹肌 splenius cervices
颈最长肌 longissimus cervicis
颈髂肋肌 iliocostalis cervicis
胸最长肌 longissimus thoracis
胸神经后支外侧支
lateral branch of posterior branch of thoracic n.
枕动脉 occipital a.
上颌动脉 maxillary a.
二腹肌后腹 posterior belly of digastric m.
肩胛提肌 levator scapulae
副神经 accessory n.
三角肌 deltoid
臂外侧上皮神经 superior lateral brachial cutaneous n.
旋肩胛动脉 circumflex scapular a.
大圆肌 teres major
肱三头肌 triceps brachii
前锯肌 serratus anterior

图 3-65 颈部血管、神经(后面观 7)
The blood vessel and nerve of cervical part. Posterior aspect(7)

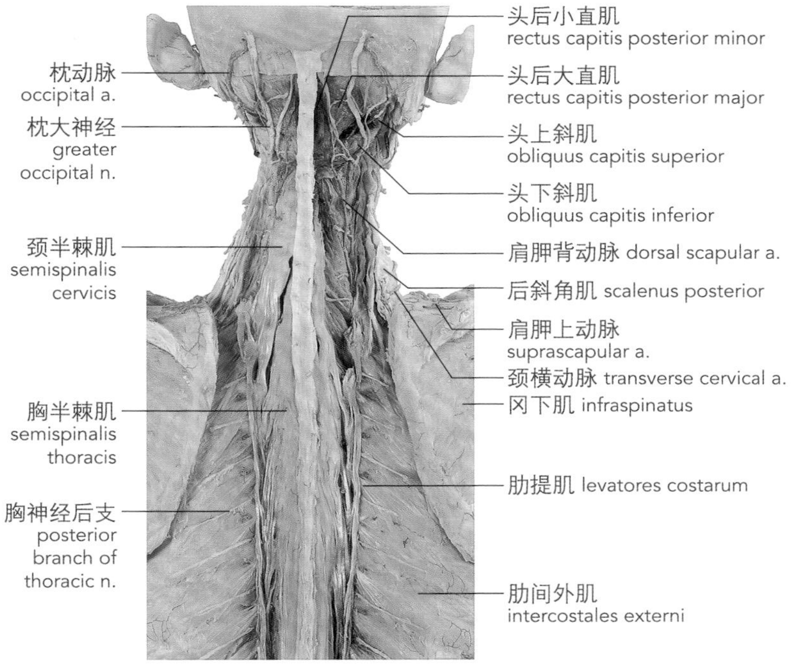

枕动脉
occipital a.
枕大神经
greater occipital n.
颈半棘肌
semispinalis cervicis
胸半棘肌
semispinalis thoracis
胸神经后支
posterior branch of thoracic n.
头后小直肌
rectus capitis posterior minor
头后大直肌
rectus capitis posterior major
头上斜肌
obliquus capitis superior
头下斜肌
obliquus capitis inferior
肩胛背动脉 dorsal scapular a.
后斜角肌 scalenus posterior
肩胛上动脉
suprascapular a.
颈横动脉 transverse cervical a.
冈下肌 infraspinatus
肋提肌 levatores costarum
肋间外肌
intercostales externi

图 3-66 颈部血管、神经(后面观 8)
The blood vessel and nerve of cervical part. Posterior aspect(8)

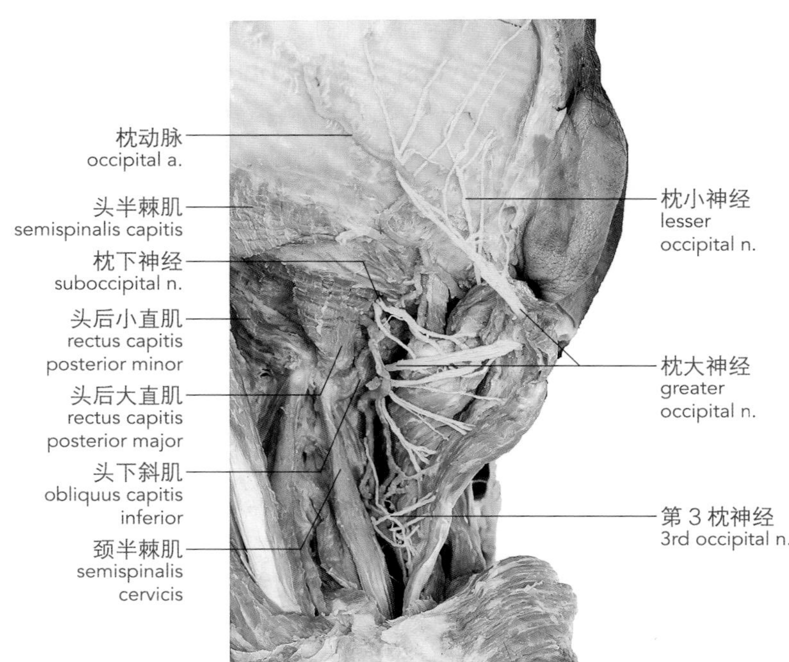

枕动脉
occipital a.
头半棘肌
semispinalis capitis
枕下神经
suboccipital n.
头后小直肌
rectus capitis posterior minor
头后大直肌
rectus capitis posterior major
头下斜肌
obliquus capitis inferior
颈半棘肌
semispinalis cervicis
枕小神经
lesser occipital n.
枕大神经
greater occipital n.
第 3 枕神经
3rd occipital n.

图 3-67 颈部血管、神经(后面观 9)
The blood vessel and nerve of cervical part. Posterior aspect(9)

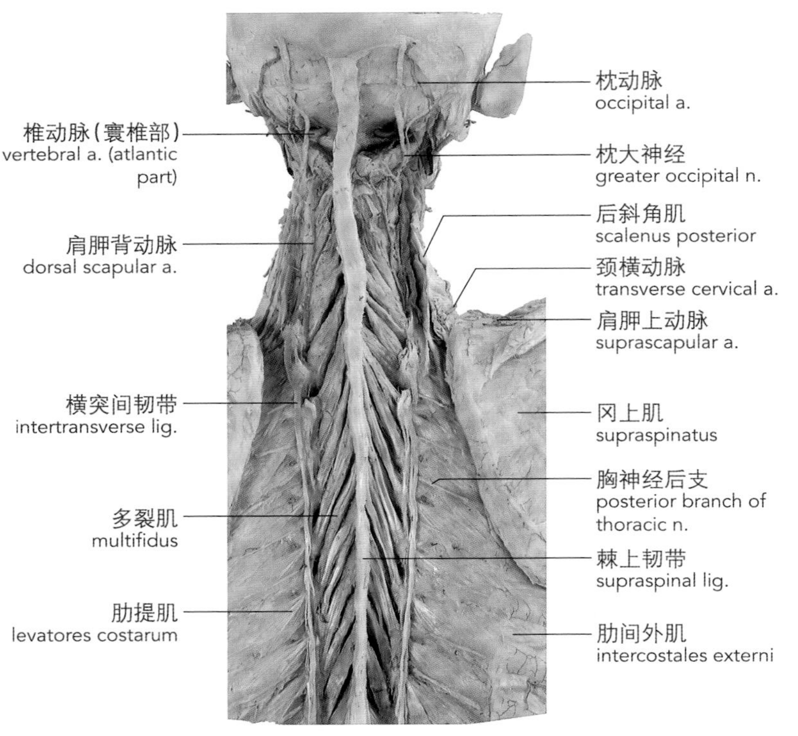
枕动脉
occipital a.
椎动脉(寰椎部)
vertebral a. (atlantic part)
枕大神经
greater occipital n.
后斜角肌
scalenus posterior
肩胛背动脉
dorsal scapular a.
颈横动脉
transverse cervical a.
肩胛上动脉
suprascapular a.
横突间韧带
intertransverse lig.
冈上肌
supraspinatus
胸神经后支
posterior branch of thoracic n.
多裂肌
multifidus
棘上韧带
supraspinal lig.
肋提肌
levatores costarum
肋间外肌
intercostales externi

图 3-68 颈部血管、神经(后面观 10)
The blood vessel and nerve of cervical part. Posterior aspect(10)

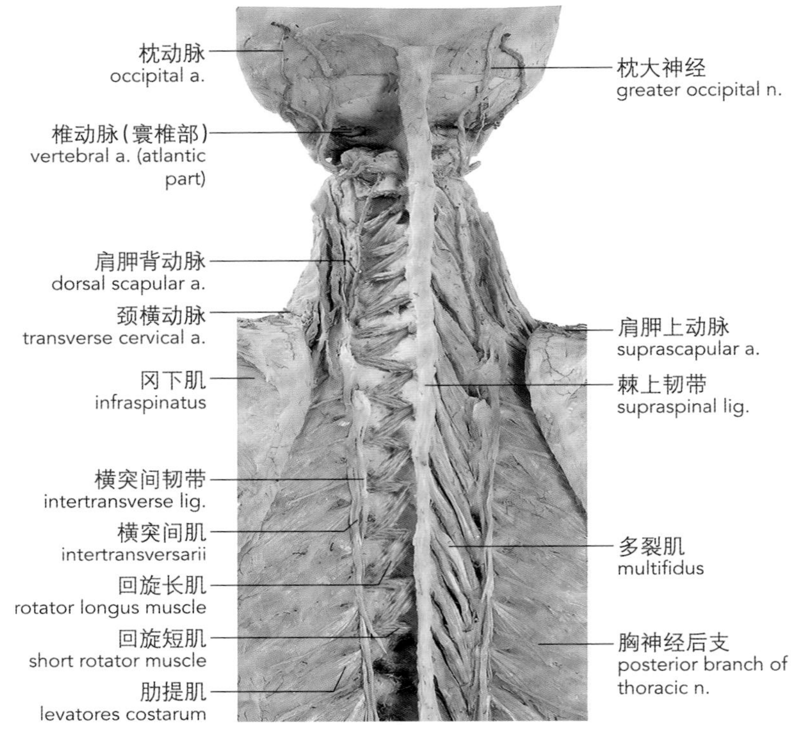
枕动脉
occipital a.
枕大神经
greater occipital n.
椎动脉(寰椎部)
vertebral a. (atlantic part)
肩胛背动脉
dorsal scapular a.
颈横动脉
transverse cervical a.
肩胛上动脉
suprascapular a.
冈下肌
infraspinatus
棘上韧带
supraspinal lig.
横突间韧带
intertransverse lig.
横突间肌
intertransversarii
多裂肌
multifidus
回旋长肌
rotator longus muscle
回旋短肌
short rotator muscle
胸神经后支
posterior branch of thoracic n.
肋提肌
levatores costarum

图 3-69 颈部血管、神经(后面观 11)
The blood vessel and nerve of cervical part. Posterior aspect(11)

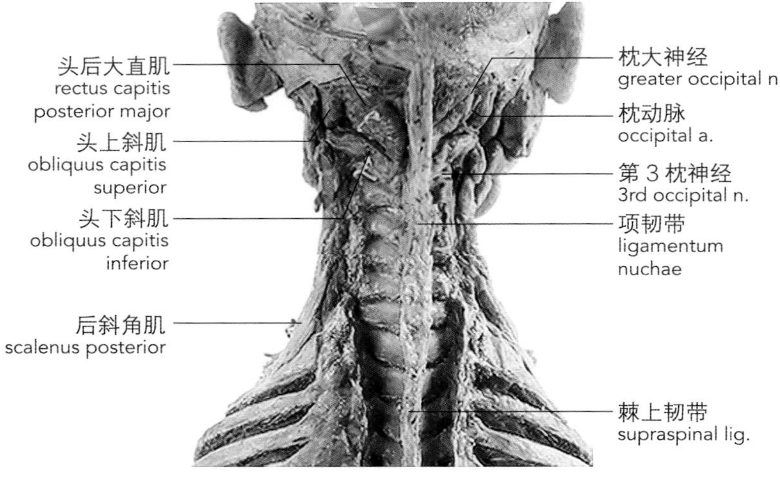
头后大直肌
rectus capitis posterior major
枕大神经
greater occipital n.
枕动脉
occipital a.
头上斜肌
obliquus capitis superior
第 3 枕神经
3rd occipital n.
头下斜肌
obliquus capitis inferior
项韧带
ligamentum nuchae
后斜角肌
scalenus posterior
棘上韧带
supraspinal lig.

图 3-70 颈部血管、神经(后面观 12)
The blood vessel and nerve of cervical part. Posterior aspect(12)

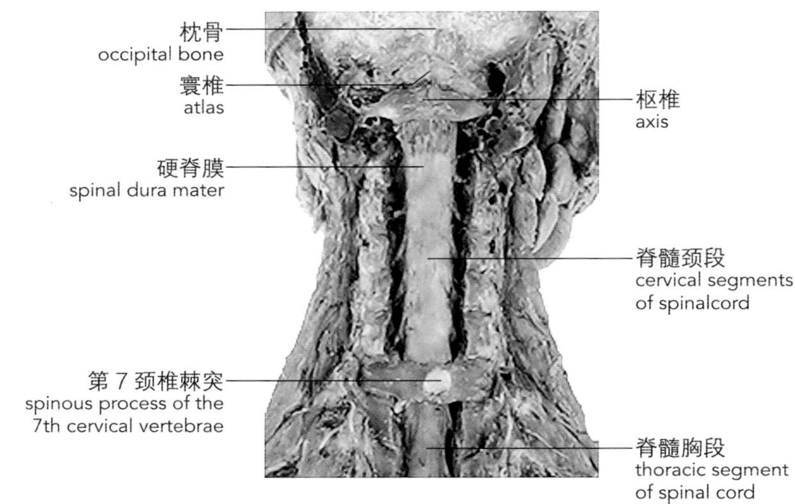
枕骨
occipital bone
寰椎
atlas
枢椎
axis
硬脊膜
spinal dura mater
脊髓颈段
cervical segments of spinalcord
第 7 颈椎棘突
spinous process of the 7th cervical vertebrae
脊髓胸段
thoracic segment of spinal cord

图 3-71 颈部血管、神经(后面观 13)
The blood vessel and nerve of cervical part. Posterior aspect(13)

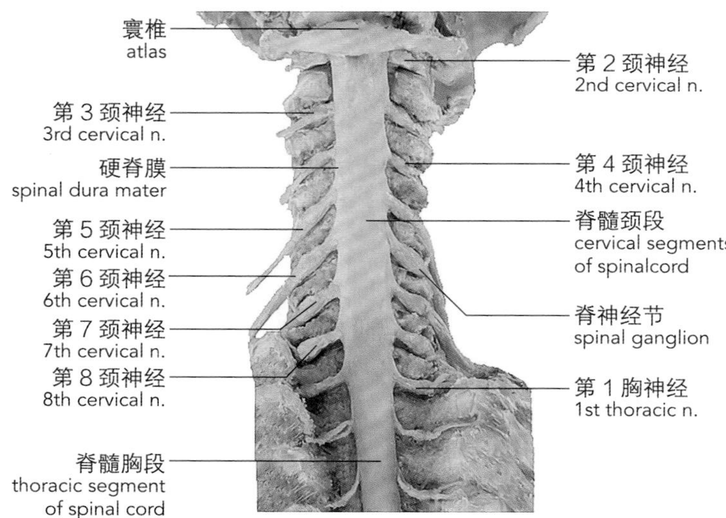
寰椎
atlas
第 2 颈神经
2nd cervical n.
第 3 颈神经
3rd cervical n.
硬脊膜
spinal dura mater
第 4 颈神经
4th cervical n.
脊髓颈段
cervical segments of spinalcord
第 5 颈神经
5th cervical n.
第 6 颈神经
6th cervical n.
脊神经节
spinal ganglion
第 7 颈神经
7th cervical n.
第 8 颈神经
8th cervical n.
第 1 胸神经
1st thoracic n.
脊髓胸段
thoracic segment of spinal cord

图 3-72 颈部血管、神经(后面观 14)
The blood vessel and nerve of cervical part. Posterior aspect(14)

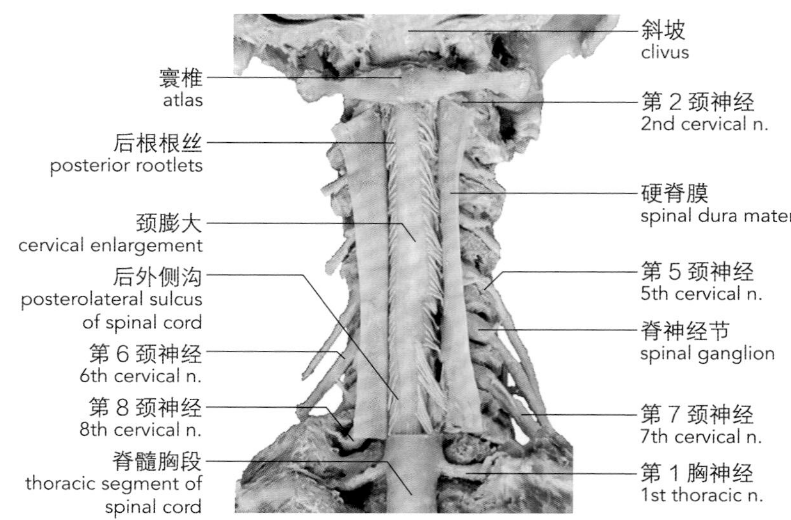
斜坡
clivus
寰椎
atlas
第 2 颈神经
2nd cervical n.
后根根丝
posterior rootlets
硬脊膜
spinal dura mater
颈膨大
cervical enlargement
后外侧沟
posterolateral sulcus of spinal cord
第 5 颈神经
5th cervical n.
脊神经节
spinal ganglion
第 6 颈神经
6th cervical n.
第 8 颈神经
8th cervical n.
第 7 颈神经
7th cervical n.
脊髓胸段
thoracic segment of spinal cord
第 1 胸神经
1st thoracic n.

图 3-73 颈部血管、神经(后面观 15)
The blood vessel and nerve of cervical part. Posterior aspect(15)

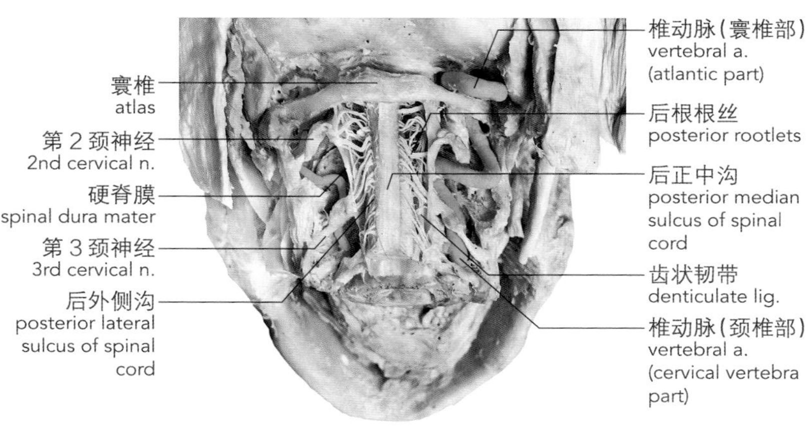
寰椎
atlas
第 2 颈神经
2nd cervical n.
硬脊膜
spinal dura mater
第 3 颈神经
3rd cervical n.
后外侧沟
posterior lateral sulcus of spinal cord
椎动脉(寰椎部)
vertebral a. (atlantic part)
后根根丝
posterior rootlets
后正中沟
posterior median sulcus of spinal cord
齿状韧带
denticulate lig.
椎动脉(颈椎部)
vertebral a. (cervical vertebra part)

图 3-74 颈部血管、神经(前面观 1)
The blood vessel and nerve of cervical part. Anterior aspect (1)

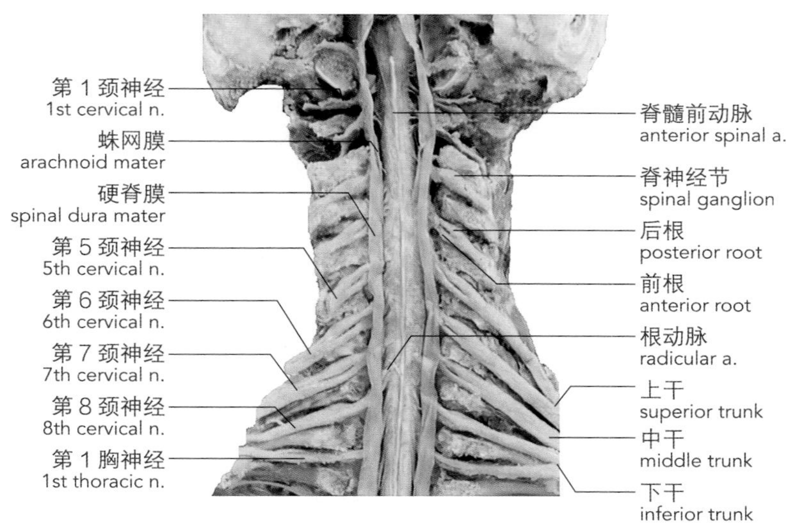
第 1 颈神经
1st cervical n.
蛛网膜
arachnoid mater
硬脊膜
spinal dura mater
第 5 颈神经
5th cervical n.
第 6 颈神经
6th cervical n.
第 7 颈神经
7th cervical n.
第 8 颈神经
8th cervical n.
第 1 胸神经
1st thoracic n.
脊髓前动脉
anterior spinal a.
脊神经节
spinal ganglion
后根
posterior root
前根
anterior root
根动脉
radicular a.
上干
superior trunk
中干
middle trunk
下干
inferior trunk

图 3-75 颈部血管、神经(前面观 2)
The blood vessel and nerve of cervical part. Anterior aspect (2)

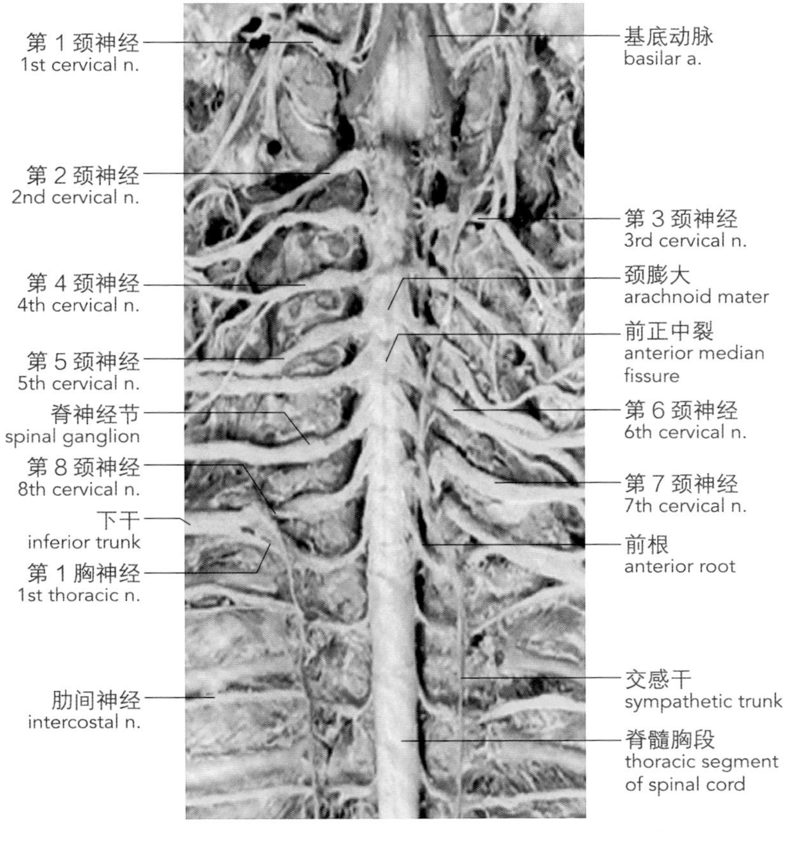
第 1 颈神经
1st cervical n.
第 2 颈神经
2nd cervical n.
第 4 颈神经
4th cervical n.
第 5 颈神经
5th cervical n.
脊神经节
spinal ganglion
第 8 颈神经
8th cervical n.
下干
inferior trunk
第 1 胸神经
1st thoracic n.
肋间神经
intercostal n.
基底动脉
basilar a.
第 3 颈神经
3rd cervical n.
颈膨大
arachnoid mater
前正中裂
anterior median fissure
第 6 颈神经
6th cervical n.
第 7 颈神经
7th cervical n.
前根
anterior root
交感干
sympathetic trunk
脊髓胸段
thoracic segment of spinal cord

图 3-76 颈部肌(后面观 1)
Muscles of the neck. Posterior aspect(1)

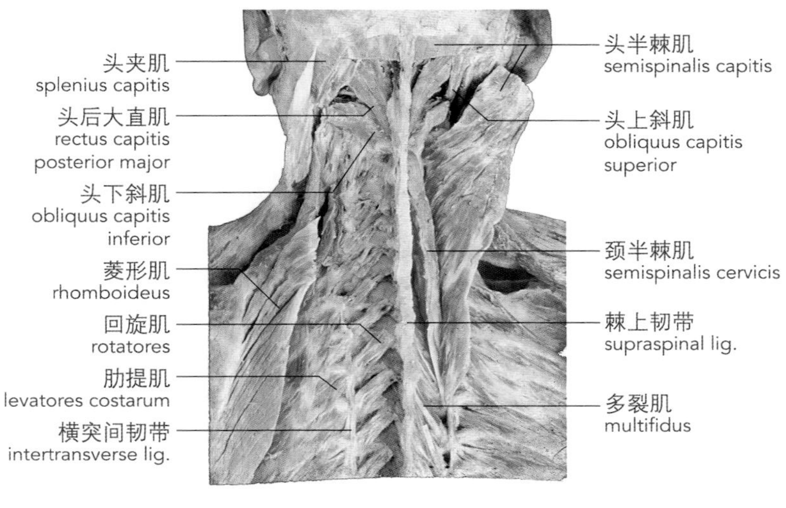
头夹肌
splenius capitis
头后大直肌
rectus capitis posterior major
头下斜肌
obliquus capitis inferior
菱形肌
rhomboideus
回旋肌
rotatores
肋提肌
levatores costarum
横突间韧带
intertransverse lig.
头半棘肌
semispinalis capitis
头上斜肌
obliquus capitis superior
颈半棘肌
semispinalis cervicis
棘上韧带
supraspinal lig.
多裂肌
multifidus

图 3-77 颈部肌(后面观 2)
Muscles of the neck. Posterior aspect(2)

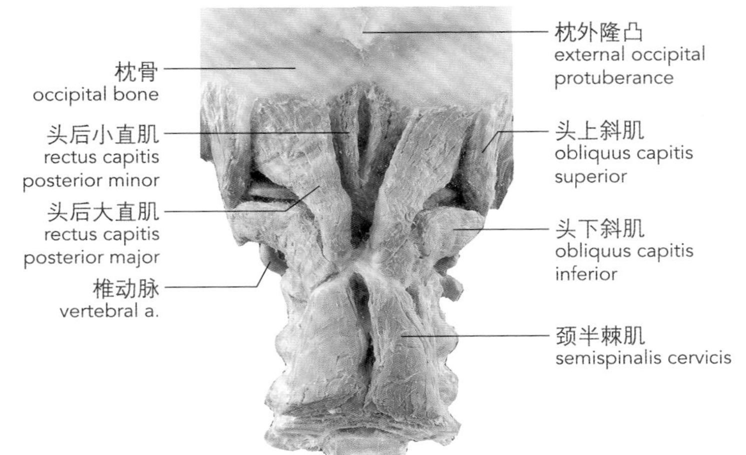
枕骨
occipital bone
头后小直肌
rectus capitis posterior minor
头后大直肌
rectus capitis posterior major
椎动脉
vertebral a.
枕外隆凸
external occipital protuberance
头上斜肌
obliquus capitis superior
头下斜肌
obliquus capitis inferior
颈半棘肌
semispinalis cervicis

图 3-78 颈部肌(侧面观)
Muscles of the neck. Lateral aspect

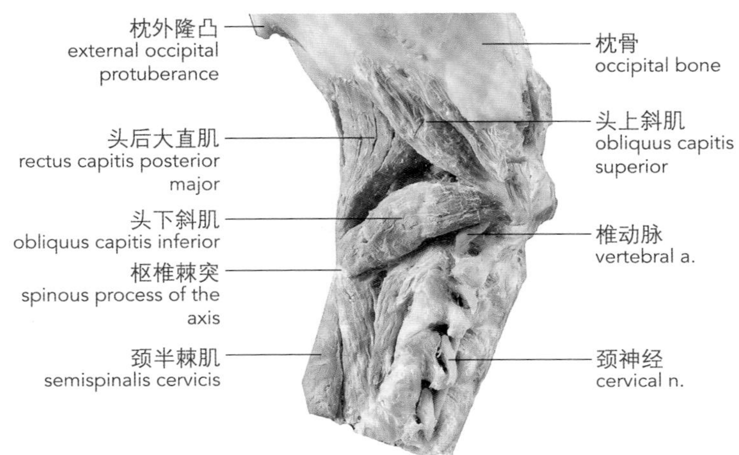
枕外隆凸
external occipital protuberance
头后大直肌
rectus capitis posterior major
头下斜肌
obliquus capitis inferior
枢椎棘突
spinous process of the axis
颈半棘肌
semispinalis cervicis
枕骨
occipital bone
头上斜肌
obliquus capitis superior
椎动脉
vertebral a.
颈神经
cervical n.

图 3-79 椎动脉走行(前面观)
The courser of vertebral artery. Anterior aspect

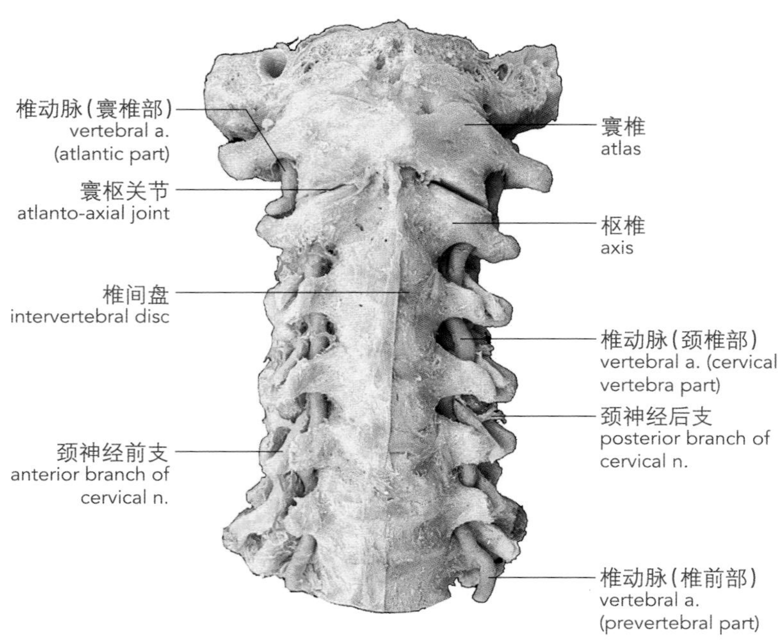

椎动脉(寰椎部)
vertebral a.
(atlantic part)
寰枢关节
atlanto-axial joint
椎间盘
intervertebral disc
颈神经前支
anterior branch of
cervical n.
寰椎
atlas
枢椎
axis
椎动脉(颈椎部)
vertebral a. (cervical
vertebra part)
颈神经后支
posterior branch of
cervical n.
椎动脉(椎前部)
vertebral a.
(prevertebral part)

图 3-80 椎动脉走行(侧面观)
The courser of vertebral artery. Lateral aspect

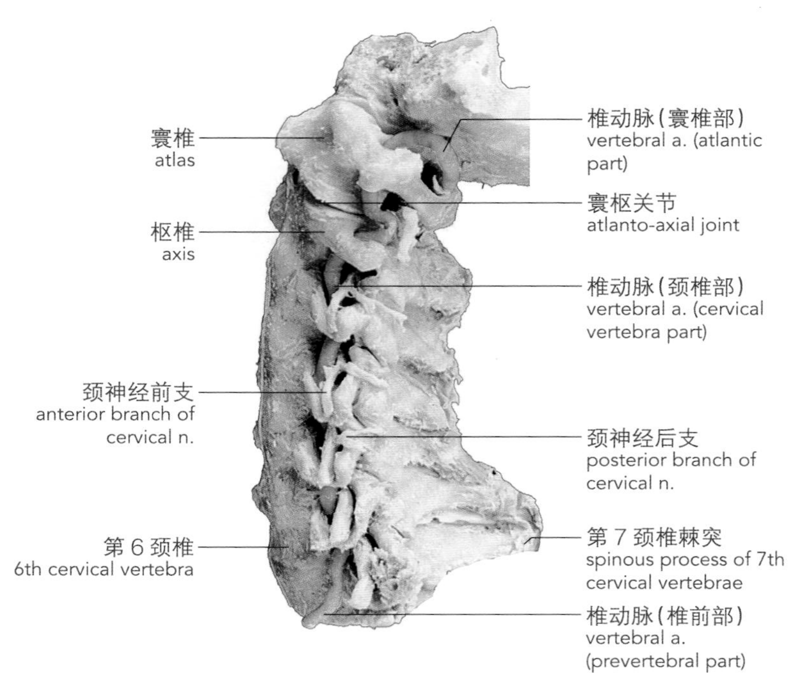

寰椎
atlas
枢椎
axis
颈神经前支
anterior branch of
cervical n.
第 6 颈椎
6th cervical vertebra
椎动脉(寰椎部)
vertebral a. (atlantic
part)
寰枢关节
atlanto-axial joint
椎动脉(颈椎部)
vertebral a. (cervical
vertebra part)
颈神经后支
posterior branch of
cervical n.
第 7 颈椎棘突
spinous process of 7th
cervical vertebrae
椎动脉(椎前部)
vertebral a.
(prevertebral part)

图 3-81 椎动脉走行(前面观)
The courser of vertebral artery. Anterior aspect

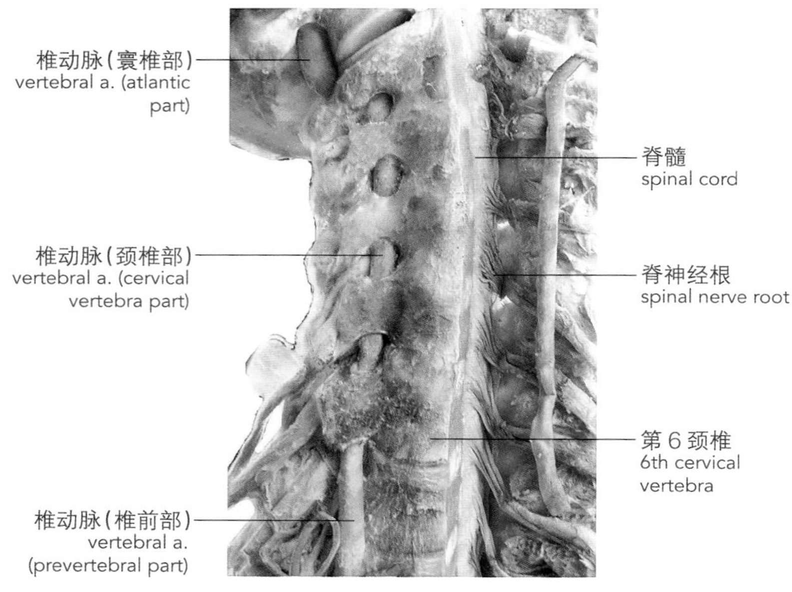

椎动脉(寰椎部)
vertebral a. (atlantic
part)
椎动脉(颈椎部)
vertebral a. (cervical
vertebra part)
椎动脉(椎前部)
vertebral a.
(prevertebral part)
脊髓
spinal cord
脊神经根
spinal nerve root
第 6 颈椎
6th cervical
vertebra

【解剖学要点】

椎动脉为锁骨下动脉最大的分支,起自第一段,穿前斜角肌和颈长肌之间上行,穿第六至第一颈椎横突孔,至寰椎侧块上关节面后方转向后内,通过枕动脉沟,穿寰枕后膜和硬脊膜,经枕骨大孔入颅腔,向前达斜坡,于脑桥下端左右会合成一条基底动脉,参与脑底动脉环的组成。

椎动脉根据位置和行程可分为四段:发出部位至第六颈椎横突孔的部分为第一段(椎前部);穿经上六个颈椎横突孔的部分为第二段(颈椎部);位于枕下三角的部分为第三段(寰椎部);进入颅腔的部分为第四段(颅内部)。

图 3-82 椎动脉走行(寰椎部前面观)
The courser of vertebral artery. Anterior aspect of atlantic part

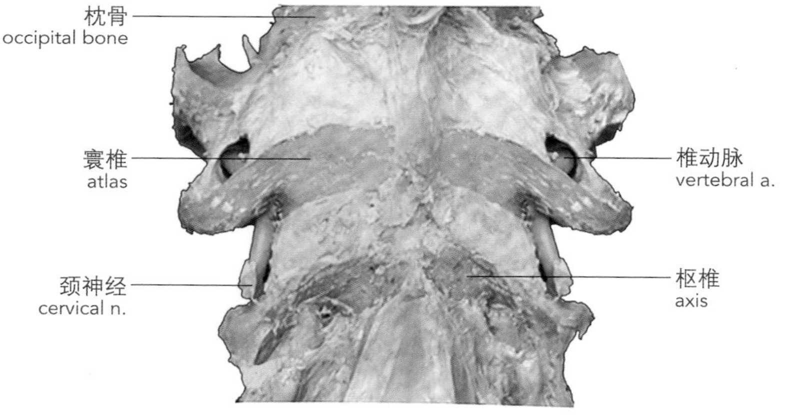

枕骨
occipital bone
寰椎
atlas
颈神经
cervical n.
椎动脉
vertebral a.
枢椎
axis

图 3-83 椎动脉走行(寰椎部后面观 1)
The courser of vertebral artery. Posterior aspect of atlantic part(1)

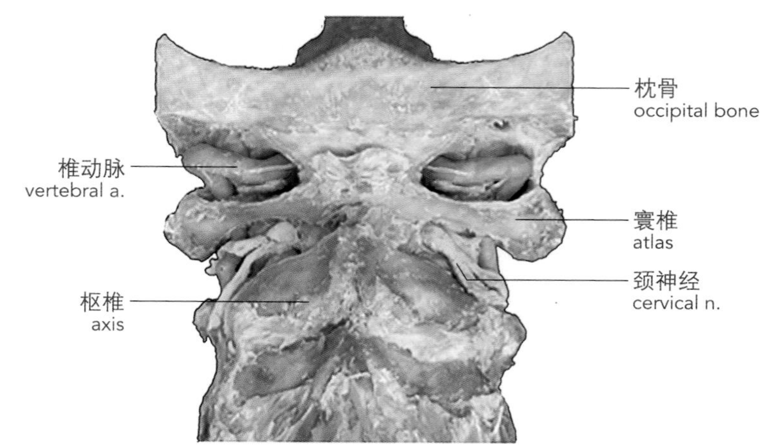

椎动脉
vertebral a.
枢椎
axis
枕骨
occipital bone
寰椎
atlas
颈神经
cervical n.

图 3-84　椎动脉走行(寰椎部后面观 2)
The courser of vertebral artery. Posterior aspect of atlantic part(2)

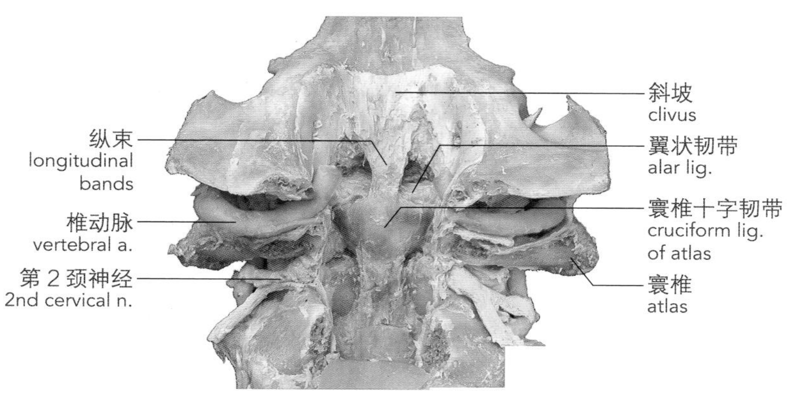
斜坡
clivus
纵束
longitudinal bands
翼状韧带
alar lig.
椎动脉
vertebral a.
寰椎十字韧带
cruciform lig. of atlas
第 2 颈神经
2nd cervical n.
寰椎
atlas

图 3-85　椎动脉入颅部位
The part of enter skull of vertebral artery

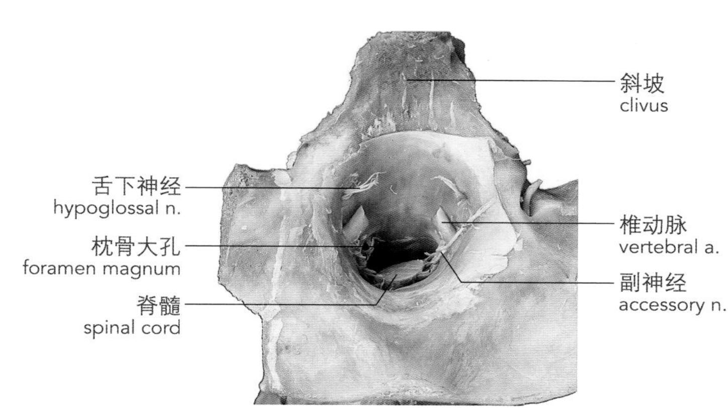
斜坡
clivus
舌下神经
hypoglossal n.
椎动脉
vertebral a.
枕骨大孔
foramen magnum
副神经
accessory n.
脊髓
spinal cord

图 3-86　颈椎周围血管铸型(后面观)
The the cast of vein around the cervical vertebra. Posterior aspect

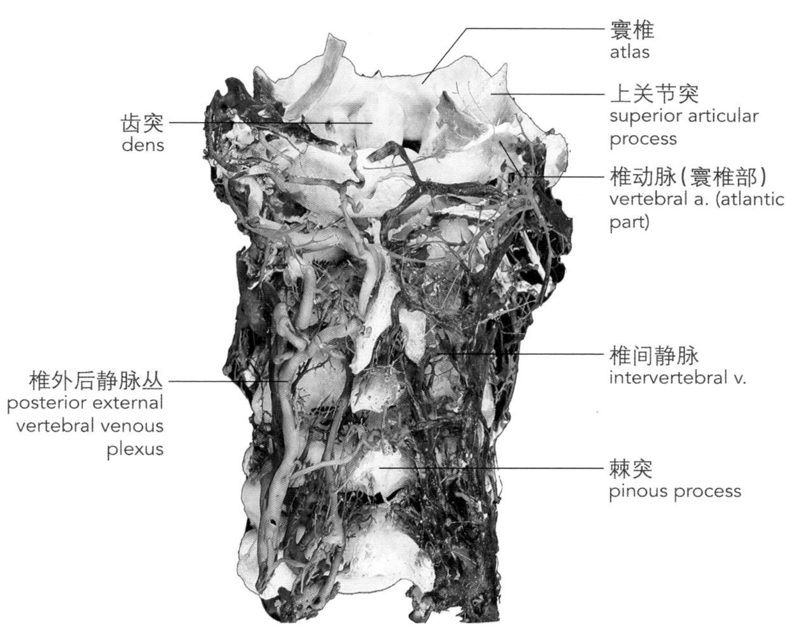
寰椎
atlas
上关节突
superior articular process
齿突
dens
椎动脉(寰椎部)
vertebral a. (atlantic part)
椎间静脉
intervertebral v.
椎外后静脉丛
posterior external vertebral venous plexus
棘突
pinous process

图 3-87　颈椎周围静脉铸型(侧面观)
The cast of vein around the cervical vertebra. Lateral aspect

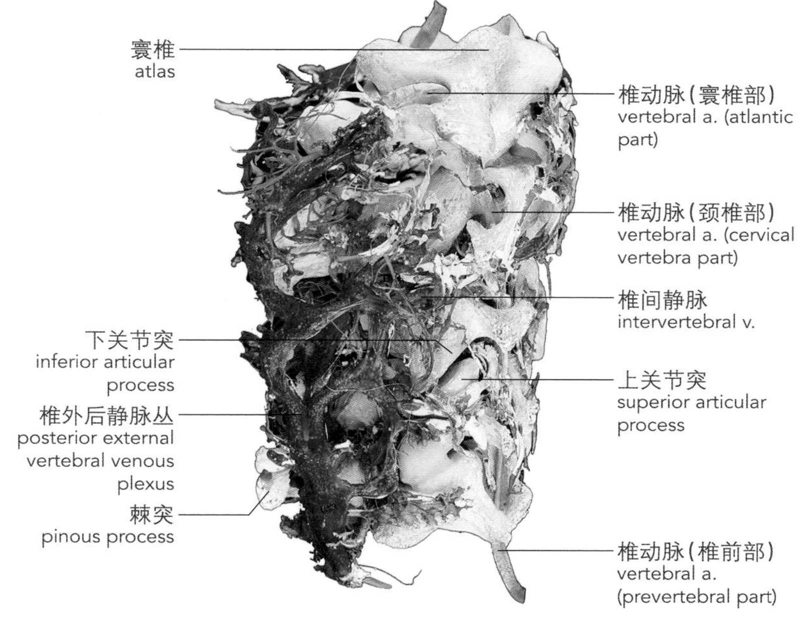
寰椎
atlas
椎动脉(寰椎部)
vertebral a. (atlantic part)
椎动脉(颈椎部)
vertebral a. (cervical vertebra part)
椎间静脉
intervertebral v.
下关节突
inferior articular process
上关节突
superior articular process
椎外后静脉丛
posterior external vertebral venous plexus
棘突
pinous process
椎动脉(椎前部)
vertebral a.
(prevertebral part)

图 3-88　颈椎周围静脉铸型(前面观)
The cast of vein around the cervical vertebra. Anterior aspect

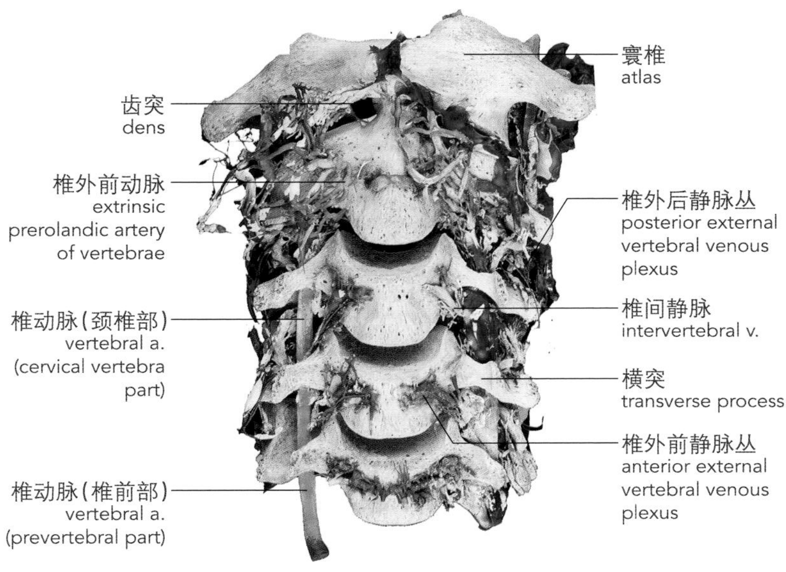
寰椎
atlas
齿突
dens
椎外前动脉
extrinsic prerolandic artery of vertebrae
椎外后静脉丛
posterior external vertebral venous plexus
椎动脉(颈椎部)
vertebral a.
(cervical vertebra part)
椎间静脉
intervertebral v.
横突
transverse process
椎外前静脉丛
anterior external vertebral venous plexus
椎动脉(椎前部)
vertebral a.
(prevertebral part)

图 3-89　颅骨与椎骨连结(1)
The joints of the skull and vertebral(1)

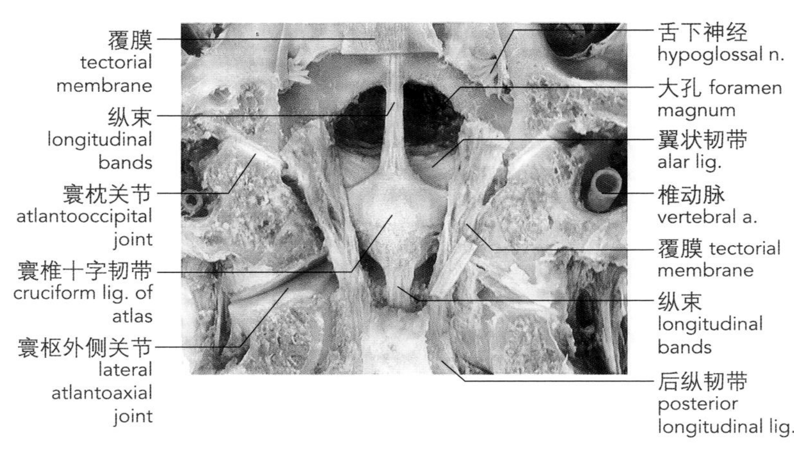
覆膜
tectorial membrane
舌下神经
hypoglossal n.
大孔 foramen magnum
纵束
longitudinal bands
翼状韧带
alar lig.
寰枕关节
atlantooccipital joint
椎动脉
vertebral a.
覆膜 tectorial membrane
寰椎十字韧带
cruciform lig. of atlas
纵束
longitudinal bands
寰枢外侧关节
lateral atlantoaxial joint
后纵韧带
posterior longitudinal lig.

图 3-90 颅骨与椎骨连结(2)
The joints of the skull and vertebral(2)

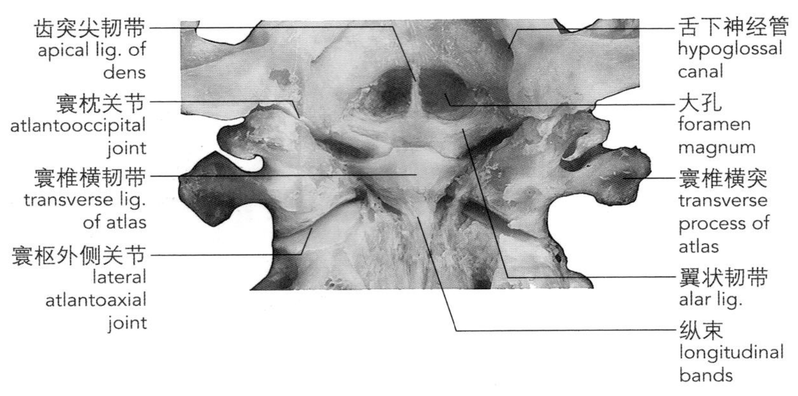
齿突尖韧带
apical lig. of dens
寰枕关节
atlantooccipital joint
寰椎横韧带
transverse lig. of atlas
寰枢外侧关节
lateral atlantoaxial joint
舌下神经管
hypoglossal canal
大孔
foramen magnum
寰椎横突
transverse process of atlas
翼状韧带
alar lig.
纵束
longitudinal bands

图 3-91 颅骨与椎骨连结(3)
The joints of the skull and vertebral(3)

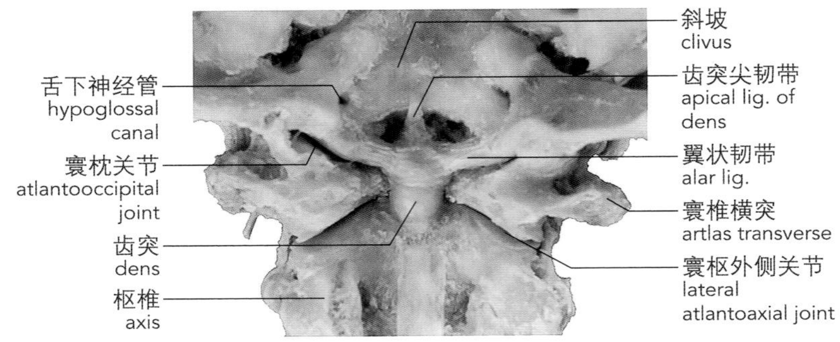
舌下神经管
hypoglossal canal
寰枕关节
atlantooccipital joint
齿突
dens
枢椎
axis
斜坡
clivus
齿突尖韧带
apical lig. of dens
翼状韧带
alar lig.
寰椎横突
artlas transverse
寰枢外侧关节
lateral atlantoaxial joint

图 3-92 颅骨与椎骨连结(冠状切面)
The joints of the skull and vertebral. Coronal section

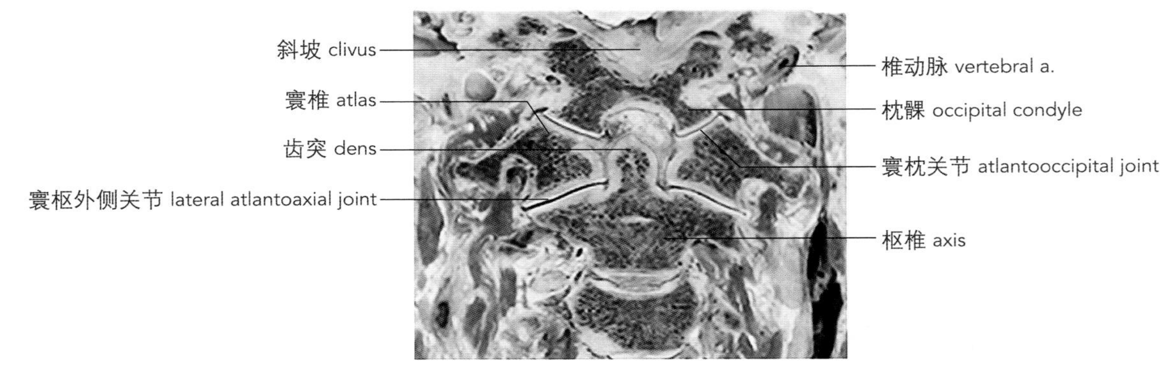
斜坡 clivus
寰椎 atlas
齿突 dens
寰枢外侧关节 lateral atlantoaxial joint
椎动脉 vertebral a.
枕髁 occipital condyle
寰枕关节 atlantooccipital joint
枢椎 axis

图 3-93 寰枢椎连结(上面观 1)
The joints of atlas and axis. Superior aspect(1)

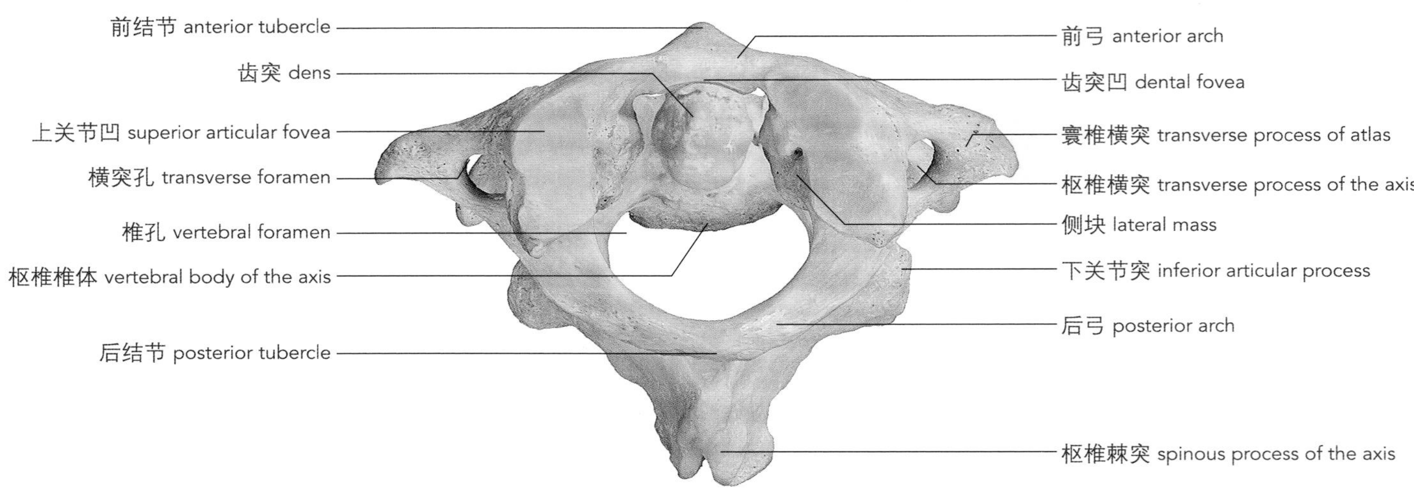
前结节 anterior tubercle
齿突 dens
上关节凹 superior articular fovea
横突孔 transverse foramen
椎孔 vertebral foramen
枢椎椎体 vertebral body of the axis
后结节 posterior tubercle
前弓 anterior arch
齿突凹 dental fovea
寰椎横突 transverse process of atlas
枢椎横突 transverse process of the axis
侧块 lateral mass
下关节突 inferior articular process
后弓 posterior arch
枢椎棘突 spinous process of the axis

图 3-94 寰枢椎连结(上面观 2)
The joints of atlas and axis. Superior aspect(2)

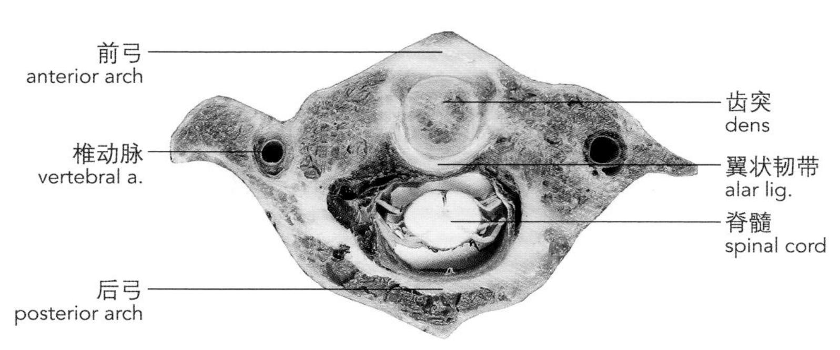
前弓
anterior arch
椎动脉
vertebral a.
后弓
posterior arch
齿突
dens
翼状韧带
alar lig.
脊髓
spinal cord

图 3-95 寰枢椎连结(正中矢状面观)
The joints of atlas and axis. Center sagittal aspect

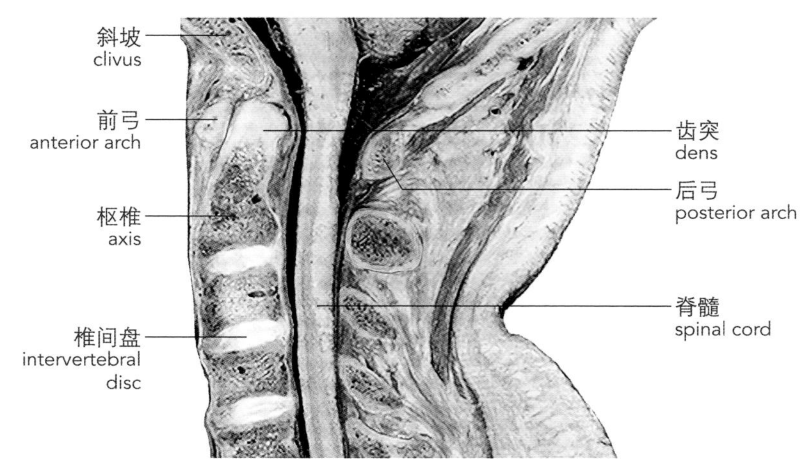
斜坡
clivus
前弓
anterior arch
枢椎
axis
椎间盘
intervertebral disc
齿突
dens
后弓
posterior arch
脊髓
spinal cord

图 3-96 颈部椎骨间连结(1)
The intervertebral joints of cervical part(1)

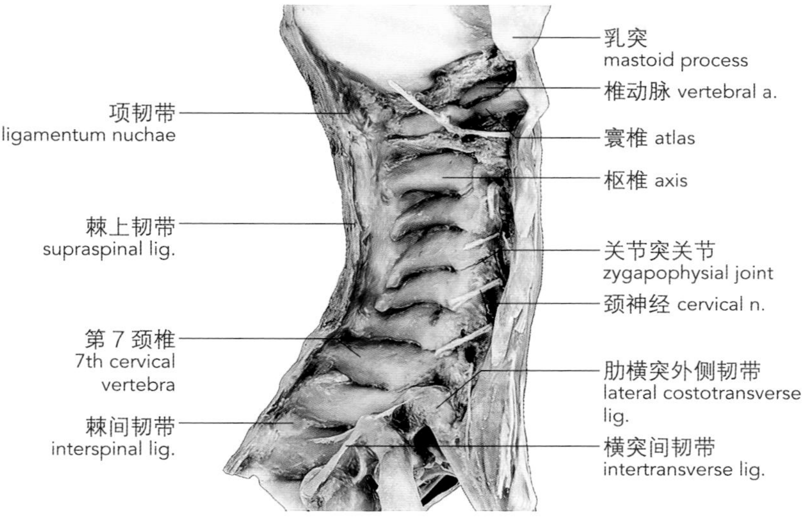
项韧带
ligamentum nuchae
棘上韧带
supraspinal lig.
第 7 颈椎
7th cervical vertebra
棘间韧带
interspinal lig.
乳突
mastoid process
椎动脉 vertebral a.
寰椎 atlas
枢椎 axis
关节突关节
zygapophysial joint
颈神经 cervical n.
肋横突外侧韧带
lateral costotransverse lig.
横突间韧带
intertransverse lig.

图 3-97 颈部椎骨间连结(2)
The intervertebral joints of cervical part(2)

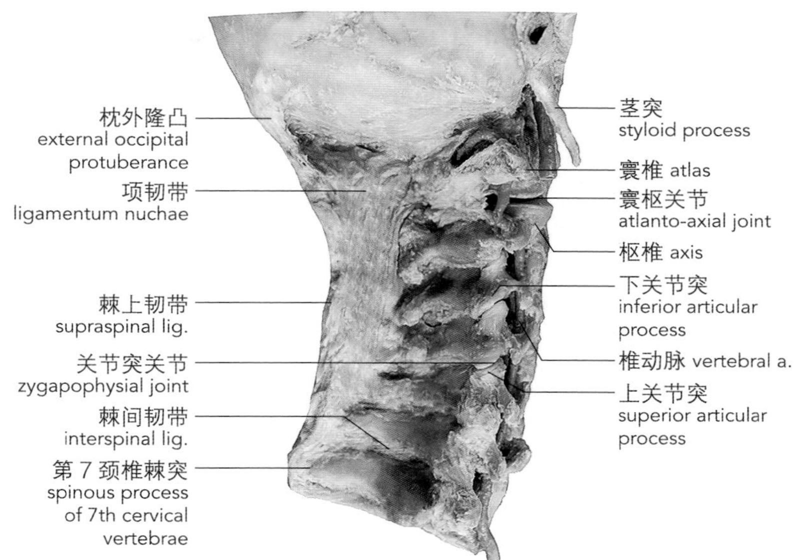
枕外隆凸
external occipital protuberance
项韧带
ligamentum nuchae
棘上韧带
supraspinal lig.
关节突关节
zygapophysial joint
棘间韧带
interspinal lig.
第 7 颈椎棘突
spinous process of 7th cervical vertebrae
茎突
styloid process
寰椎 atlas
寰枢关节
atlanto-axial joint
枢椎 axis
下关节突
inferior articular process
椎动脉 vertebral a.
上关节突
superior articular process

图 3-98 胸部椎骨间连结
The intervertebral joints of thoracic part

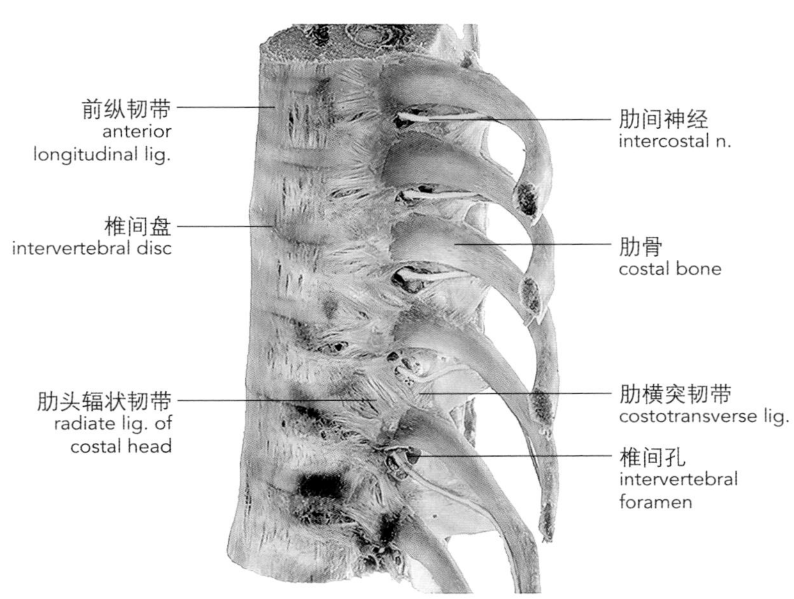
前纵韧带
anterior longitudinal lig.
椎间盘
intervertebral disc
肋头辐状韧带
radiate lig. of costal head
肋间神经
intercostal n.
肋骨
costal bone
肋横突韧带
costotransverse lig.
椎间孔
intervertebral foramen

【解剖学要点】

椎体间借椎间盘及前、后纵韧带相连，椎弓间借韧带和关节突关节相连。椎间盘由髓核和纤维环构成。

前纵韧带位于椎体前面，上自枕骨大孔前缘，下达第 2 骶椎椎体。

后纵韧带位于椎体后面，上自枢椎，下达骶骨。

黄韧带连于相邻两椎弓板之间，棘间韧带连于相邻两棘突之间，棘上韧带连于各棘突尖之间。

关节突关节由相邻上、下关节突关节面构成。

图 3-99 肋间后动脉脊支
The spinal branch of posterior intercostal artery

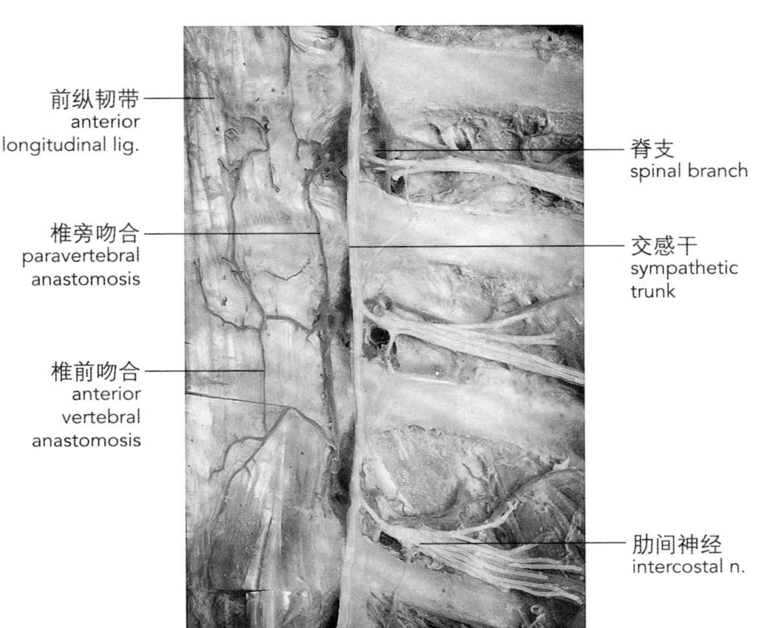
前纵韧带
anterior longitudinal lig.
椎旁吻合
paravertebral anastomosis
椎前吻合
anterior vertebral anastomosis
脊支
spinal branch
交感干
sympathetic trunk
肋间神经
intercostal n.

图 3-100 腰动脉脊支
The spinal branch of lumbar arteries

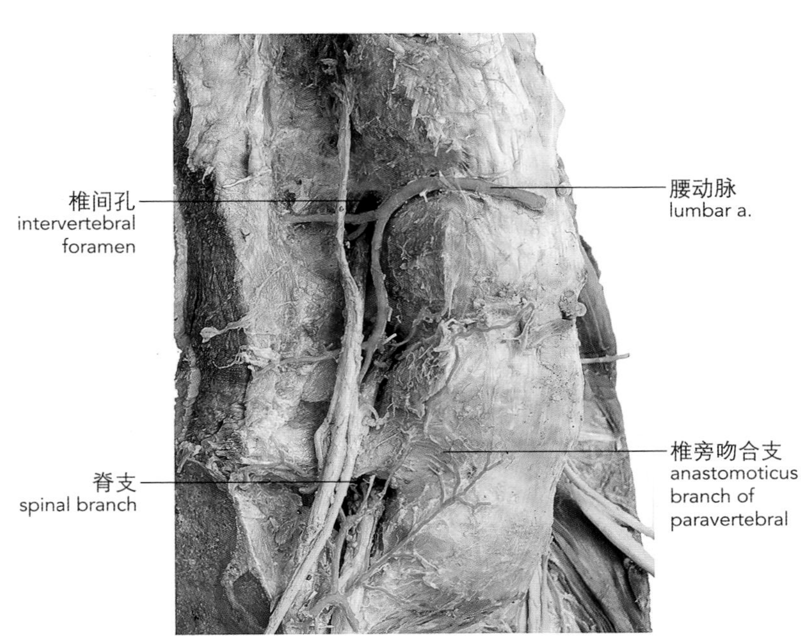
椎间孔
intervertebral foramen
脊支
spinal branch
腰动脉
lumbar a.
椎旁吻合支
anastomoticus branch of paravertebral

图 3-101 椎管动脉椎骨支
The vertebral branch of vertebral canal artery

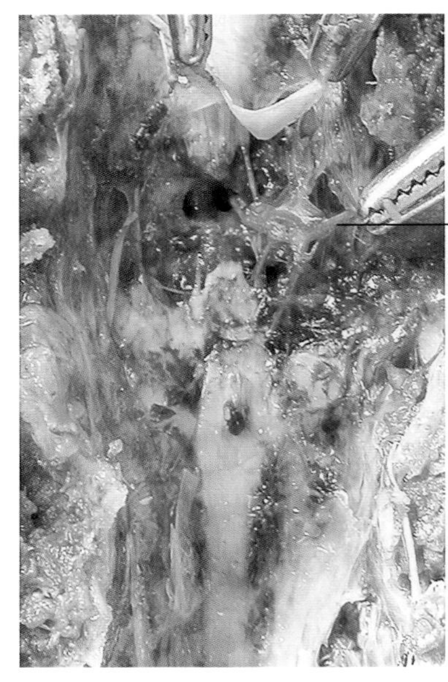
椎管动脉椎骨支
vertebral branch of vertebral canal a.

图 3-102 腰部血管、神经(1)
The blood vessel and nerve of lumbar part(1)

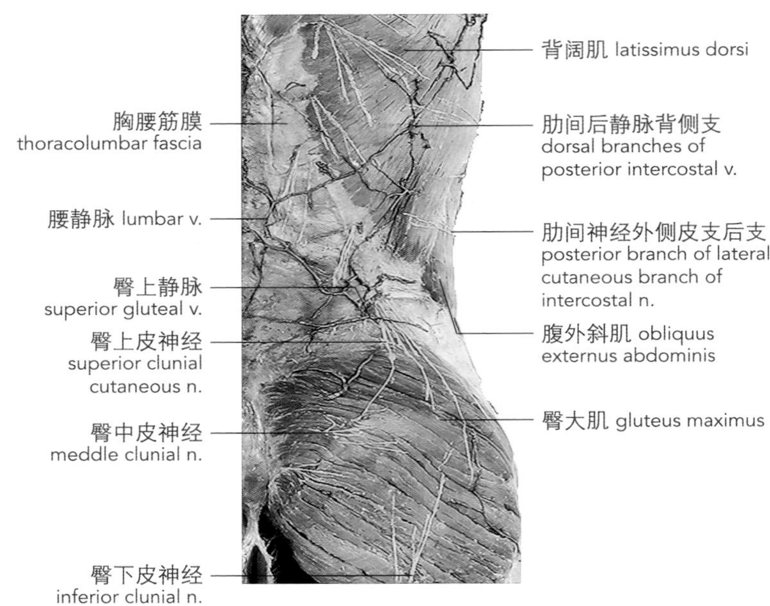
背阔肌 latissimus dorsi
胸腰筋膜
thoracolumbar fascia
肋间后静脉背侧支
dorsal branches of
posterior intercostal v.
腰静脉 lumbar v.
肋间神经外侧皮支后支
posterior branch of lateral
cutaneous branch of
intercostal n.
臀上静脉
superior gluteal v.
臀上皮神经
superior clunial
cutaneous n.
腹外斜肌 obliquus
externus abdominis
臀中皮神经
meddle clunial n.
臀大肌 gluteus maximus
臀下皮神经
inferior clunial n.

图 3-103 腰部血管、神经(2)
The blood vessel and nerve of lumbar part(2)

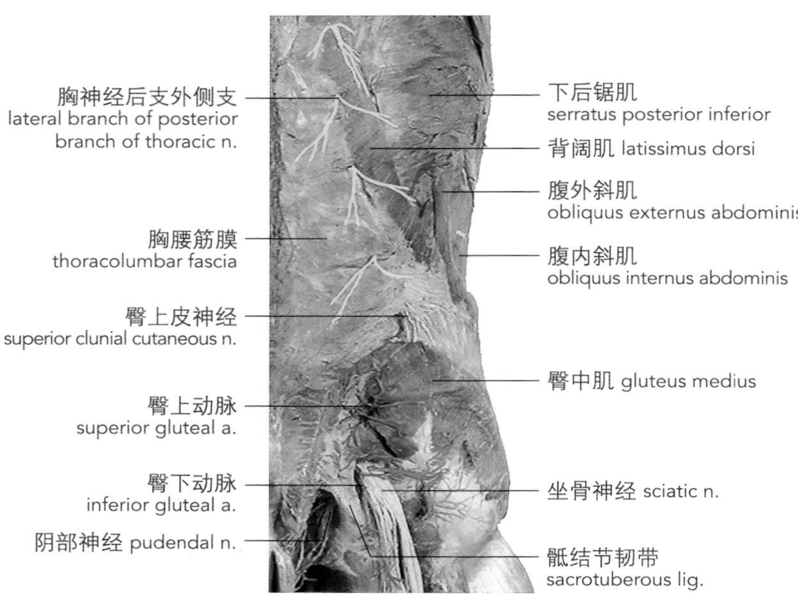
胸神经后支外侧支
lateral branch of posterior
branch of thoracic n.
下后锯肌
serratus posterior inferior
背阔肌 latissimus dorsi
腹外斜肌
obliquus externus abdominis
胸腰筋膜
thoracolumbar fascia
腹内斜肌
obliquus internus abdominis
臀上皮神经
superior clunial cutaneous n.
臀中肌 gluteus medius
臀上动脉
superior gluteal a.
臀下动脉
inferior gluteal a.
坐骨神经 sciatic n.
阴部神经 pudendal n.
骶结节韧带
sacrotuberous lig.

图 3-104 腰部血管、神经(3)
The blood vessel and nerve of lumbar part(3)

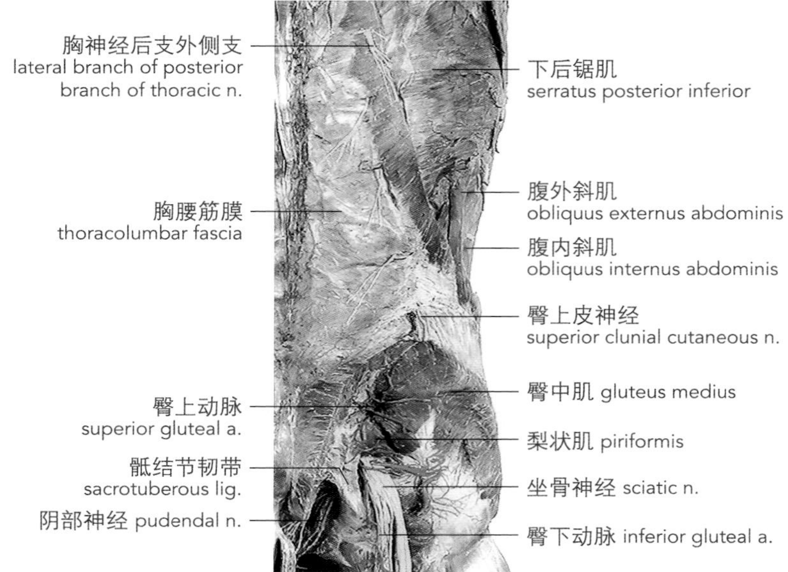
胸神经后支外侧支
lateral branch of posterior
branch of thoracic n.
下后锯肌
serratus posterior inferior
腹外斜肌
obliquus externus abdominis
胸腰筋膜
thoracolumbar fascia
腹内斜肌
obliquus internus abdominis
臀上皮神经
superior clunial cutaneous n.
臀中肌 gluteus medius
臀上动脉
superior gluteal a.
梨状肌 piriformis
骶结节韧带
sacrotuberous lig.
坐骨神经 sciatic n.
阴部神经 pudendal n.
臀下动脉 inferior gluteal a.

图 3-105 腰部血管、神经(4)
The blood vessel and nerve of lumbar part(4)

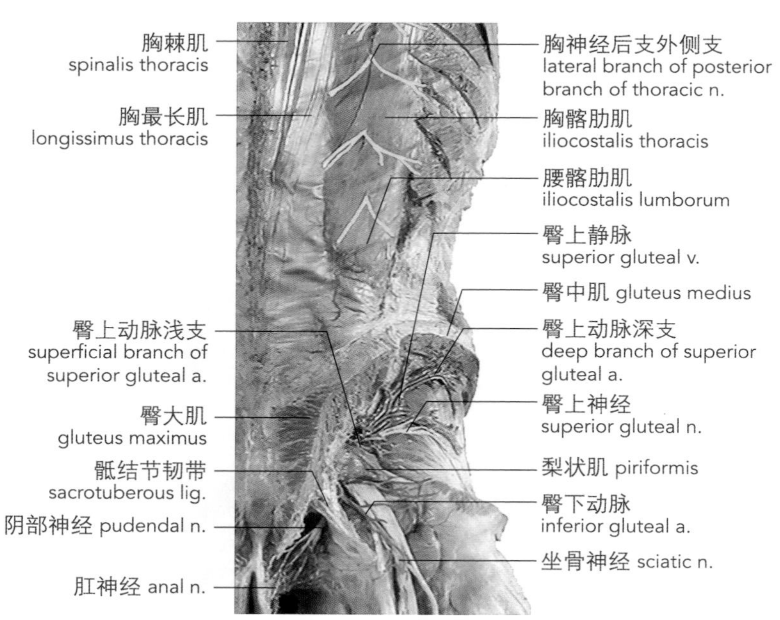
胸棘肌
spinalis thoracis
胸神经后支外侧支
lateral branch of posterior
branch of thoracic n.
胸最长肌
longissimus thoracis
胸髂肋肌
iliocostalis thoracis
腰髂肋肌
iliocostalis lumborum
臀上静脉
superior gluteal v.
臀中肌 gluteus medius
臀上动脉浅支
superficial branch of
superior gluteal a.
臀上动脉深支
deep branch of superior
gluteal a.
臀大肌
gluteus maximus
臀上神经
superior gluteal n.
骶结节韧带
sacrotuberous lig.
梨状肌 piriformis
阴部神经 pudendal n.
臀下动脉
inferior gluteal a.
坐骨神经 sciatic n.
肛神经 anal n.

图 3-106 腰部血管、神经(5)
The blood vessel and nerve of lumbar part(5)

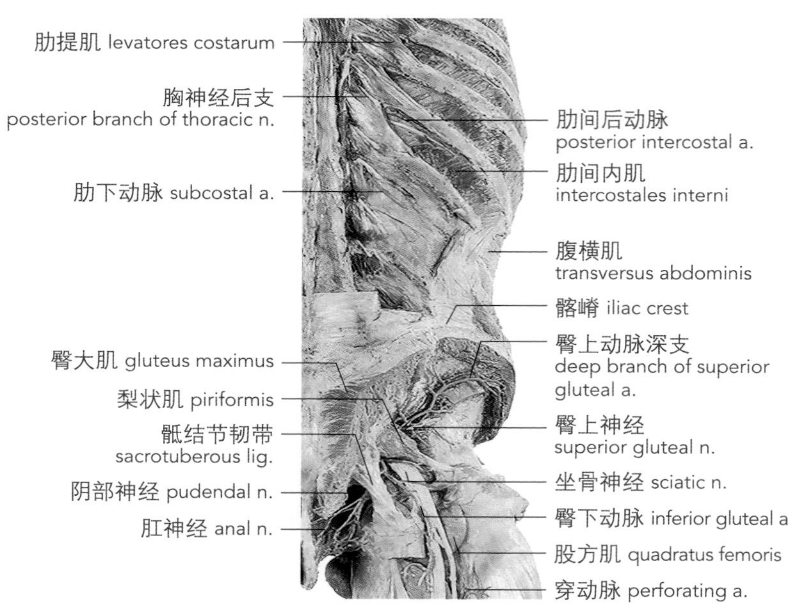
肋提肌 levatores costarum
胸神经后支
posterior branch of thoracic n.
肋间后动脉
posterior intercostal a.
肋间内肌
intercostales interni
肋下动脉 subcostal a.
腹横肌
transversus abdominis
髂嵴 iliac crest
臀大肌 gluteus maximus
臀上动脉深支
deep branch of superior
gluteal a.
梨状肌 piriformis
臀上神经
superior gluteal n.
骶结节韧带
sacrotuberous lig.
坐骨神经 sciatic n.
阴部神经 pudendal n.
臀下动脉 inferior gluteal a.
肛神经 anal n.
股方肌 quadratus femoris
穿动脉 perforating a.

图 3-107　腰部血管、神经(6)
The blood vessel and nerve of lumbar part(6)

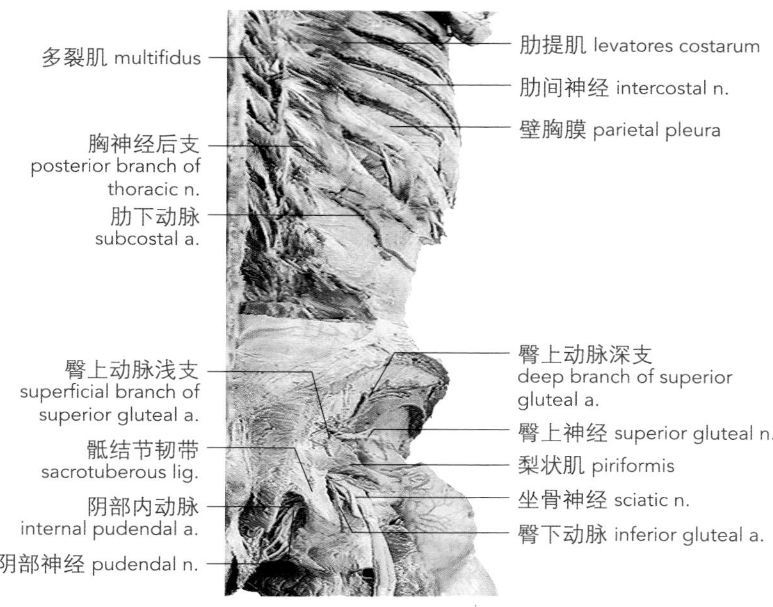
多裂肌 multifidus
胸神经后支
posterior branch of thoracic n.
肋下动脉
subcostal a.
臀上动脉浅支
superficial branch of superior gluteal a.
骶结节韧带
sacrotuberous lig.
阴部内动脉
internal pudendal a.
阴部神经 pudendal n.
肋提肌 levatores costarum
肋间神经 intercostal n.
壁胸膜 parietal pleura
臀上动脉深支
deep branch of superior gluteal a.
臀上神经 superior gluteal n.
梨状肌 piriformis
坐骨神经 sciatic n.
臀下动脉 inferior gluteal a.

图 3-108　腰部血管、神经(7)
The blood vessel and nerve of lumbar part(7)

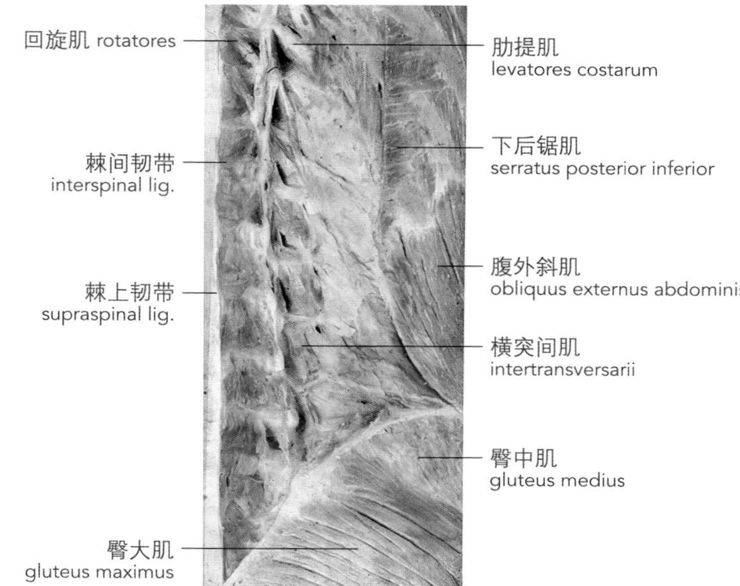
回旋肌 rotatores
棘间韧带
interspinal lig.
棘上韧带
supraspinal lig.
臀大肌
gluteus maximus
肋提肌
levatores costarum
下后锯肌
serratus posterior inferior
腹外斜肌
obliquus externus abdominis
横突间肌
intertransversarii
臀中肌
gluteus medius

图 3-109　腰部血管、神经(8)
The blood vessel and nerve of lumbar part(8)

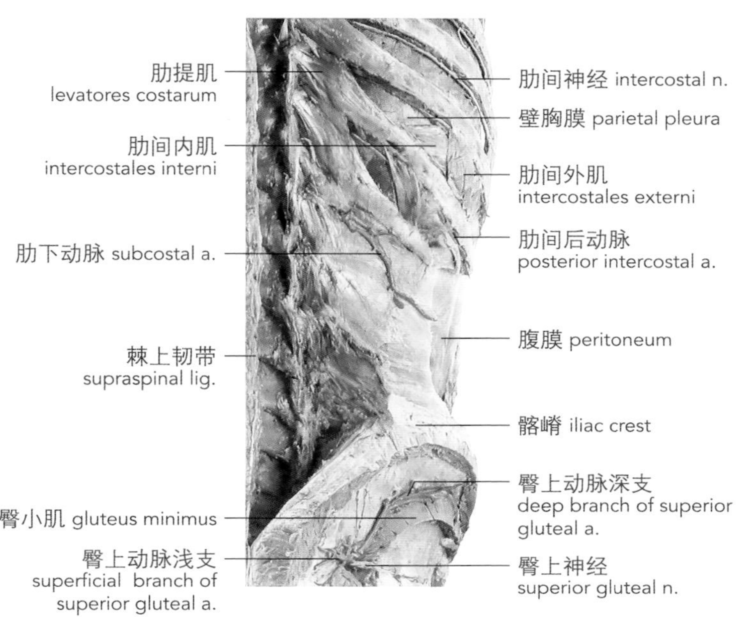
肋提肌
levatores costarum
肋间内肌
intercostales interni
肋下动脉 subcostal a.
棘上韧带
supraspinal lig.
臀小肌 gluteus minimus
臀上动脉浅支
superficial branch of superior gluteal a.
肋间神经 intercostal n.
壁胸膜 parietal pleura
肋间外肌
intercostales externi
肋间后动脉
posterior intercostal a.
腹膜 peritoneum
髂嵴 iliac crest
臀上动脉深支
deep branch of superior gluteal a.
臀上神经
superior gluteal n.

图 3-110　脊柱静脉
Vein of vertebral column

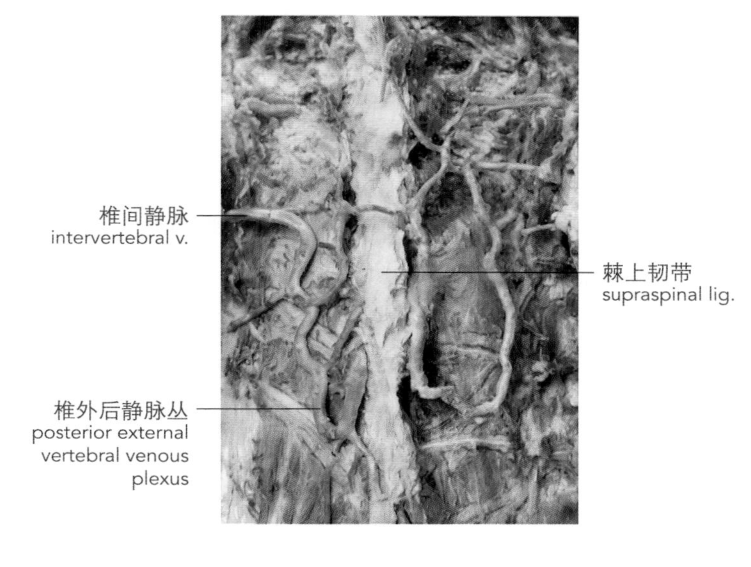
椎间静脉
intervertebral v.
椎外后静脉丛
posterior external vertebral venous plexus
棘上韧带
supraspinal lig.

图 3-111　椎管后静脉
The posterior vein of vertebral canal

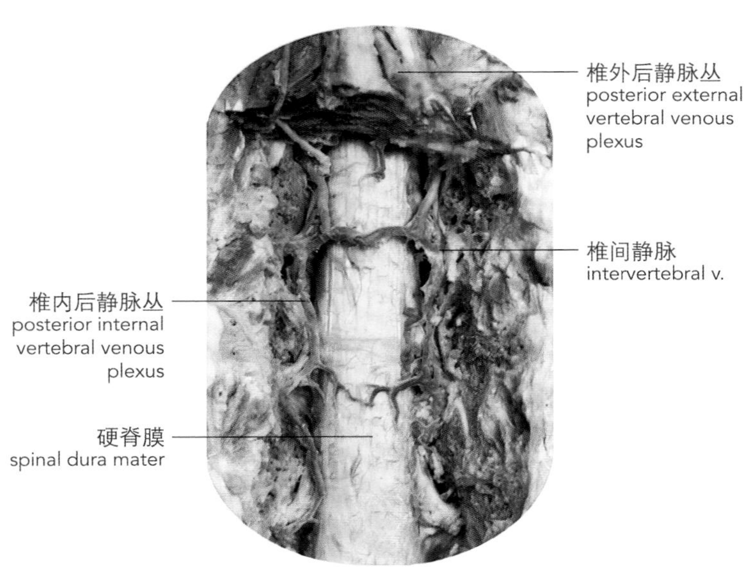
椎外后静脉丛
posterior external vertebral venous plexus
椎间静脉
intervertebral v.
椎内后静脉丛
posterior internal vertebral venous plexus
硬脊膜
spinal dura mater

图 3-112　椎管前静脉
The anterior vein of vertebral canal

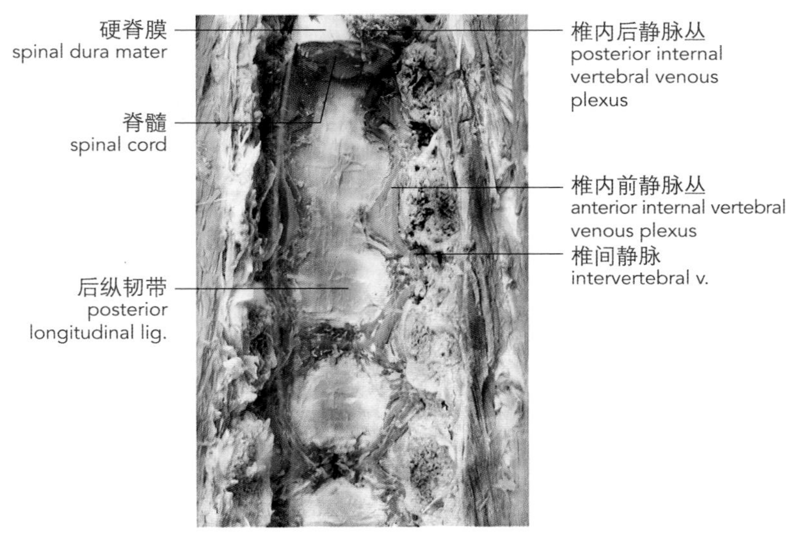
硬脊膜
spinal dura mater
脊髓
spinal cord
后纵韧带
posterior longitudinal lig.
椎内后静脉丛
posterior internal vertebral venous plexus
椎内前静脉丛
anterior internal vertebral venous plexus
椎间静脉
intervertebral v.

图 3-113 腰部血管、神经(9)
The blood vessel and nerve of lumbar part(9)

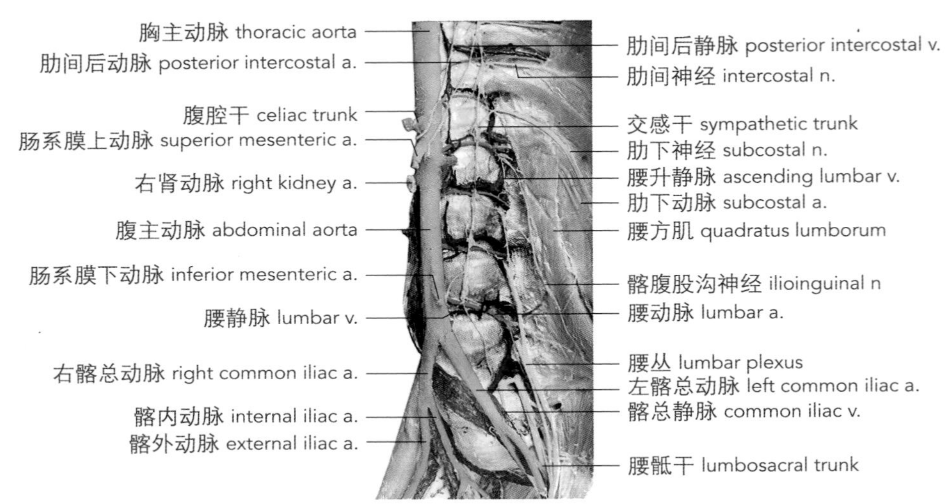

胸主动脉 thoracic aorta
肋间后动脉 posterior intercostal a.
腹腔干 celiac trunk
肠系膜上动脉 superior mesenteric a.
右肾动脉 right kidney a.
腹主动脉 abdominal aorta
肠系膜下动脉 inferior mesenteric a.
腰静脉 lumbar v.
右髂总动脉 right common iliac a.
髂内动脉 internal iliac a.
髂外动脉 external iliac a.
肋间后静脉 posterior intercostal v.
肋间神经 intercostal n.
交感干 sympathetic trunk
肋下神经 subcostal n.
腰升静脉 ascending lumbar v.
肋下动脉 subcostal a.
腰方肌 quadratus lumborum
髂腹股沟神经 ilioinguinal n
腰动脉 lumbar a.
腰丛 lumbar plexus
左髂总动脉 left common iliac a.
髂总静脉 common iliac v.
腰骶干 lumbosacral trunk

图 3-114 腰部血管、神经(10)
The blood vessel and nerve of lumbar part(10)

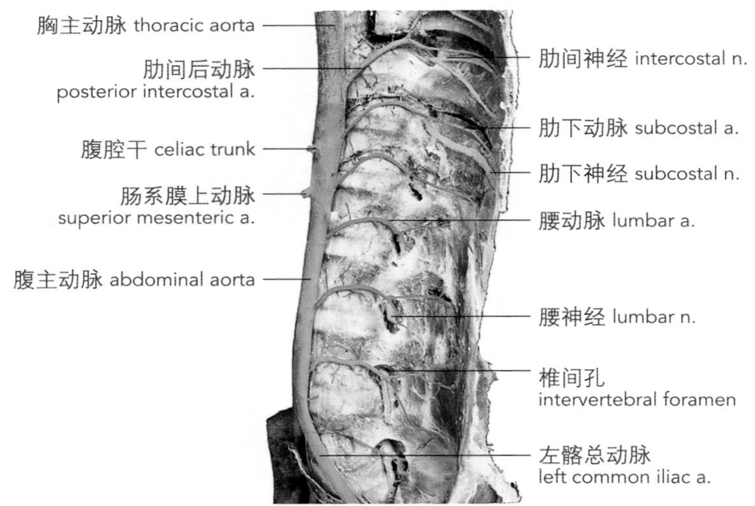

胸主动脉 thoracic aorta
肋间后动脉
posterior intercostal a.
腹腔干 celiac trunk
肠系膜上动脉
superior mesenteric a.
腹主动脉 abdominal aorta
肋间神经 intercostal n.
肋下动脉 subcostal a.
肋下神经 subcostal n.
腰动脉 lumbar a.
腰神经 lumbar n.
椎间孔
intervertebral foramen
左髂总动脉
left common iliac a.

图 3-115 腰部血管铸型
The blood vessel cast of lumbar part

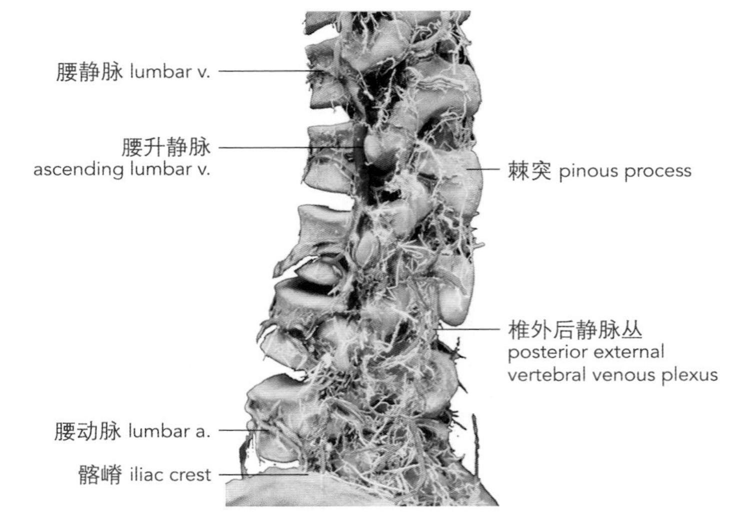

腰静脉 lumbar v.
腰升静脉
ascending lumbar v.
腰动脉 lumbar a.
髂嵴 iliac crest
棘突 pinous process
椎外后静脉丛
posterior external
vertebral venous plexus

图 3-116 腰部血管、神经(后面观)
The blood vessel and nerve of lumbar part. Posterior aspect

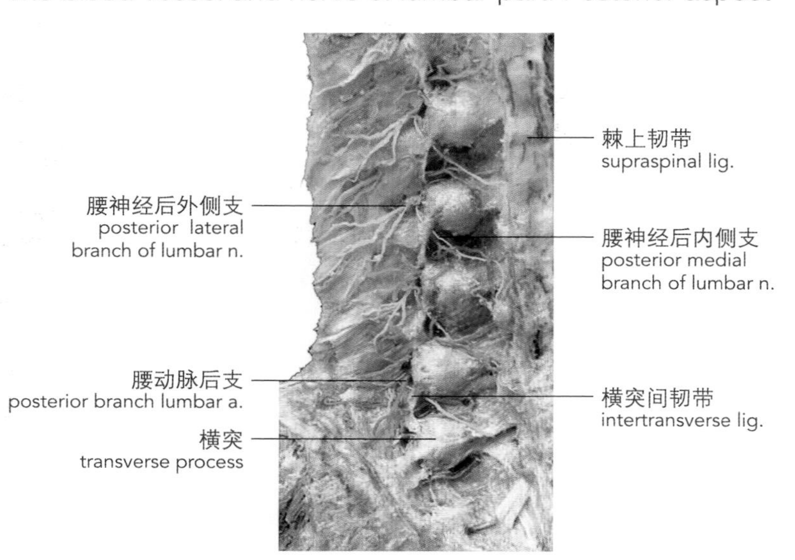

腰神经后外侧支
posterior lateral
branch of lumbar n.
腰动脉后支
posterior branch lumbar a.
横突
transverse process
棘上韧带
supraspinal lig.
腰神经后内侧支
posterior medial
branch of lumbar n.
横突间韧带
intertransverse lig.

图 3-117 腰部神经(后面观)
The nerve of lumbar part. Posterior aspect

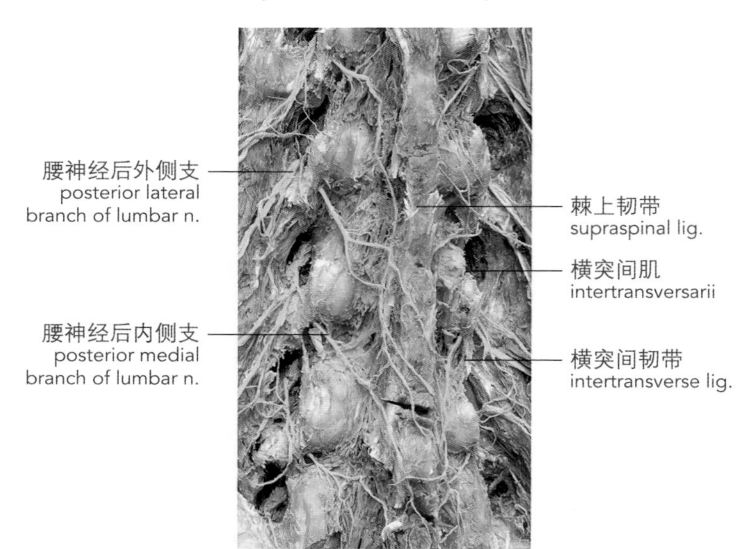

腰神经后外侧支
posterior lateral
branch of lumbar n.
腰神经后内侧支
posterior medial
branch of lumbar n.
棘上韧带
supraspinal lig.
横突间肌
intertransversarii
横突间韧带
intertransverse lig.

图 3-118 腰部血管、神经(后面观)
The blood vessel and nerve of lumbar part. Posterior aspect

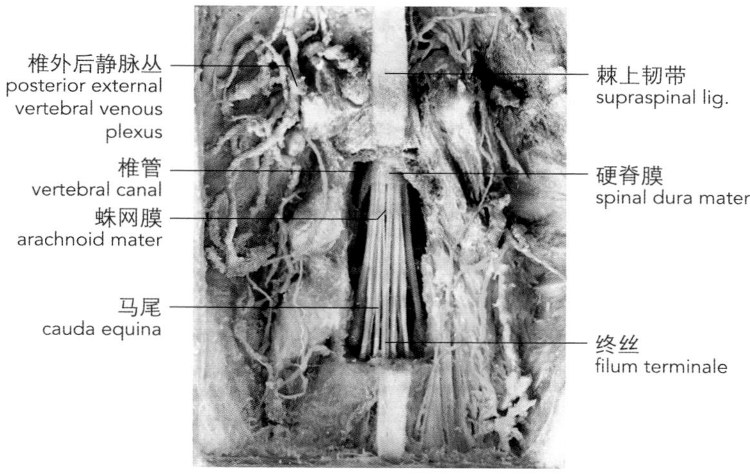

椎外后静脉丛
posterior external vertebral venous plexus
椎管
vertebral canal
蛛网膜
arachnoid mater
马尾
cauda equina
棘上韧带
supraspinal lig.
硬脊膜
spinal dura mater
终丝
filum terminale

图 3-119 腰椎动脉
The artery of lumbar vertebrae

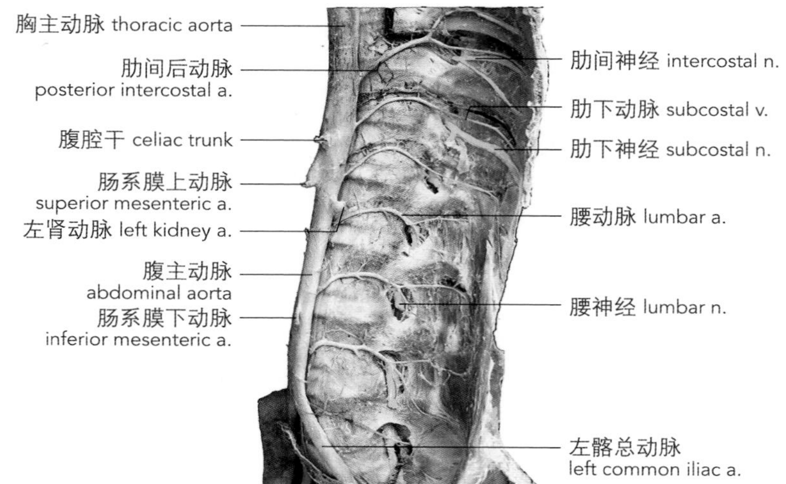

胸主动脉 thoracic aorta
肋间后动脉
posterior intercostal a.
腹腔干 celiac trunk
肠系膜上动脉
superior mesenteric a.
左肾动脉 left kidney a.
腹主动脉
abdominal aorta
肠系膜下动脉
inferior mesenteric a.
肋间神经 intercostal n.
肋下动脉 subcostal v.
肋下神经 subcostal n.
腰动脉 lumbar a.
腰神经 lumbar n.
左髂总动脉
left common iliac a.

图 3-120 椎骨的动脉(示意图)
The vertebral artery. Schematic diagram

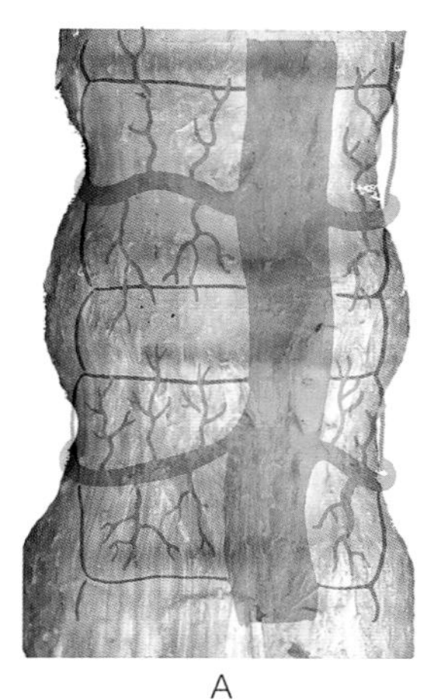
A
椎骨动脉(前面观)
vertebral artery. Anterior aspect

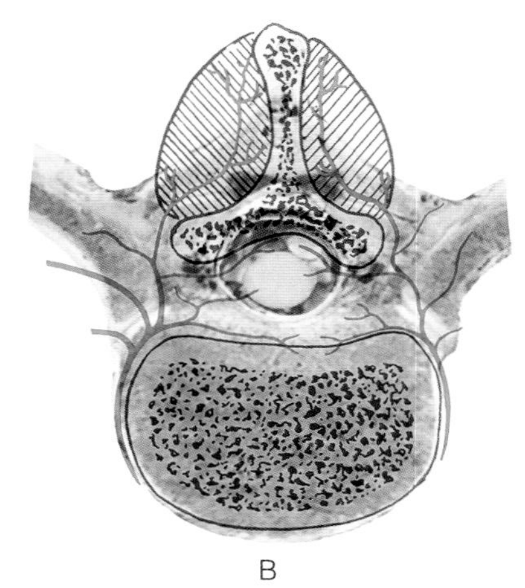
B
椎骨动脉(水平切面观)
vertebral artery. Horizontal aspect

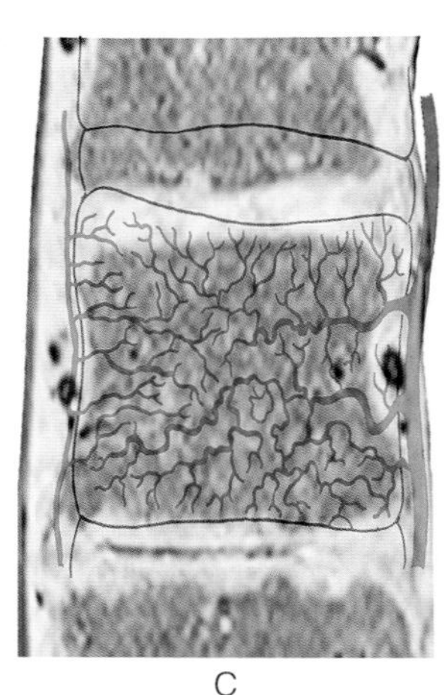
C
椎体动脉(前面观)
artery of vertebral body. Anterior aspect

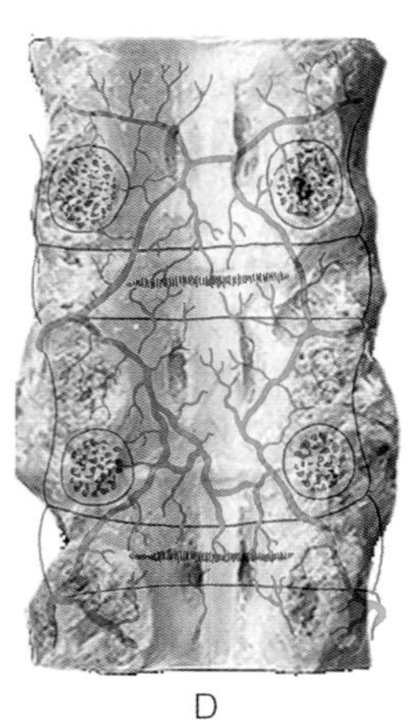
D
椎体动脉(后面观)
artery of vertebral body. Posterior aspect

图 3-121 椎骨间连结(水平切面观)
Intervertebral joints. Horizontal aspect

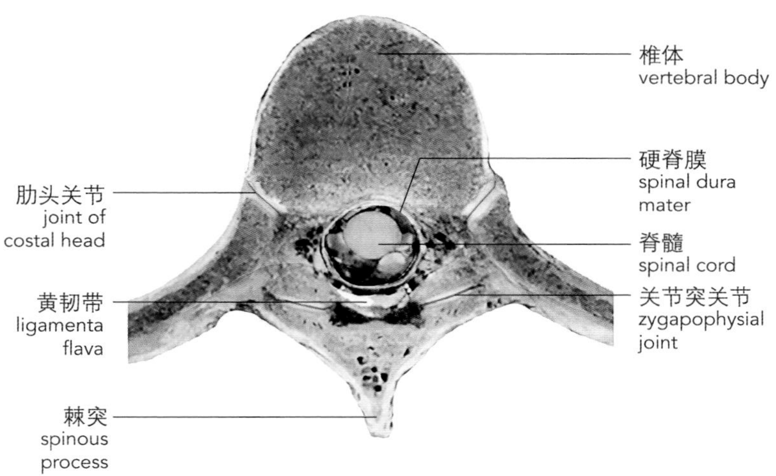

肋头关节
joint of costal head
黄韧带
ligamenta flava
棘突
spinous process
椎体
vertebral body
硬脊膜
spinal dura mater
脊髓
spinal cord
关节突关节
zygapophysial joint

图 3-122 椎骨间连结(前面观)
Intervertebral joints. Anterior aspect

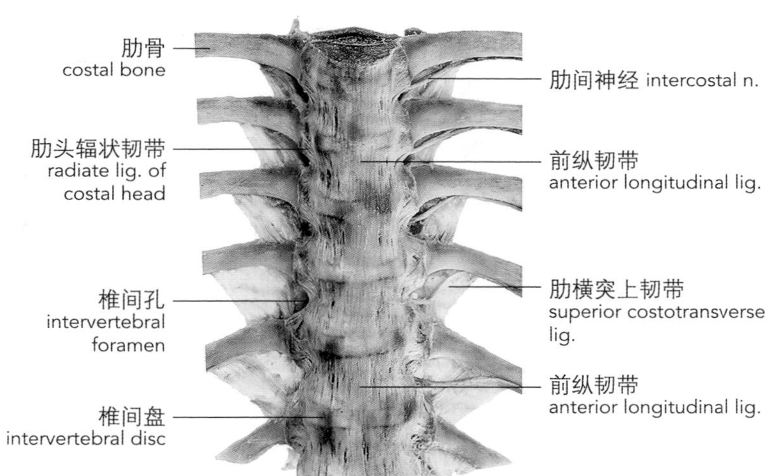

肋骨
costal bone
肋头辐状韧带
radiate lig. of costal head
椎间孔
intervertebral foramen
椎间盘
intervertebral disc
肋间神经 intercostal n.
前纵韧带
anterior longitudinal lig.
肋横突上韧带
superior costotransverse lig.
前纵韧带
anterior longitudinal lig.

图 3-123 椎骨间连结(侧面观)
Intervertebral joints. Lateral aspect

前纵韧带
anterior
longitudinal lig.
椎间盘
intervertebral disc
肋骨 costal bone
肋间神经
intercostal n.
肋头辐状韧带
radiate lig. of costal head
椎间孔
intervertebral foramen
肋横突上韧带
superior costotransverse
lig.

图 3-124 椎骨间连结(后面观)
Intervertebral joints. Posterior aspect

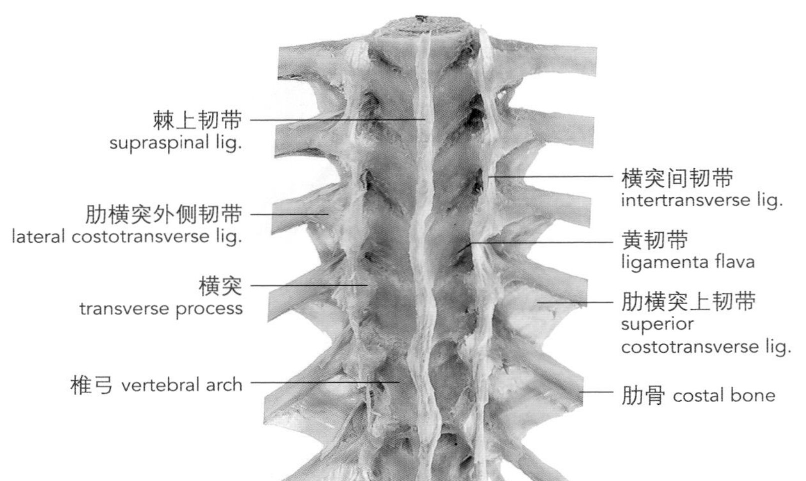
棘上韧带
supraspinal lig.
肋横突外侧韧带
lateral costotransverse lig.
横突
transverse process
椎弓 vertebral arch
横突间韧带
intertransverse lig.
黄韧带
ligamenta flava
肋横突上韧带
superior
costotransverse lig.
肋骨 costal bone

图 3-125 黄韧带(前面观)
Ligamenta flava. Anterior aspect

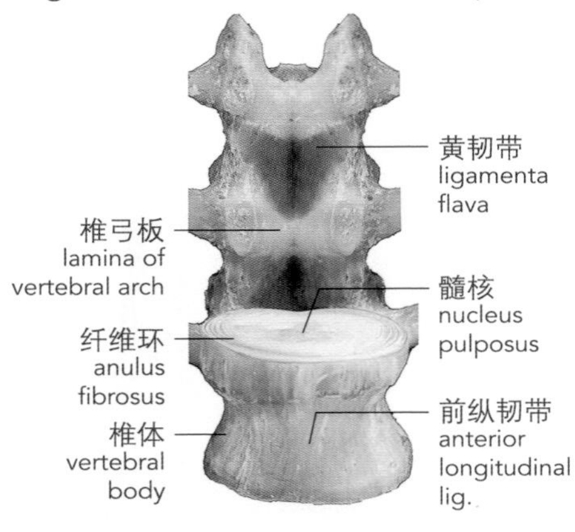
椎弓板
lamina of
vertebral arch
纤维环
anulus
fibrosus
椎体
vertebral
body
黄韧带
ligamenta
flava
髓核
nucleus
pulposus
前纵韧带
anterior
longitudinal
lig.

图 3-126 棘间韧带
Interspinal ligament

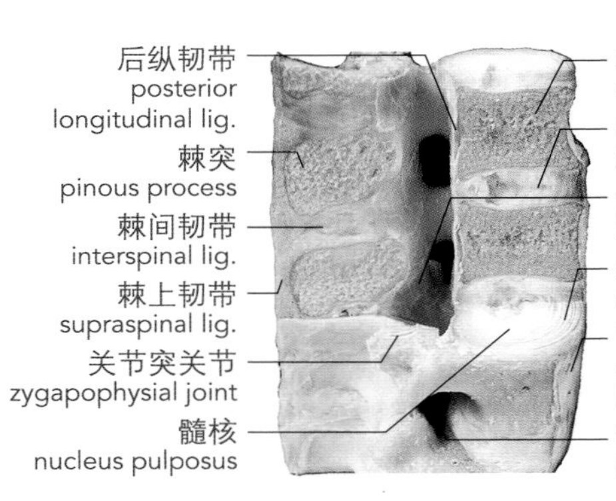
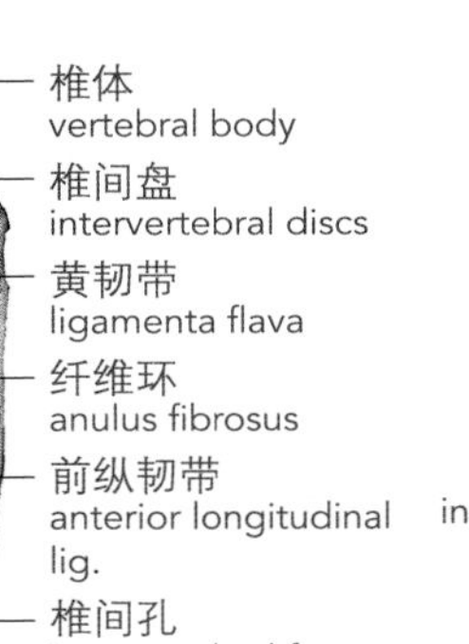
后纵韧带
posterior
longitudinal lig.
棘突
pinous process
棘间韧带
interspinal lig.
棘上韧带
supraspinal lig.
关节突关节
zygapophysial joint
髓核
nucleus pulposus
椎体
vertebral body
椎间盘
intervertebral discs
黄韧带
ligamenta flava
纤维环
anulus fibrosus
前纵韧带
anterior longitudinal
lig.
椎间孔
intervertebral foramen

图 3-127 后纵韧带
Posterior longitudinal ligament

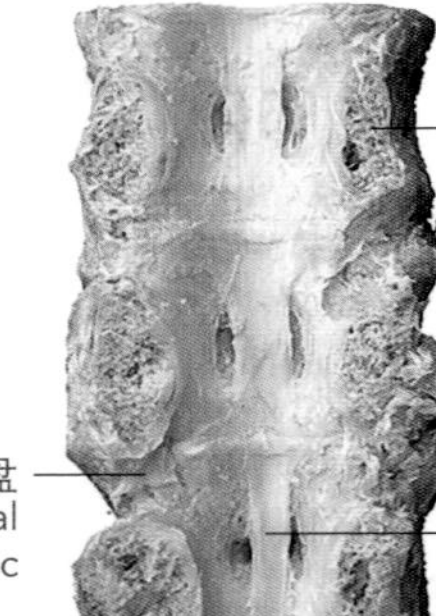
椎间盘
intervertebral
disc
椎弓根(切面)
pedicle of
vertebral arch.
Incisal surface
后纵韧带
posterior
longitudinal lig.

图 3-128 脊柱(后面观)
The vertebral column.
Posterior aspect

图 3-129 脊柱(前面观)
The vertebral column.
Anterior aspect

图 3-130 脊柱(侧面观)
The vertebral column.
Lateral aspect

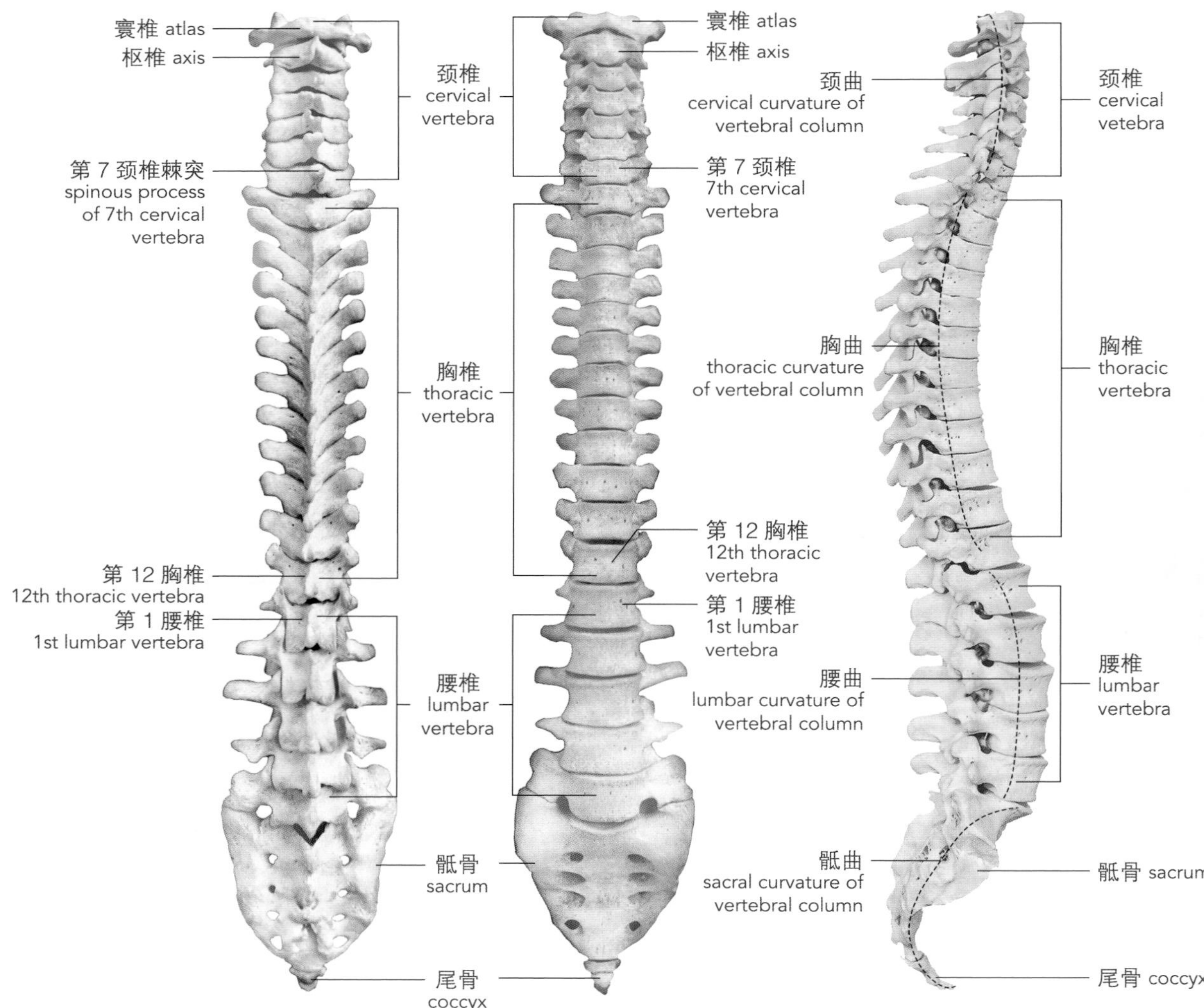
寰椎 atlas
枢椎 axis
第 7 颈椎棘突
spinous process
of 7th cervical
vertebra
第 12 胸椎
12th thoracic vertebra
第 1 腰椎
1st lumbar vertebra
颈椎
cervical
vertebra
胸椎
thoracic
vertebra
腰椎
lumbar
vertebra
骶骨
sacrum
尾骨
coccyx
寰椎 atlas
枢椎 axis
颈曲
cervical curvature of
vertebral column
第 7 颈椎
7th cervical
vertebra
胸曲
thoracic curvature
of vertebral column
第 12 胸椎
12th thoracic
vertebra
第 1 腰椎
1st lumbar
vertebra
腰曲
lumbar curvature of
vertebral column
骶曲
sacral curvature of
vertebral column
颈椎
cervical
vetebra
胸椎
thoracic
vertebra
腰椎
lumbar
vertebra
骶骨 sacrum
尾骨 coccyx

【解剖学要点】

脊柱由 24 块椎骨、1 块骶骨和 1 块尾骨借椎间盘、韧带和关节连结而成。

从前面观，自第 2 颈椎至第 2 骶椎的椎体，自上向下逐渐加宽。

从后面观，可见所有椎骨棘突连贯形成纵嵴，位于背部正中线上。从侧面观，成人有颈、胸、腰、骶 4 个生理弯曲，颈曲和腰曲凸向前，胸曲和骶曲凸向后。

图 3-131 颈椎连结(前面观)
The joints of cervical vertebrae. Anterior aspect

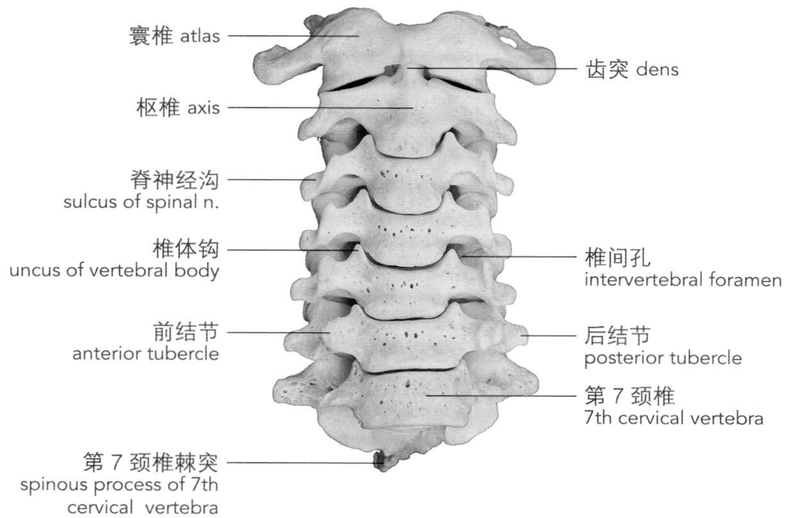
寰椎 atlas
枢椎 axis
脊神经沟
sulcus of spinal n.
椎体钩
uncus of vertebral body
前结节
anterior tubercle
第 7 颈椎棘突
spinous process of 7th
cervical vertebra
齿突 dens
椎间孔
intervertebral foramen
后结节
posterior tubercle
第 7 颈椎
7th cervical vertebra

图 3-132 颈椎连结(侧面观)
The joints of cervical vertebrae. Lateral aspect

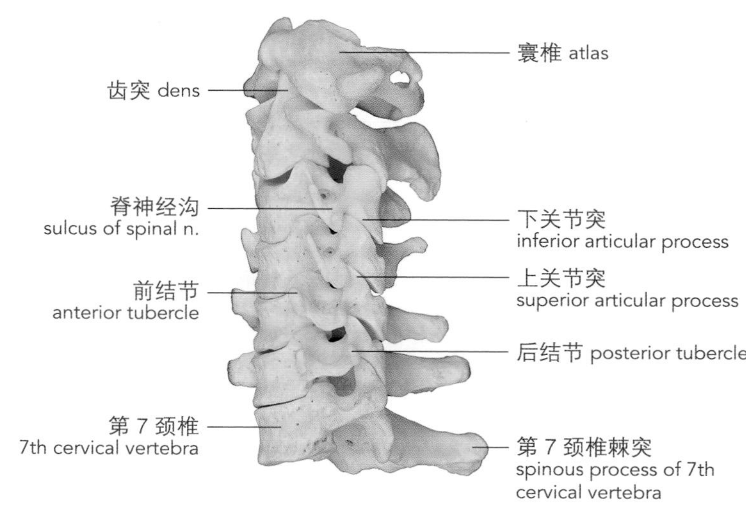
齿突 dens
脊神经沟
sulcus of spinal n.
前结节
anterior tubercle
第 7 颈椎
7th cervical vertebra
寰椎 atlas
下关节突
inferior articular process
上关节突
superior articular process
后结节 posterior tubercle
第 7 颈椎棘突
spinous process of 7th
cervical vertebra

图 3-133 颈椎连结(后面观)
The joints of cervical vertebrae. Posterior aspect

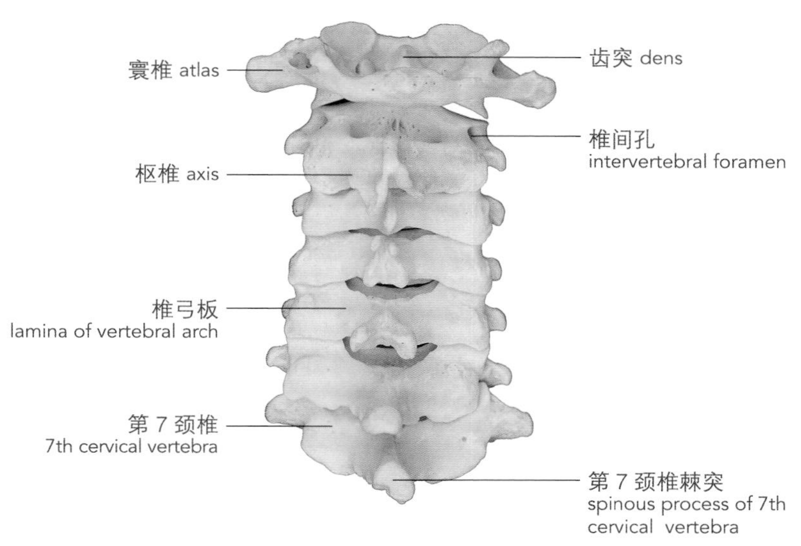
寰椎 atlas
枢椎 axis
椎弓板
lamina of vertebral arch
第 7 颈椎
7th cervical vertebra
齿突 dens
椎间孔
intervertebral foramen
第 7 颈椎棘突
spinous process of 7th
cervical vertebra

图 3-134 寰椎(下面观)
The atlas. Inferior aspect

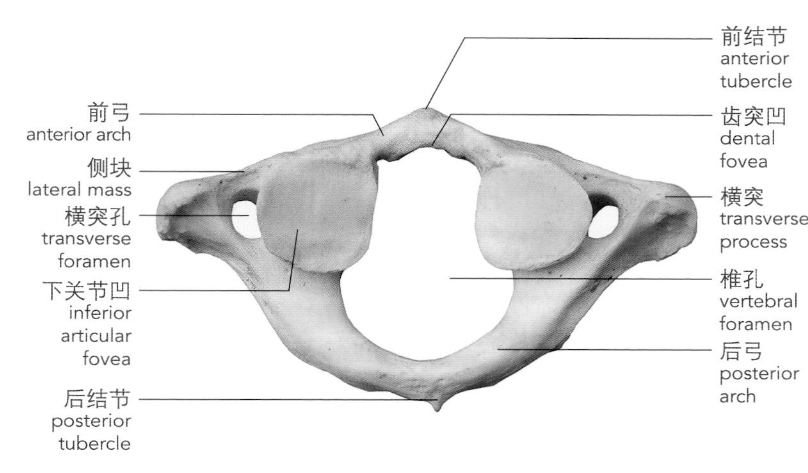
前弓
anterior arch
侧块
lateral mass
横突孔
transverse
foramen
下关节凹
inferior
articular
fovea
后结节
posterior
tubercle
前结节
anterior
tubercle
齿突凹
dental
fovea
横突
transverse
process
椎孔
vertebral
foramen
后弓
posterior
arch

图 3-135 寰椎(上面观)
The atlas. Superior aspect

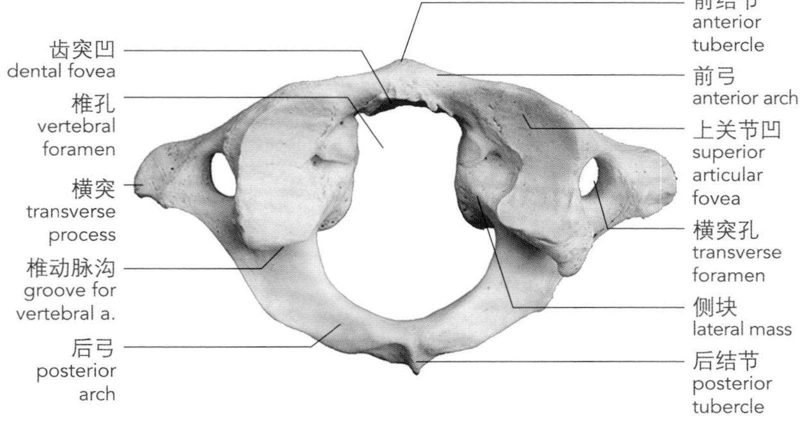
齿突凹
dental fovea
椎孔
vertebral
foramen
横突
transverse
process
椎动脉沟
groove for
vertebral a.
后弓
posterior
arch
前结节
anterior
tubercle
前弓
anterior arch
上关节凹
superior
articular
fovea
横突孔
transverse
foramen
侧块
lateral mass
后结节
posterior
tubercle

图 3-136 枢椎(上面观)
The axis. Superior aspect

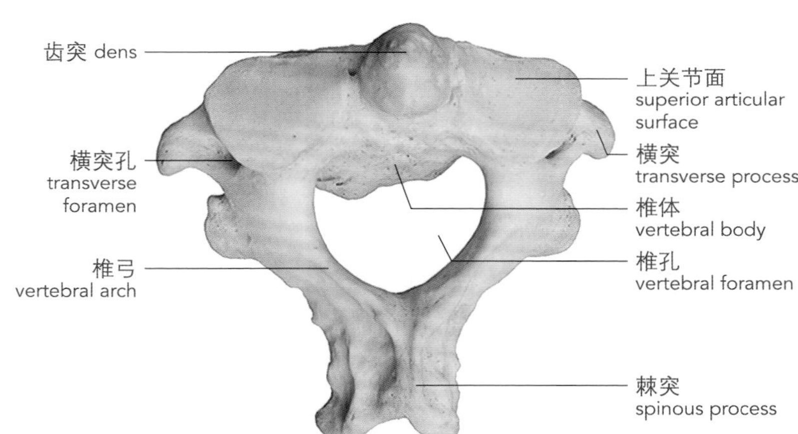
齿突 dens
横突孔
transverse
foramen
椎弓
vertebral arch
上关节面
superior articular
surface
横突
transverse process
椎体
vertebral body
椎孔
vertebral foramen
棘突
spinous process

图 3-137 枢椎(侧面观)
The axis. Lateral aspect

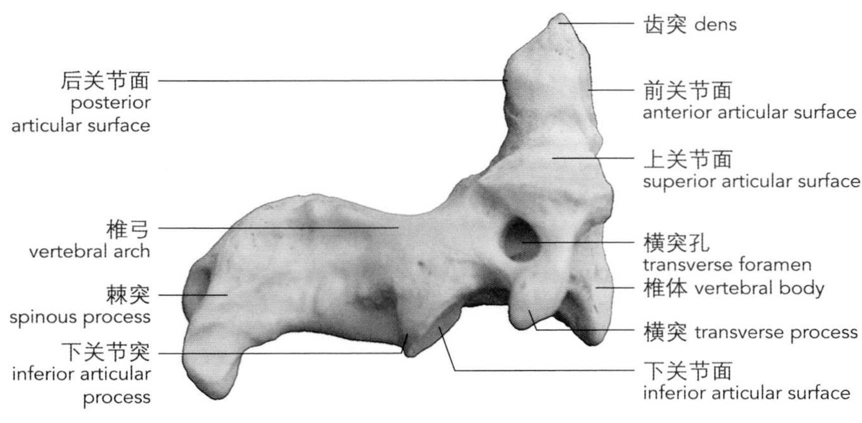

齿突 dens
后关节面 posterior articular surface
前关节面 anterior articular surface
上关节面 superior articular surface
椎弓 vertebral arch
横突孔 transverse foramen
棘突 spinous process
椎体 vertebral body
横突 transverse process
下关节突 inferior articular process
下关节面 inferior articular surface

【解剖学要点】

椎骨一般由椎体和椎弓组成。椎体呈短圆柱状,后面微凹,与椎弓共同围成椎孔。上下各椎孔贯通,构成容纳脊髓的椎管。椎弓连结椎体处较细,称椎弓根,根的上、下方各有切迹。椎弓根向后扩展变宽,称椎弓板。

由椎弓向后发出 1 个棘突、向两侧发出 1 对横突、向上、下分别发出 1 对上关节突和 1 对下关节突。

颈椎椎体较小,横突上有横突孔,棘突短,有分叉。寰椎呈环状,无椎体、棘突和关节突,由前弓、后弓和左、右侧块组成。枢椎的椎体向上伸出齿突,与寰椎齿突凹相关节。

图 3-138 普通颈椎(上面观)
The common cervical vertebrae. Superior aspect

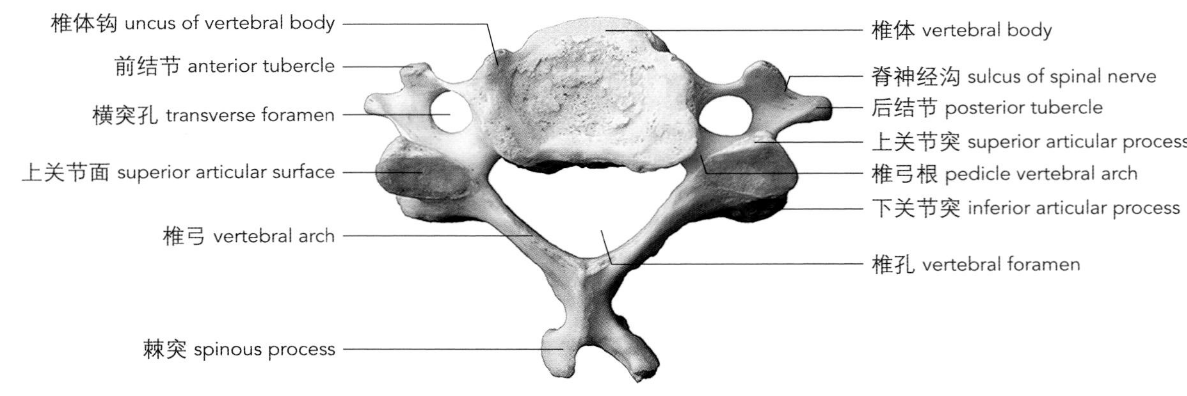

椎体钩 uncus of vertebral body
前结节 anterior tubercle
横突孔 transverse foramen
上关节面 superior articular surface
椎弓 vertebral arch
棘突 spinous process
椎体 vertebral body
脊神经沟 sulcus of spinal nerve
后结节 posterior tubercle
上关节突 superior articular process
椎弓根 pedicle vertebral arch
下关节突 inferior articular process
椎孔 vertebral foramen

图 3-139 普通颈椎(下面观)
The common cervical vertebrae. Inferior aspect

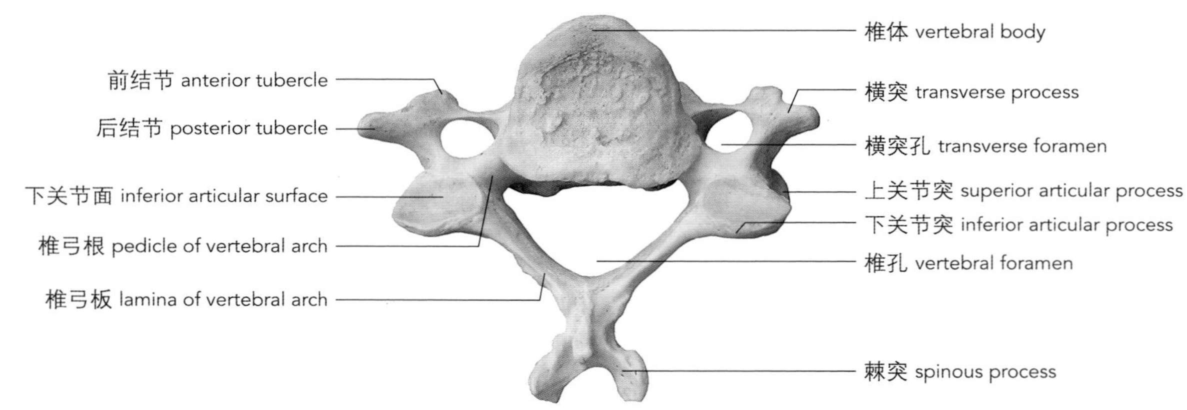

前结节 anterior tubercle
后结节 posterior tubercle
下关节面 inferior articular surface
椎弓根 pedicle of vertebral arch
椎弓板 lamina of vertebral arch
椎体 vertebral body
横突 transverse process
横突孔 transverse foramen
上关节突 superior articular process
下关节突 inferior articular process
椎孔 vertebral foramen
棘突 spinous process

图 3-140 第七颈椎(上面观)
The 7th cervical vertebrae. Superior aspect

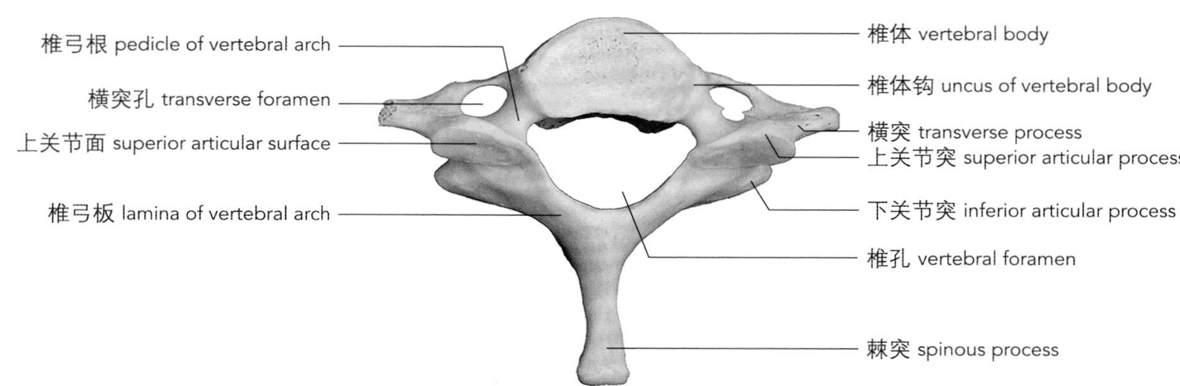

椎弓根 pedicle of vertebral arch
横突孔 transverse foramen
上关节面 superior articular surface
椎弓板 lamina of vertebral arch
椎体 vertebral body
椎体钩 uncus of vertebral body
横突 transverse process
上关节突 superior articular process
下关节突 inferior articular process
椎孔 vertebral foramen
棘突 spinous process

图 3-141 颈椎关节突关节(上面观)
The zygapophysial joints of cervical vertebrae. Superior aspect

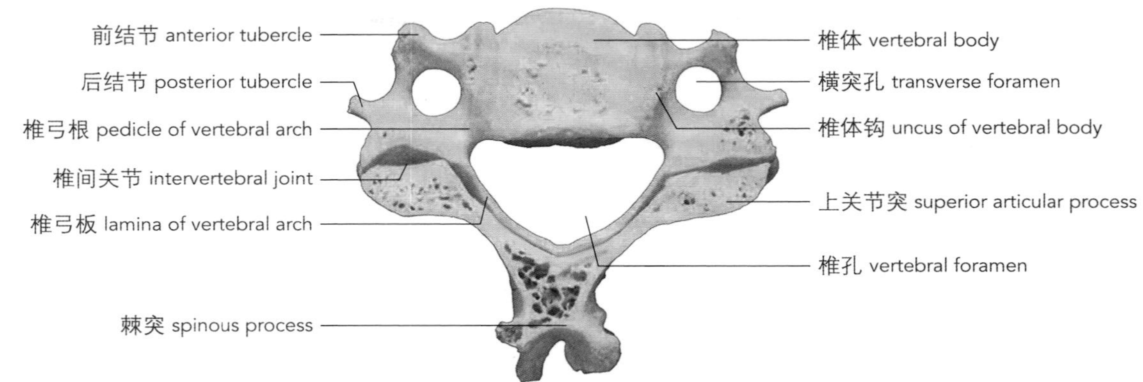
前结节 anterior tubercle
后结节 posterior tubercle
椎弓根 pedicle of vertebral arch
椎间关节 intervertebral joint
椎弓板 lamina of vertebral arch
棘突 spinous process
椎体 vertebral body
横突孔 transverse foramen
椎体钩 uncus of vertebral body
上关节突 superior articular process
椎孔 vertebral foramen

图 3-142 胸椎的连结(前面观)
The joints of thoracic vertebrae. Anterior aspect

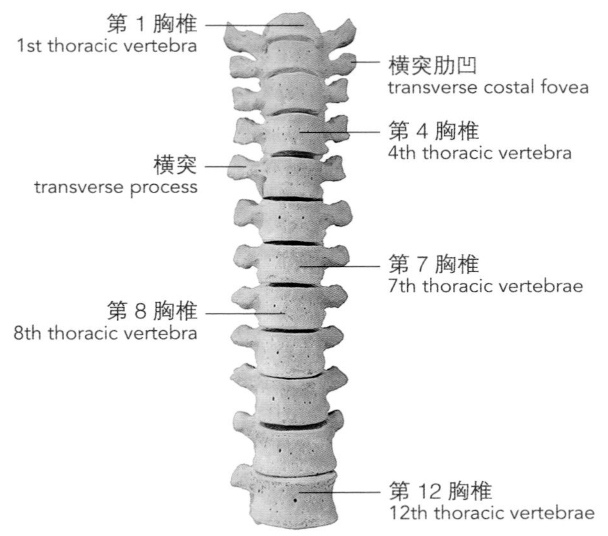
第 1 胸椎
1st thoracic vertebra
横突
transverse process
第 8 胸椎
8th thoracic vertebra
横突肋凹
transverse costal fovea
第 4 胸椎
4th thoracic vertebra
第 7 胸椎
7th thoracic vertebrae
第 12 胸椎
12th thoracic vertebrae

图 3-143 胸椎的连结(侧面观)
The joints of thoracic vertebrae. Lateral aspect

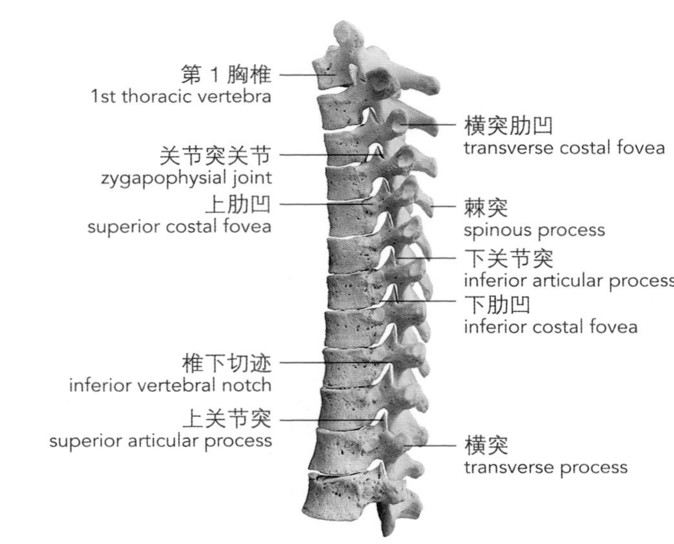
第 1 胸椎
1st thoracic vertebra
关节突关节
zygapophysial joint
上肋凹
superior costal fovea
椎下切迹
inferior vertebral notch
上关节突
superior articular process
横突肋凹
transverse costal fovea
棘突
spinous process
下关节突
inferior articular process
下肋凹
inferior costal fovea
横突
transverse process

图 3-144 胸椎的连结(后外侧面观)
The joints of thoracic vertebrae. Posterior lateral aspect

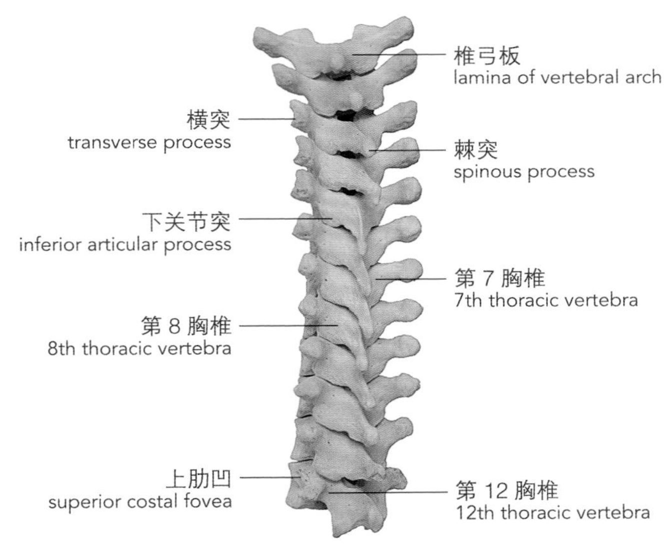
横突
transverse process
下关节突
inferior articular process
第 8 胸椎
8th thoracic vertebra
上肋凹
superior costal fovea
椎弓板
lamina of vertebral arch
棘突
spinous process
第 7 胸椎
7th thoracic vertebra
第 12 胸椎
12th thoracic vertebra

图 3-145 胸椎关节突关节(侧面观)
The zygapophysial joints of thoracic vertebrae. lateral aspect

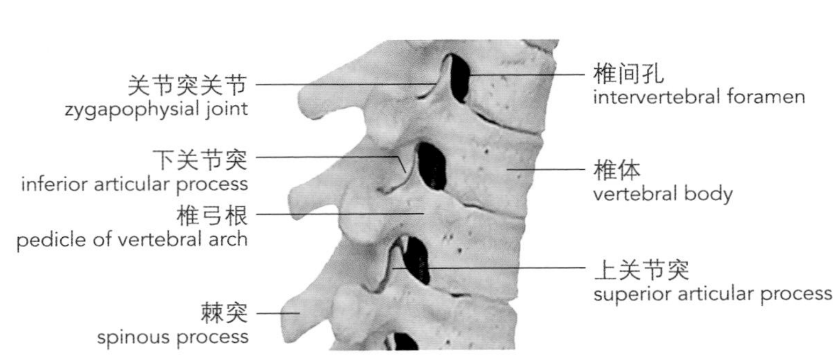
关节突关节
zygapophysial joint
下关节突
inferior articular process
椎弓根
pedicle of vertebral arch
棘突
spinous process
椎间孔
intervertebral foramen
椎体
vertebral body
上关节突
superior articular process

图 3-146 胸椎关节突关节（上面观）
The zygapophysial joints of thoracic vertebrae. Superior aspect

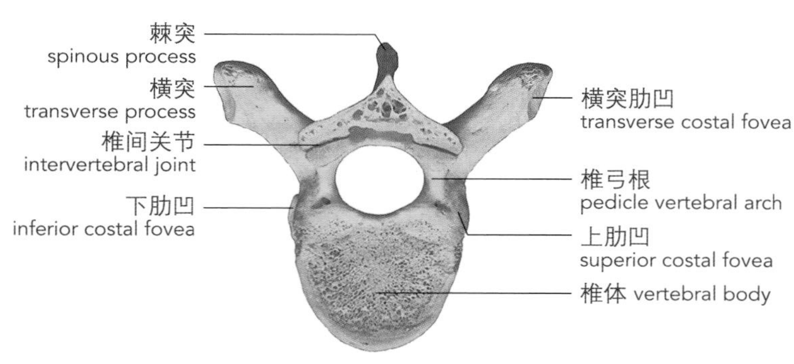

棘突
spinous process
横突
transverse process
椎间关节
intervertebral joint
下肋凹
inferior costal fovea
横突肋凹
transverse costal fovea
椎弓根
pedicle vertebral arch
上肋凹
superior costal fovea
椎体 vertebral body

图 3-147 胸椎（侧面观）
The thoracic vertebra. Lateral aspect

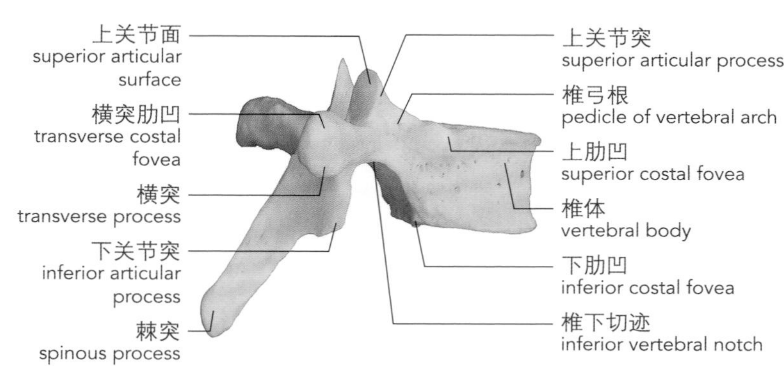

上关节面
superior articular surface
横突肋凹
transverse costal fovea
横突
transverse process
下关节突
inferior articular process
棘突
spinous process
上关节突
superior articular process
椎弓根
pedicle of vertebral arch
上肋凹
superior costal fovea
椎体
vertebral body
下肋凹
inferior costal fovea
椎下切迹
inferior vertebral notch

图 3-148 胸椎（上面观）
The thoracic vertebra. Superior aspect

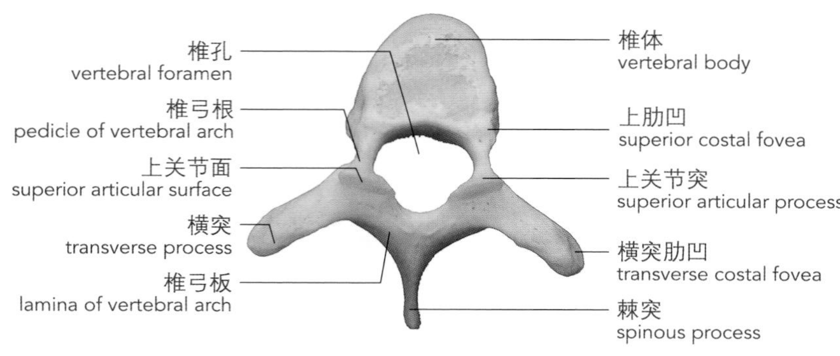

椎孔
vertebral foramen
椎弓根
pedicle of vertebral arch
上关节面
superior articular surface
横突
transverse process
椎弓板
lamina of vertebral arch
椎体
vertebral body
上肋凹
superior costal fovea
上关节突
superior articular process
横突肋凹
transverse costal fovea
棘突
spinous process

【解剖学要点】

胸椎的横突末端前面有横突肋凹，椎体侧面后分的上、下缘分别有上、下肋凹，棘突细长，向后下倾斜，相互呈叠瓦状排列。

图 3-149 腰椎的形态（前面观）
The form of lumbar vertebrae. Anterior aspect

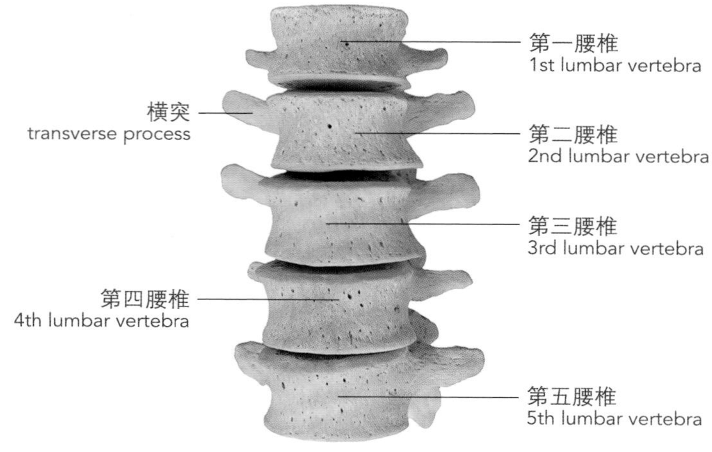

横突
transverse process
第四腰椎
4th lumbar vertebra
第一腰椎
1st lumbar vertebra
第二腰椎
2nd lumbar vertebra
第三腰椎
3rd lumbar vertebra
第五腰椎
5th lumbar vertebra

图 3-150 腰椎的形态（侧面观）
The form of lumbar vertebrae. Lateral aspect

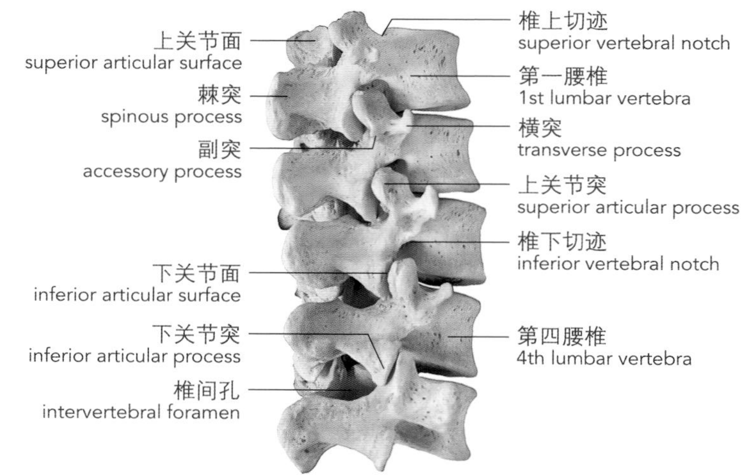

上关节面
superior articular surface
棘突
spinous process
副突
accessory process
下关节面
inferior articular surface
下关节突
inferior articular process
椎间孔
intervertebral foramen
椎上切迹
superior vertebral notch
第一腰椎
1st lumbar vertebra
横突
transverse process
上关节突
superior articular process
椎下切迹
inferior vertebral notch
第四腰椎
4th lumbar vertebra

图 3-151 腰椎的形态（后面观）
The form of lumbar vertebrae. Posterior aspect

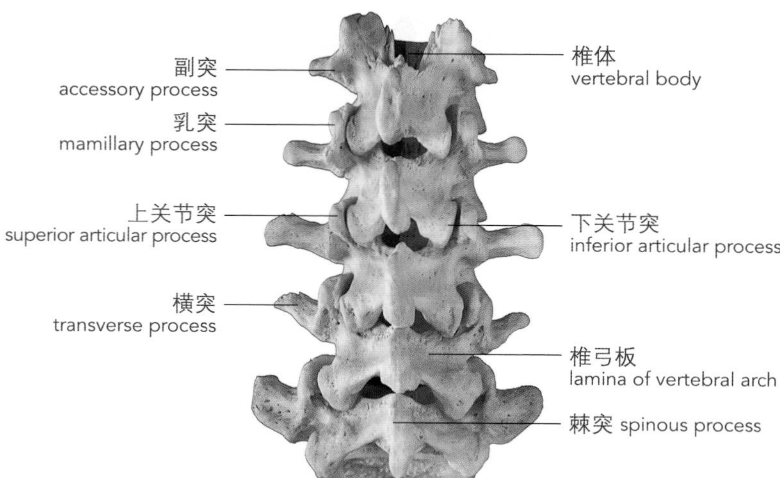

副突
accessory process
乳突
mamillary process
上关节突
superior articular process
横突
transverse process
椎体
vertebral body
下关节突
inferior articular process
椎弓板
lamina of vertebral arch
棘突 spinous process

图 3-152 腰椎关节突关节（侧面观）
The zygapophysial joints of lumbar vertebrae. Lateral aspect

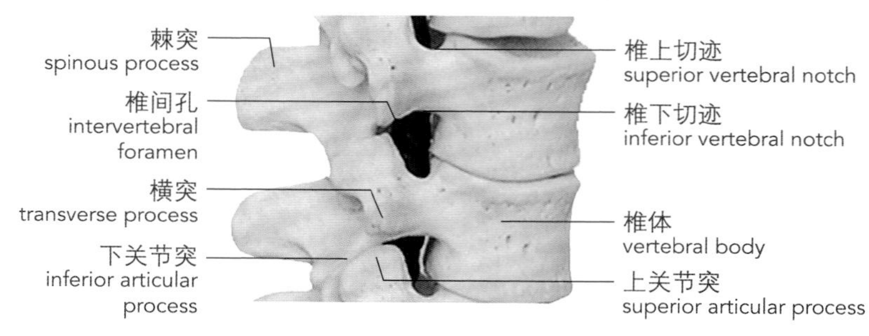

棘突
spinous process
椎间孔
intervertebral foramen
横突
transverse process
下关节突
inferior articular process
椎上切迹
superior vertebral notch
椎下切迹
inferior vertebral notch
椎体
vertebral body
上关节突
superior articular process

图 3-153 腰椎关节突关节(上面观)
The zygapophysial joints of lumbar vertebrae. Superior aspect

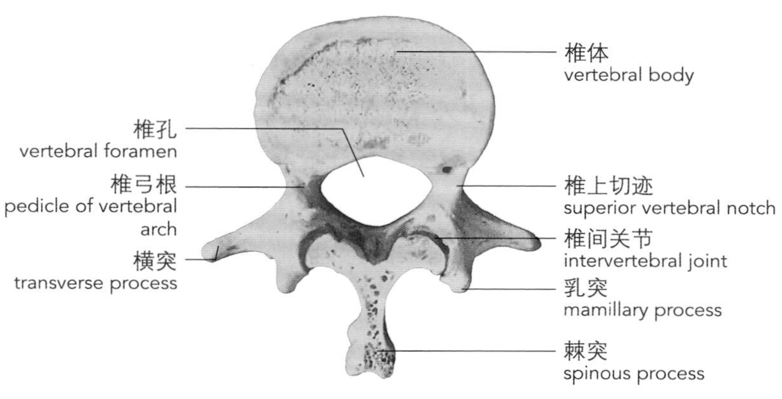

椎体
vertebral body
椎孔
vertebral foramen
椎弓根
pedicle of vertebral arch
横突
transverse process
椎上切迹
superior vertebral notch
椎间关节
intervertebral joint
乳突
mamillary process
棘突
spinous process

图 3-154 腰椎(侧面观)
The lumbar vertebrae. Lateral aspect

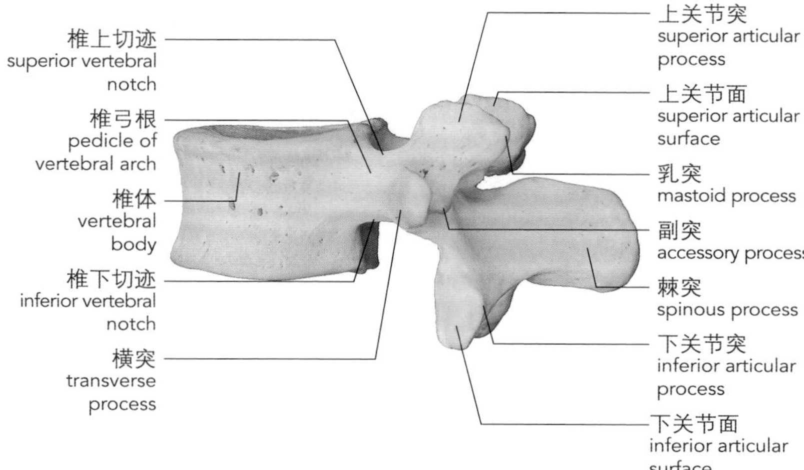

椎上切迹
superior vertebral notch
椎弓根
pedicle of vertebral arch
椎体
vertebral body
椎下切迹
inferior vertebral notch
横突
transverse process
上关节突
superior articular process
上关节面
superior articular surface
乳突
mastoid process
副突
accessory process
棘突
spinous process
下关节突
inferior articular process
下关节面
inferior articular surface

图 3-155 腰椎(上面观)
The lumbar vertebrae. Superior aspect

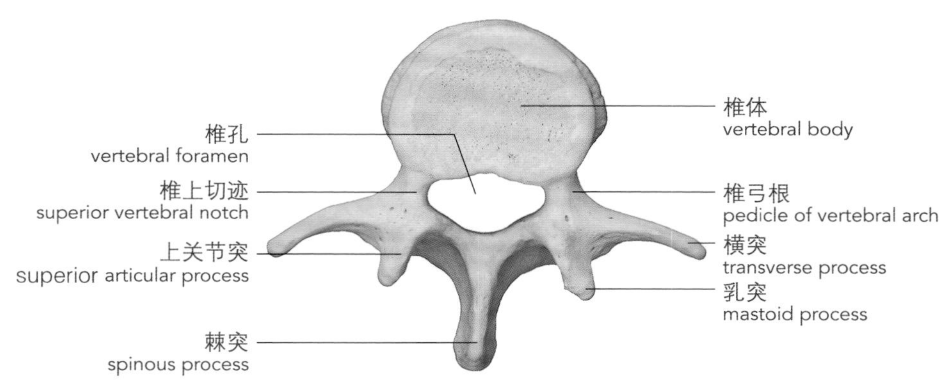

椎孔
vertebral foramen
椎上切迹
superior vertebral notch
上关节突
superior articular process
棘突
spinous process
椎体
vertebral body
椎弓根
pedicle of vertebral arch
横突
transverse process
乳突
mastoid process

【解剖学要点】

腰椎椎体较大,棘突呈板状,向后平伸,棘突间隙较宽,是临床常用的腰椎穿刺部位。

图 3-156 骶骨(前面观)
The sacrum. Anterior aspect

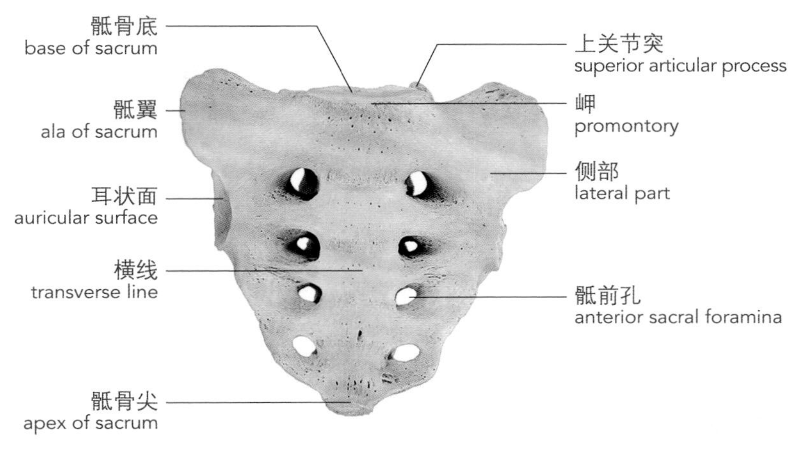

骶骨底
base of sacrum
骶翼
ala of sacrum
耳状面
auricular surface
横线
transverse line
骶骨尖
apex of sacrum
上关节突
superior articular process
岬
promontory
侧部
lateral part
骶前孔
anterior sacral foramina

图 3-157 骶骨(后面观)
The sacrum. Posterior aspect

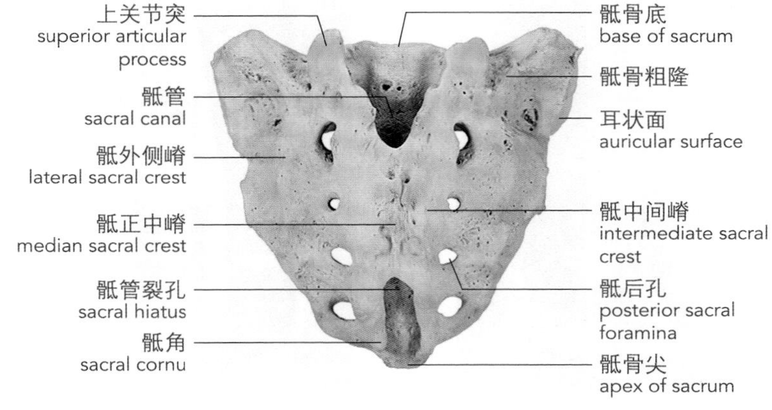

上关节突
superior articular process
骶管
sacral canal
骶外侧嵴
lateral sacral crest
骶正中嵴
median sacral crest
骶管裂孔
sacral hiatus
骶角
sacral cornu
骶骨底
base of sacrum
骶骨粗隆
耳状面
auricular surface
骶中间嵴
intermediate sacral crest
骶后孔
posterior sacral foramina
骶骨尖
apex of sacrum

图 3-158 骶骨(侧面观)
The sacrum. Lateral aspect

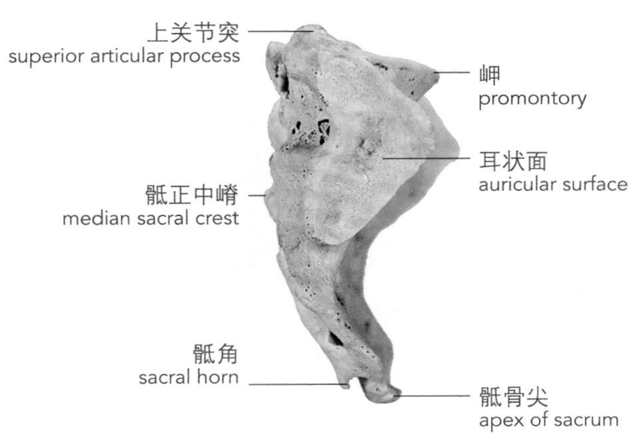

上关节突
superior articular process
骶正中嵴
median sacral crest
骶角
sacral horn
岬
promontory
耳状面
auricular surface
骶骨尖
apex of sacrum

图 3-159 尾骨(前面观)
The coccyx. Anterior aspect

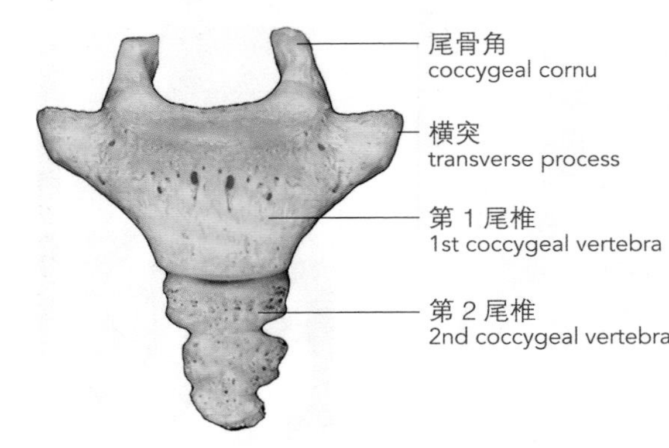

尾骨角
coccygeal cornu
横突
transverse process
第 1 尾椎
1st coccygeal vertebra
第 2 尾椎
2nd coccygeal vertebra

图 3-160 尾骨（后面观）
The coccyx. Posterior aspect

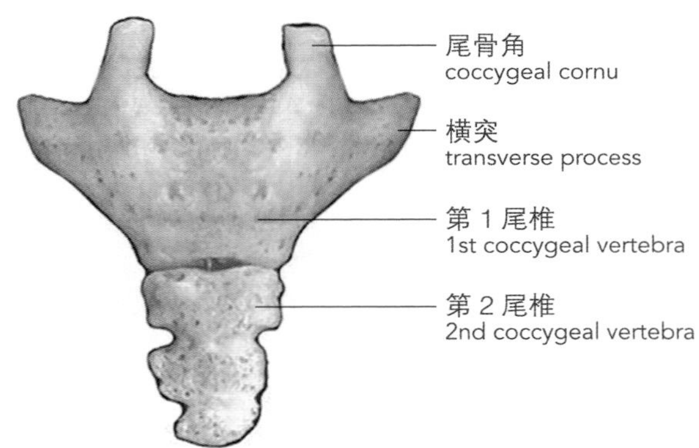

尾骨角
coccygeal cornu
横突
transverse process
第 1 尾椎
1st coccygeal vertebra
第 2 尾椎
2nd coccygeal vertebra

【解剖学要点】

骶骨呈三角形，底朝上，尖朝下。前面微凹陷，上份向前隆凸，称岬，中部中线两侧有 4 对骶前孔。背面正中线上有骶正中嵴，嵴外侧有 4 对骶后孔。骶管贯通骶骨全长，上端与椎管相连，下端开放称骶管裂孔，裂孔两侧有向下突出的骶角。骶骨外侧的上份有耳状面，与髋骨耳状面构成骶髂关节。尾骨上接骶骨，下端游离为尾骨尖。

图 3-161 几种常见的椎间盘突出症
The dorsal disc prolapse of small species frequent

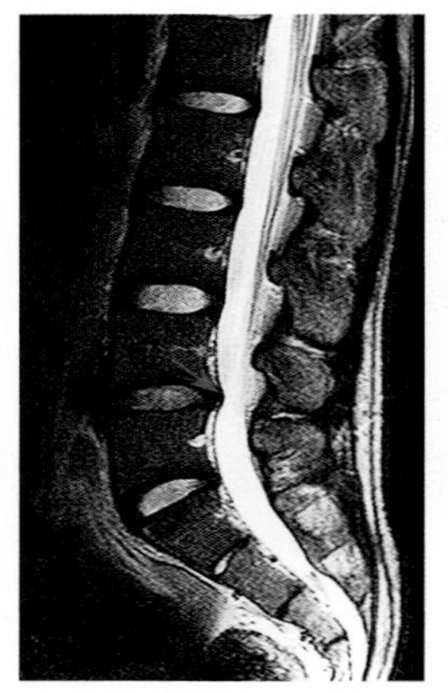
腰椎椎间盘突出
slipped disk of lumbar vertebrae

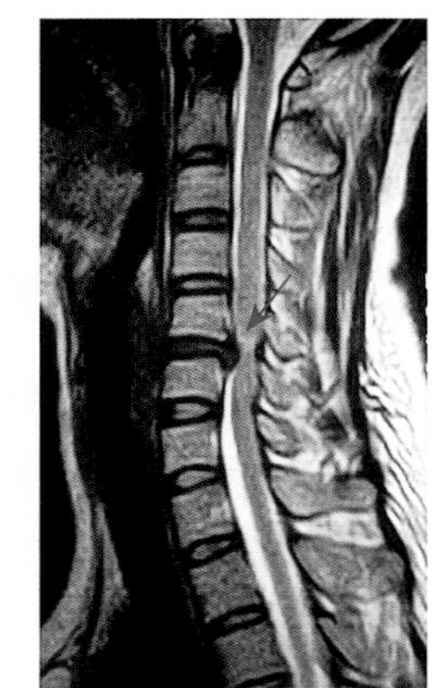
颈椎椎间盘突出
slipped disk of cervical vertebrae

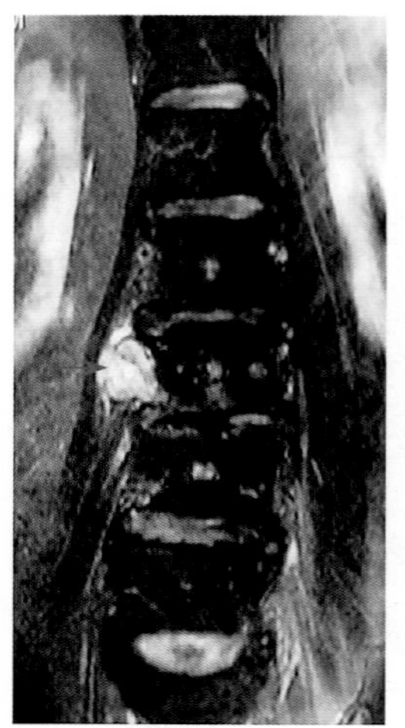
腰椎椎间盘突出
slipped disk of lumbar vertebrae

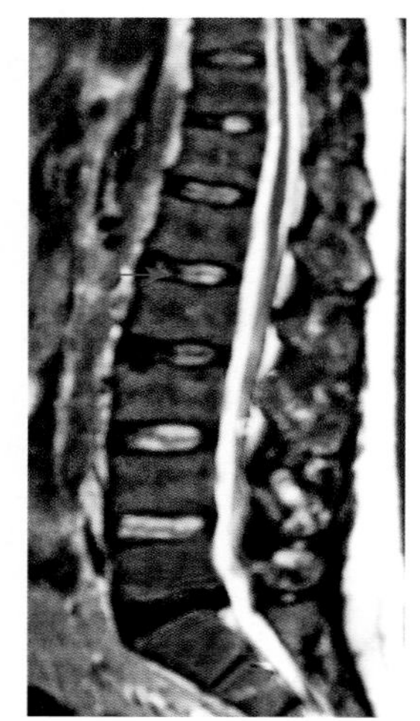
椎间盘退化
degeneration of intervertebral disk

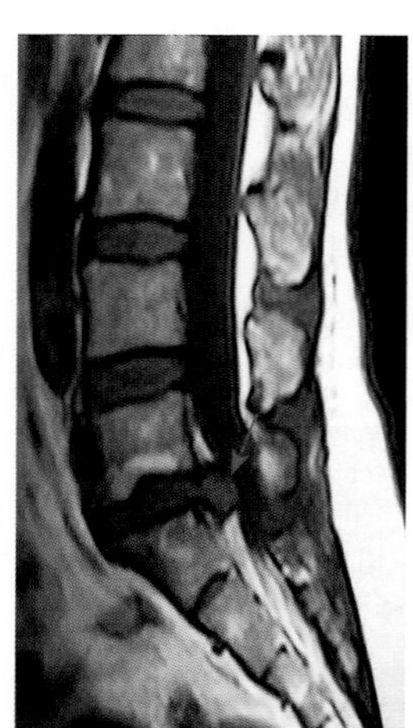
椎间盘脱出
prolapsed disk

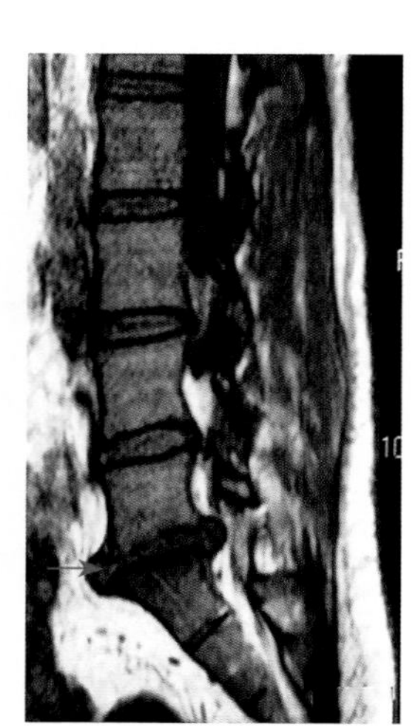
骶椎腰化
lumbarization of sacrum

图 3-162 几种常见的病变和畸形
The morbid change and abnormalities of small species frequent

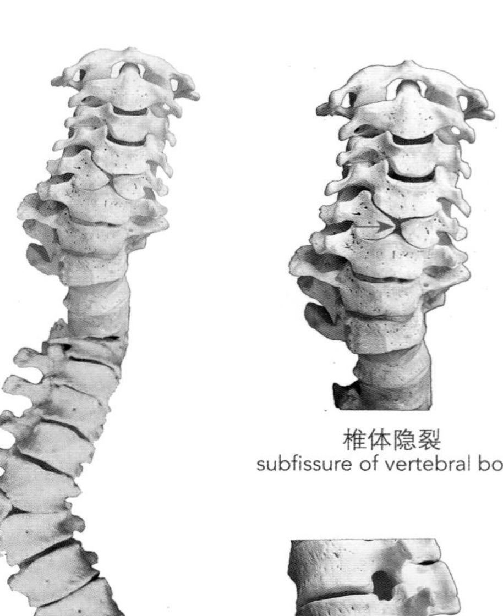
脊柱侧弯
scoliosis

椎体隐裂
subfissure of vertebral body

半椎体
hemivertebra

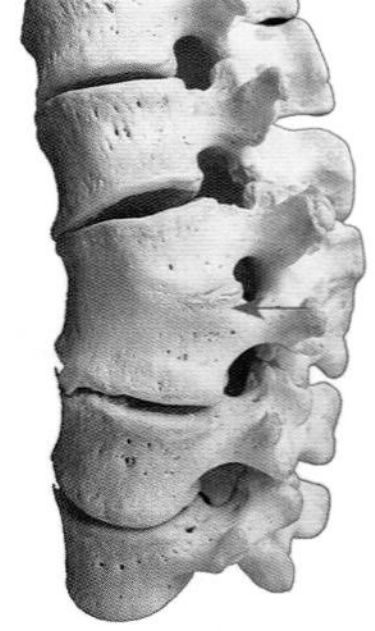
半椎体
hemivertebra

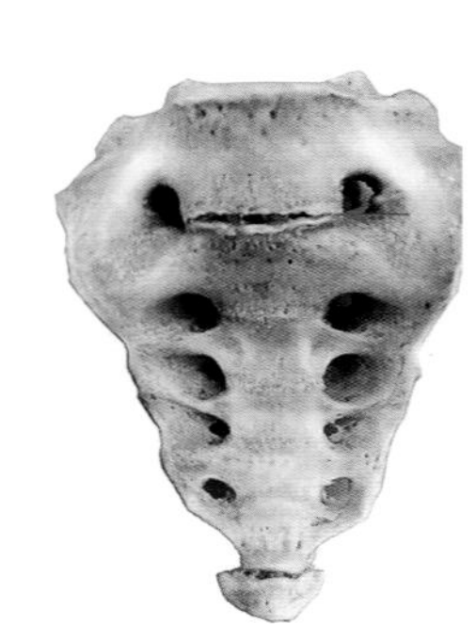
腰椎骶化
sacralization of lumbar vertebrae

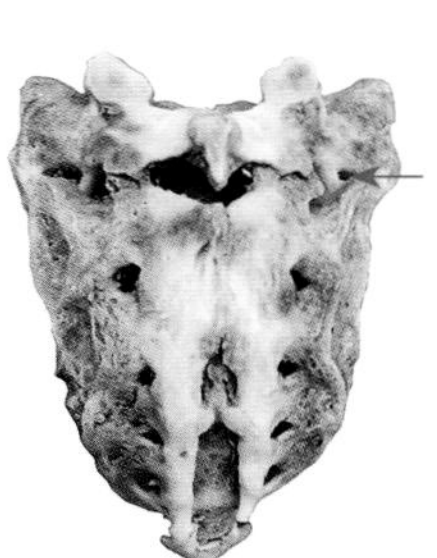
腰椎骶化
sacralization of lumbar vertebrae

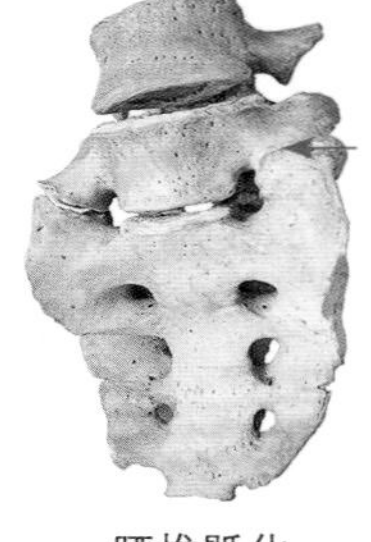
腰椎骶化
sacralization of lumbar vertebrae

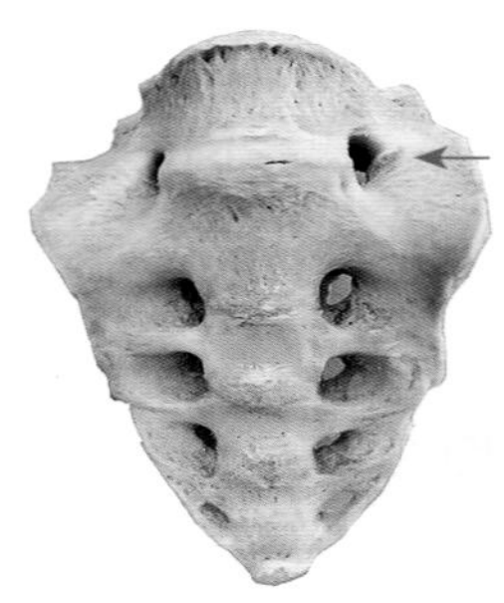
腰椎骶化
sacralization of lumbar vertebrae

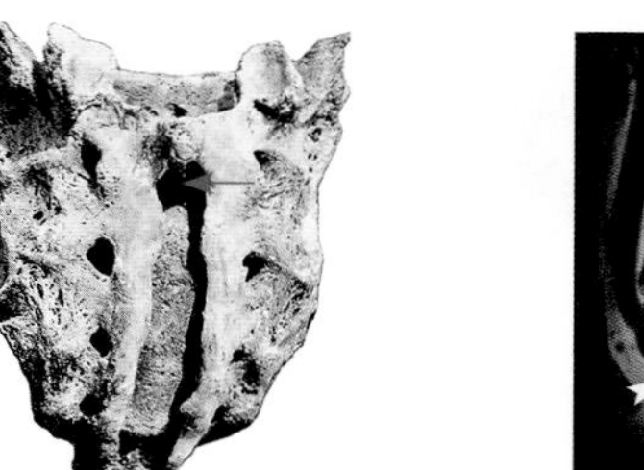
骶管裂
sacral hiatus

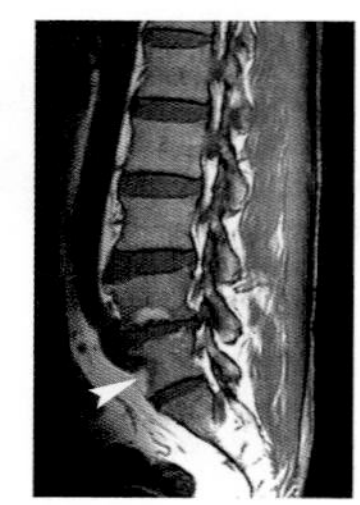
骶椎腰化
lumbarization of sacrum

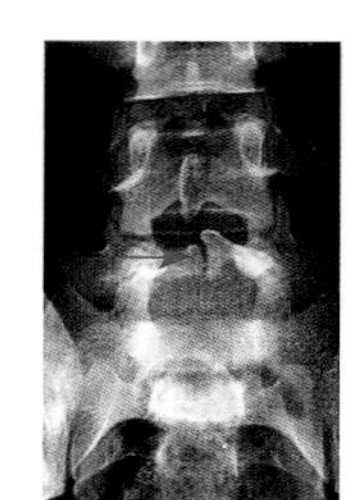
椎板隐裂
subfissure of lamina of vertebral

第四章

上肢

Upper limb

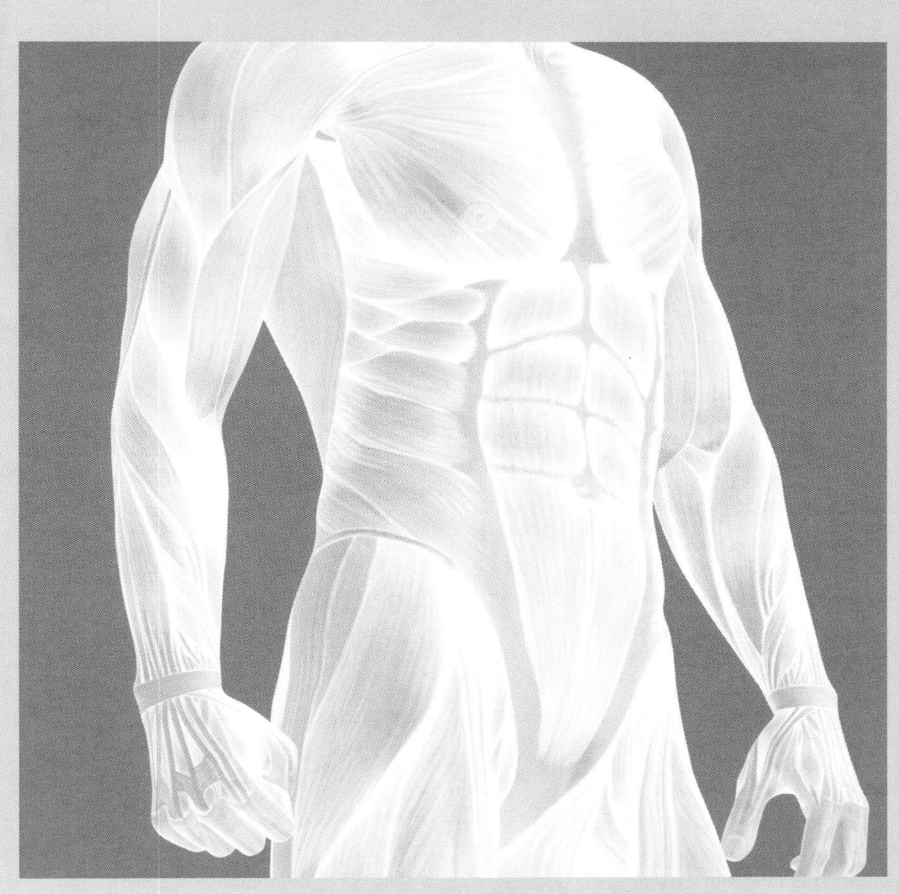

图 4-1 上肢皮神经阶段性分布(前面观)
The staged distribution of upper limb. Anterior aspect

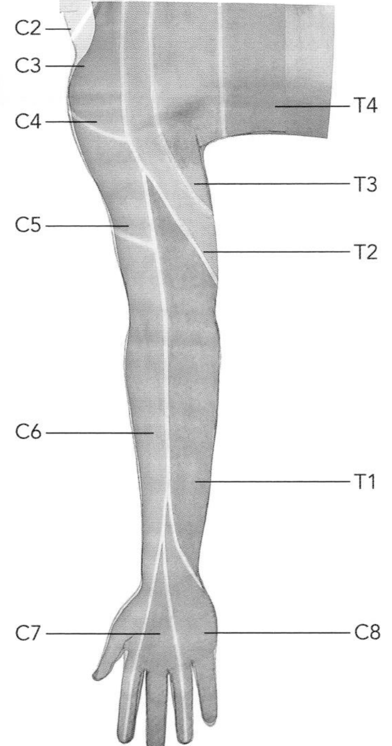

C2
C3
C4
C5
C6
C7
T4
T3
T2
T1
C8

图 4-2 上肢皮神经分布(前面观)
The distribution of upper limb cutaneous nerve . Anterior aspect

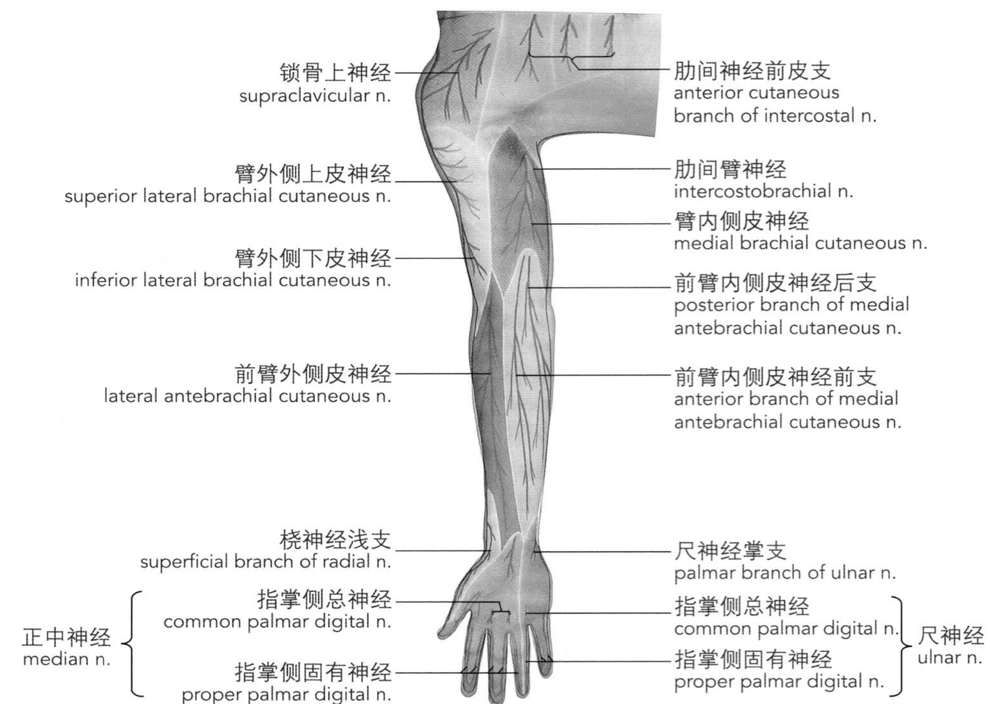

锁骨上神经 supraclavicular n.
臂外侧上皮神经 superior lateral brachial cutaneous n.
臂外侧下皮神经 inferior lateral brachial cutaneous n.
前臂外侧皮神经 lateral antebrachial cutaneous n.
桡神经浅支 superficial branch of radial n.
正中神经 median n.
指掌侧总神经 common palmar digital n.
指掌侧固有神经 proper palmar digital n.
肋间神经前皮支 anterior cutaneous branch of intercostal n.
肋间臂神经 intercostobrachial n.
臂内侧皮神经 medial brachial cutaneous n.
前臂内侧皮神经后支 posterior branch of medial antebrachial cutaneous n.
前臂内侧皮神经前支 anterior branch of medial antebrachial cutaneous n.
尺神经掌支 palmar branch of ulnar n.
指掌侧总神经 common palmar digital n.
指掌侧固有神经 proper palmar digital n.
尺神经 ulnar n.

图 4-3 上肢神经(示意图)
The nerve of upper limb. Schematic diagram

内侧束 medial cord
外侧束 lateral cord
正中神经外侧根 lateral root of median n.
正中神经 median n.
腋神经 axillary n.
臂外侧上皮神经 superior lateral brachial cutaneous n.
肌皮神经 musculocutaneous n.
臂后皮神经 posterior brachial cutaneous n.
臂外侧下皮神经 inferior lateral brachial cutaneous n.
前臂外侧皮神经 lateral antebrachial cutaneous n.
桡神经浅支 superficial branch of radial n.
桡神经深支 deep branch of radial n.
前臂后皮神经 posterior antebrachial cutaneous n.
尺神经交通支 communicating branch with ulnar n.
指掌侧总神经 common palmar digital n.
指掌侧固有神经 proper palmar digital n.
后束 posterior cord
腋动脉 axillary a.
正中神经内侧根 medial root of median n.
臂内侧皮神经 medial brachial cutaneous n.
前臂内侧皮神经 medial antebrachial cutaneous n.
桡神经 radial n.
尺神经 ulnar n.
骨间前神经 anterior interosseous n.
尺神经手背支 dorsal branch of ulnar n.
尺神经掌支 palmar branch of ulnar n.
尺神经深支 deep branch of ulnar n.
尺神经浅支 superficial branch of ulnar n.
指掌侧总神经 common palmar digital n.
指掌侧固有神经 proper palmar digital n.

图 4-4 上肢动脉(示意图)
The artery of upper limb. Schematic diagram

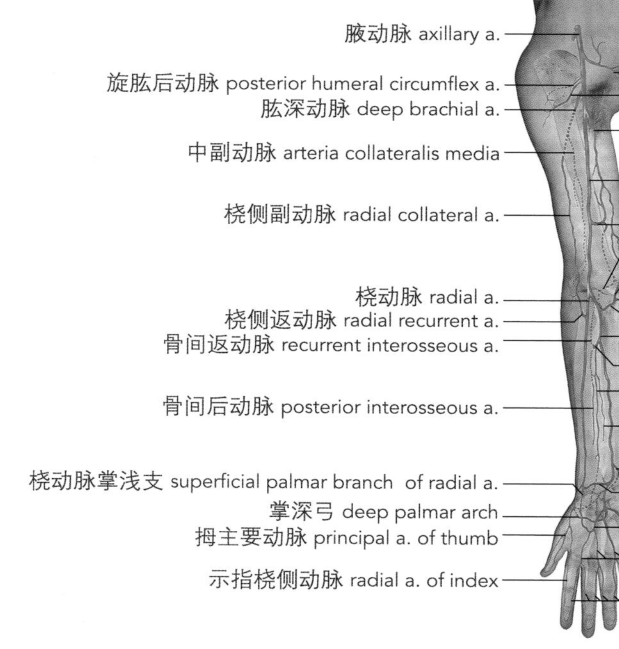

腋动脉 axillary a.
旋肱后动脉 posterior humeral circumflex a.
肱深动脉 deep brachial a.
中副动脉 arteria collateralis media
桡侧副动脉 radial collateral a.
桡动脉 radial a.
桡侧返动脉 radial recurrent a.
骨间返动脉 recurrent interosseous a.
骨间后动脉 posterior interosseous a.
桡动脉掌浅支 superficial palmar branch of radial a.
掌深弓 deep palmar arch
拇主要动脉 principal a. of thumb
示指桡侧动脉 radial a. of index
胸外侧动脉 lateral thoracic a.
旋肱前动脉 anterior humeral circumflex a.
尺侧上副动脉 uperior ulnar collateral a.
肱动脉 brachial a.
尺侧下副动脉 inferior ulnar collateral a.
肘关节动脉网 arterial rete of articulatio cubiti
尺侧返动脉前支 anterior branches of ulnar recurrent a.
尺侧返动脉后支 posterior branch of ulnar recurrent a.
尺侧返动脉 ulnar recurrent a.
尺动脉 ulnar a.
骨间总动脉 common interosseous a.
骨间前动脉 anterior interosseous a.
正中动脉 median sacral a.
尺动脉腕背支 dorsal carpal branch of ulnar a.
尺动脉腕掌支 palmar carpal branch of ulnar a.
掌浅弓 superficial palmar arch
指掌侧总动脉 common palmar digital a.
指掌侧固有动脉 proper palmar digital a.

图 4-5 上肢浅静脉（前面观）
The superficial veins of upper limb. Anterior aspect

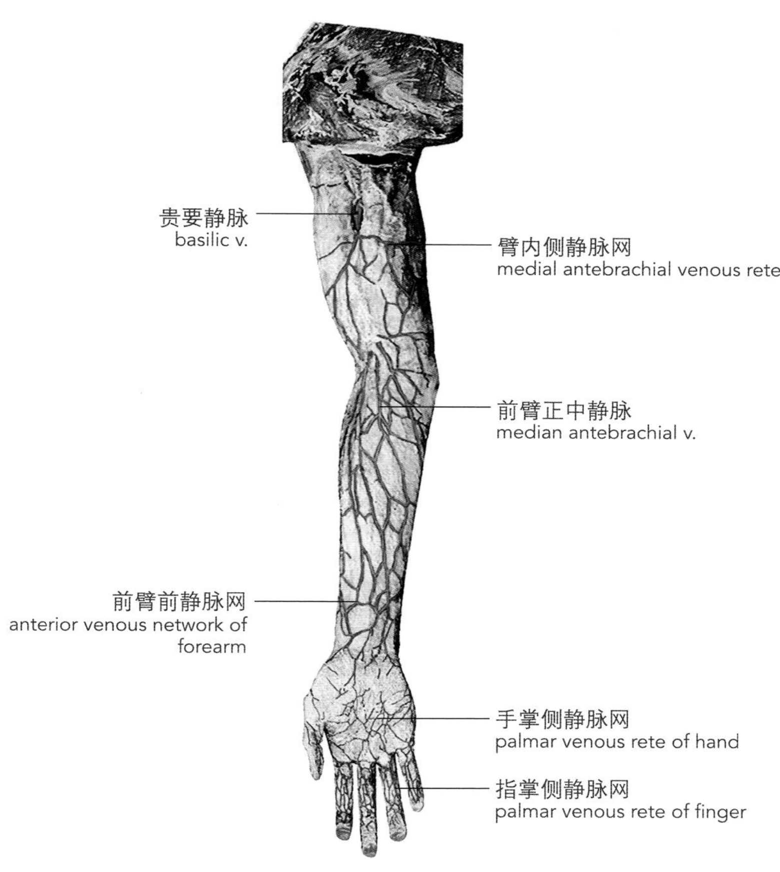
贵要静脉
basilic v.
臂内侧静脉网
medial antebrachial venous rete
前臂正中静脉
median antebrachial v.
前臂前静脉网
anterior venous network of forearm
手掌侧静脉网
palmar venous rete of hand
指掌侧静脉网
palmar venous rete of finger

图 4-6 上肢浅静脉（桡侧面观）
The superficial veins of upper limb. Radialis aspect

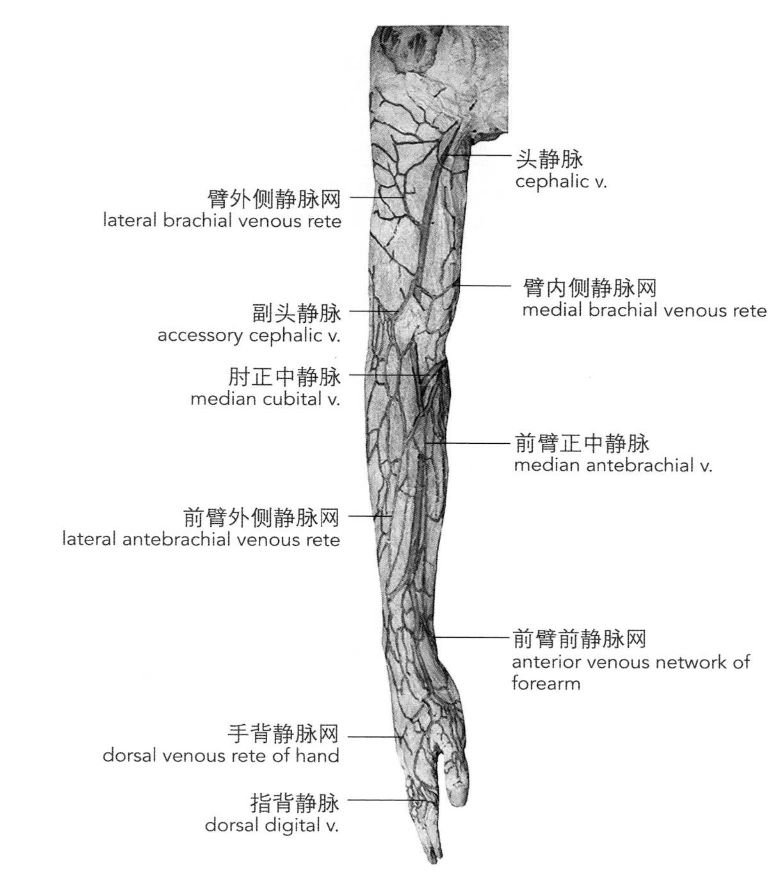
头静脉
cephalic v.
臂外侧静脉网
lateral brachial venous rete
臂内侧静脉网
medial brachial venous rete
副头静脉
accessory cephalic v.
肘正中静脉
median cubital v.
前臂正中静脉
median antebrachial v.
前臂外侧静脉网
lateral antebrachial venous rete
前臂前静脉网
anterior venous network of forearm
手背静脉网
dorsal venous rete of hand
指背静脉
dorsal digital v.

【解剖学要点】

头静脉起自手背静脉网的桡侧，在前臂和臂部外侧上行，至锁骨下窝穿深筋膜注入腋静脉或锁骨下静脉。

贵要静脉起自手背静脉网的尺侧，在前臂内侧上行至臂中部，穿深筋膜注入肱静脉。

肘正中静脉在肘窝连于头静脉与贵要静脉之间。

图 4-7 上肢浅静脉、淋巴管（前面观）
The superficial veins and lymphatic vessel of upper limb. Anterior aspect

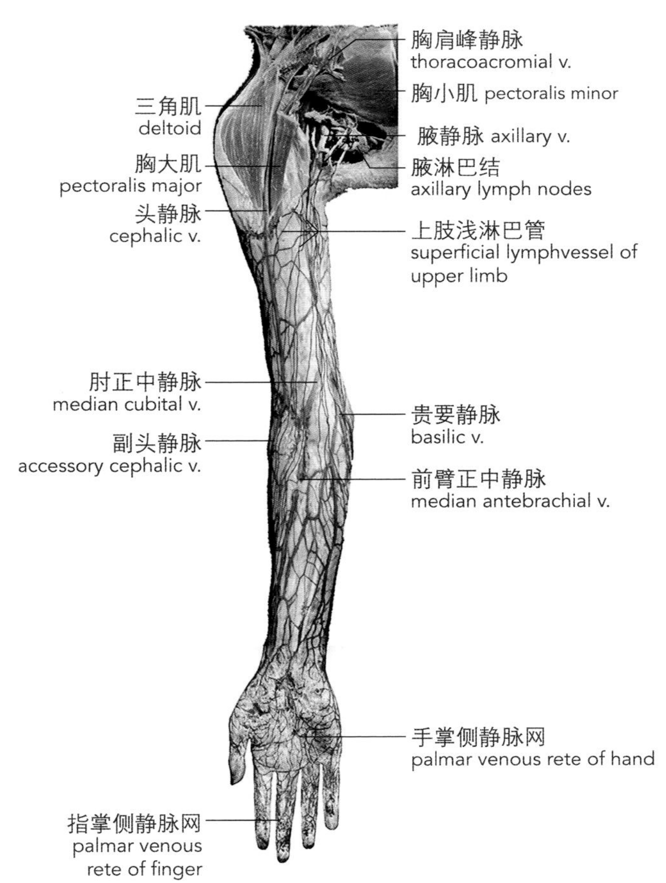
胸肩峰静脉
thoracoacromial v.
胸小肌 pectoralis minor
三角肌
deltoid
腋静脉 axillary v.
胸大肌
pectoralis major
腋淋巴结
axillary lymph nodes
头静脉
cephalic v.
上肢浅淋巴管
superficial lymphvessel of upper limb
肘正中静脉
median cubital v.
贵要静脉
basilic v.
副头静脉
accessory cephalic v.
前臂正中静脉
median antebrachial v.
手掌侧静脉网
palmar venous rete of hand
指掌侧静脉网
palmar venous rete of finger

图 4-8 上肢淋巴管（前面观）
The lymphatics of upper limb. Anterior aspect

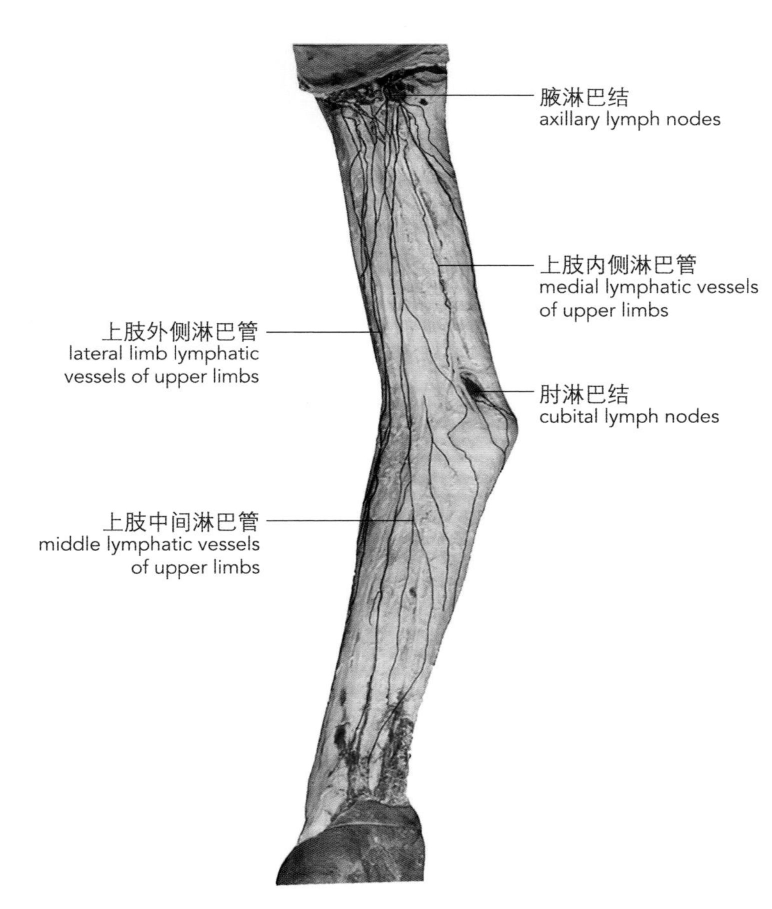
腋淋巴结
axillary lymph nodes
上肢内侧淋巴管
medial lymphatic vessels of upper limbs
上肢外侧淋巴管
lateral limb lymphatic vessels of upper limbs
肘淋巴结
cubital lymph nodes
上肢中间淋巴管
middle lymphatic vessels of upper limbs

图 4-9 上肢血管、神经（前面观 1）
The upper limb blood vessels and nerves. Anterior aspect (1)

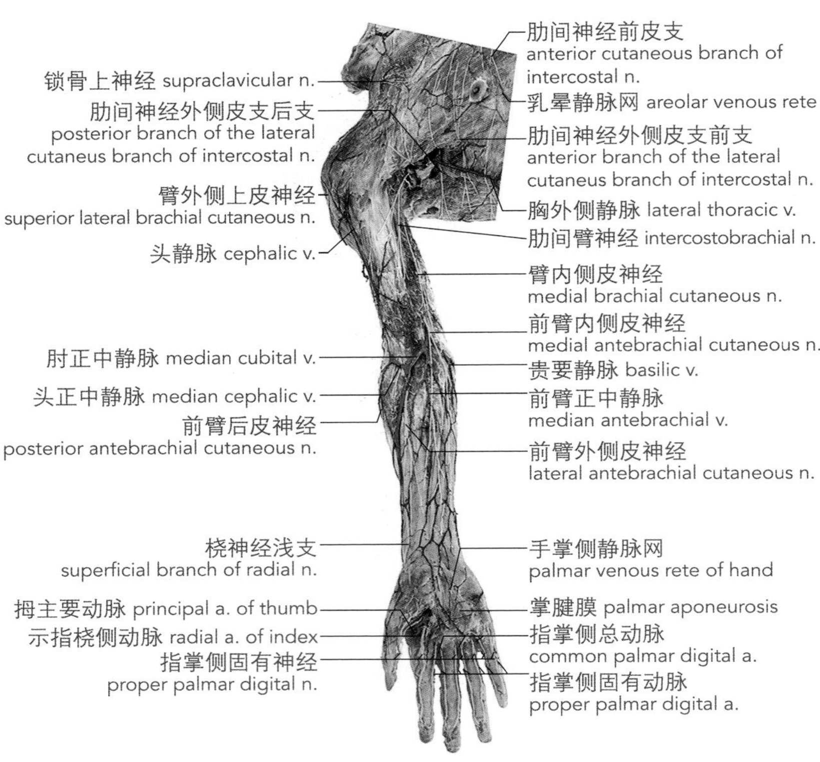

锁骨上神经 supraclavicular n.
肋间神经外侧皮支后支
posterior branch of the lateral cutaneus branch of intercostal n.
臂外侧上皮神经
superior lateral brachial cutaneous n.
头静脉 cephalic v.
肘正中静脉 median cubital v.
头正中静脉 median cephalic v.
前臂后皮神经
posterior antebrachial cutaneous n.
桡神经浅支
superficial branch of radial n.
拇主要动脉 principal a. of thumb
示指桡侧动脉 radial a. of index
指掌侧固有神经
proper palmar digital n.
肋间神经前皮支
anterior cutaneous branch of intercostal n.
乳晕静脉网 areolar venous rete
肋间神经外侧皮支前支
anterior branch of the lateral cutaneus branch of intercostal n.
胸外侧静脉 lateral thoracic v.
肋间臂神经 intercostobrachial n.
臂内侧皮神经
medial brachial cutaneous n.
前臂内侧皮神经
medial antebrachial cutaneous n.
贵要静脉 basilic v.
前臂正中静脉
median antebrachial v.
前臂外侧皮神经
lateral antebrachial cutaneous n.
手掌侧静脉网
palmar venous rete of hand
掌腱膜 palmar aponeurosis
指掌侧总动脉
common palmar digital a.
指掌侧固有动脉
proper palmar digital a.

图 4-10 上肢血管、神经（前面观 2）
The upper limb blood vessels and nerves. Anterior aspect (2)

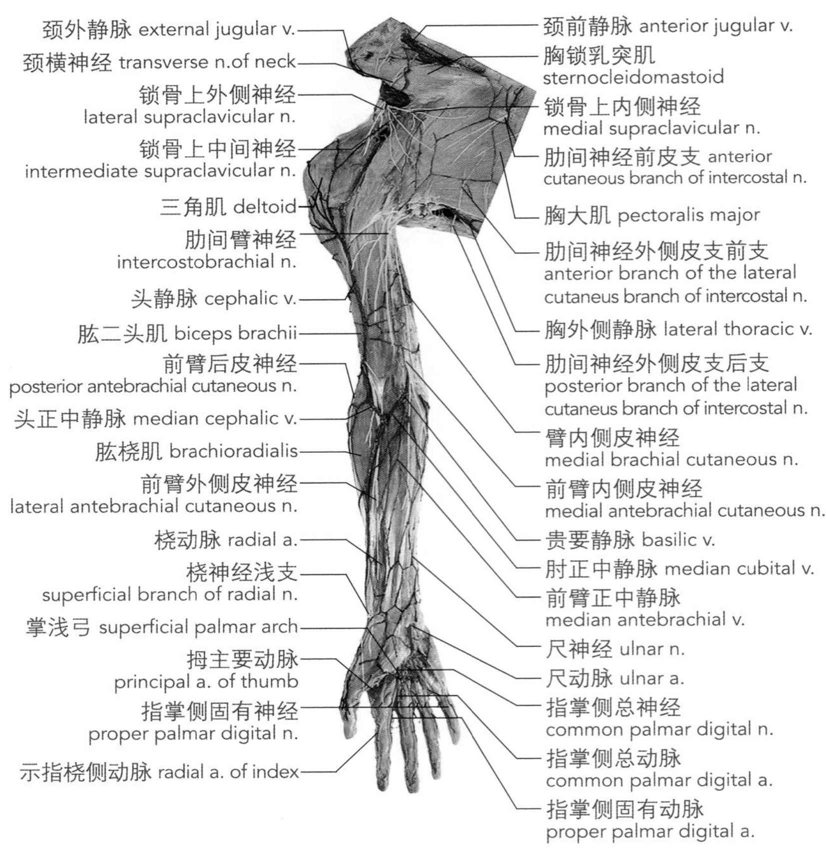

颈外静脉 external jugular v.
颈横神经 transverse n.of neck
锁骨上外侧神经
lateral supraclavicular n.
锁骨上中间神经
intermediate supraclavicular n.
三角肌 deltoid
肋间臂神经
intercostobrachial n.
头静脉 cephalic v.
肱二头肌 biceps brachii
前臂后皮神经
posterior antebrachial cutaneous n.
头正中静脉 median cephalic v.
肱桡肌 brachioradialis
前臂外侧皮神经
lateral antebrachial cutaneous n.
桡动脉 radial a.
桡神经浅支
superficial branch of radial n.
掌浅弓 superficial palmar arch
拇主要动脉
principal a. of thumb
指掌侧固有神经
proper palmar digital n.
示指桡侧动脉 radial a. of index
颈前静脉 anterior jugular v.
胸锁乳突肌
sternocleidomastoid
锁骨上内侧神经
medial supraclavicular n.
肋间神经前皮支 anterior cutaneous branch of intercostal n.
胸大肌 pectoralis major
肋间神经外侧皮支前支
anterior branch of the lateral cutaneus branch of intercostal n.
胸外侧静脉 lateral thoracic v.
肋间神经外侧皮支后支
posterior branch of the lateral cutaneus branch of intercostal n.
臂内侧皮神经
medial brachial cutaneous n.
前臂内侧皮神经
medial antebrachial cutaneous n.
贵要静脉 basilic v.
肘正中静脉 median cubital v.
前臂正中静脉
median antebrachial v.
尺神经 ulnar n.
尺动脉 ulnar a.
指掌侧总神经
common palmar digital n.
指掌侧总动脉
common palmar digital a.
指掌侧固有动脉
proper palmar digital a.

图 4-11 上肢血管、神经（前面观 3）
The upper limb blood vessels and nerves. Anterior aspect (3)

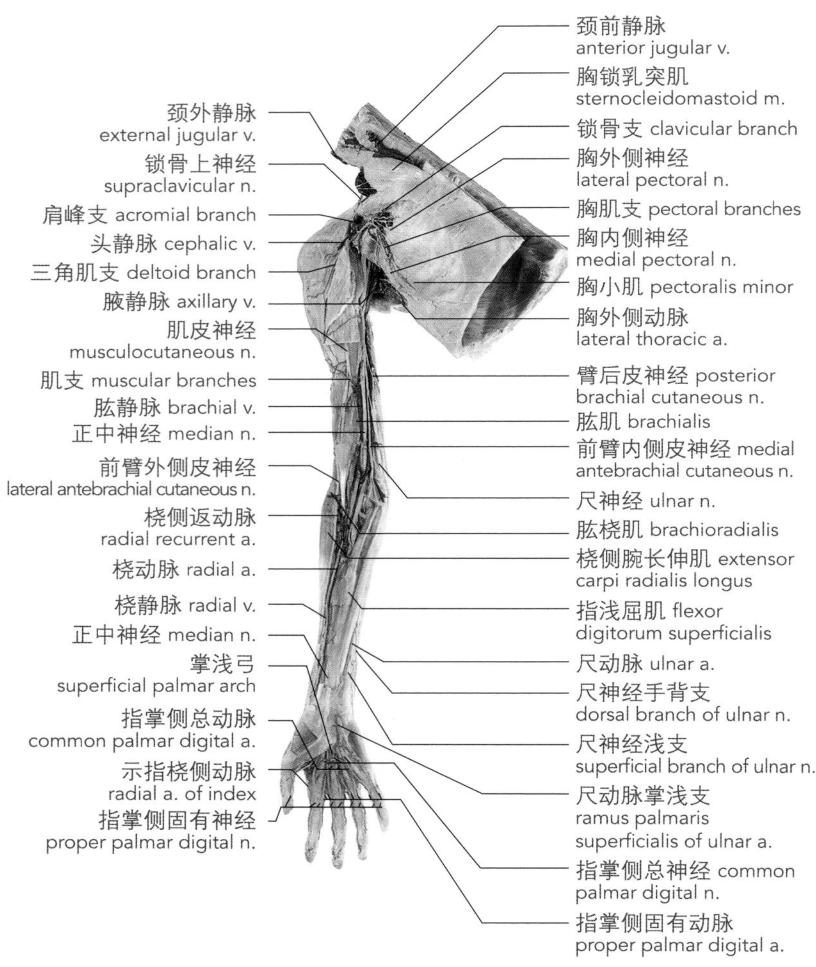

颈外静脉
external jugular v.
锁骨上神经
supraclavicular n.
肩峰支 acromial branch
头静脉 cephalic v.
三角肌支 deltoid branch
腋静脉 axillary v.
肌皮神经
musculocutaneous n.
肌支 muscular branches
肱静脉 brachial v.
正中神经 median n.
前臂外侧皮神经
lateral antebrachial cutaneous n.
桡侧返动脉
radial recurrent a.
桡动脉 radial a.
桡静脉 radial v.
正中神经 median n.
掌浅弓
superficial palmar arch
指掌侧总动脉
common palmar digital a.
示指桡侧动脉
radial a. of index
指掌侧固有神经
proper palmar digital n.
颈前静脉
anterior jugular v.
胸锁乳突肌
sternocleidomastoid m.
锁骨支 clavicular branch
胸外侧神经
lateral pectoral n.
胸肌支 pectoral branches
胸内侧神经
medial pectoral n.
胸小肌 pectoralis minor
胸外侧动脉
lateral thoracic a.
臂后皮神经 posterior brachial cutaneous n.
肱肌 brachialis
前臂内侧皮神经 medial antebrachial cutaneous n.
尺神经 ulnar n.
肱桡肌 brachioradialis
桡侧腕长伸肌 extensor carpi radialis longus
指浅屈肌 flexor digitorum superficialis
尺动脉 ulnar a.
尺神经手背支
dorsal branch of ulnar n.
尺神经浅支
superficial branch of ulnar n.
尺动脉掌浅支
ramus palmaris superficialis of ulnar a.
指掌侧总神经 common palmar digital n.
指掌侧固有动脉
proper palmar digital a.

图 4-12 上肢血管、神经（前面观 4）
The upper limb blood vessels and nerves. Anterior aspect (4)

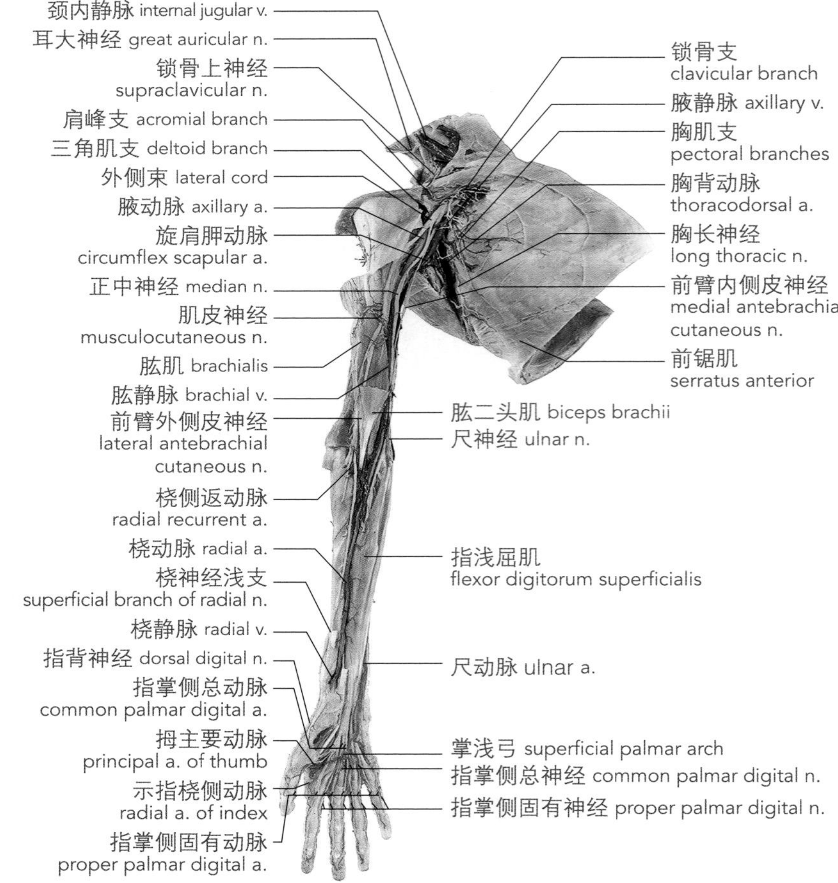

颈内静脉 internal jugular v.
耳大神经 great auricular n.
锁骨上神经
supraclavicular n.
肩峰支 acromial branch
三角肌支 deltoid branch
外侧束 lateral cord
腋动脉 axillary a.
旋肩胛动脉
circumflex scapular a.
正中神经 median n.
肌皮神经
musculocutaneous n.
肱肌 brachialis
肱静脉 brachial v.
前臂外侧皮神经
lateral antebrachial cutaneous n.
桡侧返动脉
radial recurrent a.
桡动脉 radial a.
桡神经浅支
superficial branch of radial n.
桡静脉 radial v.
指背神经 dorsal digital n.
指掌侧总动脉
common palmar digital a.
拇主要动脉
principal a. of thumb
示指桡侧动脉
radial a. of index
指掌侧固有动脉
proper palmar digital a.
锁骨支
clavicular branch
腋静脉 axillary v.
胸肌支
pectoral branches
胸背动脉
thoracodorsal a.
胸长神经
long thoracic n.
前臂内侧皮神经
medial antebrachial cutaneous n.
前锯肌
serratus anterior
肱二头肌 biceps brachii
尺神经 ulnar n.
指浅屈肌
flexor digitorum superficialis
尺动脉 ulnar a.
掌浅弓 superficial palmar arch
指掌侧总神经 common palmar digital n.
指掌侧固有神经 proper palmar digital n.

图 4-13 上肢血管、神经（前面观 5）

The upper limb blood vessels and nerves. Anterior aspect(5)

图 4-14 上肢血管、神经（前面观 6）

The upper limb blood vessels and nerves. Anterior aspect(6)

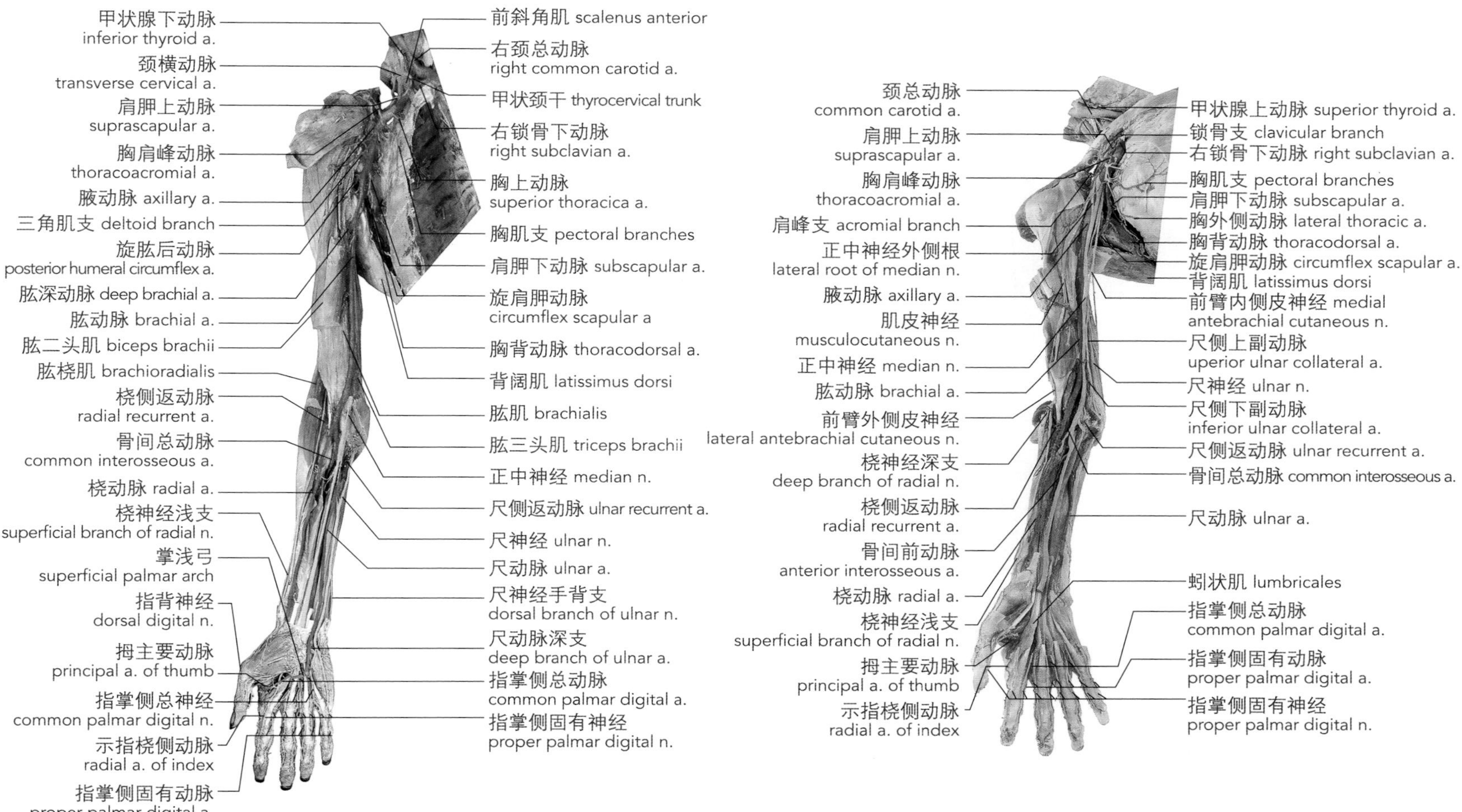

甲状腺下动脉 inferior thyroid a.
颈横动脉 transverse cervical a.
肩胛上动脉 suprascapular a.
胸肩峰动脉 thoracoacromial a.
腋动脉 axillary a.
三角肌支 deltoid branch
旋肱后动脉 posterior humeral circumflex a.
肱深动脉 deep brachial a.
肱动脉 brachial a.
肱二头肌 biceps brachii
肱桡肌 brachioradialis
桡侧返动脉 radial recurrent a.
骨间总动脉 common interosseous a.
桡动脉 radial a.
桡神经浅支 superficial branch of radial n.
掌浅弓 superficial palmar arch
指背神经 dorsal digital n.
拇主要动脉 principal a. of thumb
指掌侧总神经 common palmar digital n.
示指桡侧动脉 radial a. of index
指掌侧固有动脉 proper palmar digital a.
前斜角肌 scalenus anterior
右颈总动脉 right common carotid a.
甲状颈干 thyrocervical trunk
右锁骨下动脉 right subclavian a.
胸上动脉 superior thoracica a.
胸肌支 pectoral branches
肩胛下动脉 subscapular a.
旋肩胛动脉 circumflex scapular a
胸背动脉 thoracodorsal a.
背阔肌 latissimus dorsi
肱肌 brachialis
肱三头肌 triceps brachii
正中神经 median n.
尺侧返动脉 ulnar recurrent a.
尺神经 ulnar n.
尺动脉 ulnar a.
尺神经手背支 dorsal branch of ulnar n.
尺动脉深支 deep branch of ulnar a.
指掌侧总动脉 common palmar digital a.
指掌侧固有神经 proper palmar digital n.
颈总动脉 common carotid a.
肩胛上动脉 suprascapular a.
胸肩峰动脉 thoracoacromial a.
肩峰支 acromial branch
正中神经外侧根 lateral root of median n.
腋动脉 axillary a.
肌皮神经 musculocutaneous n.
正中神经 median n.
肱动脉 brachial a.
前臂外侧皮神经 lateral antebrachial cutaneous n.
桡神经深支 deep branch of radial n.
桡侧返动脉 radial recurrent a.
骨间前动脉 anterior interosseous a.
桡动脉 radial a.
桡神经浅支 superficial branch of radial n.
拇主要动脉 principal a. of thumb
示指桡侧动脉 radial a. of index
甲状腺上动脉 superior thyroid a.
锁骨支 clavicular branch
右锁骨下动脉 right subclavian a.
胸肌支 pectoral branches
肩胛下动脉 subscapular a.
胸外侧动脉 lateral thoracic a.
胸背动脉 thoracodorsal a.
旋肩胛动脉 circumflex scapular a.
背阔肌 latissimus dorsi
前臂内侧皮神经 medial antebrachial cutaneous n.
尺侧上副动脉 uperior ulnar collateral a.
尺神经 ulnar n.
尺侧下副动脉 inferior ulnar collateral a.
尺侧返动脉 ulnar recurrent a.
骨间总动脉 common interosseous a.
尺动脉 ulnar a.
蚓状肌 lumbricales
指掌侧总动脉 common palmar digital a.
指掌侧固有动脉 proper palmar digital a.
指掌侧固有神经 proper palmar digital n.

【解剖学要点】

锁骨下动脉在第 1 肋外缘延续为腋动脉，腋动脉经腋窝下行，相继分出椎动脉、胸廓内动脉、甲状颈干和肋颈干，至第一肋骨外缘移行为腋动脉。

椎动脉为锁骨下动脉的最大分支，入第六颈椎横突孔，继续向上穿行诸颈椎横突孔，经枕骨大孔入颅腔。

胸廓内动脉起于锁骨下动脉第 1 段，沿胸骨外缘肋软骨的后方下行，分为肌膈动脉和腹壁上动脉。

甲状颈干起于锁骨下动脉第 1 段的前上缘，分出甲状腺下动脉和颈横动脉。

肋颈干是一短干，起自锁骨下动脉第二段或第一段的后壁，在胸膜顶的上方向后行进，至第一肋骨颈处分为颈深动脉和最上肋间动脉。

图 4-15 上肢血管、神经（前面观 7）

The upper limb blood vessels and nerves. Anterior aspect(7)

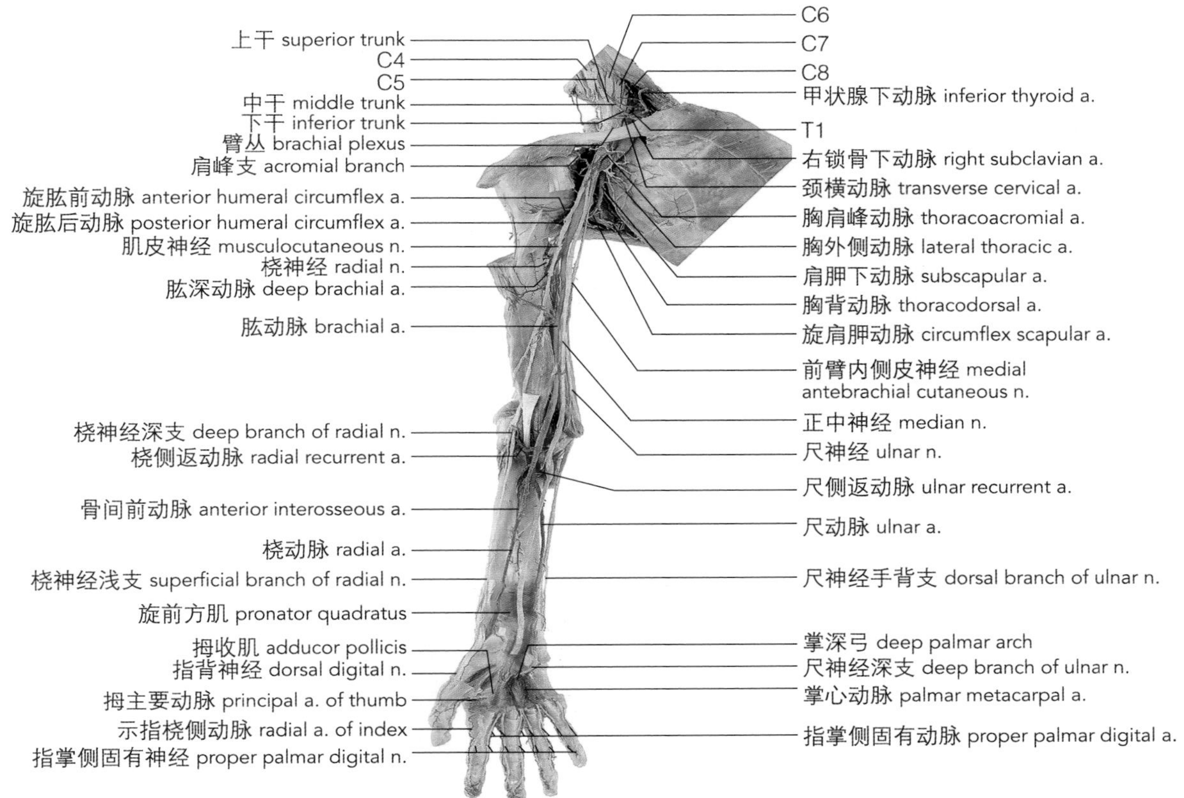

上干 superior trunk
C4
C5
中干 middle trunk
下干 inferior trunk
臂丛 brachial plexus
肩峰支 acromial branch
旋肱前动脉 anterior humeral circumflex a.
旋肱后动脉 posterior humeral circumflex a.
肌皮神经 musculocutaneous n.
桡神经 radial n.
肱深动脉 deep brachial a.
肱动脉 brachial a.
桡神经深支 deep branch of radial n.
桡侧返动脉 radial recurrent a.
骨间前动脉 anterior interosseous a.
桡动脉 radial a.
桡神经浅支 superficial branch of radial n.
旋前方肌 pronator quadratus
拇收肌 adducor pollicis
指背神经 dorsal digital n.
拇主要动脉 principal a. of thumb
示指桡侧动脉 radial a. of index
指掌侧固有神经 proper palmar digital n.
C6
C7
C8
甲状腺下动脉 inferior thyroid a.
T1
右锁骨下动脉 right subclavian a.
颈横动脉 transverse cervical a.
胸肩峰动脉 thoracoacromial a.
胸外侧动脉 lateral thoracic a.
肩胛下动脉 subscapular a.
胸背动脉 thoracodorsal a.
旋肩胛动脉 circumflex scapular a.
前臂内侧皮神经 medial antebrachial cutaneous n.
正中神经 median n.
尺神经 ulnar n.
尺侧返动脉 ulnar recurrent a.
尺动脉 ulnar a.
尺神经手背支 dorsal branch of ulnar n.
掌深弓 deep palmar arch
尺神经深支 deep branch of ulnar n.
掌心动脉 palmar metacarpal a.
指掌侧固有动脉 proper palmar digital a.

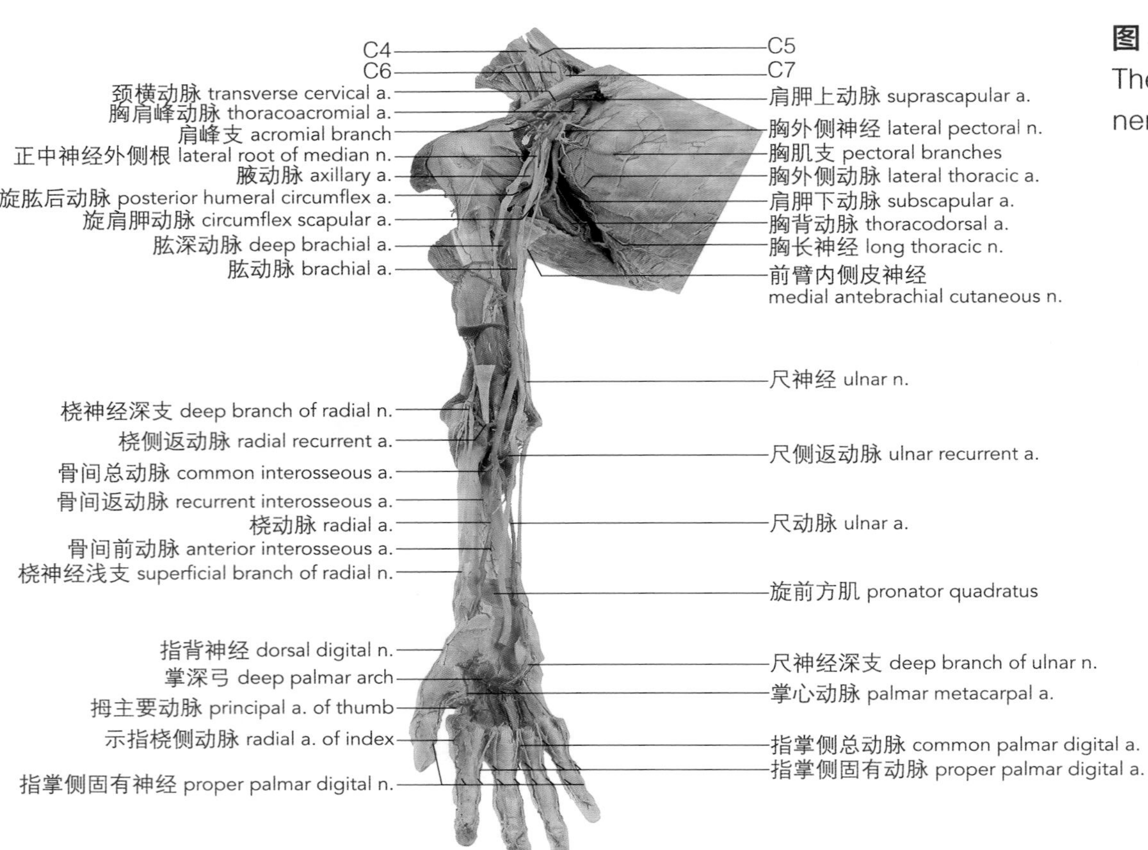

C4
C6
颈横动脉 transverse cervical a.
胸肩峰动脉 thoracoacromial a.
肩峰支 acromial branch
正中神经外侧根 lateral root of median n.
腋动脉 axillary a.
旋肱后动脉 posterior humeral circumflex a.
旋肩胛动脉 circumflex scapular a.
肱深动脉 deep brachial a.
肱动脉 brachial a.
桡神经深支 deep branch of radial n.
桡侧返动脉 radial recurrent a.
骨间总动脉 common interosseous a.
骨间返动脉 recurrent interosseous a.
桡动脉 radial a.
骨间前动脉 anterior interosseous a.
桡神经浅支 superficial branch of radial n.
指背神经 dorsal digital n.
掌深弓 deep palmar arch
拇主要动脉 principal a. of thumb
示指桡侧动脉 radial a. of index
指掌侧固有神经 proper palmar digital n.
C5
C7
肩胛上动脉 suprascapular a.
胸外侧神经 lateral pectoral n.
胸肌支 pectoral branches
胸外侧动脉 lateral thoracic a.
肩胛下动脉 subscapular a.
胸背动脉 thoracodorsal a.
胸长神经 long thoracic n.
前臂内侧皮神经
medial antebrachial cutaneous n.
尺神经 ulnar n.
尺侧返动脉 ulnar recurrent a.
尺动脉 ulnar a.
旋前方肌 pronator quadratus
尺神经深支 deep branch of ulnar n.
掌心动脉 palmar metacarpal a.
指掌侧总动脉 common palmar digital a.
指掌侧固有动脉 proper palmar digital a.

图 4-16 上肢血管、神经(前面观 8)
The upper limb blood vessels and nerves. Anterior aspect(8)

【解剖学要点】

肱动脉是腋动脉的直接延续,自背阔肌下缘下行,沿肱二头肌内缘下行至肘窝,平桡骨颈高度分为桡动脉和尺动脉。肱动脉位置表浅,前面由皮肤、浅筋膜和固有筋膜遮盖,其后方邻接桡神经和肱深动脉。肱动脉外侧与喙肱肌和肱二头肌内侧缘相接。正中神经在臂上部位于肱动脉外侧,至臂中部经动脉的前方转向其内侧。在臂的上半部肱动脉的内侧与贵要静脉伴行,在臂的下半部其内侧与正中神经相邻。

前臂或手部外伤出血时,可在臂的中部或下部对向压迫肱动脉进行止血,臂中部应压向外侧,在下部应向后加压。肱动脉在下行过程中相继分出肱深动脉、尺侧上副动脉和尺侧下副动脉等。

肱动脉下行至肘窝,平桡骨颈高度分为桡动脉和尺动脉。

图 4-17 上肢皮神经阶段性分布(后面观)
The staged distribution of upper limb cutaneous nerve. Posterior aspect

T3
T2
T1
C8
C3
C4
C5
C6
C7

图 4-18 上肢皮神经分布(后面观)
The distribution of upper limb cutaneous nerve. Posterior aspect

胸神经后支 posterior branch of thoracic n.
臂外侧上皮神经 superior lateral brachial cutaneous n.
臂内侧皮神经 medial brachial cutaneous n.
前臂内侧皮神经 medial antebrachial cutaneous n.
尺神经手背支 dorsal branch of ulnar n.
尺神经交通支 communicating branch with ulnar n.
尺神经 ulnar n.: 指背神经 dorsal digital n.; 指掌侧固有神经 proper palmar digital n.
锁骨上神经 supraclavicular n.
臂后皮神经 posterior brachial cutaneous n.
臂外侧下皮神经 inferior lateral brachial cutaneous n.
前臂外侧皮神经 lateral antebrachial cutaneous n.
桡神经 radial n.: 桡神经浅支 superficial branch of radial n.; 指背神经 dorsal digital n.; 指掌侧固有神经 proper palmar digital n.
指掌侧固有神经(正中神经) proper palmar digital n. (median n.)

图 4-19 上肢浅静脉(后面观)
Superficial veins of upper limb. Posterior aspect

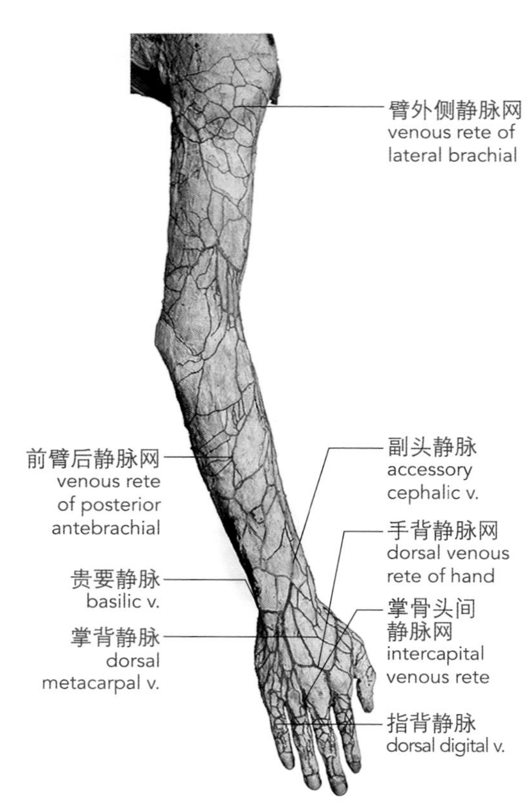

臂外侧静脉网
venous rete of lateral brachial
前臂后静脉网
venous rete of posterior antebrachial
贵要静脉
basilic v.
掌背静脉
dorsal metacarpal v.
副头静脉
accessory cephalic v.
手背静脉网
dorsal venous rete of hand
掌骨头间静脉网
intercapital venous rete
指背静脉
dorsal digital v.

图 4-20 上肢血管、神经(桡侧面观)
The upper limb blood vessels and nerves. Radialis aspect

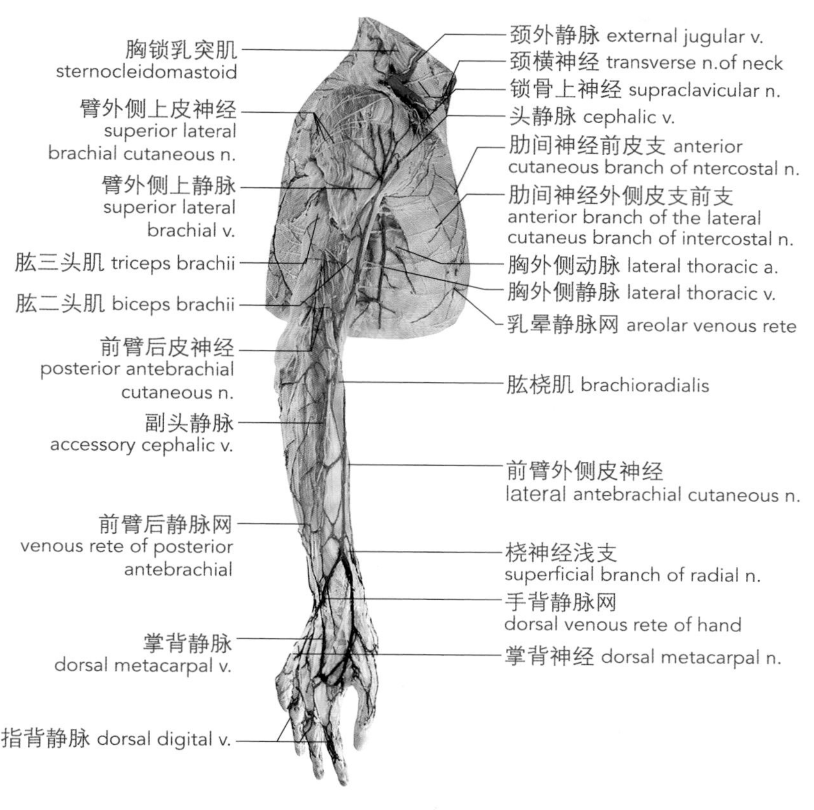
胸锁乳突肌
sternocleidomastoid
臂外侧上皮神经
superior lateral brachial cutaneous n.
臂外侧上静脉
superior lateral brachial v.
肱三头肌 triceps brachii
肱二头肌 biceps brachii
前臂后皮神经
posterior antebrachial cutaneous n.
副头静脉
accessory cephalic v.
前臂后静脉网
venous rete of posterior antebrachial
掌背静脉
dorsal metacarpal v.
指背静脉 dorsal digital v.
颈外静脉 external jugular v.
颈横神经 transverse n.of neck
锁骨上神经 supraclavicular n.
头静脉 cephalic v.
肋间神经前皮支 anterior cutaneous branch of ntercostal n.
肋间神经外侧皮支前支
anterior branch of the lateral cutaneus branch of intercostal n.
胸外侧动脉 lateral thoracic a.
胸外侧静脉 lateral thoracic v.
乳晕静脉网 areolar venous rete
肱桡肌 brachioradialis
前臂外侧皮神经
lateral antebrachial cutaneous n.
桡神经浅支
superficial branch of radial n.
手背静脉网
dorsal venous rete of hand
掌背神经 dorsal metacarpal n.

图 4-21 上肢血管、神经(后面观 1)
The upper limb blood vessels and nerves. Posterior aspect(1)

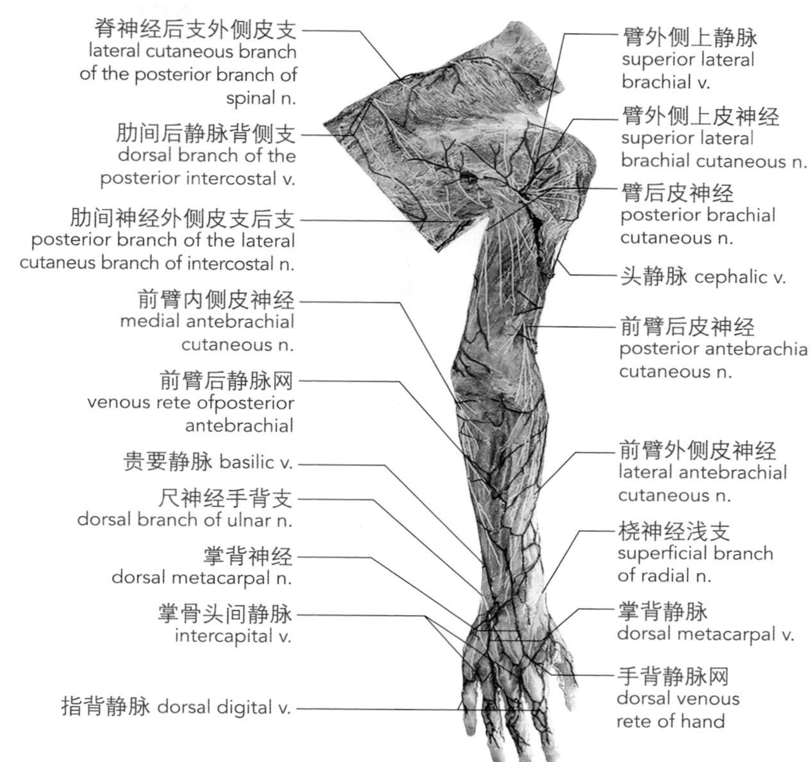
脊神经后支外侧皮支
lateral cutaneous branch of the posterior branch of spinal n.
肋间后静脉背侧支
dorsal branch of the posterior intercostal v.
肋间神经外侧皮支后支
posterior branch of the lateral cutaneus branch of intercostal n.
前臂内侧皮神经
medial antebrachial cutaneous n.
前臂后静脉网
venous rete ofposterior antebrachial
贵要静脉 basilic v.
尺神经手背支
dorsal branch of ulnar n.
掌背神经
dorsal metacarpal n.
掌骨头间静脉
intercapital v.
指背静脉 dorsal digital v.
臂外侧上静脉
superior lateral brachial v.
臂外侧上皮神经
superior lateral brachial cutaneous n.
臂后皮神经
posterior brachial cutaneous n.
头静脉 cephalic v.
前臂后皮神经
posterior antebrachial cutaneous n.
前臂外侧皮神经
lateral antebrachial cutaneous n.
桡神经浅支
superficial branch of radial n.
掌背静脉
dorsal metacarpal v.
手背静脉网
dorsal venous rete of hand

图 4-22 上肢血管、神经(后面观 2)
The upper limb blood vessels and nerves. Posterior aspect(2)

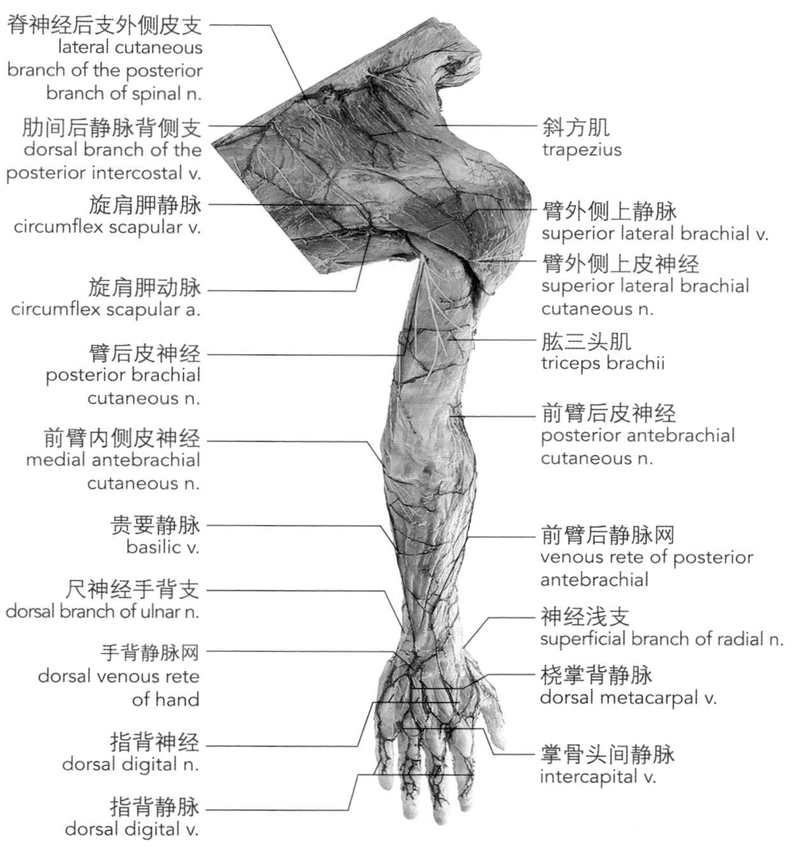
脊神经后支外侧皮支
lateral cutaneous branch of the posterior branch of spinal n.
肋间后静脉背侧支
dorsal branch of the posterior intercostal v.
旋肩胛静脉
circumflex scapular v.
旋肩胛动脉
circumflex scapular a.
臂后皮神经
posterior brachial cutaneous n.
前臂内侧皮神经
medial antebrachial cutaneous n.
贵要静脉
basilic v.
尺神经手背支
dorsal branch of ulnar n.
手背静脉网
dorsal venous rete of hand
指背神经
dorsal digital n.
指背静脉
dorsal digital v.
斜方肌
trapezius
臂外侧上静脉
superior lateral brachial v.
臂外侧上皮神经
superior lateral brachial cutaneous n.
肱三头肌
triceps brachii
前臂后皮神经
posterior antebrachial cutaneous n.
前臂后静脉网
venous rete of posterior antebrachial
神经浅支
superficial branch of radial n.
桡掌背静脉
dorsal metacarpal v.
掌骨头间静脉
intercapital v.

图 4-23 上肢血管、神经(后面观 3)
The upper limb blood vessels and nerves. Posterior aspect(3)

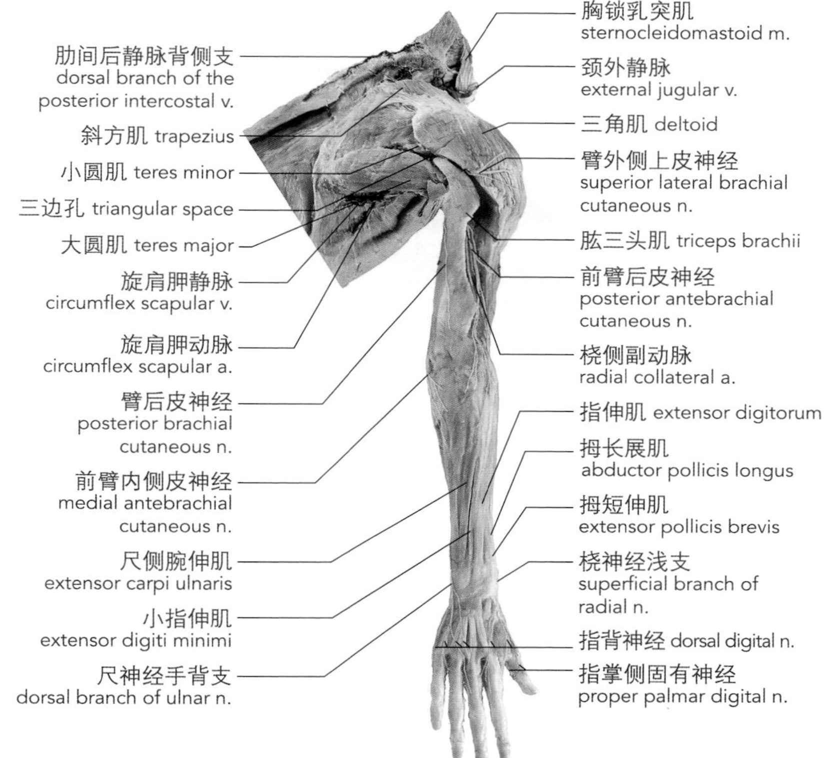
肋间后静脉背侧支
dorsal branch of the posterior intercostal v.
斜方肌 trapezius
小圆肌 teres minor
三边孔 triangular space
大圆肌 teres major
旋肩胛静脉
circumflex scapular v.
旋肩胛动脉
circumflex scapular a.
臂后皮神经
posterior brachial cutaneous n.
前臂内侧皮神经
medial antebrachial cutaneous n.
尺侧腕伸肌
extensor carpi ulnaris
小指伸肌
extensor digiti minimi
尺神经手背支
dorsal branch of ulnar n.
胸锁乳突肌
sternocleidomastoid m.
颈外静脉
external jugular v.
三角肌 deltoid
臂外侧上皮神经
superior lateral brachial cutaneous n.
肱三头肌 triceps brachii
前臂后皮神经
posterior antebrachial cutaneous n.
桡侧副动脉
radial collateral a.
指伸肌 extensor digitorum
拇长展肌
abductor pollicis longus
拇短伸肌
extensor pollicis brevis
桡神经浅支
superficial branch of radial n.
指背神经 dorsal digital n.
指掌侧固有神经
proper palmar digital n.

图 4-24 上肢血管、神经(后面观 4)
The upper limb blood vessels and nerves. Posterior aspect(4)

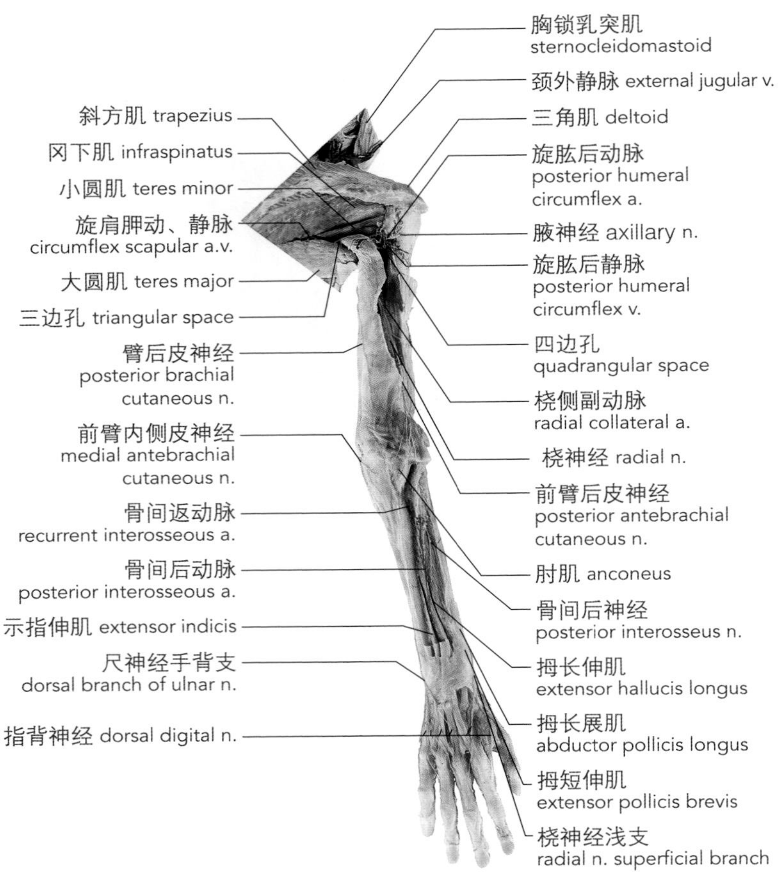
胸锁乳突肌 sternocleidomastoid
颈外静脉 external jugular v.
斜方肌 trapezius
三角肌 deltoid
冈下肌 infraspinatus
旋肱后动脉 posterior humeral circumflex a.
小圆肌 teres minor
旋肩胛动、静脉 circumflex scapular a.v.
腋神经 axillary n.
旋肱后静脉 posterior humeral circumflex v.
大圆肌 teres major
三边孔 triangular space
臂后皮神经 posterior brachial cutaneous n.
四边孔 quadrangular space
桡侧副动脉 radial collateral a.
前臂内侧皮神经 medial antebrachial cutaneous n.
桡神经 radial n.
前臂后皮神经 posterior antebrachial cutaneous n.
骨间返动脉 recurrent interosseous a.
骨间后动脉 posterior interosseous a.
肘肌 anconeus
示指伸肌 extensor indicis
骨间后神经 posterior interosseus n.
尺神经手背支 dorsal branch of ulnar n.
拇长伸肌 extensor hallucis longus
指背神经 dorsal digital n.
拇长展肌 abductor pollicis longus
拇短伸肌 extensor pollicis brevis
桡神经浅支 radial n. superficial branch

图 4-25 上肢血管、神经(后面观 5)
The upper limb blood vessels and nerves. Posterior aspect(5)

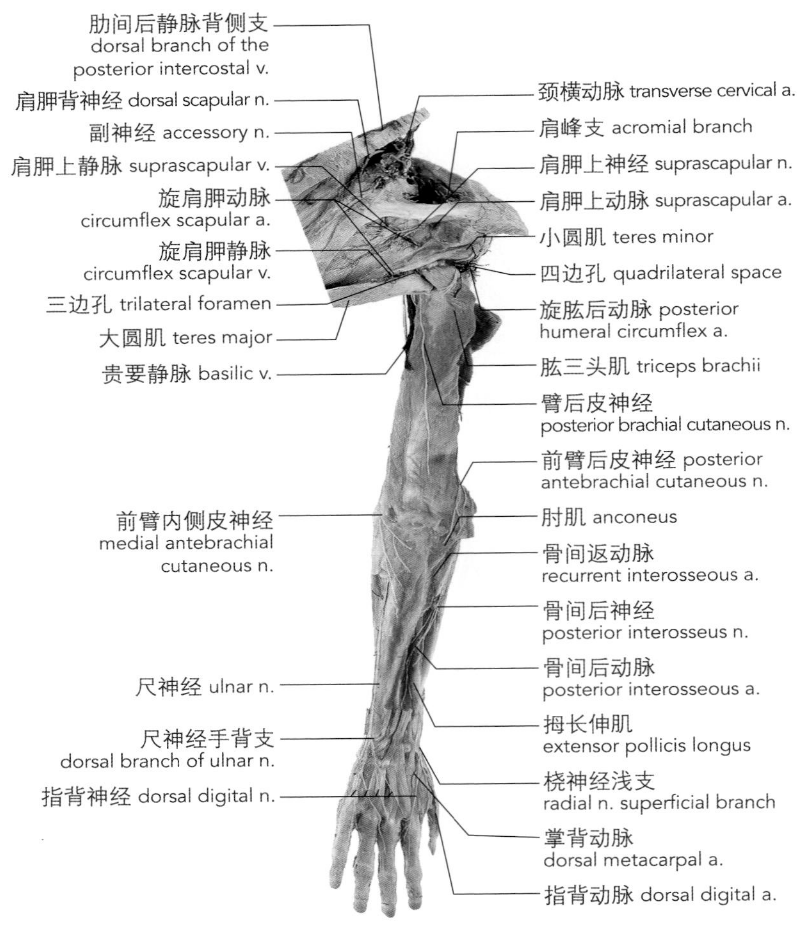
肋间后静脉背侧支 dorsal branch of the posterior intercostal v.
颈横动脉 transverse cervical a.
肩胛背神经 dorsal scapular n.
肩峰支 acromial branch
副神经 accessory n.
肩胛上静脉 suprascapular v.
肩胛上神经 suprascapular n.
旋肩胛动脉 circumflex scapular a.
肩胛上动脉 suprascapular a.
小圆肌 teres minor
旋肩胛静脉 circumflex scapular v.
四边孔 quadrilateral space
三边孔 trilateral foramen
旋肱后动脉 posterior humeral circumflex a.
大圆肌 teres major
贵要静脉 basilic v.
肱三头肌 triceps brachii
臂后皮神经 posterior brachial cutaneous n.
前臂后皮神经 posterior antebrachial cutaneous n.
前臂内侧皮神经 medial antebrachial cutaneous n.
肘肌 anconeus
骨间返动脉 recurrent interosseous a.
骨间后神经 posterior interosseus n.
尺神经 ulnar n.
骨间后动脉 posterior interosseous a.
拇长伸肌 extensor pollicis longus
尺神经手背支 dorsal branch of ulnar n.
桡神经浅支 radial n. superficial branch
指背神经 dorsal digital n.
掌背动脉 dorsal metacarpal a.
指背动脉 dorsal digital a.

图 4-26 上肢血管、神经(后面观 6)
The upper limb blood vessels and nerves. Posterior aspect(6)

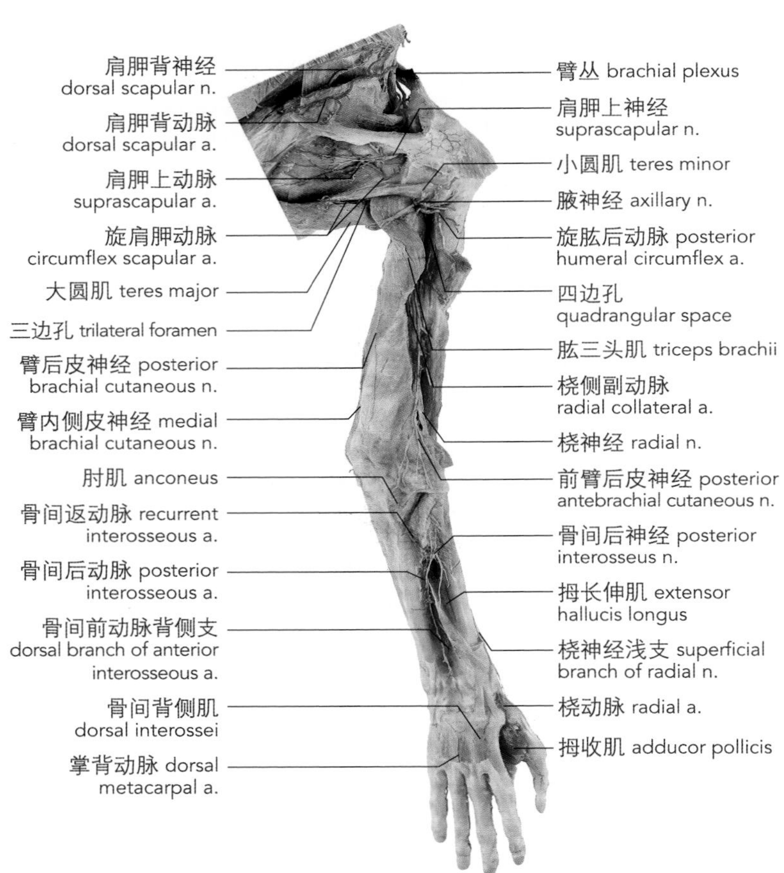
肩胛背神经 dorsal scapular n.
臂丛 brachial plexus
肩胛背动脉 dorsal scapular a.
肩胛上神经 suprascapular n.
肩胛上动脉 suprascapular a.
小圆肌 teres minor
腋神经 axillary n.
旋肩胛动脉 circumflex scapular a.
旋肱后动脉 posterior humeral circumflex a.
大圆肌 teres major
四边孔 quadrangular space
三边孔 trilateral foramen
肱三头肌 triceps brachii
臂后皮神经 posterior brachial cutaneous n.
桡侧副动脉 radial collateral a.
臂内侧皮神经 medial brachial cutaneous n.
桡神经 radial n.
肘肌 anconeus
前臂后皮神经 posterior antebrachial cutaneous n.
骨间返动脉 recurrent interosseous a.
骨间后神经 posterior interosseus n.
骨间后动脉 posterior interosseous a.
拇长伸肌 extensor hallucis longus
骨间前动脉背侧支 dorsal branch of anterior interosseous a.
桡神经浅支 superficial branch of radial n.
骨间背侧肌 dorsal interossei
桡动脉 radial a.
拇收肌 adducor pollicis
掌背动脉 dorsal metacarpal a.

图 4-27 上肢血管、神经(后面观 7)
The upper limb blood vessels and nerves. Posterior aspect(7)

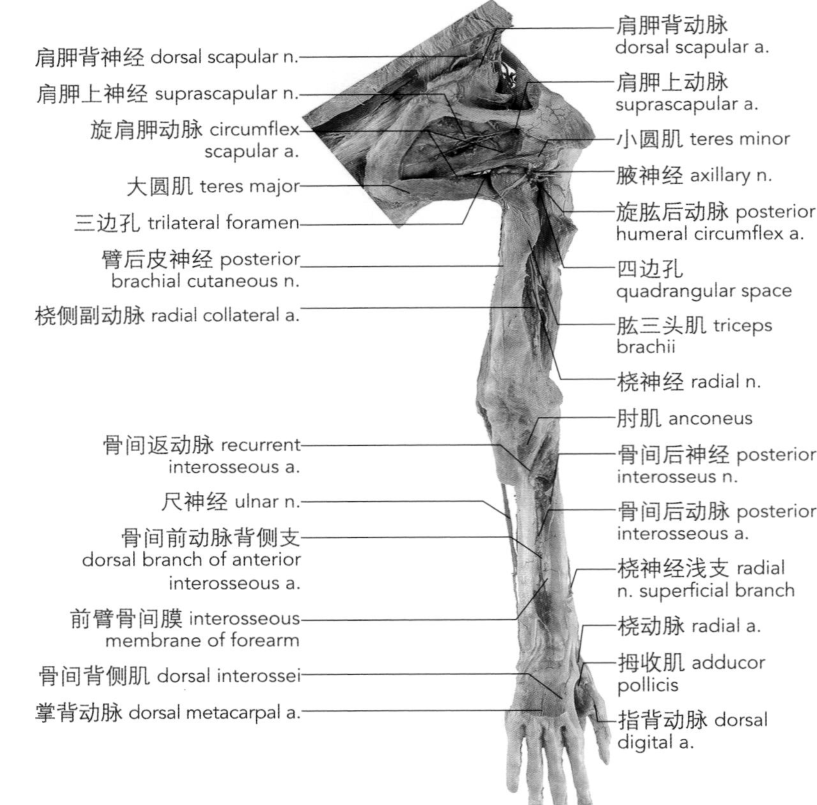
肩胛背动脉 dorsal scapular a.
肩胛背神经 dorsal scapular n.
肩胛上神经 suprascapular n.
肩胛上动脉 suprascapular a.
旋肩胛动脉 circumflex scapular a.
小圆肌 teres minor
大圆肌 teres major
腋神经 axillary n.
三边孔 trilateral foramen
旋肱后动脉 posterior humeral circumflex a.
臂后皮神经 posterior brachial cutaneous n.
四边孔 quadrangular space
桡侧副动脉 radial collateral a.
肱三头肌 triceps brachii
桡神经 radial n.
肘肌 anconeus
骨间返动脉 recurrent interosseous a.
骨间后神经 posterior interosseus n.
尺神经 ulnar n.
骨间后动脉 posterior interosseous a.
骨间前动脉背侧支 dorsal branch of anterior interosseous a.
桡神经浅支 radial n. superficial branch
前臂骨间膜 interosseous membrane of forearm
桡动脉 radial a.
拇收肌 adducor pollicis
骨间背侧肌 dorsal interossei
掌背动脉 dorsal metacarpal a.
指背动脉 dorsal digital a.

图 4-28 上肢血管、神经（后面观 8）
The upper limb blood vessels and nerves. Posterior aspect (8)

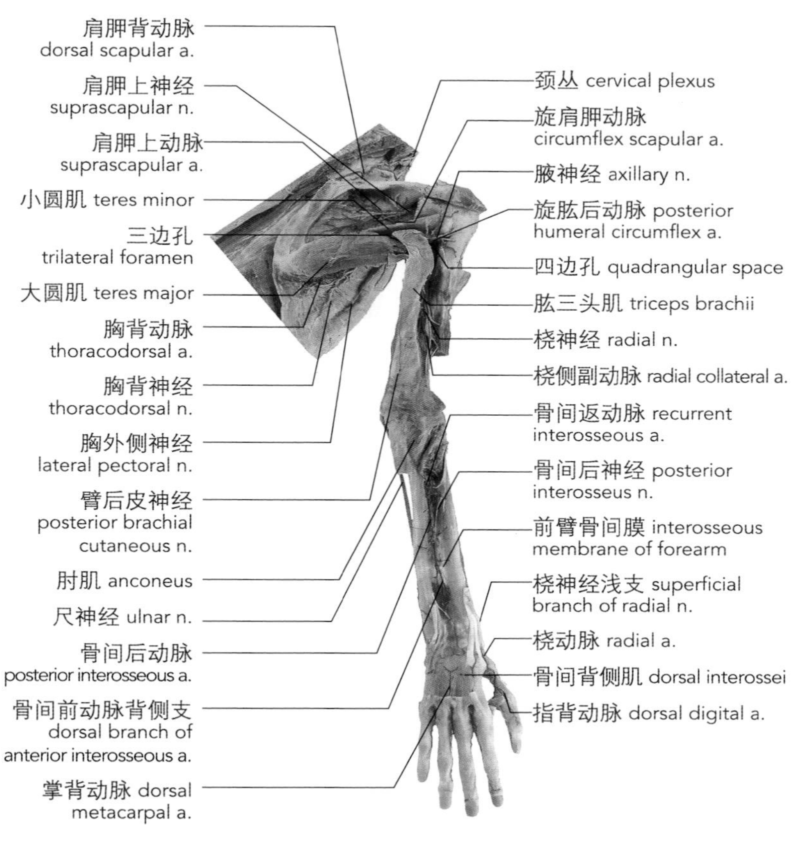

肩胛背动脉 dorsal scapular a.
肩胛上神经 suprascapular n.
肩胛上动脉 suprascapular a.
小圆肌 teres minor
三边孔 trilateral foramen
大圆肌 teres major
胸背动脉 thoracodorsal a.
胸背神经 thoracodorsal n.
胸外侧神经 lateral pectoral n.
臂后皮神经 posterior brachial cutaneous n.
肘肌 anconeus
尺神经 ulnar n.
骨间后动脉 posterior interosseous a.
骨间前动脉背侧支 dorsal branch of anterior interosseous a.
掌背动脉 dorsal metacarpal a.
颈丛 cervical plexus
旋肩胛动脉 circumflex scapular a.
腋神经 axillary n.
旋肱后动脉 posterior humeral circumflex a.
四边孔 quadrangular space
肱三头肌 triceps brachii
桡神经 radial n.
桡侧副动脉 radial collateral a.
骨间返动脉 recurrent interosseous a.
骨间后神经 posterior interosseus n.
前臂骨间膜 interosseous membrane of forearm
桡神经浅支 superficial branch of radial n.
桡动脉 radial a.
骨间背侧肌 dorsal interossei
指背动脉 dorsal digital a.

图 4-29 上肢血管、神经（桡侧面观 1）
The upper limb blood vessels and nerves. Radialis aspect1

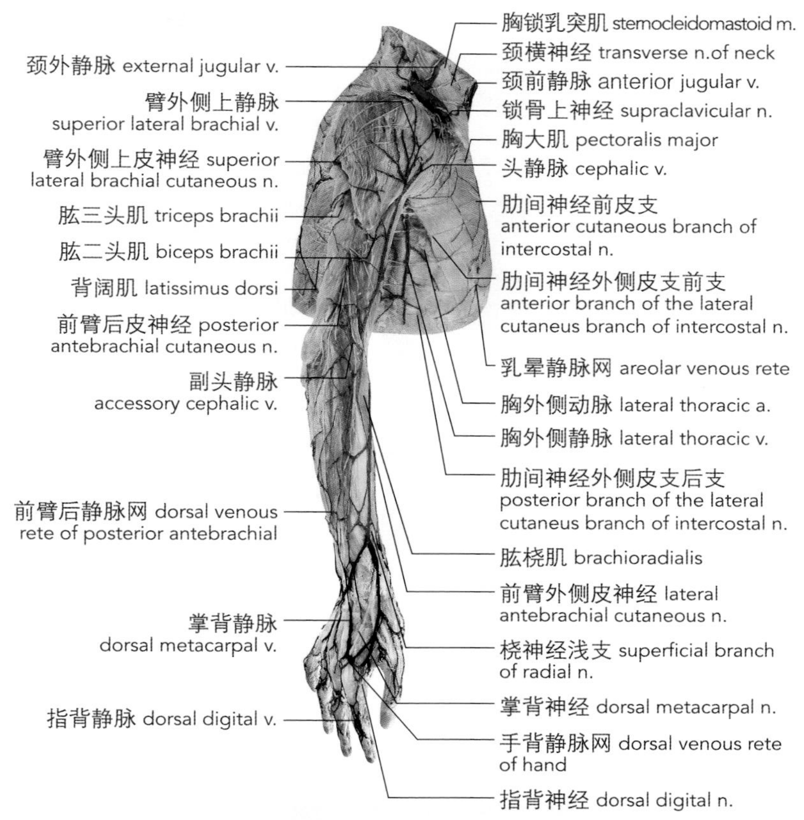

颈外静脉 external jugular v.
臂外侧上静脉 superior lateral brachial v.
臂外侧上皮神经 superior lateral brachial cutaneous n.
肱三头肌 triceps brachii
肱二头肌 biceps brachii
背阔肌 latissimus dorsi
前臂后皮神经 posterior antebrachial cutaneous n.
副头静脉 accessory cephalic v.
前臂后静脉网 dorsal venous rete of posterior antebrachial
掌背静脉 dorsal metacarpal v.
指背静脉 dorsal digital v.
胸锁乳突肌 sternocleidomastoid m.
颈横神经 transverse n.of neck
颈前静脉 anterior jugular v.
锁骨上神经 supraclavicular n.
胸大肌 pectoralis major
头静脉 cephalic v.
肋间神经前皮支 anterior cutaneous branch of intercostal n.
肋间神经外侧皮支前支 anterior branch of the lateral cutaneus branch of intercostal n.
乳晕静脉网 areolar venous rete
胸外侧动脉 lateral thoracic a.
胸外侧静脉 lateral thoracic v.
肋间神经外侧皮支后支 posterior branch of the lateral cutaneus branch of intercostal n.
肱桡肌 brachioradialis
前臂外侧皮神经 lateral antebrachial cutaneous n.
桡神经浅支 superficial branch of radial n.
掌背神经 dorsal metacarpal n.
手背静脉网 dorsal venous rete of hand
指背神经 dorsal digital n.

图 4-30 上肢血管、神经（桡侧面观 2）
The upper limb blood vessels and nerves. Radialis aspect 2

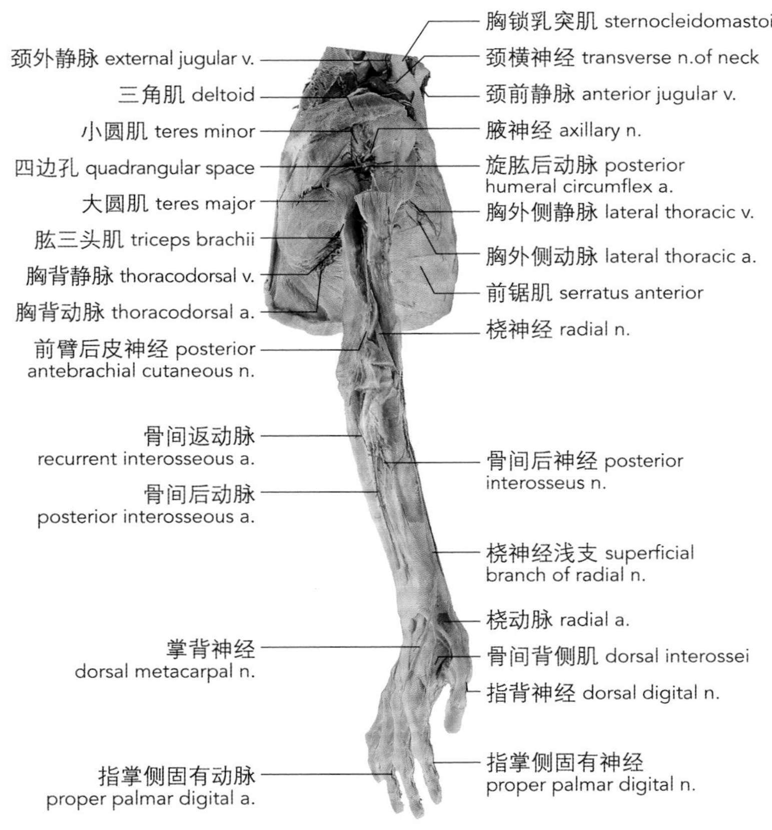

颈外静脉 external jugular v.
三角肌 deltoid
小圆肌 teres minor
四边孔 quadrangular space
大圆肌 teres major
肱三头肌 triceps brachii
胸背静脉 thoracodorsal v.
胸背动脉 thoracodorsal a.
前臂后皮神经 posterior antebrachial cutaneous n.
骨间返动脉 recurrent interosseous a.
骨间后动脉 posterior interosseous a.
掌背神经 dorsal metacarpal n.
指掌侧固有动脉 proper palmar digital a.
胸锁乳突肌 sternocleidomastoid
颈横神经 transverse n.of neck
颈前静脉 anterior jugular v.
腋神经 axillary n.
旋肱后动脉 posterior humeral circumflex a.
胸外侧静脉 lateral thoracic v.
胸外侧动脉 lateral thoracic a.
前锯肌 serratus anterior
桡神经 radial n.
骨间后神经 posterior interosseus n.
桡神经浅支 superficial branch of radial n.
桡动脉 radial a.
骨间背侧肌 dorsal interossei
指背神经 dorsal digital n.
指掌侧固有神经 proper palmar digital n.

图 4-31 上肢动脉铸型（自然腐蚀、前面观）
The cast of artery of the upper limb. Natural corrosion, anterior aspect

图 4-32 上肢动脉铸型（自然腐蚀、后面观）
The cast of artery of the upper limb. Natural corrosion, posterior aspect

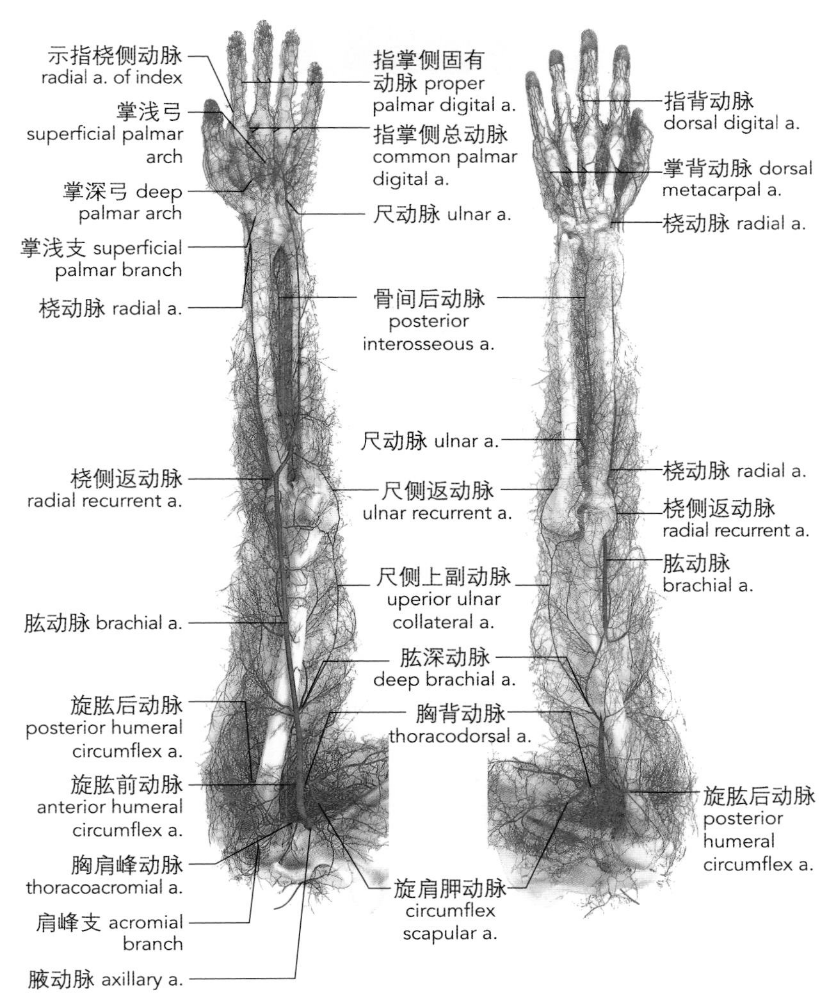

示指桡侧动脉 radial a. of index
掌浅弓 superficial palmar arch
掌深弓 deep palmar arch
掌浅支 superficial palmar branch
桡动脉 radial a.
桡侧返动脉 radial recurrent a.
肱动脉 brachial a.
旋肱后动脉 posterior humeral circumflex a.
旋肱前动脉 anterior humeral circumflex a.
胸肩峰动脉 thoracoacromial a.
肩峰支 acromial branch
腋动脉 axillary a.
指掌侧固有动脉 proper palmar digital a.
指掌侧总动脉 common palmar digital a.
尺动脉 ulnar a.
骨间后动脉 posterior interosseous a.
尺动脉 ulnar a.
尺侧返动脉 ulnar recurrent a.
尺侧上副动脉 uperior ulnar collateral a.
肱深动脉 deep brachial a.
胸背动脉 thoracodorsal a.
旋肩胛动脉 circumflex scapular a.
指背动脉 dorsal digital a.
掌背动脉 dorsal metacarpal a.
桡动脉 radial a.
桡动脉 radial a.
桡侧返动脉 radial recurrent a.
肱动脉 brachial a.
旋肱后动脉 posterior humeral circumflex a.

图 4-33 上肢动脉铸型(酸腐蚀前面观)
The cast of artery of the upper limb. Acid corrosion Anterior aspect

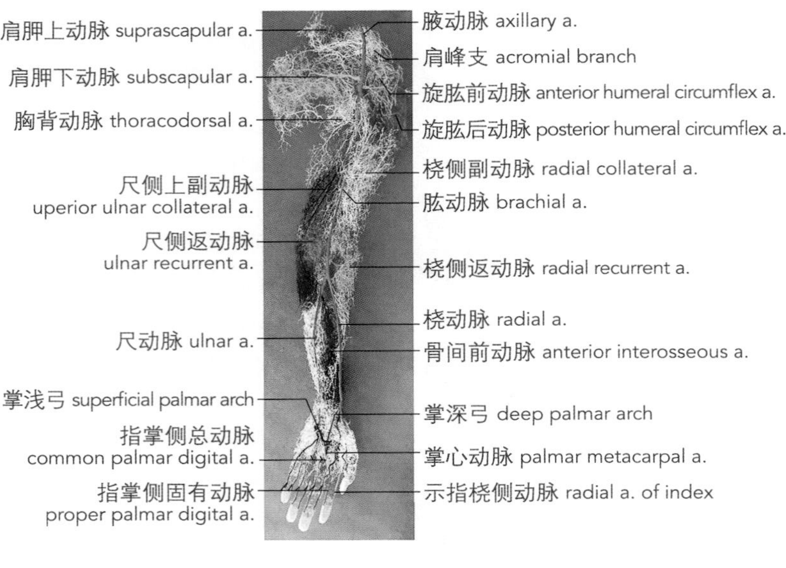
肩胛上动脉 suprascapular a.
肩胛下动脉 subscapular a.
胸背动脉 thoracodorsal a.
尺侧上副动脉 uperior ulnar collateral a.
尺侧返动脉 ulnar recurrent a.
尺动脉 ulnar a.
掌浅弓 superficial palmar arch
指掌侧总动脉 common palmar digital a.
指掌侧固有动脉 proper palmar digital a.
腋动脉 axillary a.
肩峰支 acromial branch
旋肱前动脉 anterior humeral circumflex a.
旋肱后动脉 posterior humeral circumflex a.
桡侧副动脉 radial collateral a.
肱动脉 brachial a.
桡侧返动脉 radial recurrent a.
桡动脉 radial a.
骨间前动脉 anterior interosseous a.
掌深弓 deep palmar arch
掌心动脉 palmar metacarpal a.
示指桡侧动脉 radial a. of index

图 4-34 上肢动脉铸型(酸腐蚀后面观)
The cast of artery of the upper limb. Acid corrosion Posterior aspect

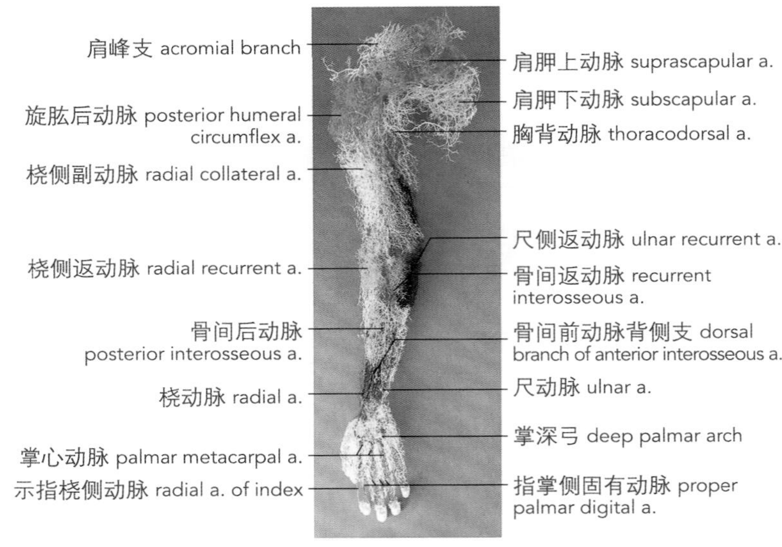
肩峰支 acromial branch
旋肱后动脉 posterior humeral circumflex a.
桡侧副动脉 radial collateral a.
桡侧返动脉 radial recurrent a.
骨间后动脉 posterior interosseous a.
桡动脉 radial a.
掌心动脉 palmar metacarpal a.
示指桡侧动脉 radial a. of index
肩胛上动脉 suprascapular a.
肩胛下动脉 subscapular a.
胸背动脉 thoracodorsal a.
尺侧返动脉 ulnar recurrent a.
骨间返动脉 recurrent interosseous a.
骨间前动脉背侧支 dorsal branch of anterior interosseous a.
尺动脉 ulnar a.
掌深弓 deep palmar arch
指掌侧固有动脉 proper palmar digital a.

图 4-35 上肢动脉造影
Upper limb Artery Angiography

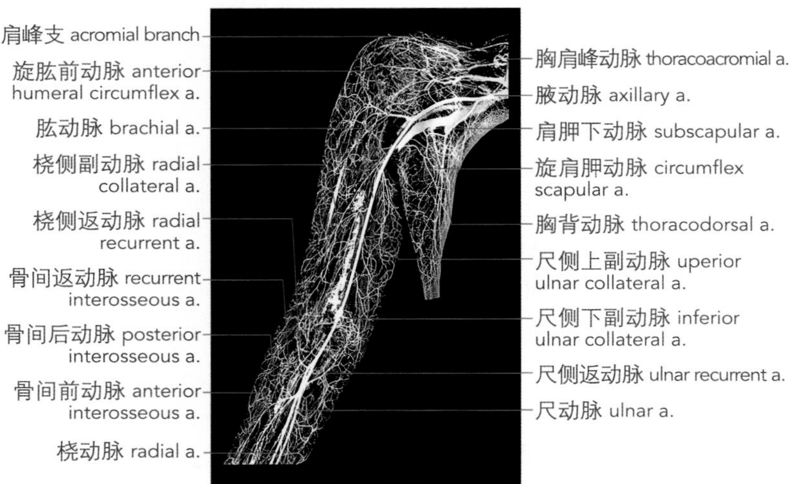
肩峰支 acromial branch
旋肱前动脉 anterior humeral circumflex a.
肱动脉 brachial a.
桡侧副动脉 radial collateral a.
桡侧返动脉 radial recurrent a.
骨间返动脉 recurrent interosseous a.
骨间后动脉 posterior interosseous a.
骨间前动脉 anterior interosseous a.
桡动脉 radial a.
胸肩峰动脉 thoracoacromial a.
腋动脉 axillary a.
肩胛下动脉 subscapular a.
旋肩胛动脉 circumflex scapular a.
胸背动脉 thoracodorsal a.
尺侧上副动脉 uperior ulnar collateral a.
尺侧下副动脉 inferior ulnar collateral a.
尺侧返动脉 ulnar recurrent a.
尺动脉 ulnar a.

图 4-37 上肢肌(后面观)
Muscles of the upper limb. Posterior aspect

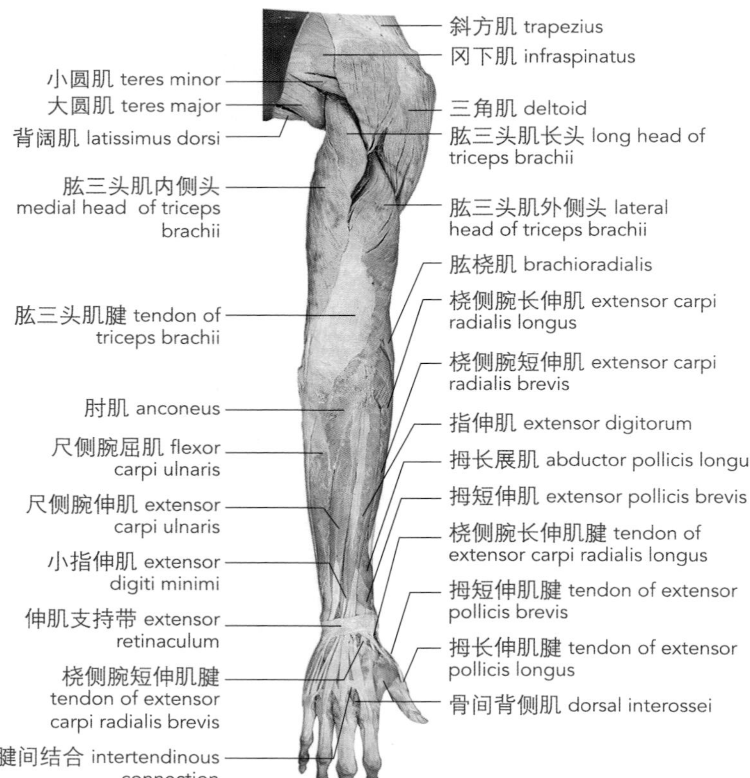
小圆肌 teres minor
大圆肌 teres major
背阔肌 latissimus dorsi
肱三头肌内侧头 medial head of triceps brachii
肱三头肌腱 tendon of triceps brachii
肘肌 anconeus
尺侧腕屈肌 flexor carpi ulnaris
尺侧腕伸肌 extensor carpi ulnaris
小指伸肌 extensor digiti minimi
伸肌支持带 extensor retinaculum
桡侧腕短伸肌腱 tendon of extensor carpi radialis brevis
腱间结合 intertendinous connection
斜方肌 trapezius
冈下肌 infraspinatus
三角肌 deltoid
肱三头肌长头 long head of triceps brachii
肱三头肌外侧头 lateral head of triceps brachii
肱桡肌 brachioradialis
桡侧腕长伸肌 extensor carpi radialis longus
桡侧腕短伸肌 extensor carpi radialis brevis
指伸肌 extensor digitorum
拇长展肌 abductor pollicis longus
拇短伸肌 extensor pollicis brevis
桡侧腕长伸肌腱 tendon of extensor carpi radialis longus
拇短伸肌腱 tendon of extensor pollicis brevis
拇长伸肌腱 tendon of extensor pollicis longus
骨间背侧肌 dorsal interossei

图 4-36 上肢表面结构(示意图)
Upper limb surface structure. Schematic diagram

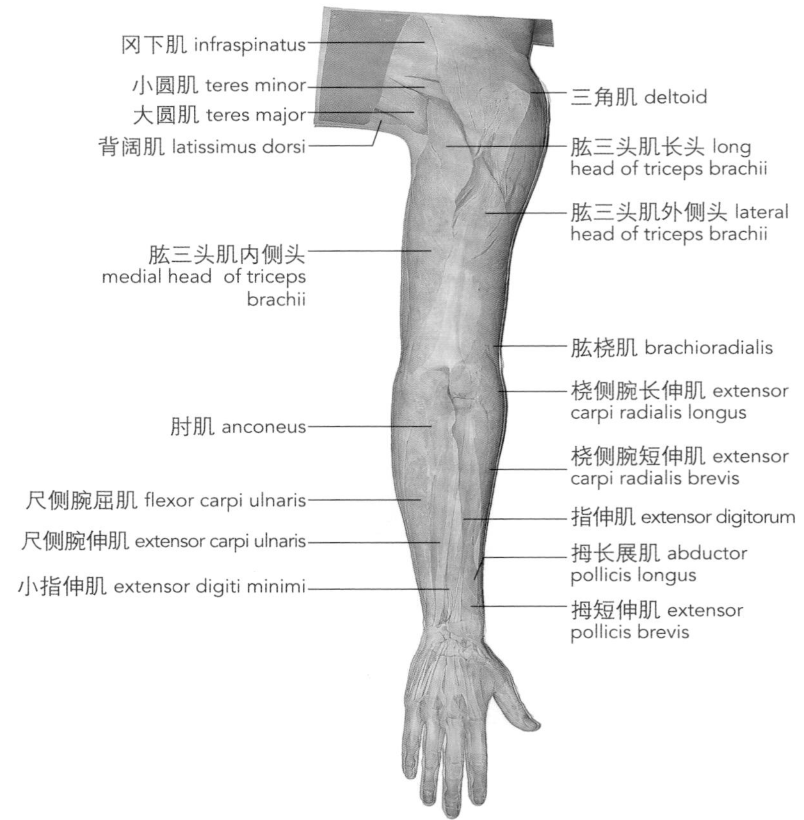
冈下肌 infraspinatus
小圆肌 teres minor
大圆肌 teres major
背阔肌 latissimus dorsi
肱三头肌内侧头 medial head of triceps brachii
肘肌 anconeus
尺侧腕屈肌 flexor carpi ulnaris
尺侧腕伸肌 extensor carpi ulnaris
小指伸肌 extensor digiti minimi
三角肌 deltoid
肱三头肌长头 long head of triceps brachii
肱三头肌外侧头 lateral head of triceps brachii
肱桡肌 brachioradialis
桡侧腕长伸肌 extensor carpi radialis longus
桡侧腕短伸肌 extensor carpi radialis brevis
指伸肌 extensor digitorum
拇长展肌 abductor pollicis longus
拇短伸肌 extensor pollicis brevis

图 4-38 上肢肌前面观(示意图)
Muscles of the upper limb. Anterior aspect. Schematic diagram

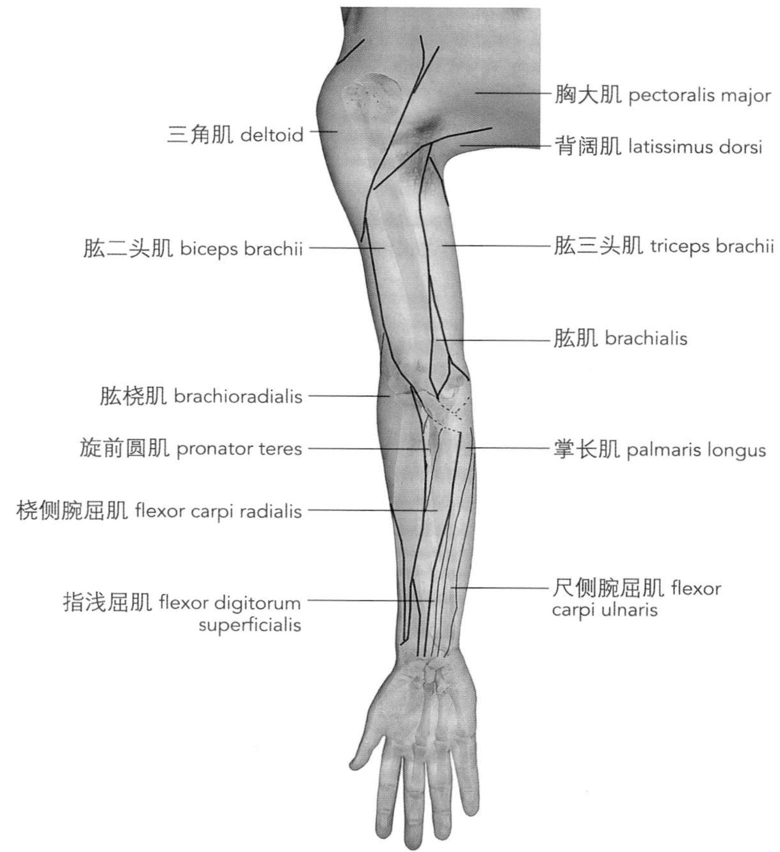

胸大肌 pectoralis major
三角肌 deltoid
背阔肌 latissimus dorsi
肱二头肌 biceps brachii
肱三头肌 triceps brachii
肱肌 brachialis
肱桡肌 brachioradialis
旋前圆肌 pronator teres
掌长肌 palmaris longus
桡侧腕屈肌 flexor carpi radialis
尺侧腕屈肌 flexor carpi ulnaris
指浅屈肌 flexor digitorum superficialis

图 4-39 上肢肌浅层(前面观)
The superficial layer muscles of upper limb. Anterior aspect

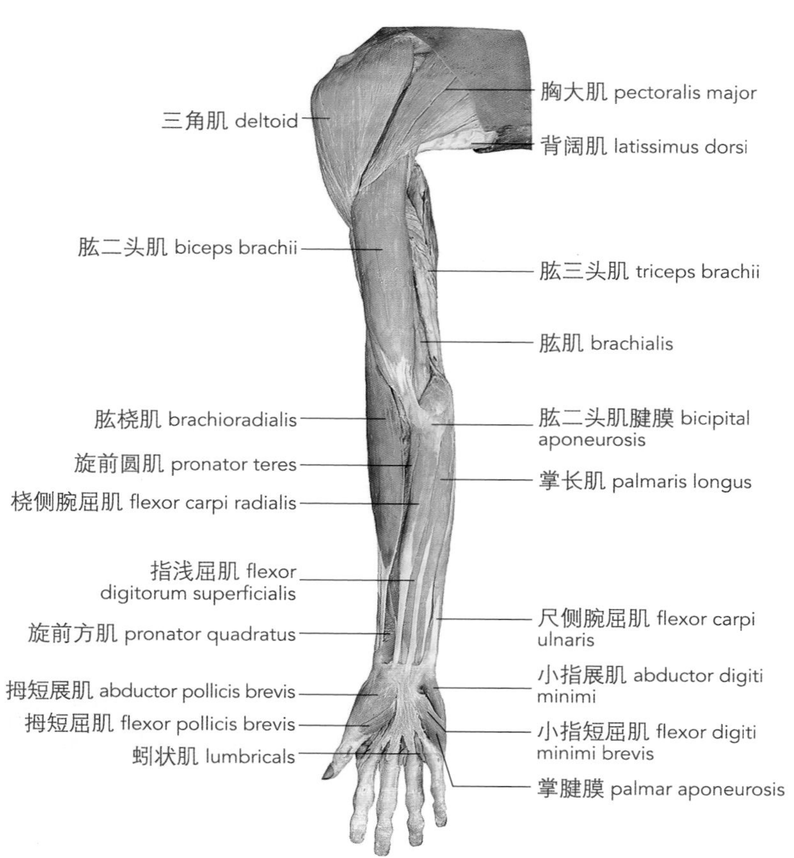

胸大肌 pectoralis major
三角肌 deltoid
背阔肌 latissimus dorsi
肱二头肌 biceps brachii
肱三头肌 triceps brachii
肱肌 brachialis
肱桡肌 brachioradialis
肱二头肌腱膜 bicipital aponeurosis
旋前圆肌 pronator teres
掌长肌 palmaris longus
桡侧腕屈肌 flexor carpi radialis
指浅屈肌 flexor digitorum superficialis
尺侧腕屈肌 flexor carpi ulnaris
旋前方肌 pronator quadratus
小指展肌 abductor digiti minimi
拇短展肌 abductor pollicis brevis
拇短屈肌 flexor pollicis brevis
小指短屈肌 flexor digiti minimi brevis
蚓状肌 lumbricals
掌腱膜 palmar aponeurosis

图 4-40 上肢肌(桡侧面观)
Muscles of the upper limb. Radialis aspect

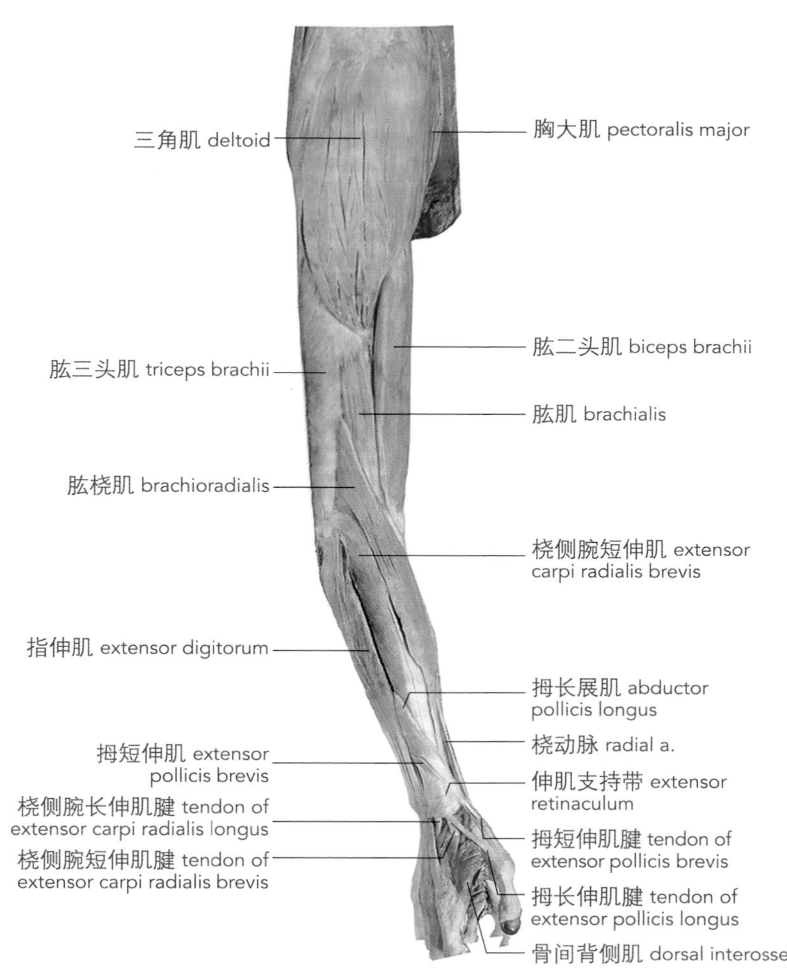

三角肌 deltoid
胸大肌 pectoralis major
肱二头肌 biceps brachii
肱三头肌 triceps brachii
肱肌 brachialis
肱桡肌 brachioradialis
桡侧腕短伸肌 extensor carpi radialis brevis
指伸肌 extensor digitorum
拇长展肌 abductor pollicis longus
桡动脉 radial a.
拇短伸肌 extensor pollicis brevis
伸肌支持带 extensor retinaculum
桡侧腕长伸肌腱 tendon of extensor carpi radialis longus
拇短伸肌腱 tendon of extensor pollicis brevis
桡侧腕短伸肌腱 tendon of extensor carpi radialis brevis
拇长伸肌腱 tendon of extensor pollicis longus
骨间背侧肌 dorsal interossei

图 4-41 上肢肌深层(前面观)
The deep layer muscles of upper limb. Anterior aspect

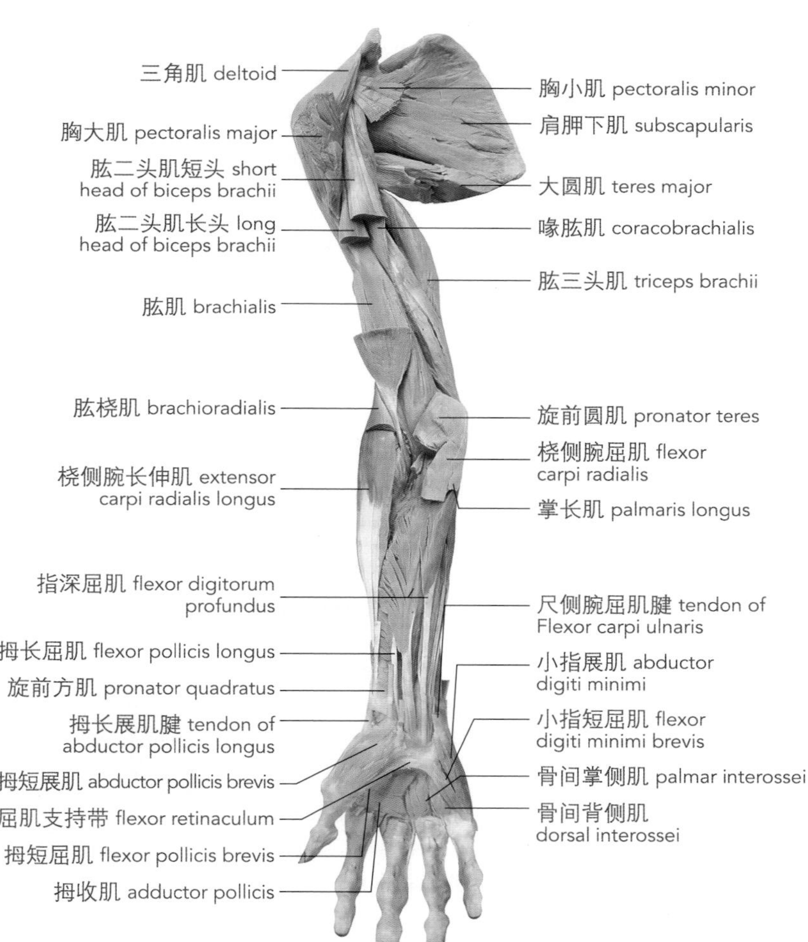

三角肌 deltoid
胸小肌 pectoralis minor
胸大肌 pectoralis major
肩胛下肌 subscapularis
肱二头肌短头 short head of biceps brachii
大圆肌 teres major
肱二头肌长头 long head of biceps brachii
喙肱肌 coracobrachialis
肱三头肌 triceps brachii
肱肌 brachialis
肱桡肌 brachioradialis
旋前圆肌 pronator teres
桡侧腕屈肌 flexor carpi radialis
桡侧腕长伸肌 extensor carpi radialis longus
掌长肌 palmaris longus
指深屈肌 flexor digitorum profundus
尺侧腕屈肌腱 tendon of Flexor carpi ulnaris
拇长屈肌 flexor pollicis longus
小指展肌 abductor digiti minimi
旋前方肌 pronator quadratus
拇长展肌腱 tendon of abductor pollicis longus
小指短屈肌 flexor digiti minimi brevis
拇短展肌 abductor pollicis brevis
骨间掌侧肌 palmar interossei
屈肌支持带 flexor retinaculum
骨间背侧肌 dorsal interossei
拇短屈肌 flexor pollicis brevis
拇收肌 adductor pollicis

图 4-42 肩部表面结构(前面观)

The surface structure of shoulder. Anterior aspect

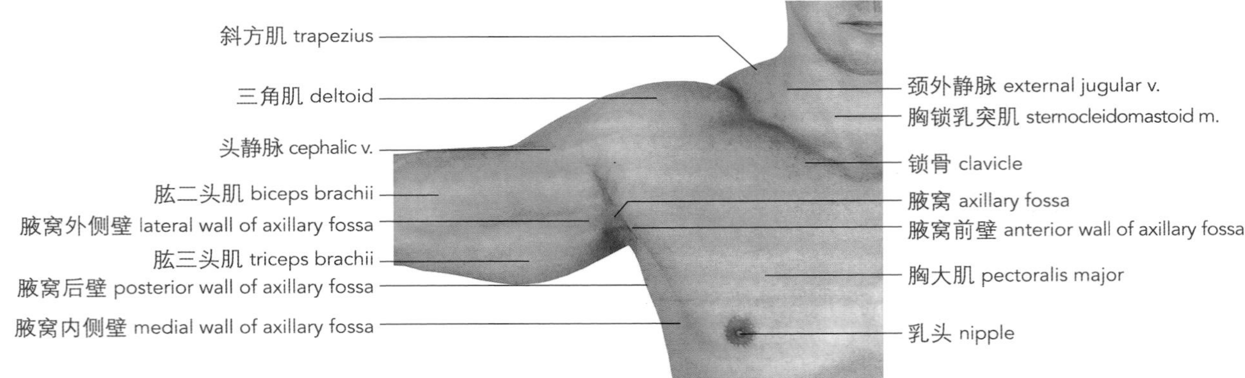

斜方肌 trapezius
三角肌 deltoid
头静脉 cephalic v.
肱二头肌 biceps brachii
腋窝外侧壁 lateral wall of axillary fossa
肱三头肌 triceps brachii
腋窝后壁 posterior wall of axillary fossa
腋窝内侧壁 medial wall of axillary fossa
颈外静脉 external jugular v.
胸锁乳突肌 stemocleidomastoid m.
锁骨 clavicle
腋窝 axillary fossa
腋窝前壁 anterior wall of axillary fossa
胸大肌 pectoralis major
乳头 nipple

图 4-43 肩部浅静脉(前面观)

Superficial vein of shoulder. Anterior aspect

臂外侧上静脉 superior lateral brachial v.
头静脉 cephalic v.
颏下静脉 submental v.
颈前静脉 anterior jugular v.
胸部浅静脉 superficial veins of thoracic region
胸廓内静脉穿支 perforating branches of internal thoracic v.
乳晕静脉网 dorsal venous rete of areola mammae

图 4-44 肩部血管、神经(前面观 1)

The shoulder blood vessels and nerves. Anterior aspect(1)

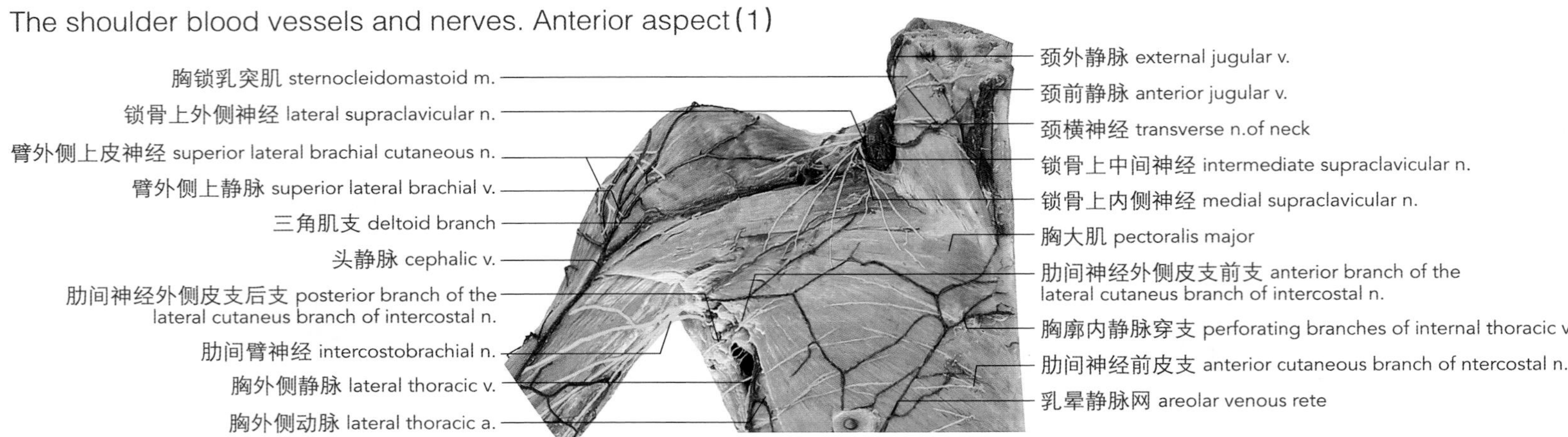

胸锁乳突肌 sternocleidomastoid m.
锁骨上外侧神经 lateral supraclavicular n.
臂外侧上皮神经 superior lateral brachial cutaneous n.
臂外侧上静脉 superior lateral brachial v.
三角肌支 deltoid branch
头静脉 cephalic v.
肋间神经外侧皮支后支 posterior branch of the lateral cutaneus branch of intercostal n.
肋间臂神经 intercostobrachial n.
胸外侧静脉 lateral thoracic v.
胸外侧动脉 lateral thoracic a.
颈外静脉 external jugular v.
颈前静脉 anterior jugular v.
颈横神经 transverse n.of neck
锁骨上中间神经 intermediate supraclavicular n.
锁骨上内侧神经 medial supraclavicular n.
胸大肌 pectoralis major
肋间神经外侧皮支前支 anterior branch of the lateral cutaneus branch of intercostal n.
胸廓内静脉穿支 perforating branches of internal thoracic v.
肋间神经前皮支 anterior cutaneous branch of ntercostal n.
乳晕静脉网 areolar venous rete

图 4-45 肩部血管、神经(前面观 2)

The shoulder blood vessels and nerves. Anterior aspect(2)

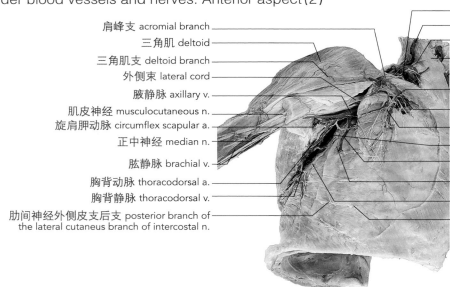

肩峰支 acromial branch
三角肌 deltoid
三角肌支 deltoid branch
外侧束 lateral cord
腋静脉 axillary v.
肌皮神经 musculocutaneous n.
旋肩胛动脉 circumflex scapular a.
正中神经 median n.
肱静脉 brachial v.
胸背动脉 thoracodorsal a.
胸背静脉 thoracodorsal v.
肋间神经外侧皮支后支 posterior branch of the lateral cutaneus branch of intercostal n.
锁骨上神经 supraclavicular n.
颈外静脉 external jugular v.
颈横神经 transverse n.of neck
胸锁乳突肌 sternocleidomastoid
颈前静脉 anterior jugular v.
胸肩峰动脉 thoracoacromial a.
锁骨支 clavicular branch
胸肌支 pectoral branches
胸背神经 thoracodorsal n.
胸外侧静脉 lateral thoracic v.
胸外侧动脉 lateral thoracic a.
胸长神经 long thoracic n.
肋间神经外侧皮支前支 anterior branch of the lateral cutaneus branch of intercostal n.

图 4-46 肩部血管、神经(前面观 3)
The shoulder blood vessels and nerves. Anterior aspect (3)

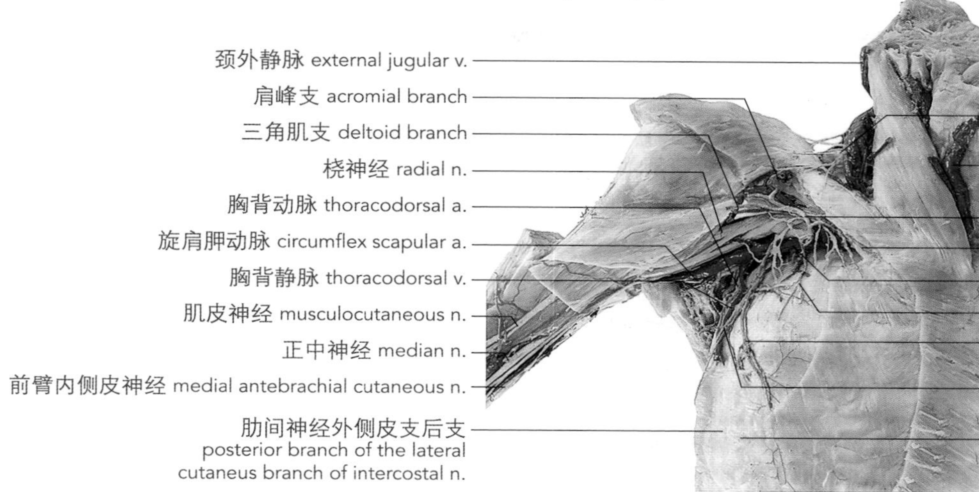

颈外静脉 external jugular v.
肩峰支 acromial branch
三角肌支 deltoid branch
桡神经 radial n.
胸背动脉 thoracodorsal a.
旋肩胛动脉 circumflex scapular a.
胸背静脉 thoracodorsal v.
肌皮神经 musculocutaneous n.
正中神经 median n.
前臂内侧皮神经 medial antebrachial cutaneous n.
肋间神经外侧皮支后支 posterior branch of the lateral cutaneous branch of intercostal n.
锁骨上神经 supraclavicular n.
颈前静脉 anterior jugular v.
胸肩峰动脉 thoracoacromial a.
锁骨支 clavicular branch
腋静脉 axillary v.
胸肌支 pectoral branches
胸外侧动脉 lateral thoracic a.
胸长神经 long thoracic n.
肋间神经外侧皮支前支 anterior branch of the lateral cutaneous branch of intercostal n.

图 4-47 肩部血管、神经(前面观 4)
The shoulder blood vessels and nerves. Anterior aspect (4)

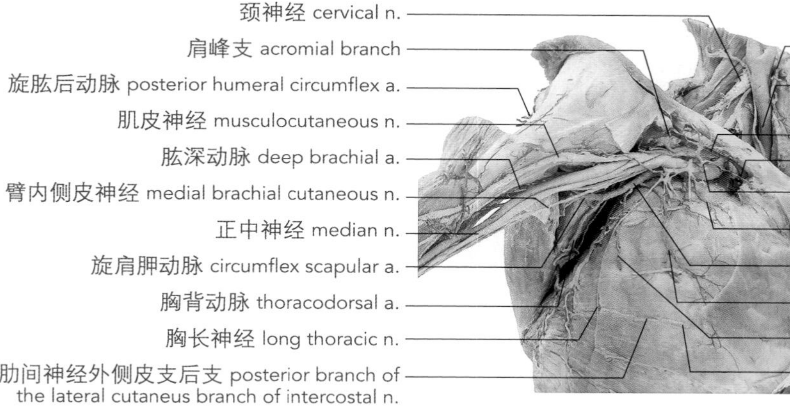

颈神经 cervical n.
肩峰支 acromial branch
旋肱后动脉 posterior humeral circumflex a.
肌皮神经 musculocutaneous n.
肱深动脉 deep brachial a.
臂内侧皮神经 medial brachial cutaneous n.
正中神经 median n.
旋肩胛动脉 circumflex scapular a.
胸背动脉 thoracodorsal a.
胸长神经 long thoracic n.
肋间神经外侧皮支后支 posterior branch of the lateral cutaneous branch of intercostal n.
甲状腺上动脉 superior thyroid a.
颈总动脉 common carotid a.
肩胛上动脉 suprascapular a.
锁骨支 clavicular branch
胸肩峰动脉 thoracoacromial a.
胸上动脉 superior thoracic a.
肩胛下动脉 subscapular a.
胸肌支 pectoral branches
胸外侧动脉 lateral thoracic a.
肋间神经外侧皮支前支 anterior branch of the lateral cutaneous branch of intercostal n.

图 4-48 甲状颈干(1)
Thyrocervical trunk (1)

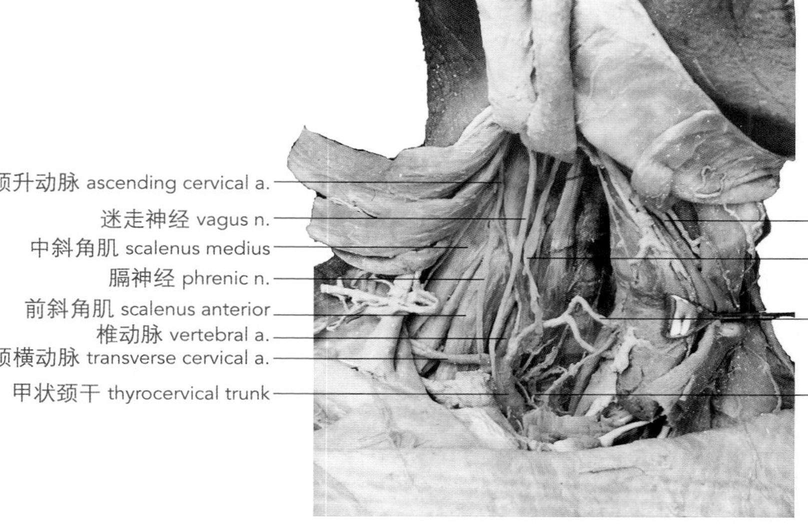

颈升动脉 ascending cervical a.
迷走神经 vagus n.
中斜角肌 scalenus medius
膈神经 phrenic n.
前斜角肌 scalenus anterior
椎动脉 vertebral a.
颈横动脉 transverse cervical a.
甲状颈干 thyrocervical trunk
甲状腺上动脉 superior thyroid a.
交感干 sympathetic trunk
甲状腺下动脉 inferior thyroid a.
喉返神经 recurrent laryngeal n.

图 4-49 甲状颈干(2)
Thyrocervical trunk (2)

颈升动脉 ascending cervical a.
膈神经 diaphragmatic n.
中斜角肌 scalenus medius
颈横动脉 transverse cervical a.
肩胛上动脉 suprascapular a.
肩胛上神经 suprascapular n.
甲状颈干 thyrocervical trunk
肩峰支 acromial branch
前斜角肌 scalenus anterior
锁骨 clavicle
腋动脉 axillary a.
锁骨支 clavicular branch
甲状腺上动脉 superior thyroid a.
迷走神经 vagus n.
甲状腺 thyroid gland
甲状腺下动脉 inferior thyroid a.
椎动脉 vertebral a.
喉返神经 recurrent laryngeal n.
气管 trachea
锁骨下动脉 subclavian a.
胸廓内动脉 internal thoracic a.
颈总动脉 common carotid a.

图 4-50 肩部血管、神经（前面观 5）
The shoulder blood vessels and nerves. Anterior aspect(5)

肩胛上动脉 suprascapular a.
胸大肌 pectoralis major
三角肌 deltoid
外侧束 lateral cord
桡神经 radial n.
腋神经 axillary n.
头静脉 cephalic v.
肌皮神经 musculocutaneous n.
肱二头肌 biceps brachii
肱深动脉 deep brachial a.
前臂内侧皮神经 medial antebrachial cutaneous n.
臂内侧皮神经 medial brachial cutaneous n.
正中神经 median n.
肱动脉 brachial a.
肱静脉 brachial
尺神经 ulnar n.
第 5 颈神经 5th cervical n.
第 6 颈神经 6th cervical n.
上干 superior trunk
中干 middle trunk
第 8 颈神经 8th cervical n.
下干 inferior trunk
腋静脉 axillary v.
腋动脉 axillary a.
内侧束 medial cord
胸外侧动脉 lateral thoracic a.
肩胛下动脉 subscapular a.
胸背神经 thoracodorsal n.
胸背静脉 thoracodorsal v.
胸背动脉 thoracodorsal a.
前锯肌 serratus anterior

图 4-51 肩部血管、神经（前面观 6）
The shoulder blood vessels and nerves. Anterior aspect(6)

颈横动脉 transverse cervical a.
肩胛上动脉 suprascapular a.
肩胛上神经 suprascapular n.
胸外侧神经 lateral pectoral n.
外侧束 lateral cord
三角肌支 deltoid branch
肌皮神经 musculocutaneous n.
后束 posterior cord
腋神经 axillary n.
旋肱后动脉 posterior humeral circumflex a.
桡神经 radial n.
旋肩胛动脉 circumflex scapular a.
肱深动脉 deep brachial a.
臂内侧皮神经 medial brachial cutaneous n.
正中神经 median n.
尺神经 ulnar n.
前臂后皮神经 posterior antebrachial cutaneous n.
臂外侧下皮神经 inferior lateral cutaneous n.
前臂外侧皮神经 lateral antebrachial cutaneous n.
颈总动脉 common carotid a.
迷走神经 vagus n.
第 5 颈神经 5th cervical n.
第 6 颈神经 6th cervical n.
第 7 颈神经 7th cervical n.
上干 superior trunk
中干 middle trunk
锁骨下动脉 subclavian a.
下干 inferior trunk
内侧束 medial cord
腋动脉 axillary a.
胸肩峰动脉 thoracoacromial a.
肩胛下动脉 subscapular a.
胸外侧动脉 lateral thoracic a.
胸长神经 long thoracic n.
胸背动脉 thoracodorsal a.
胸背神经 thoracodorsal n.
前臂内侧皮神经 medial antebrachial cutaneous n.
肱动脉 brachial a.
肱静脉 brachial v.

【解剖学要点】

正中神经由臂丛内、外侧束分出的内、外侧根组成。分布于除肱桡肌、尺侧腕屈肌和指深屈肌尺侧半以外的前臂屈肌，掌部除拇收肌以外的鱼际肌和第 1、2 蚓状肌以及手掌桡侧半、桡侧 3 个半手指皮肤。尺神经发自臂丛内侧束，分布于尺侧腕屈肌和指深屈肌尺侧半、小鱼际肌、拇收肌、骨间肌和第 3、4 蚓状肌及小鱼际和小指、环指尺侧半的皮肤。肌皮神经肌支分布于臂部屈肌群和前臂皮肤。

图 4-52 肩部血管、神经（前面观 7）
The shoulder blood vessels and nerves. Anterior aspect(7)

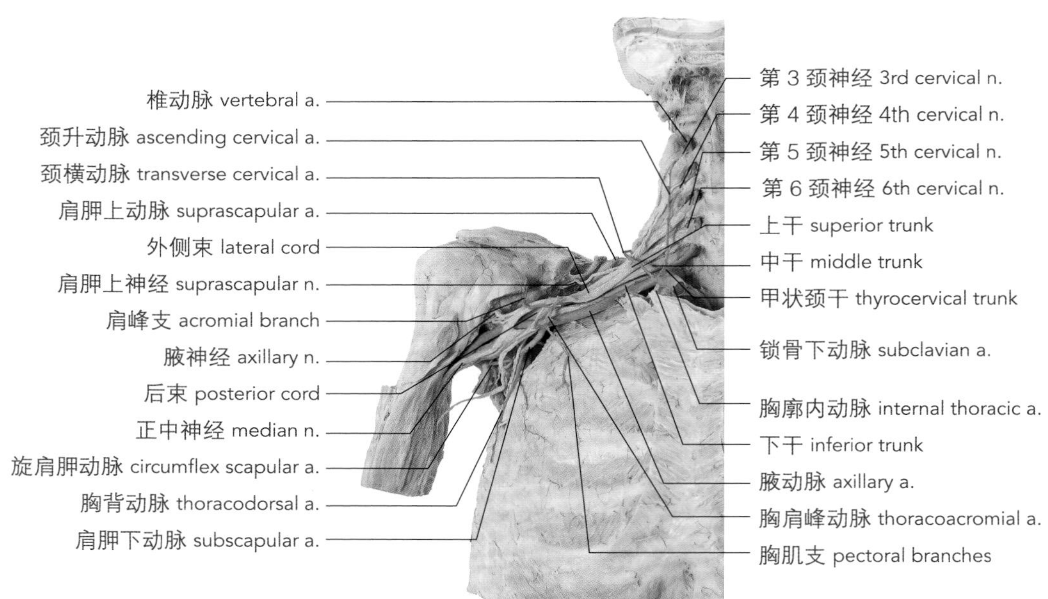
椎动脉 vertebral a.
颈升动脉 ascending cervical a.
颈横动脉 transverse cervical a.
肩胛上动脉 suprascapular a.
外侧束 lateral cord
肩胛上神经 suprascapular n.
肩峰支 acromial branch
腋神经 axillary n.
后束 posterior cord
正中神经 median n.
旋肩胛动脉 circumflex scapular a.
胸背动脉 thoracodorsal a.
肩胛下动脉 subscapular a.
第 3 颈神经 3rd cervical n.
第 4 颈神经 4th cervical n.
第 5 颈神经 5th cervical n.
第 6 颈神经 6th cervical n.
上干 superior trunk
中干 middle trunk
甲状颈干 thyrocervical trunk
锁骨下动脉 subclavian a.
胸廓内动脉 internal thoracic a.
下干 inferior trunk
腋动脉 axillary a.
胸肩峰动脉 thoracoacromial a.
胸肌支 pectoral branches

图 4-53 肩部血管、神经(前面观 8)
The shoulder blood vessels and nerves. Anterior aspect(8)

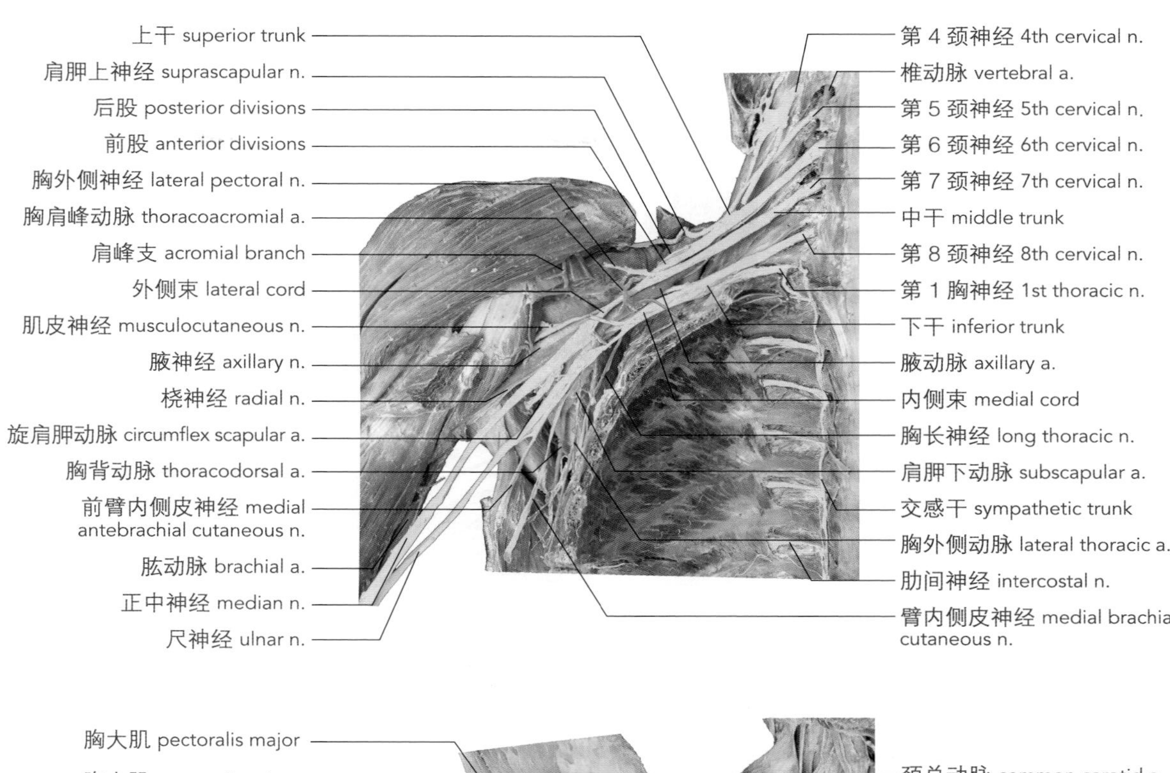

上干 superior trunk
肩胛上神经 suprascapular n.
后股 posterior divisions
前股 anterior divisions
胸外侧神经 lateral pectoral n.
胸肩峰动脉 thoracoacromial a.
肩峰支 acromial branch
外侧束 lateral cord
肌皮神经 musculocutaneous n.
腋神经 axillary n.
桡神经 radial n.
旋肩胛动脉 circumflex scapular a.
胸背动脉 thoracodorsal a.
前臂内侧皮神经 medial antebrachial cutaneous n.
肱动脉 brachial a.
正中神经 median n.
尺神经 ulnar n.
第 4 颈神经 4th cervical n.
椎动脉 vertebral a.
第 5 颈神经 5th cervical n.
第 6 颈神经 6th cervical n.
第 7 颈神经 7th cervical n.
中干 middle trunk
第 8 颈神经 8th cervical n.
第 1 胸神经 1st thoracic n.
下干 inferior trunk
腋动脉 axillary a.
内侧束 medial cord
胸长神经 long thoracic n.
肩胛下动脉 subscapular a.
交感干 sympathetic trunk
胸外侧动脉 lateral thoracic a.
肋间神经 intercostal n.
臂内侧皮神经 medial brachial cutaneous n.

【解剖学要点】

臂丛由颈 5~8 前支和胸 1 前支部分纤维组成。颈 5、6 构成上干，颈 7 构成中干，颈 8、胸 1 构成下干。各干分为前、后股。上、中干前股合成外侧束，下干前股成为内侧束，各干后股合成后束。

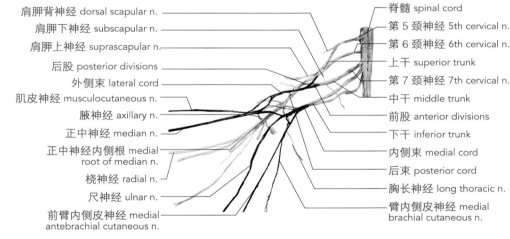

胸大肌 pectoralis major
胸小肌 pectoralis minor
胸外侧神经 lateral pectoral n.
外侧束 lateral cord
后束 posterior cord
肌皮神经 musculocutaneous n.
腋神经 axillary n.
肱动脉 brachial a.
正中神经 median n.
尺神经 ulnar n.
臂内侧皮神经 medial brachial cutaneous n.
肩胛下动脉 subscapular a.
旋肩胛动脉 circumflex scapular a.
胸背动脉 thoracodorsal a.
颈总动脉 common carotid a.
第 4 颈神经 4th cervical n.
上干 superior trunk
膈神经 phrenic n.
中干 middle trunk
下干 inferior trunk
内侧束 medial cord
桡神经 radial n.
肋间臂神经 intercostobrachial n.
胸背神经 thoracodorsal n.
胸长神经 long thoracic n.

图 4-54 肩部血管、神经(前面观 9)
The shoulder blood vessels and nerves. Anterior aspect(9)

肩胛背神经 dorsal scapular n.
肩胛下神经 subscapular n.
肩胛上神经 suprascapular n.
后股 posterior divisions
外侧束 lateral cord
肌皮神经 musculocutaneous n.
腋神经 axillary n.
正中神经 median n.
正中神经内侧根 medial root of median n.
桡神经 radial n.
尺神经 ulnar n.
前臂内侧皮神经 medial antebrachial cutaneous n.
脊髓 spinal cord
第 5 颈神经 5th cervical n.
第 6 颈神经 6th cervical n.
上干 superior trunk
第 7 颈神经 7th cervical n.
中干 middle trunk
前股 anterior divisions
下干 inferior trunk
内侧束 medial cord
后束 posterior cord
胸长神经 long thoracic n.
臂内侧皮神经 medial brachial cutaneous n.

图 4-55 臂丛的组成(前面观)
The composition of the brachial plexus. Anterior aspect

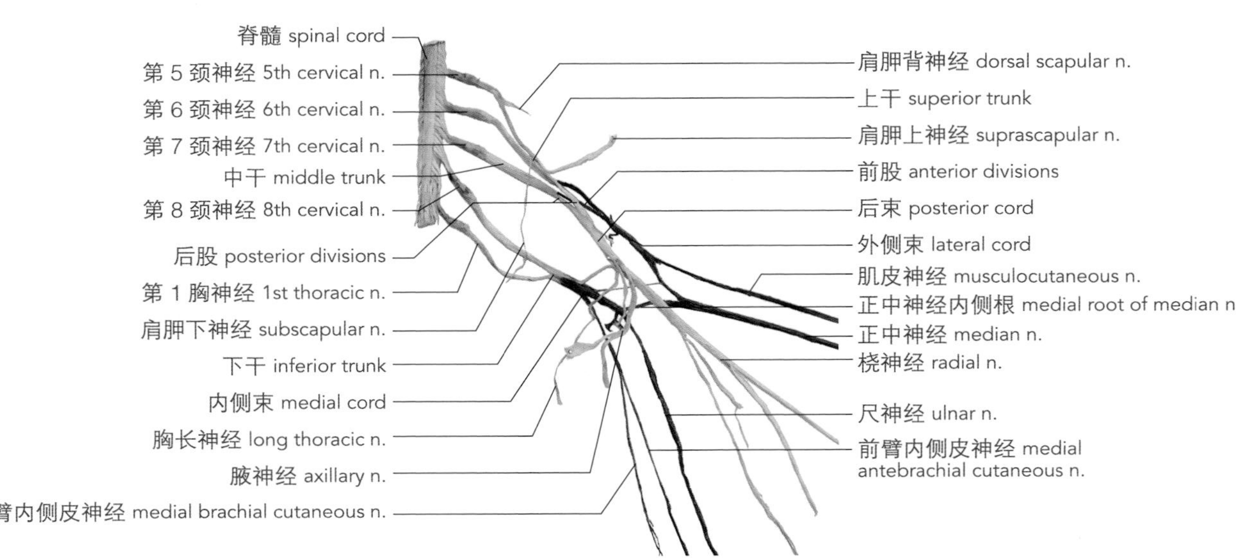

脊髓 spinal cord
第 5 颈神经 5th cervical n.
第 6 颈神经 6th cervical n.
第 7 颈神经 7th cervical n.
中干 middle trunk
第 8 颈神经 8th cervical n.
后股 posterior divisions
第 1 胸神经 1st thoracic n.
肩胛下神经 subscapular n.
下干 inferior trunk
内侧束 medial cord
胸长神经 long thoracic n.
腋神经 axillary n.
臂内侧皮神经 medial brachial cutaneous n.
肩胛背神经 dorsal scapular n.
上干 superior trunk
肩胛上神经 suprascapular n.
前股 anterior divisions
后束 posterior cord
外侧束 lateral cord
肌皮神经 musculocutaneous n.
正中神经内侧根 medial root of median n.
正中神经 median n.
桡神经 radial n.
尺神经 ulnar n.
前臂内侧皮神经 medial antebrachial cutaneous n.

图 4-56 臂丛的组成(后面观)
The composition of the brachial plexus. Posterior aspect

图 4-57　臂丛变异
The brachial plexus variation

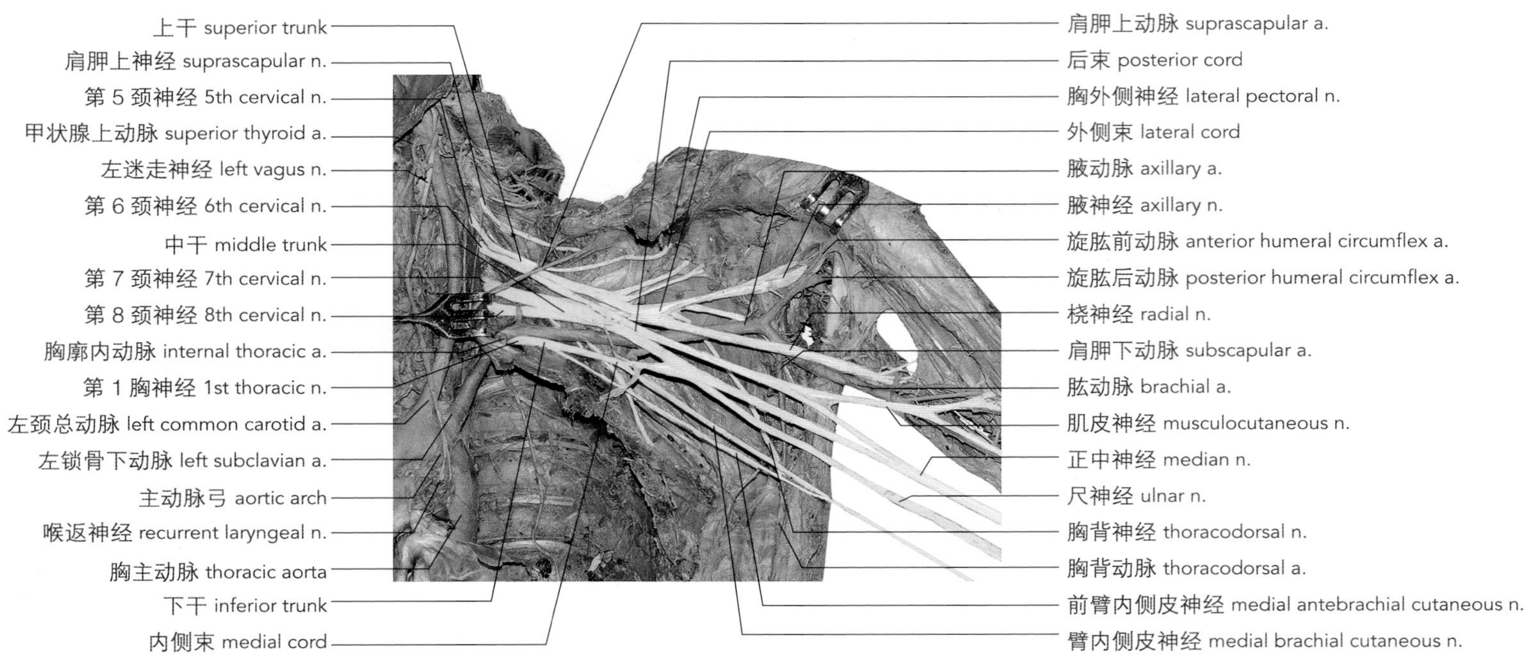
上干 superior trunk
肩胛上神经 suprascapular n.
第 5 颈神经 5th cervical n.
甲状腺上动脉 superior thyroid a.
左迷走神经 left vagus n.
第 6 颈神经 6th cervical n.
中干 middle trunk
第 7 颈神经 7th cervical n.
第 8 颈神经 8th cervical n.
胸廓内动脉 internal thoracic a.
第 1 胸神经 1st thoracic n.
左颈总动脉 left common carotid a.
左锁骨下动脉 left subclavian a.
主动脉弓 aortic arch
喉返神经 recurrent laryngeal n.
胸主动脉 thoracic aorta
下干 inferior trunk
内侧束 medial cord
肩胛上动脉 suprascapular a.
后束 posterior cord
胸外侧神经 lateral pectoral n.
外侧束 lateral cord
腋动脉 axillary a.
腋神经 axillary n.
旋肱前动脉 anterior humeral circumflex a.
旋肱后动脉 posterior humeral circumflex a.
桡神经 radial n.
肩胛下动脉 subscapular a.
肱动脉 brachial a.
肌皮神经 musculocutaneous n.
正中神经 median n.
尺神经 ulnar n.
胸背神经 thoracodorsal n.
胸背动脉 thoracodorsal a.
前臂内侧皮神经 medial antebrachial cutaneous n.
臂内侧皮神经 medial brachial cutaneous n.

图 4-58　锁骨下动脉（前面观）
The subclavian artery. Anterior aspect

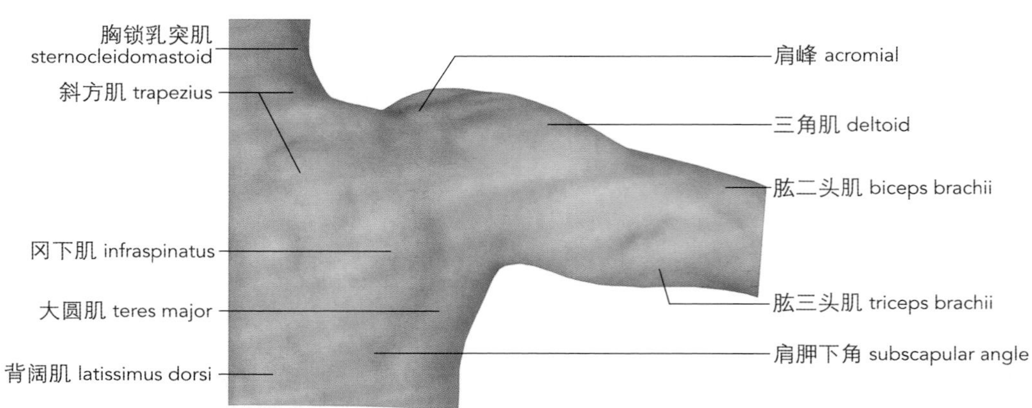
中斜角肌 scalenus medius
后斜角肌 scalenus posterior
颈横动脉 transverse cervical a.
肩胛上动脉 suprascapular a.
胸肩峰动脉 thoracoacromial a.
旋肱前、后动脉 anterior、posterior humeral a.circumflex a.
旋肩胛动脉 circumflex scapular a.
肱深动脉 deep brachial a.
肱动脉 brachial a.
肱二头肌 biceps brachii
颈总动脉 common carotid a.
前斜角肌 scalenus anterior
颈升动脉 ascending cervical a.
甲状腺下动脉 inferior thyroid a.
甲状颈干 thyrocervical trunk
锁骨下动脉 subclavian a.
头臂干 brachiocephalic trunk
腋动脉 axillary a.
胸上动脉 superior thoracic a.
肩胛下动脉 subscapular a.
胸外侧动脉 lateral thoracic a.
胸背动脉 thoracodorsal a.
背阔肌 latissimus dorsi
前锯肌 serratus anterior

图 4-59　肩部表面结构（后面观）
Superficial tissue of shoulder. Posterior aspect

胸锁乳突肌 sternocleidomastoid
斜方肌 trapezius
冈下肌 infraspinatus
大圆肌 teres major
背阔肌 latissimus dorsi
肩峰 acromial
三角肌 deltoid
肱二头肌 biceps brachii
肱三头肌 triceps brachii
肩胛下角 subscapular angle

图 4-60　肩部浅静脉（后面观）
The superficial vein of shoulder. Posterior aspect

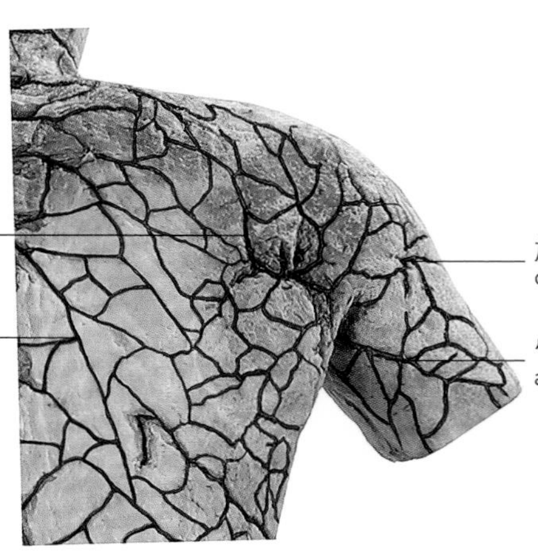
旋肩胛静脉浅支 superficial branch of circumflex scapular v.
肋间后静脉背侧支 dorsal branches of posterior intercostal v.
旋肱后静脉浅支 superficial branch of posterior humeral circumflex v.
臂内侧浅静脉网 medial antebrachial venous rete

图 4-61 肩部血管、神经(后面观 1)

The shoulder blood vessels and nerves. Posterior aspect (1)

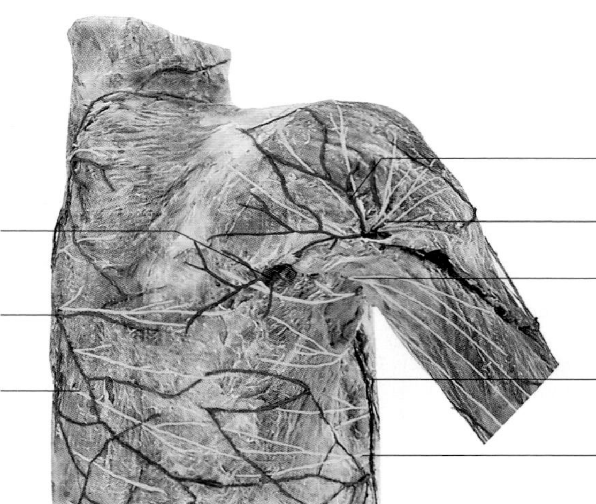

旋肱后静脉浅支 superficial branch of posterior humeral circumflex v.
旋肩胛静脉浅支 superficial branch of circumflex scapular v.
臂外侧上皮神经 superior lateral brachial cutaneous n.
臂后皮神经 posterior brachial cutaneous n.
肋间后静脉背侧支 dorsal branch of posterior intercostal v.
胸外侧静脉 lateral thoracic v.
脊神经后支外侧皮支 lateral cutaneous branch of the posterior branch of spinal n.
肋间神经外侧皮支后支 posterior branch of the lateral cutaneus branch of intercostal n.

图 4-62 肩部血管、神经(后面观 2)

The shoulder blood vessels and nerves. Posterior aspect (2)

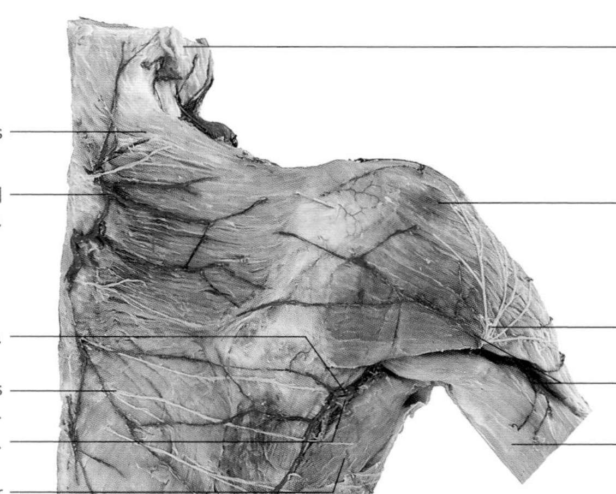

胸锁乳突肌 sternocleidomastoid
斜方肌 trapezius
肋间后静脉背侧支 dorsal branch of posterior intercostal v.
三角肌 deltoid
臂外侧上皮神经 superior lateral brachial cutaneous n.
旋肩胛静脉 circumflex scapular v.
脊神经后支外侧皮支 lateral cutaneous branch of the posterior branch of spinal n.
旋肱后静脉浅支 superficial branch of posterior humeral circumflex v.
旋肩胛动脉 circumflex scapular a.
肱三头肌 triceps brachii
大圆肌 teres major
肋间神经外侧皮支后支 posterior branch of the lateral cutaneus branch of intercostal n.
背阔肌 latissimus dorsi

图 4-63 肩部血管、神经(后面观 3)

The shoulder blood vessels and nerves. Posterior aspect (3)

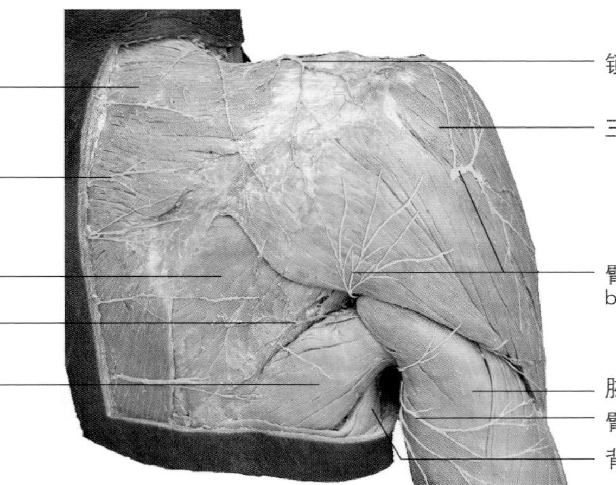

斜方肌 trapezius
锁骨上外侧神经 lateral supraclavicular n.
三角肌 deltoid
脊神经后支外侧皮支 lateral cutaneous branch of the posterior branch of spinal n.
冈下肌 infraspinatus
臂外侧上皮神经 superior lateral brachial cutaneous n.
旋肩胛动脉 circumflex scapular a.
大圆肌 teres major
肱三头肌 triceps brachii
臂后皮神经 posterior brachial cutaneous n.
背阔肌 latissimus dorsi

图 4-64 肩部血管、神经(后面观 4)

The shoulder blood vessels and nerves. Posterior aspect (4)

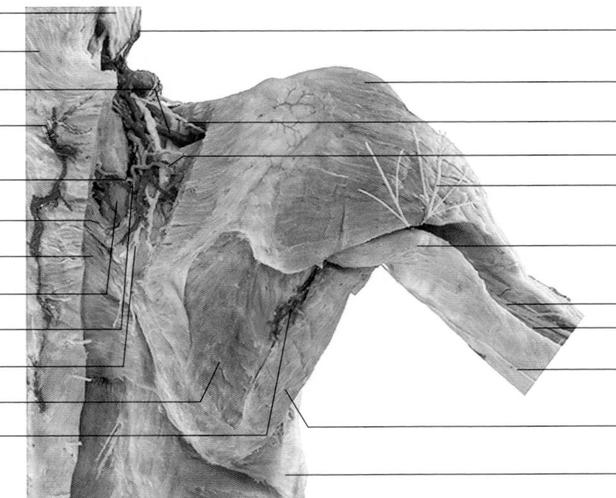

胸锁乳突肌 sternocleidomastoid
颈外静脉 external jugular v.
斜方肌 trapezius
三角肌 deltoid
肩胛上静脉 suprascapular v.
肋间后静脉背侧支 dorsal branch of posterior intercostal v.
肩胛上神经 suprascapular n.
颈浅动脉 superficial cervical a.
颈横动脉 transverse cervical a.
臂外侧上皮神经 superior lateral brachial cutaneous n.
小菱形肌 rhomboideus minor
大菱形肌 rhomboideus major
肱三头肌 triceps brachii
肩胛提肌 levator scapulae
桡神经 radial n.
肩胛背动脉 dorsal scapular a.
桡侧副动脉 radial collateral a.
副神经 accessory n.
臂后皮神经 posterior brachial cutaneous n.
冈下肌 infraspinatus
大圆肌 teres major
旋肩胛动、静脉 circumflex scapular v.a.
前锯肌 serratus anterior

图 4-65 肩部血管、神经（后面观 5）
The shoulder blood vessels and nerves. Posterior aspect (5)

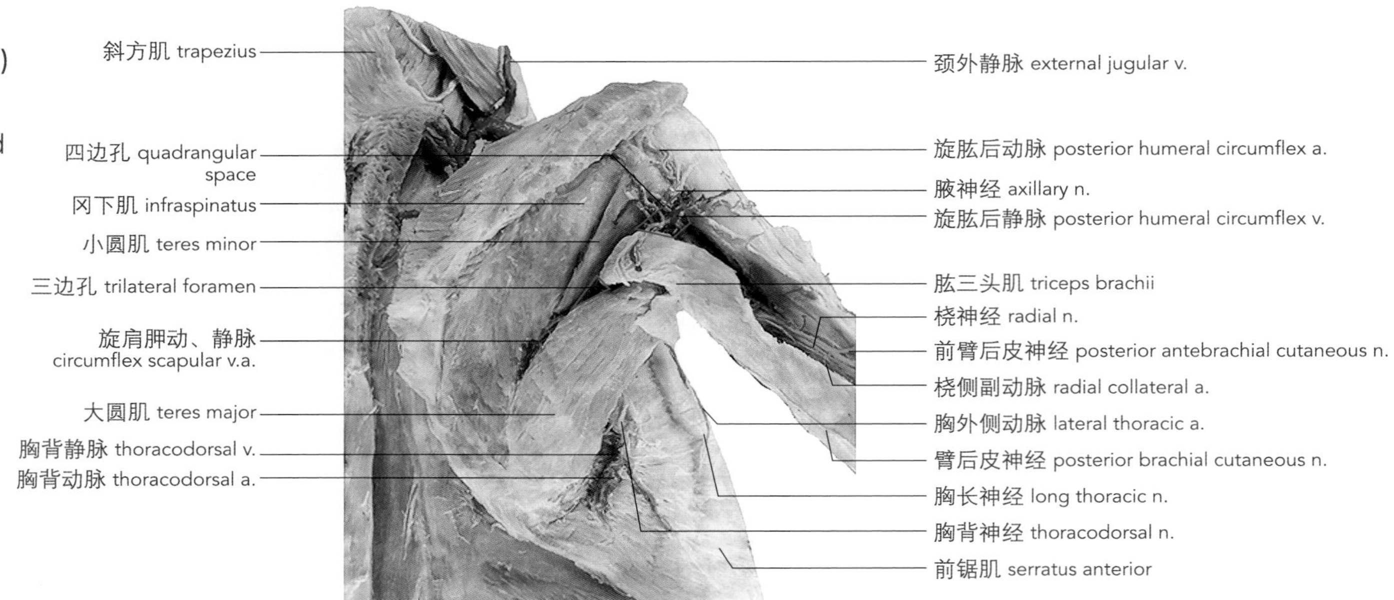

斜方肌 trapezius
四边孔 quadrangular space
冈下肌 infraspinatus
小圆肌 teres minor
三边孔 trilateral foramen
旋肩胛动、静脉 circumflex scapular v.a.
大圆肌 teres major
胸背静脉 thoracodorsal v.
胸背动脉 thoracodorsal a.
颈外静脉 external jugular v.
旋肱后动脉 posterior humeral circumflex a.
腋神经 axillary n.
旋肱后静脉 posterior humeral circumflex v.
肱三头肌 triceps brachii
桡神经 radial n.
前臂后皮神经 posterior antebrachial cutaneous n.
桡侧副动脉 radial collateral a.
胸外侧动脉 lateral thoracic a.
臂后皮神经 posterior brachial cutaneous n.
胸长神经 long thoracic n.
胸背神经 thoracodorsal n.
前锯肌 serratus anterior

【解剖学要点】

腋神经发自臂丛后束，分布于三角肌、小圆肌和肩部、臂外侧皮肤。桡神经发自臂丛后束，沿桡神经沟下行，分支分布于上肢全部伸肌以及臂后部、臂外侧、前臂后部、手背桡侧半和桡侧 3 个半手指背面皮肤。

图 4-66 肩部血管、神经（后面观 6）
The shoulder blood vessels and nerves. Posterior aspect (6)

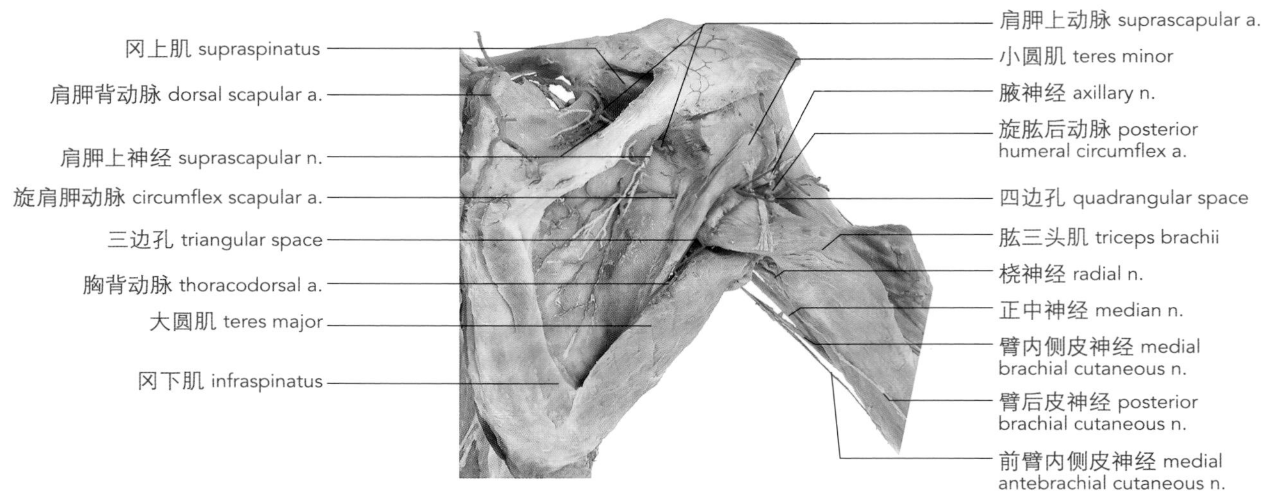

冈上肌 supraspinatus
肩胛背动脉 dorsal scapular a.
肩胛上神经 suprascapular n.
旋肩胛动脉 circumflex scapular a.
三边孔 triangular space
胸背动脉 thoracodorsal a.
大圆肌 teres major
冈下肌 infraspinatus
肩胛上动脉 suprascapular a.
小圆肌 teres minor
腋神经 axillary n.
旋肱后动脉 posterior humeral circumflex a.
四边孔 quadrangular space
肱三头肌 triceps brachii
桡神经 radial n.
正中神经 median n.
臂内侧皮神经 medial brachial cutaneous n.
臂后皮神经 posterior brachial cutaneous n.
前臂内侧皮神经 medial antebrachial cutaneous n.

图 4-67 肩部血管、神经（后面观 7）
The shoulder blood vessels and nerves. Posterior aspect (7)

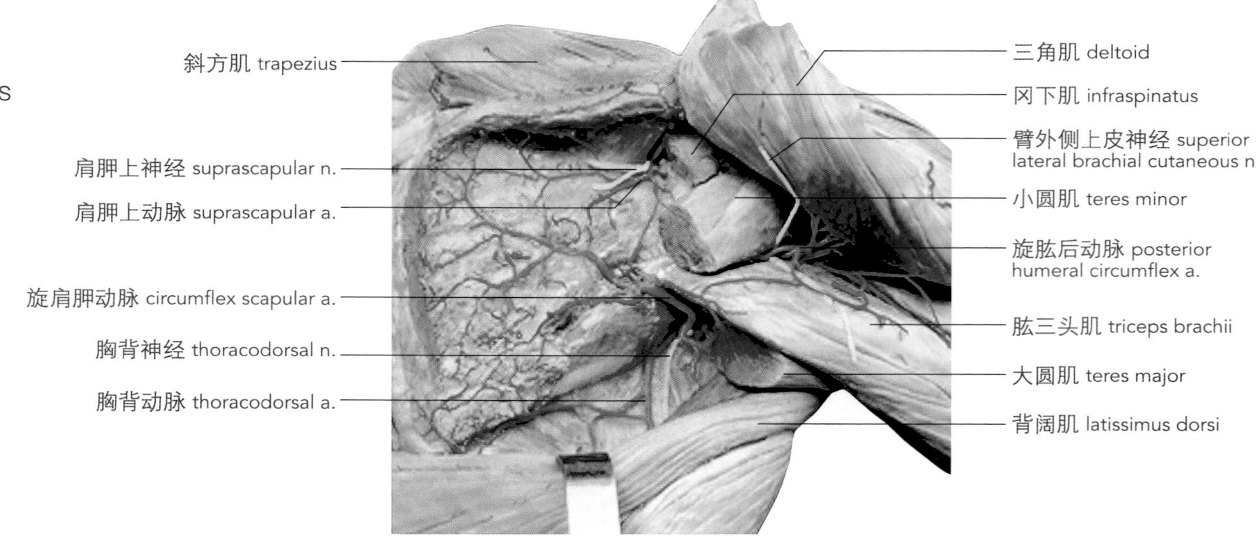

斜方肌 trapezius
肩胛上神经 suprascapular n.
肩胛上动脉 suprascapular a.
旋肩胛动脉 circumflex scapular a.
胸背神经 thoracodorsal n.
胸背动脉 thoracodorsal a.
三角肌 deltoid
冈下肌 infraspinatus
臂外侧上皮神经 superior lateral brachial cutaneous n.
小圆肌 teres minor
旋肱后动脉 posterior humeral circumflex a.
肱三头肌 triceps brachii
大圆肌 teres major
背阔肌 latissimus dorsi

【解剖学要点】

肩胛动脉网位于冈下窝或冈下肌内，由肩胛上动脉、颈横动脉降支（起自锁骨下动脉）和旋肩胛动脉的分支（来源于腋动脉）吻合而成。

在肩胛下动脉起点以上结扎腋动脉时，肩胛动脉网对上肢侧副循环的建立有重要意义。

此外在肱骨外科颈周围尚存在旋肱前、后动脉之间的吻合。

图 4-68　女性腋窝
Axillary fossa of female

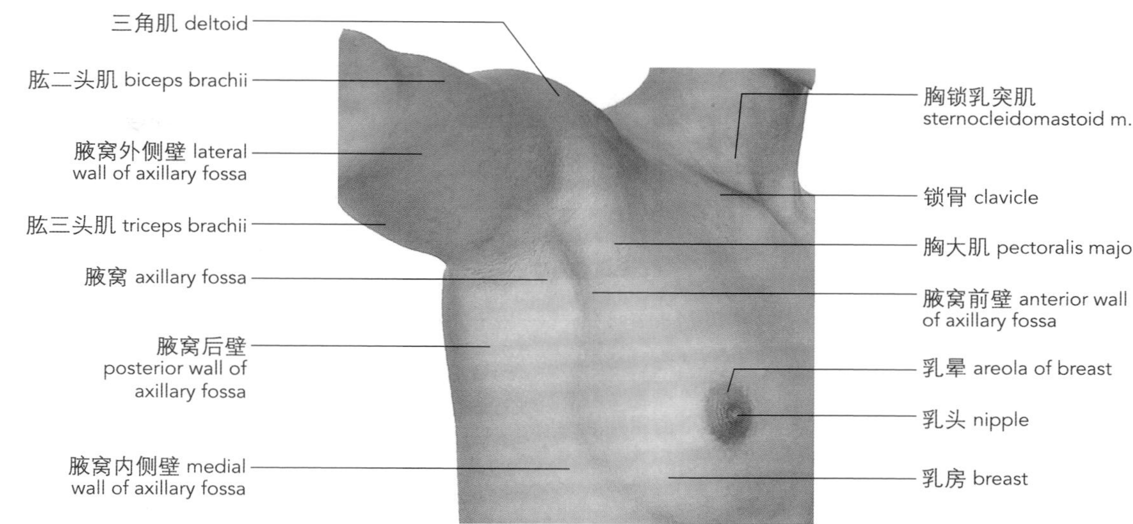

三角肌 deltoid
肱二头肌 biceps brachii
腋窝外侧壁 lateral wall of axillary fossa
肱三头肌 triceps brachii
腋窝 axillary fossa
腋窝后壁 posterior wall of axillary fossa
腋窝内侧壁 medial wall of axillary fossa
胸锁乳突肌 sternocleidomastoid m.
锁骨 clavicle
胸大肌 pectoralis major
腋窝前壁 anterior wall of axillary fossa
乳晕 areola of breast
乳头 nipple
乳房 breast

图 4-69　男性腋窝(1)
Axillary fossa of male(1)

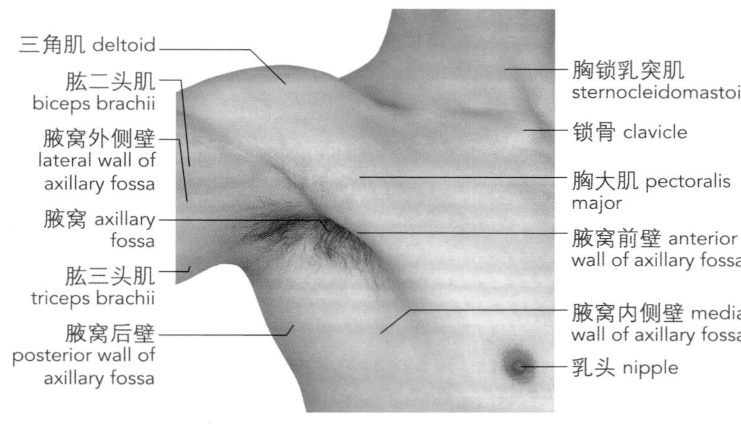

三角肌 deltoid
肱二头肌 biceps brachii
腋窝外侧壁 lateral wall of axillary fossa
腋窝 axillary fossa
肱三头肌 triceps brachii
腋窝后壁 posterior wall of axillary fossa
胸锁乳突肌 sternocleidomastoid m.
锁骨 clavicle
胸大肌 pectoralis major
腋窝前壁 anterior wall of axillary fossa
腋窝内侧壁 medial wall of axillary fossa
乳头 nipple

图 4-70　男性腋窝(2)
Axillary fossa of male(2)

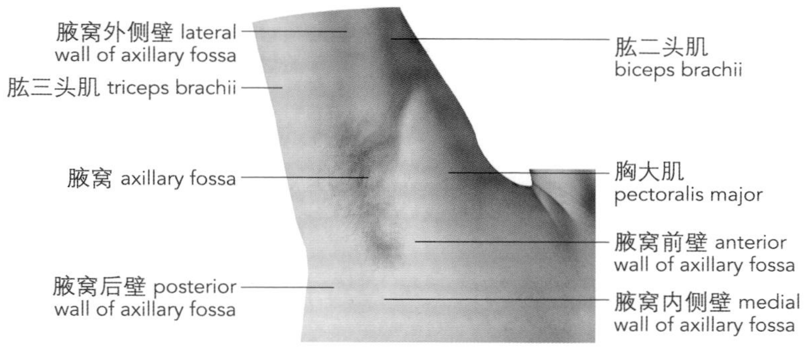

腋窝外侧壁 lateral wall of axillary fossa
肱三头肌 triceps brachii
腋窝 axillary fossa
腋窝后壁 posterior wall of axillary fossa
肱二头肌 biceps brachii
胸大肌 pectoralis major
腋窝前壁 anterior wall of axillary fossa
腋窝内侧壁 medial wall of axillary fossa

图 4-71　腋窝上口
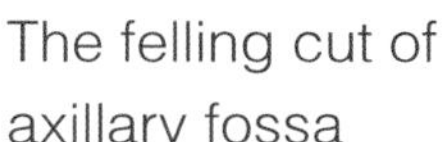
The felling cut of axillary fossa

上干 superior trunk
颈横动脉 transverse cervical a.
肩胛上神经 suprascapular n.
肩峰支 acromial branch
腋动脉 axillary a.
旋肱前动脉 anterior humeral circumflex a.
肌皮神经 musculocutaneous n.
腋神经 axillary n.
桡神经 radial n.
肱深动脉 deep brachial a.
尺神经 ulnar n.
正中神经 median n.
前臂内侧皮神经 medial antebrachial cutaneous n.
肱动脉 brachial a.
旋肩胛动脉 circumflex scapular a.
前锯肌 serratus anterior
胸小肌 pectoralis minor
第 5 颈神经 5th cervical n.
第 6 颈神经 6th cervical n.
中干 middle trunk
膈神经 phrenic n.
甲状颈干 thyrocervical trunk
锁骨下动脉 subclavian a.
胸肩峰动脉 thoracoacromial a.
胸长神经 long thoracic n.
肩胛下动脉 subscapular a.
肋间神经前皮支 anterior cutaneous branch of intercostal n.
胸大肌 pectoralis major
胸外侧动脉 lateral thoracic a.
胸背动脉 thoracodorsal a.

图 4-72　腋窝下口
The undercut of axillary fossa

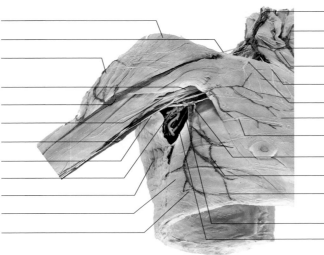

三角肌 deltoid
锁骨上外侧皮神经
臂外侧上皮神经 superior lateral brachial cutaneous n.
正中神经 median n.
头静脉 cephalic v.
臂内侧皮神经 medial brachial cutaneous n.
肱静脉 brachial v.
前臂内侧皮神经 medial antebrachial cutaneous n.
旋肩胛动脉 circumflex scapular a.
背阔肌 latissimus dorsi
前锯肌 serratus anterior
肋间神经外侧皮支后支 posterior branch of the lateral cutaneous branch of intercostal n.
颈外静脉 external jugular v.
颈前静脉 anterior jugular v.
颈横神经 transverse n.of neck
胸锁乳突肌 sternocleidomastoid
锁骨上内侧神经 medial supraclavicular n.
锁骨上中间神经 intermediate supraclavicular n.
胸大肌 pectoralis major
肋间神经前皮支 anterior cutaneous branch of intercostal n.
胸外侧动脉 lateral thoracic a.
胸外侧静脉 lateral thoracic v.
肋间神经外侧皮支前支 anterior branch of the lateral cutaneous branch of intercostal n.
肋间臂神经 intercostobrachial n.
胸背动脉 thoracodorsal a.

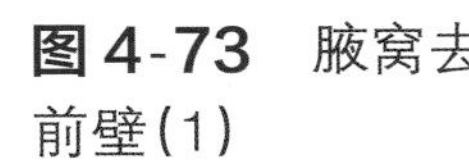

图 4-73　腋窝去前壁（1）
The excision anterior wall of axillary fossa（1）

肩峰支 acromial branch
三角肌 deltoid
三角肌支 deltoid branch
头静脉 cephalic v.
外侧束 lateral cord
肌皮神经 musculocutaneous n.
肱动脉 brachial a.
尺神经 ulnar n.
正中神经 median n.
胸背动脉 thoracodorsal a.
胸长神经 long thoracic n.
背阔肌 latissimus dorsi
胸肩峰动脉 thoracoacromial a.
锁骨下静脉 subclavian v.
锁骨支 clavicular branch
内侧束 medial cord
胸肌支 pectoral branches
臂内侧皮神经 medial brachial cutaneous n.
肋间臂神经 intercostobrachial n.
胸外侧动脉 lateral thoracic a.
前锯肌 serratus anterior

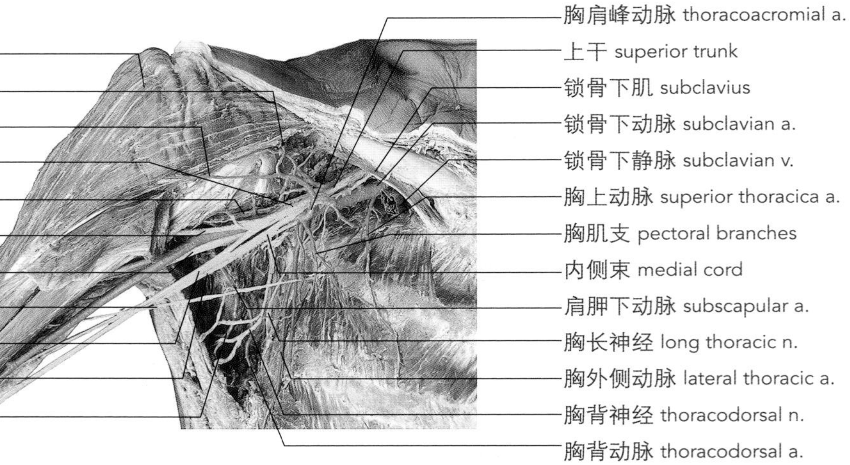

三角肌 deltoid
肩峰支 acromial branch
三角肌支 deltoid branch
外侧束 lateral cord
腋神经 axillary n.
肌皮神经 musculocutaneous n.
桡神经 radial n.
肋间臂神经 intercostobrachial n.
正中神经 median n.
尺神经 ulnar n.
旋肩胛动脉 circumflex scapular a.
胸肩峰动脉 thoracoacromial a.
上干 superior trunk
锁骨下肌 subclavius
锁骨下动脉 subclavian a.
锁骨下静脉 subclavian v.
胸上动脉 superior thoracica a.
胸肌支 pectoral branches
内侧束 medial cord
肩胛下动脉 subscapular a.
胸长神经 long thoracic n.
胸外侧动脉 lateral thoracic a.
胸背神经 thoracodorsal n.
胸背动脉 thoracodorsal a.

图 4-74　腋窝去前壁（2）
The excision anterior wall of axillary fossa（2）

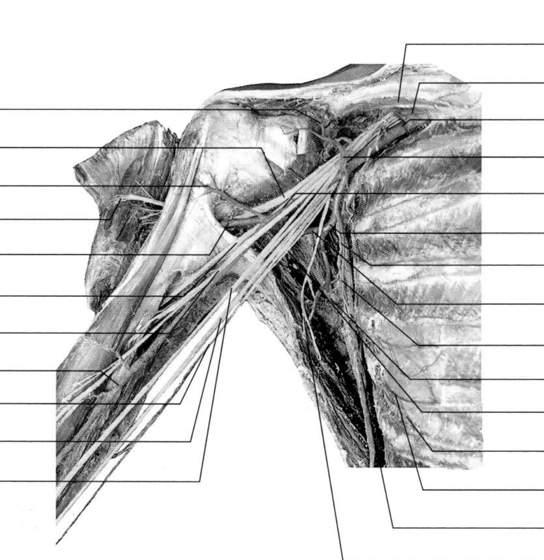

肩峰支 acromial branch
腋神经 axillary n.
旋肱前动脉 anterior humeral circumflex a.
臂外侧上皮神经 superior lateral brachial cutaneous n.
旋肱后动脉 posterior humeral circumflex a.
桡神经 radial n.
肌皮神经 musculocutaneous n.
肱动脉 brachial a.
臂内侧皮神经 medial brachial cutaneous n.
尺神经 ulnar n.
正中神经 median n.
锁骨下肌 subclavius
锁骨下静脉 subclavian v.
锁骨下动脉 subclavian a.
胸肩峰动脉 thoracoacromial a.
腋动脉 axillary a.
肩胛下动脉 subscapular a.
胸长神经 long thoracic n.
旋肩胛动脉 circumflex scapular a.
胸外侧动脉 lateral thoracic a.
胸背动脉 thoracodorsal a.
前臂内侧皮神经 medial antebrachial cutaneous n.
肋间神经 intercostal n.
肋间后动脉 posterior intercostal a.
前锯肌 serratus anterior
胸背神经 thoracodorsal n.

图 4-75　腋窝去前壁（3）
The excision anterior wall of axillary fossa（3）

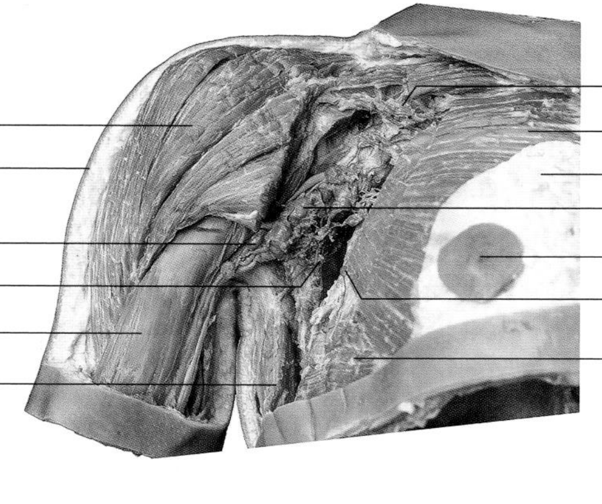

三角肌 deltoid
皮肤 skin
外侧淋巴结 lateral lymph nodes
肩胛下淋巴结 subscapular lymph nodes
肱二头肌 biceps brachii
背阔肌 latissimus dorsi
尖淋巴结 apical lymph nodes
胸大肌 pectoralis major
乳房脂肪体 corpus adiposum mamma
中央淋巴结 central lymph nodes
乳头 nipple
胸肌淋巴结 pectoral lymph nodes
前锯肌 serratus anterior

图 4-76　腋窝淋巴结（1）
Lymph node of axillary fossa（1）

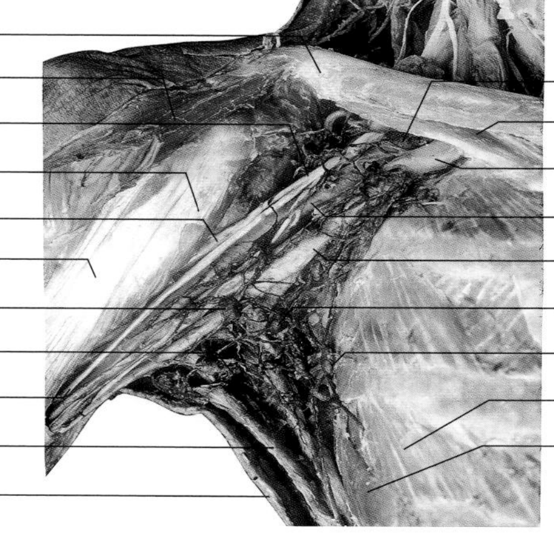

锁骨 clavicle
三角肌 deltoid
外侧束 lateral cord
喙肱肌 coracobrachialis
肌皮神经 musculocutaneous n.
肱二头肌 biceps brachii
外侧淋巴结 lateral lymph nodes
肩胛下淋巴结 subscapular lymph nodes
正中神经 median n.
背阔肌 latissimus dorsi
皮肤 skin
尖淋巴结 apical lymph nodes
锁骨下肌 subclavius
锁骨下静脉 subclavian v.
腋动脉 axillary a.
腋静脉 axillary v.
中央淋巴结 central lymph nodes
胸肌淋巴结 pectoral lymph nodes
肋间外肌 intercostales externi
前锯肌 serratus anterior

图 4-77　腋窝淋巴结（2）
Lymph node of axillary fossa（2）

【解剖学要点】

上肢淋巴管直接或间接注入腋淋巴结。腋淋巴结位于腋窝内，分为胸肌淋巴结、外侧淋巴结、肩胛下淋巴结、中央淋巴结和尖淋巴结。尖淋巴结输出管合成锁骨下干。

图 4-78　腋窝(矢状面观 1)
The axillary fossa. Sagittal section(1)

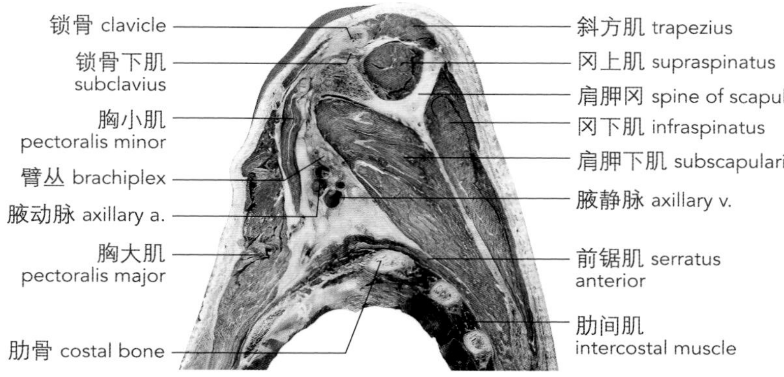
锁骨 clavicle
锁骨下肌 subclavius
胸小肌 pectoralis minor
臂丛 brachiplex
腋动脉 axillary a.
胸大肌 pectoralis major
肋骨 costal bone
斜方肌 trapezius
冈上肌 supraspinatus
肩胛冈 spine of scapula
冈下肌 infraspinatus
肩胛下肌 subscapularis
腋静脉 axillary v.
前锯肌 serratus anterior
肋间肌 intercostal muscle

图 4-79　腋窝(矢状面观 2)
The axillary fossa. Sagittal section(2)

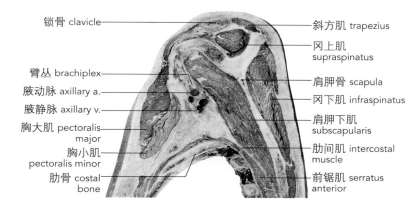

锁骨 clavicle
臂丛 brachiplex
腋动脉 axillary a.
腋静脉 axillary v.
胸大肌 pectoralis major
胸小肌 pectoralis minor
肋骨 costal bone
斜方肌 trapezius
冈上肌 supraspinatus
肩胛骨 scapula
冈下肌 infraspinatus
肩胛下肌 subscapularis
肋间肌 intercostal muscle
前锯肌 serratus anterior

图 4-80　腋窝(示意图)
The axillary fossa. Schematic diagram

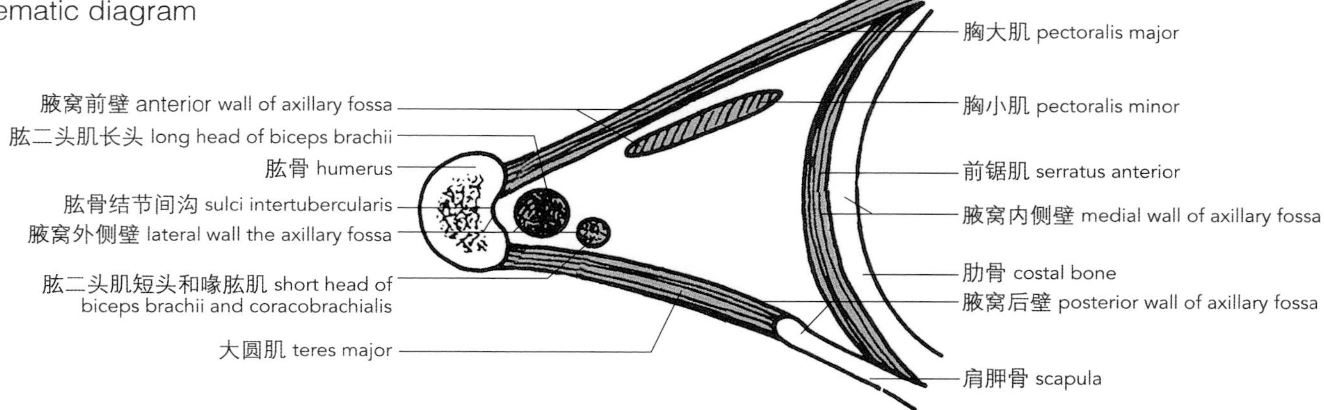
腋窝前壁 anterior wall of axillary fossa
肱二头肌长头 long head of biceps brachii
肱骨 humerus
肱骨结节间沟 sulci intertubercularis
腋窝外侧壁 lateral wall the axillary fossa
肱二头肌短头和喙肱肌 short head of biceps brachii and coracobrachialis
大圆肌 teres major
胸大肌 pectoralis major
胸小肌 pectoralis minor
前锯肌 serratus anterior
腋窝内侧壁 medial wall of axillary fossa
肋骨 costal bone
腋窝后壁 posterior wall of axillary fossa
肩胛骨 scapula

图 4-81　腋窝
(水平面观 1)
The axillary fossa. horizontal section(1)

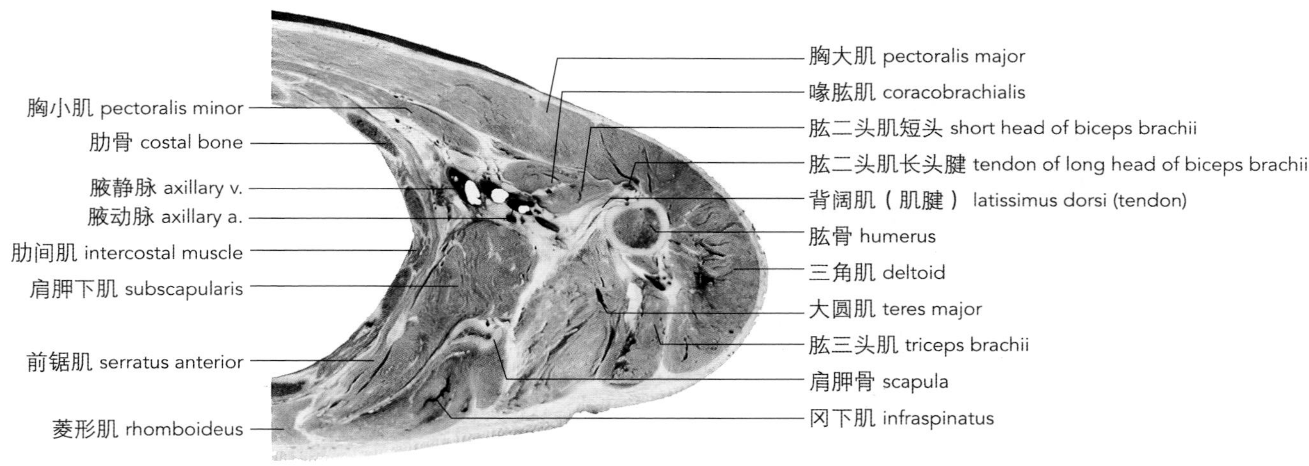
胸小肌 pectoralis minor
肋骨 costal bone
腋静脉 axillary v.
腋动脉 axillary a.
肋间肌 intercostal muscle
肩胛下肌 subscapularis
前锯肌 serratus anterior
菱形肌 rhomboideus
胸大肌 pectoralis major
喙肱肌 coracobrachialis
肱二头肌短头 short head of biceps brachii
肱二头肌长头腱 tendon of long head of biceps brachii
背阔肌（肌腱） latissimus dorsi (tendon)
肱骨 humerus
三角肌 deltoid
大圆肌 teres major
肱三头肌 triceps brachii
肩胛骨 scapula
冈下肌 infraspinatus

图 4-82　腋窝
(水平面观 2)
The axillary fossa. horizontal section(2)

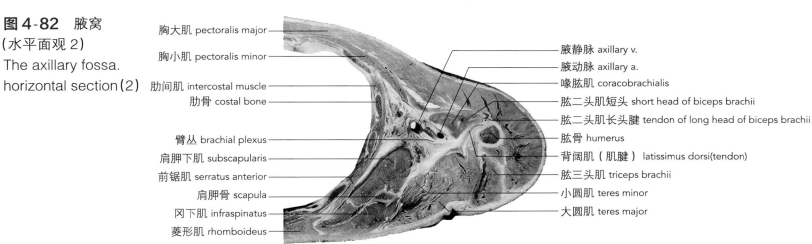

胸大肌 pectoralis major
胸小肌 pectoralis minor
肋间肌 intercostal muscle
肋骨 costal bone
臂丛 brachial plexus
肩胛下肌 subscapularis
前锯肌 serratus anterior
肩胛骨 scapula
冈下肌 infraspinatus
菱形肌 rhomboideus
腋静脉 axillary v.
腋动脉 axillary a.
喙肱肌 coracobrachialis
肱二头肌短头 short head of biceps brachii
肱二头肌长头腱 tendon of long head of biceps brachii
肱骨 humerus
背阔肌（肌腱） latissimus dorsi(tendon)
肱三头肌 triceps brachii
小圆肌 teres minor
大圆肌 teres major

图 4-83 腋窝(水平面观 3)
The axillary fossa. The horizontal section(3)

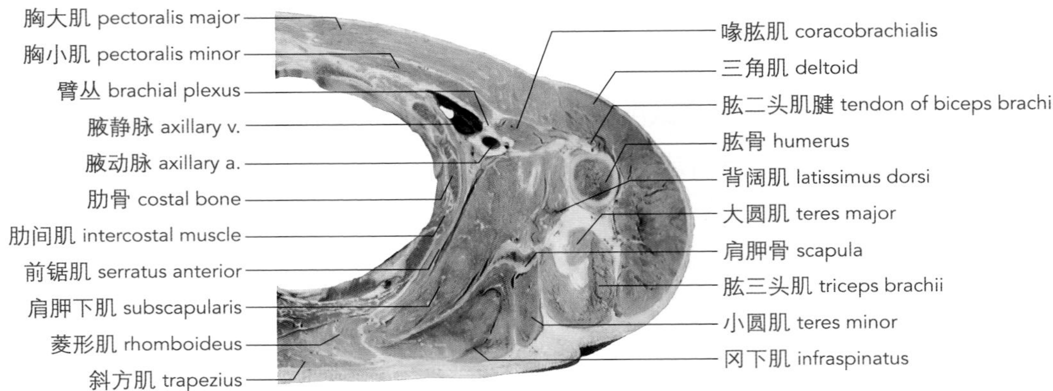

胸大肌 pectoralis major
胸小肌 pectoralis minor
臂丛 brachial plexus
腋静脉 axillary v.
腋动脉 axillary a.
肋骨 costal bone
肋间肌 intercostal muscle
前锯肌 serratus anterior
肩胛下肌 subscapularis
菱形肌 rhomboideus
斜方肌 trapezius
喙肱肌 coracobrachialis
三角肌 deltoid
肱二头肌腱 tendon of biceps brachii
肱骨 humerus
背阔肌 latissimus dorsi
大圆肌 teres major
肩胛骨 scapula
肱三头肌 triceps brachii
小圆肌 teres minor
冈下肌 infraspinatus

图 4-84 肩关节(前面观 1)
The shoulder joint. Anterior aspect(1)

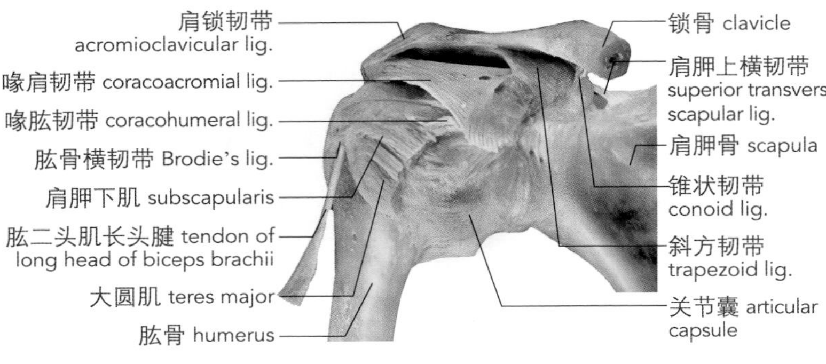

肩锁韧带 acromioclavicular lig.
喙肩韧带 coracoacromial lig.
喙肱韧带 coracohumeral lig.
肱骨横韧带 Brodie's lig.
肩胛下肌 subscapularis
肱二头肌长头腱 tendon of long head of biceps brachii
大圆肌 teres major
肱骨 humerus
锁骨 clavicle
肩胛上横韧带 superior transverse scapular lig.
肩胛骨 scapula
锥状韧带 conoid lig.
斜方韧带 trapezoid lig.
关节囊 articular capsule

图 4-85 肩关节(前面观 2)
The shoulder joint. Anterior aspect(2)

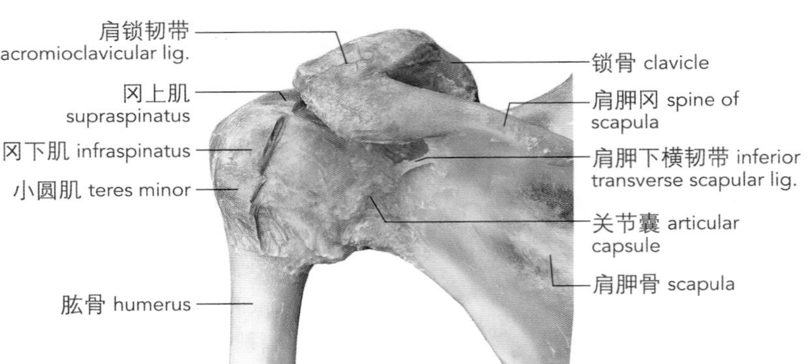

肩锁韧带 acromioclavicular lig.
冈上肌 supraspinatus
冈下肌 infraspinatus
小圆肌 teres minor
肱骨 humerus
锁骨 clavicle
肩胛冈 spine of scapula
肩胛下横韧带 inferior transverse scapular lig.
关节囊 articular capsule
肩胛骨 scapula

【解剖学要点】

肩关节由肱骨头与肩胛骨关节盂构成。肱骨头大,关节窝浅小,关节囊薄而松弛。关节囊的上壁和前、后壁有肌腱融入,以增加关节的稳固性;下壁相对薄弱,故肱骨头脱位时,常向下方脱出。

肩关节运动灵活,可完成屈、伸、收、展、旋内、旋外和环转运动。

图 4-86 肩关节(关节囊打开)
The shoulder joint. Incision of synovial capsule

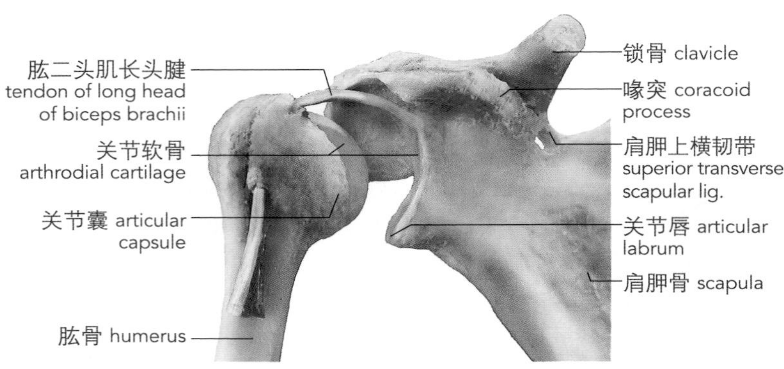

肱二头肌长头腱 tendon of long head of biceps brachii
关节软骨 arthrodial cartilage
关节囊 articular capsule
肱骨 humerus
锁骨 clavicle
喙突 coracoid process
肩胛上横韧带 superior transverse scapular lig.
关节唇 articular labrum
肩胛骨 scapula

图 4-87 肩关节(剖面观)
The shoulder joint. Section aspect

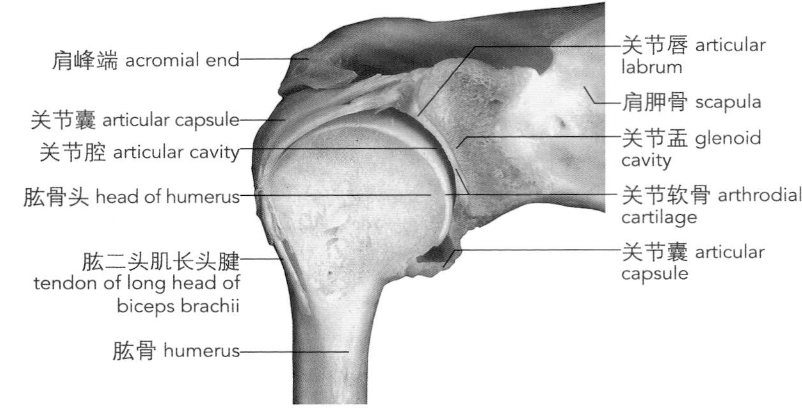

肩峰端 acromial end
关节囊 articular capsule
关节腔 articular cavity
肱骨头 head of humerus
肱二头肌长头腱 tendon of long head of biceps brachii
肱骨 humerus
关节唇 articular labrum
肩胛骨 scapula
关节盂 glenoid cavity
关节软骨 arthrodial cartilage
关节囊 articular capsule

图 4-88 肩关节(内面观)
The shoulder joint. Internal aspect

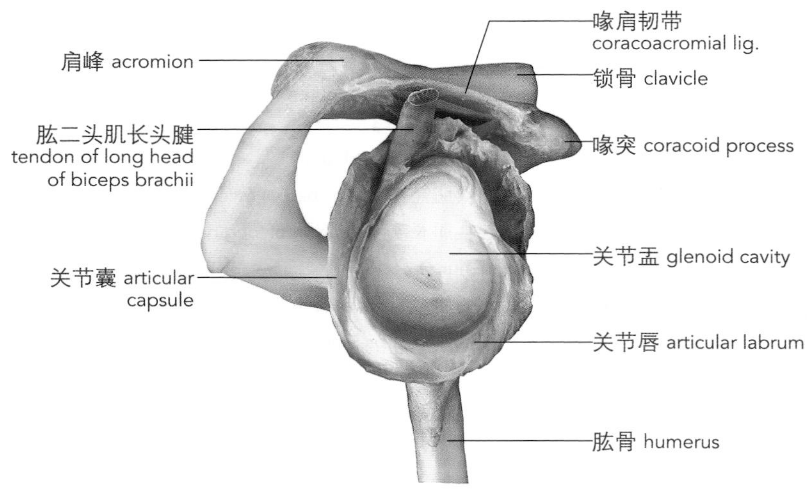

肩峰 acromion
肱二头肌长头腱 tendon of long head of biceps brachii
关节囊 articular capsule
喙肩韧带 coracoacromial lig.
锁骨 clavicle
喙突 coracoid process
关节盂 glenoid cavity
关节唇 articular labrum
肱骨 humerus

图 4-89 肩部骨骼
The skeleton of the shoulder

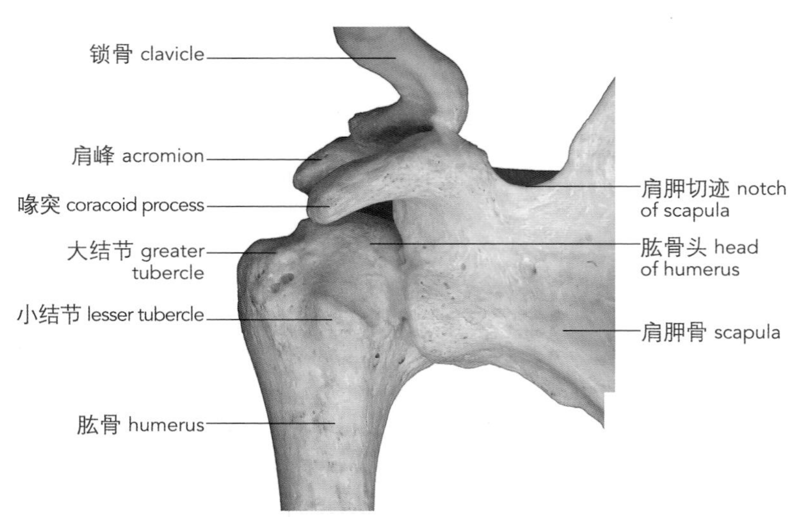

锁骨 clavicle
肩峰 acromion
喙突 coracoid process
大结节 greater tubercle
小结节 lesser tubercle
肱骨 humerus
肩胛切迹 notch of scapula
肱骨头 head of humerus
肩胛骨 scapula

图 4-90 肩关节 X 线像
The radiograph of shoulder joint

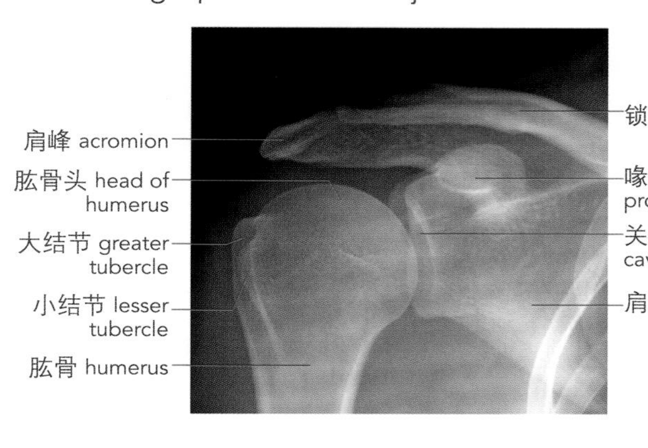

肩峰 acromion
肱骨头 head of humerus
大结节 greater tubercle
小结节 lesser tubercle
肱骨 humerus
锁骨 clavicle
喙突 coracoid process
关节盂 glenoid cavity
肩胛骨 scapula

图 4-91 胸锁关节(前面观)
The sternoclavicular joint. Anterior aspect

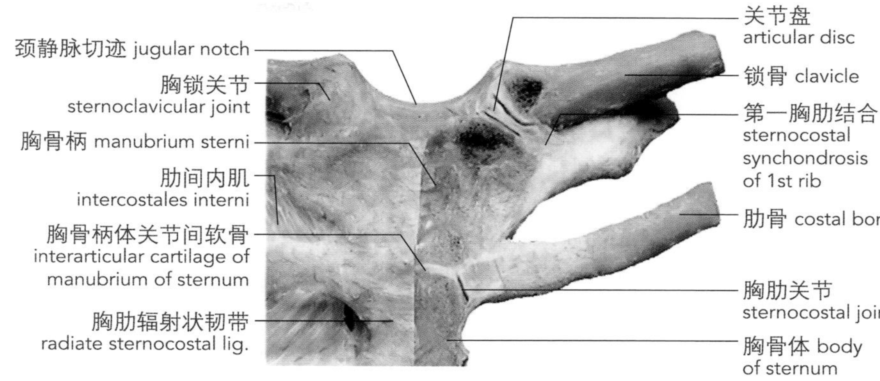

颈静脉切迹 jugular notch
胸锁关节 sternoclavicular joint
胸骨柄 manubrium sterni
肋间内肌 intercostales interni
胸骨柄体关节间软骨 interarticular cartilage of manubrium of sternum
胸肋辐射状韧带 radiate sternocostal lig.
关节盘 articular disc
锁骨 clavicle
第一胸肋结合 sternocostal synchondrosis of 1st rib
肋骨 costal bone
胸肋关节 sternocostal joint
胸骨体 body of sternum

图 4-92 锁骨
The clavicle

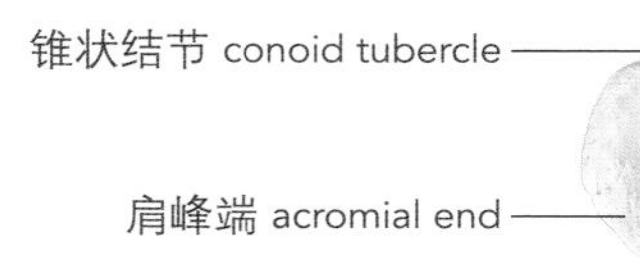
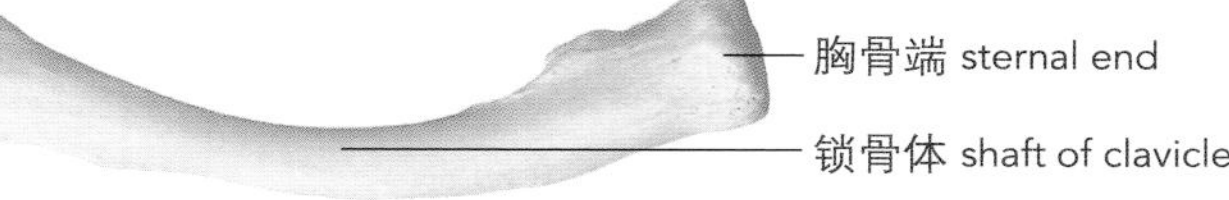

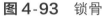

锥状结节 conoid tubercle
肩峰端 acromial end
胸骨端 sternal end
锁骨体 shaft of clavicle

上面观 Superior aspect

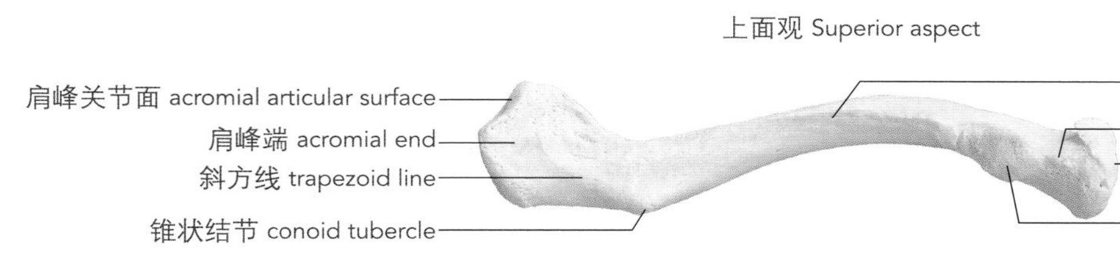

肩峰关节面 acromial articular surface
肩峰端 acromial end
斜方线 trapezoid line
锥状结节 conoid tubercle
锁骨下肌沟 subclavian groove
胸骨端 sternal end
胸骨关节面 articular surface for sternum
肋锁韧带压迹 impression for costoclavicular lig.

下面观 Inferior aspect

图 4-93 锁骨肌肉附着点
The attachment portions of clavicle muscle

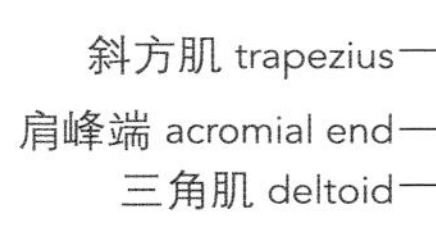

斜方肌 trapezius
肩峰端 acromial end
三角肌 deltoid
胸骨端 sternal end
胸锁乳突肌 sternocleidomastoid
胸大肌 pectoralis major

上面观 Superior aspect

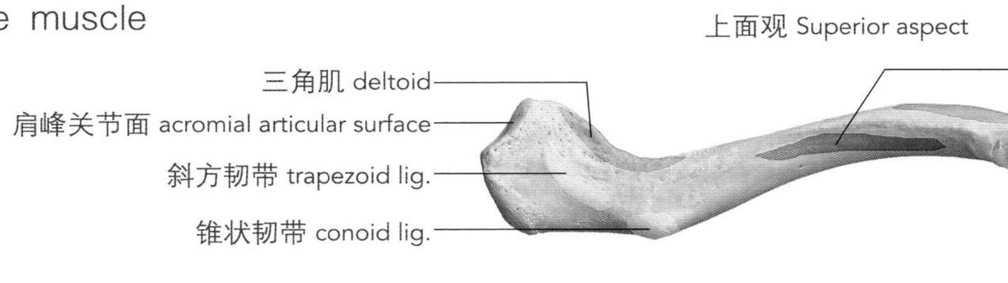

三角肌 deltoid
肩峰关节面 acromial articular surface
斜方韧带 trapezoid lig.
锥状韧带 conoid lig.
锁骨下肌 subclavius
胸大肌 pectoralis major
胸骨关节面 articular surface for sternum
肋锁韧带 costoclavicular lig.
胸骨舌骨肌 sternohyoid

下面观 Inferior aspect

图 4-94 上肢骨骼(前面观)
The skeleton of the upper limb. Anterior aspec

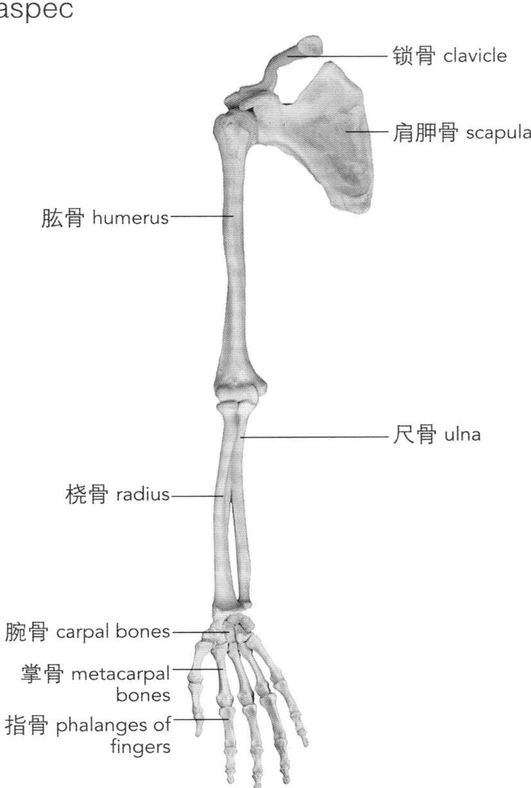

锁骨 clavicle
肩胛骨 scapula
肱骨 humerus
尺骨 ulna
桡骨 radius
腕骨 carpal bones
掌骨 metacarpal bones
指骨 phalanges of fingers

图 4-95 上肢骨骼(后面观)
The skeleton of the upper limb. Posterior aspect

肩胛骨 scapula
肱骨 humerus
桡骨 radius
尺骨 ulna
腕骨 carpal bones
掌骨 metacarpal bones
指骨 phalanges of fingers

图 4-96 上肢骨骼(前臂旋前)
The skeleton of the upper limb. Forearm pronation

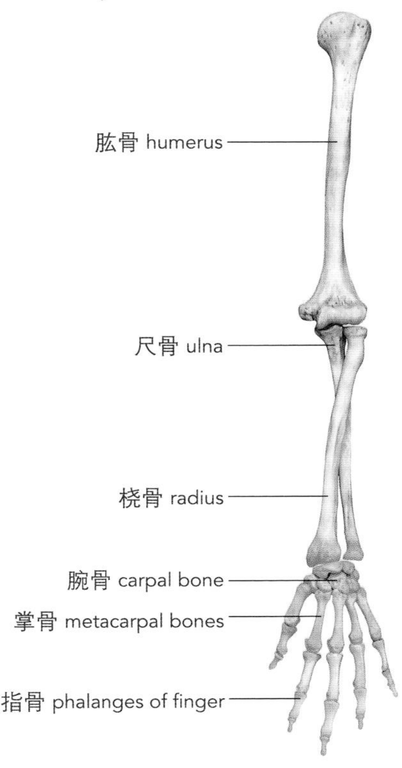

肱骨 humerus
尺骨 ulna
桡骨 radius
腕骨 carpal bone
掌骨 metacarpal bones
指骨 phalanges of finger

【解剖学要点】

上肢骨包括上肢带骨和自由上肢骨。上肢带骨包括锁骨和肩胛骨，自由上肢骨包括肱骨、桡骨、尺骨和手骨。

图 4-97 肩胛骨（前面观）
The scapula. Anterior aspect

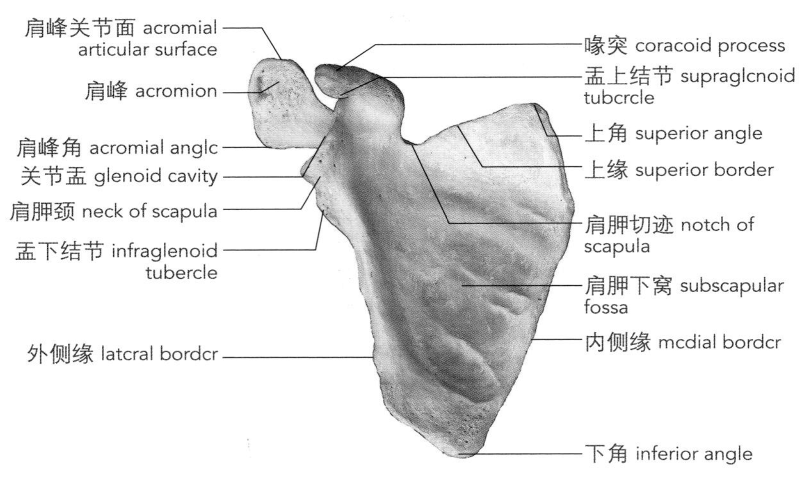

肩峰关节面 acromial articular surface
肩峰 acromion
肩峰角 acromial anglc
关节盂 glenoid cavity
肩胛颈 neck of scapula
盂下结节 infraglenoid tubercle
外侧缘 latcral bordcr
喙突 coracoid process
盂上结节 supraglcnoid tubcrcle
上角 superior angle
上缘 superior border
肩胛切迹 notch of scapula
肩胛下窝 subscapular fossa
内侧缘 mcdial bordcr
下角 inferior angle

图 4-98 肩胛骨肌肉起止点（前面观）
The attachment portions of scapula muscle. Anterior aspect

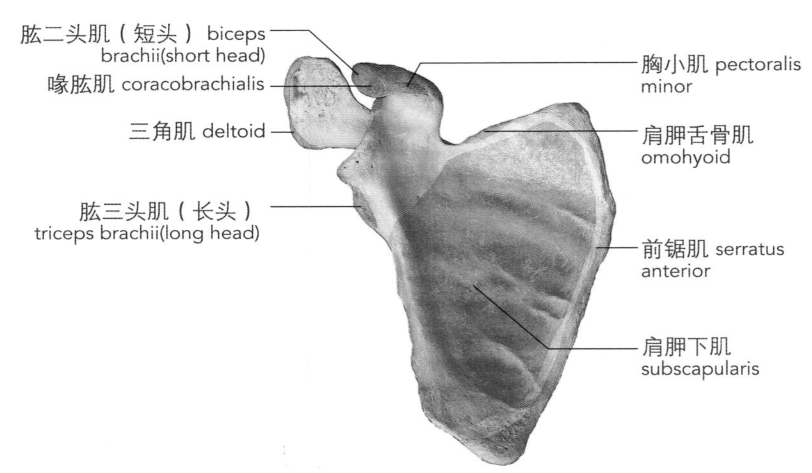

肱二头肌（短头）biceps brachii(short head)
喙肱肌 coracobrachialis
三角肌 deltoid
肱三头肌（长头）triceps brachii(long head)
胸小肌 pectoralis minor
肩胛舌骨肌 omohyoid
前锯肌 serratus anterior
肩胛下肌 subscapularis

【解剖学要点】

肩胛骨为扁骨，分为二面、三缘和三角。

肩胛骨前面的浅窝称肩胛下窝，后面有一横嵴称肩胛冈，冈外端的扁平突起称肩峰，冈上、下方的浅窝为冈上窝和冈下窝。

肩胛骨上缘外侧半的突起称喙突，内侧缘菲薄，外侧缘肥厚。

肩胛骨上角平对第 2 肋，下角平对第 7 肋，为背部计数肋骨的重要标志；外侧角的浅窝称关节盂。

图 4-99 肩胛骨（后面观）
The scapula. Posterior aspect

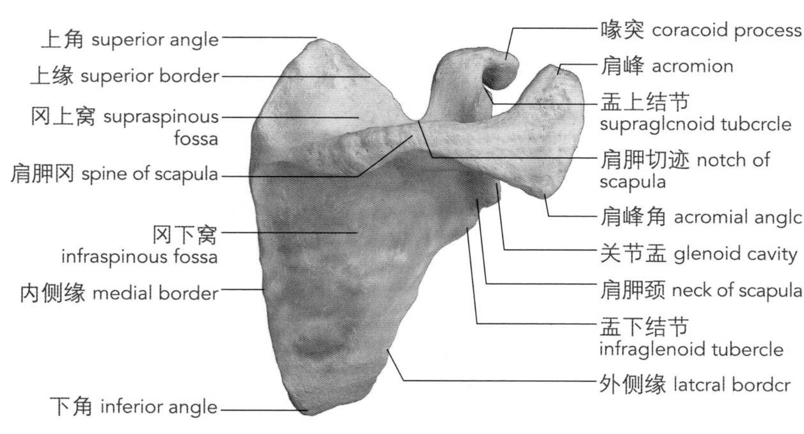

上角 superior angle
上缘 superior border
冈上窝 supraspinous fossa
肩胛冈 spine of scapula
冈下窝 infraspinous fossa
内侧缘 medial border
下角 inferior angle
喙突 coracoid process
肩峰 acromion
盂上结节 supraglcnoid tubcrcle
肩胛切迹 notch of scapula
肩峰角 acromial anglc
关节盂 glenoid cavity
肩胛颈 neck of scapula
盂下结节 infraglenoid tubercle
外侧缘 latcral bordcr

图 4-100 肩胛骨肌肉起止点（后面观）
The attachment portions of scapula muscle. Posterior aspect

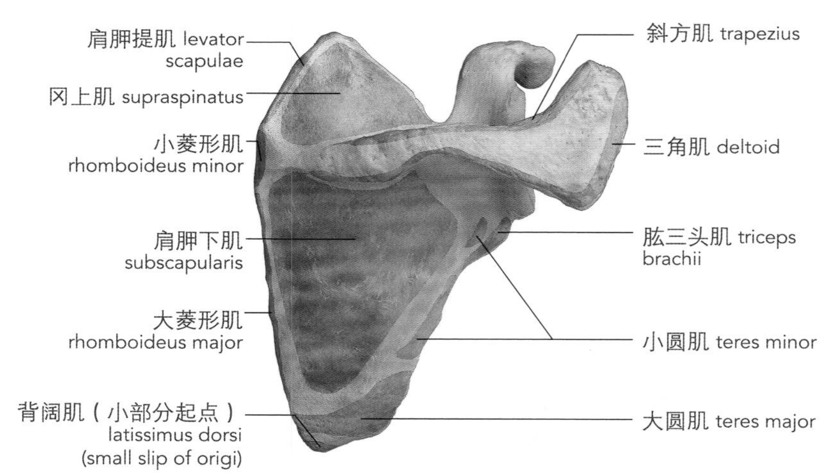

肩胛提肌 levator scapulae
冈上肌 supraspinatus
小菱形肌 rhomboideus minor
肩胛下肌 subscapularis
大菱形肌 rhomboideus major
背阔肌（小部分起点）latissimus dorsi (small slip of origi)
斜方肌 trapezius
三角肌 deltoid
肱三头肌 triceps brachii
小圆肌 teres minor
大圆肌 teres major

图 4-101 肱骨(前面观)
The humerus. Anterior aspect

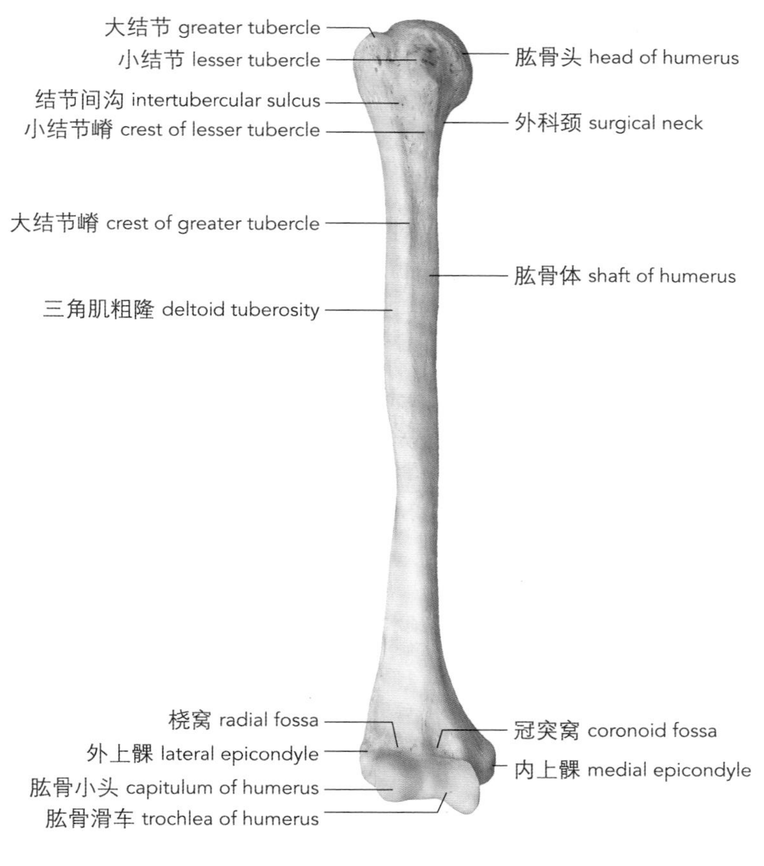
大结节 greater tubercle
小结节 lesser tubercle
结节间沟 intertubercular sulcus
小结节嵴 crest of lesser tubercle
大结节嵴 crest of greater tubercle
三角肌粗隆 deltoid tuberosity
肱骨头 head of humerus
外科颈 surgical neck
肱骨体 shaft of humerus
桡窝 radial fossa
外上髁 lateral epicondyle
肱骨小头 capitulum of humerus
肱骨滑车 trochlea of humerus
冠突窝 coronoid fossa
内上髁 medial epicondyle

图 4-102 肱骨肌肉起止点(前面观)
The attachment portions of humerus muscle. Anterior aspect

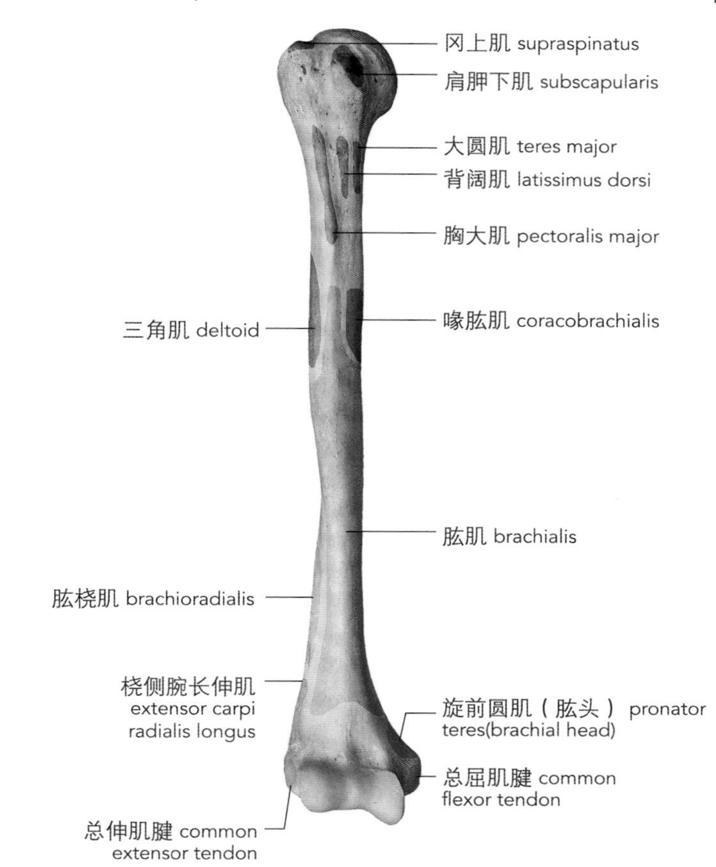
冈上肌 supraspinatus
肩胛下肌 subscapularis
大圆肌 teres major
背阔肌 latissimus dorsi
胸大肌 pectoralis major
三角肌 deltoid
喙肱肌 coracobrachialis
肱肌 brachialis
肱桡肌 brachioradialis
桡侧腕长伸肌 extensor carpi radialis longus
旋前圆肌（肱头） pronator teres(brachial head)
总屈肌腱 common flexor tendon
总伸肌腱 common extensor tendon

【解剖学要点】

肱骨上端有半球形的肱骨头,头周围的浅沟称解剖颈;头的前外侧有大、小结节;上端与体交界处称外科颈。

肱骨体中部外侧有三角肌粗隆;后面有桡神经沟,由内上斜向外下。

肱骨下端由外向内分别有外上髁、肱骨小头、肱骨滑车和内上髁,滑车前后方分别有冠突窝和鹰嘴窝;内上髁后方的浅沟为尺神经沟。

图 4-103 肱骨(后面观)
The humerus. Posterior aspect

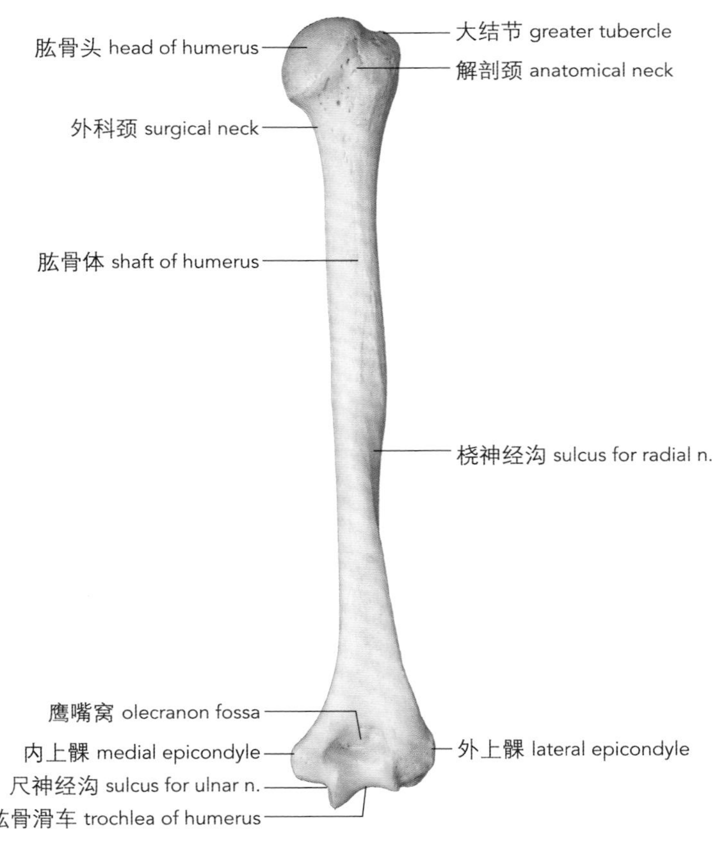
肱骨头 head of humerus
外科颈 surgical neck
肱骨体 shaft of humerus
大结节 greater tubercle
解剖颈 anatomical neck
桡神经沟 sulcus for radial n.
鹰嘴窝 olecranon fossa
内上髁 medial epicondyle
尺神经沟 sulcus for ulnar n.
肱骨滑车 trochlea of humerus
外上髁 lateral epicondyle

图 4-104 肱骨肌肉起止点(后面观)
The attachment portions of humerus muscle. Posterior aspect

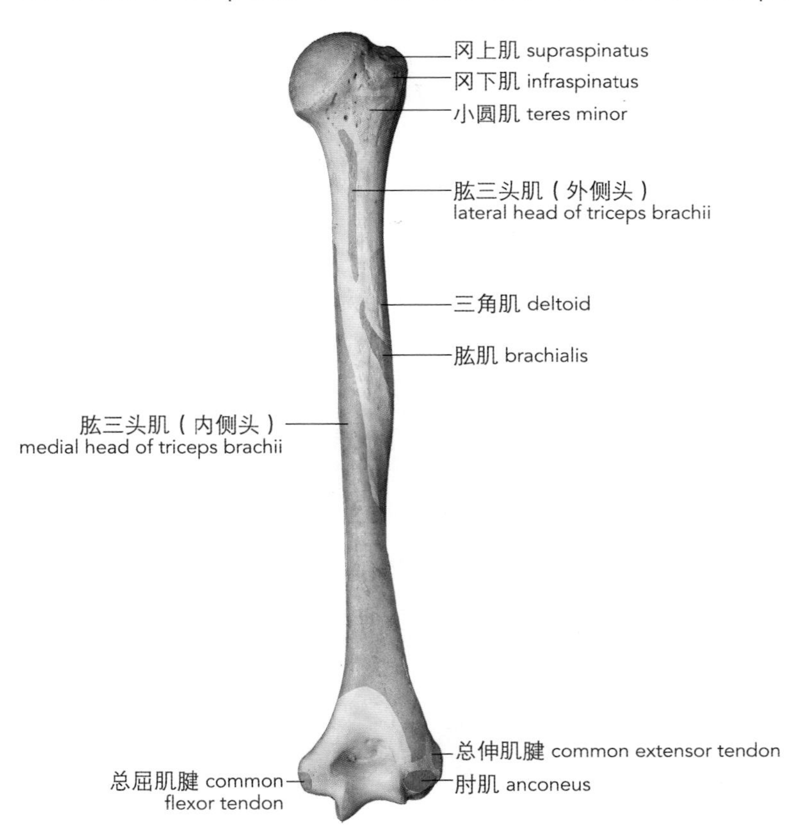
冈上肌 supraspinatus
冈下肌 infraspinatus
小圆肌 teres minor
肱三头肌（外侧头） lateral head of triceps brachii
三角肌 deltoid
肱肌 brachialis
肱三头肌（内侧头） medial head of triceps brachii
总伸肌腱 common extensor tendon
肘肌 anconeus
总屈肌腱 common flexor tendon

图 4-105 肱骨剖面(冠状面)
Section of the humerus. Coronal section

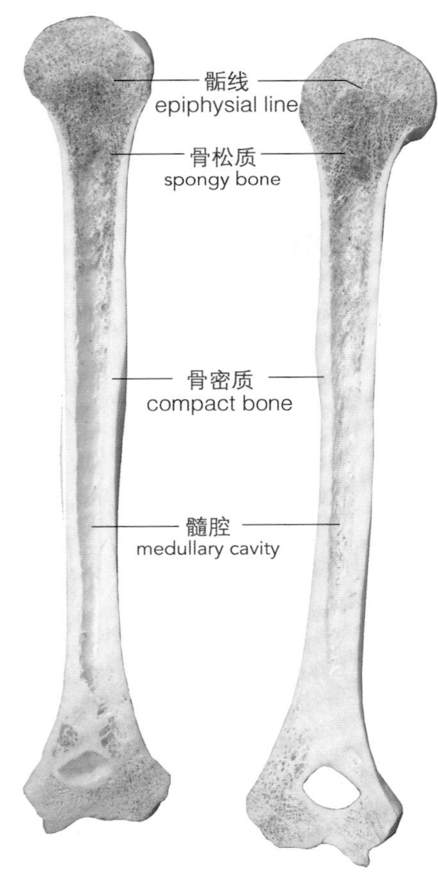

骺线
epiphysial line
骨松质
spongy bone
骨密质
compact bone
髓腔
medullary cavity

图 4-106 肱骨剖面(矢状面)
Section of the humerus. Sagittal section

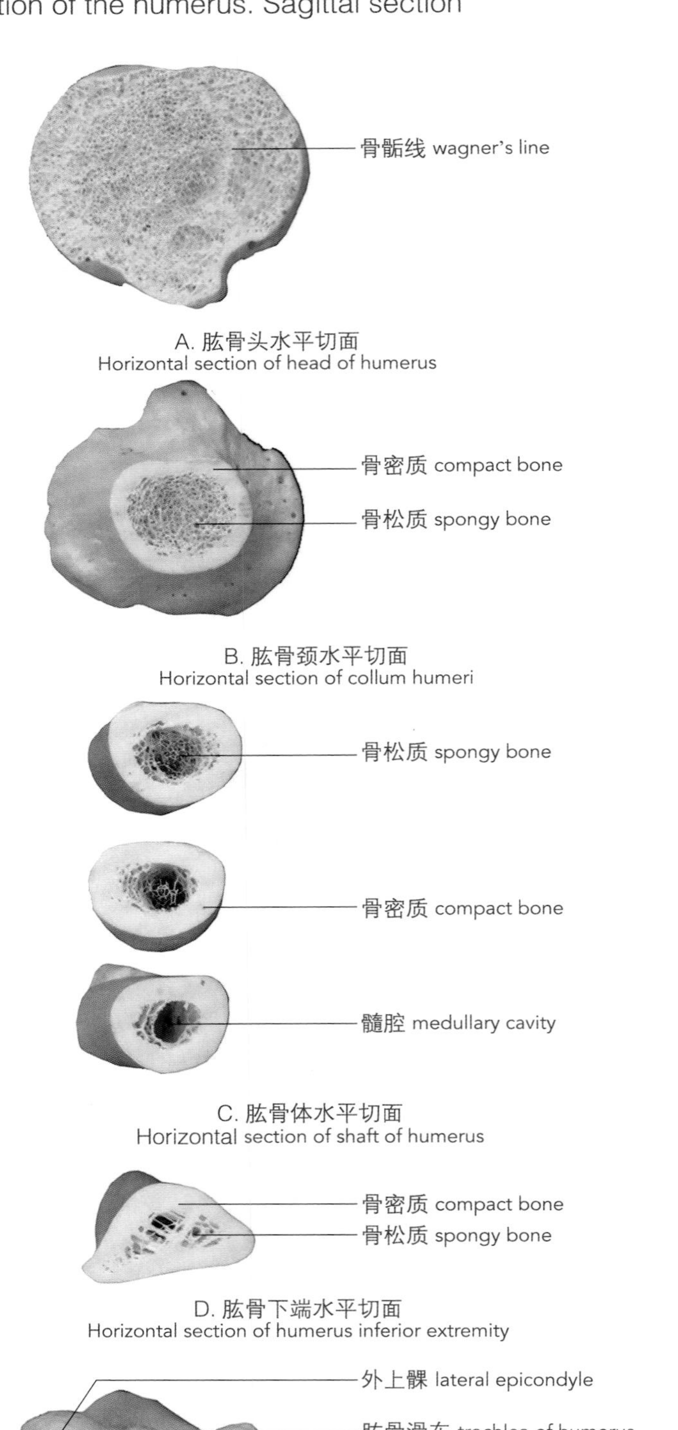

骨骺线 wagner's line
A. 肱骨头水平切面
Horizontal section of head of humerus
骨密质 compact bone
骨松质 spongy bone
B. 肱骨颈水平切面
Horizontal section of collum humeri
骨松质 spongy bone
骨密质 compact bone
髓腔 medullary cavity
C. 肱骨体水平切面
Horizontal section of shaft of humerus
骨密质 compact bone
骨松质 spongy bone
D. 肱骨下端水平切面
Horizontal section of humerus inferior extremity

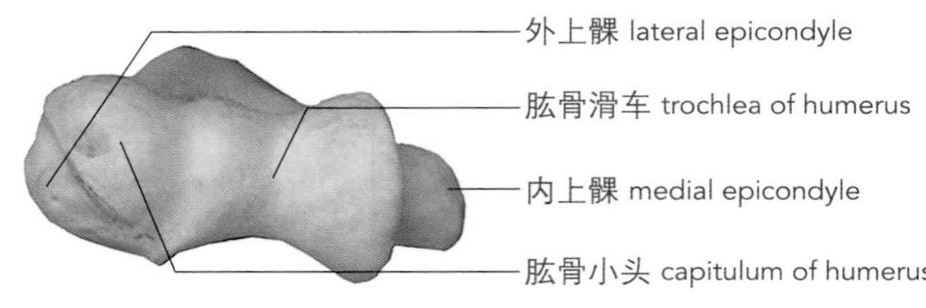

外上髁 lateral epicondyle
肱骨滑车 trochlea of humerus
内上髁 medial epicondyle
肱骨小头 capitulum of humerus

E. 肱骨滑车
Trochlea of humerus

图 4-107 臂部的神经(前面观 1)
The nerve of rump. Anterior aspect(1)

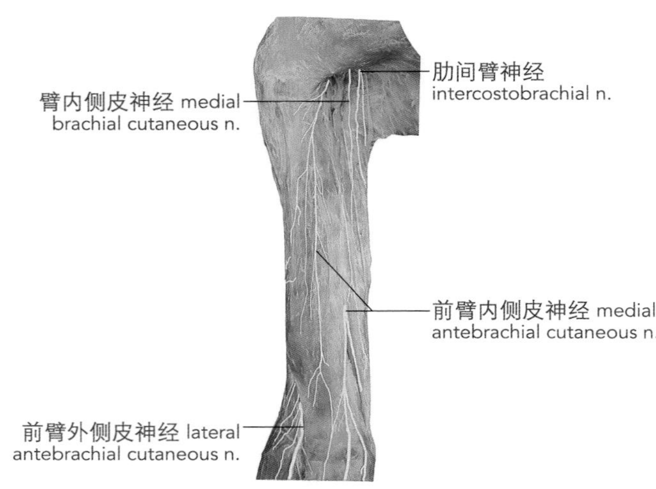

臂内侧皮神经 medial
brachial cutaneous n.
肋间臂神经
intercostobrachial n.
前臂内侧皮神经 medial
antebrachial cutaneous n.
前臂外侧皮神经 lateral
antebrachial cutaneous n.

图 4-108 臂部的神经(前面观 2)
The nerve of rump. Anterior aspect(2)

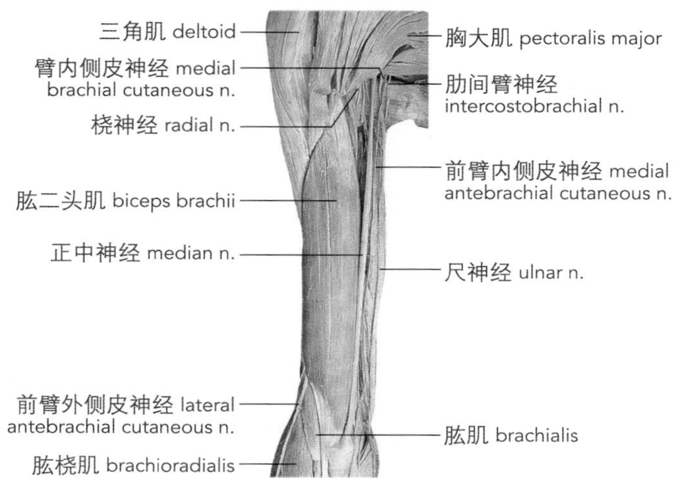

三角肌 deltoid
臂内侧皮神经 medial
brachial cutaneous n.
桡神经 radial n.
肱二头肌 biceps brachii
正中神经 median n.
前臂外侧皮神经 lateral
antebrachial cutaneous n.
肱桡肌 brachioradialis
胸大肌 pectoralis major
肋间臂神经
intercostobrachial n.
前臂内侧皮神经 medial
antebrachial cutaneous n.
尺神经 ulnar n.
肱肌 brachialis

图 4-109 臂部的血管、神经(前面观 1)
The blood vessel and nerve of rump. Anterior aspect(1)

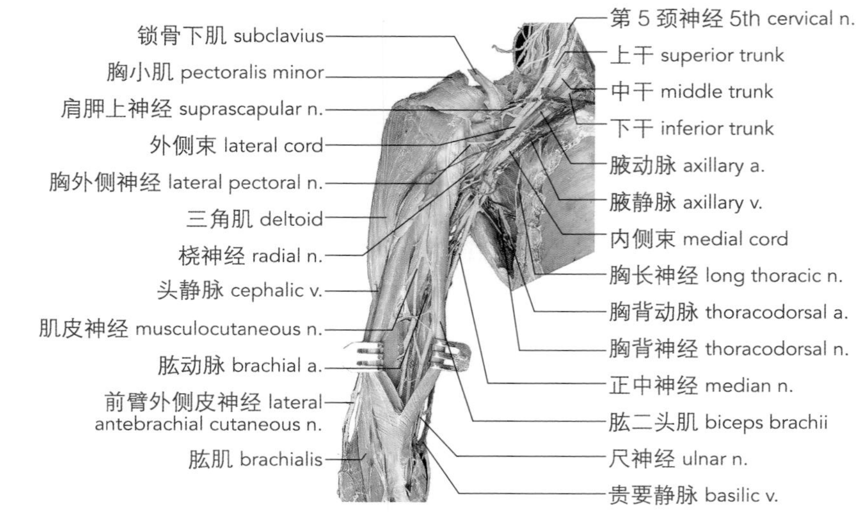

锁骨下肌 subclavius
胸小肌 pectoralis minor
肩胛上神经 suprascapular n.
外侧束 lateral cord
胸外侧神经 lateral pectoral n.
三角肌 deltoid
桡神经 radial n.
头静脉 cephalic v.
肌皮神经 musculocutaneous n.
肱动脉 brachial a.
前臂外侧皮神经 lateral
antebrachial cutaneous n.
肱肌 brachialis
第 5 颈神经 5th cervical n.
上干 superior trunk
中干 middle trunk
下干 inferior trunk
腋动脉 axillary a.
腋静脉 axillary v.
内侧束 medial cord
胸长神经 long thoracic n.
胸背动脉 thoracodorsal a.
胸背神经 thoracodorsal n.
正中神经 median n.
肱二头肌 biceps brachii
尺神经 ulnar n.
贵要静脉 basilic v.

图 4-110 臂部的血管、神经（前面观 2）

The blood vessel and nerve of rump. Anterior aspect(2)

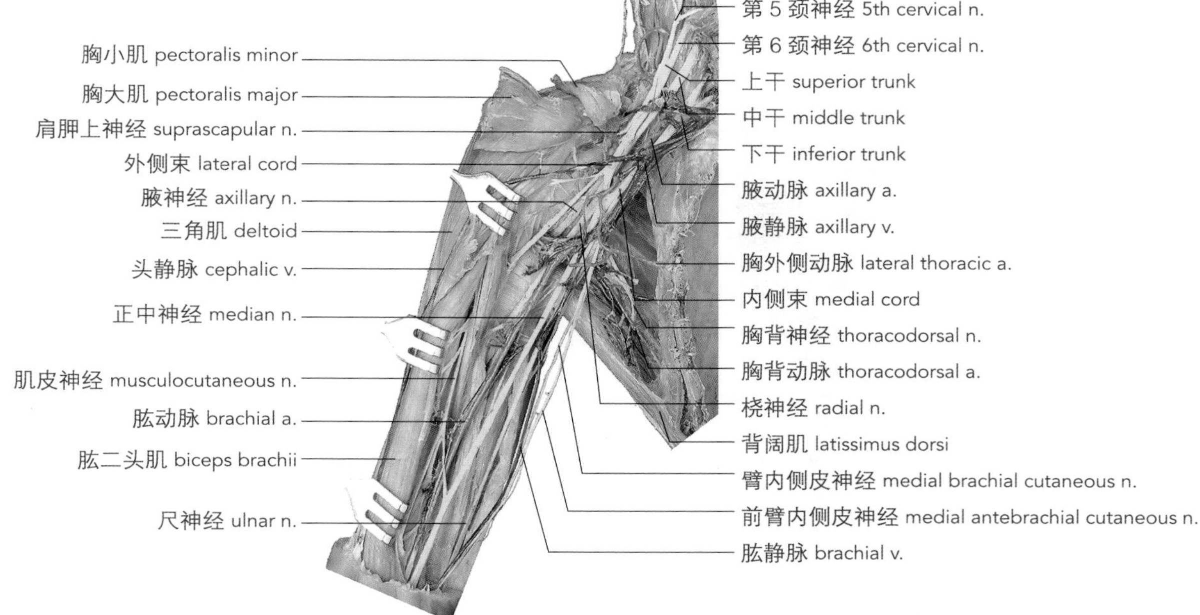
胸小肌 pectoralis minor
胸大肌 pectoralis major
肩胛上神经 suprascapular n.
外侧束 lateral cord
腋神经 axillary n.
三角肌 deltoid
头静脉 cephalic v.
正中神经 median n.
肌皮神经 musculocutaneous n.
肱动脉 brachial a.
肱二头肌 biceps brachii
尺神经 ulnar n.
第 5 颈神经 5th cervical n.
第 6 颈神经 6th cervical n.
上干 superior trunk
中干 middle trunk
下干 inferior trunk
腋动脉 axillary a.
腋静脉 axillary v.
胸外侧动脉 lateral thoracic a.
内侧束 medial cord
胸背神经 thoracodorsal n.
胸背动脉 thoracodorsal a.
桡神经 radial n.
背阔肌 latissimus dorsi
臂内侧皮神经 medial brachial cutaneous n.
前臂内侧皮神经 medial antebrachial cutaneous n.
肱静脉 brachial v.

图 4-111 臂部的血管、神经（前面观 3）

The blood vessel and nerve of rump. Anterior aspect(3)

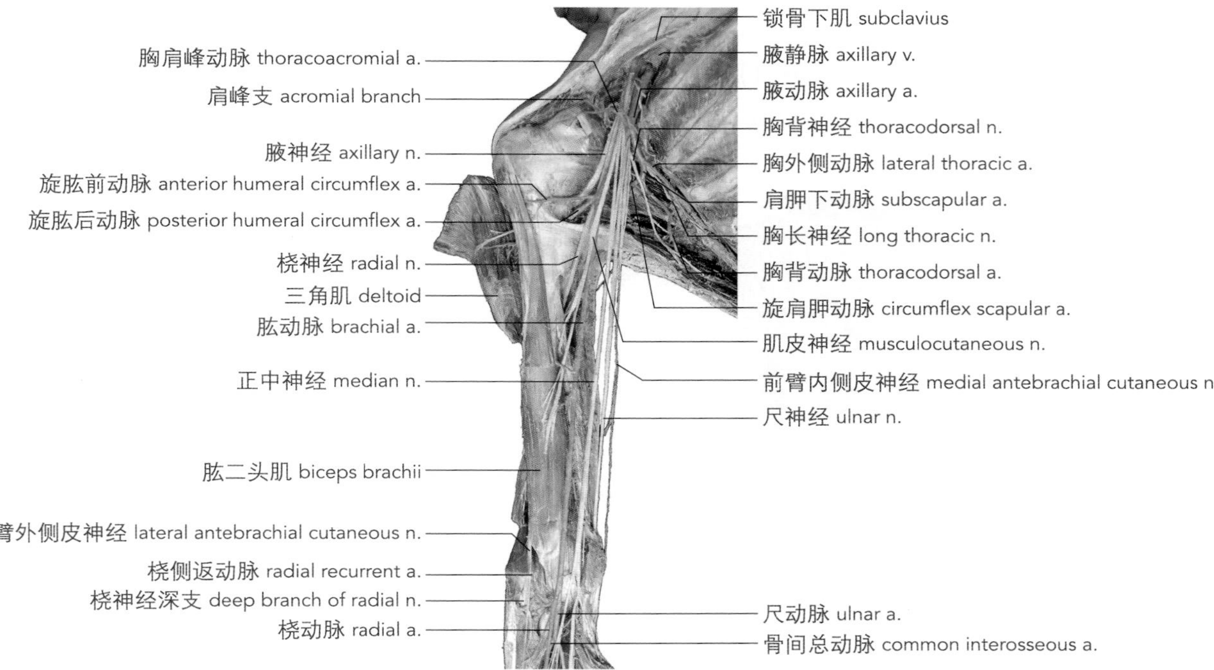
胸肩峰动脉 thoracoacromial a.
肩峰支 acromial branch
腋神经 axillary n.
旋肱前动脉 anterior humeral circumflex a.
旋肱后动脉 posterior humeral circumflex a.
桡神经 radial n.
三角肌 deltoid
肱动脉 brachial a.
正中神经 median n.
肱二头肌 biceps brachii
前臂外侧皮神经 lateral antebrachial cutaneous n.
桡侧返动脉 radial recurrent a.
桡神经深支 deep branch of radial n.
桡动脉 radial a.
锁骨下肌 subclavius
腋静脉 axillary v.
腋动脉 axillary a.
胸背神经 thoracodorsal n.
胸外侧动脉 lateral thoracic a.
肩胛下动脉 subscapular a.
胸长神经 long thoracic n.
胸背动脉 thoracodorsal a.
旋肩胛动脉 circumflex scapular a.
肌皮神经 musculocutaneous n.
前臂内侧皮神经 medial antebrachial cutaneous n.
尺神经 ulnar n.
尺动脉 ulnar a.
骨间总动脉 common interosseous a.

图 4-112 尺桡动脉高位分支(1)

The elevation branch of ulnar artery(1)

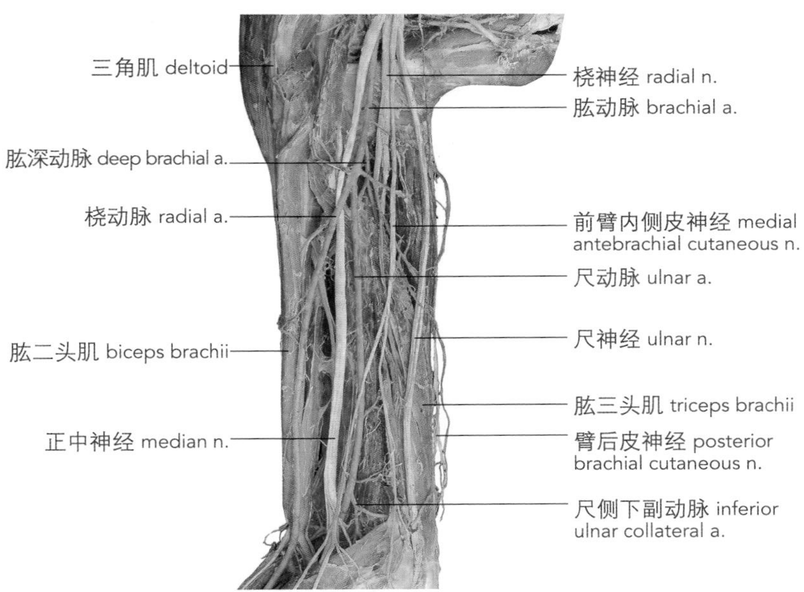
三角肌 deltoid
肱深动脉 deep brachial a.
桡动脉 radial a.
肱二头肌 biceps brachii
正中神经 median n.
桡神经 radial n.
肱动脉 brachial a.
前臂内侧皮神经 medial antebrachial cutaneous n.
尺动脉 ulnar a.
尺神经 ulnar n.
肱三头肌 triceps brachii
臂后皮神经 posterior brachial cutaneous n.
尺侧下副动脉 inferior ulnar collateral a.

图 4-113 尺桡动脉高位分支(2)

The elevation branch of ulnar artery(2)

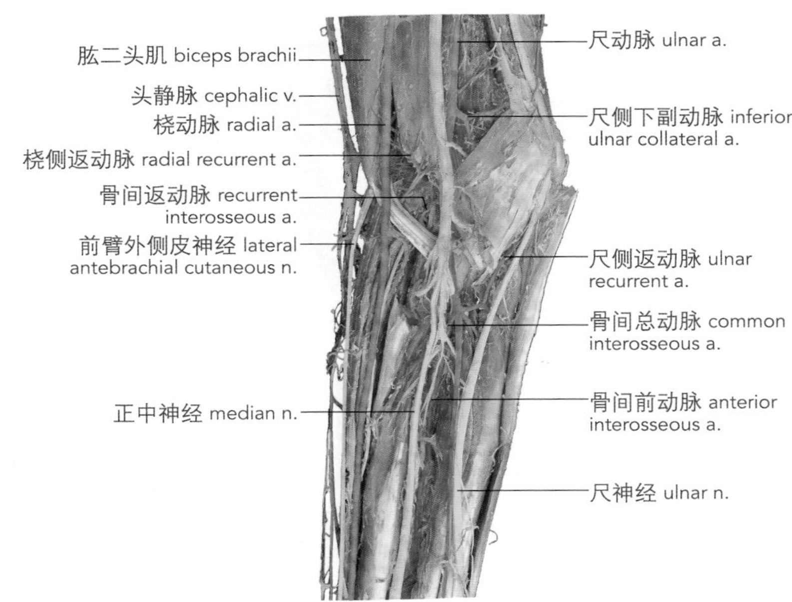
肱二头肌 biceps brachii
头静脉 cephalic v.
桡动脉 radial a.
桡侧返动脉 radial recurrent a.
骨间返动脉 recurrent interosseous a.
前臂外侧皮神经 lateral antebrachial cutaneous n.
正中神经 median n.
尺动脉 ulnar a.
尺侧下副动脉 inferior ulnar collateral a.
尺侧返动脉 ulnar recurrent a.
骨间总动脉 common interosseous a.
骨间前动脉 anterior interosseous a.
尺神经 ulnar n.

图 4-114 臂部神经(后面观 1)
The nerve of rump. Posterior aspect(1)

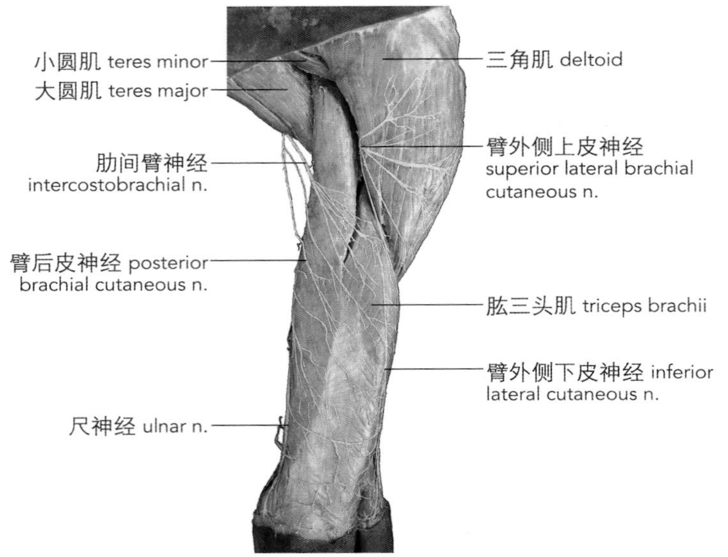
小圆肌 teres minor
大圆肌 teres major
肋间臂神经 intercostobrachial n.
臂后皮神经 posterior brachial cutaneous n.
尺神经 ulnar n.
三角肌 deltoid
臂外侧上皮神经 superior lateral brachial cutaneous n.
肱三头肌 triceps brachii
臂外侧下皮神经 inferior lateral cutaneous n.

图 4-115 臂部神经(后面观 2)
The nerve of rump. Posterior aspect(2)

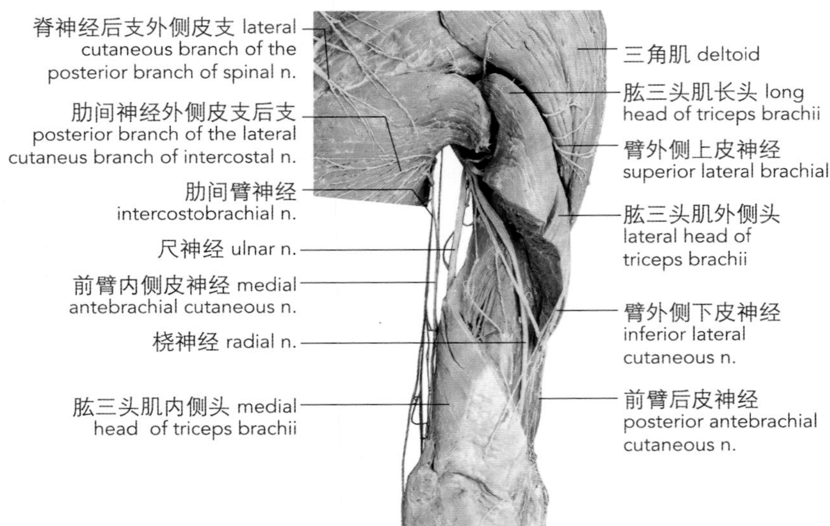
脊神经后支外侧皮支 lateral cutaneous branch of the posterior branch of spinal n.
肋间神经外侧皮支后支 posterior branch of the lateral cutaneus branch of intercostal n.
肋间臂神经 intercostobrachial n.
尺神经 ulnar n.
前臂内侧皮神经 medial antebrachial cutaneous n.
桡神经 radial n.
肱三头肌内侧头 medial head of triceps brachii
三角肌 deltoid
肱三头肌长头 long head of triceps brachii
臂外侧上皮神经 superior lateral brachial
肱三头肌外侧头 lateral head of triceps brachii
臂外侧下皮神经 inferior lateral cutaneous n.
前臂后皮神经 posterior antebrachial cutaneous n.

图 4-116 臂部血管、神经(后面观 1)
The blood vessel and nerve of rump. Posterior aspect(1)

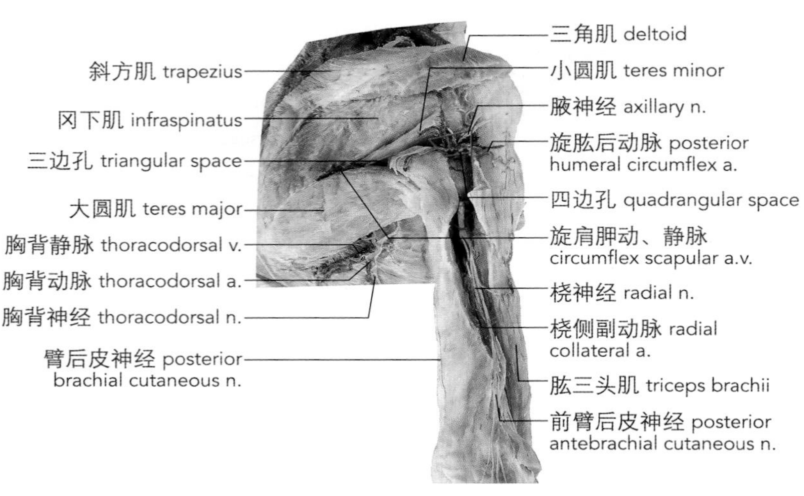
斜方肌 trapezius
冈下肌 infraspinatus
三边孔 triangular space
大圆肌 teres major
胸背静脉 thoracodorsal v.
胸背动脉 thoracodorsal a.
胸背神经 thoracodorsal n.
臂后皮神经 posterior brachial cutaneous n.
三角肌 deltoid
小圆肌 teres minor
腋神经 axillary n.
旋肱后动脉 posterior humeral circumflex a.
四边孔 quadrangular space
旋肩胛动、静脉 circumflex scapular a.v.
桡神经 radial n.
桡侧副动脉 radial collateral a.
肱三头肌 triceps brachii
前臂后皮神经 posterior antebrachial cutaneous n.

图 4-117 臂部血管、神经(后面观 2)
The blood vessel and nerve of rump. Posterior aspect(2)

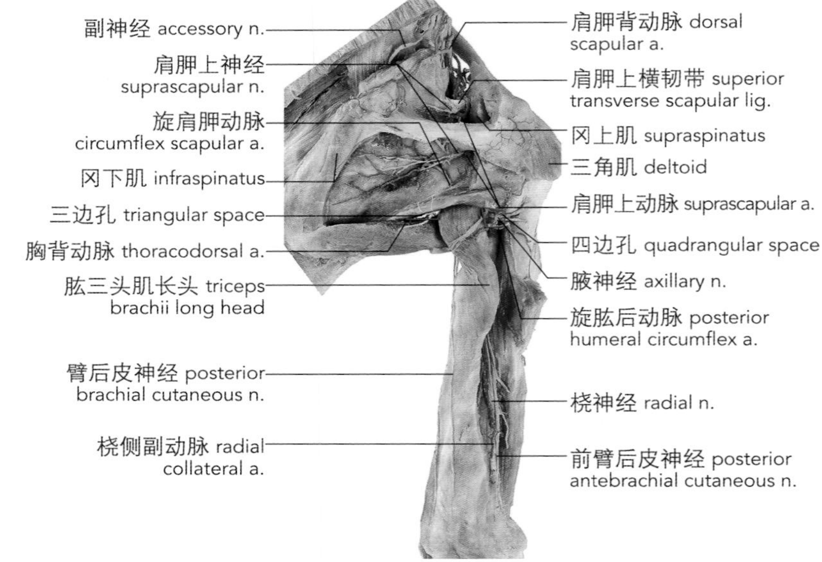
副神经 accessory n.
肩胛上神经 suprascapular n.
旋肩胛动脉 circumflex scapular a.
冈下肌 infraspinatus
三边孔 triangular space
胸背动脉 thoracodorsal a.
肱三头肌长头 triceps brachii long head
臂后皮神经 posterior brachial cutaneous n.
桡侧副动脉 radial collateral a.
肩胛背动脉 dorsal scapular a.
肩胛上横韧带 superior transverse scapular lig.
冈上肌 supraspinatus
三角肌 deltoid
肩胛上动脉 suprascapular a.
四边孔 quadrangular space
腋神经 axillary n.
旋肱后动脉 posterior humeral circumflex a.
桡神经 radial n.
前臂后皮神经 posterior antebrachial cutaneous n.

图 4-118 肩、臂肌(后面观 1)
Muscles of the shoulder and upper arm. Posterior aspect(1)

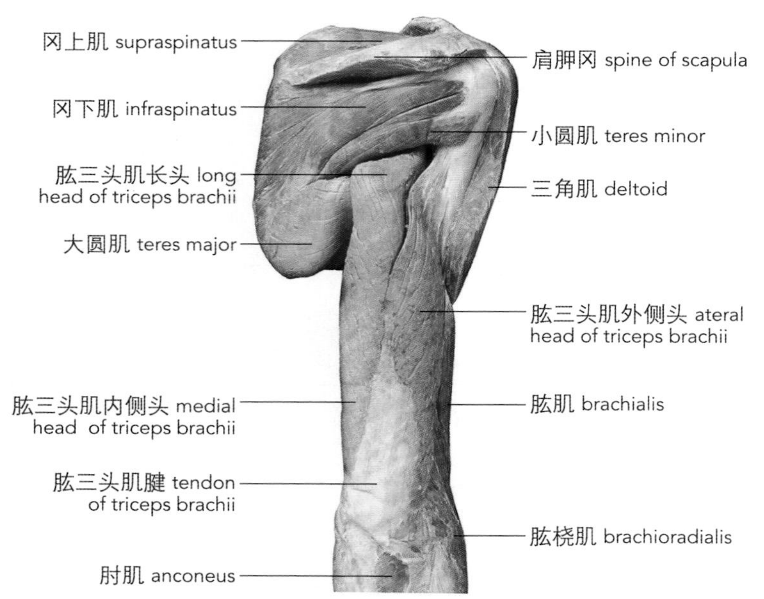
冈上肌 supraspinatus
冈下肌 infraspinatus
肱三头肌长头 long head of triceps brachii
大圆肌 teres major
肱三头肌内侧头 medial head of triceps brachii
肱三头肌腱 tendon of triceps brachii
肘肌 anconeus
肩胛冈 spine of scapula
小圆肌 teres minor
三角肌 deltoid
肱三头肌外侧头 ateral head of triceps brachii
肱肌 brachialis
肱桡肌 brachioradialis

图 4-119 肩、臂肌(后面观 2)
Muscles of the shoulder and upper arm. Posterior aspect(2)

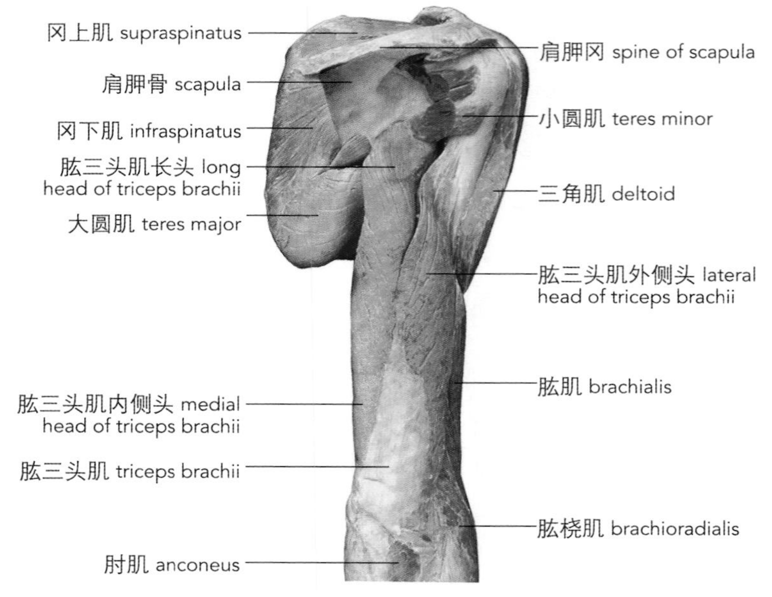
冈上肌 supraspinatus
肩胛骨 scapula
冈下肌 infraspinatus
肱三头肌长头 long head of triceps brachii
大圆肌 teres major
肱三头肌内侧头 medial head of triceps brachii
肱三头肌 triceps brachii
肘肌 anconeus
肩胛冈 spine of scapula
小圆肌 teres minor
三角肌 deltoid
肱三头肌外侧头 lateral head of triceps brachii
肱肌 brachialis
肱桡肌 brachioradialis

【解剖学要点】

肩、臂肌后群主要为肱三头肌，其长头起于肩胛骨盂下结节，外侧头和内侧头分别起于桡神经沟的外上方和内下方的骨面，三头会合后止于鹰嘴。作用：伸肘关节。

图 4-120 肩、臂肌（前面观 1）
Muscles of the shoulder and upper arm. Anterior aspect (1)

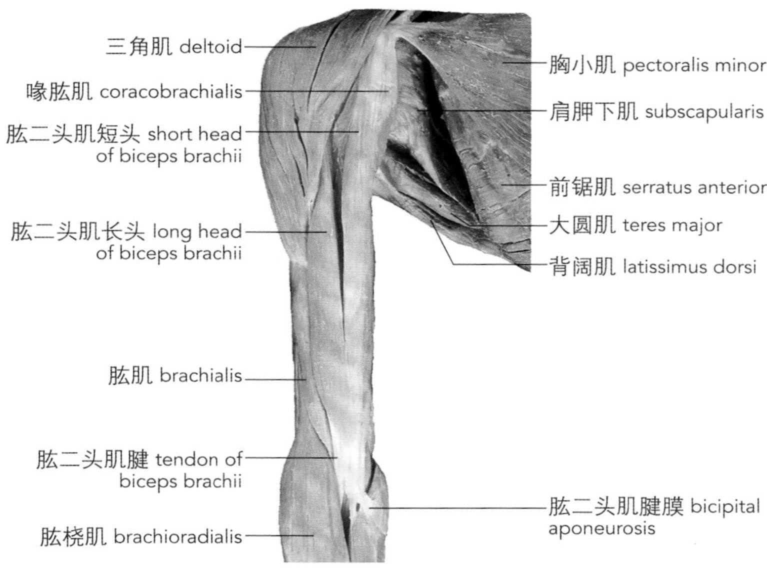

三角肌 deltoid
喙肱肌 coracobrachialis
肱二头肌短头 short head of biceps brachii
肱二头肌长头 long head of biceps brachii
肱肌 brachialis
肱二头肌腱 tendon of biceps brachii
肱桡肌 brachioradialis
胸小肌 pectoralis minor
肩胛下肌 subscapularis
前锯肌 serratus anterior
大圆肌 teres major
背阔肌 latissimus dorsi
肱二头肌腱膜 bicipital aponeurosis

图 4-121 肩、臂肌（前面观 2）
Muscles of the shoulder and upper arm. Anterior aspect (2)

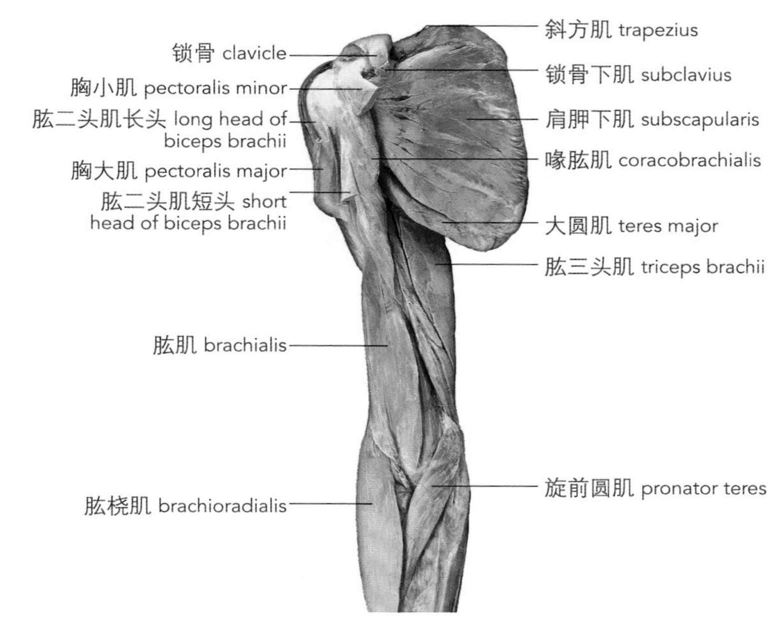

锁骨 clavicle
胸小肌 pectoralis minor
肱二头肌长头 long head of biceps brachii
胸大肌 pectoralis major
肱二头肌短头 short head of biceps brachii
肱肌 brachialis
肱桡肌 brachioradialis
斜方肌 trapezius
锁骨下肌 subclavius
肩胛下肌 subscapularis
喙肱肌 coracobrachialis
大圆肌 teres major
肱三头肌 triceps brachii
旋前圆肌 pronator teres

图 4-122 肩、臂肌（侧面观）
Muscles of the shoulder and upper arm. Lateral aspect

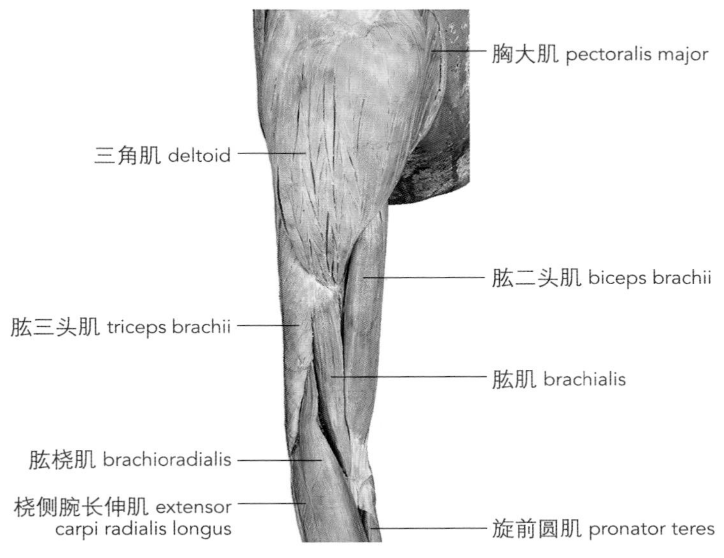

胸大肌 pectoralis major
三角肌 deltoid
肱二头肌 biceps brachii
肱三头肌 triceps brachii
肱肌 brachialis
肱桡肌 brachioradialis
桡侧腕长伸肌 extensor carpi radialis longus
旋前圆肌 pronator teres

【解剖学要点】

三角肌起于锁骨外侧段、肩峰和肩胛冈，肌束向外集中，止于肱骨三角肌粗隆。作用：外展肩关节。

肱二头肌长头起于肩胛骨盂上结节，短头起于肩胛骨喙突，二头在臂中下部会合，止于桡骨粗隆。作用：屈肘关节，并协助屈肩关节。

肱肌起于肱骨下半的前面，止于尺骨粗隆，有屈肘作用。

图 4-123 肘部浅层血管、神经（前面观 1）
Superficial layer blood vessel and nerve of elbow. Anterior aspect (1)

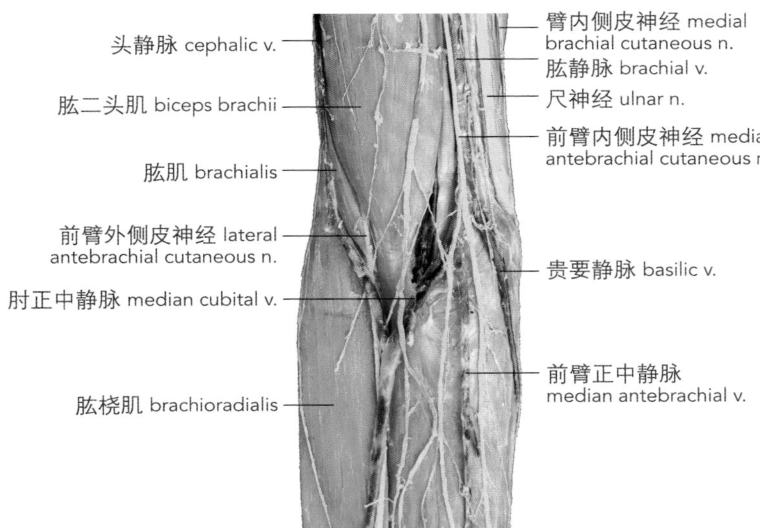

头静脉 cephalic v.
肱二头肌 biceps brachii
肱肌 brachialis
前臂外侧皮神经 lateral antebrachial cutaneous n.
肘正中静脉 median cubital v.
肱桡肌 brachioradialis
臂内侧皮神经 medial brachial cutaneous n.
肱静脉 brachial v.
尺神经 ulnar n.
前臂内侧皮神经 medial antebrachial cutaneous n.
贵要静脉 basilic v.
前臂正中静脉 median antebrachial v.

图 4-124 肘部浅层血管、神经（前面观 2）
Superficial layer blood vessel and nerve of elbow. Anterior aspect (2)

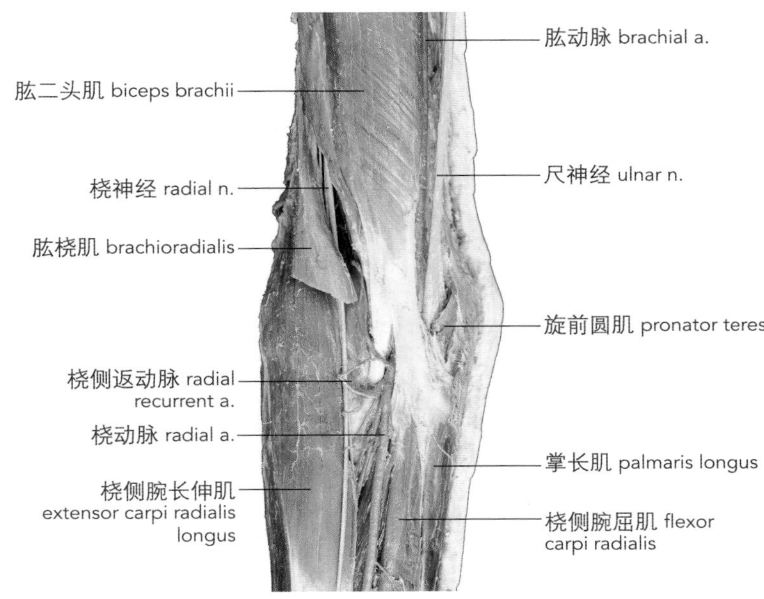

肱二头肌 biceps brachii
桡神经 radial n.
肱桡肌 brachioradialis
桡侧返动脉 radial recurrent a.
桡动脉 radial a.
桡侧腕长伸肌 extensor carpi radialis longus
肱动脉 brachial a.
尺神经 ulnar n.
旋前圆肌 pronator teres
掌长肌 palmaris longus
桡侧腕屈肌 flexor carpi radialis

图 4-125 肘部血管、神经(前面观 1)
Blood vessel and nerve of elbow. Anterior aspect(1)

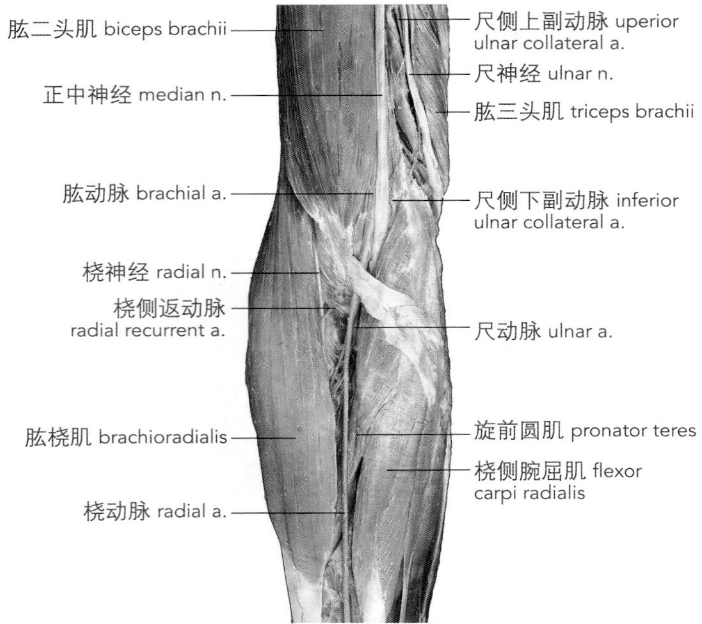

肱二头肌 biceps brachii
正中神经 median n.
肱动脉 brachial a.
桡神经 radial n.
桡侧返动脉 radial recurrent a.
肱桡肌 brachioradialis
桡动脉 radial a.
尺侧上副动脉 uperior ulnar collateral a.
尺神经 ulnar n.
肱三头肌 triceps brachii
尺侧下副动脉 inferior ulnar collateral a.
尺动脉 ulnar a.
旋前圆肌 pronator teres
桡侧腕屈肌 flexor carpi radialis

图 4-126 肘部血管、神经(前面观 2)
Blood vessel and nerve of elbow. Anterior aspect(2)

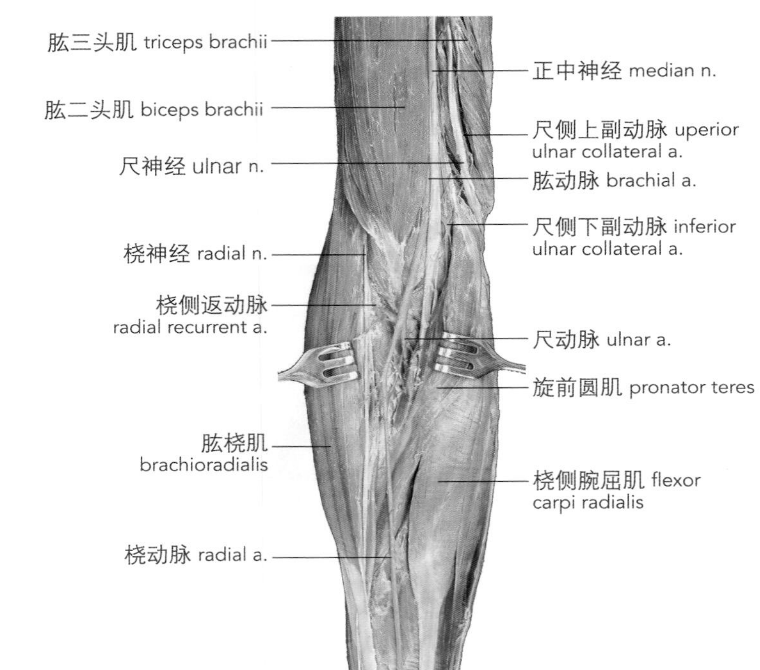

肱三头肌 triceps brachii
肱二头肌 biceps brachii
尺神经 ulnar n.
桡神经 radial n.
桡侧返动脉 radial recurrent a.
肱桡肌 brachioradialis
桡动脉 radial a.
正中神经 median n.
尺侧上副动脉 uperior ulnar collateral a.
肱动脉 brachial a.
尺侧下副动脉 inferior ulnar collateral a.
尺动脉 ulnar a.
旋前圆肌 pronator teres
桡侧腕屈肌 flexor carpi radialis

图 4-127 肘部血管、神经(前面观 3)
Blood vessel and nerve of elbow. Anterior aspect(3)

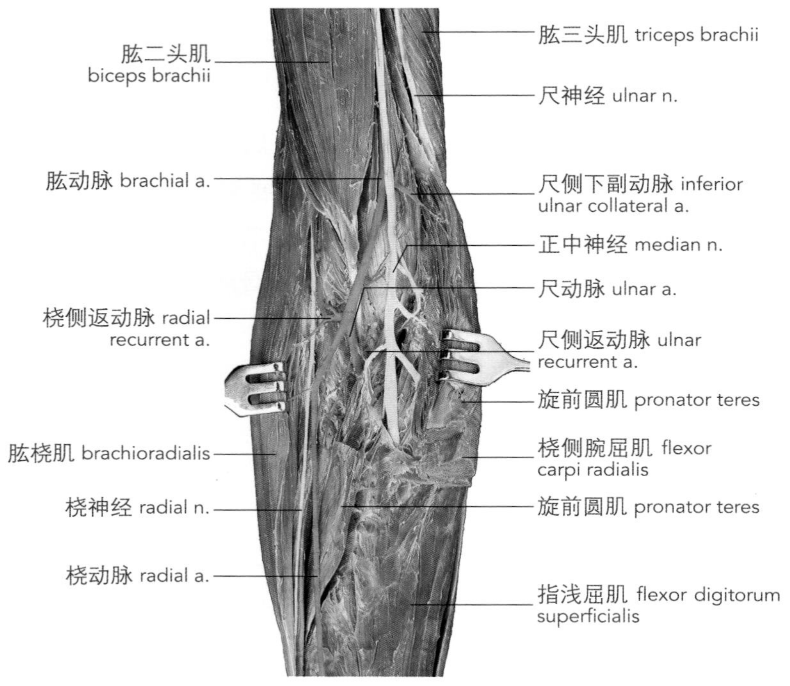

肱二头肌 biceps brachii
肱动脉 brachial a.
桡侧返动脉 radial recurrent a.
肱桡肌 brachioradialis
桡神经 radial n.
桡动脉 radial a.
肱三头肌 triceps brachii
尺神经 ulnar n.
尺侧下副动脉 inferior ulnar collateral a.
正中神经 median n.
尺动脉 ulnar a.
尺侧返动脉 ulnar recurrent a.
旋前圆肌 pronator teres
桡侧腕屈肌 flexor carpi radialis
旋前圆肌 pronator teres
指浅屈肌 flexor digitorum superficialis

图 4-128 肘部血管、神经(前面观 4)
Blood vessel and nerve of elbow. Anterior aspect(4)

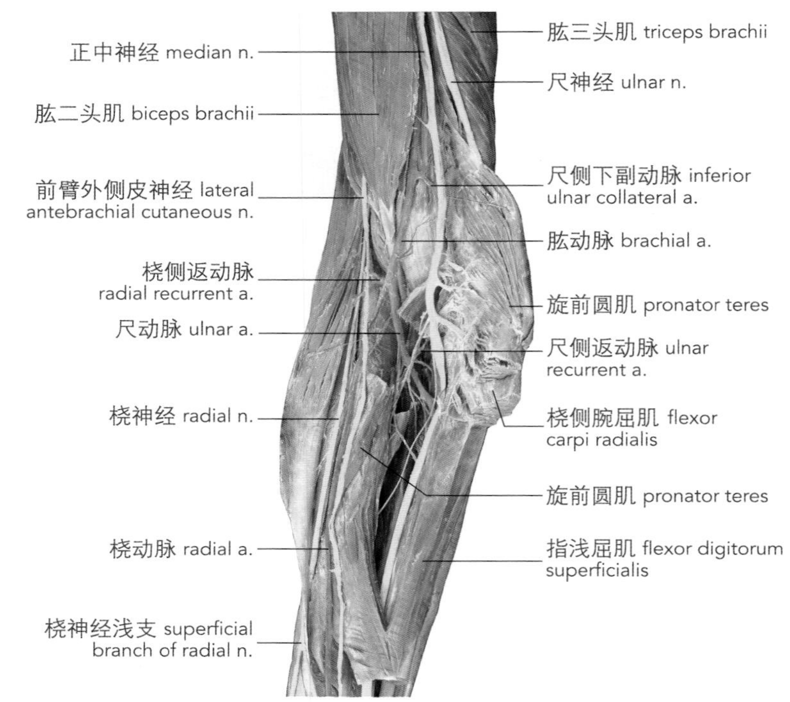

正中神经 median n.
肱二头肌 biceps brachii
前臂外侧皮神经 lateral antebrachial cutaneous n.
桡侧返动脉 radial recurrent a.
尺动脉 ulnar a.
桡神经 radial n.
桡动脉 radial a.
桡神经浅支 superficial branch of radial n.
肱三头肌 triceps brachii
尺神经 ulnar n.
尺侧下副动脉 inferior ulnar collateral a.
肱动脉 brachial a.
旋前圆肌 pronator teres
尺侧返动脉 ulnar recurrent a.
桡侧腕屈肌 flexor carpi radialis
旋前圆肌 pronator teres
指浅屈肌 flexor digitorum superficialis

【解剖学要点】

肘关节动脉网由肱动脉、桡动脉及尺动脉的九条分支,在肘关节前后吻合而成。

主要有尺侧下副动脉的前支(肱动脉的分支)与尺侧返动脉前支(尺动脉的分支)吻合;尺侧下副动脉后支、尺侧上副动脉与尺侧返动脉后支吻合;桡侧副动脉与桡侧返动脉吻合;中副动脉与骨间后动脉的骨间返动脉(来自骨间总动脉)吻合。

肘关节动脉网构成了肘关节周围丰富的侧支循环途径。

图 4-129 肘部血管、神经(前面观 5)
Blood vessel and nerve of elbow. Anterior aspect(5)

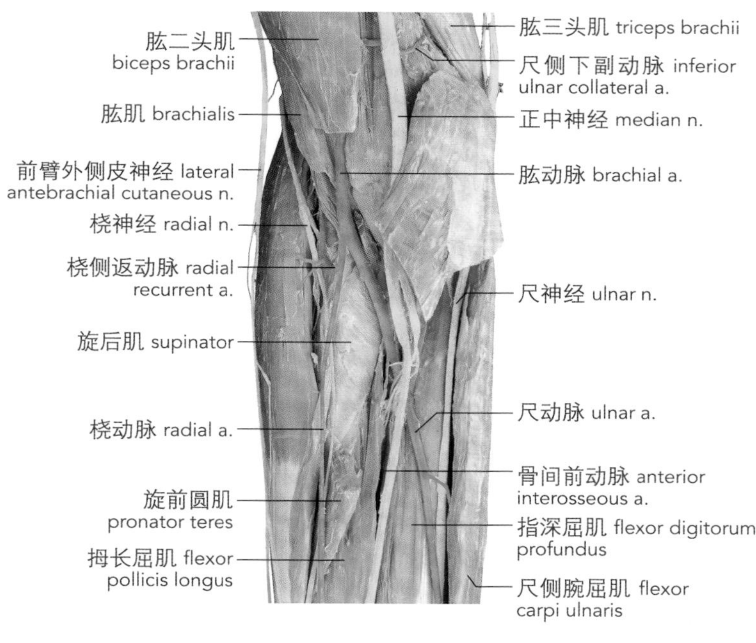

肱二头肌 biceps brachii
肱肌 brachialis
前臂外侧皮神经 lateral antebrachial cutaneous n.
桡神经 radial n.
桡侧返动脉 radial recurrent a.
旋后肌 supinator
桡动脉 radial a.
旋前圆肌 pronator teres
拇长屈肌 flexor pollicis longus
肱三头肌 triceps brachii
尺侧下副动脉 inferior ulnar collateral a.
正中神经 median n.
肱动脉 brachial a.
尺神经 ulnar n.
尺动脉 ulnar a.
骨间前动脉 anterior interosseous a.
指深屈肌 flexor digitorum profundus
尺侧腕屈肌 flexor carpi ulnaris

图 4-130 肘部血管、神经(前面观 6)
Blood vessel and nerve of elbow. Anterior aspect(6)

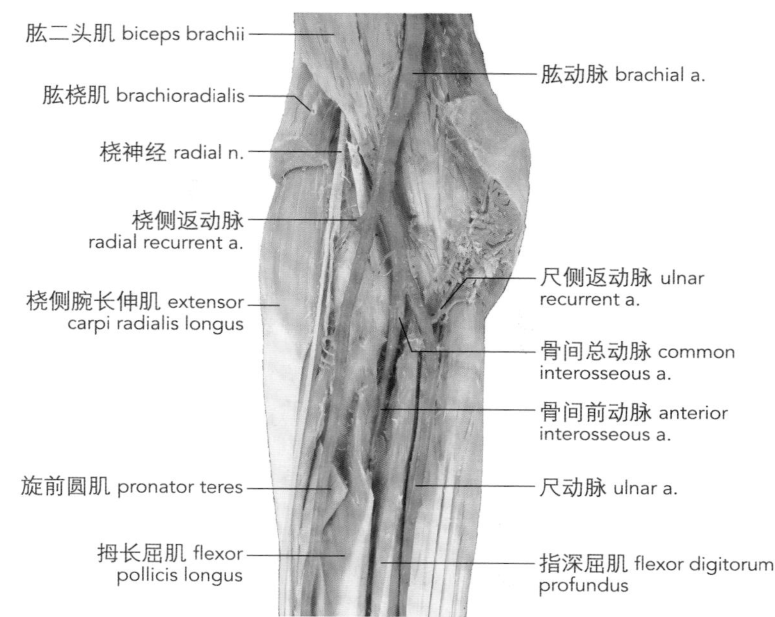

肱二头肌 biceps brachii
肱桡肌 brachioradialis
桡神经 radial n.
桡侧返动脉 radial recurrent a.
桡侧腕长伸肌 extensor carpi radialis longus
旋前圆肌 pronator teres
拇长屈肌 flexor pollicis longus
肱动脉 brachial a.
尺侧返动脉 ulnar recurrent a.
骨间总动脉 common interosseous a.
骨间前动脉 anterior interosseous a.
尺动脉 ulnar a.
指深屈肌 flexor digitorum profundus

【解剖学要点】

桡动脉起始后走行于肱桡肌与旋前圆肌之间,继而在肱桡肌与桡侧腕屈肌之间下行,绕桡骨茎突至手背,经第 1 掌间隙至手掌。在肘窝外自桡动脉发桡侧返动脉。其终末支在手部,达第五掌骨基底,与尺动脉掌深支吻合形成掌深弓。

尺动脉在尺侧腕屈肌与指浅屈肌之间下行,经豌豆骨桡侧至手掌。在肘窝处,尺动脉发出尺侧返动脉和骨间总动脉。其终末支与桡动脉掌浅支吻合后形成掌浅弓。

图 4-131 肘部血管、神经(前面观 7)
Blood vessel and nerve of elbow. Anterior aspect(7)

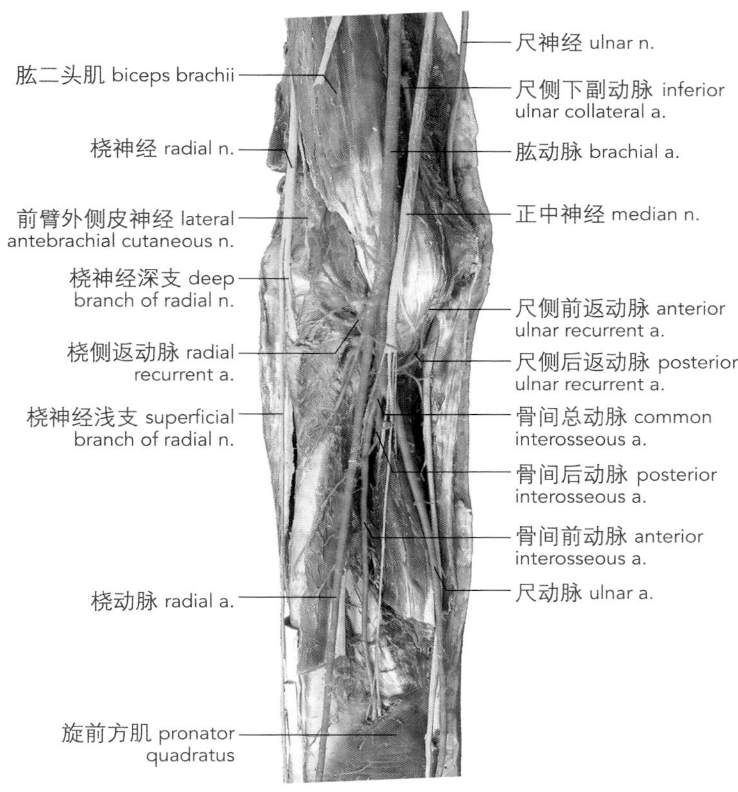

肱二头肌 biceps brachii
桡神经 radial n.
前臂外侧皮神经 lateral antebrachial cutaneous n.
桡神经深支 deep branch of radial n.
桡侧返动脉 radial recurrent a.
桡神经浅支 superficial branch of radial n.
桡动脉 radial a.
旋前方肌 pronator quadratus
尺神经 ulnar n.
尺侧下副动脉 inferior ulnar collateral a.
肱动脉 brachial a.
正中神经 median n.
尺侧前返动脉 anterior ulnar recurrent a.
尺侧后返动脉 posterior ulnar recurrent a.
骨间总动脉 common interosseous a.
骨间后动脉 posterior interosseous a.
骨间前动脉 anterior interosseous a.
尺动脉 ulnar a.

图 4-132 肘部血管、神经(前面观 8)
Blood vessel and nerve of elbow. Posterior aspect(8)

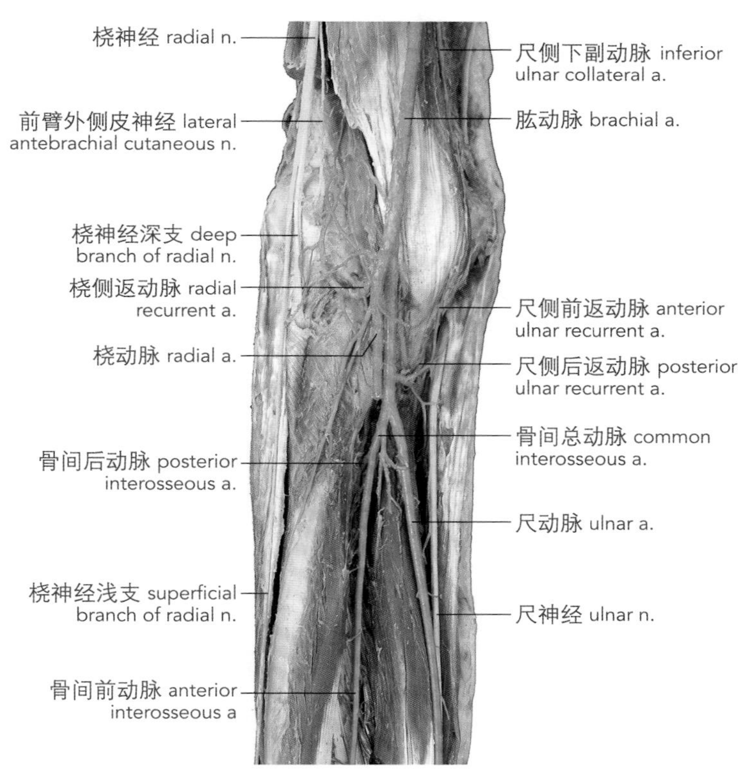

桡神经 radial n.
前臂外侧皮神经 lateral antebrachial cutaneous n.
桡神经深支 deep branch of radial n.
桡侧返动脉 radial recurrent a.
桡动脉 radial a.
骨间后动脉 posterior interosseous a.
桡神经浅支 superficial branch of radial n.
骨间前动脉 anterior interosseous a
尺侧下副动脉 inferior ulnar collateral a.
肱动脉 brachial a.
尺侧前返动脉 anterior ulnar recurrent a.
尺侧后返动脉 posterior ulnar recurrent a.
骨间总动脉 common interosseous a.
尺动脉 ulnar a.
尺神经 ulnar n.

图 4-133 肘部血管、神经(前面观 9)
Blood vessel and nerve of elbow. Anterior aspect(9)

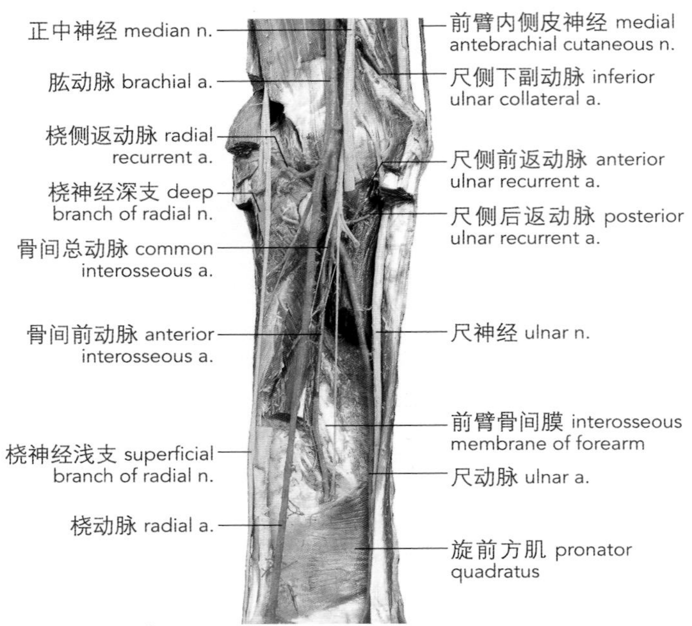

正中神经 median n.
肱动脉 brachial a.
桡侧返动脉 radial recurrent a.
桡神经深支 deep branch of radial n.
骨间总动脉 common interosseous a.
骨间前动脉 anterior interosseous a.
桡神经浅支 superficial branch of radial n.
桡动脉 radial a.
前臂内侧皮神经 medial antebrachial cutaneous n.
尺侧下副动脉 inferior ulnar collateral a.
尺侧前返动脉 anterior ulnar recurrent a.
尺侧后返动脉 posterior ulnar recurrent a.
尺神经 ulnar n.
前臂骨间膜 interosseous membrane of forearm
尺动脉 ulnar a.
旋前方肌 pronator quadratus

图 4-134 肘部动脉(后面观 1)
The artery of elbow. Posterior aspect(1)

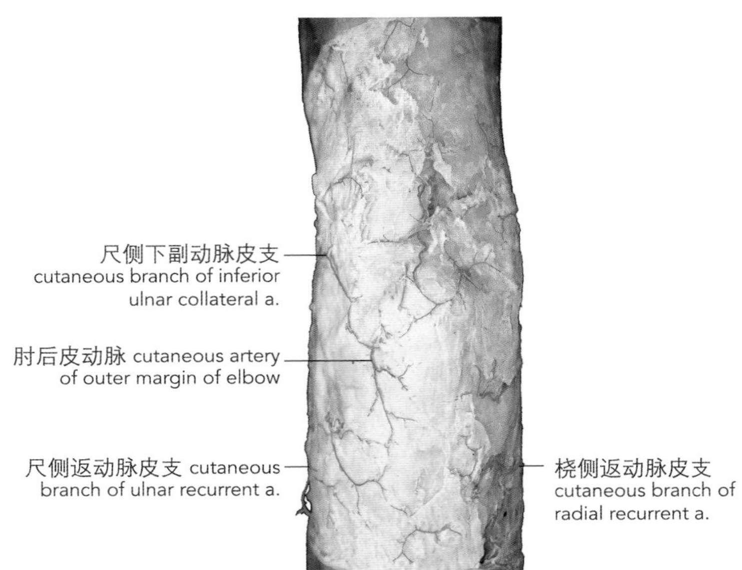

尺侧下副动脉皮支 cutaneous branch of inferior ulnar collateral a.
肘后皮动脉 cutaneous artery of outer margin of elbow
尺侧返动脉皮支 cutaneous branch of ulnar recurrent a.
桡侧返动脉皮支 cutaneous branch of radial recurrent a.

图 4-135 肘部动脉(后面观 2)
The artery of elbow. Posterior aspect(2)

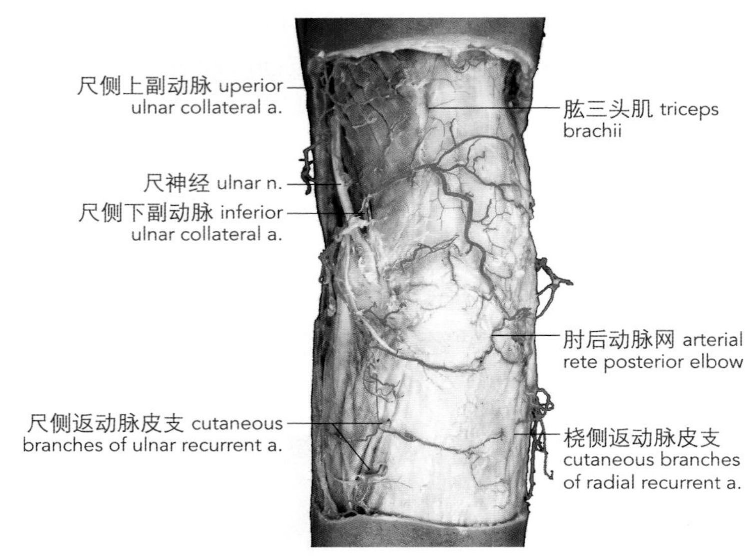

尺侧上副动脉 uperior ulnar collateral a.
尺神经 ulnar n.
尺侧下副动脉 inferior ulnar collateral a.
尺侧返动脉皮支 cutaneous branches of ulnar recurrent a.
肱三头肌 triceps brachii
肘后动脉网 arterial rete posterior elbow
桡侧返动脉皮支 cutaneous branches of radial recurrent a.

图 4-136 肘部动脉(后外侧面观 1)
The artery of elbow. Posterior lateral aspect(1)

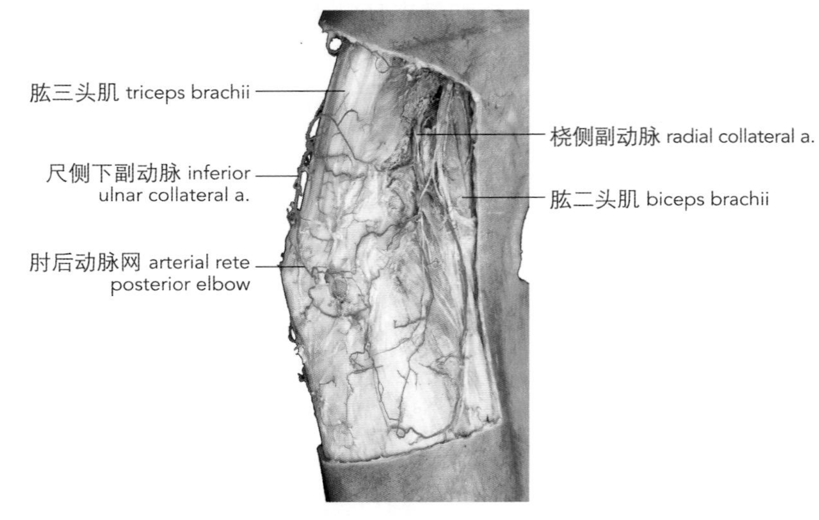

肱三头肌 triceps brachii
尺侧下副动脉 inferior ulnar collateral a.
肘后动脉网 arterial rete posterior elbow
桡侧副动脉 radial collateral a.
肱二头肌 biceps brachii

图 4-137 肘部动脉(后外侧面观 2)
The artery of elbow. Posterior lateral aspect(2)

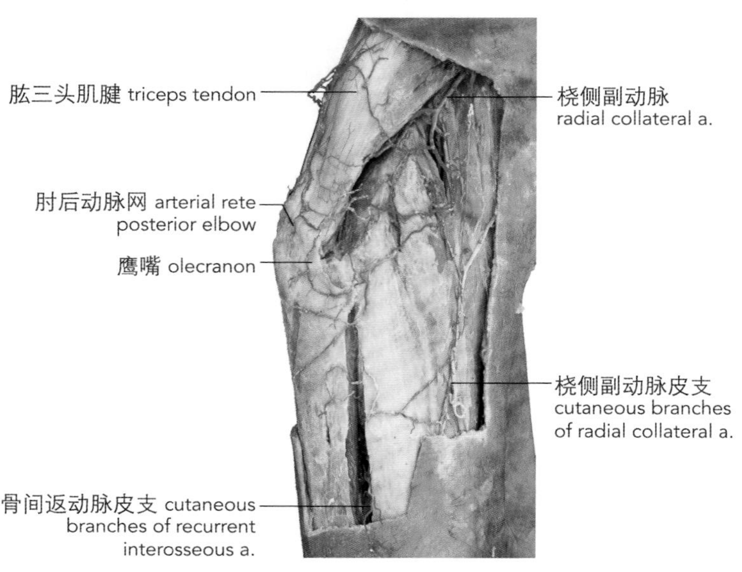

肱三头肌腱 triceps tendon
肘后动脉网 arterial rete posterior elbow
鹰嘴 olecranon
骨间返动脉皮支 cutaneous branches of recurrent interosseous a.
桡侧副动脉 radial collateral a.
桡侧副动脉皮支 cutaneous branches of radial collateral a.

图 4-138 肘部动脉(后内侧面观 1)
The artery of elbow. Posterior medial aspect(1)

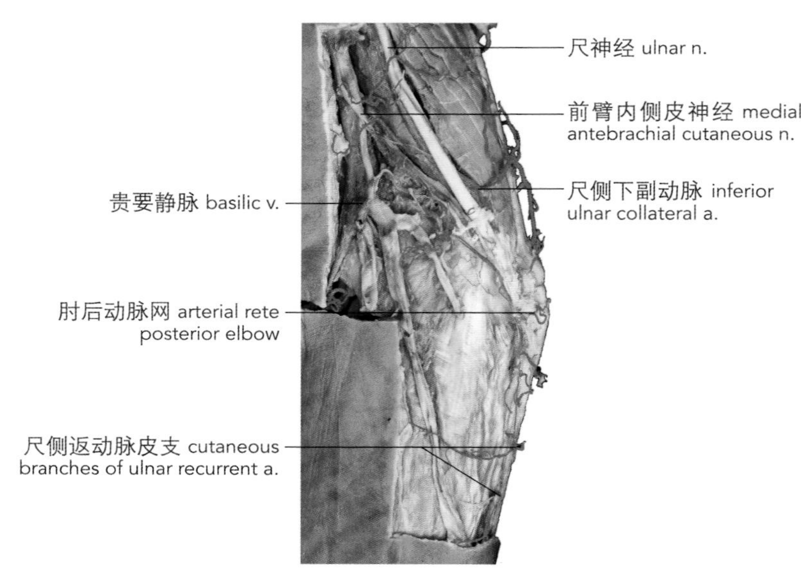

尺神经 ulnar n.
前臂内侧皮神经 medial antebrachial cutaneous n.
贵要静脉 basilic v.
尺侧下副动脉 inferior ulnar collateral a.
肘后动脉网 arterial rete posterior elbow
尺侧返动脉皮支 cutaneous branches of ulnar recurrent a.

图 4-139 肘部动脉(后内侧面观 2)
The artery of elbow. Posterior medial aspect(2)

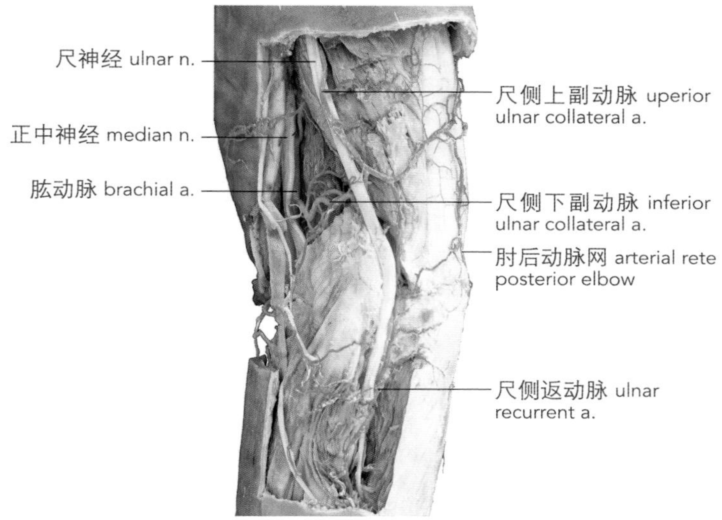
尺神经 ulnar n.
正中神经 median n.
肱动脉 brachial a.
尺侧上副动脉 uperior ulnar collateral a.
尺侧下副动脉 inferior ulnar collateral a.
肘后动脉网 arterial rete posterior elbow
尺侧返动脉 ulnar recurrent a.

图 4-140 肘部动脉(后内侧面观 3)
The artery of elbow. Posterior medial aspect(3)

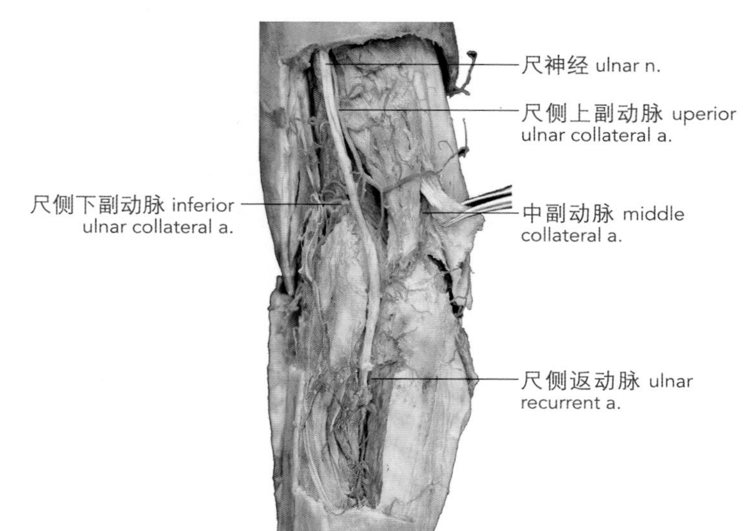
尺侧下副动脉 inferior ulnar collateral a.
尺神经 ulnar n.
尺侧上副动脉 uperior ulnar collateral a.
中副动脉 middle collateral a.
尺侧返动脉 ulnar recurrent a.

图 4-141 肘部动脉(后内侧面观 4)
The artery of elbow. Posterior medial aspect(4)

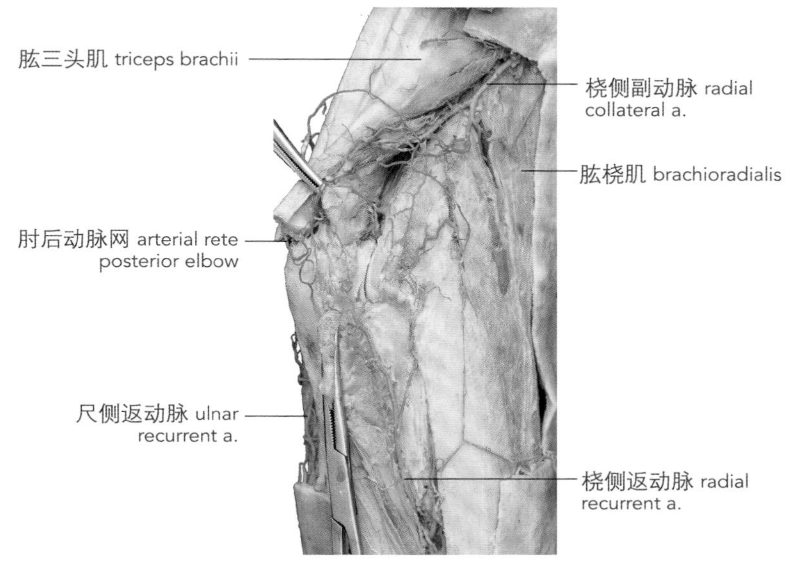
肱三头肌 triceps brachii
肘后动脉网 arterial rete posterior elbow
尺侧返动脉 ulnar recurrent a.
桡侧副动脉 radial collateral a.
肱桡肌 brachioradialis
桡侧返动脉 radial recurrent a.

图 4-142 肘部动脉(后面观)
The artery of elbow. Posterior aspect

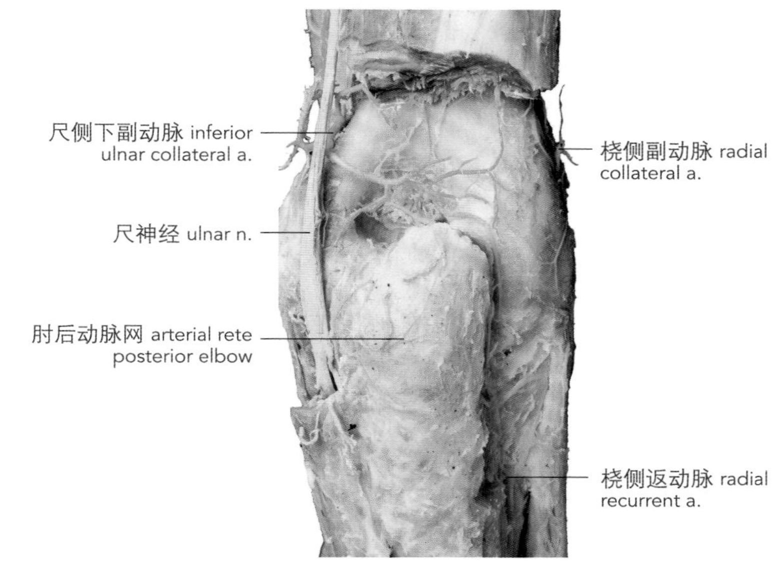
尺侧下副动脉 inferior ulnar collateral a.
尺神经 ulnar n.
肘后动脉网 arterial rete posterior elbow
桡侧副动脉 radial collateral a.
桡侧返动脉 radial recurrent a.

图 4-143 肘部动脉铸型(前面观)
The cast of artery of the elbow. Anterior aspect

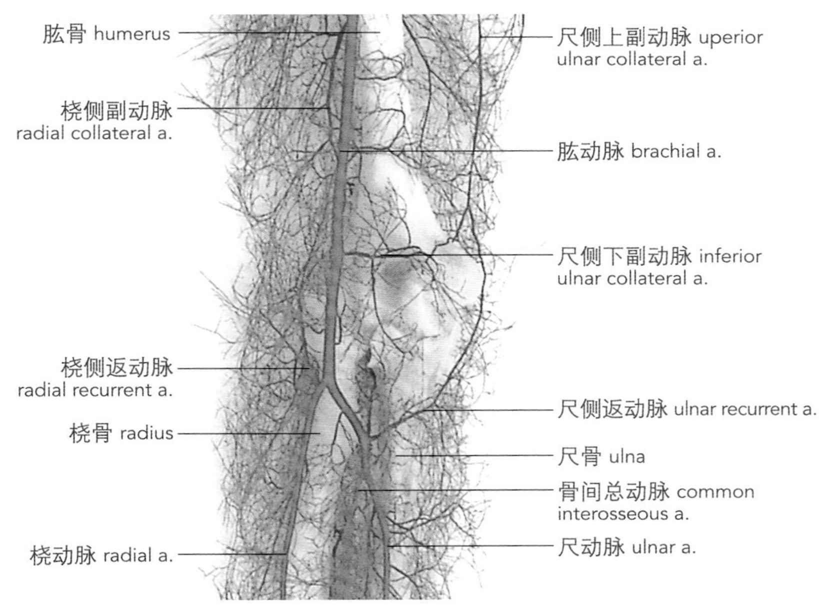
肱骨 humerus
桡侧副动脉 radial collateral a.
桡侧返动脉 radial recurrent a.
桡骨 radius
桡动脉 radial a.
尺侧上副动脉 uperior ulnar collateral a.
肱动脉 brachial a.
尺侧下副动脉 inferior ulnar collateral a.
尺侧返动脉 ulnar recurrent a.
尺骨 ulna
骨间总动脉 common interosseous a.
尺动脉 ulnar a.

图 4-144 肘部动脉铸型(后面观)
The cast of artery of the elbow. Posterior aspect

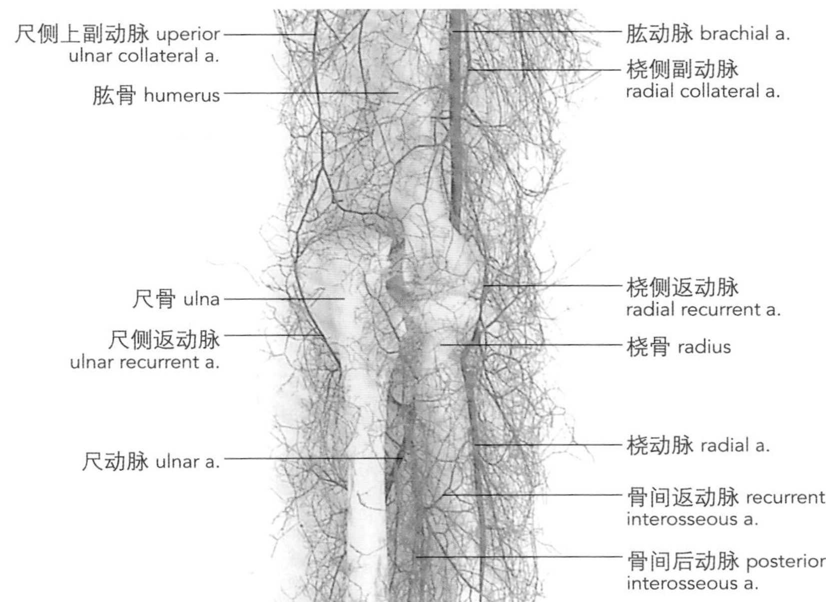
尺侧上副动脉 uperior ulnar collateral a.
肱骨 humerus
尺骨 ulna
尺侧返动脉 ulnar recurrent a.
尺动脉 ulnar a.
肱动脉 brachial a.
桡侧副动脉 radial collateral a.
桡侧返动脉 radial recurrent a.
桡骨 radius
桡动脉 radial a.
骨间返动脉 recurrent interosseous a.
骨间后动脉 posterior interosseous a.

图 4-145 臂部横切面(上段)
Transverse section the rump. Superior segment

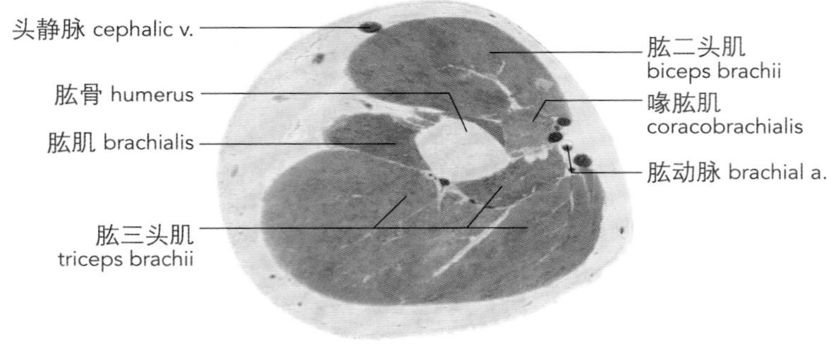
头静脉 cephalic v.
肱骨 humerus
肱肌 brachialis
肱三头肌 triceps brachii
肱二头肌 biceps brachii
喙肱肌 coracobrachialis
肱动脉 brachial a.

图 4-146 臂部横切面(下段)
Transverse section the rump. Inferior segment

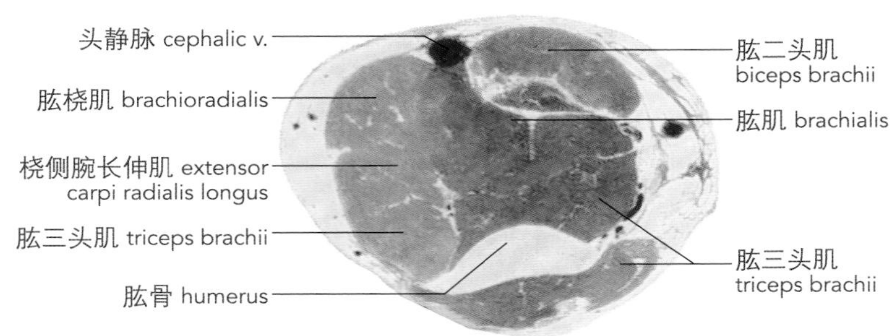
头静脉 cephalic v.
肱桡肌 brachioradialis
桡侧腕长伸肌 extensor carpi radialis longus
肱三头肌 triceps brachii
肱骨 humerus
肱二头肌 biceps brachii
肱肌 brachialis
肱三头肌 triceps brachii

图 4-147 前臂中段横切面(中段)
Transverse section the forearm. Middle segment

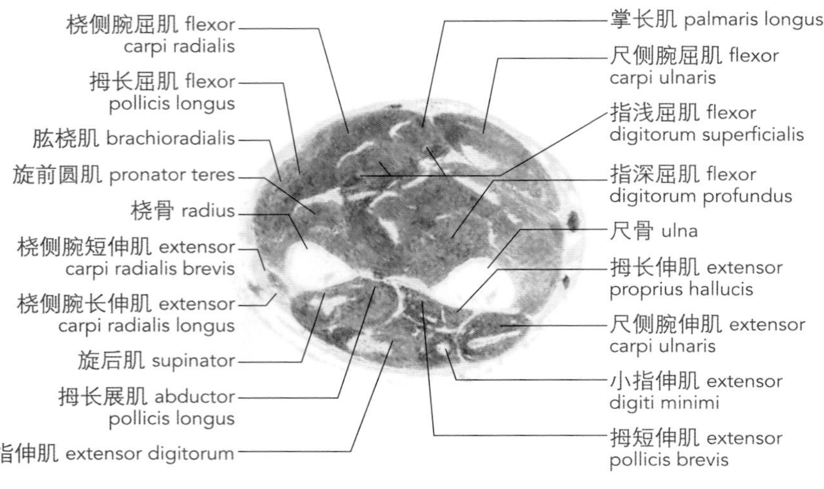
桡侧腕屈肌 flexor carpi radialis
拇长屈肌 flexor pollicis longus
肱桡肌 brachioradialis
旋前圆肌 pronator teres
桡骨 radius
桡侧腕短伸肌 extensor carpi radialis brevis
桡侧腕长伸肌 extensor carpi radialis longus
旋后肌 supinator
拇长展肌 abductor pollicis longus
指伸肌 extensor digitorum
掌长肌 palmaris longus
尺侧腕屈肌 flexor carpi ulnaris
指浅屈肌 flexor digitorum superficialis
指深屈肌 flexor digitorum profundus
尺骨 ulna
拇长伸肌 extensor proprius hallucis
尺侧腕伸肌 extensor carpi ulnaris
小指伸肌 extensor digiti minimi
拇短伸肌 extensor pollicis brevis

图 4-148 肘部骨骼(前面观)
The elbow bones. Anterior aspect

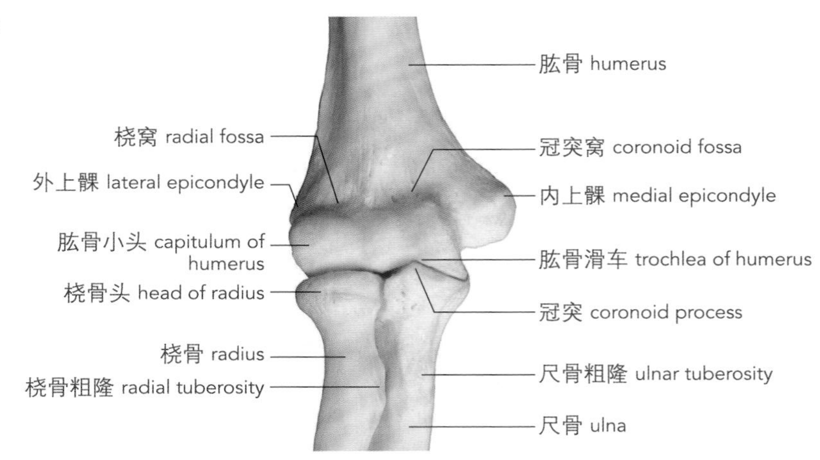
桡窝 radial fossa
外上髁 lateral epicondyle
肱骨小头 capitulum of humerus
桡骨头 head of radius
桡骨 radius
桡骨粗隆 radial tuberosity
肱骨 humerus
冠突窝 coronoid fossa
内上髁 medial epicondyle
肱骨滑车 trochlea of humerus
冠突 coronoid process
尺骨粗隆 ulnar tuberosity
尺骨 ulna

图 4-149 肘关节(前面观)
The elbow joint. Anterior aspect

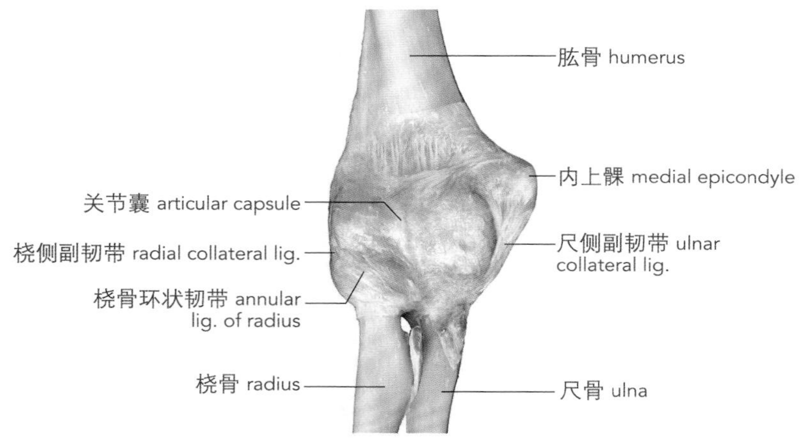
关节囊 articular capsule
桡侧副韧带 radial collateral lig.
桡骨环状韧带 annular lig. of radius
桡骨 radius
肱骨 humerus
内上髁 medial epicondyle
尺侧副韧带 ulnar collateral lig.
尺骨 ulna

图 4-150 肘部骨骼(后面观)
The elbow bones. Posterior aspect

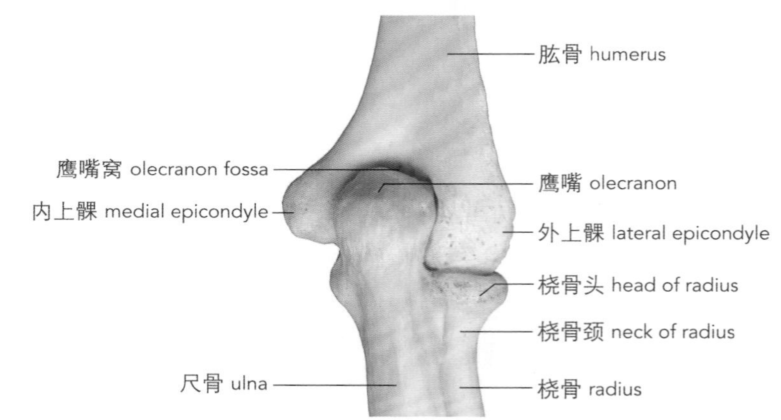
鹰嘴窝 olecranon fossa
内上髁 medial epicondyle
尺骨 ulna
肱骨 humerus
鹰嘴 olecranon
外上髁 lateral epicondyle
桡骨头 head of radius
桡骨颈 neck of radius
桡骨 radius

【解剖学要点】

肘关节包括 3 个小关节:肱尺关节由肱骨滑车与尺骨滑车切迹构成;肱桡关节由肱骨小头与桡骨关节凹构成;桡尺近侧关节由桡骨环状关节面和尺骨桡切迹构成。

上述 3 个关节包在 1 个关节囊内,外周有桡侧副韧带、尺侧副韧带和桡骨环状韧带加强。

肘关节可完成屈、伸、旋转运动。桡、尺骨借桡尺近侧关节、前臂骨间膜和桡尺远侧关节相连。

图 4-151 肘关节(后面观)
The elbow joint. Posterior aspect

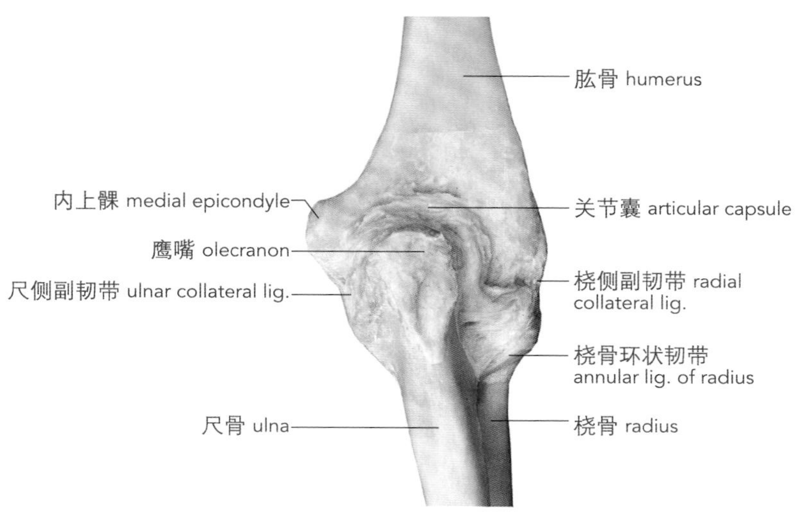
肱骨 humerus
内上髁 medial epicondyle
关节囊 articular capsule
鹰嘴 olecranon
尺侧副韧带 ulnar collateral lig.
桡侧副韧带 radial collateral lig.
桡骨环状韧带 annular lig. of radius
尺骨 ulna
桡骨 radius

图 4-152 肘关节(外侧面观)
The elbow joint. Lateral aspect

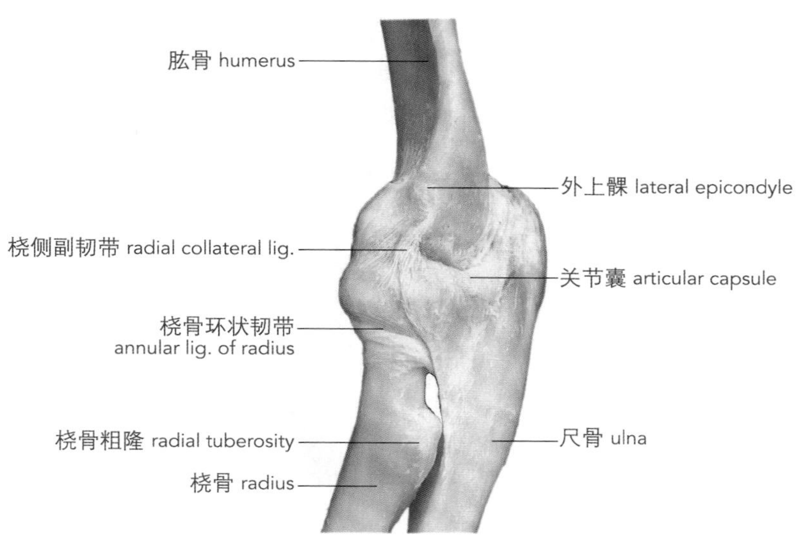
肱骨 humerus
外上髁 lateral epicondyle
桡侧副韧带 radial collateral lig.
关节囊 articular capsule
桡骨环状韧带 annular lig. of radius
桡骨粗隆 radial tuberosity
尺骨 ulna
桡骨 radius

图 4-153 前臂骨连结
Forearm bone connection

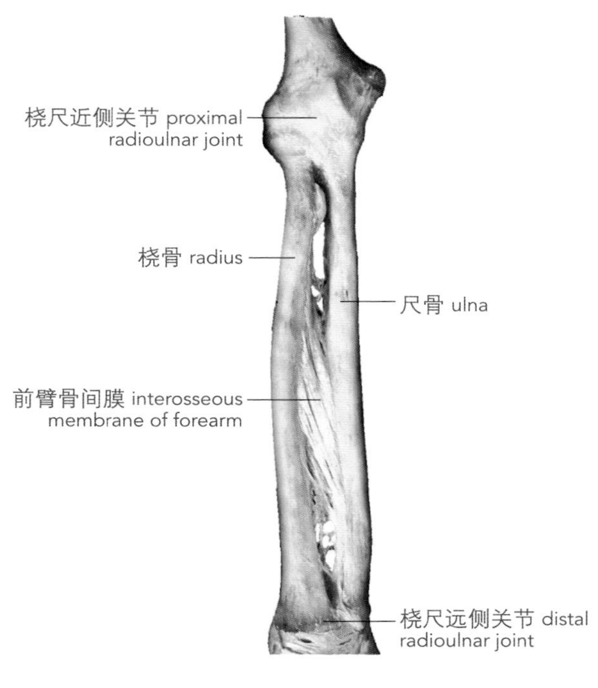
桡尺近侧关节 proximal radioulnar joint
桡骨 radius
尺骨 ulna
前臂骨间膜 interosseous membrane of forearm
桡尺远侧关节 distal radioulnar joint

图 4-154 肘关节 X 线像
The radiograph of elbow joint

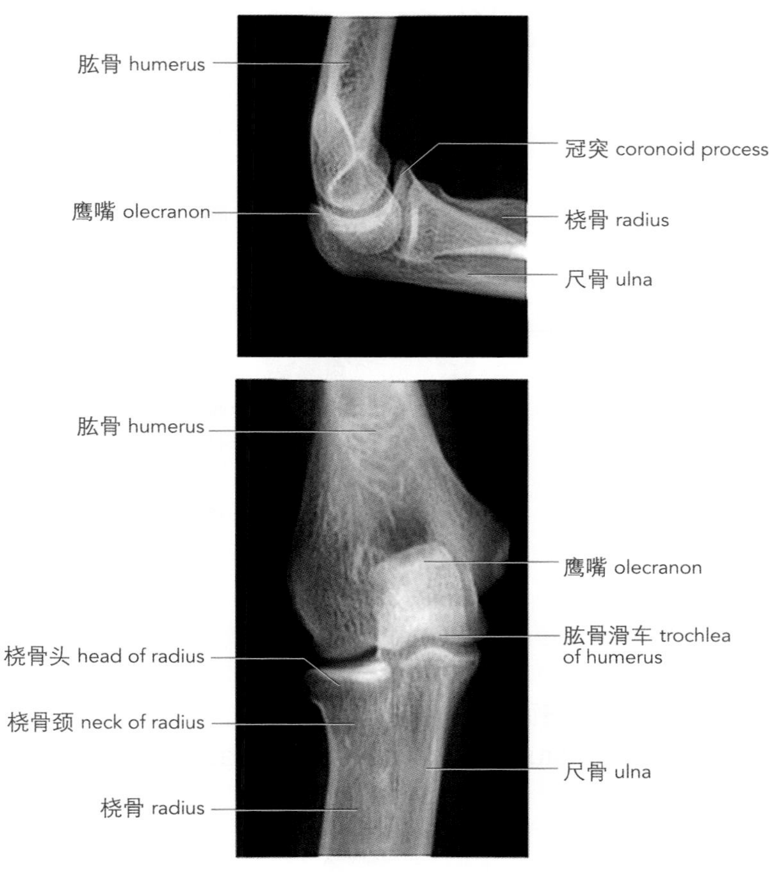
肱骨 humerus
冠突 coronoid process
鹰嘴 olecranon
桡骨 radius
尺骨 ulna
肱骨 humerus
鹰嘴 olecranon
肱骨滑车 trochlea of humerus
桡骨头 head of radius
桡骨颈 neck of radius
尺骨 ulna
桡骨 radius

图 4-155 肘关节剖面(前面观)
The section of elbow joint. Anterior aspect

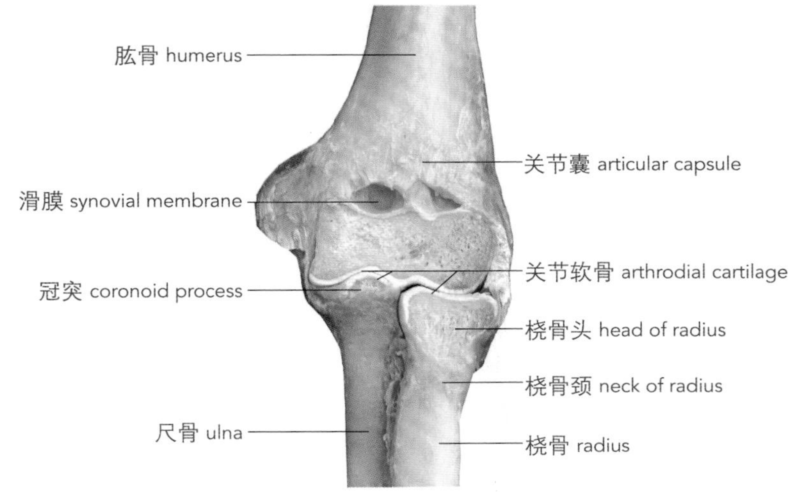
肱骨 humerus
关节囊 articular capsule
滑膜 synovial membrane
关节软骨 arthrodial cartilage
冠突 coronoid process
桡骨头 head of radius
桡骨颈 neck of radius
尺骨 ulna
桡骨 radius

图 4-156 肘关节剖面(侧面观 1)
The section of elbow joint. Lateral aspect(1)

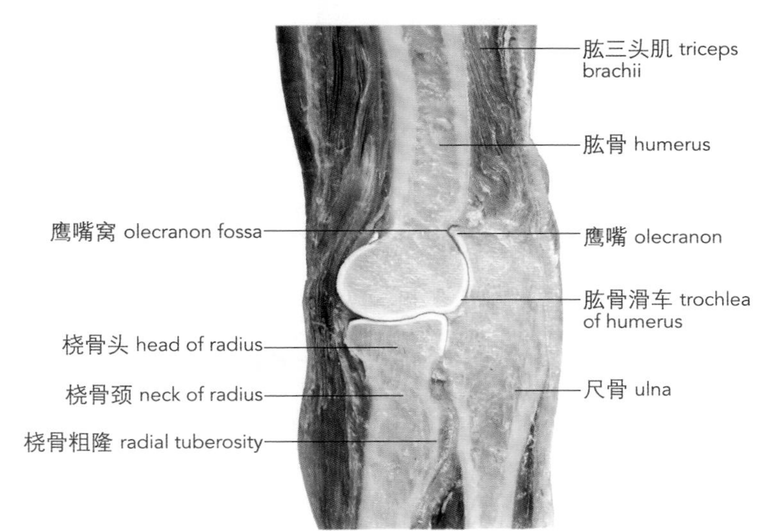
肱三头肌 triceps brachii
肱骨 humerus
鹰嘴窝 olecranon fossa
鹰嘴 olecranon
肱骨滑车 trochlea of humerus
桡骨头 head of radius
桡骨颈 neck of radius
尺骨 ulna
桡骨粗隆 radial tuberosity

图 4-157 肘关节剖面(侧面观 2)
The section of elbow joint. Lateral aspect(2)

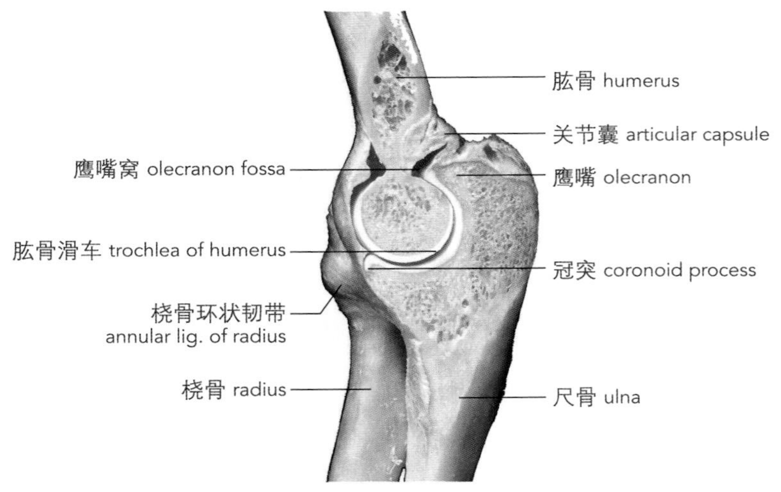
肱骨 humerus
关节囊 articular capsule
鹰嘴窝 olecranon fossa
鹰嘴 olecranon
肱骨滑车 trochlea of humerus
冠突 coronoid process
桡骨环状韧带
annular lig. of radius
桡骨 radius
尺骨 ulna

图 4-158 肘后三角(1)
The triangle of elbow(1)

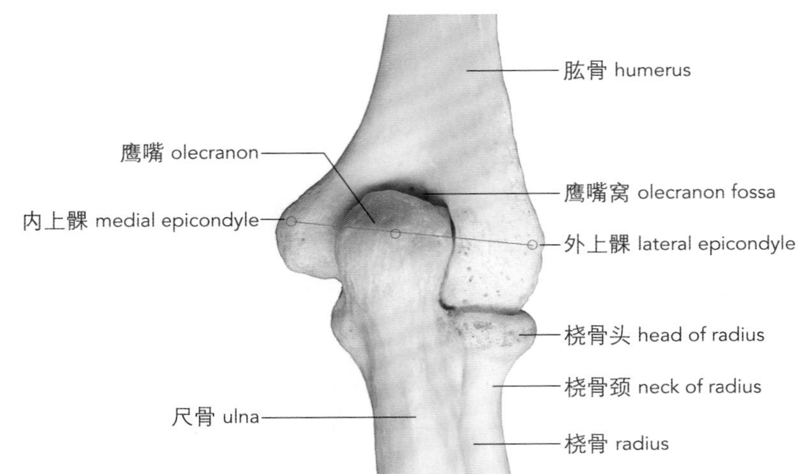
肱骨 humerus
鹰嘴 olecranon
鹰嘴窝 olecranon fossa
内上髁 medial epicondyle
外上髁 lateral epicondyle
桡骨头 head of radius
桡骨颈 neck of radius
尺骨 ulna
桡骨 radius

图 4-159 肘后三角(2)
The triangle of elbow(2)

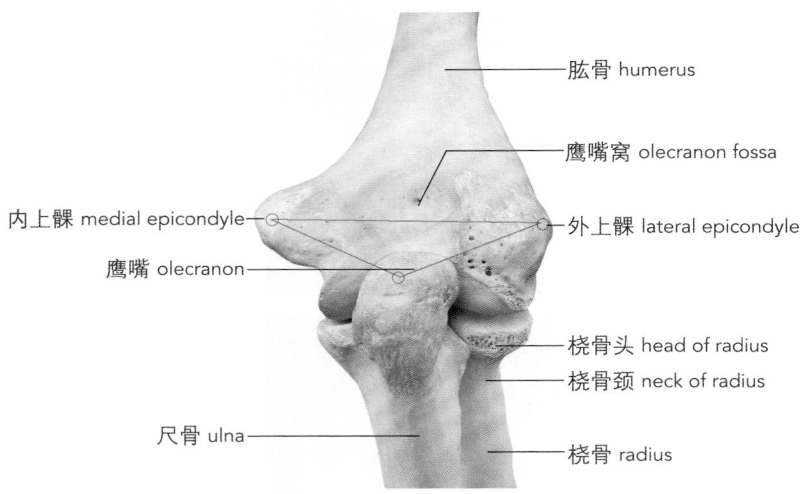
肱骨 humerus
鹰嘴窝 olecranon fossa
内上髁 medial epicondyle
外上髁 lateral epicondyle
鹰嘴 olecranon
桡骨头 head of radius
桡骨颈 neck of radius
尺骨 ulna
桡骨 radius

图 4-160 肘外侧三角
The lateral triangle of elbow

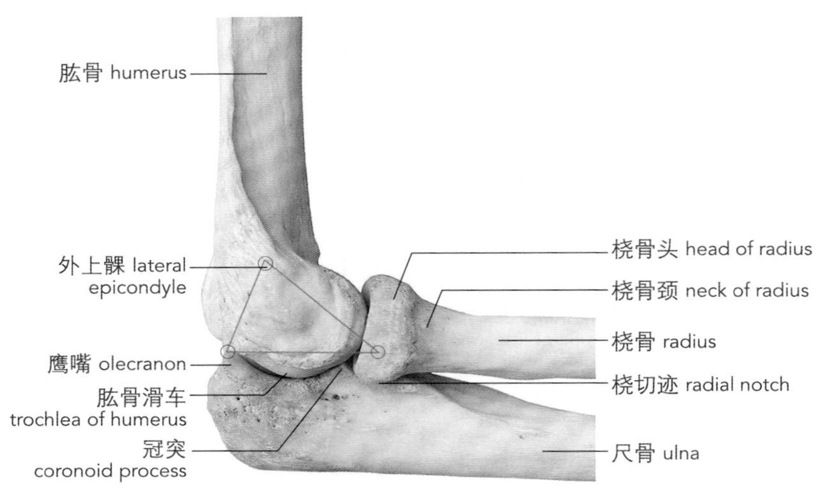
肱骨 humerus
桡骨头 head of radius
外上髁 lateral
epicondyle
桡骨颈 neck of radius
桡骨 radius
鹰嘴 olecranon
桡切迹 radial notch
肱骨滑车
trochlea of humerus
冠突
coronoid process
尺骨 ulna

图 4-161 前臂表面结构(前面观)
The surface structure of forearm. Anterior aspect

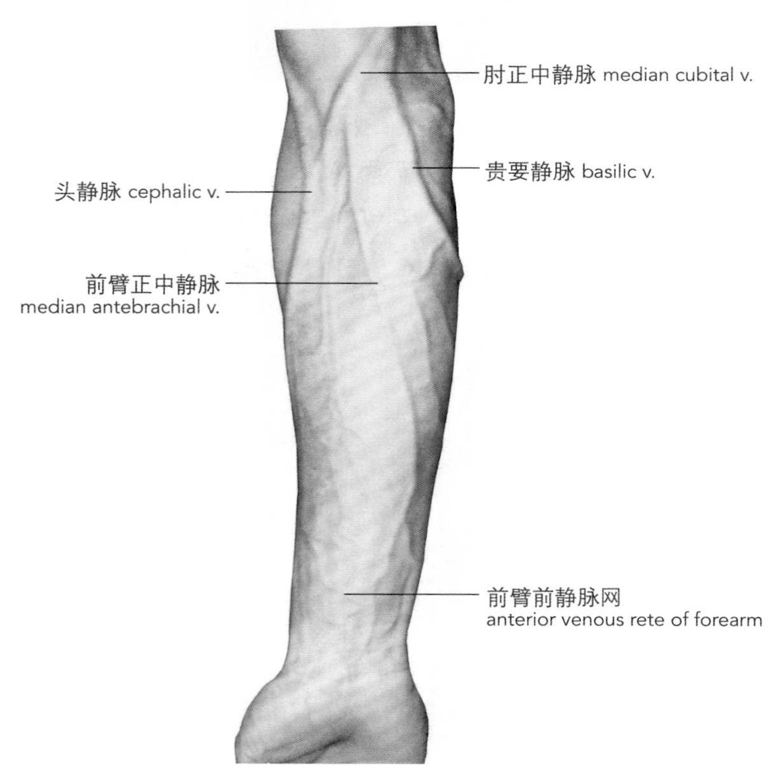
肘正中静脉 median cubital v.
贵要静脉 basilic v.
头静脉 cephalic v.
前臂正中静脉
median antebrachial v.
前臂前静脉网
anterior venous rete of forearm

图 4-162 前臂浅静脉(前面观)
The superficial vein of forearm. Anterior aspect

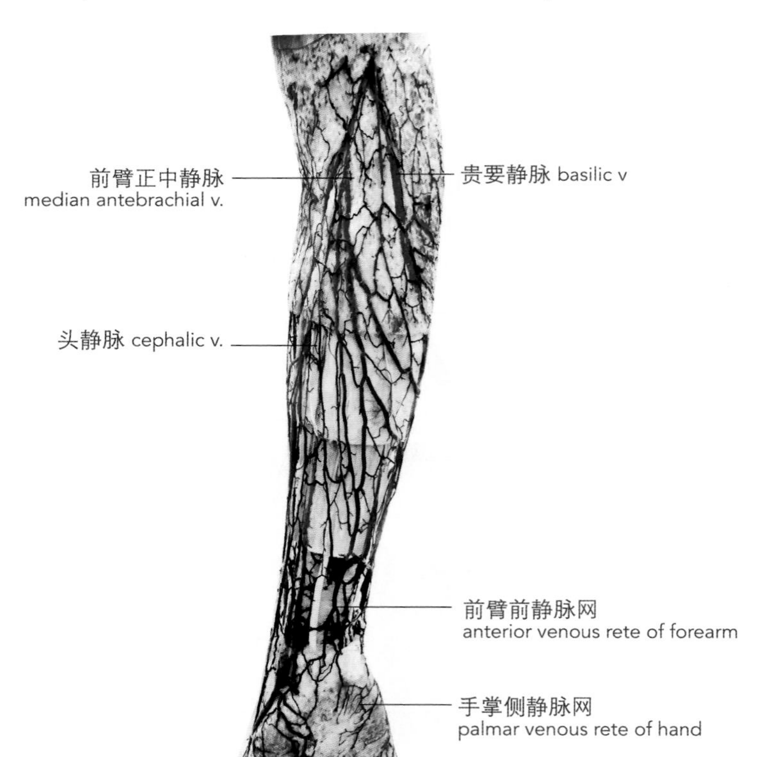
前臂正中静脉
median antebrachial v.
贵要静脉 basilic v
头静脉 cephalic v.
前臂前静脉网
anterior venous rete of forearm
手掌侧静脉网
palmar venous rete of hand

图 4-163 前臂浅层血管、神经(前面观 1)
The superficial layer blood vessel and nerve of forearm. Anterior aspect(1)

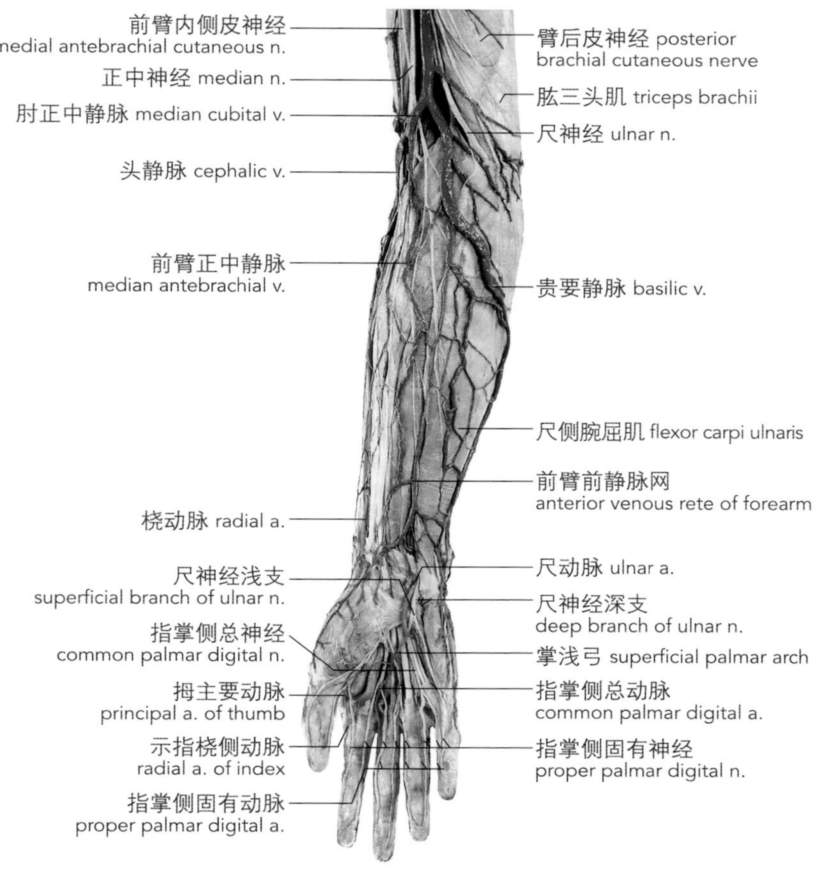
前臂内侧皮神经 medial antebrachial cutaneous n.
正中神经 median n.
肘正中静脉 median cubital v.
头静脉 cephalic v.
前臂正中静脉 median antebrachial v.
桡动脉 radial a.
尺神经浅支 superficial branch of ulnar n.
指掌侧总神经 common palmar digital n.
拇主要动脉 principal a. of thumb
示指桡侧动脉 radial a. of index
指掌侧固有动脉 proper palmar digital a.
臂后皮神经 posterior brachial cutaneous nerve
肱三头肌 triceps brachii
尺神经 ulnar n.
贵要静脉 basilic v.
尺侧腕屈肌 flexor carpi ulnaris
前臂前静脉网 anterior venous rete of forearm
尺动脉 ulnar a.
尺神经深支 deep branch of ulnar n.
掌浅弓 superficial palmar arch
指掌侧总动脉 common palmar digital a.
指掌侧固有神经 proper palmar digital n.

图 4-164 前臂浅层血管、神经(前面观 2)
The superficial layer blood vessel and nerve of forearm. Anterior aspect(2)

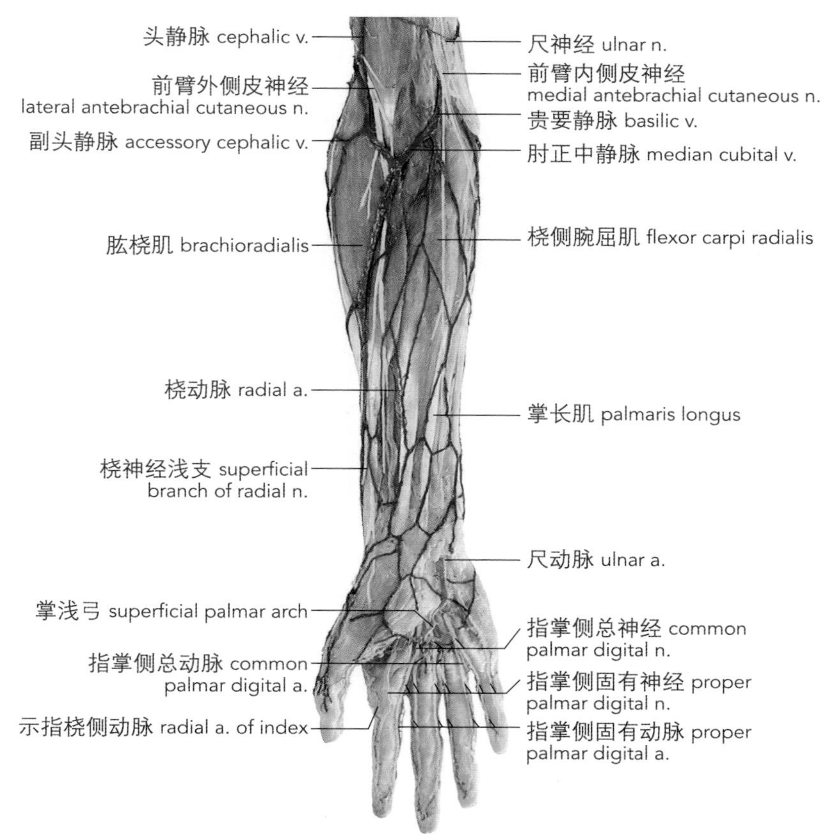
头静脉 cephalic v.
前臂外侧皮神经 lateral antebrachial cutaneous n.
副头静脉 accessory cephalic v.
肱桡肌 brachioradialis
桡动脉 radial a.
桡神经浅支 superficial branch of radial n.
掌浅弓 superficial palmar arch
指掌侧总动脉 common palmar digital a.
示指桡侧动脉 radial a. of index
尺神经 ulnar n.
前臂内侧皮神经 medial antebrachial cutaneous n.
贵要静脉 basilic v.
肘正中静脉 median cubital v.
桡侧腕屈肌 flexor carpi radialis
掌长肌 palmaris longus
尺动脉 ulnar a.
指掌侧总神经 common palmar digital n.
指掌侧固有神经 proper palmar digital n.
指掌侧固有动脉 proper palmar digital a.

图 4-165 前臂血管、神经(前面观 1)
Blood vessel and nerve of forearm. Anterior aspect(1)

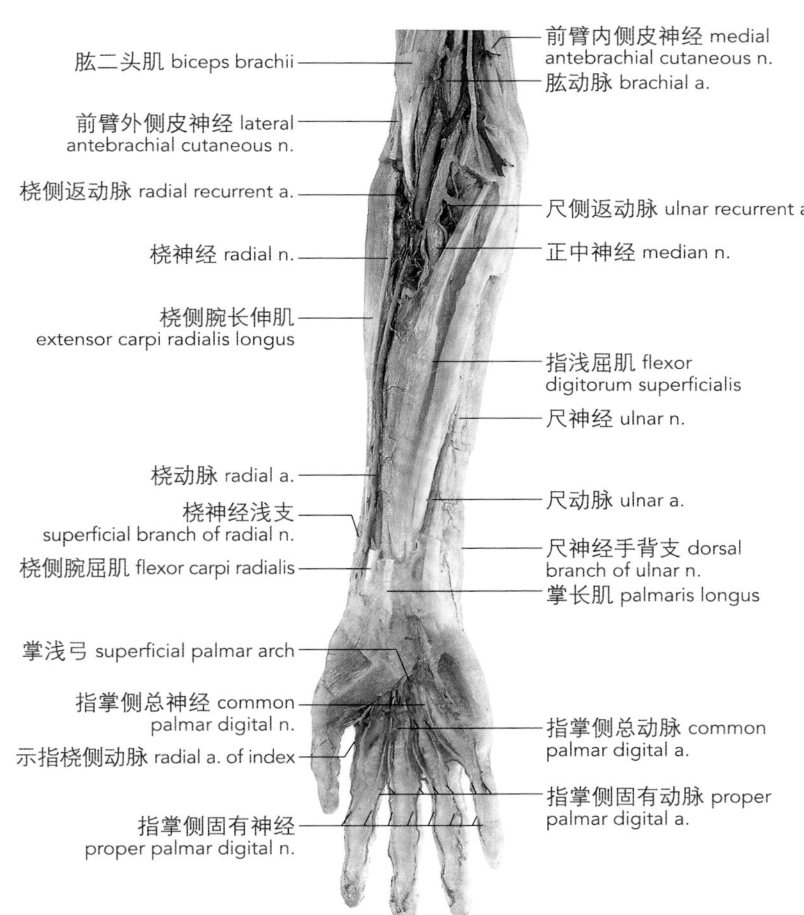
肱二头肌 biceps brachii
前臂外侧皮神经 lateral antebrachial cutaneous n.
桡侧返动脉 radial recurrent a.
桡神经 radial n.
桡侧腕长伸肌 extensor carpi radialis longus
桡动脉 radial a.
桡神经浅支 superficial branch of radial n.
桡侧腕屈肌 flexor carpi radialis
掌浅弓 superficial palmar arch
指掌侧总神经 common palmar digital n.
示指桡侧动脉 radial a. of index
指掌侧固有神经 proper palmar digital n.
前臂内侧皮神经 medial antebrachial cutaneous n.
肱动脉 brachial a.
尺侧返动脉 ulnar recurrent a.
正中神经 median n.
指浅屈肌 flexor digitorum superficialis
尺神经 ulnar n.
尺动脉 ulnar a.
尺神经手背支 dorsal branch of ulnar n.
掌长肌 palmaris longus
指掌侧总动脉 common palmar digital a.
指掌侧固有动脉 proper palmar digital a.

图 4-166 前臂血管、神经(前面观 2)
Blood vessel and nerve of forearm. Anterior aspect(2)

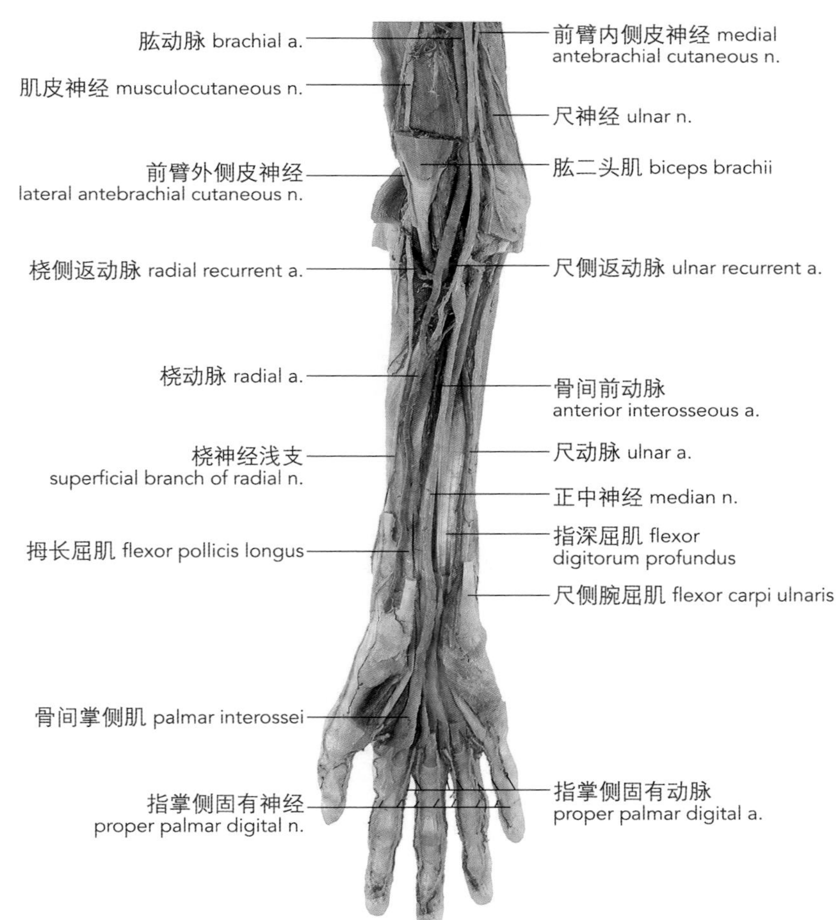
肱动脉 brachial a.
肌皮神经 musculocutaneous n.
前臂外侧皮神经 lateral antebrachial cutaneous n.
桡侧返动脉 radial recurrent a.
桡动脉 radial a.
桡神经浅支 superficial branch of radial n.
拇长屈肌 flexor pollicis longus
骨间掌侧肌 palmar interossei
指掌侧固有神经 proper palmar digital n.
前臂内侧皮神经 medial antebrachial cutaneous n.
尺神经 ulnar n.
肱二头肌 biceps brachii
尺侧返动脉 ulnar recurrent a.
骨间前动脉 anterior interosseous a.
尺动脉 ulnar a.
正中神经 median n.
指深屈肌 flexor digitorum profundus
尺侧腕屈肌 flexor carpi ulnaris
指掌侧固有动脉 proper palmar digital a.

图 4-167 前臂血管、神经（前面观 3）
Blood vessel and nerve of forearm. Anterior aspect (3)

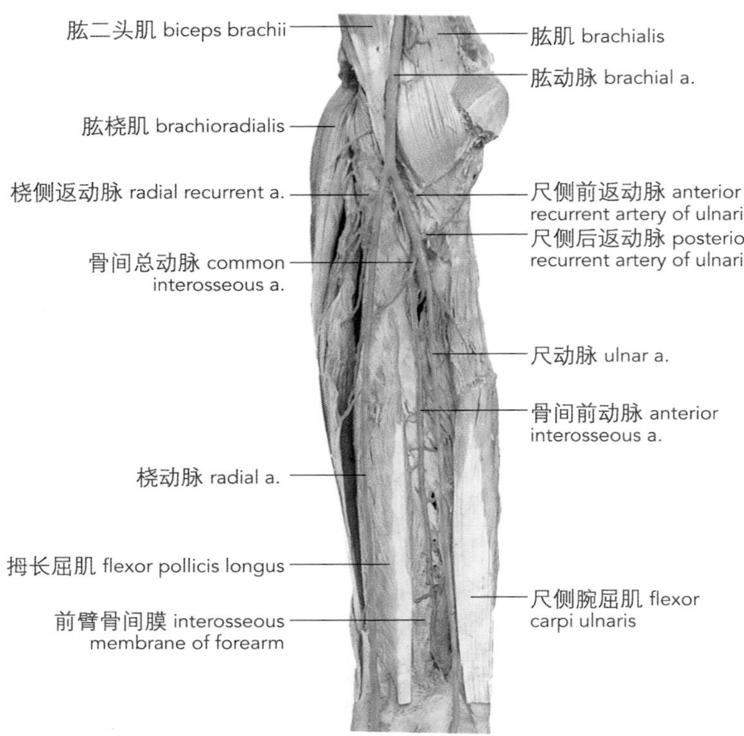

肱二头肌 biceps brachii
肱肌 brachialis
肱动脉 brachial a.
肱桡肌 brachioradialis
桡侧返动脉 radial recurrent a.
尺侧前返动脉 anterior recurrent artery of ulnaris
尺侧后返动脉 posterior recurrent artery of ulnaris
骨间总动脉 common interosseous a.
尺动脉 ulnar a.
骨间前动脉 anterior interosseous a.
桡动脉 radial a.
拇长屈肌 flexor pollicis longus
尺侧腕屈肌 flexor carpi ulnaris
前臂骨间膜 interosseous membrane of forearm

图 4-168 前臂血管、神经（前面观 4）
Blood vessel and nerve of forearm. Anterior aspect (4)

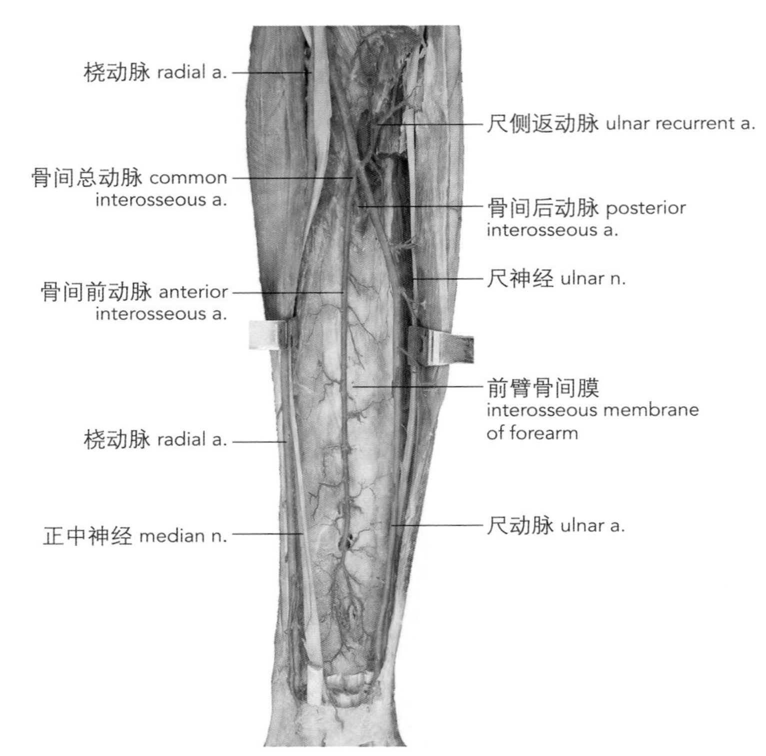

桡动脉 radial a.
尺侧返动脉 ulnar recurrent a.
骨间总动脉 common interosseous a.
骨间后动脉 posterior interosseous a.
尺神经 ulnar n.
骨间前动脉 anterior interosseous a.
前臂骨间膜 interosseous membrane of forearm
桡动脉 radial a.
正中神经 median n.
尺动脉 ulnar a.

图 4-169 前臂皮瓣（1）
The skin flap of forearm (1)

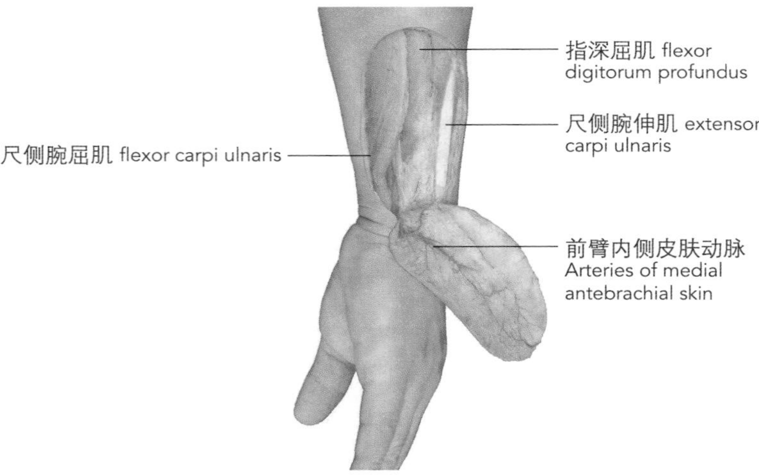

指深屈肌 flexor digitorum profundus
尺侧腕伸肌 extensor carpi ulnaris
尺侧腕屈肌 flexor carpi ulnaris
前臂内侧皮肤动脉 Arteries of medial antebrachial skin

图 4-170 前臂皮瓣（2）
The skin flap of forearm (2)

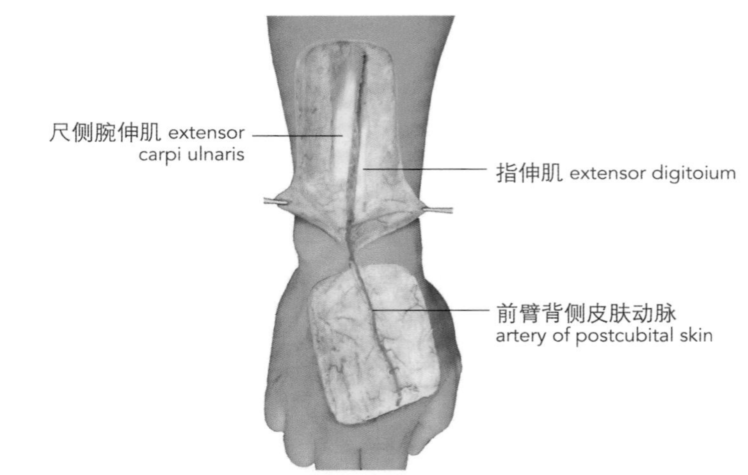

尺侧腕伸肌 extensor carpi ulnaris
指伸肌 extensor digitoium
前臂背侧皮肤动脉 artery of postcubital skin

图 4-171 前臂皮瓣（3）
The skin flap of forearm (3)

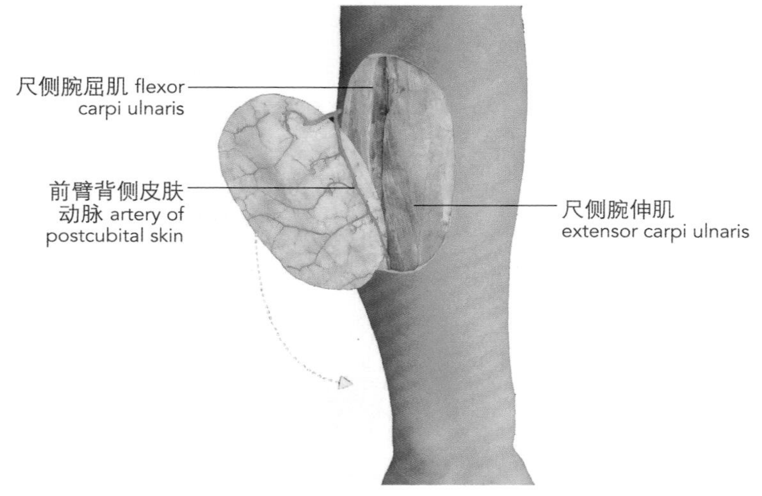

尺侧腕屈肌 flexor carpi ulnaris
前臂背侧皮肤动脉 artery of postcubital skin
尺侧腕伸肌 extensor carpi ulnaris

图 4-172 前臂表面结构（后面观）
The surface structure of forearm. Posterior aspect

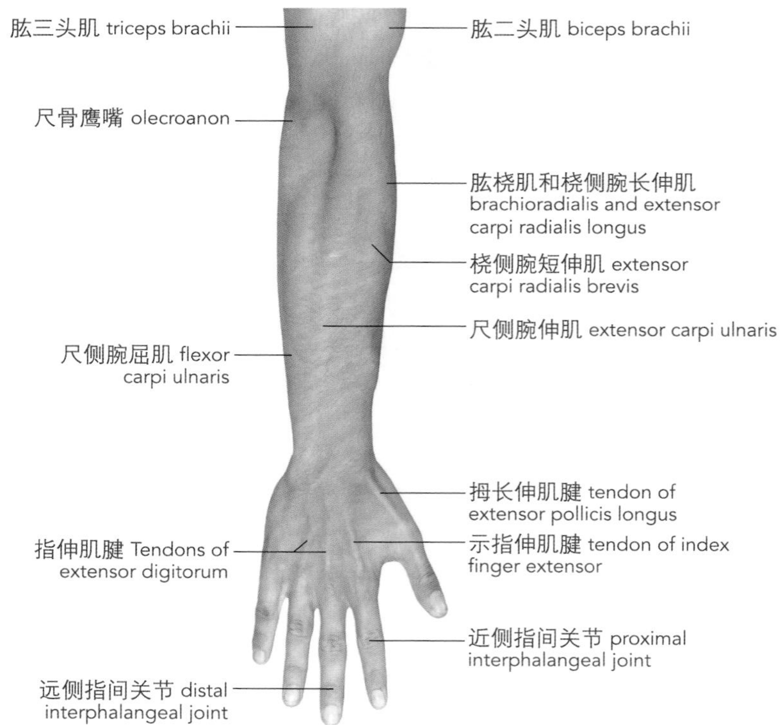

肱三头肌 triceps brachii
肱二头肌 biceps brachii
尺骨鹰嘴 olecroanon
肱桡肌和桡侧腕长伸肌 brachioradialis and extensor carpi radialis longus
桡侧腕短伸肌 extensor carpi radialis brevis
尺侧腕伸肌 extensor carpi ulnaris
尺侧腕屈肌 flexor carpi ulnaris
拇长伸肌腱 tendon of extensor pollicis longus
指伸肌腱 Tendons of extensor digitorum
示指伸肌腱 tendon of index finger extensor
近侧指间关节 proximal interphalangeal joint
远侧指间关节 distal interphalangeal joint

图 4-173 前臂表面静脉(后面观)
The surfaces vein of forearm. Posterior aspect

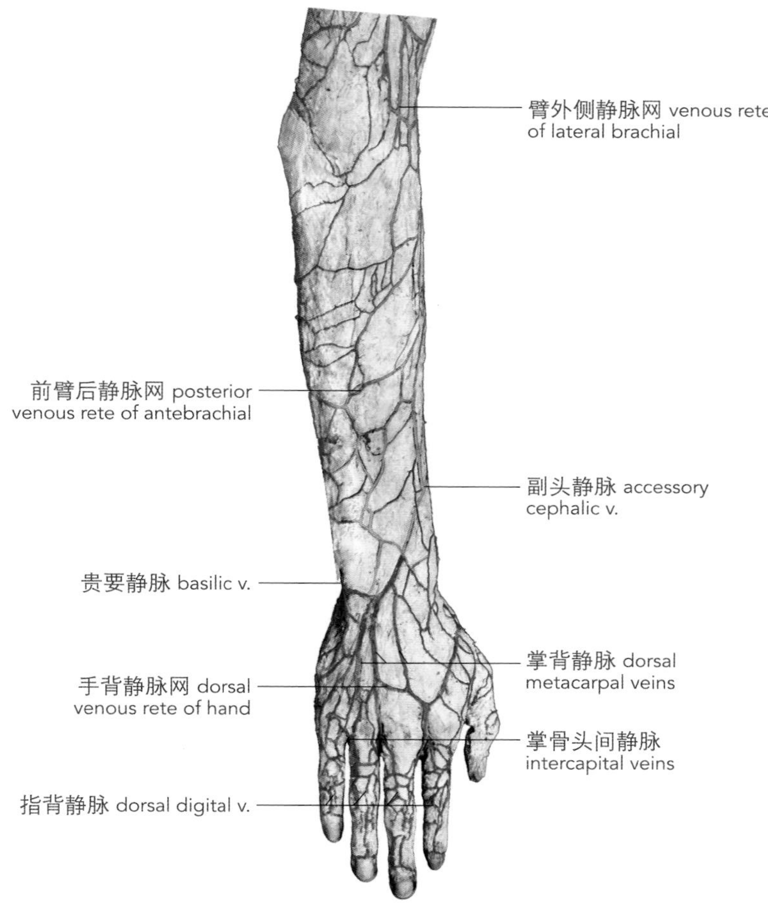

臂外侧静脉网 venous rete of lateral brachial
前臂后静脉网 posterior venous rete of antebrachial
副头静脉 accessory cephalic v.
贵要静脉 basilic v.
掌背静脉 dorsal metacarpal veins
手背静脉网 dorsal venous rete of hand
掌骨头间静脉 intercapital veins
指背静脉 dorsal digital v.

图 4-174 前臂血管、神经(后面观 1)
The blood vessel and nerve of forearm. Posterior aspect(1)

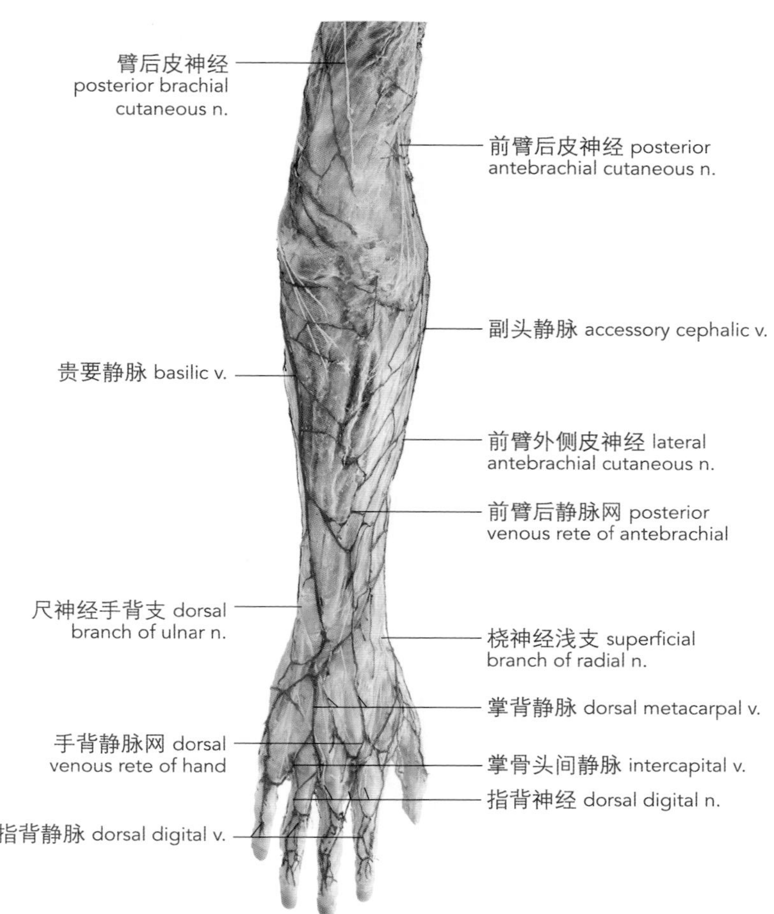

臂后皮神经 posterior brachial cutaneous n.
前臂后皮神经 posterior antebrachial cutaneous n.
副头静脉 accessory cephalic v.
贵要静脉 basilic v.
前臂外侧皮神经 lateral antebrachial cutaneous n.
前臂后静脉网 posterior venous rete of antebrachial
尺神经手背支 dorsal branch of ulnar n.
桡神经浅支 superficial branch of radial n.
掌背静脉 dorsal metacarpal v.
手背静脉网 dorsal venous rete of hand
掌骨头间静脉 intercapital v.
指背神经 dorsal digital n.
指背静脉 dorsal digital v.

图 4-175 前臂血管、神经(后面观 2)
The blood vessel and nerve of forearm. Posterior aspect(2)

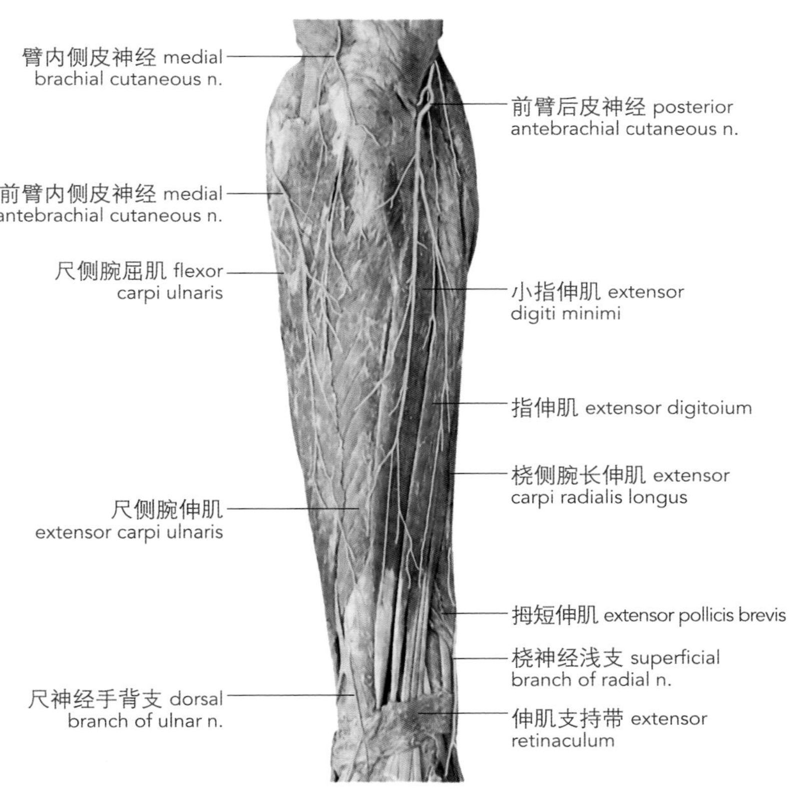

臂内侧皮神经 medial brachial cutaneous n.
前臂后皮神经 posterior antebrachial cutaneous n.
前臂内侧皮神经 medial antebrachial cutaneous n.
尺侧腕屈肌 flexor carpi ulnaris
小指伸肌 extensor digiti minimi
指伸肌 extensor digitoium
桡侧腕长伸肌 extensor carpi radialis longus
尺侧腕伸肌 extensor carpi ulnaris
拇短伸肌 extensor pollicis brevis
桡神经浅支 superficial branch of radial n.
尺神经手背支 dorsal branch of ulnar n.
伸肌支持带 extensor retinaculum

图 4-176 前臂血管、神经(后面观 3)
The blood vessel and nerve of forearm. Posterior aspect(3)

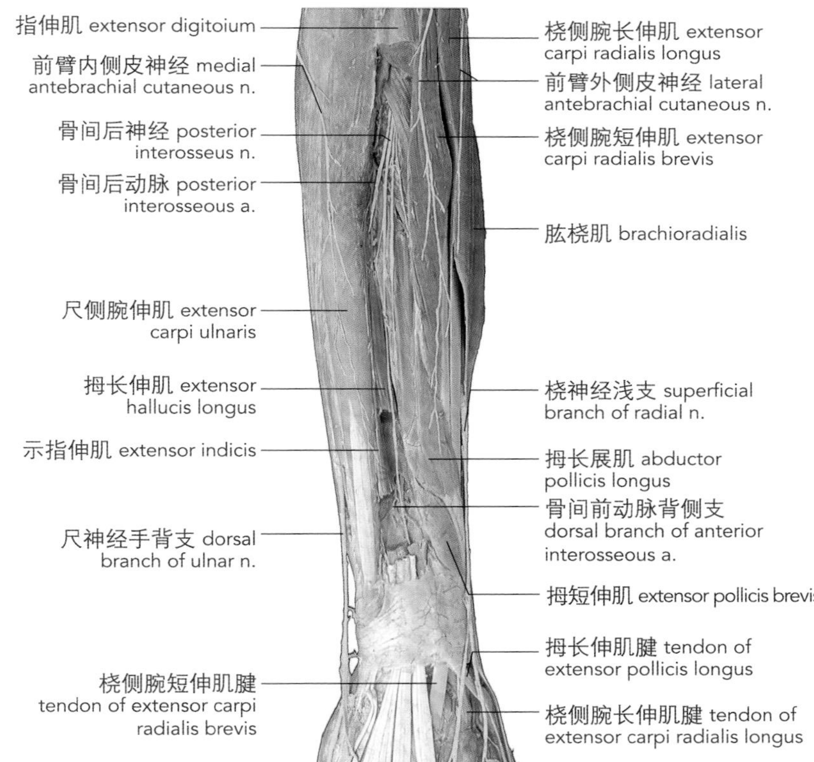

指伸肌 extensor digitoium
桡侧腕长伸肌 extensor carpi radialis longus
前臂内侧皮神经 medial antebrachial cutaneous n.
前臂外侧皮神经 lateral antebrachial cutaneous n.
骨间后神经 posterior interosseus n.
桡侧腕短伸肌 extensor carpi radialis brevis
骨间后动脉 posterior interosseous a.
肱桡肌 brachioradialis
尺侧腕伸肌 extensor carpi ulnaris
拇长伸肌 extensor hallucis longus
桡神经浅支 superficial branch of radial n.
示指伸肌 extensor indicis
拇长展肌 abductor pollicis longus
骨间前动脉背侧支 dorsal branch of anterior interosseous a.
尺神经手背支 dorsal branch of ulnar n.
拇短伸肌 extensor pollicis brevis
拇长伸肌腱 tendon of extensor pollicis longus
桡侧腕短伸肌腱 tendon of extensor carpi radialis brevis
桡侧腕长伸肌腱 tendon of extensor carpi radialis longus

图 4-177 前臂血管、神经(后面观 4)
The blood vessel and nerve of forearm. Posterior aspect(4)

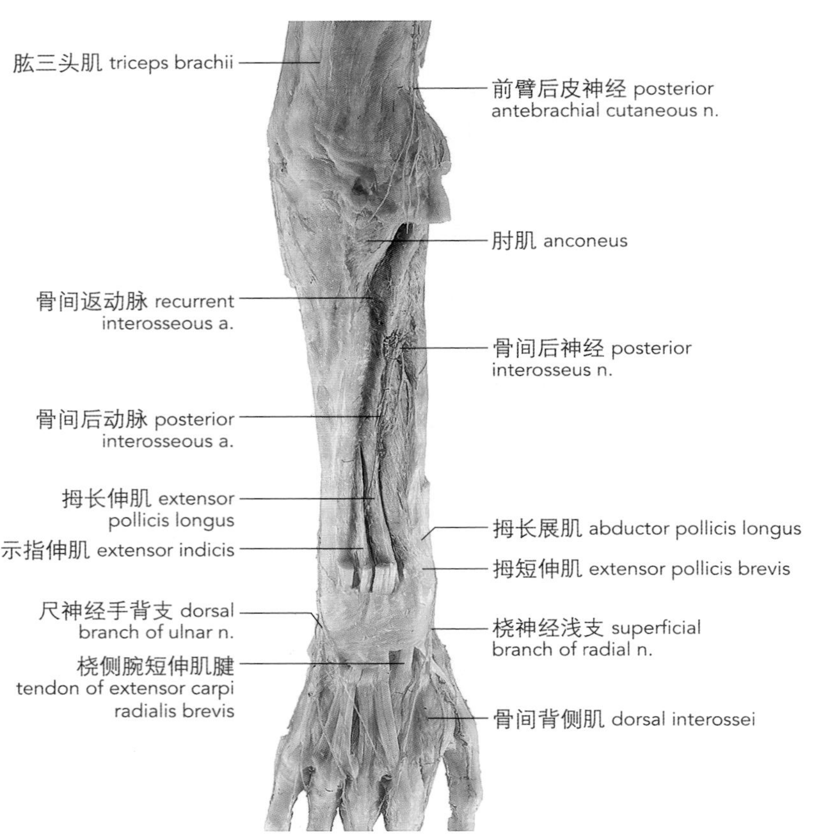

肱三头肌 triceps brachii
前臂后皮神经 posterior antebrachial cutaneous n.
肘肌 anconeus
骨间返动脉 recurrent interosseous a.
骨间后神经 posterior interosseus n.
骨间后动脉 posterior interosseous a.
拇长伸肌 extensor pollicis longus
拇长展肌 abductor pollicis longus
示指伸肌 extensor indicis
拇短伸肌 extensor pollicis brevis
尺神经手背支 dorsal branch of ulnar n.
桡神经浅支 superficial branch of radial n.
桡侧腕短伸肌腱 tendon of extensor carpi radialis brevis
骨间背侧肌 dorsal interossei

图 4-178 前臂血管、神经(后面观 5)
The blood vessel and nerve of forearm. Posterior aspect(5)

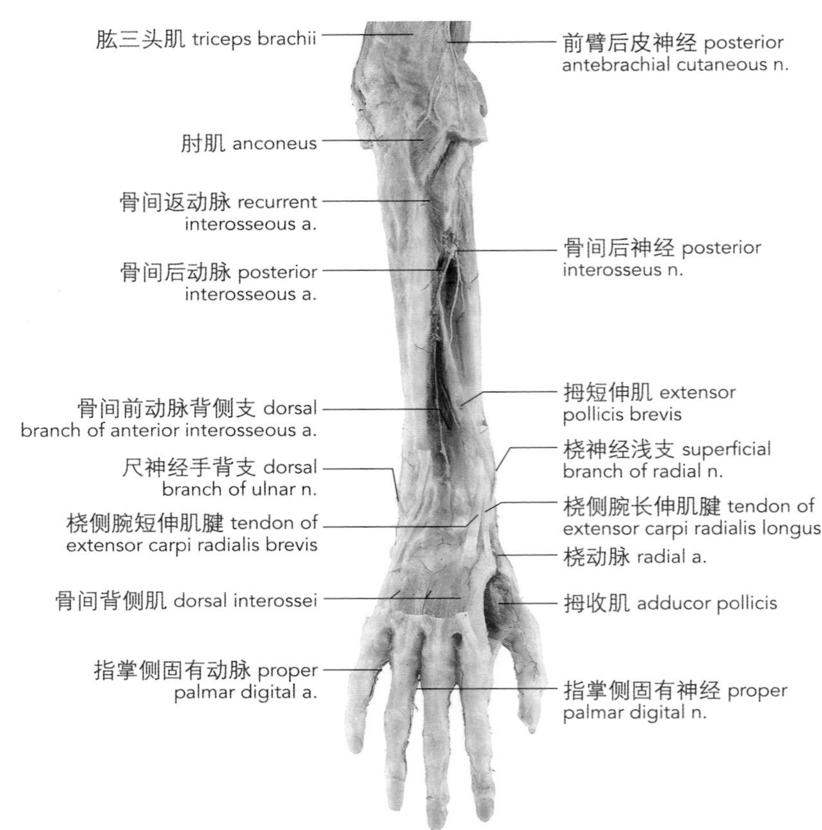

肱三头肌 triceps brachii
前臂后皮神经 posterior antebrachial cutaneous n.
肘肌 anconeus
骨间返动脉 recurrent interosseous a.
骨间后神经 posterior interosseus n.
骨间后动脉 posterior interosseous a.
拇短伸肌 extensor pollicis brevis
骨间前动脉背侧支 dorsal branch of anterior interosseous a.
桡神经浅支 superficial branch of radial n.
尺神经手背支 dorsal branch of ulnar n.
桡侧腕长伸肌腱 tendon of extensor carpi radialis longus
桡侧腕短伸肌腱 tendon of extensor carpi radialis brevis
桡动脉 radial a.
骨间背侧肌 dorsal interossei
拇收肌 adducor pollicis
指掌侧固有动脉 proper palmar digital a.
指掌侧固有神经 proper palmar digital n.

图 4-179 前臂血管、神经(后面观 6)
The blood vessel and nerve of forearm. Posterior aspect(6)

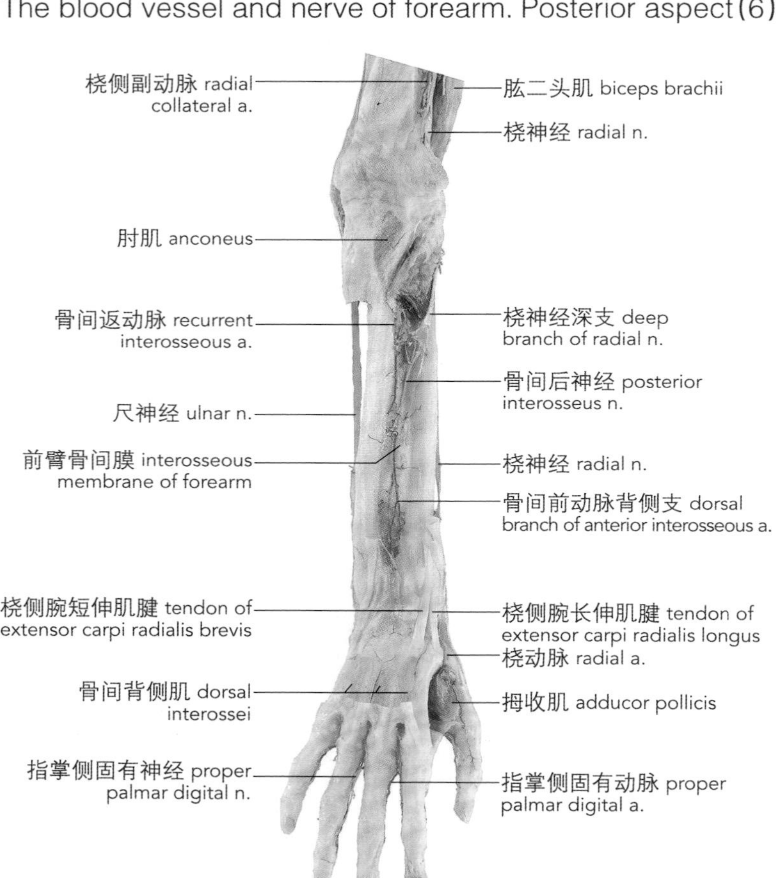

桡侧副动脉 radial collateral a.
肱二头肌 biceps brachii
桡神经 radial n.
肘肌 anconeus
骨间返动脉 recurrent interosseous a.
桡神经深支 deep branch of radial n.
骨间后神经 posterior interosseus n.
尺神经 ulnar n.
前臂骨间膜 interosseous membrane of forearm
桡神经 radial n.
骨间前动脉背侧支 dorsal branch of anterior interosseous a.
桡侧腕短伸肌腱 tendon of extensor carpi radialis brevis
桡侧腕长伸肌腱 tendon of extensor carpi radialis longus
桡动脉 radial a.
骨间背侧肌 dorsal interossei
拇收肌 adducor pollicis
指掌侧固有神经 proper palmar digital n.
指掌侧固有动脉 proper palmar digital a.

图 4-180 前臂背侧动脉(1)
The dorsal artery of forearm(1)

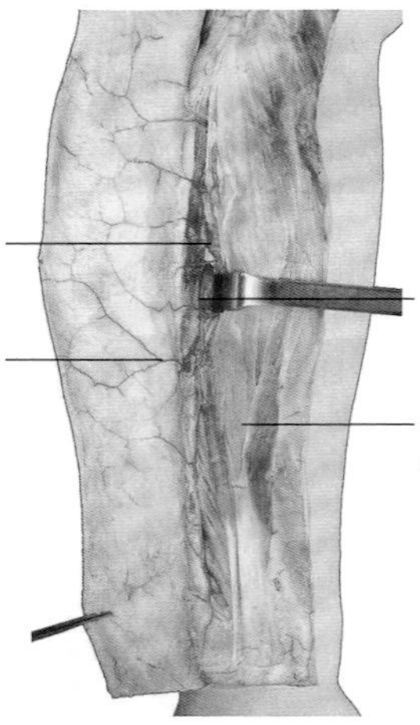

骨间返动脉 recurrent interosseous a.
骨间后动脉 posterior interosseous a.
前臂背侧皮肤动脉 artery of postcubital skin
指伸肌 extensor digitorum

图 4-181 前臂背侧动脉(2)
The dorsal artery of forearm(2)

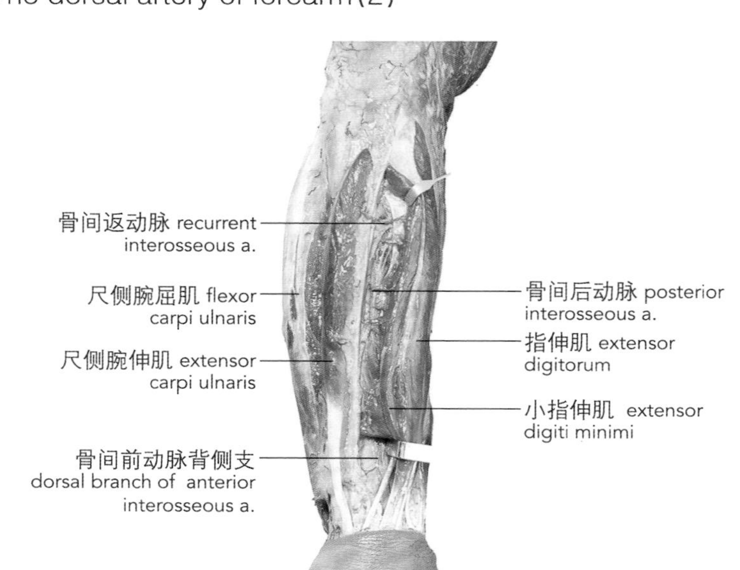

骨间返动脉 recurrent interosseous a.
骨间后动脉 posterior interosseous a.
尺侧腕屈肌 flexor carpi ulnaris
指伸肌 extensor digitorum
尺侧腕伸肌 extensor carpi ulnaris
小指伸肌 extensor digiti minimi
骨间前动脉背侧支 dorsal branch of anterior interosseous a.

图 4-182　前臂背侧动脉(3)
The dorsal artery of forearm(3)

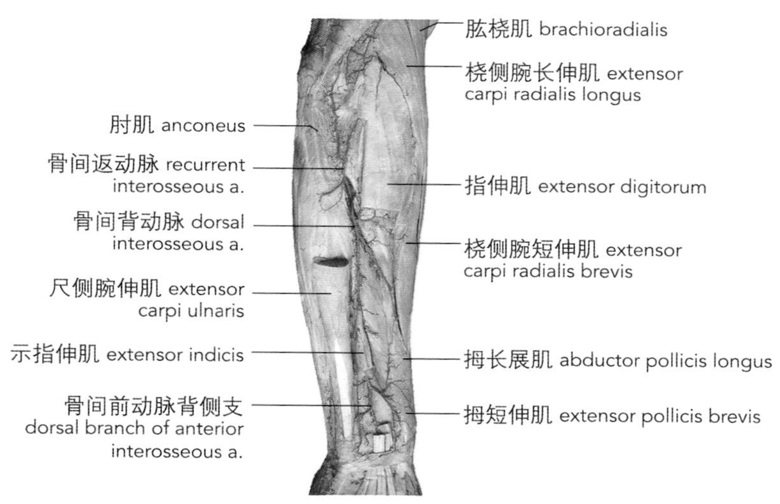
肱桡肌 brachioradialis
桡侧腕长伸肌 extensor carpi radialis longus
肘肌 anconeus
骨间返动脉 recurrent interosseous a.
指伸肌 extensor digitorum
骨间背动脉 dorsal interosseous a.
桡侧腕短伸肌 extensor carpi radialis brevis
尺侧腕伸肌 extensor carpi ulnaris
示指伸肌 extensor indicis
拇长展肌 abductor pollicis longus
骨间前动脉背侧支 dorsal branch of anterior interosseous a.
拇短伸肌 extensor pollicis brevis

图 4-183　前臂表面结构(前面观)
The surface structure of forearm. Anterior aspect

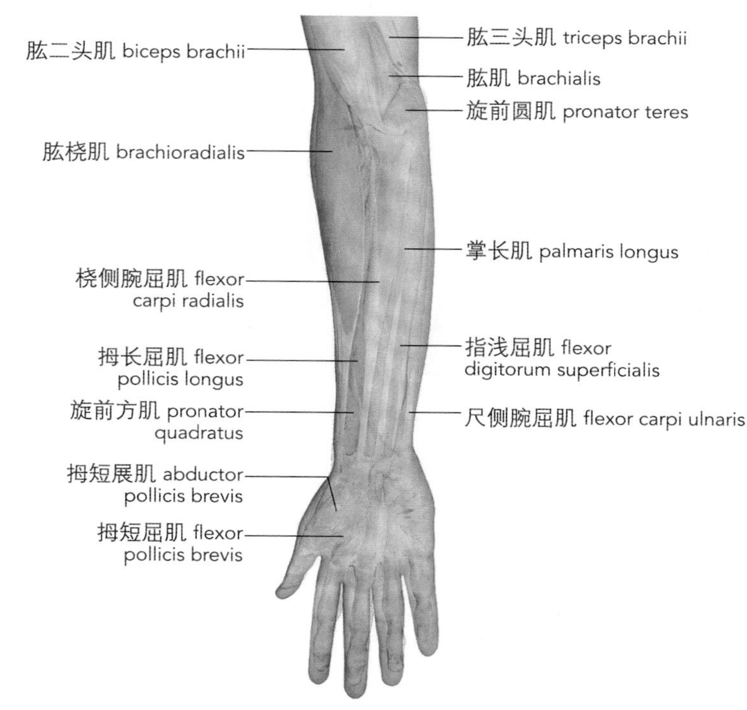
肱二头肌 biceps brachii
肱三头肌 triceps brachii
肱肌 brachialis
旋前圆肌 pronator teres
肱桡肌 brachioradialis
掌长肌 palmaris longus
桡侧腕屈肌 flexor carpi radialis
拇长屈肌 flexor pollicis longus
指浅屈肌 flexor digitorum superficialis
旋前方肌 pronator quadratus
尺侧腕屈肌 flexor carpi ulnaris
拇短展肌 abductor pollicis brevis
拇短屈肌 flexor pollicis brevis

图 4-184　前臂肌(前面观 1)
Muscles of the forearm. Anterior aspect(1)

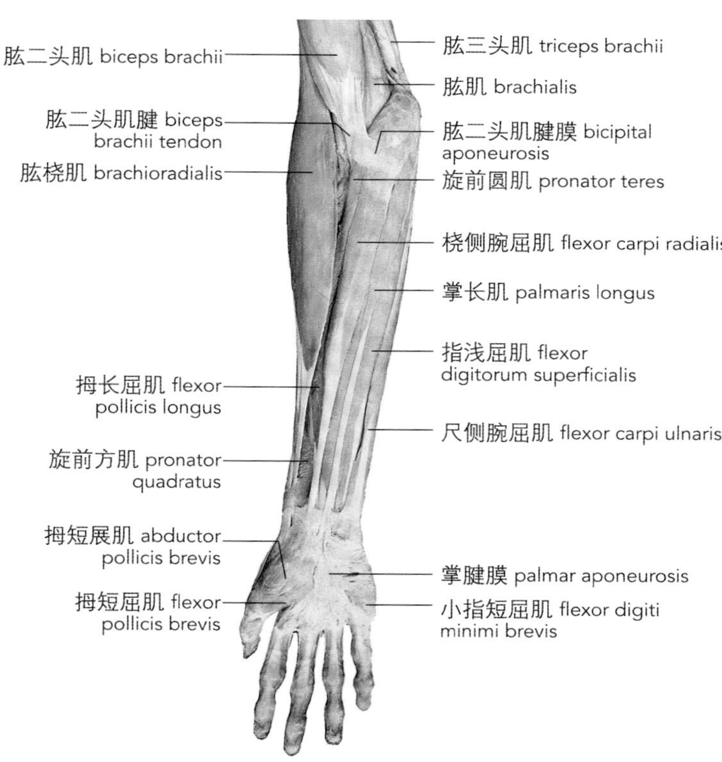
肱二头肌 biceps brachii
肱三头肌 triceps brachii
肱肌 brachialis
肱二头肌腱 biceps brachii tendon
肱二头肌腱膜 bicipital aponeurosis
肱桡肌 brachioradialis
旋前圆肌 pronator teres
桡侧腕屈肌 flexor carpi radialis
掌长肌 palmaris longus
指浅屈肌 flexor digitorum superficialis
拇长屈肌 flexor pollicis longus
尺侧腕屈肌 flexor carpi ulnaris
旋前方肌 pronator quadratus
拇短展肌 abductor pollicis brevis
掌腱膜 palmar aponeurosis
拇短屈肌 flexor pollicis brevis
小指短屈肌 flexor digiti minimi brevis

【解剖学要点】

前臂肌前群共有 9 块肌，分为 4 层。

第一层肌自桡侧向尺侧依次为肱桡肌、旋前圆肌、桡侧腕屈肌、掌长肌和尺侧屈腕肌。

第二层肌为指浅屈肌。

第三层肌有拇长屈肌、指深屈肌。

第四层肌为旋前方肌。

主要作用：屈肘关节、腕关节、指间关节及前臂旋前。

图 4-185　前臂肌(前面观 2)
Muscles of the forearm. Anterior aspect(2)

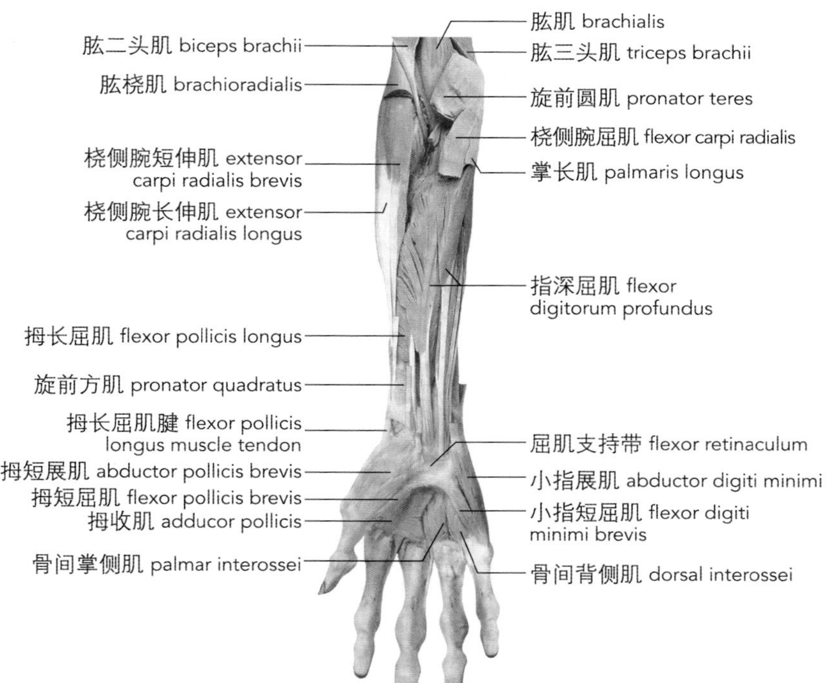
肱肌 brachialis
肱二头肌 biceps brachii
肱三头肌 triceps brachii
肱桡肌 brachioradialis
旋前圆肌 pronator teres
桡侧腕屈肌 flexor carpi radialis
桡侧腕短伸肌 extensor carpi radialis brevis
掌长肌 palmaris longus
桡侧腕长伸肌 extensor carpi radialis longus
指深屈肌 flexor digitorum profundus
拇长屈肌 flexor pollicis longus
旋前方肌 pronator quadratus
拇长屈肌腱 flexor pollicis longus muscle tendon
屈肌支持带 flexor retinaculum
拇短展肌 abductor pollicis brevis
小指展肌 abductor digiti minimi
拇短屈肌 flexor pollicis brevis
小指短屈肌 flexor digiti minimi brevis
拇收肌 adducor pollicis
骨间掌侧肌 palmar interossei
骨间背侧肌 dorsal interossei

图 4-186　前臂肌(前面观 3)
Muscles of the forearm. Anterior aspect(3)

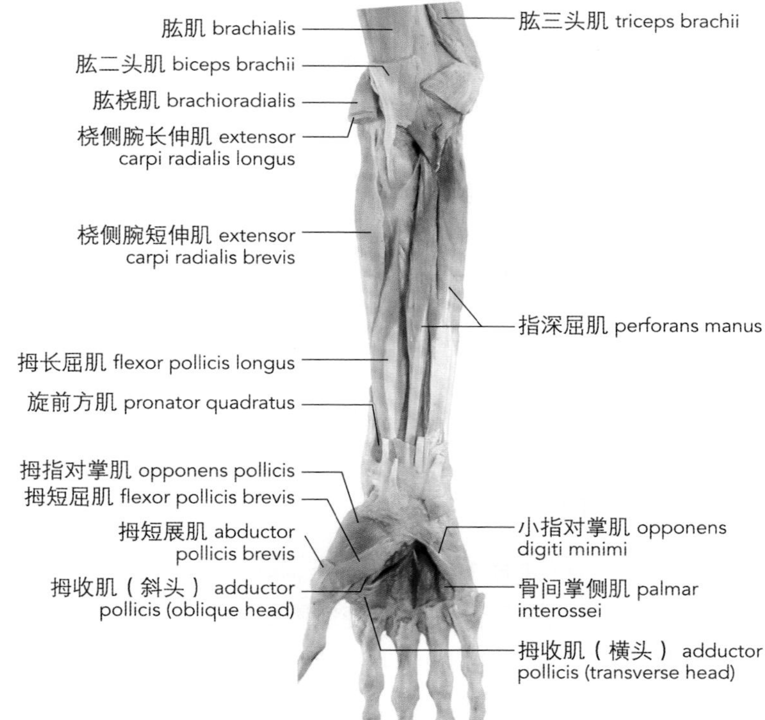
肱肌 brachialis
肱三头肌 triceps brachii
肱二头肌 biceps brachii
肱桡肌 brachioradialis
桡侧腕长伸肌 extensor carpi radialis longus
桡侧腕短伸肌 extensor carpi radialis brevis
指深屈肌 perforans manus
拇长屈肌 flexor pollicis longus
旋前方肌 pronator quadratus
拇指对掌肌 opponens pollicis
拇短屈肌 flexor pollicis brevis
拇短展肌 abductor pollicis brevis
小指对掌肌 opponens digiti minimi
拇收肌（斜头） adductor pollicis (oblique head)
骨间掌侧肌 palmar interossei
拇收肌（横头） adductor pollicis (transverse head)

图 4-187 前臂肌(前面观 4)
Muscles of the forearm. Anterior aspect(4)

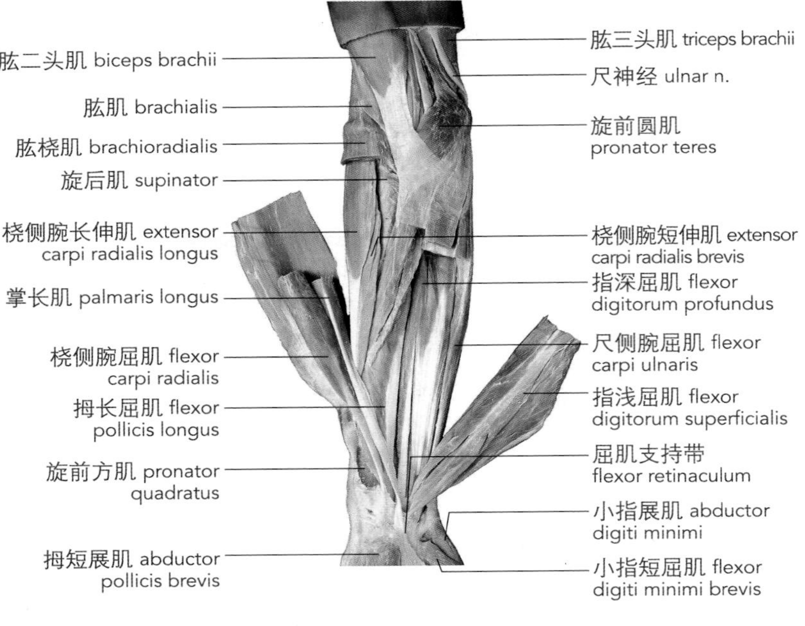
肱二头肌 biceps brachii
肱肌 brachialis
肱桡肌 brachioradialis
旋后肌 supinator
桡侧腕长伸肌 extensor carpi radialis longus
掌长肌 palmaris longus
桡侧腕屈肌 flexor carpi radialis
拇长屈肌 flexor pollicis longus
旋前方肌 pronator quadratus
拇短展肌 abductor pollicis brevis
肱三头肌 triceps brachii
尺神经 ulnar n.
旋前圆肌 pronator teres
桡侧腕短伸肌 extensor carpi radialis brevis
指深屈肌 flexor digitorum profundus
尺侧腕屈肌 flexor carpi ulnaris
指浅屈肌 flexor digitorum superficialis
屈肌支持带 flexor retinaculum
小指展肌 abductor digiti minimi
小指短屈肌 flexor digiti minimi brevis

图 4-188 前臂肌(前面观 5)
Muscles of the forearm. Anterior aspect(5)

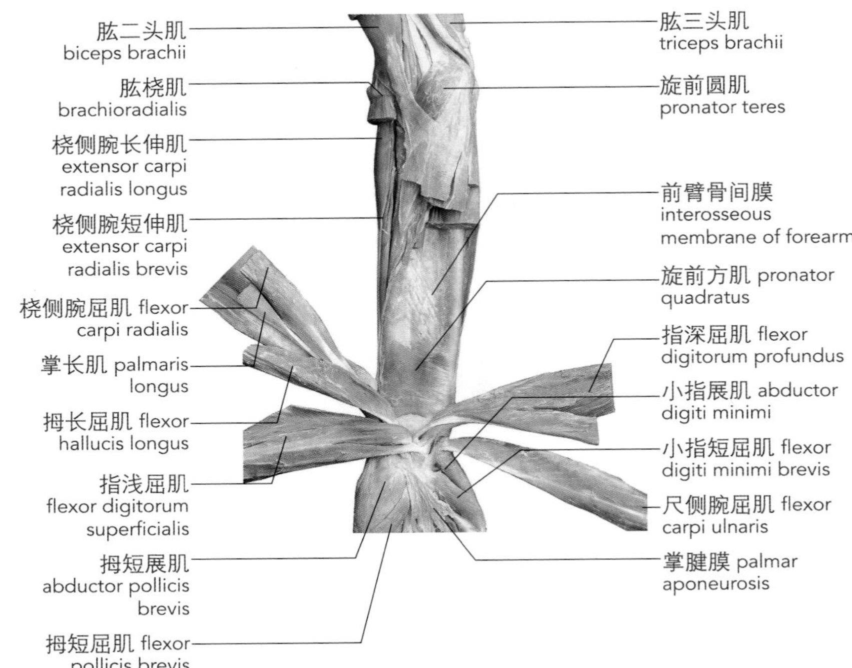
肱二头肌 biceps brachii
肱桡肌 brachioradialis
桡侧腕长伸肌 extensor carpi radialis longus
桡侧腕短伸肌 extensor carpi radialis brevis
桡侧腕屈肌 flexor carpi radialis
掌长肌 palmaris longus
拇长屈肌 flexor hallucis longus
指浅屈肌 flexor digitorum superficialis
拇短展肌 abductor pollicis brevis
拇短屈肌 flexor pollicis brevis
肱三头肌 triceps brachii
旋前圆肌 pronator teres
前臂骨间膜 interosseous membrane of forearm
旋前方肌 pronator quadratus
指深屈肌 flexor digitorum profundus
小指展肌 abductor digiti minimi
小指短屈肌 flexor digiti minimi brevis
尺侧腕屈肌 flexor carpi ulnaris
掌腱膜 palmar aponeurosis

图 4-189 前臂肌(后面观 1)
Muscles of the forearm. Posterior aspect(1)

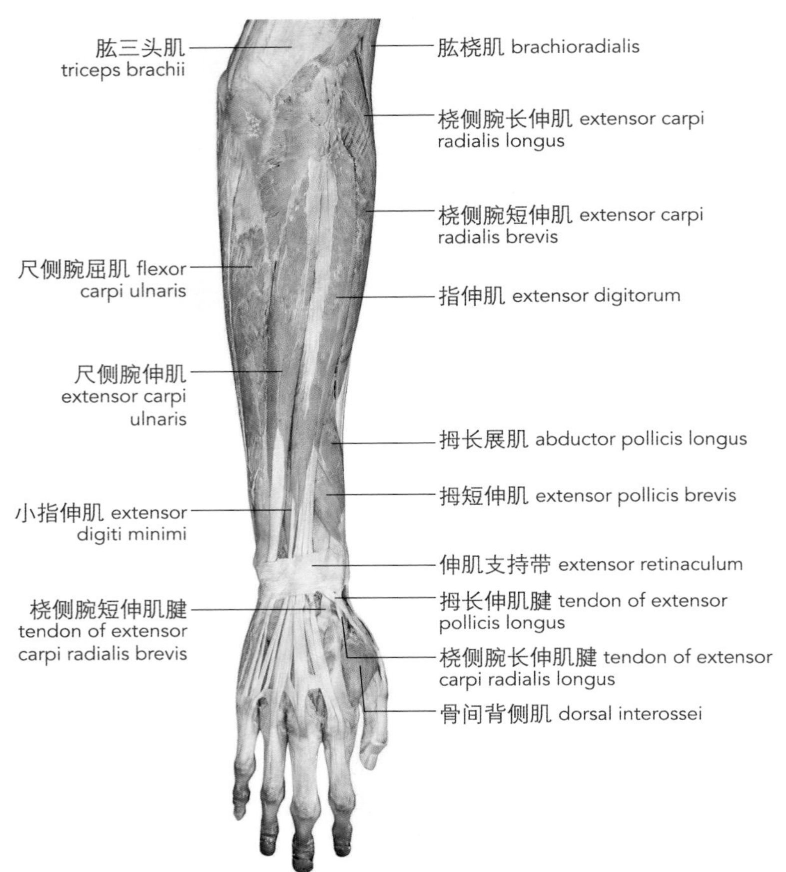
肱三头肌 triceps brachii
尺侧腕屈肌 flexor carpi ulnaris
尺侧腕伸肌 extensor carpi ulnaris
小指伸肌 extensor digiti minimi
桡侧腕短伸肌腱 tendon of extensor carpi radialis brevis
肱桡肌 brachioradialis
桡侧腕长伸肌 extensor carpi radialis longus
桡侧腕短伸肌 extensor carpi radialis brevis
指伸肌 extensor digitorum
拇长展肌 abductor pollicis longus
拇短伸肌 extensor pollicis brevis
伸肌支持带 extensor retinaculum
拇长伸肌腱 tendon of extensor pollicis longus
桡侧腕长伸肌腱 tendon of extensor carpi radialis longus
骨间背侧肌 dorsal interossei

图 4-190 前臂肌(后面观 2)
Muscles of the forearm. Posterior aspect(2)

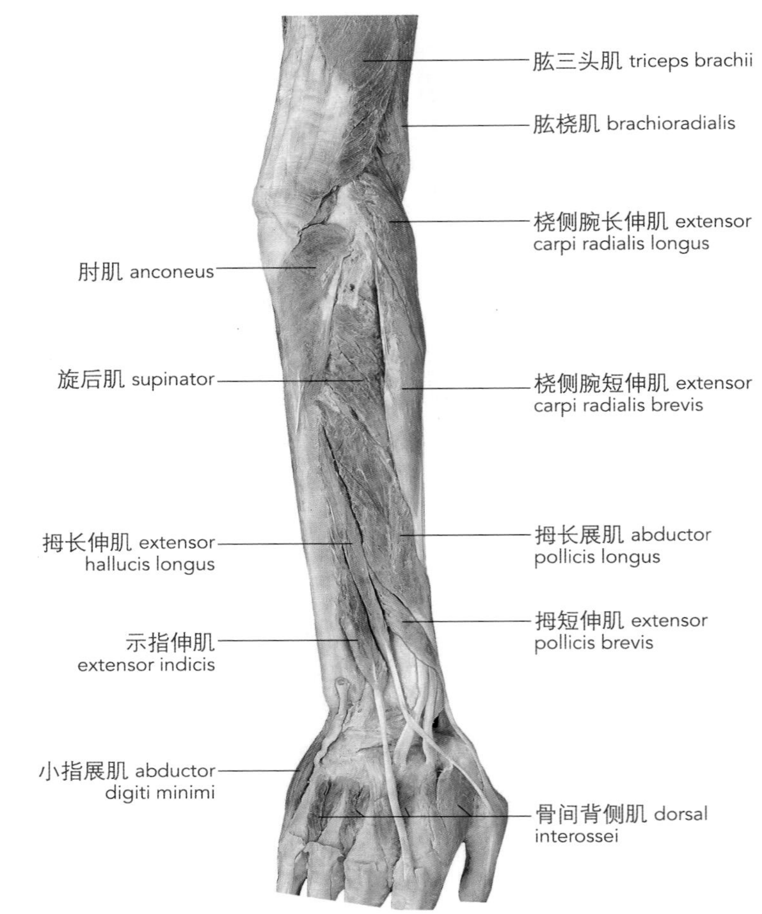
肘肌 anconeus
旋后肌 supinator
拇长伸肌 extensor hallucis longus
示指伸肌 extensor indicis
小指展肌 abductor digiti minimi
肱三头肌 triceps brachii
肱桡肌 brachioradialis
桡侧腕长伸肌 extensor carpi radialis longus
桡侧腕短伸肌 extensor carpi radialis brevis
拇长展肌 abductor pollicis longus
拇短伸肌 extensor pollicis brevis
骨间背侧肌 dorsal interossei

【解剖学要点】

前臂肌后群共有 10 块肌，分浅、深两层。

浅层自桡侧向尺侧依次为桡侧腕长伸肌、桡侧腕短伸肌、指伸肌、小指伸肌和尺侧腕伸肌。

深层从上外向下内依次为旋后肌、拇长展肌、拇短伸肌、拇长伸肌和示指伸肌。

主要作用：伸腕关节、指间关节及前臂旋后。

图 4-191 前臂肌(后面观 3)

Muscles of the forearm. Posterior aspect(3)

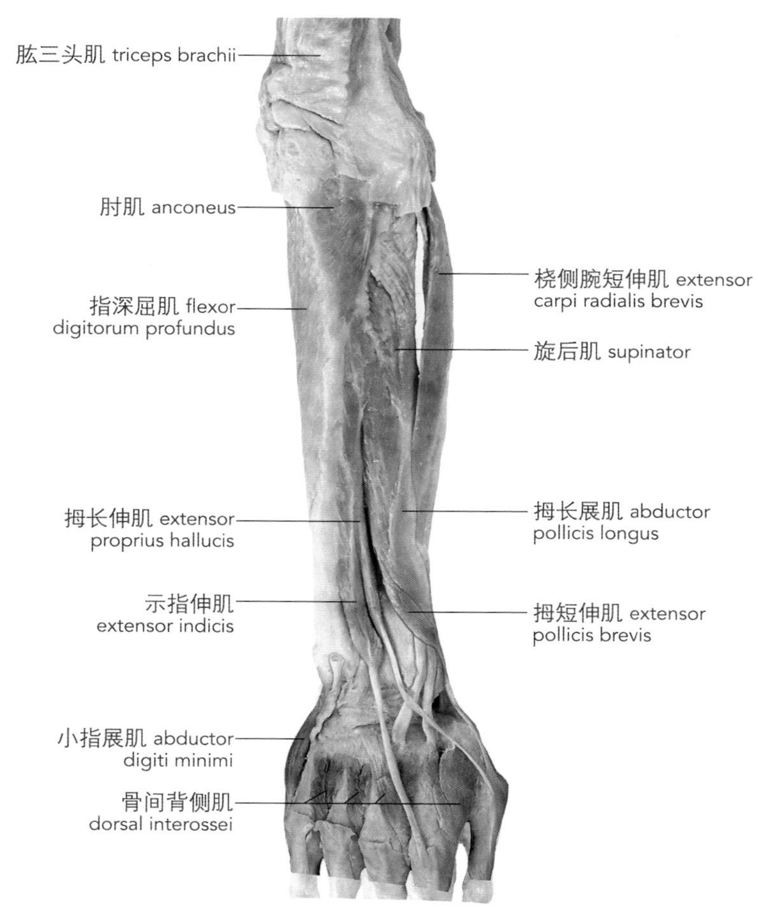

肱三头肌 triceps brachii
肘肌 anconeus
指深屈肌 flexor digitorum profundus
拇长伸肌 extensor proprius hallucis
示指伸肌 extensor indicis
小指展肌 abductor digiti minimi
骨间背侧肌 dorsal interossei
桡侧腕短伸肌 extensor carpi radialis brevis
旋后肌 supinator
拇长展肌 abductor pollicis longus
拇短伸肌 extensor pollicis brevis

图 4-192 前臂肌(桡侧面观)

Muscles of the forearm. Radialis aspect

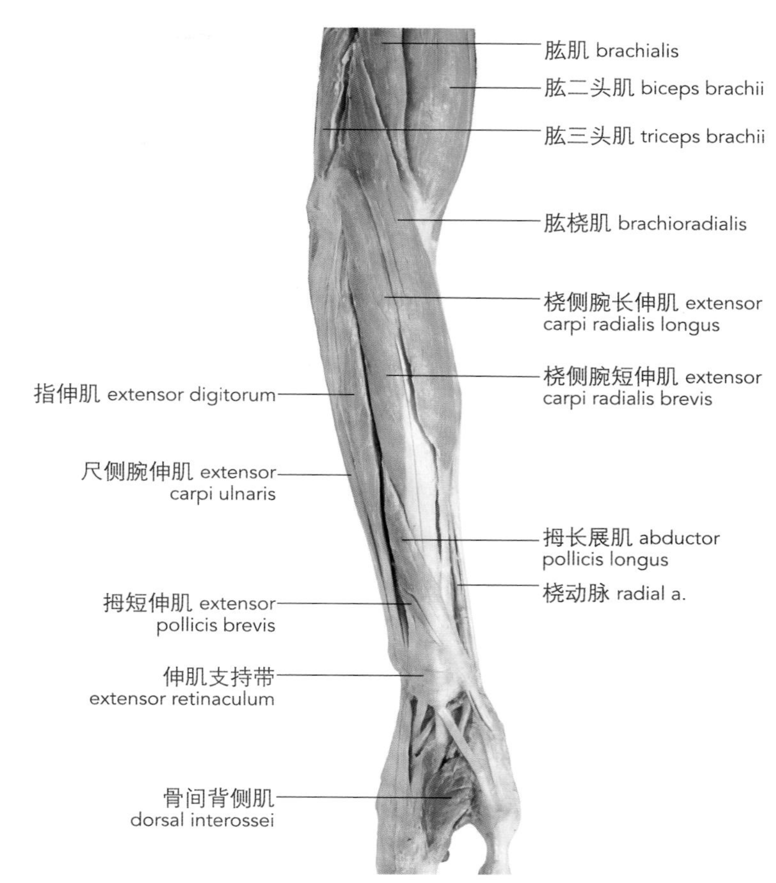

肱肌 brachialis
肱二头肌 biceps brachii
肱三头肌 triceps brachii
肱桡肌 brachioradialis
桡侧腕长伸肌 extensor carpi radialis longus
桡侧腕短伸肌 extensor carpi radialis brevis
指伸肌 extensor digitorum
尺侧腕伸肌 extensor carpi ulnaris
拇长展肌 abductor pollicis longus
桡动脉 radial a.
拇短伸肌 extensor pollicis brevis
伸肌支持带 extensor retinaculum
骨间背侧肌 dorsal interossei

图 4-193 尺、桡骨(前面观)

The ulna and radius. Anterior aspect

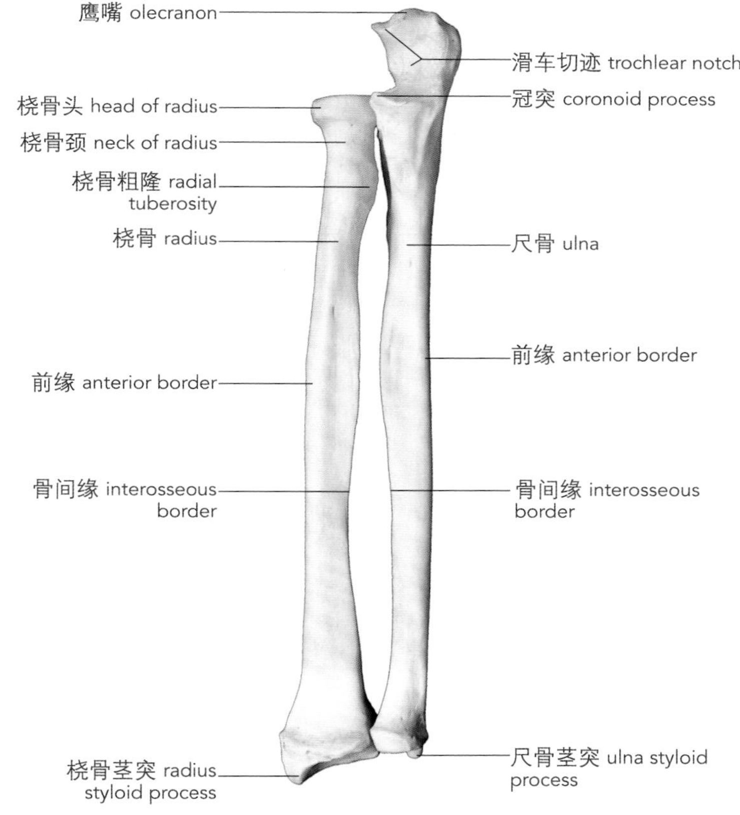

鹰嘴 olecranon
滑车切迹 trochlear notch
桡骨头 head of radius
冠突 coronoid process
桡骨颈 neck of radius
桡骨粗隆 radial tuberosity
桡骨 radius
尺骨 ulna
前缘 anterior border
前缘 anterior border
骨间缘 interosseous border
骨间缘 interosseous border
尺骨茎突 ulna styloid process
桡骨茎突 radius styloid process

图 4-194 尺、桡骨肌肉起止点(前面观)

The muscle enthesis of rule and radius. Anterior aspect

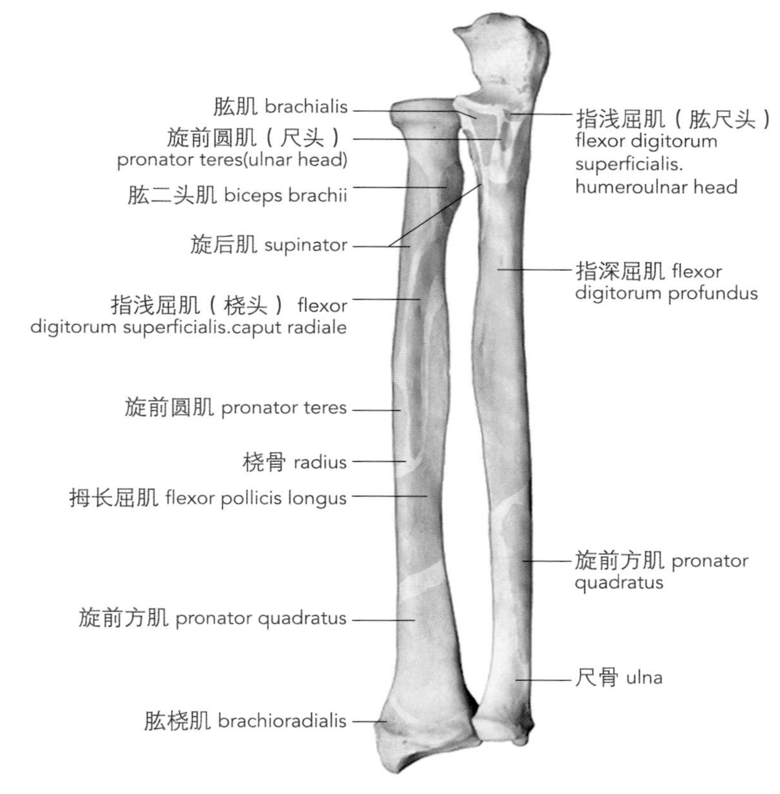

肱肌 brachialis
旋前圆肌(尺头) pronator teres(ulnar head)
肱二头肌 biceps brachii
旋后肌 supinator
指浅屈肌(桡头) flexor digitorum superficialis.caput radiale
旋前圆肌 pronator teres
桡骨 radius
拇长屈肌 flexor pollicis longus
旋前方肌 pronator quadratus
肱桡肌 brachioradialis
指浅屈肌(肱尺头) flexor digitorum superficialis. humeroulnar head
指深屈肌 flexor digitorum profundus
旋前方肌 pronator quadratus
尺骨 ulna

【解剖学要点】

桡骨上端膨大称桡骨头,头下方略细称桡骨颈,颈的内下方有桡骨粗隆。下端膨大,外侧向下的突起称茎突,内面有尺切迹,下面有腕关节面。尺骨上端有滑车切迹和鹰嘴、冠突。

冠突外侧有桡切迹,稍下方有尺骨粗隆。下端为尺骨头,头后内侧的突起称尺骨茎突。

图 4-195 尺、桡骨(后面观)
The ulna and radius. Posterior aspect

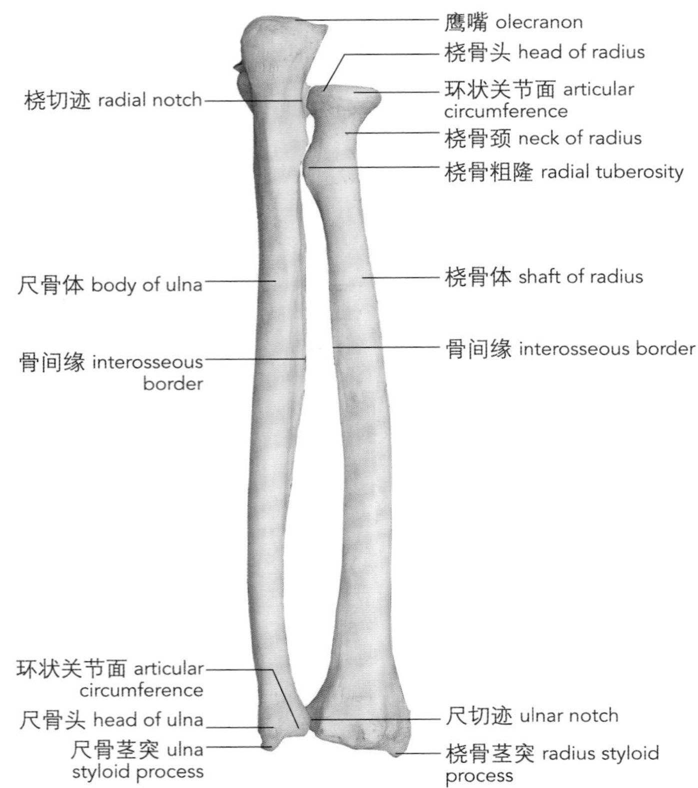
鹰嘴 olecranon
桡骨头 head of radius
桡切迹 radial notch
环状关节面 articular circumference
桡骨颈 neck of radius
桡骨粗隆 radial tuberosity
尺骨体 body of ulna
桡骨体 shaft of radius
骨间缘 interosseous border
骨间缘 interosseous border
环状关节面 articular circumference
尺骨头 head of ulna
尺切迹 ulnar notch
尺骨茎突 ulna styloid process
桡骨茎突 radius styloid process

图 4-196 尺、桡骨肌肉起止点(后面观)
The muscle enthesis of rule and radius. Posterior aspect

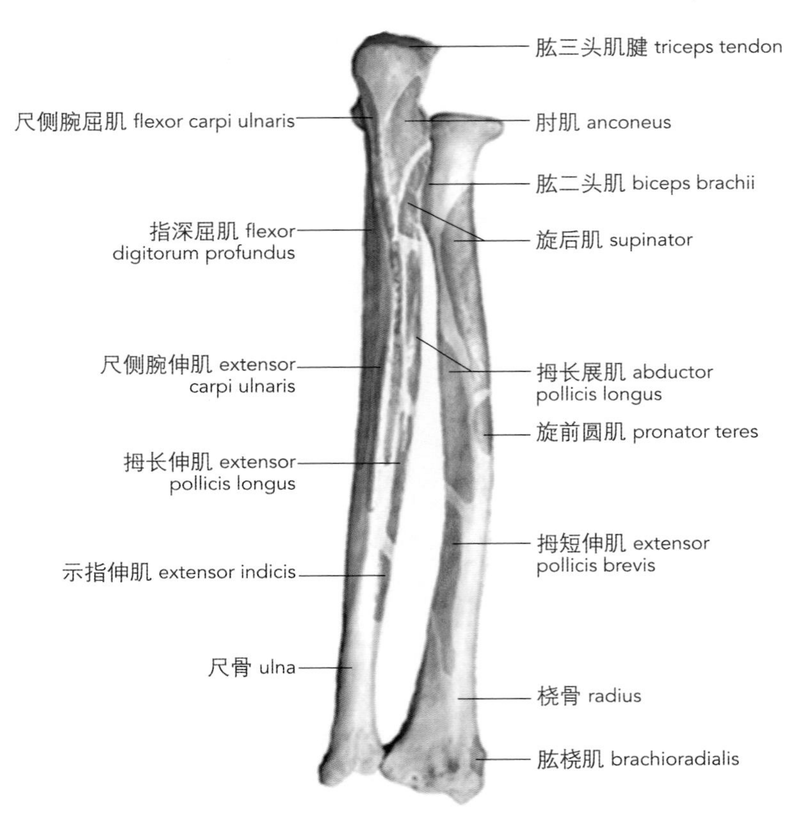
肱三头肌腱 triceps tendon
尺侧腕屈肌 flexor carpi ulnaris
肘肌 anconeus
肱二头肌 biceps brachii
指深屈肌 flexor digitorum profundus
旋后肌 supinator
尺侧腕伸肌 extensor carpi ulnaris
拇长展肌 abductor pollicis longus
旋前圆肌 pronator teres
拇长伸肌 extensor pollicis longus
拇短伸肌 extensor pollicis brevis
示指伸肌 extensor indicis
尺骨 ulna
桡骨 radius
肱桡肌 brachioradialis

图 4-197 尺骨剖面(矢状)
The ulna profile. sagittal plane

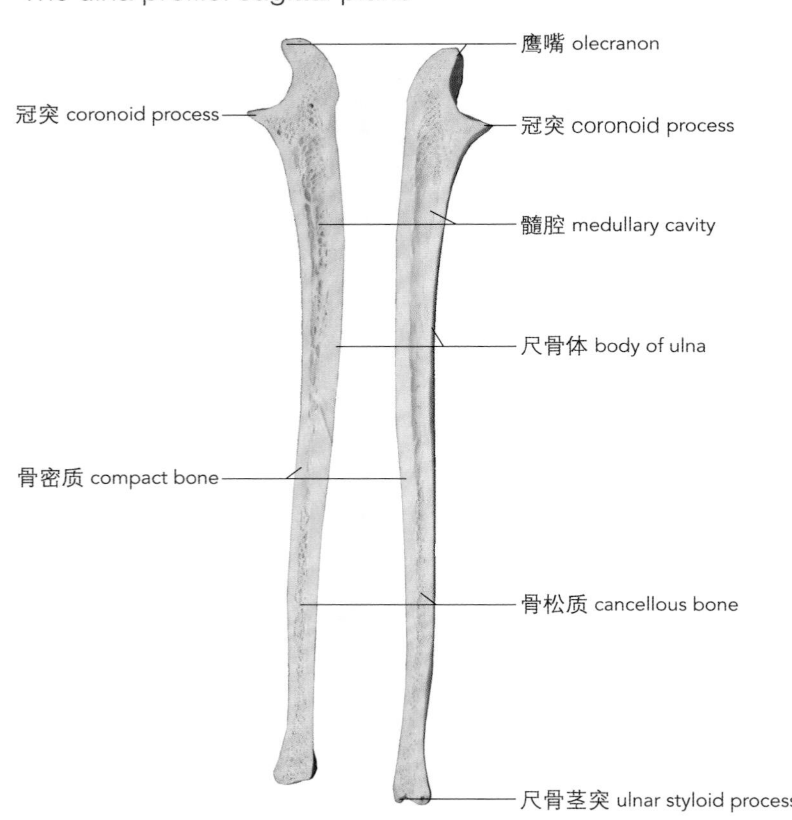
鹰嘴 olecranon
冠突 coronoid process
冠突 coronoid process
髓腔 medullary cavity
尺骨体 body of ulna
骨密质 compact bone
骨松质 cancellous bone
尺骨茎突 ulnar styloid process

图 4-198 桡骨剖面(矢状)
The radius profile. sagittal plane

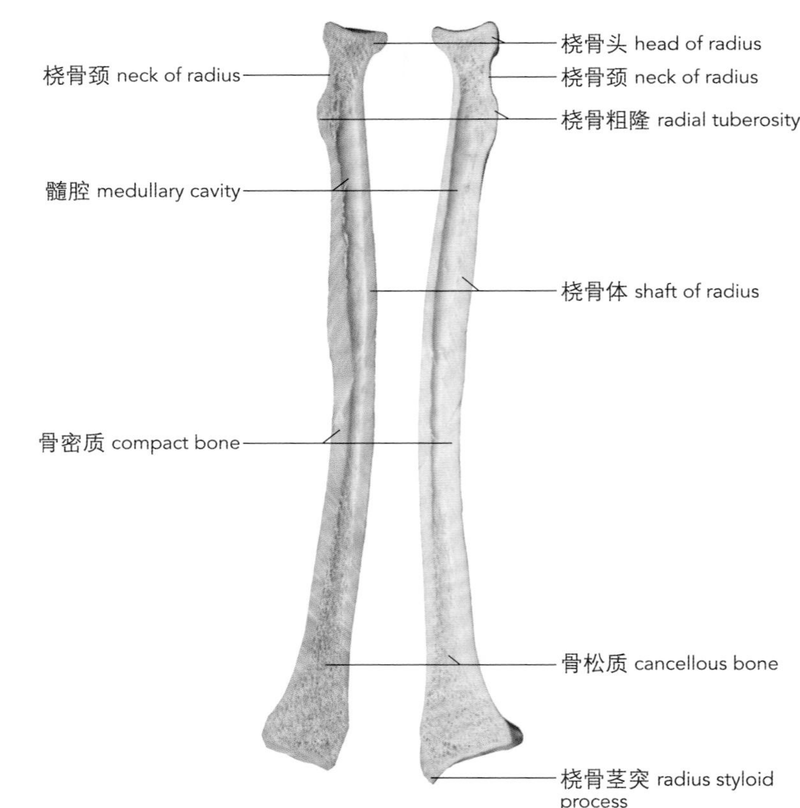
桡骨头 head of radius
桡骨颈 neck of radius
桡骨颈 neck of radius
桡骨粗隆 radial tuberosity
髓腔 medullary cavity
桡骨体 shaft of radius
骨密质 compact bone
骨松质 cancellous bone
桡骨茎突 radius styloid process

图 4-199 手掌表面结构

The surface structure of palm

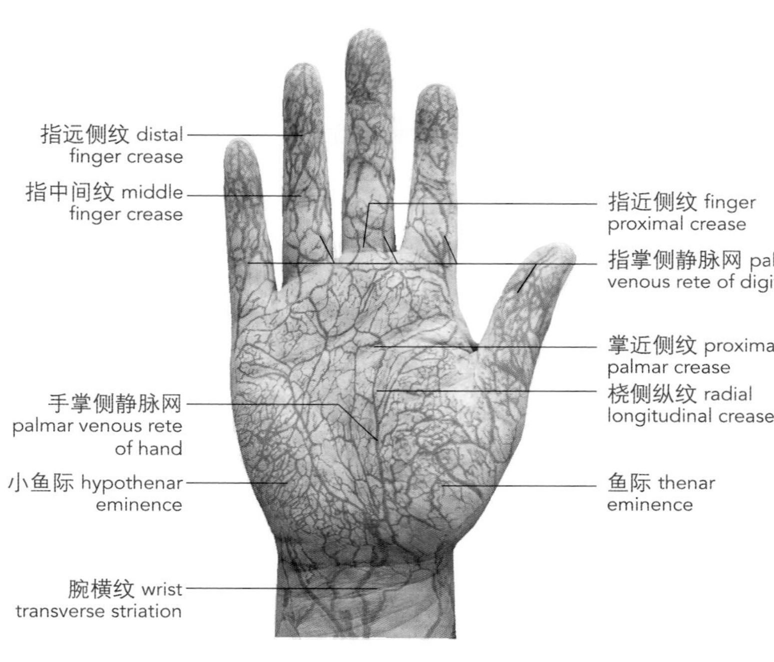
指远侧纹 distal finger crease
指中间纹 middle finger crease
手掌侧静脉网 palmar venous rete of hand
小鱼际 hypothenar eminence
腕横纹 wrist transverse striation
指近侧纹 finger proximal crease
指掌侧静脉网 palmar venous rete of digital
掌近侧纹 proximal palmar crease
桡侧纵纹 radial longitudinal crease
鱼际 thenar eminence

图 4-200 手掌浅静脉

The superficial vein of palm

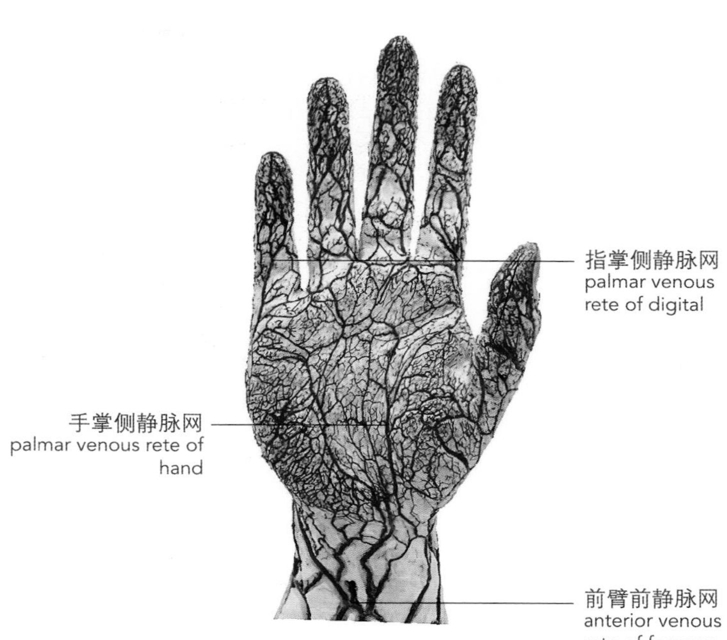
指掌侧静脉网 palmar venous rete of digital
手掌侧静脉网 palmar venous rete of hand
前臂前静脉网 anterior venous rete of forearm

图 4-201 手掌血管、神经(1)

The blood vessel and nerve of palm(1)

指掌侧固有动脉 proper palmar digital a.
指掌侧总动脉 common palmar digital n.
掌腱膜 palmar aponeurosis
小指短屈肌 flexor digiti minimi brevis
小指展肌 abductor digiti minimi
尺神经 ulnar n.
尺动脉 ulnar a.
尺侧腕屈肌 flexor carpi ulnaris
示指桡侧动脉 radial a. of index
指掌侧固有神经 proper palmar digital n.
指掌侧总动脉 common palmar digital a.
拇主要动脉 principal a. of thumb
指背神经 dorsal digital n.
拇短屈肌 flexor pollicis brevis
拇短展肌 abductor pollicis brevis
屈肌支持带 flexor retinaculum
桡动脉 radial a.
桡神经浅支 superficial branch of radial n.

图 4-202 手掌血管、神经(2)

The blood vessel and nerve of palm(2)

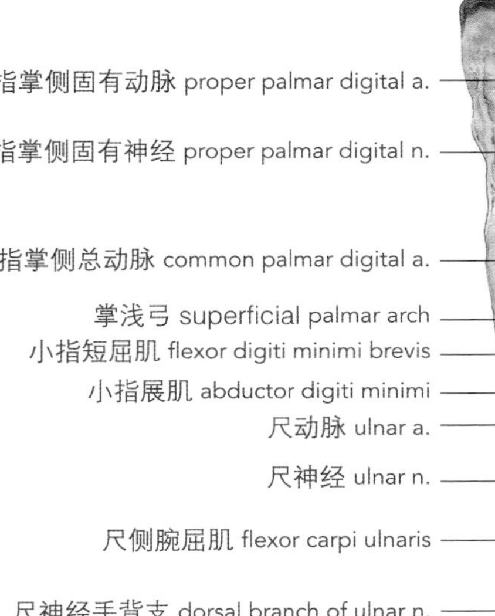
指掌侧固有动脉 proper palmar digital a.
指掌侧固有神经 proper palmar digital n.
指掌侧总动脉 common palmar digital a.
掌浅弓 superficial palmar arch
小指短屈肌 flexor digiti minimi brevis
小指展肌 abductor digiti minimi
尺动脉 ulnar a.
尺神经 ulnar n.
尺侧腕屈肌 flexor carpi ulnaris
尺神经手背支 dorsal branch of ulnar n.
示指桡侧动脉 radial a. of index
拇主要动脉 principal a. of thumb
拇收肌 adducor pollicis
拇短屈肌 flexor pollicis brevis
拇短展肌 abductor pollicis brevis
桡动脉掌浅支 superficial palmar branch of radial a.
屈肌支持带 flexor retinaculum
正中神经 median n.
桡动脉 radial a.
桡神经浅支 superficial branch of radial n.

【解剖学要点】

掌浅弓位于掌腱膜的深面，由尺动脉末端与桡动脉掌浅支吻合而成，从弓上向远侧发出 3 支指掌侧总动脉和 1 支小指尺掌侧动脉。指掌侧总动脉在掌指关节处分出 2 支指掌侧固有动脉。掌深弓位于屈指肌腱的深面，由桡动脉末端与尺动脉掌深支吻合而成，从弓上向远侧发出 3 支掌心动脉，在掌指关节附近分别与相应的指掌侧总动脉吻合。

图 4-203 手掌血管、神经(3)
The blood vessel and nerve of palm(3)

指掌侧固有神经 proper palmar digital n.
指掌侧总神经 common palmar digital n.
掌浅弓 superficial palmar arch
小指短屈肌 flexor digiti minimi brevis
小指展肌 abductor digiti minimi
尺动脉 ulnar a.
尺侧腕屈肌 flexor carpi ulnaris
指掌侧固有动脉 proper palmar digital a.
示指桡侧动脉 radial a. of index
指掌侧总动脉 common palmar digital a.
拇主要动脉 principal a. of thumb
拇短屈肌 flexor pollicis brevis
拇短展肌 abductor pollicis brevis
桡动脉掌浅支 superficial palmar branch of radial a.
桡动脉 radial a.

图 4-204 手掌血管、神经(4)
The blood vessel and nerve of palm(4)

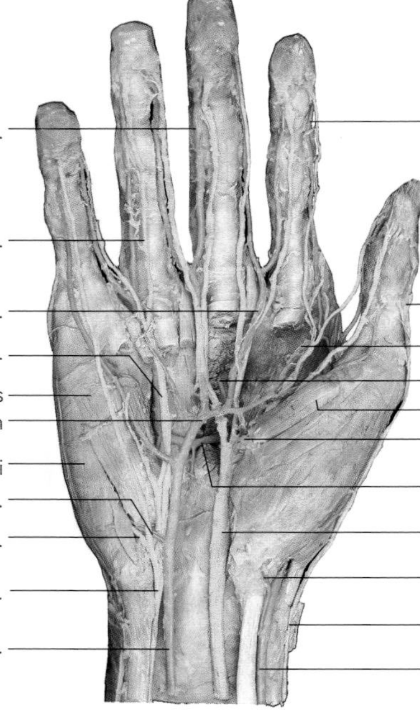
指掌侧固有动脉 proper palmar digital a.
指掌侧固有神经 proper palmar digital n.
指掌侧总动脉 common palmar digital a.
指掌侧总神经 common palmar digital n.
小指短屈肌 flexor digiti minimi brevis
掌浅弓 superficial palmar arch
小指展肌 abductor digiti minimi
尺动脉掌深支 deep palmar branch of ulnar a.
尺神经深支 deep branch of ulnar n.
尺神经 ulnar n.
尺动脉 ulnar a.
示指桡侧动脉 radial a. of index
指背神经 dorsal digital n.
拇主要动脉 principal a. of thumb
掌心动脉 palmar metacarpal a.
拇短屈肌 flexor pollicis brevis
正中神经返支 recurrent branch of median n.
掌深弓 deep palmar arch
正中神经 median n.
桡动脉掌浅支 superficial palmar branch of radial a.
桡神经浅支 superficial branch of radial n.
桡动脉 radial a.

图 4-205 手掌血管、神经(5)
The blood vessel and nerve of palm(5)

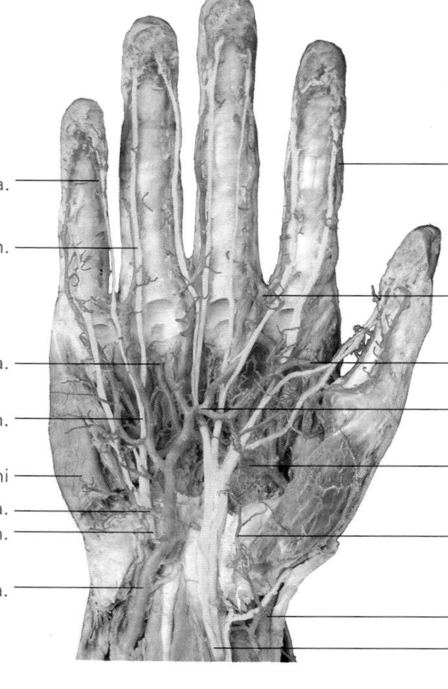
指掌侧固有动脉 proper palmar digital a.
指掌侧固有神经 proper palmar digital n.
掌心动脉 palmar metacarpal a.
指掌侧总神经 common palmar digital n.
小指展肌 abductor digiti minimi
尺动脉掌深支 deep palmar branch of ulnar a.
尺神经 ulnar n.
尺动脉 ulnar a.
示指桡侧动脉 radial a. of index
指掌侧总动脉 common palmar digital a.
拇主要动脉 principal a. of thumb
掌浅弓 superficial palmar arch
掌深弓 deep palmar arch
桡动脉掌浅支 superficial palmar branch of radial a.
桡动脉 radial a.
正中神经 median n.

图 4-206 手掌血管、神经(6)
The blood vessel and nerve of palm(6)

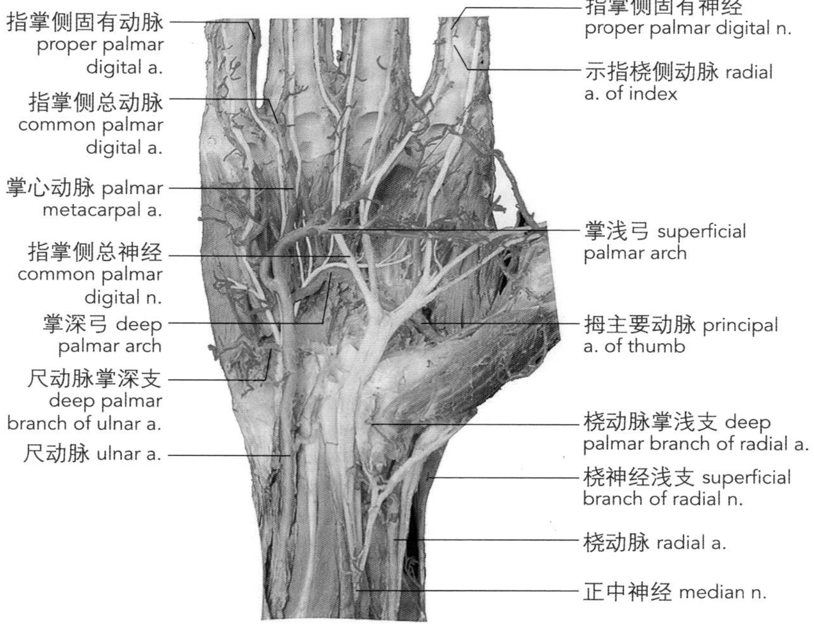

指掌侧固有动脉 proper palmar digital a.
指掌侧总动脉 common palmar digital a.
掌心动脉 palmar metacarpal a.
指掌侧总神经 common palmar digital n.
掌深弓 deep palmar arch
尺动脉掌深支 deep palmar branch of ulnar a.
尺动脉 ulnar a.
指掌侧固有神经 proper palmar digital n.
示指桡侧动脉 radial a. of index
掌浅弓 superficial palmar arch
拇主要动脉 principal a. of thumb
桡动脉掌浅支 deep palmar branch of radial a.
桡神经浅支 superficial branch of radial n.
桡动脉 radial a.
正中神经 median n.

图 4-207 手掌血管、神经(7)
The blood vessel and nerve of palm(7)

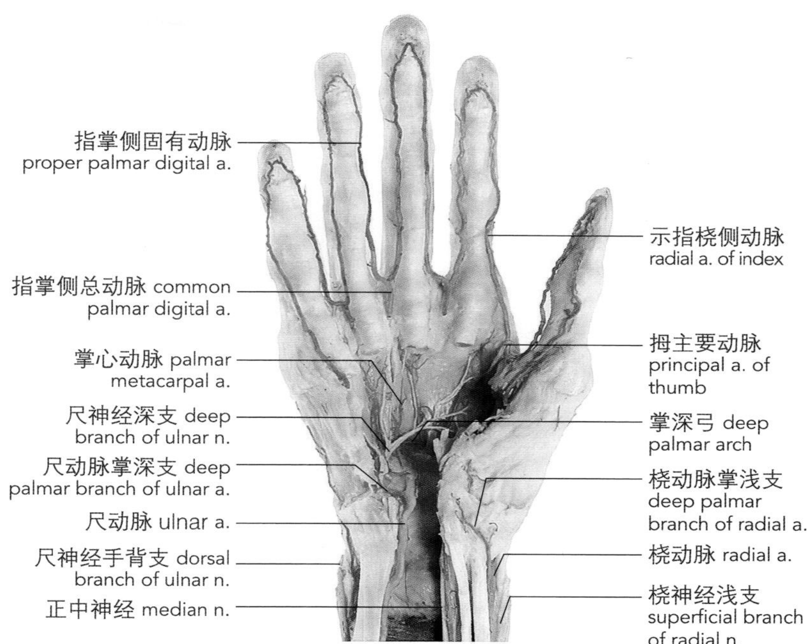

指掌侧固有动脉 proper palmar digital a.
指掌侧总动脉 common palmar digital a.
掌心动脉 palmar metacarpal a.
尺神经深支 deep branch of ulnar n.
尺动脉掌深支 deep palmar branch of ulnar a.
尺动脉 ulnar a.
尺神经手背支 dorsal branch of ulnar n.
正中神经 median n.
示指桡侧动脉 radial a. of index
拇主要动脉 principal a. of thumb
掌深弓 deep palmar arch
桡动脉掌浅支 deep palmar branch of radial a.
桡动脉 radial a.
桡神经浅支 superficial branch of radial n.

图 4-208 手掌血管、神经(8)
The blood vessel and nerve of palm(8)

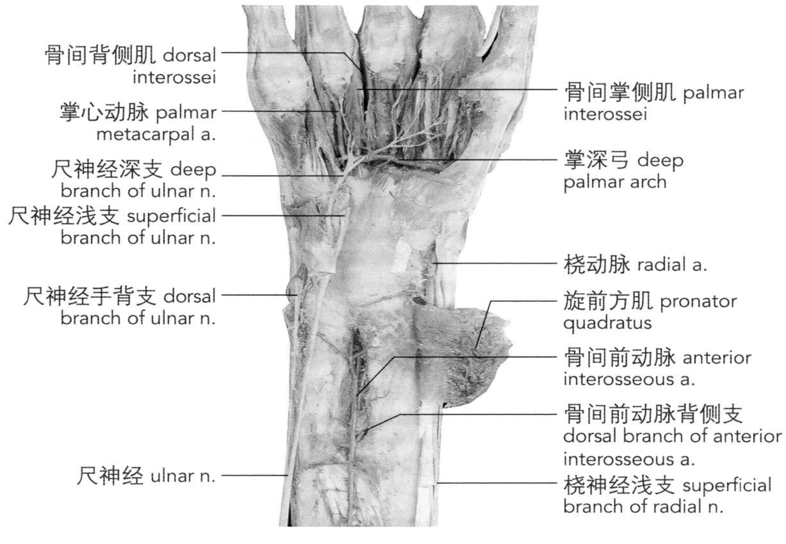

骨间背侧肌 dorsal interossei
掌心动脉 palmar metacarpal a.
尺神经深支 deep branch of ulnar n.
尺神经浅支 superficial branch of ulnar n.
尺神经手背支 dorsal branch of ulnar n.
尺神经 ulnar n.
骨间掌侧肌 palmar interossei
掌深弓 deep palmar arch
桡动脉 radial a.
旋前方肌 pronator quadratus
骨间前动脉 anterior interosseous a.
骨间前动脉背侧支 dorsal branch of anterior interosseous a.
桡神经浅支 superficial branch of radial n.

图 4-209 手掌深层血管(1)
Deep layer blood vessels in the palm(1)

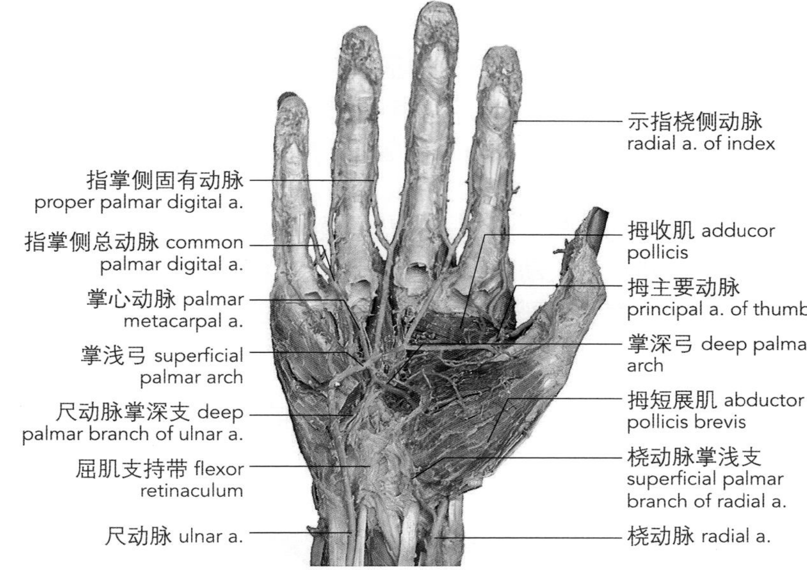

指掌侧固有动脉 proper palmar digital a.
指掌侧总动脉 common palmar digital a.
掌心动脉 palmar metacarpal a.
掌浅弓 superficial palmar arch
尺动脉掌深支 deep palmar branch of ulnar a.
屈肌支持带 flexor retinaculum
尺动脉 ulnar a.
示指桡侧动脉 radial a. of index
拇收肌 adducor pollicis
拇主要动脉 principal a. of thumb
掌深弓 deep palmar arch
拇短展肌 abductor pollicis brevis
桡动脉掌浅支 superficial palmar branch of radial a.
桡动脉 radial a.

图 4-210 手掌深层血管(2)
Deep layer blood vessels in the palm(2)

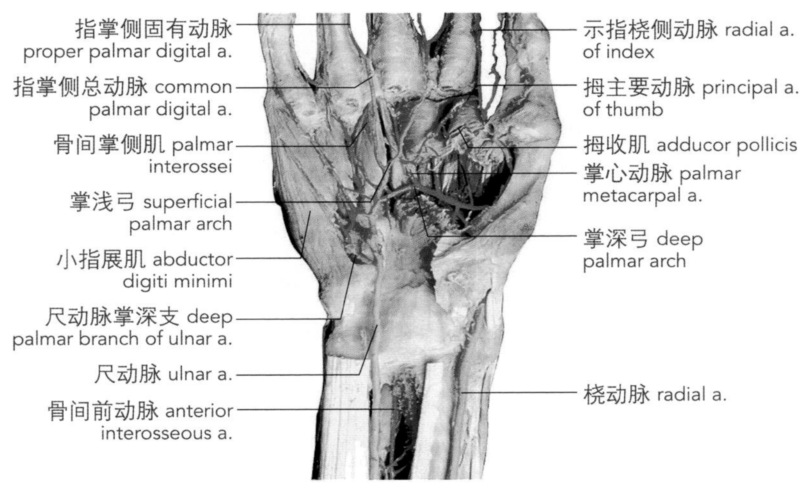

指掌侧固有动脉 proper palmar digital a.
指掌侧总动脉 common palmar digital a.
骨间掌侧肌 palmar interossei
掌浅弓 superficial palmar arch
小指展肌 abductor digiti minimi
尺动脉掌深支 deep palmar branch of ulnar a.
尺动脉 ulnar a.
骨间前动脉 anterior interosseous a.
示指桡侧动脉 radial a. of index
拇主要动脉 principal a. of thumb
拇收肌 adducor pollicis
掌心动脉 palmar metacarpal a.
掌深弓 deep palmar arch
桡动脉 radial a.

图 4-211 手掌深层血管(3)
Deep layer blood vessels in the palm(3)

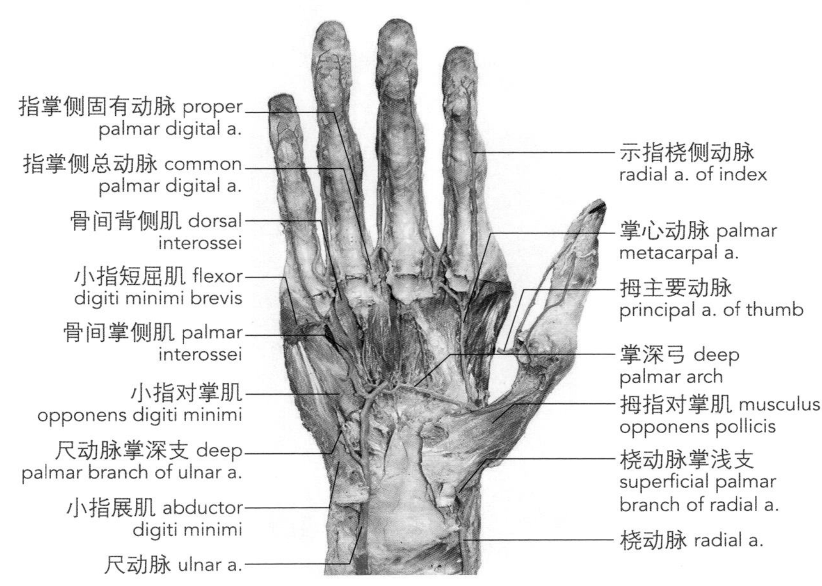

指掌侧固有动脉 proper palmar digital a.
指掌侧总动脉 common palmar digital a.
骨间背侧肌 dorsal interossei
小指短屈肌 flexor digiti minimi brevis
骨间掌侧肌 palmar interossei
小指对掌肌 opponens digiti minimi
尺动脉掌深支 deep palmar branch of ulnar a.
小指展肌 abductor digiti minimi
尺动脉 ulnar a.
示指桡侧动脉 radial a. of index
掌心动脉 palmar metacarpal a.
拇主要动脉 principal a. of thumb
掌深弓 deep palmar arch
拇指对掌肌 musculus opponens pollicis
桡动脉掌浅支 superficial palmar branch of radial a.
桡动脉 radial a.

图 4-212 手部动脉铸型(前面观 1)
The artery cast of hand. Anterior aspect(1)

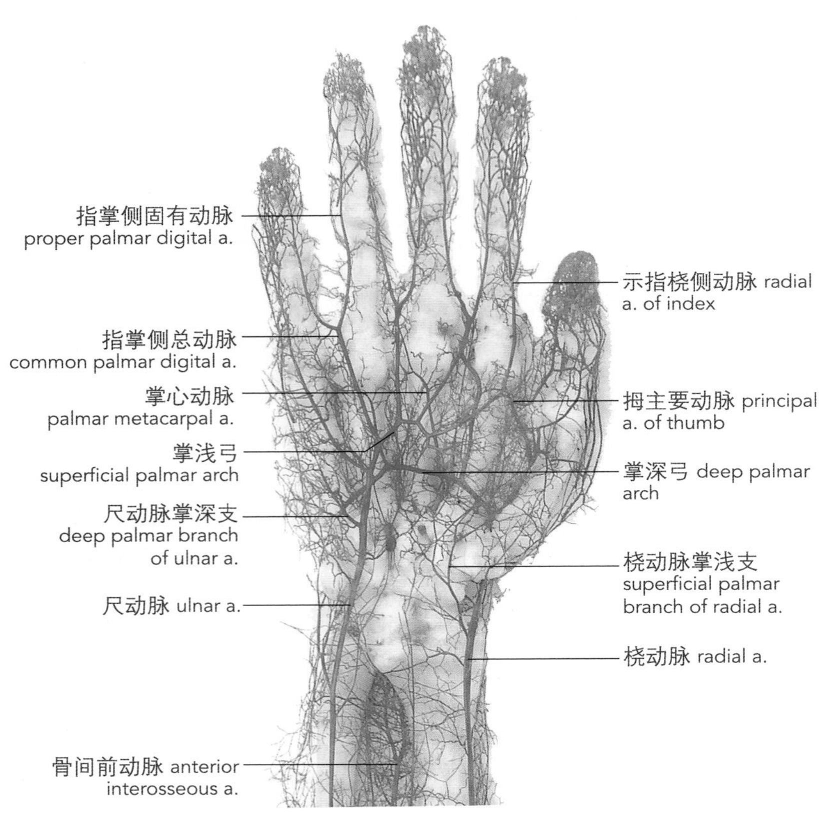
指掌侧固有动脉 proper palmar digital a.
指掌侧总动脉 common palmar digital a.
掌心动脉 palmar metacarpal a.
掌浅弓 superficial palmar arch
尺动脉掌深支 deep palmar branch of ulnar a.
尺动脉 ulnar a.
骨间前动脉 anterior interosseous a.
示指桡侧动脉 radial a. of index
拇主要动脉 principal a. of thumb
掌深弓 deep palmar arch
桡动脉掌浅支 superficial palmar branch of radial a.
桡动脉 radial a.

图 4-213 手部动脉铸型自然腐蚀(前面观 2)
The artery cast of hand region. Nature corrosion, Anterior aspect(2)

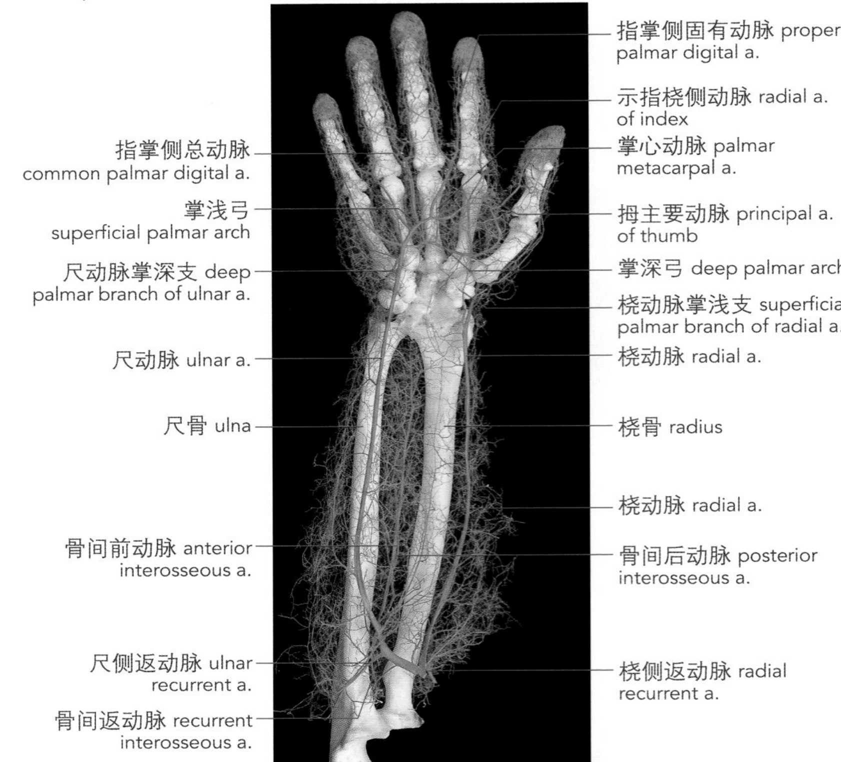
指掌侧总动脉 common palmar digital a.
掌浅弓 superficial palmar arch
尺动脉掌深支 deep palmar branch of ulnar a.
尺动脉 ulnar a.
尺骨 ulna
骨间前动脉 anterior interosseous a.
尺侧返动脉 ulnar recurrent a.
骨间返动脉 recurrent interosseous a.
指掌侧固有动脉 proper palmar digital a.
示指桡侧动脉 radial a. of index
掌心动脉 palmar metacarpal a.
拇主要动脉 principal a. of thumb
掌深弓 deep palmar arch
桡动脉掌浅支 superficial palmar branch of radial a.
桡动脉 radial a.
桡骨 radius
桡动脉 radial a.
骨间后动脉 posterior interosseous a.
桡侧返动脉 radial recurrent a.

【解剖学要点】

掌浅弓的组成可分 5 个基本类型：

1. 桡尺动脉型，由桡动脉掌浅支与尺动脉末端构成，占 48%~51% 左右。
2. 尺动脉型，由尺动脉的终支构成，其分支直接到示指、拇指，不与其他动脉的分支吻合，此形桡动脉掌浅支非常细小，甚至消失在鱼际肌内，占 19% 左右。
3. 尺动脉掌深弓型，由尺动脉的终支和掌深弓构成，占 16% 左右。
4. 桡正中尺动脉型，由桡动脉、正中动脉和尺动脉构成，占 10% 左右。
5. 无掌浅弓型，桡动脉掌浅支分支营养拇指、示指及中指桡侧半，尺动脉分支营养中指尺侧半、无名指、小指，占 4% 左右。

图 4-214 手部动、静脉铸型自然腐蚀(前面观)
The artery and vein cast of hand. Nature corrosion, Anterior aspect

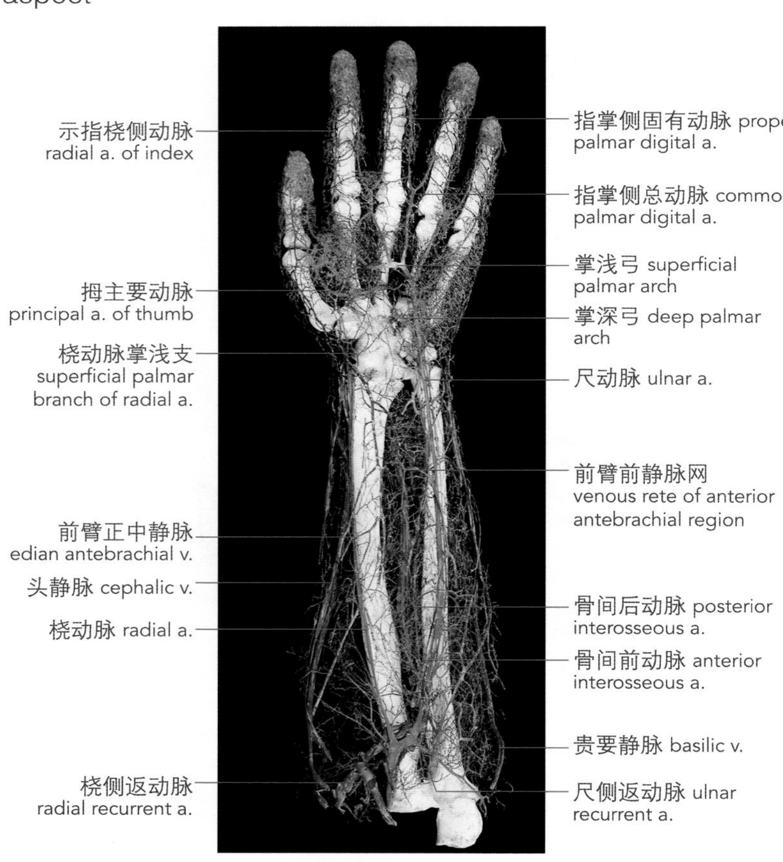
示指桡侧动脉 radial a. of index
拇主要动脉 principal a. of thumb
桡动脉掌浅支 superficial palmar branch of radial a.
前臂正中静脉 edian antebrachial v.
头静脉 cephalic v.
桡动脉 radial a.
桡侧返动脉 radial recurrent a.
指掌侧固有动脉 proper palmar digital a.
指掌侧总动脉 common palmar digital a.
掌浅弓 superficial palmar arch
掌深弓 deep palmar arch
尺动脉 ulnar a.
前臂前静脉网 venous rete of anterior antebrachial region
骨间后动脉 posterior interosseous a.
骨间前动脉 anterior interosseous a.
贵要静脉 basilic v.
尺侧返动脉 ulnar recurrent a.

图 4-215 手部动、静脉铸型自然腐蚀(后面观)
The artery and vein cast of hand. Nature corrosion, Posterior aspect

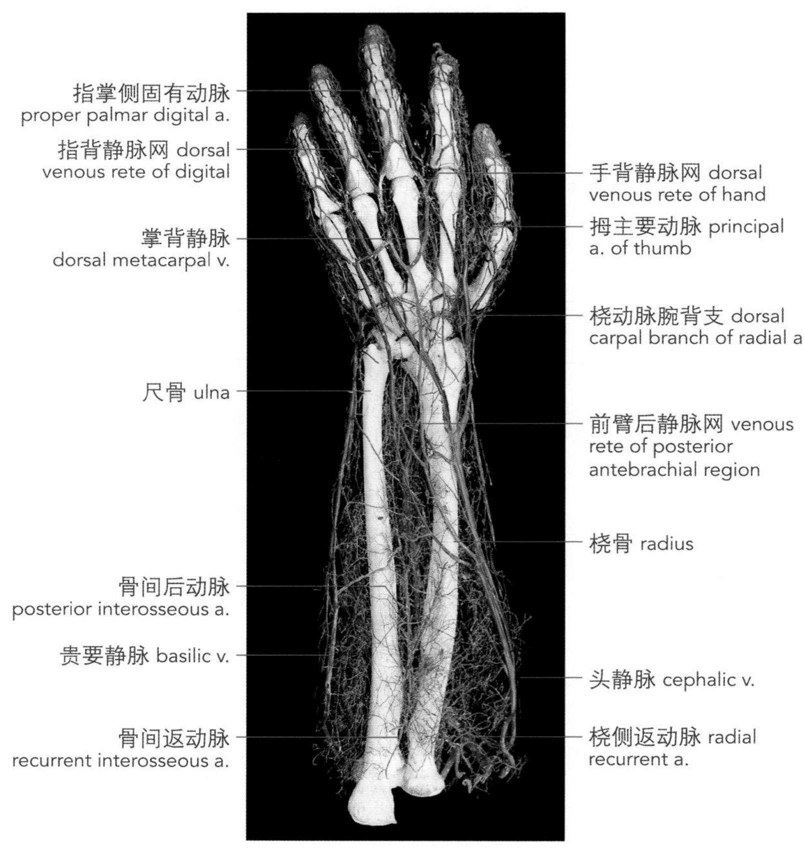
指掌侧固有动脉 proper palmar digital a.
指背静脉网 dorsal venous rete of digital
掌背静脉 dorsal metacarpal v.
尺骨 ulna
骨间后动脉 posterior interosseous a.
贵要静脉 basilic v.
骨间返动脉 recurrent interosseous a.
手背静脉网 dorsal venous rete of hand
拇主要动脉 principal a. of thumb
桡动脉腕背支 dorsal carpal branch of radial a.
前臂后静脉网 venous rete of posterior antebrachial region
桡骨 radius
头静脉 cephalic v.
桡侧返动脉 radial recurrent a.

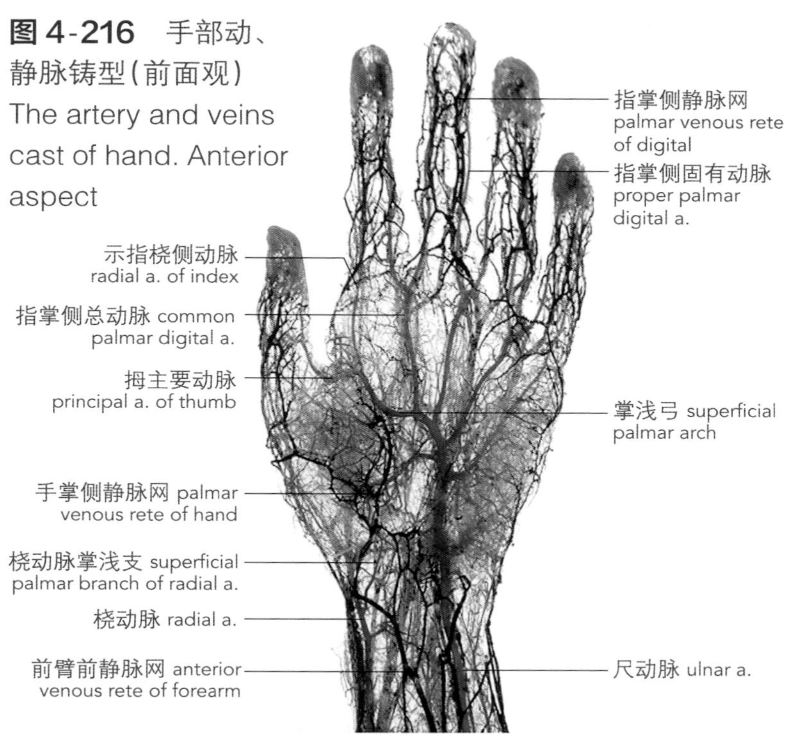
指掌侧静脉网 palmar venous rete of digital
指掌侧固有动脉 proper palmar digital a.
示指桡侧动脉 radial a. of index
指掌侧总动脉 common palmar digital a.
拇主要动脉 principal a. of thumb
掌浅弓 superficial palmar arch
手掌侧静脉网 palmar venous rete of hand
桡动脉掌浅支 superficial palmar branch of radial a.
桡动脉 radial a.
前臂前静脉网 anterior venous rete of forearm
尺动脉 ulnar a.

图 4-216 手部动、静脉铸型(前面观)
The artery and veins cast of hand. Anterior aspect

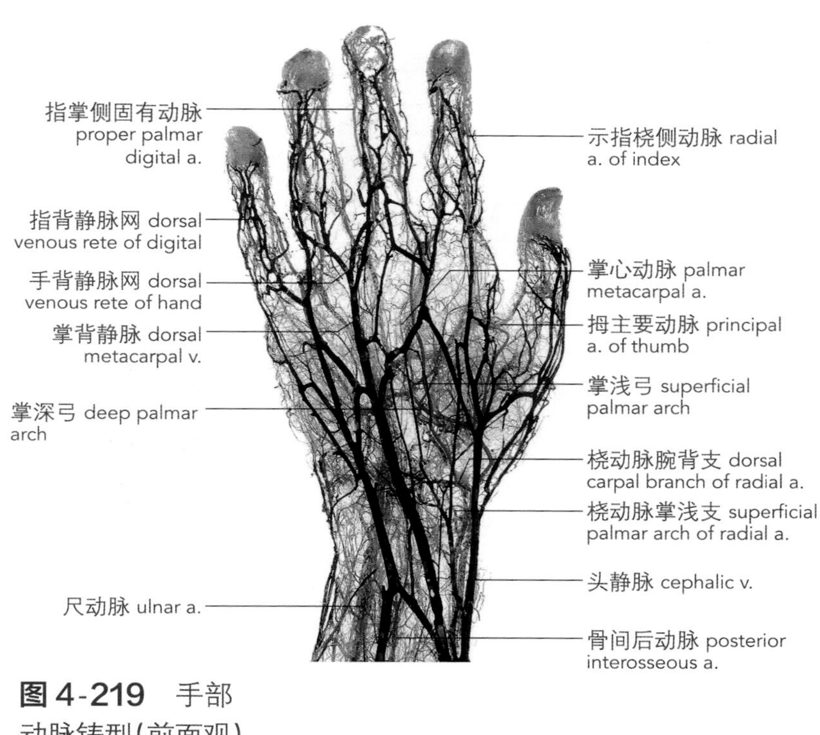
指掌侧固有动脉 proper palmar digital a.
示指桡侧动脉 radial a. of index
指背静脉网 dorsal venous rete of digital
手背静脉网 dorsal venous rete of hand
掌心动脉 palmar metacarpal a.
掌背静脉 dorsal metacarpal v.
拇主要动脉 principal a. of thumb
掌浅弓 superficial palmar arch
掌深弓 deep palmar arch
桡动脉腕背支 dorsal carpal branch of radial a.
桡动脉掌浅支 superficial palmar arch of radial a.
头静脉 cephalic v.
尺动脉 ulnar a.
骨间后动脉 posterior interosseous a.

图 4-217 手部动、静脉铸型(后面观)
The artery and veins cast of hand. Posterior aspect

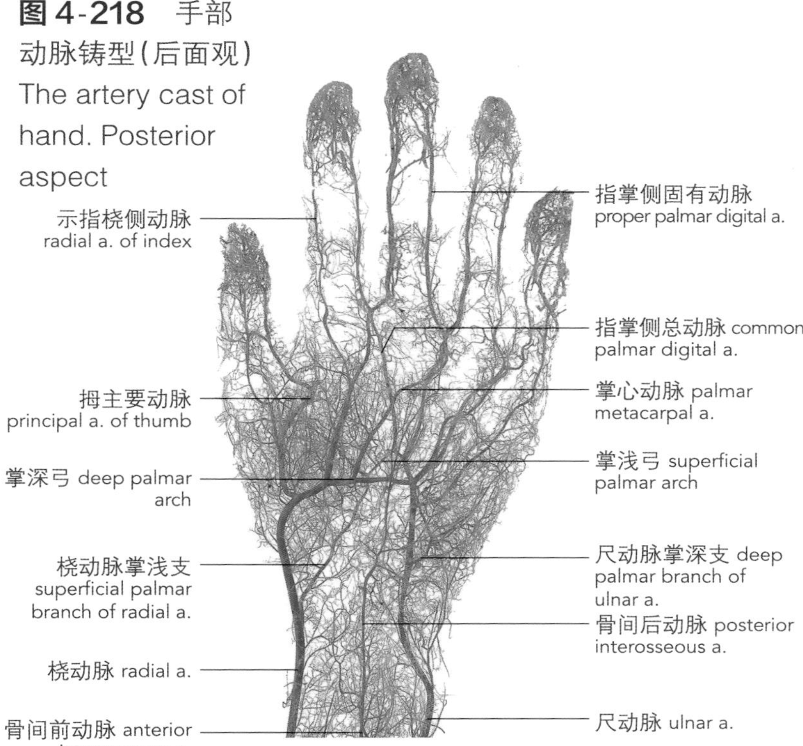
指掌侧固有动脉 proper palmar digital a.
示指桡侧动脉 radial a. of index
指掌侧总动脉 common palmar digital a.
拇主要动脉 principal a. of thumb
掌心动脉 palmar metacarpal a.
掌浅弓 superficial palmar arch
掌深弓 deep palmar arch
桡动脉掌浅支 superficial palmar branch of radial a.
尺动脉掌深支 deep palmar branch of ulnar a.
骨间后动脉 posterior interosseous a.
桡动脉 radial a.
尺动脉 ulnar a.
骨间前动脉 anterior interosseous a.

图 4-218 手部动脉铸型(后面观)
The artery cast of hand. Posterior aspect

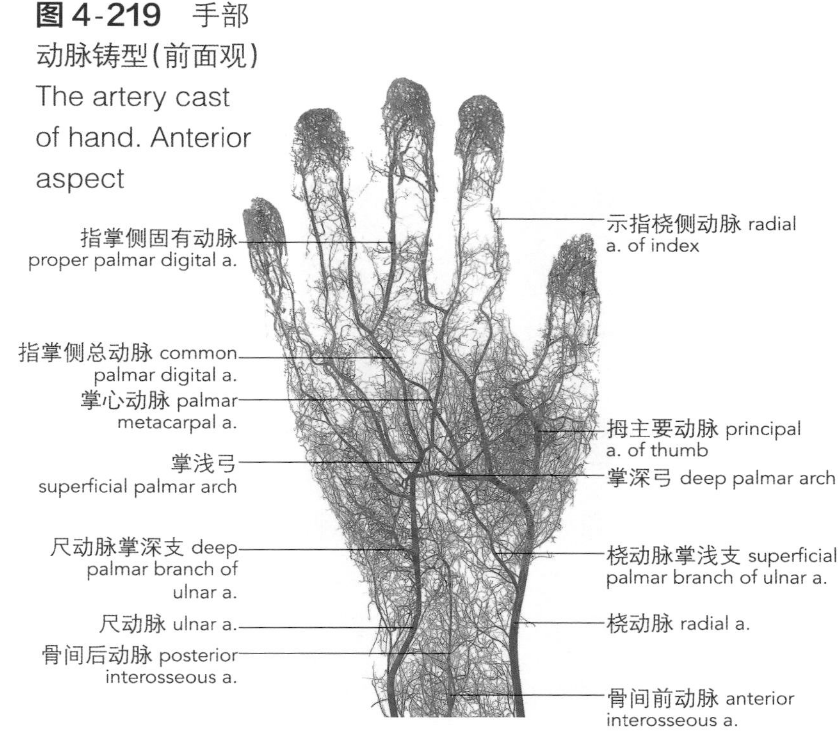
示指桡侧动脉 radial a. of index
指掌侧固有动脉 proper palmar digital a.
指掌侧总动脉 common palmar digital a.
掌心动脉 palmar metacarpal a.
拇主要动脉 principal a. of thumb
掌浅弓 superficial palmar arch
掌深弓 deep palmar arch
尺动脉掌深支 deep palmar branch of ulnar a.
桡动脉掌浅支 superficial palmar branch of ulnar a.
尺动脉 ulnar a.
桡动脉 radial a.
骨间后动脉 posterior interosseous a.
骨间前动脉 anterior interosseous a.

图 4-219 手部动脉铸型(前面观)
The artery cast of hand. Anterior aspect

图 4-220 手部动脉铸型(桡动脉变异)后面观
The artery cast of hand (radial artery variation). Posterior aspect

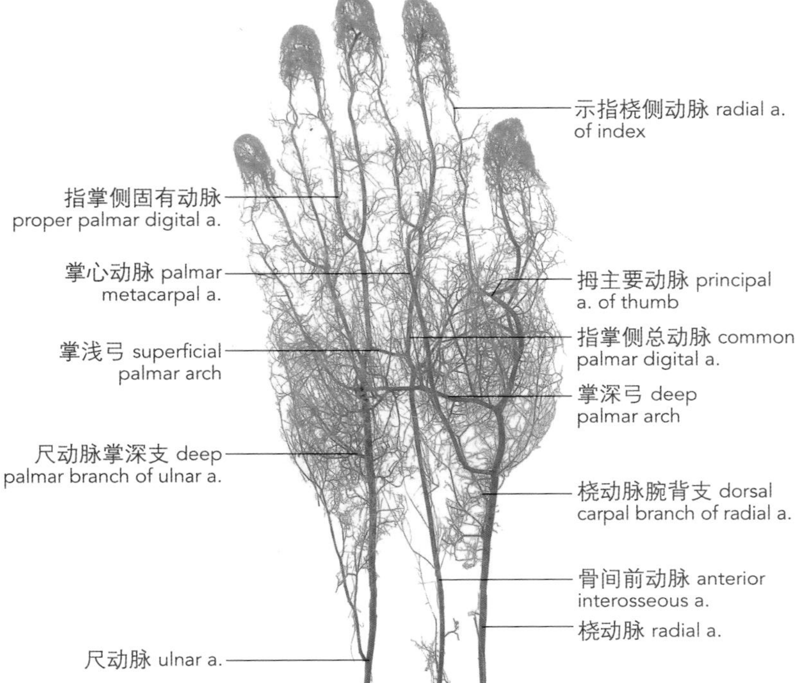
示指桡侧动脉 radial a. of index
指掌侧固有动脉 proper palmar digital a.
掌心动脉 palmar metacarpal a.
拇主要动脉 principal a. of thumb
指掌侧总动脉 common palmar digital a.
掌浅弓 superficial palmar arch
掌深弓 deep palmar arch
尺动脉掌深支 deep palmar branch of ulnar a.
桡动脉腕背支 dorsal carpal branch of radial a.
骨间前动脉 anterior interosseous a.
桡动脉 radial a.
尺动脉 ulnar a.

图 4-221 手部动脉铸型(桡动脉变异)前面观
The artery cast of hand (radial artery variation). Anterior aspect

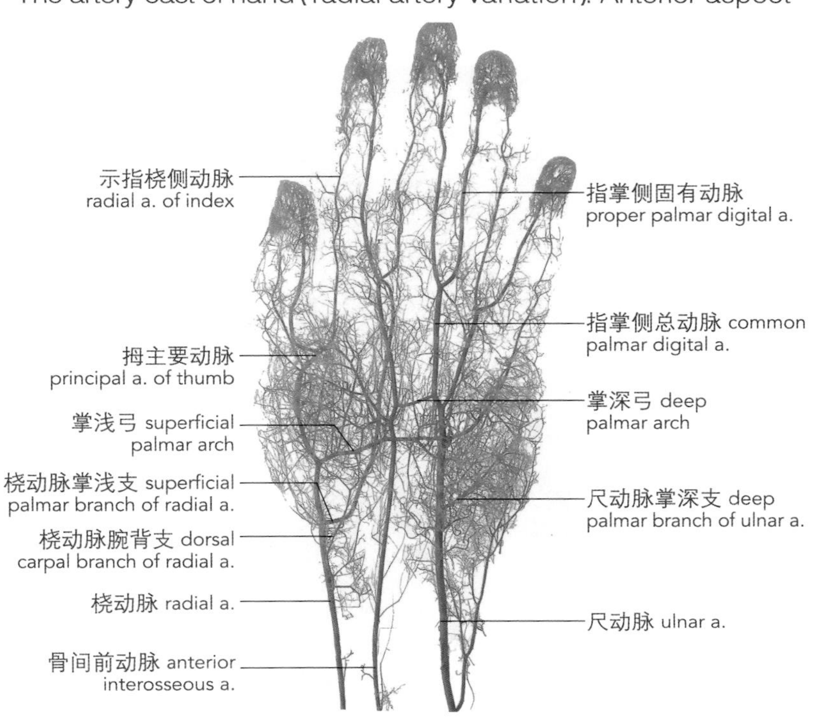
示指桡侧动脉 radial a. of index
指掌侧固有动脉 proper palmar digital a.
指掌侧总动脉 common palmar digital a.
拇主要动脉 principal a. of thumb
掌深弓 deep palmar arch
掌浅弓 superficial palmar arch
桡动脉掌浅支 superficial palmar branch of radial a.
尺动脉掌深支 deep palmar branch of ulnar a.
桡动脉腕背支 dorsal carpal branch of radial a.
桡动脉 radial a.
尺动脉 ulnar a.
骨间前动脉 anterior interosseous a.

图 4-222 掌浅弓的不同形态（前面观 1）
The different forms of superficial palmar arch. Ansterior aspect (1)

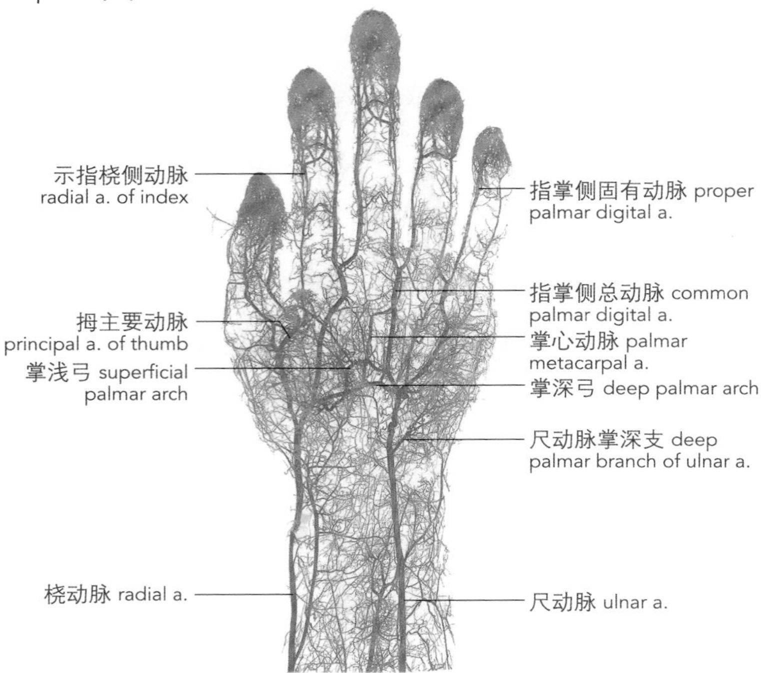

示指桡侧动脉 radial a. of index
拇主要动脉 principal a. of thumb
掌浅弓 superficial palmar arch
桡动脉 radial a.
指掌侧固有动脉 proper palmar digital a.
指掌侧总动脉 common palmar digital a.
掌心动脉 palmar metacarpal a.
掌深弓 deep palmar arch
尺动脉掌深支 deep palmar branch of ulnar a.
尺动脉 ulnar a.

图 4-223 掌浅弓的不同形态（后面观 1）
The different forms of superficial palmar arch. Posterior aspect (1)

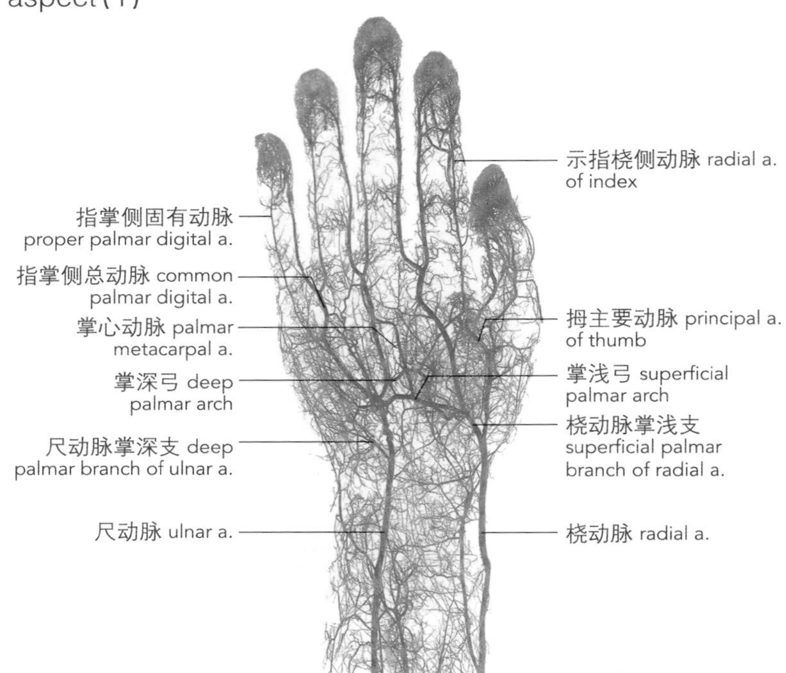

指掌侧固有动脉 proper palmar digital a.
指掌侧总动脉 common palmar digital a.
掌心动脉 palmar metacarpal a.
掌深弓 deep palmar arch
尺动脉掌深支 deep palmar branch of ulnar a.
尺动脉 ulnar a.
示指桡侧动脉 radial a. of index
拇主要动脉 principal a. of thumb
掌浅弓 superficial palmar arch
桡动脉掌浅支 superficial palmar branch of radial a.
桡动脉 radial a.

图 4-224 掌浅弓的不同形态（前面观 2）
The different forms of superficial palmar arch. Anterior aspect (2)

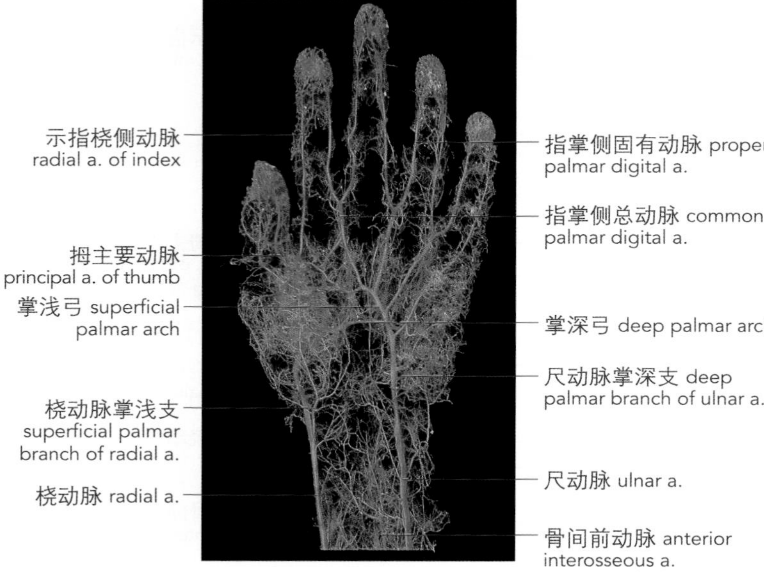

示指桡侧动脉 radial a. of index
拇主要动脉 principal a. of thumb
掌浅弓 superficial palmar arch
桡动脉掌浅支 superficial palmar branch of radial a.
桡动脉 radial a.
指掌侧固有动脉 proper palmar digital a.
指掌侧总动脉 common palmar digital a.
掌深弓 deep palmar arch
尺动脉掌深支 deep palmar branch of ulnar a.
尺动脉 ulnar a.
骨间前动脉 anterior interosseous a.

图 4-225 掌浅弓的不同形态（后面观 2）
The different forms of superficial palmar arch. Posterior aspect (2)

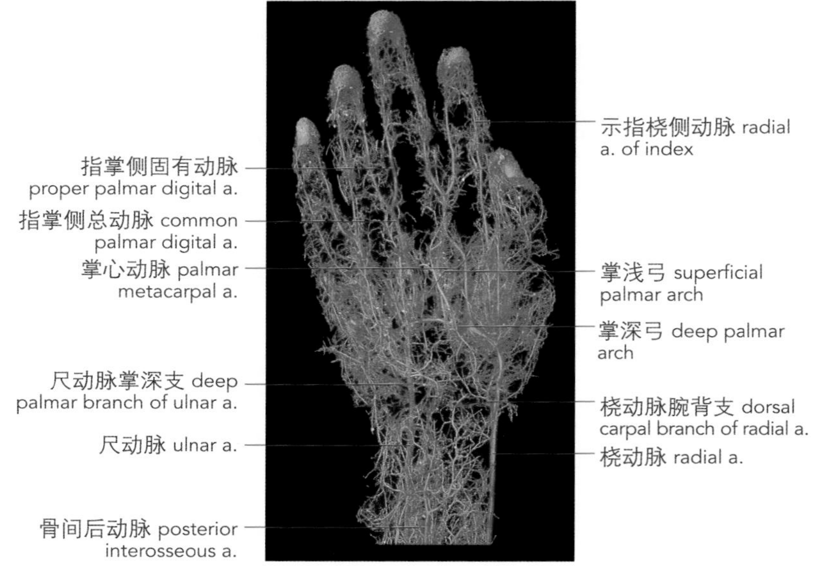

指掌侧固有动脉 proper palmar digital a.
指掌侧总动脉 common palmar digital a.
掌心动脉 palmar metacarpal a.
尺动脉掌深支 deep palmar branch of ulnar a.
尺动脉 ulnar a.
骨间后动脉 posterior interosseous a.
示指桡侧动脉 radial a. of index
掌浅弓 superficial palmar arch
掌深弓 deep palmar arch
桡动脉腕背支 dorsal carpal branch of radial a.
桡动脉 radial a.

图 4-226 掌浅弓的不同形态（前面观 3）
The different forms of superficial palmar arch. Anterior aspect (3)

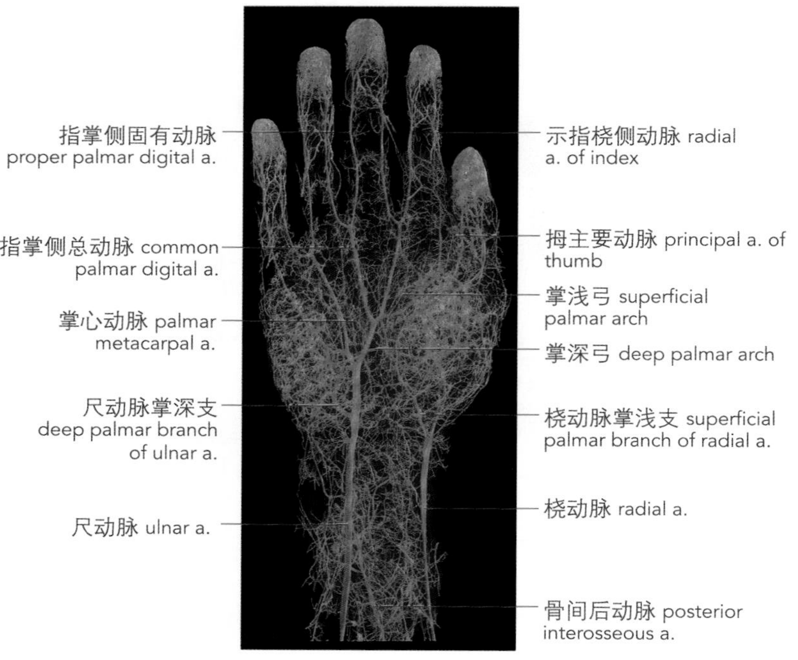

指掌侧固有动脉 proper palmar digital a.
指掌侧总动脉 common palmar digital a.
掌心动脉 palmar metacarpal a.
尺动脉掌深支 deep palmar branch of ulnar a.
尺动脉 ulnar a.
示指桡侧动脉 radial a. of index
拇主要动脉 principal a. of thumb
掌浅弓 superficial palmar arch
掌深弓 deep palmar arch
桡动脉掌浅支 superficial palmar branch of radial a.
桡动脉 radial a.
骨间后动脉 posterior interosseous a.

图 4-227 掌浅弓的不同形态（后面观 3）
The different forms of superficial palmar arch. Posterior aspect (3)

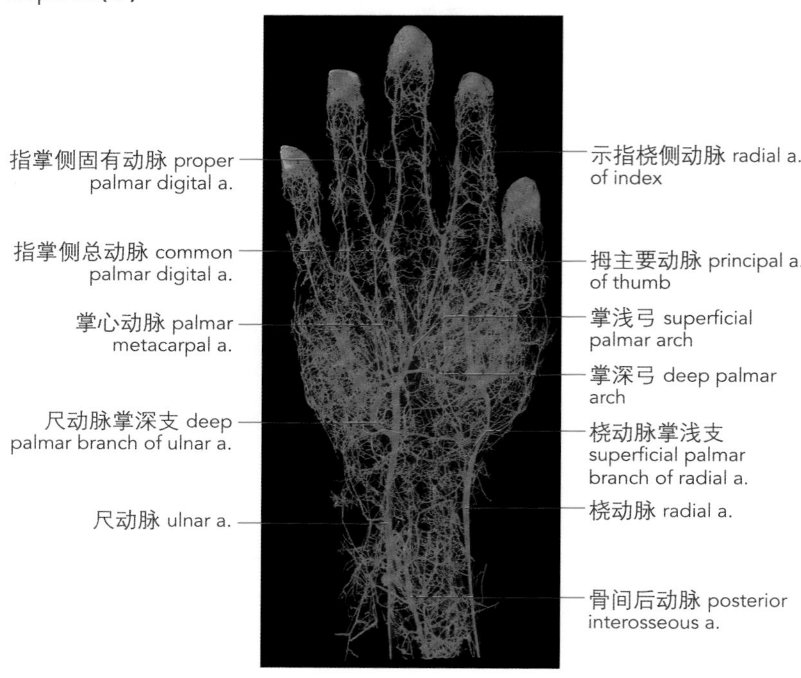

指掌侧固有动脉 proper palmar digital a.
指掌侧总动脉 common palmar digital a.
掌心动脉 palmar metacarpal a.
尺动脉掌深支 deep palmar branch of ulnar a.
尺动脉 ulnar a.
示指桡侧动脉 radial a. of index
拇主要动脉 principal a. of thumb
掌浅弓 superficial palmar arch
掌深弓 deep palmar arch
桡动脉掌浅支 superficial palmar branch of radial a.
桡动脉 radial a.
骨间后动脉 posterior interosseous a.

图 4-228 掌浅弓的不同形态（前面观 4）
The different forms of superficial palmar arch. Anterior aspect (4)

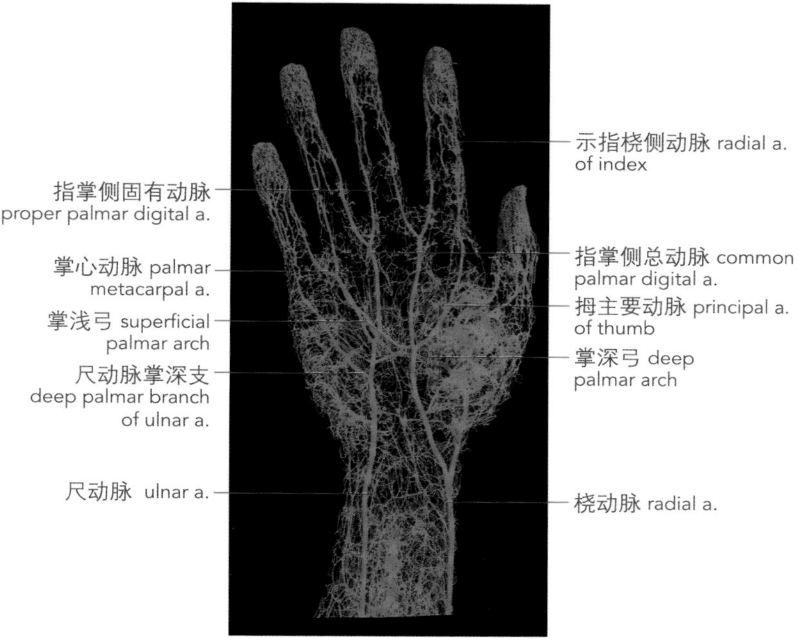
示指桡侧动脉 radial a. of index
指掌侧固有动脉 proper palmar digital a.
指掌侧总动脉 common palmar digital a.
掌心动脉 palmar metacarpal a.
拇主要动脉 principal a. of thumb
掌浅弓 superficial palmar arch
掌深弓 deep palmar arch
尺动脉掌深支 deep palmar branch of ulnar a.
尺动脉 ulnar a.
桡动脉 radial a.

图 4-229 掌浅弓的不同形态（后面观 4）
The different forms of superficial palmar arch. Posterior aspect (4)

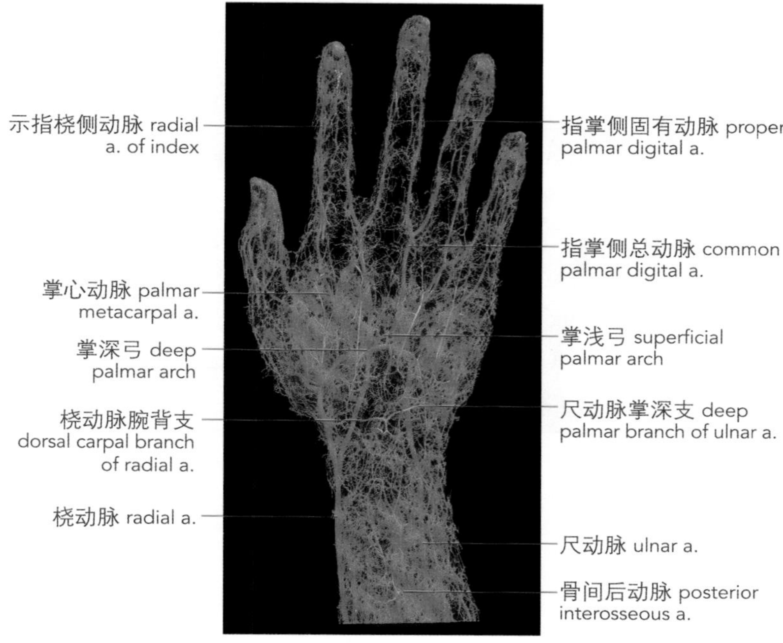
示指桡侧动脉 radial a. of index
指掌侧固有动脉 proper palmar digital a.
指掌侧总动脉 common palmar digital a.
掌心动脉 palmar metacarpal a.
掌深弓 deep palmar arch
掌浅弓 superficial palmar arch
桡动脉腕背支 dorsal carpal branch of radial a.
尺动脉掌深支 deep palmar branch of ulnar a.
桡动脉 radial a.
尺动脉 ulnar a.
骨间后动脉 posterior interosseous a.

图 4-230 掌浅弓的不同形态（前面观 5）
The different forms of superficial palmar arch. Anterior aspect (5)

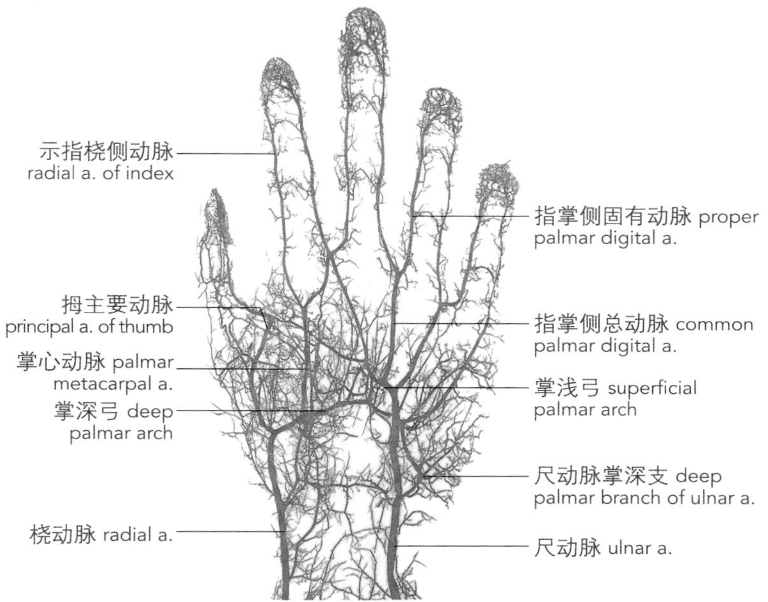
示指桡侧动脉 radial a. of index
指掌侧固有动脉 proper palmar digital a.
拇主要动脉 principal a. of thumb
指掌侧总动脉 common palmar digital a.
掌心动脉 palmar metacarpal a.
掌浅弓 superficial palmar arch
掌深弓 deep palmar arch
尺动脉掌深支 deep palmar branch of ulnar a.
桡动脉 radial a.
尺动脉 ulnar a.

图 4-231 掌浅弓的不同形态（后面观 5）
The different forms of superficial palmar arch. Posterior aspect (5)

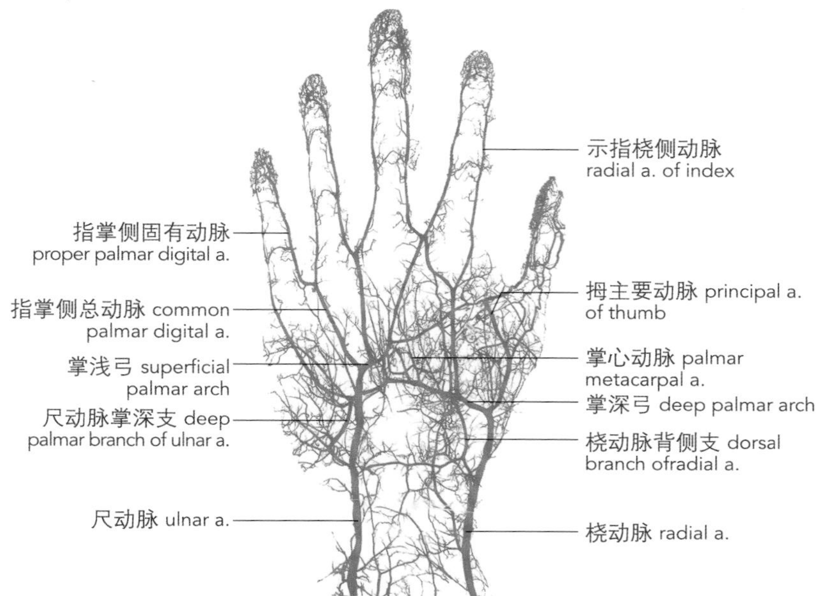
示指桡侧动脉 radial a. of index
指掌侧固有动脉 proper palmar digital a.
指掌侧总动脉 common palmar digital a.
拇主要动脉 principal a. of thumb
掌浅弓 superficial palmar arch
掌心动脉 palmar metacarpal a.
掌深弓 deep palmar arch
尺动脉掌深支 deep palmar branch of ulnar a.
桡动脉背侧支 dorsal branch ofradial a.
尺动脉 ulnar a.
桡动脉 radial a.

图 4-232 掌浅弓的不同形态（后面观 6）
The different forms of superficial palmar arch. Anterior aspect (6)

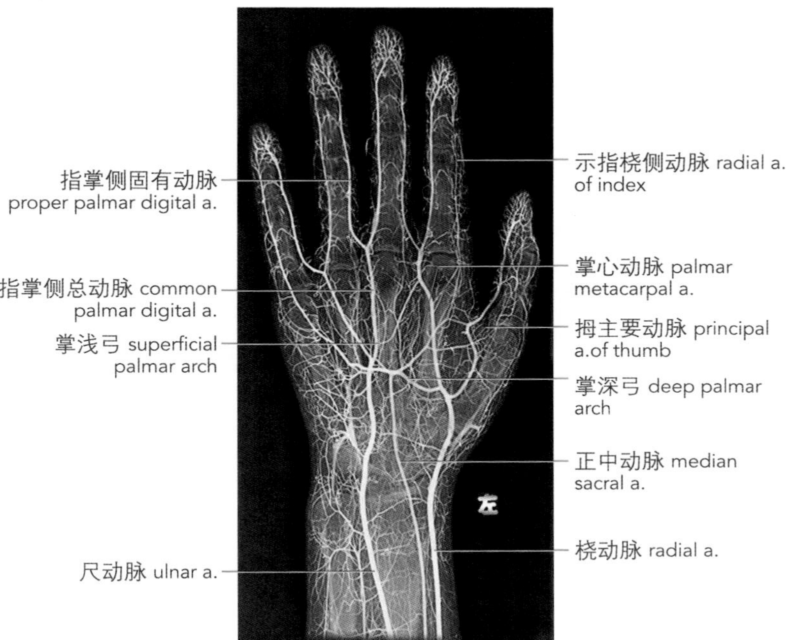
指掌侧固有动脉 proper palmar digital a.
示指桡侧动脉 radial a. of index
掌心动脉 palmar metacarpal a.
指掌侧总动脉 common palmar digital a.
拇主要动脉 principal a.of thumb
掌浅弓 superficial palmar arch
掌深弓 deep palmar arch
正中动脉 median sacral a.
左
桡动脉 radial a.
尺动脉 ulnar a.

图 4-233 掌浅弓的不同形态（后面观 7）
The different forms of superficial palmar arch. Posterior aspect (7)

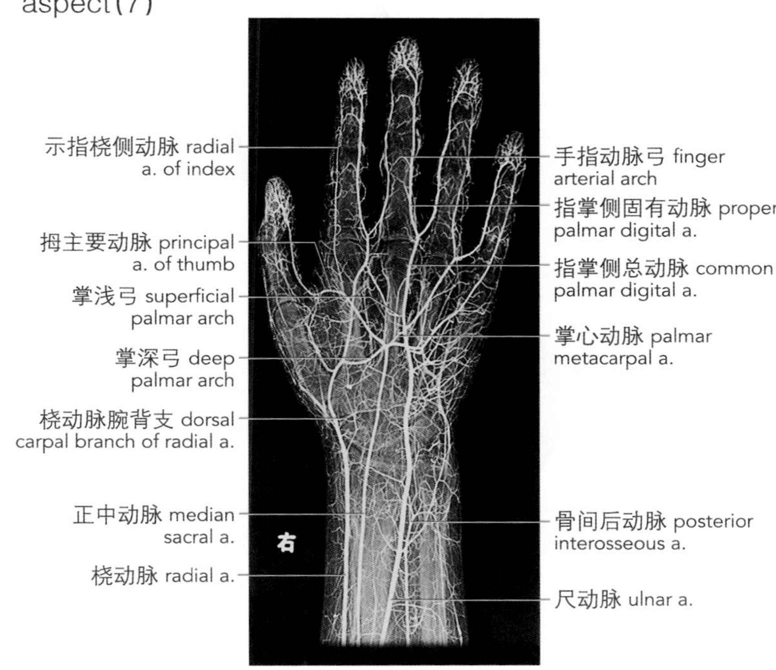
示指桡侧动脉 radial a. of index
手指动脉弓 finger arterial arch
指掌侧固有动脉 proper palmar digital a.
拇主要动脉 principal a. of thumb
指掌侧总动脉 common palmar digital a.
掌浅弓 superficial palmar arch
掌心动脉 palmar metacarpal a.
掌深弓 deep palmar arch
桡动脉腕背支 dorsal carpal branch of radial a.
正中动脉 median sacral a.
右
骨间后动脉 posterior interosseous a.
桡动脉 radial a.
尺动脉 ulnar a.

图 4-234　手指动脉弓
The finger arterial arch

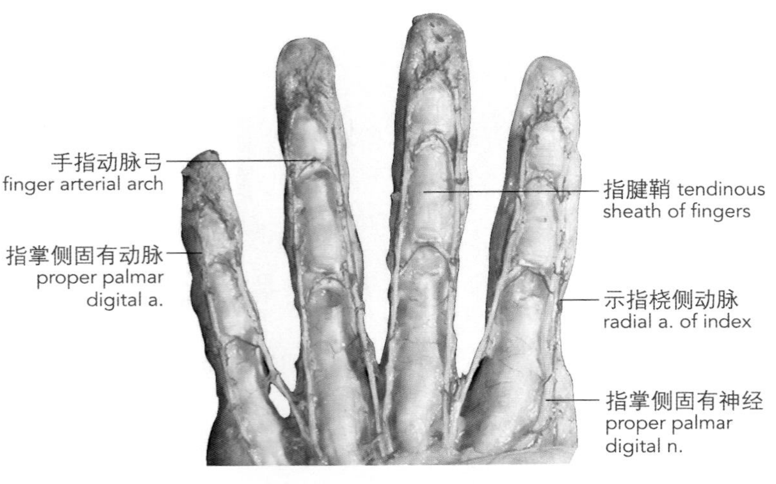
手指动脉弓
finger arterial arch
指掌侧固有动脉
proper palmar
digital a.
指腱鞘 tendinous
sheath of fingers
示指桡侧动脉
radial a. of index
指掌侧固有神经
proper palmar
digital n.

图 4-235　手指动脉(横切面观)
The finger artery cross section aspect

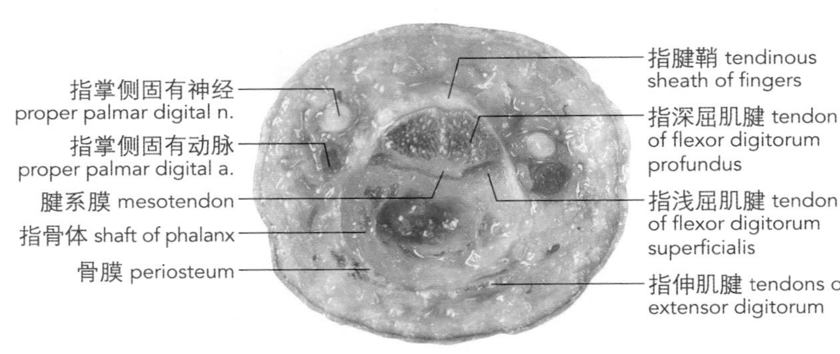
指掌侧固有神经
proper palmar digital n.
指掌侧固有动脉
proper palmar digital a.
腱系膜 mesotendon
指骨体 shaft of phalanx
骨膜 periosteum
指腱鞘 tendinous
sheath of fingers
指深屈肌腱 tendon
of flexor digitorum
profundus
指浅屈肌腱 tendon
of flexor digitorum
superficialis
指伸肌腱 tendons of
extensor digitorum

图 4-236　手指动脉(剖面观)
The finger artery Section aspect

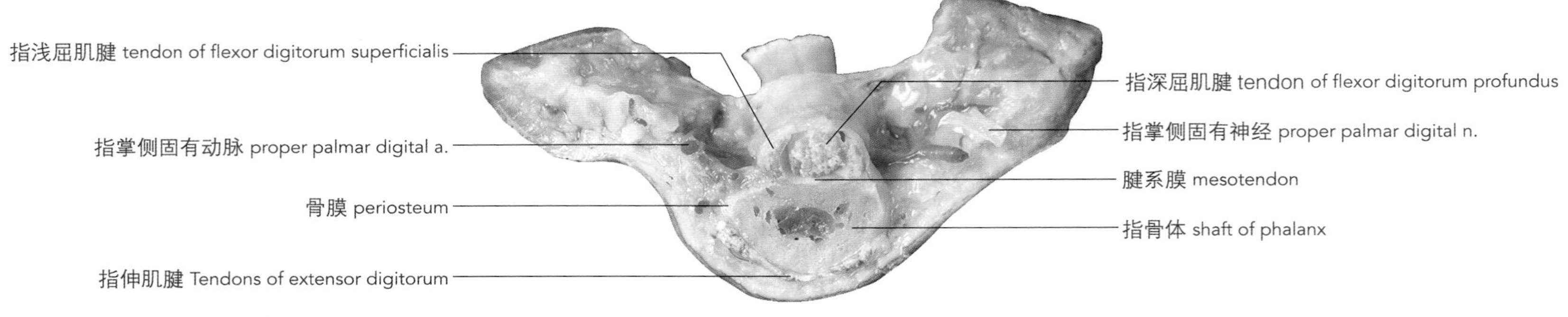
指浅屈肌腱 tendon of flexor digitorum superficialis
指掌侧固有动脉 proper palmar digital a.
骨膜 periosteum
指伸肌腱 Tendons of extensor digitorum
指深屈肌腱 tendon of flexor digitorum profundus
指掌侧固有神经 proper palmar digital n.
腱系膜 mesotendon
指骨体 shaft of phalanx

图 4-237　手背表面观
The dorsum of hand. Surface aspect

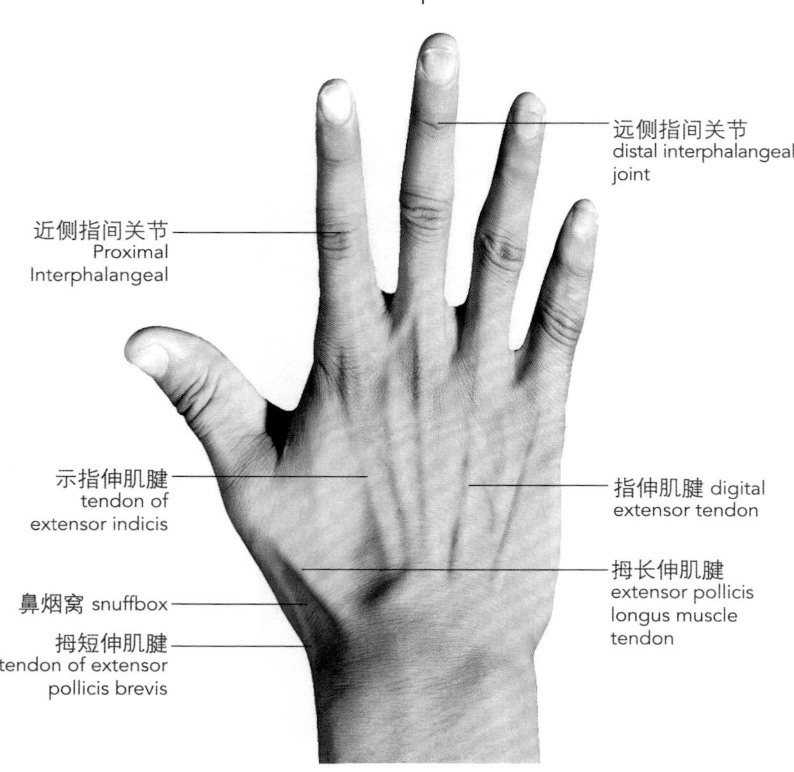
近侧指间关节
Proximal
Interphalangeal
示指伸肌腱
tendon of
extensor indicis
鼻烟窝 snuffbox
拇短伸肌腱
tendon of extensor
pollicis brevis
远侧指间关节
distal interphalangeal
joint
指伸肌腱 digital
extensor tendon
拇长伸肌腱
extensor pollicis
longus muscle
tendon

图 4-238　手背表面结构
The dorsal surface structure of hand

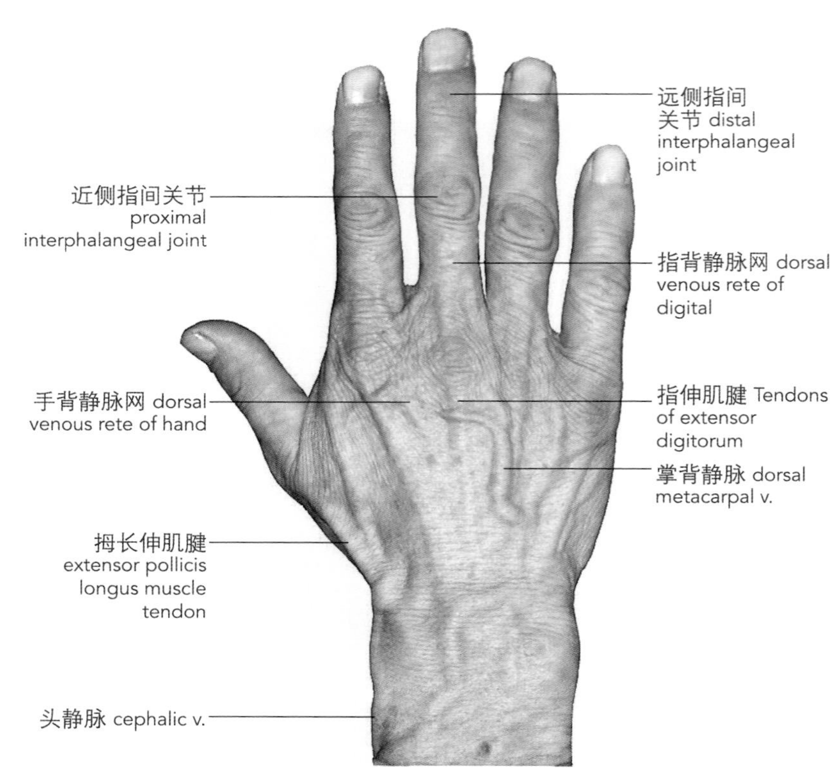
近侧指间关节
proximal
interphalangeal joint
手背静脉网 dorsal
venous rete of hand
拇长伸肌腱
extensor pollicis
longus muscle
tendon
头静脉 cephalic v.
远侧指间
关节 distal
interphalangeal
joint
指背静脉网 dorsal
venous rete of
digital
指伸肌腱 Tendons
of extensor
digitorum
掌背静脉 dorsal
metacarpal v.

图 4-239 手背静脉(投影)
The venous of hand. Surface markings

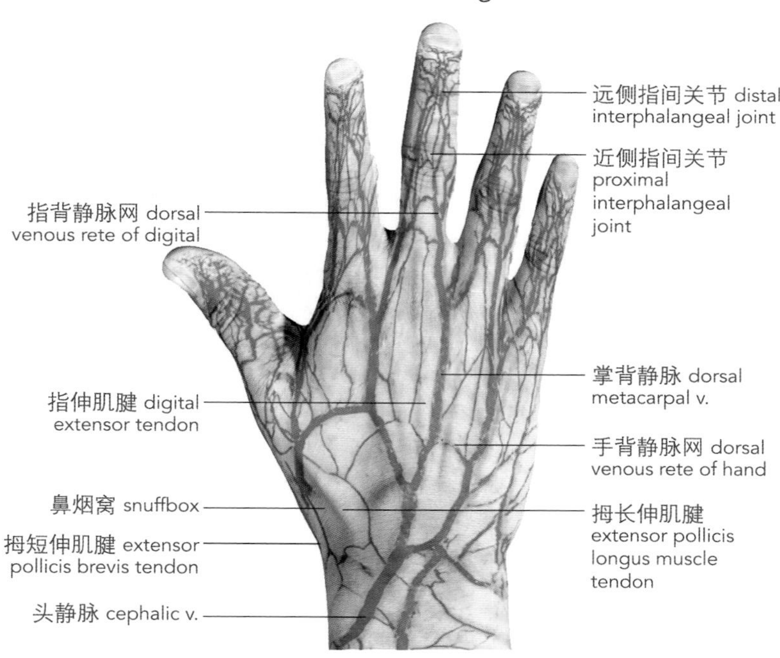

远侧指间关节 distal interphalangeal joint
近侧指间关节 proximal interphalangeal joint
指背静脉网 dorsal venous rete of digital
掌背静脉 dorsal metacarpal v.
指伸肌腱 digital extensor tendon
手背静脉网 dorsal venous rete of hand
鼻烟窝 snuffbox
拇长伸肌腱 extensor pollicis longus muscle tendon
拇短伸肌腱 extensor pollicis brevis tendon
头静脉 cephalic v.

图 4-240 手背静脉
The venous of hand

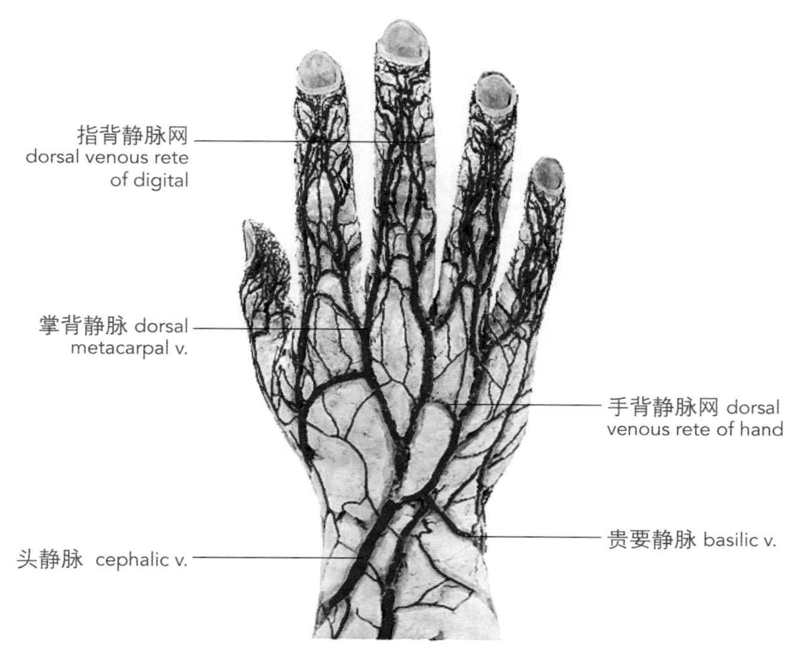

指背静脉网 dorsal venous rete of digital
掌背静脉 dorsal metacarpal v.
手背静脉网 dorsal venous rete of hand
贵要静脉 basilic v.
头静脉 cephalic v.

图 4-241 手背血管、神经(1)
The dorsal blood vessel and nerve of hand(1)

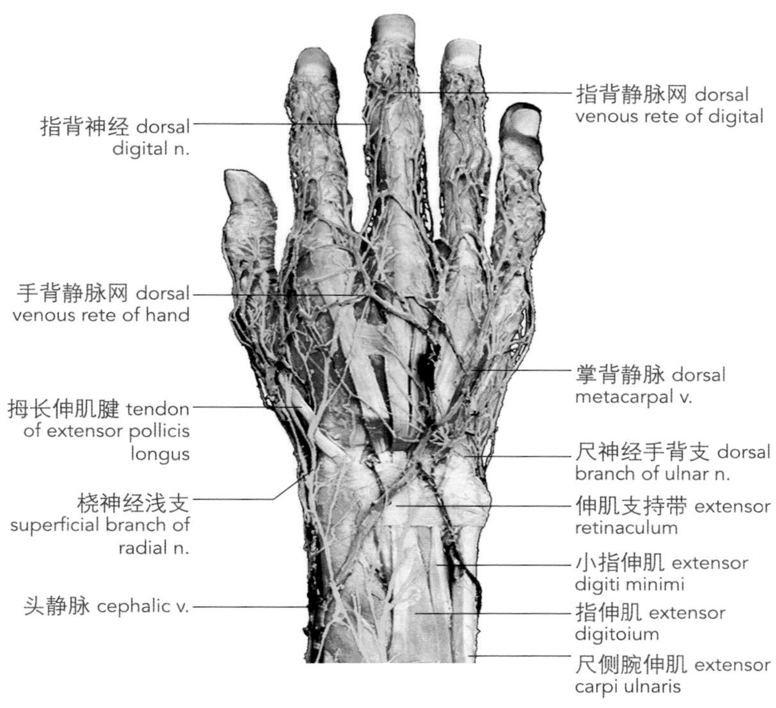

指背静脉网 dorsal venous rete of digital
指背神经 dorsal digital n.
手背静脉网 dorsal venous rete of hand
掌背静脉 dorsal metacarpal v.
拇长伸肌腱 tendon of extensor pollicis longus
尺神经手背支 dorsal branch of ulnar n.
桡神经浅支 superficial branch of radial n.
伸肌支持带 extensor retinaculum
小指伸肌 extensor digiti minimi
头静脉 cephalic v.
指伸肌 extensor digitoium
尺侧腕伸肌 extensor carpi ulnaris

图 4-242 手背血管、神经(2)
The dorsal blood vessel and nerve of hand(2)

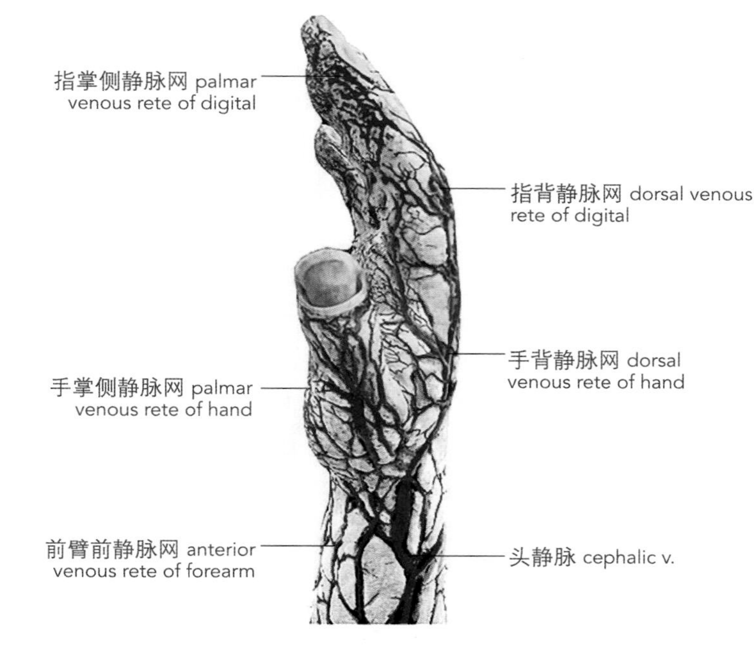

指掌侧静脉网 palmar venous rete of digital
指背静脉网 dorsal venous rete of digital
手背静脉网 dorsal venous rete of hand
手掌侧静脉网 palmar venous rete of hand
前臂前静脉网 anterior venous rete of forearm
头静脉 cephalic v.

图 4-243 手背血管、神经(3)
The dorsal blood vessel and nerve of hand(3)

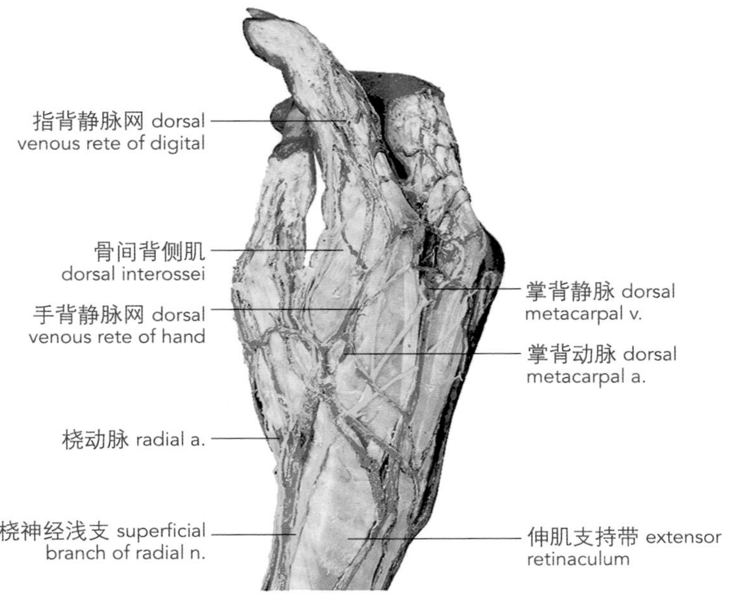

指背静脉网 dorsal venous rete of digital
骨间背侧肌 dorsal interossei
掌背静脉 dorsal metacarpal v.
手背静脉网 dorsal venous rete of hand
掌背动脉 dorsal metacarpal a.
桡动脉 radial a.
桡神经浅支 superficial branch of radial n.
伸肌支持带 extensor retinaculum

图 4-244 桡动脉在鼻烟窝的走行(1)
Deformations of the radial artery in the nasal Fossa(1)

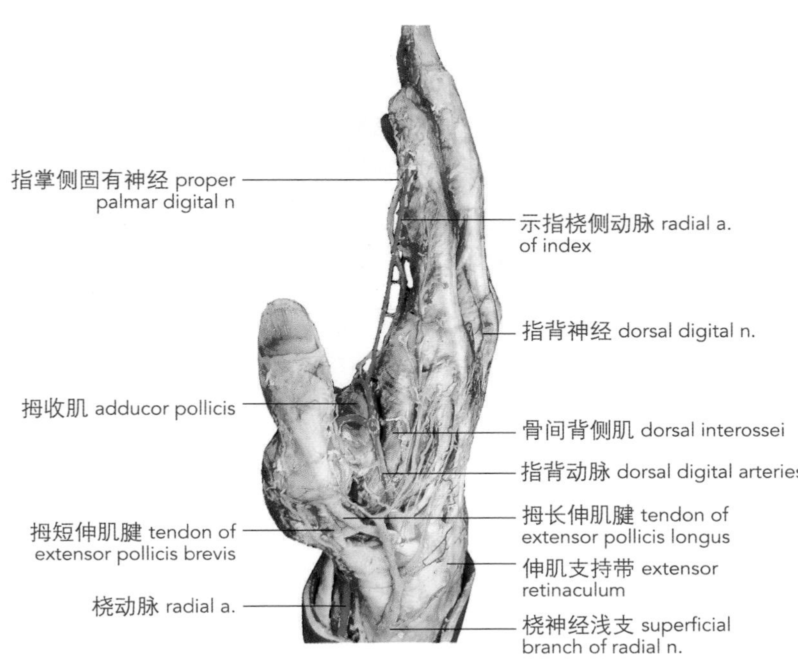

指掌侧固有神经 proper palmar digital n
示指桡侧动脉 radial a. of index
指背神经 dorsal digital n.
拇收肌 adducor pollicis
骨间背侧肌 dorsal interossei
指背动脉 dorsal digital arteries
拇长伸肌腱 tendon of extensor pollicis longus
拇短伸肌腱 tendon of extensor pollicis brevis
伸肌支持带 extensor retinaculum
桡动脉 radial a.
桡神经浅支 superficial branch of radial n.

图 4-245 桡动脉在鼻烟窝的走行(2)
Deformations of the radial artery in the nasal Fossa(2)

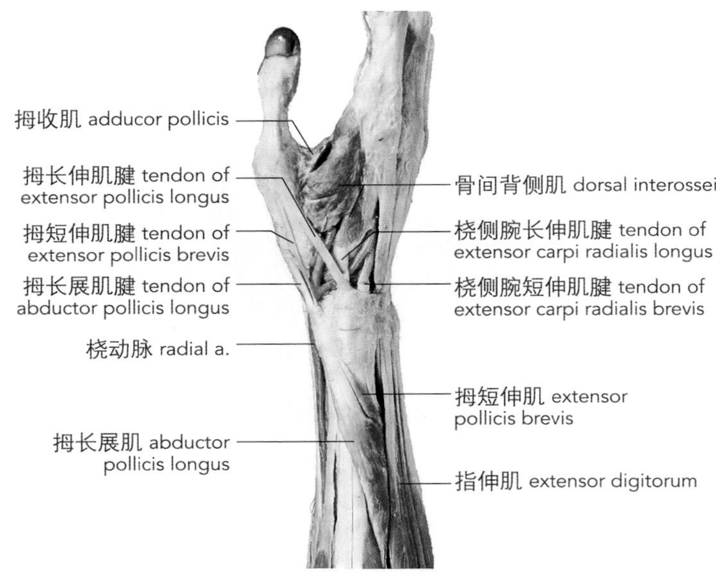
拇收肌 adducor pollicis
拇长伸肌腱 tendon of extensor pollicis longus
拇短伸肌腱 tendon of extensor pollicis brevis
拇长展肌腱 tendon of abductor pollicis longus
桡动脉 radial a.
拇长展肌 abductor pollicis longus
骨间背侧肌 dorsal interossei
桡侧腕长伸肌腱 tendon of extensor carpi radialis longus
桡侧腕短伸肌腱 tendon of extensor carpi radialis brevis
拇短伸肌 extensor pollicis brevis
指伸肌 extensor digitorum

图 4-246 第 2 掌背动脉
The 2nd dorsal metacarpal a.

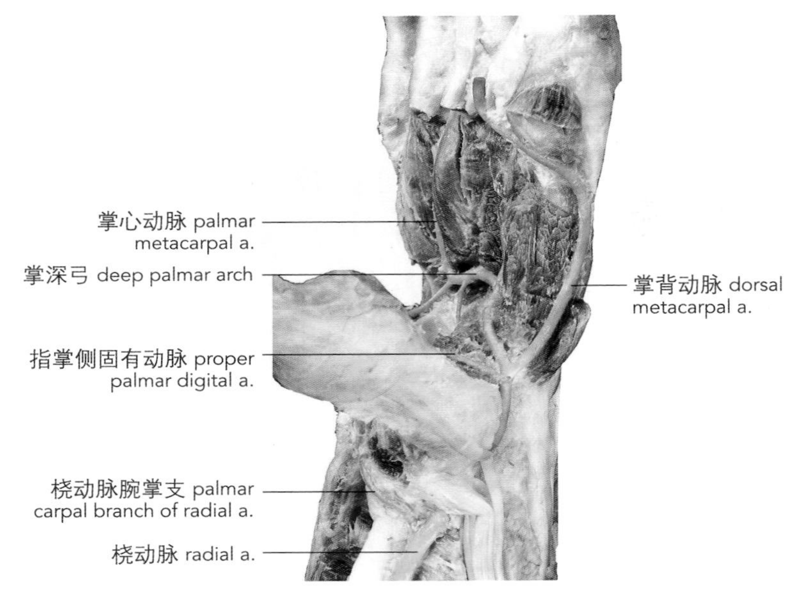
掌心动脉 palmar metacarpal a.
掌深弓 deep palmar arch
指掌侧固有动脉 proper palmar digital a.
桡动脉腕掌支 palmar carpal branch of radial a.
桡动脉 radial a.
掌背动脉 dorsal metacarpal a.

图 4-247 手背血管、神经
The dorsal blood vessel and nerve of hand.

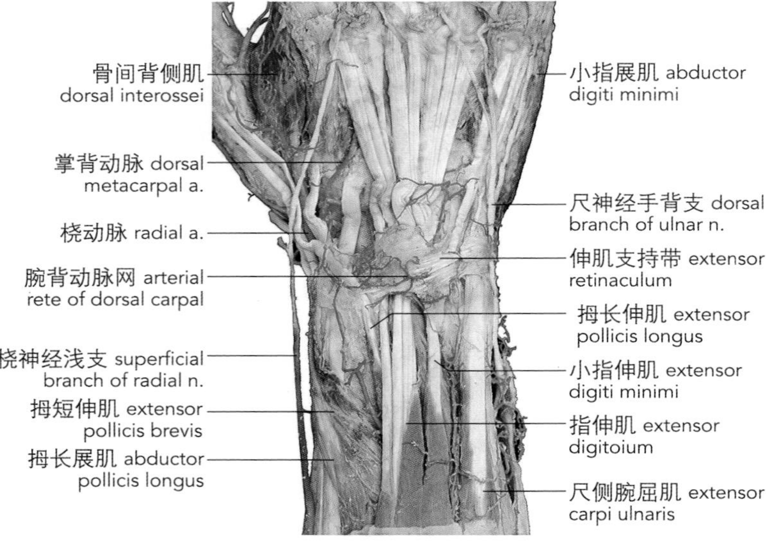
骨间背侧肌 dorsal interossei
掌背动脉 dorsal metacarpal a.
桡动脉 radial a.
腕背动脉网 arterial rete of dorsal carpal
桡神经浅支 superficial branch of radial n.
拇短伸肌 extensor pollicis brevis
拇长展肌 abductor pollicis longus
小指展肌 abductor digiti minimi
尺神经手背支 dorsal branch of ulnar n.
伸肌支持带 extensor retinaculum
拇长伸肌 extensor pollicis longus
小指伸肌 extensor digiti minimi
指伸肌 extensor digitoium
尺侧腕屈肌 extensor carpi ulnaris

图 4-248 手背血管(1)
The dorsal blood vessel of hand(1)

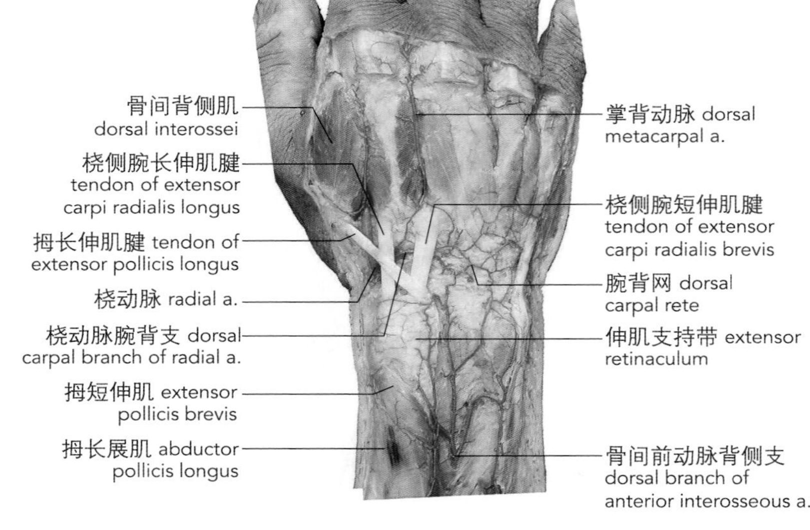
骨间背侧肌 dorsal interossei
桡侧腕长伸肌腱 tendon of extensor carpi radialis longus
拇长伸肌腱 tendon of extensor pollicis longus
桡动脉 radial a.
桡动脉腕背支 dorsal carpal branch of radial a.
拇短伸肌 extensor pollicis brevis
拇长展肌 abductor pollicis longus
掌背动脉 dorsal metacarpal a.
桡侧腕短伸肌腱 tendon of extensor carpi radialis brevis
腕背网 dorsal carpal rete
伸肌支持带 extensor retinaculum
骨间前动脉背侧支 dorsal branch of anterior interosseous a.

【解剖学要点】

腕部的动脉网，呈现多来源、多吻合、多层次的构筑特点，主要由桡、尺动脉在腕部的有关分支参加腕部动脉网的构成。位于腕关节囊掌侧和背侧的动脉网最为完整，是腕部动脉吻合交通的主要动脉网。

腕背侧动脉网，主要由桡动脉腕背支、骨间前动脉背侧支及穿支吻合形成。

腕掌侧动脉网，主要由桡动脉腕掌支、骨间前动脉掌侧支和尺动脉腕背支参加。

自腕背侧动脉网发出 3 条掌背动脉，沿第 2~4 骨间背侧肌表面下行，至掌指关节附近各分成 2 支，称指背动脉，分布于第 2~4 指背面相对缘，第 1 掌背动脉通常来自桡动脉（穿第 1 骨间背侧肌之前发出）至拇指背面两侧及示指背面的桡侧。

图 4-249 手背血管(2)
The dorsal blood vessel of hand(2)

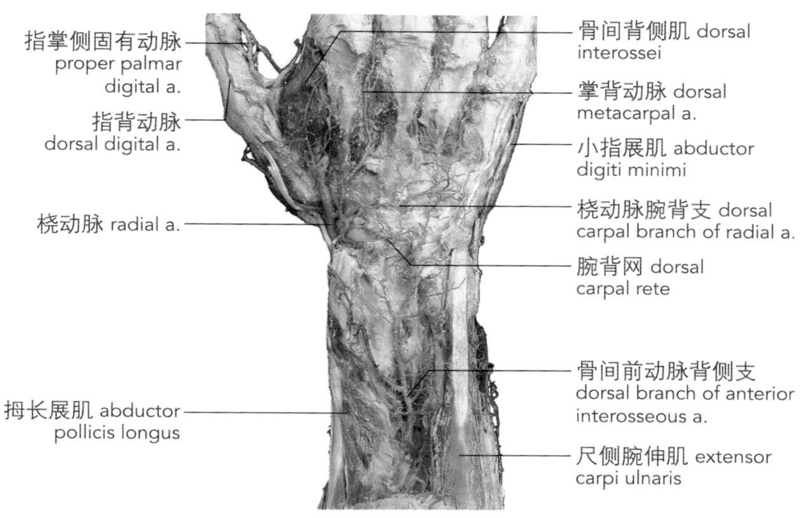

指掌侧固有动脉 proper palmar digital a.
指背动脉 dorsal digital a.
桡动脉 radial a.
拇长展肌 abductor pollicis longus
骨间背侧肌 dorsal interossei
掌背动脉 dorsal metacarpal a.
小指展肌 abductor digiti minimi
桡动脉腕背支 dorsal carpal branch of radial a.
腕背网 dorsal carpal rete
骨间前动脉背侧支 dorsal branch of anterior interosseous a.
尺侧腕伸肌 extensor carpi ulnaris

图 4-250 手肌(背面观 1)
The palmar muscle. Dorsal aspect(1)

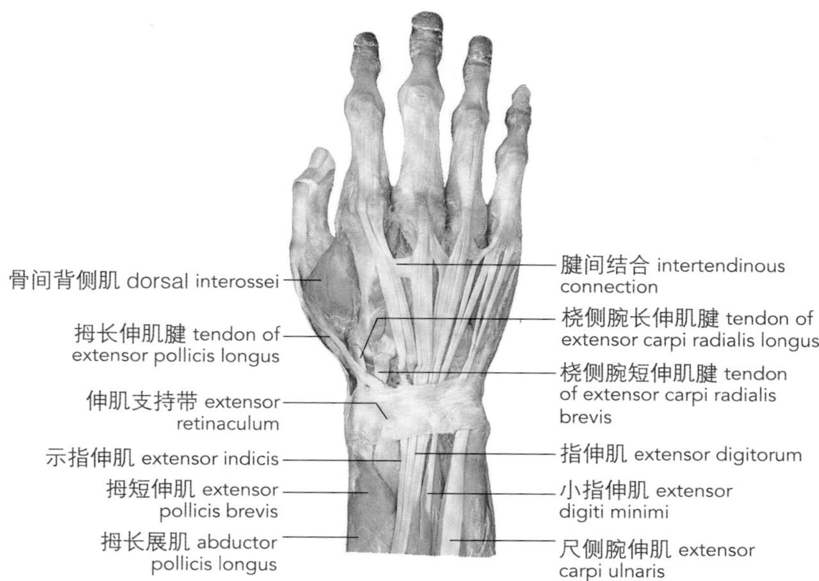

骨间背侧肌 dorsal interossei
拇长伸肌腱 tendon of extensor pollicis longus
伸肌支持带 extensor retinaculum
示指伸肌 extensor indicis
拇短伸肌 extensor pollicis brevis
拇长展肌 abductor pollicis longus
腱间结合 intertendinous connection
桡侧腕长伸肌腱 tendon of extensor carpi radialis longus
桡侧腕短伸肌腱 tendon of extensor carpi radialis brevis
指伸肌 extensor digitorum
小指伸肌 extensor digiti minimi
尺侧腕伸肌 extensor carpi ulnaris

图 4-251 手肌(背面观 2)
The palmar muscle. Dorsal aspect(2)

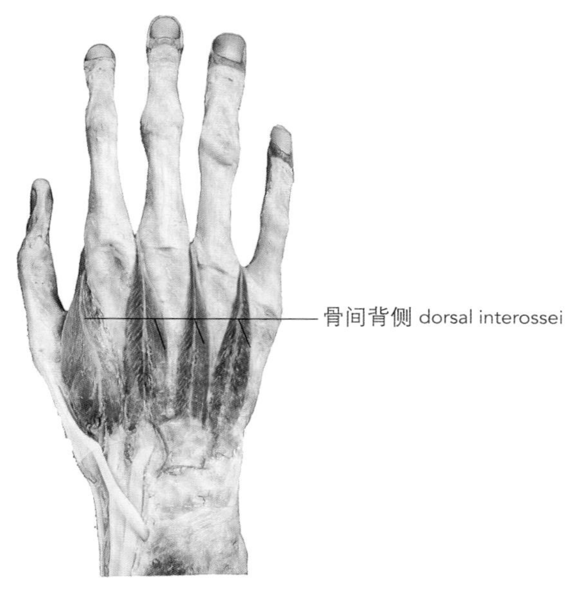

骨间背侧 dorsal interossei

图 4-252 手掌(表面观)
The palm of hand Surface aspect

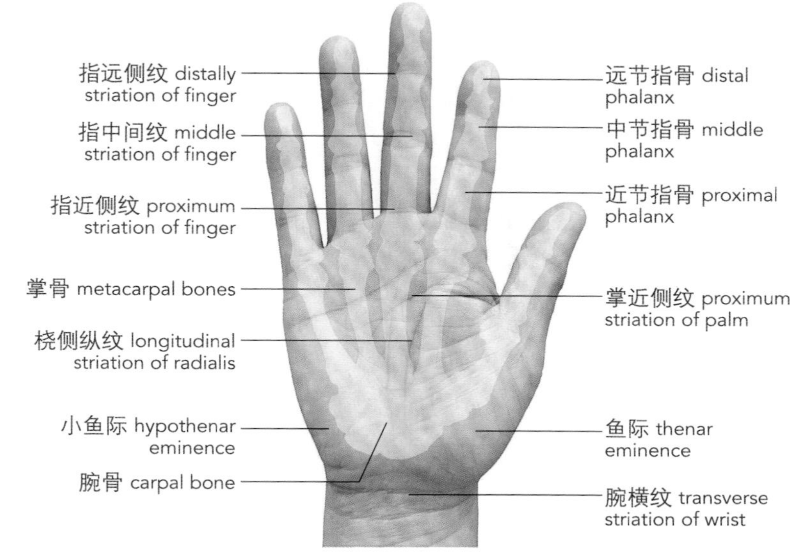

指远侧纹 distally striation of finger
指中间纹 middle striation of finger
指近侧纹 proximum striation of finger
掌骨 metacarpal bones
桡侧纵纹 longitudinal striation of radialis
小鱼际 hypothenar eminence
腕骨 carpal bone
远节指骨 distal phalanx
中节指骨 middle phalanx
近节指骨 proximal phalanx
掌近侧纹 proximum striation of palm
鱼际 thenar eminence
腕横纹 transverse striation of wrist

图 4-253 手肌(掌面观 1)
The palmar muscle. Palmar aspect(1)

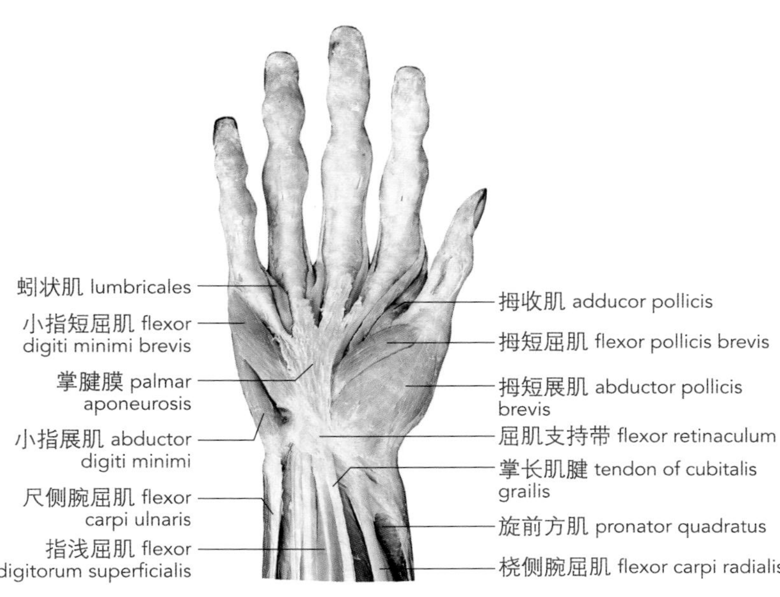

蚓状肌 lumbricales
小指短屈肌 flexor digiti minimi brevis
掌腱膜 palmar aponeurosis
小指展肌 abductor digiti minimi
尺侧腕屈肌 flexor carpi ulnaris
指浅屈肌 flexor digitorum superficialis
拇收肌 adducor pollicis
拇短屈肌 flexor pollicis brevis
拇短展肌 abductor pollicis brevis
屈肌支持带 flexor retinaculum
掌长肌腱 tendon of cubitalis grailis
旋前方肌 pronator quadratus
桡侧腕屈肌 flexor carpi radialis

图 4-254 手肌(掌面观 2)
The palmar muscle. Palmar aspect(2)

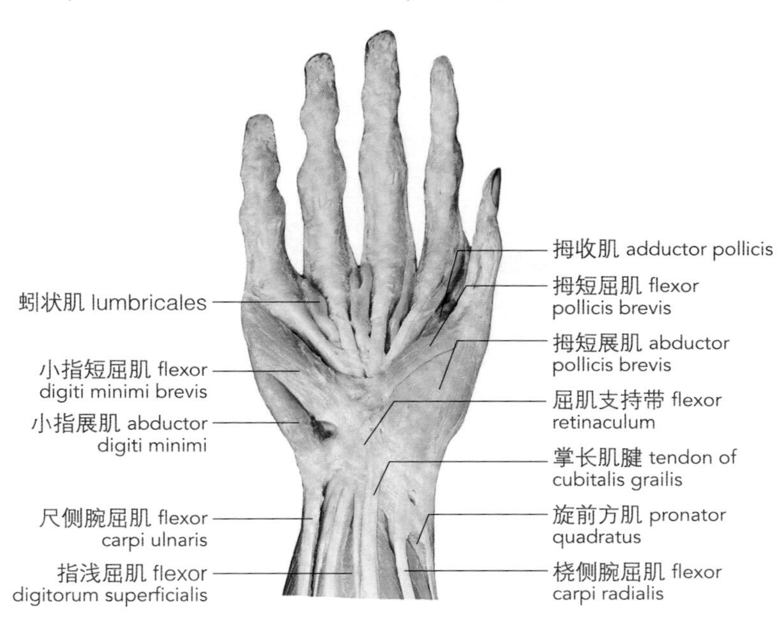

蚓状肌 lumbricales
小指短屈肌 flexor digiti minimi brevis
小指展肌 abductor digiti minimi
尺侧腕屈肌 flexor carpi ulnaris
指浅屈肌 flexor digitorum superficialis
拇收肌 adductor pollicis
拇短屈肌 flexor pollicis brevis
拇短展肌 abductor pollicis brevis
屈肌支持带 flexor retinaculum
掌长肌腱 tendon of cubitalis grailis
旋前方肌 pronator quadratus
桡侧腕屈肌 flexor carpi radialis

【解剖学要点】

手肌分为外侧群、内侧群和中间群。外侧群包括拇短展肌、拇短屈肌、拇对掌肌和拇收肌。中间群有 4 块蚓状肌和 7 块骨间肌。内侧群包括小指展肌、小指短屈肌和小指对掌肌。

作用：外侧群运动拇指，内侧群运动小指，中间群运动示指至小指的掌指关节和指间关节。

图 4-255 手肌（掌面观 3）
The palmar muscle. Palmar aspect (3)

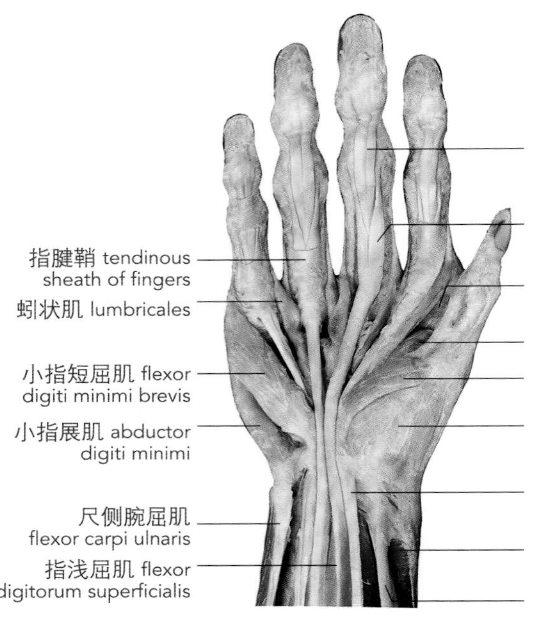

指深屈肌腱 tendon of flexor digitorum profundus
指浅屈肌腱 tendon of flexor digitorum superficialis
指腱鞘 tendinous sheath of fingers
蚓状肌 lumbricales
骨间背侧肌 dorsal interossei
拇收肌 adducor pollicis
小指短屈肌 flexor digiti minimi brevis
拇短屈肌 flexor pollicis brevis
小指展肌 abductor digiti minimi
拇短展肌 abductor pollicis brevis
掌长肌腱 tendon of cubitalis grailis
尺侧腕屈肌 flexor carpi ulnaris
旋前方肌 pronator quadratus
指浅屈肌 flexor digitorum superficialis
桡侧腕屈肌 flexor carpi radialis

图 4-256 手肌（掌面观 4）
The palmar muscle. Palmar aspect (4)

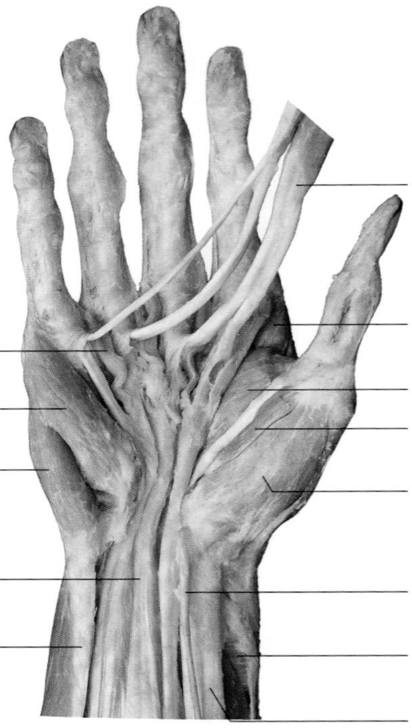

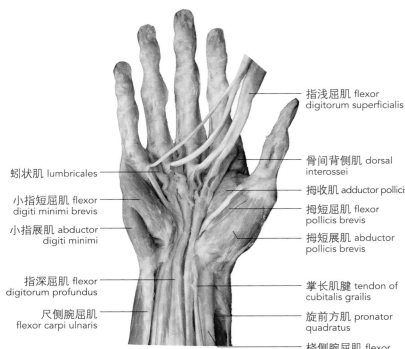

指浅屈肌 flexor digitorum superficialis
骨间背侧肌 dorsal interossei
蚓状肌 lumbricales
拇收肌 adductor pollicis
小指短屈肌 flexor digiti minimi brevis
拇短屈肌 flexor pollicis brevis
小指展肌 abductor digiti minimi
拇短展肌 abductor pollicis brevis
指深屈肌 flexor digitorum profundus
掌长肌腱 tendon of cubitalis grailis
尺侧腕屈肌 flexor carpi ulnaris
旋前方肌 pronator quadratus
桡侧腕屈肌 flexor carpi radialis

图 4-257 手肌（掌面观 5）
The palmar muscle. Palmar aspect (5)

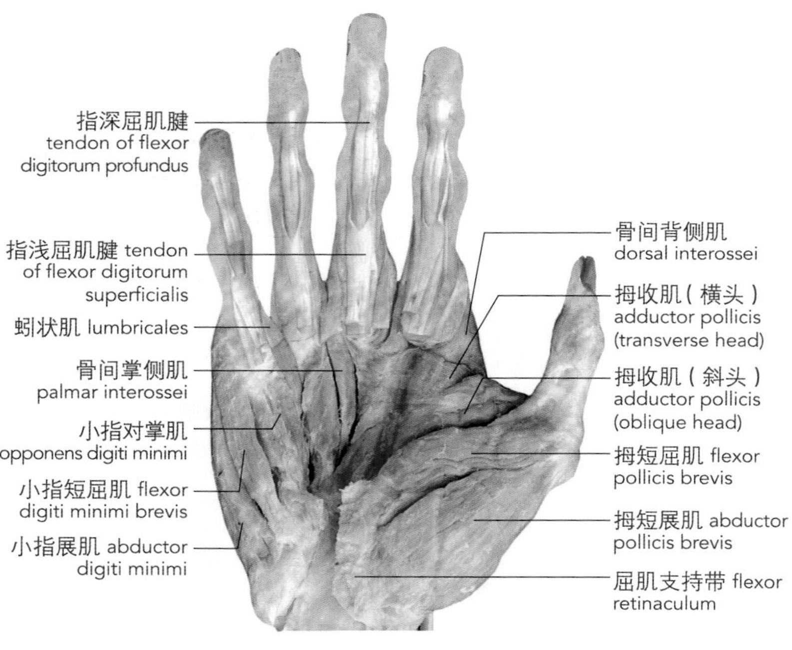

指深屈肌腱 tendon of flexor digitorum profundus
骨间背侧肌 dorsal interossei
指浅屈肌腱 tendon of flexor digitorum superficialis
拇收肌（横头） adductor pollicis (transverse head)
蚓状肌 lumbricales
骨间掌侧肌 palmar interossei
拇收肌（斜头） adductor pollicis (oblique head)
小指对掌肌 opponens digiti minimi
拇短屈肌 flexor pollicis brevis
小指短屈肌 flexor digiti minimi brevis
拇短展肌 abductor pollicis brevis
小指展肌 abductor digiti minimi
屈肌支持带 flexor retinaculum

图 4-258 手肌（掌面观 6）
The palmar muscle. Palmar aspect (6)

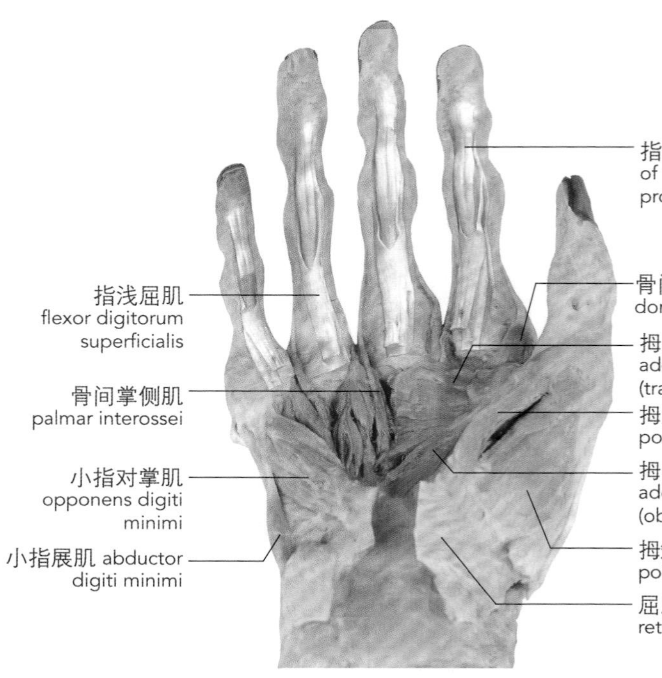

指深屈肌腱 tendon of flexor digitorum profundus
骨间背侧肌 dorsal interossei
指浅屈肌 flexor digitorum superficialis
拇收肌（横头） adductor pollicis (transverse head)
骨间掌侧肌 palmar interossei
拇短屈肌 flexor pollicis brevis
小指对掌肌 opponens digiti minimi
拇收肌（斜头） adductor pollicis (oblique head)
小指展肌 abductor digiti minimi
拇短展肌 abductor pollicis brevis
屈肌支持带 flexor retinaculum

图 4-259 手肌(掌面观 7)
The palmar muscle. Palmar aspect(7)

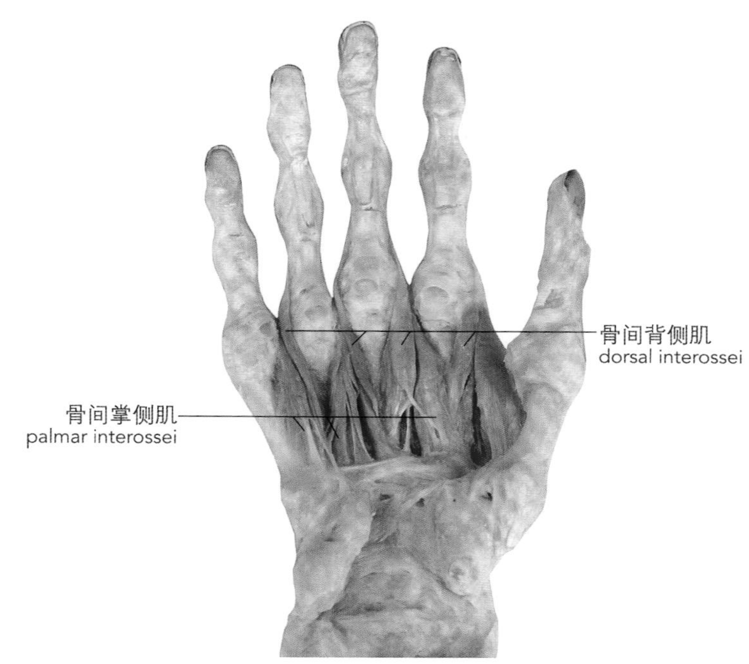
骨间背侧肌
dorsal interossei
骨间掌侧肌
palmar interossei

图 4-260 手屈指肌腱(侧面观)
The tendon of to count on the fingers of hand. lateral aspect

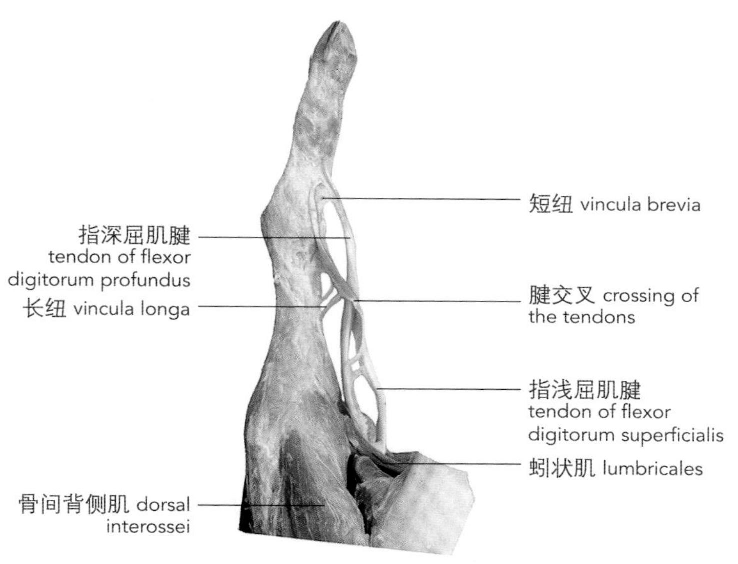
短纽 vincula brevia
指深屈肌腱
tendon of flexor
digitorum profundus
长纽 vincula longa
腱交叉 crossing of
the tendons
指浅屈肌腱
tendon of flexor
digitorum superficialis
蚓状肌 lumbricales
骨间背侧肌 dorsal
interossei

图 4-261 手指(矢状面观)
The fingers. Sagittal aspect

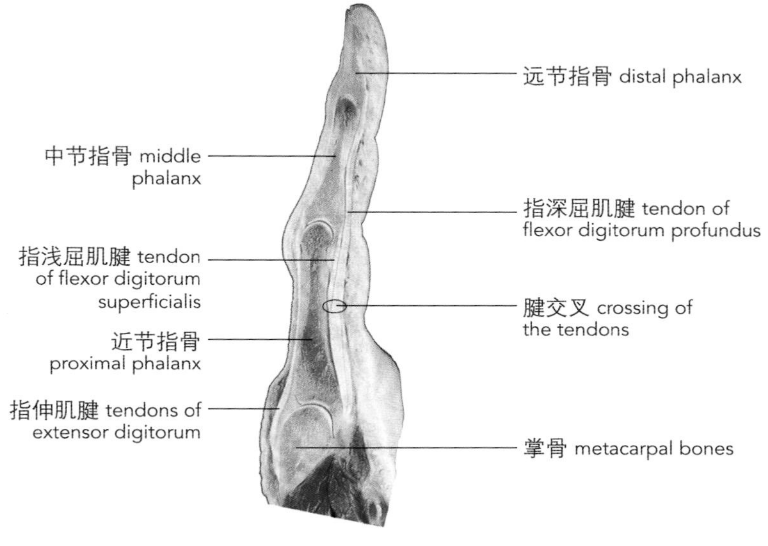
远节指骨 distal phalanx
中节指骨 middle
phalanx
指深屈肌腱 tendon of
flexor digitorum profundus
指浅屈肌腱 tendon
of flexor digitorum
superficialis
腱交叉 crossing of
the tendons
近节指骨
proximal phalanx
指伸肌腱 tendons of
extensor digitorum
掌骨 metacarpal bones

图 4-262 手指(水平面观)
The fingers. Level aspect

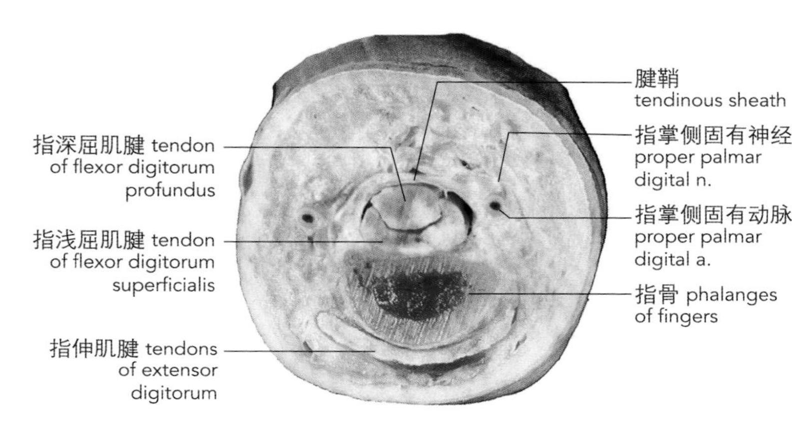
腱鞘
tendinous sheath
指深屈肌腱 tendon
of flexor digitorum
profundus
指掌侧固有神经
proper palmar
digital n.
指掌侧固有动脉
proper palmar
digital a.
指浅屈肌腱 tendon
of flexor digitorum
superficialis
指骨 phalanges
of fingers
指伸肌腱 tendons
of extensor
digitorum

图 4-263 钩骨钩近侧平面
The proximal side section through hook of hamate bone

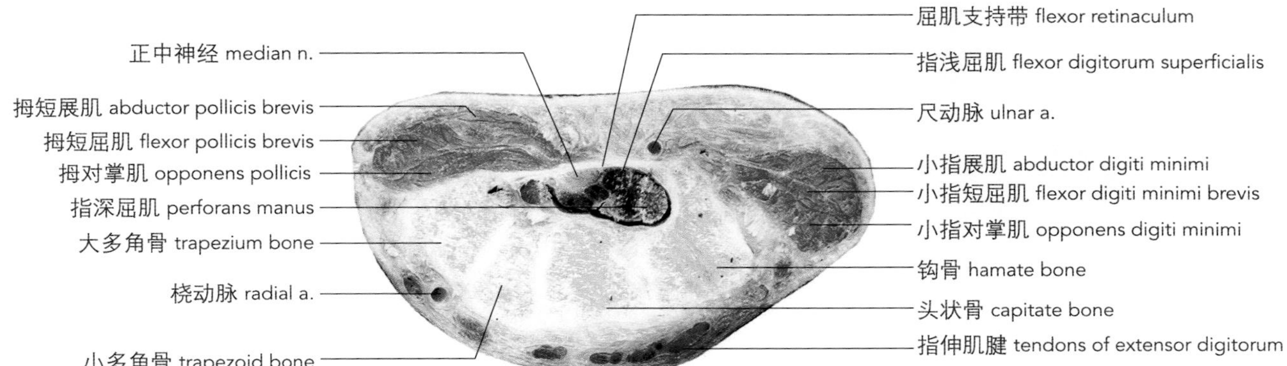
屈肌支持带 flexor retinaculum
正中神经 median n.
指浅屈肌 flexor digitorum superficialis
拇短展肌 abductor pollicis brevis
尺动脉 ulnar a.
拇短屈肌 flexor pollicis brevis
拇对掌肌 opponens pollicis
小指展肌 abductor digiti minimi
小指短屈肌 flexor digiti minimi brevis
指深屈肌 perforans manus
小指对掌肌 opponens digiti minimi
大多角骨 trapezium bone
钩骨 hamate bone
桡动脉 radial a.
头状骨 capitate bone
小多角骨 trapezoid bone
指伸肌腱 tendons of extensor digitorum

图 4-264 钩骨钩远侧平面
The distal side section through hook of hamate bone

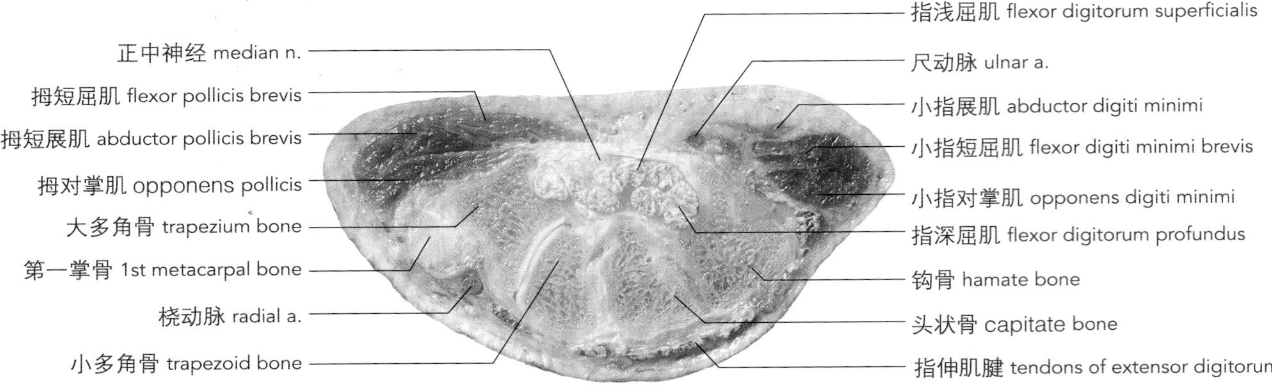

正中神经 median n.
拇短屈肌 flexor pollicis brevis
拇短展肌 abductor pollicis brevis
拇对掌肌 opponens pollicis
大多角骨 trapezium bone
第一掌骨 1st metacarpal bone
桡动脉 radial a.
小多角骨 trapezoid bone
指浅屈肌 flexor digitorum superficialis
尺动脉 ulnar a.
小指展肌 abductor digiti minimi
小指短屈肌 flexor digiti minimi brevis
小指对掌肌 opponens digiti minimi
指深屈肌 flexor digitorum profundus
钩骨 hamate bone
头状骨 capitate bone
指伸肌腱 tendons of extensor digitorum

图 4-265 掌骨底部平面断层
Plane Fracture of the base of metacarpal bone

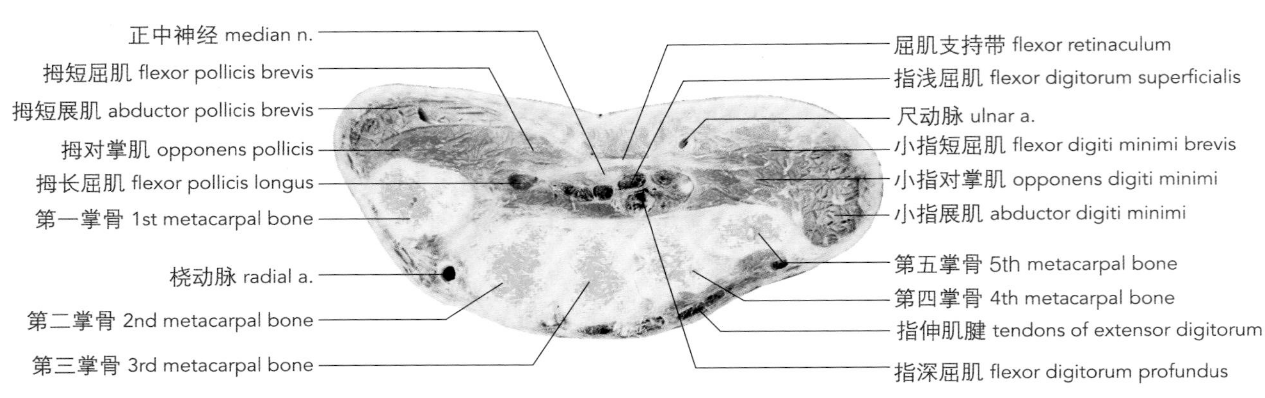

正中神经 median n.
拇短屈肌 flexor pollicis brevis
拇短展肌 abductor pollicis brevis
拇对掌肌 opponens pollicis
拇长屈肌 flexor pollicis longus
第一掌骨 1st metacarpal bone
桡动脉 radial a.
第二掌骨 2nd metacarpal bone
第三掌骨 3rd metacarpal bone
屈肌支持带 flexor retinaculum
指浅屈肌 flexor digitorum superficialis
尺动脉 ulnar a.
小指短屈肌 flexor digiti minimi brevis
小指对掌肌 opponens digiti minimi
小指展肌 abductor digiti minimi
第五掌骨 5th metacarpal bone
第四掌骨 4th metacarpal bone
指伸肌腱 tendons of extensor digitorum
指深屈肌 flexor digitorum profundus

图 4-266 掌骨前部平面断层
Plane Fracture of anterior metacarpal bone

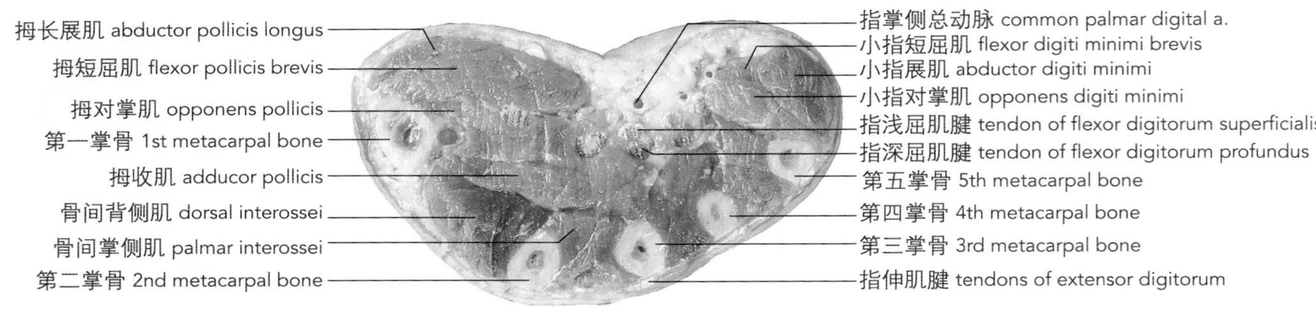

拇长展肌 abductor pollicis longus
拇短屈肌 flexor pollicis brevis
拇对掌肌 opponens pollicis
第一掌骨 1st metacarpal bone
拇收肌 adducor pollicis
骨间背侧肌 dorsal interossei
骨间掌侧肌 palmar interossei
第二掌骨 2nd metacarpal bone
指掌侧总动脉 common palmar digital a.
小指短屈肌 flexor digiti minimi brevis
小指展肌 abductor digiti minimi
小指对掌肌 opponens digiti minimi
指浅屈肌腱 tendon of flexor digitorum superficialis
指深屈肌腱 tendon of flexor digitorum profundus
第五掌骨 5th metacarpal bone
第四掌骨 4th metacarpal bone
第三掌骨 3rd metacarpal bone
指伸肌腱 tendons of extensor digitorum

图 4-267 手指腱鞘(掌面观)
The tendinous sheath of fingers. Palmar aspect

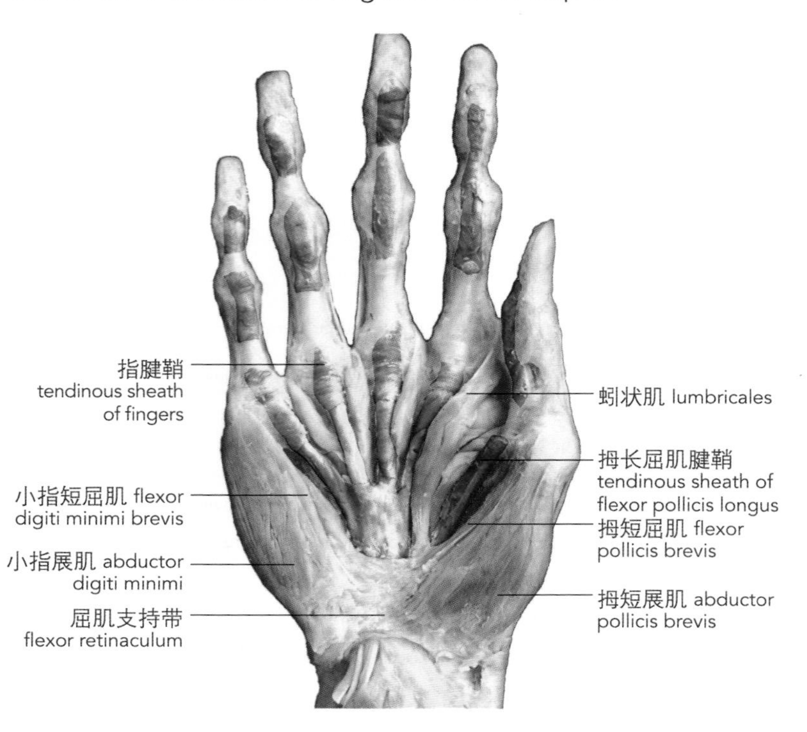

指腱鞘 tendinous sheath of fingers
小指短屈肌 flexor digiti minimi brevis
小指展肌 abductor digiti minimi
屈肌支持带 flexor retinaculum
蚓状肌 lumbricales
拇长屈肌腱鞘 tendinous sheath of flexor pollicis longus
拇短屈肌 flexor pollicis brevis
拇短展肌 abductor pollicis brevis

图 4-268 手指腱鞘(背面观)
The tendinous sheath of fingers. Dorsal aspect

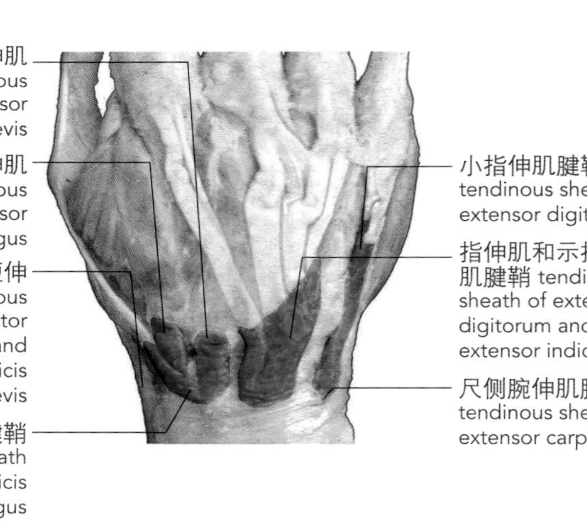

桡侧腕短伸肌腱鞘 tendinous sheath of extensor carpi radialis brevis
桡侧腕长伸肌腱鞘 tendinous sheath of extensor carpi radialis longus
拇长展肌和拇短伸肌腱鞘 tendinous sheath of abductor pollicis longus and extensor pollicis brevis
拇长伸肌腱鞘 tendinous sheath of extensor pollicis longus
小指伸肌腱鞘 tendinous sheath of extensor digiti minimi
指伸肌和示指伸肌腱鞘 tendinous sheath of extensor digitorum and extensor indicis
尺侧腕伸肌腱鞘 tendinous sheath of extensor carpi ulnaris

图 4-269 腕背腱鞘
The dorsal tendinous sheath of wrist

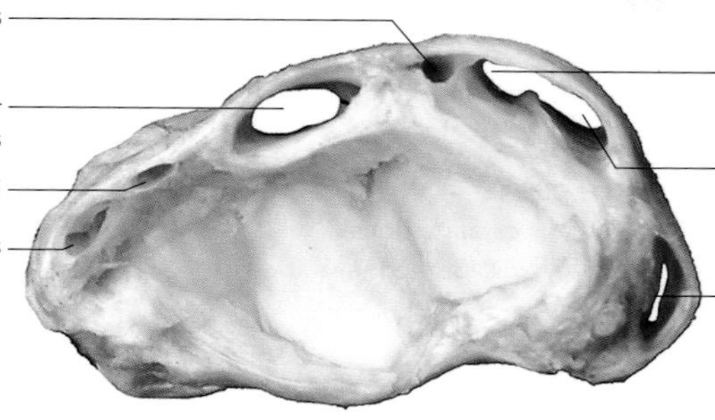
拇长伸肌腱鞘 tendinous sheath of extensor pollicis longus
指伸肌和示指伸肌腱鞘 tendinous sheath of extensor digitorum and extensor indicis
小指伸肌腱鞘 tendinous sheath of extensor digiti minimi
尺侧腕伸肌腱鞘 tendinous sheath of extensor carpi ulnaris
桡侧腕短伸肌腱鞘 tendinous sheath of extensor carpi radialis brevis
桡侧腕长伸肌腱鞘 tendinous sheath of extensor carpi radialis longus
拇长展肌和拇短伸肌腱鞘 tendinous sheath of abductor pollicis longus and extensor pollicis brevis

图 4-270 手骨的连结（掌面观）
The joints of the hand. Palmar aspect

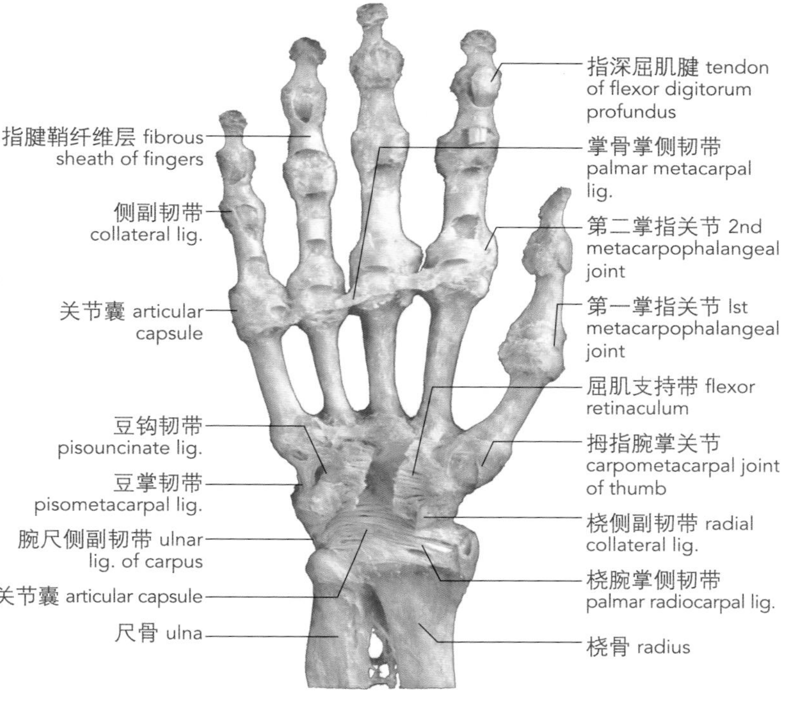
指腱鞘纤维层 fibrous sheath of fingers
侧副韧带 collateral lig.
关节囊 articular capsule
豆钩韧带 pisouncinate lig.
豆掌韧带 pisometacarpal lig.
腕尺侧副韧带 ulnar lig. of carpus
关节囊 articular capsule
尺骨 ulna
指深屈肌腱 tendon of flexor digitorum profundus
掌骨掌侧韧带 palmar metacarpal lig.
第二掌指关节 2nd metacarpophalangeal joint
第一掌指关节 Ist metacarpophalangeal joint
屈肌支持带 flexor retinaculum
拇指腕掌关节 carpometacarpal joint of thumb
桡侧副韧带 radial collateral lig.
桡腕掌侧韧带 palmar radiocarpal lig.
桡骨 radius

图 4-271 手骨的连结（背面观）
The joints of the hand. Dorsal aspect

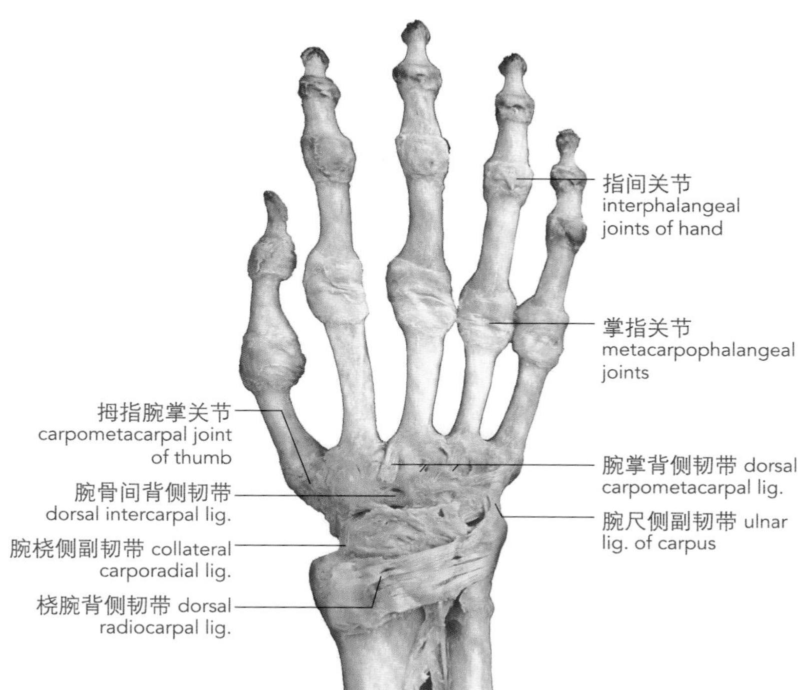
指间关节 interphalangeal joints of hand
掌指关节 metacarpophalangeal joints
拇指腕掌关节 carpometacarpal joint of thumb
腕骨间背侧韧带 dorsal intercarpal lig.
腕桡侧副韧带 collateral carporadial lig.
桡腕背侧韧带 dorsal radiocarpal lig.
腕掌背侧韧带 dorsal carpometacarpal lig.
腕尺侧副韧带 ulnar lig. of carpus

【解剖学要点】

手关节包括桡腕关节、腕骨间关节、腕掌关节、掌指关节和指骨间关节。

桡腕关节由手舟骨、月骨、三角骨的近侧关节面与桡骨的腕关节面和尺骨头下方的关节盘构成。

腕骨间关节为相邻各腕骨之间构成的关节。

腕掌关节由远侧列腕骨与 5 块掌骨底构成。

掌指关节由掌骨头与指骨底构成。

指骨间关节由各指相邻指骨的底和滑车构成。

图 4-272 腕骨的连结（剖面观）
The joints of the carpal bones. Section aspect

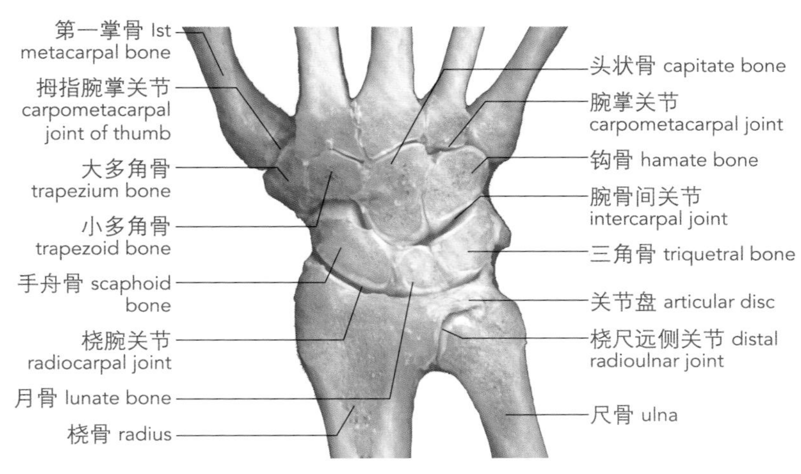
第一掌骨 Ist metacarpal bone
拇指腕掌关节 carpometacarpal joint of thumb
大多角骨 trapezium bone
小多角骨 trapezoid bone
手舟骨 scaphoid bone
桡腕关节 radiocarpal joint
月骨 lunate bone
桡骨 radius
头状骨 capitate bone
腕掌关节 carpometacarpal joint
钩骨 hamate bone
腕骨间关节 intercarpal joint
三角骨 triquetral bone
关节盘 articular disc
桡尺远侧关节 distal radioulnar joint
尺骨 ulna

图 4-273 腕骨（背面观）
The carpal bones. Dorsal aspect

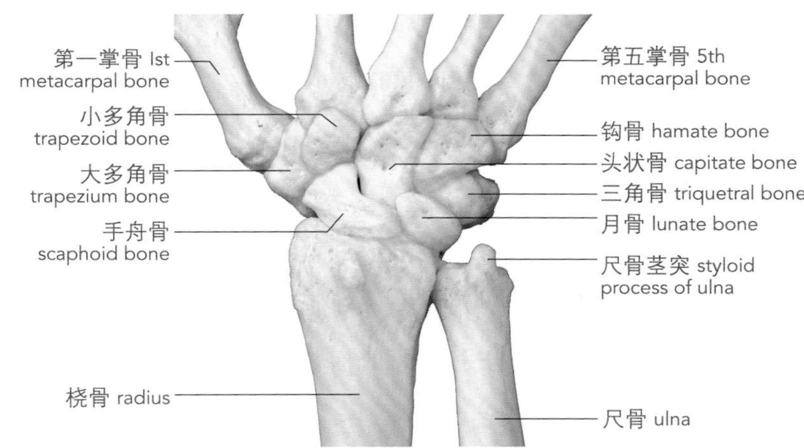
第一掌骨 Ist metacarpal bone
小多角骨 trapezoid bone
大多角骨 trapezium bone
手舟骨 scaphoid bone
桡骨 radius
第五掌骨 5th metacarpal bone
钩骨 hamate bone
头状骨 capitate bone
三角骨 triquetral bone
月骨 lunate bone
尺骨茎突 styloid process of ulna
尺骨 ulna

图 4-274 腕骨 X 线像
The radiograph of the carpal bones

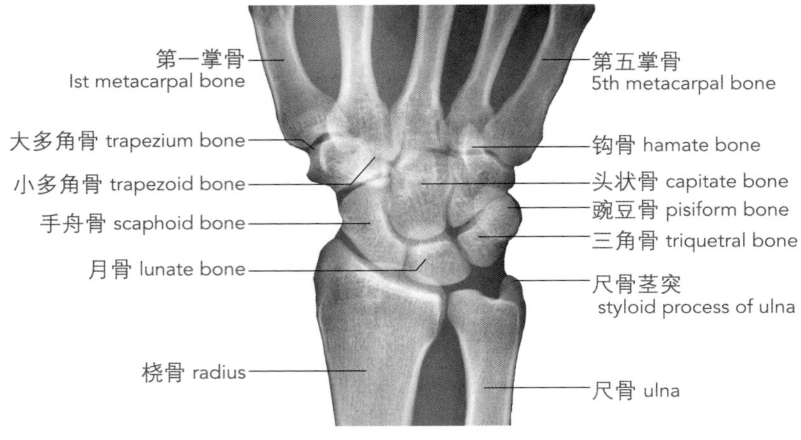
第一掌骨
Ist metacarpal bone
大多角骨 trapezium bone
小多角骨 trapezoid bone
手舟骨 scaphoid bone
月骨 lunate bone
桡骨 radius
第五掌骨
5th metacarpal bone
钩骨 hamate bone
头状骨 capitate bone
豌豆骨 pisiform bone
三角骨 triquetral bone
尺骨茎突
styloid process of ulna
尺骨 ulna

【解剖学要点】

腕骨位于手腕部，由 8 块形状不规则的小骨构成，分近侧及远侧两列，近侧列由外向内分别为手舟骨、月骨、三角骨和豌豆骨，除豌豆骨外，其余三块皆与桡骨下端相关节；远侧列由外向内分别为大多角骨、小多角骨、头状骨及钩骨，其下端各自与相应掌骨相关节。

所有腕骨拼在一起，在掌面形成一纵沟，称为腕骨沟，沟的上方有腕横韧带跨过，腕骨沟及腕横韧带之间称为腕管，有屈肌腱和正中神经通过。腕骨沟的内外侧各有一个隆起，分别称为腕尺侧隆起和腕桡侧隆起，前者由豌豆骨与钩骨钩构成，后者由舟骨结节和大多角骨结节构成。

图 4-275 手骨（掌面观）
The bones of hand. Palmar aspect

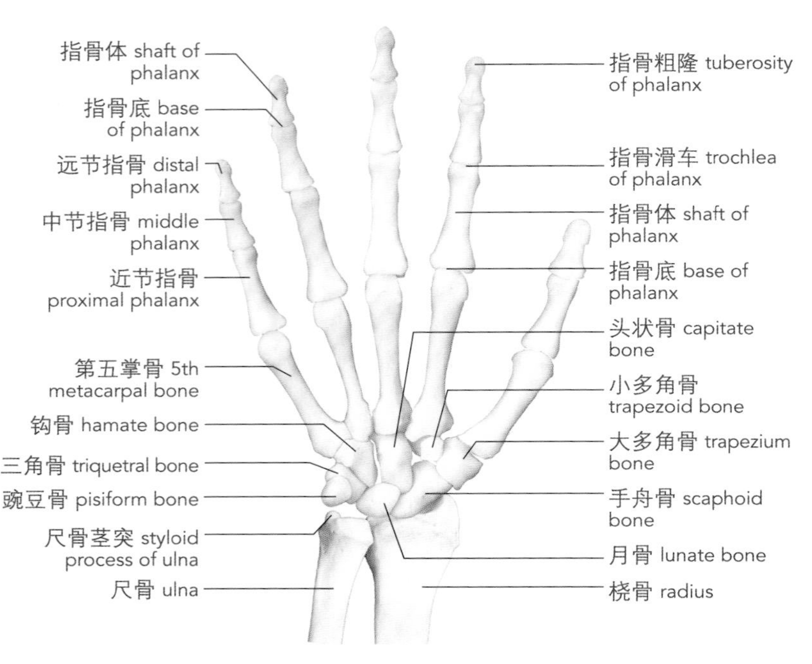
指骨体 shaft of phalanx
指骨底 base of phalanx
远节指骨 distal phalanx
中节指骨 middle phalanx
近节指骨 proximal phalanx
第五掌骨 5th metacarpal bone
钩骨 hamate bone
三角骨 triquetral bone
豌豆骨 pisiform bone
尺骨茎突 styloid process of ulna
尺骨 ulna
指骨粗隆 tuberosity of phalanx
指骨滑车 trochlea of phalanx
指骨体 shaft of phalanx
指骨底 base of phalanx
头状骨 capitate bone
小多角骨 trapezoid bone
大多角骨 trapezium bone
手舟骨 scaphoid bone
月骨 lunate bone
桡骨 radius

图 4-276 手骨肌肉起止点（掌面观）
The attachment to muscles of hand bones. palmar aspect

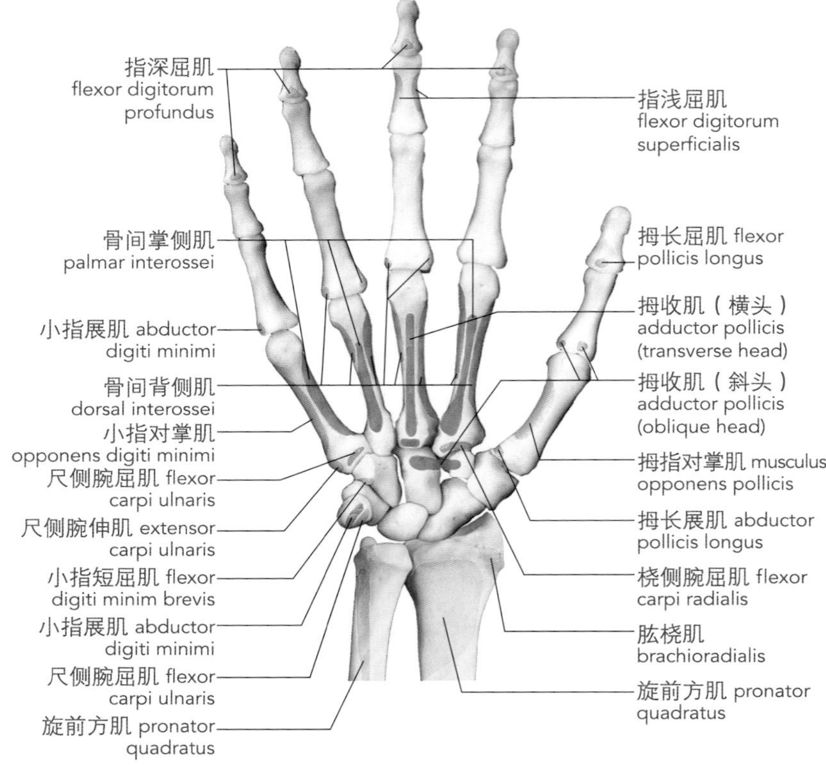
指深屈肌
flexor digitorum profundus
骨间掌侧肌
palmar interossei
小指展肌 abductor digiti minimi
骨间背侧肌
dorsal interossei
小指对掌肌
opponens digiti minimi
尺侧腕屈肌 flexor carpi ulnaris
尺侧腕伸肌 extensor carpi ulnaris
小指短屈肌 flexor digiti minim brevis
小指展肌 abductor digiti minimi
尺侧腕屈肌 flexor carpi ulnaris
旋前方肌 pronator quadratus
指浅屈肌
flexor digitorum superficialis
拇长屈肌 flexor pollicis longus
拇收肌（横头）
adductor pollicis (transverse head)
拇收肌（斜头）
adductor pollicis (oblique head)
拇指对掌肌 musculus opponens pollicis
拇长展肌 abductor pollicis longus
桡侧腕屈肌 flexor carpi radialis
肱桡肌
brachioradialis
旋前方肌 pronator quadratus

图 4-277 手骨（背面观）
The bones of hand. Dorsal aspect

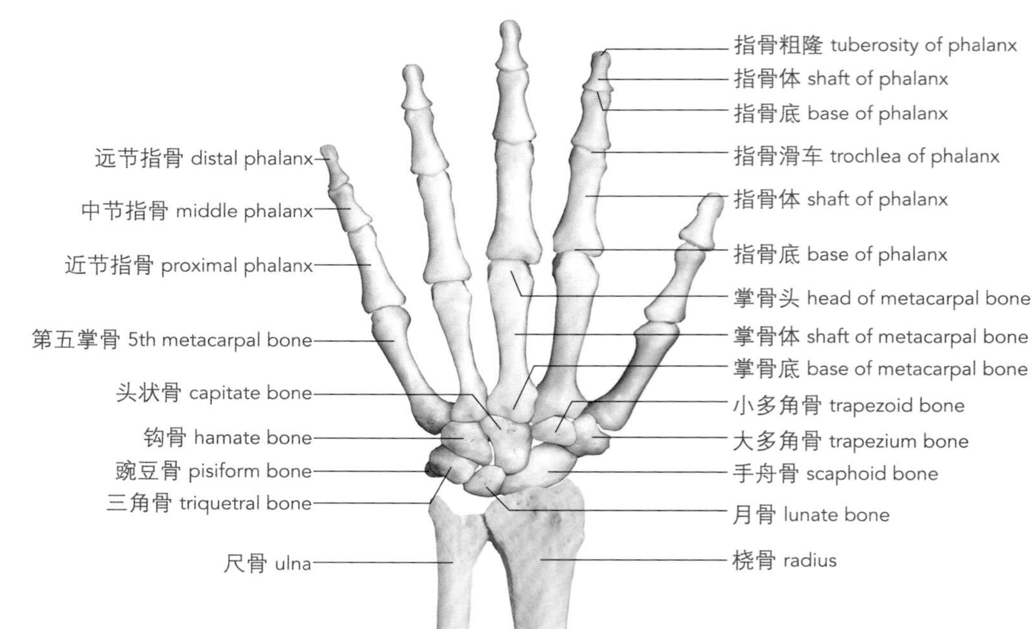
远节指骨 distal phalanx
中节指骨 middle phalanx
近节指骨 proximal phalanx
第五掌骨 5th metacarpal bone
头状骨 capitate bone
钩骨 hamate bone
豌豆骨 pisiform bone
三角骨 triquetral bone
尺骨 ulna
指骨粗隆 tuberosity of phalanx
指骨体 shaft of phalanx
指骨底 base of phalanx
指骨滑车 trochlea of phalanx
指骨体 shaft of phalanx
指骨底 base of phalanx
掌骨头 head of metacarpal bone
掌骨体 shaft of metacarpal bone
掌骨底 base of metacarpal bone
小多角骨 trapezoid bone
大多角骨 trapezium bone
手舟骨 scaphoid bone
月骨 lunate bone
桡骨 radius

【解剖学要点】

手骨包括腕骨、掌骨和指骨。

腕骨有 8 块，排成近、远两列，近侧列由桡侧向尺侧分别为手舟骨、月骨、三角骨、豌豆骨；远侧列为大多角骨、小多角骨、头状骨和钩骨。

掌骨 5 块，由桡侧向尺侧分别为第 1~5 掌骨。

指骨 14 块，其中拇指有 2 节，其余为 3 节，由近及远分别为近节指骨、中节指骨和远节指骨。

图 4-278 手骨肌肉起止点（背面观）
The attachment to muscles of hand bones. dorsal aspect

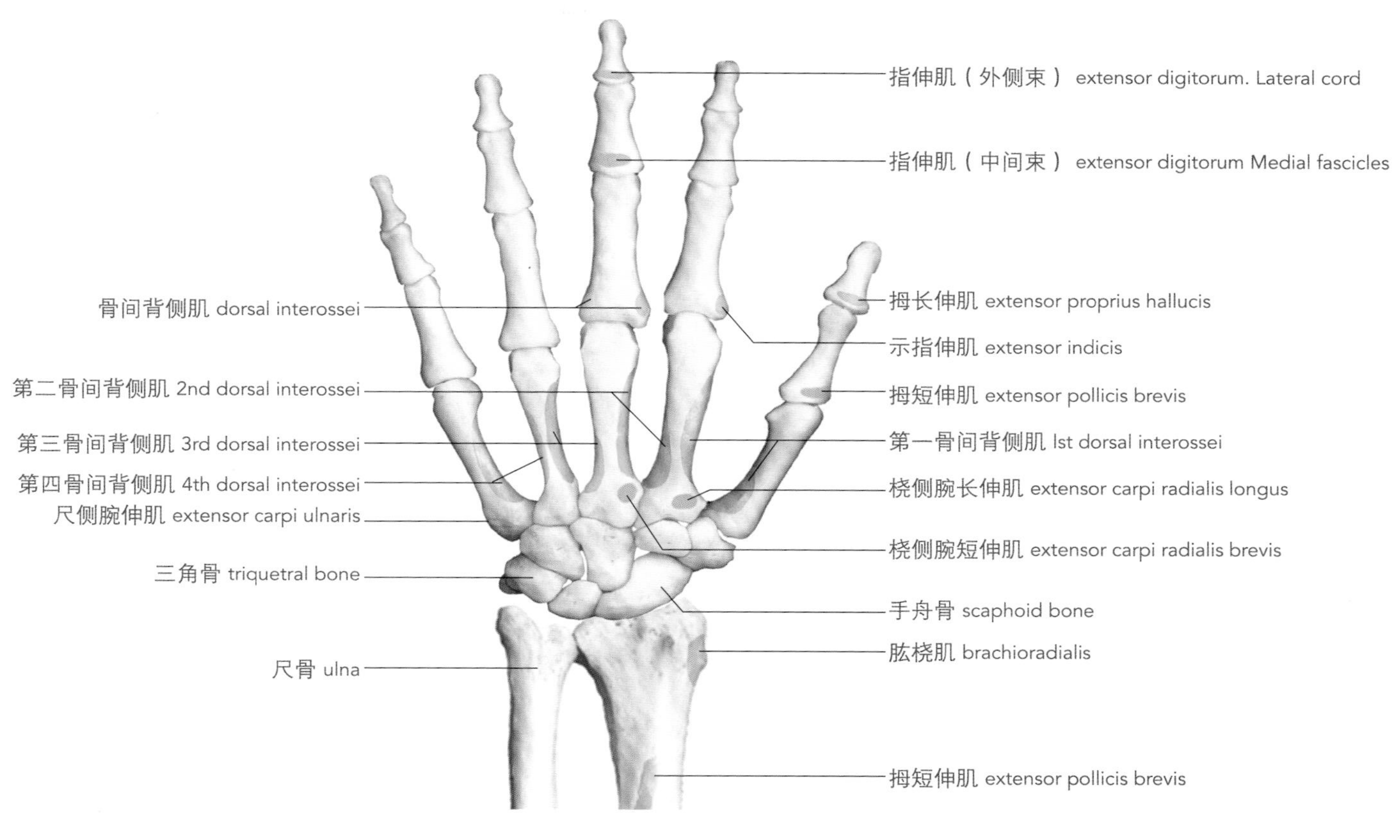
指伸肌（外侧束） extensor digitorum. Lateral cord
指伸肌（中间束） extensor digitorum Medial fascicles
骨间背侧肌 dorsal interossei
拇长伸肌 extensor proprius hallucis
示指伸肌 extensor indicis
第二骨间背侧肌 2nd dorsal interossei
拇短伸肌 extensor pollicis brevis
第三骨间背侧肌 3rd dorsal interossei
第一骨间背侧肌 Ist dorsal interossei
第四骨间背侧肌 4th dorsal interossei
桡侧腕长伸肌 extensor carpi radialis longus
尺侧腕伸肌 extensor carpi ulnaris
桡侧腕短伸肌 extensor carpi radialis brevis
三角骨 triquetral bone
手舟骨 scaphoid bone
肱桡肌 brachioradialis
尺骨 ulna
拇短伸肌 extensor pollicis brevis

图 4-279 腕骨（掌面观 1）
The carpal bones. Palmar aspect (1)

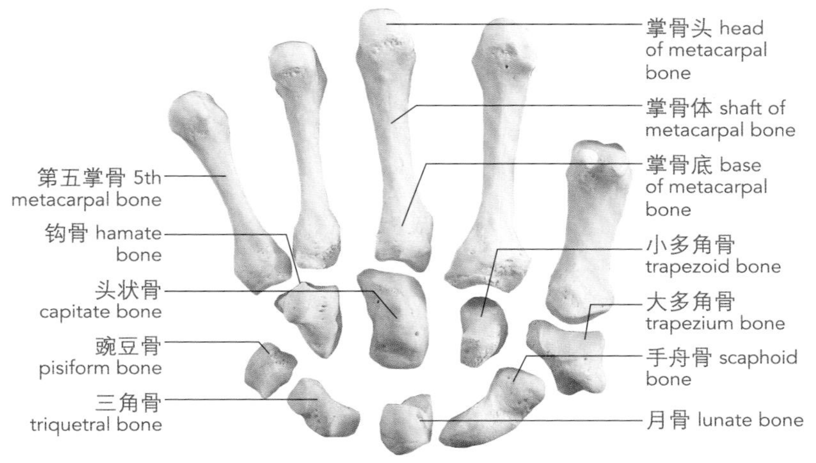
掌骨头 head of metacarpal bone
掌骨体 shaft of metacarpal bone
第五掌骨 5th metacarpal bone
掌骨底 base of metacarpal bone
钩骨 hamate bone
小多角骨 trapezoid bone
头状骨 capitate bone
大多角骨 trapezium bone
豌豆骨 pisiform bone
手舟骨 scaphoid bone
三角骨 triquetral bone
月骨 lunate bone

图 4-280 腕骨（掌面观 2）
The carpal bones. Palmar aspect (2)

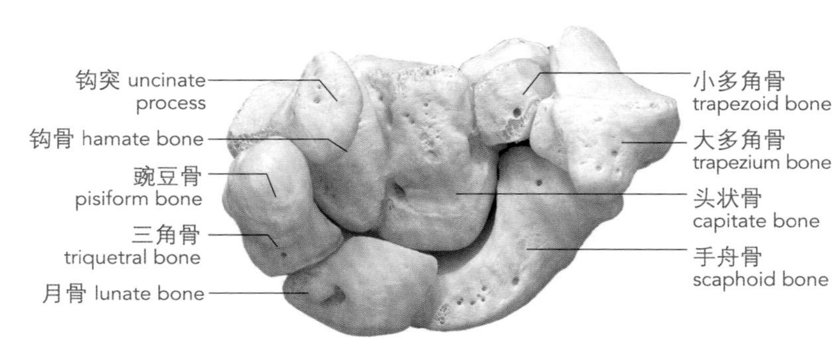
钩突 uncinate process
小多角骨 trapezoid bone
钩骨 hamate bone
大多角骨 trapezium bone
豌豆骨 pisiform bone
头状骨 capitate bone
三角骨 triquetral bone
手舟骨 scaphoid bone
月骨 lunate bone

图 4-281 腕骨（背面观 1）
The carpal bones. Dorsal aspect (1)

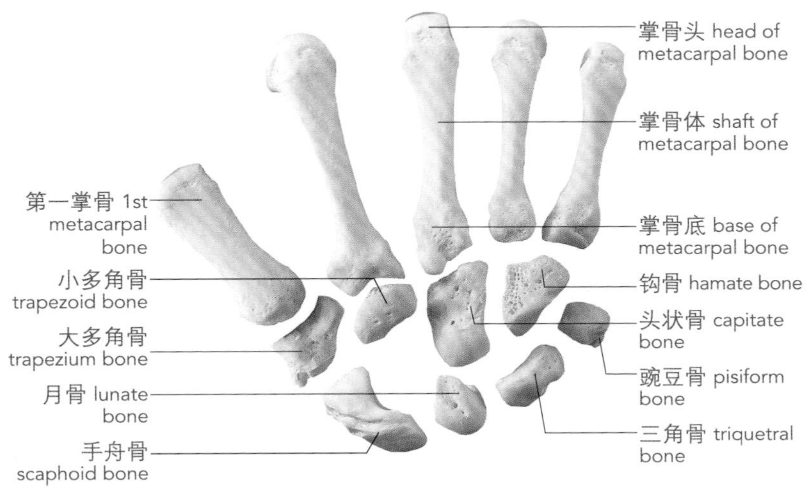
掌骨头 head of metacarpal bone
掌骨体 shaft of metacarpal bone
第一掌骨 1st metacarpal bone
掌骨底 base of metacarpal bone
小多角骨 trapezoid bone
钩骨 hamate bone
大多角骨 trapezium bone
头状骨 capitate bone
月骨 lunate bone
豌豆骨 pisiform bone
手舟骨 scaphoid bone
三角骨 triquetral bone

图 4-282 腕骨（背面观 2）
The carpal bones. Dorsal aspect (2)

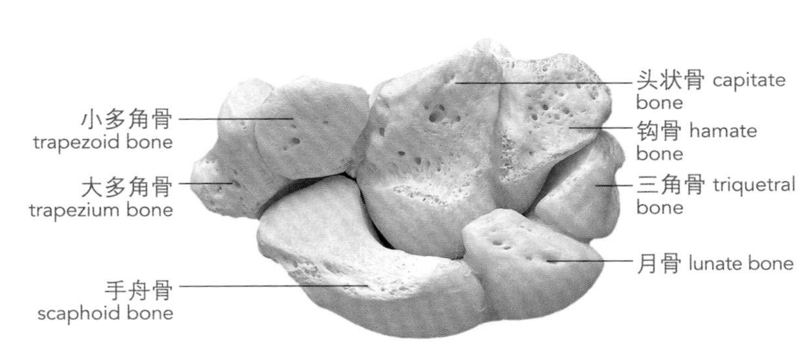
头状骨 capitate bone
小多角骨 trapezoid bone
钩骨 hamate bone
大多角骨 trapezium bone
三角骨 triquetral bone
月骨 lunate bone
手舟骨 scaphoid bone

图 4-283　手舟骨

The scaphoid bone of hand

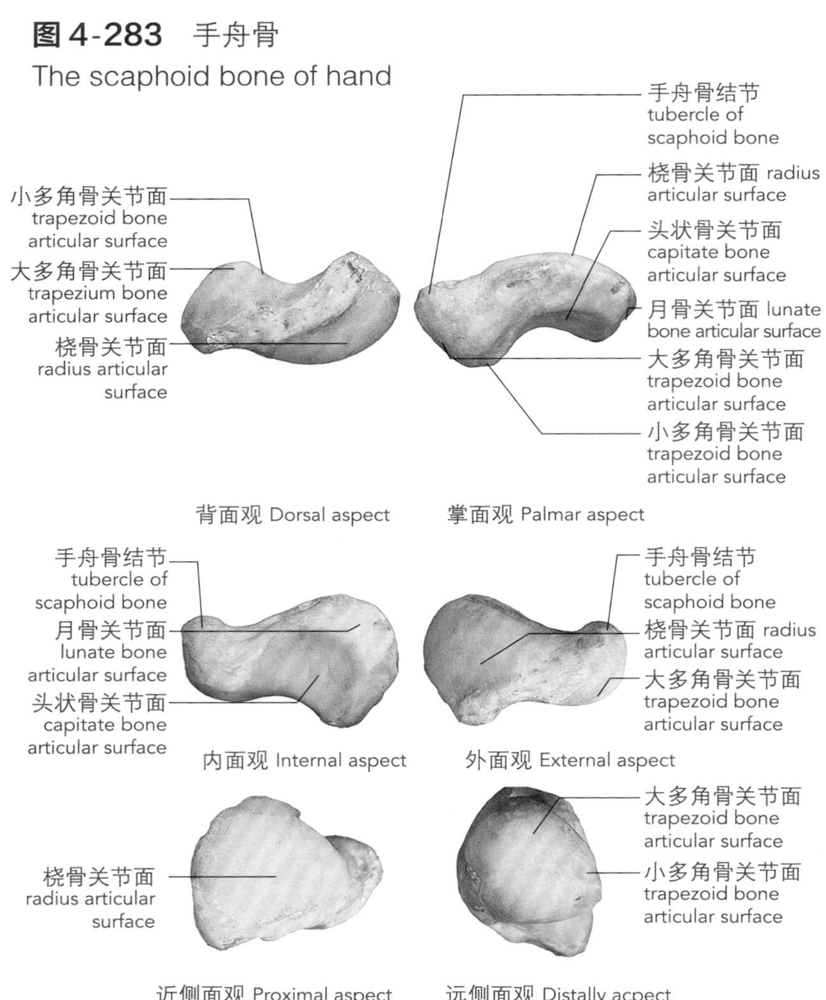

手舟骨结节
tubercle of
scaphoid bone
小多角骨关节面
trapezoid bone
articular surface
桡骨关节面 radius
articular surface
头状骨关节面
capitate bone
articular surface
大多角骨关节面
trapezium bone
articular surface
月骨关节面 lunate
bone articular surface
桡骨关节面
radius articular
surface
大多角骨关节面
trapezoid bone
articular surface
小多角骨关节面
trapezoid bone
articular surface
背面观 Dorsal aspect
掌面观 Palmar aspect
手舟骨结节
tubercle of
scaphoid bone
手舟骨结节
tubercle of
scaphoid bone
月骨关节面
lunate bone
articular surface
桡骨关节面 radius
articular surface
头状骨关节面
capitate bone
articular surface
大多角骨关节面
trapezoid bone
articular surface
内面观 Internal aspect
外面观 External aspect
大多角骨关节面
trapezoid bone
articular surface
桡骨关节面
radius articular
surface
小多角骨关节面
trapezoid bone
articular surface
近侧面观 Proximal aspect
远侧面观 Distally apcect

图 4-284　月骨

The lunate bone

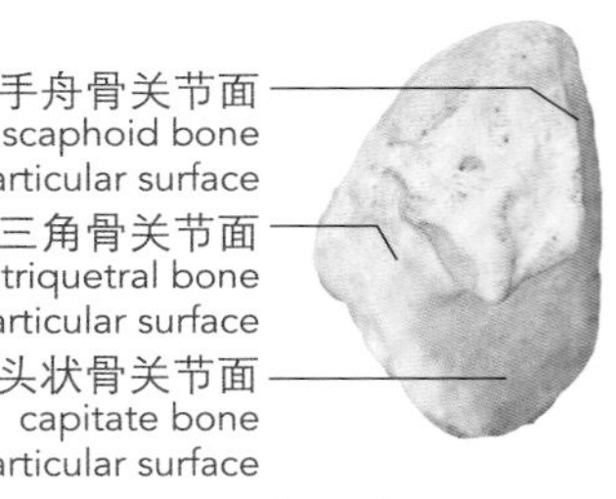

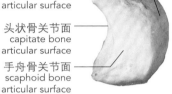

手舟骨关节面
scaphoid bone
articular surface
三角骨关节面
triquetral bone
articular surface
头状骨关节面
capitate bone
articular surface
背面观 Dorsal aspect

桡骨关节面 radius
articular surface
三角骨关节面
triquetral bone
articular surface
手舟骨关节面
scaphoid bone
articular surface
头状骨关节面
capitate bone
articular surface
掌面观 Palmar aspect

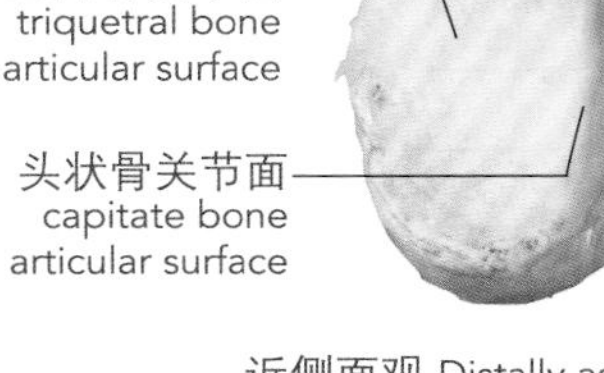

三角骨关节面
triquetral bone
articular surface
头状骨关节面
capitate bone
articular surface
近侧面观 Distally aspect

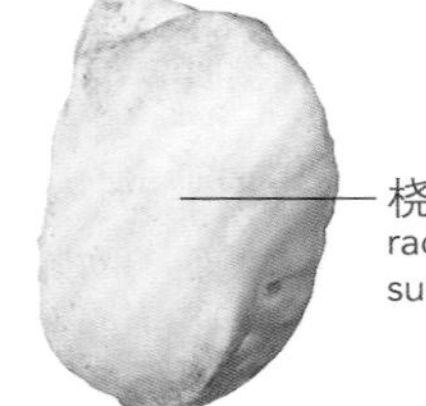

桡骨关节面
radius articular
surface
远侧面观 Distally aspect

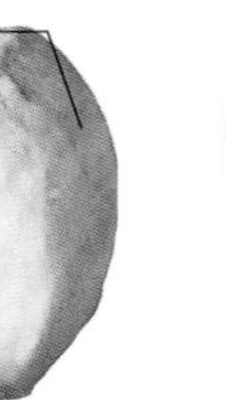

桡骨关节面 radius
articular surface
头状骨关节面
capitate bone
articular surface
手舟骨关节面
scaphoid bone
articular surface
内面观 Internal aspect
头状骨关节面
capitate bone
articular surface
三角骨关节面
triquetral bone
articular surface
外面观 External aspect

【解剖学要点】

手舟骨是近侧列腕骨中最大的，其长轴斜向前外下方，上面凸隆，呈三角形，向外上方，与桡骨相接。下面也呈凸隆状，分别与小多角骨及大多角骨相关节。掌侧面的上部粗糙而凹陷；下外侧有一结节，称为舟骨结节，背侧面狭窄而微凹，骨面粗糙，可见数个滋养孔。内侧面的上部，有半月形的关节面，向内与月骨相关节；下部有向内下方凹陷的关节面，与头状骨相关节。外侧面狭窄而粗糙，有腕桡侧副韧带附着。

月骨为半月形，介于手舟骨和三角骨之间，上面光滑而凸隆，与桡骨及关节盘相接。下面凹陷与钩骨及头状骨相关节。掌侧面呈三角形，宽广而稍粗糙。背侧面狭窄而粗糙。内侧面为平滑的近四方形关节面，与三角骨相关节。外侧面为半月形的关节面，与手舟骨相关节。

图 4-285　三角骨

The triquetral bone

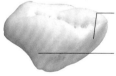

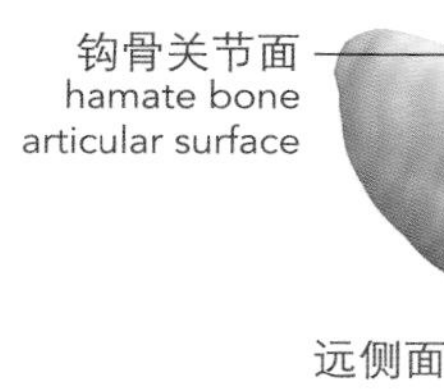

钩骨关节面
hamate bone
articular surface
远侧面观 Distally aspect

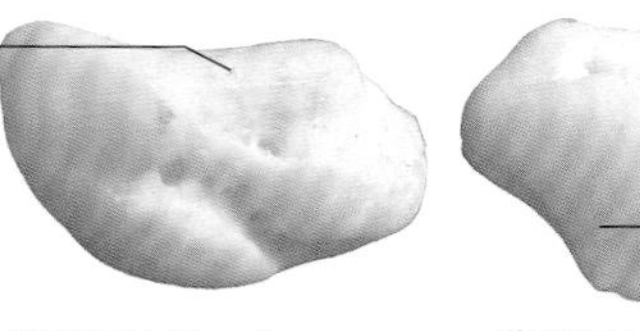

豌豆骨关节面
pisiform bone
articular surface
月骨关节面
lunate bone
articular surface
背侧面 Dorsal aspect

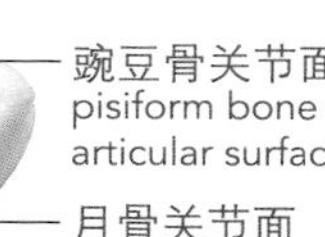

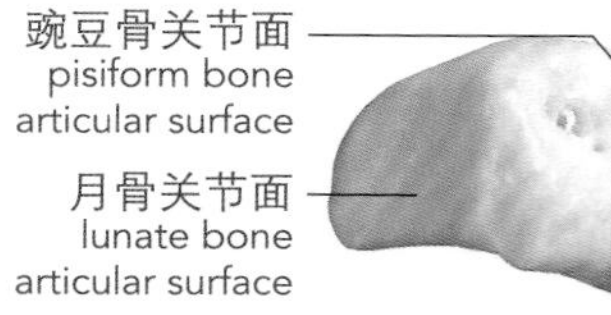

豌豆骨关节面
pisiform bone
articular surface
月骨关节面
lunate bone
articular surface
掌侧面 Palmar aspect

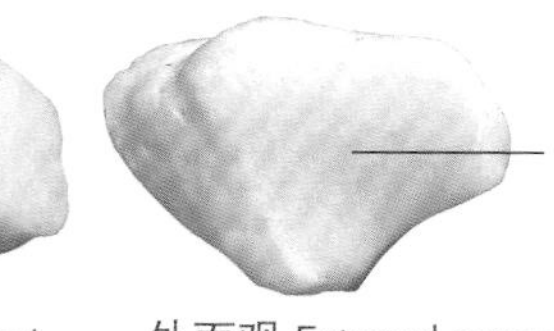

钩骨关节面
hamate bone
articular surface
外面观 External aspect

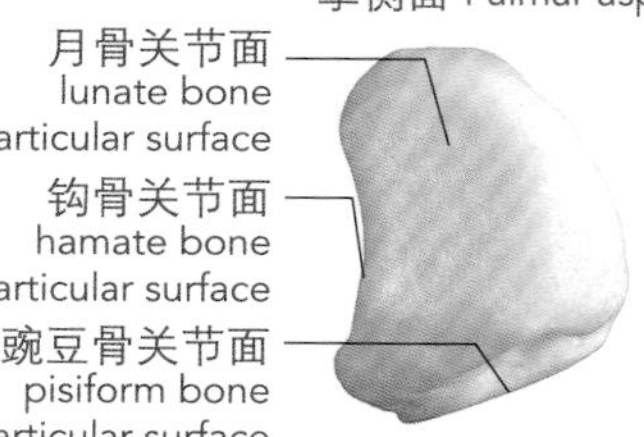

月骨关节面
lunate bone
articular surface
钩骨关节面
hamate bone
articular surface
豌豆骨关节面
pisiform bone
articular surface
近侧面观 Proximal aspect

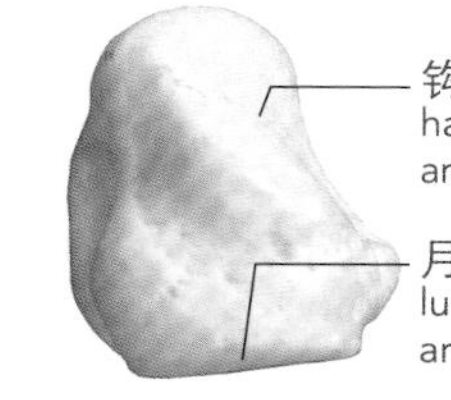

钩骨关节面
hamate bone
articular surface
月骨关节面
lunate bone
articular surface
内面观 Internal aspect

【解剖学要点】

三角骨呈锥形，基底向外上方，尖部向下方。上面的外侧，有小而凸隆的关节面，与关节盘相关节；上面的内侧粗糙，有韧带附着。钩骨面位于下外侧，为凹凸不平的三角形关节面，与钩骨相关节。月骨面位于上外侧，近似方形，与月骨相关节。

图 4-286 豌豆骨

The pisiform bone

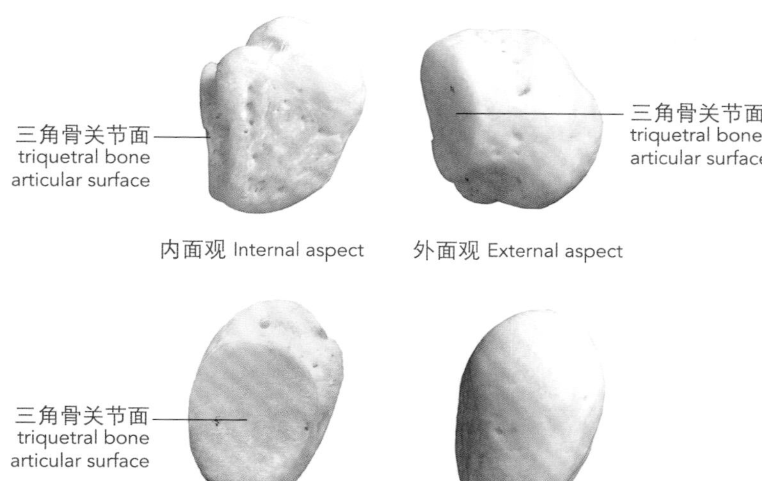
三角骨关节面
triquetral bone
articular surface
三角骨关节面
triquetral bone
articular surface
内面观 Internal aspect
外面观 External aspect
三角骨关节面
triquetral bone
articular surface
背面观 Dorsal aspect
掌面观 Palmar aspect

【解剖学要点】

豌豆骨形似豌豆，掌侧面粗糙而凸隆，背侧面有椭圆形的关节面，与三角骨相关节。

图 4-287 大多角骨

The trapezium bone

图 4-288 小多角骨

The trapezoid bone

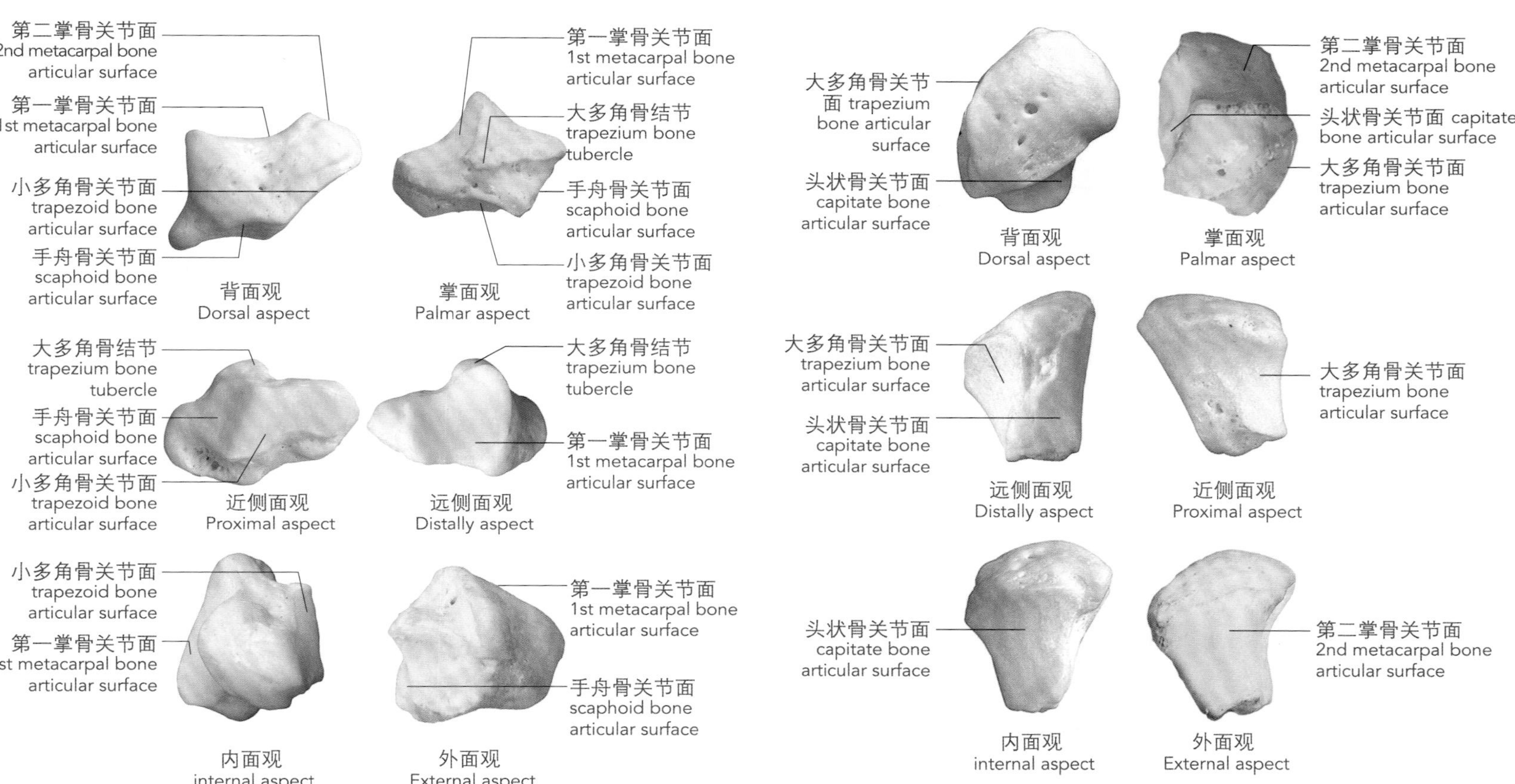
第二掌骨关节面
2nd metacarpal bone
articular surface
第一掌骨关节面
1st metacarpal bone
articular surface
小多角骨关节面
trapezoid bone
articular surface
手舟骨关节面
scaphoid bone
articular surface
背面观
Dorsal aspect
第一掌骨关节面
1st metacarpal bone
articular surface
大多角骨结节
trapezium bone
tubercle
手舟骨关节面
scaphoid bone
articular surface
小多角骨关节面
trapezoid bone
articular surface
掌面观
Palmar aspect
大多角骨结节
trapezium bone
tubercle
手舟骨关节面
scaphoid bone
articular surface
小多角骨关节面
trapezoid bone
articular surface
近侧面观
Proximal aspect
大多角骨结节
trapezium bone
tubercle
第一掌骨关节面
1st metacarpal bone
articular surface
远侧面观
Distally aspect
小多角骨关节面
trapezoid bone
articular surface
第一掌骨关节面
1st metacarpal bone
articular surface
内面观
internal aspect
第一掌骨关节面
1st metacarpal bone
articular surface
手舟骨关节面
scaphoid bone
articular surface
外面观
External aspect
大多角骨关节面 trapezium bone articular surface
头状骨关节面
capitate bone
articular surface
背面观
Dorsal aspect
第二掌骨关节面
2nd metacarpal bone
articular surface
头状骨关节面 capitate bone articular surface
大多角骨关节面
trapezium bone
articular surface
掌面观
Palmar aspect
大多角骨关节面
trapezium bone
articular surface
头状骨关节面
capitate bone
articular surface
远侧面观
Distally aspect
大多角骨关节面
trapezium bone
articular surface
近侧面观
Proximal aspect
头状骨关节面
capitate bone
articular surface
内面观
internal aspect
第二掌骨关节面
2nd metacarpal bone
articular surface
外面观
External aspect

【解剖学要点】

大多角骨介于舟骨与第一掌骨之间，上面凹陷，向内上方，与舟骨相关节。下面有鞍状关节面向外下方，与第一掌骨底相关节。掌侧面狭窄，有长嵴状的隆起，称为大多角骨结节。内侧面有前小后大两个关节面，前者与第二掌骨底相关节，后者与小多角骨相关节。外侧面宽广而粗糙。

小多角骨为远侧列腕骨中最小者，近似楔形，其上面微凹呈方形，与舟骨相关节，下面为鞍状关节面，与第二掌骨底相关节。掌侧面狭窄而凸隆，背侧面宽广而粗糙，二者均有韧带附着。内侧面光滑而微凹，与头状骨相关节。外侧面凸隆，斜向内下方，与大多角骨相关节。

图 4-289 头状骨

The capitate bone

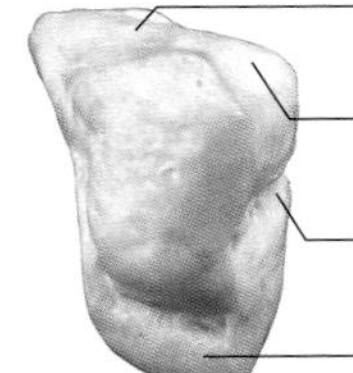
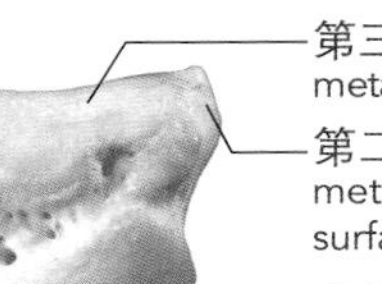
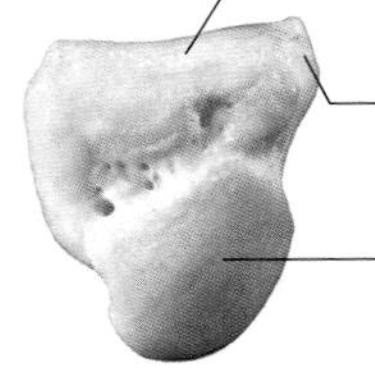
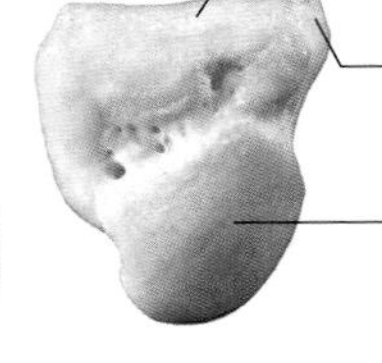
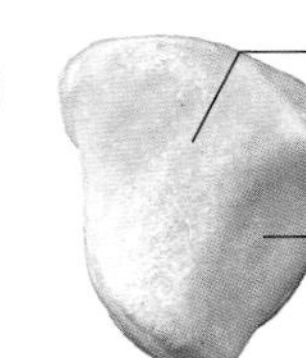
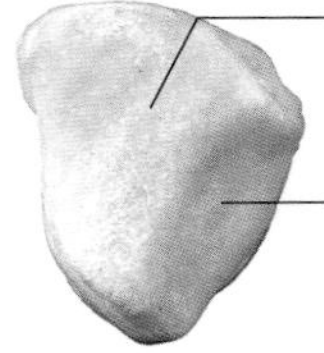

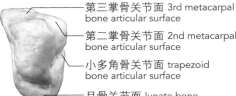

第三掌骨关节面 3rd metacarpal bone articular surface
第二掌骨关节面 2nd metacarpal bone articular surface
小多角骨关节面 trapezoid bone articular surface
月骨关节面 lunate bone articular surface
月骨关节面 lunate bone articular surface
背面观 Dorsal aspect
掌面观 Palmar aspect
月骨关节面 lunate bone articular surface
钩骨关节面 hamate bone articular surface
第三掌骨关节面 3rd metacarpal bone articular surface
第二掌骨关节面 2nd metacarpal bone articular surface
月骨关节面 lunate bone articular surface
内面观 Internal aspect
外面观 External aspect
钩骨关节面 hamate bone articular surface
月骨关节面 lunate bone articular surface
第三掌骨关节面 3rd metacarpal bone articular surface
第二掌骨关节面 2nd metacarpal bone articular surface
近侧面观 Proximal aspect
远侧面观 Distally acpect

图 4-290 钩骨

The hamate bone

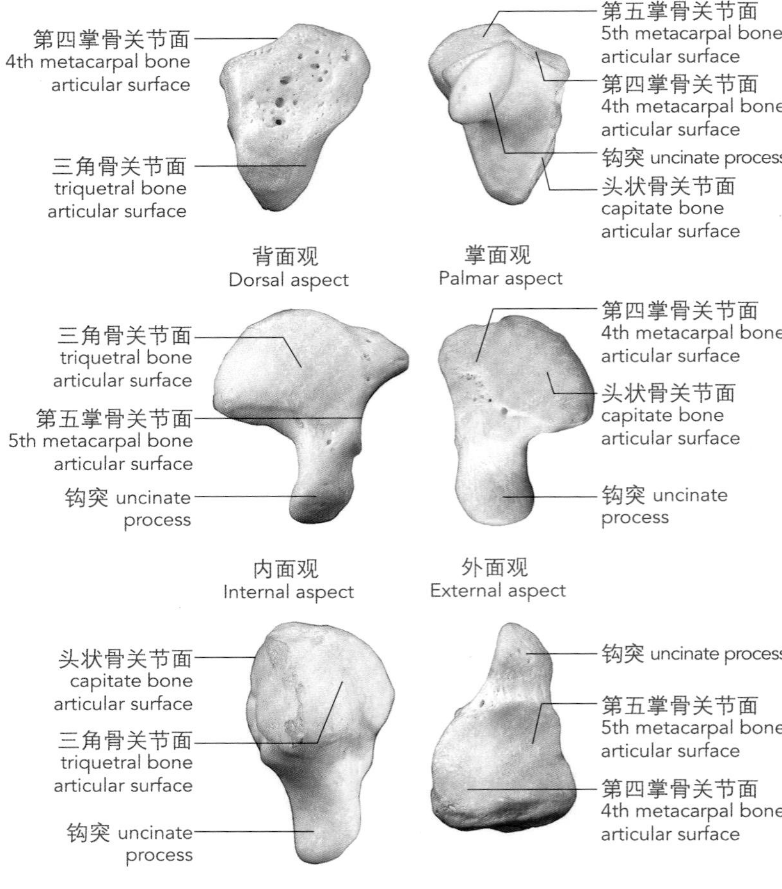

第四掌骨关节面 4th metacarpal bone articular surface
三角骨关节面 triquetral bone articular surface
第五掌骨关节面 5th metacarpal bone articular surface
第四掌骨关节面 4th metacarpal bone articular surface
钩突 uncinate process
头状骨关节面 capitate bone articular surface
背面观 Dorsal aspect
掌面观 Palmar aspect
三角骨关节面 triquetral bone articular surface
第五掌骨关节面 5th metacarpal bone articular surface
钩突 uncinate process
第四掌骨关节面 4th metacarpal bone articular surface
头状骨关节面 capitate bone articular surface
钩突 uncinate process
内面观 Internal aspect
外面观 External aspect
头状骨关节面 capitate bone articular surface
三角骨关节面 triquetral bone articular surface
钩突 uncinate process
钩突 uncinate process
第五掌骨关节面 5th metacarpal bone articular surface
第四掌骨关节面 4th metacarpal bone articular surface
近侧面观 Proximal aspect
远侧面观 Distally acpect

【解剖学要点】

头状骨为腕骨中最大者，其上面呈球形膨大，故称为头状骨，与月骨相关节。头状骨下面被两条嵴分为三个关节面，其中间者最大，微凹，与第三掌骨底相关节；外侧的狭窄而凹陷，与第二掌骨底相关节；内侧的最小，与第四掌骨底相关节。掌侧面粗糙而凸隆。背侧面宽广而凹陷。内侧面与钩骨相关节。外侧面与舟骨及小多角骨相关节。

钩骨呈楔形，介于头状骨和三角骨之间。上面狭窄，有向外上方的关节面，与月骨相关节。其下面宽广，分别与第四及第五掌骨底相关节。掌侧面呈三角形，上部有弯向外方的突起，称为钩骨钩。突起的外侧面凹陷；内侧面为小指短屈肌和小指对掌肌的附着部。钩骨的背侧面粗糙，呈三角形。内侧面有关节面，与三角骨相关节。外侧面的上部，有方形的关节面，与头状骨相关节。

图 4-291 掌骨(背面观)
The metacarpal bone Dorsal aspect

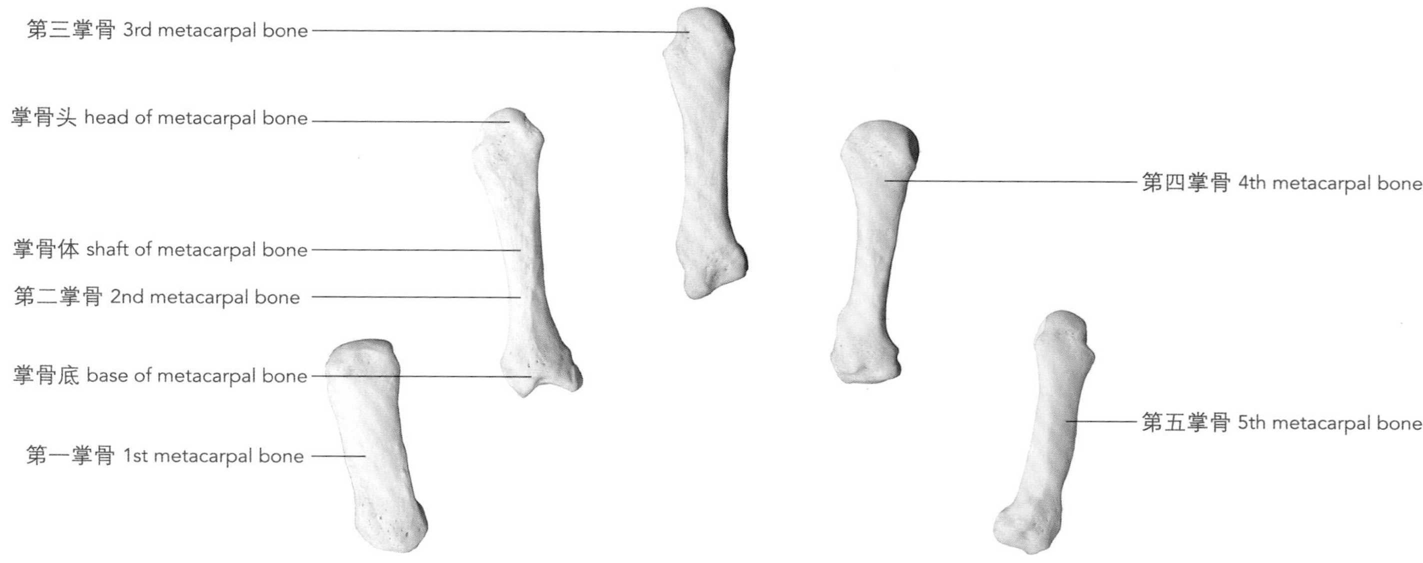
第三掌骨 3rd metacarpal bone
掌骨头 head of metacarpal bone
第四掌骨 4th metacarpal bone
掌骨体 shaft of metacarpal bone
第二掌骨 2nd metacarpal bone
掌骨底 base of metacarpal bone
第五掌骨 5th metacarpal bone
第一掌骨 1st metacarpal bone

图 4-292 掌骨(掌面观)
The metacarpal bone Palmar aspect

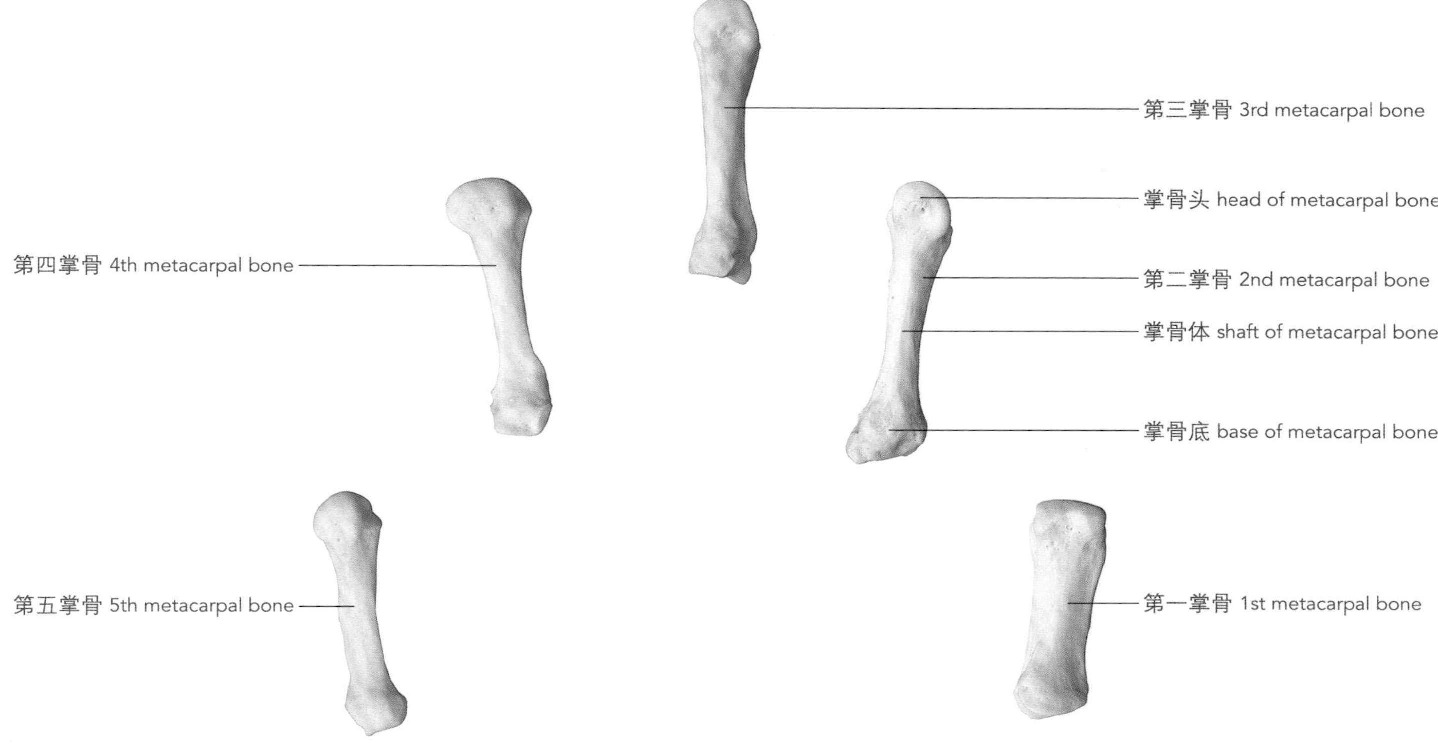
第三掌骨 3rd metacarpal bone
掌骨头 head of metacarpal bone
第四掌骨 4th metacarpal bone
第二掌骨 2nd metacarpal bone
掌骨体 shaft of metacarpal bone
掌骨底 base of metacarpal bone
第五掌骨 5th metacarpal bone
第一掌骨 1st metacarpal bone

【解剖学要点】

掌骨为小管状骨,共有 5 根,可分为一体两端,下端稍膨大称掌骨头,为球形的关节面,上端称掌骨底,头与底之间部分为体。

示指掌骨较粗大最长,拇指掌骨最粗,小指掌骨最细。从掌骨整体看背面平直光滑,掌面较凹陷而粗糙。背面观时,拇指掌骨近似半圆形,桡侧由底到头呈半圆形,尺侧由底到头较平直。示指掌骨底部膨大近方形,上方有一凹陷的关节面近似三角形,与小多角骨相接,最主要的一个特点是近似三角形的鞍状关节面的尺侧向上方突起,与中指底部的突起相对并形成关节。

中指掌骨的粗细,长短与示指相似,最主要的特点是底部与头状骨相接,关节面斜向桡侧形成一个较明显的突起,与示指底部的突起相关节。

环指较细较短,底部稍膨大并稍向尺侧扭曲,在底部的尺侧有一凹陷的关节面,与小指底部桡侧的关节面相接。

小指掌骨的形态近似环指,底部稍向桡侧扭曲,其桡侧有与环指底部相接的关节面,尺侧近弧形但没有关节面。

图 4-293 指骨的形态
The form of phalangeal

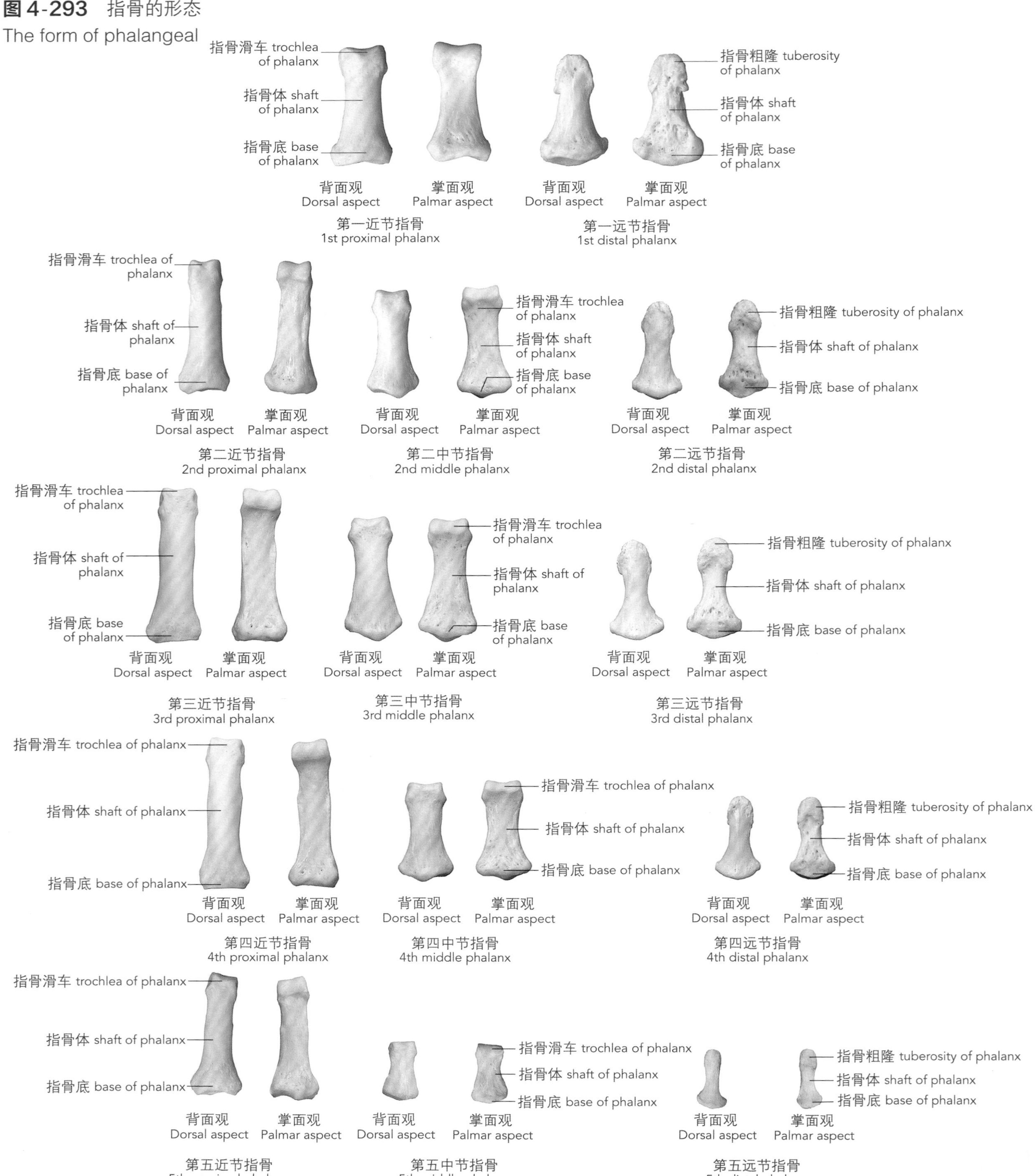

指骨滑车 trochlea of phalanx
指骨体 shaft of phalanx
指骨底 base of phalanx
背面观 Dorsal aspect
掌面观 Palmar aspect
第一近节指骨 1st proximal phalanx
指骨粗隆 tuberosity of phalanx
指骨体 shaft of phalanx
指骨底 base of phalanx
背面观 Dorsal aspect
掌面观 Palmar aspect
第一远节指骨 1st distal phalanx
第二近节指骨 2nd proximal phalanx
第二中节指骨 2nd middle phalanx
第二远节指骨 2nd distal phalanx
第三近节指骨 3rd proximal phalanx
第三中节指骨 3rd middle phalanx
第三远节指骨 3rd distal phalanx
第四近节指骨 4th proximal phalanx
第四中节指骨 4th middle phalanx
第四远节指骨 4th distal phalanx
第五近节指骨 5th proximal phalanx
第五中节指骨 5th middle phalanx
第五远节指骨 5th distal phalanx

【解剖学要点】

指骨为小管状骨，总共有 14 节，其中拇指有 2 节，其他各指均为 3 节，即近节、中节和远节指骨。

近节和中节指骨可分为上端较宽的指骨底，下端较狭窄的指骨头，头的末端呈滑车状称指骨滑车，底和头之间的部分称指骨体。体的掌面凹陷，背面平直且光滑。

远节指骨最小，可分为上端的底，下端的粗隆及底与粗隆之间的部分为体。底的上部有呈鞍状的关节面，与中节指骨的滑车相接。体较细，下端的粗隆呈蹄铁形。

近节指骨的示指和中指较粗较长，中指更优，环指和小指较细较短；有一比较明显的特征即中指滑车下端两侧的高度是相等的，其余各指的滑车下端两侧的高度以中指为中心，近中指的一侧高于远中指的一侧。

第五章

胸部

Thorax

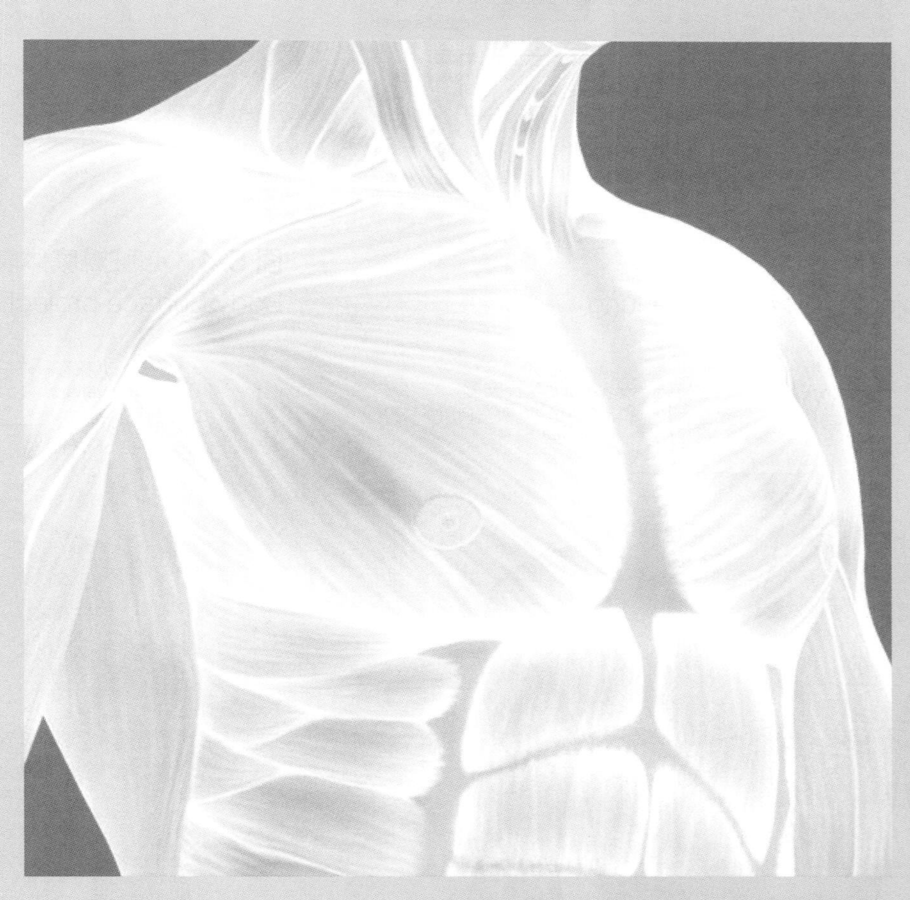

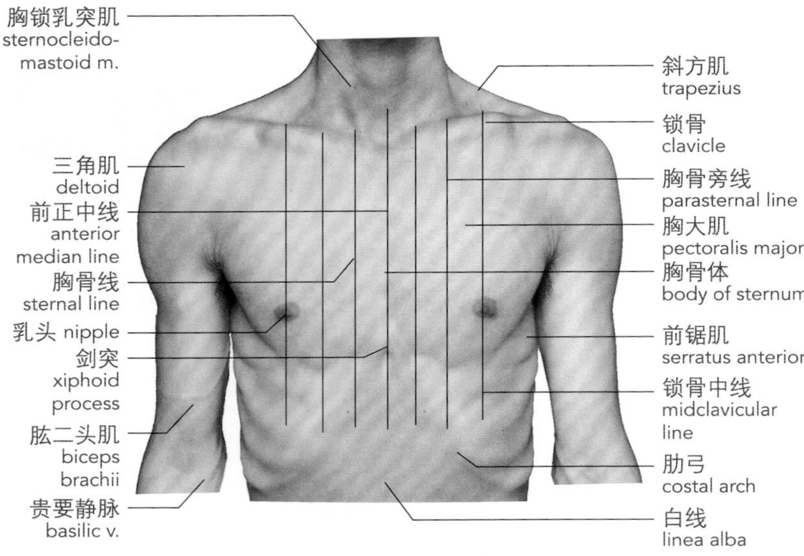
胸锁乳突肌
sternocleido-mastoid m.
斜方肌
trapezius
锁骨
clavicle
三角肌
deltoid
胸骨旁线
parasternal line
前正中线
anterior median line
胸大肌
pectoralis major
胸骨线
sternal line
胸骨体
body of sternum
乳头 nipple
剑突
xiphoid process
前锯肌
serratus anterior
锁骨中线
midclavicular line
肱二头肌
biceps brachii
肋弓
costal arch
贵要静脉
basilic v.
白线
linea alba

图 5-1 胸部表面结构(男性)
Surface structure of the thorax. Male

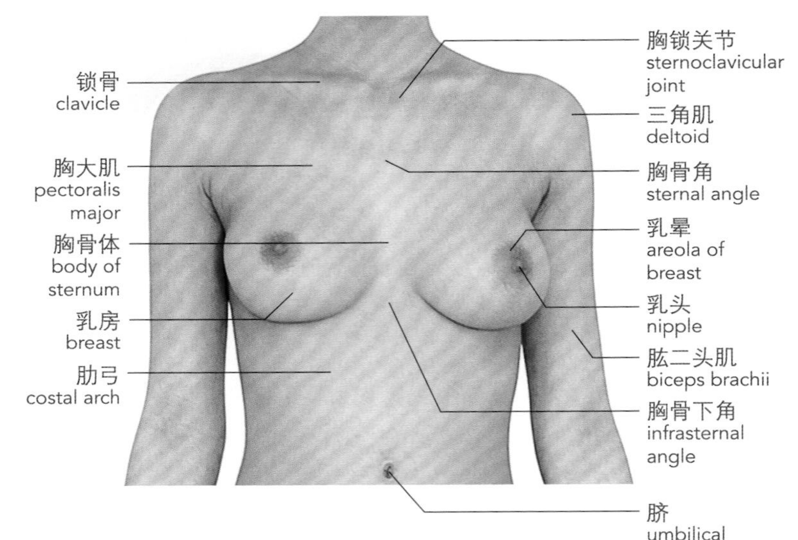
锁骨
clavicle
胸锁关节
sternoclavicular joint
三角肌
deltoid
胸大肌
pectoralis major
胸骨角
sternal angle
胸骨体
body of sternum
乳晕
areola of breast
乳房
breast
乳头
nipple
肋弓
costal arch
肱二头肌
biceps brachii
胸骨下角
infrasternal angle
脐
umbilical

图 5-2 胸部表面结构(女性)
Surface structure of the thorax. Female

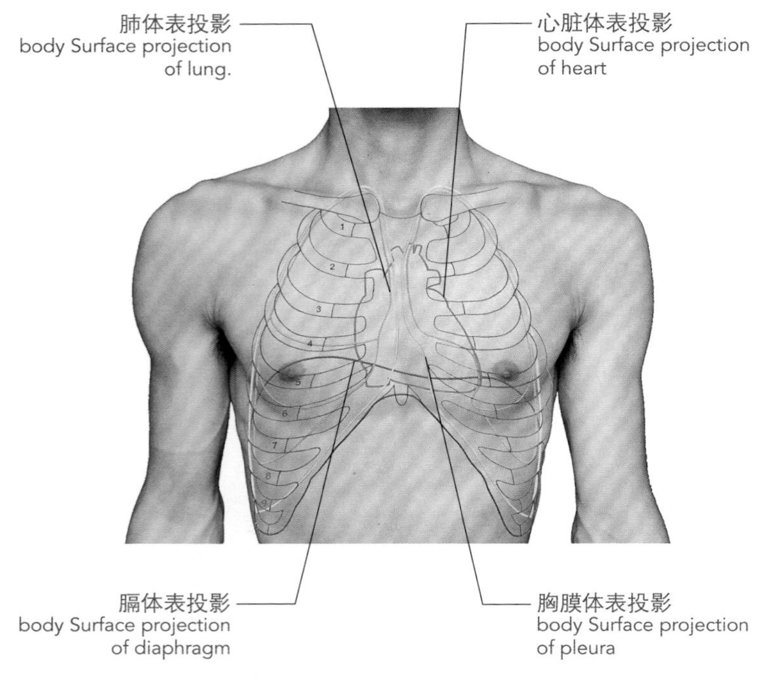
肺体表投影
body Surface projection of lung.
心脏体表投影
body Surface projection of heart
膈体表投影
body Surface projection of diaphragm
胸膜体表投影
body Surface projection of pleura

图 5-3 心肺体表投影
Body surface projection of heart and lung

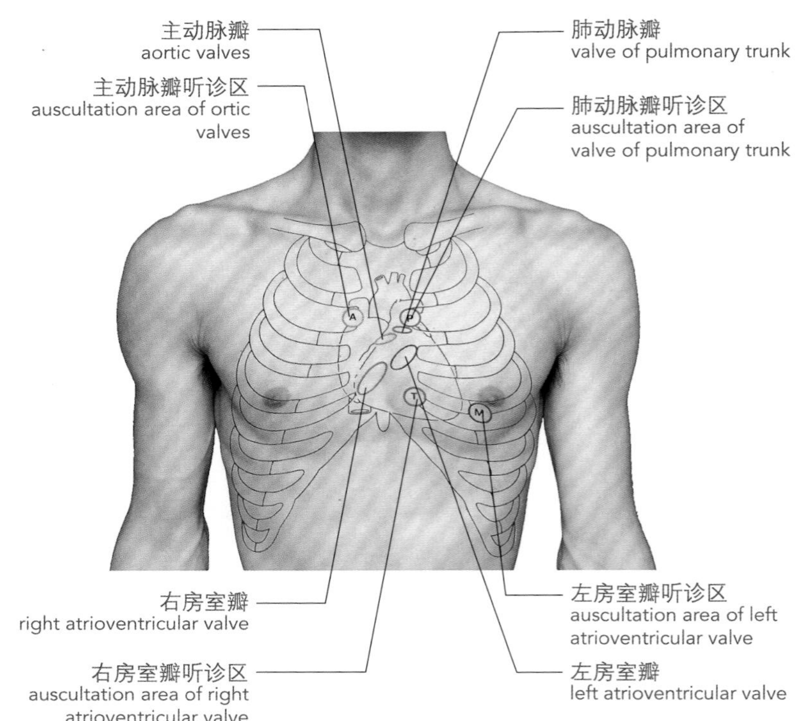
主动脉瓣
aortic valves
主动脉瓣听诊区
auscultation area of ortic valves
肺动脉瓣
valve of pulmonary trunk
肺动脉瓣听诊区
auscultation area of valve of pulmonary trunk
右房室瓣
right atrioventricular valve
右房室瓣听诊区
auscultation area of right atrioventricular valve
左房室瓣听诊区
auscultation area of left atrioventricular valve
左房室瓣
left atrioventricular valve

图 5-4 心脏瓣膜体表投影
Body Surface projection of heart valve

【解剖学要点】

心在胸前壁的体表投影可用下列四点的连线来表示:左上点,在左侧第 2 肋软骨下缘,距胸骨左缘约 1.2cm;右上点,在右侧第 3 肋软骨上缘,距胸骨右缘约 1cm;右下点,在右侧第 6 胸肋关节处;左下点,在左侧第 5 肋间隙,距前正中线 7~9cm(或在左锁骨中线内侧 1~2cm 处),此点相当于心尖部。左、右上点连线为心上界,左、右下点连线为心下界,右上、下点连线为心右界,左上、下点间微凸向左侧的连线为心左界。了解心左、右界的位置,对叩诊判断心是否扩大有参考价值。

心各瓣膜的体表投影和听诊部位:肺动脉瓣投影在左侧第 3 胸肋关节处,听诊部位在胸骨左缘第 2 肋间隙;主动脉瓣投影在胸骨左缘平第 3 肋间隙,听诊部位在胸骨右缘第 2 肋间隙;二尖瓣投影在左侧第 4 胸肋关节处,听诊部位在心尖部位;三尖瓣投影在胸骨中线平第 4 肋间隙,听诊部位在胸骨下端偏右处。

临床听诊的部位与瓣膜的投影部位并不一致,这是由于血流方向、瓣膜位置深浅以及组织传音的性质不同所致。

图 5-5 肺体表投影（前面观）
Body surface projection of lung. Anterior aspect

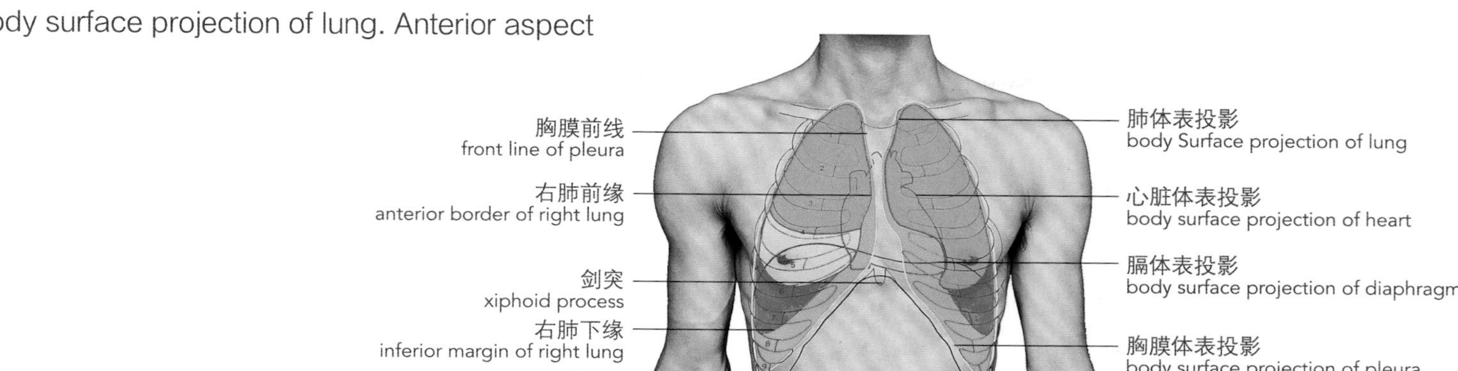
胸膜前线
front line of pleura
右肺前缘
anterior border of right lung
剑突
xiphoid process
右肺下缘
inferior margin of right lung
胸膜下线
inferior line of pleura
肺体表投影
body Surface projection of lung
心脏体表投影
body surface projection of heart
膈体表投影
body surface projection of diaphragm
胸膜体表投影
body surface projection of pleura

图 5-6 肺体表投影（后面观）
Body surface projection of lung. Posterior aspect

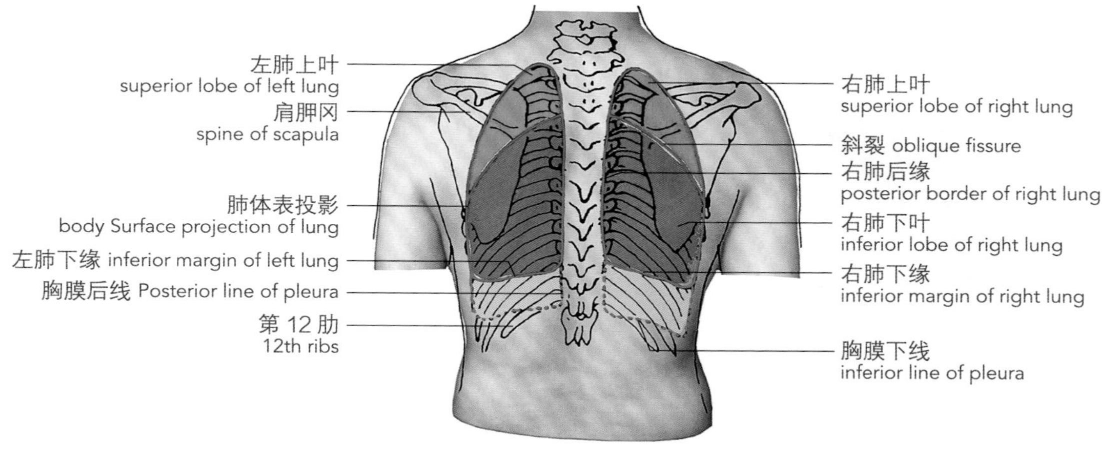
左肺上叶
superior lobe of left lung
肩胛冈
spine of scapula
肺体表投影
body Surface projection of lung
左肺下缘 inferior margin of left lung
胸膜后线 Posterior line of pleura
第 12 肋
12th ribs
右肺上叶
superior lobe of right lung
斜裂 oblique fissure
右肺后缘
posterior border of right lung
右肺下叶
inferior lobe of right lung
右肺下缘
inferior margin of right lung
胸膜下线
inferior line of pleura

图 5-7 肺体表投影（右面观）
Body surface projection of lung. Right aspect

图 5-8 肺体表投影（左面观）
Body surface projection of lung. Left aspect

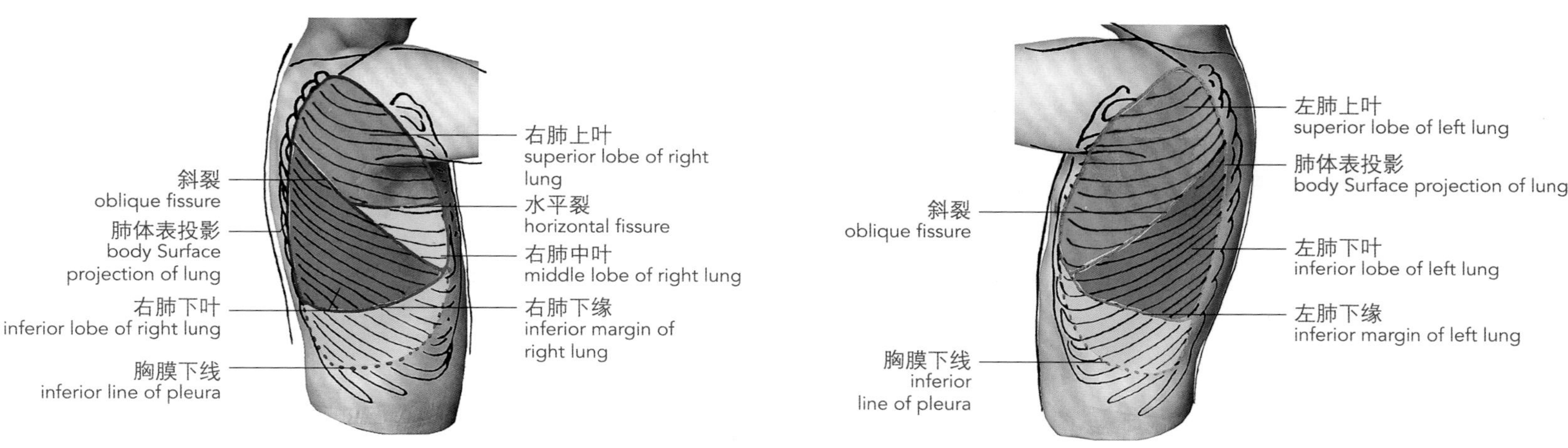
斜裂
oblique fissure
肺体表投影
body Surface
projection of lung
右肺下叶
inferior lobe of right lung
胸膜下线
inferior line of pleura
右肺上叶
superior lobe of right
lung
水平裂
horizontal fissure
右肺中叶
middle lobe of right lung
右肺下缘
inferior margin of
right lung
斜裂
oblique fissure
胸膜下线
inferior
line of pleura
左肺上叶
superior lobe of left lung
肺体表投影
body Surface projection of lung
左肺下叶
inferior lobe of left lung
左肺下缘
inferior margin of left lung

【解剖学要点】

胸膜前界的体表投影，其上端起于锁骨中、内 1/3 交界处上方约 2.5cm 的胸膜顶，向内下斜行，在第二胸肋关节水平两侧相互靠拢，在正中线附近垂直下行。右侧于第 6 胸肋关节处越过剑肋角与胸膜下界相移行。

左侧胸膜在第 4 胸肋关节处转向外下方，沿胸骨左缘 2~2.5cm 的距离向下行，在第 6 肋软骨后方与胸膜下界相移行。胸膜下部在第 4 胸肋关节平面以下两侧胸膜反折线互相分开，形成位于胸骨体下部和左侧第 4、5 肋软骨后方的三角形区，称心包区。此区心包前方无胸膜覆盖，因此在左剑肋角处是临床进行心包穿刺术的安全区。

右侧胸膜的下界前内侧端起自第 6 胸肋关节的后方，左侧胸膜的下界内侧端起自第 6 肋软骨后方。

两侧胸膜下界起始后分别斜向左右侧胸下部的外下方，它们在锁骨中线与第 8 肋相交，腋中线与第 10 肋相交，肩胛线与第 11 肋相交，最终止于第 12 胸椎高度。两肺下缘的体表投影相同，在同一部位肺下界较胸膜下界高出两个肋的距离。在锁骨中线处肺下缘与第 6 肋相交，腋中线处与第 8 肋相交，肩胛线处与第 10 肋相交，再向内于第 11 胸椎棘突外侧 2cm 左右向上与其后缘相移行。

图 5-9 乳房形态
The form of breast

乳晕
areola of breast
乳头
nipple
乳房
breast

图 5-10 乳房结构
The texture of breast

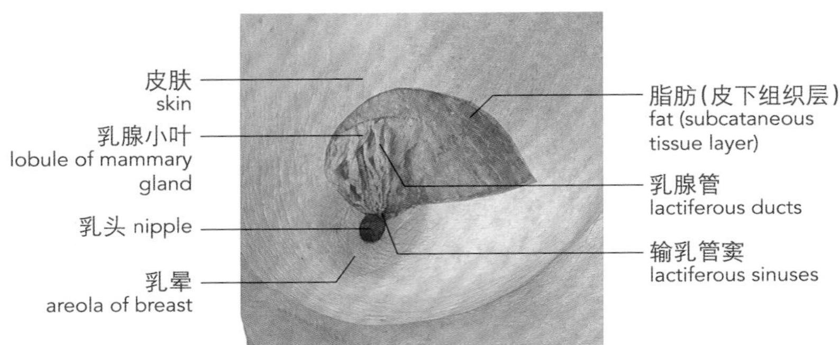
皮肤
skin
乳腺小叶
lobule of mammary gland
乳头 nipple
乳晕
areola of breast
脂肪（皮下组织层）
fat (subcataneous tissue layer)
乳腺管
lactiferous ducts
输乳管窦
lactiferous sinuses

图 5-11 乳房造影
Mammography

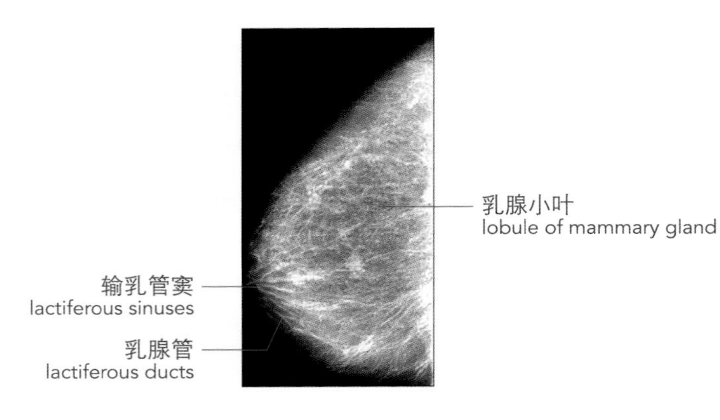
乳腺小叶
lobule of mammary gland
输乳管窦
lactiferous sinuses
乳腺管
lactiferous ducts

图 5-12 乳房矢状切面
Sagittal section of breast

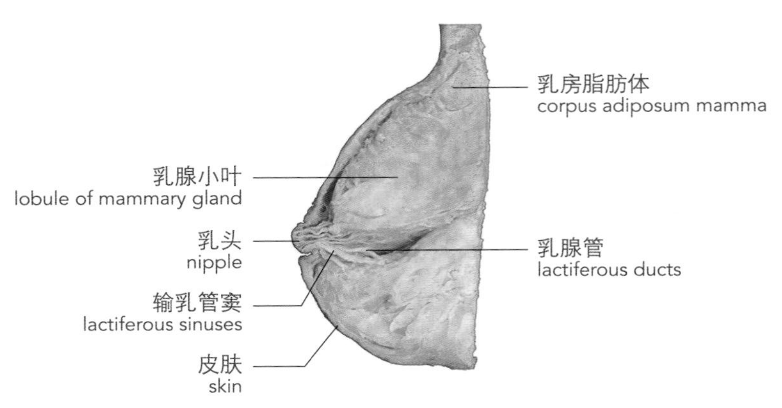
乳房脂肪体
corpus adiposum mamma
乳腺小叶
lobule of mammary gland
乳头
nipple
乳腺管
lactiferous ducts
输乳管窦
lactiferous sinuses
皮肤
skin

【解剖学要点】

乳房中央有乳头，乳头顶端有输乳管开口，周围皮肤色素较多，称乳晕。乳房由皮肤、皮下脂肪、纤维组织和乳腺构成。纤维组织深入乳腺内，将其分割成 15~20 个乳腺叶，叶又分为乳腺小叶。1 个乳腺叶形成 1 个输乳管，该管近乳头处膨大，称输乳管窦。纤维组织形成乳房悬韧带，连于胸筋膜与皮肤之间，对乳房起支持和固定作用。

图 5-13 乳房淋巴
Lymph of breast

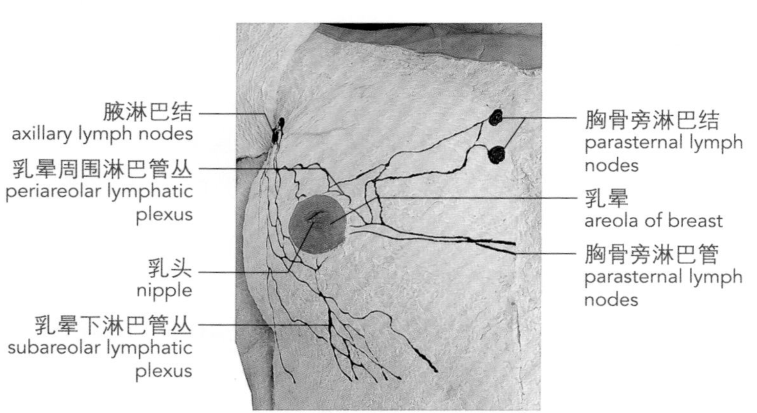
腋淋巴结
axillary lymph nodes
乳晕周围淋巴管丛
periareolar lymphatic plexus
乳头
nipple
乳晕下淋巴管丛
subareolar lymphatic plexus
胸骨旁淋巴结
parasternal lymph nodes
乳晕
areola of breast
胸骨旁淋巴管
parasternal lymph nodes

图 5-14 乳房静脉
Vein of breast

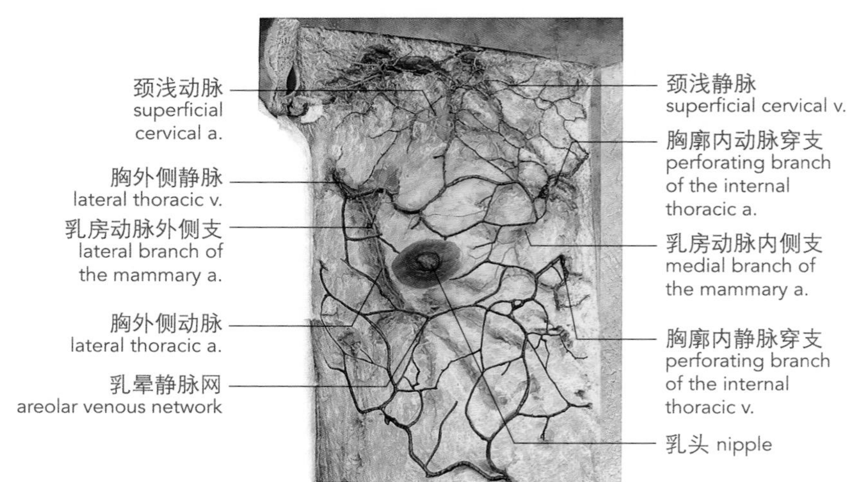
颈浅动脉
superficial cervical a.
胸外侧静脉
lateral thoracic v.
乳房动脉外侧支
lateral branch of the mammary a.
胸外侧动脉
lateral thoracic a.
乳晕静脉网
areolar venous network
颈浅静脉
superficial cervical v.
胸廓内动脉穿支
perforating branch of the internal thoracic a.
乳房动脉内侧支
medial branch of the mammary a.
胸廓内静脉穿支
perforating branch of the internal thoracic v.
乳头 nipple

图 5-15 乳房动脉
Mammary arteries

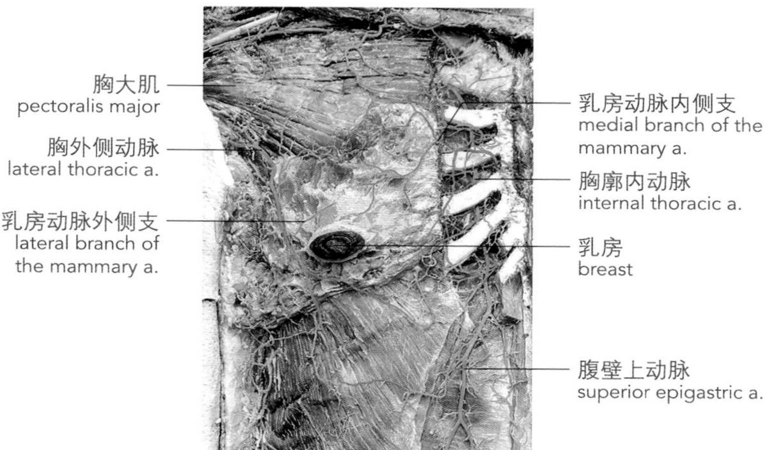

胸大肌
pectoralis major
胸外侧动脉
lateral thoracic a.
乳房动脉外侧支
lateral branch of the mammary a.
乳房动脉内侧支
medial branch of the mammary a.
胸廓内动脉
internal thoracic a.
乳房
breast
腹壁上动脉
superior epigastric a.

图 5-16 肋间神经投影
Projection of intercostal n.

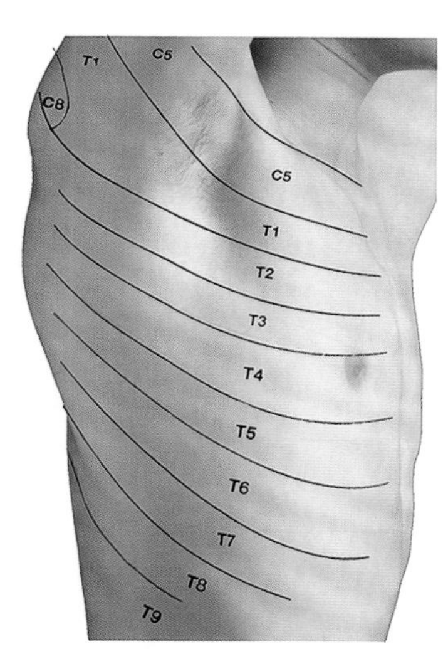

T1
C5
C8
C5
T1
T2
T3
T4
T5
T6
T7
T8
T9

图 5-17 肋间神经外侧皮支(1)
Ramus cutaneus lateralis nervorum intercostalium(1)

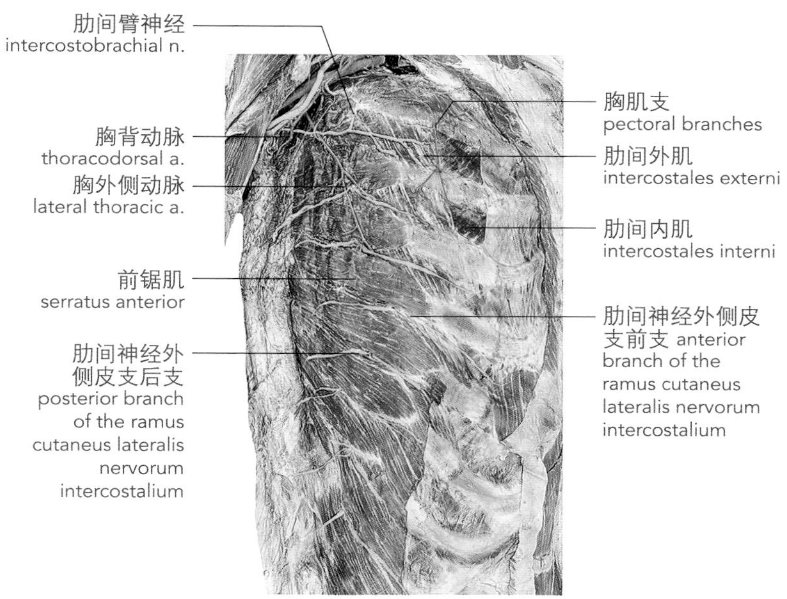

肋间臂神经
intercostobrachial n.
胸背动脉
thoracodorsal a.
胸外侧动脉
lateral thoracic a.
前锯肌
serratus anterior
肋间神经外侧皮支后支
posterior branch of the ramus cutaneus lateralis nervorum intercostalium
胸肌支
pectoral branches
肋间外肌
intercostales externi
肋间内肌
intercostales interni
肋间神经外侧皮支前支 anterior branch of the ramus cutaneus lateralis nervorum intercostalium

图 5-18 肋间神经外侧皮支(2)
Ramus cutaneus lateralis nervorum intercostalium(2)

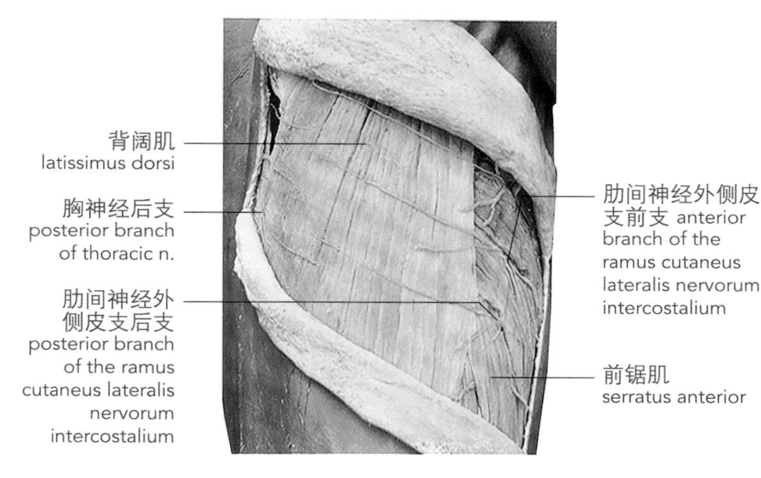

背阔肌
latissimus dorsi
胸神经后支
posterior branch of thoracic n.
肋间神经外侧皮支后支
posterior branch of the ramus cutaneus lateralis nervorum intercostalium
肋间神经外侧皮支前支 anterior branch of the ramus cutaneus lateralis nervorum intercostalium
前锯肌
serratus anterior

图 5-19 胸前壁皮神经
Cutaneous nerve of anterior chest wall

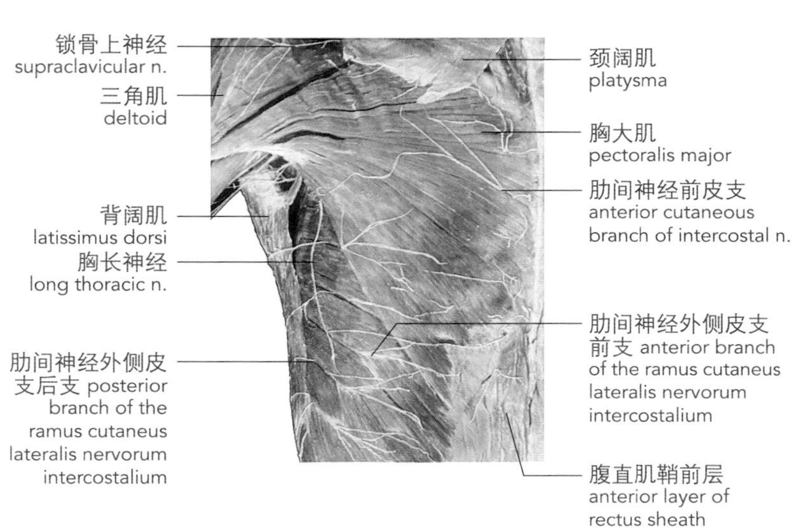

锁骨上神经
supraclavicular n.
三角肌
deltoid
背阔肌
latissimus dorsi
胸长神经
long thoracic n.
肋间神经外侧皮支后支 posterior branch of the ramus cutaneus lateralis nervorum intercostalium
颈阔肌
platysma
胸大肌
pectoralis major
肋间神经前皮支
anterior cutaneous branch of intercostal n.
肋间神经外侧皮支前支 anterior branch of the ramus cutaneus lateralis nervorum intercostalium
腹直肌鞘前层
anterior layer of rectus sheath

图 5-20 胸大肌
Pectoralis major

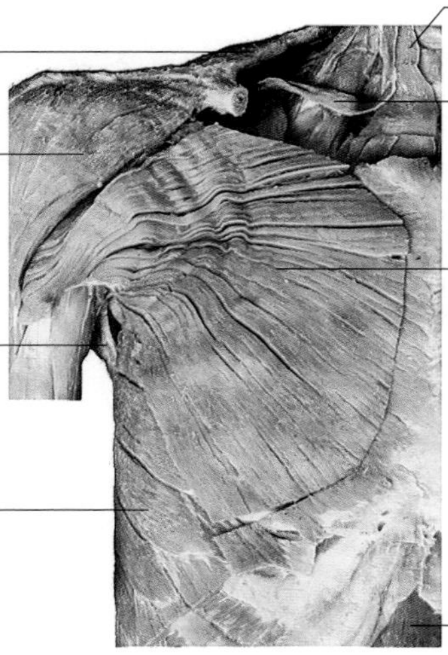

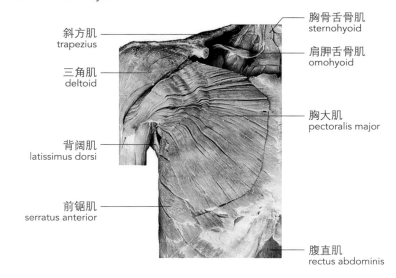

斜方肌
trapezius
三角肌
deltoid
背阔肌
latissimus dorsi
前锯肌
serratus anterior
胸骨舌骨肌
sternohyoid
肩胛舌骨肌
omohyoid
胸大肌
pectoralis major
腹直肌
rectus abdominis

图 5-21 胸小肌
Pectoralis minor

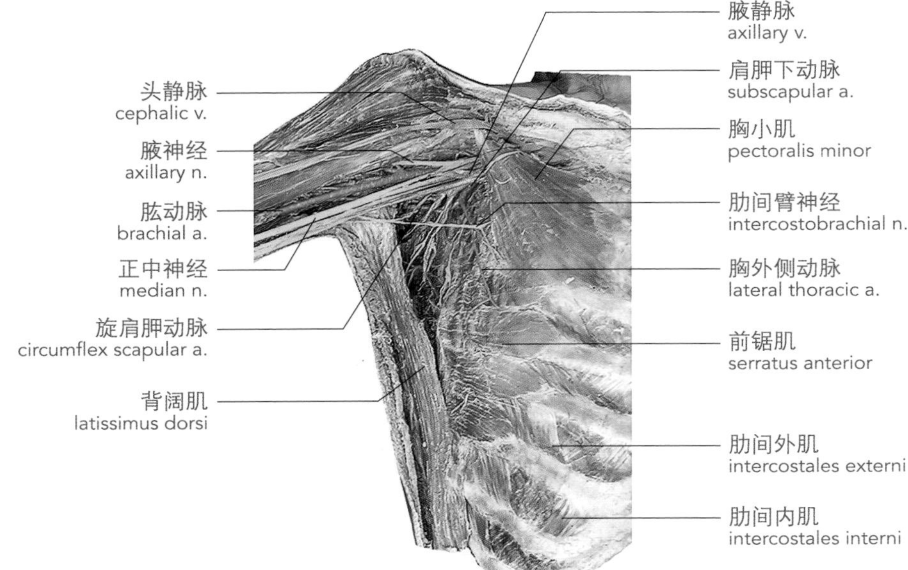
头静脉
cephalic v.
腋神经
axillary n.
肱动脉
brachial a.
正中神经
median n.
旋肩胛动脉
circumflex scapular a.
背阔肌
latissimus dorsi
腋静脉
axillary v.
肩胛下动脉
subscapular a.
胸小肌
pectoralis minor
肋间臂神经
intercostobrachial n.
胸外侧动脉
lateral thoracic a.
前锯肌
serratus anterior
肋间外肌
intercostales externi
肋间内肌
intercostales interni

【解剖学要点】

胸大肌起于锁骨内侧半、胸骨和第 1~6 肋软骨，肌束向外聚合，止于肱骨大结节嵴。作用：使肩关节内收、旋内和前屈。肋间外肌位于肋间隙浅层，起于肋骨下缘，肌束斜向前下，止于下一肋的上缘，作用：提肋，助吸气。肋间内肌位于肋间外肌的深面，起于肋骨上缘，肌束向前上，止于上一肋的下缘，作用：降肋，助呼气。

图 5-22 肋间肌（1）
Intercostal muscle（1）

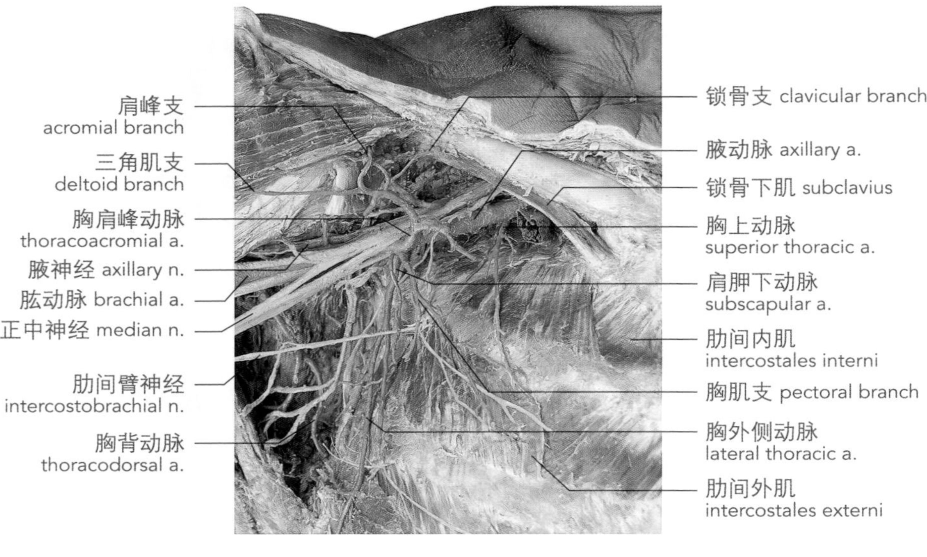
肩峰支
acromial branch
三角肌支
deltoid branch
胸肩峰动脉
thoracoacromial a.
腋神经 axillary n.
肱动脉 brachial a.
正中神经 median n.
肋间臂神经
intercostobrachial n.
胸背动脉
thoracodorsal a.
锁骨支 clavicular branch
腋动脉 axillary a.
锁骨下肌 subclavius
胸上动脉
superior thoracic a.
肩胛下动脉
subscapular a.
肋间内肌
intercostales interni
胸肌支 pectoral branch
胸外侧动脉
lateral thoracic a.
肋间外肌
intercostales externi

图 5-23 肋间肌（2）
Intercostal muscle（2）

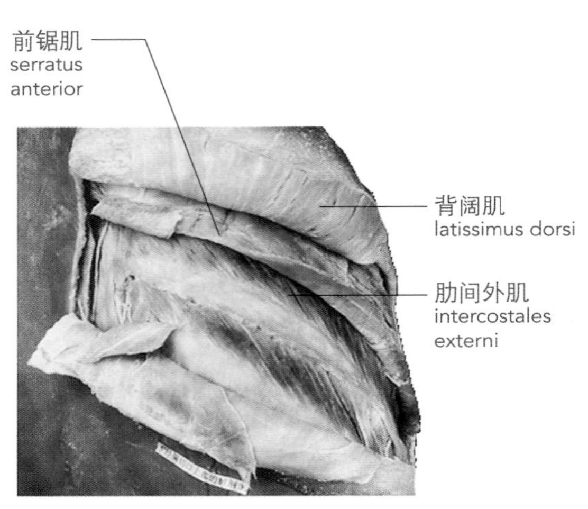
前锯肌
serratus
anterior
背阔肌
latissimus dorsi
肋间外肌
intercostales
externi

图 5-24 胸膜
The pleura

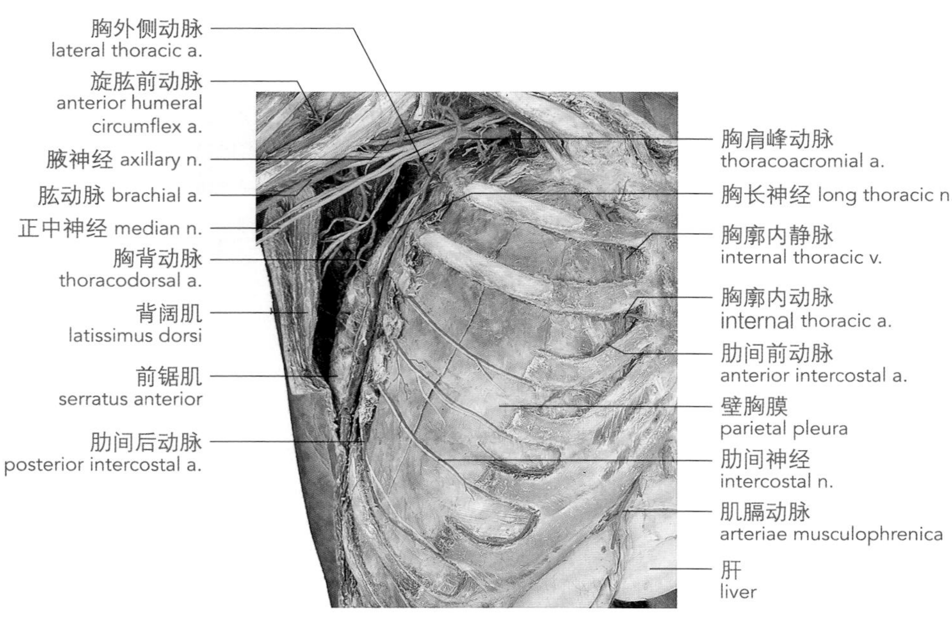
胸外侧动脉
lateral thoracic a.
旋肱前动脉
anterior humeral
circumflex a.
腋神经 axillary n.
肱动脉 brachial a.
正中神经 median n.
胸背动脉
thoracodorsal a.
背阔肌
latissimus dorsi
前锯肌
serratus anterior
肋间后动脉
posterior intercostal a.
胸肩峰动脉
thoracoacromial a.
胸长神经 long thoracic n.
胸廓内静脉
internal thoracic v.
胸廓内动脉
internal thoracic a.
肋间前动脉
anterior intercostal a.
壁胸膜
parietal pleura
肋间神经
intercostal n.
肌膈动脉
arteriae musculophrenica
肝
liver

【解剖学要点】

胸膜是分别覆盖于左、右肺表面，胸廓内表面以及膈上面的浆膜，可分为壁胸膜和脏胸膜。被覆于胸腔各壁内表面的胸膜称壁胸膜，覆盖于肺表面的胸膜称脏胸膜，二者相互移行为密闭的腔隙，称胸膜腔。左、右胸膜腔互不相通。壁胸膜依其部位可分为肋胸膜、膈胸膜、纵隔胸膜和胸膜顶。

图 5-25 肋间神经（前面观 1）

Intercostal nerves. Anterior aspect (1)

肋间神经
intercostal n.
肋间后静脉
posterior intercostal v.
肋间后动脉
posterior intercostal a.
胸主动脉
thoracic aorta
胸神经节
thoracic ganglia
胸导管
thoracic duct
奇静脉 azygos v.
交感干
sympathetic trunk
内脏大神经
greater splanchnic n.

图 5-26 肋间神经（前面观 2）

Intercostal nerves. Anterior aspect (2)

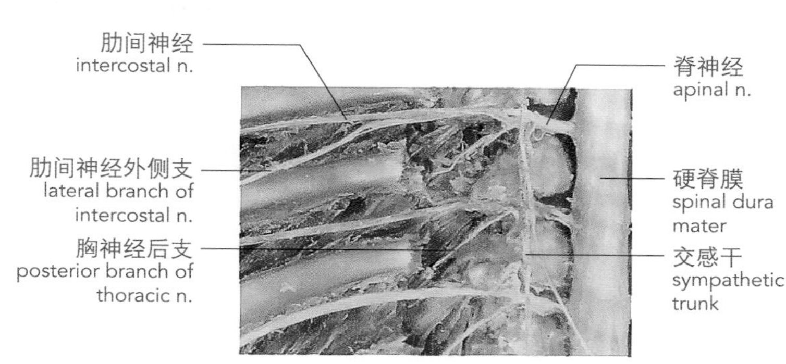
肋间神经
intercostal n.
肋间神经外侧支
lateral branch of intercostal n.
胸神经后支
posterior branch of thoracic n.
脊神经
apinal n.
硬脊膜
spinal dura mater
交感干
sympathetic trunk

图 5-27 肋间神经（前面观 3）

Intercostal nerves. Anterior aspect (3)

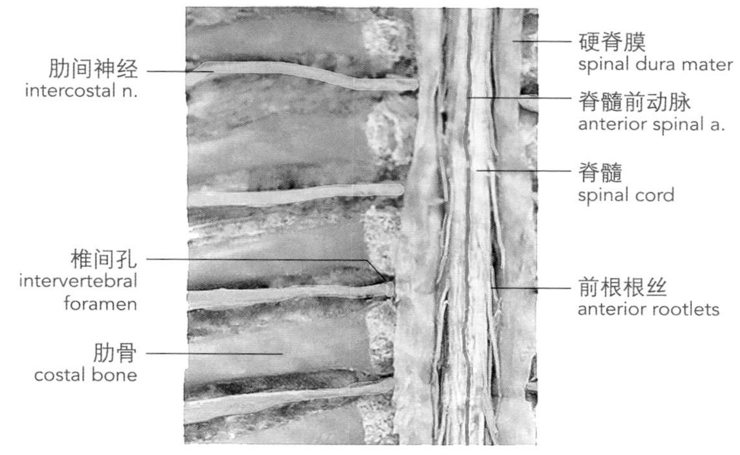
肋间神经
intercostal n.
椎间孔
intervertebral foramen
肋骨
costal bone
硬脊膜
spinal dura mater
脊髓前动脉
anterior spinal a.
脊髓
spinal cord
前根根丝
anterior rootlets

图 5-28 肋间神经（后面观）

Intercostal nerves. Posterior aspect

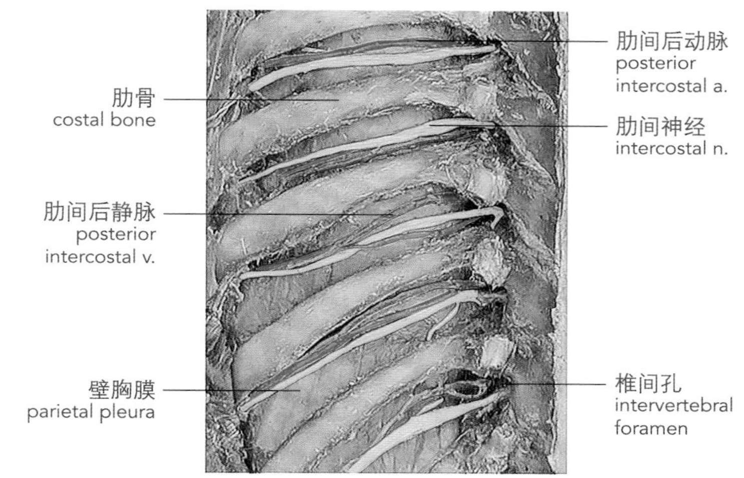
肋骨
costal bone
肋间后静脉
posterior intercostal v.
壁胸膜
parietal pleura
肋间后动脉
posterior intercostal a.
肋间神经
intercostal n.
椎间孔
intervertebral foramen

图 5-29 胸前内侧皮肤的血管

The blood vessel of the inner chest skin

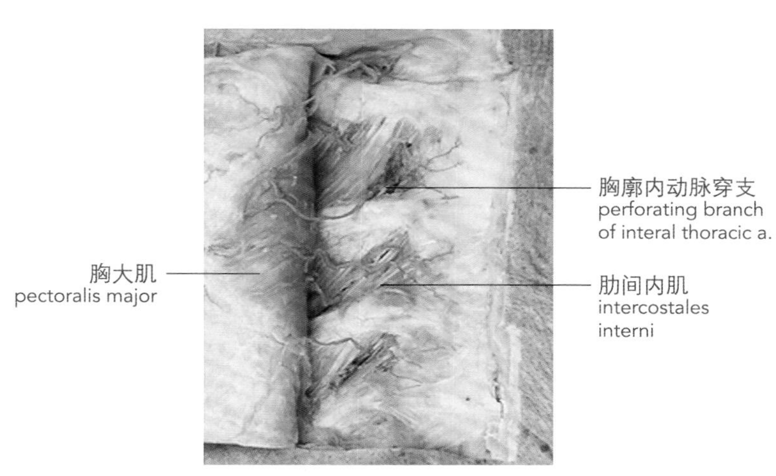
胸大肌
pectoralis major
胸廓内动脉穿支
perforating branch of interal thoracic a.
肋间内肌
intercostales interni

图 5-30 胸廓内动脉（前面观）

Internal thoracic artery. Anterior aspect

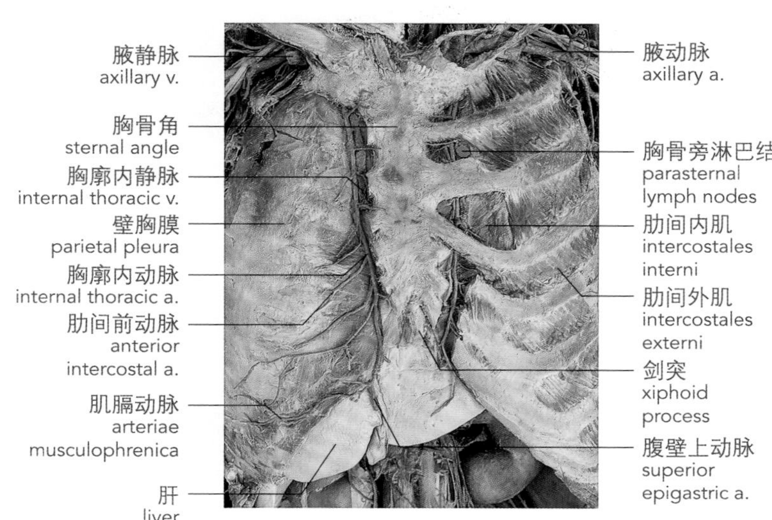
腋静脉
axillary v.
胸骨角
sternal angle
胸廓内静脉
internal thoracic v.
壁胸膜
parietal pleura
胸廓内动脉
internal thoracic a.
肋间前动脉
anterior intercostal a.
肌膈动脉
arteriae musculophrenica
肝
liver
腋动脉
axillary a.
胸骨旁淋巴结
parasternal lymph nodes
肋间内肌
intercostales interni
肋间外肌
intercostales externi
剑突
xiphoid process
腹壁上动脉
superior epigastric a.

图 5-31 胸廓内动脉(后面观)
Internal thoracic artery. Posterior aspect

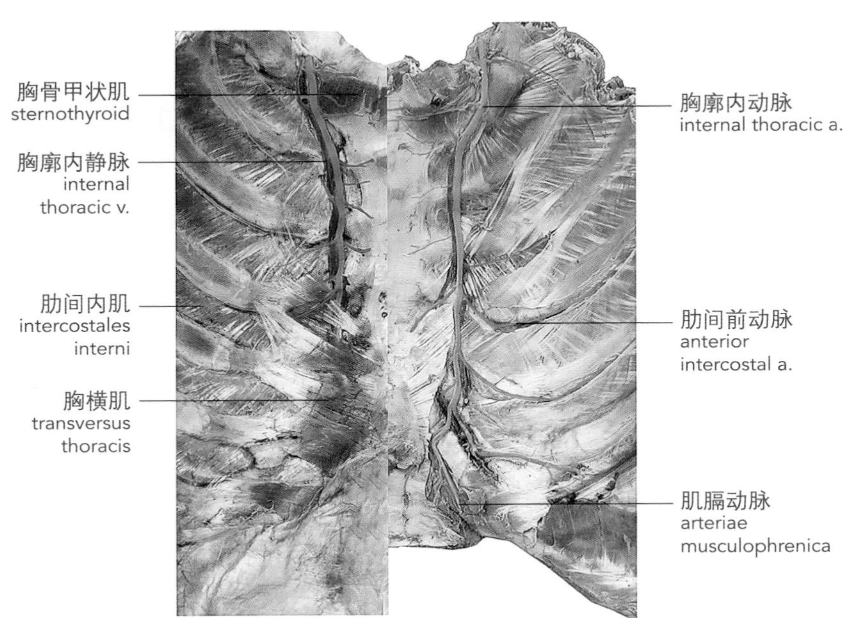
胸骨甲状肌
sternothyroid
胸廓内静脉
internal thoracic v.
肋间内肌
intercostales interni
胸横肌
transversus thoracis
胸廓内动脉
internal thoracic a.
肋间前动脉
anterior intercostal a.
肌膈动脉
arteriae musculophrenica

【解剖学要点】

胸、腹前壁主要有胸廓内动脉和腹壁下动脉。胸廓内动脉从锁骨下动脉发出,经胸前壁后面下行,分布于胸前壁、心包、膈、乳房等处,终支分为肌膈动脉和腹壁上动脉。腹壁下动脉起于髂外动脉,上行进入腹直肌鞘,在腹直肌内与腹壁上动脉的分支吻合。在胸部的降主动脉称为胸主动脉,位于后纵隔内。

胸主动脉在第 4 胸椎下缘左侧接主动脉弓,沿脊柱下行,穿膈的主动脉裂孔移行为腹主动脉。胸主动脉初居食管的左侧,向下渐至其后方,到穿膈的主动脉裂孔时以至食管的右侧。

胸主动脉的分支有脏支和壁支两种:脏支主要有支气管动脉、食管支、心包支等,它们分别营养肺、食管和心包;壁支主要有肋间后动脉(9 对),走行在第 3~11 肋间隙内、肋下动脉(1 对),走行在第 12 肋下缘,膈上动脉有 2~3 支由胸主动脉下部发出,分布于膈上面的后部。壁支主要分布到胸、腹壁的肌和皮肤。第 1~2 肋间隙的肋间后动脉来源于锁骨下动脉。

图 5-32 胸廓内动、静脉铸型(前面观)
The cast of the internal thoracic artery and vein. Anterior aspect

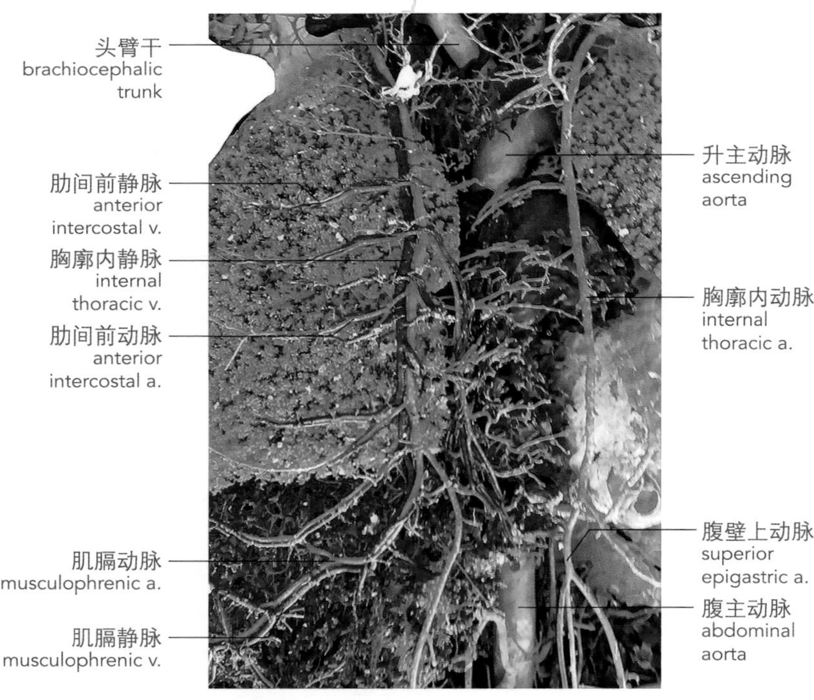
头臂干
brachiocephalic trunk
肋间前静脉
anterior intercostal v.
胸廓内静脉
internal thoracic v.
肋间前动脉
anterior intercostal a.
肌膈动脉
musculophrenic a.
肌膈静脉
musculophrenic v.
升主动脉
ascending aorta
胸廓内动脉
internal thoracic a.
腹壁上动脉
superior epigastric a.
腹主动脉
abdominal aorta

图 5-33 胸廓内动脉铸型(前面观)
The cast of the internal thoracic artery. Anterior aspect

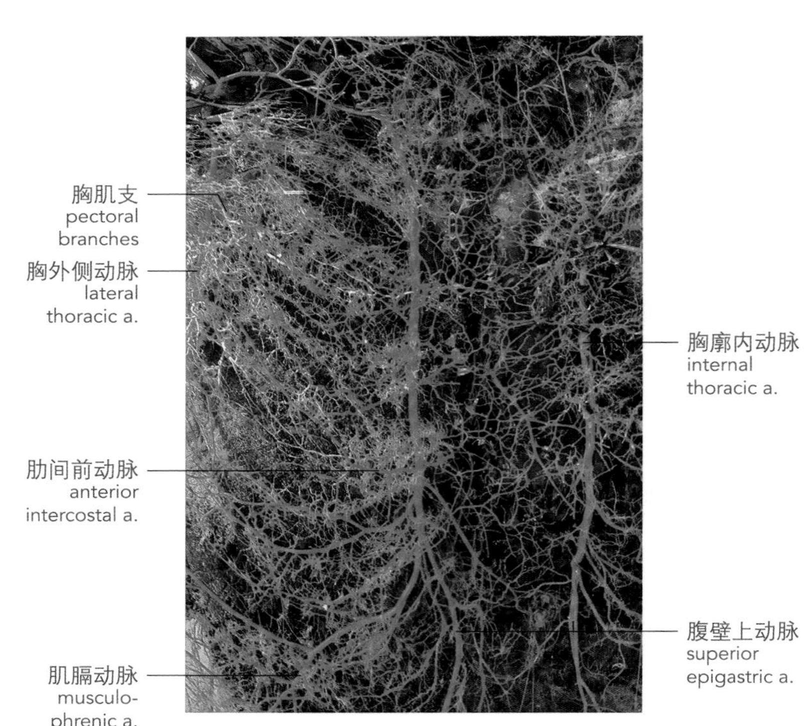
胸肌支
pectoral branches
胸外侧动脉
lateral thoracic a.
肋间前动脉
anterior intercostal a.
肌膈动脉
musculo-phrenic a.
胸廓内动脉
internal thoracic a.
腹壁上动脉
superior epigastric a.

图 5-34 胸壁淋巴结和淋巴管(内面观)
Lymph nodes and lymphatic vessel of the thoracic wall

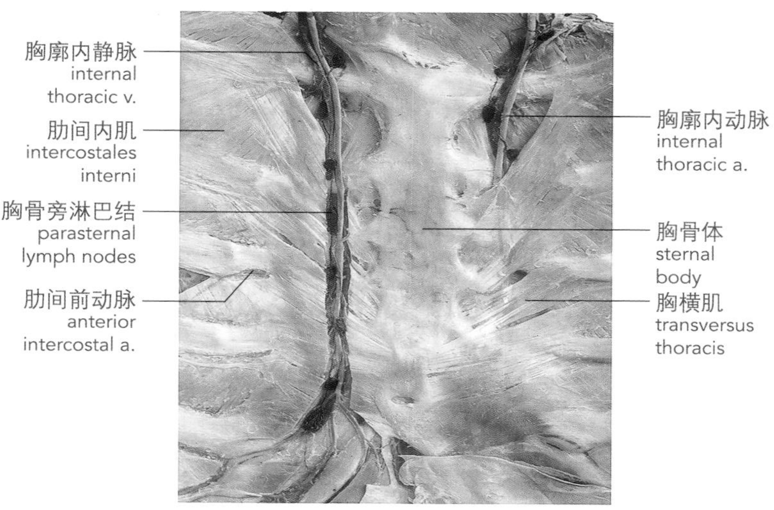

胸廓内静脉
internal thoracic v.
肋间内肌
intercostales interni
胸骨旁淋巴结
parasternal lymph nodes
肋间前动脉
anterior intercostal a.
胸廓内动脉
internal thoracic a.
胸骨体
sternal body
胸横肌
transversus thoracis

图 5-35 肺门淋巴结和淋巴管
Hilar lymph nodes and lymphatic vessels

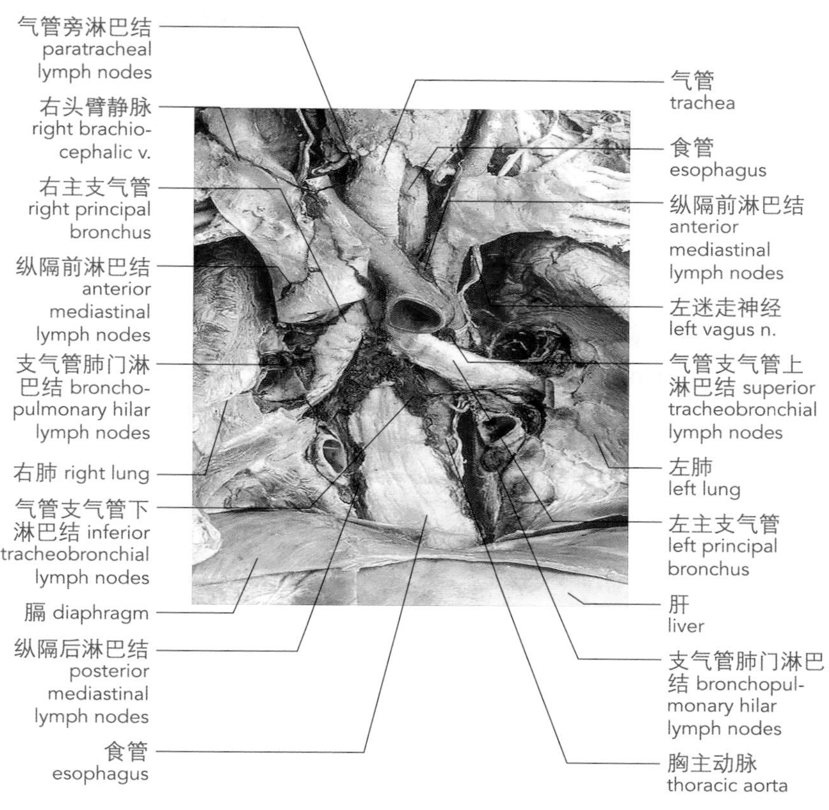

气管旁淋巴结
paratracheal lymph nodes
右头臂静脉
right brachio-cephalic v.
右主支气管
right principal bronchus
纵隔前淋巴结
anterior mediastinal lymph nodes
支气管肺门淋巴结 broncho-pulmonary hilar lymph nodes
右肺 right lung
气管支气管下淋巴结 inferior tracheobronchial lymph nodes
膈 diaphragm
纵隔后淋巴结
posterior mediastinal lymph nodes
食管
esophagus
气管
trachea
食管
esophagus
纵隔前淋巴结
anterior mediastinal lymph nodes
左迷走神经
left vagus n.
气管支气管上淋巴结 superior tracheobronchial lymph nodes
左肺
left lung
左主支气管
left principal bronchus
肝
liver
支气管肺门淋巴结 bronchopul-monary hilar lymph nodes
胸主动脉
thoracic aorta

图 5-36 胸膜(前面观)
The pleura. Anterior aspect

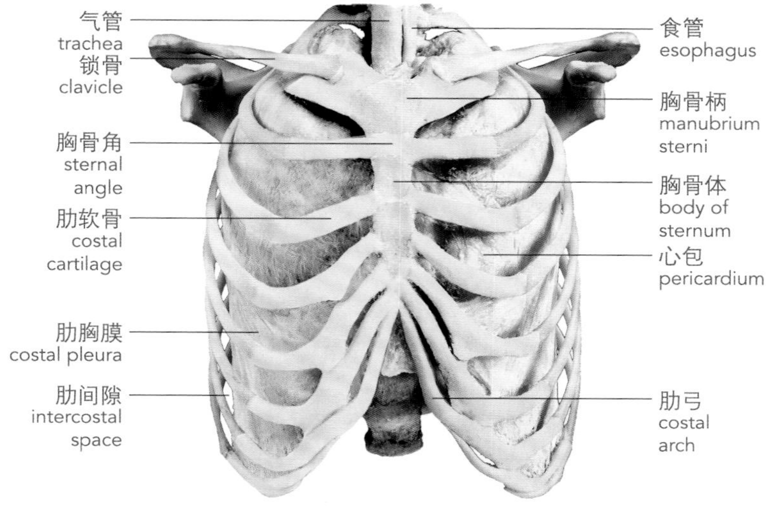

气管
trachea
锁骨
clavicle
胸骨角
sternal angle
肋软骨
costal cartilage
肋胸膜
costal pleura
肋间隙
intercostal space
食管
esophagus
胸骨柄
manubrium sterni
胸骨体
body of sternum
心包
pericardium
肋弓
costal arch

图 5-37 胸膜(后面观)
The pleura. Posterior aspect

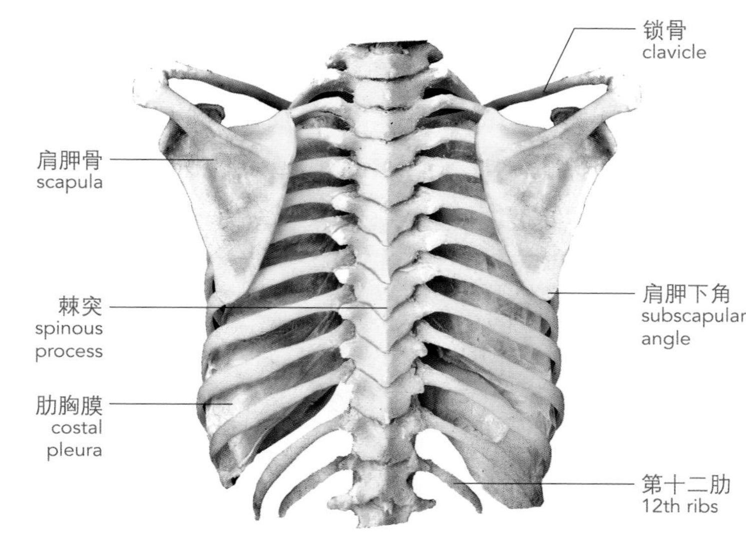

锁骨
clavicle
肩胛骨
scapula
棘突
spinous process
肋胸膜
costal pleura
肩胛下角
subscapular angle
第十二肋
12th ribs

图 5-38 胸廓(前面观)
The thoracic cage. Anterior aspect

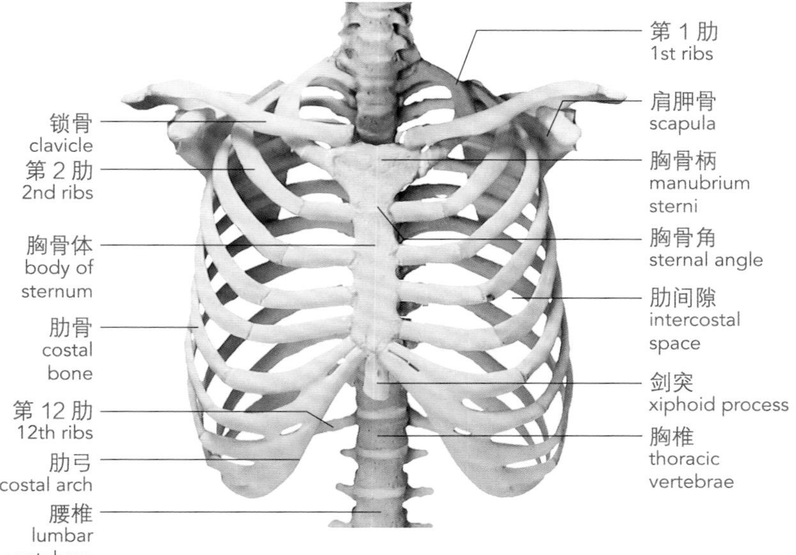

锁骨
clavicle
第 2 肋
2nd ribs
胸骨体
body of sternum
肋骨
costal bone
第 12 肋
12th ribs
肋弓
costal arch
腰椎
lumbar vertebrae
第 1 肋
1st ribs
肩胛骨
scapula
胸骨柄
manubrium sterni
胸骨角
sternal angle
肋间隙
intercostal space
剑突
xiphoid process
胸椎
thoracic vertebrae

图 5-39 胸廓(后面观)
The thoracic cage. Posterior aspect

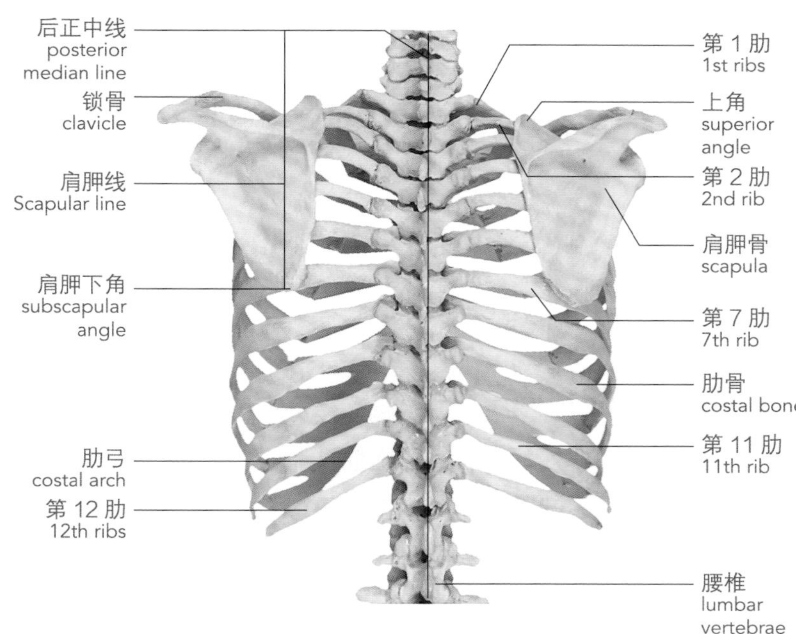

后正中线
posterior median line
锁骨
clavicle
肩胛线
Scapular line
肩胛下角
subscapular angle
肋弓
costal arch
第 12 肋
12th ribs
第 1 肋
1st ribs
上角
superior angle
第 2 肋
2nd rib
肩胛骨
scapula
第 7 肋
7th rib
肋骨
costal bone
第 11 肋
11th rib
腰椎
lumbar vertebrae

【解剖学要点】

胸廓由 12 块胸椎、12 对肋和 1 块胸骨借肋椎关节和胸肋关节组成。胸廓近似圆锥体，前后扁平，有上、下口，前、后壁和左、右侧壁。相邻两肋之间的间隙称肋间隙。上口由第一胸椎、第一肋骨和胸骨柄上缘围成，胸骨柄上缘平对第 2、3 胸椎间的椎间盘。下口由第 12 胸椎、第 12 肋和肋弓及剑突围成。胸廓是胸壁的支架，有保护胸腔内器官和参与呼吸运动的功能。

图 5-40 变异肋骨
The abnormal costal bone

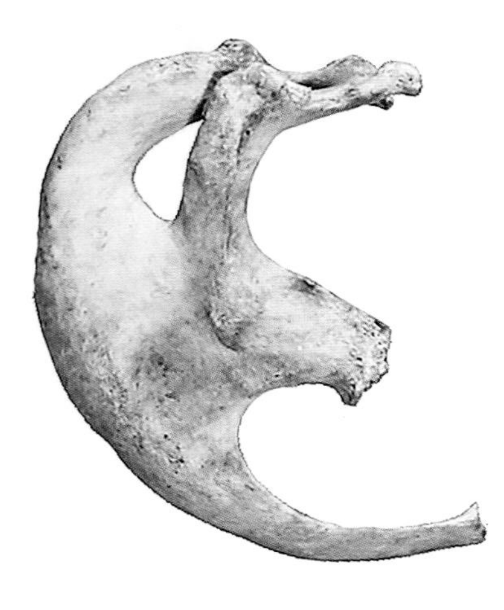

图 5-41 胸肋关节（前面观）
The sternocostal joints. Anterior aspect

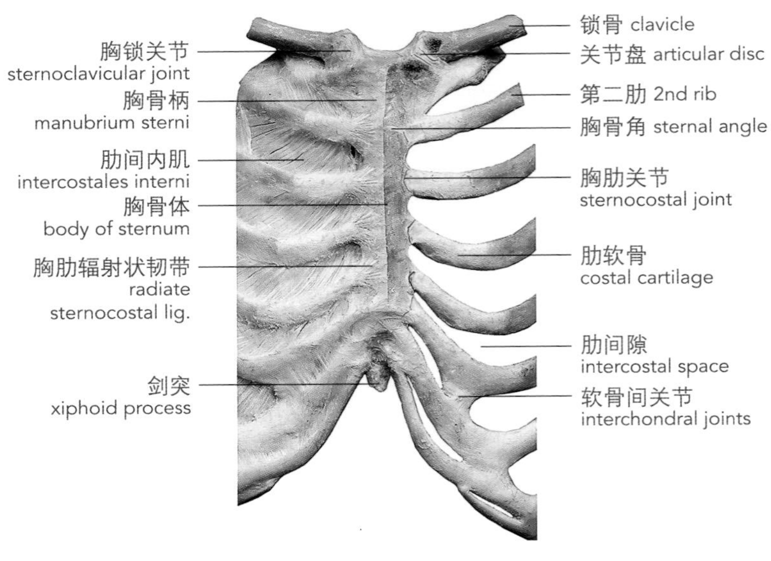
胸锁关节
sternoclavicular joint
胸骨柄
manubrium sterni
肋间内肌
intercostales interni
胸骨体
body of sternum
胸肋辐射状韧带
radiate
sternocostal lig.
剑突
xiphoid process
锁骨 clavicle
关节盘 articular disc
第二肋 2nd rib
胸骨角 sternal angle
胸肋关节
sternocostal joint
肋软骨
costal cartilage
肋间隙
intercostal space
软骨间关节
interchondral joints

图 5-42 少儿胸肋关节
The sternocostal joints of infant

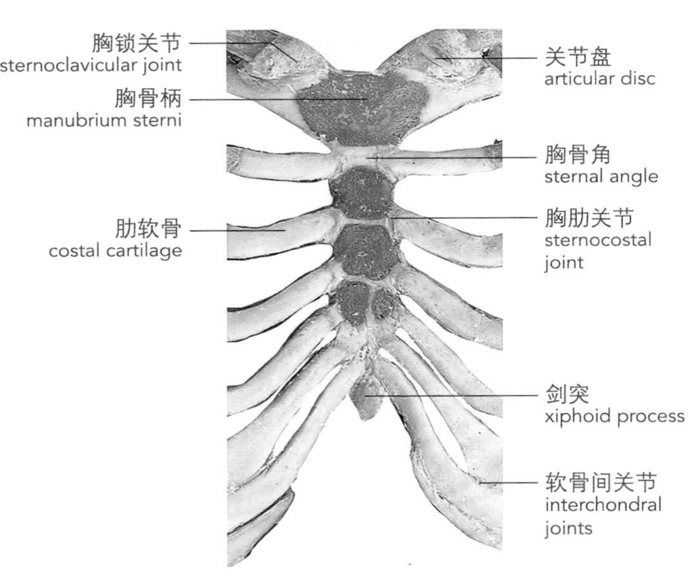
胸锁关节
sternoclavicular joint
胸骨柄
manubrium sterni
肋软骨
costal cartilage
关节盘
articular disc
胸骨角
sternal angle
胸肋关节
sternocostal
joint
剑突
xiphoid process
软骨间关节
interchondral
joints

图 5-43 典型肋骨
The typical costal bone

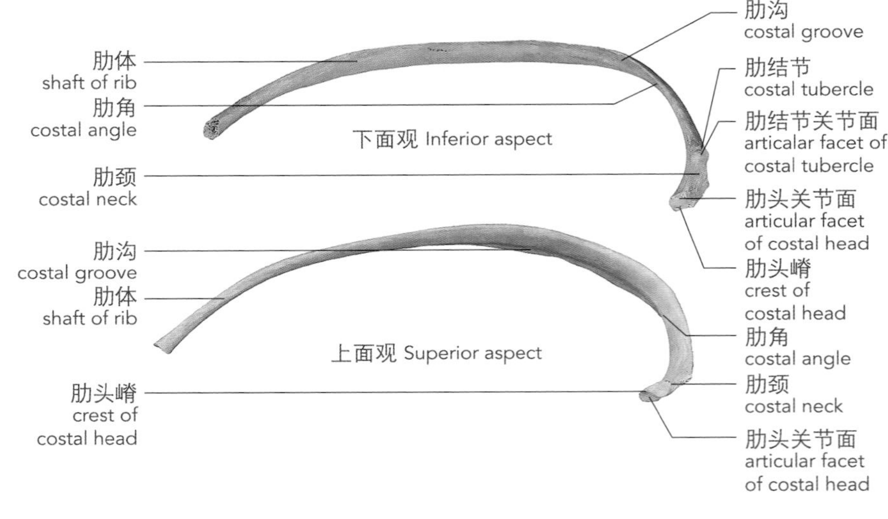
肋体
shaft of rib
肋角
costal angle
肋颈
costal neck
肋沟
costal groove
肋体
shaft of rib
肋头嵴
crest of
costal head
下面观 Inferior aspect
上面观 Superior aspect
肋沟
costal groove
肋结节
costal tubercle
肋结节关节面
articalar facet of
costal tubercle
肋头关节面
articular facet
of costal head
肋头嵴
crest of
costal head
肋角
costal angle
肋颈
costal neck
肋头关节面
articular facet
of costal head

【解剖学要点】

肋骨为扁骨，后端膨大，称肋头，有关节面与胸椎体上、下肋凹相关节。肋头外侧为肋颈，颈外侧的突起称肋结节，有关节面与横突肋凹相关节。肋体内面近下缘处有肋沟，有肋血管、神经通过。体向前急转处称肋角。前端扁宽，与肋软骨相接。

图 5-44 非典型肋骨
The atypism costal bone

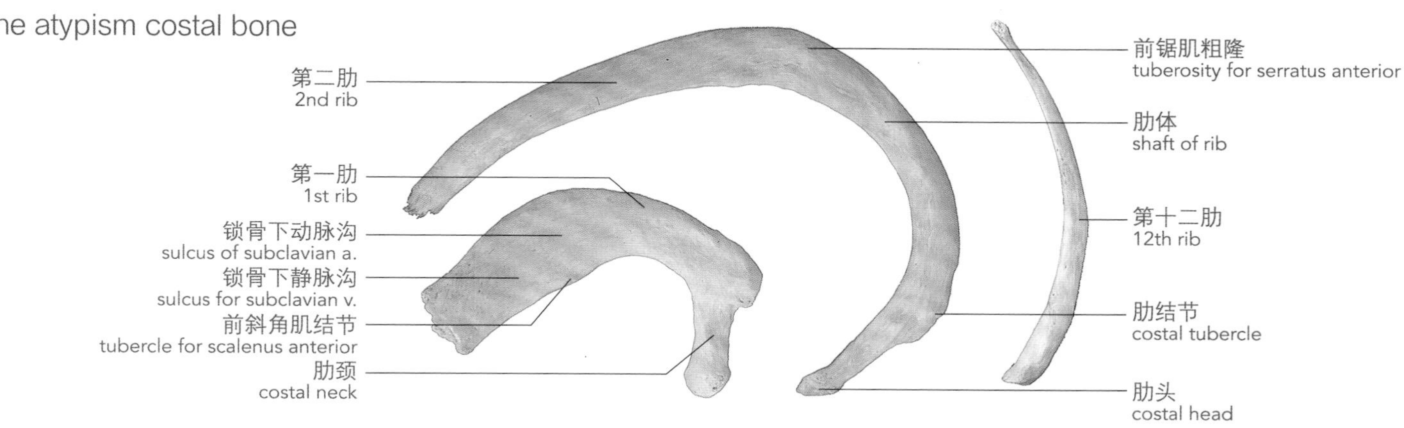
第二肋
2nd rib
第一肋
1st rib
锁骨下动脉沟
sulcus of subclavian a.
锁骨下静脉沟
sulcus for subclavian v.
前斜角肌结节
tubercle for scalenus anterior
肋颈
costal neck
前锯肌粗隆
tuberosity for serratus anterior
肋体
shaft of rib
第十二肋
12th rib
肋结节
costal tubercle
肋头
costal head

图 5-45 胸骨(前面观)
The sternum. Anterior aspect.

图 5-46 胸骨(侧面观)
The sternum. Lateral aspect

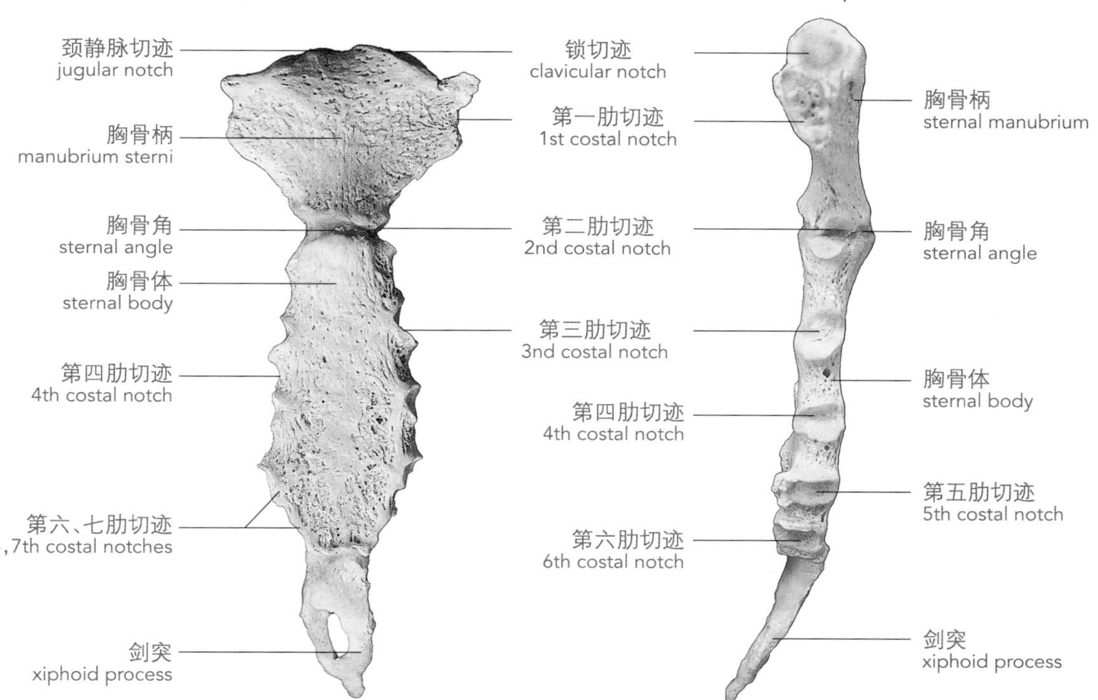
颈静脉切迹
jugular notch
胸骨柄
manubrium sterni
胸骨角
sternal angle
胸骨体
sternal body
第四肋切迹
4th costal notch
第六、七肋切迹
6,7th costal notches
剑突
xiphoid process
锁切迹
clavicular notch
第一肋切迹
1st costal notch
第二肋切迹
2nd costal notch
第三肋切迹
3nd costal notch
第四肋切迹
4th costal notch
第六肋切迹
6th costal notch
胸骨柄
sternal manubrium
胸骨角
sternal angle
胸骨体
sternal body
第五肋切迹
5th costal notch
剑突
xiphoid process

【解剖学要点】

胸骨为扁骨,分为胸骨柄、胸骨体和剑突。胸骨柄上缘有颈静脉切迹,两侧有锁切迹;柄与体连结处向前微突,称胸骨角,两侧平对第 2 肋骨,为胸前壁计数肋骨序数的主要标志;胸骨体外缘接第 2~7 肋软骨;剑突扁薄,下端游离。

图 5-47 膈(上面观)
Diaphragm. Superior aspect

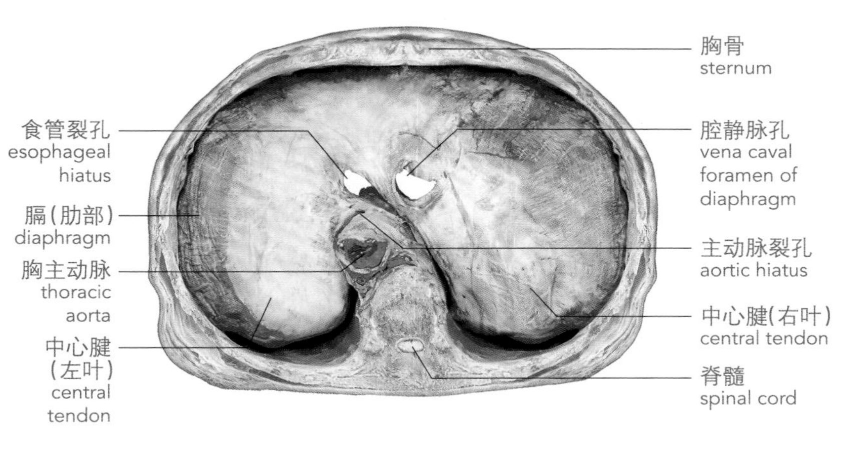
食管裂孔
esophageal hiatus
膈(肋部)
diaphragm
胸主动脉
thoracic aorta
中心腱(左叶)
central tendon
胸骨
sternum
腔静脉孔
vena caval foramen of diaphragm
主动脉裂孔
aortic hiatus
中心腱(右叶)
central tendon
脊髓
spinal cord

图 5-48 膈(下面观)
Diaphragm. Inferior aspect

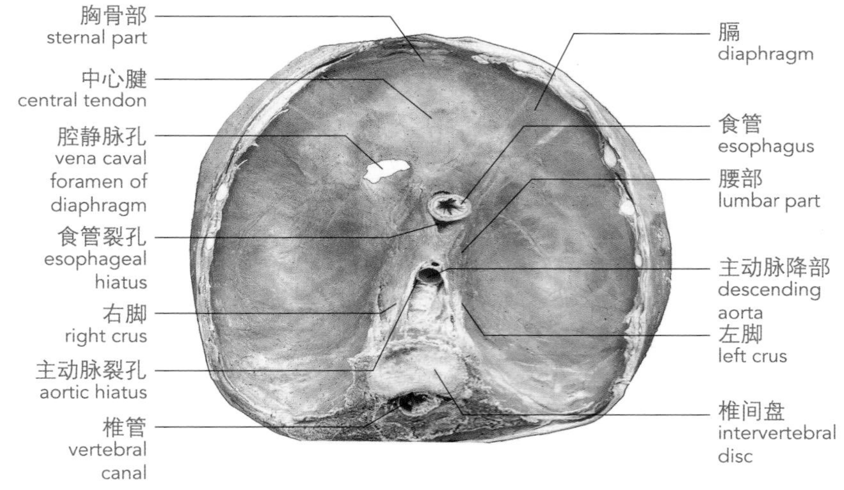
胸骨部
sternal part
中心腱
central tendon
腔静脉孔
vena caval foramen of diaphragm
食管裂孔
esophageal hiatus
右脚
right crus
主动脉裂孔
aortic hiatus
椎管
vertebral canal
膈
diaphragm
食管
esophagus
腰部
lumbar part
主动脉降部
descending aorta
左脚
left crus
椎间盘
intervertebral disc

【解剖学要点】

膈的肌纤维起自胸廓下口的周缘和腰椎前面,按起始部位不同分为胸骨部、肋部和腰部。各部肌纤维向中央移行为中心腱。膈上有 3 个裂孔:主动脉裂孔,位于左、右膈脚与脊柱之间,有胸主动脉通过;食管裂孔,位于主动脉裂孔的左前上方,有食管通过;腔静脉裂孔,位于食管裂孔的右前方,有下腔静脉通过。膈收缩时,助吸气,松弛时,助呼气。

图 5-49 肺投影(前面观)
Projection of the pulmonic. Anterior aspect.

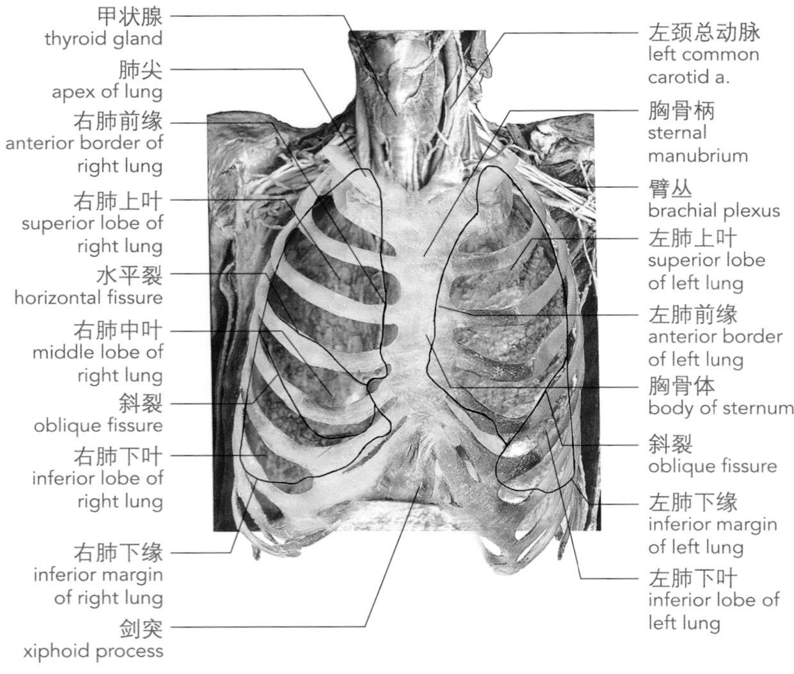
甲状腺
thyroid gland
肺尖
apex of lung
右肺前缘
anterior border of right lung
右肺上叶
superior lobe of right lung
水平裂
horizontal fissure
右肺中叶
middle lobe of right lung
斜裂
oblique fissure
右肺下叶
inferior lobe of right lung
右肺下缘
inferior margin of right lung
剑突
xiphoid process
左颈总动脉
left common carotid a.
胸骨柄
sternal manubrium
臂丛
brachial plexus
左肺上叶
superior lobe of left lung
左肺前缘
anterior border of left lung
胸骨体
body of sternum
斜裂
oblique fissure
左肺下缘
inferior margin of left lung
左肺下叶
inferior lobe of left lung

图 5-50 心肺(前面观)
Heart and lungs. Anterior aspect.

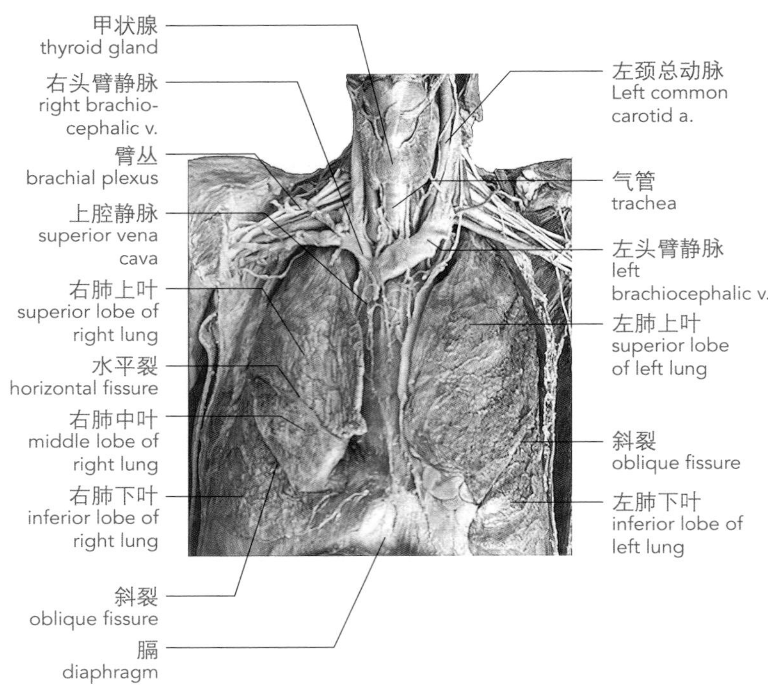
甲状腺
thyroid gland
右头臂静脉
right brachio-cephalic v.
臂丛
brachial plexus
上腔静脉
superior vena cava
右肺上叶
superior lobe of right lung
水平裂
horizontal fissure
右肺中叶
middle lobe of right lung
右肺下叶
inferior lobe of right lung
斜裂
oblique fissure
膈
diaphragm
左颈总动脉
Left common carotid a.
气管
trachea
左头臂静脉
left brachiocephalic v.
左肺上叶
superior lobe of left lung
斜裂
oblique fissure
左肺下叶
inferior lobe of left lung

图 5-51 心肺(左肺已去除)
Heart and lungs. Removal left lung

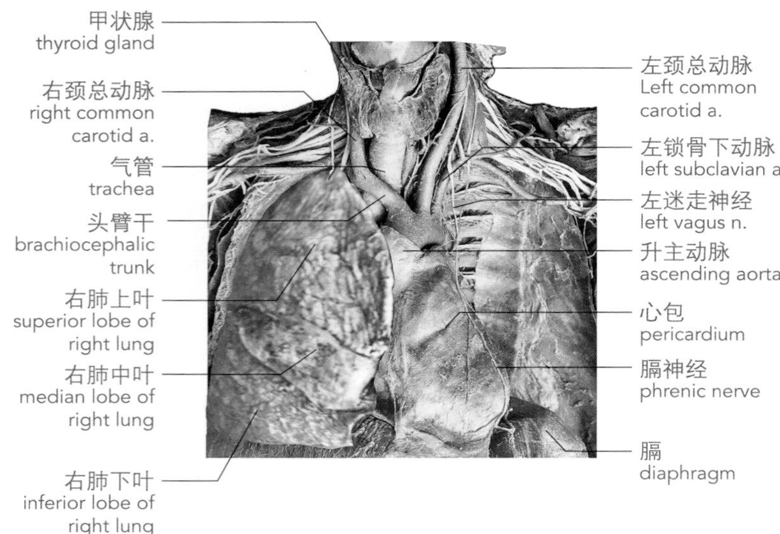
甲状腺
thyroid gland
右颈总动脉
right common carotid a.
气管
trachea
头臂干
brachiocephalic trunk
右肺上叶
superior lobe of right lung
右肺中叶
median lobe of right lung
右肺下叶
inferior lobe of right lung
左颈总动脉
Left common carotid a.
左锁骨下动脉
left subclavian a.
左迷走神经
left vagus n.
升主动脉
ascending aorta
心包
pericardium
膈神经
phrenic nerve
膈
diaphragm

图 5-52 心脏(左、右肺已去除)
The heart. Removal left and right lung

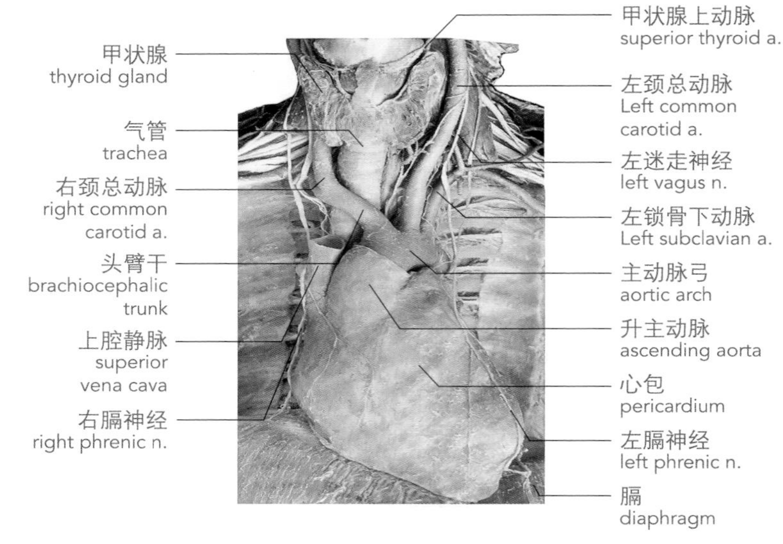
甲状腺
thyroid gland
气管
trachea
右颈总动脉
right common carotid a.
头臂干
brachiocephalic trunk
上腔静脉
superior vena cava
右膈神经
right phrenic n.
甲状腺上动脉
superior thyroid a.
左颈总动脉
Left common carotid a.
左迷走神经
left vagus n.
左锁骨下动脉
Left subclavian a.
主动脉弓
aortic arch
升主动脉
ascending aorta
心包
pericardium
左膈神经
left phrenic n.
膈
diaphragm

图 5-53 心肺(离体前面观)
Heart and lungs. Ex vivo. Anterior aspect.

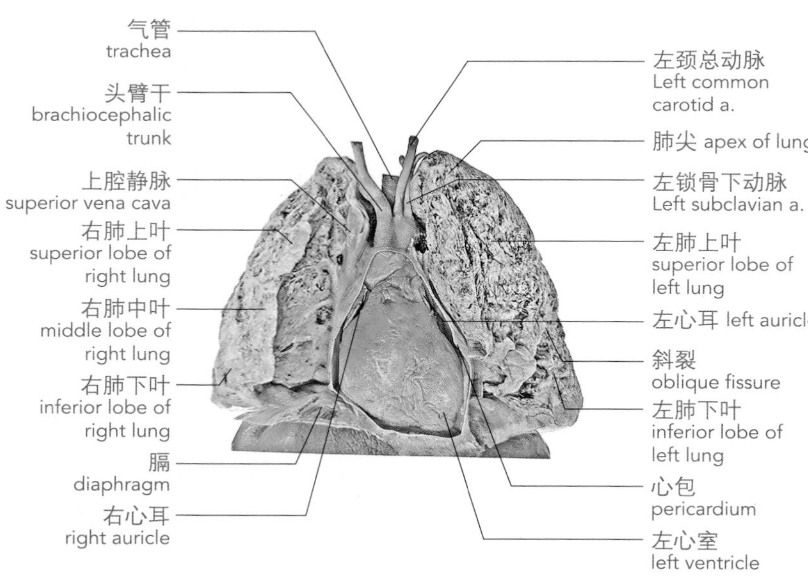
气管
trachea
头臂干
brachiocephalic trunk
上腔静脉
superior vena cava
右肺上叶
superior lobe of right lung
右肺中叶
middle lobe of right lung
右肺下叶
inferior lobe of right lung
膈
diaphragm
右心耳
right auricle
左颈总动脉
Left common carotid a.
肺尖 apex of lung
左锁骨下动脉
Left subclavian a.
左肺上叶
superior lobe of left lung
左心耳 left auricle
斜裂
oblique fissure
左肺下叶
inferior lobe of left lung
心包
pericardium
左心室
left ventricle

图 5-54 心包后壁
The posterior wall of the pericardium

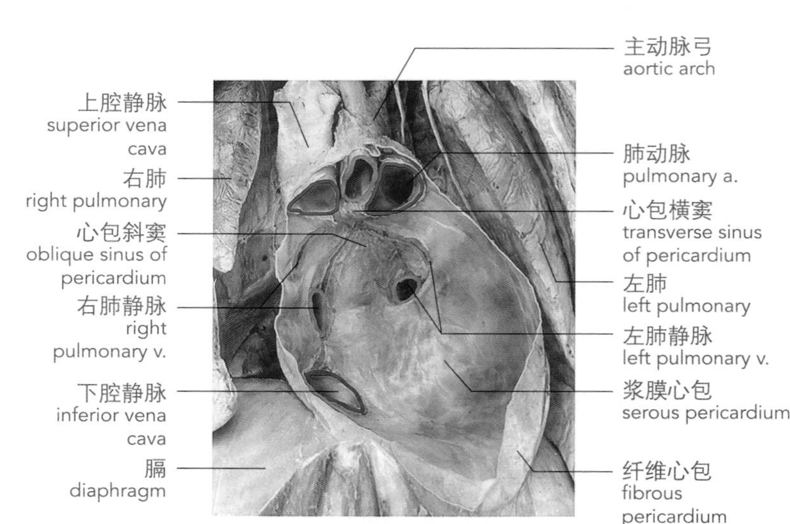
上腔静脉
superior vena cava
右肺
right pulmonary
心包斜窦
oblique sinus of pericardium
右肺静脉
right pulmonary v.
下腔静脉
inferior vena cava
膈
diaphragm
主动脉弓
aortic arch
肺动脉
pulmonary a.
心包横窦
transverse sinus of pericardium
左肺
left pulmonary
左肺静脉
left pulmonary v.
浆膜心包
serous pericardium
纤维心包
fibrous pericardium

图 5-55 肺(原位)
Lungs. Normal position

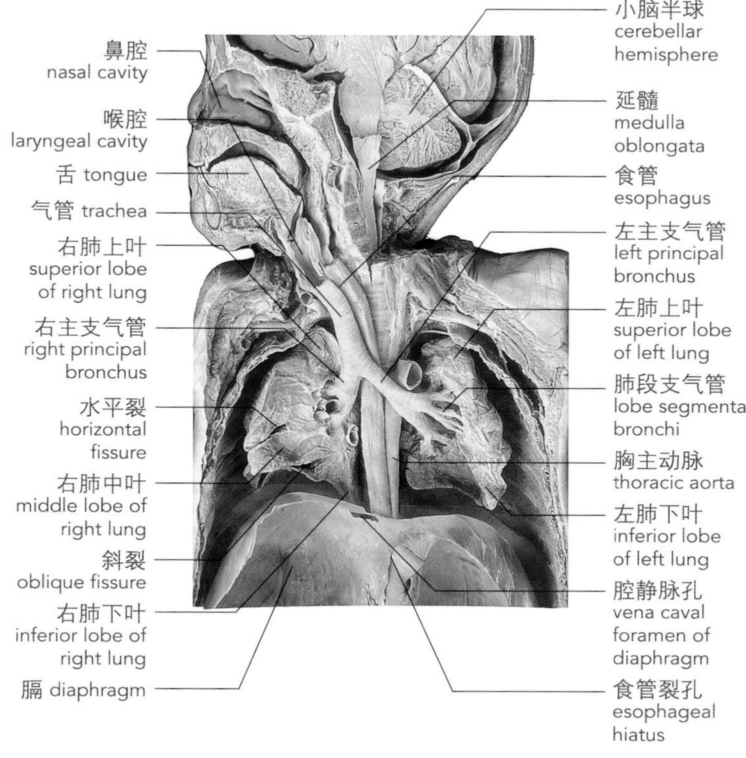
鼻腔
nasal cavity
喉腔
laryngeal cavity
舌 tongue
气管 trachea
右肺上叶
superior lobe of right lung
右主支气管
right principal bronchus
水平裂
horizontal fissure
右肺中叶
middle lobe of right lung
斜裂
oblique fissure
右肺下叶
inferior lobe of right lung
膈 diaphragm
小脑半球
cerebellar hemisphere
延髓
medulla oblongata
食管
esophagus
左主支气管
left principal bronchus
左肺上叶
superior lobe of left lung
肺段支气管
lobe segmental bronchi
胸主动脉
thoracic aorta
左肺下叶
inferior lobe of left lung
腔静脉孔
vena caval foramen of diaphragm
食管裂孔
esophageal hiatus

图 5-56 右肺肋面
Costal surface of right lung

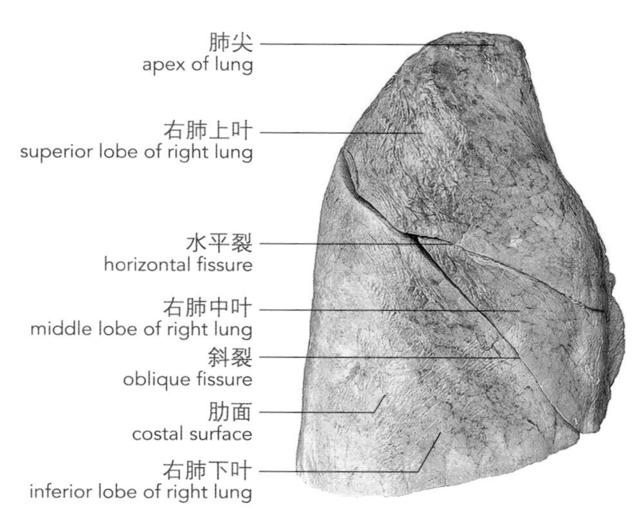
肺尖
apex of lung
右肺上叶
superior lobe of right lung
水平裂
horizontal fissure
右肺中叶
middle lobe of right lung
斜裂
oblique fissure
肋面
costal surface
右肺下叶
inferior lobe of right lung

图 5-57 右肺纵隔面
Mediastinal surface of right lung.

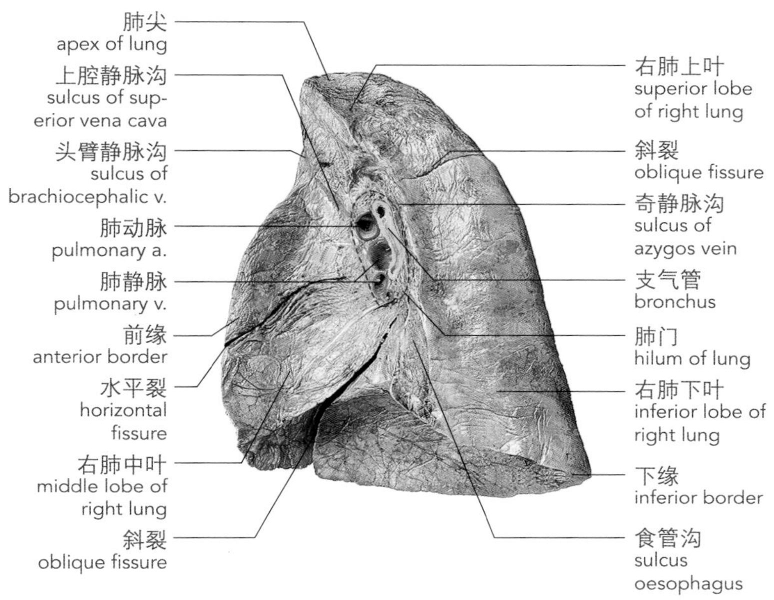
肺尖
apex of lung
上腔静脉沟
sulcus of superior vena cava
头臂静脉沟
sulcus of brachiocephalic v.
肺动脉
pulmonary a.
肺静脉
pulmonary v.
前缘
anterior border
水平裂
horizontal fissure
右肺中叶
middle lobe of right lung
斜裂
oblique fissure
右肺上叶
superior lobe of right lung
斜裂
oblique fissure
奇静脉沟
sulcus of azygos vein
支气管
bronchus
肺门
hilum of lung
右肺下叶
inferior lobe of right lung
下缘
inferior border
食管沟
sulcus oesophagus

图 5-58 左肺肋面
Costal surface of left lung

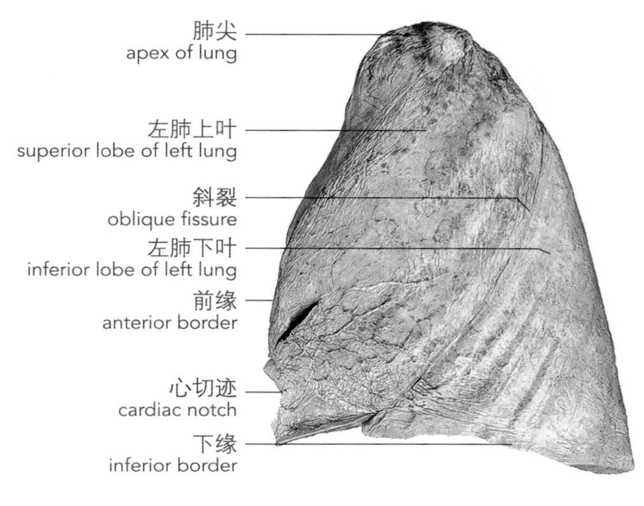
肺尖
apex of lung
左肺上叶
superior lobe of left lung
斜裂
oblique fissure
左肺下叶
inferior lobe of left lung
前缘
anterior border
心切迹
cardiac notch
下缘
inferior border

图 5-59 左肺纵隔面
Mediastinal surface of left lung

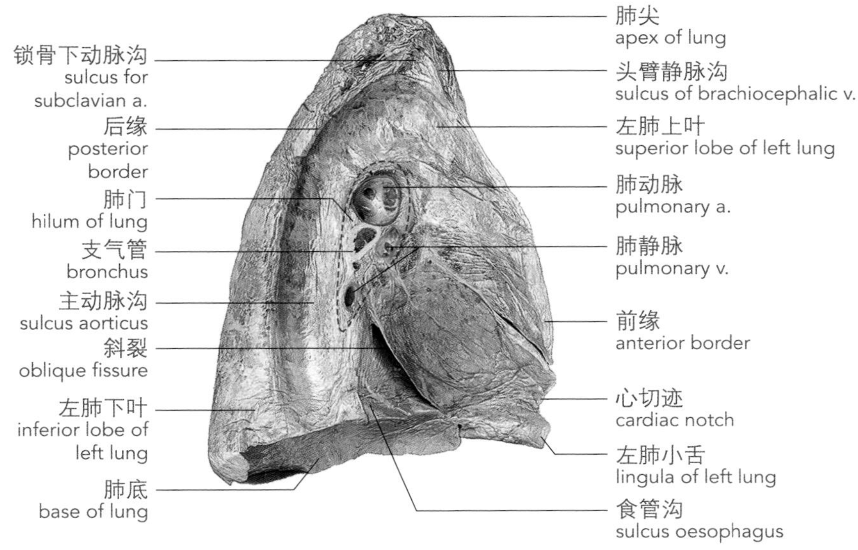
锁骨下动脉沟
sulcus for subclavian a.
后缘
posterior border
肺门
hilum of lung
支气管
bronchus
主动脉沟
sulcus aorticus
斜裂
oblique fissure
左肺下叶
inferior lobe of left lung
肺底
base of lung
肺尖
apex of lung
头臂静脉沟
sulcus of brachiocephalic v.
左肺上叶
superior lobe of left lung
肺动脉
pulmonary a.
肺静脉
pulmonary v.
前缘
anterior border
心切迹
cardiac notch
左肺小舌
lingula of left lung
食管沟
sulcus oesophagus

【解剖学要点】

肺位于胸腔内，膈的上方，纵隔的两侧，呈圆锥体。肺尖突入颈根部；肋面与胸廓外侧壁和前、后壁相邻；纵隔面朝向纵隔，有肺门，进出肺门的结构被结缔组织包裹，称肺根；膈面又称肺底，邻近膈上方。肺前缘锐利，左肺前缘下部有心切迹；后缘为肋面与纵隔面的移行处；下缘为肺肋面与膈面的移行处。左肺被斜裂分为上、下叶，右肺被斜裂和水平裂分为上、中、下叶。

图 5-60 肋面肺段支气管(右肺)
Costal surface of the segmental bronchi. Right lung

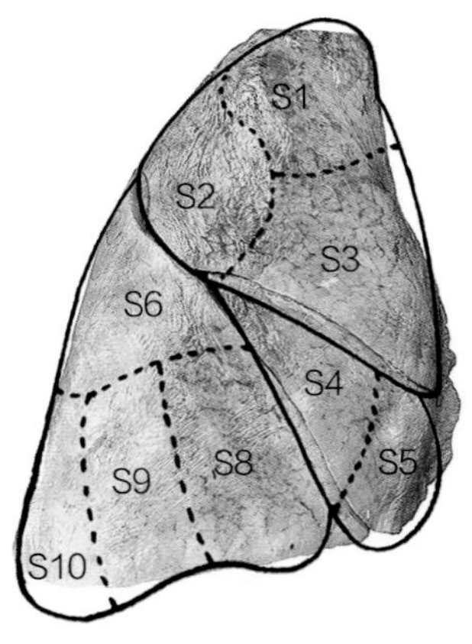
S1
S2
S3
S6
S4
S9
S8
S5
S10

尖段支气管 apical segmental bronchus(S1)
后段支气管 posterior extremity bronchus(S2)
前段支气管 anterior segmental bronchus(S3)
外侧段支气管 lateral segmental bronchus(S4)

图 5-61 纵隔面肺段支气管(右肺)
Mediastinal surface of the segmental bronchi. Right lung

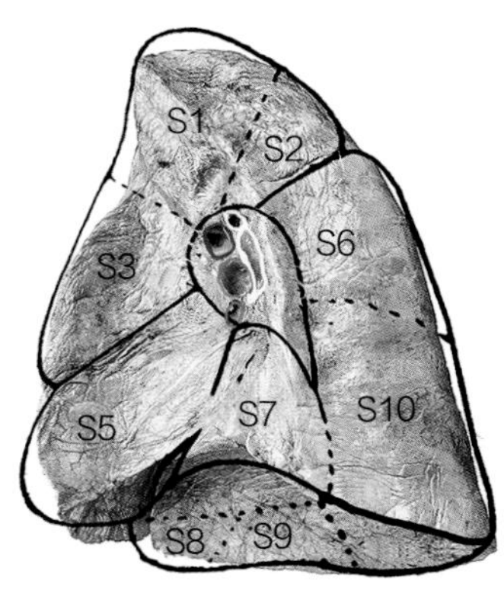
S1
S2
S6
S3
S5
S7
S10
S8
S9

内侧段支气管 medial segmental bronchus(S5)
上段支气管 superior segmental bronchus(S6)
内侧底段支气管 medial basal segmental bronchus(S7)
前底段支气管 anterior basal segmental bronchus(S8)

图 5-62 膈面肺段支气管(右肺)
Diaphragmatic surface of the segmental bronchi. Right lung

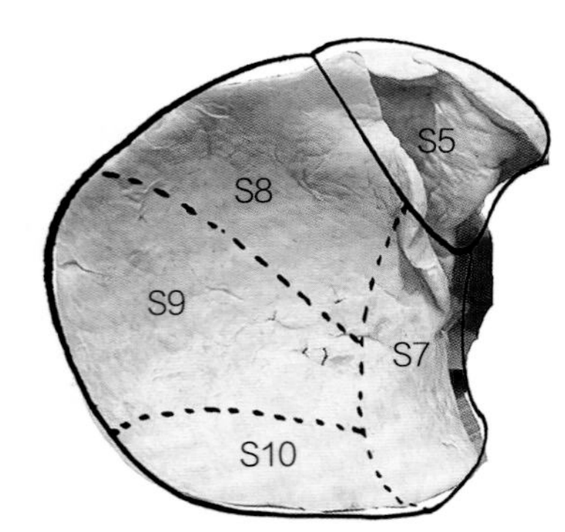
S5
S8
S9
S7
S10

外侧底段支气管 lateral basal segmental bronchus(S9)
后底段支气管 posterior basal segmental bronchus(S10)

图 5-63 肋面肺段支气管(左肺)
Costal surface of the segmental bronchi. Left lung

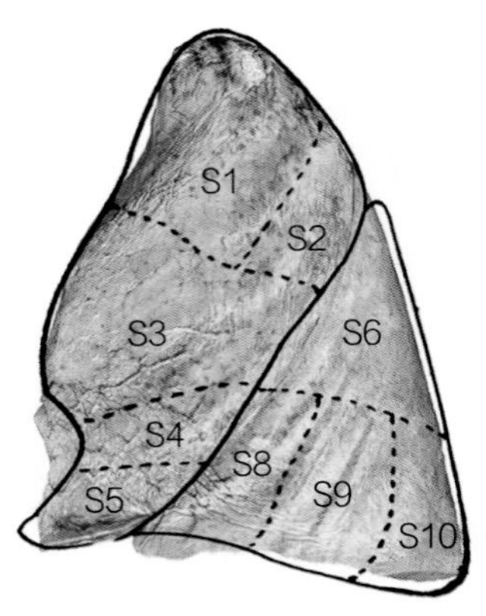
S1
S2
S3
S6
S4
S8
S5
S9
S10

尖段支气管 apical segmental bronchus(S1)
后段支气管 posterior extremity bronchus(S2)
前段支气管 anterior segmental bronchus(S3)
上舌段 superior lingular bronchus(S4)

图 5-64 纵隔面肺段支气管(左肺)
Mediastinal surface of the segmental bronchi. Left lung

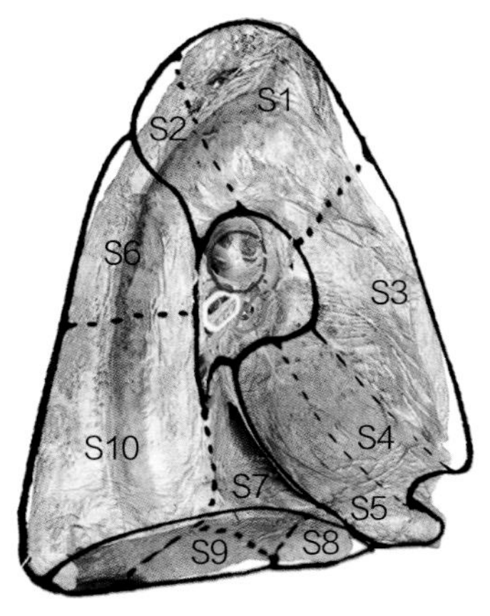
S1
S2
S6
S3
S4
S10
S7
S5
S9
S8

下舌段 inferior lingular bronchus(S5)
上段支气管 superior segmental bronchus(S6)
内侧底段支气管 medial basal segmental bronchus(S7)
前底段支气管 anterior basal segmental bronchus(S8)

图 5-65 膈面肺段支气管(左肺)
Diaphragmatic surface of the segmental bronchi. Left lung

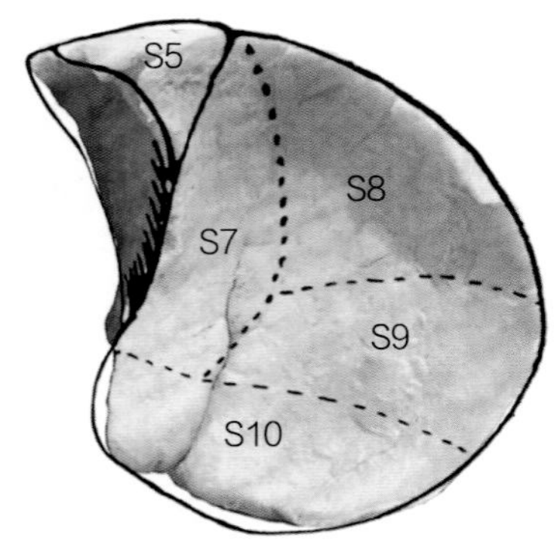
S5
S8
S7
S9
S10

外侧底段支气管 lateral basal segmental bronchus(S9)
后底段支气管 posterior basal segmental bronchus(S10)

图 5-66 肺门结构(1)
Structure of hilum of lung(1)

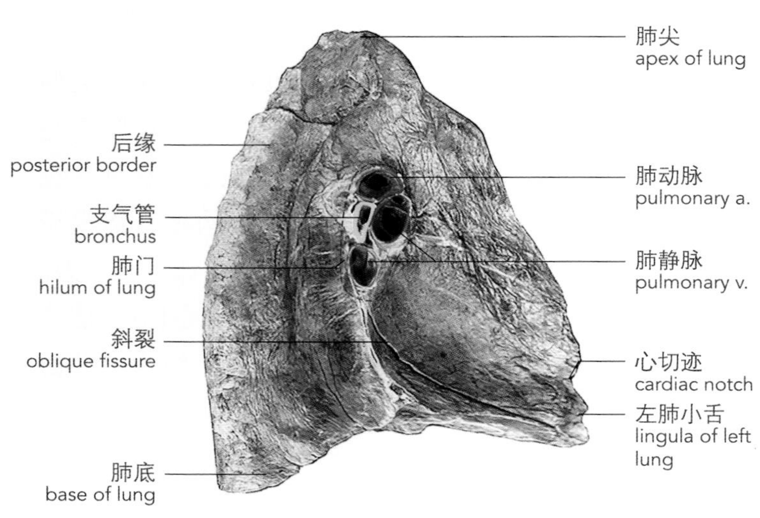
肺尖
apex of lung
后缘
posterior border
支气管
bronchus
肺门
hilum of lung
斜裂
oblique fissure
肺底
base of lung
肺动脉
pulmonary a.
肺静脉
pulmonary v.
心切迹
cardiac notch
左肺小舌
lingula of left lung

图 5-67 肺门结构(2)
Structure of hilum of lung(2)

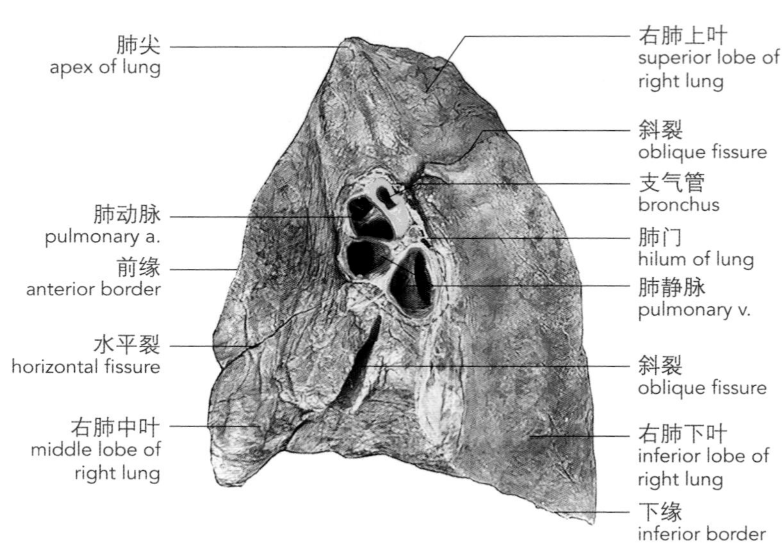
肺尖
apex of lung
肺动脉
pulmonary a.
前缘
anterior border
水平裂
horizontal fissure
右肺中叶
middle lobe of right lung
右肺上叶
superior lobe of right lung
斜裂
oblique fissure
支气管
bronchus
肺门
hilum of lung
肺静脉
pulmonary v.
斜裂
oblique fissure
右肺下叶
inferior lobe of right lung
下缘
inferior border

图 5-68　肺门结构(3)
Structure of hilum of lung (3)

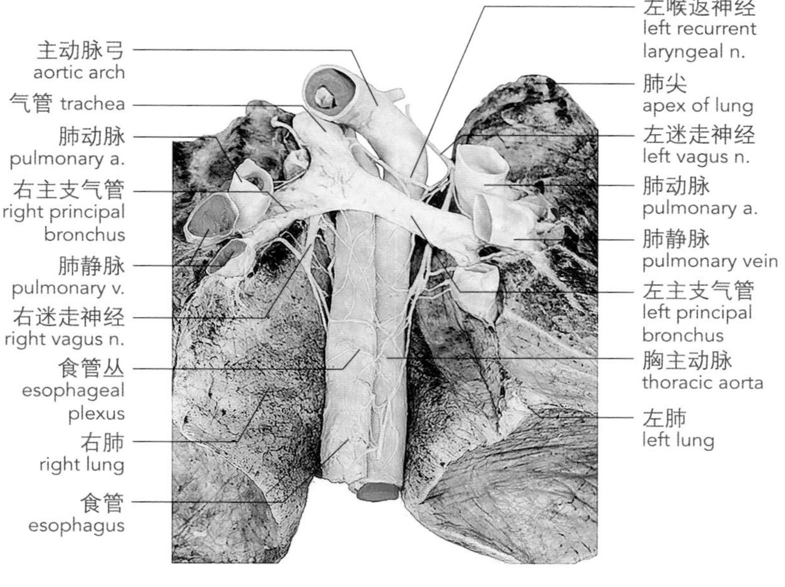
主动脉弓
aortic arch
气管 trachea
肺动脉
pulmonary a.
右主支气管
right principal bronchus
肺静脉
pulmonary v.
右迷走神经
right vagus n.
食管丛
esophageal plexus
右肺
right lung
食管
esophagus
左喉返神经
left recurrent laryngeal n.
肺尖
apex of lung
左迷走神经
left vagus n.
肺动脉
pulmonary a.
肺静脉
pulmonary vein
左主支气管
left principal bronchus
胸主动脉
thoracic aorta
左肺
left lung

图 5-69　支气管、食管和主动脉(前面观)
Bronchi, esophagus and aorta. Anterior aspect.

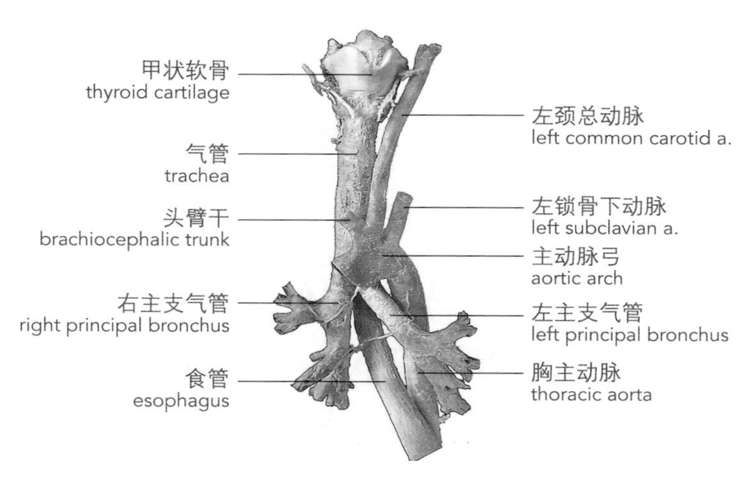
甲状软骨
thyroid cartilage
气管
trachea
头臂干
brachiocephalic trunk
右主支气管
right principal bronchus
食管
esophagus
左颈总动脉
left common carotid a.
左锁骨下动脉
left subclavian a.
主动脉弓
aortic arch
左主支气管
left principal bronchus
胸主动脉
thoracic aorta

图 5-70　支气管、食管和主动脉(后面观)
Bronchi, esophagus and aorta. Posterior aspect

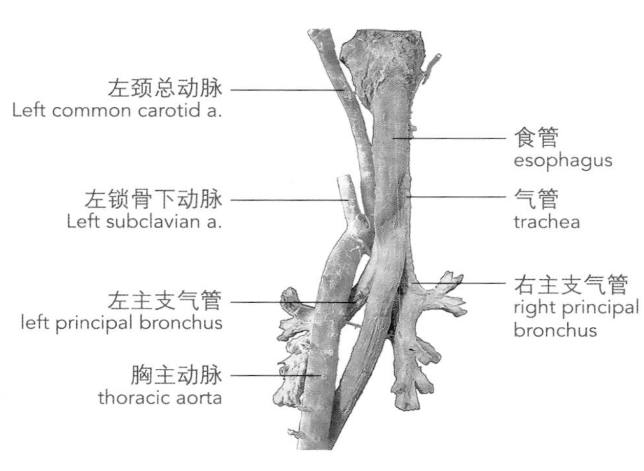
左颈总动脉
Left common carotid a.
左锁骨下动脉
Left subclavian a.
左主支气管
left principal bronchus
胸主动脉
thoracic aorta
食管
esophagus
气管
trachea
右主支气管
right principal bronchus

图 5-71　肺段支气管
Segmental bronchi

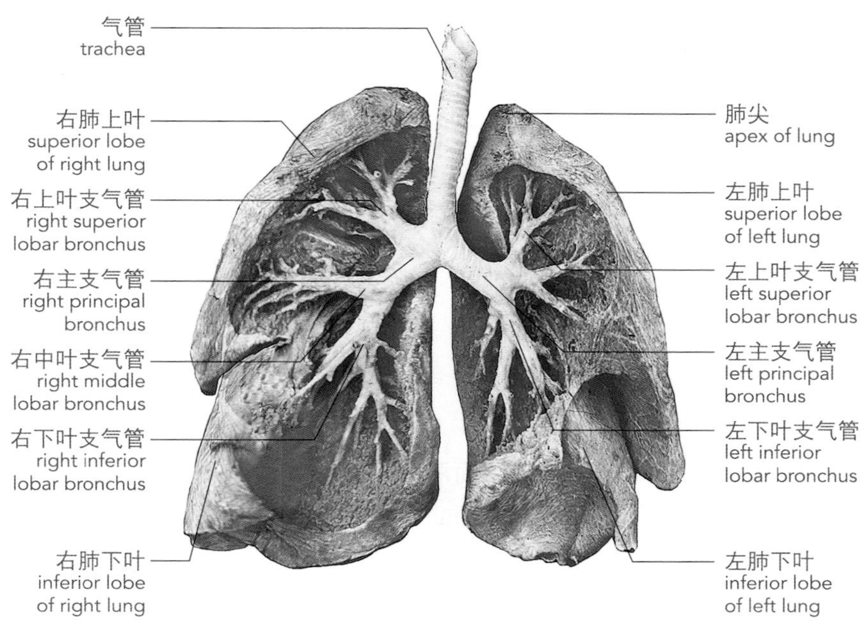
气管
trachea
右肺上叶
superior lobe of right lung
右上叶支气管
right superior lobar bronchus
右主支气管
right principal bronchus
右中叶支气管
right middle lobar bronchus
右下叶支气管
right inferior lobar bronchus
右肺下叶
inferior lobe of right lung
肺尖
apex of lung
左肺上叶
superior lobe of left lung
左上叶支气管
left superior lobar bronchus
左主支气管
left principal bronchus
左下叶支气管
left inferior lobar bronchus
左肺下叶
inferior lobe of left lung

图 5-72　气管、支气管(前面观)
Trachea and bronchi. Anterior aspect.

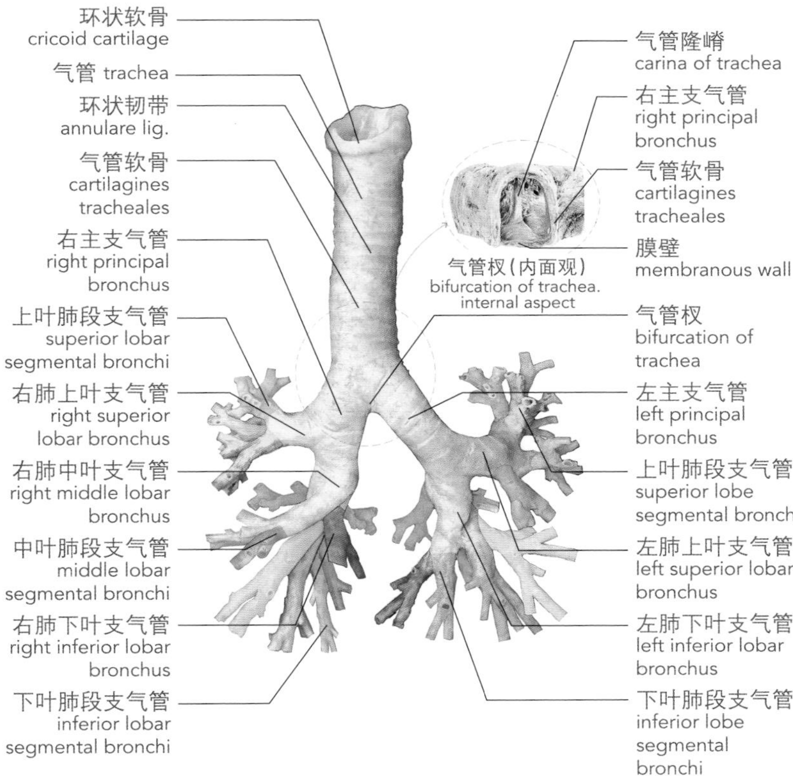
环状软骨
cricoid cartilage
气管 trachea
环状韧带
annulare lig.
气管软骨
cartilagines tracheales
右主支气管
right principal bronchus
上叶肺段支气管
superior lobar segmental bronchi
右肺上叶支气管
right superior lobar bronchus
右肺中叶支气管
right middle lobar bronchus
中叶肺段支气管
middle lobar segmental bronchi
右肺下叶支气管
right inferior lobar bronchus
下叶肺段支气管
inferior lobar segmental bronchi
气管隆嵴
carina of trachea
右主支气管
right principal bronchus
气管软骨
cartilagines tracheales
膜壁
membranous wall
气管杈(内面观)
bifurcation of trachea. internal aspect
气管杈
bifurcation of trachea
左主支气管
left principal bronchus
上叶肺段支气管
superior lobe segmental bronchi
左肺上叶支气管
left superior lobar bronchus
左肺下叶支气管
left inferior lobar bronchus
下叶肺段支气管
inferior lobe segmental bronchi

图 5-73　肺段支气管(左肺)
Segmental bronchi. Left lung

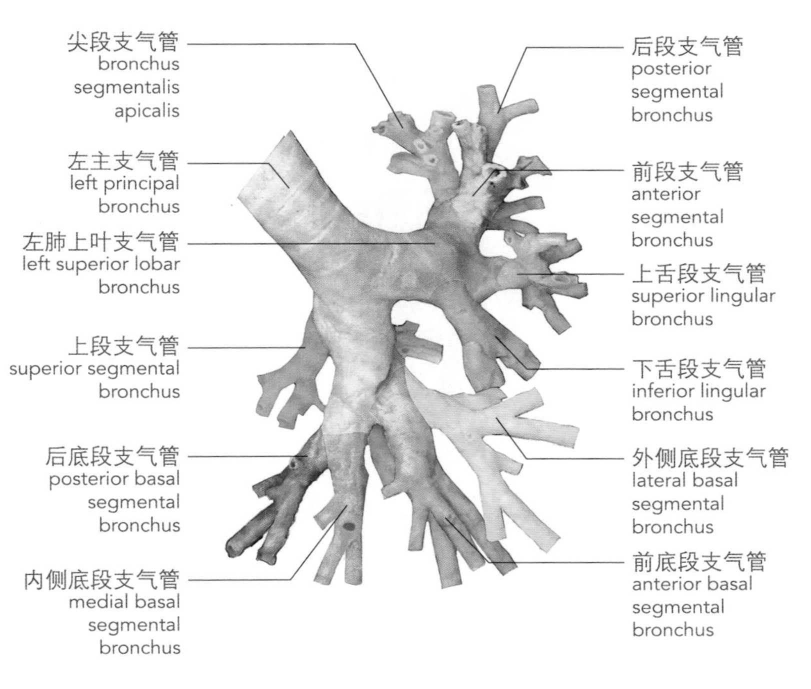
尖段支气管
bronchus segmentalis apicalis
左主支气管
left principal bronchus
左肺上叶支气管
left superior lobar bronchus
上段支气管
superior segmental bronchus
后底段支气管
posterior basal segmental bronchus
内侧底段支气管
medial basal segmental bronchus
后段支气管
posterior segmental bronchus
前段支气管
anterior segmental bronchus
上舌段支气管
superior lingular bronchus
下舌段支气管
inferior lingular bronchus
外侧底段支气管
lateral basal segmental bronchus
前底段支气管
anterior basal segmental bronchus

图 5-74 肺段支气管(示意图)
Segmental bronchi. Schematic diagram

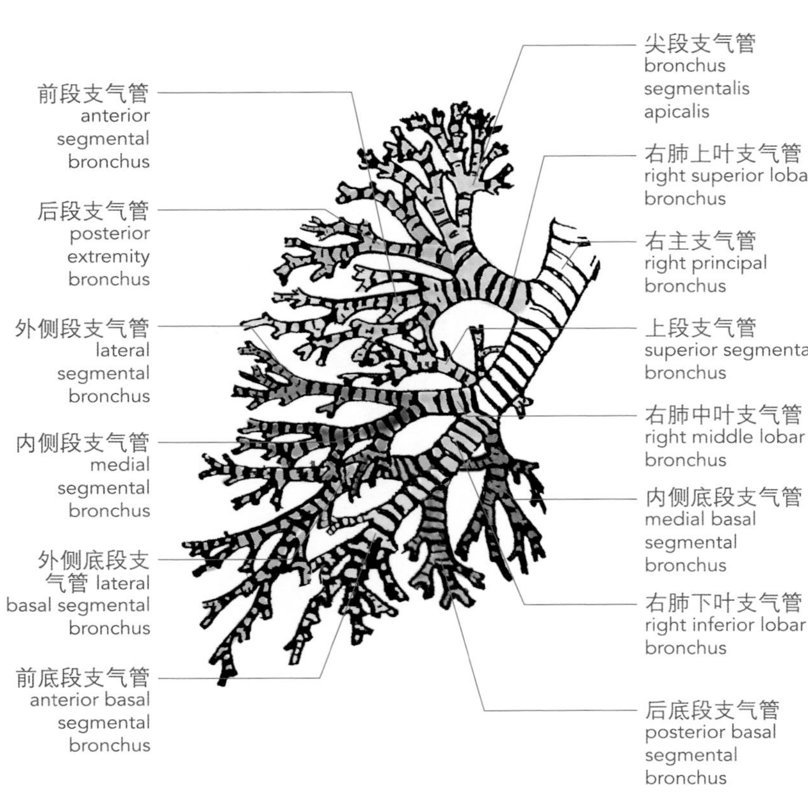
前段支气管
anterior
segmental
bronchus
后段支气管
posterior
extremity
bronchus
外侧段支气管
lateral
segmental
bronchus
内侧段支气管
medial
segmental
bronchus
外侧底段支
气管 lateral
basal segmental
bronchus
前底段支气管
anterior basal
segmental
bronchus
尖段支气管
bronchus
segmentalis
apicalis
右肺上叶支气管
right superior lobar
bronchus
右主支气管
right principal
bronchus
上段支气管
superior segmental
bronchus
右肺中叶支气管
right middle lobar
bronchus
内侧底段支气管
medial basal
segmental
bronchus
右肺下叶支气管
right inferior lobar
bronchus
后底段支气管
posterior basal
segmental
bronchus

图 5-75 支气管铸型(前面观)
The cast of the bronchi. Anterior aspect.

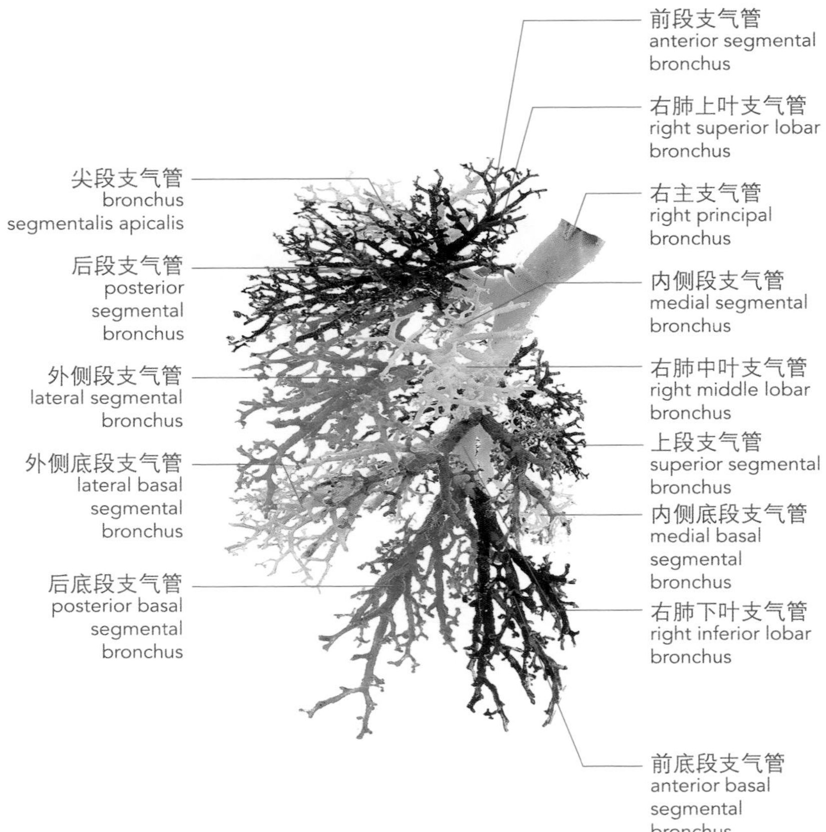
前段支气管
anterior segmental
bronchus
右肺上叶支气管
right superior lobar
bronchus
尖段支气管
bronchus
segmentalis apicalis
右主支气管
right principal
bronchus
后段支气管
posterior
segmental
bronchus
内侧段支气管
medial segmental
bronchus
外侧段支气管
lateral segmental
bronchus
右肺中叶支气管
right middle lobar
bronchus
外侧底段支气管
lateral basal
segmental
bronchus
上段支气管
superior segmental
bronchus
内侧底段支气管
medial basal
segmental
bronchus
后底段支气管
posterior basal
segmental
bronchus
右肺下叶支气管
right inferior lobar
bronchus
前底段支气管
anterior basal
segmental
bronchus

图 5-76 支气管铸型(肋面观)
The cast of the bronchi. Costal surface aspect.

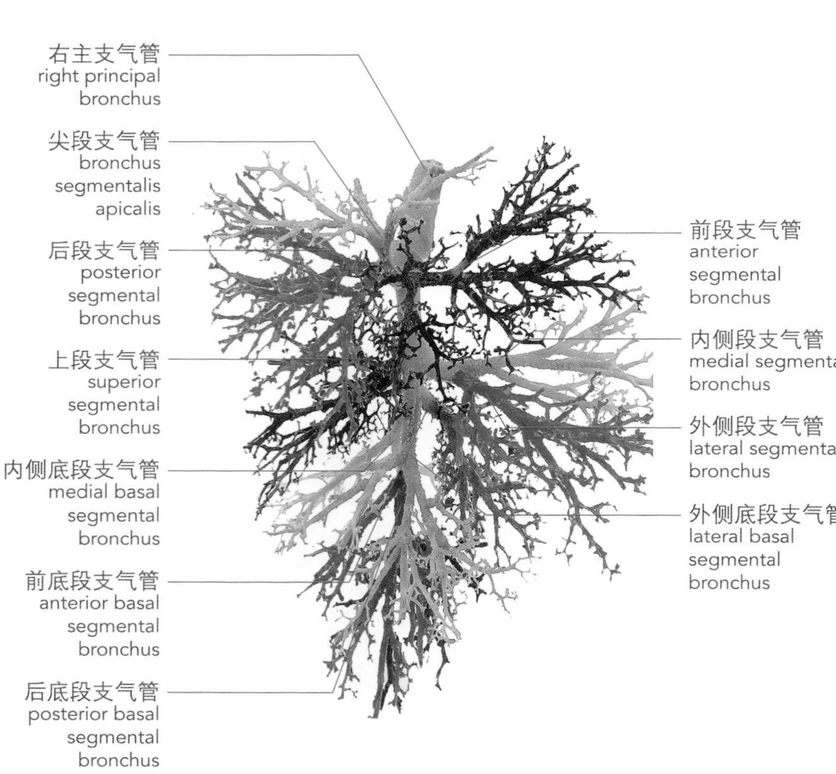
右主支气管
right principal
bronchus
尖段支气管
bronchus
segmentalis
apicalis
后段支气管
posterior
segmental
bronchus
上段支气管
superior
segmental
bronchus
内侧底段支气管
medial basal
segmental
bronchus
前底段支气管
anterior basal
segmental
bronchus
后底段支气管
posterior basal
segmental
bronchus
前段支气管
anterior
segmental
bronchus
内侧段支气管
medial segmental
bronchus
外侧段支气管
lateral segmental
bronchus
外侧底段支气管
lateral basal
segmental
bronchus

图 5-77 支气管铸型(纵隔面观)
The cast of the bronchi. Mediastinal aspect

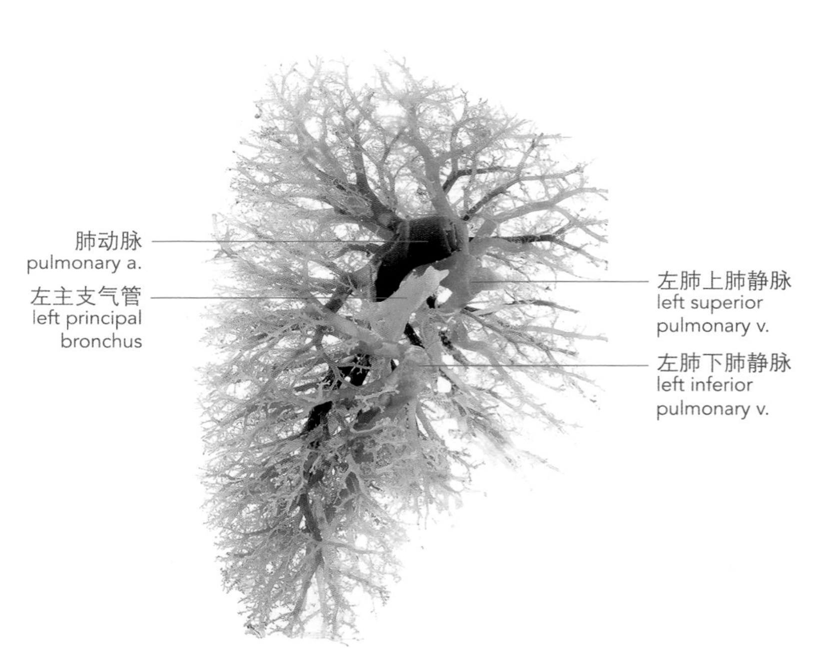
肺动脉
pulmonary a.
左主支气管
left principal
bronchus
左肺上肺静脉
left superior
pulmonary v.
左肺下肺静脉
left inferior
pulmonary v.

图 5-78 肺段支气管(右肺)
The segmental bronchi. Right lung

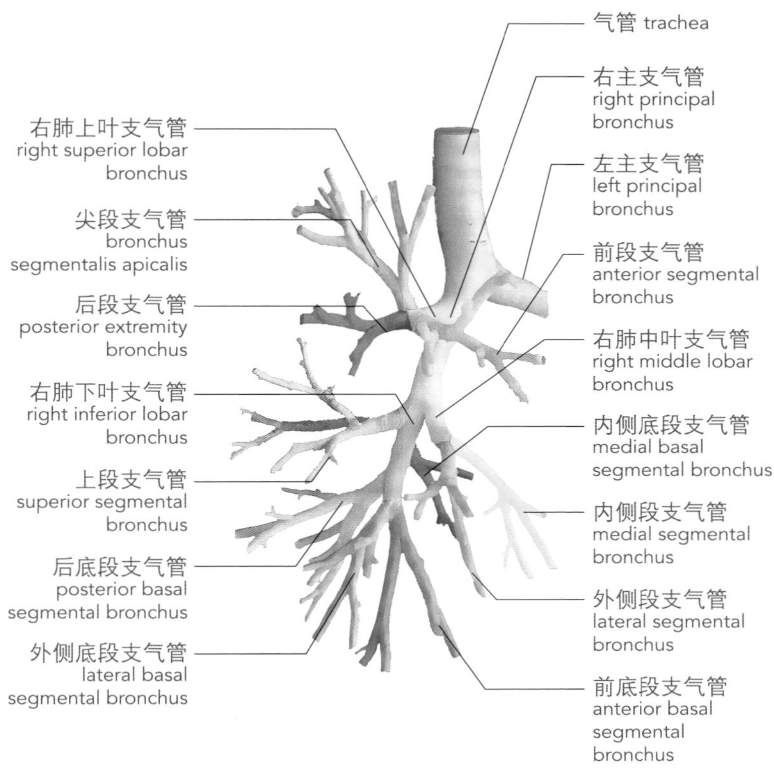
气管 trachea
右主支气管 right principal bronchus
左主支气管 left principal bronchus
前段支气管 anterior segmental bronchus
右肺中叶支气管 right middle lobar bronchus
内侧底段支气管 medial basal segmental bronchus
内侧段支气管 medial segmental bronchus
外侧段支气管 lateral segmental bronchus
前底段支气管 anterior basal segmental bronchus
右肺上叶支气管 right superior lobar bronchus
尖段支气管 bronchus segmentalis apicalis
后段支气管 posterior extremity bronchus
右肺下叶支气管 right inferior lobar bronchus
上段支气管 superior segmental bronchus
后底段支气管 posterior basal segmental bronchus
外侧底段支气管 lateral basal segmental bronchus

图 5-79 支气管、肺动脉和肺静脉铸型(右肺)
The cast of bronchi pulmonary arteries and pulmonic veins. Right lung

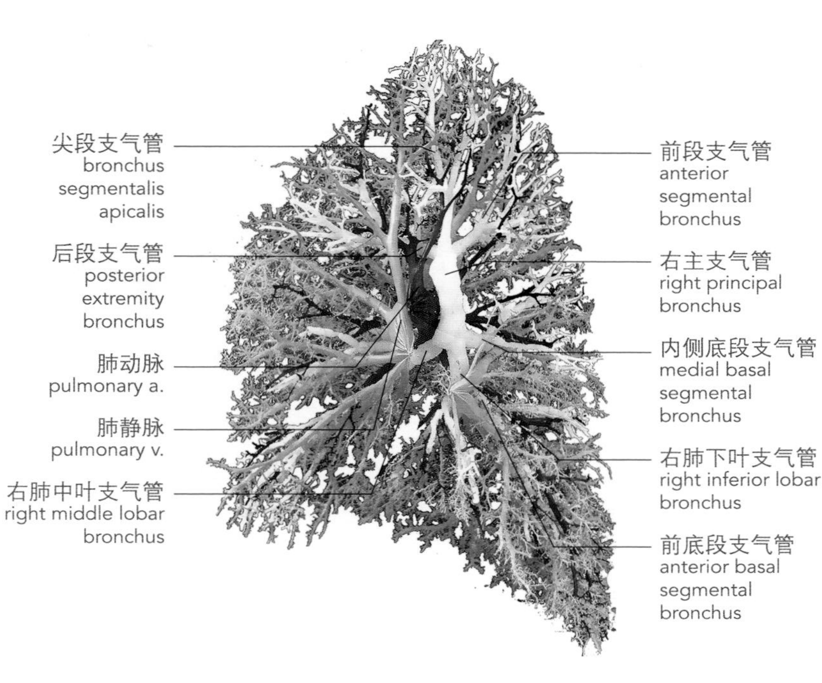
尖段支气管 bronchus segmentalis apicalis
后段支气管 posterior extremity bronchus
肺动脉 pulmonary a.
肺静脉 pulmonary v.
右肺中叶支气管 right middle lobar bronchus
前段支气管 anterior segmental bronchus
右主支气管 right principal bronchus
内侧底段支气管 medial basal segmental bronchus
右肺下叶支气管 right inferior lobar bronchus
前底段支气管 anterior basal segmental bronchus

图 5-80 支气管、肺动脉和肺静脉铸型(前面观)
The cast of bronchi pulmonary arteries and pulmonic veins. Anterior aspect

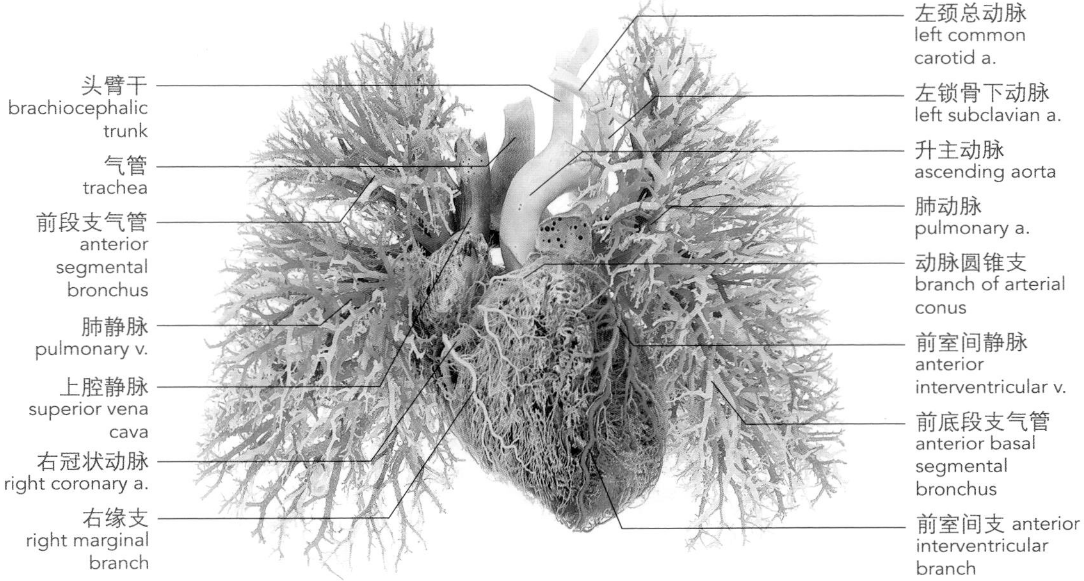
头臂干 brachiocephalic trunk
气管 trachea
前段支气管 anterior segmental bronchus
肺静脉 pulmonary v.
上腔静脉 superior vena cava
右冠状动脉 right coronary a.
右缘支 right marginal branch
左颈总动脉 left common carotid a.
左锁骨下动脉 left subclavian a.
升主动脉 ascending aorta
肺动脉 pulmonary a.
动脉圆锥支 branch of arterial conus
前室间静脉 anterior interventricular v.
前底段支气管 anterior basal segmental bronchus
前室间支 anterior interventricular branch

图 5-81 支气管、肺动脉和肺静脉铸型(后面观)
The cast of bronchi pulmonary arteries and pulmonic veins. Posterior aspect

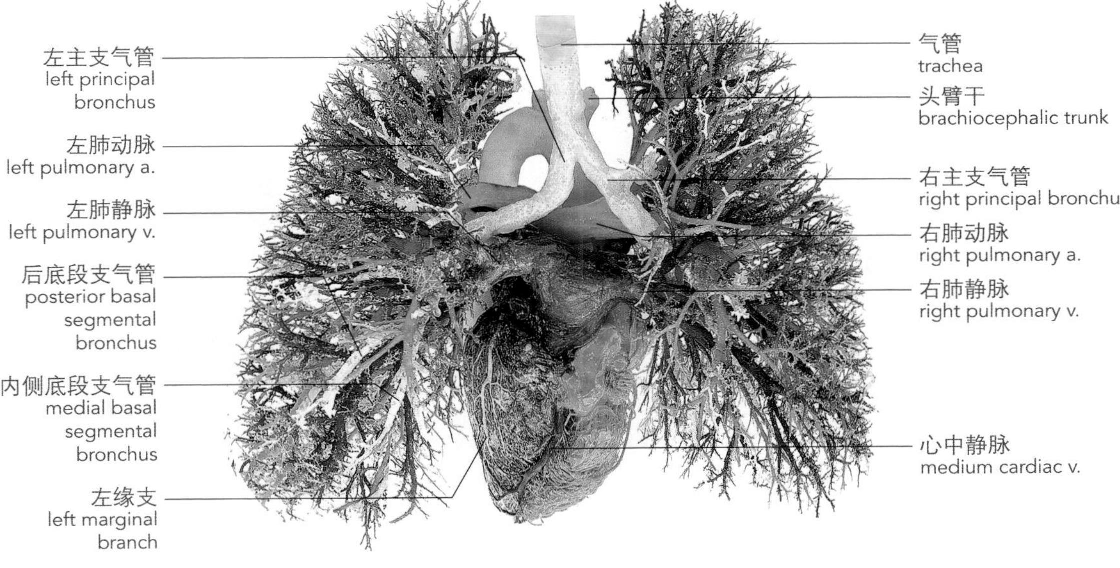
左主支气管 left principal bronchus
左肺动脉 left pulmonary a.
左肺静脉 left pulmonary v.
后底段支气管 posterior basal segmental bronchus
内侧底段支气管 medial basal segmental bronchus
左缘支 left marginal branch
气管 trachea
头臂干 brachiocephalic trunk
右主支气管 right principal bronchus
右肺动脉 right pulmonary a.
右肺静脉 right pulmonary v.
心中静脉 medium cardiac v.

图 5-82 支气管和肺静脉铸型（前面观）
The cast of the bronchi and pulmonary veins. Anterior aspect.

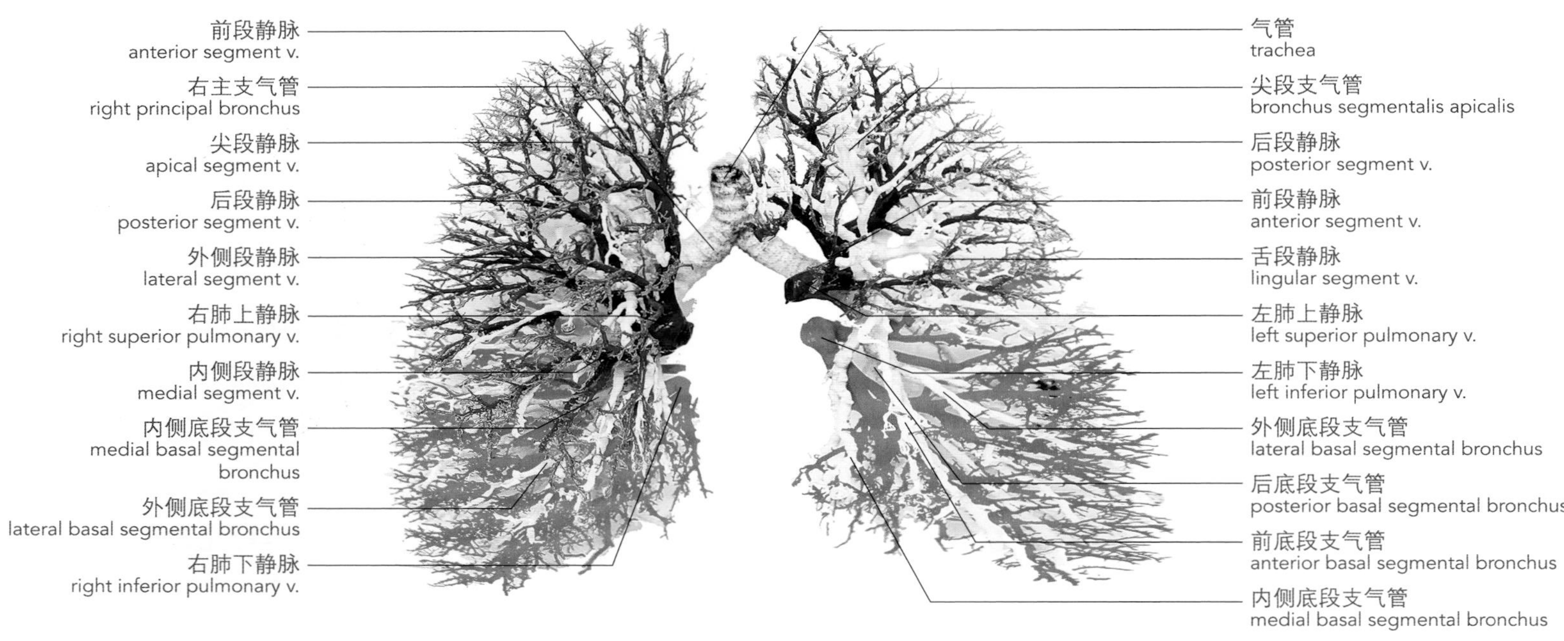
前段静脉
anterior segment v.
右主支气管
right principal bronchus
尖段静脉
apical segment v.
后段静脉
posterior segment v.
外侧段静脉
lateral segment v.
右肺上静脉
right superior pulmonary v.
内侧段静脉
medial segment v.
内侧底段支气管
medial basal segmental bronchus
外侧底段支气管
lateral basal segmental bronchus
右肺下静脉
right inferior pulmonary v.
气管
trachea
尖段支气管
bronchus segmentalis apicalis
后段静脉
posterior segment v.
前段静脉
anterior segment v.
舌段静脉
lingular segment v.
左肺上静脉
left superior pulmonary v.
左肺下静脉
left inferior pulmonary v.
外侧底段支气管
lateral basal segmental bronchus
后底段支气管
posterior basal segmental bronchus
前底段支气管
anterior basal segmental bronchus
内侧底段支气管
medial basal segmental bronchus

图 5-83 支气管和肺动脉铸型（前面观）
The cast of the bronchi and pulmonary artery. Anterior aspect

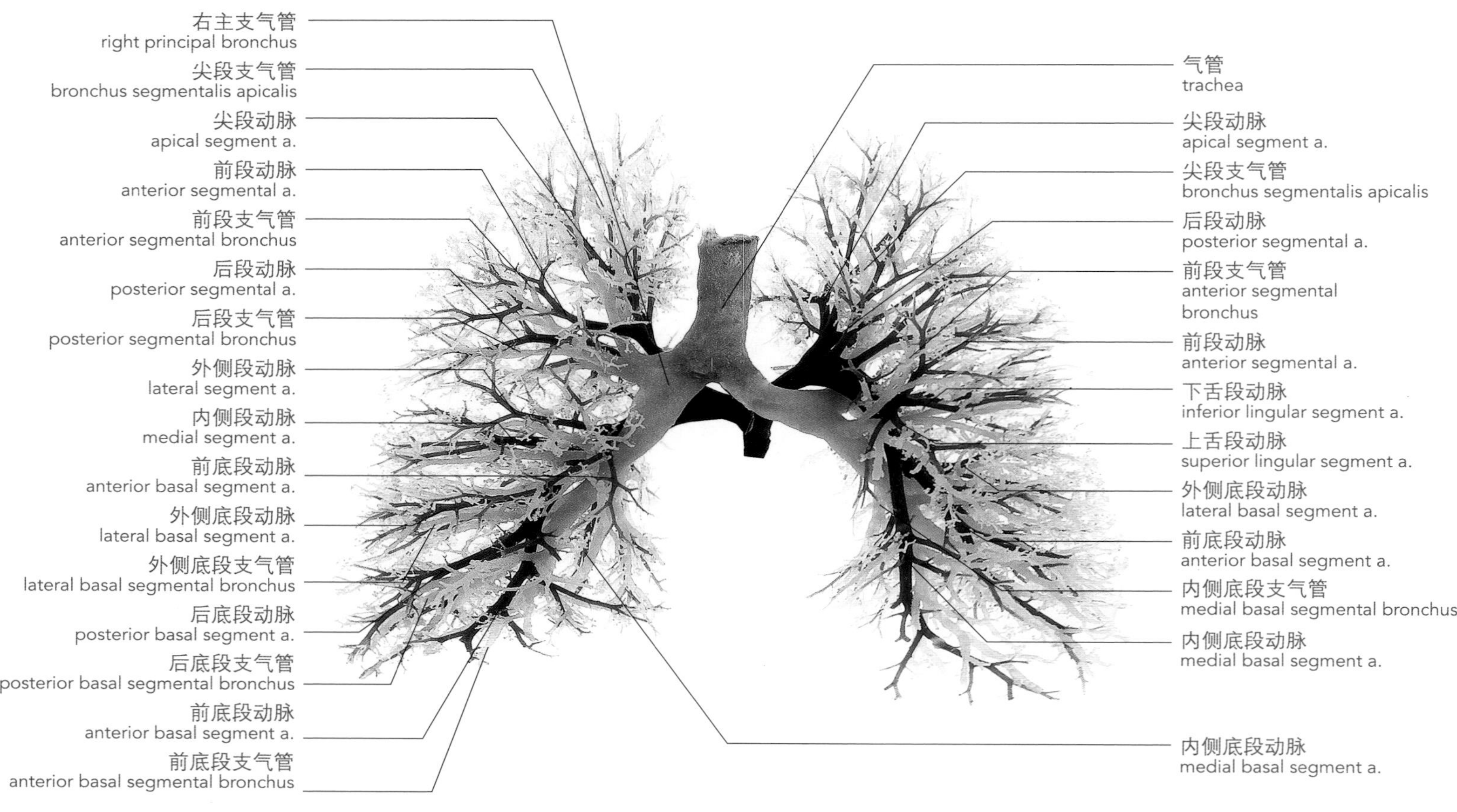
右主支气管
right principal bronchus
尖段支气管
bronchus segmentalis apicalis
尖段动脉
apical segment a.
前段动脉
anterior segmental a.
前段支气管
anterior segmental bronchus
后段动脉
posterior segmental a.
后段支气管
posterior segmental bronchus
外侧段动脉
lateral segment a.
内侧段动脉
medial segment a.
前底段动脉
anterior basal segment a.
外侧底段动脉
lateral basal segment a.
外侧底段支气管
lateral basal segmental bronchus
后底段动脉
posterior basal segment a.
后底段支气管
posterior basal segmental bronchus
前底段动脉
anterior basal segment a.
前底段支气管
anterior basal segmental bronchus
气管
trachea
尖段动脉
apical segment a.
尖段支气管
bronchus segmentalis apicalis
后段动脉
posterior segmental a.
前段支气管
anterior segmental bronchus
前段动脉
anterior segmental a.
下舌段动脉
inferior lingular segment a.
上舌段动脉
superior lingular segment a.
外侧底段动脉
lateral basal segment a.
前底段动脉
anterior basal segment a.
内侧底段支气管
medial basal segmental bronchus
内侧底段动脉
medial basal segment a.
内侧底段动脉
medial basal segment a.

图 5-84 肺静脉造影（前面观）
The radiography of pulmonary veins. Anterior aspect.

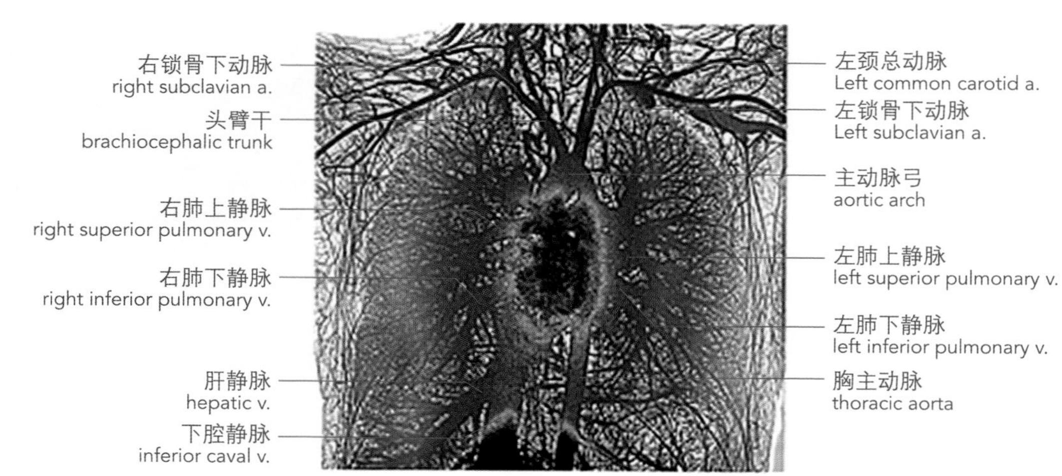
右锁骨下动脉
right subclavian a.
头臂干
brachiocephalic trunk
右肺上静脉
right superior pulmonary v.
右肺下静脉
right inferior pulmonary v.
肝静脉
hepatic v.
下腔静脉
inferior caval v.
左颈总动脉
Left common carotid a.
左锁骨下动脉
Left subclavian a.
主动脉弓
aortic arch
左肺上静脉
left superior pulmonary v.
左肺下静脉
left inferior pulmonary v.
胸主动脉
thoracic aorta

图 5-85 支气管和肺动、静脉铸型（后面观）

The cast of the bronchi and pulmonary artery and veins. Posterior aspect.

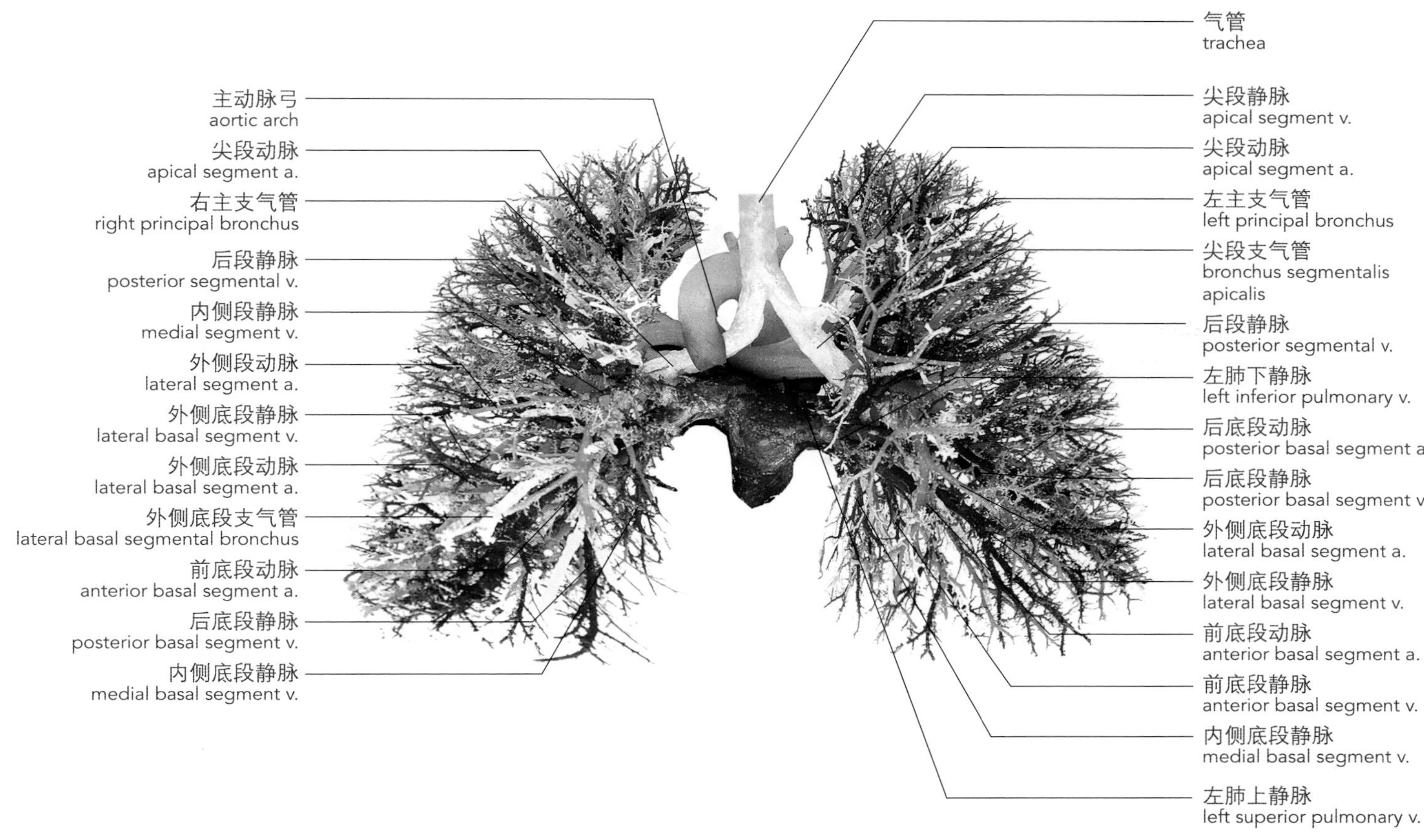

主动脉弓
aortic arch
尖段动脉
apical segment a.
右主支气管
right principal bronchus
后段静脉
posterior segmental v.
内侧段静脉
medial segment v.
外侧段动脉
lateral segment a.
外侧底段静脉
lateral basal segment v.
外侧底段动脉
lateral basal segment a.
外侧底段支气管
lateral basal segmental bronchus
前底段动脉
anterior basal segment a.
后底段静脉
posterior basal segment v.
内侧底段静脉
medial basal segment v.
气管
trachea
尖段静脉
apical segment v.
尖段动脉
apical segment a.
左主支气管
left principal bronchus
尖段支气管
bronchus segmentalis apicalis
后段静脉
posterior segmental v.
左肺下静脉
left inferior pulmonary v.
后底段动脉
posterior basal segment a.
后底段静脉
posterior basal segment v.
外侧底段动脉
lateral basal segment a.
外侧底段静脉
lateral basal segment v.
前底段动脉
anterior basal segment a.
前底段静脉
anterior basal segment v.
内侧底段静脉
medial basal segment v.
左肺上静脉
left superior pulmonary v.

图 5-86 心脏投影（前面观）

The projecting of the heart. Anterior aspect.

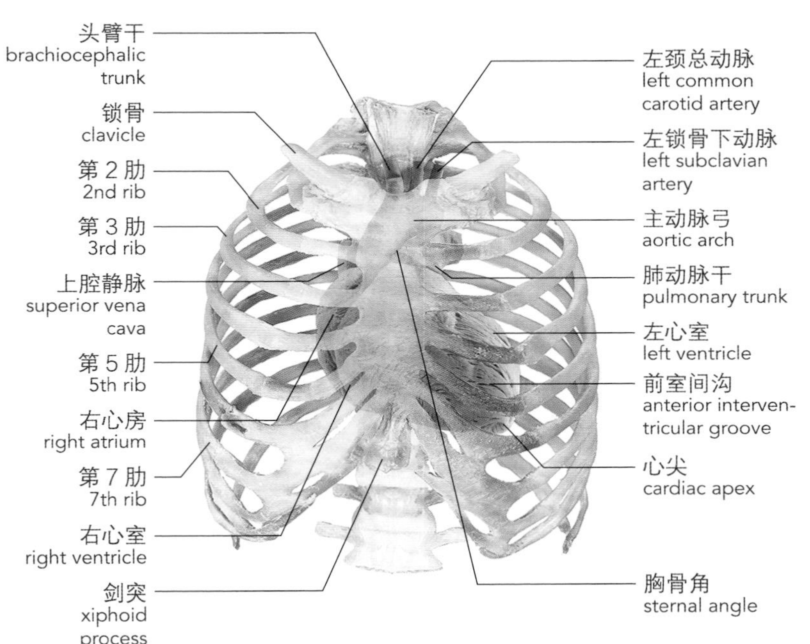

头臂干
brachiocephalic trunk
锁骨
clavicle
第 2 肋
2nd rib
第 3 肋
3rd rib
上腔静脉
superior vena cava
第 5 肋
5th rib
右心房
right atrium
第 7 肋
7th rib
右心室
right ventricle
剑突
xiphoid process
左颈总动脉
left common carotid artery
左锁骨下动脉
left subclavian artery
主动脉弓
aortic arch
肺动脉干
pulmonary trunk
左心室
left ventricle
前室间沟
anterior interventricular groove
心尖
cardiac apex
胸骨角
sternal angle

图 5-87 心脏投影（后面观）

The projecting of the heart. Posterior aspect.

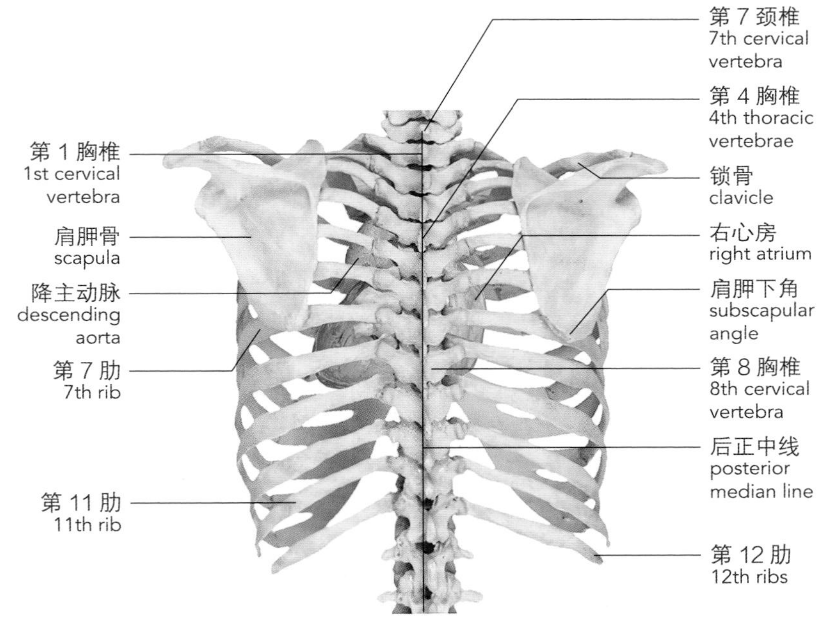

第 1 胸椎
1st cervical vertebra
肩胛骨
scapula
降主动脉
descending aorta
第 7 肋
7th rib
第 11 肋
11th rib
第 7 颈椎
7th cervical vertebra
第 4 胸椎
4th thoracic vertebrae
锁骨
clavicle
右心房
right atrium
肩胛下角
subscapular angle
第 8 胸椎
8th cervical vertebra
后正中线
posterior median line
第 12 肋
12th ribs

【解剖学要点】

心为中空的肌性器官，位于胸腔中纵隔内，约 2/3 在正中线的左侧，1/3 在正中线的右侧，前方对应胸骨体和第 2~6 肋软骨，后方平对第 5~8 胸椎，两侧与胸膜和肺相邻，上方连接出入心的大血管，下方邻膈。心被中隔分为左、右两半，即右心房、右心室和左心房、左心室，共四个腔。同侧的心房、心室之间借房室口相通，但左右侧互不相通。

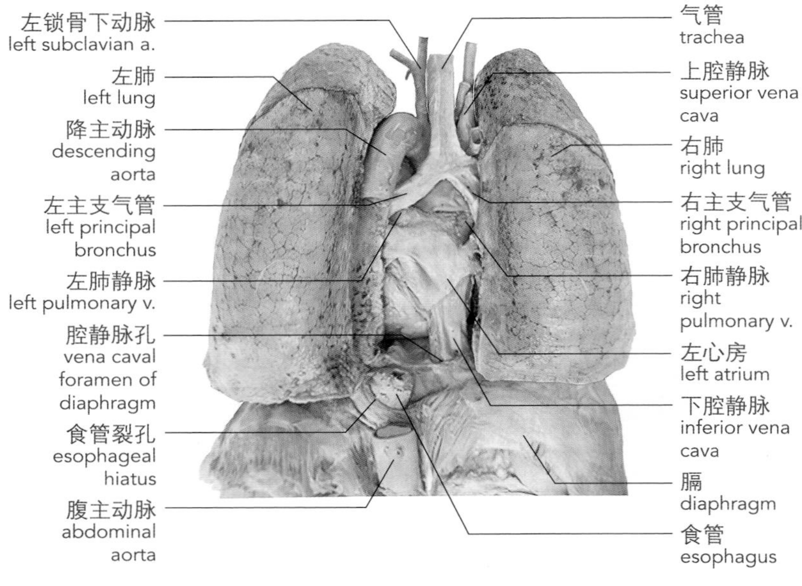
左锁骨下动脉 left subclavian a.
左肺 left lung
降主动脉 descending aorta
左主支气管 left principal bronchus
左肺静脉 left pulmonary v.
腔静脉孔 vena caval foramen of diaphragm
食管裂孔 esophageal hiatus
腹主动脉 abdominal aorta
气管 trachea
上腔静脉 superior vena cava
右肺 right lung
右主支气管 right principal bronchus
右肺静脉 right pulmonary v.
左心房 left atrium
下腔静脉 inferior vena cava
膈 diaphragm
食管 esophagus

图 5-88 心脏的位置（后面观）
Position of heart. Posterior aspect.

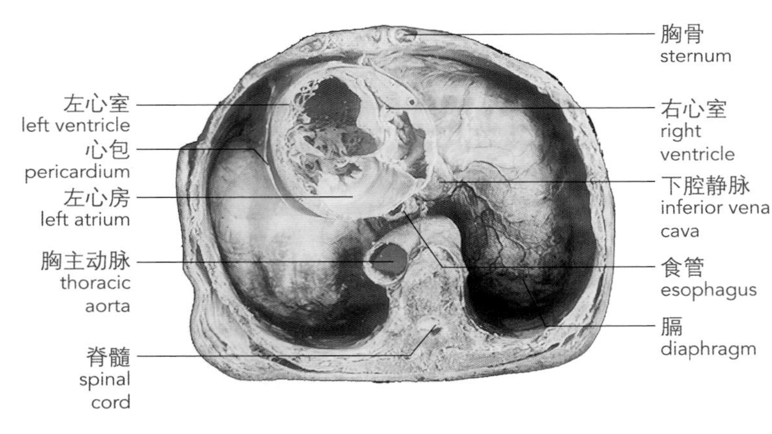
左心室 left ventricle
心包 pericardium
左心房 left atrium
胸主动脉 thoracic aorta
脊髓 spinal cord
胸骨 sternum
右心室 right ventricle
下腔静脉 inferior vena cava
食管 esophagus
膈 diaphragm

图 5-89 心脏的位置（膈上面）
Position of heart. Above diaphragm aspect

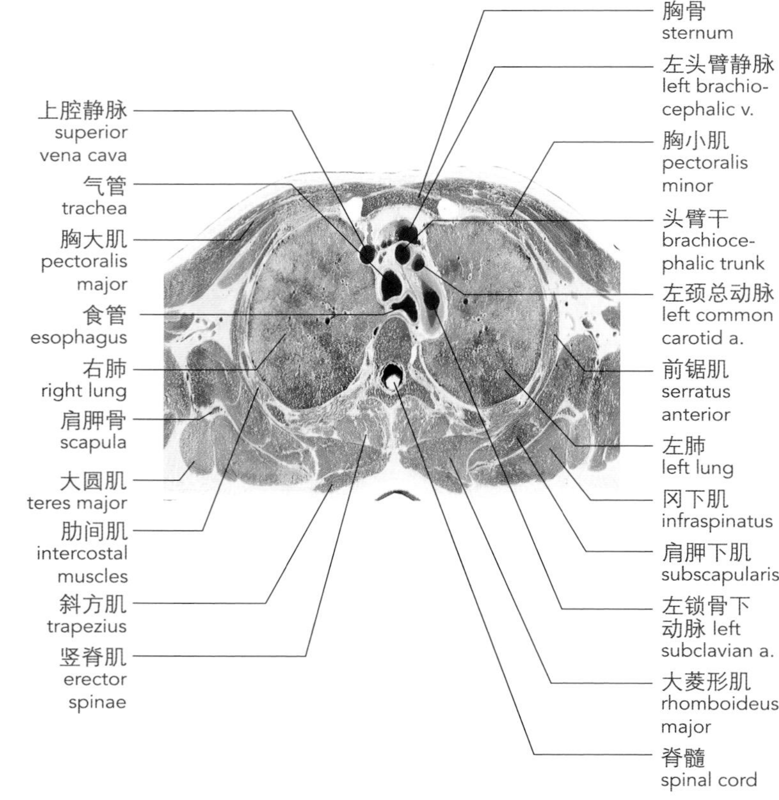
上腔静脉 superior vena cava
气管 trachea
胸大肌 pectoralis major
食管 esophagus
右肺 right lung
肩胛骨 scapula
大圆肌 teres major
肋间肌 intercostal muscles
斜方肌 trapezius
竖脊肌 erector spinae
胸骨 sternum
左头臂静脉 left brachiocephalic v.
胸小肌 pectoralis minor
头臂干 brachiocephalic trunk
左颈总动脉 left common carotid a.
前锯肌 serratus anterior
左肺 left lung
冈下肌 infraspinatus
肩胛下肌 subscapularis
左锁骨下动脉 left subclavian a.
大菱形肌 rhomboideus major
脊髓 spinal cord

图 5-90 胸部水平切面（1）
The horizontal section of the thoracic region (1)

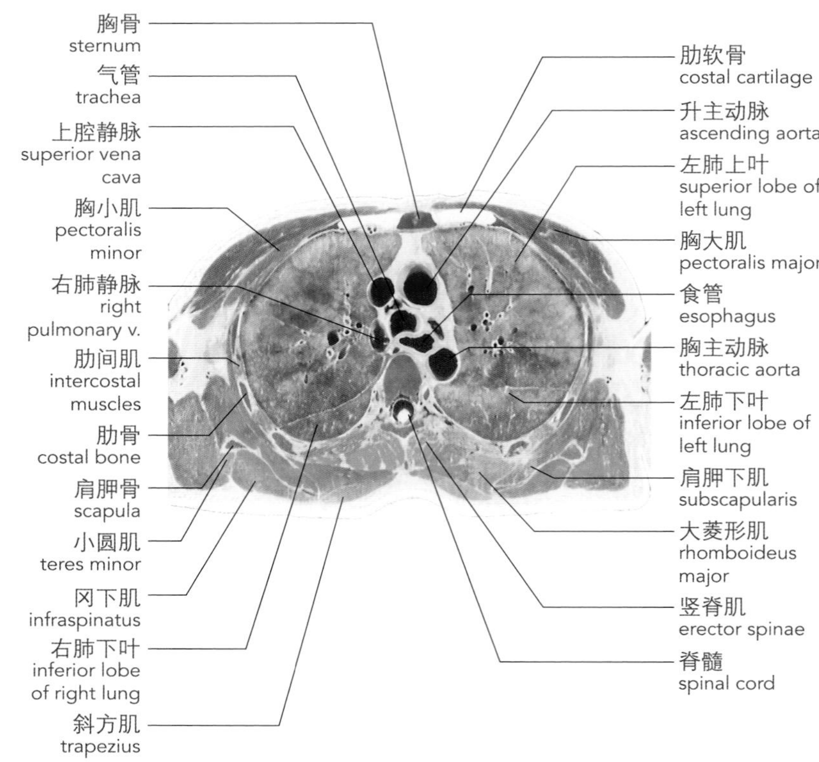
胸骨 sternum
气管 trachea
上腔静脉 superior vena cava
胸小肌 pectoralis minor
右肺静脉 right pulmonary v.
肋间肌 intercostal muscles
肋骨 costal bone
肩胛骨 scapula
小圆肌 teres minor
冈下肌 infraspinatus
右肺下叶 inferior lobe of right lung
斜方肌 trapezius
肋软骨 costal cartilage
升主动脉 ascending aorta
左肺上叶 superior lobe of left lung
胸大肌 pectoralis major
食管 esophagus
胸主动脉 thoracic aorta
左肺下叶 inferior lobe of left lung
肩胛下肌 subscapularis
大菱形肌 rhomboideus major
竖脊肌 erector spinae
脊髓 spinal cord

图 5-91 胸部水平切面（2）
The horizontal section of the thoracic region (2)

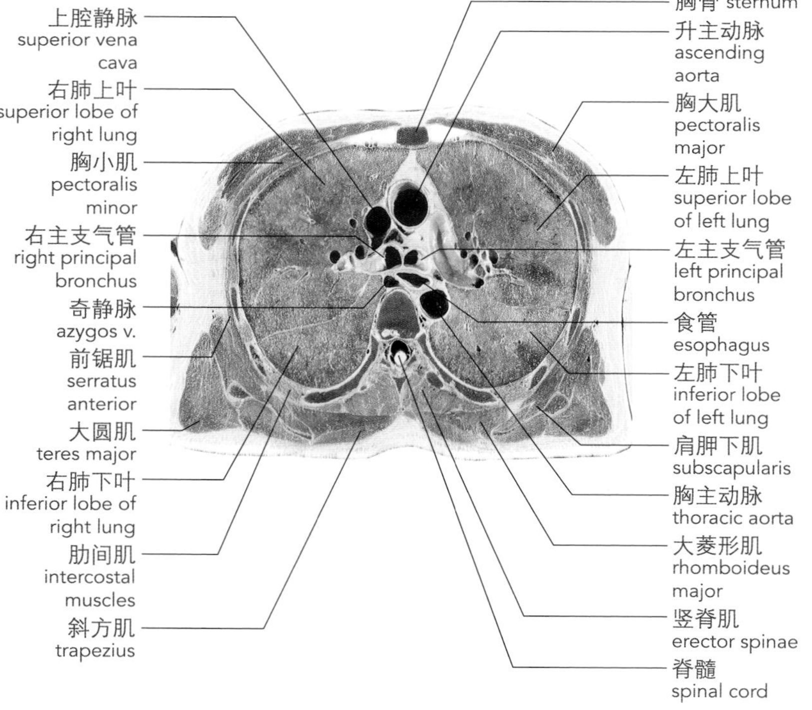
上腔静脉 superior vena cava
右肺上叶 superior lobe of right lung
胸小肌 pectoralis minor
右主支气管 right principal bronchus
奇静脉 azygos v.
前锯肌 serratus anterior
大圆肌 teres major
右肺下叶 inferior lobe of right lung
肋间肌 intercostal muscles
斜方肌 trapezius
胸骨 sternum
升主动脉 ascending aorta
胸大肌 pectoralis major
左肺上叶 superior lobe of left lung
左主支气管 left principal bronchus
食管 esophagus
左肺下叶 inferior lobe of left lung
肩胛下肌 subscapularis
胸主动脉 thoracic aorta
大菱形肌 rhomboideus major
竖脊肌 erector spinae
脊髓 spinal cord

图 5-92 胸部水平切面（3）
The horizontal section of the thoracic region (3)

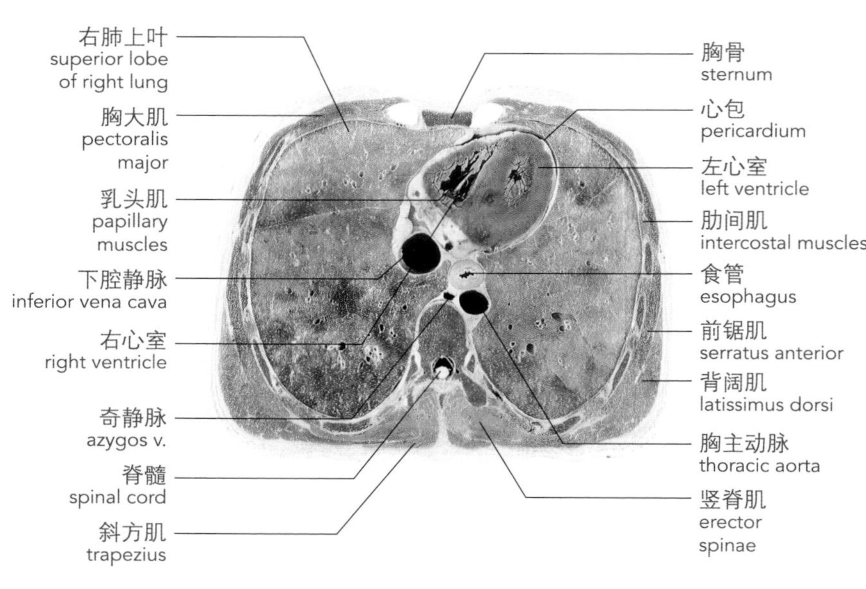
右肺上叶 superior lobe of right lung
胸大肌 pectoralis major
乳头肌 papillary muscles
下腔静脉 inferior vena cava
右心室 right ventricle
奇静脉 azygos v.
脊髓 spinal cord
斜方肌 trapezius
胸骨 sternum
心包 pericardium
左心室 left ventricle
肋间肌 intercostal muscles
食管 esophagus
前锯肌 serratus anterior
背阔肌 latissimus dorsi
胸主动脉 thoracic aorta
竖脊肌 erector spinae

图 5-93 胸部水平切面（4）
The horizontal section of the thoracic region (4)

图 5-94　心脏的位置（横断面下面观）
Position of heart. Transverse section. Inferior aspect

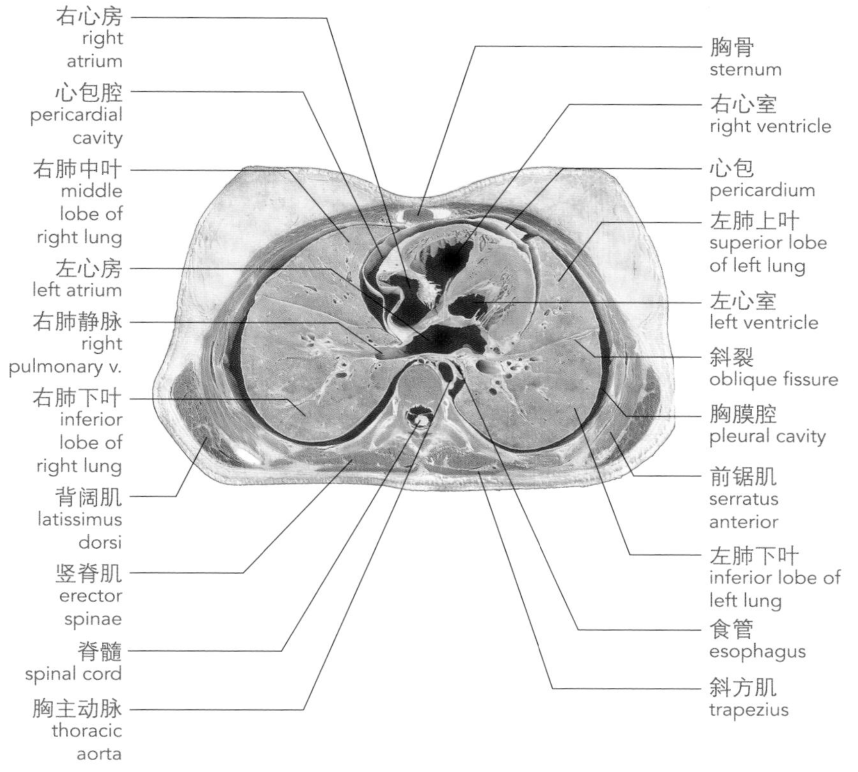
右心房 right atrium
心包腔 pericardial cavity
右肺中叶 middle lobe of right lung
左心房 left atrium
右肺静脉 right pulmonary v.
右肺下叶 inferior lobe of right lung
背阔肌 latissimus dorsi
竖脊肌 erector spinae
脊髓 spinal cord
胸主动脉 thoracic aorta
胸骨 sternum
右心室 right ventricle
心包 pericardium
左肺上叶 superior lobe of left lung
左心室 left ventricle
斜裂 oblique fissure
胸膜腔 pleural cavity
前锯肌 serratus anterior
左肺下叶 inferior lobe of left lung
食管 esophagus
斜方肌 trapezius

图 5-95　心及大血管底部切面（CT）
Basal part section of the heart and great vessels (CT)

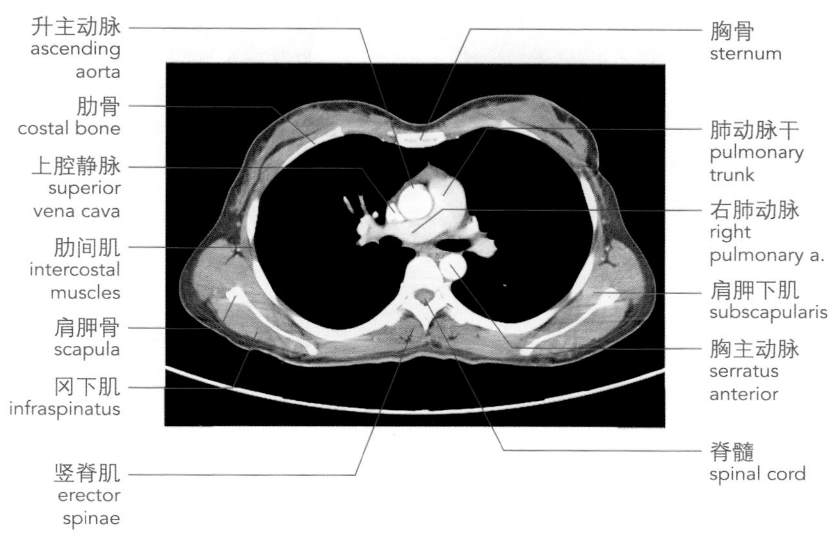
升主动脉 ascending aorta
肋骨 costal bone
上腔静脉 superior vena cava
肋间肌 intercostal muscles
肩胛骨 scapula
冈下肌 infraspinatus
竖脊肌 erector spinae
胸骨 sternum
肺动脉干 pulmonary trunk
右肺动脉 right pulmonary a.
肩胛下肌 subscapularis
胸主动脉 serratus anterior
脊髓 spinal cord

图 5-96　主动脉根部切面（CT）
The section of root of aorta (CT)

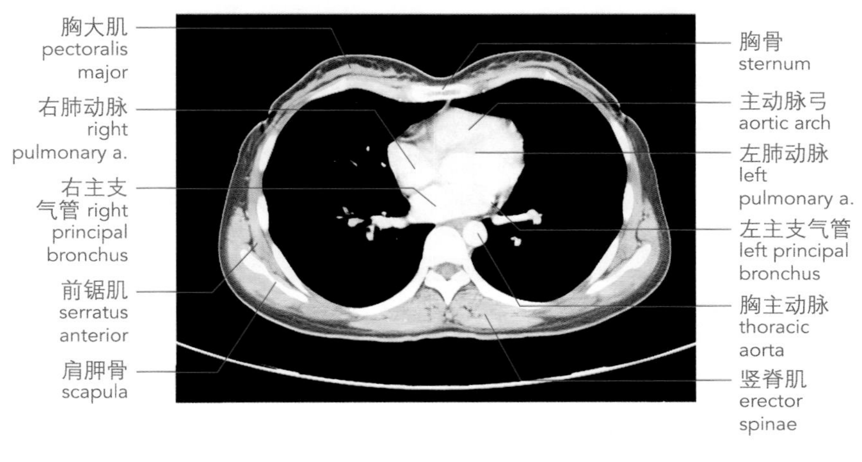
胸大肌 pectoralis major
右肺动脉 right pulmonary a.
右主支气管 right principal bronchus
前锯肌 serratus anterior
肩胛骨 scapula
胸骨 sternum
主动脉弓 aortic arch
左肺动脉 left pulmonary a.
左主支气管 left principal bronchus
胸主动脉 thoracic aorta
竖脊肌 erector spinae

图 5-97　主动脉弓上切面（CT）
Superior section of arch of aorta (CT)

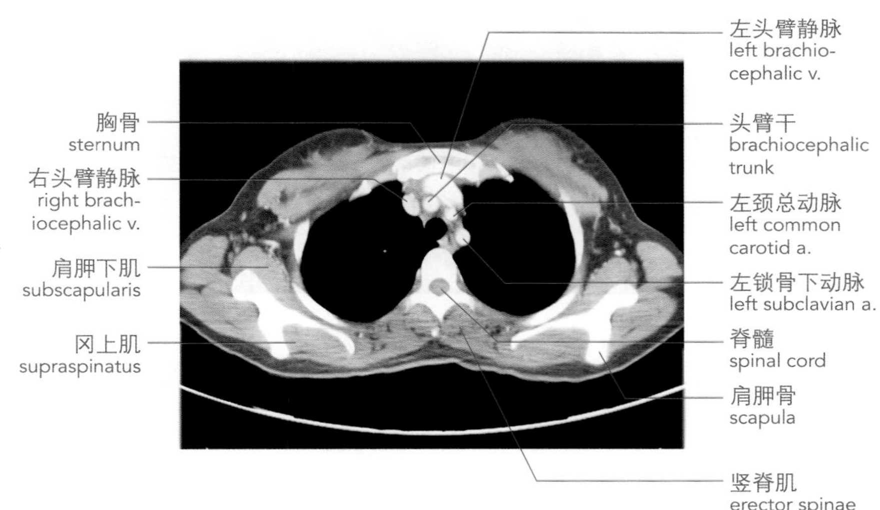
胸骨 sternum
右头臂静脉 right brachiocephalic v.
肩胛下肌 subscapularis
冈上肌 supraspinatus
左头臂静脉 left brachiocephalic v.
头臂干 brachiocephalic trunk
左颈总动脉 left common carotid a.
左锁骨下动脉 left subclavian a.
脊髓 spinal cord
肩胛骨 scapula
竖脊肌 erector spinae

图 5-98　主动脉弓切面（CT）
The section of arch of aorta (CT)

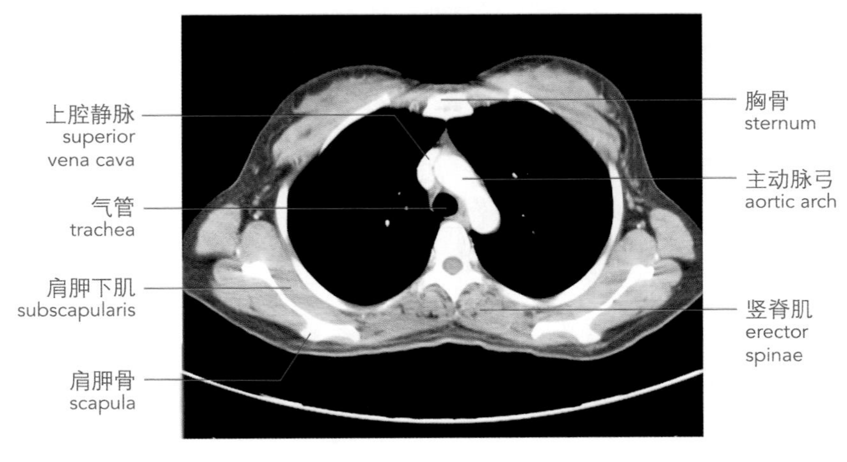
上腔静脉 superior vena cava
气管 trachea
肩胛下肌 subscapularis
肩胛骨 scapula
胸骨 sternum
主动脉弓 aortic arch
竖脊肌 erector spinae

图 5-99　四腔心切面（CT）
The section of fourth cavity of heart (CT)

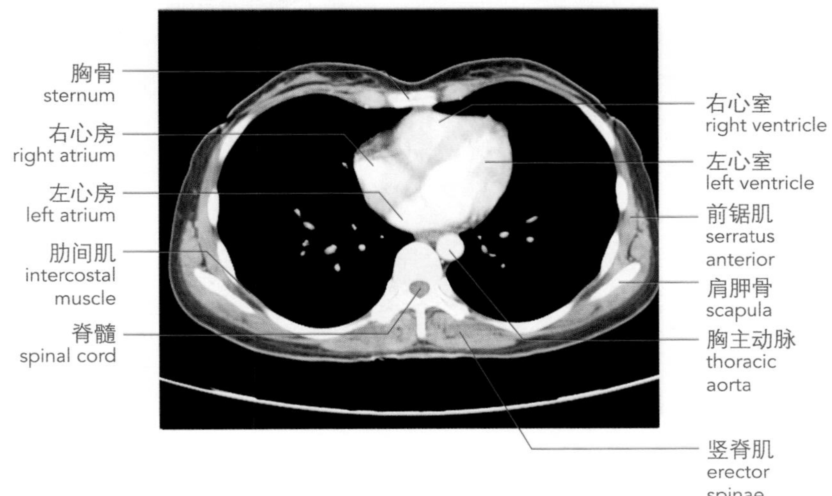
胸骨 sternum
右心房 right atrium
左心房 left atrium
肋间肌 intercostal muscle
脊髓 spinal cord
右心室 right ventricle
左心室 left ventricle
前锯肌 serratus anterior
肩胛骨 scapula
胸主动脉 thoracic aorta
竖脊肌 erector spinae

图 5-100 心室切面
The section of cardiac ventricle

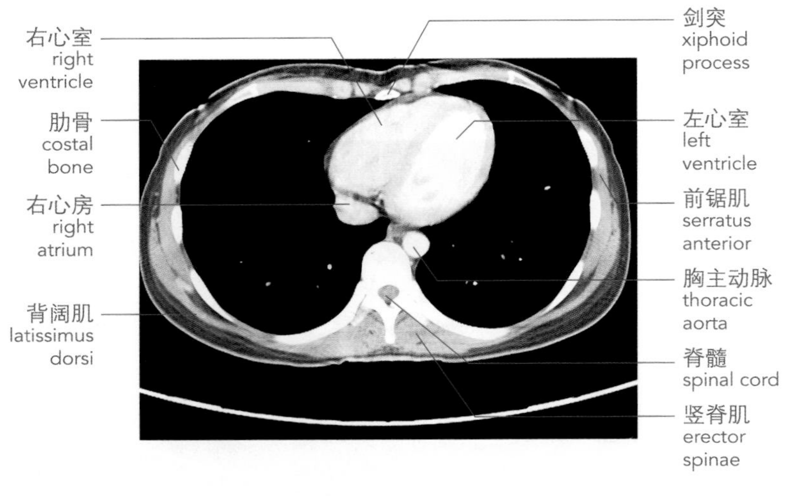

右心室 right ventricle
肋骨 costal bone
右心房 right atrium
背阔肌 latissimus dorsi
剑突 xiphoid process
左心室 left ventricle
前锯肌 serratus anterior
胸主动脉 thoracic aorta
脊髓 spinal cord
竖脊肌 erector spinae

图 5-101 体轴横切面（MRI）
The transverse section of axis cylinder（MRI）

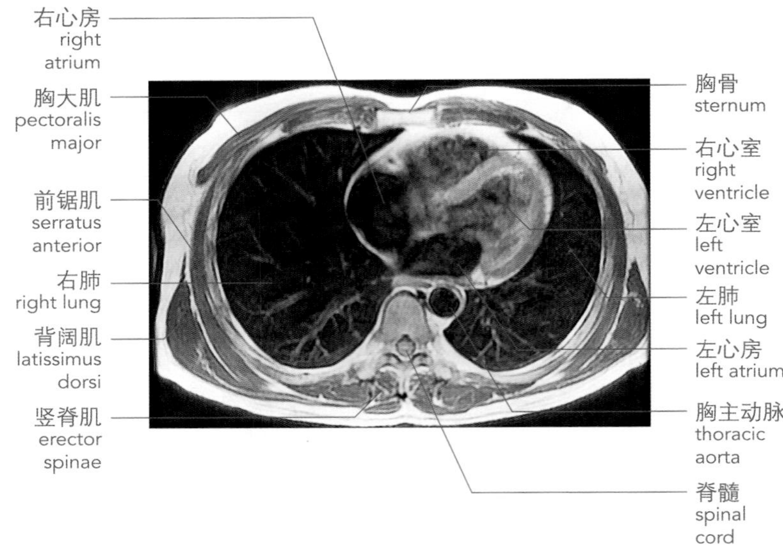

右心房 right atrium
胸大肌 pectoralis major
前锯肌 serratus anterior
右肺 right lung
背阔肌 latissimus dorsi
竖脊肌 erector spinae
胸骨 sternum
右心室 right ventricle
左心室 left ventricle
左肺 left lung
左心房 left atrium
胸主动脉 thoracic aorta
脊髓 spinal cord

图 5-102 平行心膈面心长轴横切面
The long axis view parallel to the diaphragm

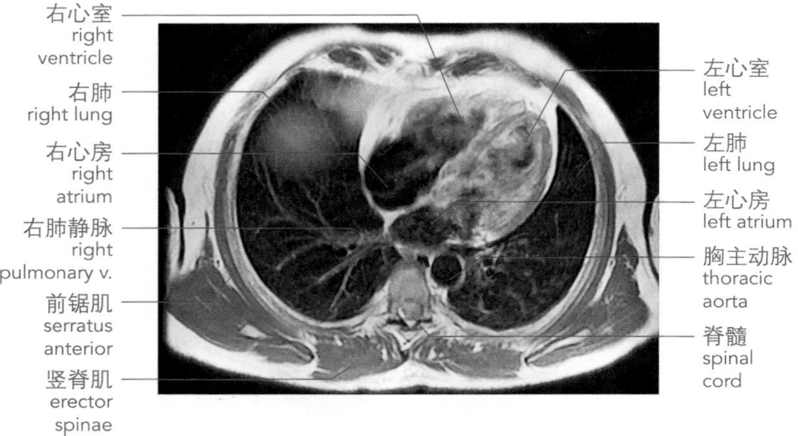

右心室 right ventricle
右肺 right lung
右心房 right atrium
右肺静脉 right pulmonary v.
前锯肌 serratus anterior
竖脊肌 erector spinae
左心室 left ventricle
左肺 left lung
左心房 left atrium
胸主动脉 thoracic aorta
脊髓 spinal cord

图 5-103 收缩期四腔心脏造影（MRI）
The systolic four-chamber view with contrast（MRI）

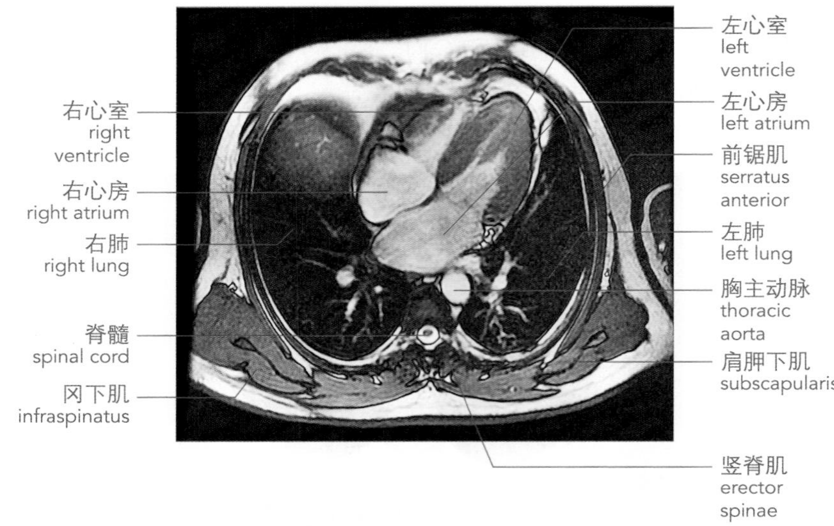

右心室 right ventricle
右心房 right atrium
右肺 right lung
脊髓 spinal cord
冈下肌 infraspinatus
左心室 left ventricle
左心房 left atrium
前锯肌 serratus anterior
左肺 left lung
胸主动脉 thoracic aorta
肩胛下肌 subscapularis
竖脊肌 erector spinae

图 5-104 舒张期四腔心脏造影（MRI）
The diastolic four-chamber view with contrast（MRI）

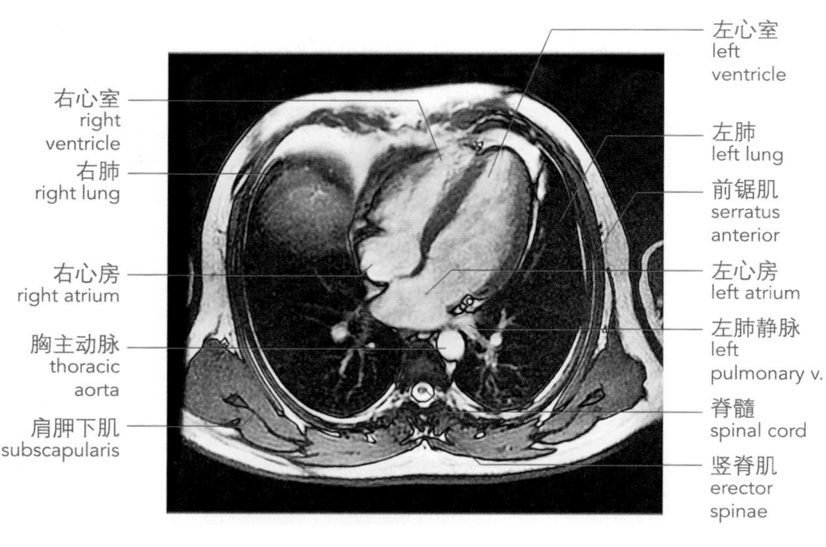

右心室 right ventricle
右肺 right lung
右心房 right atrium
胸主动脉 thoracic aorta
肩胛下肌 subscapularis
左心室 left ventricle
左肺 left lung
前锯肌 serratus anterior
左心房 left atrium
左肺静脉 left pulmonary v.
脊髓 spinal cord
竖脊肌 erector spinae

图 5-105 胸部矢状切面（1）
The sagittal section of thoracic part（1）

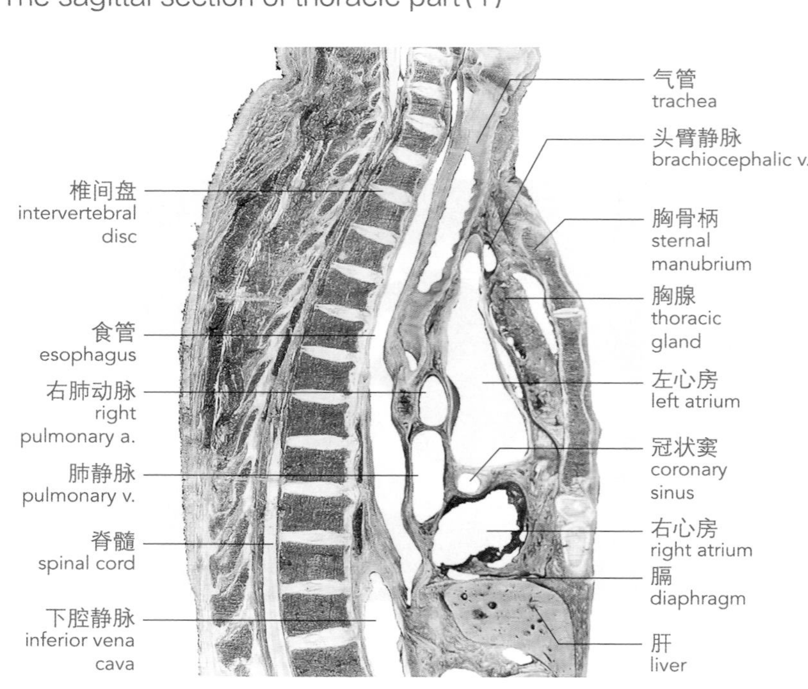

椎间盘 intervertebral disc
食管 esophagus
右肺动脉 right pulmonary a.
肺静脉 pulmonary v.
脊髓 spinal cord
下腔静脉 inferior vena cava
气管 trachea
头臂静脉 brachiocephalic v.
胸骨柄 sternal manubrium
胸腺 thoracic gland
左心房 left atrium
冠状窦 coronary sinus
右心房 right atrium
膈 diaphragm
肝 liver

图 5-106 胸部矢状切面(2)
The sagittal section of thoracic part(2)

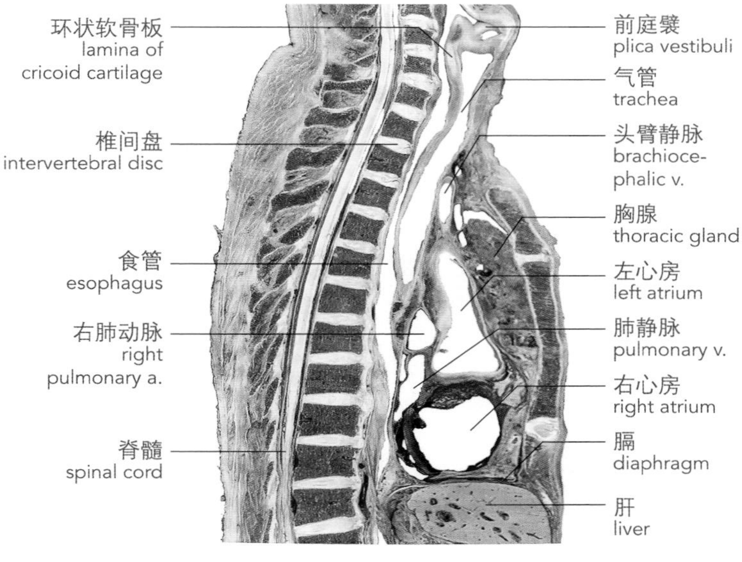
环状软骨板
lamina of cricoid cartilage
椎间盘
intervertebral disc
食管
esophagus
右肺动脉
right pulmonary a.
脊髓
spinal cord
前庭襞
plica vestibuli
气管
trachea
头臂静脉
brachiocephalic v.
胸腺
thoracic gland
左心房
left atrium
肺静脉
pulmonary v.
右心房
right atrium
膈
diaphragm
肝
liver

图 5-107 胸部矢状切面(3)
The sagittal section of thoracic part(3)

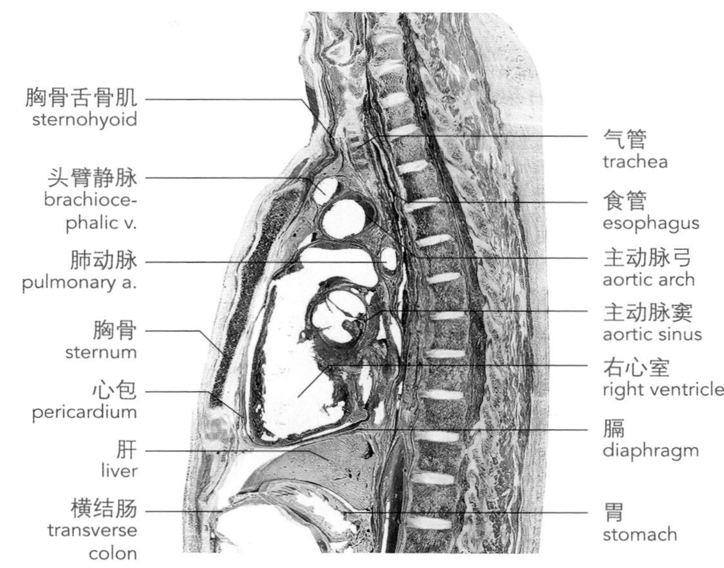
胸骨舌骨肌
sternohyoid
头臂静脉
brachiocephalic v.
肺动脉
pulmonary a.
胸骨
sternum
心包
pericardium
肝
liver
横结肠
transverse colon
气管
trachea
食管
esophagus
主动脉弓
aortic arch
主动脉窦
aortic sinus
右心室
right ventricle
膈
diaphragm
胃
stomach

图 5-108 胸部矢状切面(4)
The sagittal section of thoracic part(4)

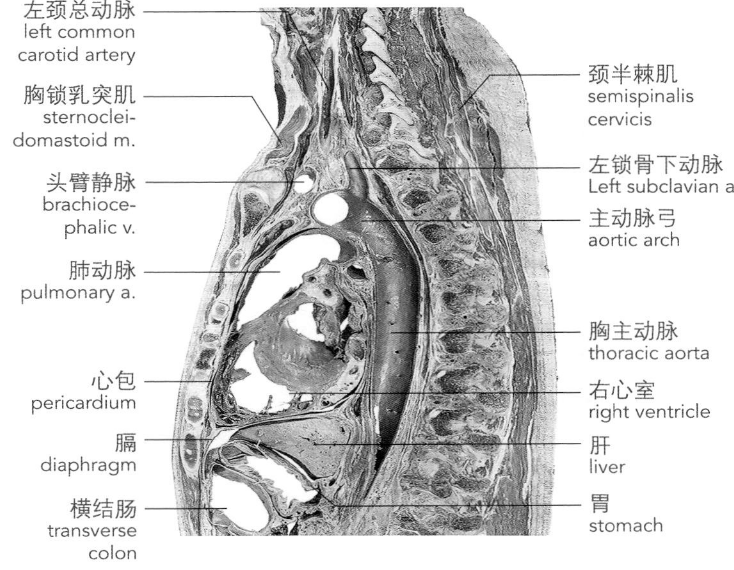
左颈总动脉
left common carotid artery
胸锁乳突肌
sternocleidomastoid m.
头臂静脉
brachiocephalic v.
肺动脉
pulmonary a.
心包
pericardium
膈
diaphragm
横结肠
transverse colon
颈半棘肌
semispinalis cervicis
左锁骨下动脉
Left subclavian a.
主动脉弓
aortic arch
胸主动脉
thoracic aorta
右心室
right ventricle
肝
liver
胃
stomach

图 5-109 胸部矢状切面(5)
The sagittal section of thoracic part(5)

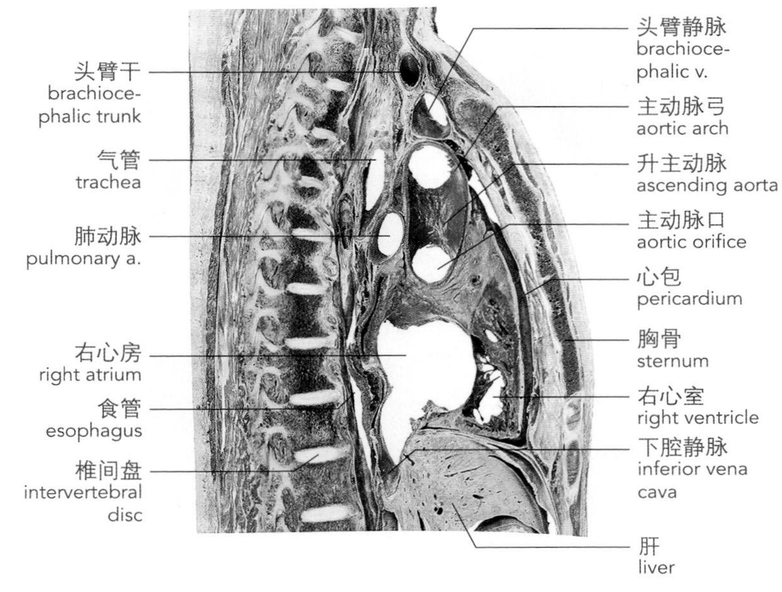
头臂干
brachiocephalic trunk
气管
trachea
肺动脉
pulmonary a.
右心房
right atrium
食管
esophagus
椎间盘
intervertebral disc
头臂静脉
brachiocephalic v.
主动脉弓
aortic arch
升主动脉
ascending aorta
主动脉口
aortic orifice
心包
pericardium
胸骨
sternum
右心室
right ventricle
下腔静脉
inferior vena cava
肝
liver

图 5-110 胸部矢状切面(6)
The sagittal section of thoracic part(6)

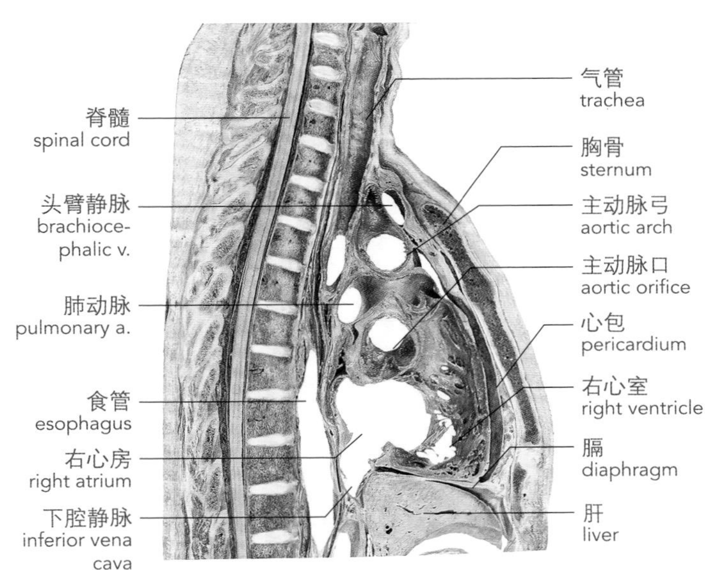
脊髓
spinal cord
头臂静脉
brachiocephalic v.
肺动脉
pulmonary a.
食管
esophagus
右心房
right atrium
下腔静脉
inferior vena cava
气管
trachea
胸骨
sternum
主动脉弓
aortic arch
主动脉口
aortic orifice
心包
pericardium
右心室
right ventricle
膈
diaphragm
肝
liver

图 5-111 心的横切面(经冠状沟平面)
The transverse section of heart. Through the coronary sulcus

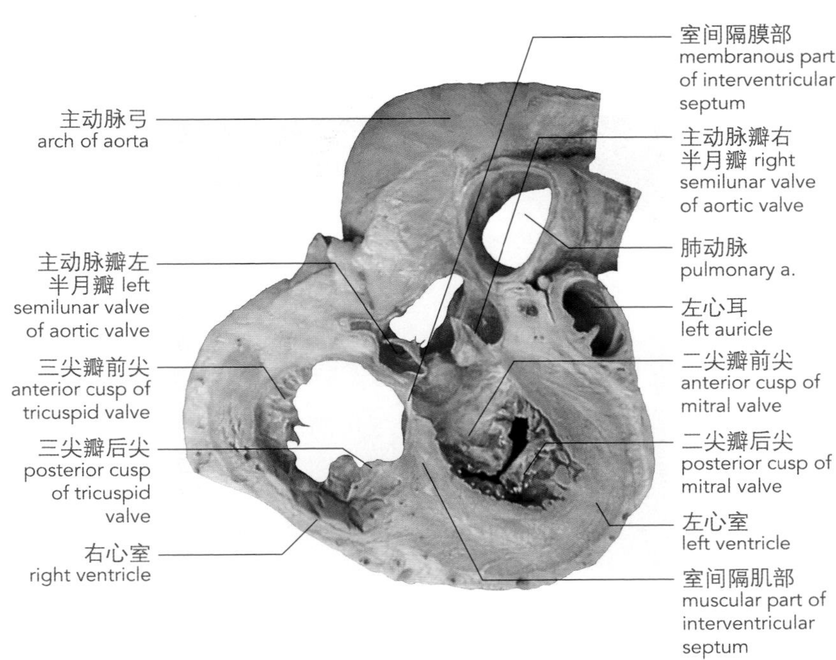
主动脉弓
arch of aorta
主动脉瓣左半月瓣 left
semilunar valve of aortic valve
三尖瓣前尖
anterior cusp of tricuspid valve
三尖瓣后尖
posterior cusp of tricuspid valve
右心室
right ventricle
室间隔膜部
membranous part of interventricular septum
主动脉瓣右半月瓣 right
semilunar valve of aortic valve
肺动脉
pulmonary a.
左心耳
left auricle
二尖瓣前尖
anterior cusp of mitral valve
二尖瓣后尖
posterior cusp of mitral valve
左心室
left ventricle
室间隔肌部
muscular part of interventricular septum

图 5-112 心室肌（横切面观）
The ventricular muscle. Transverse section

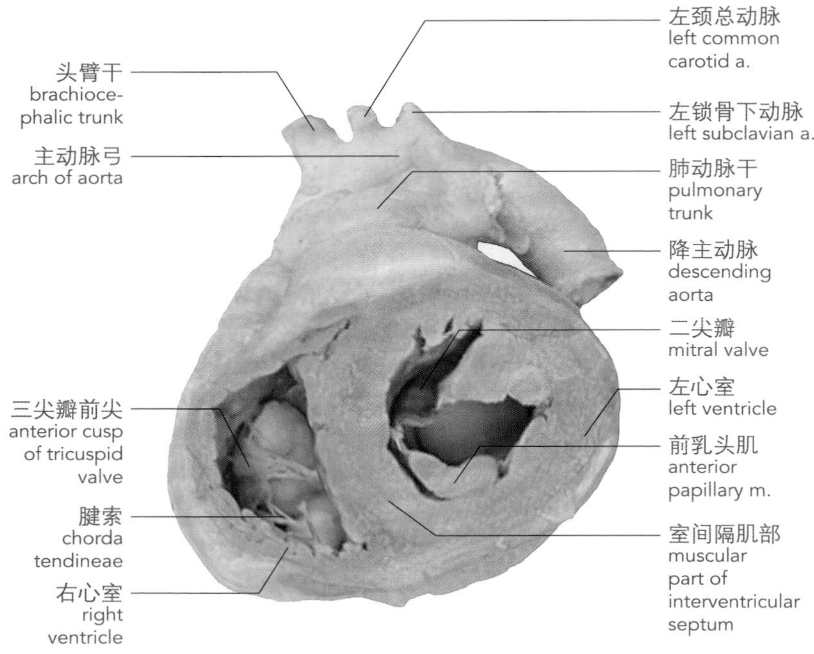

头臂干
brachiocephalic trunk
主动脉弓
arch of aorta
三尖瓣前尖
anterior cusp of tricuspid valve
腱索
chorda tendineae
右心室
right ventricle
左颈总动脉
left common carotid a.
左锁骨下动脉
left subclavian a.
肺动脉干
pulmonary trunk
降主动脉
descending aorta
二尖瓣
mitral valve
左心室
left ventricle
前乳头肌
anterior papillary m.
室间隔肌部
muscular part of interventricular septum

图 5-113 左冠状动脉造影（左前斜位 45°）(1)
The radiography of left coronary artery. Left anterior oblique position45° (1)

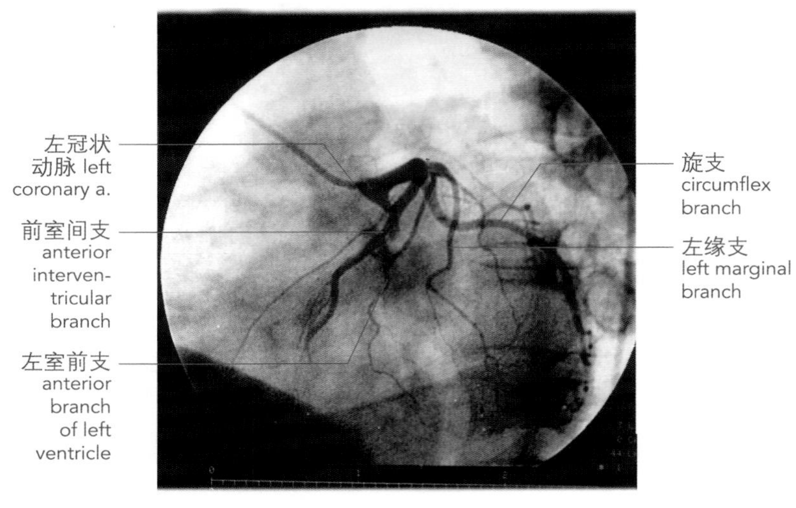

左冠状动脉 left coronary a.
前室间支
anterior interventricular branch
左室前支
anterior branch of left ventricle
旋支
circumflex branch
左缘支
left marginal branch

图 5-114 右冠状动脉造影（左前斜位 45°）(2)
The radiography of right coronary artery. Left anterior oblique position45° (2)

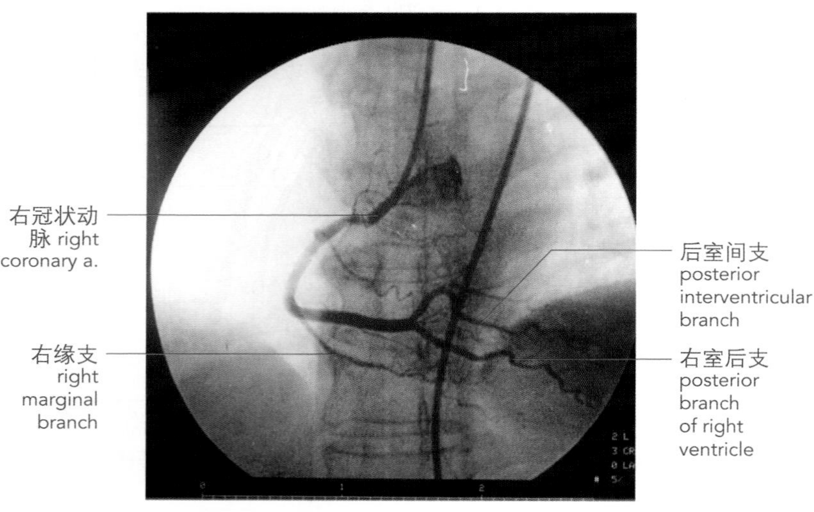

右冠状动脉 right coronary a.
右缘支
right marginal branch
后室间支
posterior interventricular branch
右室后支
posterior branch of right ventricle

图 5-115 左冠状动脉造影（右前斜位 45° + 足位 30°）
The radiography of left coronary artery. Right anterior oblique position45° and foot position 30°

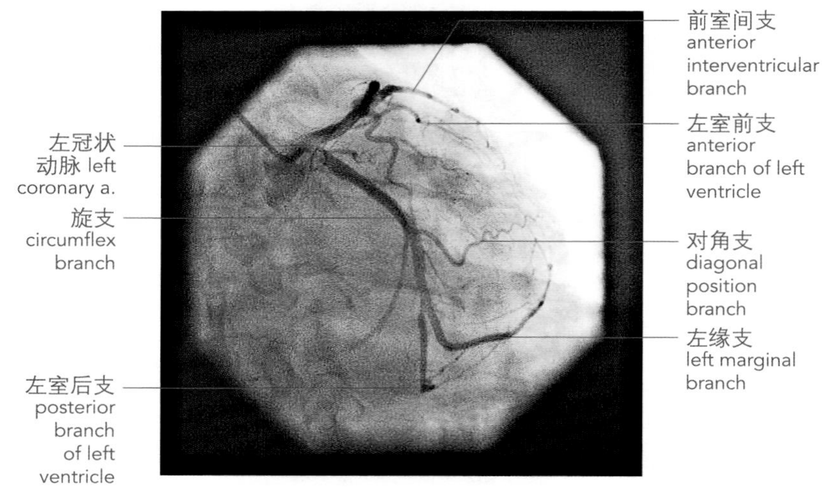

左冠状动脉 left coronary a.
旋支
circumflex branch
左室后支
posterior branch of left ventricle
前室间支
anterior interventricular branch
左室前支
anterior branch of left ventricle
对角支
diagonal position branch
左缘支
left marginal branch

图 5-116 左冠状动脉造影（右前斜位 25° + 足位 20°）
The radiography of left coronary artery. Right anterior oblique position25° and foot position 20°

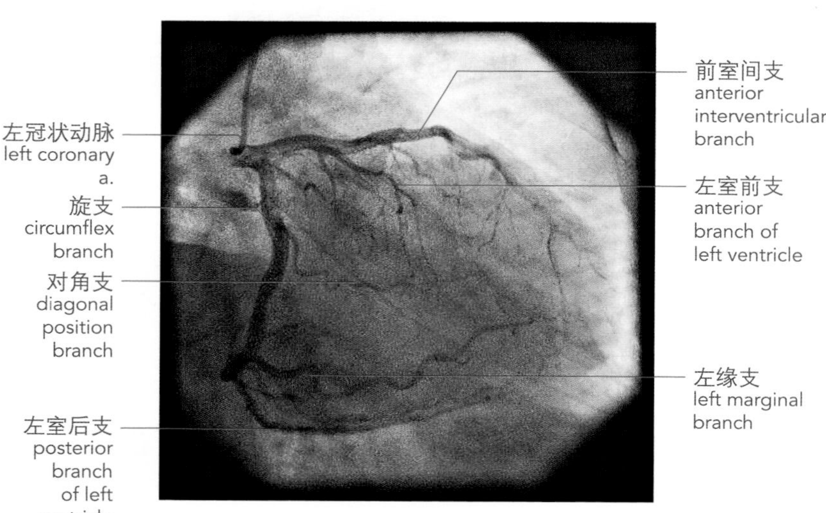

左冠状动脉
left coronary a.
旋支
circumflex branch
对角支
diagonal position branch
左室后支
posterior branch of left ventricle
前室间支
anterior interventricular branch
左室前支
anterior branch of left ventricle
左缘支
left marginal branch

图 5-117 胸部（矢状断面 7）
The thoracic region. Sagittal section

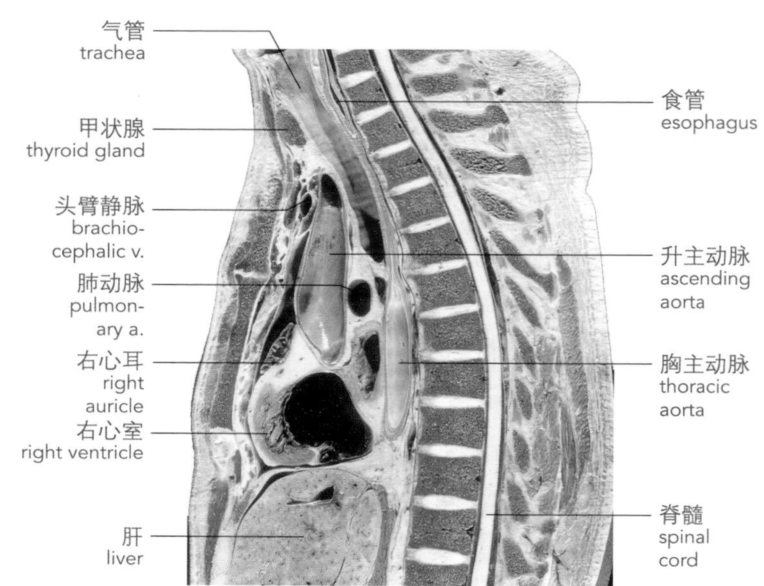

气管
trachea
甲状腺
thyroid gland
头臂静脉
brachiocephalic v.
肺动脉
pulmonary a.
右心耳
right auricle
右心室
right ventricle
肝
liver
食管
esophagus
升主动脉
ascending aorta
胸主动脉
thoracic aorta
脊髓
spinal cord

图 5-118 右前斜心长轴切层(示右心房和左心房)(MRI)
The right anterior oblique long axis view. Display right atrium and left atrium. MRI

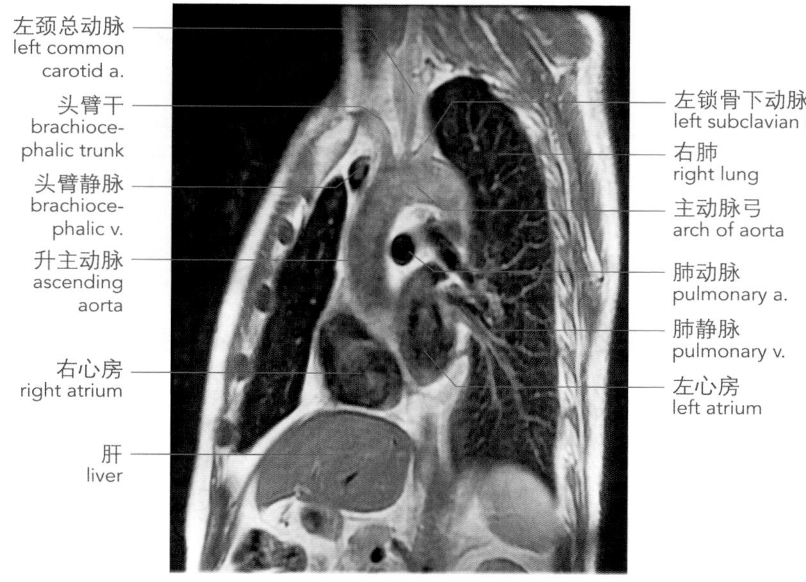

左颈总动脉
left common carotid a.
头臂干
brachiocephalic trunk
头臂静脉
brachiocephalic v.
升主动脉
ascending aorta
右心房
right atrium
肝
liver
左锁骨下动脉
left subclavian a.
右肺
right lung
主动脉弓
arch of aorta
肺动脉
pulmonary a.
肺静脉
pulmonary v.
左心房
left atrium

图 5-119 左前斜心室短轴切面(示心内结构)(MRI)
The left anterior oblique minor axis view. Display interior structure of heart. MRI

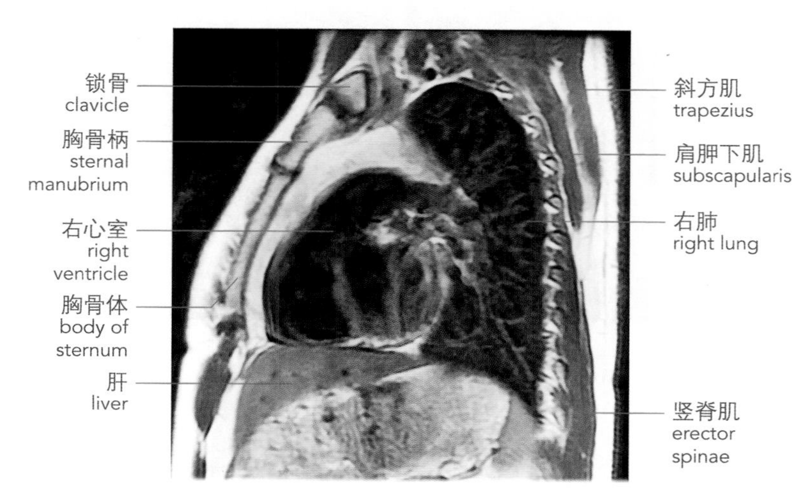

锁骨
clavicle
胸骨柄
sternal manubrium
右心室
right ventricle
胸骨体
body of sternum
肝
liver
斜方肌
trapezius
肩胛下肌
subscapularis
右肺
right lung
竖脊肌
erector spinae

图 5-120 左前斜心室短轴切面(示主动脉及其分支)(MRI)
The left anterior oblique minor axis view. Display aorta and its branch. MRI

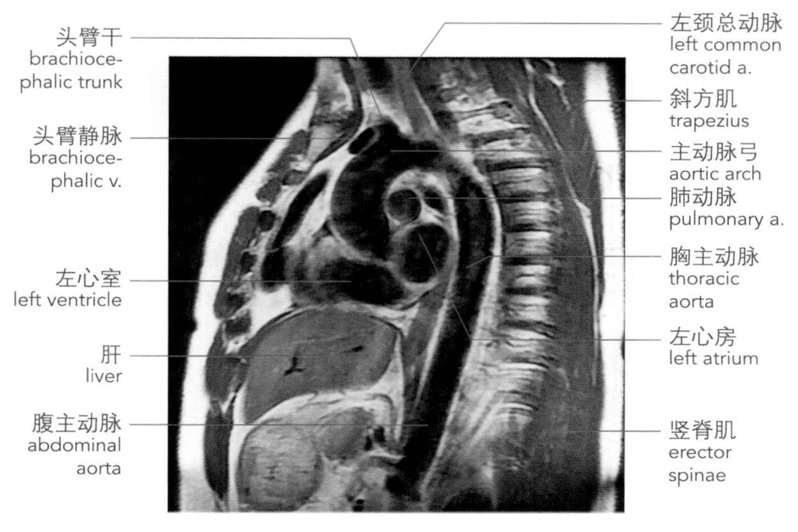

头臂干
brachiocephalic trunk
头臂静脉
brachiocephalic v.
左心室
left ventricle
肝
liver
腹主动脉
abdominal aorta
左颈总动脉
left common carotid a.
斜方肌
trapezius
主动脉弓
aortic arch
肺动脉
pulmonary a.
胸主动脉
thoracic aorta
左心房
left atrium
竖脊肌
erector spinae

图 5-121 右前斜心长轴切层(示右心房和右心室,MRI)
The right anterior oblique long axis view. Display right atrium and right ventricle. MRI

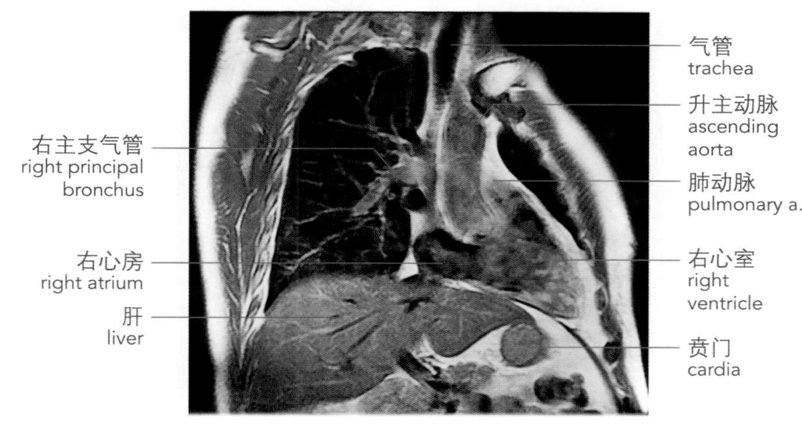

右主支气管
right principal bronchus
右心房
right atrium
肝
liver
气管
trachea
升主动脉
ascending aorta
肺动脉
pulmonary a.
右心室
right ventricle
贲门
cardia

图 5-122 心肺原位(冠状切面)
The normal position of the heart and lung. Coronal section

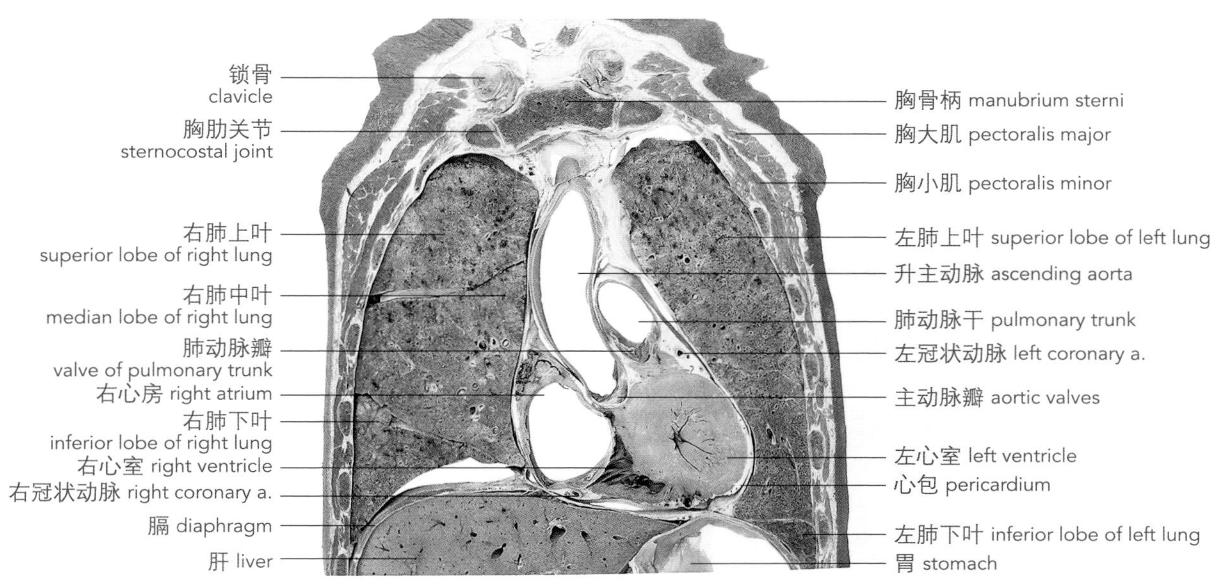

锁骨
clavicle
胸肋关节
sternocostal joint
右肺上叶
superior lobe of right lung
右肺中叶
median lobe of right lung
肺动脉瓣
valve of pulmonary trunk
右心房 right atrium
右肺下叶
inferior lobe of right lung
右心室 right ventricle
右冠状动脉 right coronary a.
膈 diaphragm
肝 liver
胸骨柄 manubrium sterni
胸大肌 pectoralis major
胸小肌 pectoralis minor
左肺上叶 superior lobe of left lung
升主动脉 ascending aorta
肺动脉干 pulmonary trunk
左冠状动脉 left coronary a.
主动脉瓣 aortic valves
左心室 left ventricle
心包 pericardium
左肺下叶 inferior lobe of left lung
胃 stomach

图 5-123 体轴冠状切面(MRI1)
The coronal section of the axis cylinder. MRI(1)

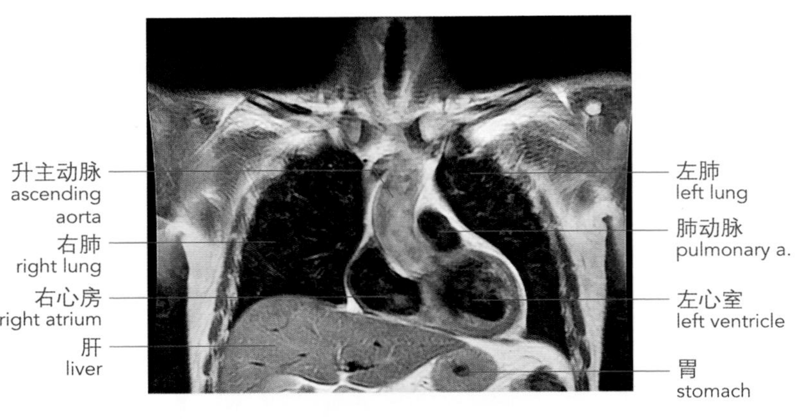
升主动脉
ascending aorta
右肺
right lung
右心房
right atrium
肝
liver
左肺
left lung
肺动脉
pulmonary a.
左心室
left ventricle
胃
stomach

图 5-124 体轴冠状切面(MRI2)
The coronal section of the axis cylinder. MRI(2)

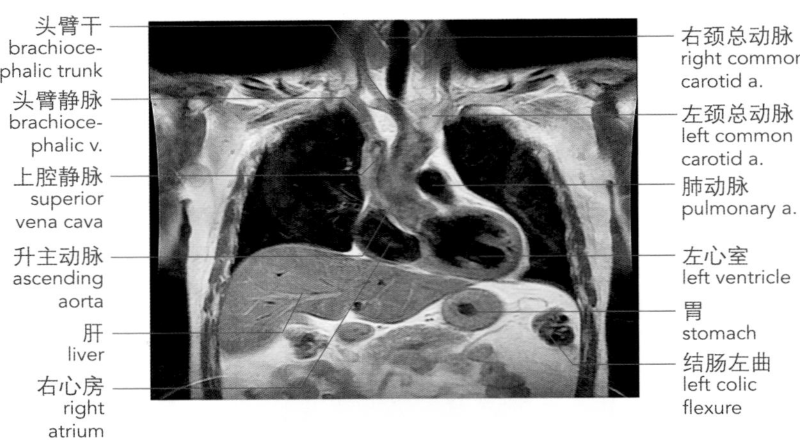
头臂干
brachiocephalic trunk
头臂静脉
brachiocephalic v.
上腔静脉
superior vena cava
升主动脉
ascending aorta
肝
liver
右心房
right atrium
右颈总动脉
right common carotid a.
左颈总动脉
left common carotid a.
肺动脉
pulmonary a.
左心室
left ventricle
胃
stomach
结肠左曲
left colic flexure

图 5-125 心肺原位(冠状切面)
The normal position of the heart and lung. Coronal section

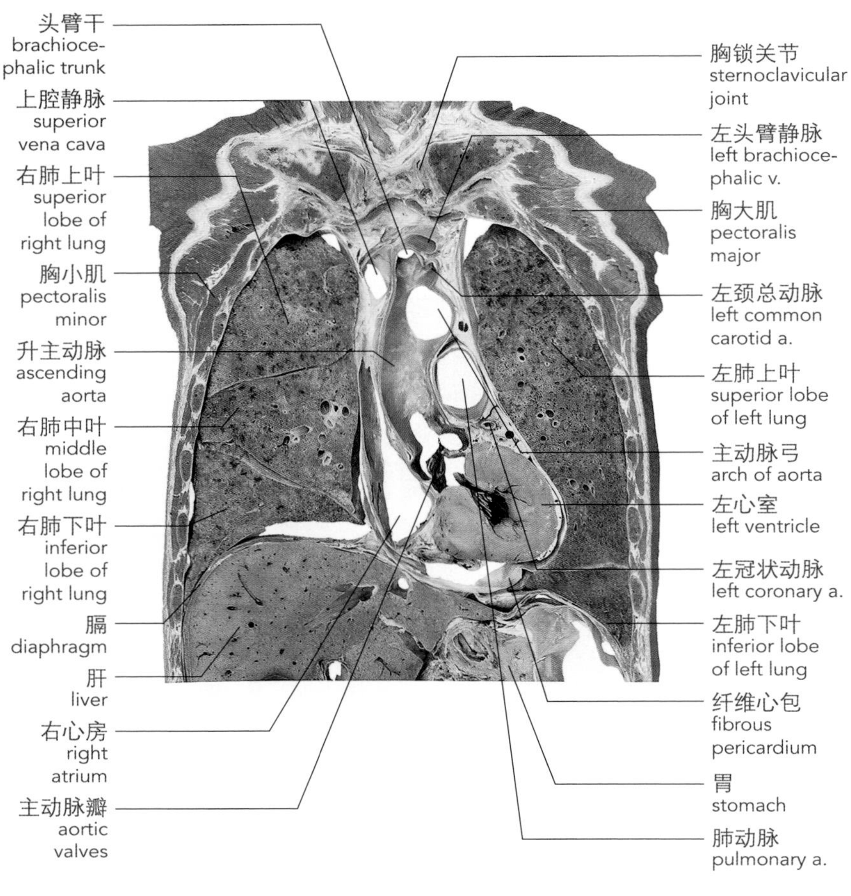
头臂干
brachiocephalic trunk
上腔静脉
superior vena cava
右肺上叶
superior lobe of right lung
胸小肌
pectoralis minor
升主动脉
ascending aorta
右肺中叶
middle lobe of right lung
右肺下叶
inferior lobe of right lung
膈
diaphragm
肝
liver
右心房
right atrium
主动脉瓣
aortic valves
胸锁关节
sternoclavicular joint
左头臂静脉
left brachiocephalic v.
胸大肌
pectoralis major
左颈总动脉
left common carotid a.
左肺上叶
superior lobe of left lung
主动脉弓
arch of aorta
左心室
left ventricle
左冠状动脉
left coronary a.
左肺下叶
inferior lobe of left lung
纤维心包
fibrous pericardium
胃
stomach
肺动脉
pulmonary a.

图 5-126 右前斜心长轴切层(示左心房和左心室)
Right anterior oblique long axis view. Display left atrium and left ventricle

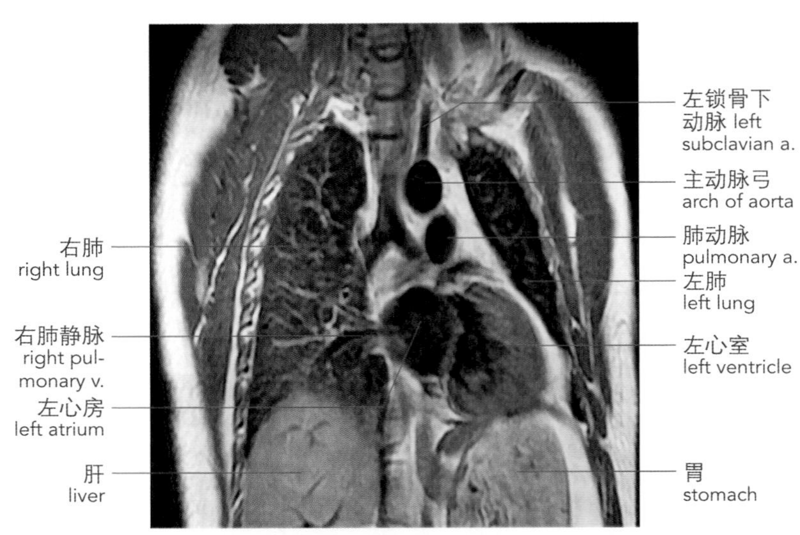
右肺
right lung
右肺静脉
right pulmonary v.
左心房
left atrium
肝
liver
左锁骨下动脉 left subclavian a.
主动脉弓
arch of aorta
肺动脉
pulmonary a.
左肺
left lung
左心室
left ventricle
胃
stomach

图 5-127 右冠状动脉(左斜位 45°)
Right coronary artery. Left oblique position 45°

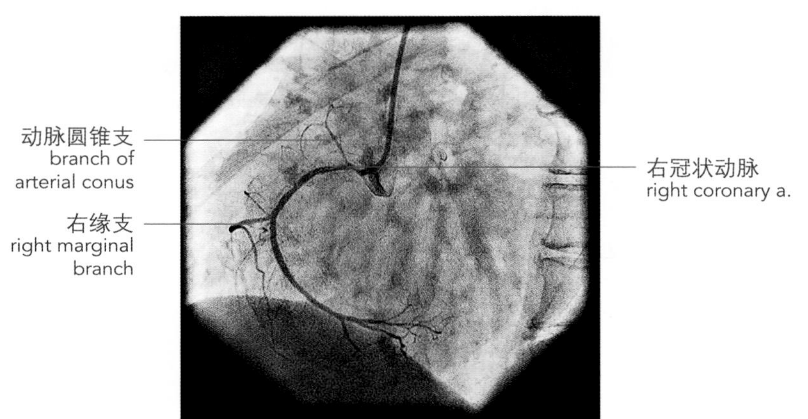
动脉圆锥支
branch of arterial conus
右缘支
right marginal branch
右冠状动脉
right coronary a.

图 5-128 右冠状动脉(头位 20°,右冠状动脉近段次全闭塞,中远段弥漫性狭窄)
The right coronary artery. Head position20°,subtotal occlusion of proximal right coronary artery,mid to remote diffuse stenosis

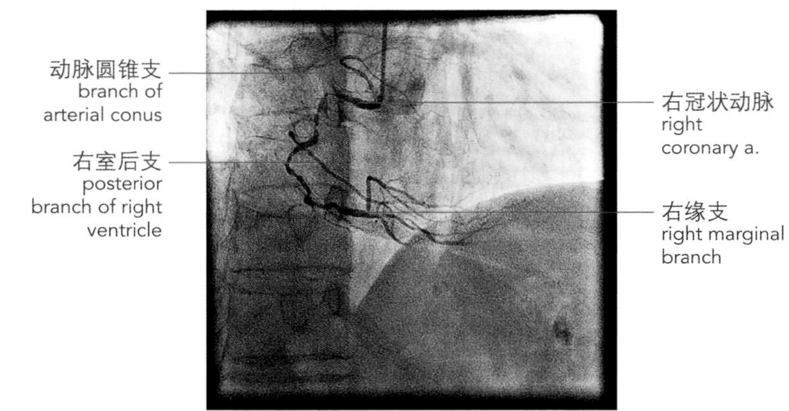
动脉圆锥支
branch of arterial conus
右室后支
posterior branch of right ventricle
右冠状动脉
right coronary a.
右缘支
right marginal branch

图 5-129 右冠状动脉(头位 20°,右冠状动脉近段闭塞)
The right coronary artery. Head position 20°, proximal right coronary artery occlusion

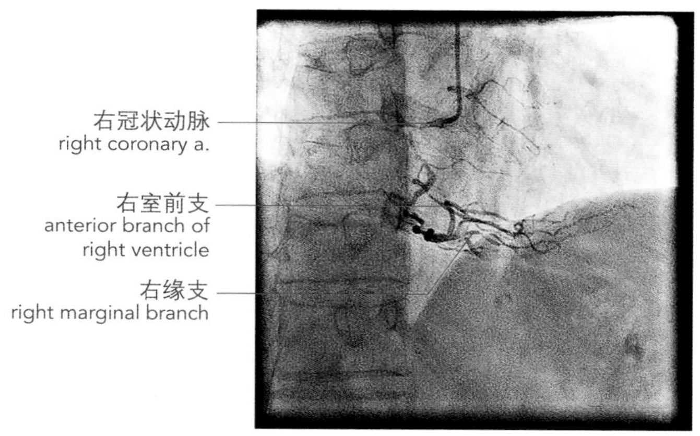

右冠状动脉
right coronary a.
右室前支
anterior branch of right ventricle
右缘支
right marginal branch

图 5-130 右冠状动脉(头位 20°,右冠状动脉远段弥漫性狭窄 80%)
The right coronary artery. Head position 20°, diffuse stenosis of the distal right coronary artery 80%

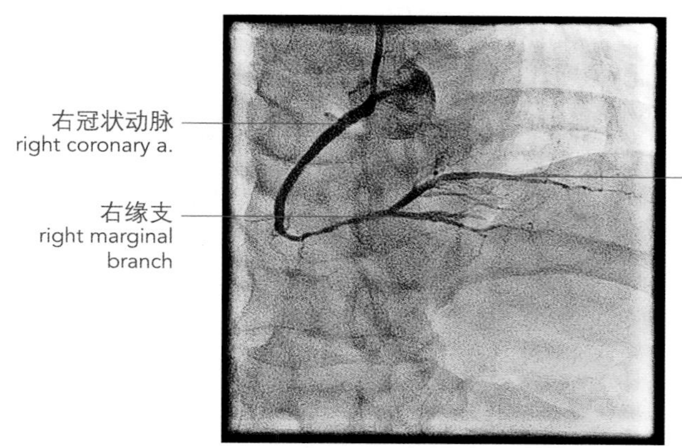

右冠状动脉
right coronary a.
右缘支
right marginal branch
右室前支
anterior branch of right ventricle

图 5-131 心脏原位(前面观)
The normal position of the heart. Anterior aspect

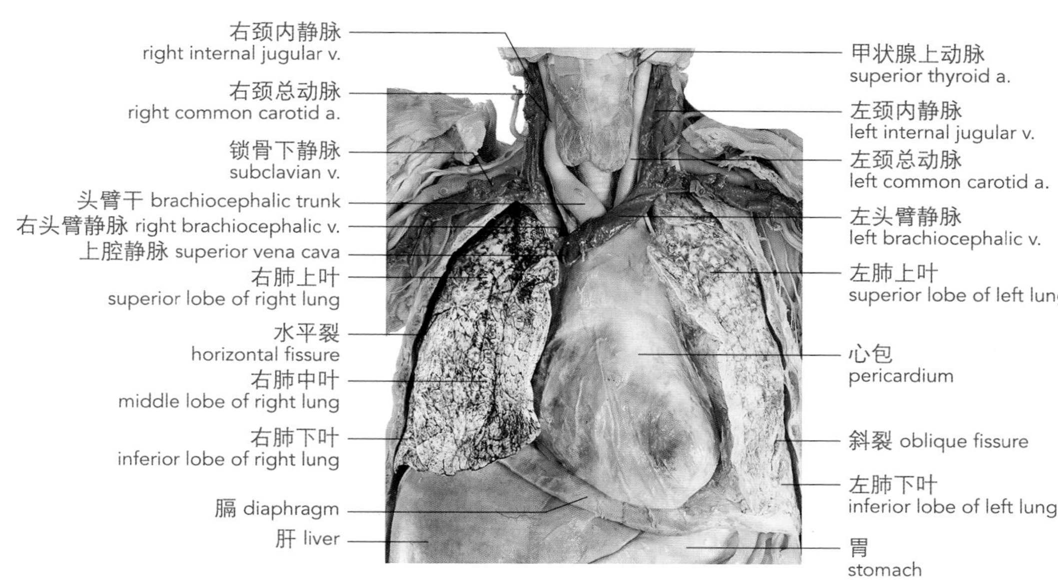

右颈内静脉
right internal jugular v.
右颈总动脉
right common carotid a.
锁骨下静脉
subclavian v.
头臂干 brachiocephalic trunk
右头臂静脉 right brachiocephalic v.
上腔静脉 superior vena cava
右肺上叶
superior lobe of right lung
水平裂
horizontal fissure
右肺中叶
middle lobe of right lung
右肺下叶
inferior lobe of right lung
膈 diaphragm
肝 liver
甲状腺上动脉
superior thyroid a.
左颈内静脉
left internal jugular v.
左颈总动脉
left common carotid a.
左头臂静脉
left brachiocephalic v.
左肺上叶
superior lobe of left lung
心包
pericardium
斜裂 oblique fissure
左肺下叶
inferior lobe of left lung
胃
stomach

图 5-132 心包切开(前面观)
The dissection of the pericardium. Anterior aspect.

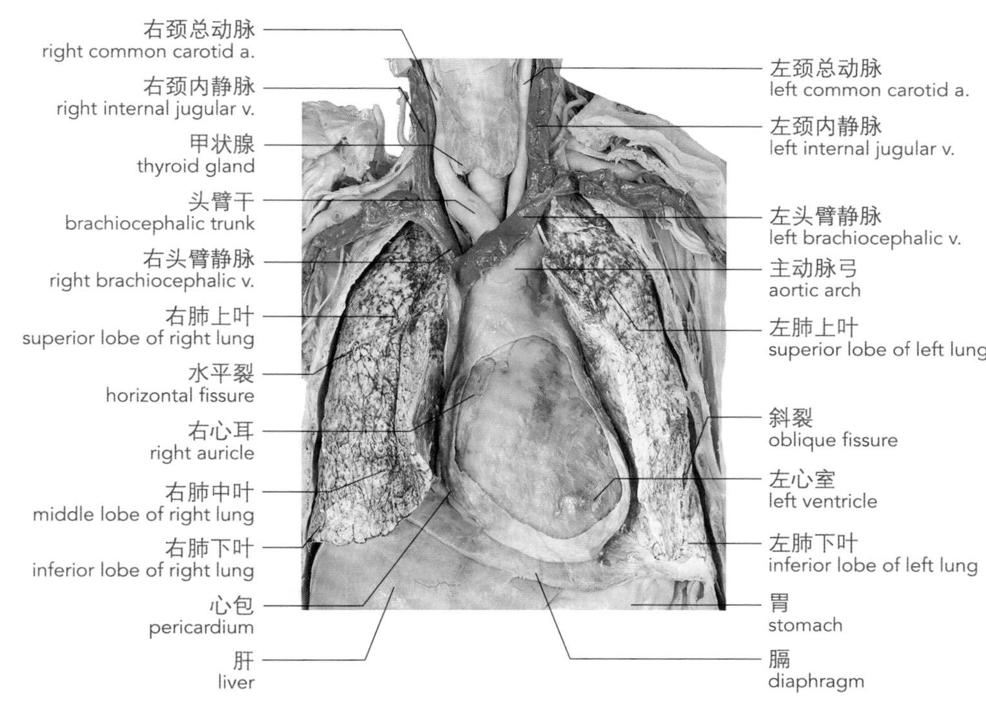

右颈总动脉
right common carotid a.
右颈内静脉
right internal jugular v.
甲状腺
thyroid gland
头臂干
brachiocephalic trunk
右头臂静脉
right brachiocephalic v.
右肺上叶
superior lobe of right lung
水平裂
horizontal fissure
右心耳
right auricle
右肺中叶
middle lobe of right lung
右肺下叶
inferior lobe of right lung
心包
pericardium
肝
liver
左颈总动脉
left common carotid a.
左颈内静脉
left internal jugular v.
左头臂静脉
left brachiocephalic v.
主动脉弓
aortic arch
左肺上叶
superior lobe of left lung
斜裂
oblique fissure
左心室
left ventricle
左肺下叶
inferior lobe of left lung
胃
stomach
膈
diaphragm

【解剖学要点】

心包分为纤维心包和浆膜心包,前者位于外层,由纤维性结缔组织构成,上方包裹出入心的大血管根部,向下包裹心并与膈中心腱愈合;后者分壁层和脏层,壁层衬贴于纤维心包的内面,脏层包于心肌的表面,二者在大血管根部互相移行,形成的密闭潜在腔隙称心包腔。

在心包腔内,浆膜心包脏、壁两层反折处的间隙,称心包窦,主要包括:①心包横窦,位于主动脉、肺动脉后方与上腔静脉、左心房前壁之间的间隙;②心包斜窦,位于左心房后壁,左、右肺静脉,下腔静脉与心包后壁之间的间隙。

图 5-133 心的外形（前面观）
The external features of the heart. Anterior aspect.

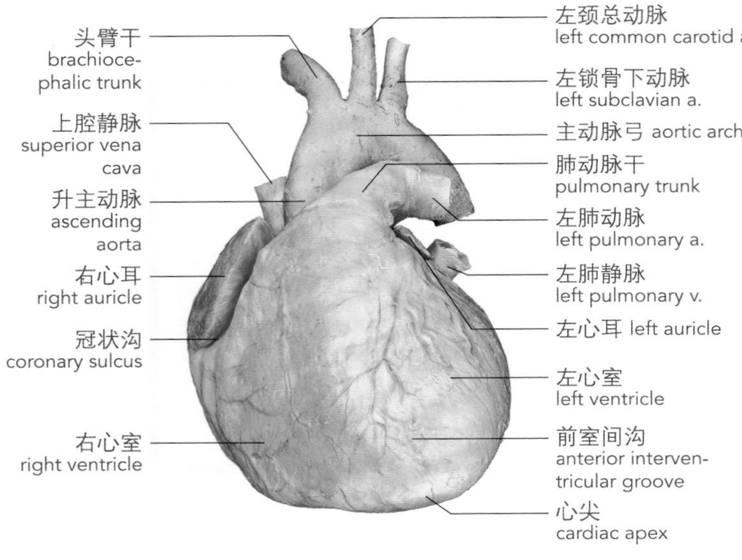
头臂干
brachiocephalic trunk
上腔静脉
superior vena cava
升主动脉
ascending aorta
右心耳
right auricle
冠状沟
coronary sulcus
右心室
right ventricle
左颈总动脉
left common carotid a.
左锁骨下动脉
left subclavian a.
主动脉弓 aortic arch
肺动脉干
pulmonary trunk
左肺动脉
left pulmonary a.
左肺静脉
left pulmonary v.
左心耳 left auricle
左心室
left ventricle
前室间沟
anterior interventricular groove
心尖
cardiac apex

图 5-134 心脏外形（后面观 1）
The external features of the heart. Posterior aspect (1)

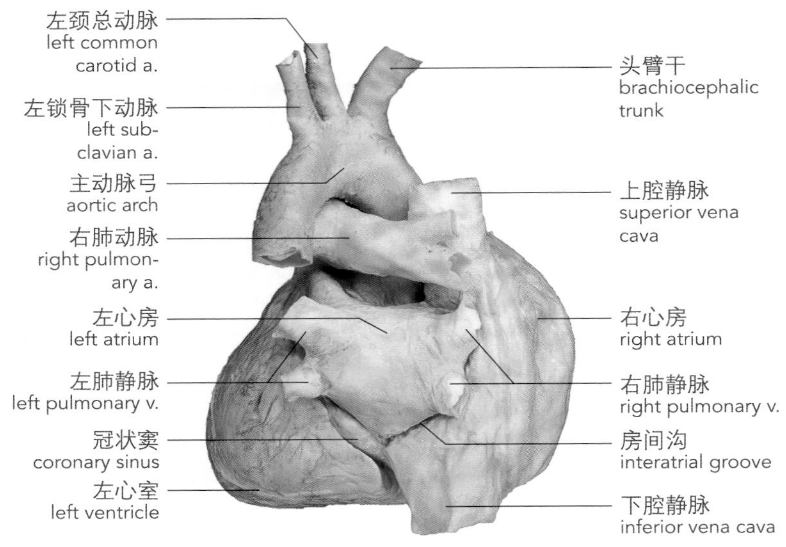
左颈总动脉
left common carotid a.
左锁骨下动脉
left subclavian a.
主动脉弓
aortic arch
右肺动脉
right pulmonary a.
左心房
left atrium
左肺静脉
left pulmonary v.
冠状窦
coronary sinus
左心室
left ventricle
头臂干
brachiocephalic trunk
上腔静脉
superior vena cava
右心房
right atrium
右肺静脉
right pulmonary v.
房间沟
interatrial groove
下腔静脉
inferior vena cava

【解剖学要点】

心似倒置的圆锥体，有心尖、心底、两面（胸肋面、膈面）和三缘（下缘、左缘和右缘），心尖指向左前下方，位于左侧第 5 肋间隙，锁骨中线内侧 1~2cm 处。心底指向右后上方。心的表面有冠状沟（心房与心室的表面分界），前室间沟、后室间沟（左、右心室的表面分界）和后房间沟（左、右心房的表面分界）。

图 5-135 心脏外形（后面观 2）
The external features of the heart. Posterior aspect (2)

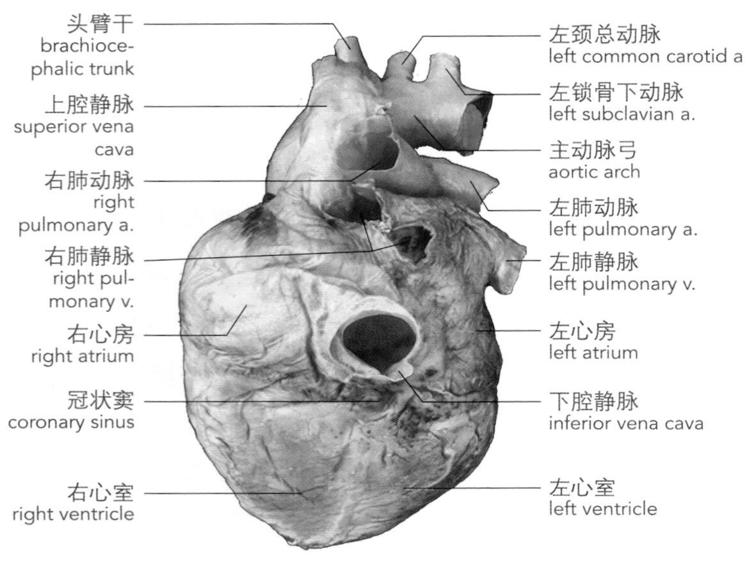
头臂干
brachiocephalic trunk
上腔静脉
superior vena cava
右肺动脉
right pulmonary a.
右肺静脉
right pulmonary v.
右心房
right atrium
冠状窦
coronary sinus
右心室
right ventricle
左颈总动脉
left common carotid a.
左锁骨下动脉
left subclavian a.
主动脉弓
aortic arch
左肺动脉
left pulmonary a.
左肺静脉
left pulmonary v.
左心房
left atrium
下腔静脉
inferior vena cava
左心室
left ventricle

图 5-136 心脏外形（上面观）
The external features of the heart. Superior aspect

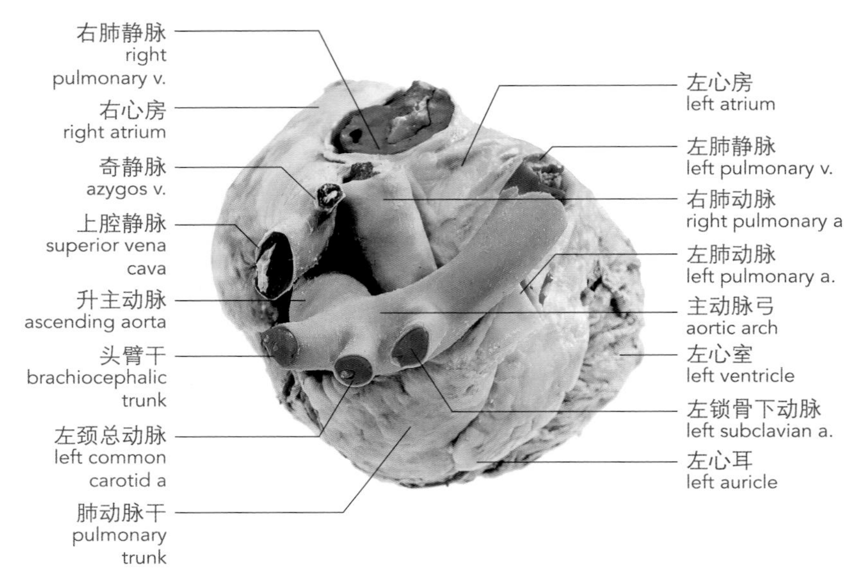
右肺静脉
right pulmonary v.
右心房
right atrium
奇静脉
azygos v.
上腔静脉
superior vena cava
升主动脉
ascending aorta
头臂干
brachiocephalic trunk
左颈总动脉
left common carotid a
肺动脉干
pulmonary trunk
左心房
left atrium
左肺静脉
left pulmonary v.
右肺动脉
right pulmonary a.
左肺动脉
left pulmonary a.
主动脉弓
aortic arch
左心室
left ventricle
左锁骨下动脉
left subclavian a.
左心耳
left auricle

图 5-137 心脏外形（右面观）
The external form of the heart. Right aspect.

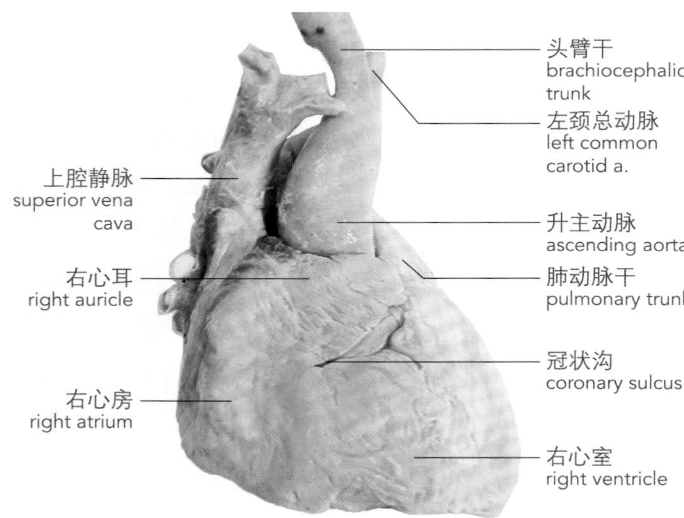
上腔静脉
superior vena cava
右心耳
right auricle
右心房
right atrium
头臂干
brachiocephalic trunk
左颈总动脉
left common carotid a.
升主动脉
ascending aorta
肺动脉干
pulmonary trunk
冠状沟
coronary sulcus
右心室
right ventricle

图 5-138 右心房（右面观）
The right atrium. Right aspect

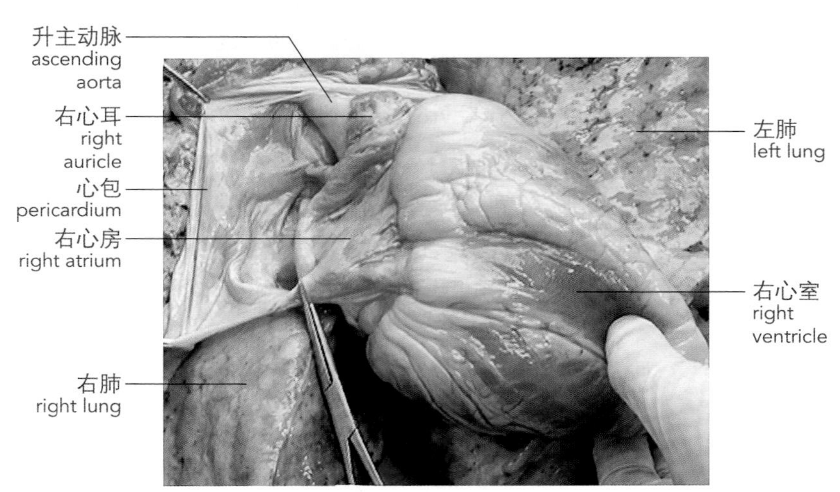
升主动脉
ascending aorta
右心耳
right auricle
心包
pericardium
右心房
right atrium
右肺
right lung
左肺
left lung
右心室
right ventricle

图 5-139 心脏外形(左面观)
The external features of the heart. Left aspect.

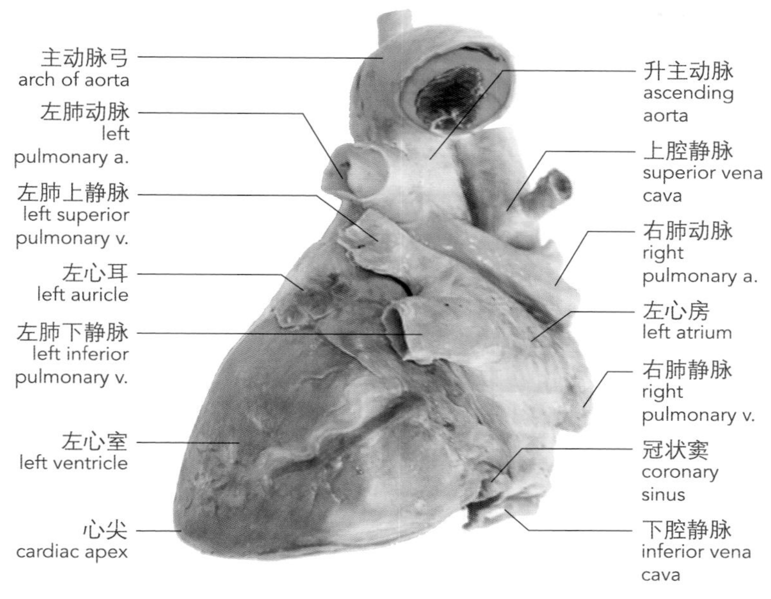
主动脉弓
arch of aorta
左肺动脉
left pulmonary a.
左肺上静脉
left superior pulmonary v.
左心耳
left auricle
左肺下静脉
left inferior pulmonary v.
左心室
left ventricle
心尖
cardiac apex
升主动脉
ascending aorta
上腔静脉
superior vena cava
右肺动脉
right pulmonary a.
左心房
left atrium
右肺静脉
right pulmonary v.
冠状窦
coronary sinus
下腔静脉
inferior vena cava

图 5-140 左心房(左面观)
The left atrium. Left aspect.

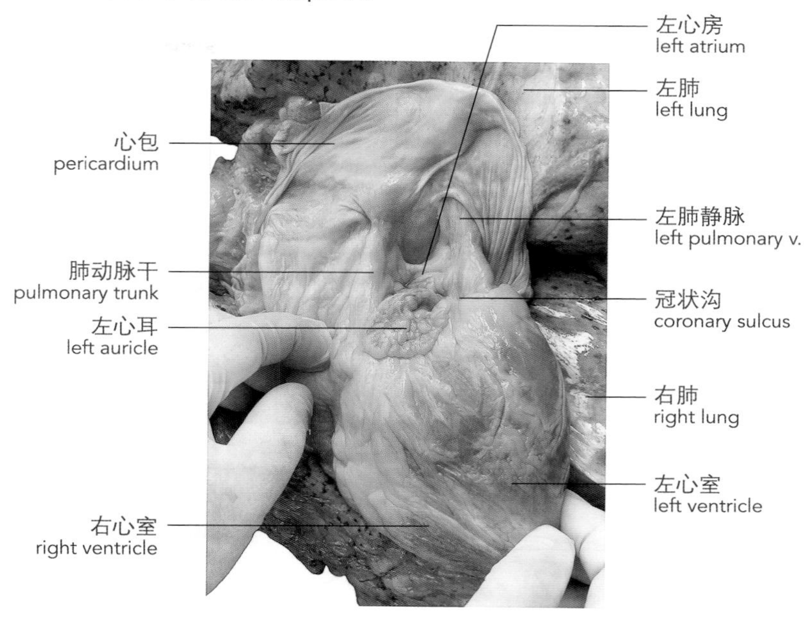
心包
pericardium
肺动脉干
pulmonary trunk
左心耳
left auricle
右心室
right ventricle
左心房
left atrium
左肺
left lung
左肺静脉
left pulmonary v.
冠状沟
coronary sulcus
右肺
right lung
左心室
left ventricle

图 5-141 右心房(内面观)
The right atrium. Internal aspect.

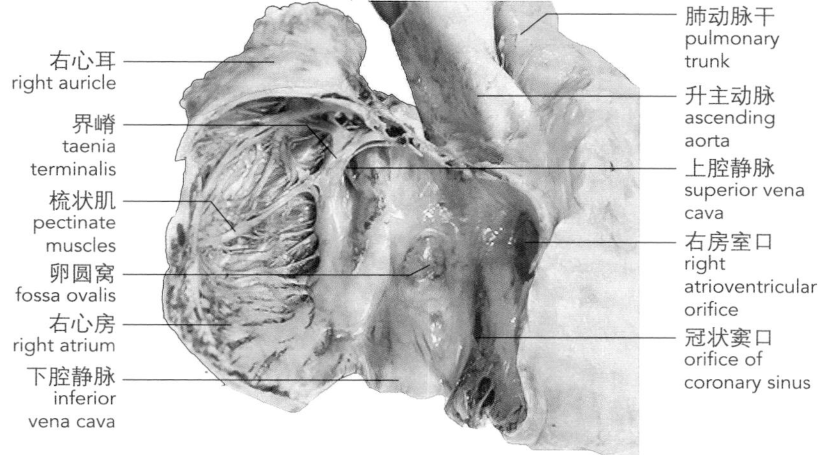
右心耳
right auricle
界嵴
taenia terminalis
梳状肌
pectinate muscles
卵圆窝
fossa ovalis
右心房
right atrium
下腔静脉
inferior vena cava
肺动脉干
pulmonary trunk
升主动脉
ascending aorta
上腔静脉
superior vena cava
右房室口
right atrioventricular orifice
冠状窦口
orifice of coronary sinus

图 5-142 右房室口
The right atrioventricular orifice

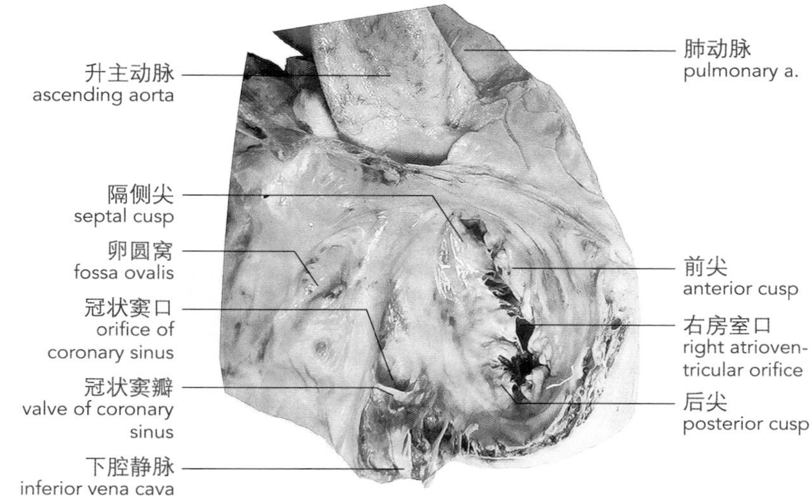
升主动脉
ascending aorta
隔侧尖
septal cusp
卵圆窝
fossa ovalis
冠状窦口
orifice of coronary sinus
冠状窦瓣
valve of coronary sinus
下腔静脉
inferior vena cava
肺动脉
pulmonary a.
前尖
anterior cusp
右房室口
right atrioventricular orifice
后尖
posterior cusp

【解剖学要点】

右心房位于心的右上部,有 3 个入口(上腔静脉口、下腔静脉口和冠状窦口)和 1 个出口(右房室口)。内侧壁上的卵圆形凹陷称卵圆窝,是房间隔缺损的好发部位,也是从右心房进入左心房导管穿刺的理想部位。

图 5-143 右心室(内面观)
The right ventricle. Internal aspect.

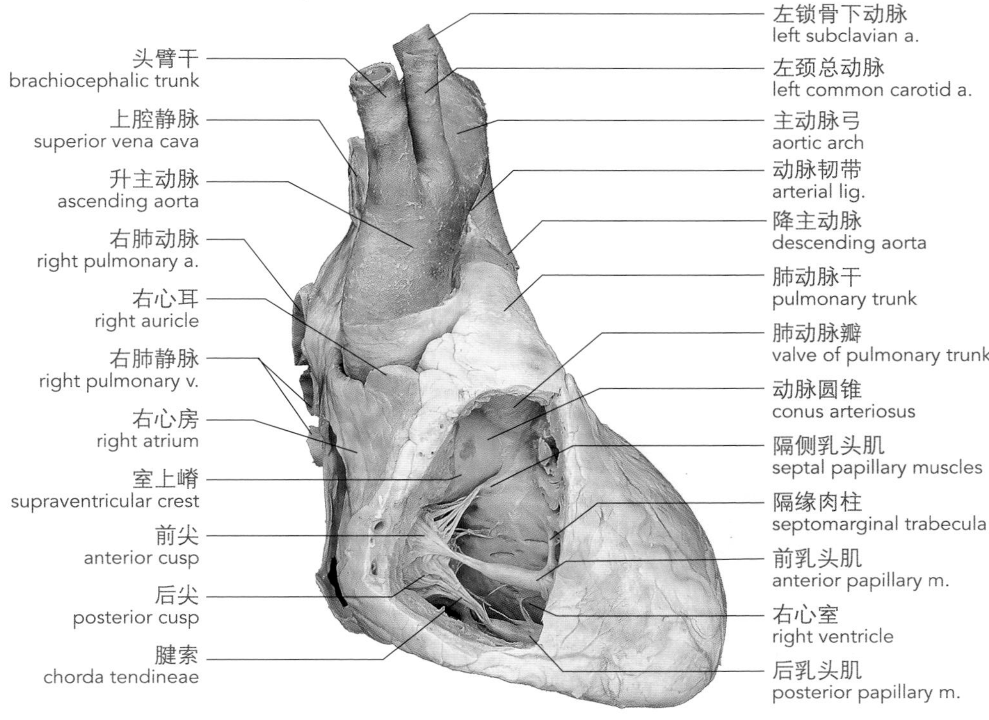
头臂干
brachiocephalic trunk
上腔静脉
superior vena cava
升主动脉
ascending aorta
右肺动脉
right pulmonary a.
右心耳
right auricle
右肺静脉
right pulmonary v.
右心房
right atrium
室上嵴
supraventricular crest
前尖
anterior cusp
后尖
posterior cusp
腱索
chorda tendineae
左锁骨下动脉
left subclavian a.
左颈总动脉
left common carotid a.
主动脉弓
aortic arch
动脉韧带
arterial lig.
降主动脉
descending aorta
肺动脉干
pulmonary trunk
肺动脉瓣
valve of pulmonary trunk
动脉圆锥
conus arteriosus
隔侧乳头肌
septal papillary muscles
隔缘肉柱
septomarginal trabecula
前乳头肌
anterior papillary m.
右心室
right ventricle
后乳头肌
posterior papillary m.

图 5-144 右心房、右心室(内面观)
The right atrium and right ventricle. Internal aspect.

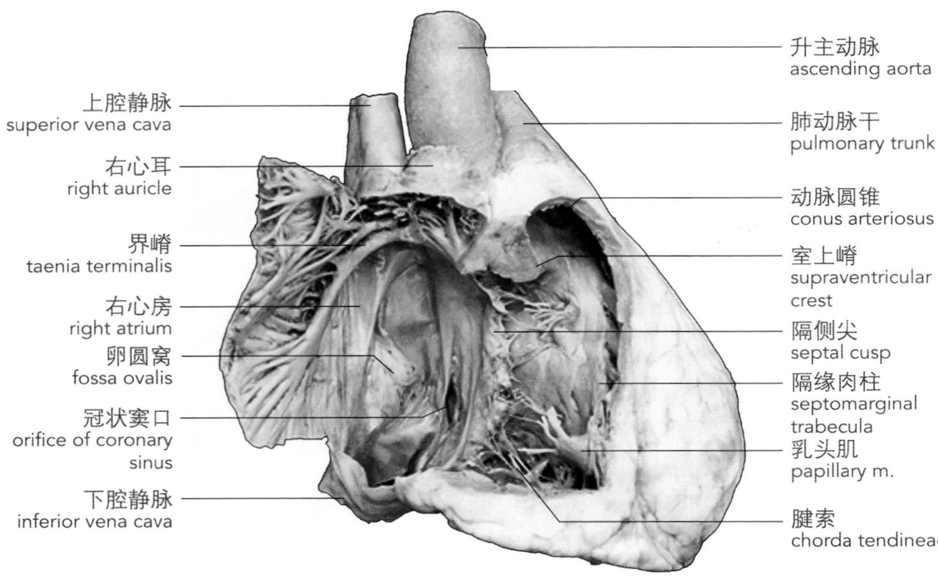

上腔静脉
superior vena cava
右心耳
right auricle
界嵴
taenia terminalis
右心房
right atrium
卵圆窝
fossa ovalis
冠状窦口
orifice of coronary sinus
下腔静脉
inferior vena cava
升主动脉
ascending aorta
肺动脉干
pulmonary trunk
动脉圆锥
conus arteriosus
室上嵴
supraventricular crest
隔侧尖
septal cusp
隔缘肉柱
septomarginal trabecula
乳头肌
papillary m.
腱索
chorda tendineae

【解剖学要点】

右心室位于右心房的前下方，室腔内被室上嵴分为流入道和流出道。入口为右房室口，口周缘有右房室瓣基底部附着，房室瓣游离缘通过腱索连于乳头肌上。出口为肺动脉口，口周缘有肺动脉瓣附着，瓣膜游离缘朝向肺动脉干方向。

图 5-145 右心耳
The right auricle

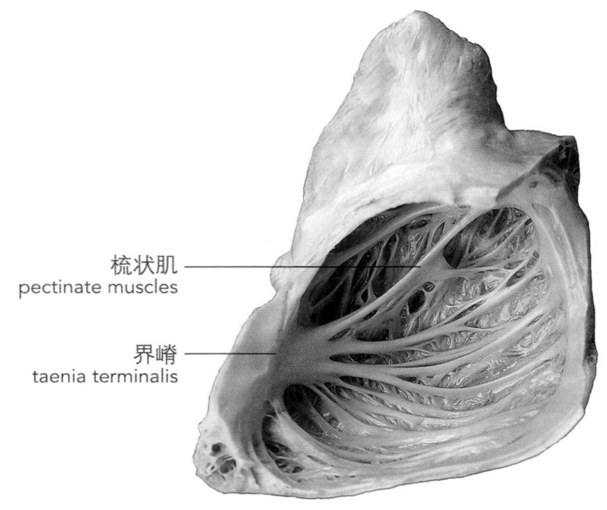

梳状肌
pectinate muscles
界嵴
taenia terminalis

图 5-146 右心室流入道
Inflow tract of right ventricle

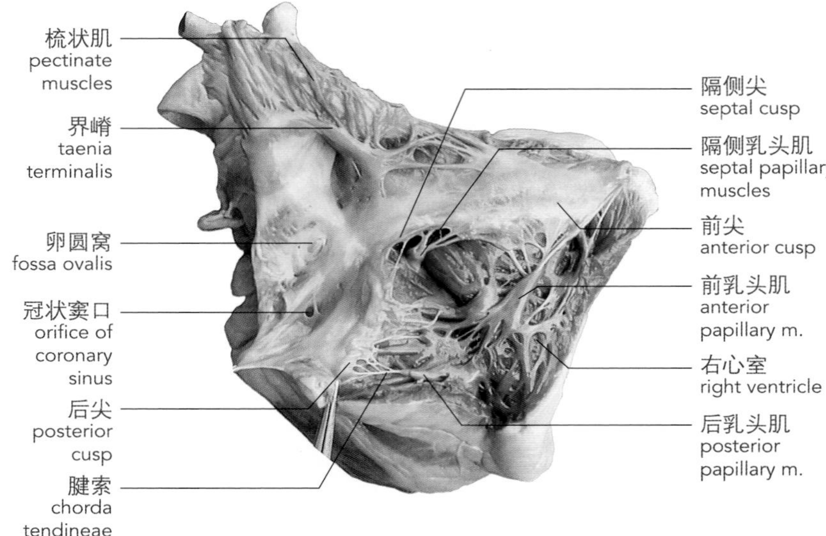

梳状肌
pectinate muscles
界嵴
taenia terminalis
卵圆窝
fossa ovalis
冠状窦口
orifice of coronary sinus
后尖
posterior cusp
腱索
chorda tendineae
隔侧尖
septal cusp
隔侧乳头肌
septal papillary muscles
前尖
anterior cusp
前乳头肌
anterior papillary m.
右心室
right ventricle
后乳头肌
posterior papillary m.

图 5-147 房间隔和室间隔膜部
The membranous part of interatrial septum and interventricular septum

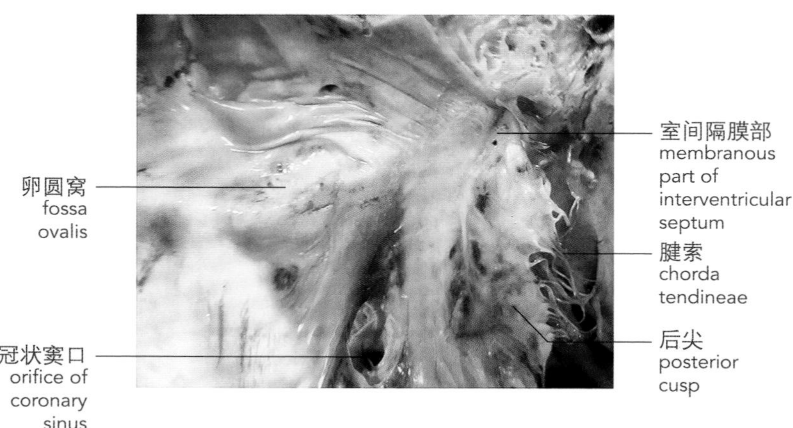

卵圆窝
fossa ovalis
冠状窦口
orifice of coronary sinus
室间隔膜部
membranous part of interventricular septum
腱索
chorda tendineae
后尖
posterior cusp

图 5-148 左心房(后面观)
The left atrium. Posterior aspect

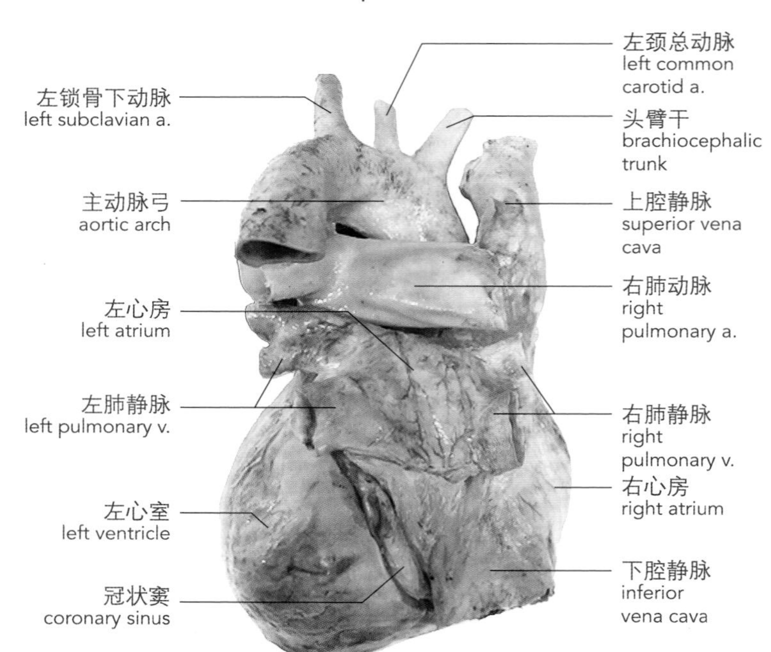

左锁骨下动脉
left subclavian a.
主动脉弓
aortic arch
左心房
left atrium
左肺静脉
left pulmonary v.
左心室
left ventricle
冠状窦
coronary sinus
左颈总动脉
left common carotid a.
头臂干
brachiocephalic trunk
上腔静脉
superior vena cava
右肺动脉
right pulmonary a.
右肺静脉
right pulmonary v.
右心房
right atrium
下腔静脉
inferior vena cava

图 5-149 左心房(内面观)
The left atrium. Internal aspect

左颈总动脉 left common carotid a.
头臂干 brachiocephalic trunk
左锁骨下动脉 left subclavian a.
主动脉弓 aortic arch
上腔静脉 superior vena cava
左肺动脉 left pulmonary a.
左心房后壁向上翻开 to turn open upward of posterior wall of right atrium
左肺静脉 left pulmonary v.
左心房 left atrium
左房室口 left atrioventricular orifice
右心房 right atrium
左心室 left ventricle
冠状窦 coronary sinus
下腔静脉 inferior vena cava

【解剖学要点】

左心房位于右心房的左后方，有4个入口(左、右肺静脉口各1对)和1个出口(左房室口)。

图 5-150 左房室口
The left atrioventricular orifice

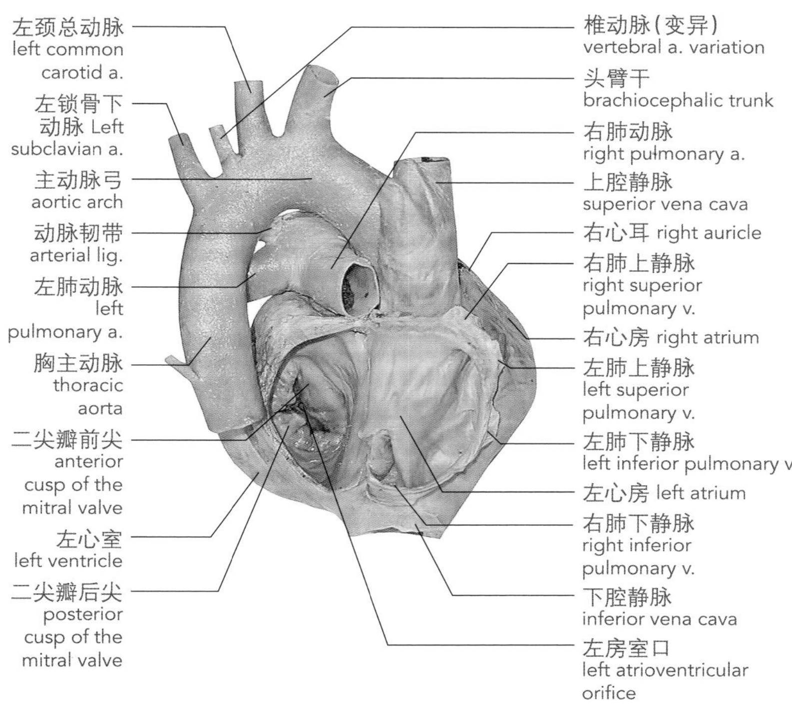

左颈总动脉 left common carotid a.
椎动脉(变异) vertebral a. variation
头臂干 brachiocephalic trunk
左锁骨下动脉 Left subclavian a.
右肺动脉 right pulmonary a.
主动脉弓 aortic arch
上腔静脉 superior vena cava
动脉韧带 arterial lig.
右心耳 right auricle
左肺动脉 left pulmonary a.
右肺上静脉 right superior pulmonary v.
右心房 right atrium
胸主动脉 thoracic aorta
左肺上静脉 left superior pulmonary v.
二尖瓣前尖 anterior cusp of the mitral valve
左肺下静脉 left inferior pulmonary v.
左心房 left atrium
左心室 left ventricle
右肺下静脉 right inferior pulmonary v.
二尖瓣后尖 posterior cusp of the mitral valve
下腔静脉 inferior vena cava
左房室口 left atrioventricular orifice

图 5-151 左心室流入道
The inflowing tract of left ventricle

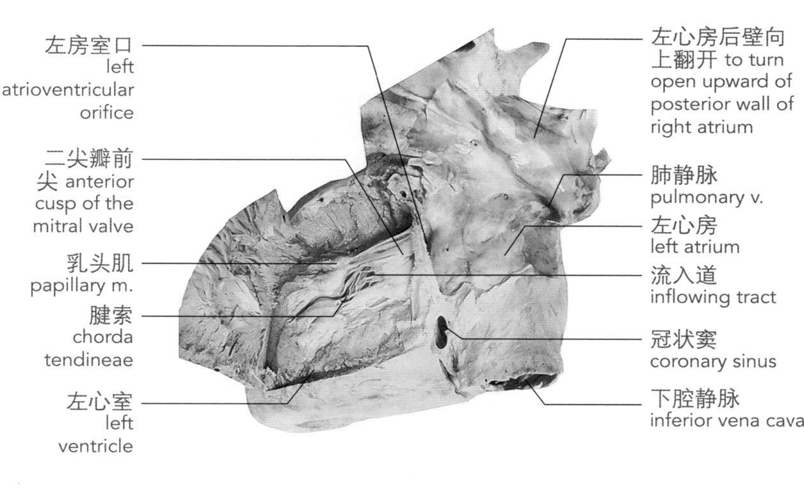

左房室口 left atrioventricular orifice
左心房后壁向上翻开 to turn open upward of posterior wall of right atrium
二尖瓣前尖 anterior cusp of the mitral valve
肺静脉 pulmonary v.
左心房 left atrium
乳头肌 papillary m.
流入道 inflowing tract
腱索 chorda tendineae
冠状窦 coronary sinus
左心室 left ventricle
下腔静脉 inferior vena cava

图 5-152 左心室流出道
The outflow tract of left ventricle

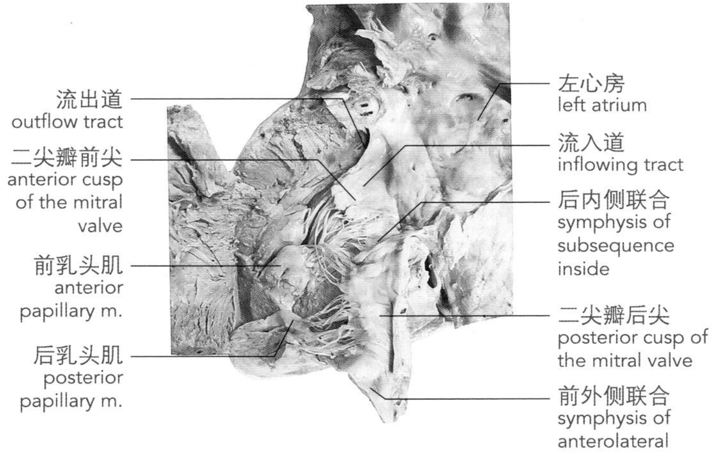

左心房 left atrium
流出道 outflow tract
流入道 inflowing tract
二尖瓣前尖 anterior cusp of the mitral valve
后内侧联合 symphysis of subsequence inside
前乳头肌 anterior papillary m.
二尖瓣后尖 posterior cusp of the mitral valve
后乳头肌 posterior papillary m.
前外侧联合 symphysis of anterolateral

图 5-153 左心室
The left ventricle

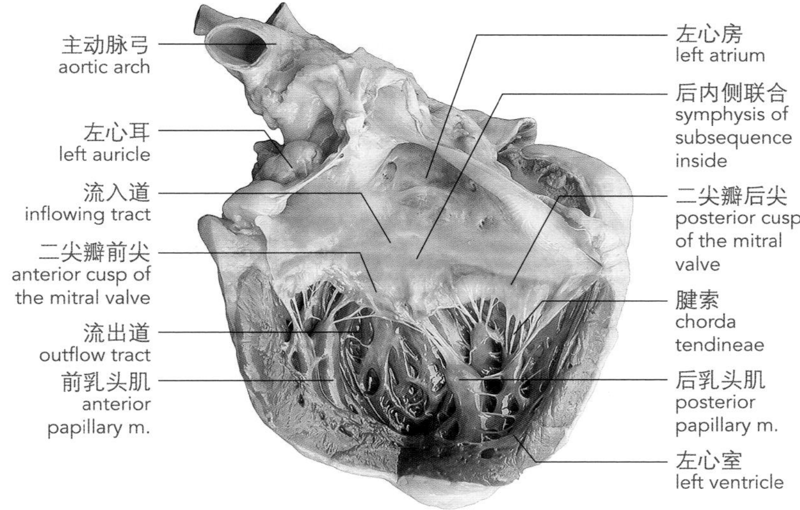

主动脉弓 aortic arch
左心房 left atrium
后内侧联合 symphysis of subsequence inside
左心耳 left auricle
流入道 inflowing tract
二尖瓣后尖 posterior cusp of the mitral valve
二尖瓣前尖 anterior cusp of the mitral valve
腱索 chorda tendineae
流出道 outflow tract
前乳头肌 anterior papillary m.
后乳头肌 posterior papillary m.
左心室 left ventricle

【解剖学要点】

左心室位于右心室的左后方，室腔以左房室瓣前瓣为界分为流入道和流出道。入口为左房室口，口周缘有左房室瓣基底部附着，房室瓣游离缘通过腱索连于乳头肌上。出口为主动脉口，口周缘有主动脉瓣附着，瓣膜游离缘朝向主动脉干方向。

图 5-154 右心室与左心室切开(前面观)
The dissection of the right ventricle and left ventricle. Anterior aspect

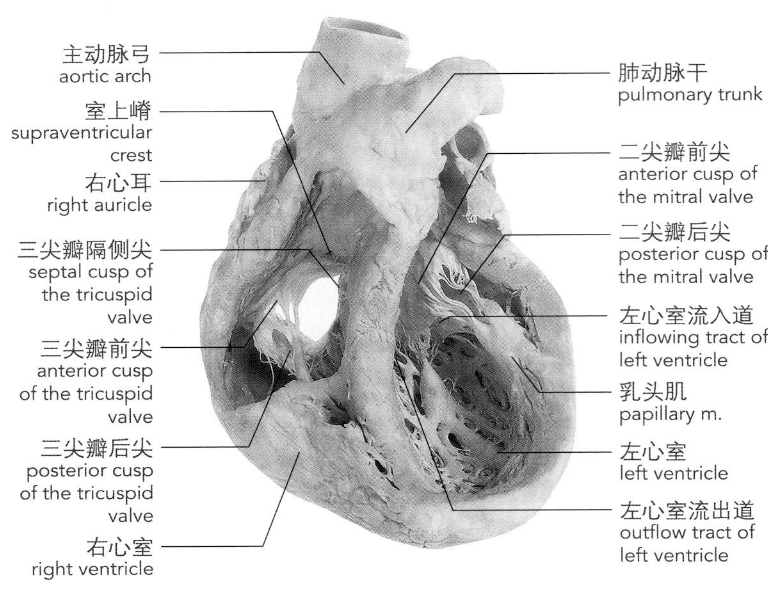

主动脉弓
aortic arch
室上嵴
supraventricular crest
右心耳
right auricle
三尖瓣隔侧尖
septal cusp of the tricuspid valve
三尖瓣前尖
anterior cusp of the tricuspid valve
三尖瓣后尖
posterior cusp of the tricuspid valve
右心室
right ventricle
肺动脉干
pulmonary trunk
二尖瓣前尖
anterior cusp of the mitral valve
二尖瓣后尖
posterior cusp of the mitral valve
左心室流入道
inflowing tract of left ventricle
乳头肌
papillary m.
左心室
left ventricle
左心室流出道
outflow tract of left ventricle

图 5-155 房间隔和室间隔(冠状切面)
The interatrial septum and interventricular septum. Coronal section

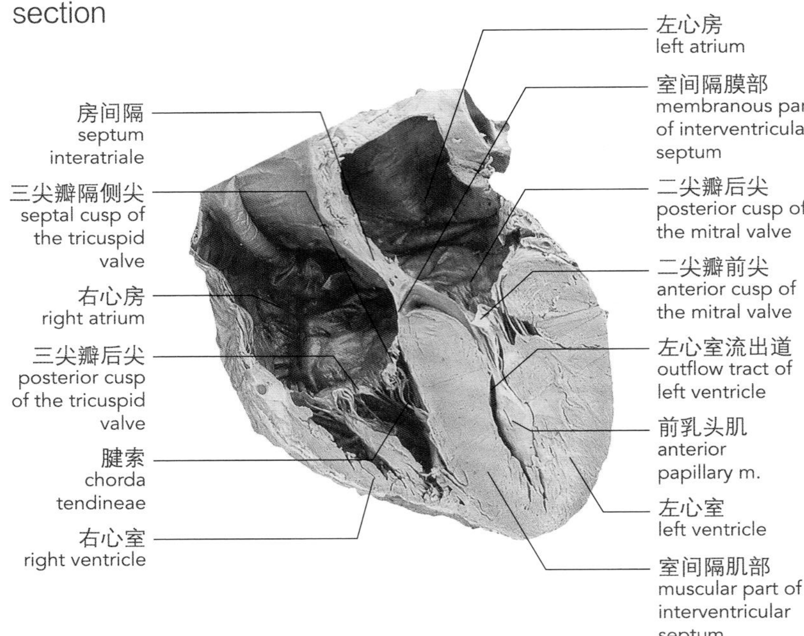

房间隔
septum interatriale
三尖瓣隔侧尖
septal cusp of the tricuspid valve
右心房
right atrium
三尖瓣后尖
posterior cusp of the tricuspid valve
腱索
chorda tendineae
右心室
right ventricle
左心房
left atrium
室间隔膜部
membranous part of interventricular septum
二尖瓣后尖
posterior cusp of the mitral valve
二尖瓣前尖
anterior cusp of the mitral valve
左心室流出道
outflow tract of left ventricle
前乳头肌
anterior papillary m.
左心室
left ventricle
室间隔肌部
muscular part of interventricular septum

图 5-156 室间隔(冠状切面 1)
The interventricular septum. Coronal section(1)

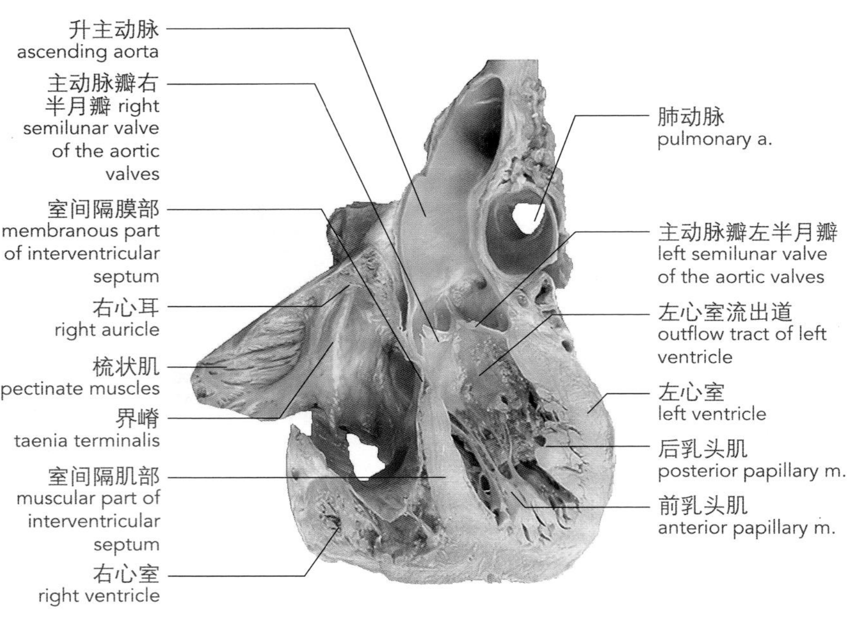

升主动脉
ascending aorta
主动脉瓣右半月瓣 right semilunar valve of the aortic valves
室间隔膜部
membranous part of interventricular septum
右心耳
right auricle
梳状肌
pectinate muscles
界嵴
taenia terminalis
室间隔肌部
muscular part of interventricular septum
右心室
right ventricle
肺动脉
pulmonary a.
主动脉瓣左半月瓣
left semilunar valve of the aortic valves
左心室流出道
outflow tract of left ventricle
左心室
left ventricle
后乳头肌
posterior papillary m.
前乳头肌
anterior papillary m.

图 5-157 室间隔(冠状切面 2)
The interventricular septum. Coronal section(2)

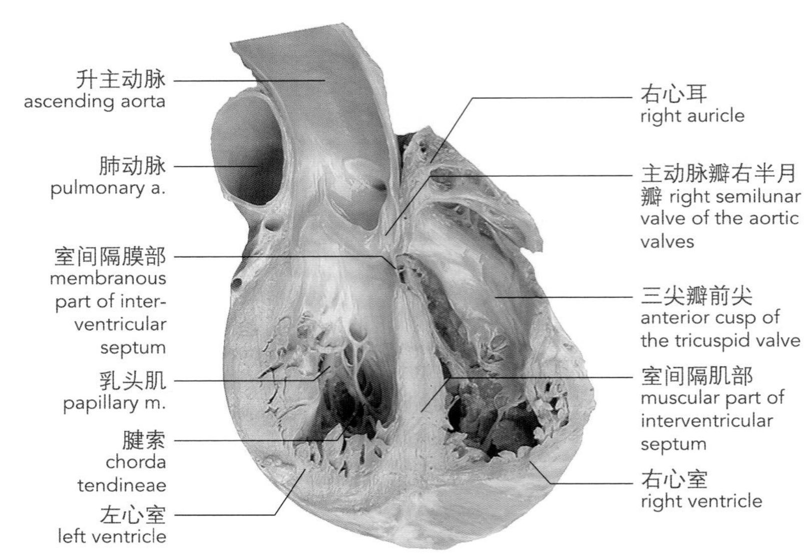

升主动脉
ascending aorta
肺动脉
pulmonary a.
室间隔膜部
membranous part of inter-ventricular septum
乳头肌
papillary m.
腱索
chorda tendineae
左心室
left ventricle
右心耳
right auricle
主动脉瓣右半月瓣 right semilunar valve of the aortic valves
三尖瓣前尖
anterior cusp of the tricuspid valve
室间隔肌部
muscular part of interventricular septum
右心室
right ventricle

【解剖学要点】

心间隔将心腔分为互不相通的左心和右心,左、右心的心房和心室借左、右房室口相通。左、右心房之间的间隔为房间隔,左、右心室之间的间隔为室间隔。

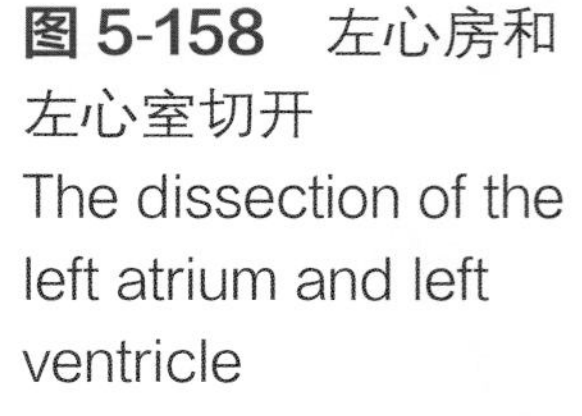

图 5-158 左心房和左心室切开
The dissection of the left atrium and left ventricle

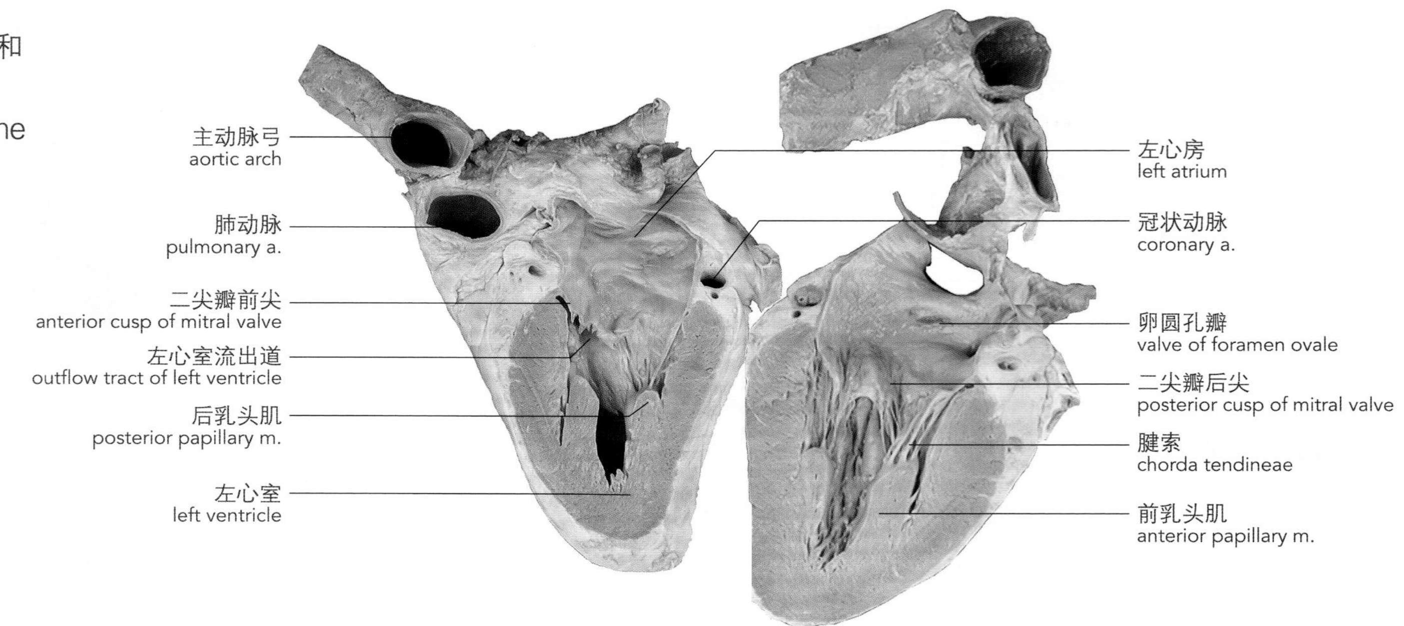

主动脉弓
aortic arch
肺动脉
pulmonary a.
二尖瓣前尖
anterior cusp of mitral valve
左心室流出道
outflow tract of left ventricle
后乳头肌
posterior papillary m.
左心室
left ventricle
左心房
left atrium
冠状动脉
coronary a.
卵圆孔瓣
valve of foramen ovale
二尖瓣后尖
posterior cusp of mitral valve
腱索
chorda tendineae
前乳头肌
anterior papillary m.

图 5-159 左心室切面（经主动脉窦）
The section of left ventricle. Through the aortic sinus

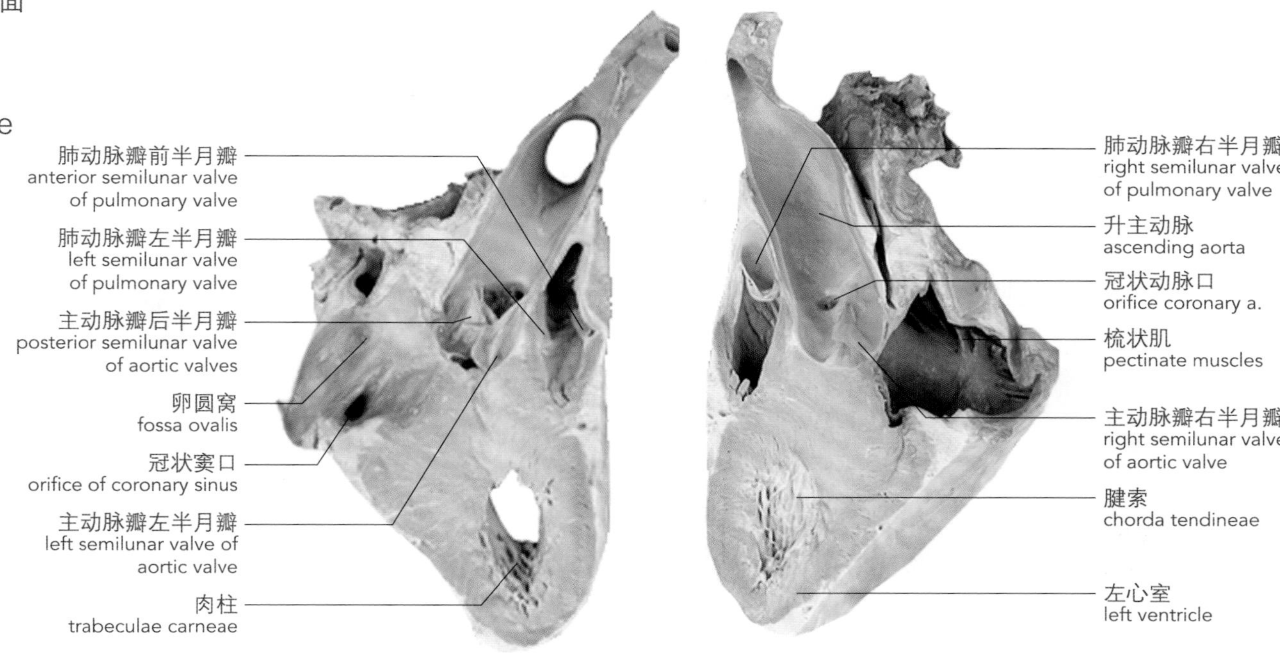

肺动脉瓣前半月瓣
anterior semilunar valve of pulmonary valve
肺动脉瓣左半月瓣
left semilunar valve of pulmonary valve
主动脉瓣后半月瓣
posterior semilunar valve of aortic valves
卵圆窝
fossa ovalis
冠状窦口
orifice of coronary sinus
主动脉瓣左半月瓣
left semilunar valve of aortic valve
肉柱
trabeculae carneae
肺动脉瓣右半月瓣
right semilunar valve of pulmonary valve
升主动脉
ascending aorta
冠状动脉口
orifice coronary a.
梳状肌
pectinate muscles
主动脉瓣右半月瓣
right semilunar valve of aortic valve
腱索
chorda tendineae
左心室
left ventricle

图 5-160 房间隔和室间隔膜部（左心室面观）
The membranous part of interatrial septum and interventricular septum. Left ventricle aspect

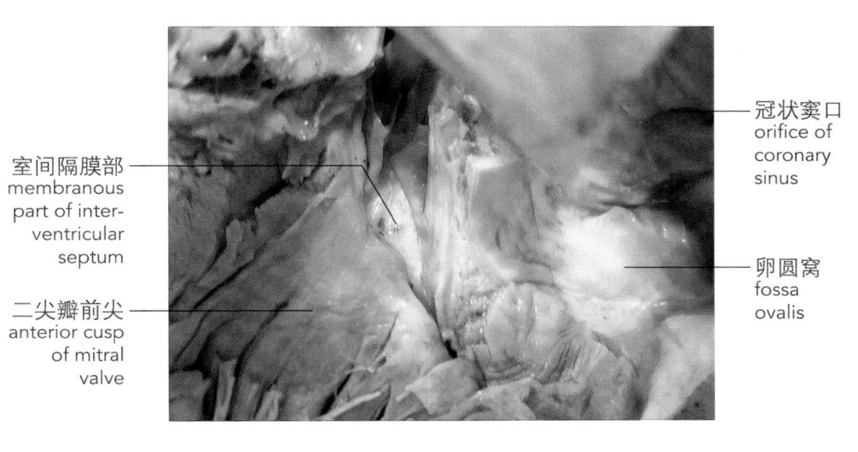

室间隔膜部
membranous part of interventricular septum
二尖瓣前尖
anterior cusp of mitral valve
冠状窦口
orifice of coronary sinus
卵圆窝
fossa ovalis

图 5-161 房间隔缺损
The atrial septal defect

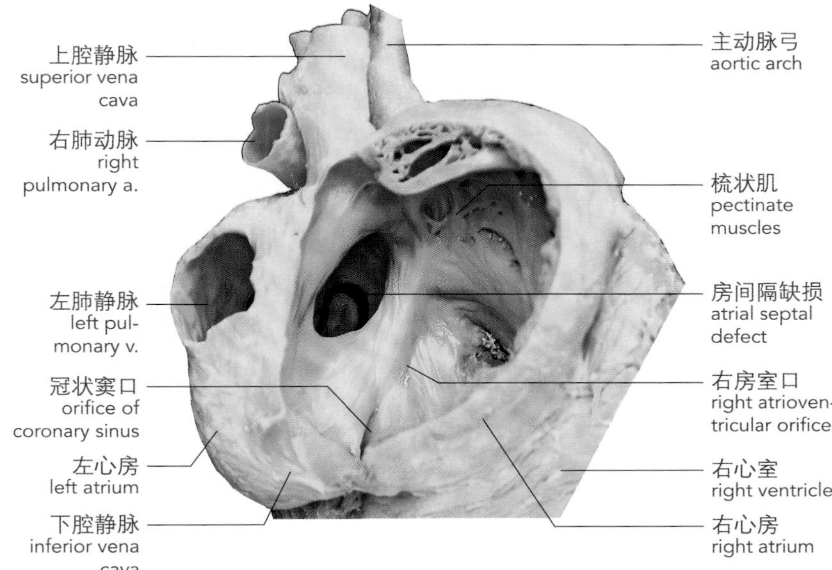

上腔静脉
superior vena cava
右肺动脉
right pulmonary a.
左肺静脉
left pulmonary v.
冠状窦口
orifice of coronary sinus
左心房
left atrium
下腔静脉
inferior vena cava
主动脉弓
aortic arch
梳状肌
pectinate muscles
房间隔缺损
atrial septal defect
右房室口
right atrioventricular orifice
右心室
right ventricle
右心房
right atrium

图 5-162 心纤维环（上面观）
The anulus fibrosus of the heart. Superior aspect

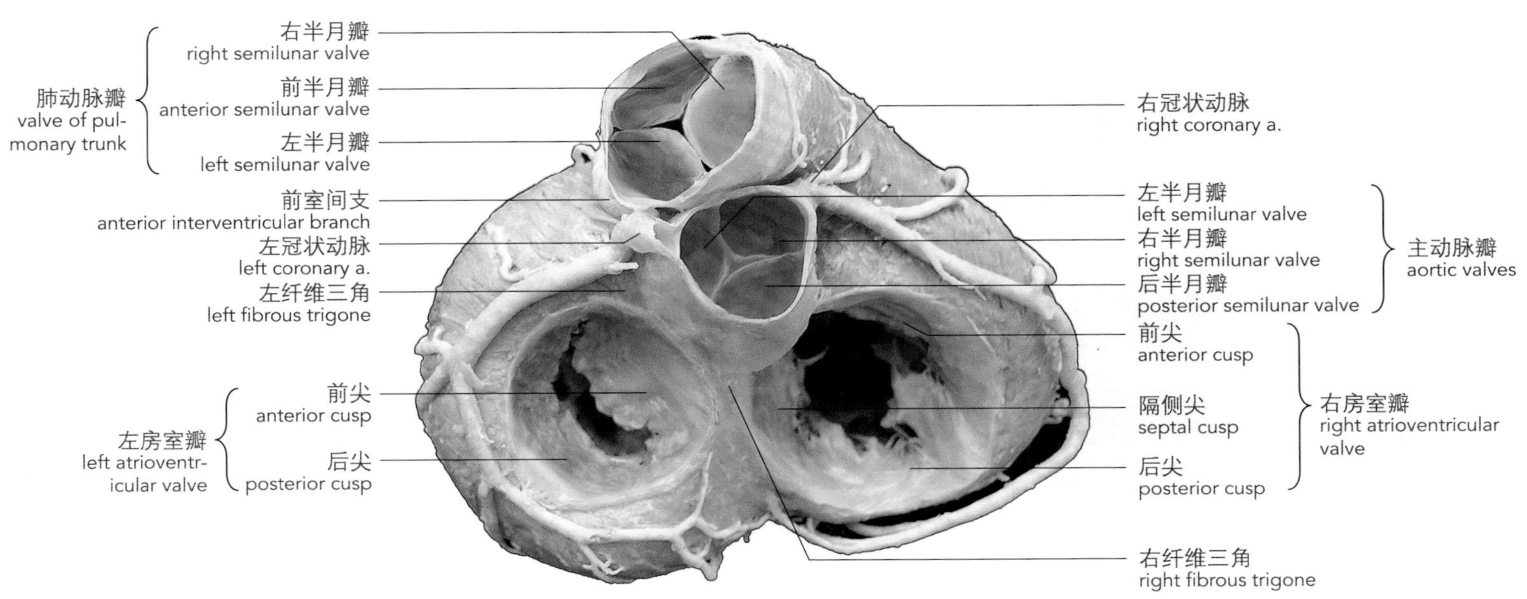

肺动脉瓣
valve of pulmonary trunk
右半月瓣
right semilunar valve
前半月瓣
anterior semilunar valve
左半月瓣
left semilunar valve
前室间支
anterior interventricular branch
左冠状动脉
left coronary a.
左纤维三角
left fibrous trigone
左房室瓣
left atrioventricular valve
前尖
anterior cusp
后尖
posterior cusp
右冠状动脉
right coronary a.
主动脉瓣
aortic valves
左半月瓣
left semilunar valve
右半月瓣
right semilunar valve
后半月瓣
posterior semilunar valve
右房室瓣
right atrioventricular valve
前尖
anterior cusp
隔侧尖
septal cusp
后尖
posterior cusp
右纤维三角
right fibrous trigone

图 5-163 肺动脉瓣（心房面观）
The valve of pulmonary trunk. Atrium aspect

主动脉弓 aortic arch
肺动脉 pulmonary a.
前半月瓣 anterior semilunar valve
右半月瓣 right semilunar valve
左半月瓣 left semilunar valve
右心耳 right auricle
动脉圆锥 conus arteriosus

图 5-164 肺动脉瓣展开
The expand of pulmonary valve

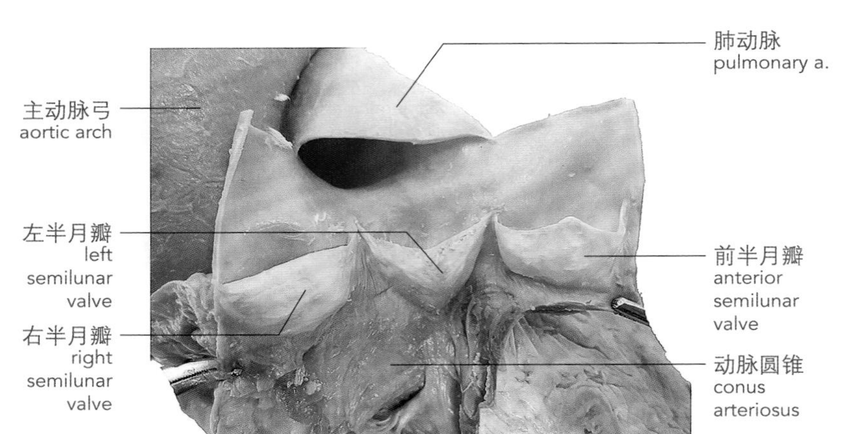

肺动脉
pulmonary a.
主动脉弓
aortic arch
左半月瓣
left
semilunar
valve
前半月瓣
anterior
semilunar
valve
右半月瓣
right
semilunar
valve
动脉圆锥
conus
arteriosus

【解剖学要点】

心脏的纤维支架由致密的纤维性结缔组织构成，位于肺动脉口和房室口周围以及主动脉口与左、右房室口之间。在心脏运动中起支点和稳定作用，包括主动脉瓣环、肺动脉瓣环、二尖瓣环、三尖瓣环以及连结瓣环的左、右纤维三角等结构。主动脉瓣环位于中心，将其他三个瓣环连结起来。心脏支架具有多种功能：一是心肌的附着点；二是各心腔的基础；三是各瓣膜的附着处。

房室结位于右纤维三角的心房面，房室束穿经右纤维三角达心室。

右纤维三角（又称中心纤维体）位于心脏中心，在二尖瓣环、三尖瓣环和主动脉瓣环等三环之间，为连结各瓣环的纤维体。

左纤维三角位于左冠状沟深部、主动脉瓣环与二尖瓣环之间，左心耳的根部。主动脉瓣环，位于心脏支架结构的中央，为主动脉根部三个半月瓣附着处形成的致密结缔组织环。

肺动脉瓣环，由肺动脉三个半月瓣的基底缘构成，位于主动脉瓣环的左前方。肺动脉瓣环与右心室流出道相连续。

二尖瓣环为左房室口周缘的纤维环，以左纤维三角与主动脉左瓣环相连，以右纤维三角与主动脉后瓣环相连。三尖瓣环，为右房室口周围的纤维环。

图 5-165 主动脉瓣（下面观）
The aortic valve. Inferior aspect

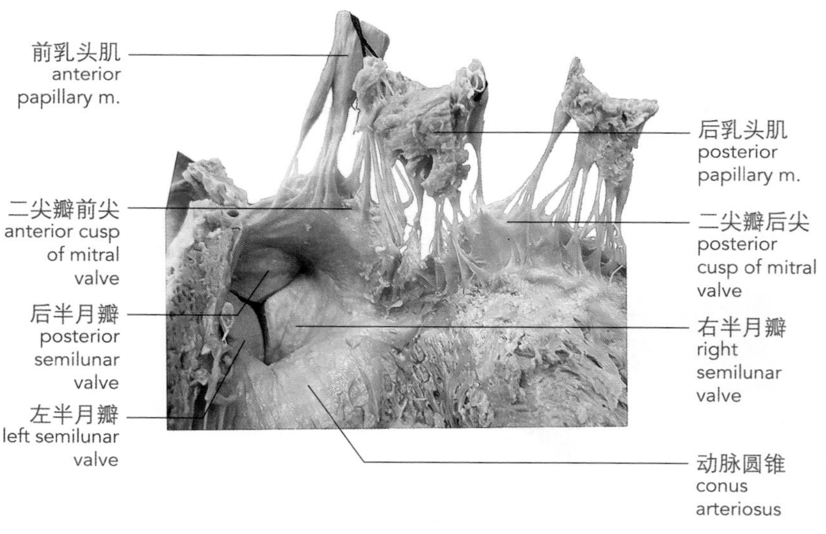

前乳头肌
anterior
papillary m.
后乳头肌
posterior
papillary m.
二尖瓣前尖
anterior cusp
of mitral
valve
二尖瓣后尖
posterior
cusp of mitral
valve
后半月瓣
posterior
semilunar
valve
右半月瓣
right
semilunar
valve
左半月瓣
left semilunar
valve
动脉圆锥
conus
arteriosus

图 5-166 主动脉窦展开
The expand of aortic sinus

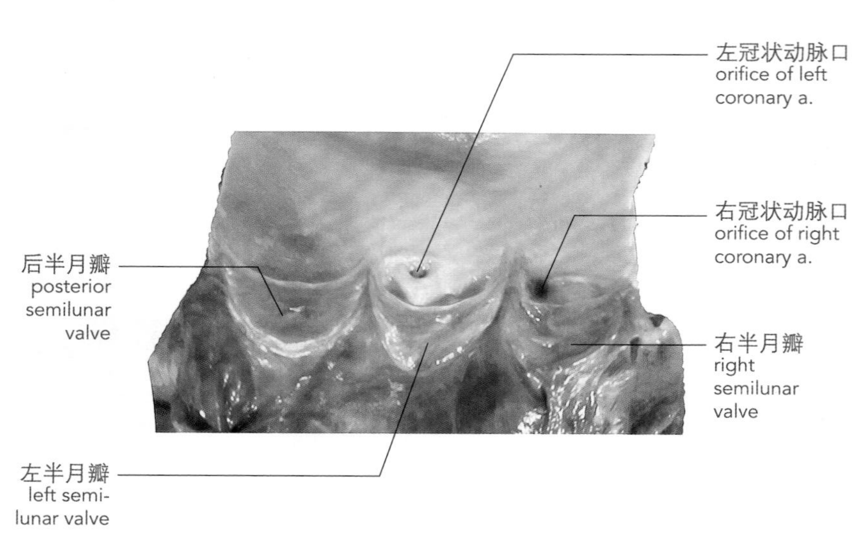

左冠状动脉口
orifice of left
coronary a.
右冠状动脉口
orifice of right
coronary a.
后半月瓣
posterior
semilunar
valve
右半月瓣
right
semilunar
valve
左半月瓣
left semi-
lunar valve

图 5-167 主动脉窦展开(右冠状动脉开口变异)
The expand of aortic sinus. Opening variation of right coronary artery

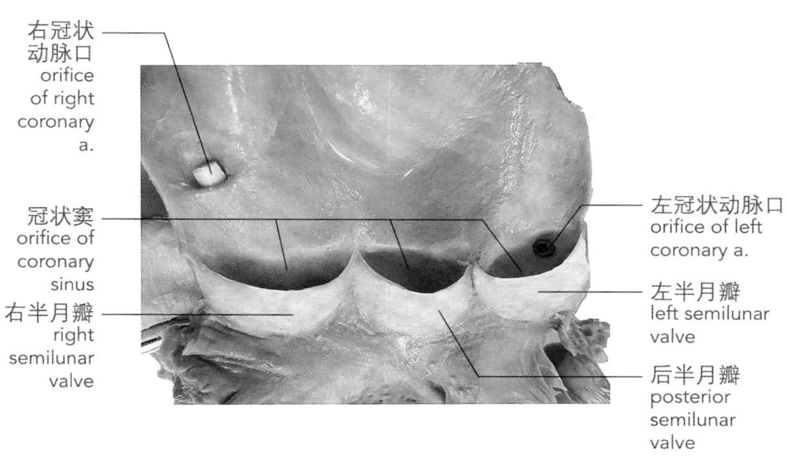
右冠状动脉口
orifice of right coronary a.
冠状窦
orifice of coronary sinus
右半月瓣
right semilunar valve
左冠状动脉口
orifice of left coronary a.
左半月瓣
left semilunar valve
后半月瓣
posterior semilunar valve

图 5-168 三尖瓣(原位)
The tricuspid valve. Normal position

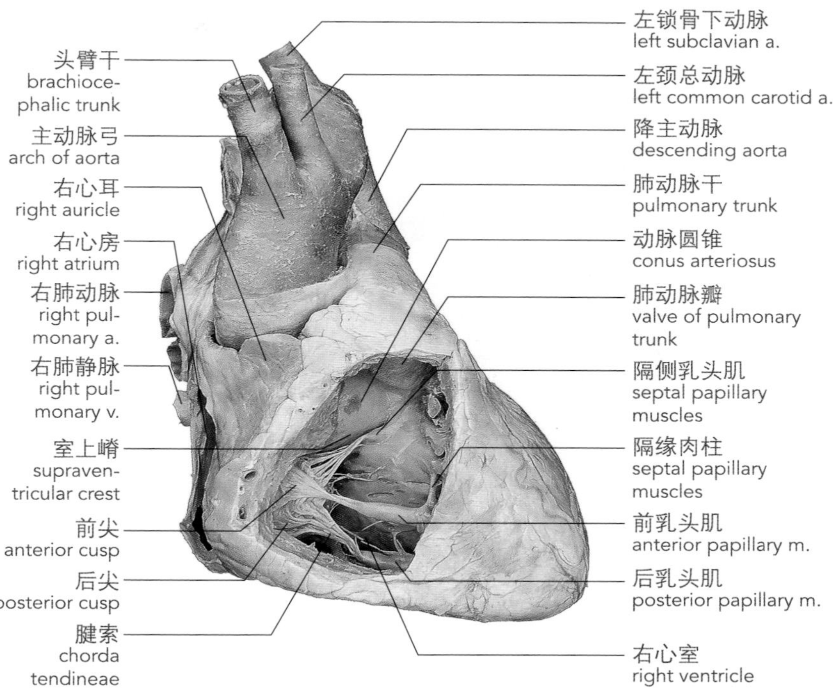
头臂干
brachiocephalic trunk
主动脉弓
arch of aorta
右心耳
right auricle
右心房
right atrium
右肺动脉
right pulmonary a.
右肺静脉
right pulmonary v.
室上嵴
supraventricular crest
前尖
anterior cusp
后尖
posterior cusp
腱索
chorda tendineae
左锁骨下动脉
left subclavian a.
左颈总动脉
left common carotid a.
降主动脉
descending aorta
肺动脉干
pulmonary trunk
动脉圆锥
conus arteriosus
肺动脉瓣
valve of pulmonary trunk
隔侧乳头肌
septal papillary muscles
隔缘肉柱
septal papillary muscles
前乳头肌
anterior papillary m.
后乳头肌
posterior papillary m.
右心室
right ventricle

图 5-169 三尖瓣展开
The expand of tricuspid valve

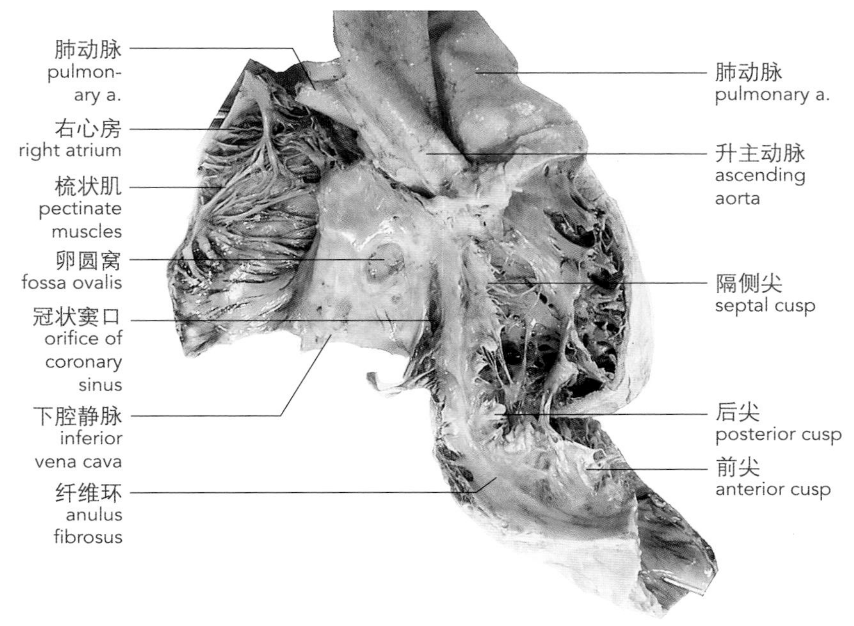
肺动脉
pulmonary a.
右心房
right atrium
梳状肌
pectinate muscles
卵圆窝
fossa ovalis
冠状窦口
orifice of coronary sinus
下腔静脉
inferior vena cava
纤维环
anulus fibrosus
肺动脉
pulmonary a.
升主动脉
ascending aorta
隔侧尖
septal cusp
后尖
posterior cusp
前尖
anterior cusp

图 5-170 三尖瓣(心房面观)
The tricuspid valve. Cardiac atrium aspect

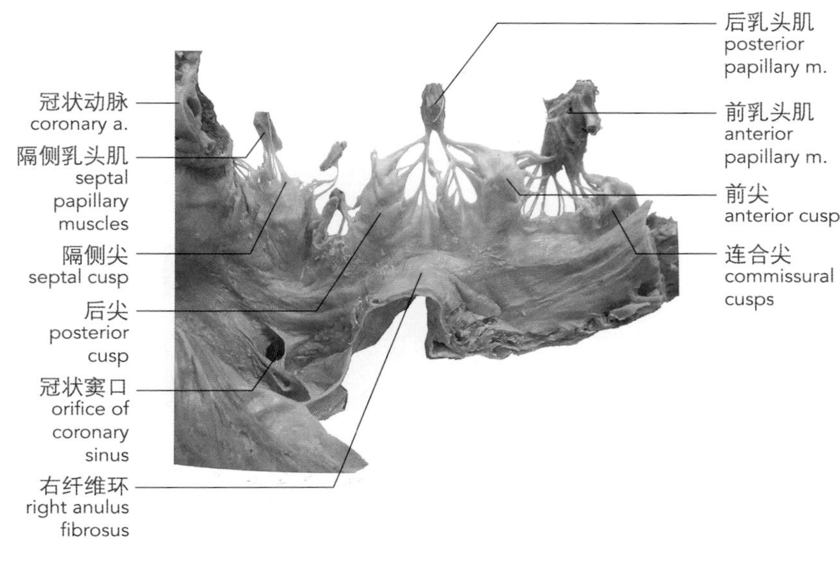
冠状动脉
coronary a.
隔侧乳头肌
septal papillary muscles
隔侧尖
septal cusp
后尖
posterior cusp
冠状窦口
orifice of coronary sinus
右纤维环
right anulus fibrosus
后乳头肌
posterior papillary m.
前乳头肌
anterior papillary m.
前尖
anterior cusp
连合尖
commissural cusps

图 5-171 三尖瓣(心室面观)
The tricuspid valve. Cardiac ventricle aspect

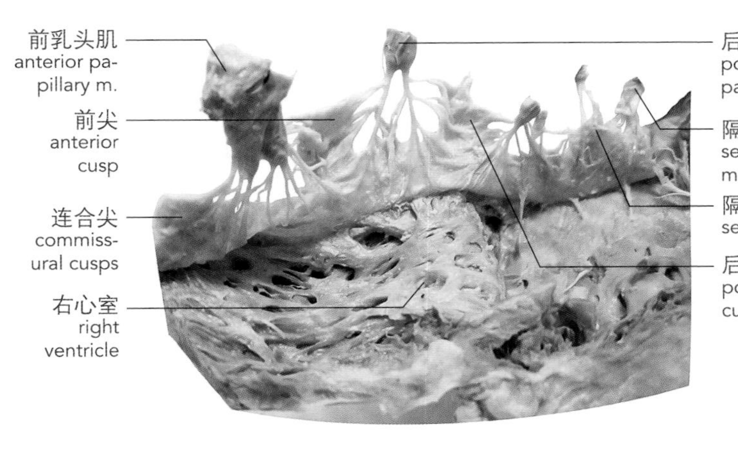
前乳头肌
anterior papillary m.
前尖
anterior cusp
连合尖
commissural cusps
右心室
right ventricle
后乳头肌
posterior papillary m.
隔侧乳头肌
septal papillary muscles
隔侧尖
septal cusp
后尖
posterior cusp

图 5-172 二尖瓣(原位)
The bicuspid valve. Normal position

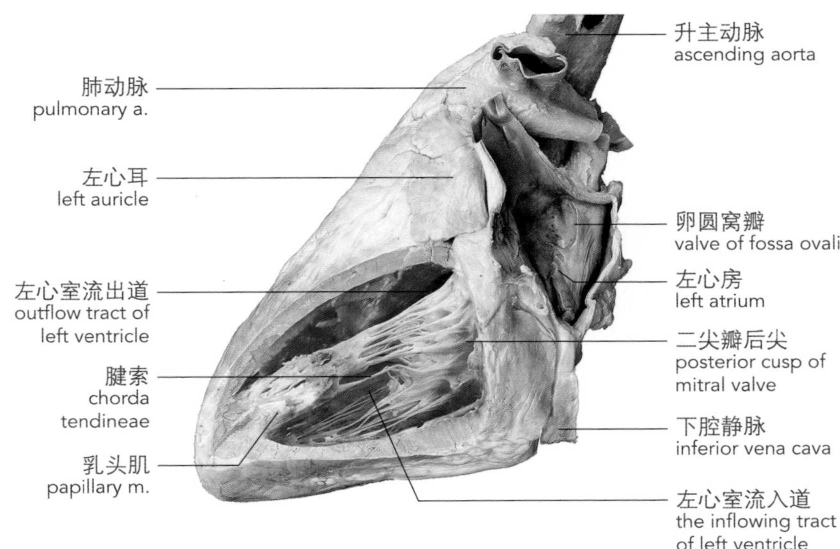
肺动脉
pulmonary a.
左心耳
left auricle
左心室流出道
outflow tract of left ventricle
腱索
chorda tendineae
乳头肌
papillary m.
升主动脉
ascending aorta
卵圆窝瓣
valve of fossa ovalis
左心房
left atrium
二尖瓣后尖
posterior cusp of mitral valve
下腔静脉
inferior vena cava
左心室流入道
the inflowing tract of left ventricle

图 5-173 二尖瓣展开
The expand of bicuspid valve.

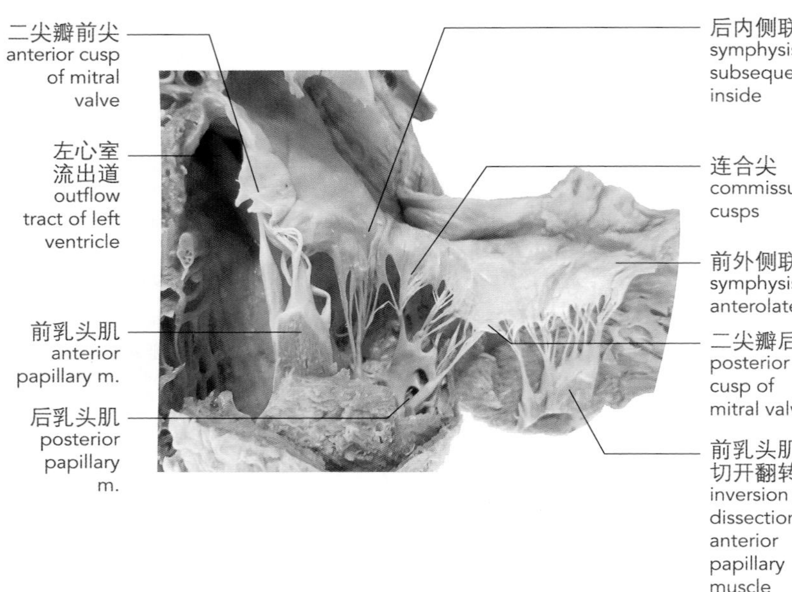
二尖瓣前尖
anterior cusp of mitral valve
左心室流出道
outflow tract of left ventricle
前乳头肌
anterior papillary m.
后乳头肌
posterior papillary m.
后内侧联合
symphysis of subsequence inside
连合尖
commissural cusps
前外侧联合
symphysis of anterolateral
二尖瓣后尖
posterior cusp of mitral valve
前乳头肌切开翻转
inversion of dissection anterior papillary muscle

图 5-174 二尖瓣(心房面观)
The bicuspid valve. Cardiac atrium aspect

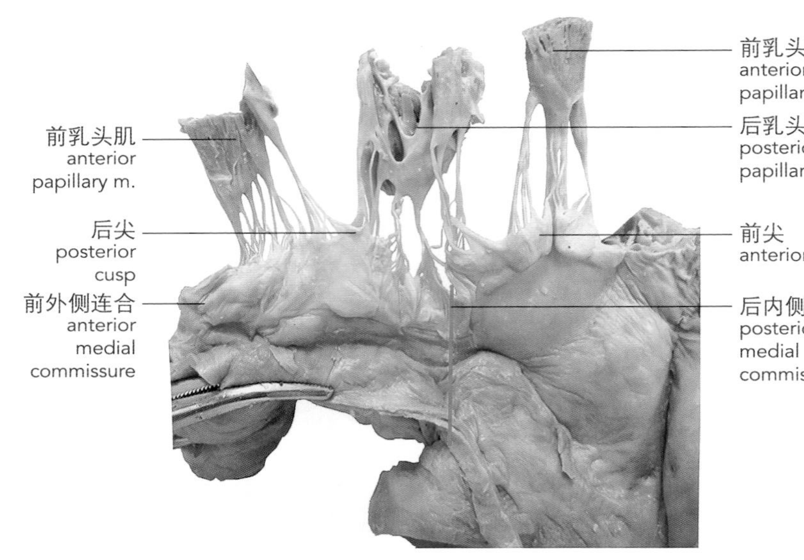
前乳头肌
anterior papillary m.
后尖
posterior cusp
前外侧连合
anterior medial commissure
前乳头肌
anterior papillary m.
后乳头肌
posterior papillary m.
前尖
anterior cusp
后内侧连合
posterior medial commissure

图 5-175 二尖瓣(心室面观)
The bicuspid valve. Cardiac ventricle aspect

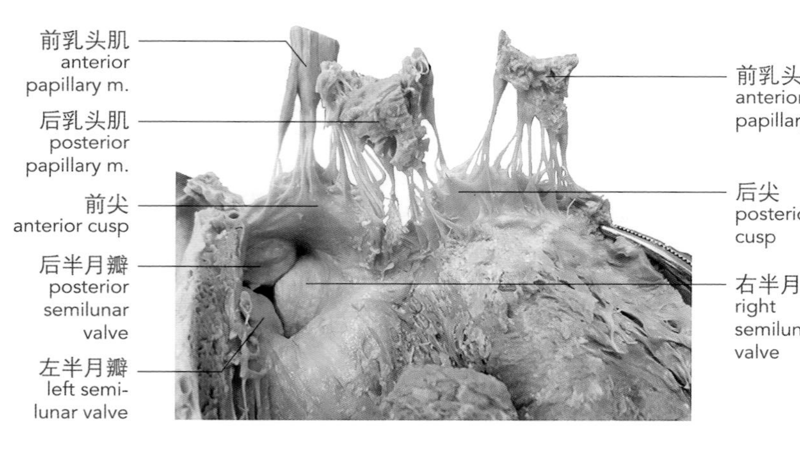
前乳头肌
anterior papillary m.
后乳头肌
posterior papillary m.
前尖
anterior cusp
后半月瓣
posterior semilunar valve
左半月瓣
left semi-lunar valve
前乳头肌
anterior papillary m.
后尖
posterior cusp
右半月瓣
right semilunar valve

图 5-176 腱索(1)
The chordae tendineae(1)

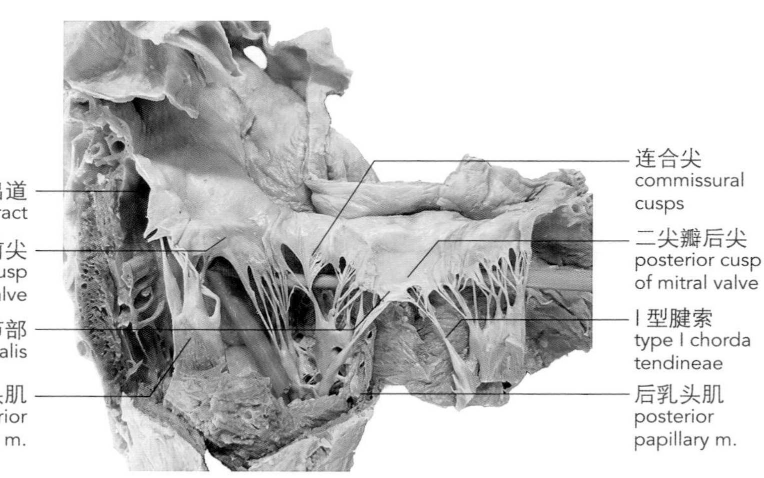
流出道
outflow tract
二尖瓣前尖
anterior cusp of mitral valve
结节部
pars tuberalis
前乳头肌
anterior papillary m.
连合尖
commissural cusps
二尖瓣后尖
posterior cusp of mitral valve
Ⅰ型腱索
type Ⅰ chorda tendineae
后乳头肌
posterior papillary m.

图 5-177 腱索(2)
The chordae tendineae(2)

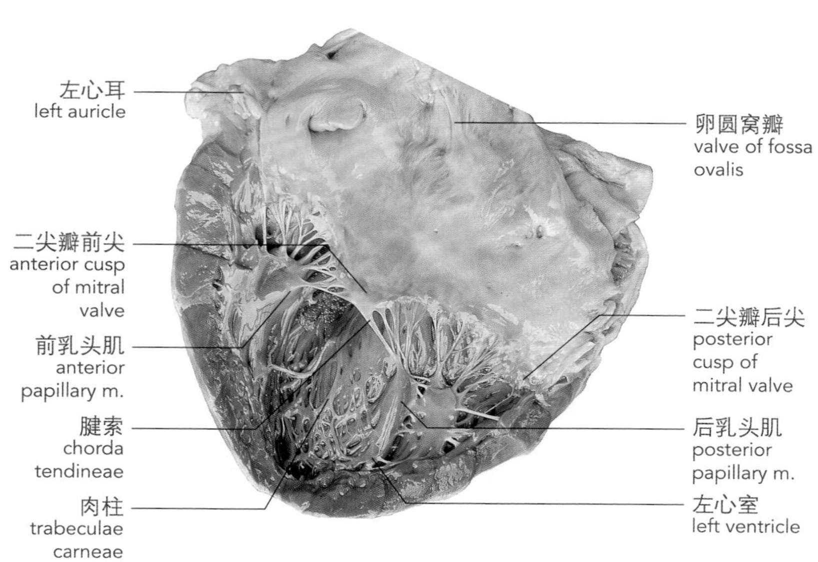
左心耳
left auricle
二尖瓣前尖
anterior cusp of mitral valve
前乳头肌
anterior papillary m.
腱索
chorda tendineae
肉柱
trabeculae carneae
卵圆窝瓣
valve of fossa ovalis
二尖瓣后尖
posterior cusp of mitral valve
后乳头肌
posterior papillary m.
左心室
left ventricle

图 5-178 腱索(3)
The chordae tendineae(3)

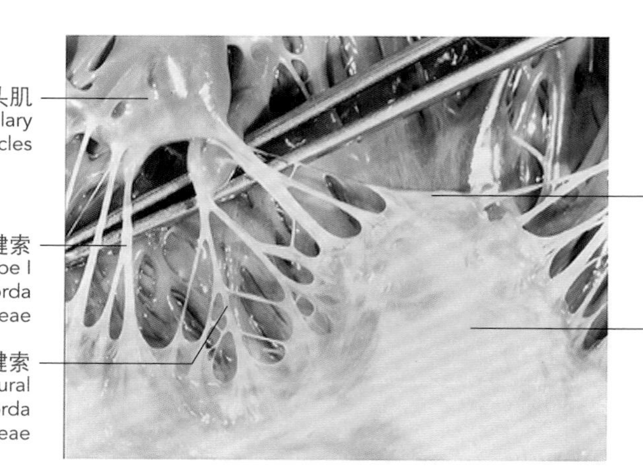
乳头肌
papillary muscles
Ⅰ型腱索
type Ⅰ chorda tendineae
连合尖腱索
commissural cusps chorda tendineae
瓣膜游离缘
free margin of valva
二尖瓣前尖
anterior cusp of mitral valve

图 5-179　肉柱类型(右心室)
The type of trabeculae carneae. Right ventricle

三尖瓣隔侧尖
septal cusp of the tricuspid valve
三尖瓣后尖
posterior cusp of the tricuspid valve
三尖瓣前尖
anterior cusp of the tricuspid valve
腱索
chorda tendineae
前乳头肌
anterior papillary m.
右心室
right ventricle
隔侧乳头肌
septal papillary muscles
后乳头肌
posterior papillary m.
隔缘肉柱
septomarginal trabecula

图 5-180　心肌(前面观)
The cardiac muscle. Anterior aspect

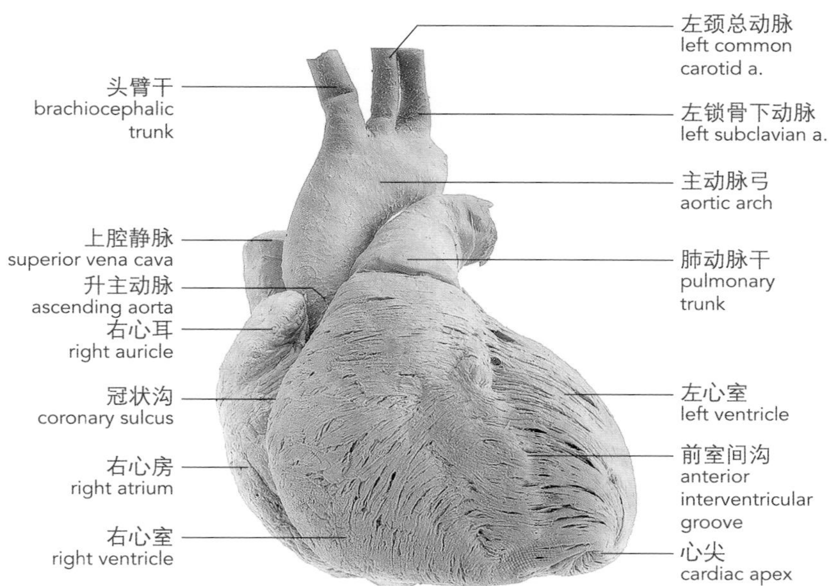
头臂干
brachiocephalic trunk
上腔静脉
superior vena cava
升主动脉
ascending aorta
右心耳
right auricle
冠状沟
coronary sulcus
右心房
right atrium
右心室
right ventricle
左颈总动脉
left common carotid a.
左锁骨下动脉
left subclavian a.
主动脉弓
aortic arch
肺动脉干
pulmonary trunk
左心室
left ventricle
前室间沟
anterior interventricular groove
心尖
cardiac apex

图 5-181　心肌(后面观)
The cardiac muscle. Posterior aspect

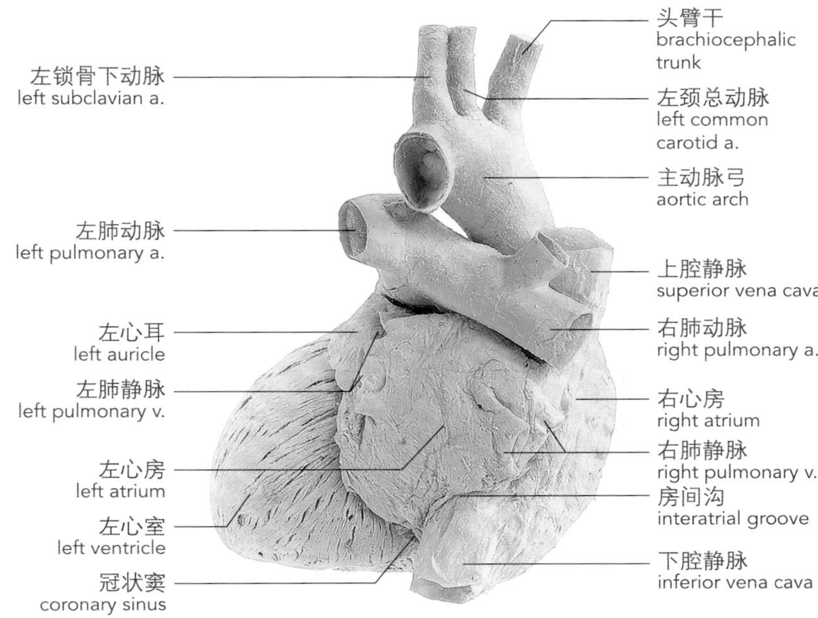
左锁骨下动脉
left subclavian a.
左肺动脉
left pulmonary a.
左心耳
left auricle
左肺静脉
left pulmonary v.
左心房
left atrium
左心室
left ventricle
冠状窦
coronary sinus
头臂干
brachiocephalic trunk
左颈总动脉
left common carotid a.
主动脉弓
aortic arch
上腔静脉
superior vena cava
右肺动脉
right pulmonary a.
右心房
right atrium
右肺静脉
right pulmonary v.
房间沟
interatrial groove
下腔静脉
inferior vena cava

【解剖学要点】

心肌分为心房肌和心室肌。心房肌和心室肌附于心纤维骨骼上,互不相连,故心房和心室不同时收缩。心室肌分为浅、中、深三层,浅层斜行,中层环行,深层螺旋状走行。

图 5-182　心肌(前上面观)
The cardiac muscle. Anterosuperior aspect

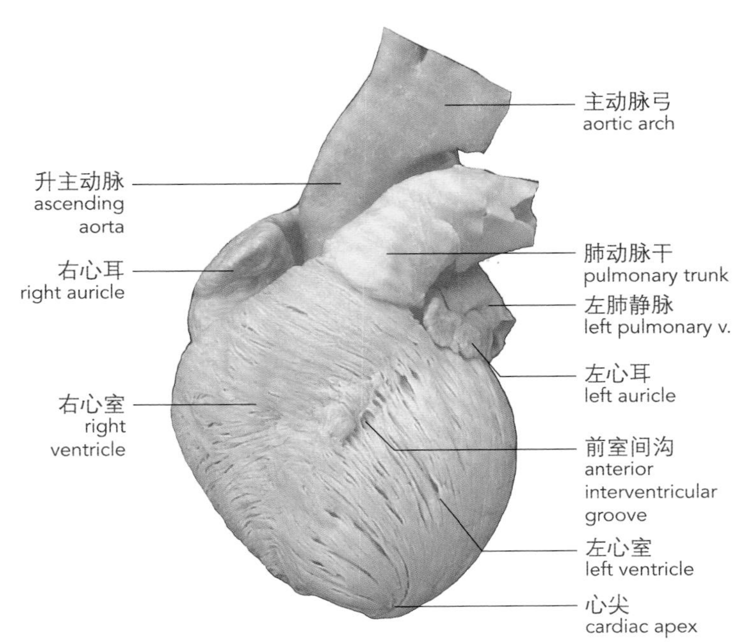
升主动脉
ascending aorta
右心耳
right auricle
右心室
right ventricle
主动脉弓
aortic arch
肺动脉干
pulmonary trunk
左肺静脉
left pulmonary v.
左心耳
left auricle
前室间沟
anterior interventricular groove
左心室
left ventricle
心尖
cardiac apex

图 5-183　心肌(膈面观)
The cardiac muscle. Diaphragmatic surface aspect

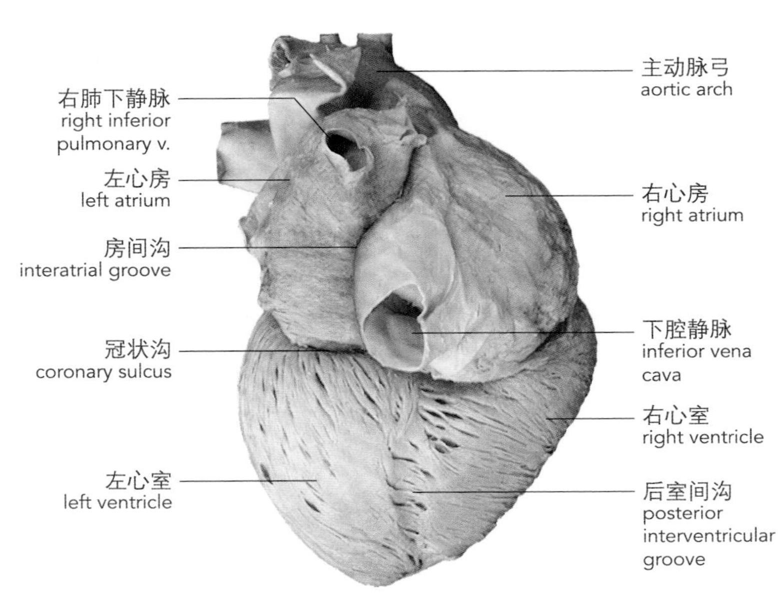
右肺下静脉
right inferior pulmonary v.
左心房
left atrium
房间沟
interatrial groove
冠状沟
coronary sulcus
左心室
left ventricle
主动脉弓
aortic arch
右心房
right atrium
下腔静脉
inferior vena cava
右心室
right ventricle
后室间沟
posterior interventricular groove

图 5-184 心肌（右面观）
The cardiac muscle. Right aspect

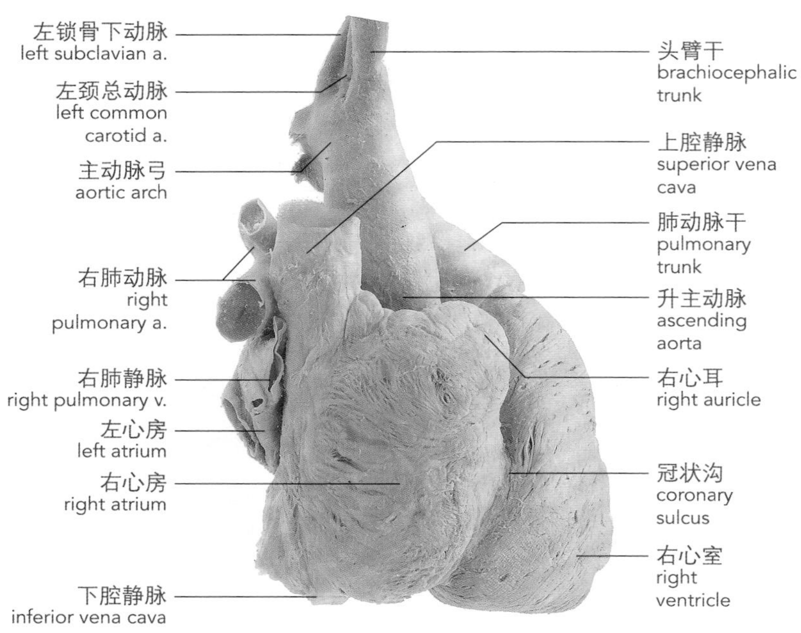

左锁骨下动脉 left subclavian a.
左颈总动脉 left common carotid a.
主动脉弓 aortic arch
右肺动脉 right pulmonary a.
右肺静脉 right pulmonary v.
左心房 left atrium
右心房 right atrium
下腔静脉 inferior vena cava
头臂干 brachiocephalic trunk
上腔静脉 superior vena cava
肺动脉干 pulmonary trunk
升主动脉 ascending aorta
右心耳 right auricle
冠状沟 coronary sulcus
右心室 right ventricle

图 5-185 心肌（左面观 1）
The cardiac muscle. Left aspect (1)

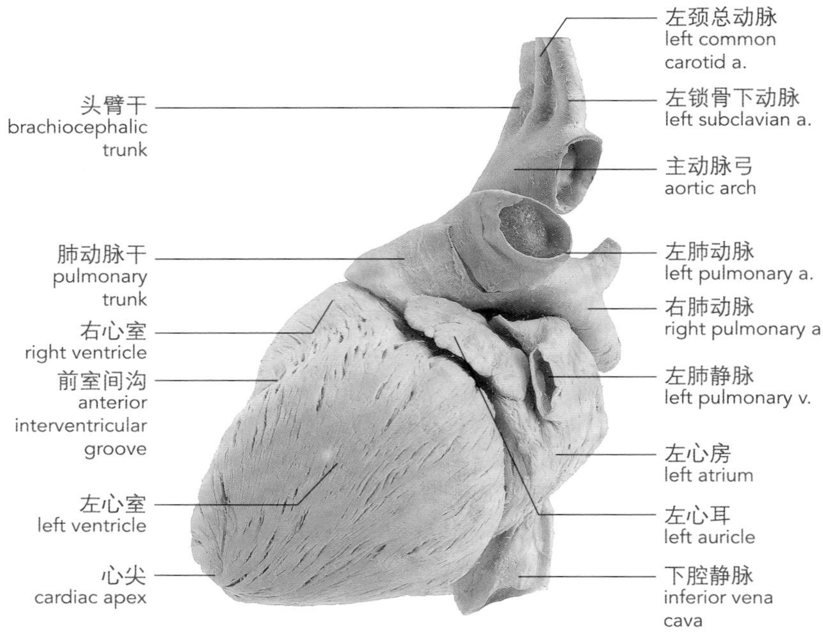

头臂干 brachiocephalic trunk
肺动脉干 pulmonary trunk
右心室 right ventricle
前室间沟 anterior interventricular groove
左心室 left ventricle
心尖 cardiac apex
左颈总动脉 left common carotid a.
左锁骨下动脉 left subclavian a.
主动脉弓 aortic arch
左肺动脉 left pulmonary a.
右肺动脉 right pulmonary a.
左肺静脉 left pulmonary v.
左心房 left atrium
左心耳 left auricle
下腔静脉 inferior vena cava

图 5-186 心肌（左面观 2）
The cardiac muscle. Left aspect (2)

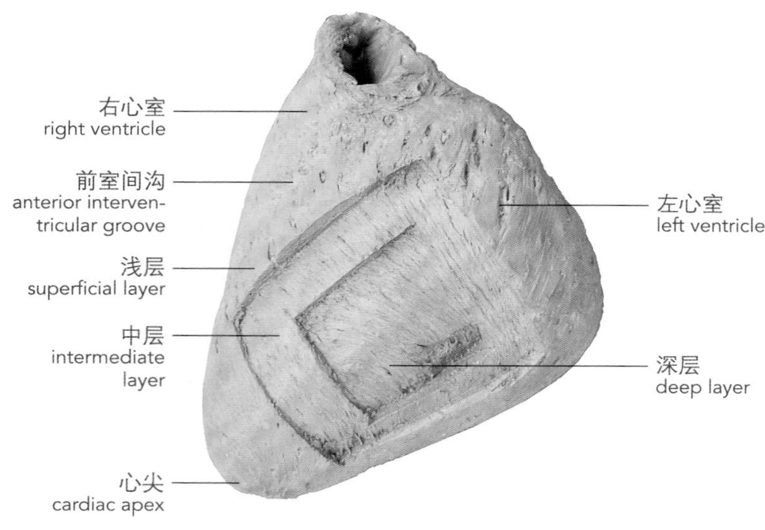

右心室 right ventricle
前室间沟 anterior interventricular groove
浅层 superficial layer
中层 intermediate layer
心尖 cardiac apex
左心室 left ventricle
深层 deep layer

图 5-187 心室肌层次（左心室前外侧面观）
The stratification of ventricular muscle. Left ventricle anterolateral aspect

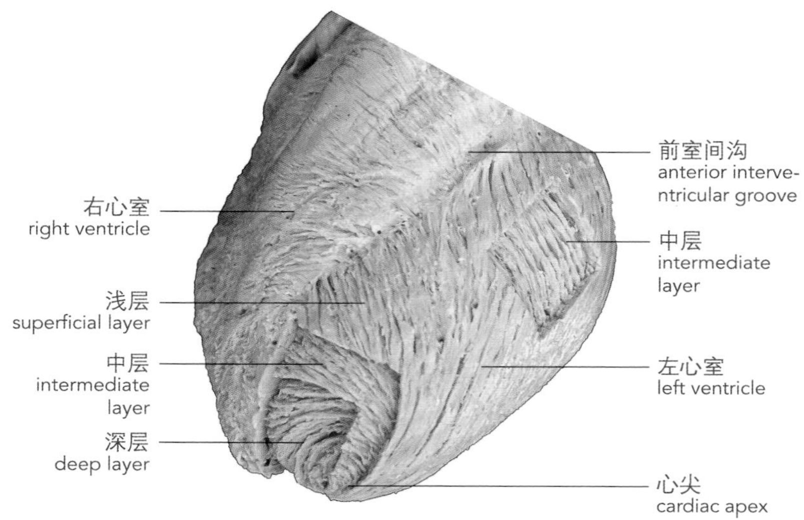

右心室 right ventricle
浅层 superficial layer
中层 intermediate layer
深层 deep layer
前室间沟 anterior interventricular groove
中层 intermediate layer
左心室 left ventricle
心尖 cardiac apex

图 5-188 心尖部肌层
The muscular layer of apex of heart

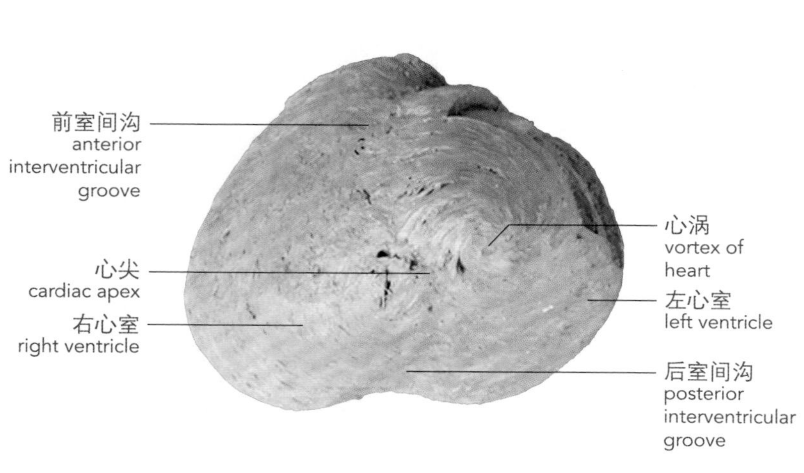

前室间沟 anterior interventricular groove
心尖 cardiac apex
右心室 right ventricle
心涡 vortex of heart
左心室 left ventricle
后室间沟 posterior interventricular groove

图 5-189 心肌（底面观 1）
The cardiac muscle. Antapical aspect (1)

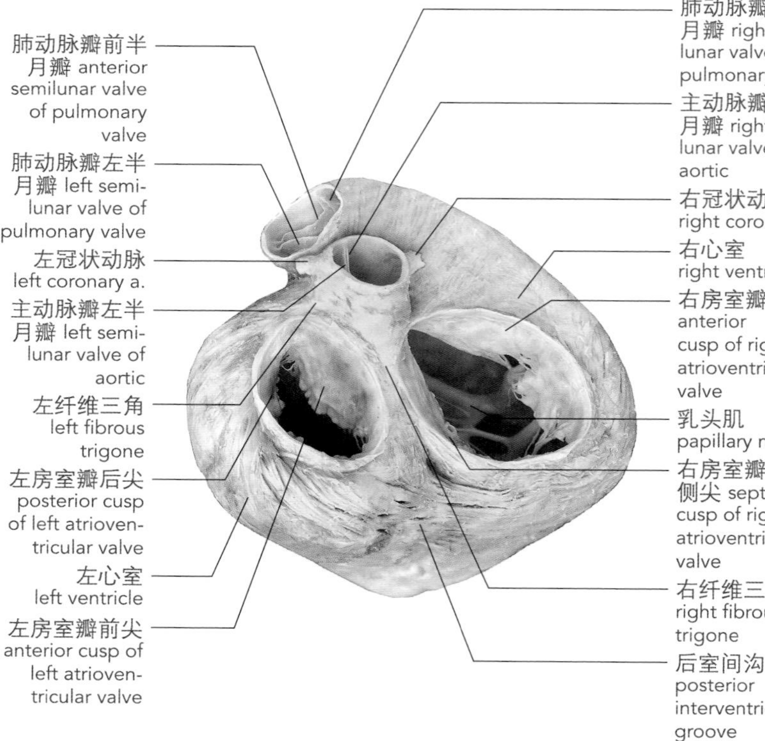

肺动脉瓣前半月瓣 anterior semilunar valve of pulmonary valve
肺动脉瓣左半月瓣 left semilunar valve of pulmonary valve
左冠状动脉 left coronary a.
主动脉瓣左半月瓣 left semilunar valve of aortic
左纤维三角 left fibrous trigone
左房室瓣后尖 posterior cusp of left atrioventricular valve
左心室 left ventricle
左房室瓣前尖 anterior cusp of left atrioventricular valve
肺动脉瓣右半月瓣 right semilunar valve of pulmonary valve
主动脉瓣右半月瓣 right semilunar valve of aortic
右冠状动脉 right coronary a.
右心室 right ventricle
右房室瓣前尖 anterior cusp of right atrioventricular valve
乳头肌 papillary muscles
右房室瓣隔侧尖 septal cusp of right atrioventricular valve
右纤维三角 right fibrous trigone
后室间沟 posterior interventricular groove

图 5-190 心肌（底面观 2）
The cardiac muscle. Antapical aspect (2)

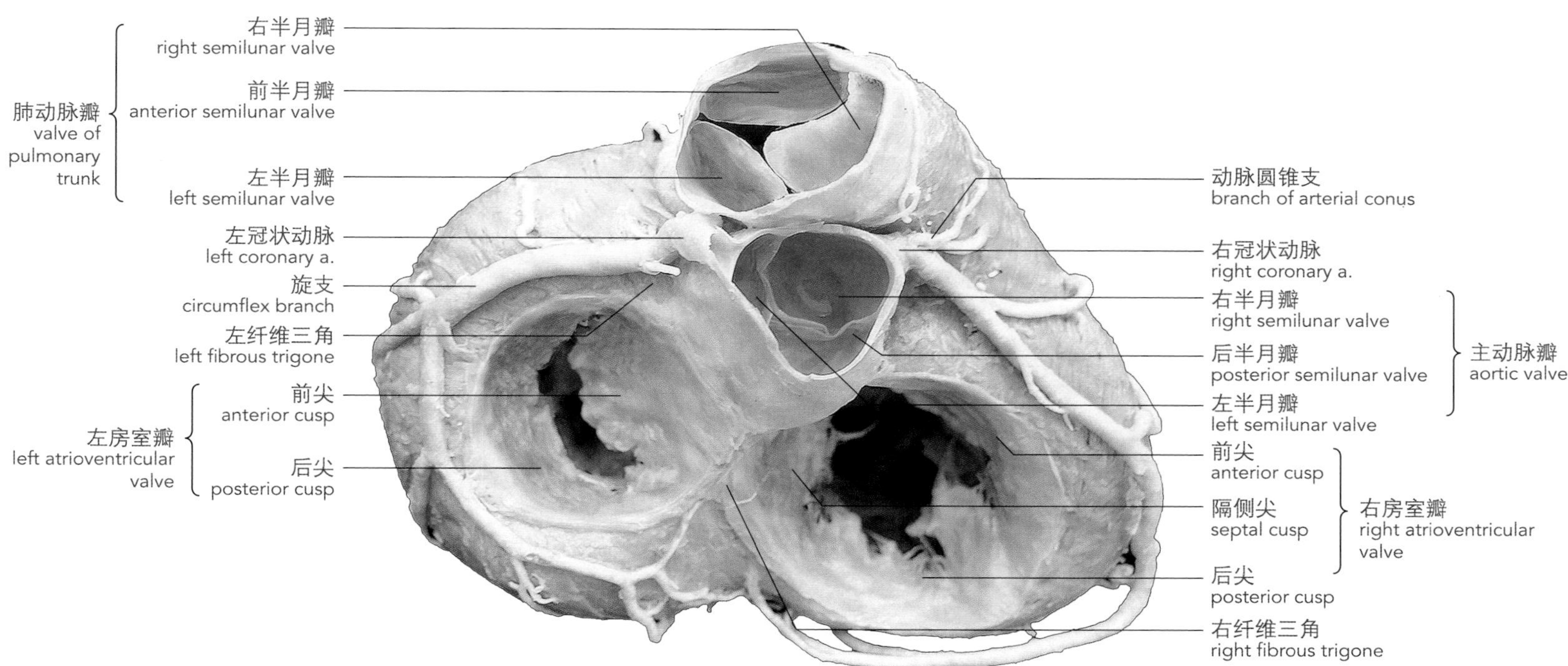
肺动脉瓣 valve of pulmonary trunk
右半月瓣 right semilunar valve
前半月瓣 anterior semilunar valve
左半月瓣 left semilunar valve
左冠状动脉 left coronary a.
旋支 circumflex branch
左纤维三角 left fibrous trigone
左房室瓣 left atrioventricular valve
前尖 anterior cusp
后尖 posterior cusp
动脉圆锥支 branch of arterial conus
右冠状动脉 right coronary a.
主动脉瓣 aortic valve
右半月瓣 right semilunar valve
后半月瓣 posterior semilunar valve
左半月瓣 left semilunar valve
右房室瓣 right atrioventricular valve
前尖 anterior cusp
隔侧尖 septal cusp
后尖 posterior cusp
右纤维三角 right fibrous trigone

图 5-191 心房肌（后面观）
The cardiac atrium. Posterior aspect

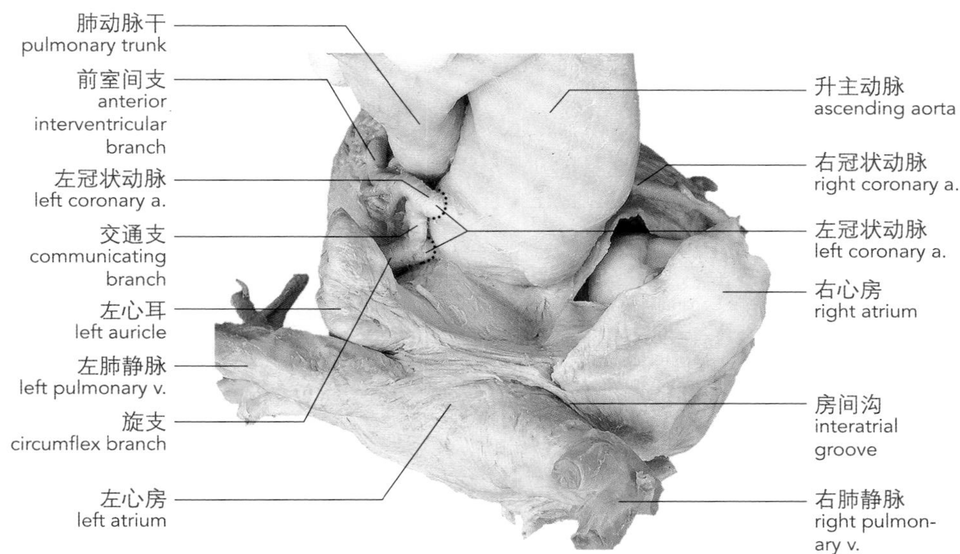
肺动脉干 pulmonary trunk
前室间支 anterior interventricular branch
左冠状动脉 left coronary a.
交通支 communicating branch
左心耳 left auricle
左肺静脉 left pulmonary v.
旋支 circumflex branch
左心房 left atrium
升主动脉 ascending aorta
右冠状动脉 right coronary a.
左冠状动脉 left coronary a.
右心房 right atrium
房间沟 interatrial groove
右肺静脉 right pulmonary v.

【解剖学要点】

此标本除可以清楚展示左心房上方及后壁心房肌的纹理之外，同时又显示出了左冠状动脉起始部位发生的变异。左冠状动脉大多数起于升主动脉的左冠状动脉窦，但在此标本上，由左冠状动脉窦发出的只有左旋支，而前室间支则单独由左旋支开口部位的上方近 1cm 处发出，两分支的粗细几乎相等。在左旋支和前室间支离开升主动脉 0.5cm 之后，由前室间支发出 1 交通支与左旋支相通。此变异在临床上做冠脉造影时应特别留意。

图 5-192 心脏动脉（后面观）
The artery of heart. Posterior aspect

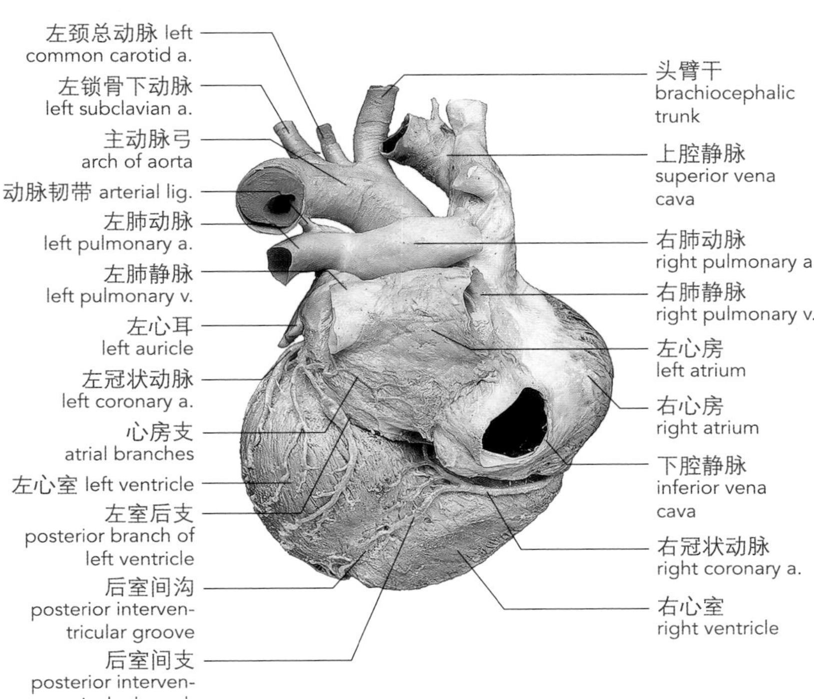
左颈总动脉 left common carotid a.
左锁骨下动脉 left subclavian a.
主动脉弓 arch of aorta
动脉韧带 arterial lig.
左肺动脉 left pulmonary a.
左肺静脉 left pulmonary v.
左心耳 left auricle
左冠状动脉 left coronary a.
心房支 atrial branches
左心室 left ventricle
左室后支 posterior branch of left ventricle
后室间沟 posterior interventricular groove
后室间支 posterior interventricular branch
头臂干 brachiocephalic trunk
上腔静脉 superior vena cava
右肺动脉 right pulmonary a.
右肺静脉 right pulmonary v.
左心房 left atrium
右心房 right atrium
下腔静脉 inferior vena cava
右冠状动脉 right coronary a.
右心室 right ventricle

图 5-193 右冠状动脉（前面观）
The right coronary artery. Anterior aspect

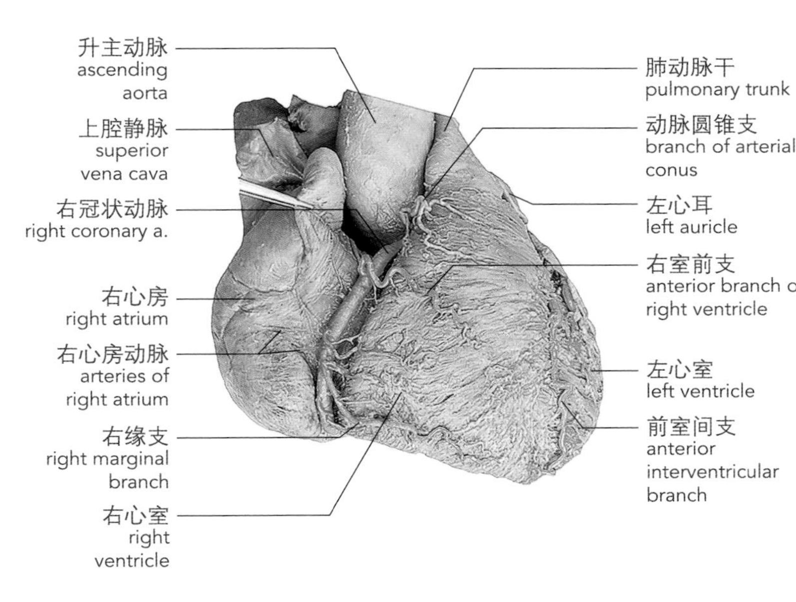
升主动脉 ascending aorta
上腔静脉 superior vena cava
右冠状动脉 right coronary a.
右心房 right atrium
右心房动脉 arteries of right atrium
右缘支 right marginal branch
右心室 right ventricle
肺动脉干 pulmonary trunk
动脉圆锥支 branch of arterial conus
左心耳 left auricle
右室前支 anterior branch of right ventricle
左心室 left ventricle
前室间支 anterior interventricular branch

图 5-194 右冠状动脉（膈面观）
The right coronary artery. Diaphragmatic surface aspect

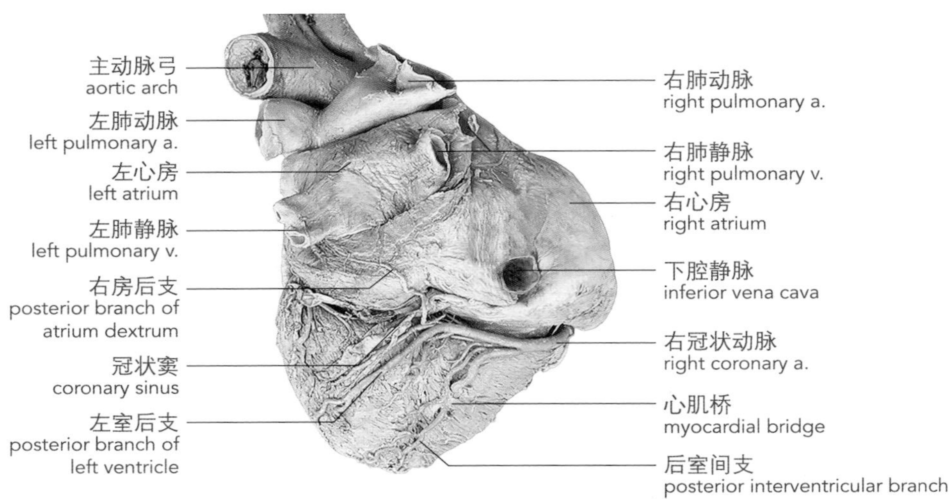

主动脉弓
aortic arch
左肺动脉
left pulmonary a.
左心房
left atrium
左肺静脉
left pulmonary v.
右房后支
posterior branch of atrium dextrum
冠状窦
coronary sinus
左室后支
posterior branch of left ventricle
右肺动脉
right pulmonary a.
右肺静脉
right pulmonary v.
右心房
right atrium
下腔静脉
inferior vena cava
右冠状动脉
right coronary a.
心肌桥
myocardial bridge
后室间支
posterior interventricular branch

【解剖学要点】

左冠状动脉起于升主动脉的左冠状动脉窦，主干向左行分为前室间支和旋支，主要分布于左房前壁，左室前、侧、后壁，心尖和室间隔前 2/3。右冠状动脉起于升主动脉的右冠状动脉窦，沿冠状沟右行，主要分布于右房、右室，部分左室和室间隔后 1/3。

图 5-195 心脏动脉分色铸型（前面观）
The color separation cast of heart artery. Anterior aspect

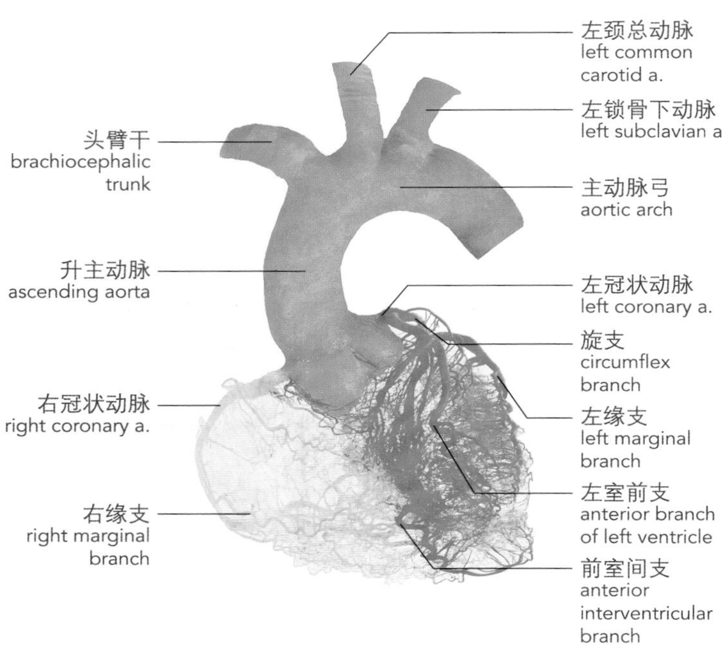

左颈总动脉
left common carotid a.
左锁骨下动脉
left subclavian a.
头臂干
brachiocephalic trunk
主动脉弓
aortic arch
升主动脉
ascending aorta
左冠状动脉
left coronary a.
旋支
circumflex branch
右冠状动脉
right coronary a.
左缘支
left marginal branch
左室前支
anterior branch of left ventricle
右缘支
right marginal branch
前室间支
anterior interventricular branch

图 5-196 心脏动脉铸型（前面观）
The cast of artery of heart. Anterior aspect

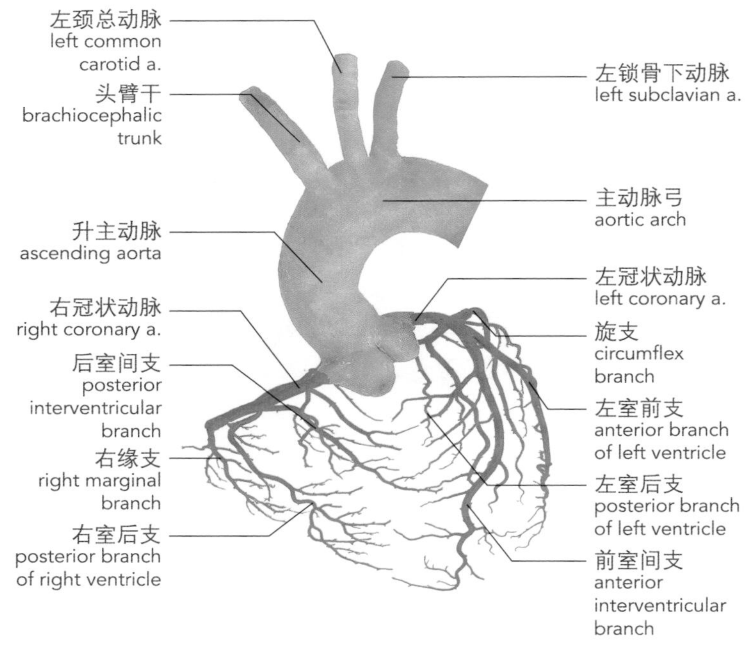

左颈总动脉
left common carotid a.
头臂干
brachiocephalic trunk
左锁骨下动脉
left subclavian a.
主动脉弓
aortic arch
升主动脉
ascending aorta
右冠状动脉
right coronary a.
左冠状动脉
left coronary a.
旋支
circumflex branch
后室间支
posterior interventricular branch
左室前支
anterior branch of left ventricle
右缘支
right marginal branch
左室后支
posterior branch of left ventricle
右室后支
posterior branch of right ventricle
前室间支
anterior interventricular branch

图 5-197 心脏动脉铸型（后面观）
The cast of artery of heart. Posterior aspect

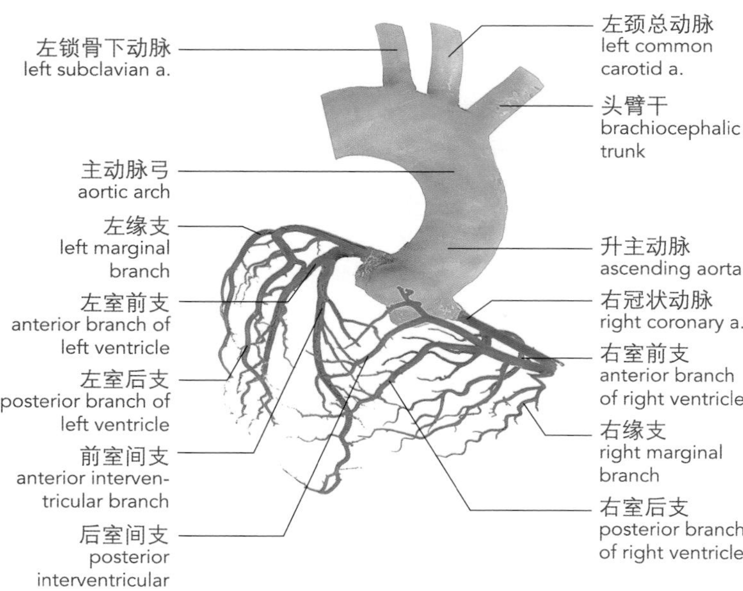

左锁骨下动脉
left subclavian a.
左颈总动脉
left common carotid a.
头臂干
brachiocephalic trunk
主动脉弓
aortic arch
左缘支
left marginal branch
升主动脉
ascending aorta
左室前支
anterior branch of left ventricle
右冠状动脉
right coronary a.
右室前支
anterior branch of right ventricle
左室后支
posterior branch of left ventricle
右缘支
right marginal branch
前室间支
anterior interventricular branch
右室后支
posterior branch of right ventricle
后室间支
posterior interventricular branch

图 5-198 心脏动脉铸型（底面观）
The cast of artery of heart. Antapical aspect

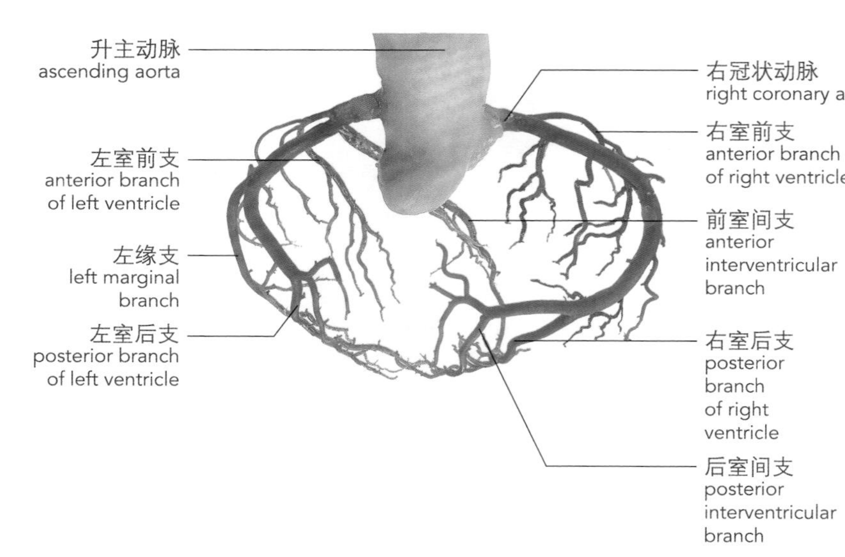

升主动脉
ascending aorta
右冠状动脉
right coronary a.
右室前支
anterior branch of right ventricle
左室前支
anterior branch of left ventricle
前室间支
anterior interventricular branch
左缘支
left marginal branch
左室后支
posterior branch of left ventricle
右室后支
posterior branch of right ventricle
后室间支
posterior interventricular branch

图 5-199 心脏动脉（前面观）
The artery of heart. Anterior aspect

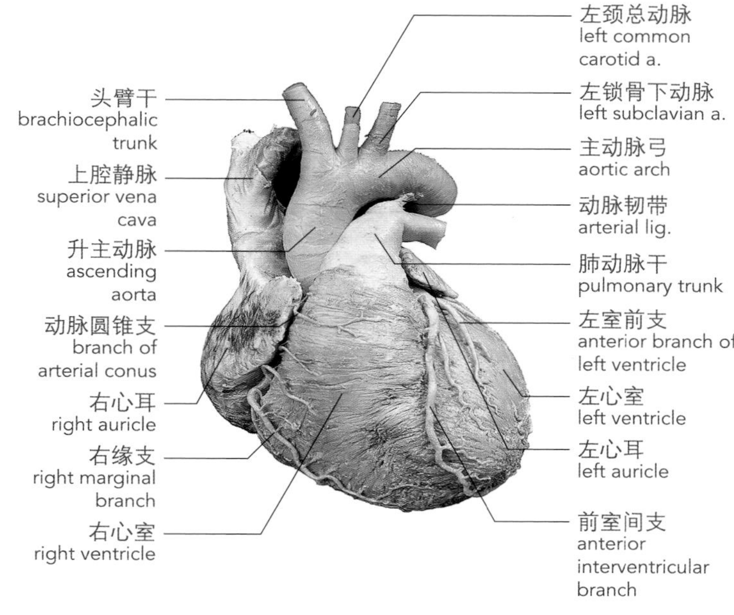
头臂干
brachiocephalic trunk
上腔静脉
superior vena cava
升主动脉
ascending aorta
动脉圆锥支
branch of arterial conus
右心耳
right auricle
右缘支
right marginal branch
右心室
right ventricle
左颈总动脉
left common carotid a.
左锁骨下动脉
left subclavian a.
主动脉弓
aortic arch
动脉韧带
arterial lig.
肺动脉干
pulmonary trunk
左室前支
anterior branch of left ventricle
左心室
left ventricle
左心耳
left auricle
前室间支
anterior interventricular branch

图 5-200 心脏血管铸型（前面观）
The cast of blood vessel of heart. Anterior aspect

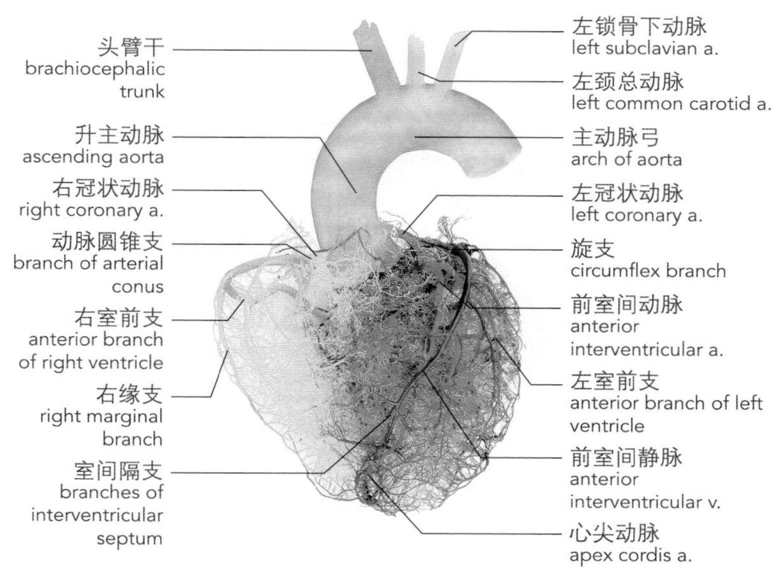
头臂干
brachiocephalic trunk
升主动脉
ascending aorta
右冠状动脉
right coronary a.
动脉圆锥支
branch of arterial conus
右室前支
anterior branch of right ventricle
右缘支
right marginal branch
室间隔支
branches of interventricular septum
左锁骨下动脉
left subclavian a.
左颈总动脉
left common carotid a.
主动脉弓
arch of aorta
左冠状动脉
left coronary a.
旋支
circumflex branch
前室间动脉
anterior interventricular a.
左室前支
anterior branch of left ventricle
前室间静脉
anterior interventricular v.
心尖动脉
apex cordis a.

图 5-201 心脏血管铸型（后面观）
The cast of blood vessel of heart. Posterior aspect

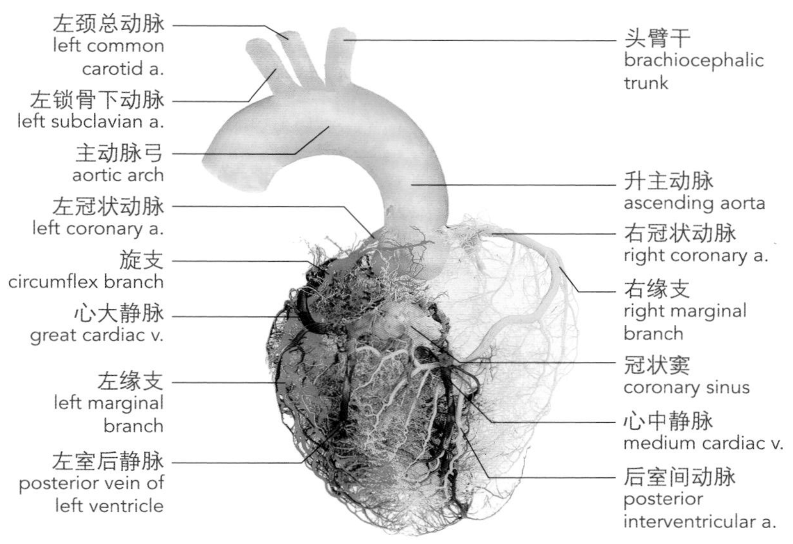
左颈总动脉
left common carotid a.
左锁骨下动脉
left subclavian a.
主动脉弓
aortic arch
左冠状动脉
left coronary a.
旋支
circumflex branch
心大静脉
great cardiac v.
左缘支
left marginal branch
左室后静脉
posterior vein of left ventricle
头臂干
brachiocephalic trunk
升主动脉
ascending aorta
右冠状动脉
right coronary a.
右缘支
right marginal branch
冠状窦
coronary sinus
心中静脉
medium cardiac v.
后室间动脉
posterior interventricular a.

图 5-202 左冠状动脉（左面观）
The left coronary artery. Left aspect

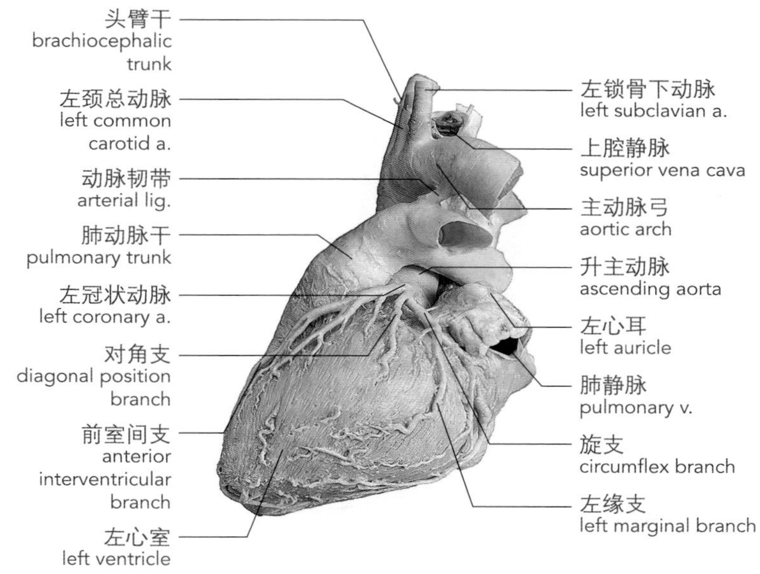
头臂干
brachiocephalic trunk
左颈总动脉
left common carotid a.
动脉韧带
arterial lig.
肺动脉干
pulmonary trunk
左冠状动脉
left coronary a.
对角支
diagonal position branch
前室间支
anterior interventricular branch
左心室
left ventricle
左锁骨下动脉
left subclavian a.
上腔静脉
superior vena cava
主动脉弓
aortic arch
升主动脉
ascending aorta
左心耳
left auricle
肺静脉
pulmonary v.
旋支
circumflex branch
左缘支
left marginal branch

图 5-203 左冠状动脉（前面观）
The left coronary artery. Anterior aspect

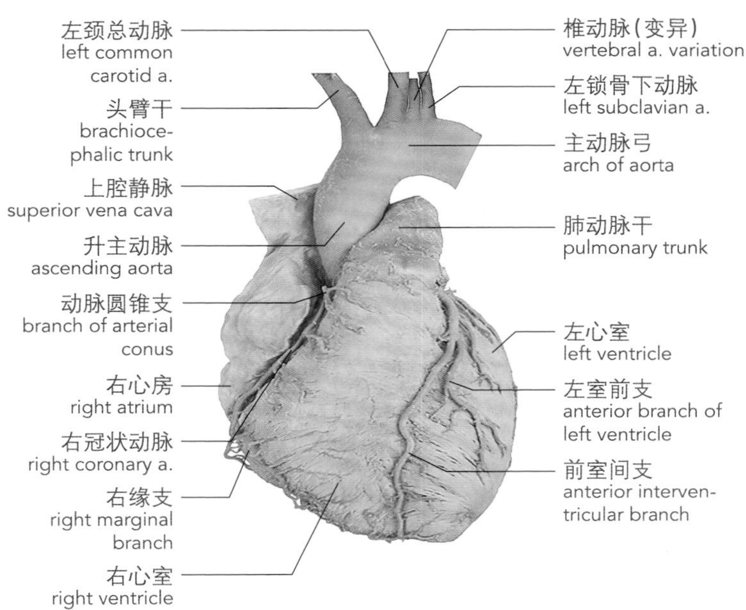
左颈总动脉
left common carotid a.
头臂干
brachioce-phalic trunk
上腔静脉
superior vena cava
升主动脉
ascending aorta
动脉圆锥支
branch of arterial conus
右心房
right atrium
右冠状动脉
right coronary a.
右缘支
right marginal branch
右心室
right ventricle
椎动脉（变异）
vertebral a. variation
左锁骨下动脉
left subclavian a.
主动脉弓
arch of aorta
肺动脉干
pulmonary trunk
左心室
left ventricle
左室前支
anterior branch of left ventricle
前室间支
anterior interven-tricular branch

图 5-204 乳头肌动脉
The papillary muscles artery

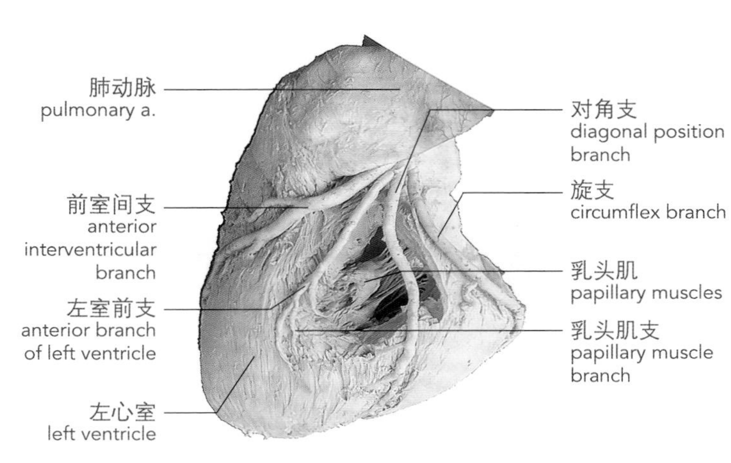
肺动脉
pulmonary a.
前室间支
anterior interventricular branch
左室前支
anterior branch of left ventricle
左心室
left ventricle
对角支
diagonal position branch
旋支
circumflex branch
乳头肌
papillary muscles
乳头肌支
papillary muscle branch

图 5-205 心室膈面动脉（左优势型）
Arteries of diaphragmatic surface of ventricle. Left dominance

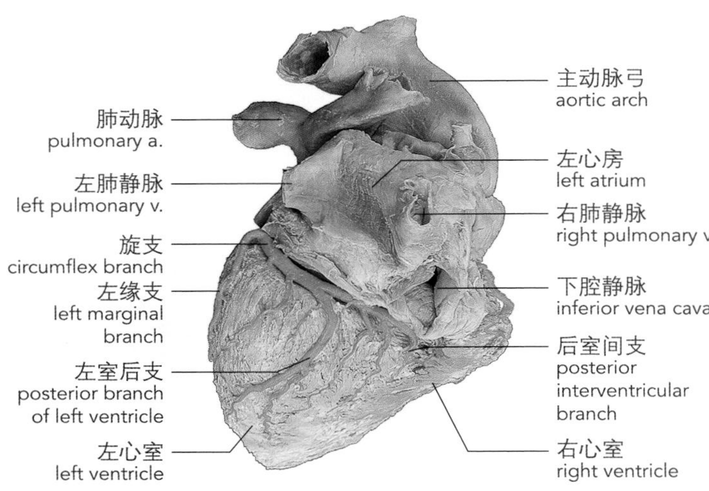

肺动脉
pulmonary a.
左肺静脉
left pulmonary v.
旋支
circumflex branch
左缘支
left marginal branch
左室后支
posterior branch of left ventricle
左心室
left ventricle
主动脉弓
aortic arch
左心房
left atrium
右肺静脉
right pulmonary v.
下腔静脉
inferior vena cava
后室间支
posterior interventricular branch
右心室
right ventricle

图 5-206 心室膈面动脉（右优势型）
Arteries of diaphragmatic surface of ventricle. Right dominance

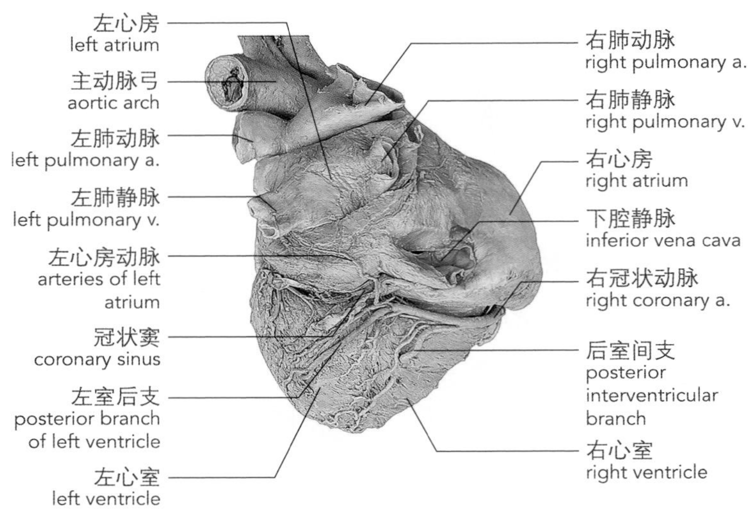

左心房
left atrium
主动脉弓
aortic arch
左肺动脉
left pulmonary a.
左肺静脉
left pulmonary v.
左心房动脉
arteries of left atrium
冠状窦
coronary sinus
左室后支
posterior branch of left ventricle
左心室
left ventricle
右肺动脉
right pulmonary a.
右肺静脉
right pulmonary v.
右心房
right atrium
下腔静脉
inferior vena cava
右冠状动脉
right coronary a.
后室间支
posterior interventricular branch
右心室
right ventricle

图 5-207 心室膈面动脉（均衡型）
Arteries of diaphragmatic surface of ventricle. Balanced type

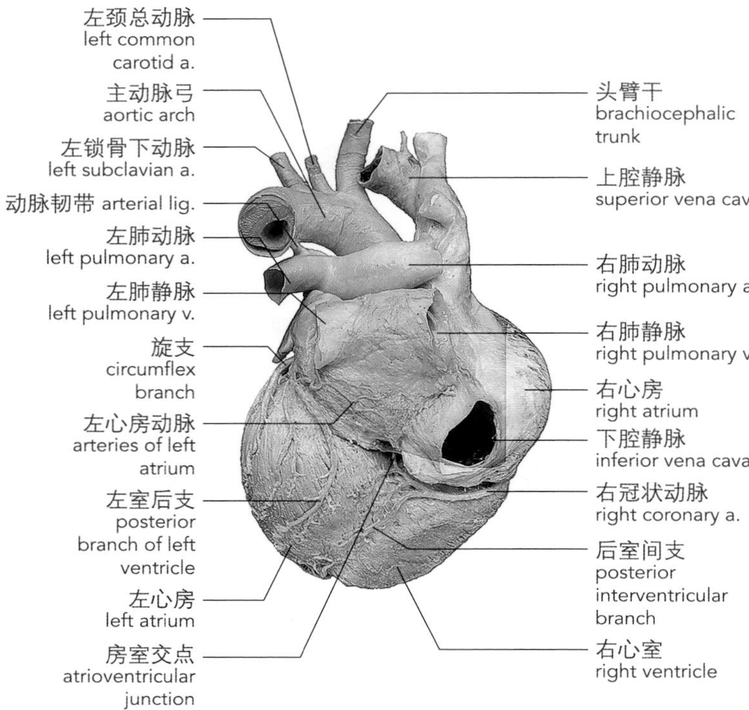

左颈总动脉
left common carotid a.
主动脉弓
aortic arch
左锁骨下动脉
left subclavian a.
动脉韧带 arterial lig.
左肺动脉
left pulmonary a.
左肺静脉
left pulmonary v.
旋支
circumflex branch
左心房动脉
arteries of left atrium
左室后支
posterior branch of left ventricle
左心房
left atrium
房室交点
atrioventricular junction
头臂干
brachiocephalic trunk
上腔静脉
superior vena cava
右肺动脉
right pulmonary a.
右肺静脉
right pulmonary v.
右心房
right atrium
下腔静脉
inferior vena cava
右冠状动脉
right coronary a.
后室间支
posterior interventricular branch
右心室
right ventricle

图 5-208 左冠状动脉（分支变异）
The left coronary artery. Branches variation

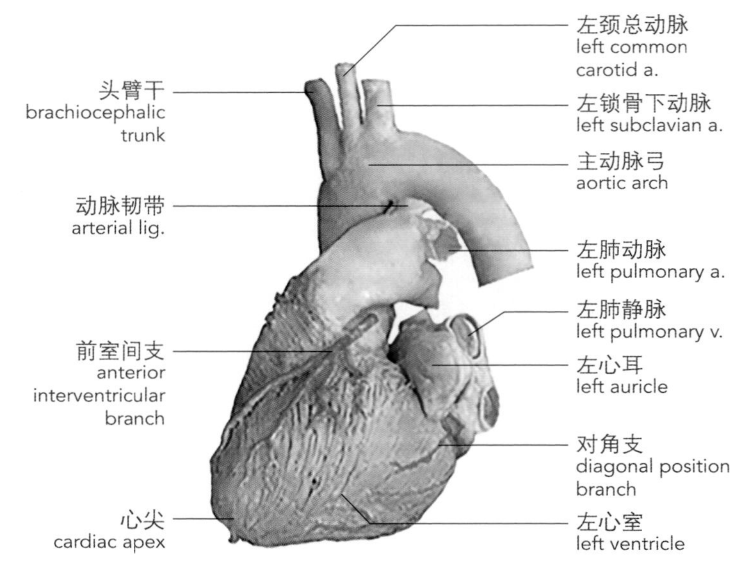

头臂干
brachiocephalic trunk
动脉韧带
arterial lig.
前室间支
anterior interventricular branch
心尖
cardiac apex
左颈总动脉
left common carotid a.
左锁骨下动脉
left subclavian a.
主动脉弓
aortic arch
左肺动脉
left pulmonary a.
左肺静脉
left pulmonary v.
左心耳
left auricle
对角支
diagonal position branch
左心室
left ventricle

图 5-209 左冠状动脉（变异动脉走行）
The left coronary artery. Go form of variation artery

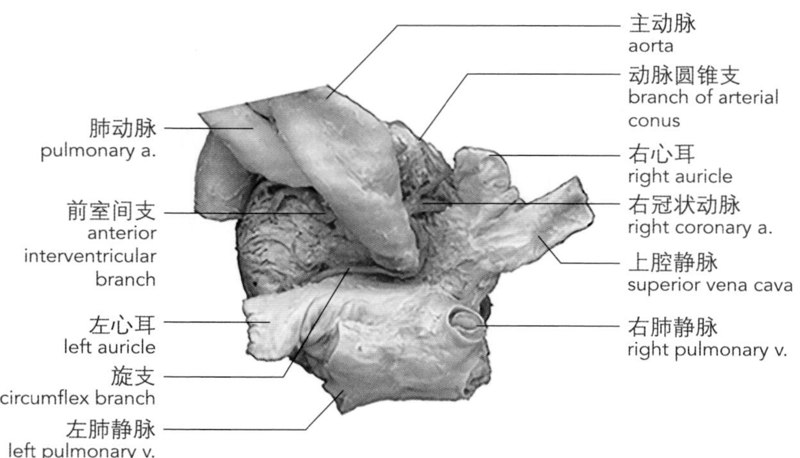

肺动脉
pulmonary a.
前室间支
anterior interventricular branch
左心耳
left auricle
旋支
circumflex branch
左肺静脉
left pulmonary v.
主动脉
aorta
动脉圆锥支
branch of arterial conus
右心耳
right auricle
右冠状动脉
right coronary a.
上腔静脉
superior vena cava
右肺静脉
right pulmonary v.

图 5-210 心脏静脉（前面观）
The cardiac vein. Anterior aspect

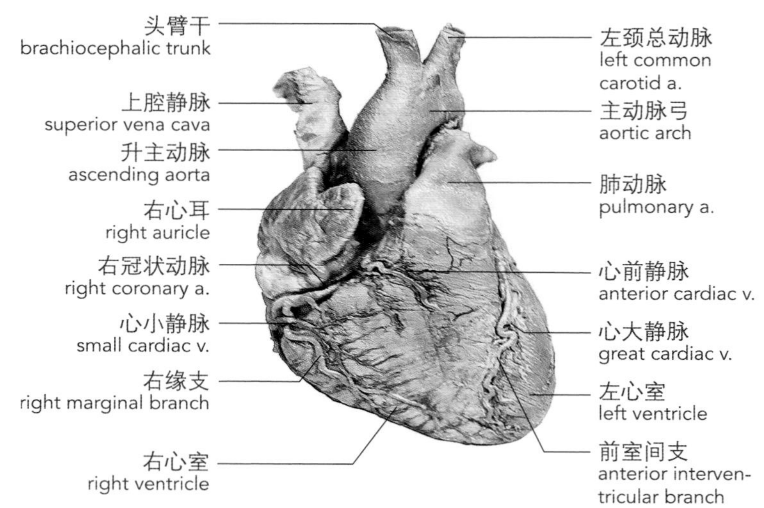

头臂干
brachiocephalic trunk
上腔静脉
superior vena cava
升主动脉
ascending aorta
右心耳
right auricle
右冠状动脉
right coronary a.
心小静脉
small cardiac v.
右缘支
right marginal branch
右心室
right ventricle
左颈总动脉
left common carotid a.
主动脉弓
aortic arch
肺动脉
pulmonary a.
心前静脉
anterior cardiac v.
心大静脉
great cardiac v.
左心室
left ventricle
前室间支
anterior interventricular branch

图 5-211 心脏静脉(左面观)
The cardiac vein. Left aspect

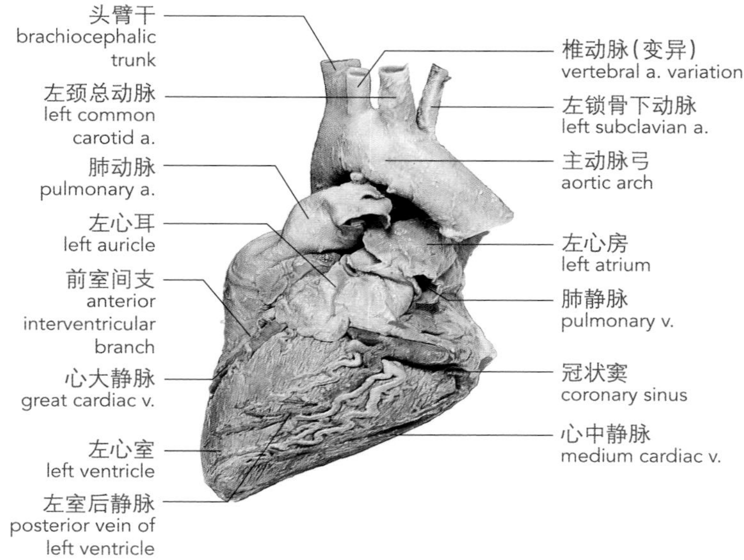
头臂干
brachiocephalic trunk
左颈总动脉
left common carotid a.
肺动脉
pulmonary a.
左心耳
left auricle
前室间支
anterior interventricular branch
心大静脉
great cardiac v.
左心室
left ventricle
左室后静脉
posterior vein of left ventricle
椎动脉(变异)
vertebral a. variation
左锁骨下动脉
left subclavian a.
主动脉弓
aortic arch
左心房
left atrium
肺静脉
pulmonary v.
冠状窦
coronary sinus
心中静脉
medium cardiac v.

图 5-212 心脏静脉(膈面观)
The cardiac vein. Diaphragmatic surface aspect

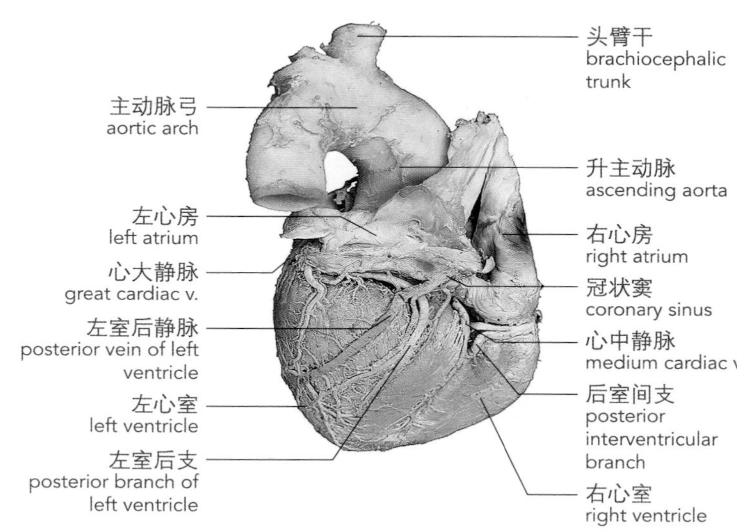
主动脉弓
aortic arch
左心房
left atrium
心大静脉
great cardiac v.
左室后静脉
posterior vein of left ventricle
左心室
left ventricle
左室后支
posterior branch of left ventricle
头臂干
brachiocephalic trunk
升主动脉
ascending aorta
右心房
right atrium
冠状窦
coronary sinus
心中静脉
medium cardiac v.
后室间支
posterior interventricular branch
右心室
right ventricle

【解剖学要点】

心壁的静脉血大部分经冠状窦注入右心房。冠状窦的主要属支有:心大静脉、心中静脉和心小静脉。此外,还有一些小静脉直接注入心腔,多见于右心房,如心前静脉、心最小静脉等。

图 5-213 心脏静脉铸型(前面观)
The cast of cardiac vein. Anterior aspect

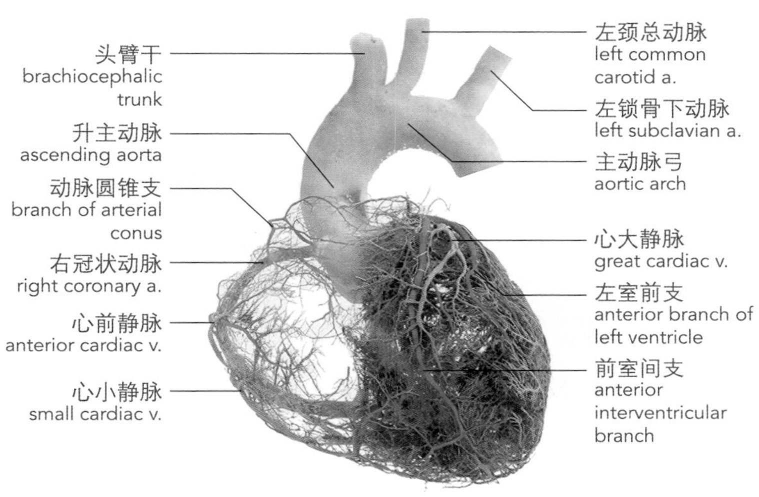
头臂干
brachiocephalic trunk
升主动脉
ascending aorta
动脉圆锥支
branch of arterial conus
右冠状动脉
right coronary a.
心前静脉
anterior cardiac v.
心小静脉
small cardiac v.
左颈总动脉
left common carotid a.
左锁骨下动脉
left subclavian a.
主动脉弓
aortic arch
心大静脉
great cardiac v.
左室前支
anterior branch of left ventricle
前室间支
anterior interventricular branch

图 5-214 心脏静脉铸型(后面观)
The cast of cardiac vein. Posterior aspect

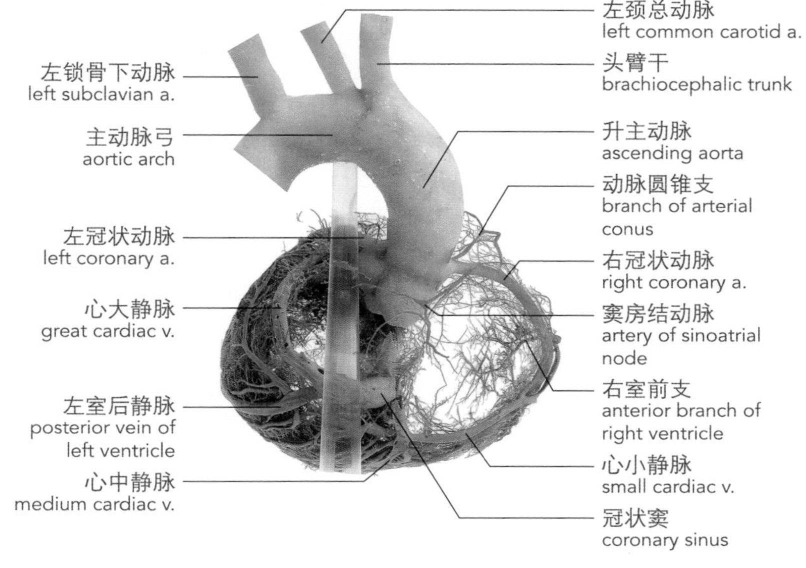
左锁骨下动脉
left subclavian a.
主动脉弓
aortic arch
左冠状动脉
left coronary a.
心大静脉
great cardiac v.
左室后静脉
posterior vein of left ventricle
心中静脉
medium cardiac v.
左颈总动脉
left common carotid a.
头臂干
brachiocephalic trunk
升主动脉
ascending aorta
动脉圆锥支
branch of arterial conus
右冠状动脉
right coronary a.
窦房结动脉
artery of sinoatrial node
右室前支
anterior branch of right ventricle
心小静脉
small cardiac v.
冠状窦
coronary sinus

图 5-215 右冠状动脉分支变异(前面观)
The branches variation of right coronary artery. Anterior aspect

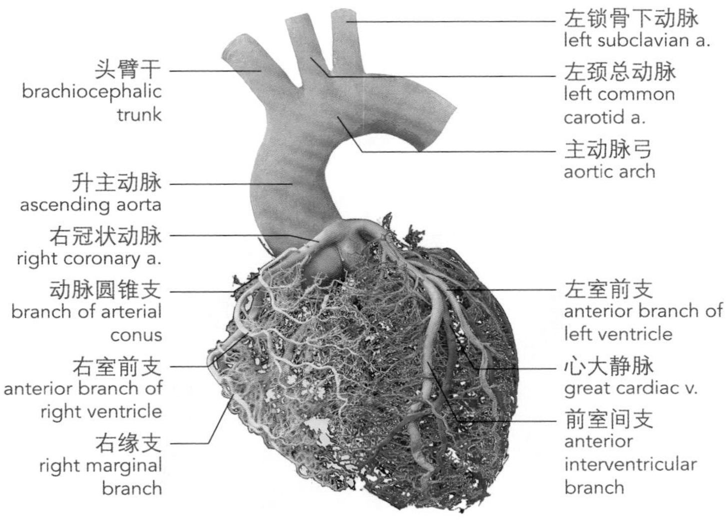
头臂干
brachiocephalic trunk
升主动脉
ascending aorta
右冠状动脉
right coronary a.
动脉圆锥支
branch of arterial conus
右室前支
anterior branch of right ventricle
右缘支
right marginal branch
左锁骨下动脉
left subclavian a.
左颈总动脉
left common carotid a.
主动脉弓
aortic arch
左室前支
anterior branch of left ventricle
心大静脉
great cardiac v.
前室间支
anterior interventricular branch

图 5-216 右冠状动脉分支变异(后面观)
The branches variation of right coronary artery. Posterior aspect

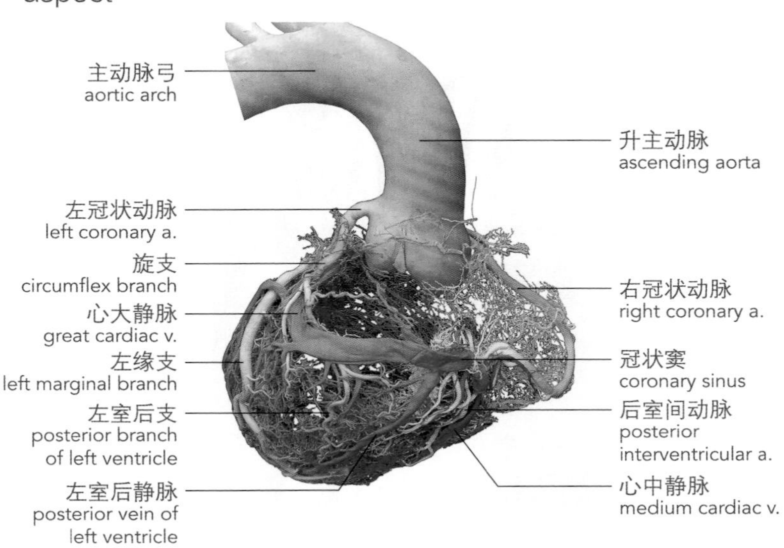
主动脉弓
aortic arch
左冠状动脉
left coronary a.
旋支
circumflex branch
心大静脉
great cardiac v.
左缘支
left marginal branch
左室后支
posterior branch of left ventricle
左室后静脉
posterior vein of left ventricle
升主动脉
ascending aorta
右冠状动脉
right coronary a.
冠状窦
coronary sinus
后室间动脉
posterior interventricular a.
心中静脉
medium cardiac v.

图 5-217 右冠状动脉起始部位变异(前面观)
The initiation site variation of right coronary artery. Anterior aspect

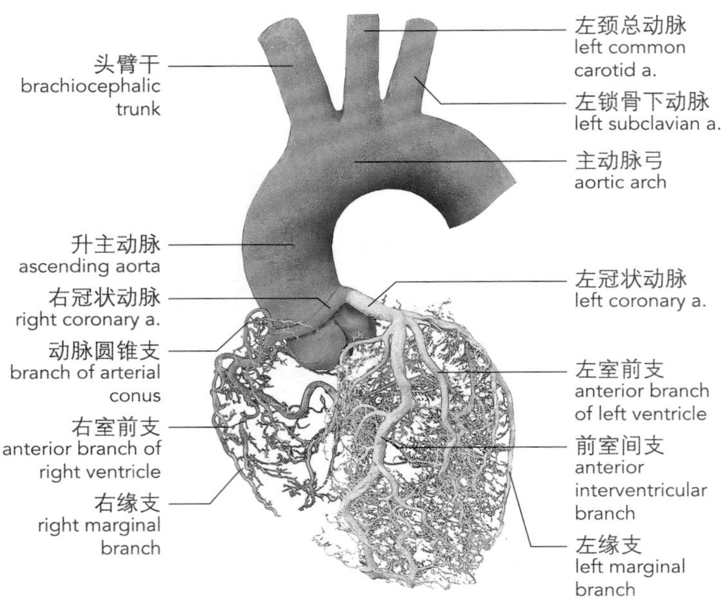
头臂干
brachiocephalic trunk
左颈总动脉
left common carotid a.
左锁骨下动脉
left subclavian a.
主动脉弓
aortic arch
升主动脉
ascending aorta
右冠状动脉
right coronary a.
左冠状动脉
left coronary a.
动脉圆锥支
branch of arterial conus
左室前支
anterior branch of left ventricle
右室前支
anterior branch of right ventricle
前室间支
anterior interventricular branch
右缘支
right marginal branch
左缘支
left marginal branch

图 5-218 右冠状动脉起始部位变异(后面观)
The initiation site variation of right coronary artery. Posterior aspect

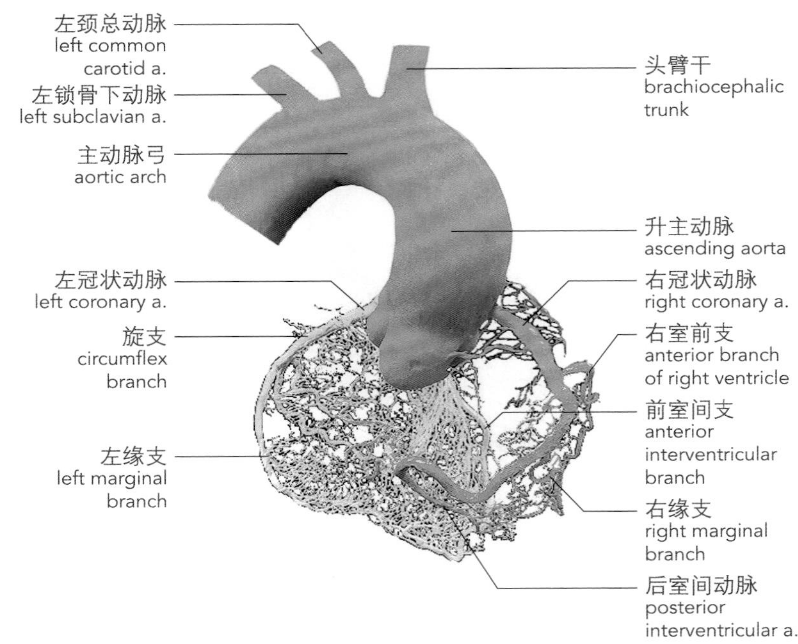
左颈总动脉
left common carotid a.
头臂干
brachiocephalic trunk
左锁骨下动脉
left subclavian a.
主动脉弓
aortic arch
升主动脉
ascending aorta
左冠状动脉
left coronary a.
右冠状动脉
right coronary a.
旋支
circumflex branch
右室前支
anterior branch of right ventricle
前室间支
anterior interventricular branch
左缘支
left marginal branch
右缘支
right marginal branch
后室间动脉
posterior interventricular a.

图 5-219 主动脉弓铸型
The cast of aortic arch

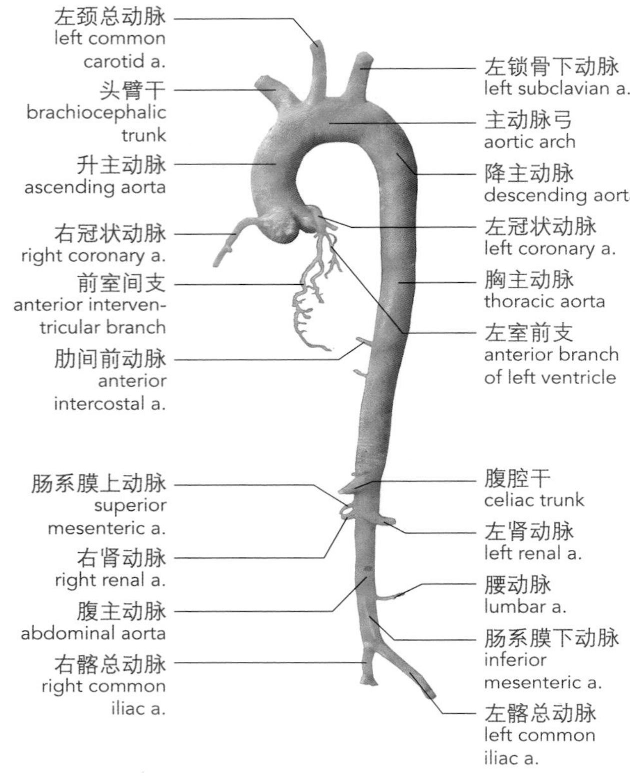
左颈总动脉
left common carotid a.
左锁骨下动脉
left subclavian a.
头臂干
brachiocephalic trunk
主动脉弓
aortic arch
升主动脉
ascending aorta
降主动脉
descending aorta
右冠状动脉
right coronary a.
左冠状动脉
left coronary a.
前室间支
anterior interventricular branch
胸主动脉
thoracic aorta
左室前支
anterior branch of left ventricle
肋间前动脉
anterior intercostal a.
肠系膜上动脉
superior mesenteric a.
腹腔干
celiac trunk
左肾动脉
left renal a.
右肾动脉
right renal a.
腰动脉
lumbar a.
腹主动脉
abdominal aorta
肠系膜下动脉
inferior mesenteric a.
右髂总动脉
right common iliac a.
左髂总动脉
left common iliac a.

图 5-220 主动脉弓及其三大分支变异
The variation of aortic arch and its branches

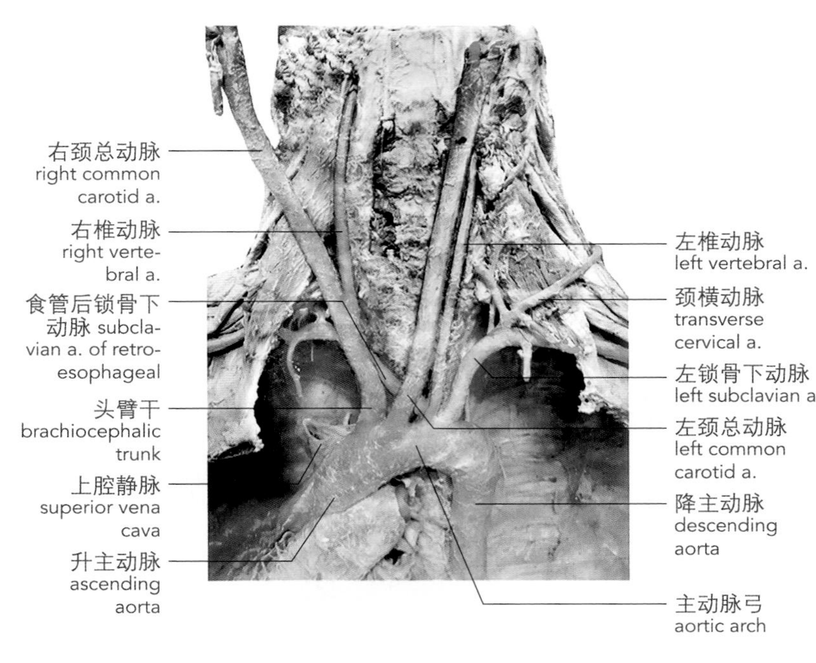
右颈总动脉
right common carotid a.
右椎动脉
right vertebral a.
左椎动脉
left vertebral a.
颈横动脉
transverse cervical a.
食管后锁骨下动脉 subclavian a. of retroesophageal
左锁骨下动脉
left subclavian a.
头臂干
brachiocephalic trunk
左颈总动脉
left common carotid a.
上腔静脉
superior vena cava
降主动脉
descending aorta
升主动脉
ascending aorta
主动脉弓
aortic arch

图 5-221 多动脉变异(前面观)
The multi-arterial variation. Anterior aspect

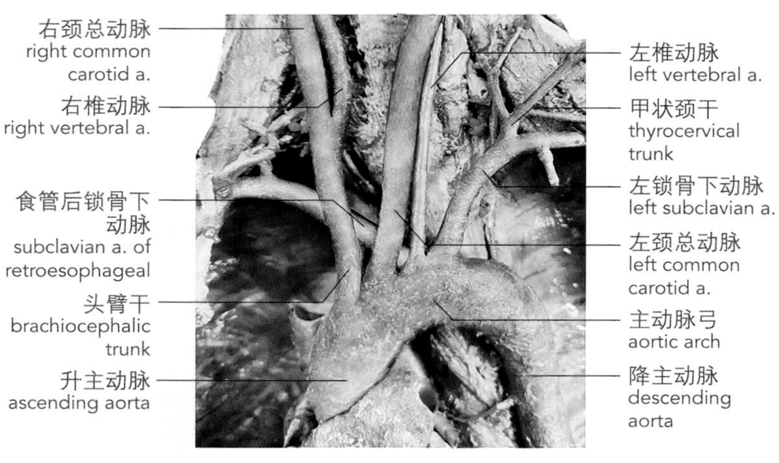
右颈总动脉
right common carotid a.
左椎动脉
left vertebral a.
右椎动脉
right vertebral a.
甲状颈干
thyrocervical trunk
食管后锁骨下动脉
subclavian a. of retroesophageal
左锁骨下动脉
left subclavian a.
左颈总动脉
left common carotid a.
头臂干
brachiocephalic trunk
主动脉弓
aortic arch
升主动脉
ascending aorta
降主动脉
descending aorta

图 5-222 食管后锁骨下动脉(右面观 1)
The retroesophageal subclavian artery. Right aspect(1)

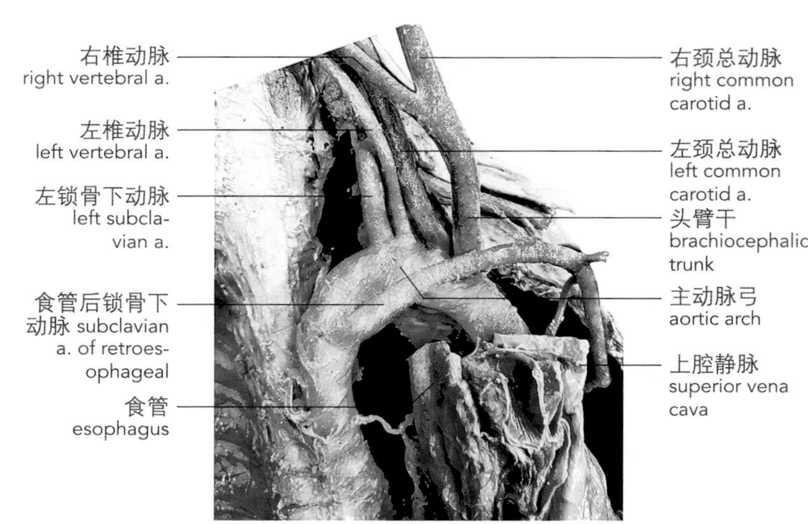
右椎动脉
right vertebral a.
右颈总动脉
right common carotid a.
左椎动脉
left vertebral a.
左颈总动脉
left common carotid a.
左锁骨下动脉
left subclavian a.
头臂干
brachiocephalic trunk
主动脉弓
aortic arch
食管后锁骨下动脉 subclavian a. of retroesophageal
上腔静脉
superior vena cava
食管
esophagus

图 5-223 食管后锁骨下动脉(右面观 2)
The retroesophageal subclavian artery. Right aspect (2)

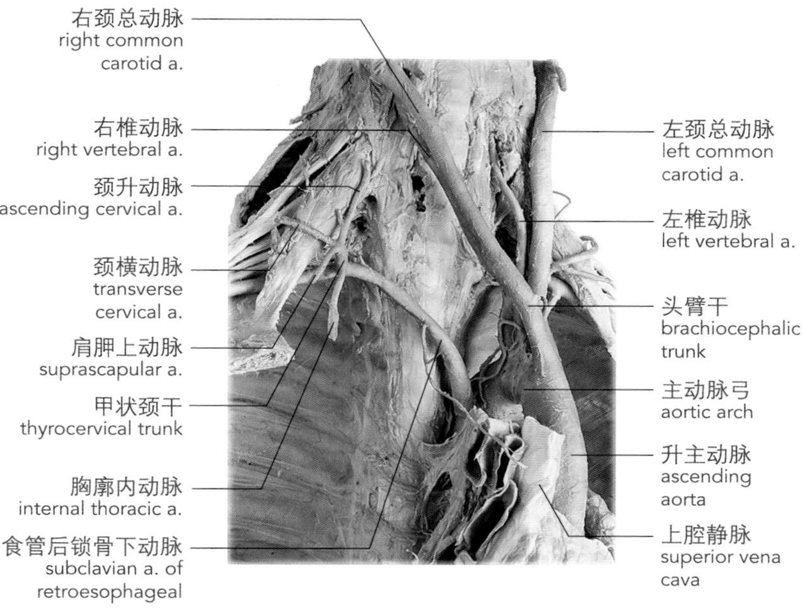
右颈总动脉
right common carotid a.
右椎动脉
right vertebral a.
颈升动脉
ascending cervical a.
颈横动脉
transverse cervical a.
肩胛上动脉
suprascapular a.
甲状颈干
thyrocervical trunk
胸廓内动脉
internal thoracic a.
食管后锁骨下动脉
subclavian a. of retroesophageal
左颈总动脉
left common carotid a.
左椎动脉
left vertebral a.
头臂干
brachiocephalic trunk
主动脉弓
aortic arch
升主动脉
ascending aorta
上腔静脉
superior vena cava

图 5-224 主动脉弓及三大分支走行变异
The variation of aortic arch and its branches

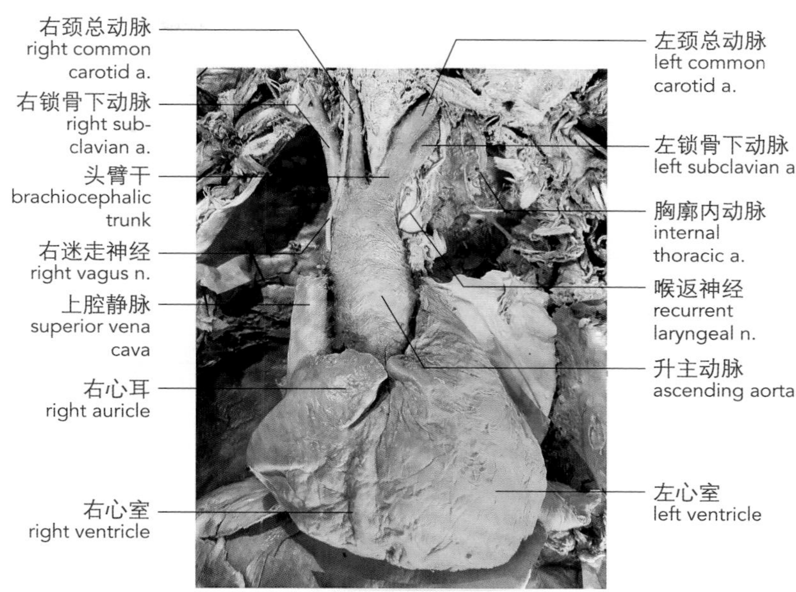
右颈总动脉
right common carotid a.
右锁骨下动脉
right subclavian a.
头臂干
brachiocephalic trunk
右迷走神经
right vagus n.
上腔静脉
superior vena cava
右心耳
right auricle
右心室
right ventricle
左颈总动脉
left common carotid a.
左锁骨下动脉
left subclavian a.
胸廓内动脉
internal thoracic a.
喉返神经
recurrent laryngeal n.
升主动脉
ascending aorta
左心室
left ventricle

图 5-225 主动脉弓及三大分支变异(切除心脏)
The variation of aortic arch and its branches. Exsected heart

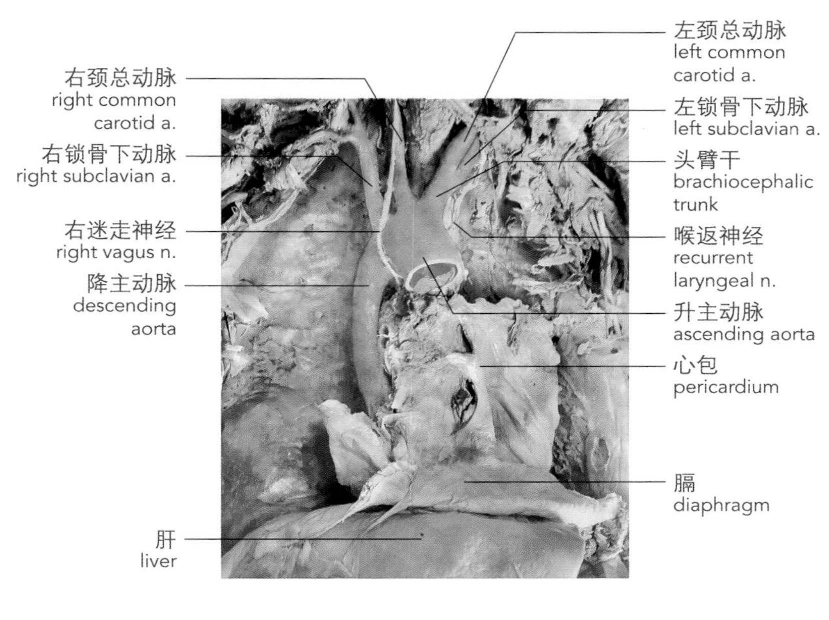
右颈总动脉
right common carotid a.
右锁骨下动脉
right subclavian a.
右迷走神经
right vagus n.
降主动脉
descending aorta
肝
liver
左颈总动脉
left common carotid a.
左锁骨下动脉
left subclavian a.
头臂干
brachiocephalic trunk
喉返神经
recurrent laryngeal n.
升主动脉
ascending aorta
心包
pericardium
膈
diaphragm

图 5-226 纵隔(左面观)
The mediastinum. Left aspect

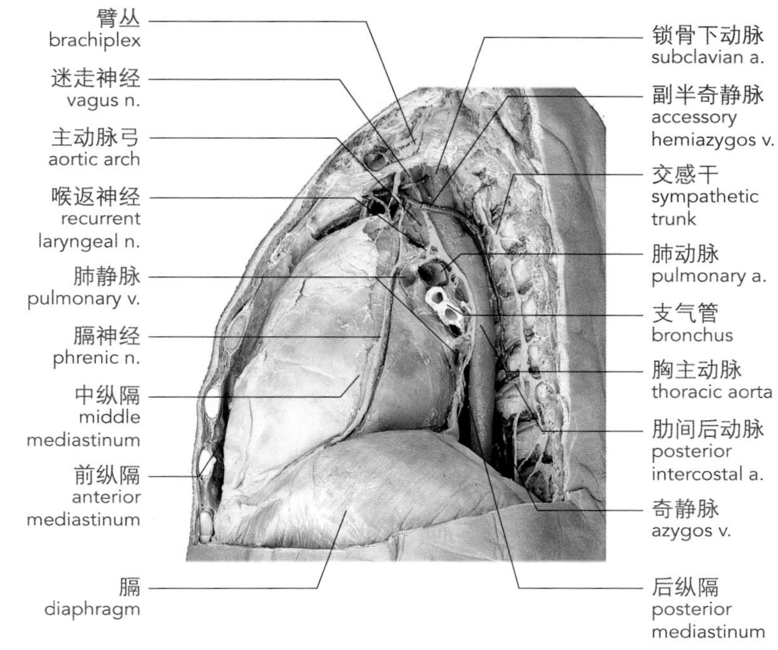
臂丛
brachiplex
迷走神经
vagus n.
主动脉弓
aortic arch
喉返神经
recurrent laryngeal n.
肺静脉
pulmonary v.
膈神经
phrenic n.
中纵隔
middle mediastinum
前纵隔
anterior mediastinum
膈
diaphragm
锁骨下动脉
subclavian a.
副半奇静脉
accessory hemiazygos v.
交感干
sympathetic trunk
肺动脉
pulmonary a.
支气管
bronchus
胸主动脉
thoracic aorta
肋间后动脉
posterior intercostal a.
奇静脉
azygos v.
后纵隔
posterior mediastinum

图 5-227 纵隔(右面观)
The mediastinum. Right aspect

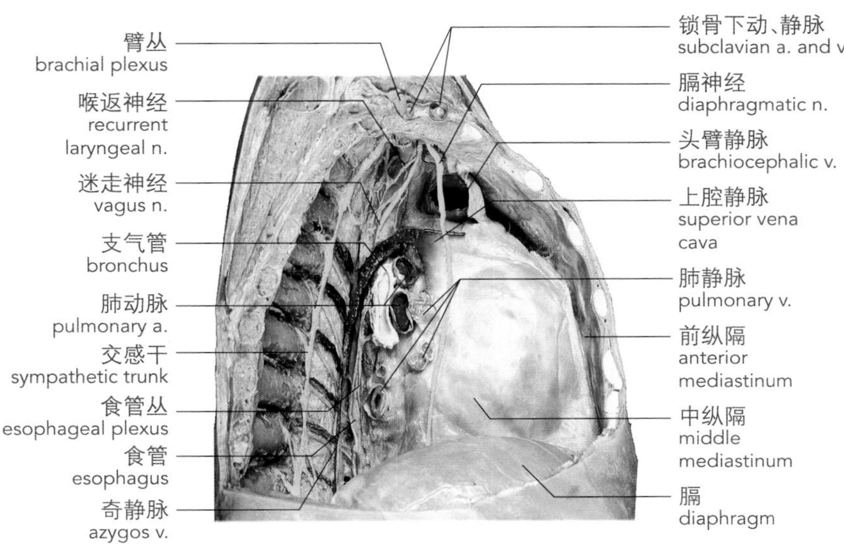
臂丛
brachial plexus
喉返神经
recurrent laryngeal n.
迷走神经
vagus n.
支气管
bronchus
肺动脉
pulmonary a.
交感干
sympathetic trunk
食管丛
esophageal plexus
食管
esophagus
奇静脉
azygos v.
锁骨下动、静脉
subclavian a. and v.
膈神经
diaphragmatic n.
头臂静脉
brachiocephalic v.
上腔静脉
superior vena cava
肺静脉
pulmonary v.
前纵隔
anterior mediastinum
中纵隔
middle mediastinum
膈
diaphragm

【解剖学要点】

纵隔是两侧纵隔胸膜间全部器官、结构与结缔组织的总称。其前界为胸骨,后界为脊柱胸段,两侧为纵隔胸膜,上界为胸廓上口,下界是膈。通常以胸骨角水平面将纵隔分为上纵隔和下纵隔。上纵隔内自前向后有胸腺、左、右头臂静脉、上腔静脉、膈神经、迷走神经、喉返神经、主动脉弓及三大分支,以及后方的食管、气管和胸导管等。下纵隔又分三部,心包前壁与胸骨体之间为前纵隔;前后纵隔之间为中纵隔,内含心包、心和大血管、奇静脉、膈神经和淋巴等;心包后壁与脊柱胸段之间称后纵隔,内含主支气管、食管、胸主动脉、胸导管、奇静脉、半奇静脉、迷走神经、胸交感干和淋巴结。

图 5-228 后纵隔（1）
The posterior mediastinum（1）

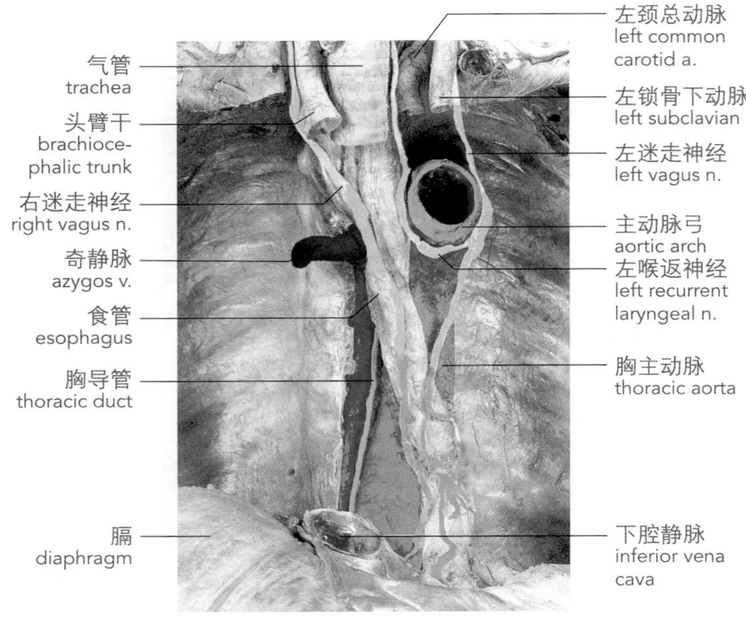

气管
trachea
头臂干
brachiocephalic trunk
右迷走神经
right vagus n.
奇静脉
azygos v.
食管
esophagus
胸导管
thoracic duct
膈
diaphragm
左颈总动脉
left common carotid a.
左锁骨下动脉
left subclavian a.
左迷走神经
left vagus n.
主动脉弓
aortic arch
左喉返神经
left recurrent laryngeal n.
胸主动脉
thoracic aorta
下腔静脉
inferior vena cava

图 5-229 后纵隔（2）
The posterior mediastinum（2）

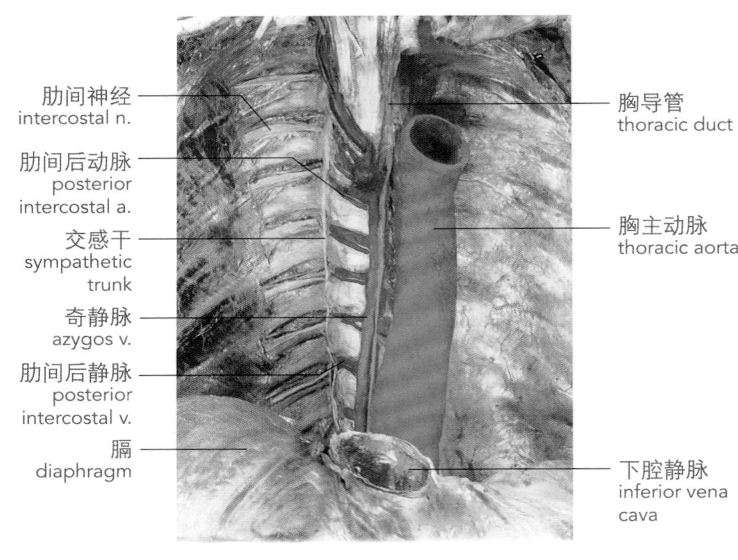

肋间神经
intercostal n.
肋间后动脉
posterior intercostal a.
交感干
sympathetic trunk
奇静脉
azygos v.
肋间后静脉
posterior intercostal v.
膈
diaphragm
胸导管
thoracic duct
胸主动脉
thoracic aorta
下腔静脉
inferior vena cava

图 5-230 后纵隔（背面观）
The posterior mediastinum. Dorsal aspect

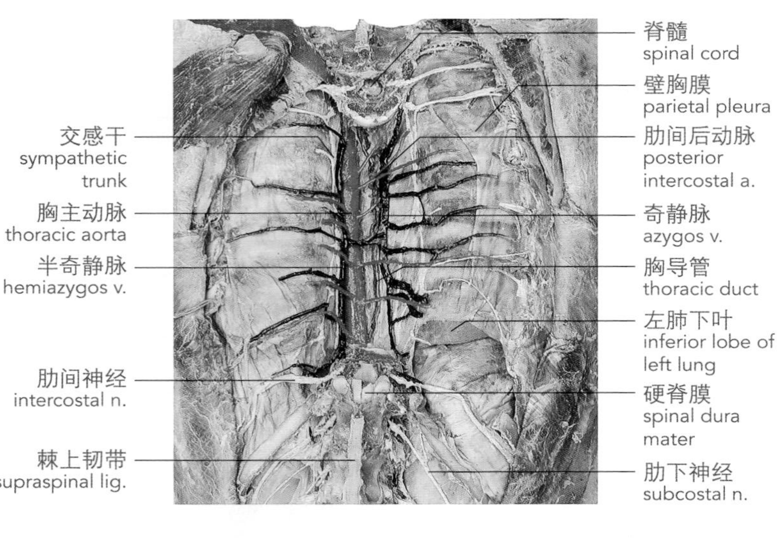

交感干
sympathetic trunk
胸主动脉
thoracic aorta
半奇静脉
hemiazygos v.
肋间神经
intercostal n.
棘上韧带
supraspinal lig.
脊髓
spinal cord
壁胸膜
parietal pleura
肋间后动脉
posterior intercostal a.
奇静脉
azygos v.
胸导管
thoracic duct
左肺下叶
inferior lobe of left lung
硬脊膜
spinal dura mater
肋下神经
subcostal n.

图 5-231 纵隔神经（右面观 1）
The mediastinum nerve. Right aspect（1）

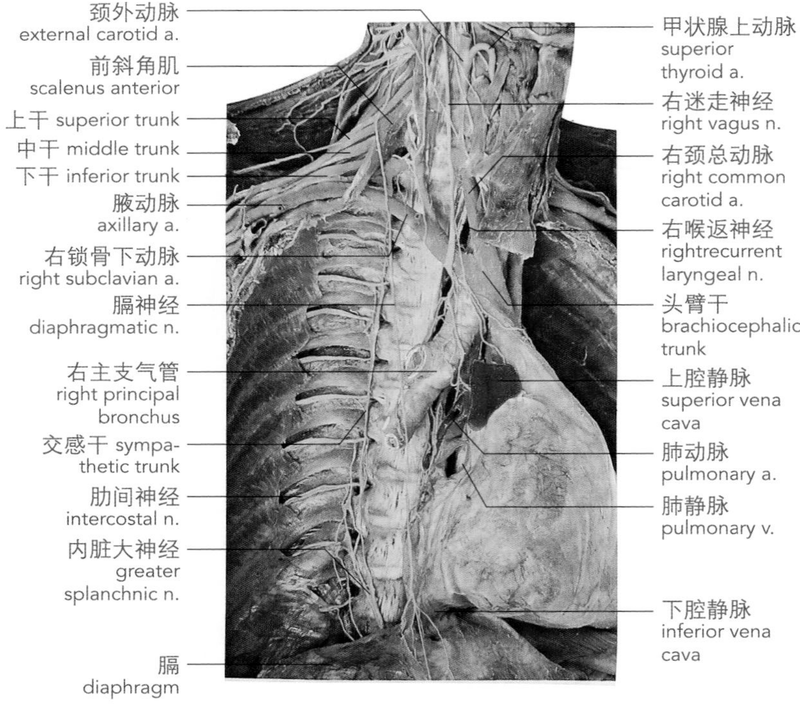

颈外动脉
external carotid a.
前斜角肌
scalenus anterior
上干 superior trunk
中干 middle trunk
下干 inferior trunk
腋动脉
axillary a.
右锁骨下动脉
right subclavian a.
膈神经
diaphragmatic n.
右主支气管
right principal bronchus
交感干 sympathetic trunk
肋间神经
intercostal n.
内脏大神经
greater splanchnic n.
膈
diaphragm
甲状腺上动脉
superior thyroid a.
右迷走神经
right vagus n.
右颈总动脉
right common carotid a.
右喉返神经
rightrecurrent laryngeal n.
头臂干
brachiocephalic trunk
上腔静脉
superior vena cava
肺动脉
pulmonary a.
肺静脉
pulmonary v.
下腔静脉
inferior vena cava

图 5-232 纵隔神经（右面观 2）
The mediastinum nerve. Right aspect（2）

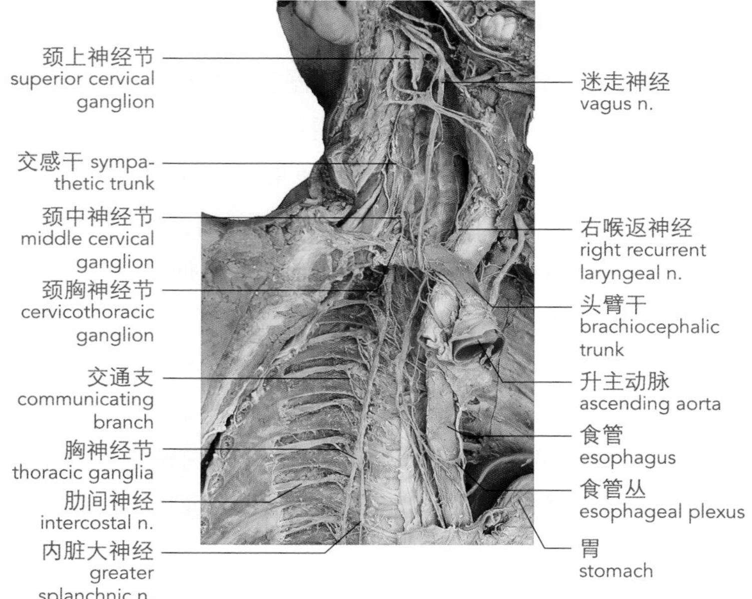

颈上神经节
superior cervical ganglion
交感干 sympathetic trunk
颈中神经节
middle cervical ganglion
颈胸神经节
cervicothoracic ganglion
交通支
communicating branch
胸神经节
thoracic ganglia
肋间神经
intercostal n.
内脏大神经
greater splanchnic n.
迷走神经
vagus n.
右喉返神经
right recurrent laryngeal n.
头臂干
brachiocephalic trunk
升主动脉
ascending aorta
食管
esophagus
食管丛
esophageal plexus
胃
stomach

图 5-233 纵隔神经（左面观）
The mediastinum nerve. Left aspect

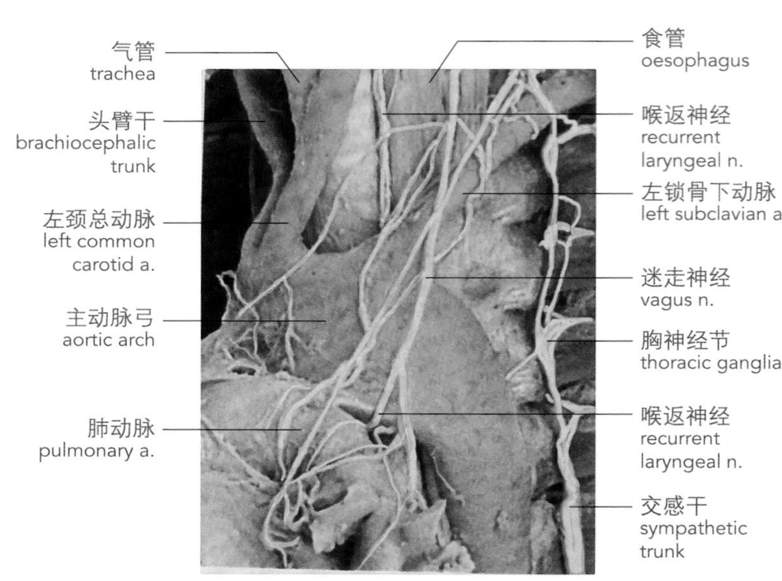

气管
trachea
头臂干
brachiocephalic trunk
左颈总动脉
left common carotid a.
主动脉弓
aortic arch
肺动脉
pulmonary a.
食管
oesophagus
喉返神经
recurrent laryngeal n.
左锁骨下动脉
left subclavian a.
迷走神经
vagus n.
胸神经节
thoracic ganglia
喉返神经
recurrent laryngeal n.
交感干
sympathetic trunk

图 5-234 上纵隔(1)
The superior mediastinum (1)

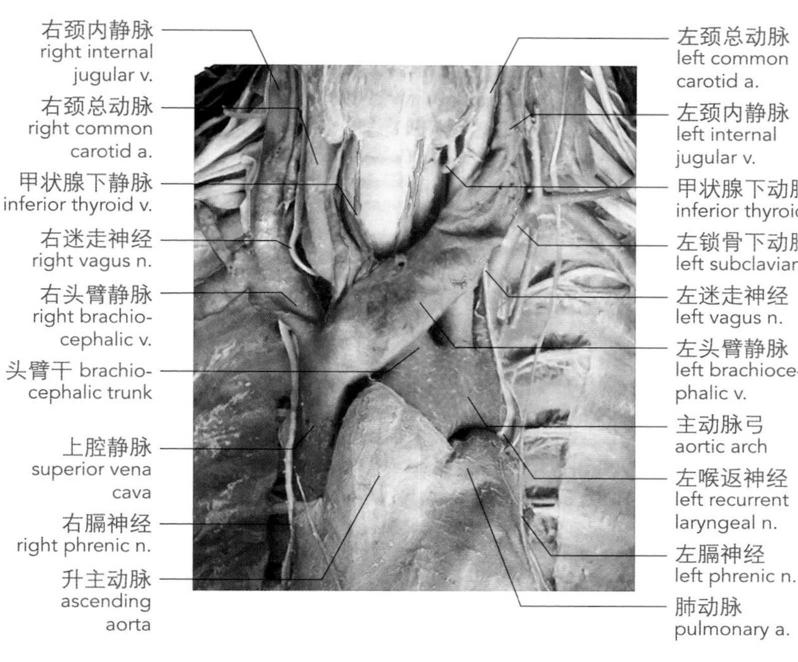
右颈内静脉
right internal jugular v.
右颈总动脉
right common carotid a.
甲状腺下静脉
inferior thyroid v.
右迷走神经
right vagus n.
右头臂静脉
right brachio-cephalic v.
头臂干 brachio-cephalic trunk
上腔静脉
superior vena cava
右膈神经
right phrenic n.
升主动脉
ascending aorta
左颈总动脉
left common carotid a.
左颈内静脉
left internal jugular v.
甲状腺下动脉
inferior thyroid a.
左锁骨下动脉
left subclavian a.
左迷走神经
left vagus n.
左头臂静脉
left brachioce-phalic v.
主动脉弓
aortic arch
左喉返神经
left recurrent laryngeal n.
左膈神经
left phrenic n.
肺动脉
pulmonary a.

图 5-235 上纵隔(2)
The superior mediastinum (2)

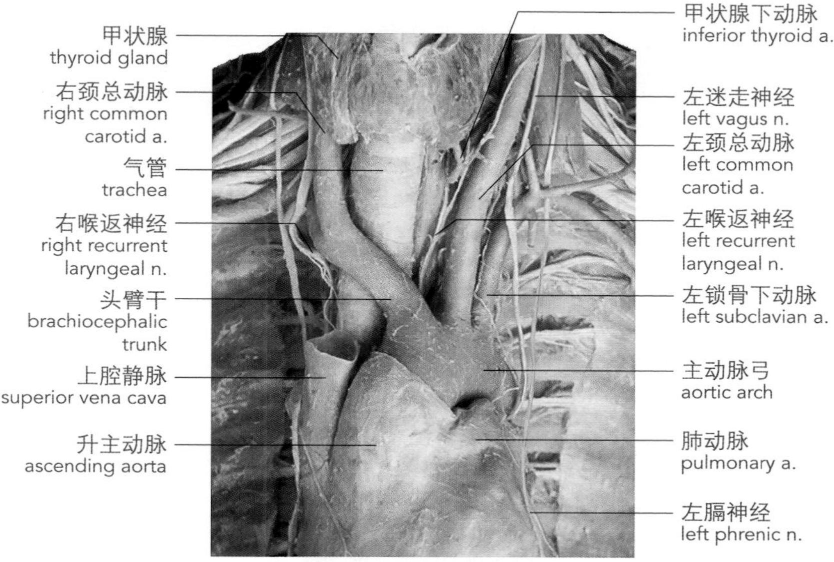
甲状腺
thyroid gland
右颈总动脉
right common carotid a.
气管
trachea
右喉返神经
right recurrent laryngeal n.
头臂干
brachiocephalic trunk
上腔静脉
superior vena cava
升主动脉
ascending aorta
甲状腺下动脉
inferior thyroid a.
左迷走神经
left vagus n.
左颈总动脉
left common carotid a.
左喉返神经
left recurrent laryngeal n.
左锁骨下动脉
left subclavian a.
主动脉弓
aortic arch
肺动脉
pulmonary a.
左膈神经
left phrenic n.

图 5-236 上纵隔(3)
The superior mediastinum (3)

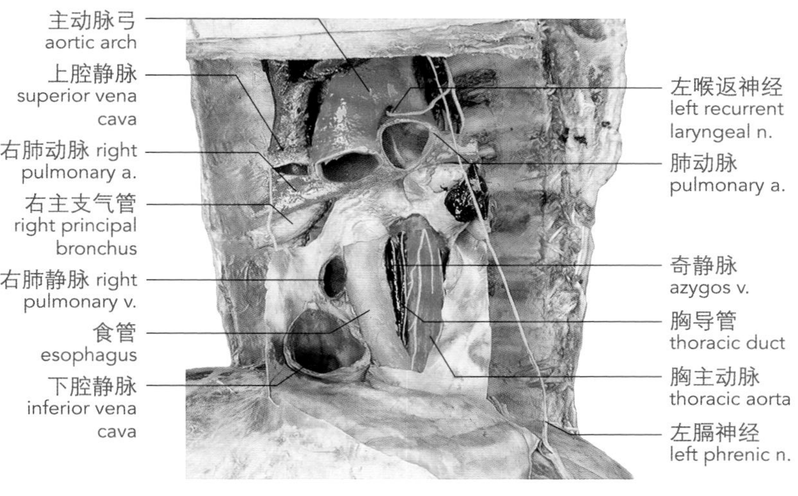
主动脉弓
aortic arch
上腔静脉
superior vena cava
右肺动脉 right pulmonary a.
右主支气管
right principal bronchus
右肺静脉 right pulmonary v.
食管
esophagus
下腔静脉
inferior vena cava
左喉返神经
left recurrent laryngeal n.
肺动脉
pulmonary a.
奇静脉
azygos v.
胸导管
thoracic duct
胸主动脉
thoracic aorta
左膈神经
left phrenic n.

图 5-237 上纵隔(4)
The superior mediastinum (4)

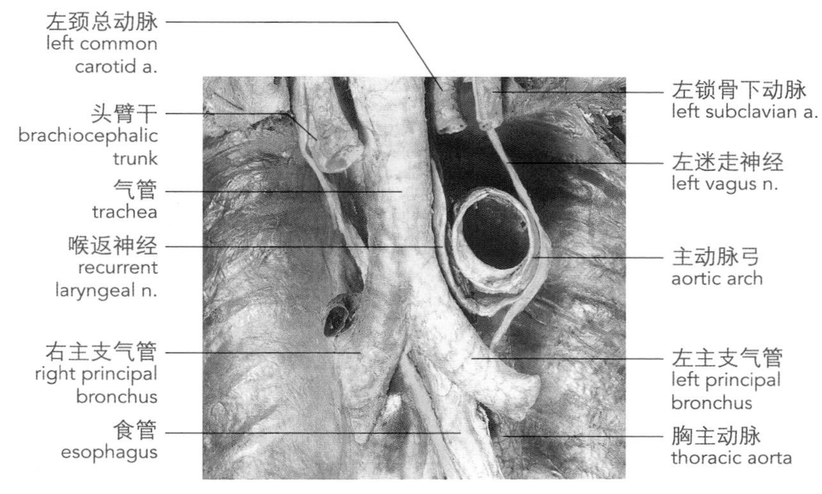
左颈总动脉
left common carotid a.
头臂干
brachiocephalic trunk
气管
trachea
喉返神经
recurrent laryngeal n.
右主支气管
right principal bronchus
食管
esophagus
左锁骨下动脉
left subclavian a.
左迷走神经
left vagus n.
主动脉弓
aortic arch
左主支气管
left principal bronchus
胸主动脉
thoracic aorta

图 5-238 胸导管
The thoracic duct

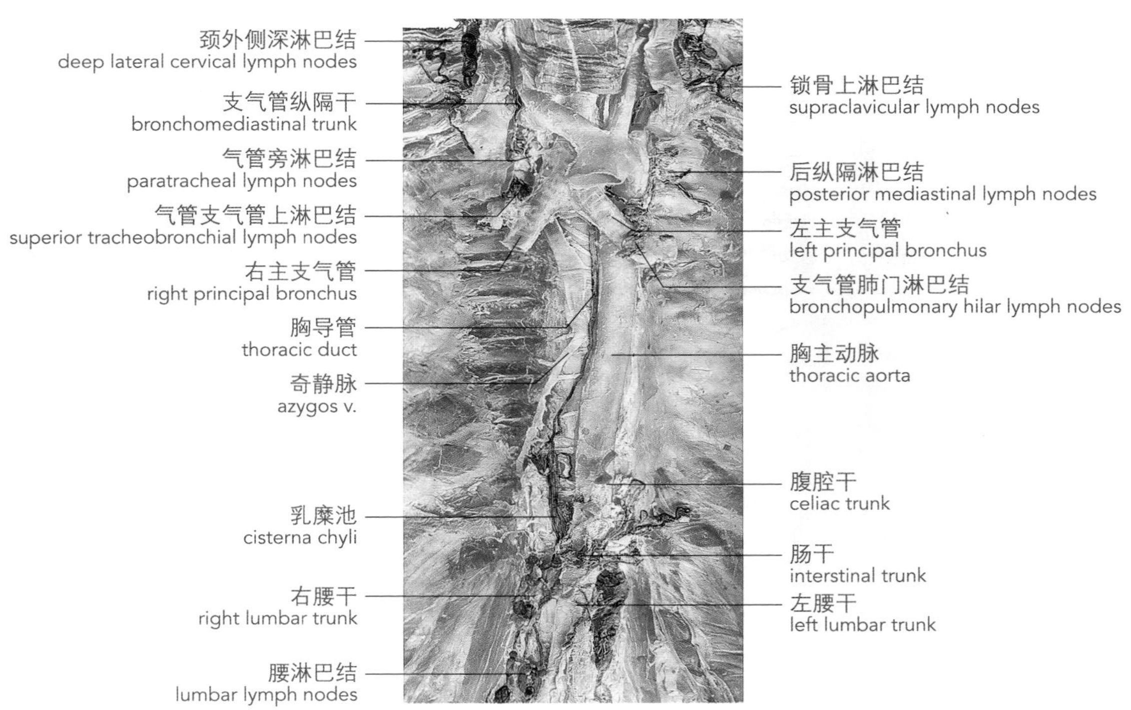
颈外侧深淋巴结
deep lateral cervical lymph nodes
支气管纵隔干
bronchomediastinal trunk
气管旁淋巴结
paratracheal lymph nodes
气管支气管上淋巴结
superior tracheobronchial lymph nodes
右主支气管
right principal bronchus
胸导管
thoracic duct
奇静脉
azygos v.
乳糜池
cisterna chyli
右腰干
right lumbar trunk
腰淋巴结
lumbar lymph nodes
锁骨上淋巴结
supraclavicular lymph nodes
后纵隔淋巴结
posterior mediastinal lymph nodes
左主支气管
left principal bronchus
支气管肺门淋巴结
bronchopulmonary hilar lymph nodes
胸主动脉
thoracic aorta
腹腔干
celiac trunk
肠干
interstinal trunk
左腰干
left lumbar trunk

【解剖学要点】

胸导管平第 12 胸椎下缘高度起于乳糜池，经主动脉裂孔入胸腔，沿脊柱右前方上行至第 5 胸椎高度向左上走行，经胸廓上口至颈部，注入左静脉角。在乳糜池处接收左、右腰干和肠干，在注入左静脉角之前接收左颈干、左锁骨下干和左支气管纵隔干。

图 5-239 奇静脉
The azygos vein

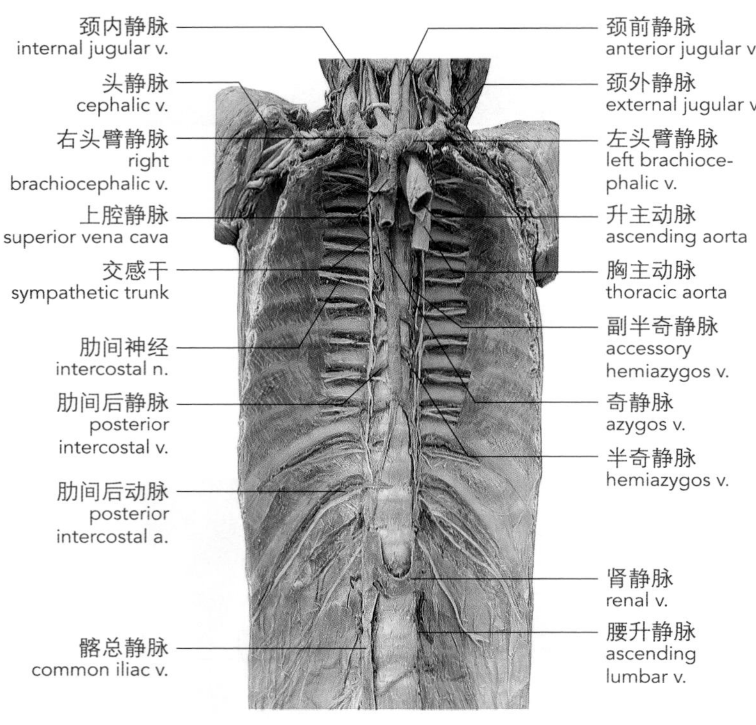
颈内静脉
internal jugular v.
头静脉
cephalic v.
右头臂静脉
right brachiocephalic v.
上腔静脉
superior vena cava
交感干
sympathetic trunk
肋间神经
intercostal n.
肋间后静脉
posterior intercostal v.
肋间后动脉
posterior intercostal a.
髂总静脉
common iliac v.
颈前静脉
anterior jugular v.
颈外静脉
external jugular v.
左头臂静脉
left brachiocephalic v.
升主动脉
ascending aorta
胸主动脉
thoracic aorta
副半奇静脉
accessory hemiazygos v.
奇静脉
azygos v.
半奇静脉
hemiazygos v.
肾静脉
renal v.
腰升静脉
ascending lumbar v.

图 5-240 脊柱血管铸型(前面观 1)
The vascular cast of vertebral column. Anterior aspect(1)

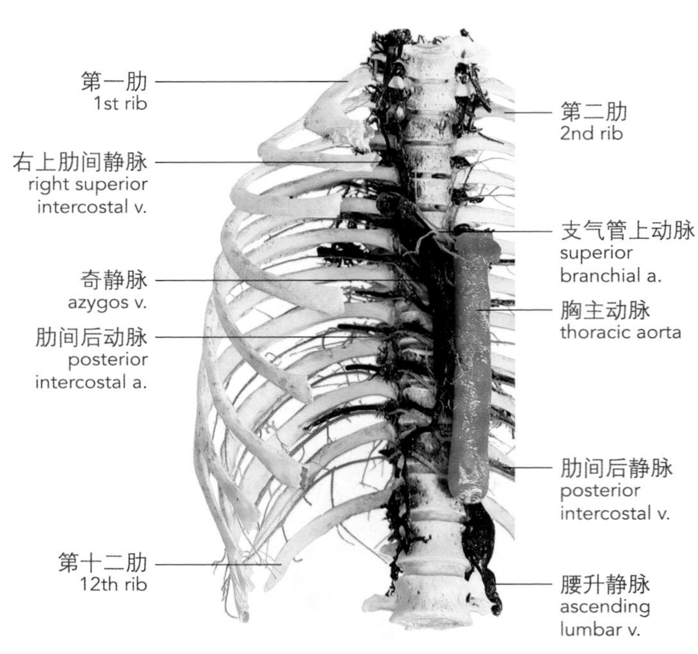
第一肋
1st rib
右上肋间静脉
right superior intercostal v.
奇静脉
azygos v.
肋间后动脉
posterior intercostal a.
第十二肋
12th rib
第二肋
2nd rib
支气管上动脉
superior branchial a.
胸主动脉
thoracic aorta
肋间后静脉
posterior intercostal v.
腰升静脉
ascending lumbar v.

图 5-241 脊柱血管铸型(前面观 2)
The vascular cast of vertebral column. Anterior aspect(2)

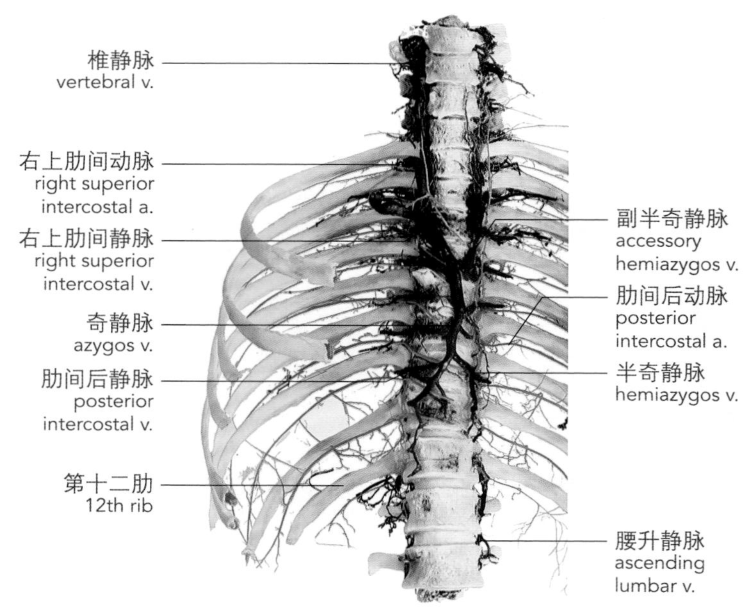
椎静脉
vertebral v.
右上肋间动脉
right superior intercostal a.
右上肋间静脉
right superior intercostal v.
奇静脉
azygos v.
肋间后静脉
posterior intercostal v.
第十二肋
12th rib
副半奇静脉
accessory hemiazygos v.
肋间后动脉
posterior intercostal a.
半奇静脉
hemiazygos v.
腰升静脉
ascending lumbar v.

图 5-242 心包淋巴管及淋巴结(前面观)
The pericardium lymphatic vessels and lymph node. Anterior aspect

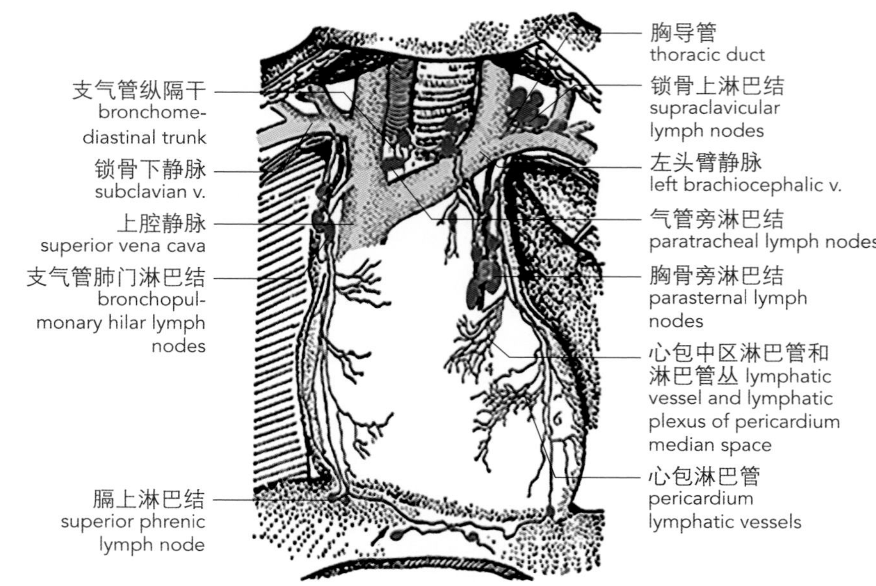
支气管纵隔干
bronchomediastinal trunk
锁骨下静脉
subclavian v.
上腔静脉
superior vena cava
支气管肺门淋巴结
bronchopulmonary hilar lymph nodes
膈上淋巴结
superior phrenic lymph node
胸导管
thoracic duct
锁骨上淋巴结
supraclavicular lymph nodes
左头臂静脉
left brachiocephalic v.
气管旁淋巴结
paratracheal lymph nodes
胸骨旁淋巴结
parasternal lymph nodes
心包中区淋巴管和淋巴管丛 lymphatic vessel and lymphatic plexus of pericardium median space
心包淋巴管
pericardium lymphatic vessels

图 5-243 心包淋巴管及淋巴结(侧面观)
The pericardium lymphatic vessels and lymph nodes. Lateral aspect

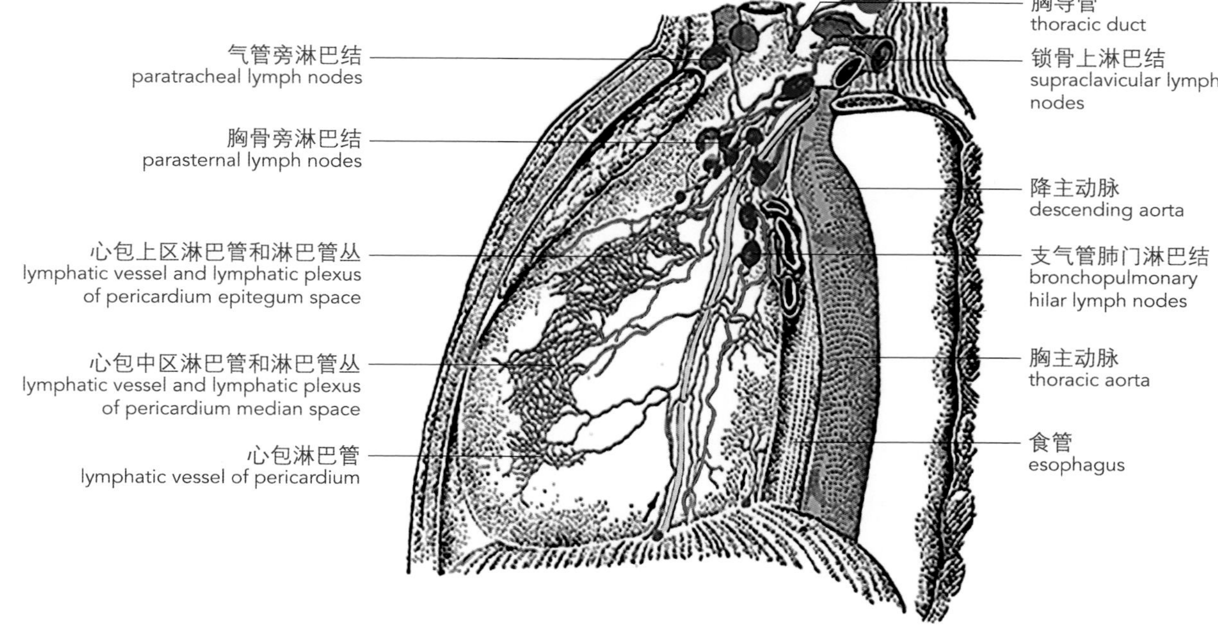
气管旁淋巴结
paratracheal lymph nodes
胸骨旁淋巴结
parasternal lymph nodes
心包上区淋巴管和淋巴管丛
lymphatic vessel and lymphatic plexus of pericardium epitegum space
心包中区淋巴管和淋巴管丛
lymphatic vessel and lymphatic plexus of pericardium median space
心包淋巴管
lymphatic vessel of pericardium
胸导管
thoracic duct
锁骨上淋巴结
supraclavicular lymph nodes
降主动脉
descending aorta
支气管肺门淋巴结
bronchopulmonary hilar lymph nodes
胸主动脉
thoracic aorta
食管
esophagus

第六章

腹部

Abdomen

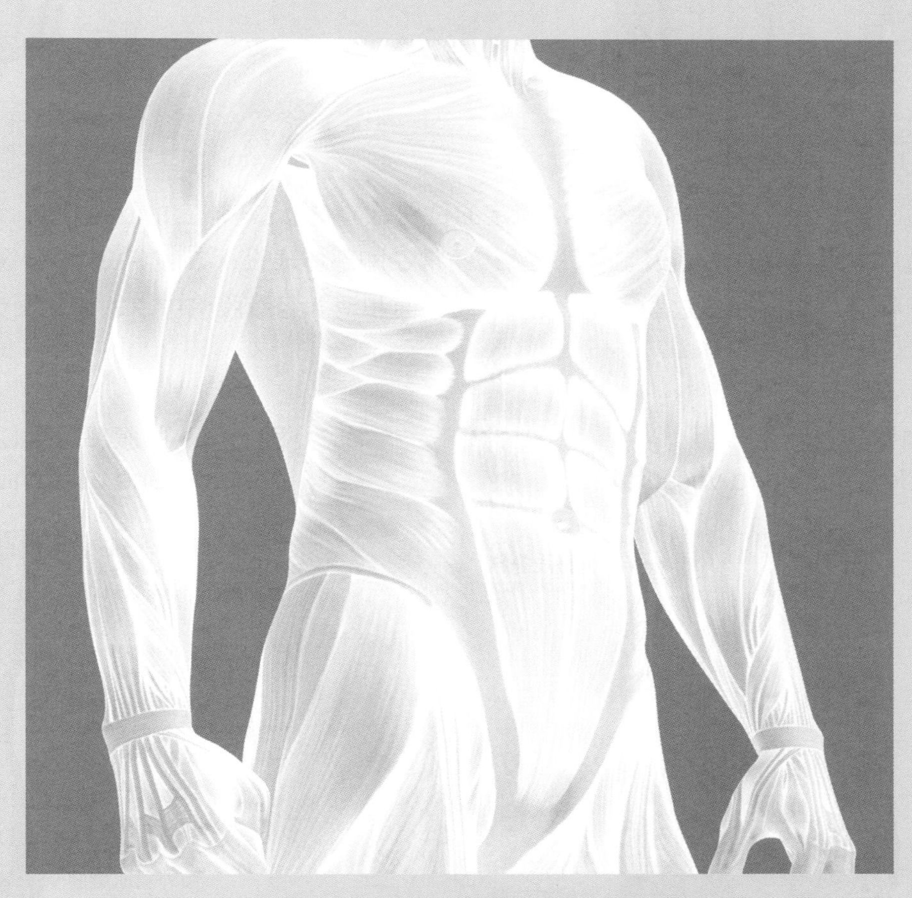

图 6-1 腹部分区（前面观）
The abdominal regions. Anterior aspect

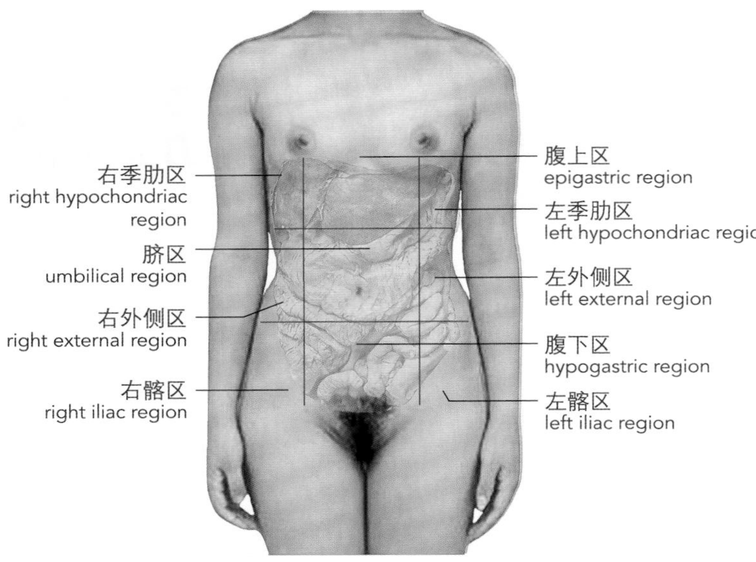
右季肋区
right hypochondriac region
脐区
umbilical region
右外侧区
right external region
右髂区
right iliac region
腹上区
epigastric region
左季肋区
left hypochondriac region
左外侧区
left external region
腹下区
hypogastric region
左髂区
left iliac region

图 6-2 腹部常用外科切口
The abdominal common surgical incision

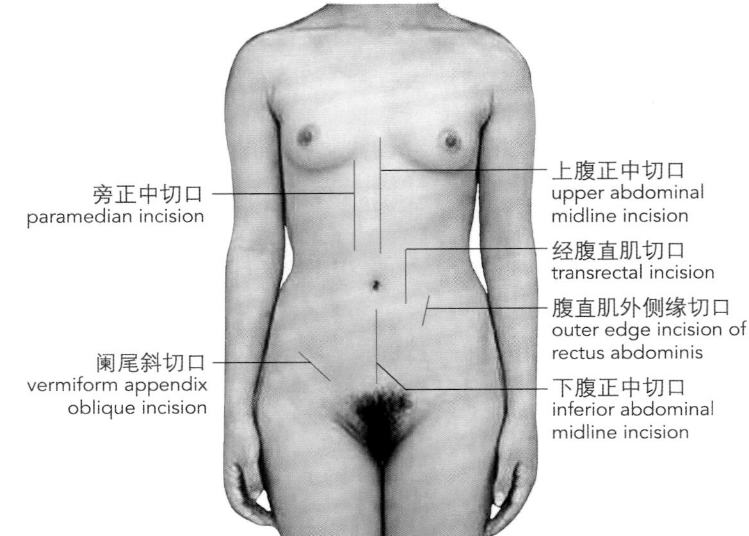
旁正中切口
paramedian incision
阑尾斜切口
vermiform appendix oblique incision
上腹正中切口
upper abdominal midline incision
经腹直肌切口
transrectal incision
腹直肌外侧缘切口
outer edge incision of rectus abdominis
下腹正中切口
inferior abdominal midline incision

【解剖学要点】

大部分内脏器官在胸、腹腔内占有相对固定的位置，而掌握这些器官的正常位置，对于临床疾病的诊断有重要的意义。为了描述胸、腹腔内各器官的位置及其体表投影，通常在胸部体表设标志线，在腹部分区。胸部设 11 条纵行标志线，同时配合肋骨、肋间隙标志。腹部以通过肋下平面、结节间平面和两条经腹股沟中点的矢状面分为 9 个区。

图 6-3 胸腹部血管（1）
Thoracic and abdominal blood vessel（1）

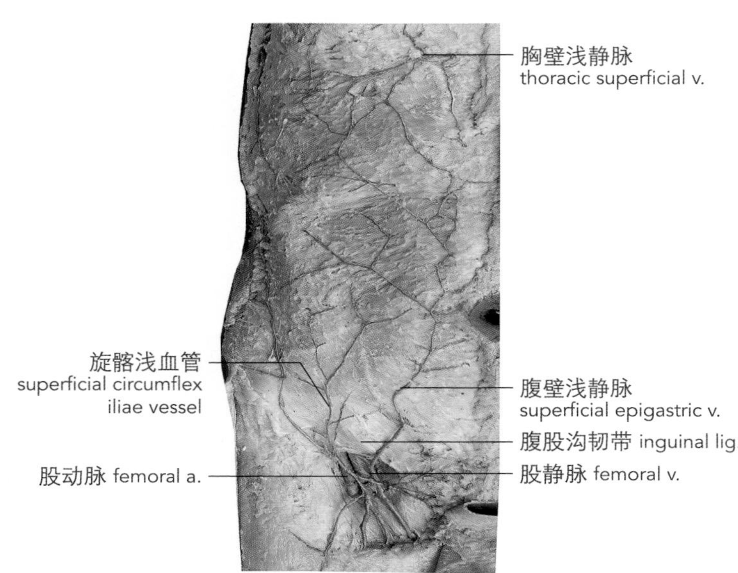
胸壁浅静脉
thoracic superficial v.
旋髂浅血管
superficial circumflex iliae vessel
股动脉 femoral a.
腹壁浅静脉
superficial epigastric v.
腹股沟韧带 inguinal lig.
股静脉 femoral v.

图 6-4 胸腹部血管（2）
Thoracic and abdominal blood vessel（2）

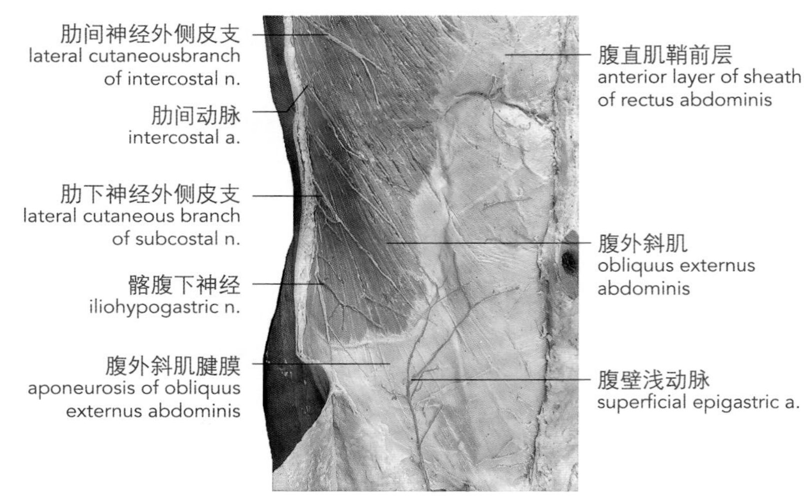
肋间神经外侧皮支
lateral cutaneousbranch of intercostal n.
肋间动脉
intercostal a.
肋下神经外侧皮支
lateral cutaneous branch of subcostal n.
髂腹下神经
iliohypogastric n.
腹外斜肌腱膜
aponeurosis of obliquus externus abdominis
腹直肌鞘前层
anterior layer of sheath of rectus abdominis
腹外斜肌
obliquus externus abdominis
腹壁浅动脉
superficial epigastric a.

图 6-5 胸腹部血管（3）
Thoracic and abdominal blood vessel（3）

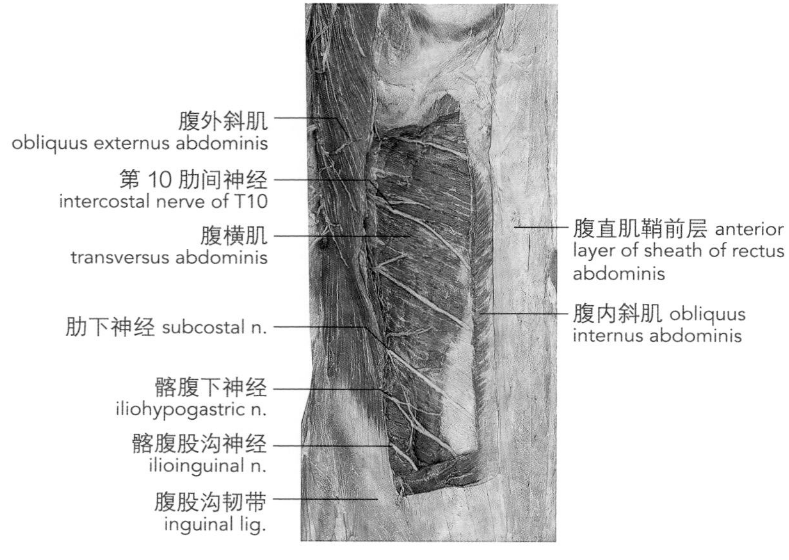
腹外斜肌
obliquus externus abdominis
第 10 肋间神经
intercostal nerve of T10
腹横肌
transversus abdominis
肋下神经 subcostal n.
髂腹下神经
iliohypogastric n.
髂腹股沟神经
ilioinguinal n.
腹股沟韧带
inguinal lig.
腹直肌鞘前层 anterior layer of sheath of rectus abdominis
腹内斜肌 obliquus internus abdominis

图 6-6 胸腹部血管（4）
Thoracic and abdominal blood vessel（4）

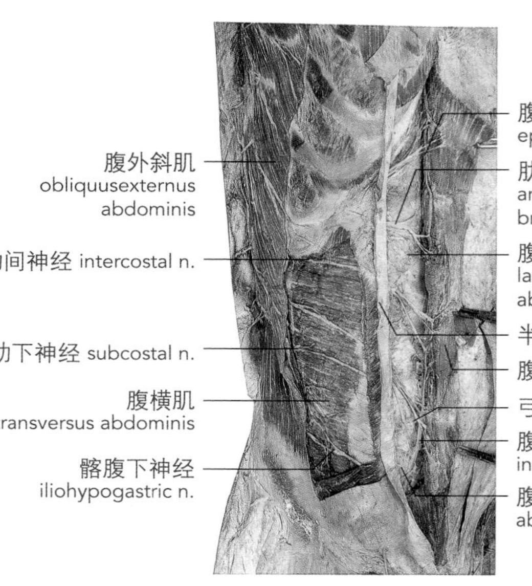
腹外斜肌
obliquusexternus abdominis
肋间神经 intercostal n.
肋下神经 subcostal n.
腹横肌
transversus abdominis
髂腹下神经
iliohypogastric n.
腹壁上动脉 superior epigastric a.
肋间神经前皮支
anterior cutaneous branch of intercostal n.
腹直肌鞘后层 posterior layer of sheath of rectus abdominis
半月线 semilunar line
腹直肌 rectus abdominis
弓状线 arcuate line
腹壁下动脉
inferior epigastric a.
腹横肌腱膜 transversus abdominia aponeurosis

【解剖学要点】

腹内斜肌起于胸背筋膜、髂嵴和腹股沟韧带的外1/2，肌纤维呈扇形向上、内、下方，在腹直肌外缘，大部肌束形成腱膜，并分为前、后两层包裹腹直肌，参与构成腹直肌鞘的前、后层。腹直肌起于耻骨联合和耻骨嵴，肌束向上止于胸骨剑突和第5~7肋软骨的前面，肌的全长有3~4个横行的腱划。

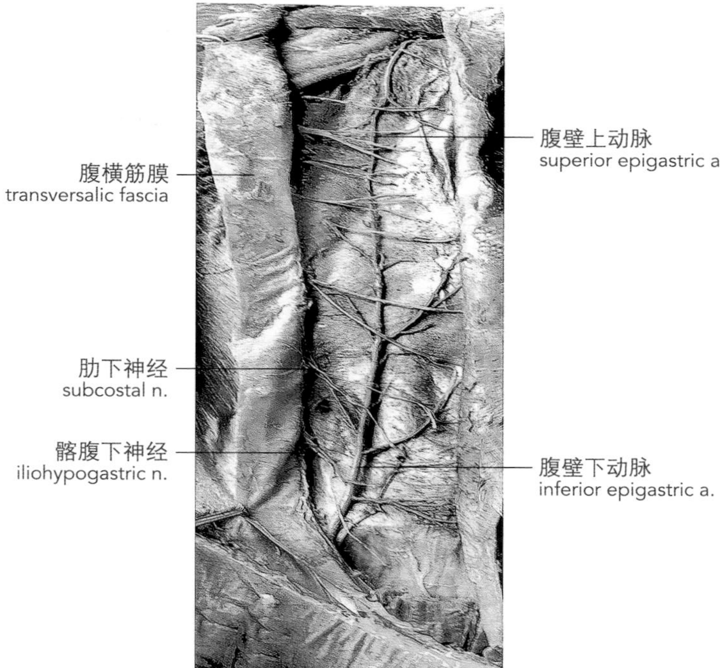
腹横筋膜 transversalic fascia
肋下神经 subcostal n.
髂腹下神经 iliohypogastric n.
腹壁上动脉 superior epigastric a.
腹壁下动脉 inferior epigastric a.

图 6-7 胸腹部血管(5)
Thoracic and abdominal blood vessel(5)

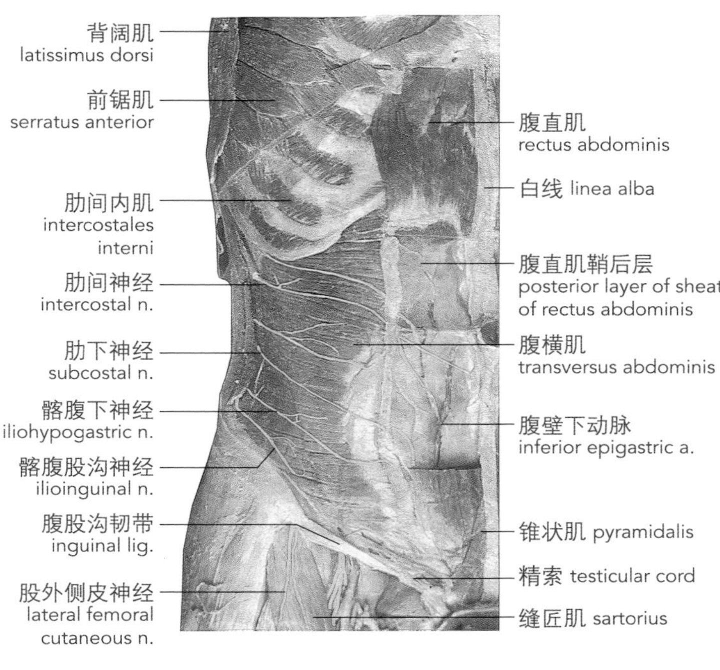
背阔肌 latissimus dorsi
前锯肌 serratus anterior
肋间内肌 intercostales interni
肋间神经 intercostal n.
肋下神经 subcostal n.
髂腹下神经 iliohypogastric n.
髂腹股沟神经 ilioinguinal n.
腹股沟韧带 inguinal lig.
股外侧皮神经 lateral femoral cutaneous n.
腹直肌 rectus abdominis
白线 linea alba
腹直肌鞘后层 posterior layer of sheath of rectus abdominis
腹横肌 transversus abdominis
腹壁下动脉 inferior epigastric a.
锥状肌 pyramidalis
精索 testicular cord
缝匠肌 sartorius

图 6-8 胸腹部血管(6)
Thoracic and abdominal blood vessel(6)

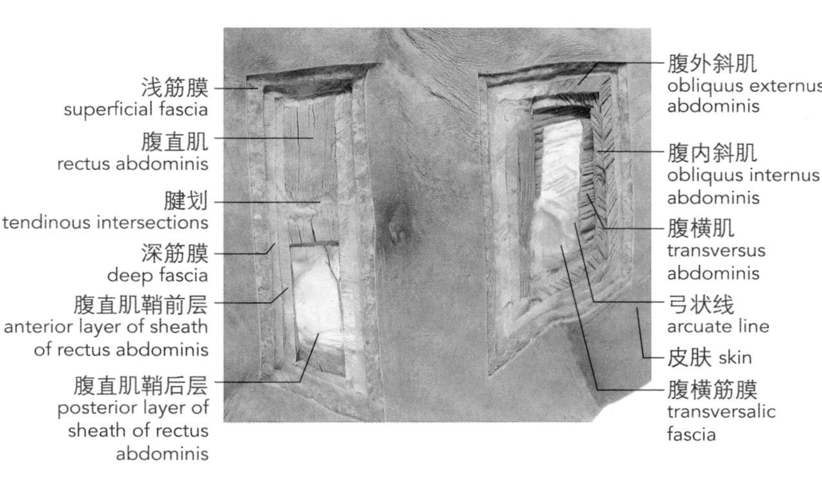
浅筋膜 superficial fascia
腹直肌 rectus abdominis
腱划 tendinous intersections
深筋膜 deep fascia
腹直肌鞘前层 anterior layer of sheath of rectus abdominis
腹直肌鞘后层 posterior layer of sheath of rectus abdominis
腹外斜肌 obliquus externus abdominis
腹内斜肌 obliquus internus abdominis
腹横肌 transversus abdominis
弓状线 arcuate line
皮肤 skin
腹横筋膜 transversalic fascia

图 6-9 腹肌
The muscles of abdomen

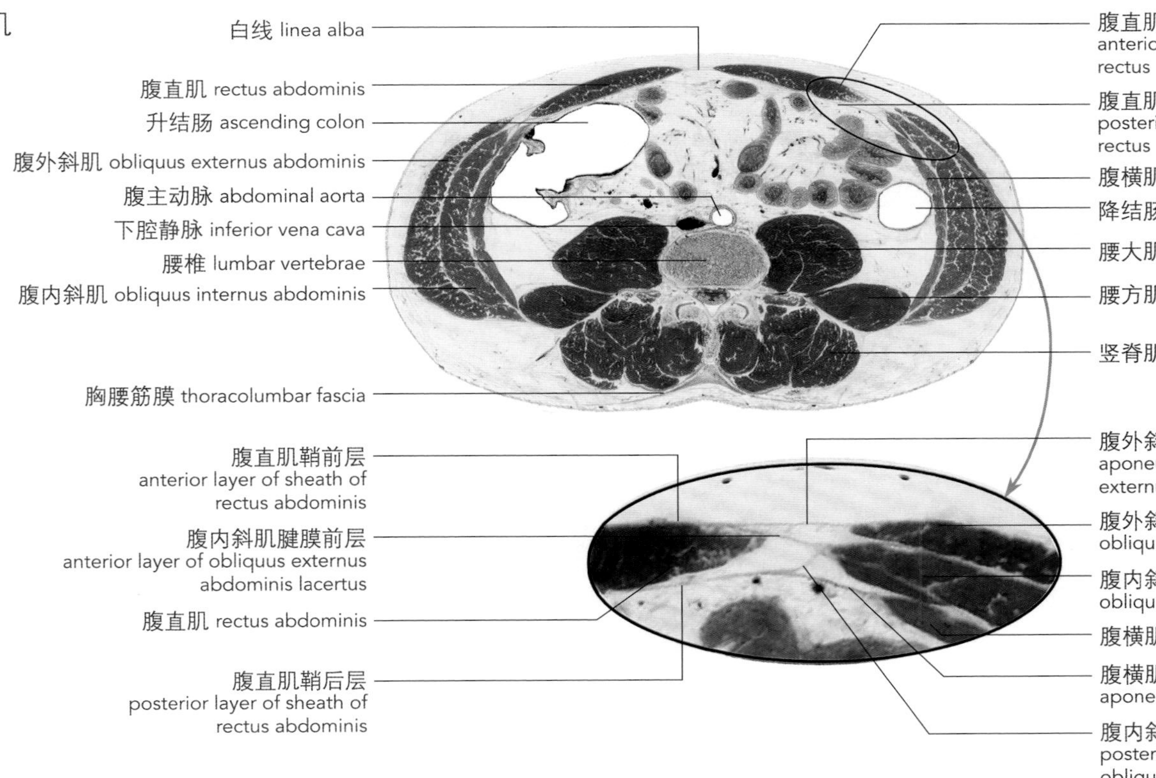
白线 linea alba
腹直肌 rectus abdominis
升结肠 ascending colon
腹外斜肌 obliquus externus abdominis
腹主动脉 abdominal aorta
下腔静脉 inferior vena cava
腰椎 lumbar vertebrae
腹内斜肌 obliquus internus abdominis
胸腰筋膜 thoracolumbar fascia
腹直肌鞘前层 anterior layer of sheath of rectus abdominis
腹直肌鞘后层 posterior layer of sheath of rectus abdominis
腹横肌 transversus abdominis
降结肠 descending colon
腰大肌 psoas major
腰方肌 quadratus lumborum
竖脊肌 erector spinae
腹直肌鞘前层 anterior layer of sheath of rectus abdominis
腹内斜肌腱膜前层 anterior layer of obliquus externus abdominis lacertus
腹直肌 rectus abdominis
腹直肌鞘后层 posterior layer of sheath of rectus abdominis
腹外斜肌腱膜 aponeurosis of obliquus externus abdominis
腹外斜肌 obliquus externus abdominis
腹内斜肌 obliquus internus abdominis
腹横肌 transversus abdominis
腹横肌腱膜 aponeurosis of transversus abdominia
腹内斜肌腱膜后层 posterior layer of aponeurosis of obliquus internus abdominis

图 6-10 腹肌(水平切面)
The muscles of abdomen. Horizontal section

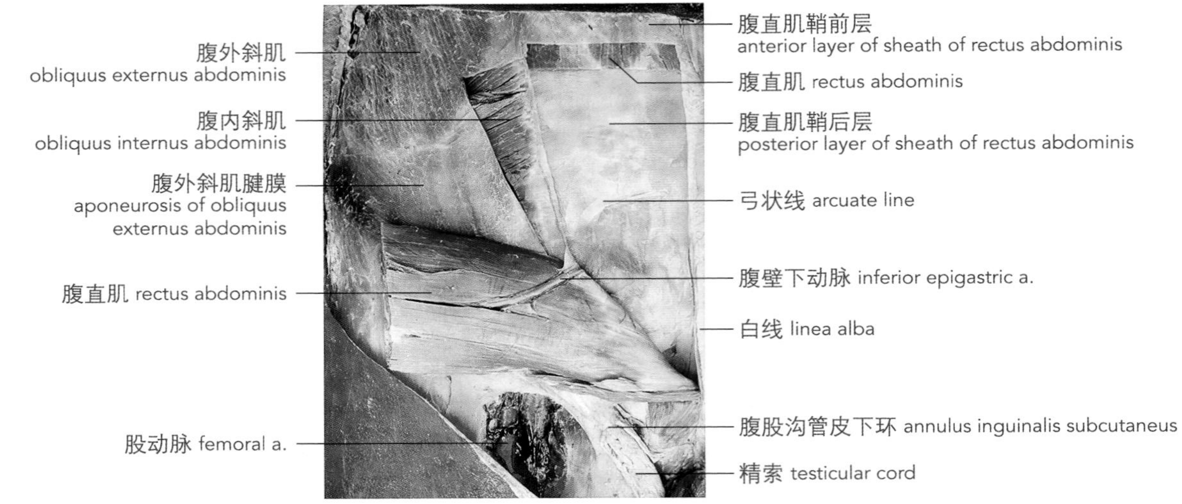
腹外斜肌
obliquus externus abdominis
腹内斜肌
obliquus internus abdominis
腹外斜肌腱膜
aponeurosis of obliquus externus abdominis
腹直肌 rectus abdominis
股动脉 femoral a.
腹直肌鞘前层
anterior layer of sheath of rectus abdominis
腹直肌 rectus abdominis
腹直肌鞘后层
posterior layer of sheath of rectus abdominis
弓状线 arcuate line
腹壁下动脉 inferior epigastric a.
白线 linea alba
腹股沟管皮下环 annulus inguinalis subcutaneus
精索 testicular cord

图 6-11 腹直肌鞘(后层)
The sheath of rectus abdominis. Posterior layer

【解剖学要点】

腹直肌鞘包绕腹直肌。鞘前层由腹外斜肌腱膜与腹内斜肌腱膜的前层构成,后层由腹内斜肌腱膜的后层与腹横肌腱膜构成。在脐下 4~5cm 处,鞘后层转至腹直肌的前面,后层下缘形成一弧形线,称弓状线。两侧腹直肌鞘的纤维在前正中线交织,形成白线。

中心腱 central tendon
肋部 costal part
腰部 lumbar part
腰三角 lumbar triangle
右脚 right crus
肋下神经 subcostal n.
髂腹下神经 iliohypogastric n.
输尿管 ureter
髂总动脉 common iliac a.
髂肌 iliacus
乙状结肠 sigmoid colon
膀胱 bladder
食管裂孔 oesophageal hiatus
膈 diaphragm
主动脉裂孔 aortic hiatus
左脚 left crus
腹主动脉 abdominal aorta
腰方肌 quadratus lumborum
腰大肌 psoas major
髂外动脉 external iliac a.
直肠 rectum

图 6-12 腹后壁肌
The muscle of posterior abdomen wall

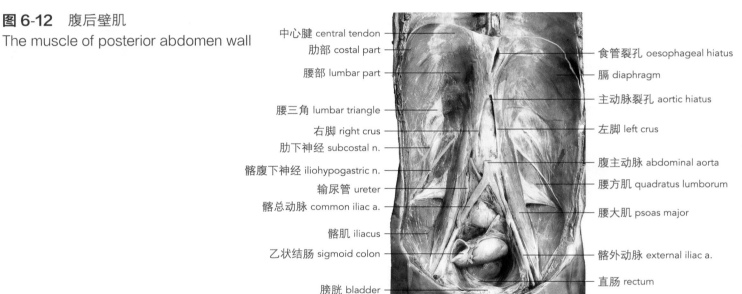

【解剖学要点】

腹后壁肌主要有腰大肌和腰方肌。腰大肌起于腰椎椎体侧面和横突,肌束向下与髂肌会合,构成髂腰肌,止于小转子,作用:可使髋关节前屈和旋外;下肢固定时,使躯干前屈。腰方肌起于髂嵴的后部,向上止于第 12 肋和第 1~4 腰椎的横突,作用:可降第 12 肋,并使脊柱侧屈。

图 6-13 膈肌(下面观)
The diaphragma. Inferior aspect

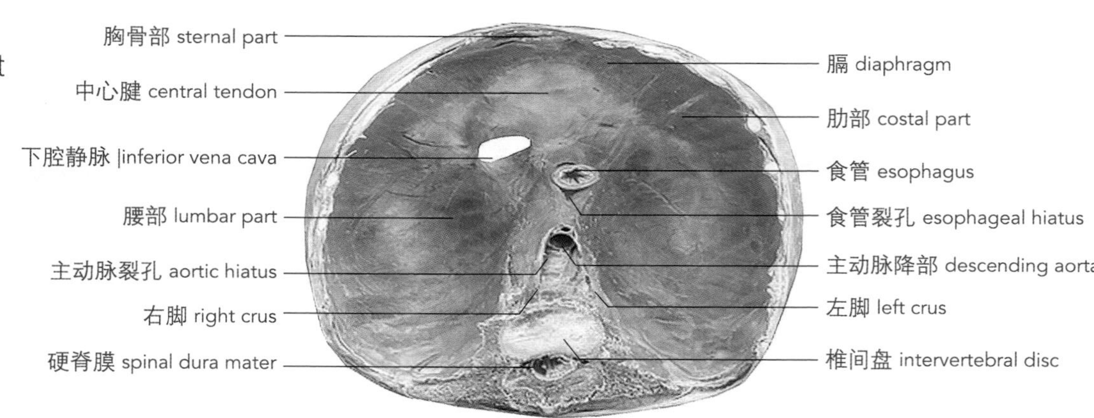
胸骨部 sternal part
中心腱 central tendon
下腔静脉 |inferior vena cava
腰部 lumbar part
主动脉裂孔 aortic hiatus
右脚 right crus
硬脊膜 spinal dura mater
膈 diaphragm
肋部 costal part
食管 esophagus
食管裂孔 esophageal hiatus
主动脉降部 descending aorta
左脚 left crus
椎间盘 intervertebral disc

图 6-14 腹前壁腹膜（内面观 1）
The peritoneum of anterior abdominal wall. Internal aspect (1)

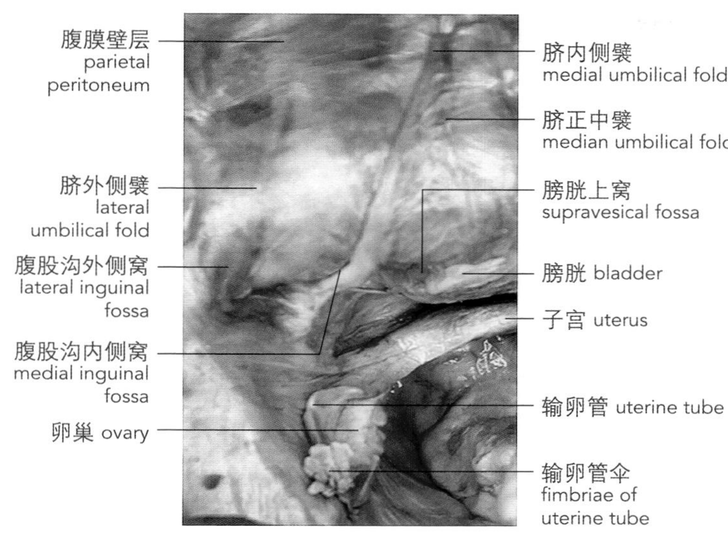
腹膜壁层
parietal peritoneum
脐外侧襞
lateral umbilical fold
腹股沟外侧窝
lateral inguinal fossa
腹股沟内侧窝
medial inguinal fossa
卵巢 ovary
脐内侧襞
medial umbilical fold
脐正中襞
median umbilical fold
膀胱上窝
supravesical fossa
膀胱 bladder
子宫 uterus
输卵管 uterine tube
输卵管伞
fimbriae of uterine tube

图 6-15 腹前壁腹膜（内面观 2）
The peritoneum of anterior abdominal wall. Internal aspect (2)

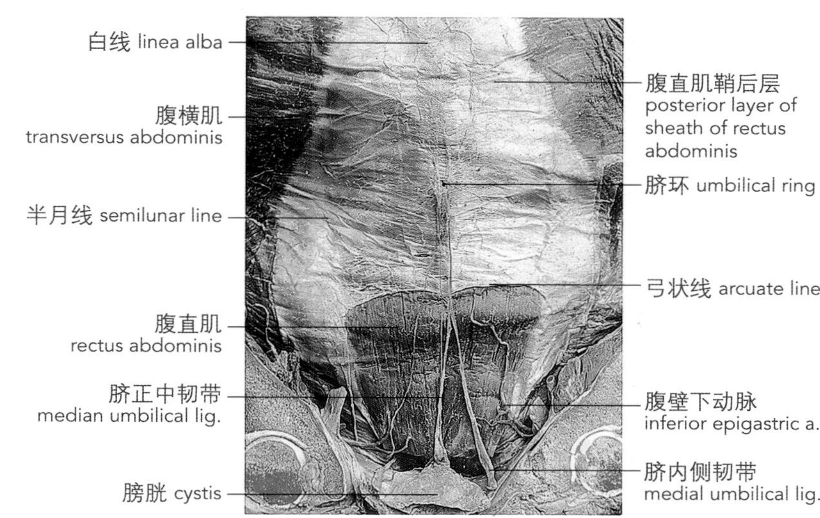
白线 linea alba
腹横肌
transversus abdominis
半月线 semilunar line
腹直肌
rectus abdominis
脐正中韧带
median umbilical lig.
膀胱 cystis
腹直肌鞘后层
posterior layer of sheath of rectus abdominis
脐环 umbilical ring
弓状线 arcuate line
腹壁下动脉
inferior epigastric a.
脐内侧韧带
medial umbilical lig.

【解剖学要点】

衬于腹、盆壁的腹膜称壁腹膜，覆盖于腹、盆腔脏器表面的腹膜称脏腹膜，二者移行形成的潜在腔隙称腹膜腔。壁、脏腹膜之间或脏腹膜反折移行中可形成一些结构和腔隙，包括网膜、系膜、韧带和隐窝或陷凹。

网膜是由脏器与脏器之间的腹膜移行所形成，包括小网膜、大网膜和网膜囊；系膜由两层腹膜构成，主要有小肠系膜、阑尾系膜、结肠系膜、卵巢系膜和输卵管系膜等；韧带是由腹膜脏、壁层之间或脏层之间移行而成，包括肝、脾、胃及十二指肠韧带；隐窝或陷凹，主要有直肠膀胱陷凹、直肠子宫陷凹和膀胱子宫陷凹。

另外在腹前壁下部的腹膜壁层覆盖着韧带和血管，形成 5 条纵行的腹膜皱襞，分别是位于正中的脐中襞、脐外侧襞和腹壁动脉襞。皱襞之间形成三对凹陷，分别是膀胱上凹、腹股沟内侧凹及腹股沟外侧凹。

图 6-16 腹壁下动脉（内面观）
The inferior epigastric artery. Internal aspect

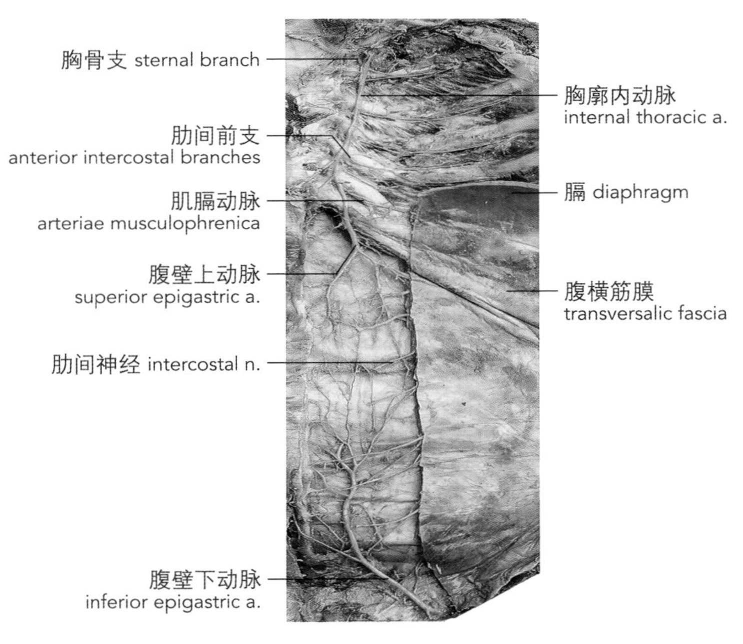
胸骨支 sternal branch
肋间前支
anterior intercostal branches
肌膈动脉
arteriae musculophrenica
腹壁上动脉
superior epigastric a.
肋间神经 intercostal n.
腹壁下动脉
inferior epigastric a.
胸廓内动脉
internal thoracic a.
膈 diaphragm
腹横筋膜
transversalic fascia

图 6-17 腹膜
The peritoneum

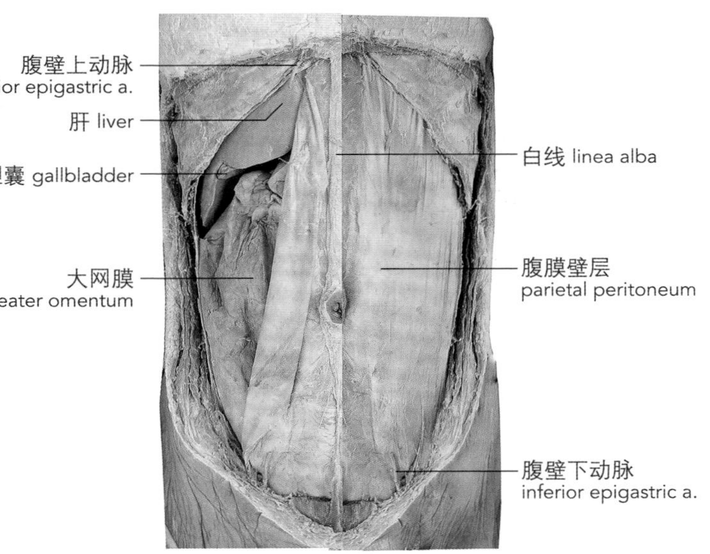
腹壁上动脉
superior epigastric a.
肝 liver
胆囊 gallbladder
大网膜
greater omentum
白线 linea alba
腹膜壁层
parietal peritoneum
腹壁下动脉
inferior epigastric a.

图 6-18 腹股沟结构(1)
The structure of groin(1)

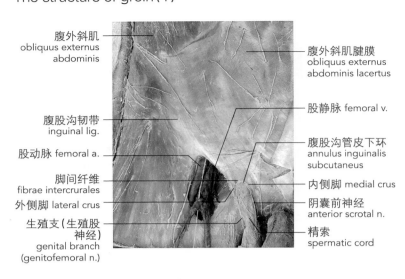

腹外斜肌
obliquus externus abdominis
腹外斜肌腱膜
obliquus externus abdominis lacertus
股静脉 femoral v.
腹股沟韧带
inguinal lig.
腹股沟管皮下环
annulus inguinalis subcutaneus
股动脉 femoral a.
脚间纤维
fibrae intercrurales
内侧脚 medial crus
外侧脚 lateral crus
阴囊前神经
anterior scrotal n.
生殖支(生殖股神经)
genital branch (genitofemoral n.)
精索
spermatic cord

图 6-19 腹股沟结构(2)
The structure of groin(2)

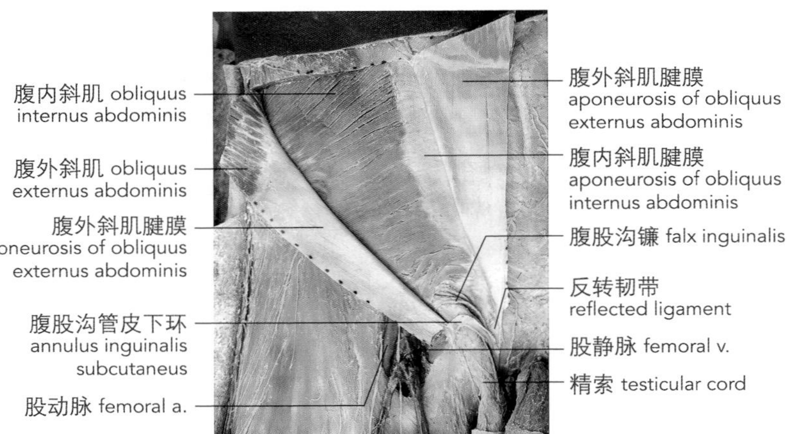
腹内斜肌 obliquus internus abdominis
腹外斜肌腱膜
aponeurosis of obliquus externus abdominis
腹外斜肌 obliquus externus abdominis
腹内斜肌腱膜
aponeurosis of obliquus internus abdominis
腹外斜肌腱膜
aponeurosis of obliquus externus abdominis
腹股沟镰 falx inguinalis
反转韧带
reflected ligament
腹股沟管皮下环
annulus inguinalis subcutaneus
股静脉 femoral v.
股动脉 femoral a.
精索 testicular cord

图 6-20 腹股沟结构(3)
The structure of groin(3)

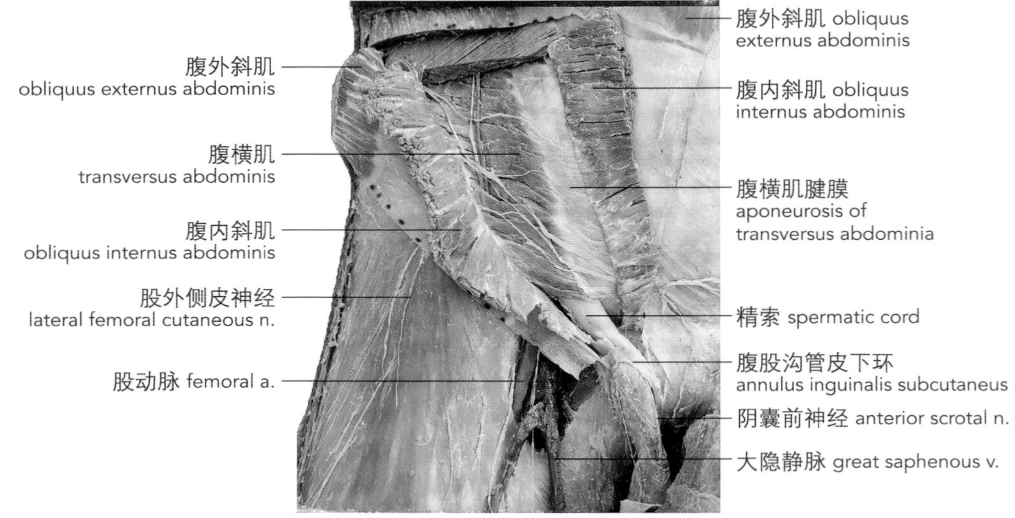
腹外斜肌 obliquus externus abdominis
腹外斜肌
obliquus externus abdominis
腹内斜肌 obliquus internus abdominis
腹横肌
transversus abdominis
腹横肌腱膜
aponeurosis of transversus abdominia
腹内斜肌
obliquus internus abdominis
股外侧皮神经
lateral femoral cutaneous n.
精索 spermatic cord
腹股沟管皮下环
annulus inguinalis subcutaneus
股动脉 femoral a.
阴囊前神经 anterior scrotal n.
大隐静脉 great saphenous v.

图 6-21 腹股沟结构(4)
The structure of groin(4)

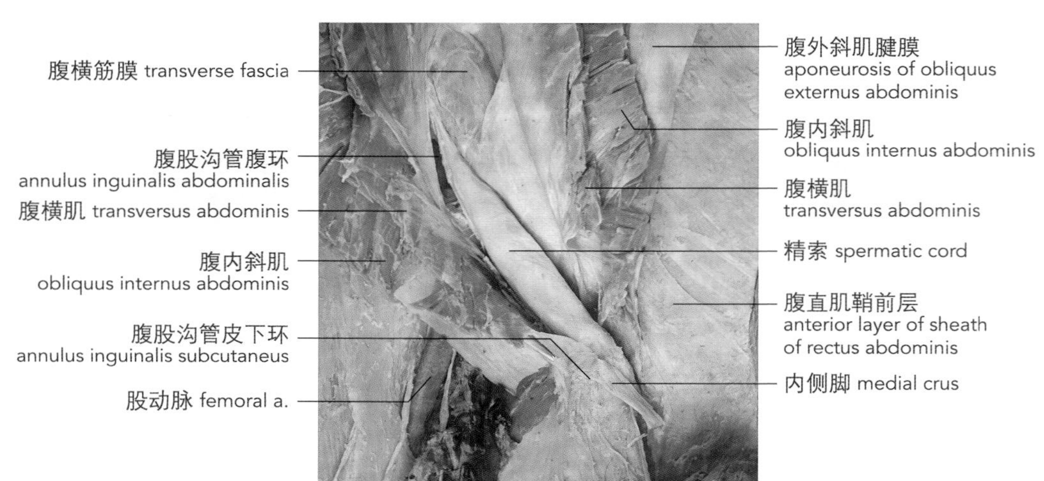
腹横筋膜 transverse fascia
腹外斜肌腱膜
aponeurosis of obliquus externus abdominis
腹内斜肌
obliquus internus abdominis
腹股沟管腹环
annulus inguinalis abdominalis
腹横肌 transversus abdominis
腹横肌
transversus abdominis
精索 spermatic cord
腹内斜肌
obliquus internus abdominis
腹直肌鞘前层
anterior layer of sheath of rectus abdominis
腹股沟管皮下环
annulus inguinalis subcutaneus
内侧脚 medial crus
股动脉 femoral a.

【解剖学要点】

腹股沟管为男性精索或女性子宫圆韧带所通过的一条肌和腱之间的裂隙，位于腹前外侧壁的下部。在腹股沟韧带的内侧半的上方，长约 4.5cm。管的内口称腹股沟管腹环(深环)，在腹股沟韧带中点上方约 1.5cm 处，为腹横筋膜向外的突口；管的外口即腹股沟管皮下环(浅环)。管有 4 个壁，前壁是复外斜肌腱膜和腹内斜肌；后壁是腹横筋膜和腹股沟镰；上壁为腹内斜肌和腹横肌的弓状下缘；下壁为腹股沟韧带。

图 6-22 腹股沟结构(5)
The structure of groin (5)

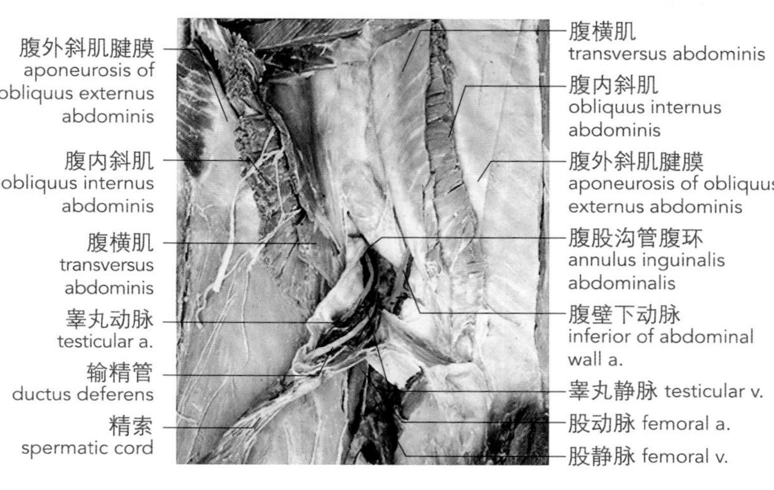
腹外斜肌腱膜 aponeurosis of obliquus externus abdominis
腹内斜肌 obliquus internus abdominis
腹横肌 transversus abdominis
睾丸动脉 testicular a.
输精管 ductus deferens
精索 spermatic cord
腹横肌 transversus abdominis
腹内斜肌 obliquus internus abdominis
腹外斜肌腱膜 aponeurosis of obliquus externus abdominis
腹股沟管腹环 annulus inguinalis abdominalis
腹壁下动脉 inferior of abdominal wall a.
睾丸静脉 testicular v.
股动脉 femoral a.
股静脉 femoral v.

图 6-23 腹直肌鞘(前层)
The sheath of rectus abdominis. Anterior layer

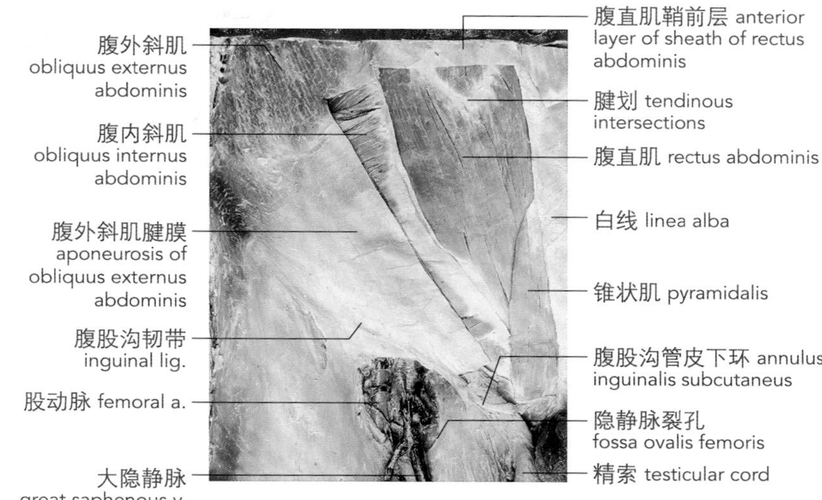
腹外斜肌 obliquus externus abdominis
腹内斜肌 obliquus internus abdominis
腹外斜肌腱膜 aponeurosis of obliquus externus abdominis
腹股沟韧带 inguinal lig.
股动脉 femoral a.
大隐静脉 great saphenous v.
腹直肌鞘前层 anterior layer of sheath of rectus abdominis
腱划 tendinous intersections
腹直肌 rectus abdominis
白线 linea alba
锥状肌 pyramidalis
腹股沟管皮下环 annulus inguinalis subcutaneus
隐静脉裂孔 fossa ovalis femoris
精索 testicular cord

图 6-24 大网膜
The greater omentum

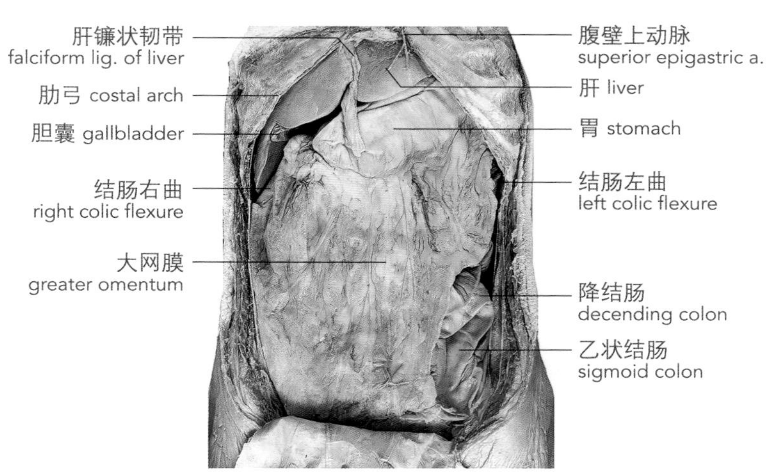
肝镰状韧带 falciform lig. of liver
肋弓 costal arch
胆囊 gallbladder
结肠右曲 right colic flexure
大网膜 greater omentum
腹壁上动脉 superior epigastric a.
肝 liver
胃 stomach
结肠左曲 left colic flexure
降结肠 decending colon
乙状结肠 sigmoid colon

图 6-25 腹上区(浅层)
The epigastric region. Superficial layer

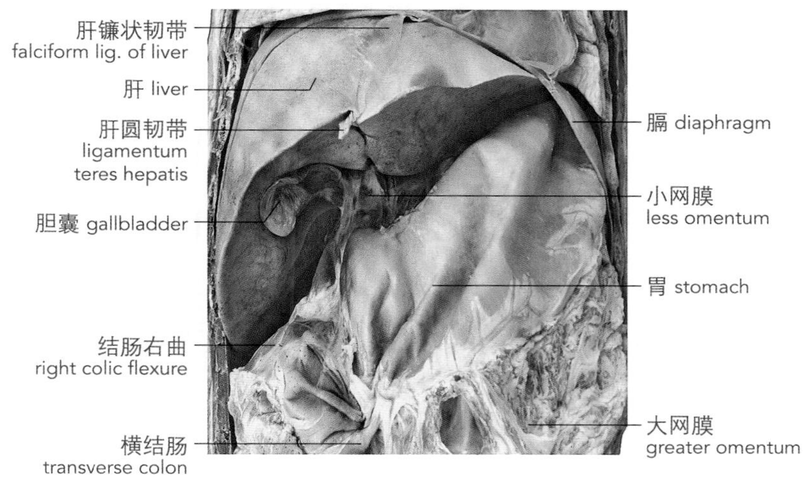
肝镰状韧带 falciform lig. of liver
肝 liver
肝圆韧带 ligamentum teres hepatis
胆囊 gallbladder
结肠右曲 right colic flexure
横结肠 transverse colon
膈 diaphragm
小网膜 less omentum
胃 stomach
大网膜 greater omentum

【解剖学要点】

腹上区为膈与横结肠及其系膜之间的区域，内有肝、胆囊、脾、胃和十二指肠等器官，此间隙以肝为界又分为肝上间隙和肝下间隙。腹下区为横结肠及其系膜与盆底上面的区域，内有空肠以下消化管和盆内各器官。该区以肠系膜根和升、降结肠为界分为左、右结肠旁沟和左、右系膜窦。

图 6-26 腹腔干及其分支(1)
The celiac trunk and its branch (1)

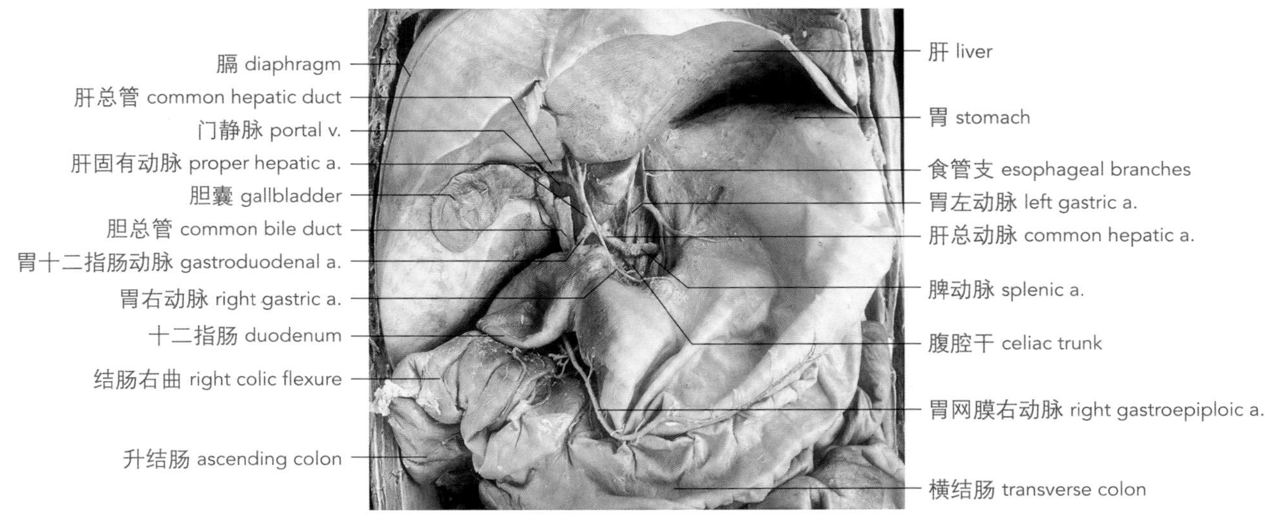
膈 diaphragm
肝总管 common hepatic duct
门静脉 portal v.
肝固有动脉 proper hepatic a.
胆囊 gallbladder
胆总管 common bile duct
胃十二指肠动脉 gastroduodenal a.
胃右动脉 right gastric a.
十二指肠 duodenum
结肠右曲 right colic flexure
升结肠 ascending colon
肝 liver
胃 stomach
食管支 esophageal branches
胃左动脉 left gastric a.
肝总动脉 common hepatic a.
脾动脉 splenic a.
腹腔干 celiac trunk
胃网膜右动脉 right gastroepiploic a.
横结肠 transverse colon

图 6-27 腹腔干及其分支(2)
The celiac trunk and its branch(2)

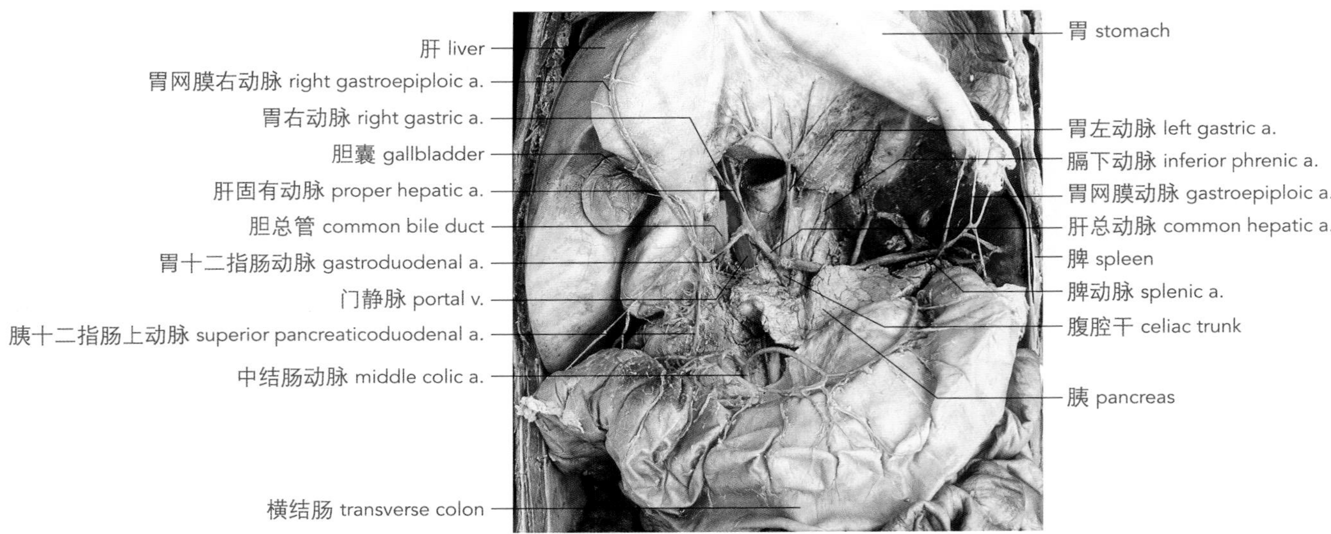
肝 liver
胃网膜右动脉 right gastroepiploic a.
胃右动脉 right gastric a.
胆囊 gallbladder
肝固有动脉 proper hepatic a.
胆总管 common bile duct
胃十二指肠动脉 gastroduodenal a.
门静脉 portal v.
胰十二指肠上动脉 superior pancreaticoduodenal a.
中结肠动脉 middle colic a.
横结肠 transverse colon
胃 stomach
胃左动脉 left gastric a.
膈下动脉 inferior phrenic a.
胃网膜动脉 gastroepiploic a.
肝总动脉 common hepatic a.
脾 spleen
脾动脉 splenic a.
腹腔干 celiac trunk
胰 pancreas

图 6-28 肠系膜上动脉
The superior mesenteric artery

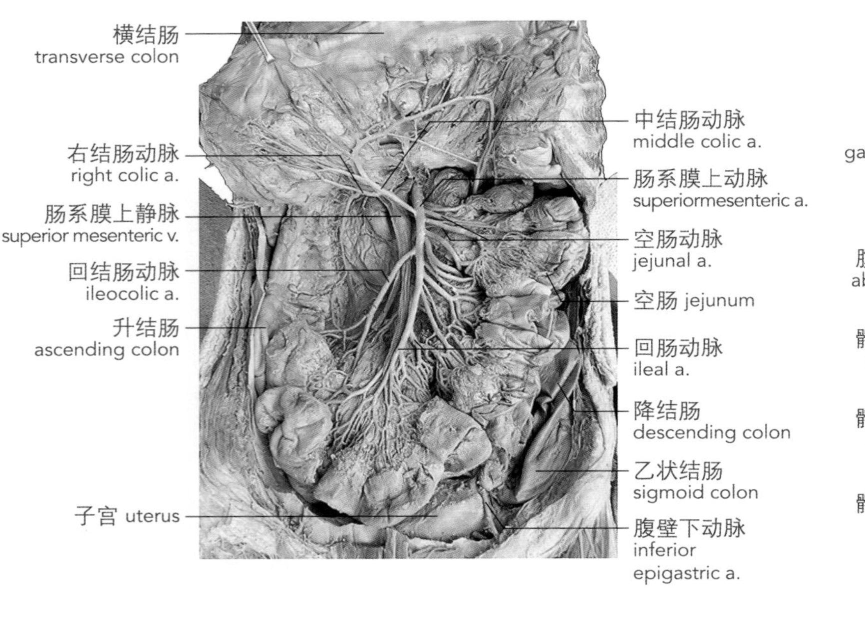
横结肠
transverse colon
右结肠动脉
right colic a.
肠系膜上静脉
superior mesenteric v.
回结肠动脉
ileocolic a.
升结肠
ascending colon
子宫 uterus
中结肠动脉
middle colic a.
肠系膜上动脉
superiormesenteric a.
空肠动脉
jejunal a.
空肠 jejunum
回肠动脉
ileal a.
降结肠
descending colon
乙状结肠
sigmoid colon
腹壁下动脉
inferior
epigastric a.

图 6-29 肠系膜下动脉
The inferior mesenteric artery

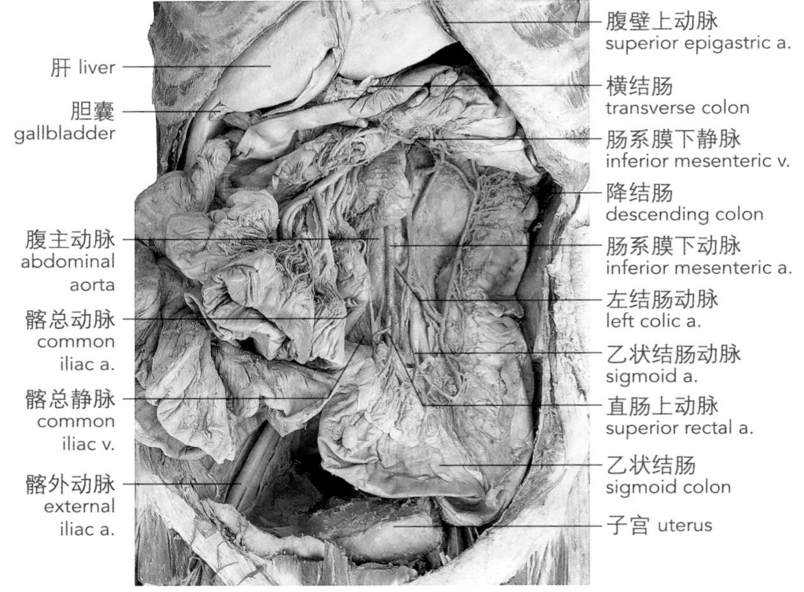
肝 liver
胆囊
gallbladder
腹主动脉
abdominal
aorta
髂总动脉
common
iliac a.
髂总静脉
common
iliac v.
髂外动脉
external
iliac a.
腹壁上动脉
superior epigastric a.
横结肠
transverse colon
肠系膜下静脉
inferior mesenteric v.
降结肠
descending colon
肠系膜下动脉
inferior mesenteric a.
左结肠动脉
left colic a.
乙状结肠动脉
sigmoid a.
直肠上动脉
superior rectal a.
乙状结肠
sigmoid colon
子宫 uterus

【解剖学要点】

在第 1 腰椎高度,肠系膜上动脉由腹主动脉前壁发出,越过十二指肠水平部进入小肠系膜根部,向右髂窝走行。向左侧发出空、回肠动脉至空肠和回肠,向右侧发出中结肠动脉至横结肠,右结肠动脉至升结肠,回结肠动脉至回盲部、阑尾和升结肠。

本图右结肠动脉与中结肠动脉共干。肠系膜下动脉在第 3 腰椎高度,起自腹主动脉前壁,向左下行走,至左髂窝越过左髂总血管的前面进入乙状结肠系膜根内,并随其下降入小骨盆,终支移行为直肠上动脉。沿途分出左结肠动脉至降结肠,分出 2~3 支乙状结肠动脉至乙状结肠。直肠上动脉,分布于直肠上部,并与直肠下动脉分支吻合。

图 6-30 腹上区(深层)
The epigastric region. Deep layer

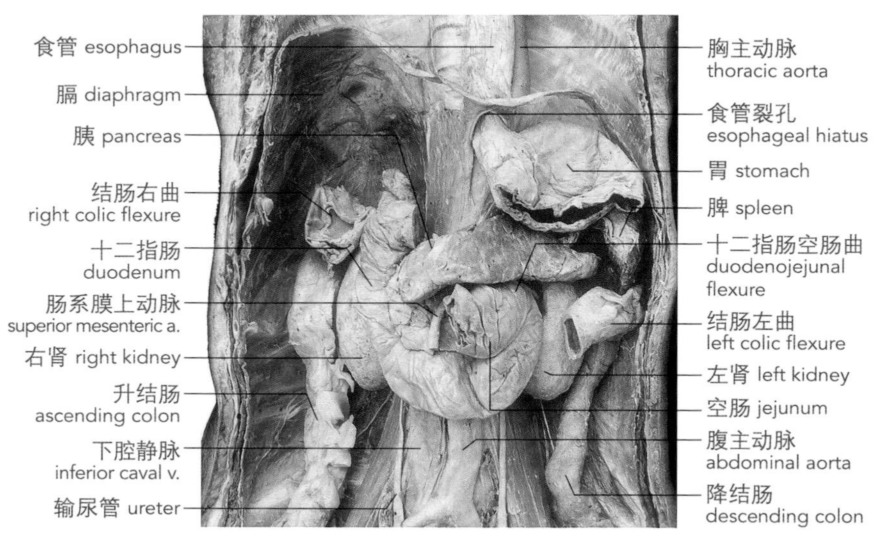
食管 esophagus
膈 diaphragm
胰 pancreas
结肠右曲
right colic flexure
十二指肠
duodenum
肠系膜上动脉
superior mesenteric a.
右肾 right kidney
升结肠
ascending colon
下腔静脉
inferior caval v.
输尿管 ureter
胸主动脉
thoracic aorta
食管裂孔
esophageal hiatus
胃 stomach
脾 spleen
十二指肠空肠曲
duodenojejunal
flexure
结肠左曲
left colic flexure
左肾 left kidney
空肠 jejunum
腹主动脉
abdominal aorta
降结肠
descending colon

图 6-31 腹下区
The hypogastric region

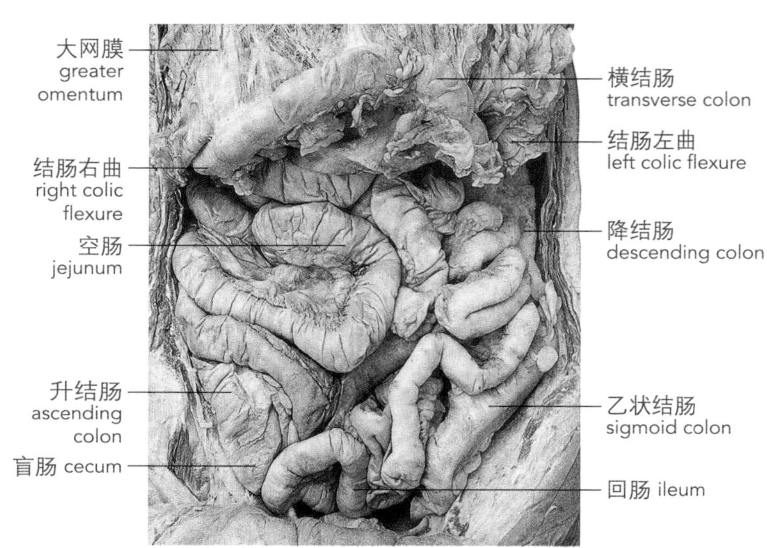
大网膜
greater
omentum
结肠右曲
right colic
flexure
空肠
jejunum
升结肠
ascending
colon
盲肠 cecum
横结肠
transverse colon
结肠左曲
left colic flexure
降结肠
descending colon
乙状结肠
sigmoid colon
回肠 ileum

图 6-32 胃部静脉
The gastric vein

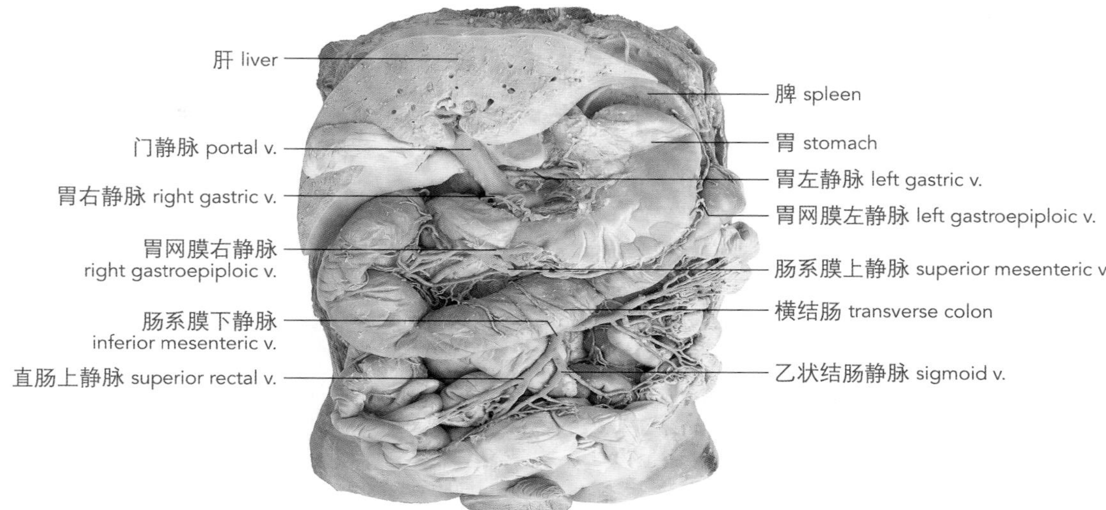

肝 liver
门静脉 portal v.
胃右静脉 right gastric v.
胃网膜右静脉
right gastroepiploic v.
肠系膜下静脉
inferior mesenteric v.
直肠上静脉 superior rectal v.
脾 spleen
胃 stomach
胃左静脉 left gastric v.
胃网膜左静脉 left gastroepiploic v.
肠系膜上静脉 superior mesenteric v.
横结肠 transverse colon
乙状结肠静脉 sigmoid v.

图 6-33 肠系膜上、下静脉
The superior and inferior mesenteric v.

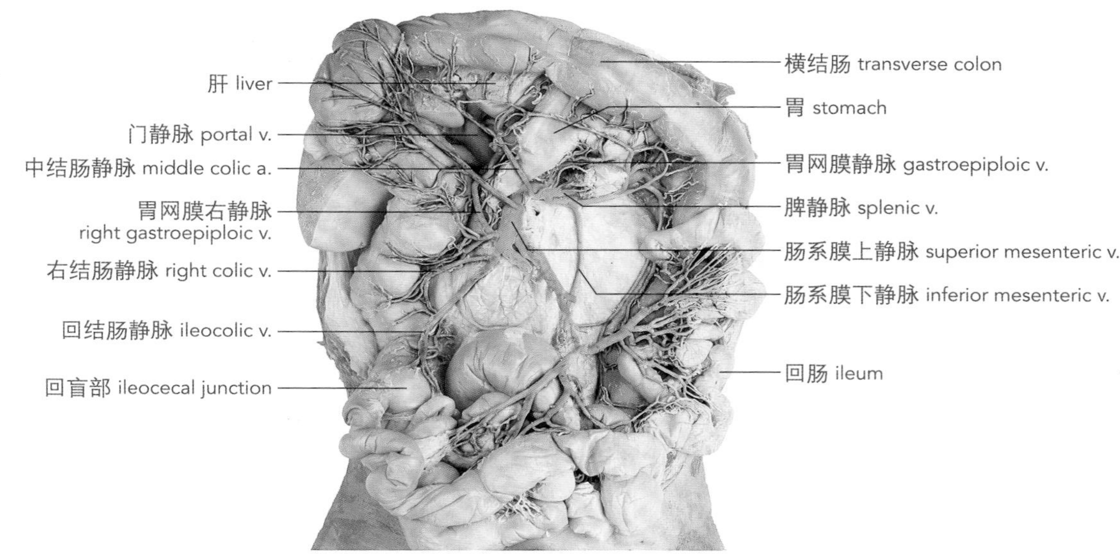

肝 liver
门静脉 portal v.
中结肠静脉 middle colic a.
胃网膜右静脉
right gastroepiploic v.
右结肠静脉 right colic v.
回结肠静脉 ileocolic v.
回盲部 ileocecal junction
横结肠 transverse colon
胃 stomach
胃网膜静脉 gastroepiploic v.
脾静脉 splenic v.
肠系膜上静脉 superior mesenteric v.
肠系膜下静脉 inferior mesenteric v.
回肠 ileum

图 6-34 门静脉
The portal vein.

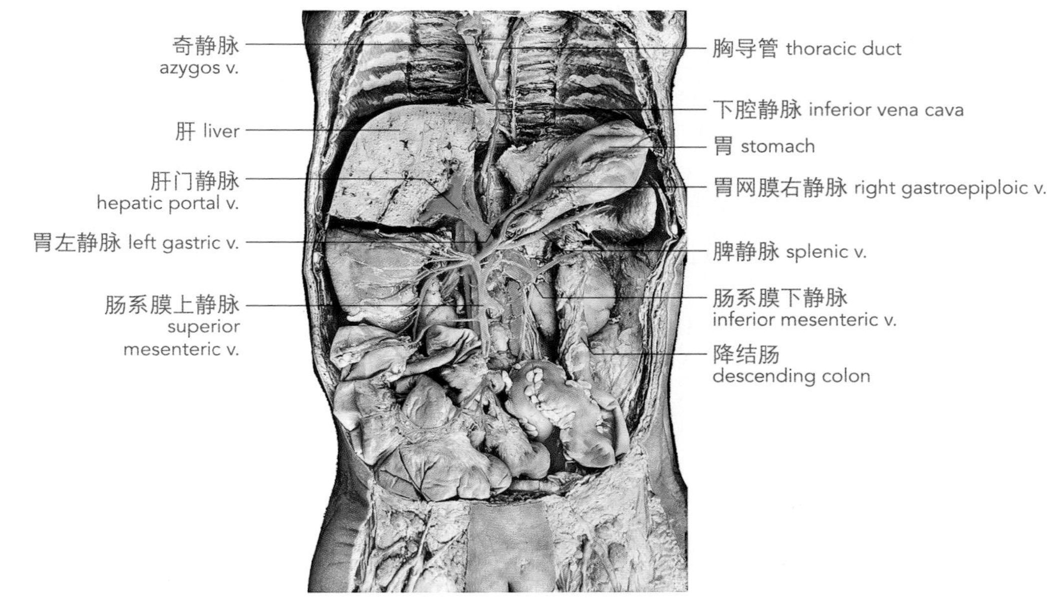

奇静脉
azygos v.
肝 liver
肝门静脉
hepatic portal v.
胃左静脉 left gastric v.
肠系膜上静脉
superior
mesenteric v.
胸导管 thoracic duct
下腔静脉 inferior vena cava
胃 stomach
胃网膜右静脉 right gastroepiploic v.
脾静脉 splenic v.
肠系膜下静脉
inferior mesenteric v.
降结肠
descending colon

【解剖学要点】

肝门静脉由肠系膜上静脉和脾静脉汇合而成，经肝十二指肠韧带至肝门，分为左、右支，分别进入肝左、右叶。主要属支有肠系膜上静脉、脾静脉、肠系膜下静脉、胃左静脉、胃右静脉、胆囊静脉和附脐静脉。肝门静脉系通过食管静脉丛、直肠静脉丛和脐周静脉网与上、下腔静脉系交通。

图 6-35 腹部的神经
The nerve of abdominal part

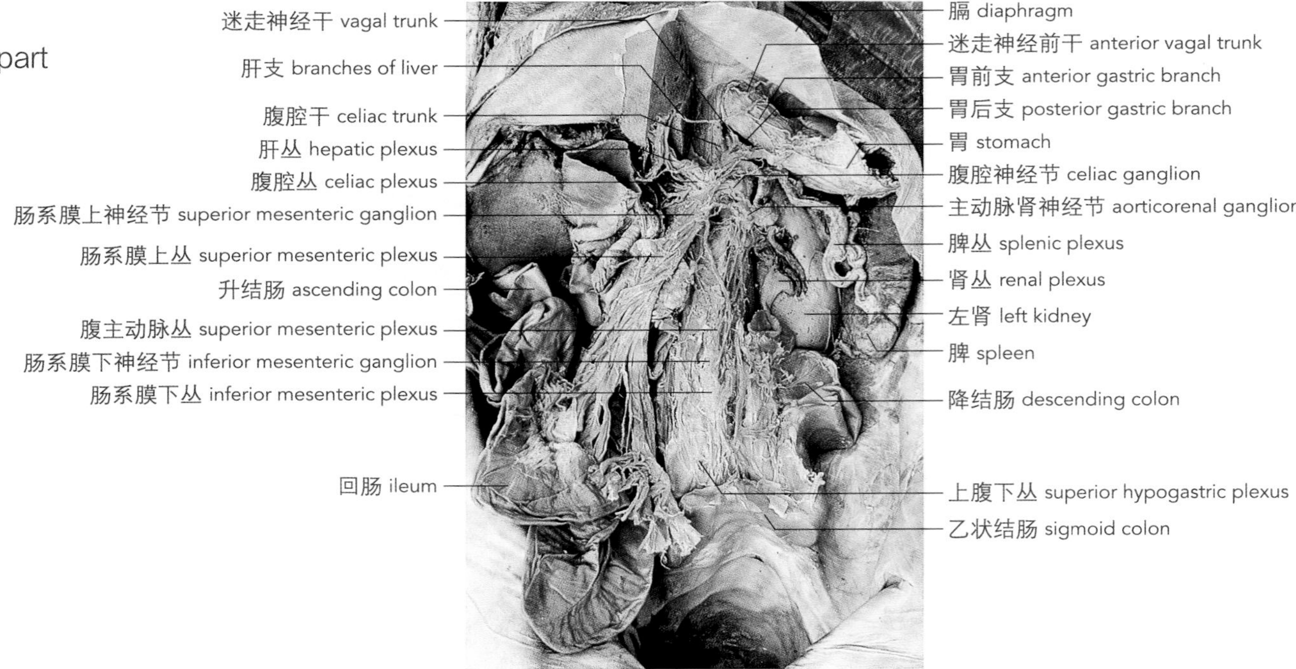
迷走神经干 vagal trunk
肝支 branches of liver
腹腔干 celiac trunk
肝丛 hepatic plexus
腹腔丛 celiac plexus
肠系膜上神经节 superior mesenteric ganglion
肠系膜上丛 superior mesenteric plexus
升结肠 ascending colon
腹主动脉丛 superior mesenteric plexus
肠系膜下神经节 inferior mesenteric ganglion
肠系膜下丛 inferior mesenteric plexus
回肠 ileum
膈 diaphragm
迷走神经前干 anterior vagal trunk
胃前支 anterior gastric branch
胃后支 posterior gastric branch
胃 stomach
腹腔神经节 celiac ganglion
主动脉肾神经节 aorticorenal ganglion
脾丛 splenic plexus
肾丛 renal plexus
左肾 left kidney
脾 spleen
降结肠 descending colon
上腹下丛 superior hypogastric plexus
乙状结肠 sigmoid colon

【解剖学要点】

腹部神经丛包括腹腔丛、腹主动脉丛和腹下丛。各丛由交感神经、副交感神经和内脏感觉神经在到达所支配器官过程中，互相交织而成。神经丛纤维攀附于各血管周围到达各相应的器官。由这些神经丛发出分支，分布于胸、腹及盆腔的内脏器官。主要有心丛、肺丛、腹腔丛、腹主动脉丛及腹下丛。

腹下丛又可分为上腹下丛和下腹下丛。上腹下丛位于第 5 腰椎体前面，腹主动脉末端及两髂总动脉之间。是腹主动脉丛向下的延续部分，在肠系膜下神经节交换神经元。下腹下丛即盆丛，由上腹下丛延续到直肠两侧。此丛伴随髂内动脉的分支组成直肠丛、精索丛、输尿管丛、膀胱丛、前列腺丛、子宫阴道丛等。

图 6-36 交感神经（右侧）
The sympathetic nerve. Right

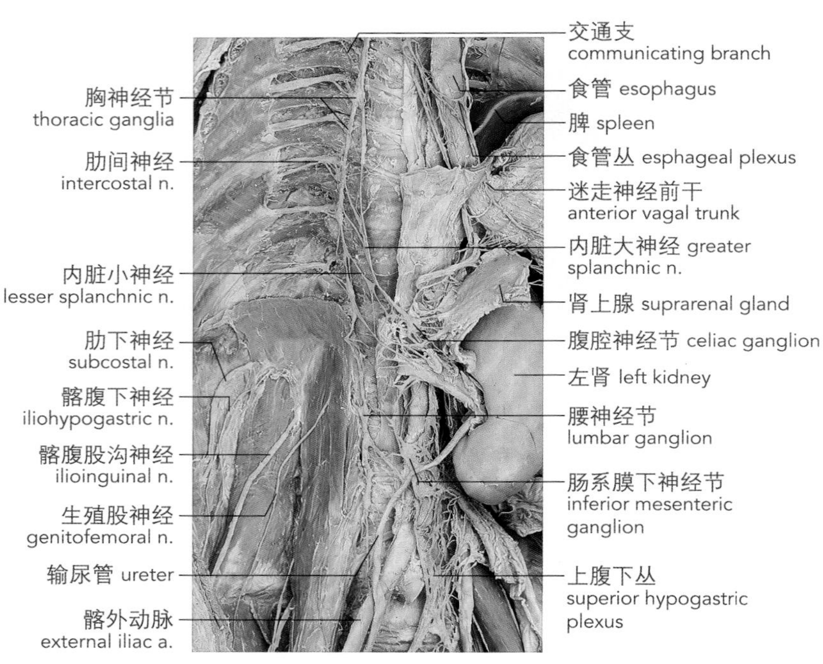
胸神经节
thoracic ganglia
肋间神经
intercostal n.
内脏小神经
lesser splanchnic n.
肋下神经
subcostal n.
髂腹下神经
iliohypogastric n.
髂腹股沟神经
ilioinguinal n.
生殖股神经
genitofemoral n.
输尿管 ureter
髂外动脉
external iliac a.
交通支
communicating branch
食管 esophagus
脾 spleen
食管丛 esphageal plexus
迷走神经前干
anterior vagal trunk
内脏大神经 greater
splanchnic n.
肾上腺 suprarenal gland
腹腔神经节 celiac ganglion
左肾 left kidney
腰神经节
lumbar ganglion
肠系膜下神经节
inferior mesenteric
ganglion
上腹下丛
superior hypogastric
plexus

图 6-37 交感神经（左侧）
The sympathetic nerve. Left

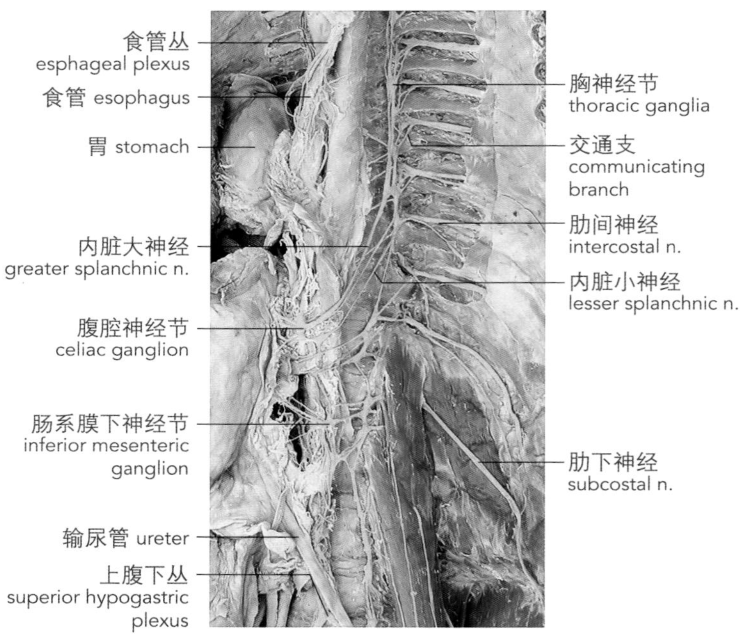
食管丛
esphageal plexus
食管 esophagus
胃 stomach
内脏大神经
greater splanchnic n.
腹腔神经节
celiac ganglion
肠系膜下神经节
inferior mesenteric
ganglion
输尿管 ureter
上腹下丛
superior hypogastric
plexus
胸神经节
thoracic ganglia
交通支
communicating
branch
肋间神经
intercostal n.
内脏小神经
lesser splanchnic n.
肋下神经
subcostal n.

【解剖学要点】

交感干神经节位于脊柱两旁。依其所在的位置可分为椎旁神经节和椎前神经节。椎旁神经节借节间支连成左、右交感干。交感干上至颅底，下至尾骨，左、右交感干在尾骨的前面合并，分为颈、胸、腰、骶、尾 5 部。

每侧交感干有神经节 19~24 个，其中颈部有 3~4 个，胸部 10~12 个，腰部 4 个，骶部 2~4 个，尾部 1 个。椎前神经节由交感神经低级中枢发出的部分节前纤维经脊神经前根和前支穿过椎旁神经节止于脊柱前方的交感神经节；包括腹腔神经节、肠系膜上神经节、肠系膜下神经节及主动脉肾神经节等，它们分别位于同名动脉的根部。

图 6-38 离体食管和胃(前面观)
The ex vivo esophagus and stomach. Anterior aspect

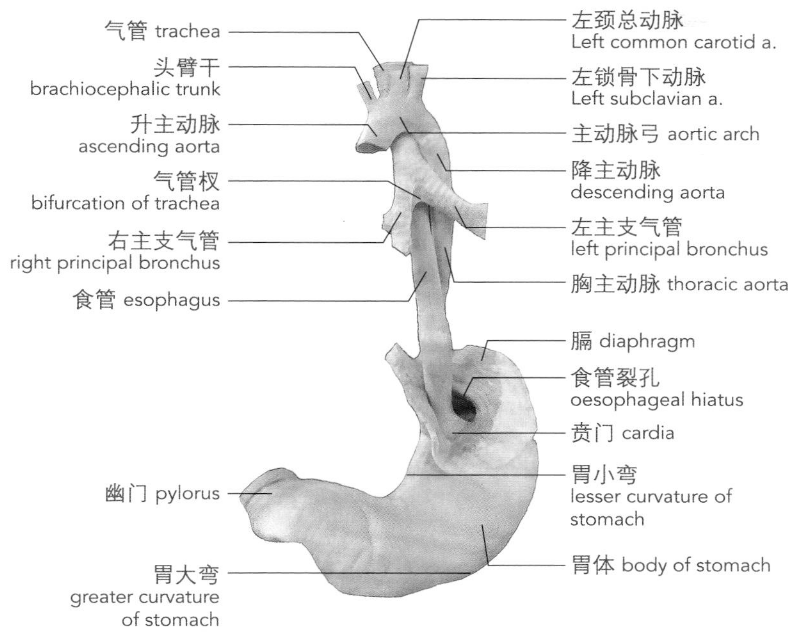

气管 trachea
头臂干
brachiocephalic trunk
升主动脉
ascending aorta
气管杈
bifurcation of trachea
右主支气管
right principal bronchus
食管 esophagus
幽门 pylorus
胃大弯
greater curvature
of stomach
左颈总动脉
Left common carotid a.
左锁骨下动脉
Left subclavian a.
主动脉弓 aortic arch
降主动脉
descending aorta
左主支气管
left principal bronchus
胸主动脉 thoracic aorta
膈 diaphragm
食管裂孔
oesophageal hiatus
贲门 cardia
胃小弯
lesser curvature of
stomach
胃体 body of stomach

图 6-39 离体食管和胃(后面观)
The ex vivo esophagus and stomach. Posterior aspect

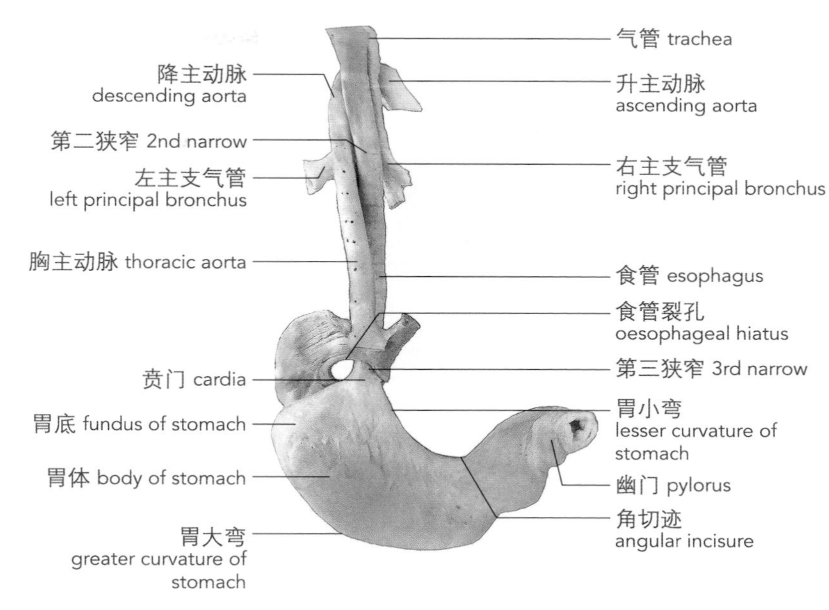

降主动脉
descending aorta
第二狭窄 2nd narrow
左主支气管
left principal bronchus
胸主动脉 thoracic aorta
贲门 cardia
胃底 fundus of stomach
胃体 body of stomach
胃大弯
greater curvature of
stomach
气管 trachea
升主动脉
ascending aorta
右主支气管
right principal bronchus
食管 esophagus
食管裂孔
oesophageal hiatus
第三狭窄 3rd narrow
胃小弯
lesser curvature of
stomach
幽门 pylorus
角切迹
angular incisure

【解剖学要点】

食管为扁平的肌性管道,长约 25cm,上端接咽,下端在第 11 胸椎体高度与贲门相连。食管分为颈部、胸部和腹部,全长有 3 个狭窄,第一狭窄在食管起始处,相当于第 6 颈椎体下缘水平;第二狭窄为食管与左主支气管交叉处相当于第 4、5 胸椎体之间水平;第三狭窄为食管穿膈的食管裂孔处,相当于第 10 胸椎水平。各自距中切牙约 15cm、25cm 和 40cm。

图 6-40 胃
The stomach

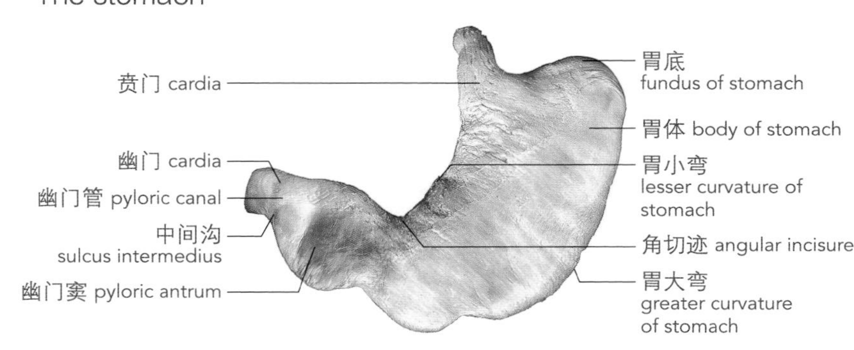

贲门 cardia
幽门 cardia
幽门管 pyloric canal
中间沟
sulcus intermedius
幽门窦 pyloric antrum
胃底
fundus of stomach
胃体 body of stomach
胃小弯
lesser curvature of
stomach
角切迹 angular incisure
胃大弯
greater curvature
of stomach

图 6-41 胃的肌层
The muscular layer of the stomachic

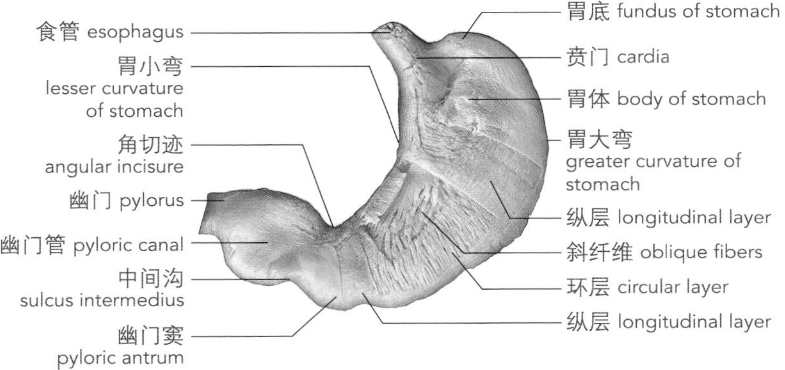

食管 esophagus
胃小弯
lesser curvature
of stomach
角切迹
angular incisure
幽门 pylorus
幽门管 pyloric canal
中间沟
sulcus intermedius
幽门窦
pyloric antrum
胃底 fundus of stomach
贲门 cardia
胃体 body of stomach
胃大弯
greater curvature of
stomach
纵层 longitudinal layer
斜纤维 oblique fibers
环层 circular layer
纵层 longitudinal layer

图 6-42 胃的黏膜
The mucous membrane of the stomachic

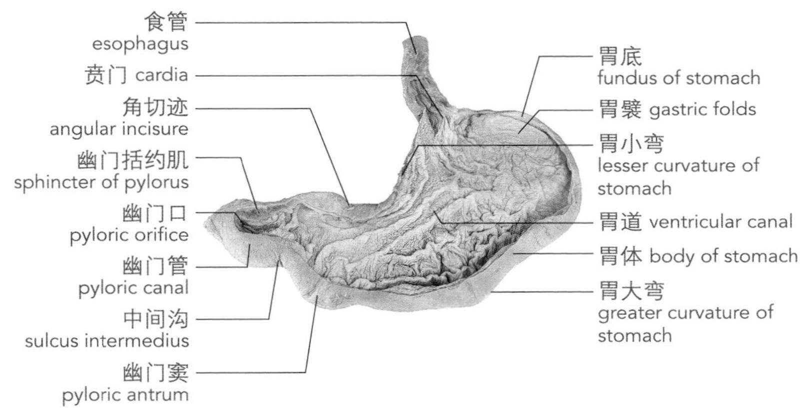

食管
esophagus
贲门 cardia
角切迹
angular incisure
幽门括约肌
sphincter of pylorus
幽门口
pyloric orifice
幽门管
pyloric canal
中间沟
sulcus intermedius
幽门窦
pyloric antrum
胃底
fundus of stomach
胃襞 gastric folds
胃小弯
lesser curvature of
stomach
胃道 ventricular canal
胃体 body of stomach
胃大弯
greater curvature of
stomach

【解剖学要点】

胃为肌性囊状器官,其形态可因充盈状态、体位、年龄、性别等因素影响而变化。胃有两壁、两缘和两口,两壁即前壁和后壁。两缘即上缘及下缘,上缘为凹缘,朝右上方,称为胃小弯,其最低点有较明显的转角,称角切迹。下缘为凸缘,称胃大弯。胃与食管相连处为入口称贲门,胃与十二指肠的连接处为出口称幽门。

胃可分为贲门部、胃底、胃体、幽门部,后者以中间沟为界又分为幽门窦和幽门管。胃的肌层由外纵、中环和内斜 3 层构成,环形平滑肌在幽门处增厚称幽门括约肌。

图 6-43 胃黏膜下动脉
The submucosal artery of stomach

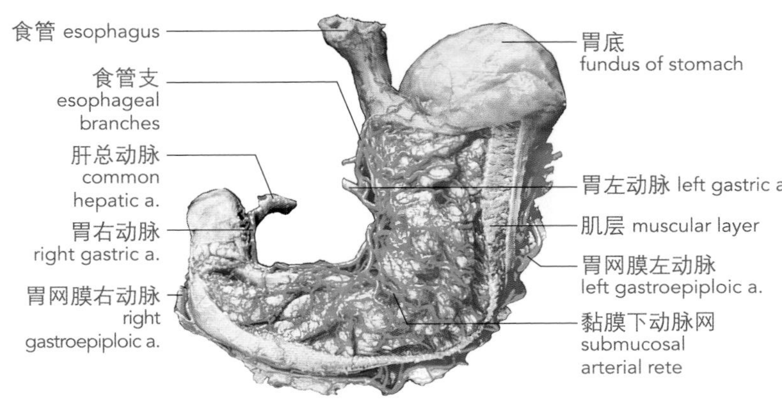

食管 esophagus
食管支
esophageal
branches
肝总动脉
common
hepatic a.
胃右动脉
right gastric a.
胃网膜右动脉
right
gastroepiploic a.
胃底
fundus of stomach
胃左动脉 left gastric a.
肌层 muscular layer
胃网膜左动脉
left gastroepiploic a.
黏膜下动脉网
submucosal
arterial rete

图 6-44 胃血管铸型
The cast of blood vessel of stomach

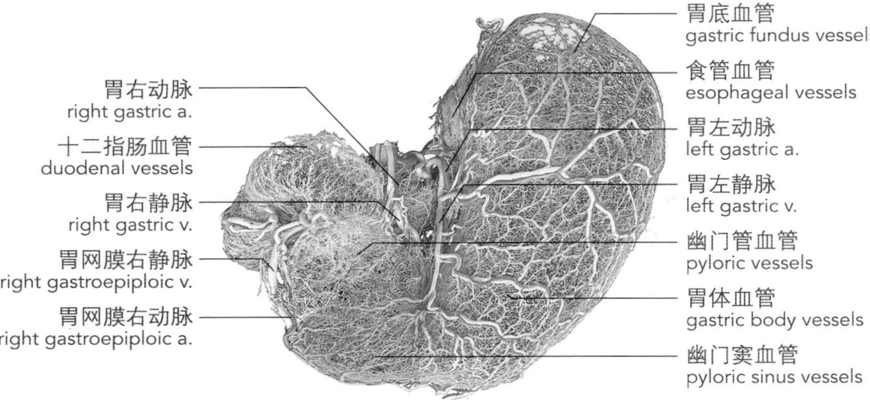
胃底血管
gastric fundus vessels
食管血管
esophageal vessels
胃左动脉
left gastric a.
胃左静脉
left gastric v.
幽门管血管
pyloric vessels
胃体血管
gastric body vessels
幽门窦血管
pyloric sinus vessels
胃右动脉
right gastric a.
十二指肠血管
duodenal vessels
胃右静脉
right gastric v.
胃网膜右静脉
right gastroepiploic v.
胃网膜右动脉
right gastroepiploic a.

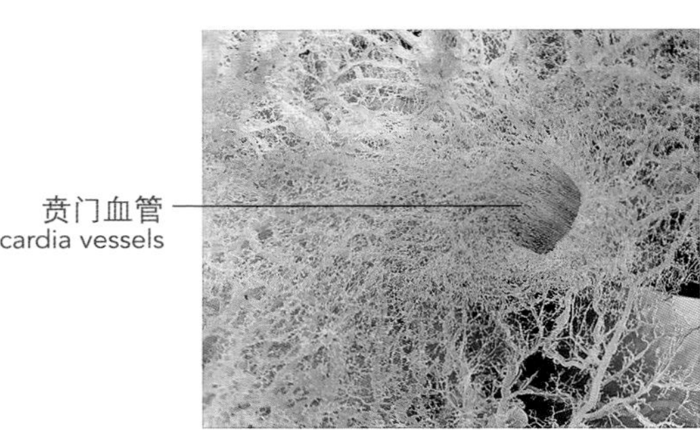
贲门血管
cardia vessels

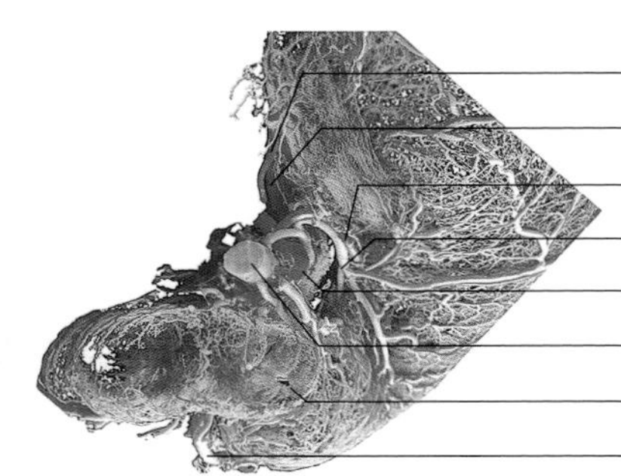
胃左动脉 left gastric a.
脾动脉 splenic a.
胃右动脉 right gastric a.
胃右静脉 right gastric v.
胃十二指肠动脉 gastroduodenal a.
肠系膜上静脉 superior mesenteric v.
幽门血管 pyloric vessels
胃网膜右静脉 right gastroepiploic v.

> **【解剖学要点】**
>
> 胃的动脉主要有来自腹腔干的胃左动脉、胃右动脉、胃网膜右动脉以及来自脾动脉的胃网膜左动脉和胃短动脉分支供血，各动脉的分支在胃大、小弯和胃壁内广泛吻合，形成动脉网。

图 6-45 十二指肠（1）
The duodenum (1)

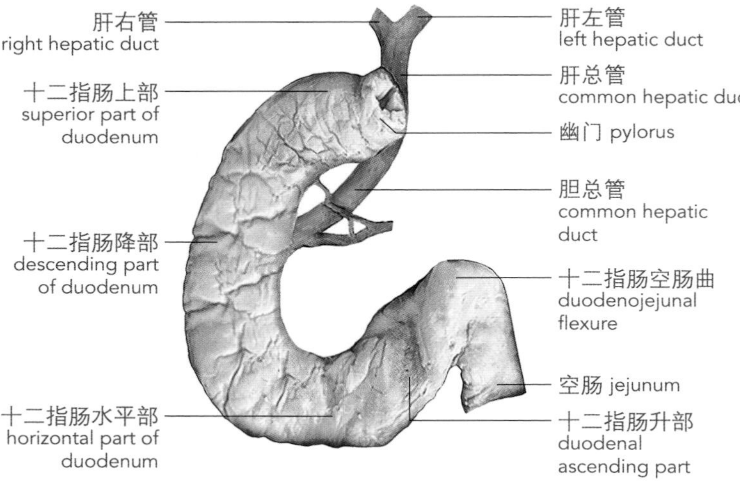
肝右管
right hepatic duct
十二指肠上部
superior part of duodenum
十二指肠降部
descending part of duodenum
十二指肠水平部
horizontal part of duodenum
肝左管
left hepatic duct
肝总管
common hepatic duct
幽门 pylorus
胆总管
common hepatic duct
十二指肠空肠曲
duodenojejunal flexure
空肠 jejunum
十二指肠升部
duodenal ascending part

图 6-46 十二指肠（2）
The duodenum (2)

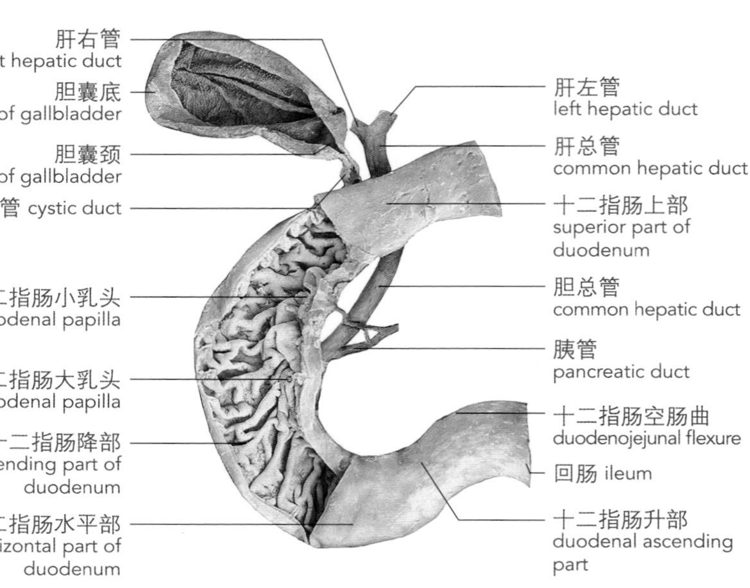
肝右管
right hepatic duct
胆囊底
fundus of gallbladder
胆囊颈
neck of gallbladder
胆囊管 cystic duct
十二指肠小乳头
minor duodenal papilla
十二指肠大乳头
major duodenal papilla
十二指肠降部
descending part of duodenum
十二指肠水平部
horizontal part of duodenum
肝左管
left hepatic duct
肝总管
common hepatic duct
十二指肠上部
superior part of duodenum
胆总管
common hepatic duct
胰管
pancreatic duct
十二指肠空肠曲
duodenojejunal flexure
回肠 ileum
十二指肠升部
duodenal ascending part

图 6-47 十二指肠（3）
The duodenum (3)

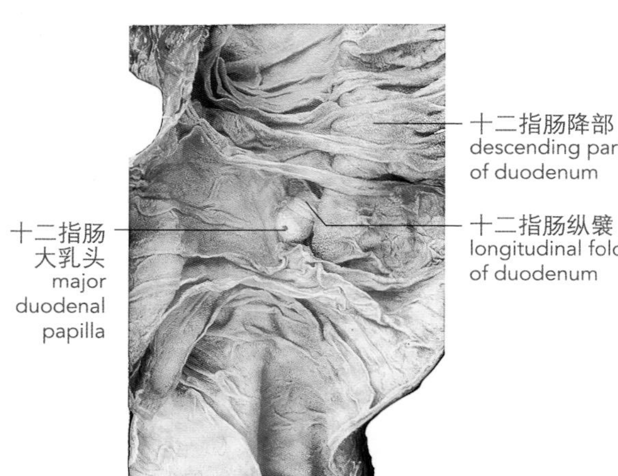
十二指肠降部
descending part of duodenum
十二指肠纵襞
longitudinal fold of duodenum
十二指肠大乳头
major duodenal papilla

> **【解剖学要点】**
>
> 十二指肠介于胃与空肠之间，紧贴腹后壁。胰管与胆总管均开口于十二指肠。十二指肠呈C形，包绕胰头，可分上部、降部、水平部和升部四部。
>
> 上部：十二指肠上部长约5cm，起自胃的幽门，走向右后方。至胆囊颈的后下方，急转成为降部，转折处为十二指肠上曲。十二指肠上部近幽门约2.5cm的一段肠管，壁较薄，黏膜面较光滑，没有或甚少环状襞，此段称十二指肠球，是十二指肠溃疡的好发部位。
>
> 降部：由十二指肠上曲沿右肾内侧缘下降，至第3腰椎水平，弯向左侧，转折处为十二指肠下曲。降部左侧紧贴胰头，胆总管和胰管在此处，组成肝胰壶腹，共同开口于十二指肠纵襞下端的大乳头。
>
> 水平部：十二指肠水平部又称下部，自十二指肠下曲起始，向左横行至第3腰椎左侧续于升部。肠系膜上动脉与肠系膜上静脉紧贴此部前面下行。
>
> 升部：十二指肠升部长约2~3cm，自第3腰椎左侧向上，到达第2腰椎左侧急转向前下方，形成十二指肠空肠曲，移行为空肠。

图 6-48 小肠
The small intestine

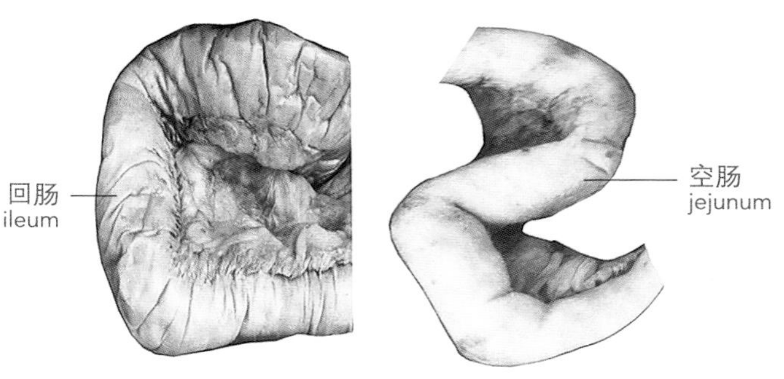

回肠
ileum
空肠
jejunum

图 6-49 小肠壁结构
The structure of the small intestine wall

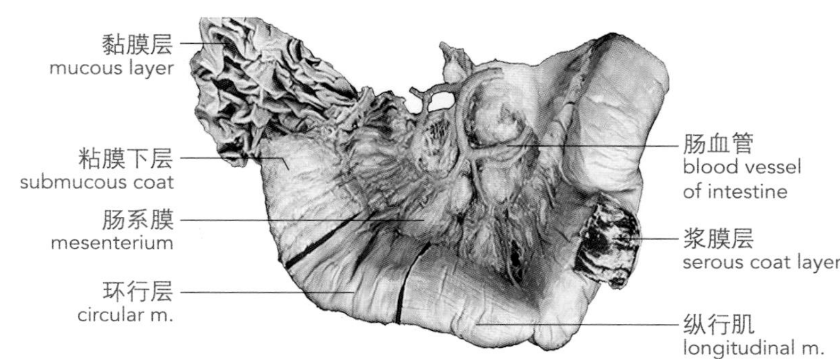

黏膜层
mucous layer
粘膜下层
submucous coat
肠系膜
mesenterium
环行层
circular m.
肠血管
blood vessel
of intestine
浆膜层
serous coat layer
纵行肌
longitudinal m.

图 6-50 小肠动脉
The arteries of the small intestine

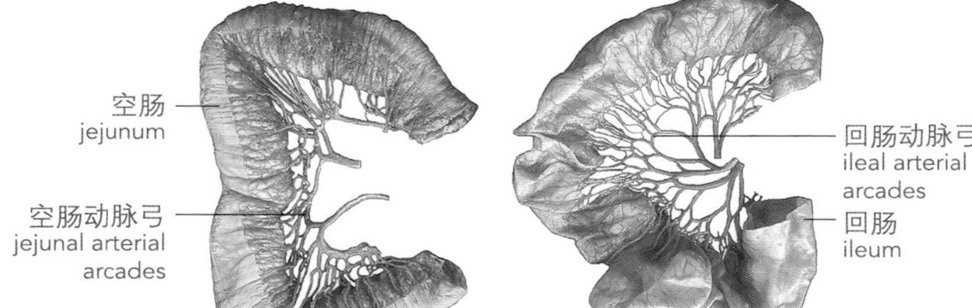

空肠
jejunum
空肠动脉弓
jejunal arterial
arcades
回肠动脉弓
ileal arterial
arcades
回肠
ileum

【解剖学要点】

空、回肠动脉有 13~18 支，自肠系膜上动脉左壁发出后在小肠系膜内多次分支、吻合，形成 2~3 级动脉弓，由最后一级动脉弓上发出直行小支进入肠壁。回结肠动脉发出后斜向右下方，在盲肠附近发出分支至回肠末端、盲肠、阑尾和升结肠。阑尾动脉经回肠末端的后方进入阑尾系膜至阑尾。

图 6-51 结肠
The colon

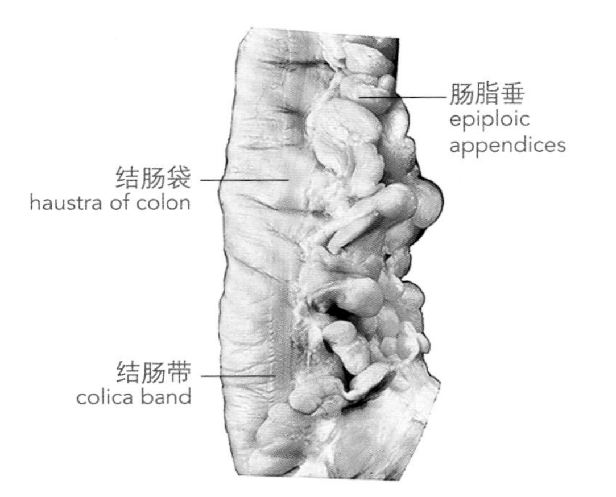

肠脂垂
epiploic
appendices
结肠袋
haustra of colon
结肠带
colica band

图 6-52 小肠黏膜
The mucous membrane of the small intestine

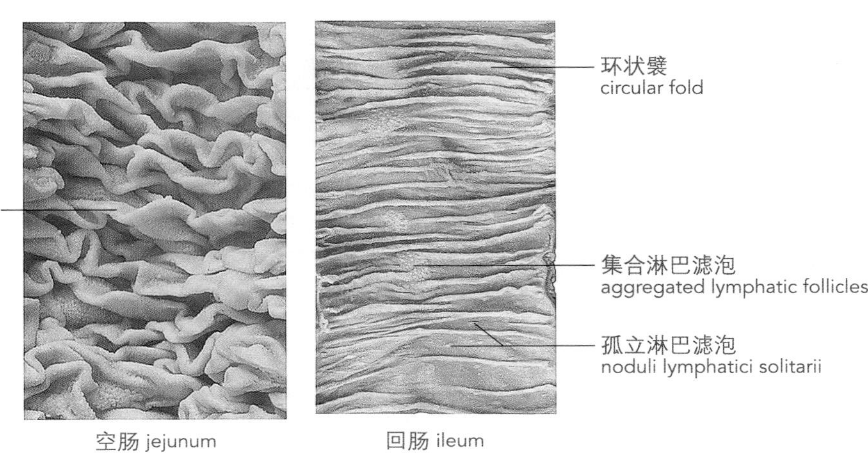

环状襞
circular fold
环状襞
circular fold
集合淋巴滤泡
aggregated lymphatic follicles
孤立淋巴滤泡
noduli lymphatici solitarii
空肠 jejunum
回肠 ileum

图 6-53 回盲部
The ileocecal junction

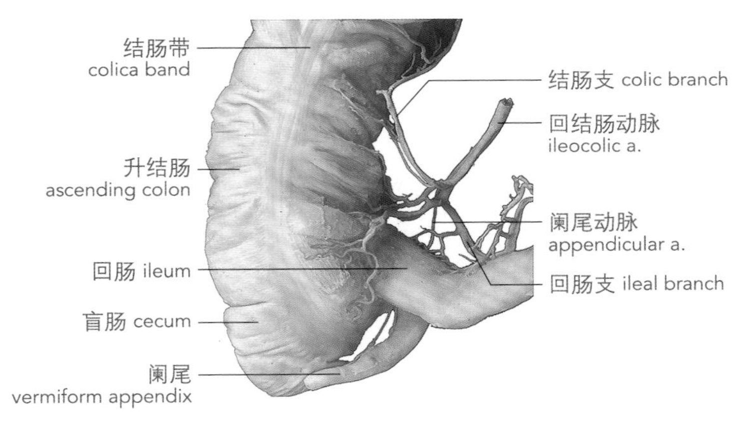

结肠带
colica band
升结肠
ascending colon
回肠 ileum
盲肠 cecum
阑尾
vermiform appendix
结肠支 colic branch
回结肠动脉
ileocolic a.
阑尾动脉
appendicular a.
回肠支 ileal branch

图 6-54 回盲部（内面观）
The ileocecal junction. Internal aspect

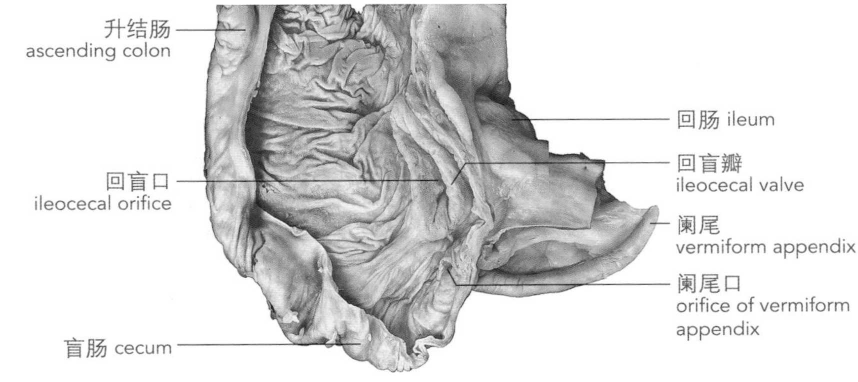

升结肠
ascending colon
回盲口
ileocecal orifice
盲肠 cecum
回肠 ileum
回盲瓣
ileocecal valve
阑尾
vermiform appendix
阑尾口
orifice of vermiform
appendix

【解剖学要点】

盲肠是大肠的起始部，下端呈盲囊状，上续升结肠，左侧与回肠末端相连，回肠末端向盲肠的开口称回盲口，口部形成的半月形皱襞称回盲瓣。在回盲口下方 2cm 处有阑尾的开口。阑尾长 6~8cm，根部连于盲肠后内侧壁，较为恒定，尖端为游离的盲端，位置不恒定。

图 6-55 肝外胆道
The external biliary tracts of liver

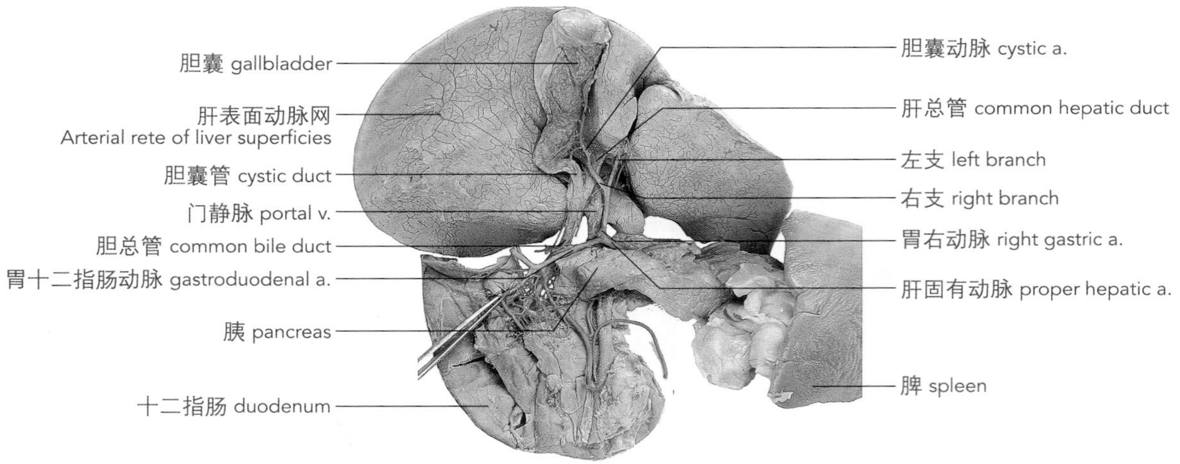

胆囊 gallbladder
肝表面动脉网
Arterial rete of liver superficies
胆囊管 cystic duct
门静脉 portal v.
胆总管 common bile duct
胃十二指肠动脉 gastroduodenal a.
胰 pancreas
十二指肠 duodenum
胆囊动脉 cystic a.
肝总管 common hepatic duct
左支 left branch
右支 right branch
胃右动脉 right gastric a.
肝固有动脉 proper hepatic a.
脾 spleen

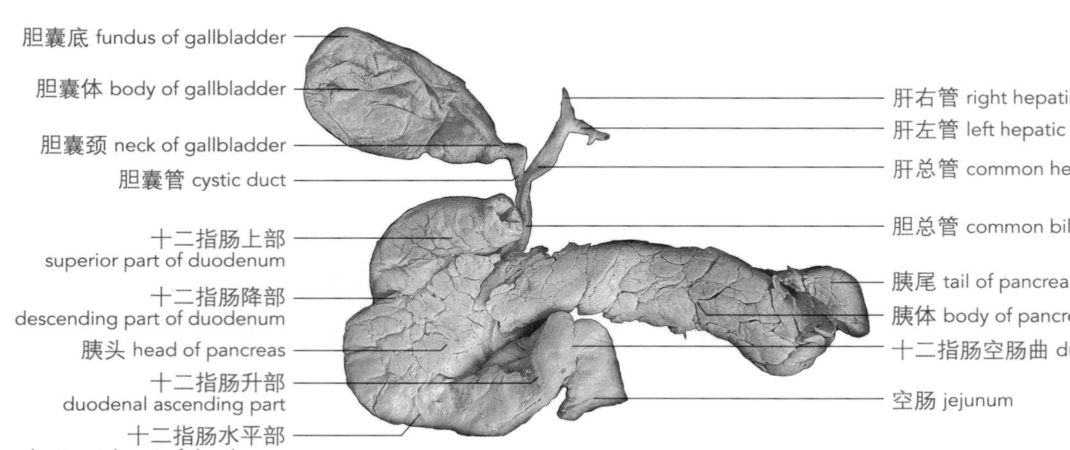

胆囊底 fundus of gallbladder
胆囊体 body of gallbladder
胆囊颈 neck of gallbladder
胆囊管 cystic duct
十二指肠上部
superior part of duodenum
十二指肠降部
descending part of duodenum
胰头 head of pancreas
十二指肠升部
duodenal ascending part
十二指肠水平部
horizontal part of duodenum
肝右管 right hepatic duct
肝左管 left hepatic duct
肝总管 common hepatic duct
胆总管 common bile duct
胰尾 tail of pancreas
胰体 body of pancreas
十二指肠空肠曲 duodenojejunal flexure
空肠 jejunum

图 6-56 胆道、胰腺和十二指肠（前面观）
The biliary Tract, pancreas and duodenum. Anterior aspect

图 6-57 胆囊和胆道系统
The system of gallbladder Biliary Tract

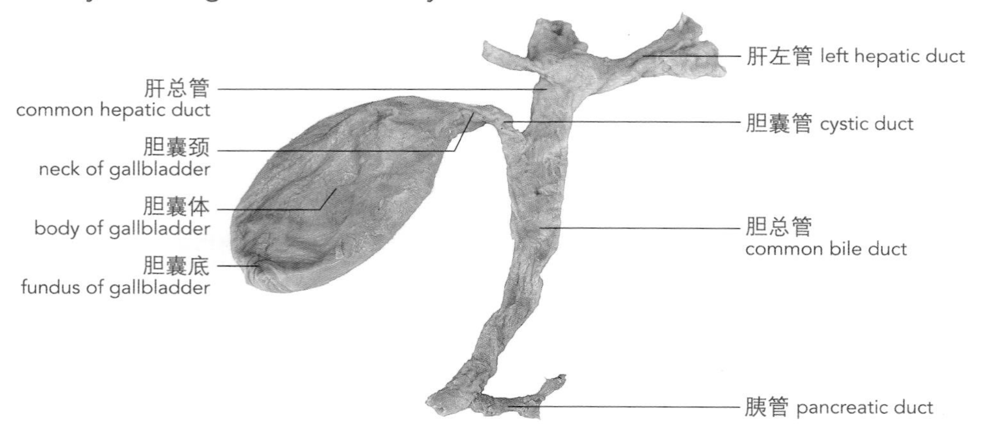

肝总管
common hepatic duct
胆囊颈
neck of gallbladder
胆囊体
body of gallbladder
胆囊底
fundus of gallbladder
肝左管 left hepatic duct
胆囊管 cystic duct
胆总管
common bile duct
胰管 pancreatic duct

【解剖学要点】

肝外胆道包括胆囊、肝管、肝总管和胆总管。胆囊位于胆囊窝内，可分为底、体、颈、管 4 部。胆囊具有贮存和浓缩胆汁的作用。左、右肝管出肝门后合成肝总管，肝总管与胆囊管在肝十二指肠韧带内汇合成胆总管。胆总管在肝动脉的右侧，门静脉的前方，三者共同在肝十二指肠韧带内通过，至十二指肠降部，开口于十二指肠大乳头。

图 6-58 胆道、胰腺管和十二指肠（前面观）
The biliary Tract, pancreas and duodenum. Anterior aspect

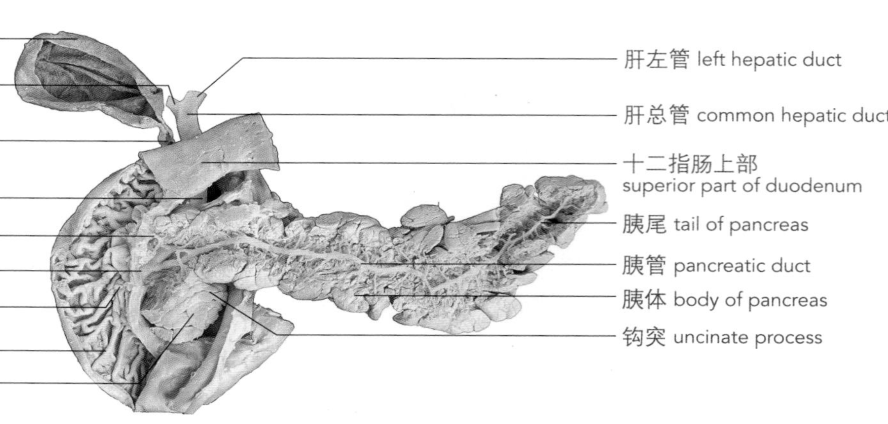

胆囊 gallbladder
肝右管 right hepatic duct
胆囊管 cystic duct
胆总管 common bile duct
副胰管 accessory pancreatic duct
肝胰壶腹 ampulla hepatopancreatica
十二指肠大乳头 major duodenal papilla
十二指肠降部 descending part of duodenum
胰头 head of pancreas
肝左管 left hepatic duct
肝总管 common hepatic duct
十二指肠上部
superior part of duodenum
胰尾 tail of pancreas
胰管 pancreatic duct
胰体 body of pancreas
钩突 uncinate process

图 6-59 胰管铸型
The cast of pancreatic duct

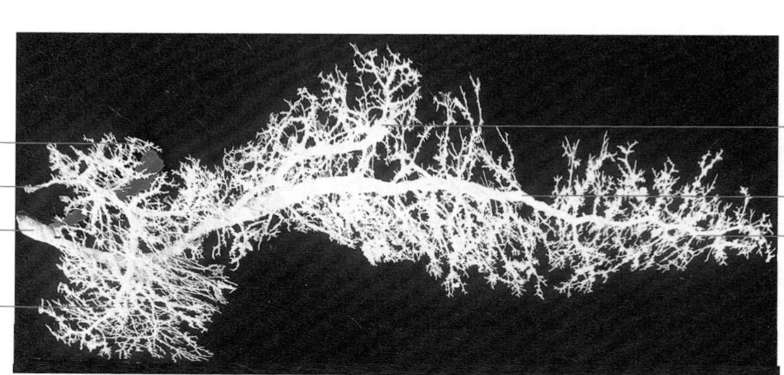

胆总管 common bile duct
副胰管 accessory pancreatic duct
肝胰壶腹
ampulla hepatopancreatica
胰头 head of pancreas
胰体 body of pancreas
胰管 pancreatic duct
胰尾 tail of pancreas

图 6-60 胰腺的毗邻

The adjacent of the pancreas.

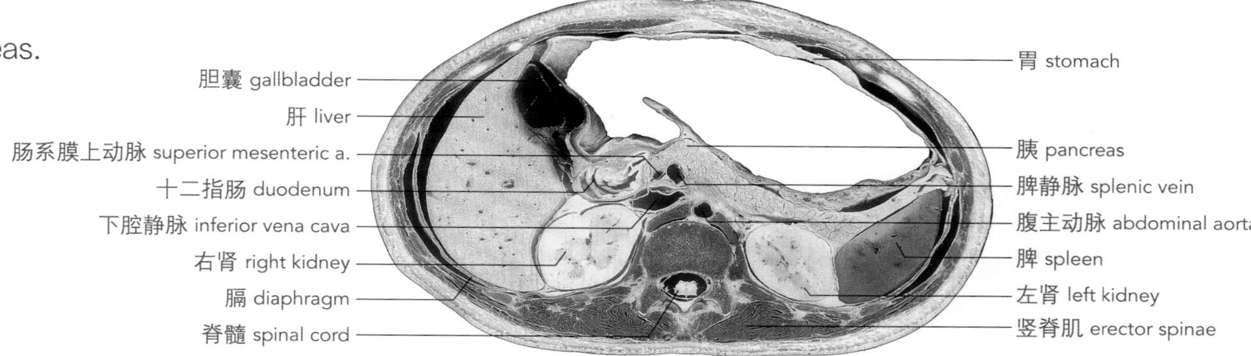

胆囊 gallbladder
肝 liver
肠系膜上动脉 superior mesenteric a.
十二指肠 duodenum
下腔静脉 inferior vena cava
右肾 right kidney
膈 diaphragm
脊髓 spinal cord
胃 stomach
胰 pancreas
脾静脉 splenic vein
腹主动脉 abdominal aorta
脾 spleen
左肾 left kidney
竖脊肌 erector spinae

【解剖学要点】

胰由外分泌部和内分泌部组成，前者分泌胰液，后者即胰岛，分泌胰岛素。胰位于腹后壁，平对第 1~2 腰椎，可分为胰头、胰颈、胰体和胰尾。胰管纵贯胰实质全长，沿途接受小叶间导管，在十二指肠降部后内侧的壁内与胆总管汇合成肝胰壶腹，开口于十二指肠大乳头。胰头上方常有副胰管，开口于十二指肠小乳头。

图 6-61 肝脏（上面观）

The liver. Superior aspect

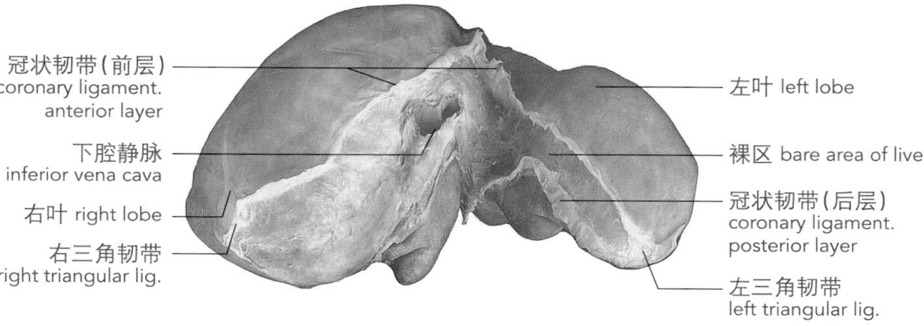

冠状韧带（前层）
coronary ligament. anterior layer
下腔静脉
inferior vena cava
右叶 right lobe
右三角韧带
right triangular lig.
左叶 left lobe
裸区 bare area of liver
冠状韧带（后层）
coronary ligament. posterior layer
左三角韧带
left triangular lig.

图 6-62 肝脏（下面观）

The liver. Inferior aspect

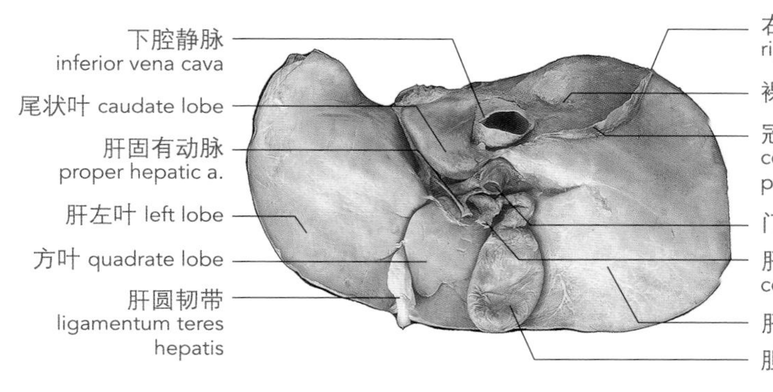

下腔静脉
inferior vena cava
尾状叶 caudate lobe
肝固有动脉
proper hepatic a.
肝左叶 left lobe
方叶 quadrate lobe
肝圆韧带
ligamentum teres hepatis
右三角韧带
right triangular lig.
裸区 bare area of liver
冠状韧带（后层）
coronary ligament. posterior layer
门静脉 portal v.
肝总管
common hepatic duct
肝右叶 right lobe
胆囊 gallbladder

图 6-63 肝脏（前面观）

The liver. Anterior aspect

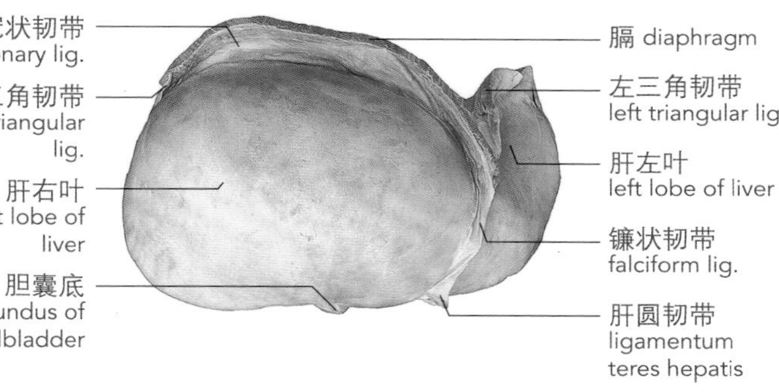

冠状韧带
coronary lig.
右三角韧带
right triangular lig.
肝右叶
right lobe of liver
胆囊底
fundus of gallbladder
膈 diaphragm
左三角韧带
left triangular lig.
肝左叶
left lobe of liver
镰状韧带
falciform lig.
肝圆韧带
ligamentum teres hepatis

【解剖学要点】

肝有上、下两面，前、后、左、右四缘。上面又称膈面，在矢状位上有镰状韧带附着，借此将肝分为左、右叶；下面又称脏面，中部有左、右纵沟和横沟，左纵沟左侧为肝左叶、右纵沟右侧为肝右叶；左、右纵沟之间，肝门前方的部分称方叶，肝门后方的部分称尾状叶。横沟又称肝门，有肝左、右管，肝固有动脉左、右支，肝门静脉左、右支等出入。

图 6-64 肝动脉

The liver artery

右支 right branch
肝表面动脉网
arterial rete of liver superficies
胆囊管 cystic duct
胆总管
common bile duct
门静脉 portal v.
胃十二指肠动脉
gastroduodenal a.
胰 pancreas
胆囊 gallbladder
胆囊动脉 cystic a.
肝总管
common hepatic duct
左支 left branch
胃右动脉 right gastric a.
肝固有动脉
proper hepatic a.
胃左动脉 left gastric a.
肝总动脉
common hepatic a.

图 6-65 肝静脉铸型

The cast of hepatic veins

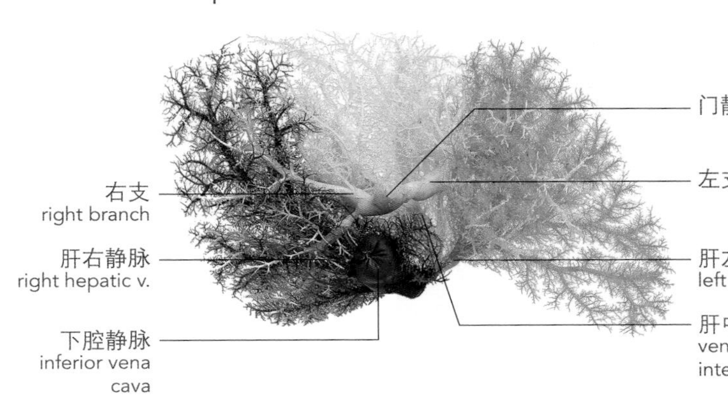

右支
right branch
肝右静脉
right hepatic v.
下腔静脉
inferior vena cava
门静脉 portal v.
左支 left branch
肝左静脉
left hepatic v.
肝中间静脉
venae hepaticae intermediae

图 6-66 肝门静脉铸型

The cast of hepatic portal vein

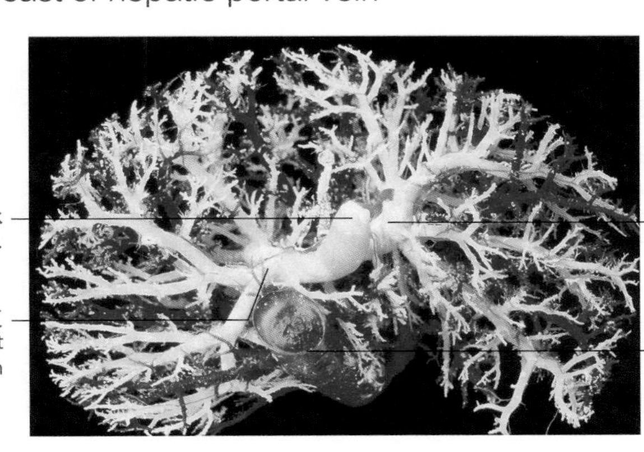

门静脉
portal v.
右支
right branch
左支
left branch
下腔静脉
inferior vena cava

图 6-67 门静脉（1）

The portal vein（1）

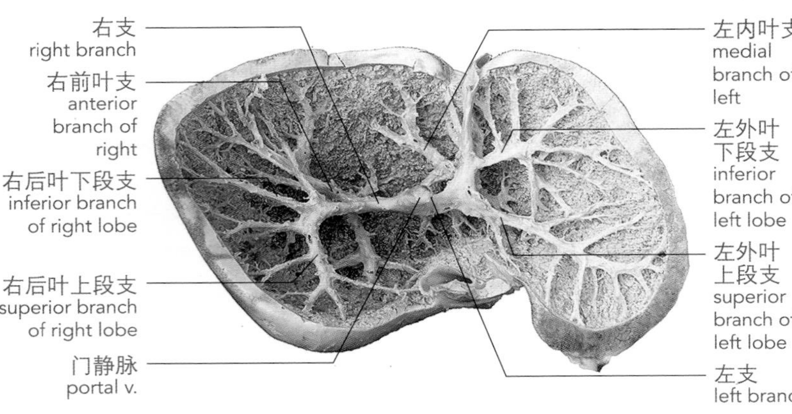
右支
right branch
右前叶支
anterior branch of right
右后叶下段支
inferior branch of right lobe
右后叶上段支
superior branch of right lobe
门静脉
portal v.
左内叶支
medial branch of left
左外叶下段支
inferior branch of left lobe
左外叶上段支
superior branch of left lobe
左支
left branch

图 6-68 门静脉（2）

The portal vein（2）

肝门静脉
hepatic portal v.
胆囊
gallbladder
胆囊管
cystic duct
肝门静脉右支
right branch of hepatic portal vein
肝右静脉
right hepatic v.
肝圆韧带
ligamentum teres hepatis
肝中间静脉
venae hepaticae intermediae
肝门静脉左支
left branch of hepatic portal vein
肝左静脉
left hepatic v.
下腔静脉
inferior vena cava

图 6-69 肝、胃血管铸型

The cast of blood vessel of the liver and stomach

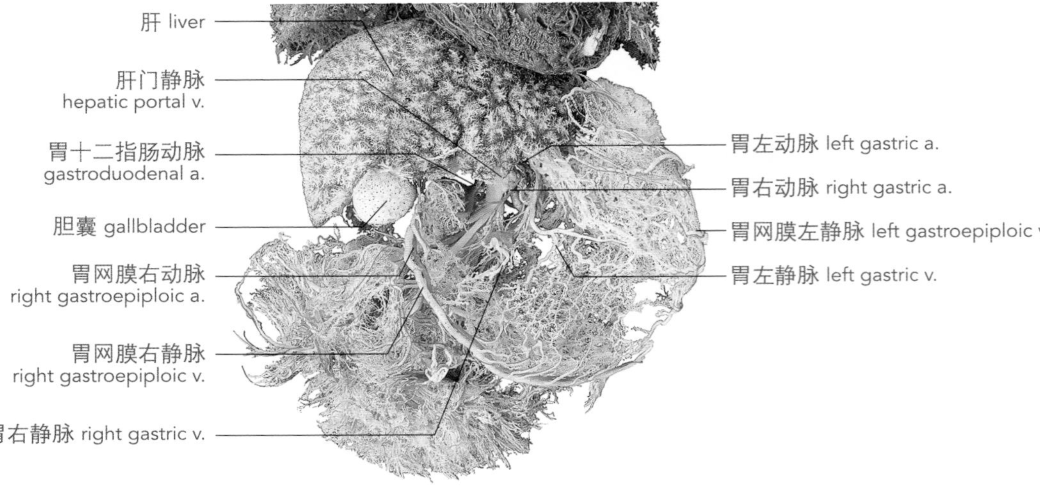
肝 liver
肝门静脉
hepatic portal v.
胃十二指肠动脉
gastroduodenal a.
胆囊 gallbladder
胃网膜右动脉
right gastroepiploic a.
胃网膜右静脉
right gastroepiploic v.
胃右静脉 right gastric v.
胃左动脉 left gastric a.
胃右动脉 right gastric a.
胃网膜左静脉 left gastroepiploic v.
胃左静脉 left gastric v.

图 6-70 肝管道铸型

The cast of hepatic ducts

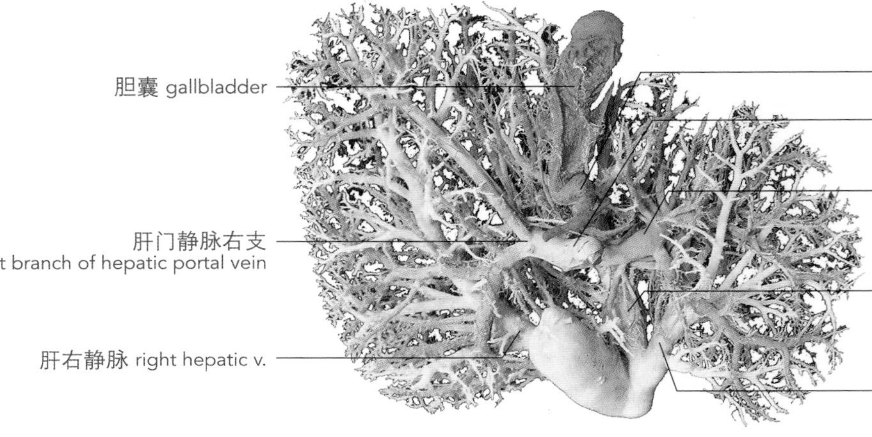
胆囊 gallbladder
肝门静脉右支
right branch of hepatic portal vein
肝右静脉 right hepatic v.
胆囊管 cystic duct
肝门静脉 hepatic portal v.
肝门静脉左支
left branch of hepatic portal vein
肝中静脉
venae hepaticae intermediae
肝左静脉 left hepatic v.

图 6-71 肝门静脉铸型（上面观）

The cast of hepatic portal vein. Superior aspect

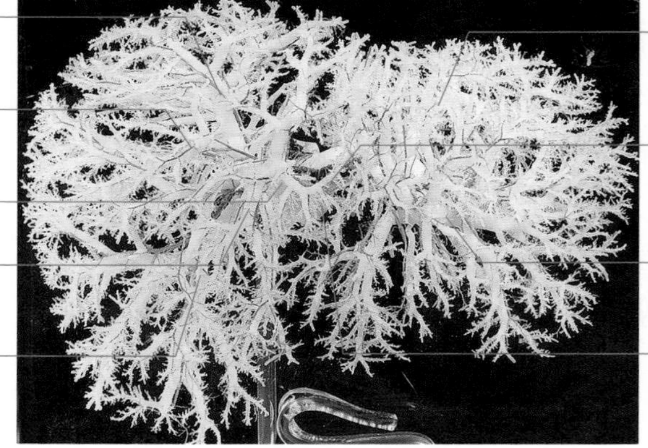
肝门静脉右前上支
right anterosuperior branch of hepatic portal v.
肝门静脉右后上支
right posterosuperior branch of hepatic portal v.
肝门静脉右支
right branch of hepatic portal v.
肝门静脉右前下支
right anteroinferior branch of hepatic portal v.
肝门静脉右后下支
right posteroinferior branch of hepatic portal v.
肝门静脉左外上支
left extrinsic superior branch of hepatic portal v.
肝门静脉左支
left branch of hepatic portal v.
肝门静脉左外下支
left extrinsic inferior branch of hepatic portal v.
肝门静脉
hepatic portal v.

图 6-72 肝门静脉铸型（下面观）

The cast of hepatic portal vein. Inferior aspect

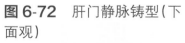

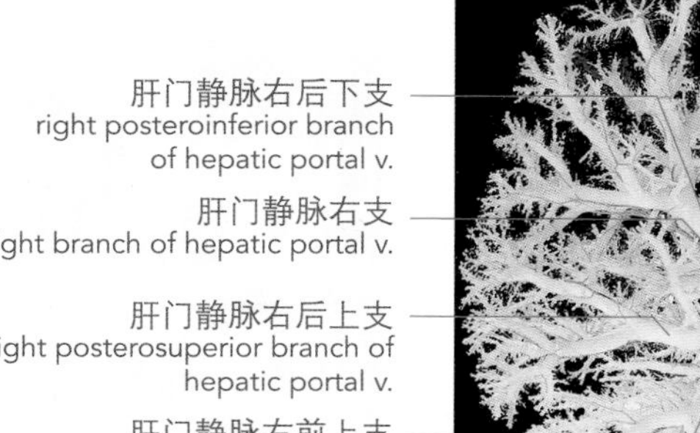
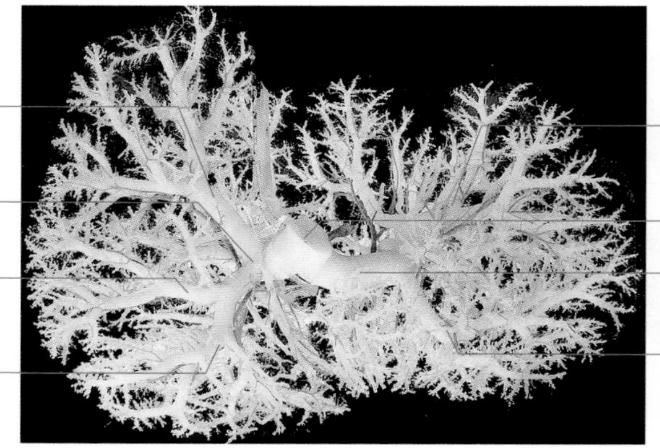
肝门静脉右后下支
right posteroinferior branch of hepatic portal v.
肝门静脉右支
right branch of hepatic portal v.
肝门静脉右后上支
right posterosuperior branch of hepatic portal v.
肝门静脉右前上支
right anterosuperior branch of hepatic portal v.
肝门静脉左外下支
left extrinsic inferior branch of hepatic portal v.
肝门静脉 hepatic portal v.
肝门静脉左支
left branch of hepatic portal v.
肝门静脉左外上支
left extrinsic superior branch of hepatic portal v.

图 6-73 肝门静脉和胆管铸型
The cast of hepatic portal vein and bile duct

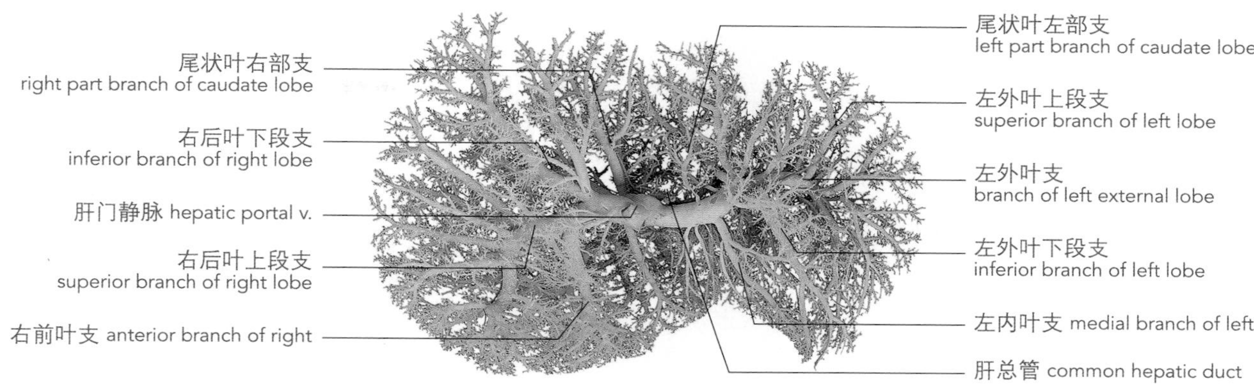

尾状叶右部支
right part branch of caudate lobe
右后叶下段支
inferior branch of right lobe
肝门静脉 hepatic portal v.
右后叶上段支
superior branch of right lobe
右前叶支 anterior branch of right
尾状叶左部支
left part branch of caudate lobe
左外叶上段支
superior branch of left lobe
左外叶支
branch of left external lobe
左外叶下段支
inferior branch of left lobe
左内叶支 medial branch of left
肝总管 common hepatic duct

图 6-74 肝动脉和胆管铸型
The cast of hepatic artery and bile duct

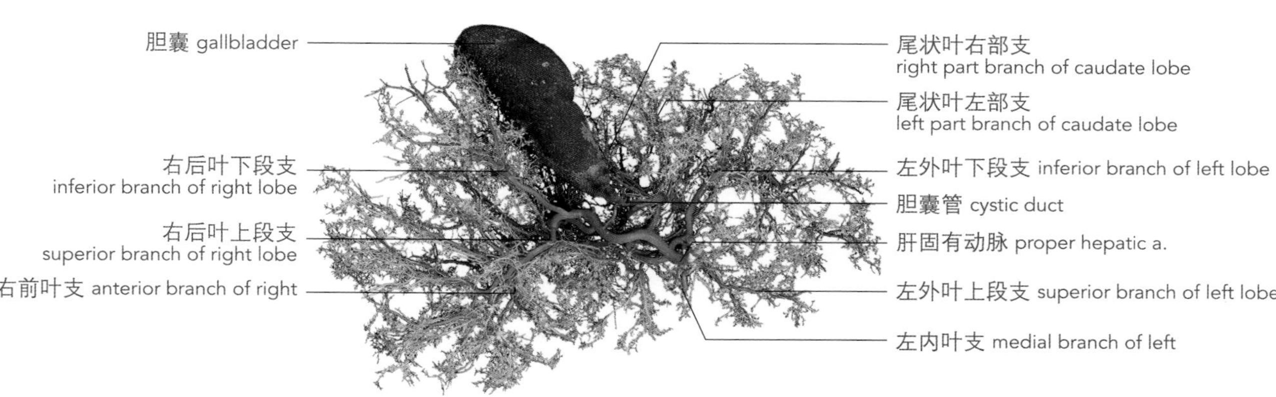

胆囊 gallbladder
右后叶下段支
inferior branch of right lobe
右后叶上段支
superior branch of right lobe
右前叶支 anterior branch of right
尾状叶右部支
right part branch of caudate lobe
尾状叶左部支
left part branch of caudate lobe
左外叶下段支 inferior branch of left lobe
胆囊管 cystic duct
肝固有动脉 proper hepatic a.
左外叶上段支 superior branch of left lobe
左内叶支 medial branch of left

图 6-75 肝动脉造影
The radiography of hepatic artery

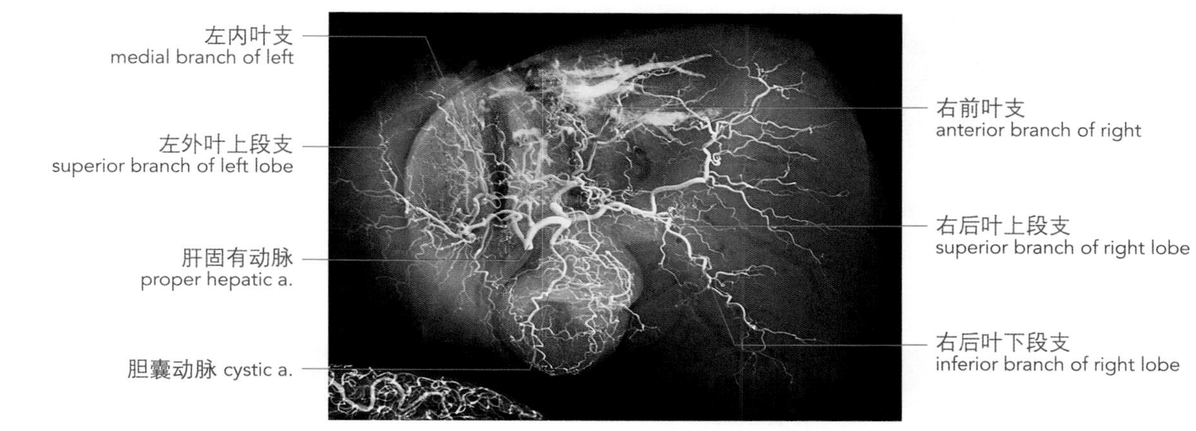

左内叶支
medial branch of left
左外叶上段支
superior branch of left lobe
肝固有动脉
proper hepatic a.
胆囊动脉 cystic a.
右前叶支
anterior branch of right
右后叶上段支
superior branch of right lobe
右后叶下段支
inferior branch of right lobe

图 6-76 胆管铸型（下面观）
The cast of bile duct. Inferior aspect

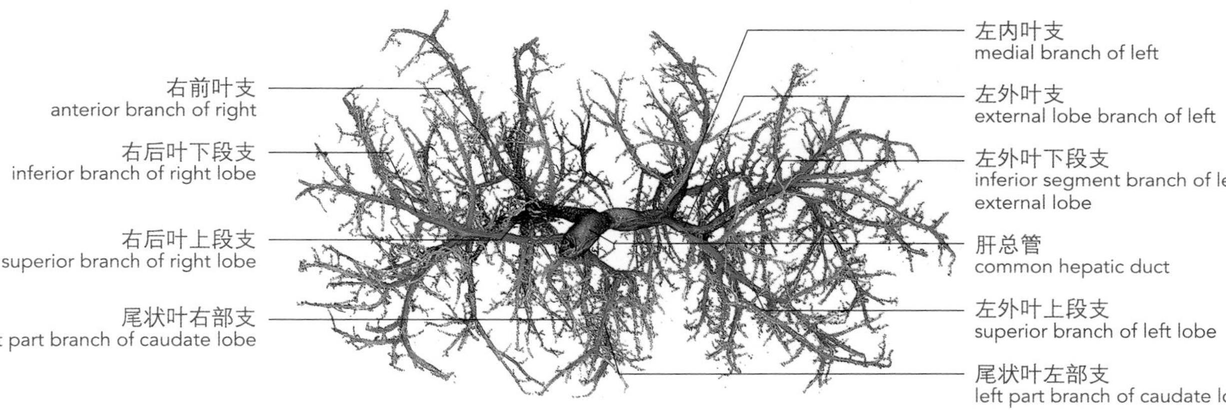

右前叶支
anterior branch of right
右后叶下段支
inferior branch of right lobe
右后叶上段支
superior branch of right lobe
尾状叶右部支
right part branch of caudate lobe
左内叶支
medial branch of left
左外叶支
external lobe branch of left
左外叶下段支
inferior segment branch of left external lobe
肝总管
common hepatic duct
左外叶上段支
superior branch of left lobe
尾状叶左部支
left part branch of caudate lobe

图 6-77 胆管铸型（上面观）
The cast of bile duct. Superior aspect

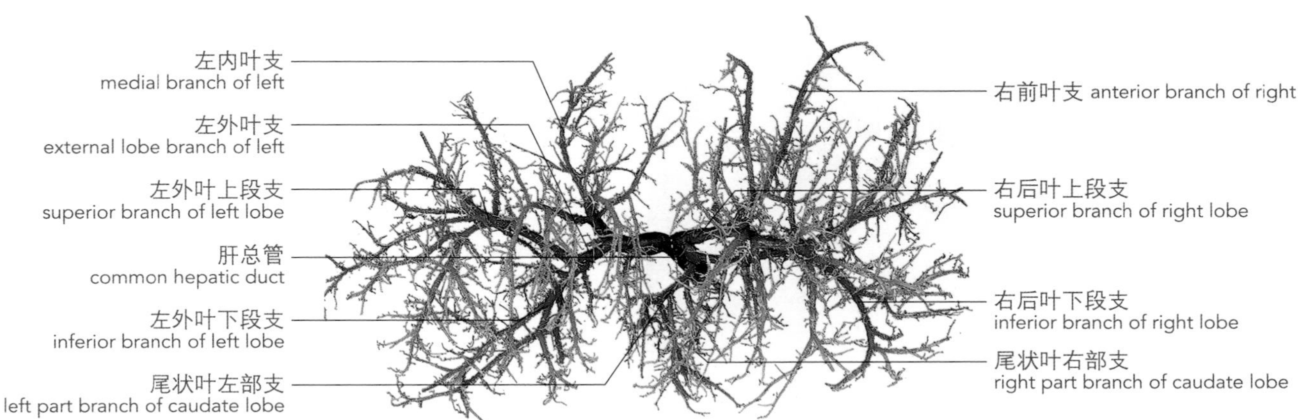

左内叶支
medial branch of left
左外叶支
external lobe branch of left
左外叶上段支
superior branch of left lobe
肝总管
common hepatic duct
左外叶下段支
inferior branch of left lobe
尾状叶左部支
left part branch of caudate lobe
右前叶支 anterior branch of right
右后叶上段支
superior branch of right lobe
右后叶下段支
inferior branch of right lobe
尾状叶右部支
right part branch of caudate lobe

图 6-78 胆管造影(下面观)
The radiography of bile duct. Inferior aspect

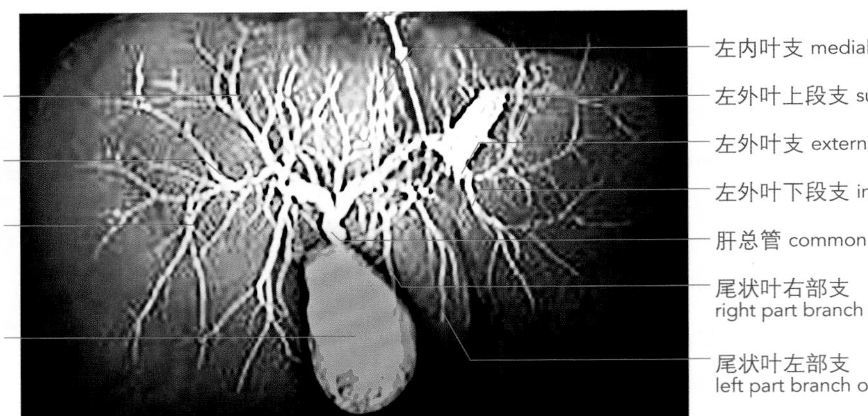
右前叶支
anterior branch of right
右后叶上段支
superior branch of right lobe
右后叶下段支
inferior branch of right lobe
胆囊 gallbladder
左内叶支 medial branch of left
左外叶上段支 superior branch of left lobe
左外叶支 external lobe branch of left
左外叶下段支 inferior branch of left lobe
肝总管 common hepatic duct
尾状叶右部支
right part branch of caudate lobe
尾状叶左部支
left part branch of caudate lobe

图 6-79 胆管动脉(前面观)
The bile duct artery. Anterior aspect

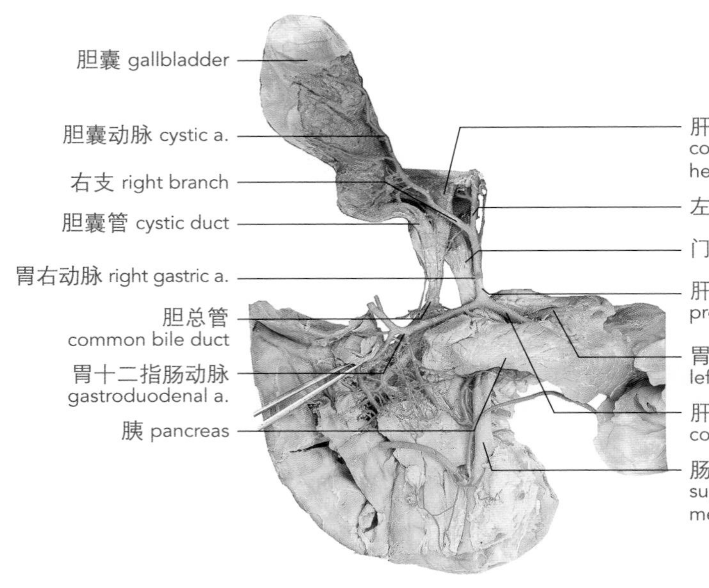
胆囊 gallbladder
胆囊动脉 cystic a.
右支 right branch
胆囊管 cystic duct
胃右动脉 right gastric a.
胆总管
common bile duct
胃十二指肠动脉
gastroduodenal a.
胰 pancreas
肝总管
common
hepatic duct
左支 left branch
门静脉 portal v.
肝固有动脉
proper hepatic a.
胃左动脉
left gastric a.
肝总动脉
common hepatic a.
肠系膜上动脉
superior
mesenteric a.

图 6-80 胆管动脉(后面观)
The bile duct artery. Posterior aspect

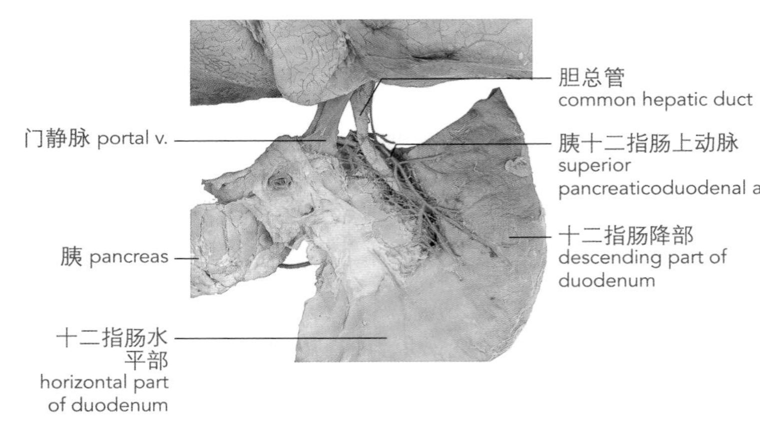
门静脉 portal v.
胰 pancreas
十二指肠水平部
horizontal part
of duodenum
胆总管
common hepatic duct
胰十二指肠上动脉
superior
pancreaticoduodenal a.
十二指肠降部
descending part of
duodenum

图 6-81 胆囊动脉
The cystic artery

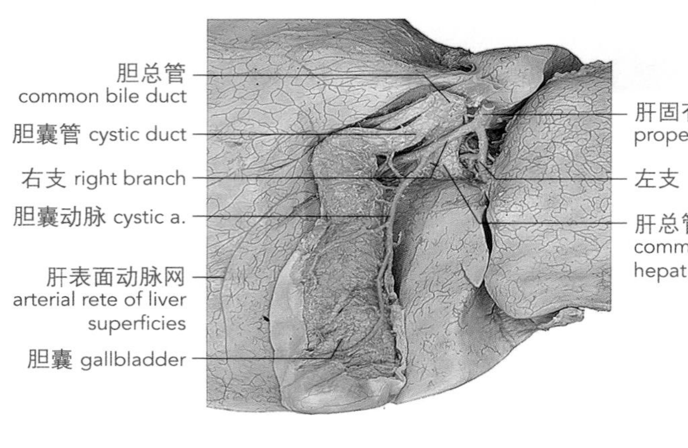
胆总管
common bile duct
胆囊管 cystic duct
右支 right branch
胆囊动脉 cystic a.
肝表面动脉网
arterial rete of liver
superficies
胆囊 gallbladder
肝固有动脉
proper hepatic a.
左支 left branch
肝总管
common
hepatic duct

图 6-82 胆囊动、静脉铸型(1)
The cast of cystic artery and vein(1)

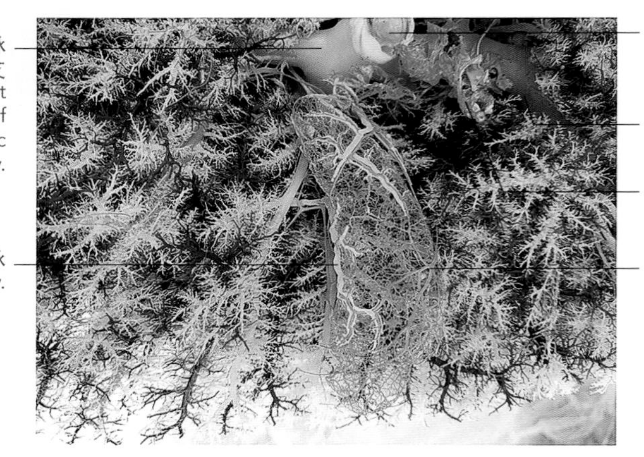
肝门静脉右支
right
branch of
hepatic
portal v.
胆囊静脉
cystic v.
肝门静脉左支
left branch of
hepatic portal v.
肝门静脉
hepatic portal v.
肝固有动脉
proper hepatic a.
胆囊动脉
cystic a.

图 6-83 胆囊动、静脉铸型(2)
The cast of cystic artery and vein(2)

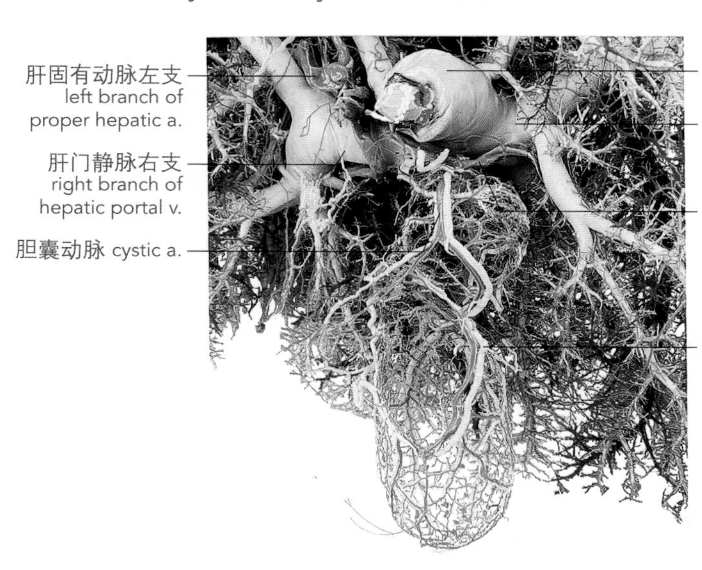
肝固有动脉左支
left branch of
proper hepatic a.
肝门静脉右支
right branch of
hepatic portal v.
胆囊动脉 cystic a.
肝门静脉
hepatic portal v.
肝门静脉左支
left branch of
hepatic portal v.
肝固有动脉右支
right branch of
proper hepatic a.
胆囊静脉 cystic v.

图 6-84 肝动脉铸型
The cast of hepatic artery

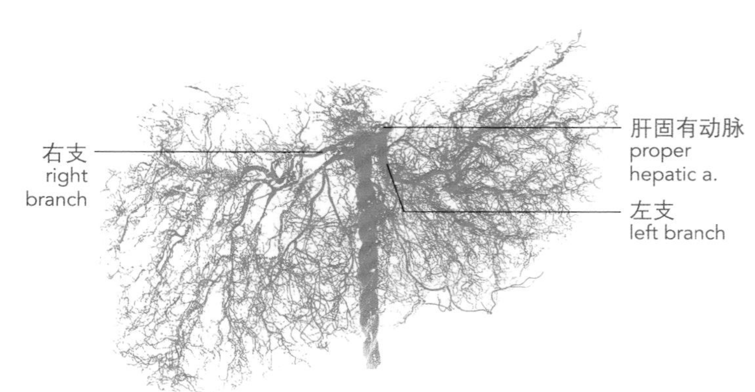
右支
right
branch
肝固有动脉
proper
hepatic a.
左支
left branch

图 6-85 脾(脏面)
The spleen. Visceral surface

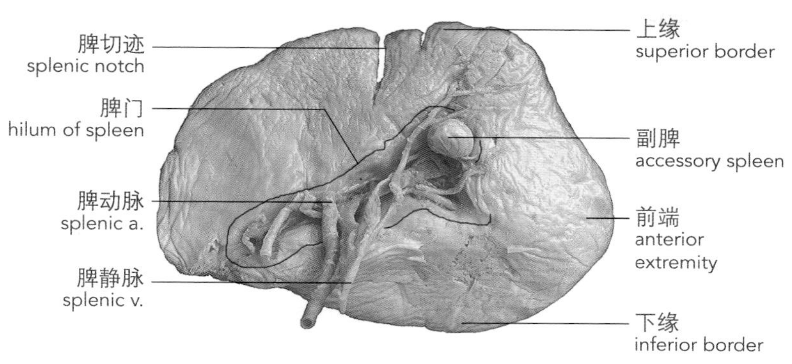
脾切迹
splenic notch
脾门
hilum of spleen
脾动脉
splenic a.
脾静脉
splenic v.
上缘
superior border
副脾
accessory spleen
前端
anterior
extremity
下缘
inferior border

图 6-86 脾(膈面)
The spleen. Diaphragmatic surface

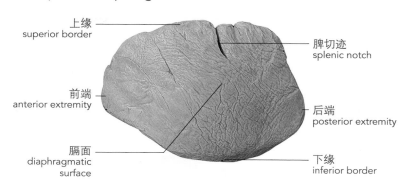
上缘
superior border
前端
anterior extremity
膈面
diaphragmatic
surface
脾切迹
splenic notch
后端
posterior extremity
下缘
inferior border

图 6-87 脾动脉
The splenic artery

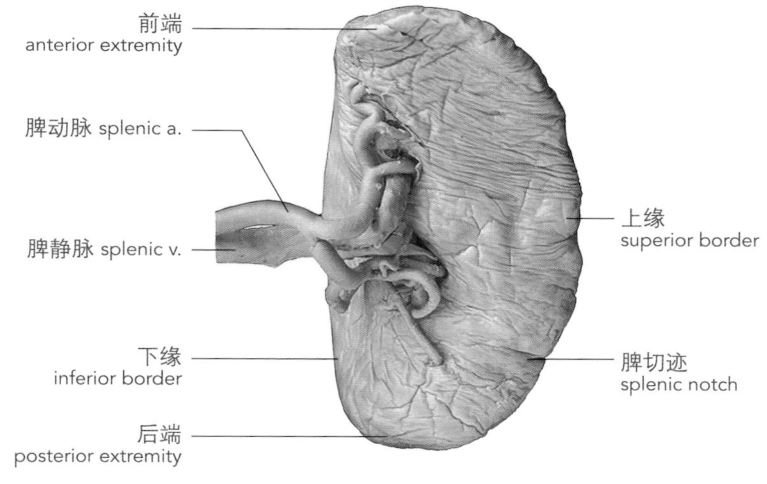
前端
anterior extremity
脾动脉 splenic a.
脾静脉 splenic v.
下缘
inferior border
后端
posterior extremity
上缘
superior border
脾切迹
splenic notch

图 6-88 脾动脉铸型
The cast of splenic artery.

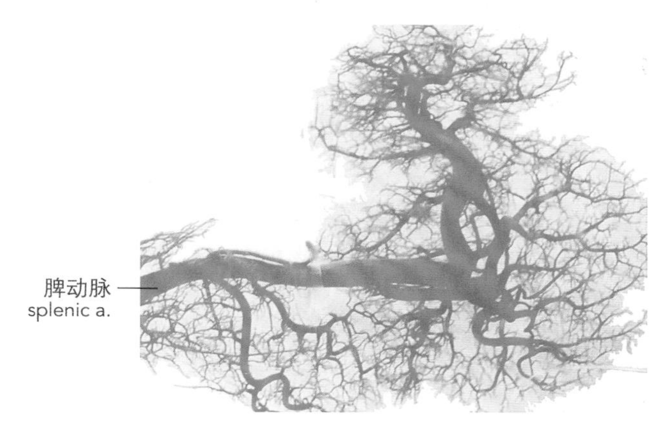
脾动脉
splenic a.

【解剖学要点】

脾可分为膈面和脏面，前、后两端和上、下两缘。膈面凸隆、较平滑，对向膈的腹腔面；脏面凹陷，近中央处有一纵沟称为脾门是血管、淋巴管和神经出入的途径。后端钝圆，向背内侧，与第 12 胸椎同高；前端较宽阔，向腹外侧。上缘较锐，向前上方，在这个缘往往可见几个切迹；下缘向后下方，为肾面与膈面的分界。

图 6-89 泌尿系概况(原位)
The general arrangement of the urinary system. Normal position

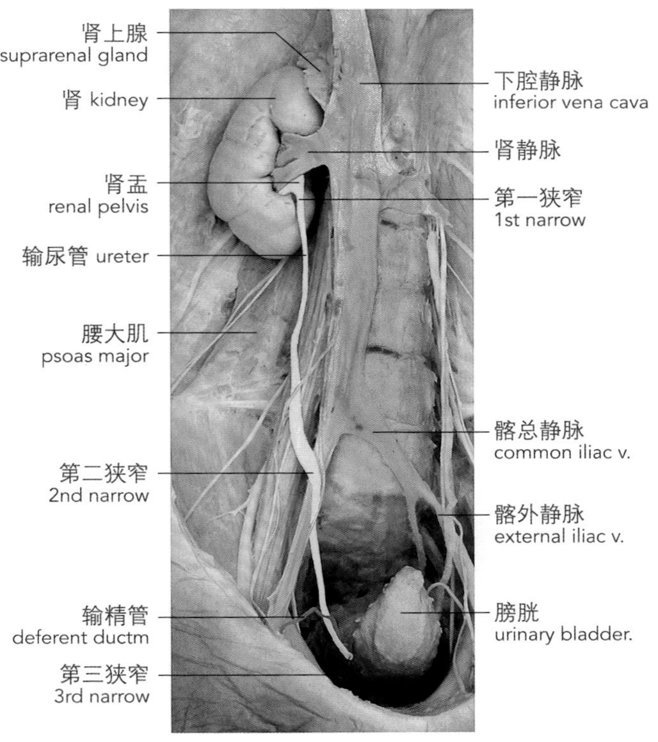
肾上腺
suprarenal gland
肾 kidney
肾盂
renal pelvis
输尿管 ureter
腰大肌
psoas major
第二狭窄
2nd narrow
输精管
deferent ductm
第三狭窄
3rd narrow
下腔静脉
inferior vena cava
肾静脉
第一狭窄
1st narrow
髂总静脉
common iliac v.
髂外静脉
external iliac v.
膀胱
urinary bladder.

图 6-90 泌尿系概况(离体)
The general arrangement of the urinary system. Ex vivo

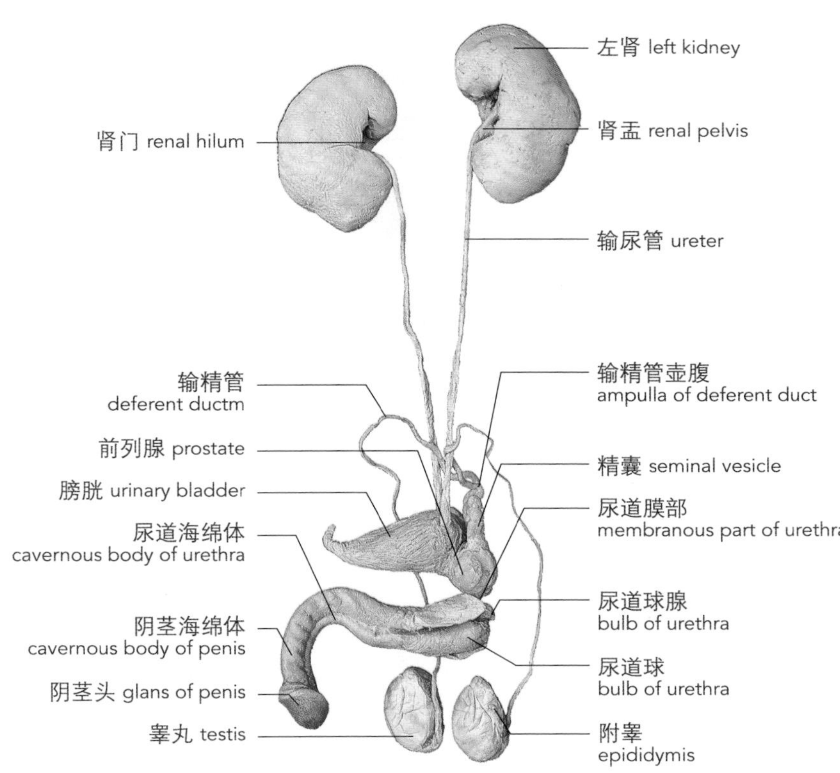
肾门 renal hilum
输精管
deferent ductm
前列腺 prostate
膀胱 urinary bladder
尿道海绵体
cavernous body of urethra
阴茎海绵体
cavernous body of penis
阴茎头 glans of penis
睾丸 testis
左肾 left kidney
肾盂 renal pelvis
输尿管 ureter
输精管壶腹
ampulla of deferent duct
精囊 seminal vesicle
尿道膜部
membranous part of urethra
尿道球腺
bulb of urethra
尿道球
bulb of urethra
附睾
epididymis

【解剖学要点】

泌尿系统由肾、输尿管、膀胱和尿道组成。肾生成尿液，输尿管将尿液输送至膀胱，膀胱为储存尿液的器官，尿道将膀胱内的尿液排出体外。

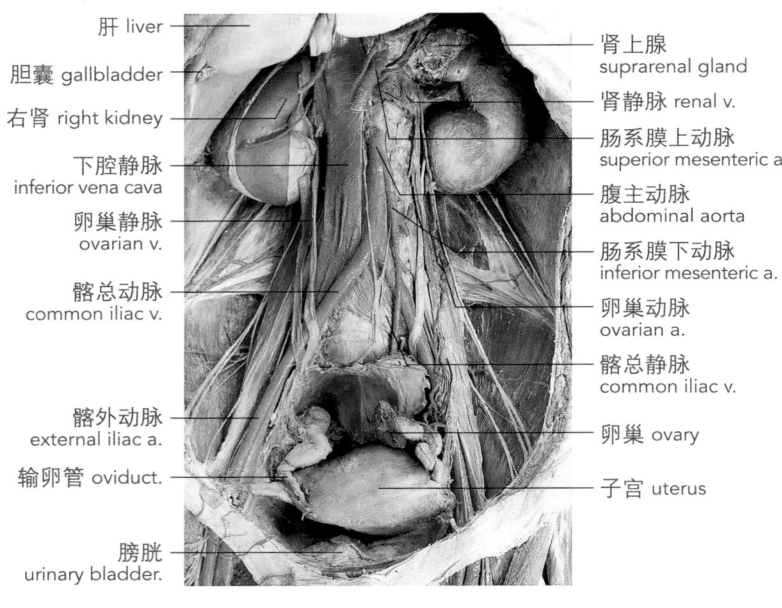

肝 liver
胆囊 gallbladder
右肾 right kidney
下腔静脉 inferior vena cava
卵巢静脉 ovarian v.
髂总动脉 common iliac v.
髂外动脉 external iliac a.
输卵管 oviduct.
膀胱 urinary bladder.
肾上腺 suprarenal gland
肾静脉 renal v.
肠系膜上动脉 superior mesenteric a.
腹主动脉 abdominal aorta
肠系膜下动脉 inferior mesenteric a.
卵巢动脉 ovarian a.
髂总静脉 common iliac v.
卵巢 ovary
子宫 uterus

图 6-91 腹主动脉（1）
The abdominal aorta（1）

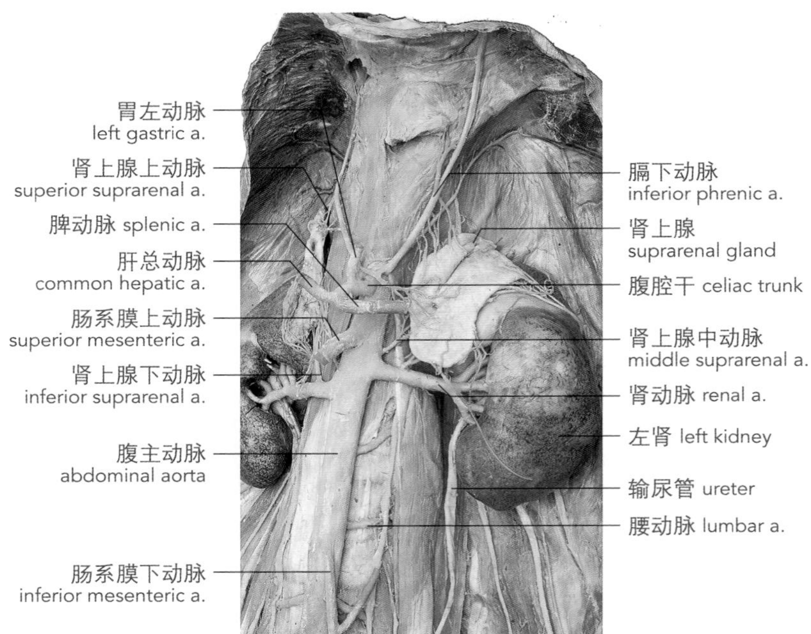

胃左动脉 left gastric a.
肾上腺上动脉 superior suprarenal a.
脾动脉 splenic a.
肝总动脉 common hepatic a.
肠系膜上动脉 superior mesenteric a.
肾上腺下动脉 inferior suprarenal a.
腹主动脉 abdominal aorta
肠系膜下动脉 inferior mesenteric a.
膈下动脉 inferior phrenic a.
肾上腺 suprarenal gland
腹腔干 celiac trunk
肾上腺中动脉 middle suprarenal a.
肾动脉 renal a.
左肾 left kidney
输尿管 ureter
腰动脉 lumbar a.

图 6-92 腹主动脉（2）
The abdominal aorta（2）

【解剖学要点】

腹主动脉自膈的主动脉裂孔处续于胸主动脉，沿脊柱前方下降，至第 4 腰椎下缘处分为左、右髂总动脉。

腹主动脉发出壁支和脏支：壁支主要有膈下动脉、腰动脉和骶正中动脉；脏支中成对的有肾上腺动脉、肾动脉、睾丸动脉或卵巢动脉，不成对的有腹腔干、肠系膜上动脉和肠系膜下动脉。

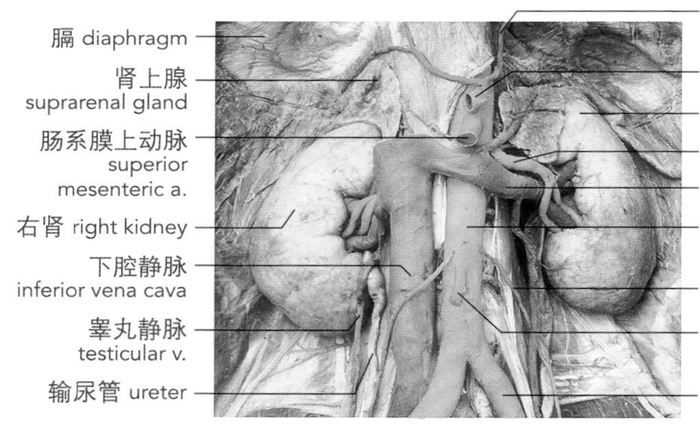

膈 diaphragm
肾上腺 suprarenal gland
肠系膜上动脉 superior mesenteric a.
右肾 right kidney
下腔静脉 inferior vena cava
睾丸静脉 testicular v.
输尿管 ureter
膈下动脉 inferior phrenic a.
腹腔干 celiac trunk
左肾 left kidney
肾动脉 renal a.
肾静脉 renal v.
腹主动脉 abdominal aorta
睾丸动脉 testicular a.
肠系膜下动脉 inferior mesenteric a.
髂总动脉 common iliac a.

图 6-93 肾的位置（前面观）
The position of the kidney. Anterior aspect

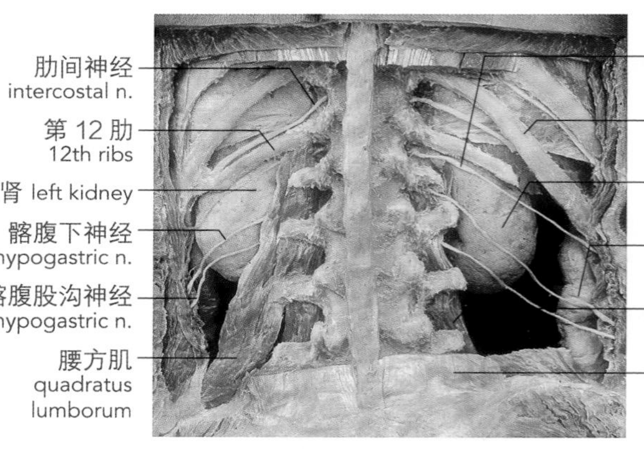

肋间神经 intercostal n.
第 12 肋 12th ribs
左肾 left kidney
髂腹下神经 iliohypogastric n.
髂腹股沟神经 iliohypogastric n.
腰方肌 quadratus lumborum
肋下神经 subcostal n.
第 11 肋 11th ribs
右肾 right kidney
升结肠 ascending colon
腰大肌 psoas major
竖脊肌 erector spinae

图 6-94 肾的位置（后面观）
The position of the kidney. Posterior aspect

【解剖学要点】

肾位于腹膜后间隙内。左肾在第 11 胸椎体下缘至第 2 腰椎间盘之间，右肾在第 12 胸椎体上缘至第 3 腰椎体上缘之间。第 12 肋斜过左肾后面中部，右肾后面上部。肾门约平第 1 腰椎体。肾门的体表投影点在竖脊肌外缘与第 12 肋的夹角处，称肾区。

图 6-95 肾的位置(冠状切面)

The position of The kidney. Coronal section

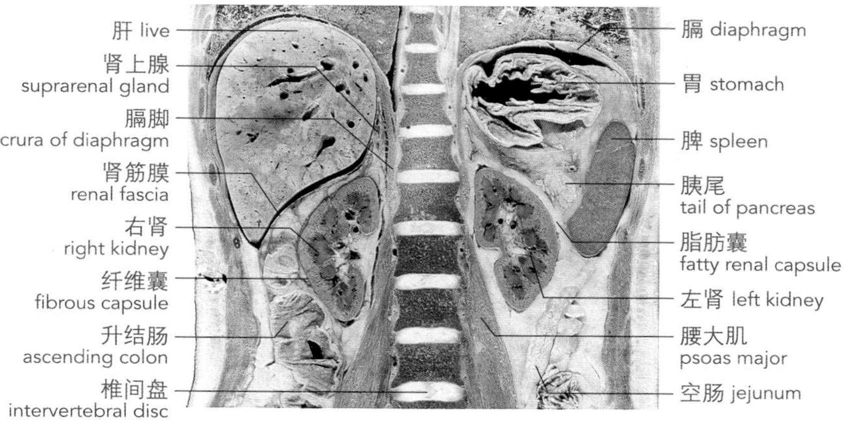
肝 live
肾上腺 suprarenal gland
膈脚 crura of diaphragm
肾筋膜 renal fascia
右肾 right kidney
纤维囊 fibrous capsule
升结肠 ascending colon
椎间盘 intervertebral disc
膈 diaphragm
胃 stomach
脾 spleen
胰尾 tail of pancreas
脂肪囊 fatty renal capsule
左肾 left kidney
腰大肌 psoas major
空肠 jejunum

图 6-96 肾被膜

The coverings of the kidney

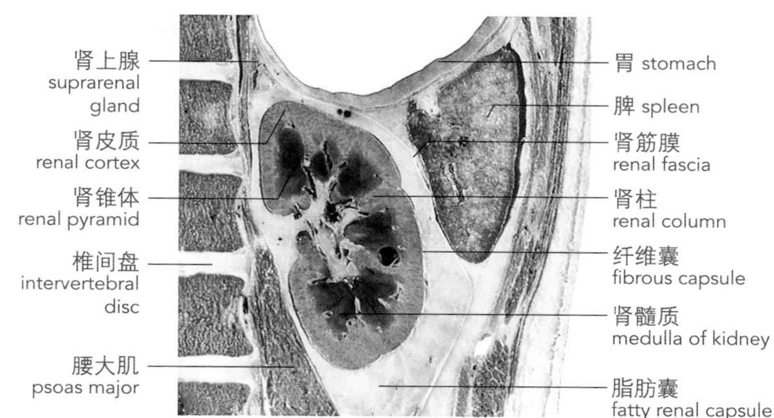
肾上腺 suprarenal gland
肾皮质 renal cortex
肾锥体 renal pyramid
椎间盘 intervertebral disc
腰大肌 psoas major
胃 stomach
脾 spleen
肾筋膜 renal fascia
肾柱 renal column
纤维囊 fibrous capsule
肾髓质 medulla of kidney
脂肪囊 fatty renal capsule

图 6-97 肾(冠状切面 1)

The kidney. Coronal section(1)

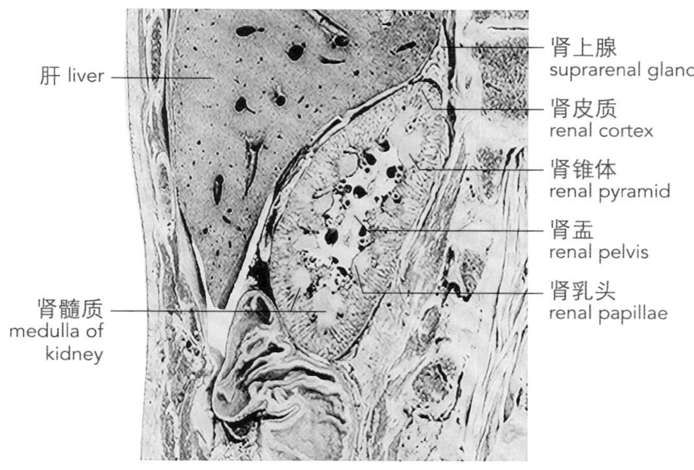
肝 liver
肾髓质 medulla of kidney
肾上腺 suprarenal gland
肾皮质 renal cortex
肾锥体 renal pyramid
肾盂 renal pelvis
肾乳头 renal papillae

图 6-98 肾(冠状切面 2)

The kidney. Coronal section(2)

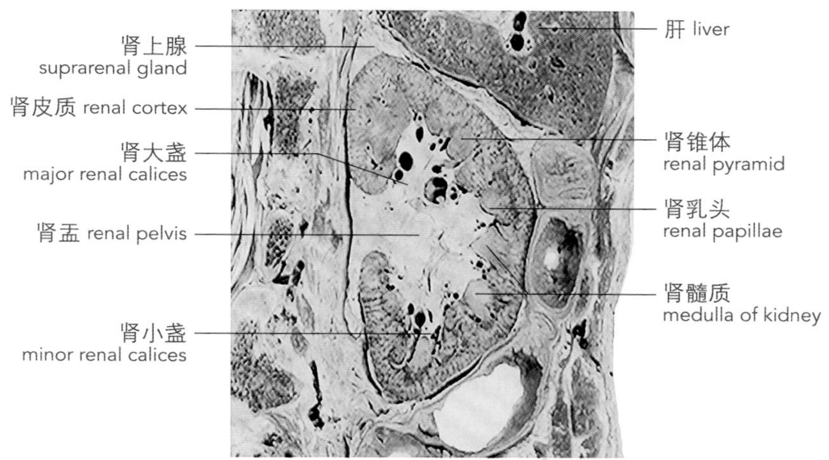
肾上腺 suprarenal gland
肾皮质 renal cortex
肾大盏 major renal calices
肾盂 renal pelvis
肾小盏 minor renal calices
肝 liver
肾锥体 renal pyramid
肾乳头 renal papillae
肾髓质 medulla of kidney

图 6-99 肾(水平切面 1)

The kidney. Horizontal section(1)

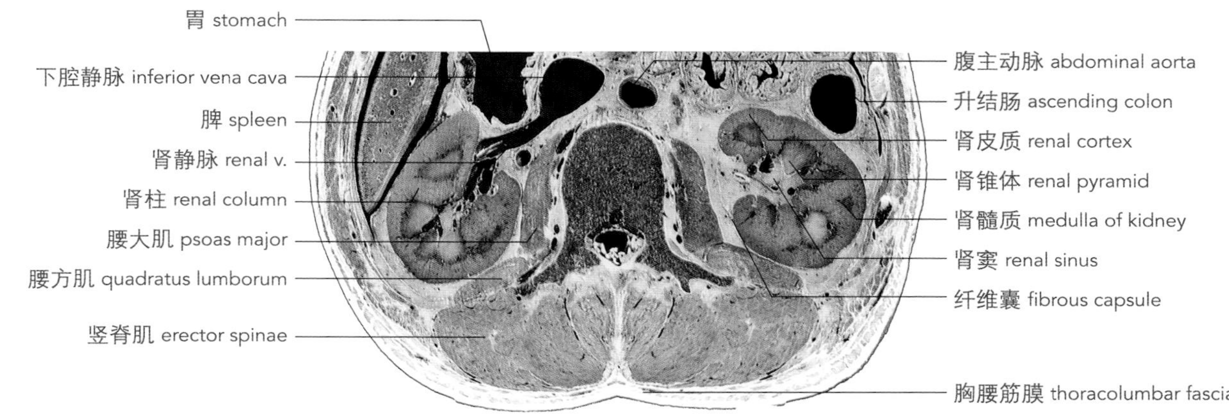
胃 stomach
下腔静脉 inferior vena cava
脾 spleen
肾静脉 renal v.
肾柱 renal column
腰大肌 psoas major
腰方肌 quadratus lumborum
竖脊肌 erector spinae
腹主动脉 abdominal aorta
升结肠 ascending colon
肾皮质 renal cortex
肾锥体 renal pyramid
肾髓质 medulla of kidney
肾窦 renal sinus
纤维囊 fibrous capsule
胸腰筋膜 thoracolumbar fascia

图 6-100 肾(水平切面 2)

The kidney. Horizontal section(2)

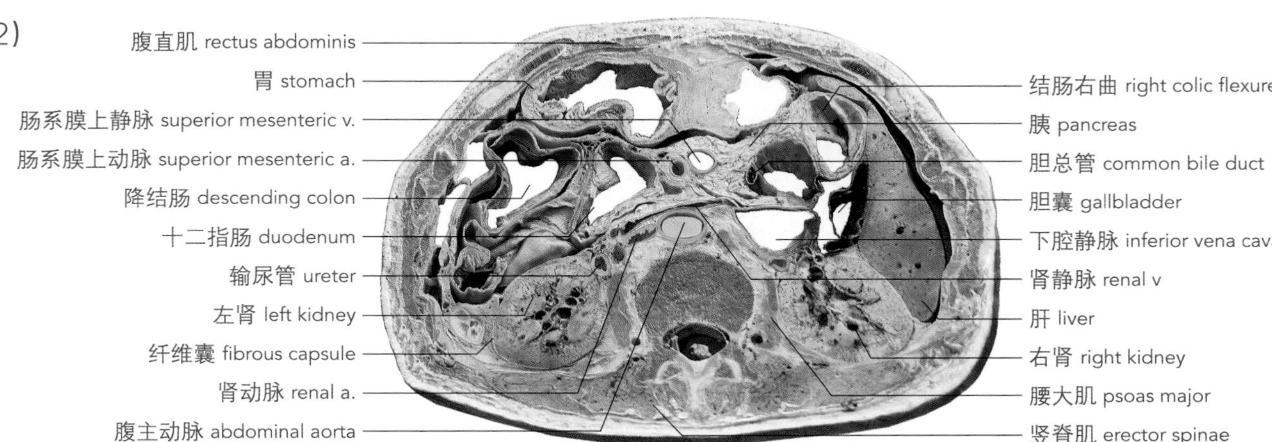
腹直肌 rectus abdominis
胃 stomach
肠系膜上静脉 superior mesenteric v.
肠系膜上动脉 superior mesenteric a.
降结肠 descending colon
十二指肠 duodenum
输尿管 ureter
左肾 left kidney
纤维囊 fibrous capsule
肾动脉 renal a.
腹主动脉 abdominal aorta
结肠右曲 right colic flexure
胰 pancreas
胆总管 common bile duct
胆囊 gallbladder
下腔静脉 inferior vena cava
肾静脉 renal v
肝 liver
右肾 right kidney
腰大肌 psoas major
竖脊肌 erector spinae

图 6-101　肾(水平切面 3)
The kidney. Horizontal section (3)

胃 stomach
肠系膜上静脉 superior mesenteric v.
肠系膜上动脉 superior mesenteric a.
降结肠 descending colon
十二指肠 duodenum
腹主动脉 abdominal aorta
输尿管 ureter
脂肪囊 fatty renal capsule
纤维囊 fibrous capsule
左肾 left kidney
腹直肌 rectus abdominis
胰 pancreas
胆总管 common bile duct
胆囊 gallbladder
肝 liver
下腔静脉 inferior vena cava
肾动脉 renal a.
肾静脉 renal v.
右肾 right kidney
肾盂 renal pelvis
竖脊肌 erector spinae
腰大肌 psoas major

图 6-102　腹部(矢状切面 1)
The abdominal part. Sagittal section (1)

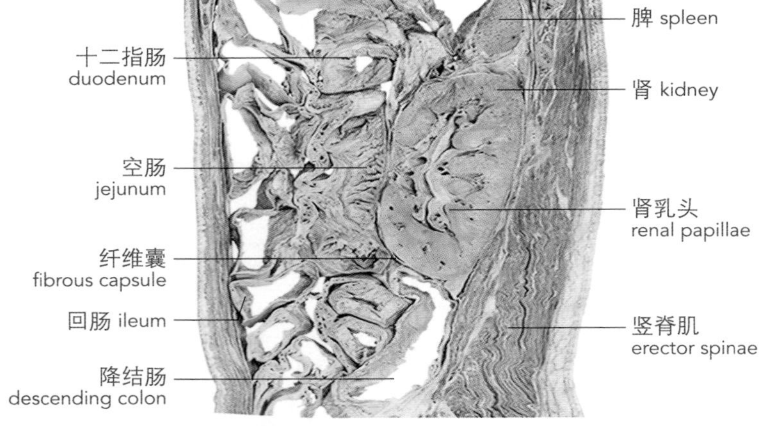
十二指肠 duodenum
空肠 jejunum
纤维囊 fibrous capsule
回肠 ileum
降结肠 descending colon
脾 spleen
肾 kidney
肾乳头 renal papillae
竖脊肌 erector spinae

图 6-103　腹部(矢状切面 2)
The abdominal part. Sagittal section (2)

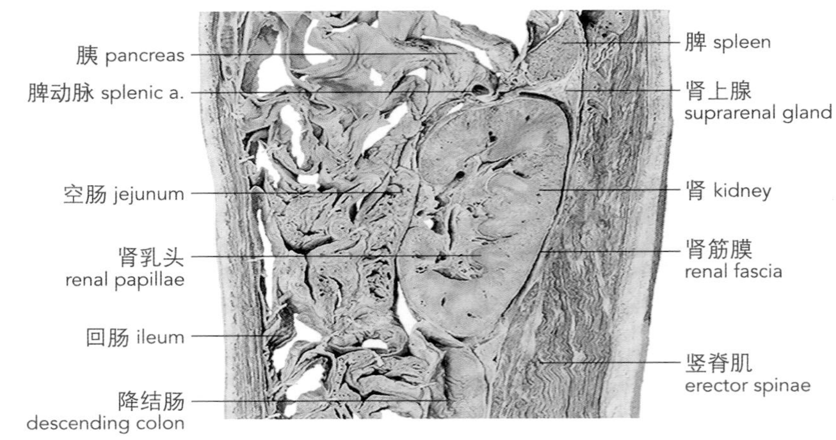
胰 pancreas
脾动脉 splenic a.
空肠 jejunum
肾乳头 renal papillae
回肠 ileum
降结肠 descending colon
脾 spleen
肾上腺 suprarenal gland
肾 kidney
肾筋膜 renal fascia
竖脊肌 erector spinae

图 6-104　腹部(矢状切面 3)
The abdominal part. Sagittal section (3)

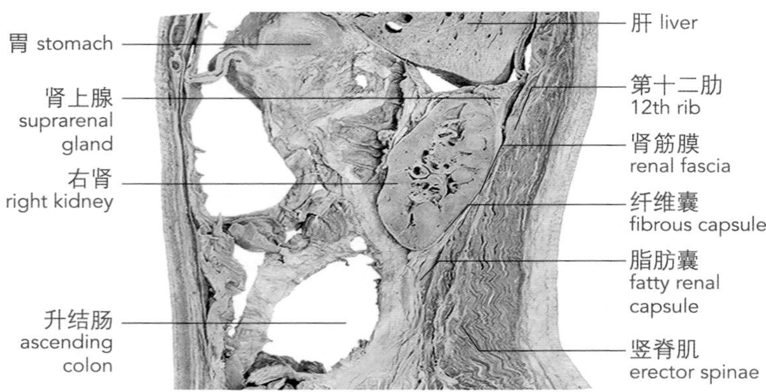
胃 stomach
肾上腺 suprarenal gland
右肾 right kidney
升结肠 ascending colon
肝 liver
第十二肋 12th rib
肾筋膜 renal fascia
纤维囊 fibrous capsule
脂肪囊 fatty renal capsule
竖脊肌 erector spinae

图 6-105　右肾上腺动脉(1)
The right suprarenal artery (1)

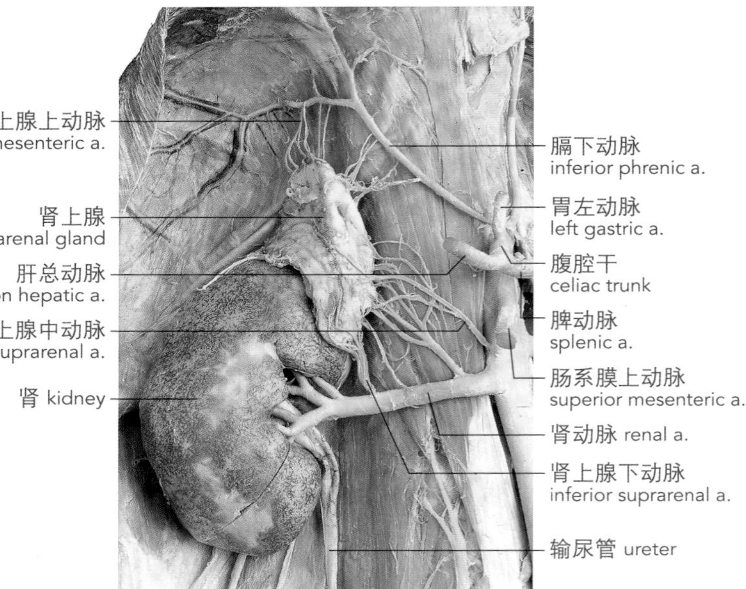
肾上腺上动脉 superior mesenteric a.
肾上腺 suprarenal gland
肝总动脉 common hepatic a.
肾上腺中动脉 middle suprarenal a.
肾 kidney
膈下动脉 inferior phrenic a.
胃左动脉 left gastric a.
腹腔干 celiac trunk
脾动脉 splenic a.
肠系膜上动脉 superior mesenteric a.
肾动脉 renal a.
肾上腺下动脉 inferior suprarenal a.
输尿管 ureter

图 6-106　右肾上腺动脉(2)
The right suprarenal artery (2)

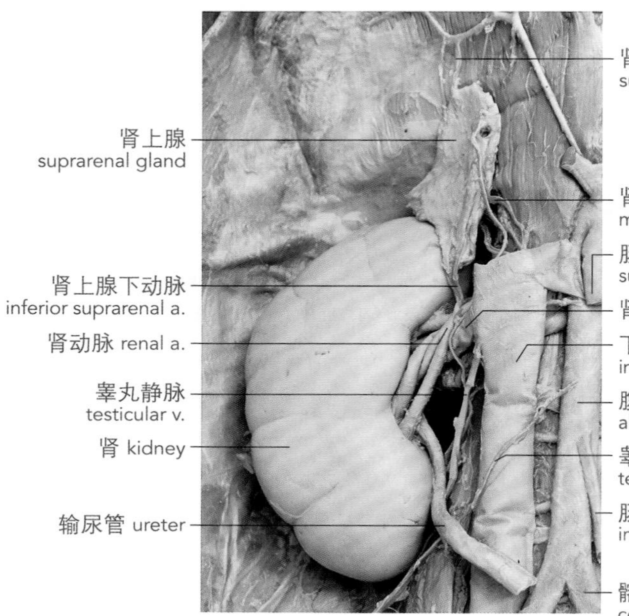
肾上腺 suprarenal gland
肾上腺下动脉 inferior suprarenal a.
肾动脉 renal a.
睾丸静脉 testicular v.
肾 kidney
输尿管 ureter
肾上腺上动脉 superior suprarenal a.
肾上腺中动脉 middle suprarenal a.
肠系膜上动脉 superior mesenteric a.
肾静脉 renal v.
下腔静脉 inferior vena cava
腹主动脉 abdominal aorta
睾丸动脉 testicular a.
肠系膜下动脉 inferior mesenteric a.
髂总动脉 common iliac a.

【解剖学要点】

肾上腺是一对扁平的器官，呈淡黄色，位于脊柱两侧，左、右肾的内上端，腹膜和腹后壁之间，故属于腹膜外位器官。右肾上腺近似锥体形，左肾上腺似半月状，比右侧略高。

左、右肾上腺都可分为三面：前面与腹腔器官相贴近；后面与膈相贴附；肾面凹陷称底，紧贴于肾的上端。

肾上腺由三组动脉供应，即肾上腺上、中、下动脉。肾上腺上动脉来自膈下动脉，肾上腺中动脉来自腹主动脉，肾上腺下动脉由肾动脉发出。肾上腺静脉，右侧者注入下腔静脉，左侧者注入左肾静脉。

图 6-107 左肾上腺动脉(1)
The left suprarenal artery (1)

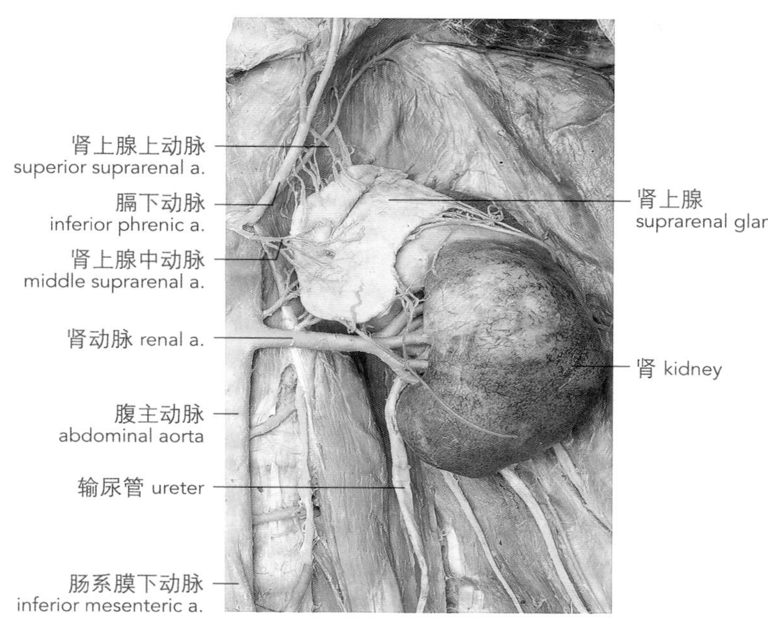

肾上腺上动脉 superior suprarenal a.
膈下动脉 inferior phrenic a.
肾上腺中动脉 middle suprarenal a.
肾动脉 renal a.
腹主动脉 abdominal aorta
输尿管 ureter
肠系膜下动脉 inferior mesenteric a.
肾上腺 suprarenal gland
肾 kidney

图 6-108 左肾上腺动脉(2)
The left suprarenal artery (2)

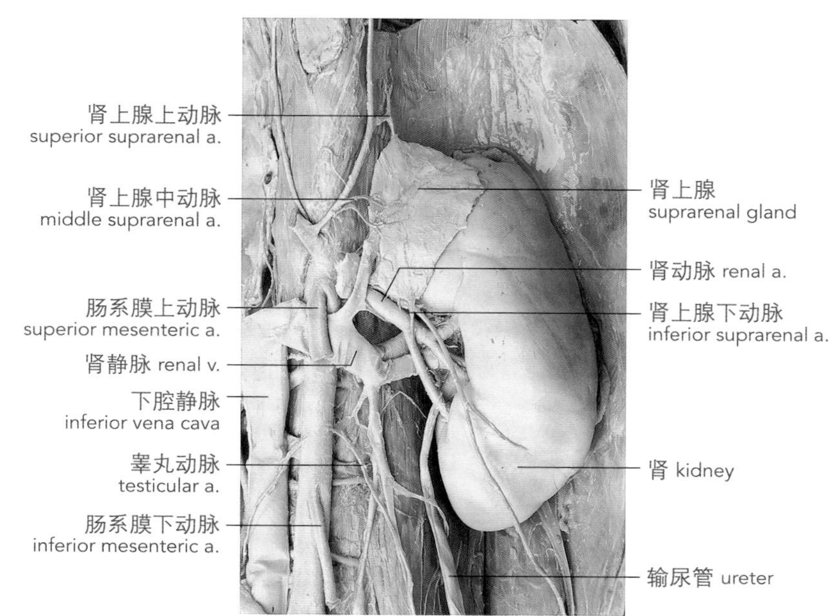

肾上腺上动脉 superior suprarenal a.
肾上腺中动脉 middle suprarenal a.
肠系膜上动脉 superior mesenteric a.
肾静脉 renal v.
下腔静脉 inferior vena cava
睾丸动脉 testicular a.
肠系膜下动脉 inferior mesenteric a.
肾上腺 suprarenal gland
肾动脉 renal a.
肾上腺下动脉 inferior suprarenal a.
肾 kidney
输尿管 ureter

图 6-109 肾动脉(原位)
The renal artery. Normal position

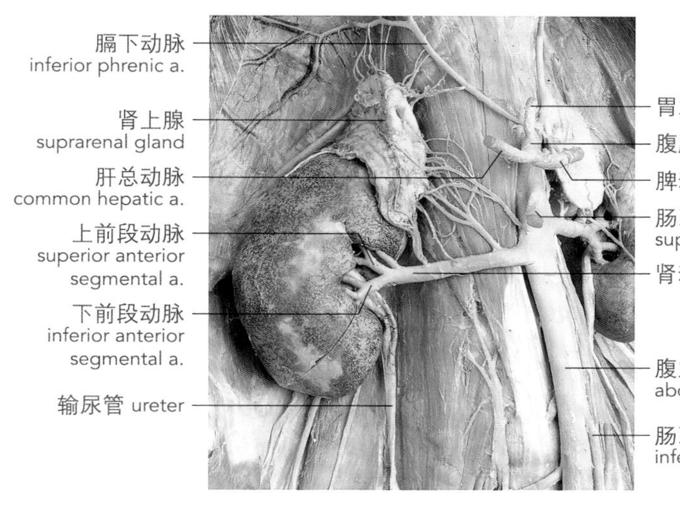

膈下动脉 inferior phrenic a.
肾上腺 suprarenal gland
肝总动脉 common hepatic a.
上前段动脉 superior anterior segmental a.
下前段动脉 inferior anterior segmental a.
输尿管 ureter
胃左动脉 left gastric a.
腹腔干 celiac trunk
脾动脉 splenic a.
肠系膜上动脉 superior mesenteric a.
肾动脉 renal a.
腹主动脉 abdominal aorta
肠系膜下动脉 inferior mesenteric a.

图 6-110 肾动脉(离体 1)
The renal artery. Ex vivo (1)

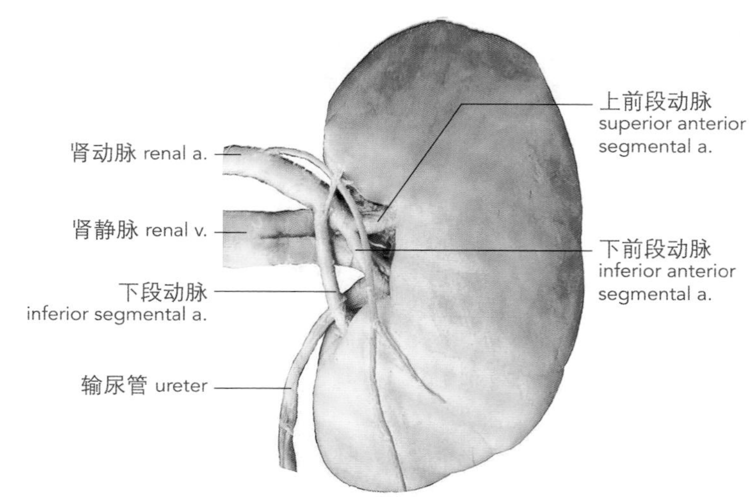

肾动脉 renal a.
肾静脉 renal v.
下段动脉 inferior segmental a.
输尿管 ureter
上前段动脉 superior anterior segmental a.
下前段动脉 inferior anterior segmental a.

图 6-111 肾动脉(离体 2)
The renal artery. Ex vivo (2)

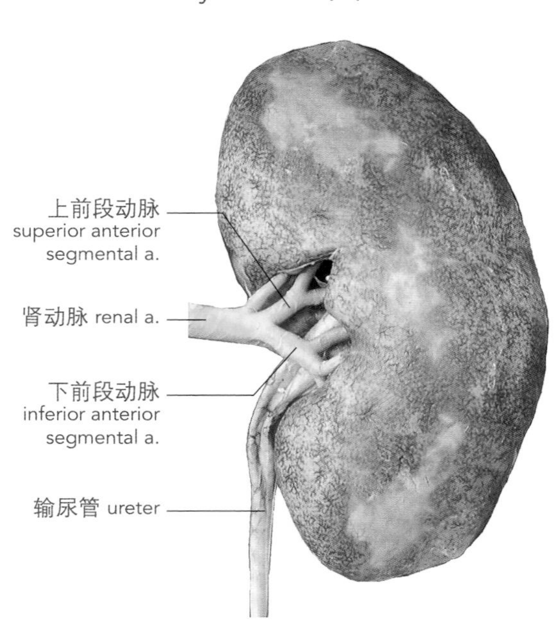

上前段动脉 superior anterior segmental a.
肾动脉 renal a.
下前段动脉 inferior anterior segmental a.
输尿管 ureter

图 6-112 肾门和肾蒂
The renal hilum and renal pedicle

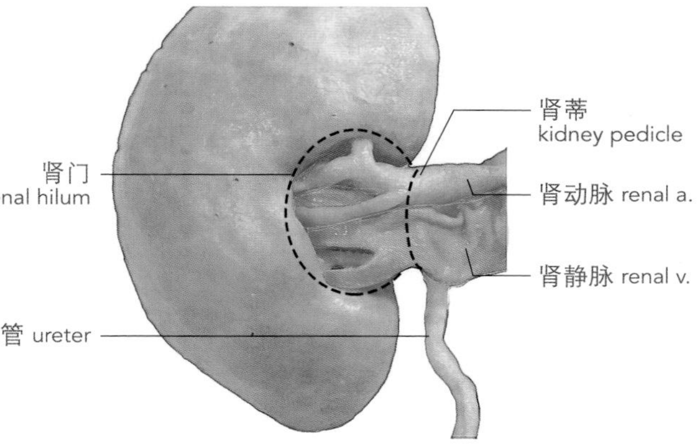

肾门 renal hilum
输尿管 ureter
肾蒂 kidney pedicle
肾动脉 renal a.
肾静脉 renal v.

图 6-113 肾门和肾蒂(2)
The renal hilum and renal pedicle (2)

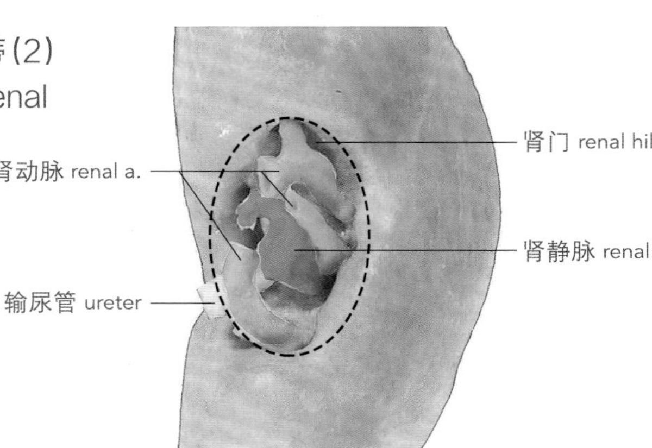

肾动脉 renal a.
输尿管 ureter
肾门 renal hilum
肾静脉 renal v.

图 6-114 肾窦（后壁切开）
The renal sinus. Incision of the posterior wall

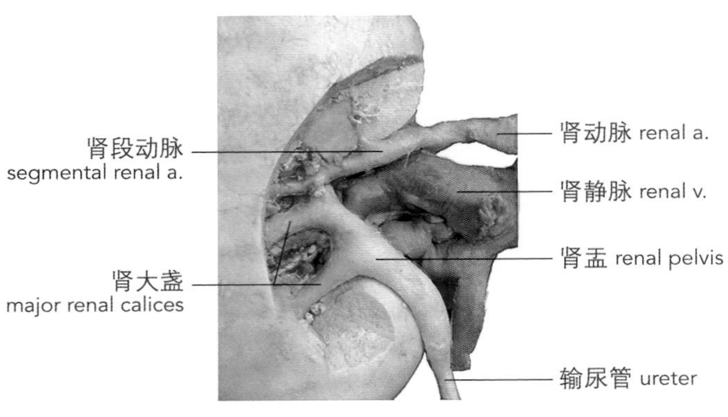
肾段动脉
segmental renal a.
肾大盏
major renal calices
肾动脉 renal a.
肾静脉 renal v.
肾盂 renal pelvis
输尿管 ureter

图 6-115 肾上腺
The suprarenal gland

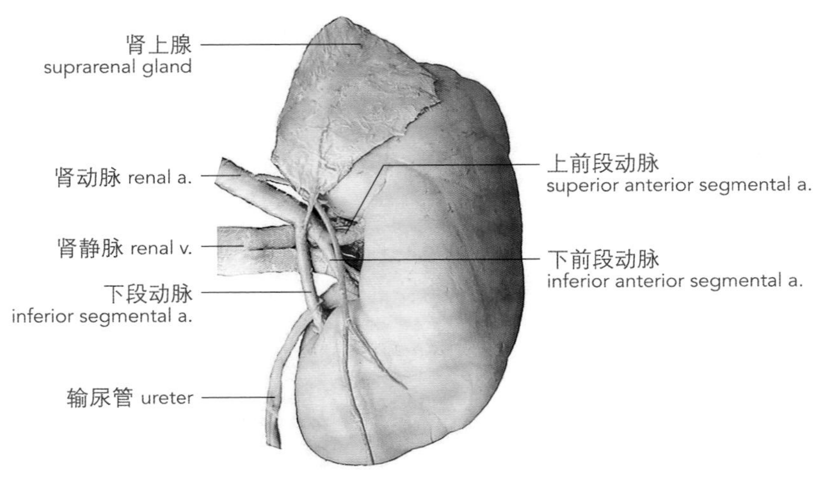
肾上腺
suprarenal gland
肾动脉 renal a.
肾静脉 renal v.
下段动脉
inferior segmental a.
输尿管 ureter
上前段动脉
superior anterior segmental a.
下前段动脉
inferior anterior segmental a.

图 6-116 肾的形态
The form of the kidney

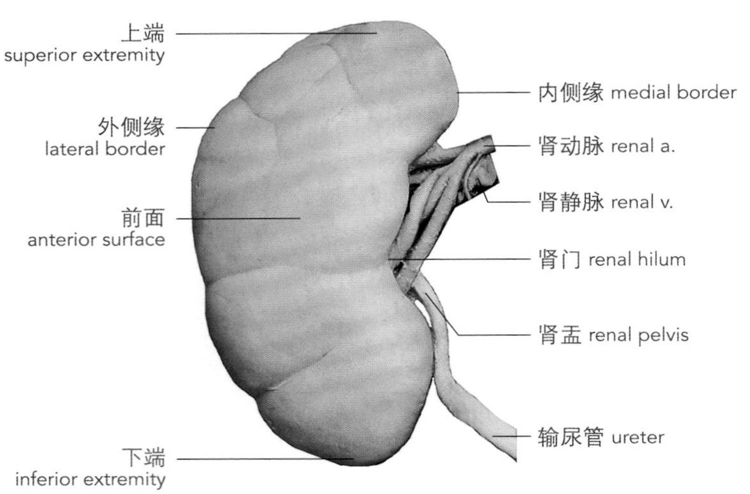
上端
superior extremity
外侧缘
lateral border
前面
anterior surface
下端
inferior extremity
内侧缘 medial border
肾动脉 renal a.
肾静脉 renal v.
肾门 renal hilum
肾盂 renal pelvis
输尿管 ureter

图 6-117 肾的被膜
The coverings of the kidney

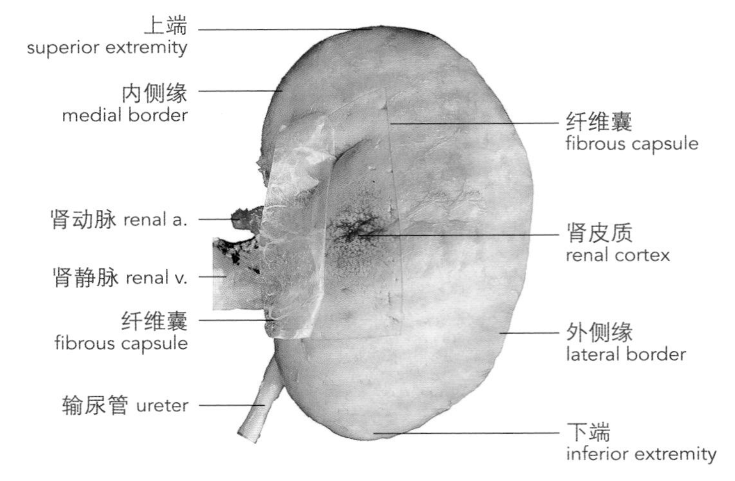
上端
superior extremity
内侧缘
medial border
肾动脉 renal a.
肾静脉 renal v.
纤维囊
fibrous capsule
输尿管 ureter
纤维囊
fibrous capsule
肾皮质
renal cortex
外侧缘
lateral border
下端
inferior extremity

【解剖学要点】

肾左右各一，形似蚕豆，重 134~148g。肾分内、外缘，前、后面和上、下端。内侧缘中部凹陷，称肾门，为肾血管、神经、淋巴管和肾盂的出入部位，肾门伸入肾实质内的潜在间隙称肾窦。进出肾门的各结构被结缔组织包裹称肾蒂。肾外缘隆凸，后面平坦，前面前凸，上端宽而薄，下端厚而窄。

图 6-118 肾（冠状切面 1）
The kidney. Coronal section (1)

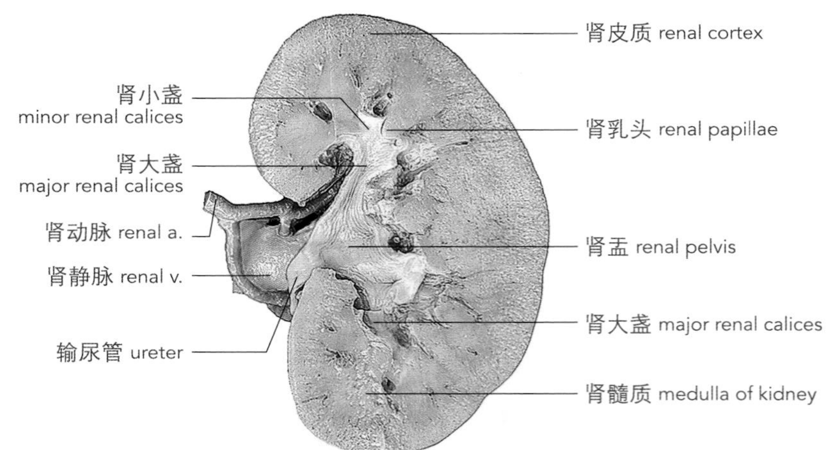
肾小盏
minor renal calices
肾大盏
major renal calices
肾动脉 renal a.
肾静脉 renal v.
输尿管 ureter
肾皮质 renal cortex
肾乳头 renal papillae
肾盂 renal pelvis
肾大盏 major renal calices
肾髓质 medulla of kidney

图 6-119 肾（冠状切面 2）
The kidney. Coronal section (2)

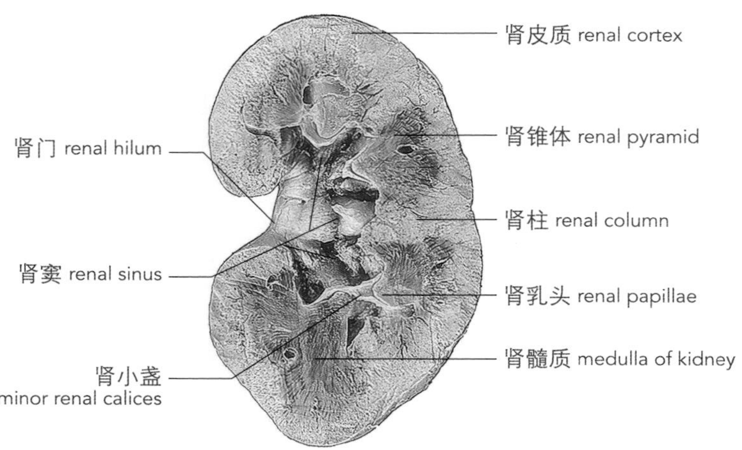
肾门 renal hilum
肾窦 renal sinus
肾小盏
minor renal calices
肾皮质 renal cortex
肾锥体 renal pyramid
肾柱 renal column
肾乳头 renal papillae
肾髓质 medulla of kidney

【解剖学要点】

肾实质分为肾皮质和肾髓质。肾皮质由肾小体和肾小管组成。肾髓质占肾实质厚度的 2/3，由 15~20 个肾锥体组成，肾锥体底朝向皮质，尖指向肾窦。2~3 个肾锥体尖合成 1 个肾乳头并突入肾小盏，肾乳头尖端有乳头孔。伸入肾锥体间的皮质称肾柱。

图 6-120　肾盂和肾盏
The renal pelvis and renal calices

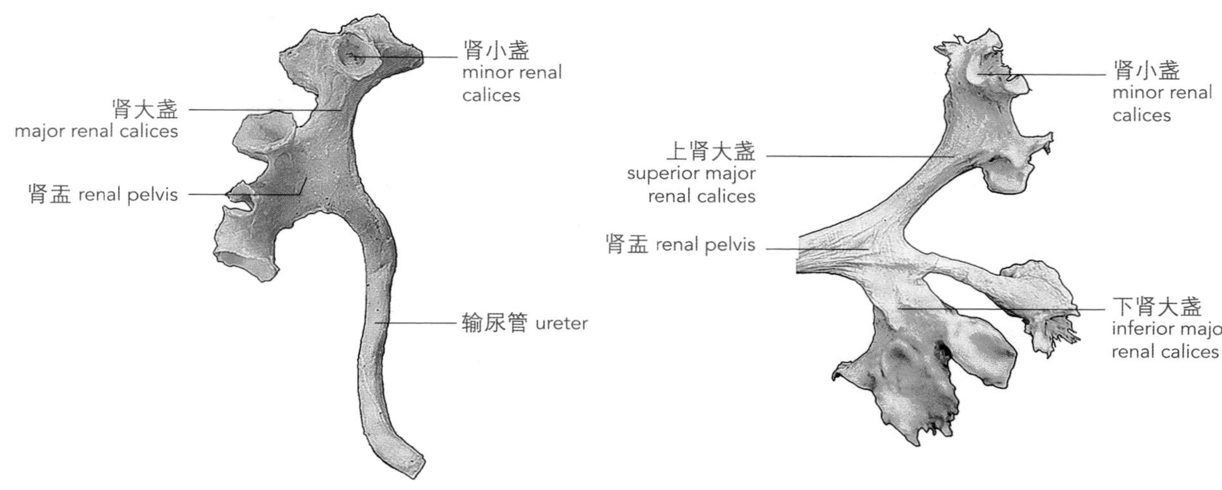
肾小盏
minor renal calices
肾大盏
major renal calices
肾盂 renal pelvis
输尿管 ureter
肾小盏
minor renal calices
上肾大盏
superior major renal calices
肾盂 renal pelvis
下肾大盏
inferior major renal calices

图 6-121　肾动脉(冠状切面 1)
The renal artery. Coronal section(1)

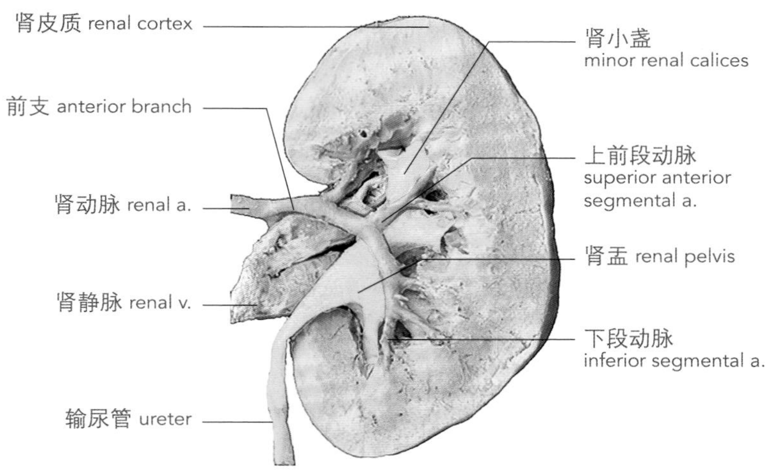
肾皮质 renal cortex
前支 anterior branch
肾动脉 renal a.
肾静脉 renal v.
输尿管 ureter
肾小盏
minor renal calices
上前段动脉
superior anterior segmental a.
肾盂 renal pelvis
下段动脉
inferior segmental a.

图 6-122　肾动脉(冠状切面 2)
The renal artery. Coronal section(2)

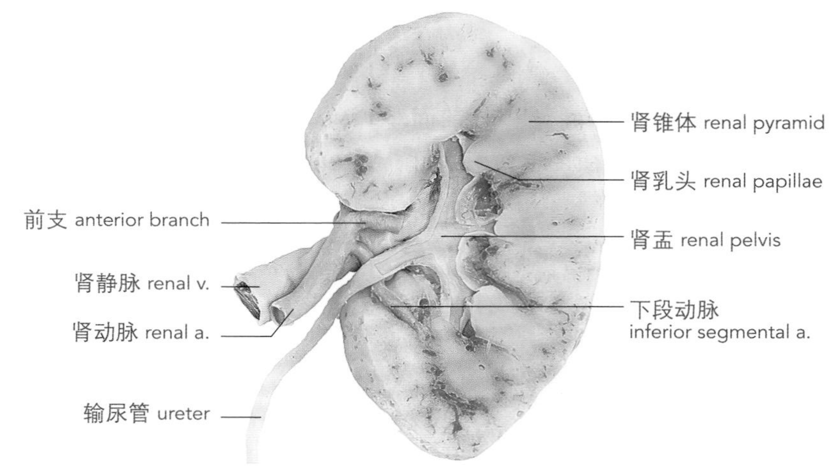
肾锥体 renal pyramid
肾乳头 renal papillae
肾盂 renal pelvis
前支 anterior branch
肾静脉 renal v.
肾动脉 renal a.
下段动脉
inferior segmental a.
输尿管 ureter

图 6-123　肾动脉造影(1)
The radiography of renal artery(1)

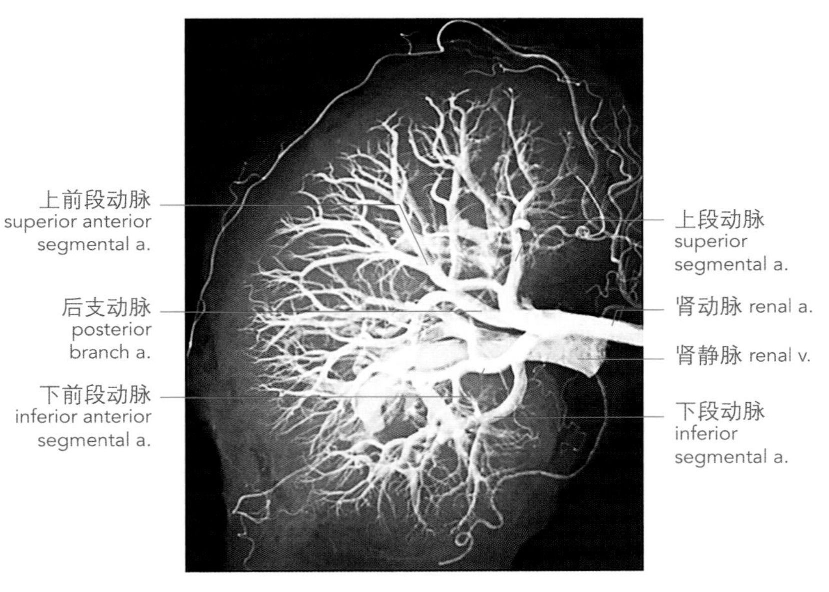
上前段动脉
superior anterior segmental a.
后支动脉
posterior branch a.
下前段动脉
inferior anterior segmental a.
上段动脉
superior segmental a.
肾动脉 renal a.
肾静脉 renal v.
下段动脉
inferior segmental a.

图 6-124　肾动脉造影(2)
The radiography of renal artery(2)

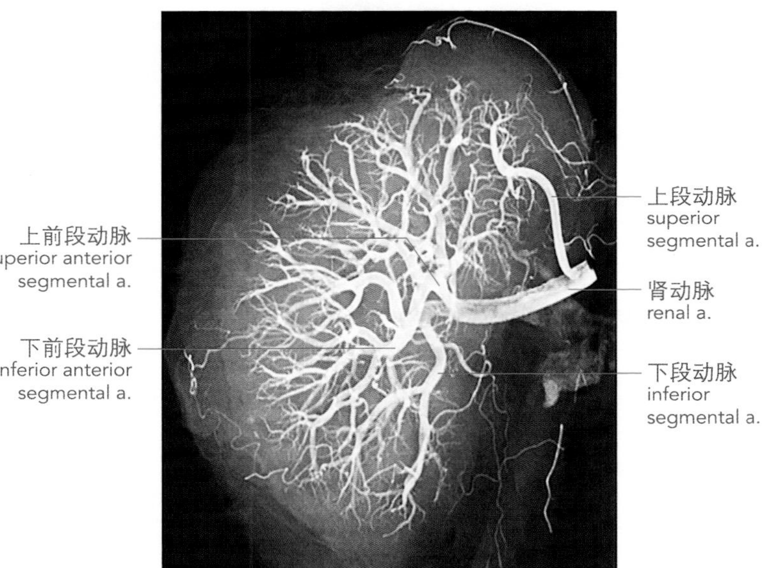
上前段动脉
superior anterior segmental a.
下前段动脉
inferior anterior segmental a.
上段动脉
superior segmental a.
肾动脉
renal a.
下段动脉
inferior segmental a.

【解剖学要点】

肾动脉每侧多为 1 支，2 支或 3 支的较少见，也有多者可达 5 支者。肾动脉在肠系膜上动脉或第 1 腰动脉的稍下方，平第 1、2 腰椎间的椎间盘，与主动脉呈直角或锐角发出。左、右肾动脉发出后，向外越过膈脚的前方，肾静脉的后方至肾门。

在肾门处，肾动脉分为前支和后支。前支在肾窦内又分为 4 支，分别称为上段动脉、上前段动脉、下前段动脉和下段动脉与后支一起进入肾实质内。这 5 个分支称肾段动脉，每 1 个肾段动脉分布区域的肾组织称 1 个肾段，分别为上段、上前段、下前段、下段和后段，各肾段间有少血管的段间组织分隔。肾动脉在行程中常发出肾上腺下动脉及肾囊动脉。

图 6-125 肾段动脉铸型（前面观）
The cast of segmental renal artery. Anterior aspect

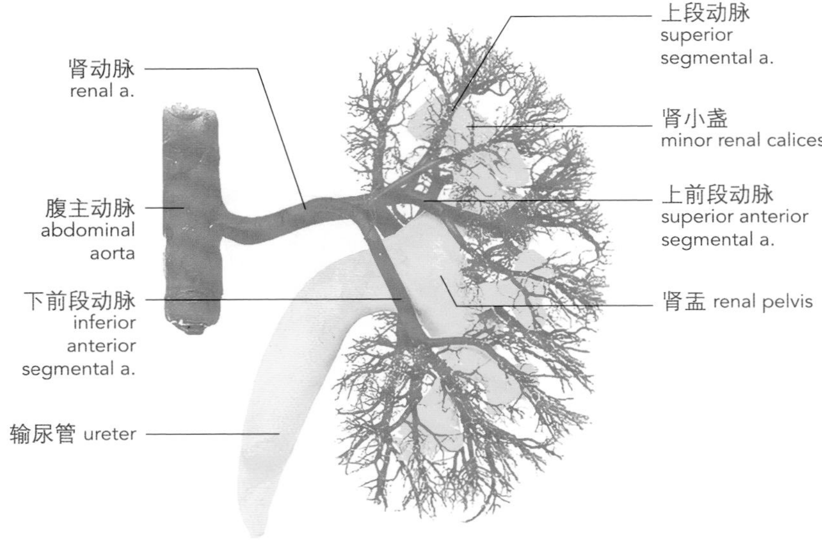

肾动脉 renal a.
腹主动脉 abdominal aorta
下前段动脉 inferior anterior segmental a.
输尿管 ureter
上段动脉 superior segmental a.
肾小盏 minor renal calices
上前段动脉 superior anterior segmental a.
肾盂 renal pelvis

图 6-126 肾段动脉铸型（后面观）
The cast of segmental renal artery. Posterior aspect

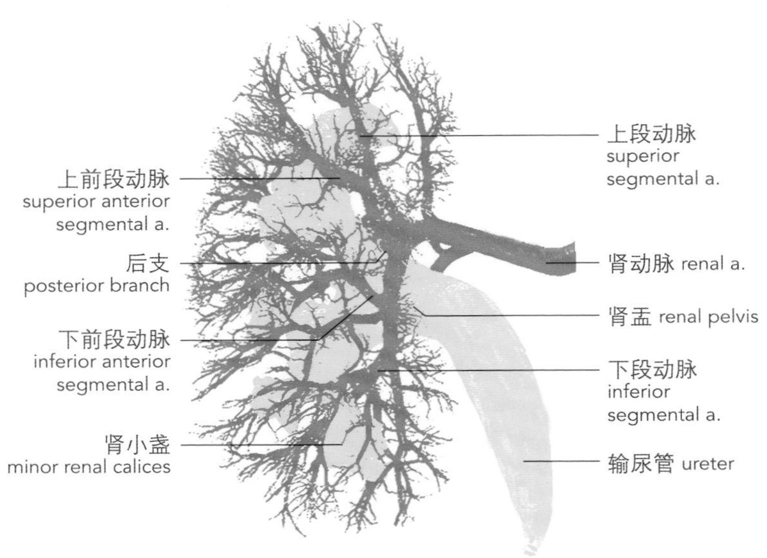

上前段动脉 superior anterior segmental a.
后支 posterior branch
下前段动脉 inferior anterior segmental a.
肾小盏 minor renal calices
上段动脉 superior segmental a.
肾动脉 renal a.
肾盂 renal pelvis
下段动脉 inferior segmental a.
输尿管 ureter

图 6-127 肾动、静脉铸型（前面观）
The cast of renal artery and vein. Anterior aspect

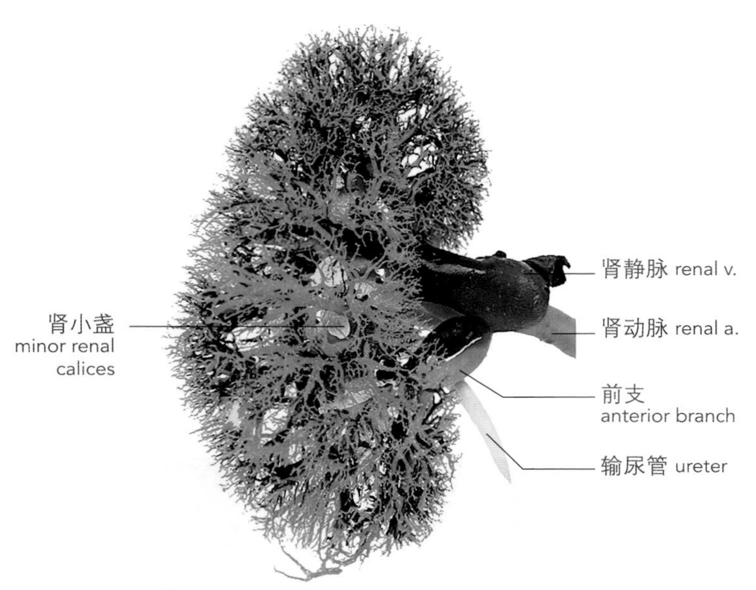

肾小盏 minor renal calices
肾静脉 renal v.
肾动脉 renal a.
前支 anterior branch
输尿管 ureter

图 6-128 肾动、静脉铸型（后面观）
The cast of renal artery and vein. Posterior aspect

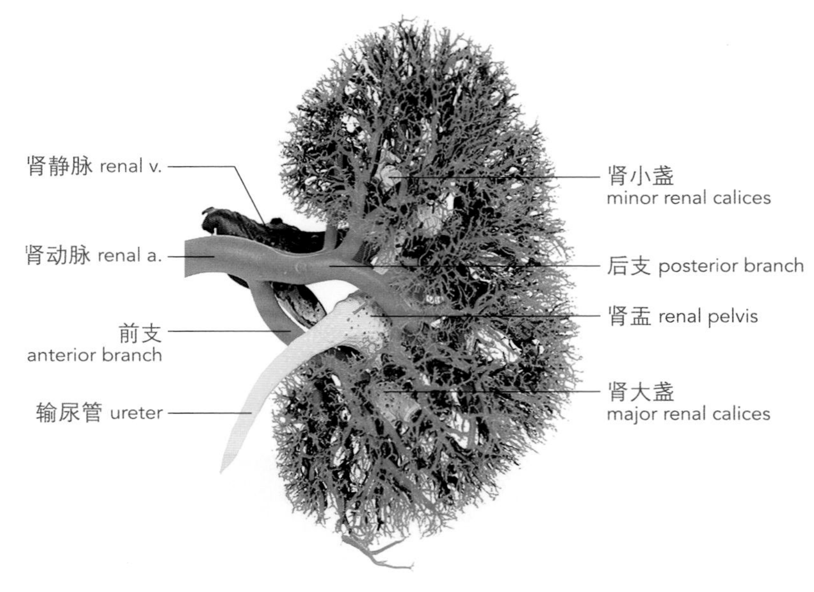

肾静脉 renal v.
肾动脉 renal a.
前支 anterior branch
输尿管 ureter
肾小盏 minor renal calices
后支 posterior branch
肾盂 renal pelvis
肾大盏 major renal calices

图 6-129 肾段动脉
The segmental renal artery

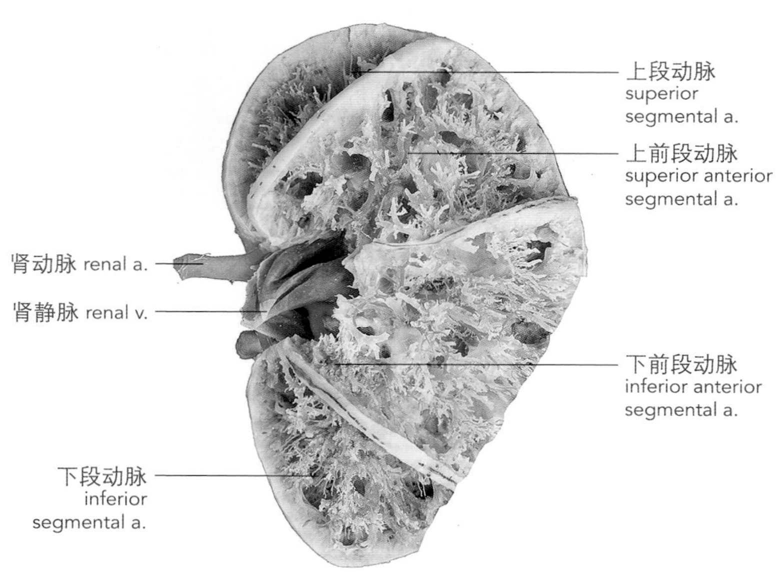

上段动脉 superior segmental a.
上前段动脉 superior anterior segmental a.
肾动脉 renal a.
肾静脉 renal v.
下前段动脉 inferior anterior segmental a.
下段动脉 inferior segmental a.

图 6-130 肾段动脉分色铸型（前面观）
The color separation cast of segmental renal artery. Anterior aspect

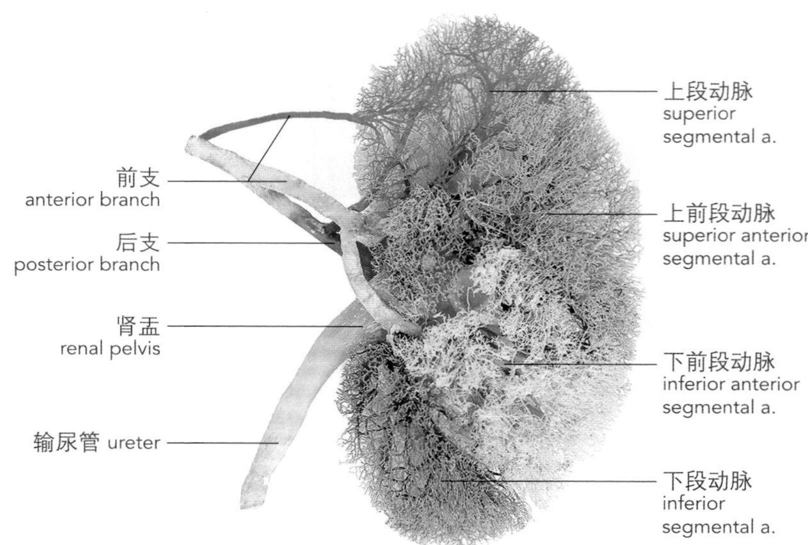

前支 anterior branch
后支 posterior branch
肾盂 renal pelvis
输尿管 ureter
上段动脉 superior segmental a.
上前段动脉 superior anterior segmental a.
下前段动脉 inferior anterior segmental a.
下段动脉 inferior segmental a.

图 6-131　肾段动脉分色铸型（后面观）
The color separation cast of segmental renal artery. Posterior aspect

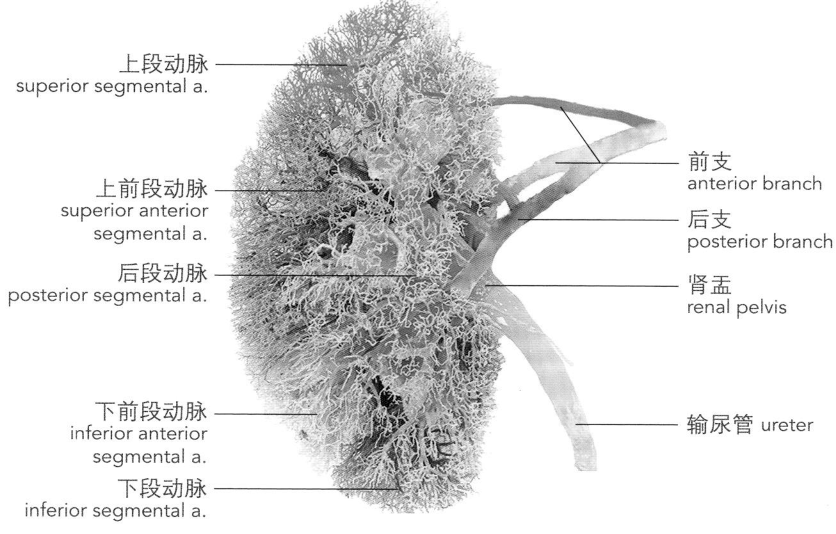
上段动脉
superior segmental a.
上前段动脉
superior anterior segmental a.
后段动脉
posterior segmental a.
下前段动脉
inferior anterior segmental a.
下段动脉
inferior segmental a.
前支
anterior branch
后支
posterior branch
肾盂
renal pelvis
输尿管 ureter

图 6-132　肾段动脉分色铸型（侧面观）
The color separation cast of segmental renal artery. Lateral aspect

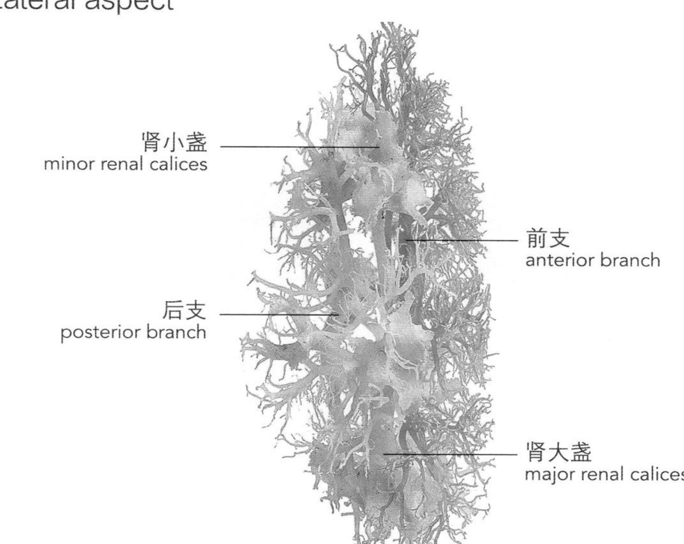
肾小盏
minor renal calices
后支
posterior branch
前支
anterior branch
肾大盏
major renal calices

图 6-133　肾段动脉（后面观）
Segmental renal artery. Posterior aspect

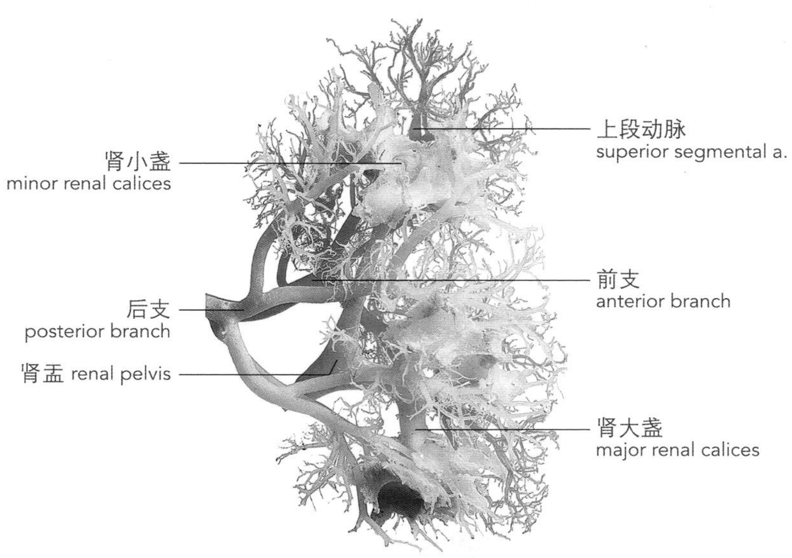
肾小盏
minor renal calices
后支
posterior branch
肾盂 renal pelvis
上段动脉
superior segmental a.
前支
anterior branch
肾大盏
major renal calices

图 6-134　肾段动脉（前面观）
Segmental renal artery. Anterior aspect

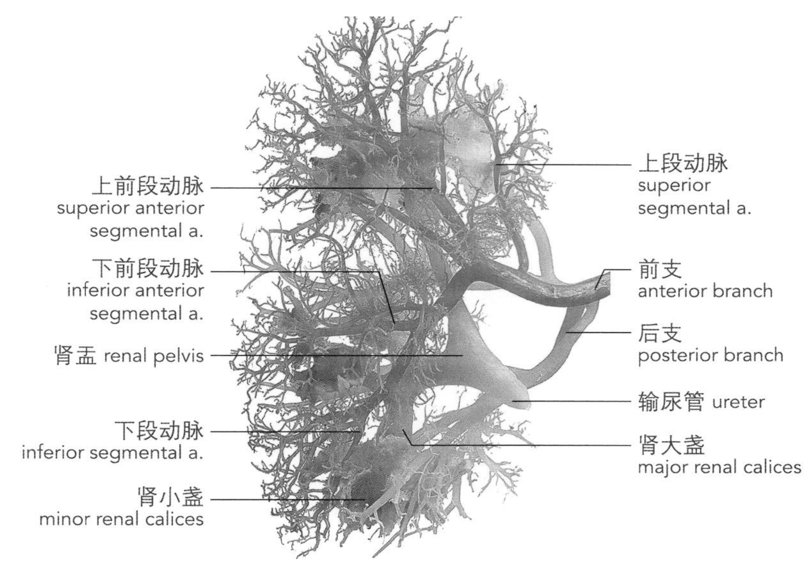
上前段动脉
superior anterior segmental a.
下前段动脉
inferior anterior segmental a.
肾盂 renal pelvis
下段动脉
inferior segmental a.
肾小盏
minor renal calices
上段动脉
superior segmental a.
前支
anterior branch
后支
posterior branch
输尿管 ureter
肾大盏
major renal calices

图 6-135　马蹄肾（前面观）
The horseshoe kidney. Anterior aspect

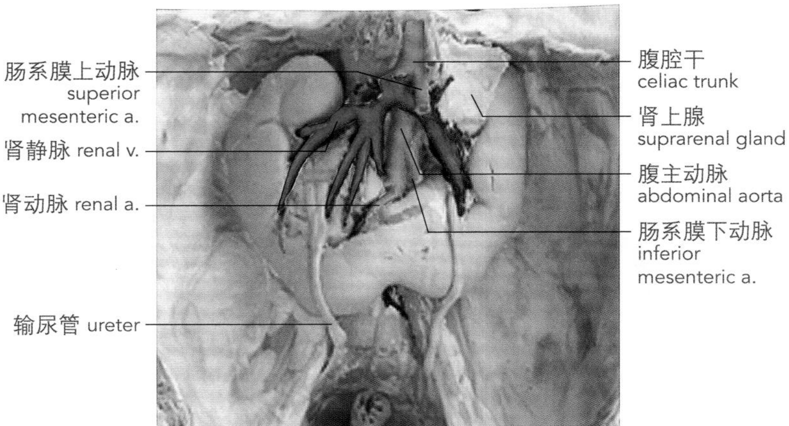
肠系膜上动脉
superior mesenteric a.
肾静脉 renal v.
肾动脉 renal a.
输尿管 ureter
腹腔干
celiac trunk
肾上腺
suprarenal gland
腹主动脉
abdominal aorta
肠系膜下动脉
inferior mesenteric a.

图 6-136　马蹄肾血管铸型（后面观）
The cast of blood vessel of the horseshoe kidney. Posterior aspect

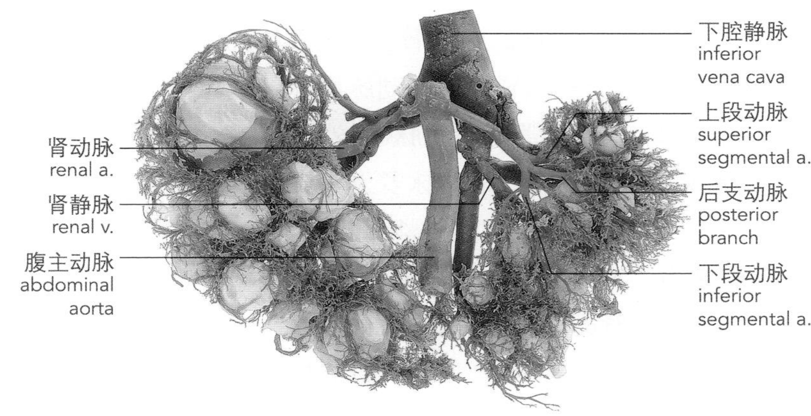
肾动脉
renal a.
肾静脉
renal v.
腹主动脉
abdominal aorta
下腔静脉
inferior vena cava
上段动脉
superior segmental a.
后支动脉
posterior branch
下段动脉
inferior segmental a.

图 6-137 马蹄肾血管铸型(前面观)
The cast of blood vessel of the horseshoe kidney. Anterior aspect

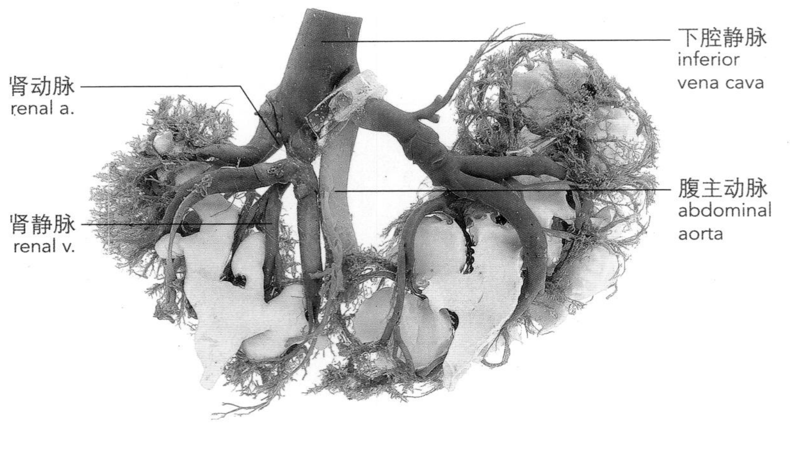
肾动脉
renal a.
肾静脉
renal v.
下腔静脉
inferior
vena cava
腹主动脉
abdominal
aorta

图 6-138 肾动脉变异(1)
The variation of renal artery(1)

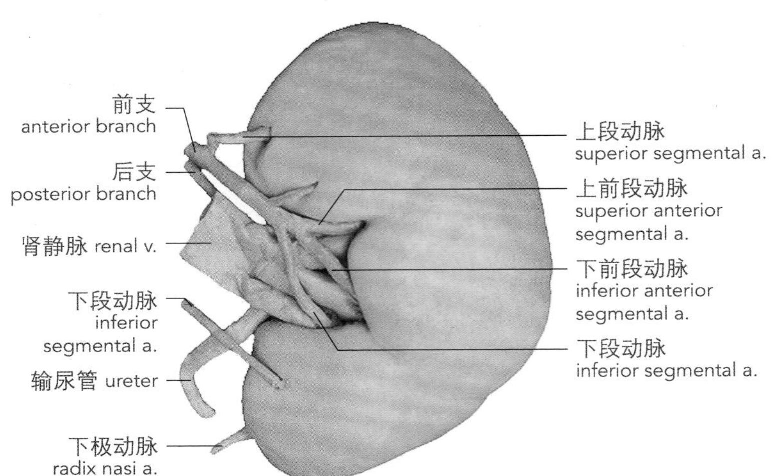
前支
anterior branch
后支
posterior branch
肾静脉 renal v.
下段动脉
inferior
segmental a.
输尿管 ureter
下极动脉
radix nasi a.
上段动脉
superior segmental a.
上前段动脉
superior anterior
segmental a.
下前段动脉
inferior anterior
segmental a.
下段动脉
inferior segmental a.

图 6-139 肾动脉变异(2)
The variation of renal artery(2)

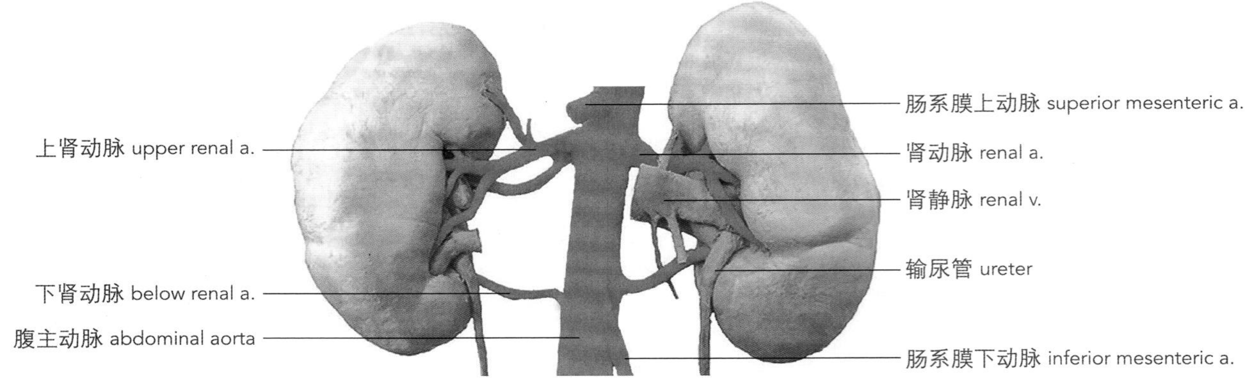
上肾动脉 upper renal a.
下肾动脉 below renal a.
腹主动脉 abdominal aorta
肠系膜上动脉 superior mesenteric a.
肾动脉 renal a.
肾静脉 renal v.
输尿管 ureter
肠系膜下动脉 inferior mesenteric a.

图 6-140 变异肾动脉铸型
The cast of the variation renal artery.

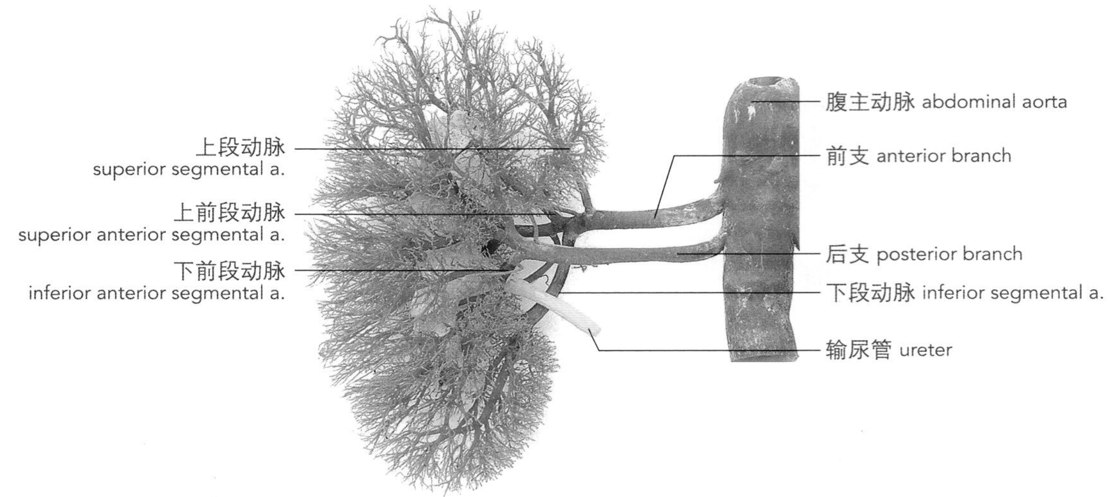
上段动脉
superior segmental a.
上前段动脉
superior anterior segmental a.
下前段动脉
inferior anterior segmental a.
腹主动脉 abdominal aorta
前支 anterior branch
后支 posterior branch
下段动脉 inferior segmental a.
输尿管 ureter

【解剖学要点】

凡不经肾门而直接从肾上、下极或肾门前、后方穿入肾实质的动脉均称为肾副动脉,又称肾迷走动脉、额外肾动脉或极动脉等。肾副动脉多为1支(占81.04%);2支的较少(占16.76%);3支或5支的极少见(分别为1.92%或0.28%);肾副动脉的存在,不仅增加手术出血的机会,而且尚能成为肾盂积水的原因,据分析,肾盂积水的病因,其中42.9%是由进入肾下极的肾迷走动脉行经输尿管前方压迫输尿管而引起。

图 6-141 肾动脉变异(3)
The variation of renal artery(3)

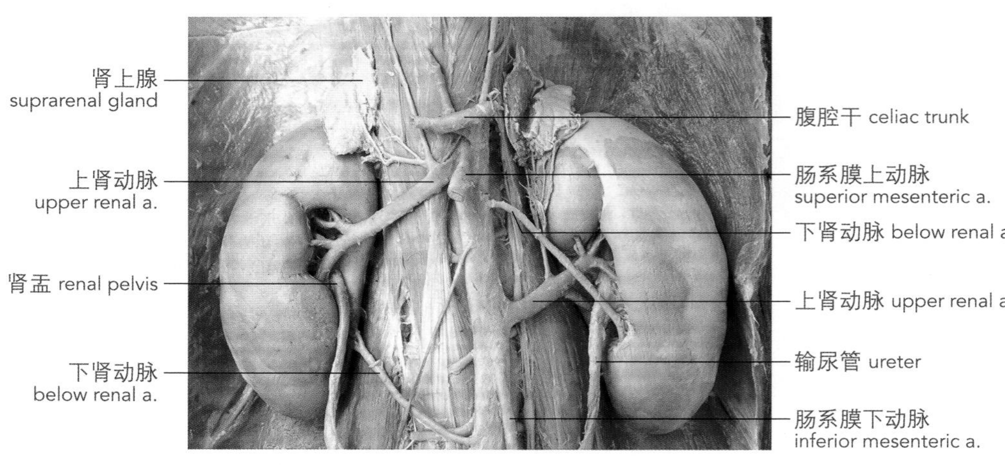
肾上腺
suprarenal gland
上肾动脉
upper renal a.
肾盂 renal pelvis
下肾动脉
below renal a.
腹腔干 celiac trunk
肠系膜上动脉
superior mesenteric a.
下肾动脉 below renal a.
上肾动脉 upper renal a.
输尿管 ureter
肠系膜下动脉
inferior mesenteric a.

图 6-142 肾动脉变异(4)
The variation of renal artery(4)

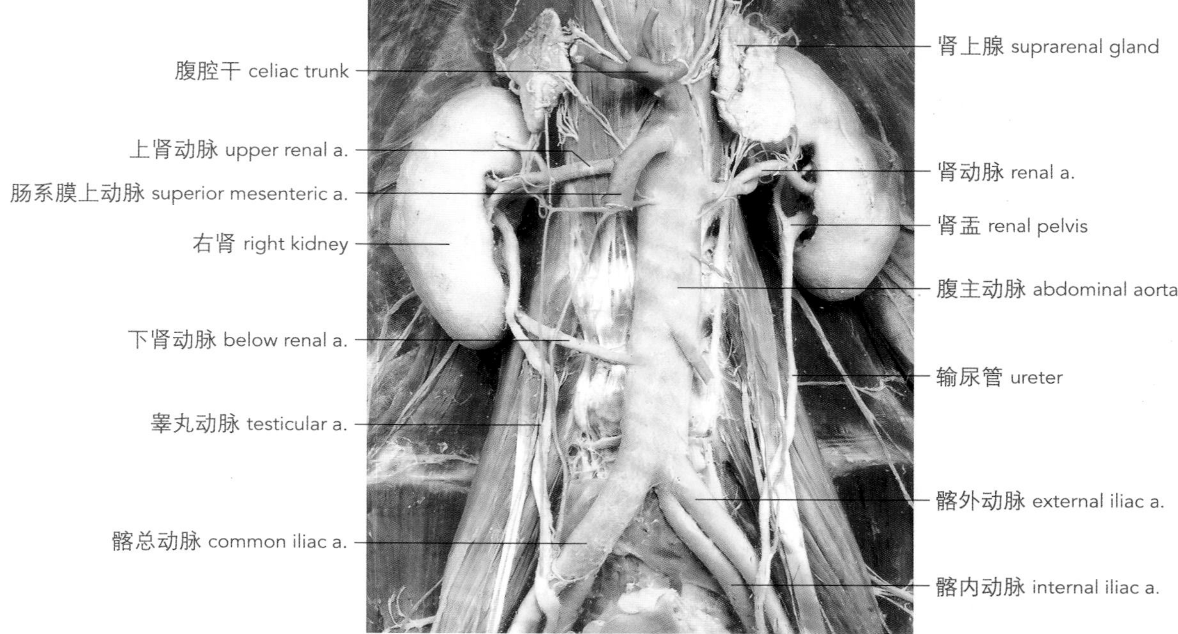
腹腔干 celiac trunk
上肾动脉 upper renal a.
肠系膜上动脉 superior mesenteric a.
右肾 right kidney
下肾动脉 below renal a.
睾丸动脉 testicular a.
髂总动脉 common iliac a.
肾上腺 suprarenal gland
肾动脉 renal a.
肾盂 renal pelvis
腹主动脉 abdominal aorta
输尿管 ureter
髂外动脉 external iliac a.
髂内动脉 internal iliac a.

图 6-143 肾动脉变异(单肾)
The variation of renal artery. Solitary kidney

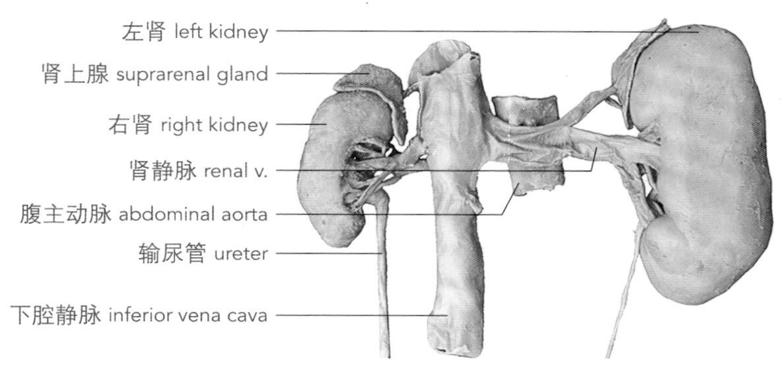
左肾 left kidney
肾上腺 suprarenal gland
右肾 right kidney
肾静脉 renal v.
腹主动脉 abdominal aorta
输尿管 ureter
下腔静脉 inferior vena cava

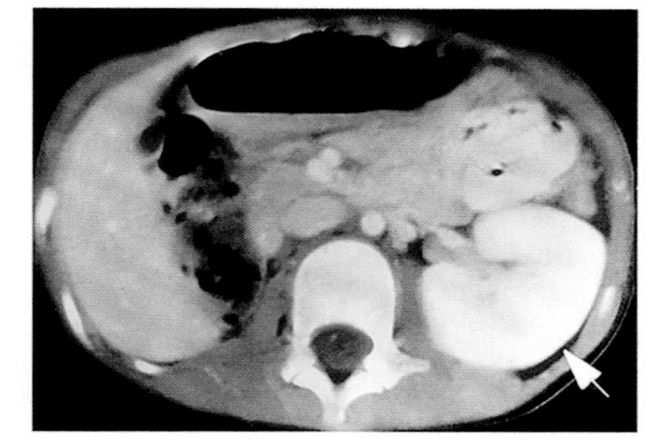

图 6-144 马蹄肾
The horseshoe kidney

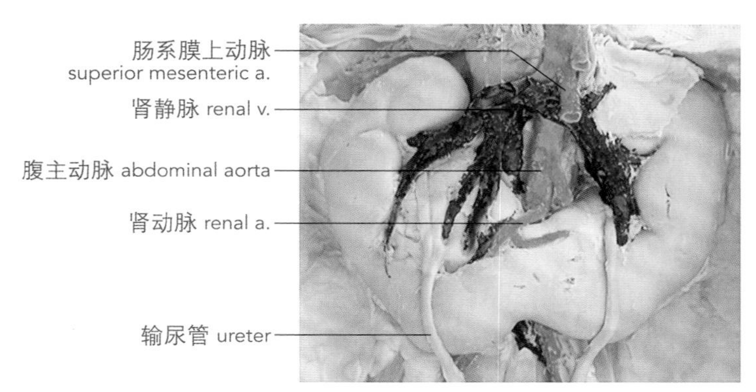
肠系膜上动脉
superior mesenteric a.
肾静脉 renal v.
腹主动脉 abdominal aorta
肾动脉 renal a.
输尿管 ureter

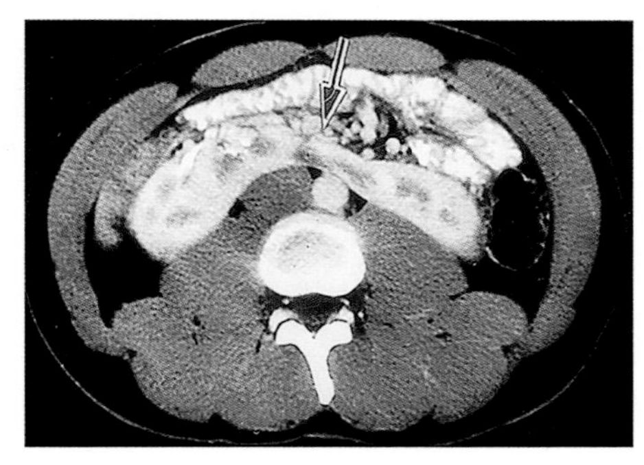

图 6-145 多囊肾
The polycystic kidney

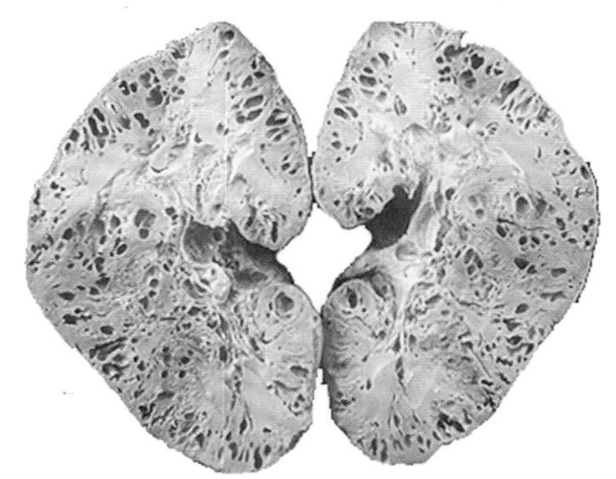

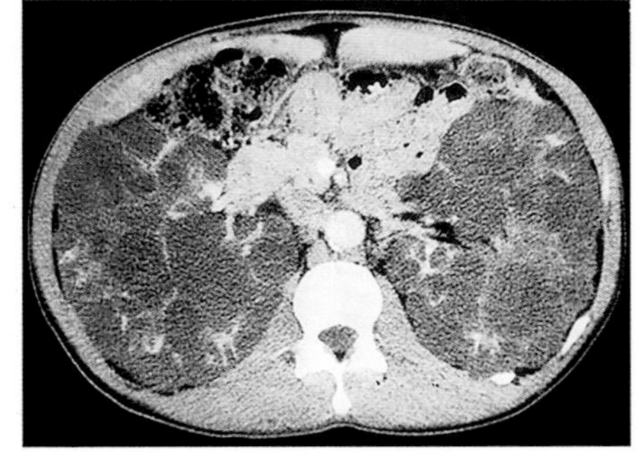

第七章

盆部

Pelvis

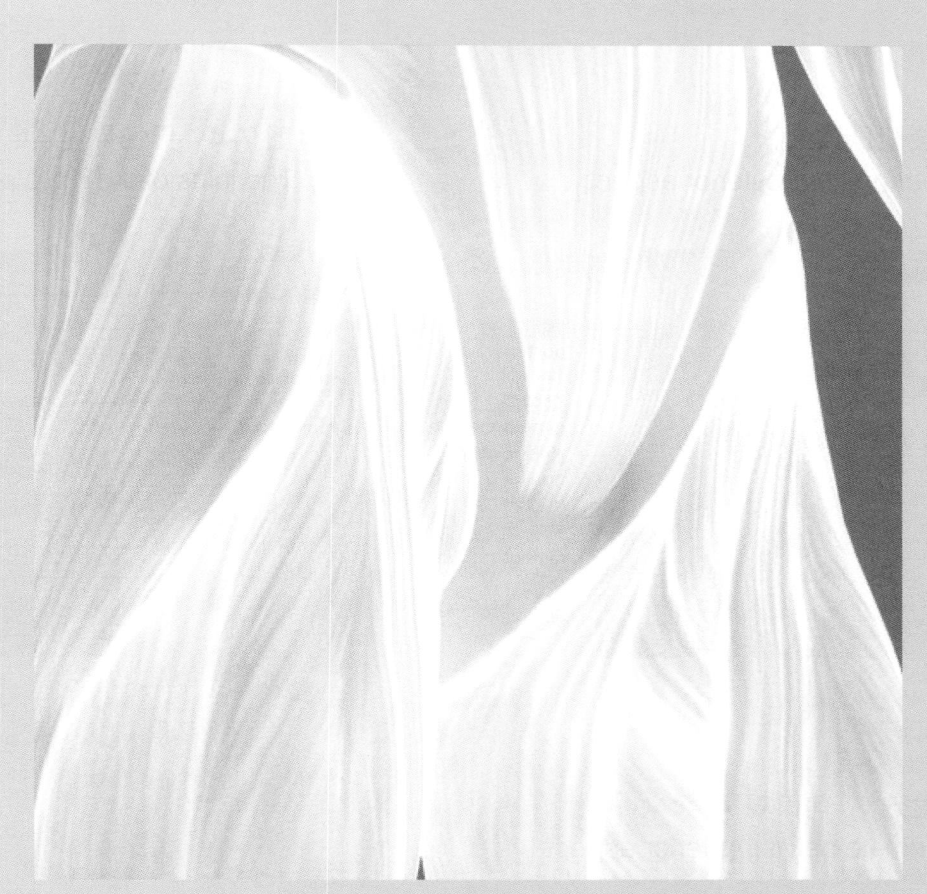

图 7-1 男性盆部与会阴(前面观)
The pelvis and perineum of male. Anterior aspect

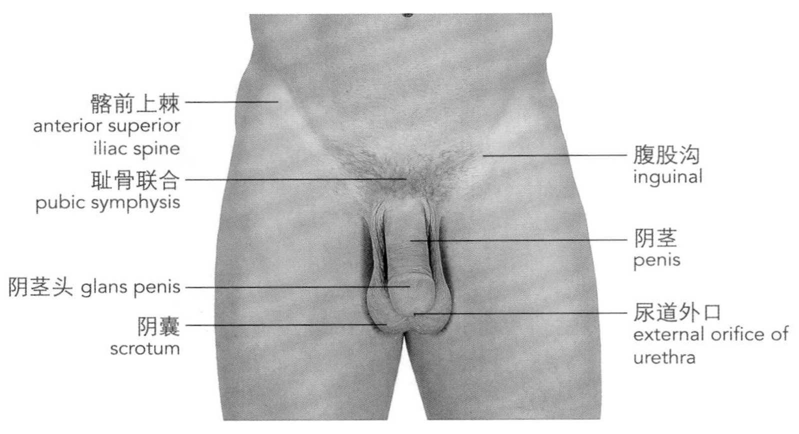
髂前上棘
anterior superior iliac spine
耻骨联合
pubic symphysis
阴茎头 glans penis
阴囊
scrotum
腹股沟
inguinal
阴茎
penis
尿道外口
external orifice of urethra

图 7-2 女性盆部与会阴(前面观)
The pelvis and perineum of female. Anterior aspect

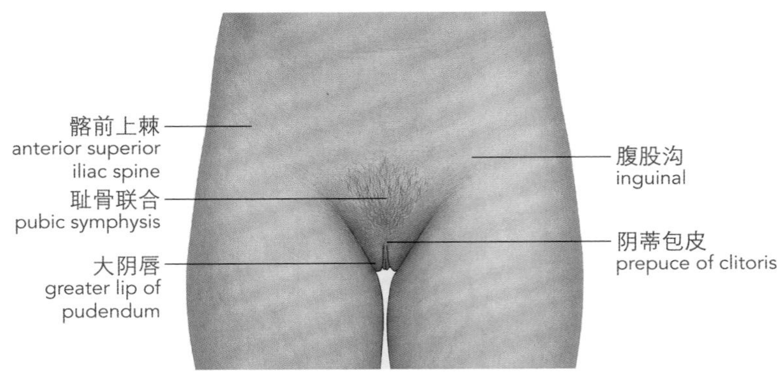
髂前上棘
anterior superior iliac spine
耻骨联合
pubic symphysis
大阴唇
greater lip of pudendum
腹股沟
inguinal
阴蒂包皮
prepuce of clitoris

图 7-3 盆部与会阴(后面观)
The pelvis and perineum. Posterior aspect

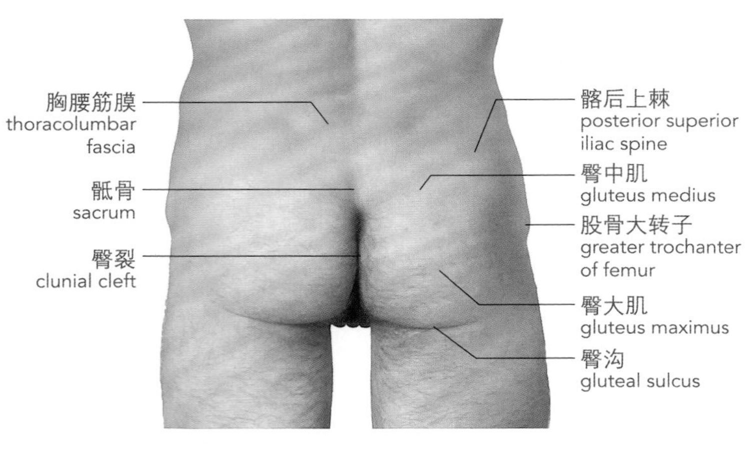
胸腰筋膜
thoracolumbar fascia
骶骨
sacrum
臀裂
clunial cleft
髂后上棘
posterior superior iliac spine
臀中肌
gluteus medius
股骨大转子
greater trochanter of femur
臀大肌
gluteus maximus
臀沟
gluteal sulcus

图 7-4 男性骨盆连结(前面观)
The joins of the male pelvis. Anterior aspect

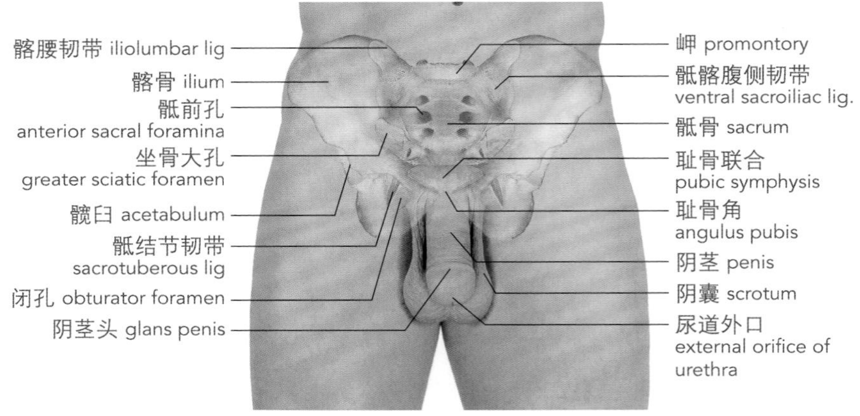
髂腰韧带 iliolumbar lig
髂骨 ilium
骶前孔
anterior sacral foramina
坐骨大孔
greater sciatic foramen
髋臼 acetabulum
骶结节韧带
sacrotuberous lig
闭孔 obturator foramen
阴茎头 glans penis
岬 promontory
骶髂腹侧韧带
ventral sacroiliac lig.
骶骨 sacrum
耻骨联合
pubic symphysis
耻骨角
angulus pubis
阴茎 penis
阴囊 scrotum
尿道外口
external orifice of urethra

图 7-5 女性骨盆连结(前面观)
The joins of the female pelvis. Anterior aspect

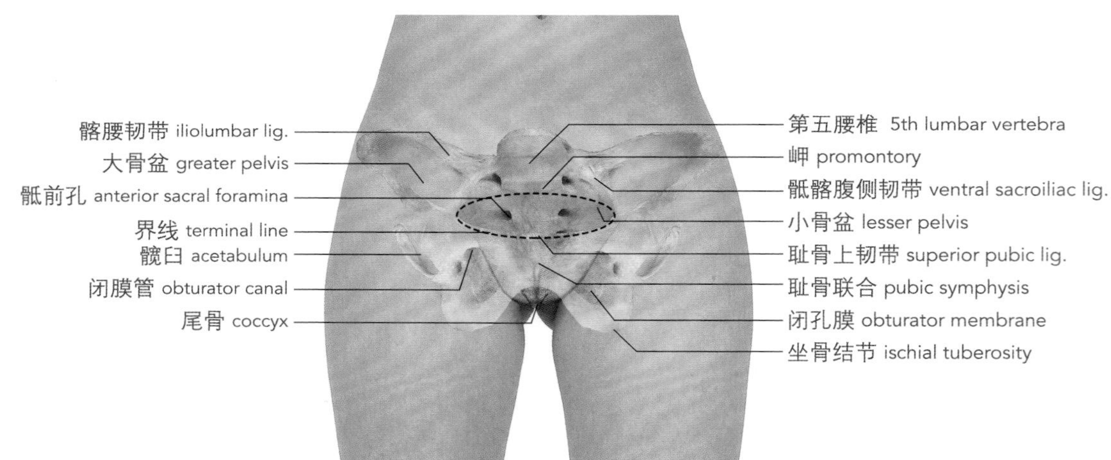
髂腰韧带 iliolumbar lig.
大骨盆 greater pelvis
骶前孔 anterior sacral foramina
界线 terminal line
髋臼 acetabulum
闭膜管 obturator canal
尾骨 coccyx
第五腰椎 5th lumbar vertebra
岬 promontory
骶髂腹侧韧带 ventral sacroiliac lig.
小骨盆 lesser pelvis
耻骨上韧带 superior pubic lig.
耻骨联合 pubic symphysis
闭孔膜 obturator membrane
坐骨结节 ischial tuberosity

【解剖学要点】

骨盆由左、右髋骨和骶骨、尾骨借骶髂关节、耻骨联合及其他韧带连结而成,以骶骨岬向两侧经弓状线、耻骨梳、耻骨结节至耻骨联合上缘构成的环形界线将其分为上方的大骨盆和下方的小骨盆。

大骨盆由界线上方的髂骨翼和骶骨构成,没有前壁。小骨盆可分为骨盆上口、骨盆下口和骨盆腔。

男女性骨盆有显著的性别差异。女性骨盆短而宽,小骨盆上口近似圆形,较宽大,骨盆腔呈桶状,下口直径近似上口,耻骨下角达 90°~100°。男性骨盆狭窄,上口似心形,骨盆腔呈漏斗状,下口狭小,耻骨下角为 70°~75°。

图 7-6 男性骨盆连结(后面观)
The joins of the male pelvis. Posterior aspect

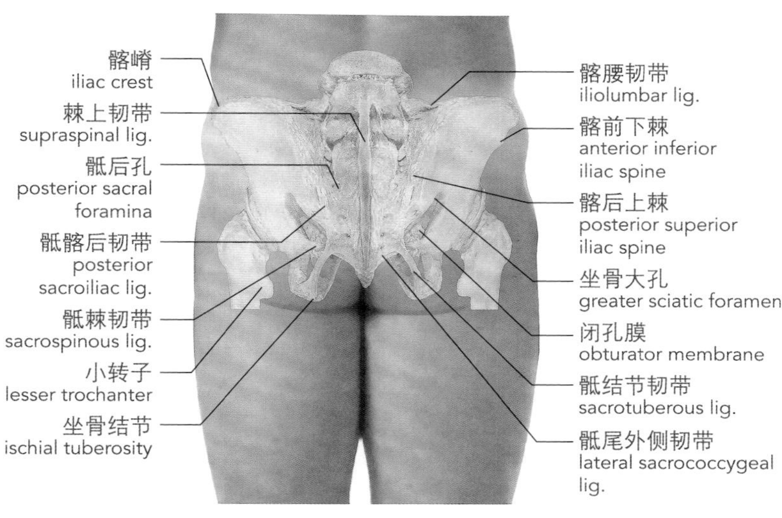
髂嵴 iliac crest
棘上韧带 supraspinal lig.
骶后孔 posterior sacral foramina
骶髂后韧带 posterior sacroiliac lig.
骶棘韧带 sacrospinous lig.
小转子 lesser trochanter
坐骨结节 ischial tuberosity
髂腰韧带 iliolumbar lig.
髂前下棘 anterior inferior iliac spine
髂后上棘 posterior superior iliac spine
坐骨大孔 greater sciatic foramen
闭孔膜 obturator membrane
骶结节韧带 sacrotuberous lig.
骶尾外侧韧带 lateral sacrococcygeal lig.

图 7-7 女性骨盆连结(后面观)
The joins of the female pelvis. Posterior aspect

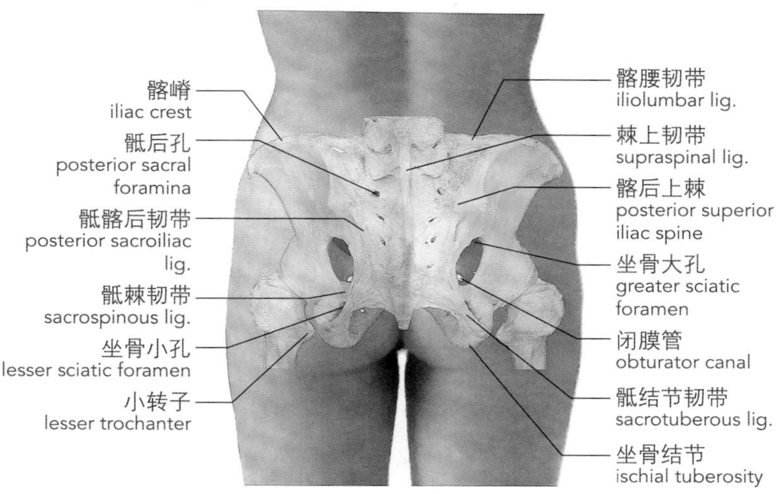
髂嵴 iliac crest
骶后孔 posterior sacral foramina
骶髂后韧带 posterior sacroiliac lig.
骶棘韧带 sacrospinous lig.
坐骨小孔 lesser sciatic foramen
小转子 lesser trochanter
髂腰韧带 iliolumbar lig.
棘上韧带 supraspinal lig.
髂后上棘 posterior superior iliac spine
坐骨大孔 greater sciatic foramen
闭膜管 obturator canal
骶结节韧带 sacrotuberous lig.
坐骨结节 ischial tuberosity

图 7-8 髋骨(外侧面观)
The hip bone. External aspect

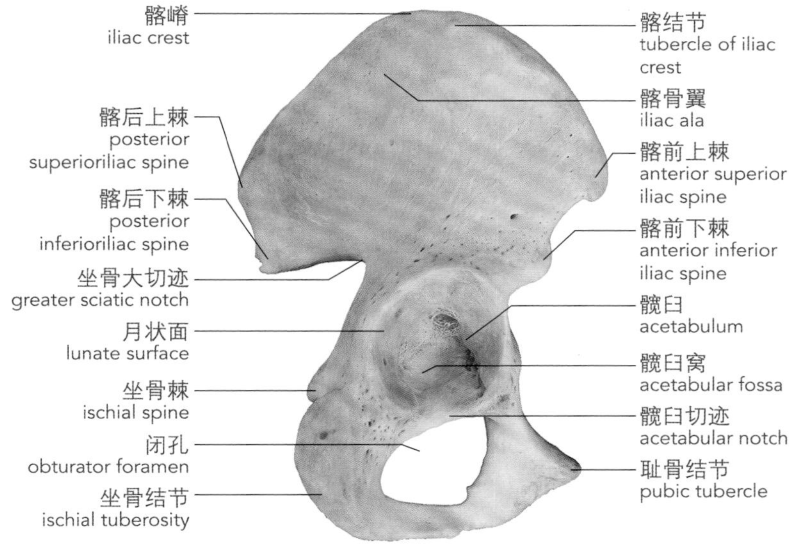
髂嵴 iliac crest
髂后上棘 posterior superioriliac spine
髂后下棘 posterior inferioriliac spine
坐骨大切迹 greater sciatic notch
月状面 lunate surface
坐骨棘 ischial spine
闭孔 obturator foramen
坐骨结节 ischial tuberosity
髂结节 tubercle of iliac crest
髂骨翼 iliac ala
髂前上棘 anterior superior iliac spine
髂前下棘 anterior inferior iliac spine
髋臼 acetabulum
髋臼窝 acetabular fossa
髋臼切迹 acetabular notch
耻骨结节 pubic tubercle

图 7-9 髋骨(内面观)
The hip bone. Internal aspect

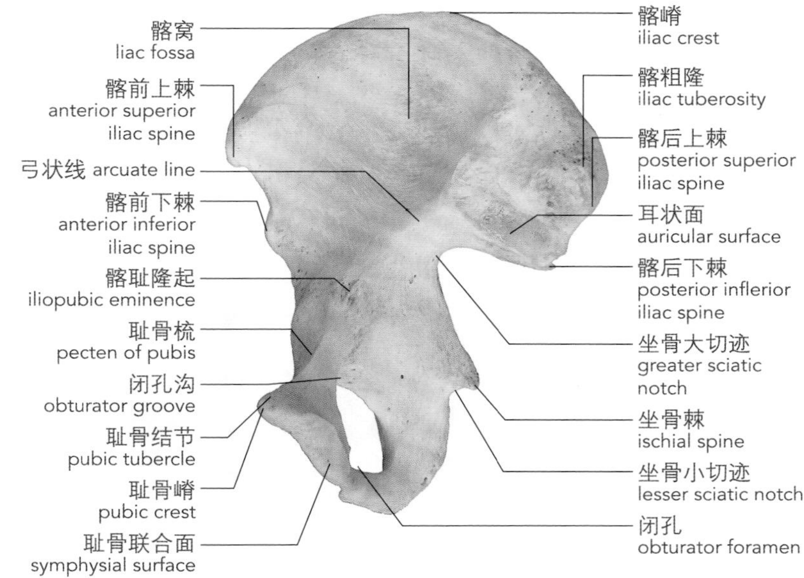
髂窝 liac fossa
髂前上棘 anterior superior iliac spine
弓状线 arcuate line
髂前下棘 anterior inferior iliac spine
髂耻隆起 iliopubic eminence
耻骨梳 pecten of pubis
闭孔沟 obturator groove
耻骨结节 pubic tubercle
耻骨嵴 pubic crest
耻骨联合面 symphysial surface
髂嵴 iliac crest
髂粗隆 iliac tuberosity
髂后上棘 posterior superior iliac spine
耳状面 auricular surface
髂后下棘 posterior inflerior iliac spine
坐骨大切迹 greater sciatic notch
坐骨棘 ischial spine
坐骨小切迹 lesser sciatic notch
闭孔 obturator foramen

图 7-10 幼儿髋骨
The hip bone of the infant

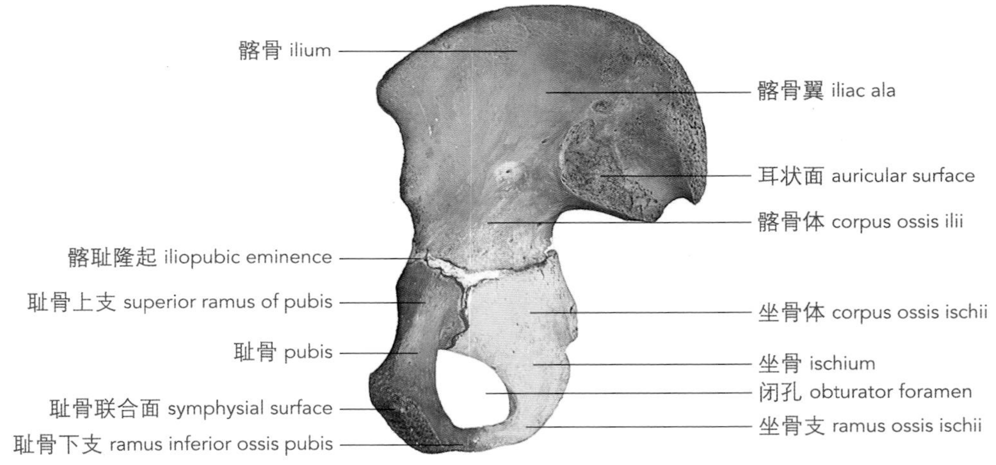
髂骨 ilium
髂耻隆起 iliopubic eminence
耻骨上支 superior ramus of pubis
耻骨 pubis
耻骨联合面 symphysial surface
耻骨下支 ramus inferior ossis pubis
髂骨翼 iliac ala
耳状面 auricular surface
髂骨体 corpus ossis ilii
坐骨体 corpus ossis ischii
坐骨 ischium
闭孔 obturator foramen
坐骨支 ramus ossis ischii

【解剖学要点】

髋骨由髂骨、耻骨和坐骨组成,中部朝向下外方的深窝称髋臼,其下部有闭孔。髂骨翼上缘有髂嵴,嵴的前、后端分别为髂前上棘和髂后上棘。髂前上棘后方 5~7cm 处有髂结节。髂骨翼内面为髂窝,窝之下界称弓状线。

坐骨体后缘有坐骨棘,棘的上、下方分别有大切迹和小切迹。坐骨体与坐骨支移行处有坐骨结节。耻骨体与髂骨体结合处有髂耻隆起,耻骨上支上面有耻骨梳,向前终止于耻骨结节。耻骨上、下支移行处形成耻骨联合面。

图 7-11 男性骨盆(前面观)
The pelvis of the male. Anterior aspect

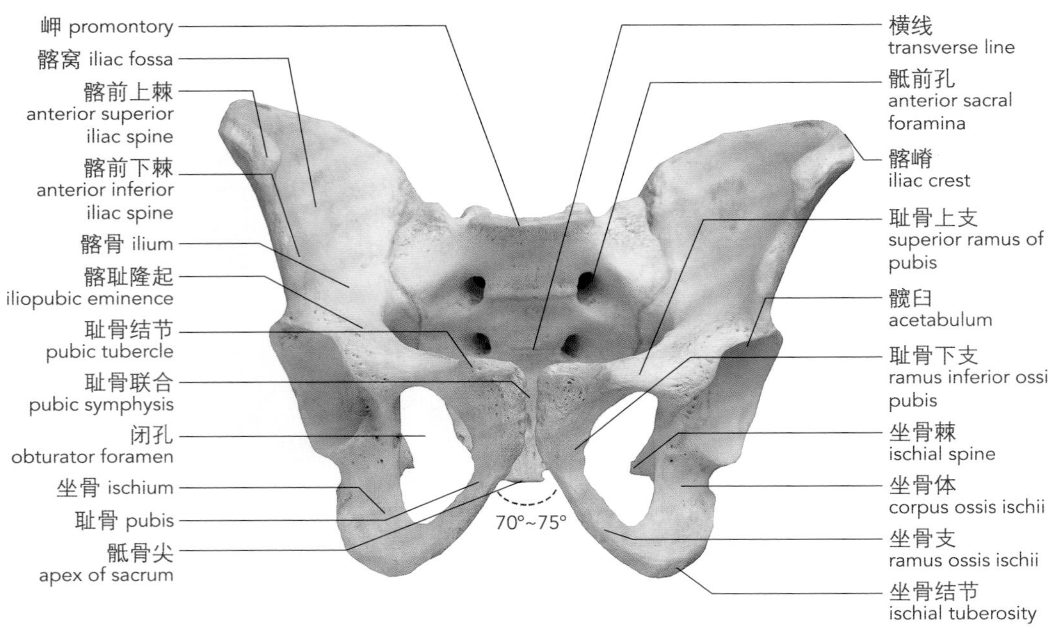

岬 promontory
髂窝 iliac fossa
髂前上棘
anterior superior iliac spine
髂前下棘
anterior inferior iliac spine
髂骨 ilium
髂耻隆起
iliopubic eminence
耻骨结节
pubic tubercle
耻骨联合
pubic symphysis
闭孔
obturator foramen
坐骨 ischium
耻骨 pubis
骶骨尖
apex of sacrum
70°~75°
横线
transverse line
骶前孔
anterior sacral foramina
髂嵴
iliac crest
耻骨上支
superior ramus of pubis
髋臼
acetabulum
耻骨下支
ramus inferior ossis pubis
坐骨棘
ischial spine
坐骨体
corpus ossis ischii
坐骨支
ramus ossis ischii
坐骨结节
ischial tuberosity

【解剖学要点】

骨盆是由骶骨、尾骨及左、右髋骨连接而成的一完整骨环,能有效地传递重力并保护盆部脏器。骨盆依界线分为上、下两部,上部为大骨盆,下部为小骨盆。界线由骶骨岬,髂骨弓状线及耻骨的耻骨梳围成,由界线围成的平面,即骨盆上口。

大骨盆位于界线的前上方,后壁由第 5 腰椎及两侧髂骨翼组成,前壁不完整,由腹前壁的软组织补充。

小骨盆位于界线的后下方,又分为骨盆上口、下口及骨盆腔 3 部。骨盆上口,已如上述。骨盆下口高低不齐,由尾骨尖、骶结节韧带、坐骨结节、坐骨支、耻骨下支和耻骨联合下缘共同围成。两侧坐骨支与耻骨下支连成耻骨弓,它们的夹角称为耻骨下角。男性耻骨弓较小,约 70°~75°,女性较大,约 80°~100°。

图 7-12 男性骨盆(后面观)
The pelvis of the male. Posterior aspect

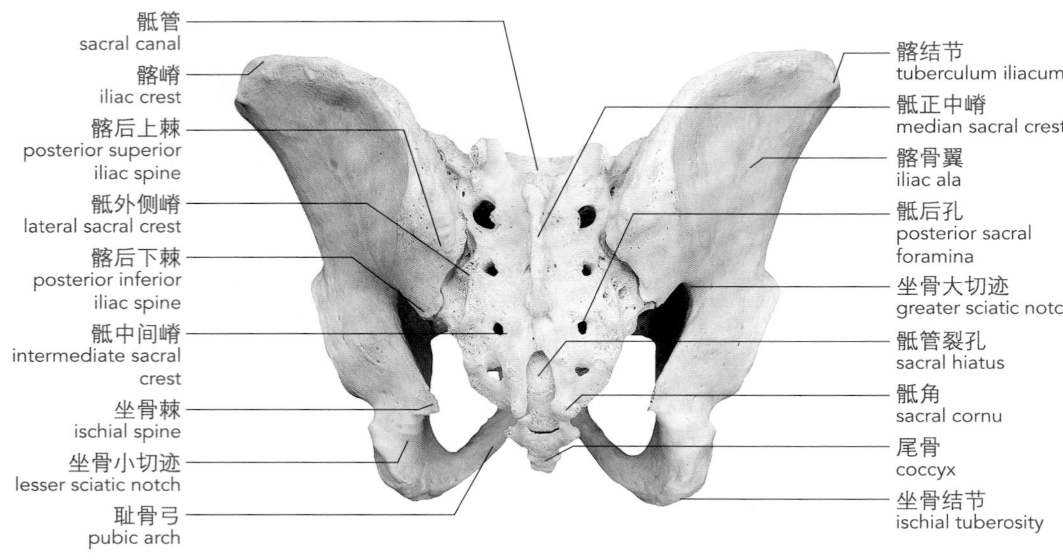

骶管
sacral canal
髂嵴
iliac crest
髂后上棘
posterior superior iliac spine
骶外侧嵴
lateral sacral crest
髂后下棘
posterior inferior iliac spine
骶中间嵴
intermediate sacral crest
坐骨棘
ischial spine
坐骨小切迹
lesser sciatic notch
耻骨弓
pubic arch
髂结节
tuberculum iliacum
骶正中嵴
median sacral crest
髂骨翼
iliac ala
骶后孔
posterior sacral foramina
坐骨大切迹
greater sciatic notch
骶管裂孔
sacral hiatus
骶角
sacral cornu
尾骨
coccyx
坐骨结节
ischial tuberosity

图 7-13 男性骨盆上口
The superior pelvic aperture of male

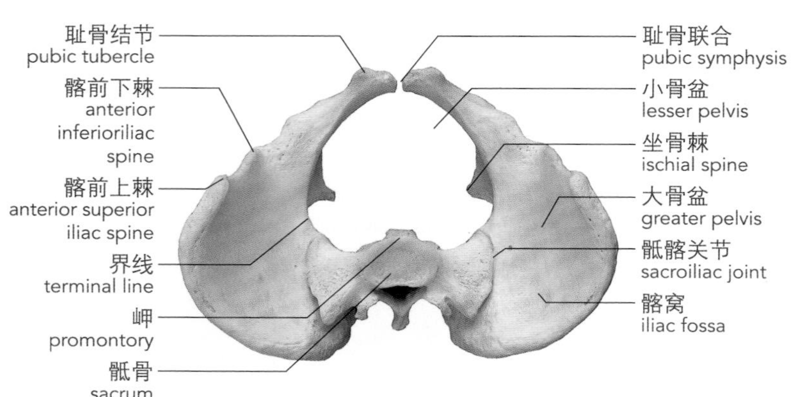

耻骨结节
pubic tubercle
髂前下棘
anterior inferioriliac spine
髂前上棘
anterior superior iliac spine
界线
terminal line
岬
promontory
骶骨
sacrum
耻骨联合
pubic symphysis
小骨盆
lesser pelvis
坐骨棘
ischial spine
大骨盆
greater pelvis
骶髂关节
sacroiliac joint
髂窝
iliac fossa

图 7-14 男性骨盆下口
The inferior pelvic aperture of male

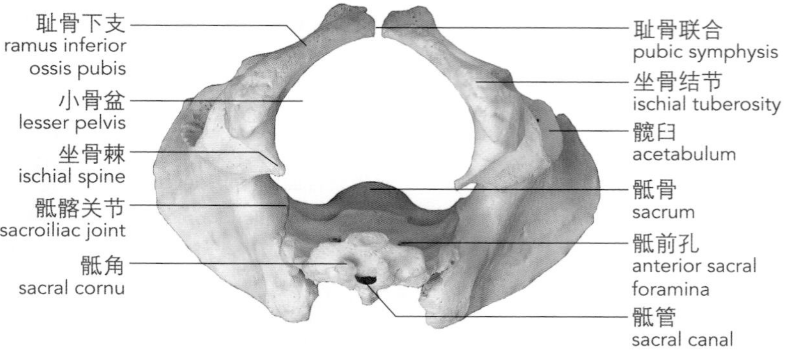

耻骨下支
ramus inferior ossis pubis
小骨盆
lesser pelvis
坐骨棘
ischial spine
骶髂关节
sacroiliac joint
骶角
sacral cornu
耻骨联合
pubic symphysis
坐骨结节
ischial tuberosity
髋臼
acetabulum
骶骨
sacrum
骶前孔
anterior sacral foramina
骶管
sacral canal

图 7-15　女性骨盆(前面观)
The female pelvis. Anterior aspect

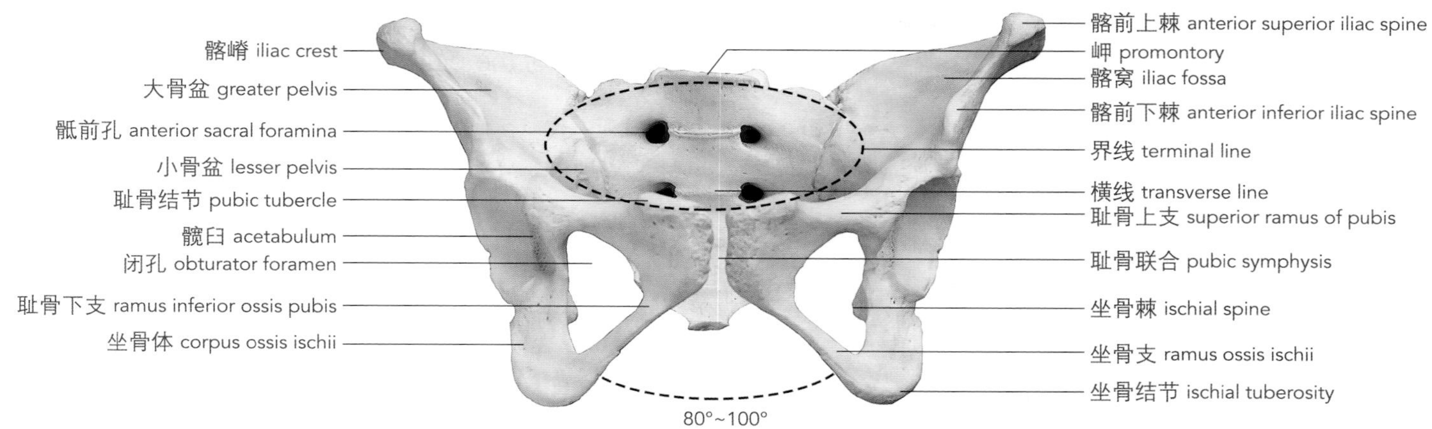

髂嵴 iliac crest
大骨盆 greater pelvis
骶前孔 anterior sacral foramina
小骨盆 lesser pelvis
耻骨结节 pubic tubercle
髋臼 acetabulum
闭孔 obturator foramen
耻骨下支 ramus inferior ossis pubis
坐骨体 corpus ossis ischii
髂前上棘 anterior superior iliac spine
岬 promontory
髂窝 iliac fossa
髂前下棘 anterior inferior iliac spine
界线 terminal line
横线 transverse line
耻骨上支 superior ramus of pubis
耻骨联合 pubic symphysis
坐骨棘 ischial spine
坐骨支 ramus ossis ischii
坐骨结节 ischial tuberosity
80°~100°

图 7-16　女性骨盆(后面观)
The female pelvis. Posterior aspect

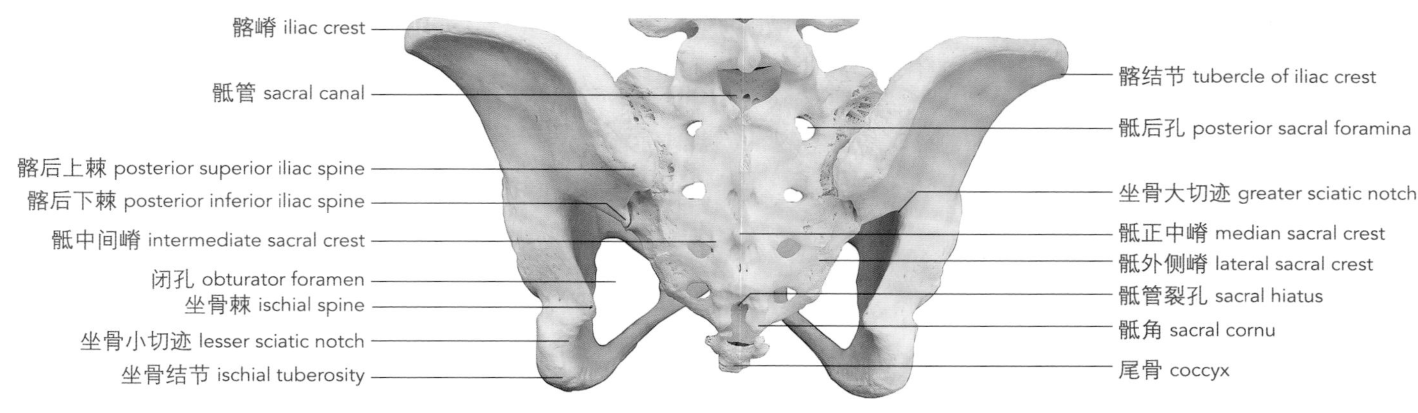

髂嵴 iliac crest
骶管 sacral canal
髂后上棘 posterior superior iliac spine
髂后下棘 posterior inferior iliac spine
骶中间嵴 intermediate sacral crest
闭孔 obturator foramen
坐骨棘 ischial spine
坐骨小切迹 lesser sciatic notch
坐骨结节 ischial tuberosity
髂结节 tubercle of iliac crest
骶后孔 posterior sacral foramina
坐骨大切迹 greater sciatic notch
骶正中嵴 median sacral crest
骶外侧嵴 lateral sacral crest
骶管裂孔 sacral hiatus
骶角 sacral cornu
尾骨 coccyx

图 7-17　女性骨盆上口
The superior pelvic aperture of female

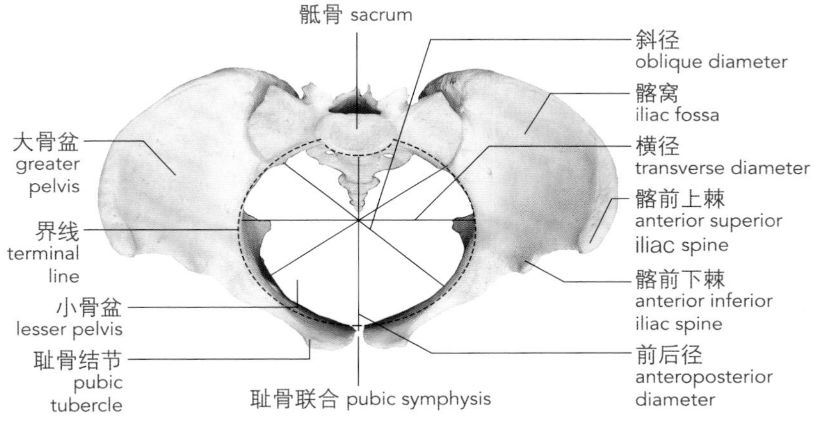

骶骨 sacrum
大骨盆 greater pelvis
界线 terminal line
小骨盆 lesser pelvis
耻骨结节 pubic tubercle
耻骨联合 pubic symphysis
斜径 oblique diameter
髂窝 iliac fossa
横径 transverse diameter
髂前上棘 anterior superior iliac spine
髂前下棘 anterior inferior iliac spine
前后径 anteroposterior diameter

图 7-18　女性骨盆下口
The inferior pelvic aperture of female

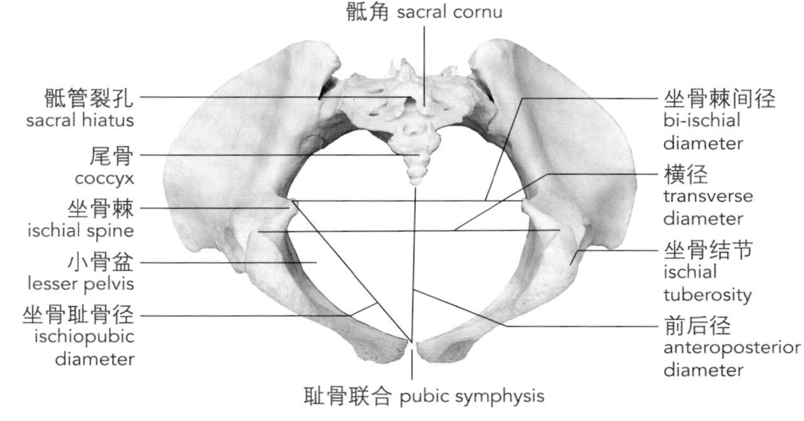

骶角 sacral cornu
骶管裂孔 sacral hiatus
尾骨 coccyx
坐骨棘 ischial spine
小骨盆 lesser pelvis
坐骨耻骨径 ischiopubic diameter
耻骨联合 pubic symphysis
坐骨棘间径 bi-ischial diameter
横径 transverse diameter
坐骨结节 ischial tuberosity
前后径 anteroposterior diameter

图 7-19　骶髂关节骨化(后面观)
The ossification of the cacroiliac joint. Posterior aspect

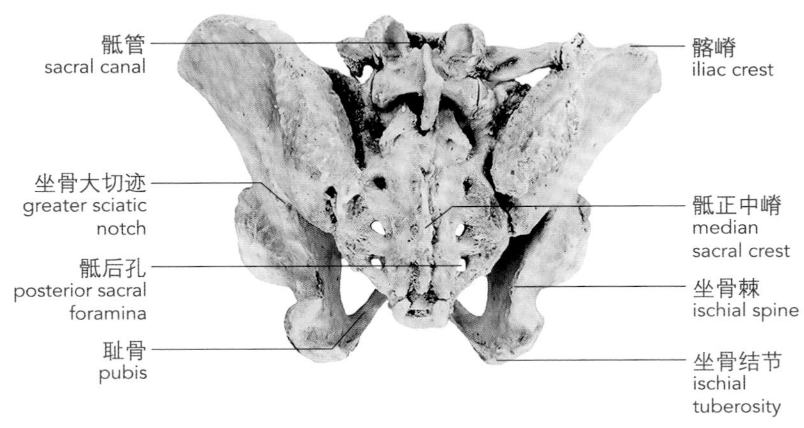

骶管 sacral canal
坐骨大切迹 greater sciatic notch
骶后孔 posterior sacral foramina
耻骨 pubis
髂嵴 iliac crest
骶正中嵴 median sacral crest
坐骨棘 ischial spine
坐骨结节 ischial tuberosity

图 7-20　骶髂关节骨化(前面观)
The ossification of the cacroiliac joint. Anterior aspect

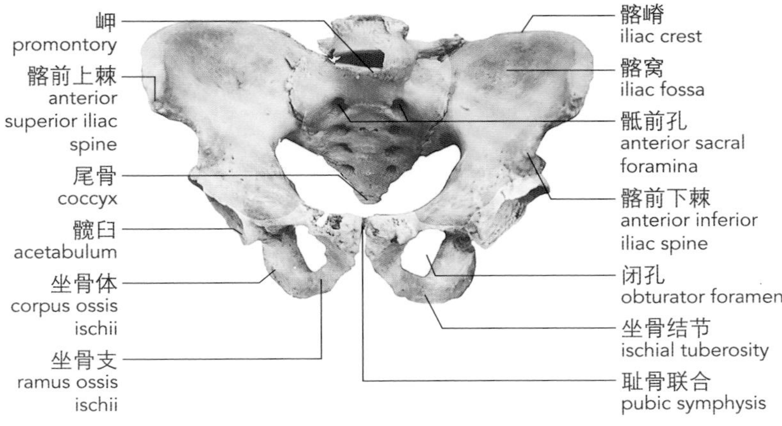

岬 promontory
髂前上棘 anterior superior iliac spine
尾骨 coccyx
髋臼 acetabulum
坐骨体 corpus ossis ischii
坐骨支 ramus ossis ischii
髂嵴 iliac crest
髂窝 iliac fossa
骶前孔 anterior sacral foramina
髂前下棘 anterior inferior iliac spine
闭孔 obturator foramen
坐骨结节 ischial tuberosity
耻骨联合 pubic symphysis

图 7-21 骨盆连结（前面观）
The joins of the pelvis. Anterior aspect

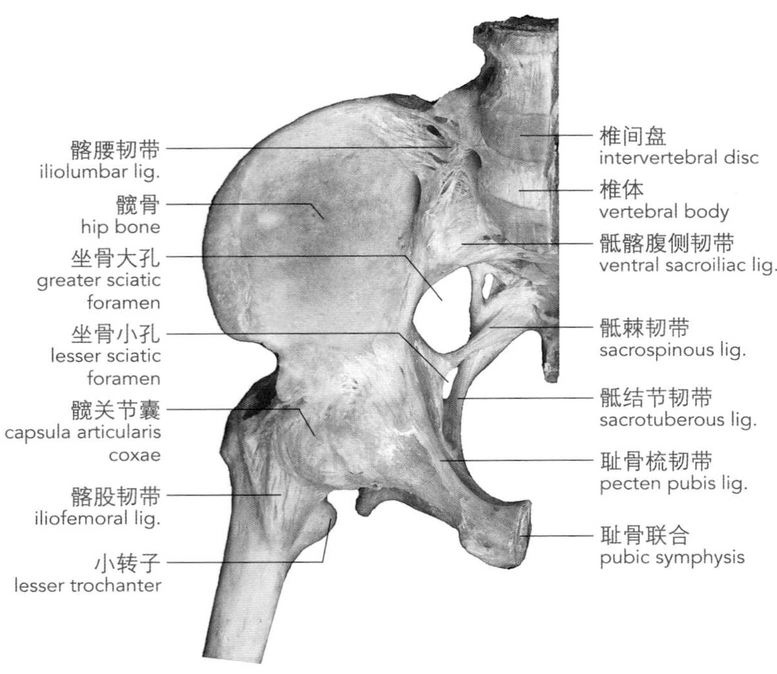

髂腰韧带
iliolumbar lig.
髋骨
hip bone
坐骨大孔
greater sciatic foramen
坐骨小孔
lesser sciatic foramen
髋关节囊
capsula articularis coxae
髂股韧带
iliofemoral lig.
小转子
lesser trochanter
椎间盘
intervertebral disc
椎体
vertebral body
骶髂腹侧韧带
ventral sacroiliac lig.
骶棘韧带
sacrospinous lig.
骶结节韧带
sacrotuberous lig.
耻骨梳韧带
pecten pubis lig.
耻骨联合
pubic symphysis

图 7-22 骨盆连结（后面观）
The joins of the pelvis. Posterior aspect

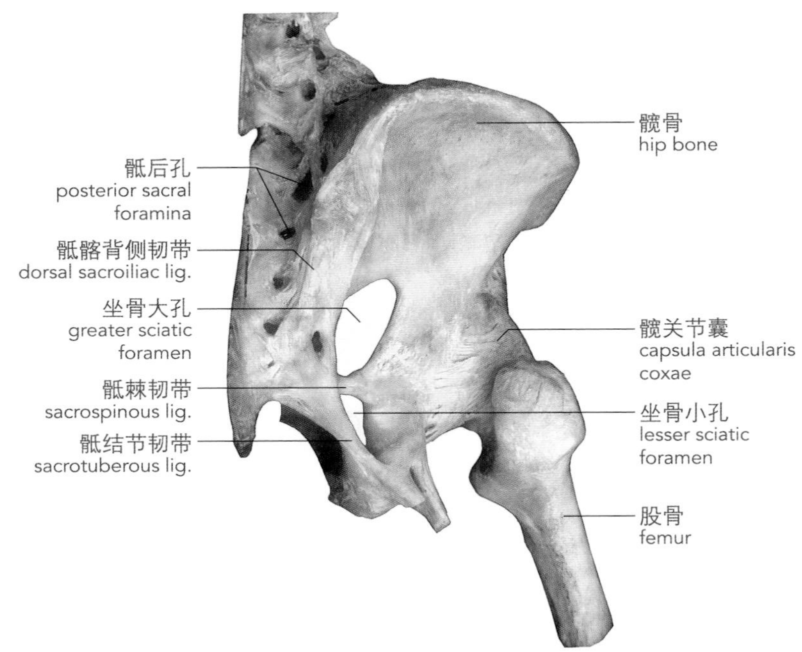

骶后孔
posterior sacral foramina
骶髂背侧韧带
dorsal sacroiliac lig.
坐骨大孔
greater sciatic foramen
骶棘韧带
sacrospinous lig.
骶结节韧带
sacrotuberous lig.
髋骨
hip bone
髋关节囊
capsula articularis coxae
坐骨小孔
lesser sciatic foramen
股骨
femur

图 7-23 男性骨盆连结（前面观）
The joins of the male pelvis. Anterior aspect

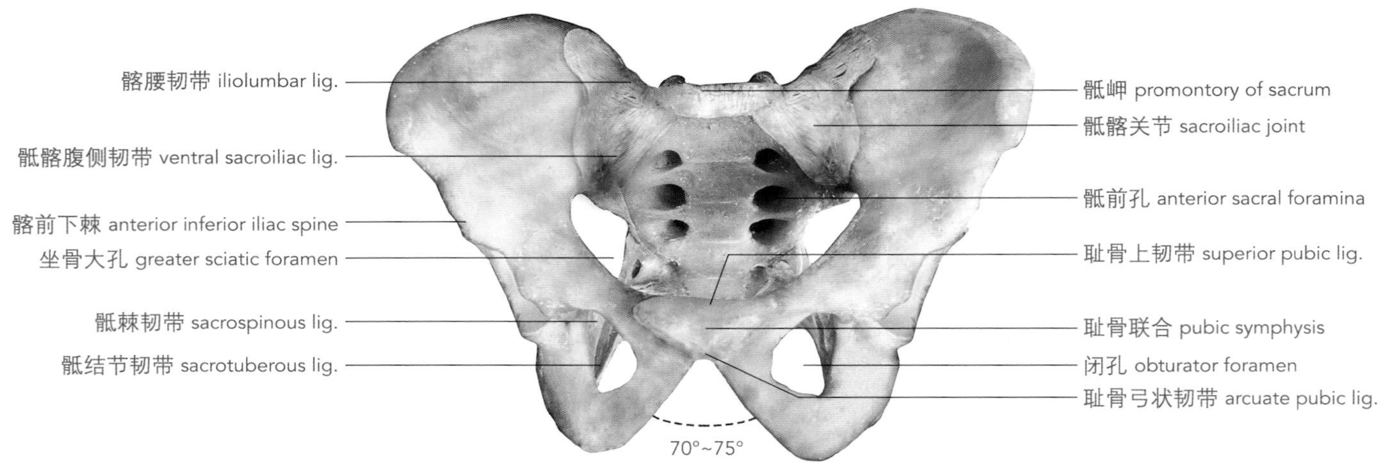

髂腰韧带 iliolumbar lig.
骶髂腹侧韧带 ventral sacroiliac lig.
髂前下棘 anterior inferior iliac spine
坐骨大孔 greater sciatic foramen
骶棘韧带 sacrospinous lig.
骶结节韧带 sacrotuberous lig.
骶岬 promontory of sacrum
骶髂关节 sacroiliac joint
骶前孔 anterior sacral foramina
耻骨上韧带 superior pubic lig.
耻骨联合 pubic symphysis
闭孔 obturator foramen
耻骨弓状韧带 arcuate pubic lig.
70°~75°

图 7-24 女性骨盆连结（前面观）
The joins of the female pelvis. Anterior aspect

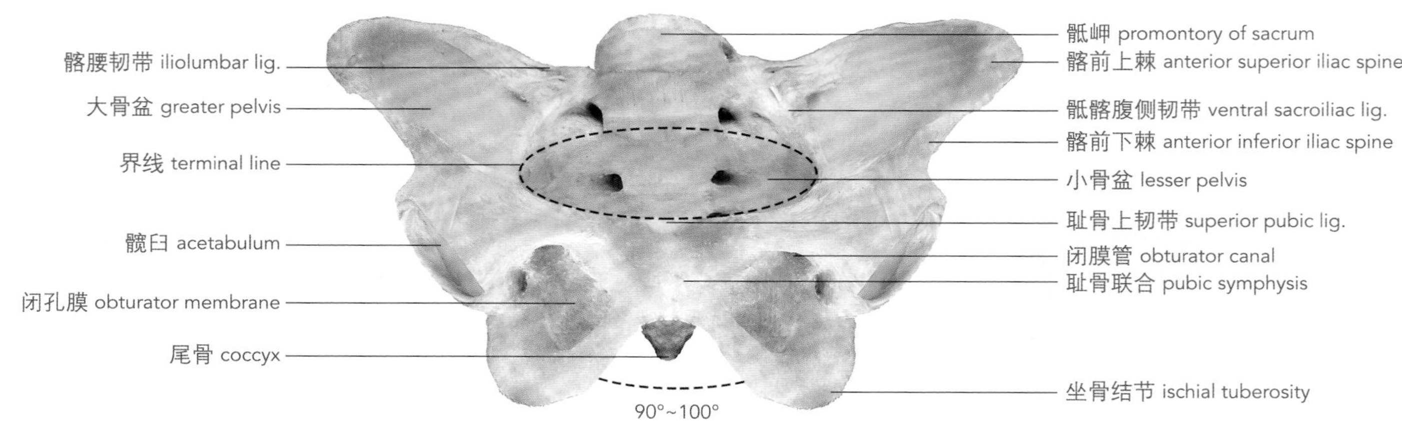

髂腰韧带 iliolumbar lig.
大骨盆 greater pelvis
界线 terminal line
髋臼 acetabulum
闭孔膜 obturator membrane
尾骨 coccyx
骶岬 promontory of sacrum
髂前上棘 anterior superior iliac spine
骶髂腹侧韧带 ventral sacroiliac lig.
髂前下棘 anterior inferior iliac spine
小骨盆 lesser pelvis
耻骨上韧带 superior pubic lig.
闭膜管 obturator canal
耻骨联合 pubic symphysis
坐骨结节 ischial tuberosity
90°~100°

图 7-25 男性骨盆连结(后面观)
The joins of the male pelvis. Posterior aspect

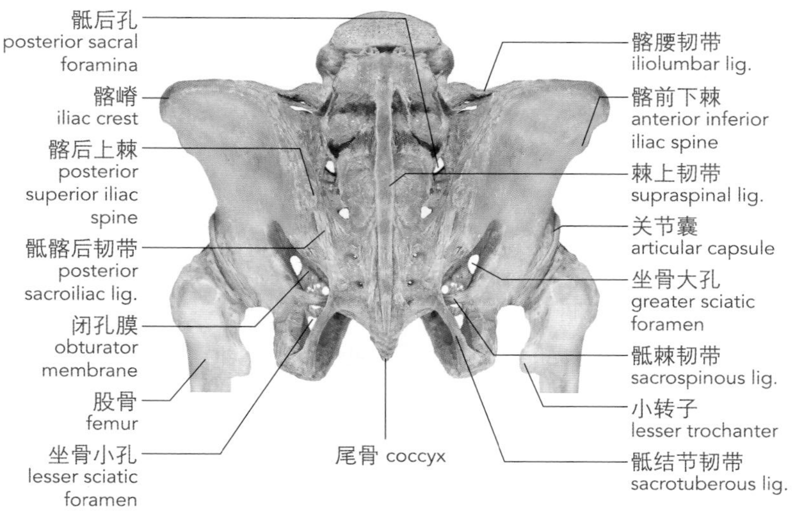
骶后孔
posterior sacral foramina
髂嵴
iliac crest
髂后上棘
posterior superior iliac spine
骶髂后韧带
posterior sacroiliac lig.
闭孔膜
obturator membrane
股骨
femur
坐骨小孔
lesser sciatic foramen
尾骨 coccyx
髂腰韧带
iliolumbar lig.
髂前下棘
anterior inferior iliac spine
棘上韧带
supraspinal lig.
关节囊
articular capsule
坐骨大孔
greater sciatic foramen
骶棘韧带
sacrospinous lig.
小转子
lesser trochanter
骶结节韧带
sacrotuberous lig.

图 7-26 女性骨盆连结(后面观)
The joins of the female pelvis. Posterior aspect

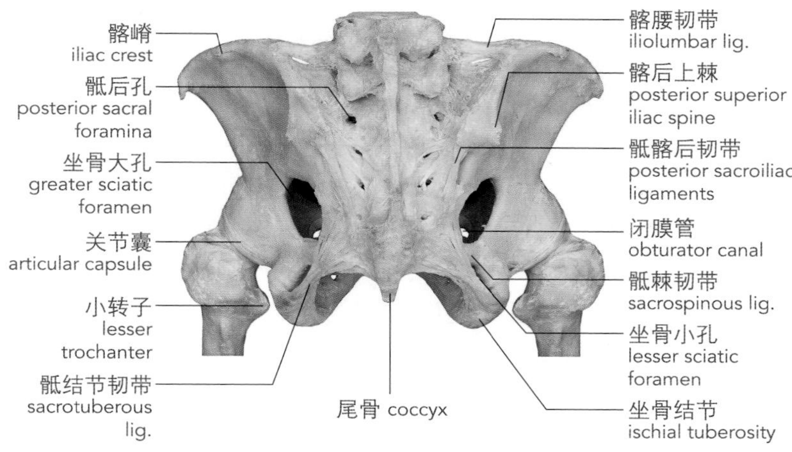
髂嵴
iliac crest
骶后孔
posterior sacral foramina
坐骨大孔
greater sciatic foramen
关节囊
articular capsule
小转子
lesser trochanter
骶结节韧带
sacrotuberous lig.
尾骨 coccyx
髂腰韧带
iliolumbar lig.
髂后上棘
posterior superior iliac spine
骶髂后韧带
posterior sacroiliac ligaments
闭膜管
obturator canal
骶棘韧带
sacrospinous lig.
坐骨小孔
lesser sciatic foramen
坐骨结节
ischial tuberosity

图 7-27 男性骨盆 X 线像
The radiograph of male pelvis

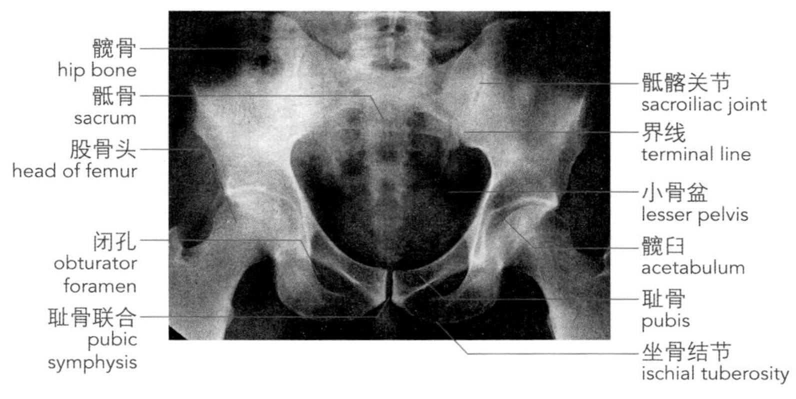
髋骨
hip bone
骶骨
sacrum
股骨头
head of femur
闭孔
obturator foramen
耻骨联合
pubic symphysis
骶髂关节
sacroiliac joint
界线
terminal line
小骨盆
lesser pelvis
髋臼
acetabulum
耻骨
pubis
坐骨结节
ischial tuberosity

图 7-28 女性骨盆 X 线像
The radiograph of female pelvis

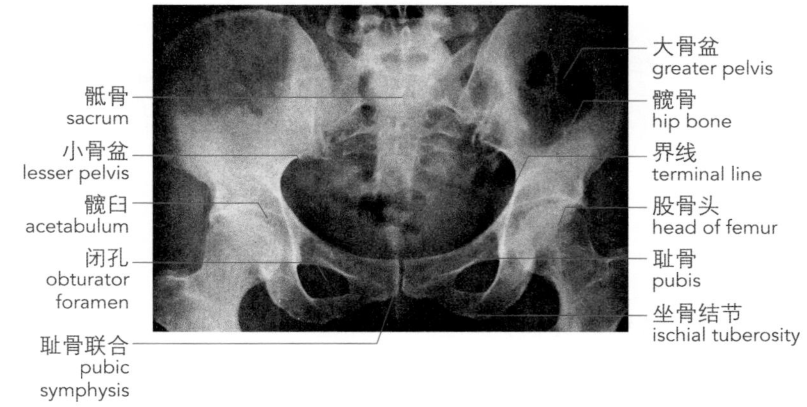
骶骨
sacrum
小骨盆
lesser pelvis
髋臼
acetabulum
闭孔
obturator foramen
耻骨联合
pubic symphysis
大骨盆
greater pelvis
髋骨
hip bone
界线
terminal line
股骨头
head of femur
耻骨
pubis
坐骨结节
ischial tuberosity

图 7-29 骨盆(内侧面观)
The pelvis. Medial aspect

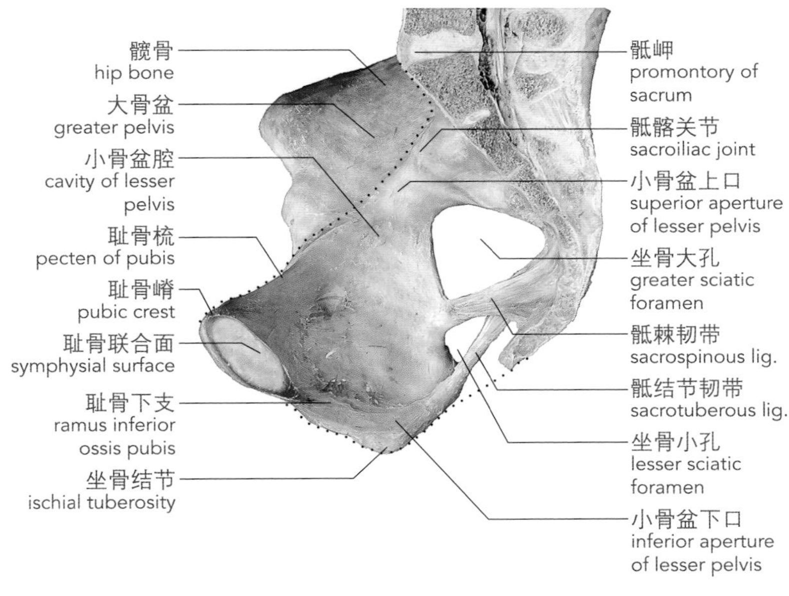
髋骨
hip bone
大骨盆
greater pelvis
小骨盆腔
cavity of lesser pelvis
耻骨梳
pecten of pubis
耻骨嵴
pubic crest
耻骨联合面
symphysial surface
耻骨下支
ramus inferior ossis pubis
坐骨结节
ischial tuberosity
骶岬
promontory of sacrum
骶髂关节
sacroiliac joint
小骨盆上口
superior aperture of lesser pelvis
坐骨大孔
greater sciatic foramen
骶棘韧带
sacrospinous lig.
骶结节韧带
sacrotuberous lig.
坐骨小孔
lesser sciatic foramen
小骨盆下口
inferior aperture of lesser pelvis

图 7-30 骨盆轴、平面、倾斜度和径线
The pelvic axis,pelvic planes,inclination of pelvis and pelvic diameter

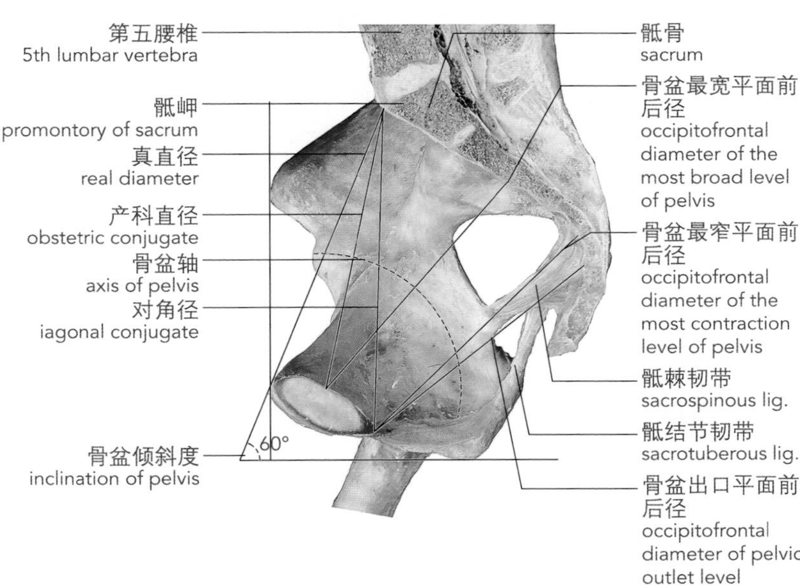
第五腰椎
5th lumbar vertebra
骶岬
promontory of sacrum
真直径
real diameter
产科直径
obstetric conjugate
骨盆轴
axis of pelvis
对角径
iagonal conjugate
骨盆倾斜度
inclination of pelvis
60°
骶骨
sacrum
骨盆最宽平面前后径
occipitofrontal diameter of the most broad level of pelvis
骨盆最窄平面前后径
occipitofrontal diameter of the most contraction level of pelvis
骶棘韧带
sacrospinous lig.
骶结节韧带
sacrotuberous lig.
骨盆出口平面前后径
occipitofrontal diameter of pelvic outlet level

图 7-31　盆膈肌（内面观）
Muscles of pelvic diaphragm. Internal aspect

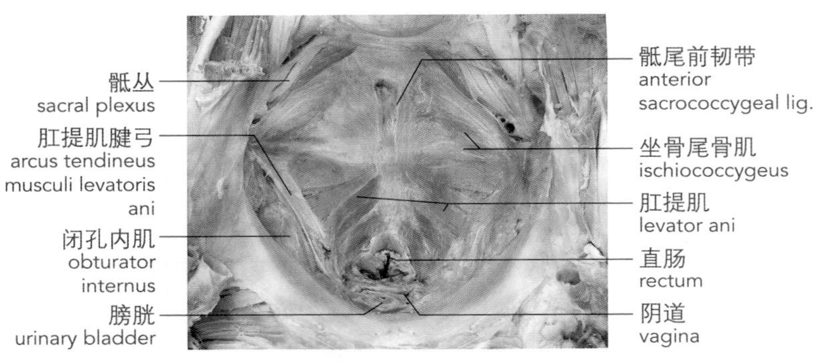
骶丛
sacral plexus
肛提肌腱弓
arcus tendineus musculi levatoris ani
闭孔内肌
obturator internus
膀胱
urinary bladder
骶尾前韧带
anterior sacrococcygeal lig.
坐骨尾骨肌
ischiococcygeus
肛提肌
levator ani
直肠
rectum
阴道
vagina

图 7-32　盆膈肌（底面观）
Muscles of pelvic floor. Inferior aspect

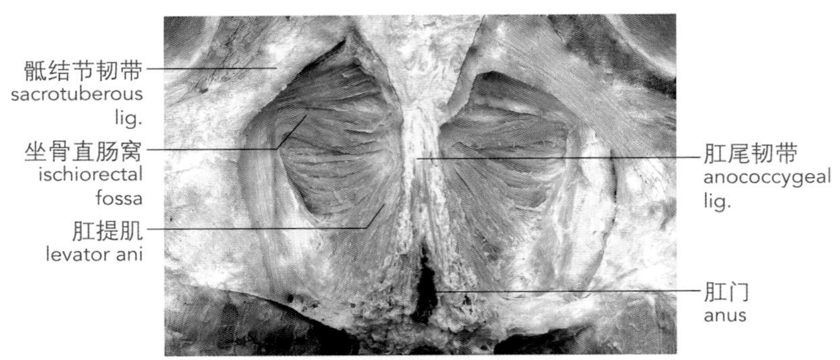
骶结节韧带
sacrotuberous lig.
坐骨直肠窝
ischiorectal fossa
肛提肌
levator ani
肛尾韧带
anococcygeal lig.
肛门
anus

图 7-33　盆壁的血管神经（内侧面观）
The blood vessel ang nerve of the pelvic wall. Medial aspect

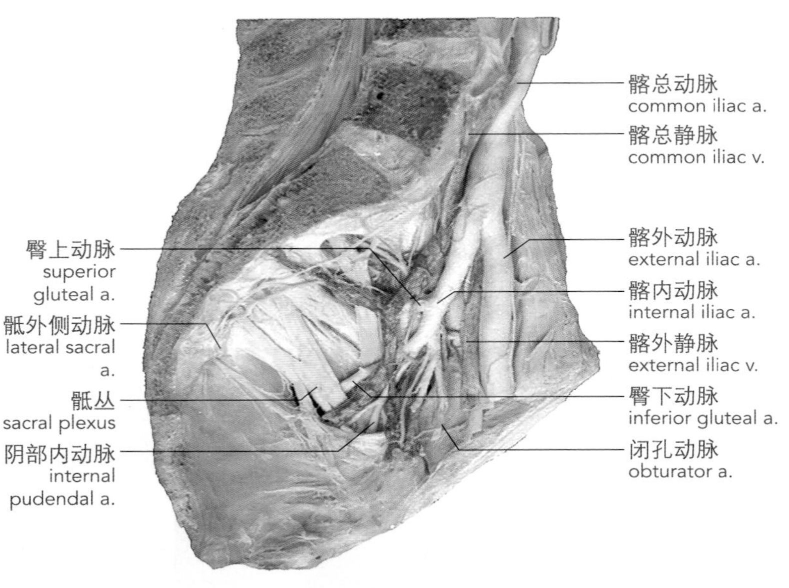
髂总动脉
common iliac a.
髂总静脉
common iliac v.
臀上动脉
superior gluteal a.
骶外侧动脉
lateral sacral a.
骶丛
sacral plexus
阴部内动脉
internal pudendal a.
髂外动脉
external iliac a.
髂内动脉
internal iliac a.
髂外静脉
external iliac v.
臀下动脉
inferior gluteal a.
闭孔动脉
obturator a.

图 7-34　盆壁肌（侧面观）
The muscle of the pelvic wall. Lateralis aspect

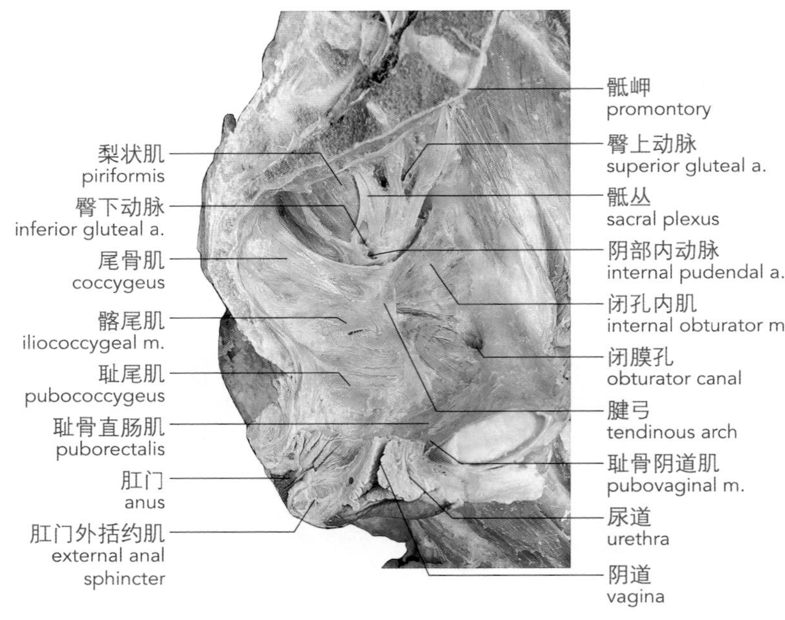
梨状肌
piriformis
臀下动脉
inferior gluteal a.
尾骨肌
coccygeus
髂尾肌
iliococcygeal m.
耻尾肌
pubococcygeus
耻骨直肠肌
puborectalis
肛门
anus
肛门外括约肌
external anal sphincter
骶岬
promontory
臀上动脉
superior gluteal a.
骶丛
sacral plexus
阴部内动脉
internal pudendal a.
闭孔内肌
internal obturator m.
闭膜孔
obturator canal
腱弓
tendinous arch
耻骨阴道肌
pubovaginal m.
尿道
urethra
阴道
vagina

图 7-35　盆壁神经（1）
The nerve of the pelvic wall（1）

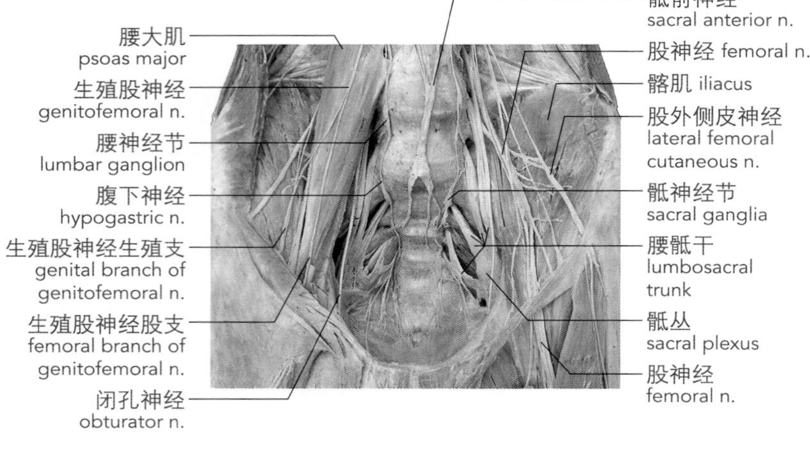
腰大肌
psoas major
生殖股神经
genitofemoral n.
腰神经节
lumbar ganglion
腹下神经
hypogastric n.
生殖股神经生殖支
genital branch of genitofemoral n.
生殖股神经股支
femoral branch of genitofemoral n.
闭孔神经
obturator n.
骶前神经
sacral anterior n.
股神经 femoral n.
髂肌 iliacus
股外侧皮神经
lateral femoral cutaneous n.
骶神经节
sacral ganglia
腰骶干
lumbosacral trunk
骶丛
sacral plexus
股神经
femoral n.

图 7-36　盆壁神经（2）
The nerve of the pelvic wall（2）

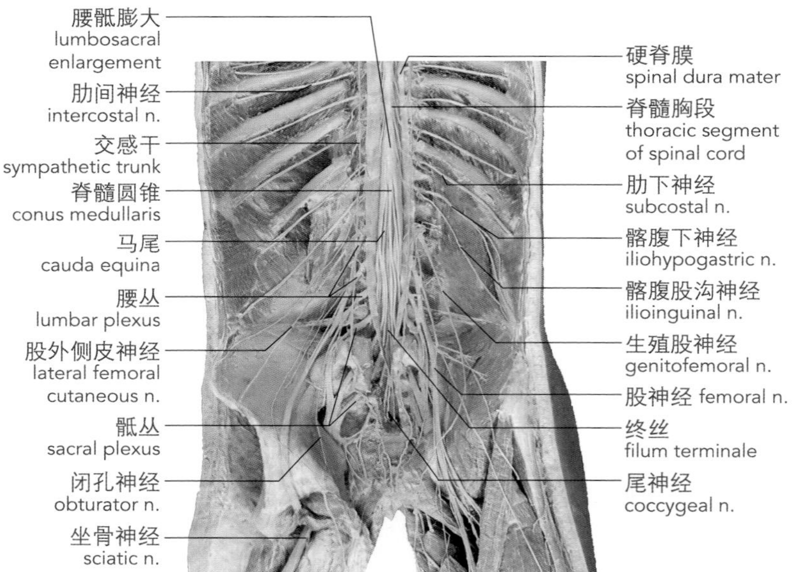
腰骶膨大
lumbosacral enlargement
肋间神经
intercostal n.
交感干
sympathetic trunk
脊髓圆锥
conus medullaris
马尾
cauda equina
腰丛
lumbar plexus
股外侧皮神经
lateral femoral cutaneous n.
骶丛
sacral plexus
闭孔神经
obturator n.
坐骨神经
sciatic n.
硬脊膜
spinal dura mater
脊髓胸段
thoracic segment of spinal cord
肋下神经
subcostal n.
髂腹下神经
iliohypogastric n.
髂腹股沟神经
ilioinguinal n.
生殖股神经
genitofemoral n.
股神经 femoral n.
终丝
filum terminale
尾神经
coccygeal n.

【解剖学要点】

腰丛由胸 12 部分前支、腰 1~3 前支和腰 4 部分前支组成，在腰部除发出肌支支配髂腰肌和腰方肌外，在腰大肌深面还分出髂腹下神经、髂腹股沟神经、股外侧皮神经、闭孔神经和股神经等重要分支。

骶丛由腰 4 前支的余部与腰 5 组成的腰骶干和骶 1~5 和尾神经的前支组成，在盆内它位于梨状肌的前面，略呈三角形，尖端朝向坐骨大孔。骶丛除在盆腔发出许多小的肌支，支配髋部和盆膈的小肌肉外。还发出臀上神经、臀下神经、阴部神经和坐骨神经等重要神经。

图 7-37 骶正中动脉
The median sacral artery.

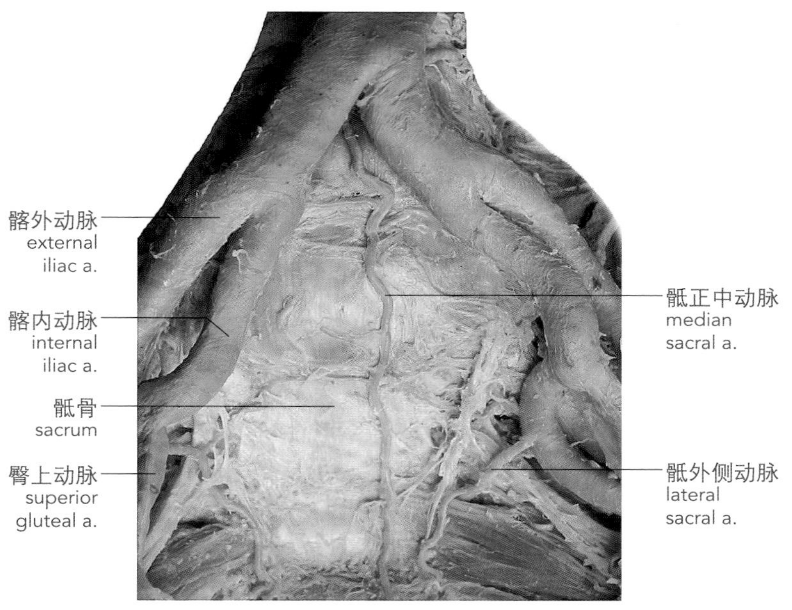
髂外动脉
external
iliac a.
髂内动脉
internal
iliac a.
骶骨
sacrum
臀上动脉
superior
gluteal a.
骶正中动脉
median
sacral a.
骶外侧动脉
lateral
sacral a.

图 7-38 盆壁血管铸型
The cast of blood vessel of the pelvic wall

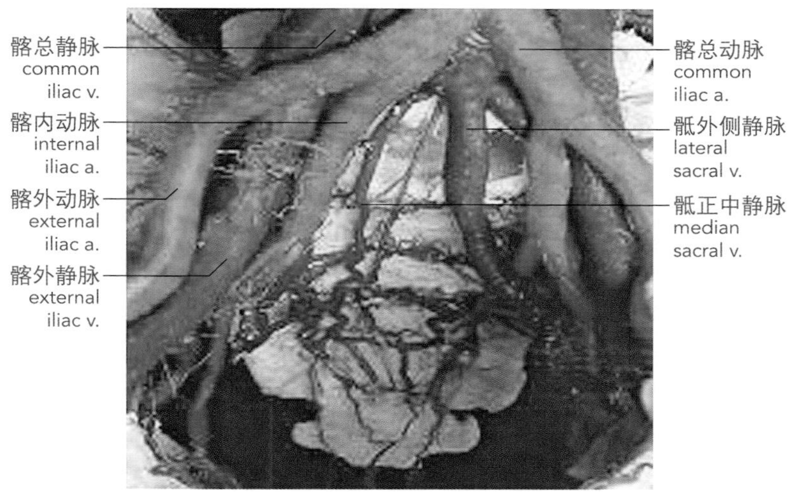
髂总静脉
common
iliac v.
髂内动脉
internal
iliac a.
髂外动脉
external
iliac a.
髂外静脉
external
iliac v.
髂总动脉
common
iliac a.
骶外侧静脉
lateral
sacral v.
骶正中静脉
median
sacral v.

图 7-39 骶外侧动脉
The lateral sacral artery

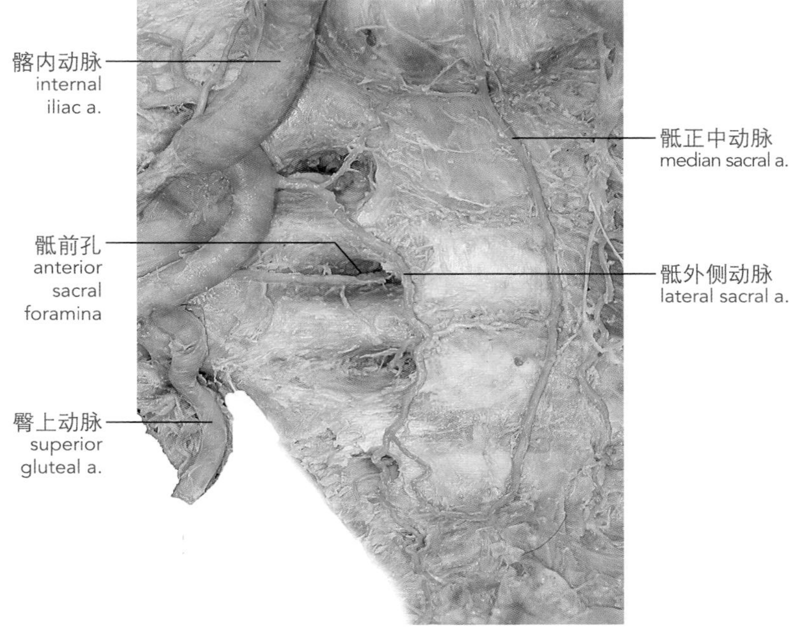
髂内动脉
internal
iliac a.
骶前孔
anterior
sacral
foramina
臀上动脉
superior
gluteal a.
骶正中动脉
median sacral a.
骶外侧动脉
lateral sacral a.

图 7-40 髂内动脉
The internal iliac artery.

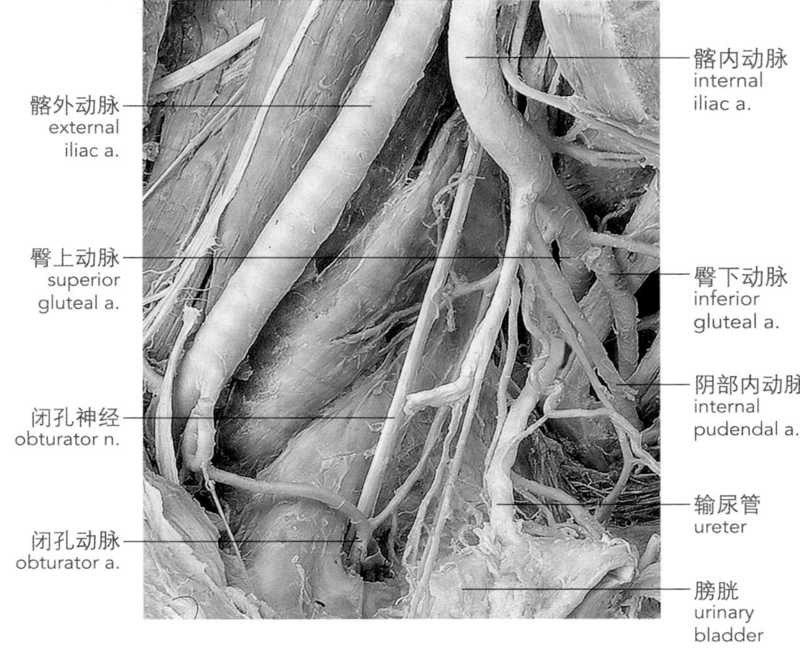
髂外动脉
external
iliac a.
臀上动脉
superior
gluteal a.
闭孔神经
obturator n.
闭孔动脉
obturator a.
髂内动脉
internal
iliac a.
臀下动脉
inferior
gluteal a.
阴部内动脉
internal
pudendal a.
输尿管
ureter
膀胱
urinary
bladder

图 7-41 旋髂深动脉
The deep iliac circumflex artery.

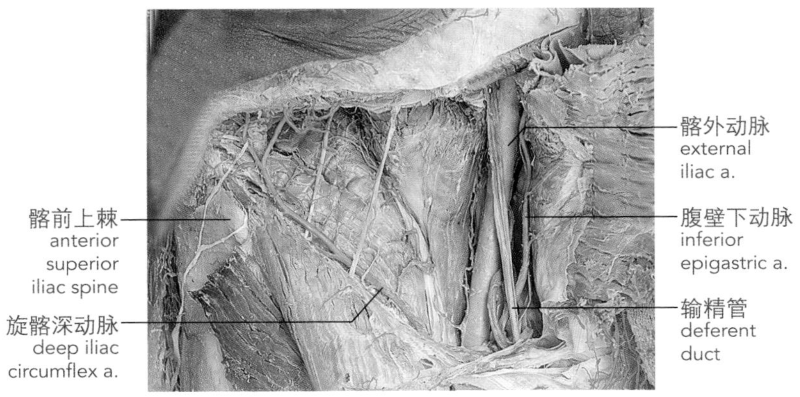
髂前上棘
anterior
superior
iliac spine
旋髂深动脉
deep iliac
circumflex a.
髂外动脉
external
iliac a.
腹壁下动脉
inferior
epigastric a.
输精管
deferent
duct

图 7-42 旋髂深动脉铸型
The cast of the deep iliac circumflex artery.

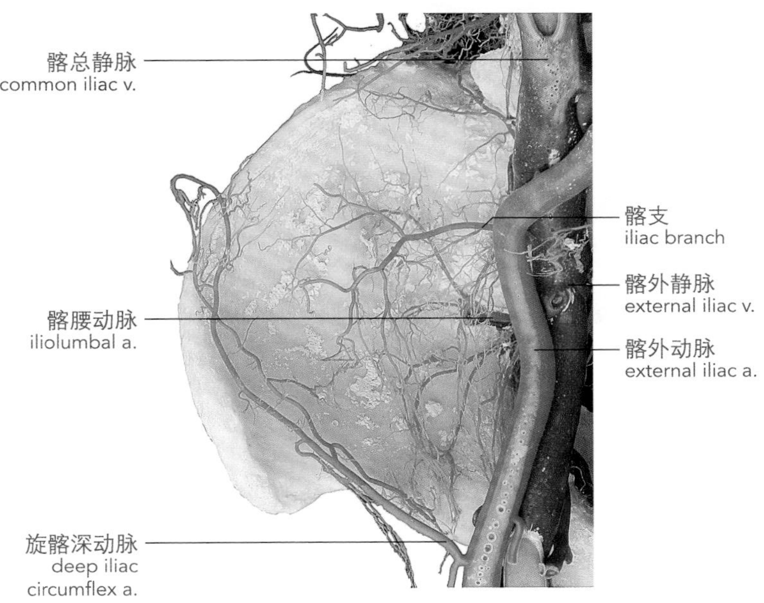
髂总静脉
common iliac v.
髂腰动脉
iliolumbal a.
旋髂深动脉
deep iliac
circumflex a.
髂支
iliac branch
髂外静脉
external iliac v.
髂外动脉
external iliac a.

图 7-43 闭孔动脉铸型(外面观 1)
The cast of the obturator artery. Lateral surface aspect(1)

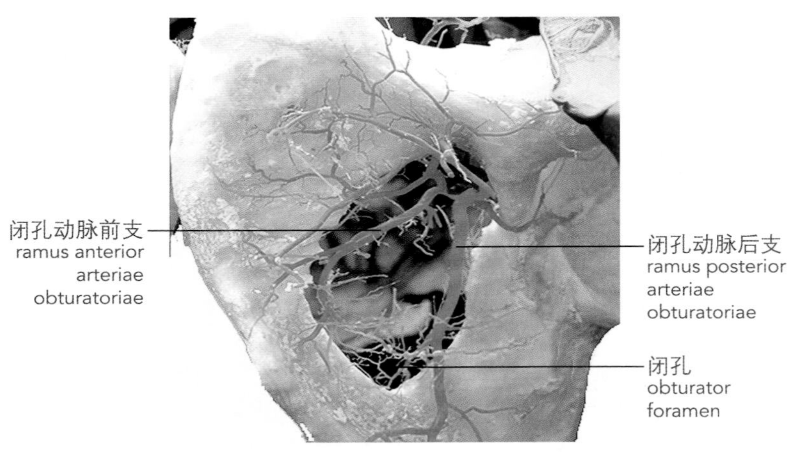
闭孔动脉前支
ramus anterior arteriae obturatoriae
闭孔动脉后支
ramus posterior arteriae obturatoriae
闭孔
obturator foramen

图 7-44 闭孔动脉铸型(外面观 2)
The cast of the obturator artery. Lateral aspect(2)

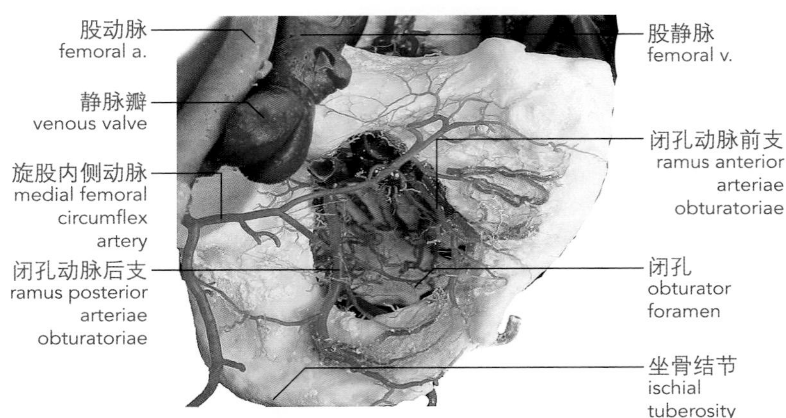
股动脉
femoral a.
静脉瓣
venous valve
旋股内侧动脉
medial femoral circumflex artery
闭孔动脉后支
ramus posterior arteriae obturatoriae
股静脉
femoral v.
闭孔动脉前支
ramus anterior arteriae obturatoriae
闭孔
obturator foramen
坐骨结节
ischial tuberosity

图 7-45 闭孔动脉铸型(内面观)
The cast of the obturator artery. Internal aspect

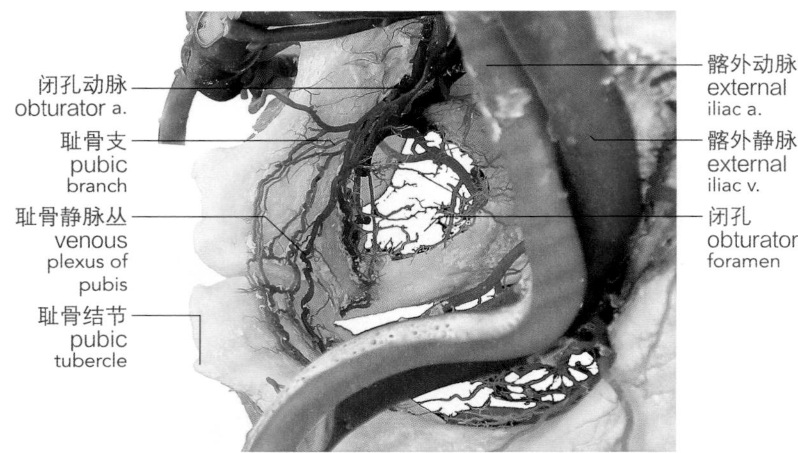
闭孔动脉
obturator a.
耻骨支
pubic branch
耻骨静脉丛
venous plexus of pubis
耻骨结节
pubic tubercle
髂外动脉
external iliac a.
髂外静脉
external iliac v.
闭孔
obturator foramen

图 7-46 异常闭孔动脉
The variation obturator artery

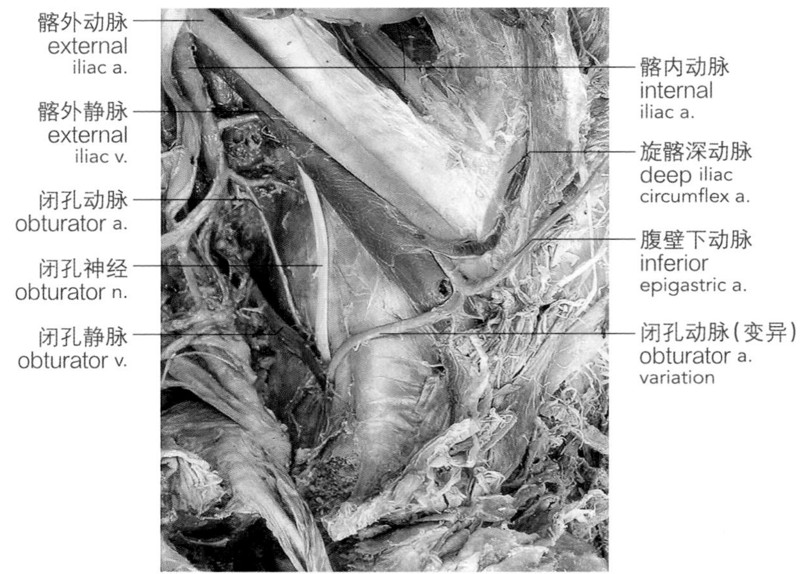
髂外动脉
external iliac a.
髂外静脉
external iliac v.
闭孔动脉
obturator a.
闭孔神经
obturator n.
闭孔静脉
obturator v.
髂内动脉
internal iliac a.
旋髂深动脉
deep iliac circumflex a.
腹壁下动脉
inferior epigastric a.
闭孔动脉(变异)
obturator a. variation

图 7-47 闭孔动脉的耻骨支
The pubic branch of the obturator artery

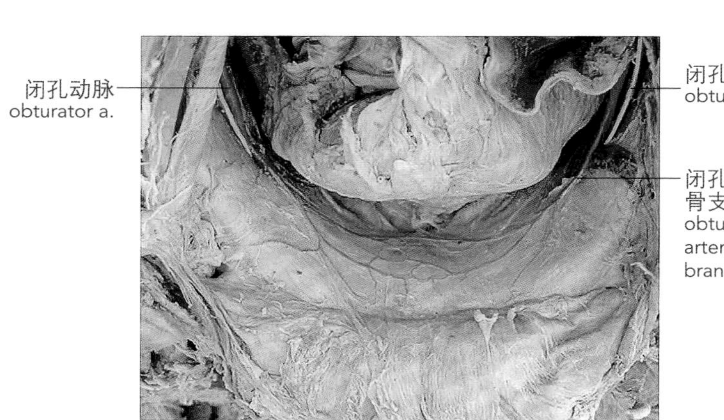
闭孔动脉
obturator a.
闭孔神经
obturator n.
闭孔动脉耻骨支
obturator artery pubic branch

图 7-48 耻骨支
The pubic branch

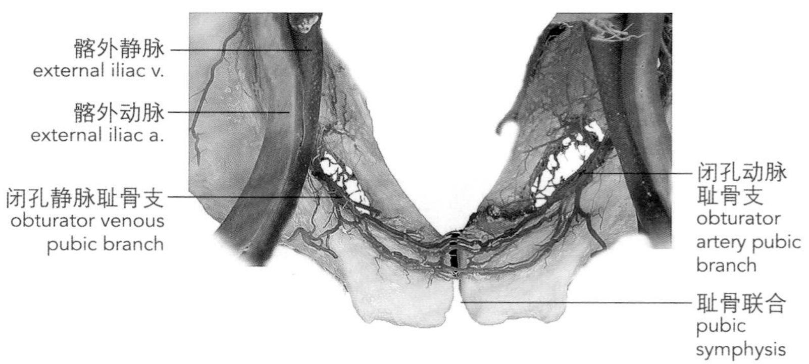
髂外静脉
external iliac v.
髂外动脉
external iliac a.
闭孔静脉耻骨支
obturator venous pubic branch
闭孔动脉耻骨支
obturator artery pubic branch
耻骨联合
pubic symphysis

图 7-49 男性盆腔血管神经(右侧面观)
The vascular and nerve of the male cavitas pelvis. Right lateral aspect

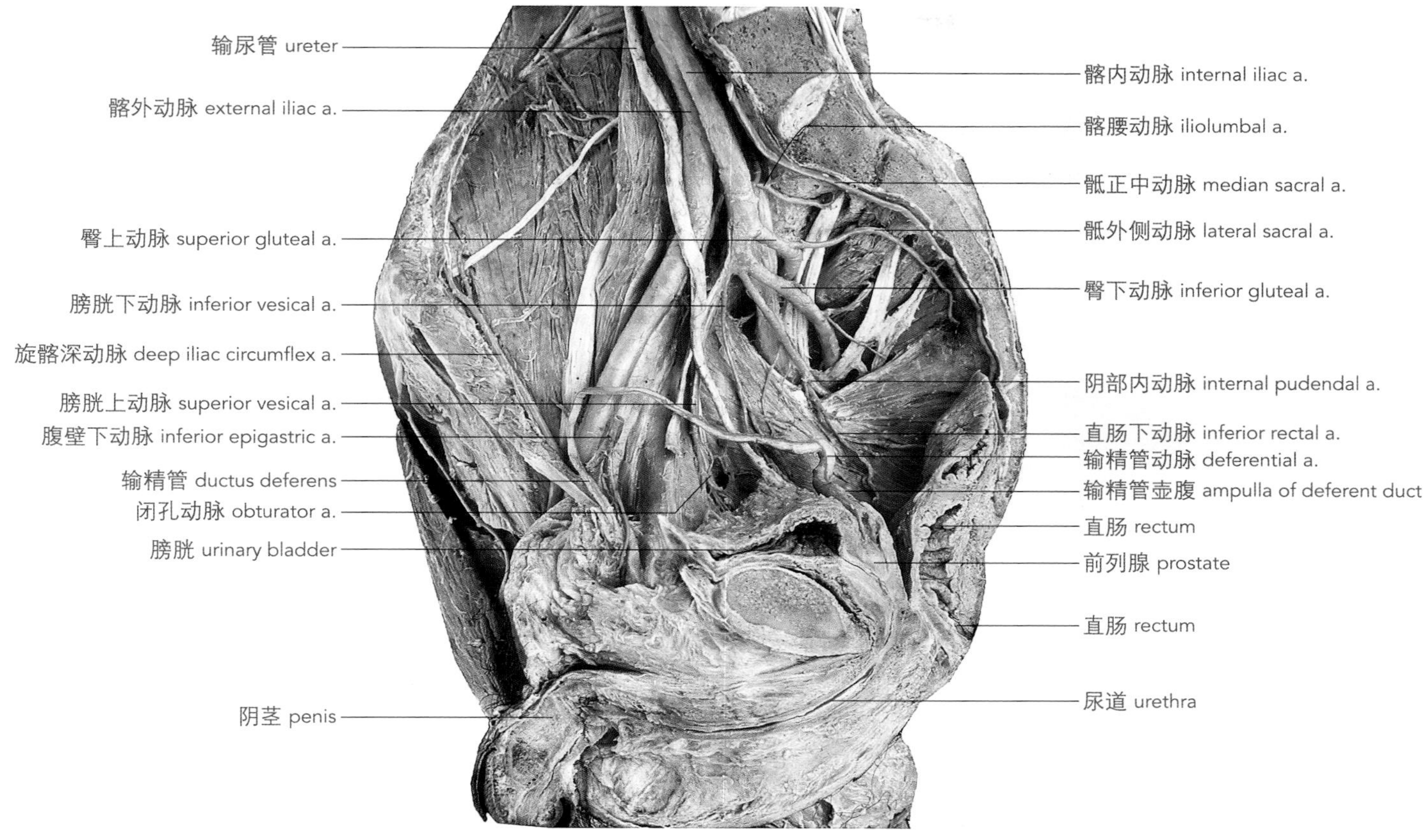
输尿管 ureter
髂外动脉 external iliac a.
臀上动脉 superior gluteal a.
膀胱下动脉 inferior vesical a.
旋髂深动脉 deep iliac circumflex a.
膀胱上动脉 superior vesical a.
腹壁下动脉 inferior epigastric a.
输精管 ductus deferens
闭孔动脉 obturator a.
膀胱 urinary bladder
阴茎 penis
髂内动脉 internal iliac a.
髂腰动脉 iliolumbal a.
骶正中动脉 median sacral a.
骶外侧动脉 lateral sacral a.
臀下动脉 inferior gluteal a.
阴部内动脉 internal pudendal a.
直肠下动脉 inferior rectal a.
输精管动脉 deferential a.
输精管壶腹 ampulla of deferent duct
直肠 rectum
前列腺 prostate
直肠 rectum
尿道 urethra

【解剖学要点】

盆腔的动脉来自髂内动脉，髂内动脉为一短干，自髂总动脉分出后，沿骨盆后外侧壁下降，至坐骨大孔上缘处分为前干和后干，自两干再发出许多分支。其中壁支主要有髂腰动脉、骶外侧动脉、闭孔动脉、臀上动脉和臀下动脉等；脏支有子宫动脉(女性)、脐动脉(分出膀胱上动脉)、阴部内动脉、膀胱下动脉和直肠下动脉等。

图 7-50 女性盆腔血管神经(右侧面观)
The vascular and nerve of the female cavitas pelvis. Right lateral aspect

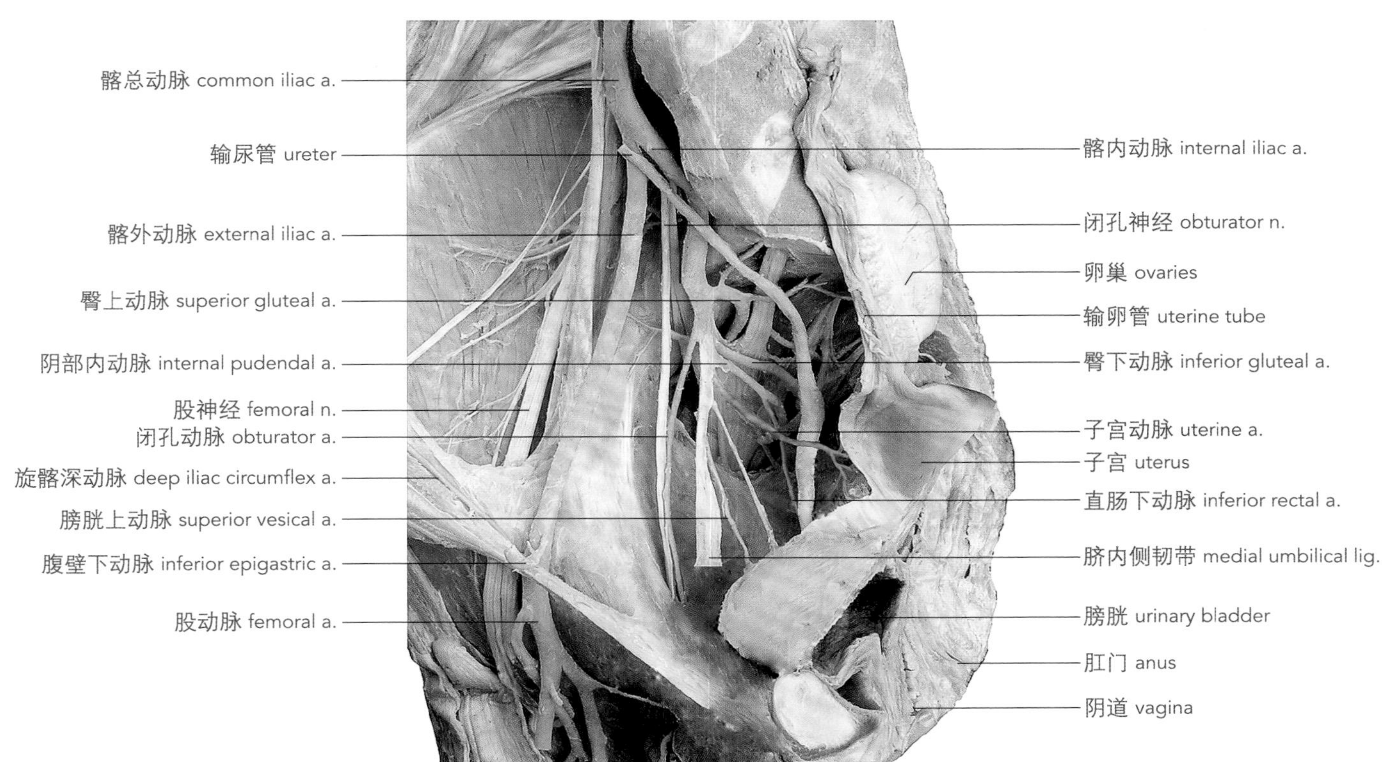
髂总动脉 common iliac a.
输尿管 ureter
髂外动脉 external iliac a.
臀上动脉 superior gluteal a.
阴部内动脉 internal pudendal a.
股神经 femoral n.
闭孔动脉 obturator a.
旋髂深动脉 deep iliac circumflex a.
膀胱上动脉 superior vesical a.
腹壁下动脉 inferior epigastric a.
股动脉 femoral a.
髂内动脉 internal iliac a.
闭孔神经 obturator n.
卵巢 ovaries
输卵管 uterine tube
臀下动脉 inferior gluteal a.
子宫动脉 uterine a.
子宫 uterus
直肠下动脉 inferior rectal a.
脐内侧韧带 medial umbilical lig.
膀胱 urinary bladder
肛门 anus
阴道 vagina

图 7-51　腹后壁淋巴结
The lymph node of posterior abdomen wall

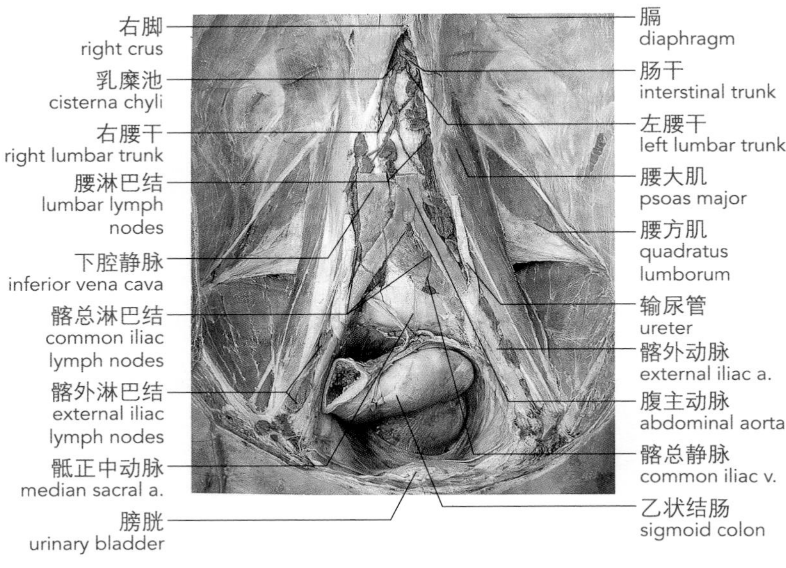

右脚
right crus
乳糜池
cisterna chyli
右腰干
right lumbar trunk
腰淋巴结
lumbar lymph nodes
下腔静脉
inferior vena cava
髂总淋巴结
common iliac lymph nodes
髂外淋巴结
external iliac lymph nodes
骶正中动脉
median sacral a.
膀胱
urinary bladder
膈
diaphragm
肠干
interstinal trunk
左腰干
left lumbar trunk
腰大肌
psoas major
腰方肌
quadratus lumborum
输尿管
ureter
髂外动脉
external iliac a.
腹主动脉
abdominal aorta
髂总静脉
common iliac v.
乙状结肠
sigmoid colon

图 7-52　盆内淋巴结及淋巴管
The lymph node and lymphatic vessel of the intrapelvic

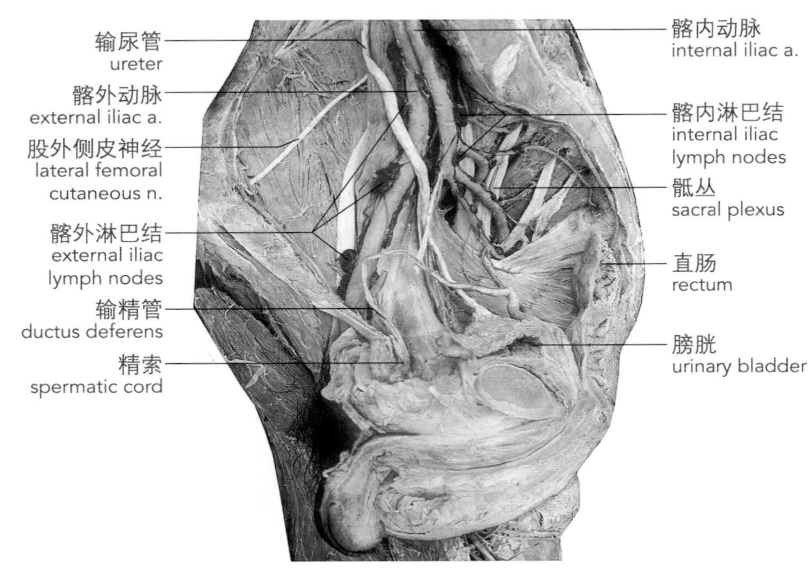

输尿管
ureter
髂外动脉
external iliac a.
股外侧皮神经
lateral femoral cutaneous n.
髂外淋巴结
external iliac lymph nodes
输精管
ductus deferens
精索
spermatic cord
髂内动脉
internal iliac a.
髂内淋巴结
internal iliac lymph nodes
骶丛
sacral plexus
直肠
rectum
膀胱
urinary bladder

图 7-53　女性盆腔（上面观）
The female pelvic cavity. Superior aspect

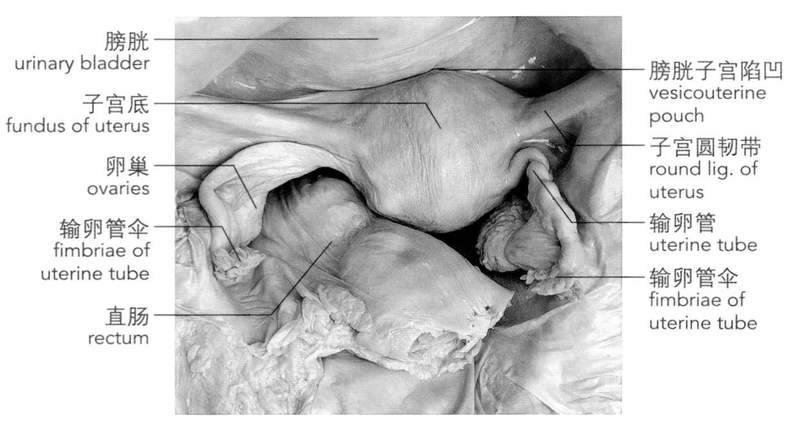

膀胱
urinary bladder
子宫底
fundus of uterus
卵巢
ovaries
输卵管伞
fimbriae of uterine tube
直肠
rectum
膀胱子宫陷凹
vesicouterine pouch
子宫圆韧带
round lig. of uterus
输卵管
uterine tube
输卵管伞
fimbriae of uterine tube

图 7-54　子宫阔韧带
The broad ligament of uterus

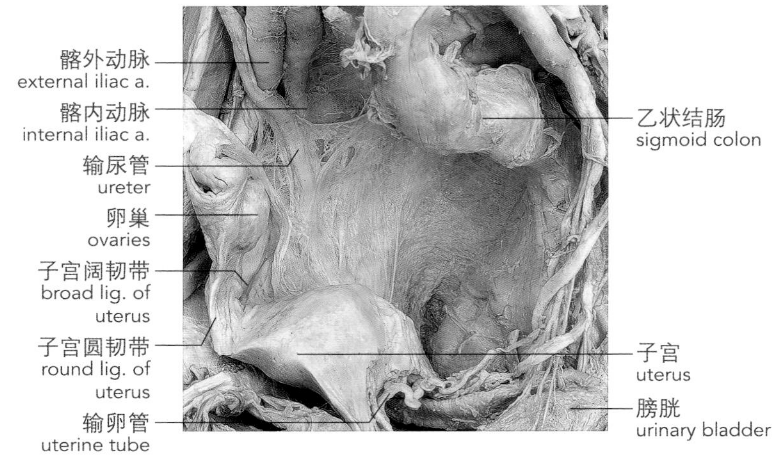

髂外动脉
external iliac a.
髂内动脉
internal iliac a.
输尿管
ureter
卵巢
ovaries
子宫阔韧带
broad lig. of uterus
子宫圆韧带
round lig. of uterus
输卵管
uterine tube
乙状结肠
sigmoid colon
子宫
uterus
膀胱
urinary bladder

图 7-55　子宫骶韧带
The uterosacral ligaments

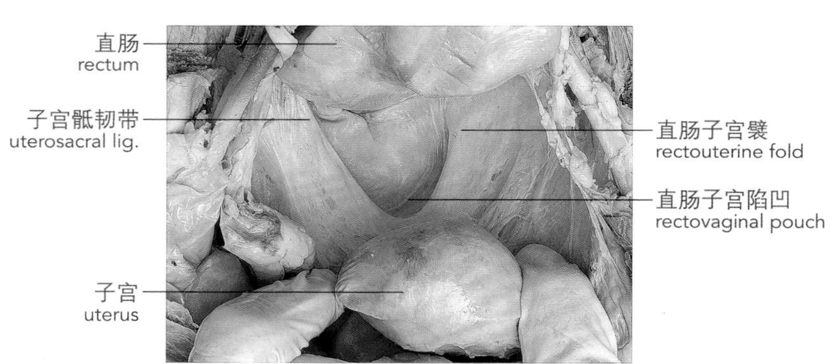

直肠
rectum
子宫骶韧带
uterosacral lig.
子宫
uterus
直肠子宫襞
rectouterine fold
直肠子宫陷凹
rectovaginal pouch

【解剖学要点】

子宫主要借韧带和盆底肌保持其正常位置。主要韧带包括：

1. 子宫阔韧带　子宫阔韧带位于子宫两侧，由子宫前后面的腹膜向两侧延伸的双层腹膜构成。

2. 子宫圆韧带　子宫圆韧带为一对扁索状韧带，起于子宫体前面的上外侧，子宫角的下方经腹股沟管止于阴阜和大阴唇皮下。

3. 子宫主韧带　子宫主韧带位于子宫阔韧带基部，从子宫颈延伸至盆侧壁。由纤维结缔组织和平滑肌纤维构成，是维持子宫颈正常位置的主要结构。

4. 子宫骶韧带　子宫骶韧带由结缔组织和平滑肌纤维构成，从子宫颈后面的上外侧向后，绕过直肠，止于第 2、3 骶骨前面的筋膜。

图 7-56　直肠的毗邻(女性)
The adjacent of rectum. Female

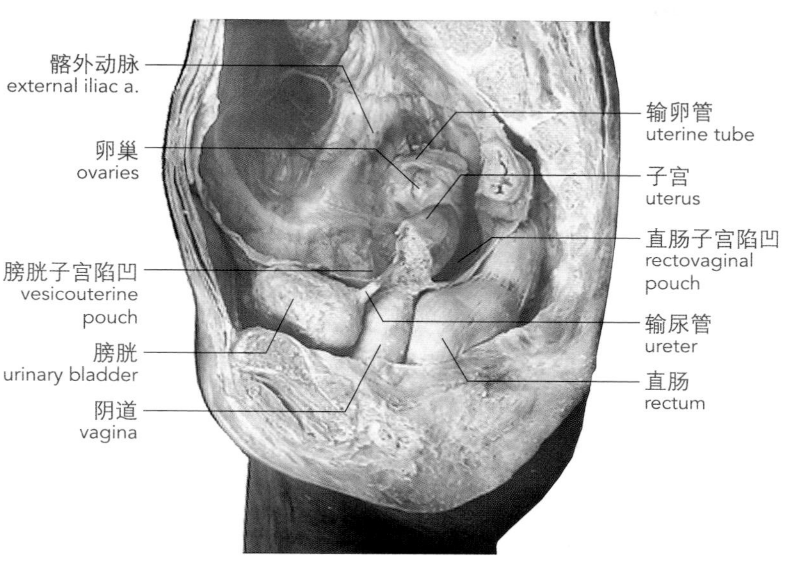
髂外动脉
external iliac a.
卵巢
ovaries
膀胱子宫陷凹
vesicouterine
pouch
膀胱
urinary bladder
阴道
vagina
输卵管
uterine tube
子宫
uterus
直肠子宫陷凹
rectovaginal
pouch
输尿管
ureter
直肠
rectum

图 7-57　直肠的毗邻(男性)
The adjacent of rectum. Male

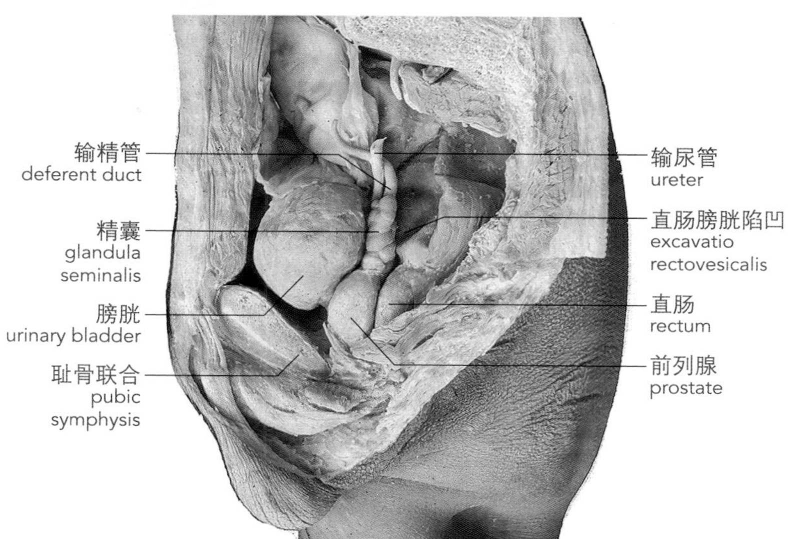
输精管
deferent duct
精囊
glandula
seminalis
膀胱
urinary bladder
耻骨联合
pubic
symphysis
输尿管
ureter
直肠膀胱陷凹
excavatio
rectovesicalis
直肠
rectum
前列腺
prostate

图 7-58　直肠正中矢状切面(男性)
The median sagittal section of the rectum. Male

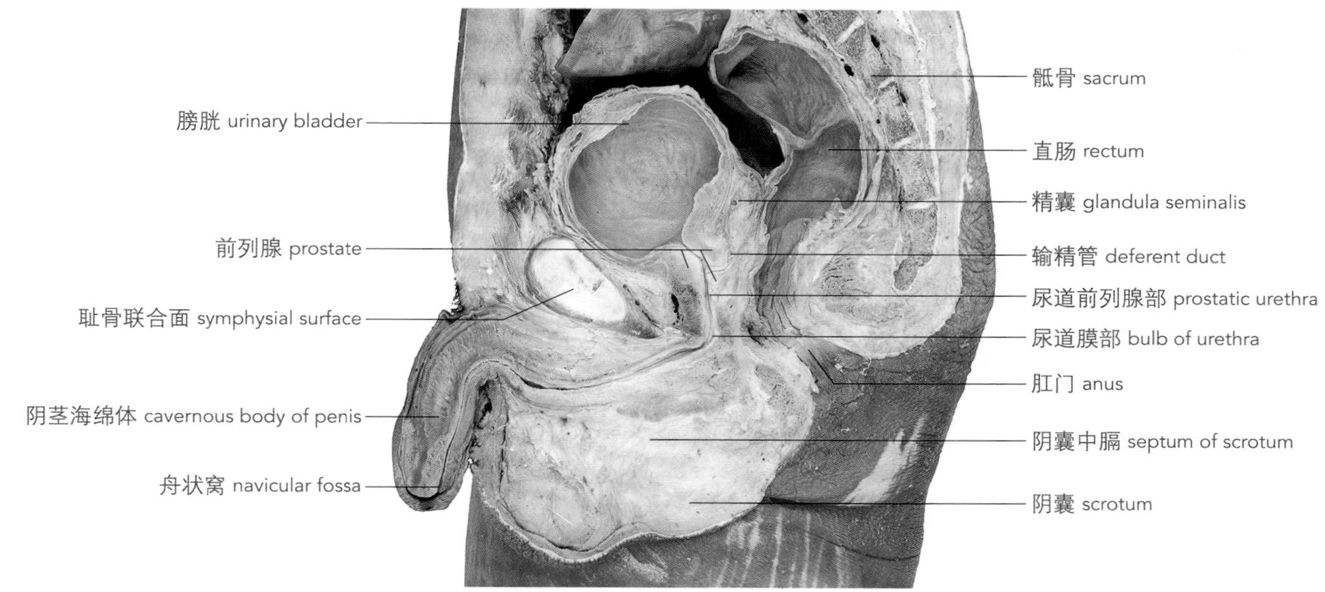
膀胱 urinary bladder
前列腺 prostate
耻骨联合面 symphysial surface
阴茎海绵体 cavernous body of penis
舟状窝 navicular fossa
骶骨 sacrum
直肠 rectum
精囊 glandula seminalis
输精管 deferent duct
尿道前列腺部 prostatic urethra
尿道膜部 bulb of urethra
肛门 anus
阴囊中膈 septum of scrotum
阴囊 scrotum

图 7-59　直肠正中矢状切面(女性)
The median sagittal section of the rectum. Female

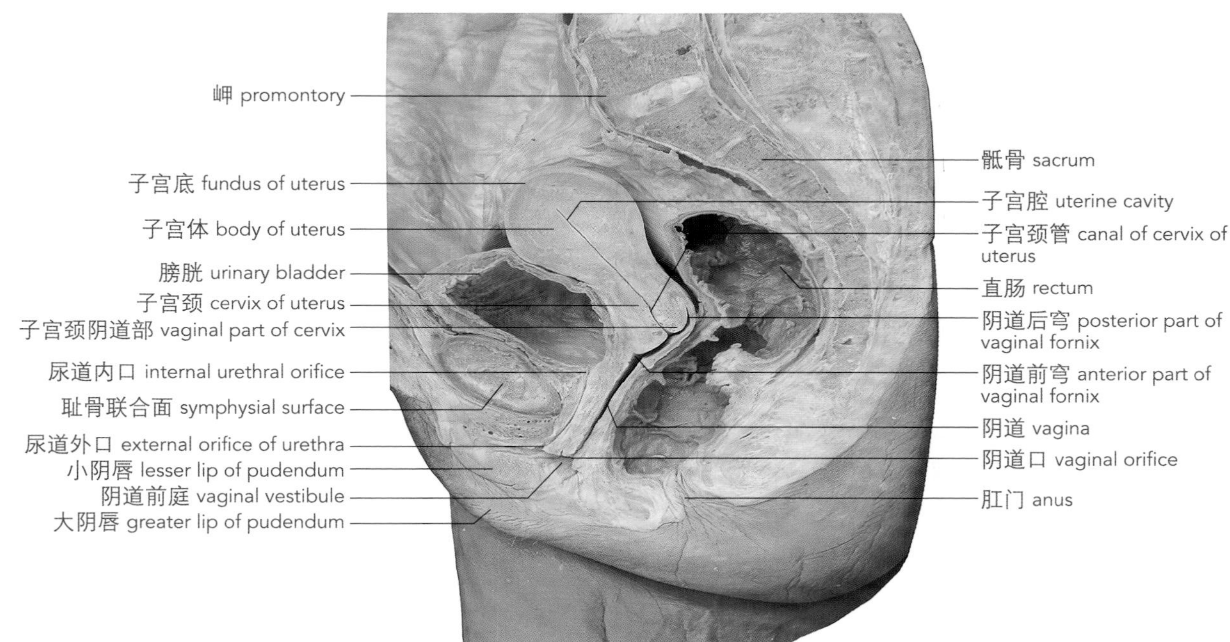
岬 promontory
子宫底 fundus of uterus
子宫体 body of uterus
膀胱 urinary bladder
子宫颈 cervix of uterus
子宫颈阴道部 vaginal part of cervix
尿道内口 internal urethral orifice
耻骨联合面 symphysial surface
尿道外口 external orifice of urethra
小阴唇 lesser lip of pudendum
阴道前庭 vaginal vestibule
大阴唇 greater lip of pudendum
骶骨 sacrum
子宫腔 uterine cavity
子宫颈管 canal of cervix of uterus
直肠 rectum
阴道后穹 posterior part of vaginal fornix
阴道前穹 anterior part of vaginal fornix
阴道 vagina
阴道口 vaginal orifice
肛门 anus

【解剖学要点】

直肠长 10~14cm，在第 3 骶椎前方起自乙状结肠，沿骶、尾骨前面下行，穿盆膈移行为肛管。全长有骶曲和会阴曲，前者凸向后，后者凸向前。直肠中部管腔膨大称直肠壶腹。肛管长 3~4cm，上接直肠，下端终于肛门。

图 7-60 直肠
Rectum

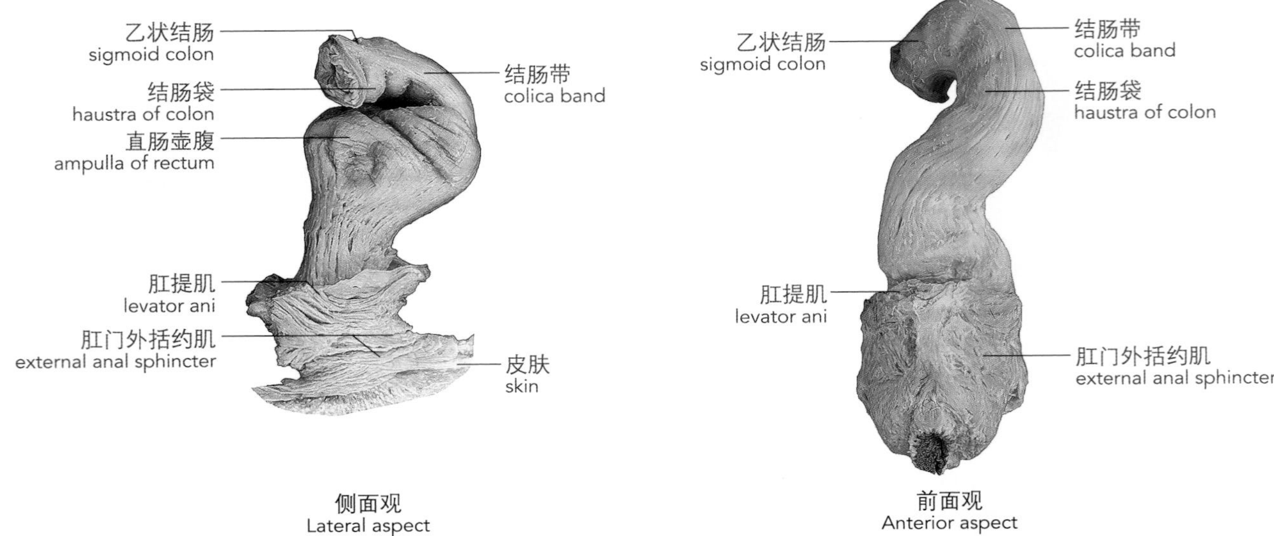

乙状结肠
sigmoid colon
结肠袋
haustra of colon
直肠壶腹
ampulla of rectum
结肠带
colica band
肛提肌
levator ani
肛门外括约肌
external anal sphincter
皮肤
skin
侧面观
Lateral aspect
乙状结肠
sigmoid colon
结肠带
colica band
结肠袋
haustra of colon
肛提肌
levator ani
肛门外括约肌
external anal sphincter
前面观
Anterior aspect

图 7-61 直肠（内面观）
Rectum. Internal aspect

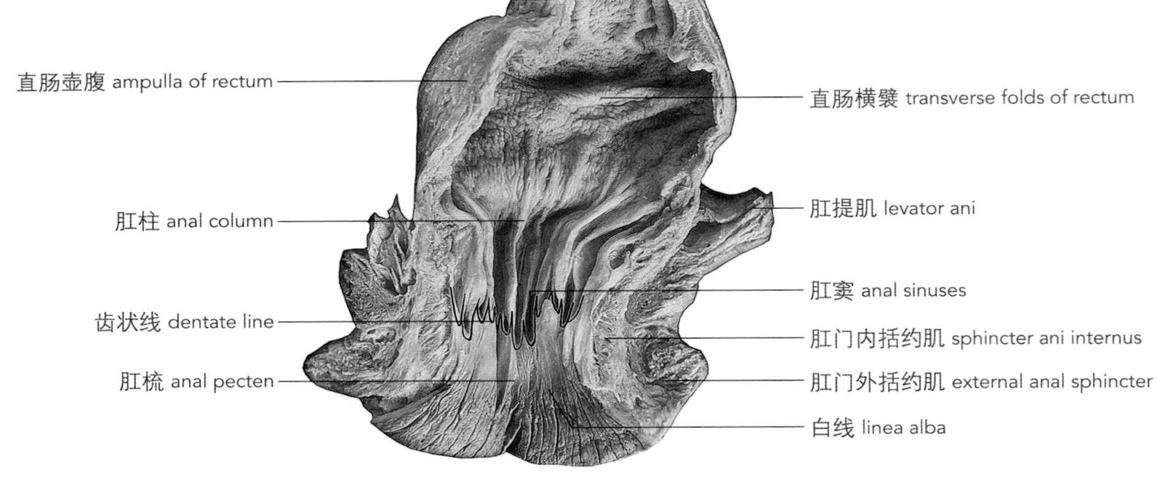

直肠壶腹 ampulla of rectum
直肠横襞 transverse folds of rectum
肛柱 anal column
肛提肌 levator ani
肛窦 anal sinuses
齿状线 dentate line
肛门内括约肌 sphincter ani internus
肛梳 anal pecten
肛门外括约肌 external anal sphincter
白线 linea alba

图 7-62 肛门括约肌（内面观）
The anal sphincter. Internal aspect

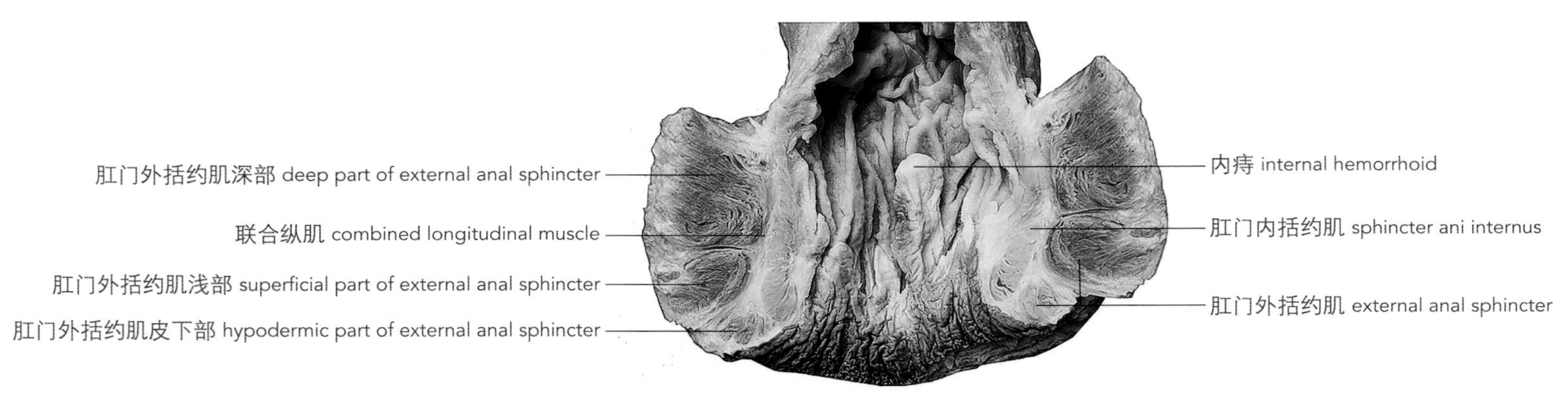

肛门外括约肌深部 deep part of external anal sphincter
内痔 internal hemorrhoid
联合纵肌 combined longitudinal muscle
肛门内括约肌 sphincter ani internus
肛门外括约肌浅部 superficial part of external anal sphincter
肛门外括约肌 external anal sphincter
肛门外括约肌皮下部 hypodermic part of external anal sphincter

【解剖学要点】

肛管内的纵行黏膜皱襞称肛柱，相邻肛柱下端之间的半月形皱襞称肛瓣，每一肛瓣与相邻的两个肛柱间形成开口向上的隐窝称肛窦。将连接各肛柱下端与各肛瓣边缘的锯齿状环行线称齿状线。

图 7-63 直肠动脉(侧面观)
The rectal artery. Lateral aspect

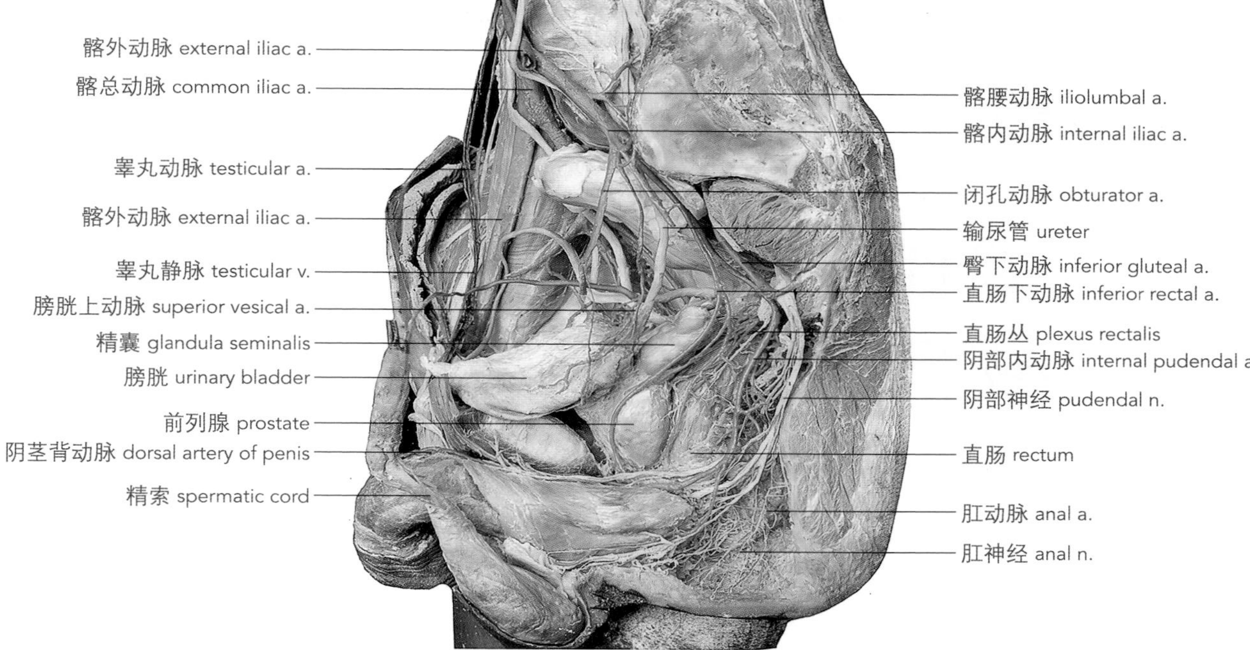
髂外动脉 external iliac a.
髂总动脉 common iliac a.
睾丸动脉 testicular a.
髂外动脉 external iliac a.
睾丸静脉 testicular v.
膀胱上动脉 superior vesical a.
精囊 glandula seminalis
膀胱 urinary bladder
前列腺 prostate
阴茎背动脉 dorsal artery of penis
精索 spermatic cord
髂腰动脉 iliolumbal a.
髂内动脉 internal iliac a.
闭孔动脉 obturator a.
输尿管 ureter
臀下动脉 inferior gluteal a.
直肠下动脉 inferior rectal a.
直肠丛 plexus rectalis
阴部内动脉 internal pudendal a.
阴部神经 pudendal n.
直肠 rectum
肛动脉 anal a.
肛神经 anal n.

图 7-64 直肠神经(侧面观)
The nerve of rectum. Lateral aspect

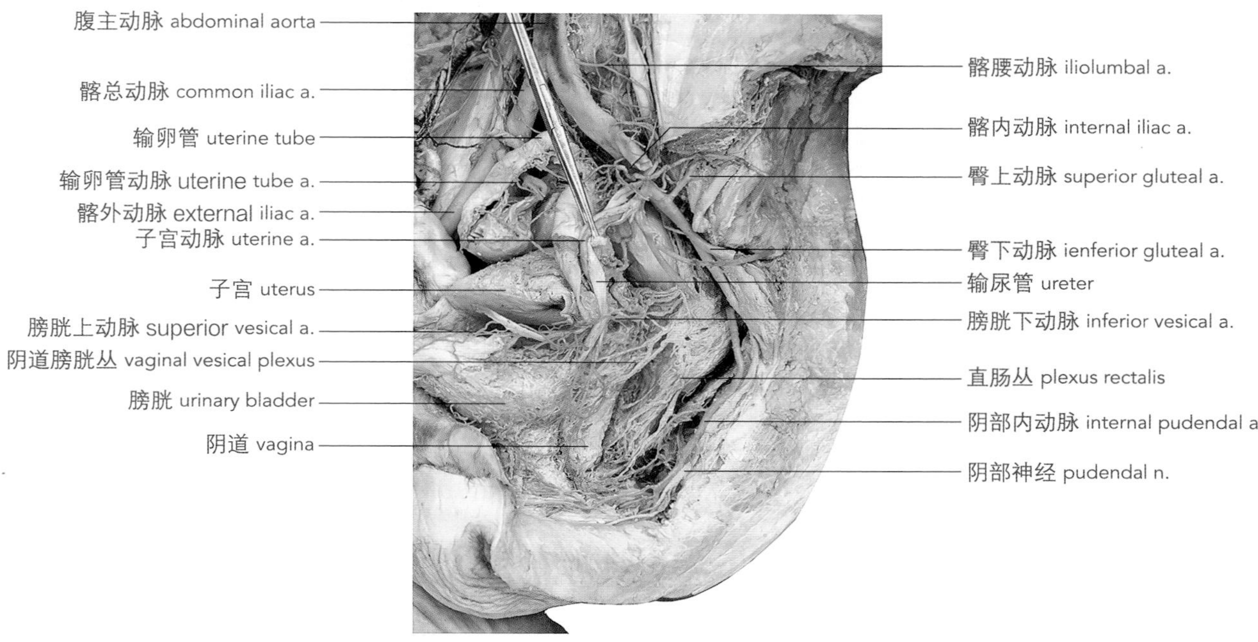
腹主动脉 abdominal aorta
髂总动脉 common iliac a.
输卵管 uterine tube
输卵管动脉 uterine tube a.
髂外动脉 external iliac a.
子宫动脉 uterine a.
子宫 uterus
膀胱上动脉 superior vesical a.
阴道膀胱丛 vaginal vesical plexus
膀胱 urinary bladder
阴道 vagina
髂腰动脉 iliolumbal a.
髂内动脉 internal iliac a.
臀上动脉 superior gluteal a.
臀下动脉 ienferior gluteal a.
输尿管 ureter
膀胱下动脉 inferior vesical a.
直肠丛 plexus rectalis
阴部内动脉 internal pudendal a.
阴部神经 pudendal n.

图 7-65 盆部血管神经(1)
The vascular nerve of pelvis(1)

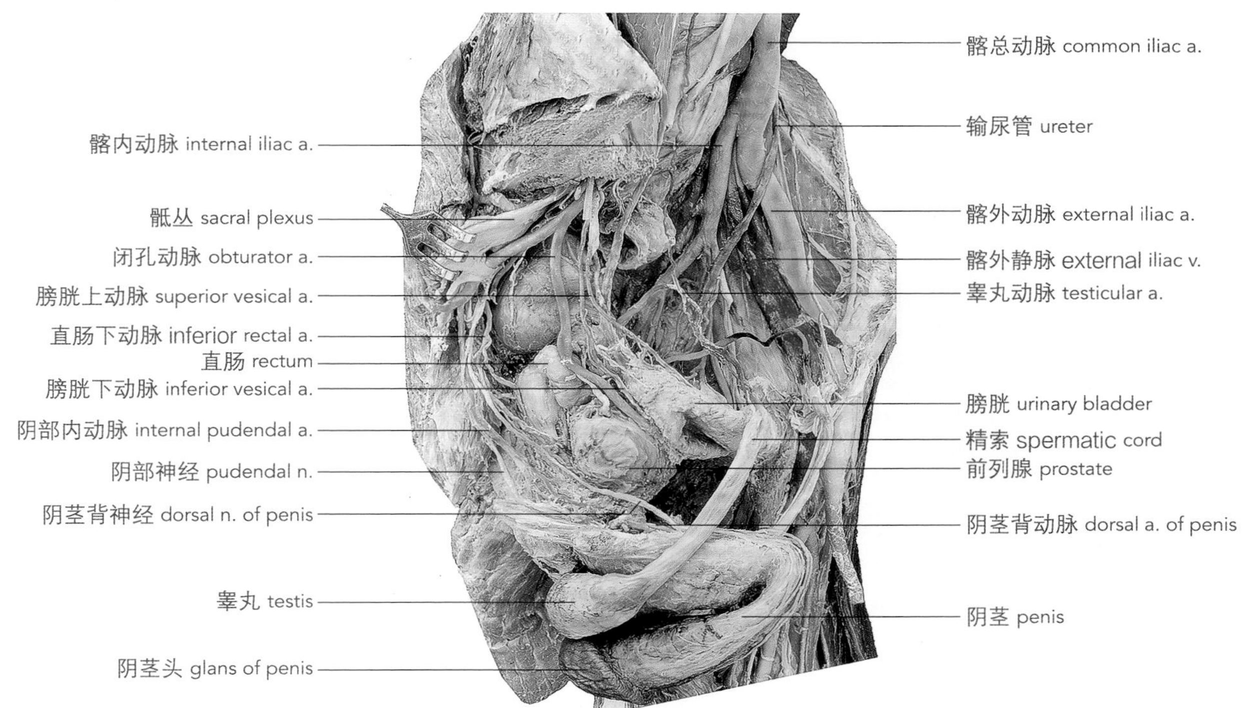
髂内动脉 internal iliac a.
骶丛 sacral plexus
闭孔动脉 obturator a.
膀胱上动脉 superior vesical a.
直肠下动脉 inferior rectal a.
直肠 rectum
膀胱下动脉 inferior vesical a.
阴部内动脉 internal pudendal a.
阴部神经 pudendal n.
阴茎背神经 dorsal n. of penis
睾丸 testis
阴茎头 glans of penis
髂总动脉 common iliac a.
输尿管 ureter
髂外动脉 external iliac a.
髂外静脉 external iliac v.
睾丸动脉 testicular a.
膀胱 urinary bladder
精索 spermatic cord
前列腺 prostate
阴茎背动脉 dorsal a. of penis
阴茎 penis

图 7-66 盆部血管神经(2)
The vascular nerve of pelvis(2)

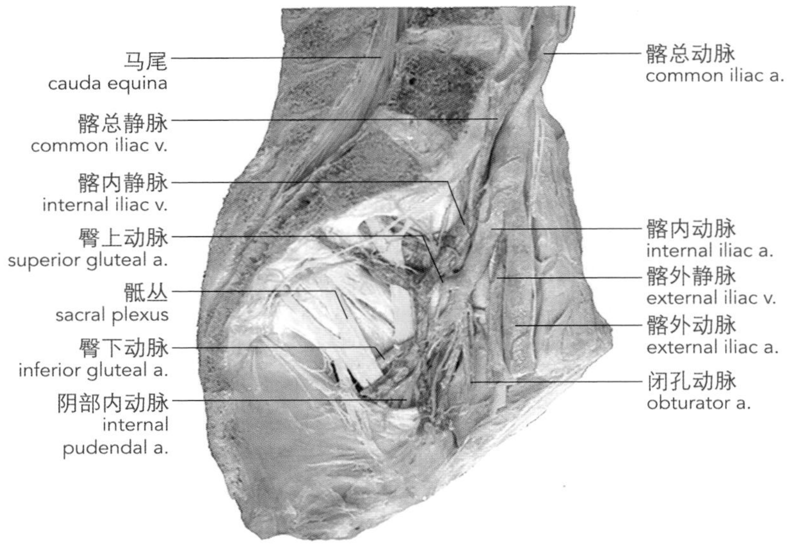
马尾
cauda equina
髂总静脉
common iliac v.
髂内静脉
internal iliac v.
臀上动脉
superior gluteal a.
骶丛
sacral plexus
臀下动脉
inferior gluteal a.
阴部内动脉
internal pudendal a.
髂总动脉
common iliac a.
髂内动脉
internal iliac a.
髂外静脉
external iliac v.
髂外动脉
external iliac a.
闭孔动脉
obturator a.

图 7-67 女性盆部动脉铸型(前面观 1)
The cast of pelvis artery of female. Anterior aspect(1)

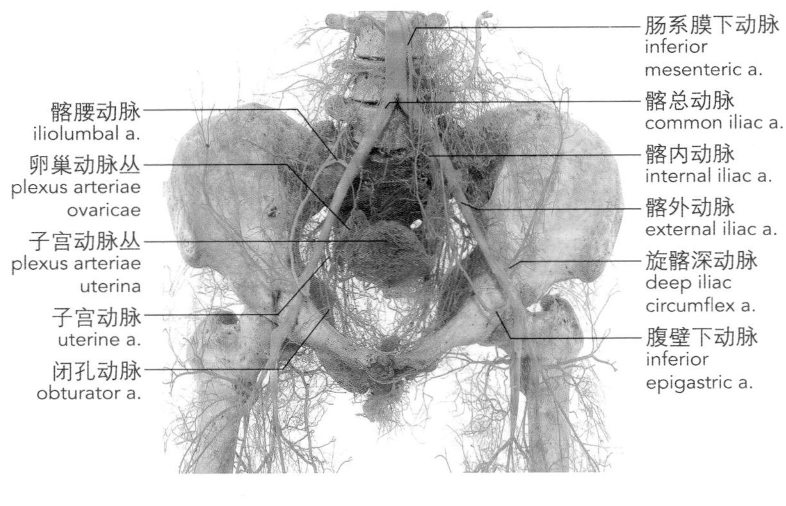
髂腰动脉
iliolumbal a.
卵巢动脉丛
plexus arteriae ovaricae
子宫动脉丛
plexus arteriae uterina
子宫动脉
uterine a.
闭孔动脉
obturator a.
肠系膜下动脉
inferior mesenteric a.
髂总动脉
common iliac a.
髂内动脉
internal iliac a.
髂外动脉
external iliac a.
旋髂深动脉
deep iliac circumflex a.
腹壁下动脉
inferior epigastric a.

图 7-68 女性盆部动脉铸型(前面观 2)
The cast of pelvis artery of female. Anterior aspect(2)

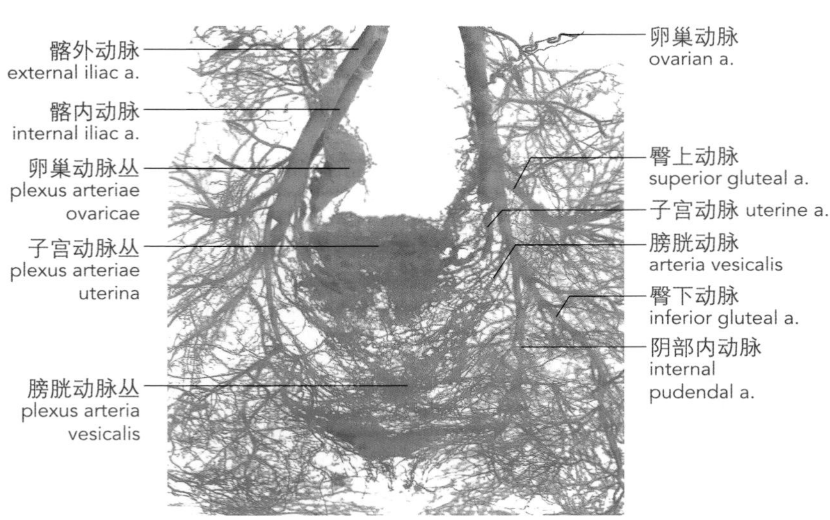
髂外动脉
external iliac a.
髂内动脉
internal iliac a.
卵巢动脉丛
plexus arteriae ovaricae
子宫动脉丛
plexus arteriae uterina
膀胱动脉丛
plexus arteria vesicalis
卵巢动脉
ovarian a.
臀上动脉
superior gluteal a.
子宫动脉 uterine a.
膀胱动脉
arteria vesicalis
臀下动脉
inferior gluteal a.
阴部内动脉
internal pudendal a.

图 7-69 盆部动脉造影
The radiography of pelvis artery

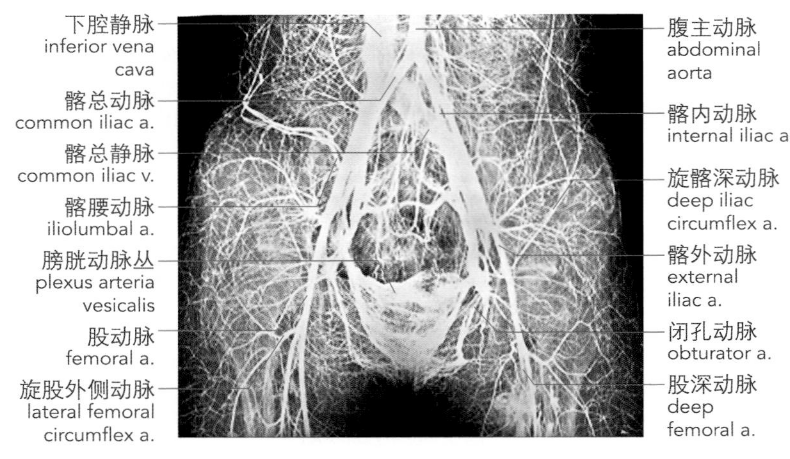
下腔静脉
inferior vena cava
髂总动脉
common iliac a.
髂总静脉
common iliac v.
髂腰动脉
iliolumbal a.
膀胱动脉丛
plexus arteria vesicalis
股动脉
femoral a.
旋股外侧动脉
lateral femoral circumflex a.
腹主动脉
abdominal aorta
髂内动脉
internal iliac a.
旋髂深动脉
deep iliac circumflex a.
髂外动脉
external iliac a.
闭孔动脉
obturator a.
股深动脉
deep femoral a.

图 7-70 直肠静脉铸型
The cast of vena rectalis

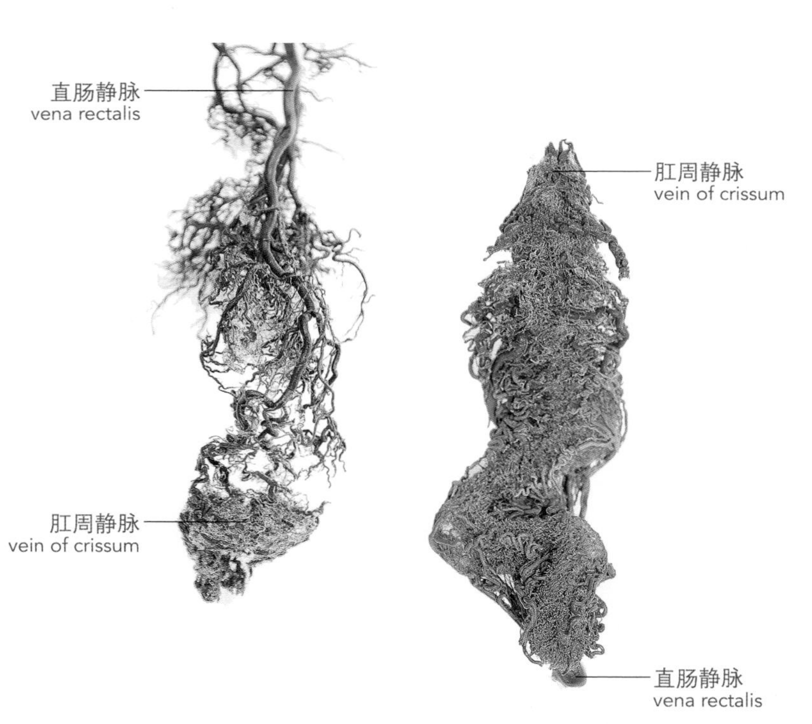
直肠静脉
vena rectalis
肛周静脉
vein of crissum
肛周静脉
vein of crissum
直肠静脉
vena rectalis

图 7-71 直肠动脉铸型
The cast of arteries of rectum

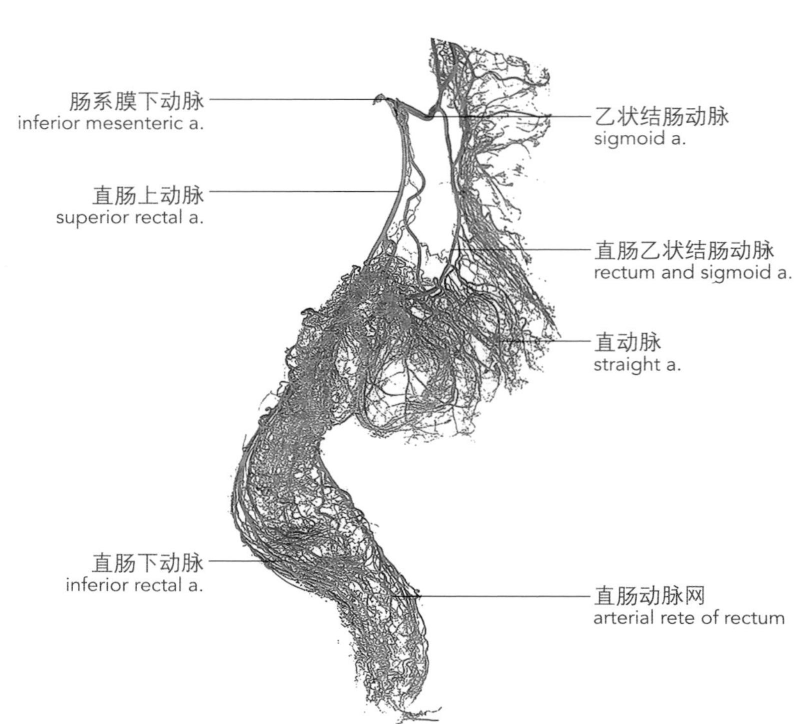
肠系膜下动脉
inferior mesenteric a.
直肠上动脉
superior rectal a.
直肠下动脉
inferior rectal a.
乙状结肠动脉
sigmoid a.
直肠乙状结肠动脉
rectum and sigmoid a.
直动脉
straight a.
直肠动脉网
arterial rete of rectum

图 7-72 直肠动、静脉铸型（前面观）
The cast of arteries and veins of rectum. Anterior aspect

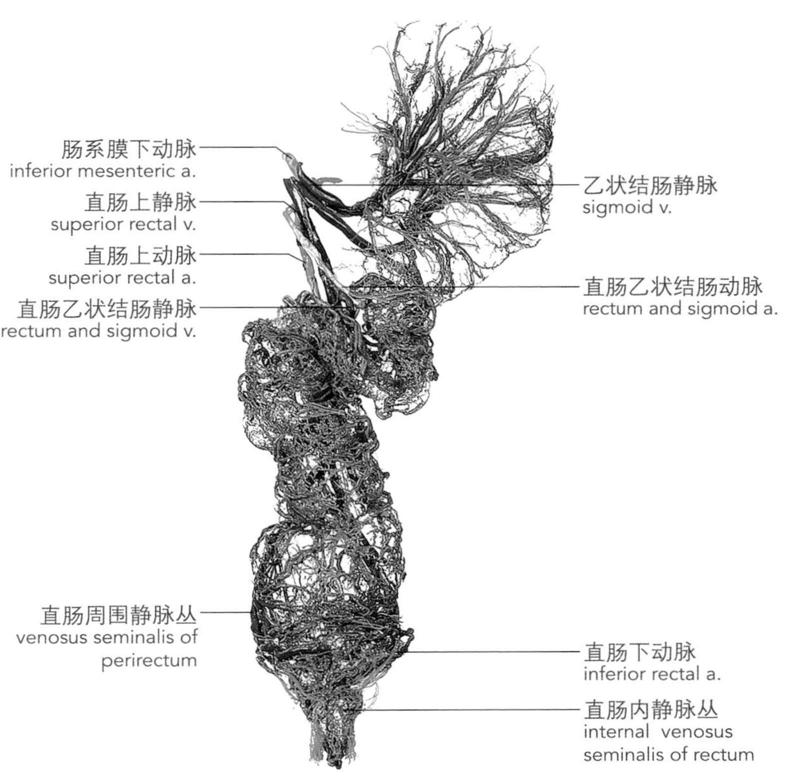
肠系膜下动脉
inferior mesenteric a.
直肠上静脉
superior rectal v.
直肠上动脉
superior rectal a.
直肠乙状结肠静脉
rectum and sigmoid v.
乙状结肠静脉
sigmoid v.
直肠乙状结肠动脉
rectum and sigmoid a.
直肠周围静脉丛
venosus seminalis of perirectum
直肠下动脉
inferior rectal a.
直肠内静脉丛
internal venosus seminalis of rectum

图 7-73 直肠动、静脉铸型（后面观）
The cast of arteries and veins of rectum. Posterior aspect

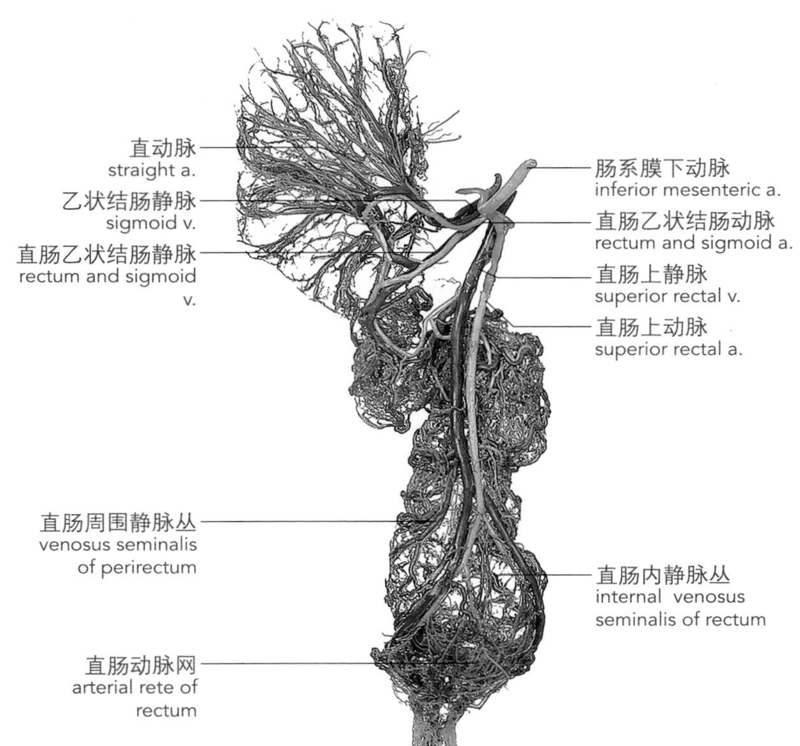
直动脉
straight a.
乙状结肠静脉
sigmoid v.
直肠乙状结肠静脉
rectum and sigmoid v.
肠系膜下动脉
inferior mesenteric a.
直肠乙状结肠动脉
rectum and sigmoid a.
直肠上静脉
superior rectal v.
直肠上动脉
superior rectal a.
直肠周围静脉丛
venosus seminalis of perirectum
直肠内静脉丛
internal venosus seminalis of rectum
直肠动脉网
arterial rete of rectum

图 7-74 女性盆腔（矢状切面）
The female pelvic cavity. Median sagittal section

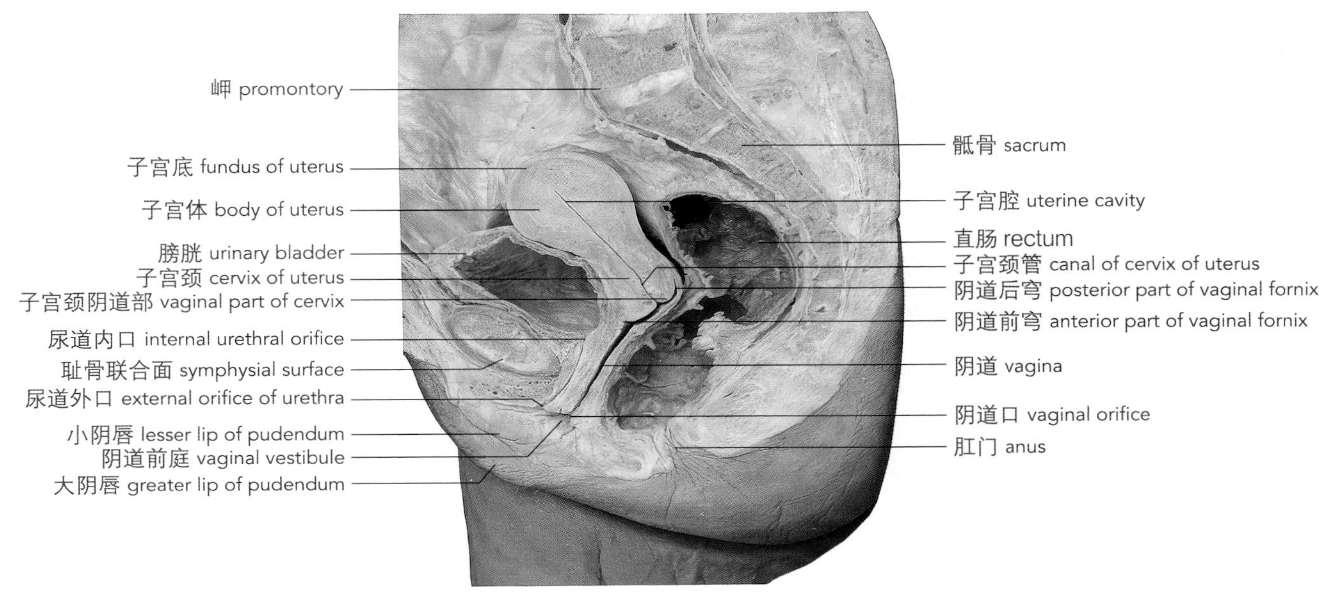
岬 promontory
子宫底 fundus of uterus
子宫体 body of uterus
膀胱 urinary bladder
子宫颈 cervix of uterus
子宫颈阴道部 vaginal part of cervix
尿道内口 internal urethral orifice
耻骨联合面 symphysial surface
尿道外口 external orifice of urethra
小阴唇 lesser lip of pudendum
阴道前庭 vaginal vestibule
大阴唇 greater lip of pudendum
骶骨 sacrum
子宫腔 uterine cavity
直肠 rectum
子宫颈管 canal of cervix of uterus
阴道后穹 posterior part of vaginal fornix
阴道前穹 anterior part of vaginal fornix
阴道 vagina
阴道口 vaginal orifice
肛门 anus

图 7-75 女性盆腔（矢状切面，临产前）
The female pelvic cavity. Median sagittal section. In labor anterior

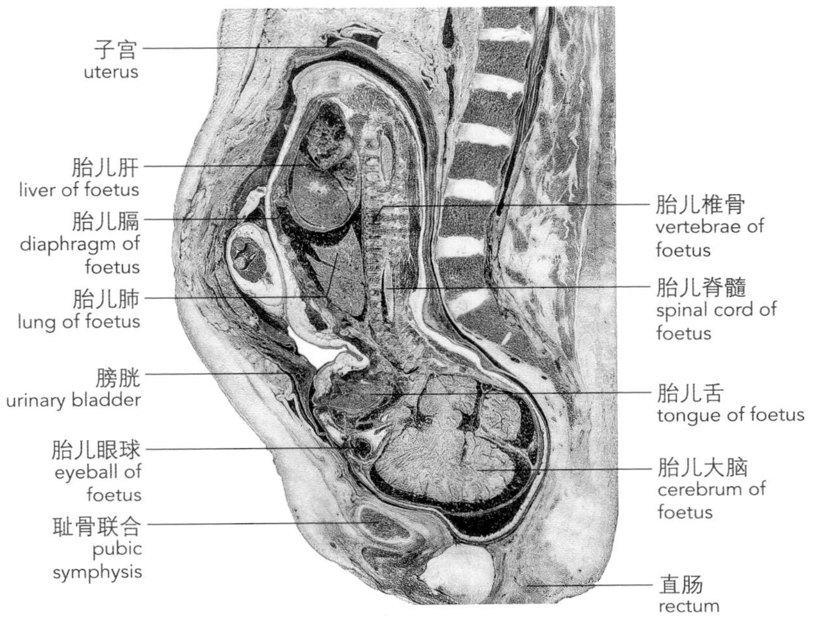
子宫
uterus
胎儿肝
liver of foetus
胎儿膈
diaphragm of foetus
胎儿肺
lung of foetus
膀胱
urinary bladder
胎儿眼球
eyeball of foetus
耻骨联合
pubic symphysis
胎儿椎骨
vertebrae of foetus
胎儿脊髓
spinal cord of foetus
胎儿舌
tongue of foetus
胎儿大脑
cerebrum of foetus
直肠
rectum

【解剖学要点】

女性内生殖器包括生殖腺（卵巢）、输送管道（输卵管、子宫和阴道）等。

子宫呈倒置的梨形，呈前倾前屈位，可分为子宫底、子宫体和子宫颈，后者又分为子宫颈阴道部和阴道上部。

子宫内腔可分为子宫腔和子宫颈管。输卵管为肌性管道，位于子宫底的两侧，左、右各一，内端以输卵管子宫口与子宫相通，外端以输卵管腹腔口开口于腹膜腔。

输卵管可分为输卵管子宫部、输卵管峡、输卵管壶腹和输卵管漏斗。卵巢呈扁卵圆形，左、右各一，位于小骨盆侧壁的卵巢窝内，被子宫阔韧带后层所包绕。

图 7-76　女性盆腔(冠状切 1)
The female pelvic cavity. Coronal section (1)

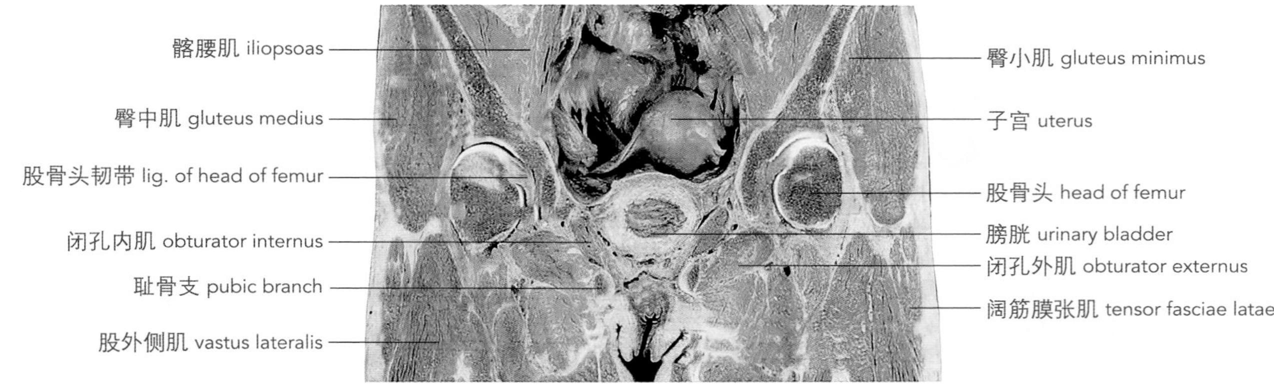
髂腰肌 iliopsoas
臀中肌 gluteus medius
股骨头韧带 lig. of head of femur
闭孔内肌 obturator internus
耻骨支 pubic branch
股外侧肌 vastus lateralis
臀小肌 gluteus minimus
子宫 uterus
股骨头 head of femur
膀胱 urinary bladder
闭孔外肌 obturator externus
阔筋膜张肌 tensor fasciae latae

图 7-77　女性盆腔(冠状切 2)
The female pelvic cavity. Coronal section (2)

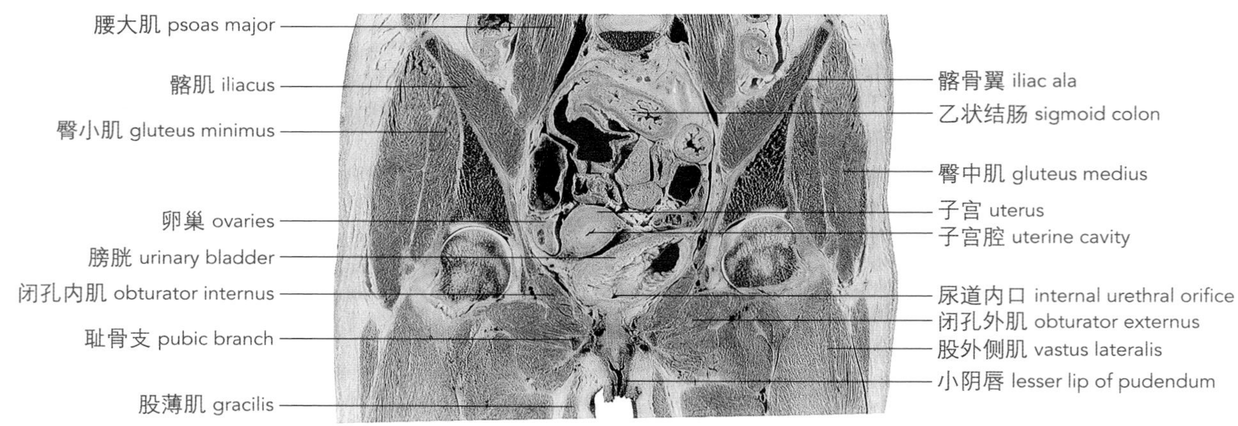
腰大肌 psoas major
髂肌 iliacus
臀小肌 gluteus minimus
卵巢 ovaries
膀胱 urinary bladder
闭孔内肌 obturator internus
耻骨支 pubic branch
股薄肌 gracilis
髂骨翼 iliac ala
乙状结肠 sigmoid colon
臀中肌 gluteus medius
子宫 uterus
子宫腔 uterine cavity
尿道内口 internal urethral orifice
闭孔外肌 obturator externus
股外侧肌 vastus lateralis
小阴唇 lesser lip of pudendum

图 7-78　女性盆腔(冠状切 3)
The female pelvic cavity. Coronal section (3)

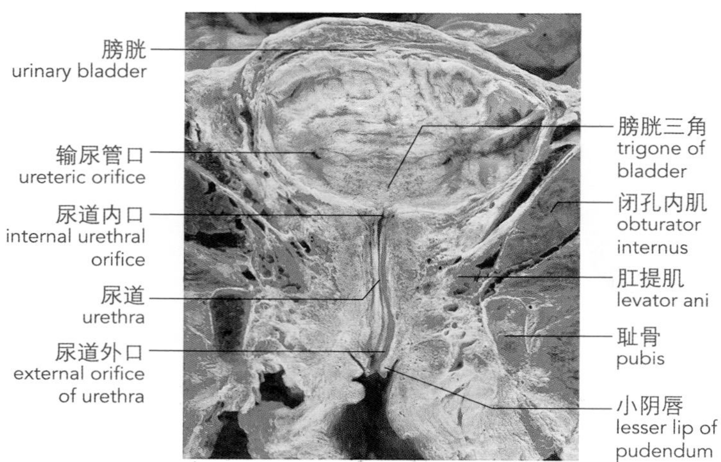
膀胱
urinary bladder
输尿管口
ureteric orifice
尿道内口
internal urethral orifice
尿道
urethra
尿道外口
external orifice of urethra
膀胱三角
trigone of bladder
闭孔内肌
obturator internus
肛提肌
levator ani
耻骨
pubis
小阴唇
lesser lip of pudendum

图 7-79　女性盆腔水平切面(平膀胱上部)
The horizontal section of female pelvic cavity. Flat upper part of bladder

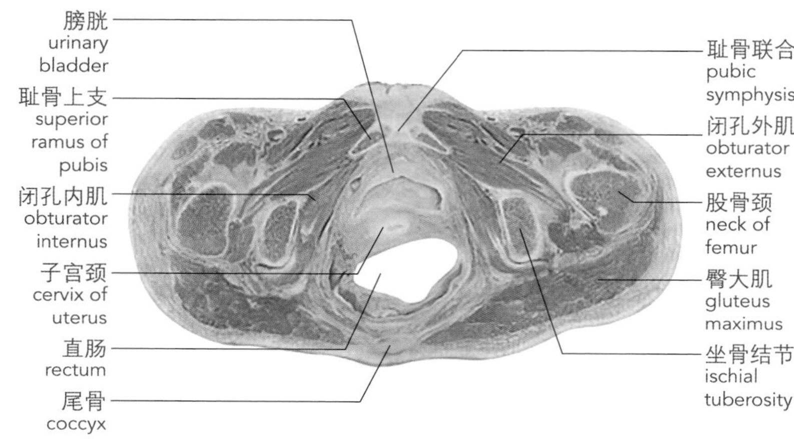
膀胱
urinary bladder
耻骨上支
superior ramus of pubis
闭孔内肌
obturator internus
子宫颈
cervix of uterus
直肠
rectum
尾骨
coccyx
耻骨联合
pubic symphysis
闭孔外肌
obturator externus
股骨颈
neck of femur
臀大肌
gluteus maximus
坐骨结节
ischial tuberosity

图 7-80　女性盆腔水平切面(平膀胱中部)
The horizontal section of female pelvic cavity. Central flat bladder

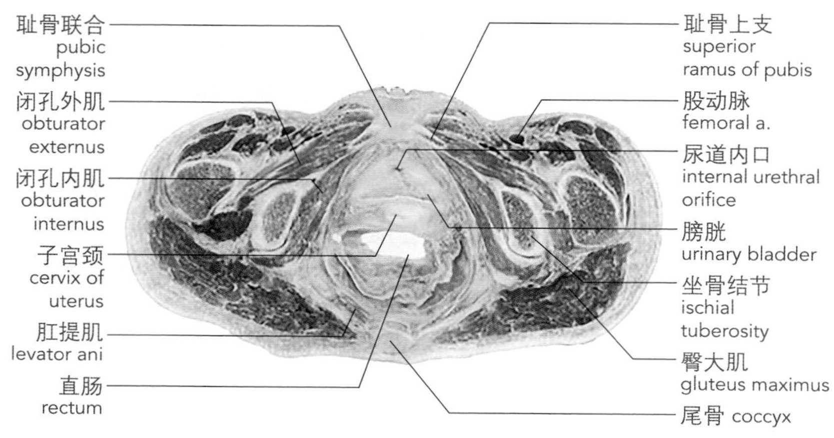
耻骨联合
pubic symphysis
闭孔外肌
obturator externus
闭孔内肌
obturator internus
子宫颈
cervix of uterus
肛提肌
levator ani
直肠
rectum
耻骨上支
superior ramus of pubis
股动脉
femoral a.
尿道内口
internal urethral orifice
膀胱
urinary bladder
坐骨结节
ischial tuberosity
臀大肌
gluteus maximus
尾骨 coccyx

图 7-81　女性盆腔水平切面(平膀胱下部)
The horizontal section of female pelvic cavity. Flat lower bladder

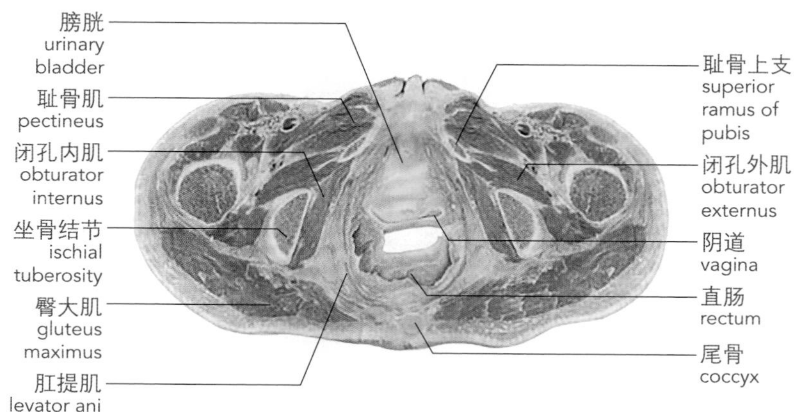
膀胱
urinary bladder
耻骨肌
pectineus
闭孔内肌
obturator internus
坐骨结节
ischial tuberosity
臀大肌
gluteus maximus
肛提肌
levator ani
耻骨上支
superior ramus of pubis
闭孔外肌
obturator externus
阴道
vagina
直肠
rectum
尾骨
coccyx

图 7-82 子宫正中矢状切面
The median sagittal section of the uterus

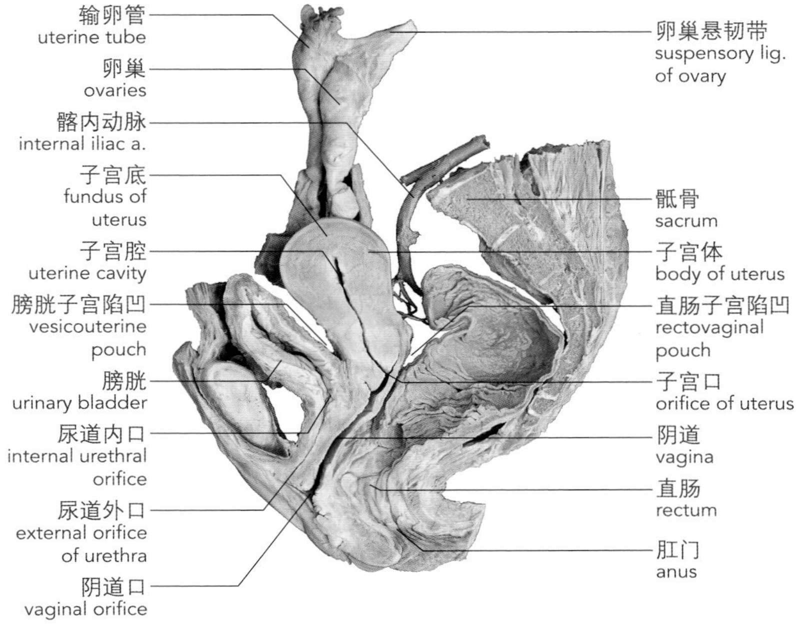
输卵管
uterine tube
卵巢
ovaries
髂内动脉
internal iliac a.
子宫底
fundus of uterus
子宫腔
uterine cavity
膀胱子宫陷凹
vesicouterine pouch
膀胱
urinary bladder
尿道内口
internal urethral orifice
尿道外口
external orifice of urethra
阴道口
vaginal orifice
卵巢悬韧带
suspensory lig. of ovary
骶骨
sacrum
子宫体
body of uterus
直肠子宫陷凹
rectovaginal pouch
子宫口
orifice of uterus
阴道
vagina
直肠
rectum
肛门
anus

图 7-83 子宫冠状切面
The coronal section of the uterus

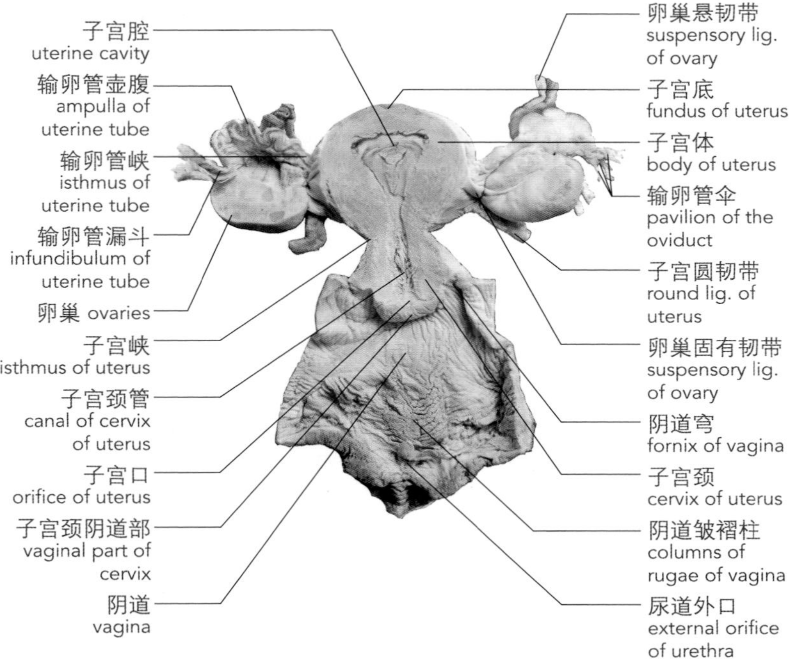
子宫腔
uterine cavity
输卵管壶腹
ampulla of uterine tube
输卵管峡
isthmus of uterine tube
输卵管漏斗
infundibulum of uterine tube
卵巢 ovaries
子宫峡
isthmus of uterus
子宫颈管
canal of cervix of uterus
子宫口
orifice of uterus
子宫颈阴道部
vaginal part of cervix
阴道
vagina
卵巢悬韧带
suspensory lig. of ovary
子宫底
fundus of uterus
子宫体
body of uterus
输卵管伞
pavilion of the oviduct
子宫圆韧带
round lig. of uterus
卵巢固有韧带
suspensory lig. of ovary
阴道穹
fornix of vagina
子宫颈
cervix of uterus
阴道皱褶柱
columns of rugae of vagina
尿道外口
external orifice of urethra

图 7-84 子宫、阴道和卵巢（后面观）
The uterus, vagina and ovaries. Posterior aspect

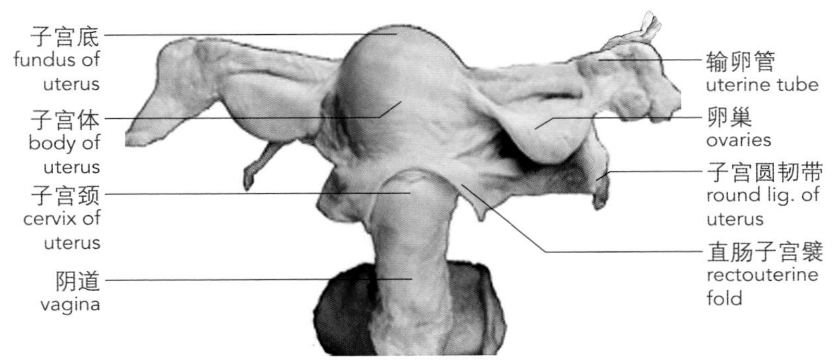
子宫底
fundus of uterus
子宫体
body of uterus
子宫颈
cervix of uterus
阴道
vagina
输卵管
uterine tube
卵巢
ovaries
子宫圆韧带
round lig. of uterus
直肠子宫襞
rectouterine fold

图 7-85 子宫、阴道和卵巢（前面观）
The uterus, vagina and ovaries. Anterior aspect

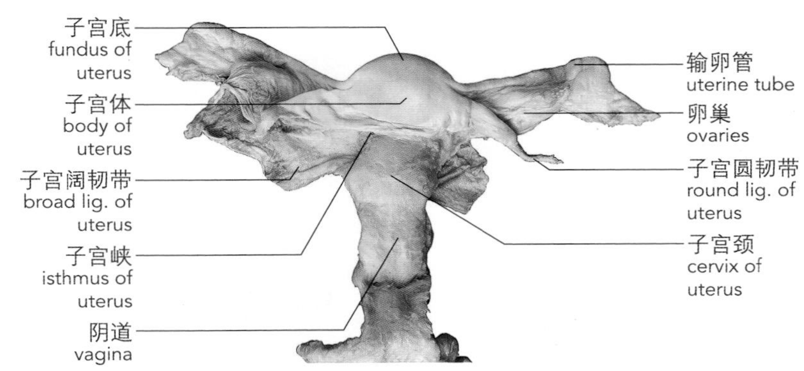
子宫底
fundus of uterus
子宫体
body of uterus
子宫阔韧带
broad lig. of uterus
子宫峡
isthmus of uterus
阴道
vagina
输卵管
uterine tube
卵巢
ovaries
子宫圆韧带
round lig. of uterus
子宫颈
cervix of uterus

图 7-86 子宫、阴道（正中矢状切面）
The uterus and vagina. Center sagittal section

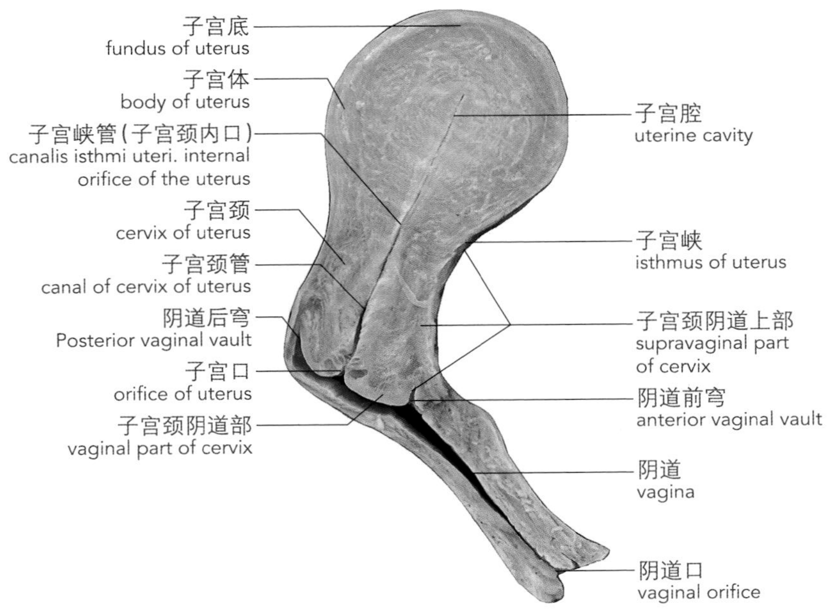
子宫底
fundus of uterus
子宫体
body of uterus
子宫峡管（子宫颈内口）
canalis isthmi uteri. internal orifice of the uterus
子宫颈
cervix of uterus
子宫颈管
canal of cervix of uterus
阴道后穹
Posterior vaginal vault
子宫口
orifice of uterus
子宫颈阴道部
vaginal part of cervix
子宫腔
uterine cavity
子宫峡
isthmus of uterus
子宫颈阴道上部
supravaginal part of cervix
阴道前穹
anterior vaginal vault
阴道
vagina
阴道口
vaginal orifice

【解剖学要点】

正常子宫呈现为一个前后略扁的倒置的梨形，它是一个空腔器官，成年的子宫大概重 50g，子宫壁比较厚，可分为子宫底、子宫颈、子宫体和子宫峡四部分，子宫体比较宽，其顶部称子宫底，宫底两侧是子宫角，连着输卵管，子宫体的下部较窄的部分呈圆柱为子宫颈，子宫颈的下段突入阴道内称子宫颈阴道部，其末端圆隆平滑，中央有一开口称子宫口。子宫体和子宫颈之间较狭窄的部分称为子宫峡。

图 7-87 子宫和阴道毗邻(正中矢状面)
The adjoin of uterus and vagina. Median sagittal section

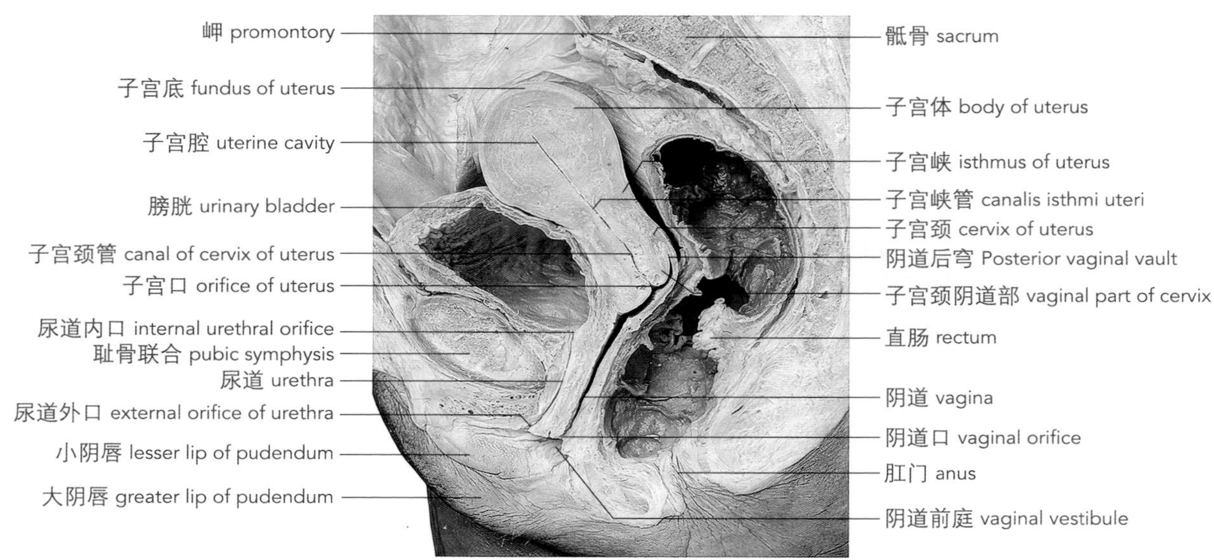
岬 promontory
子宫底 fundus of uterus
子宫腔 uterine cavity
膀胱 urinary bladder
子宫颈管 canal of cervix of uterus
子宫口 orifice of uterus
尿道内口 internal urethral orifice
耻骨联合 pubic symphysis
尿道 urethra
尿道外口 external orifice of urethra
小阴唇 lesser lip of pudendum
大阴唇 greater lip of pudendum
骶骨 sacrum
子宫体 body of uterus
子宫峡 isthmus of uterus
子宫峡管 canalis isthmi uteri
子宫颈 cervix of uterus
阴道后穹 Posterior vaginal vault
子宫颈阴道部 vaginal part of cervix
直肠 rectum
阴道 vagina
阴道口 vaginal orifice
肛门 anus
阴道前庭 vaginal vestibule

图 7-88 腔镜下子宫毗邻
The uterus adjoin in endoscope.

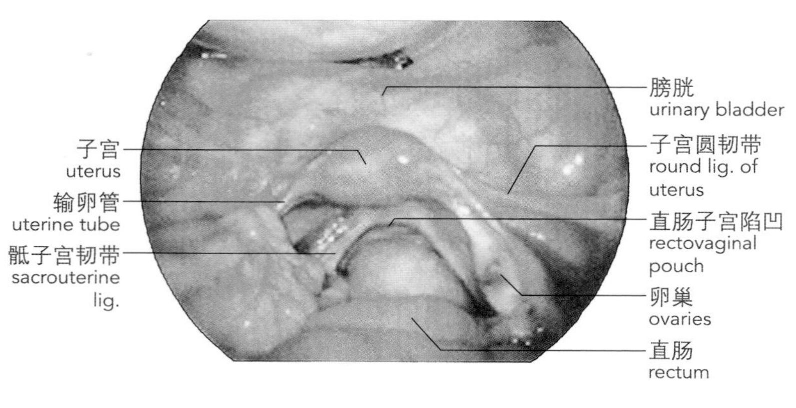
子宫
uterus
输卵管
uterine tube
骶子宫韧带
sacrouterine
lig.
膀胱
urinary bladder
子宫圆韧带
round lig. of
uterus
直肠子宫陷凹
rectovaginal
pouch
卵巢
ovaries
直肠
rectum

图 7-89 子宫的毗邻(侧面观)
The adjoin of uterus. Lateral aspect

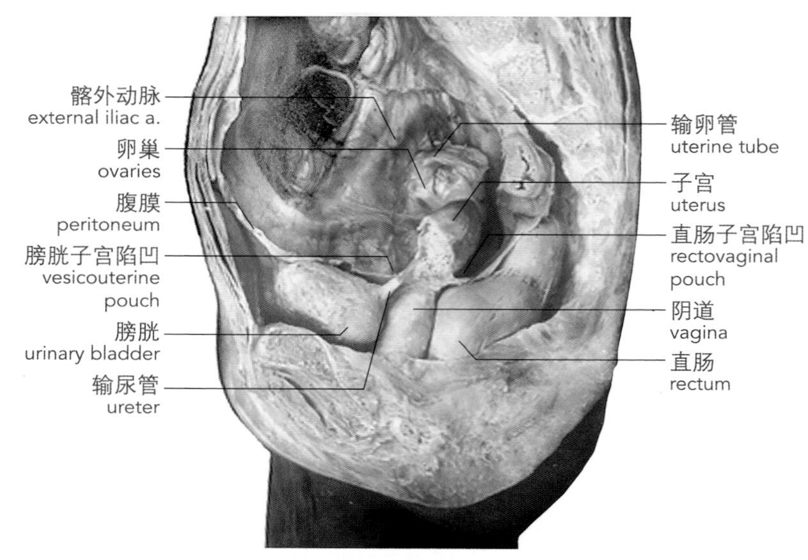
髂外动脉
external iliac a.
卵巢
ovaries
腹膜
peritoneum
膀胱子宫陷凹
vesicouterine
pouch
膀胱
urinary bladder
输尿管
ureter
输卵管
uterine tube
子宫
uterus
直肠子宫陷凹
rectovaginal
pouch
阴道
vagina
直肠
rectum

图 7-90 子宫的毗邻(上面观)
The adjoin of uterus. Superior aspect

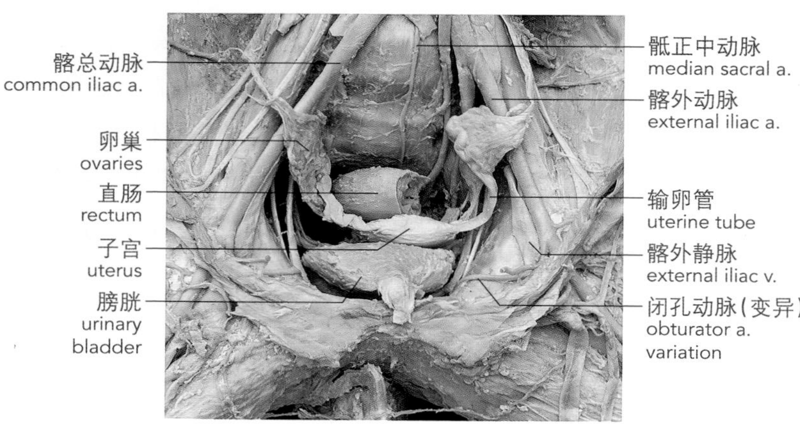
髂总动脉
common iliac a.
卵巢
ovaries
直肠
rectum
子宫
uterus
膀胱
urinary
bladder
骶正中动脉
median sacral a.
髂外动脉
external iliac a.
输卵管
uterine tube
髂外静脉
external iliac v.
闭孔动脉(变异)
obturator a.
variation

图 7-91 老年子宫
The uterus of old age

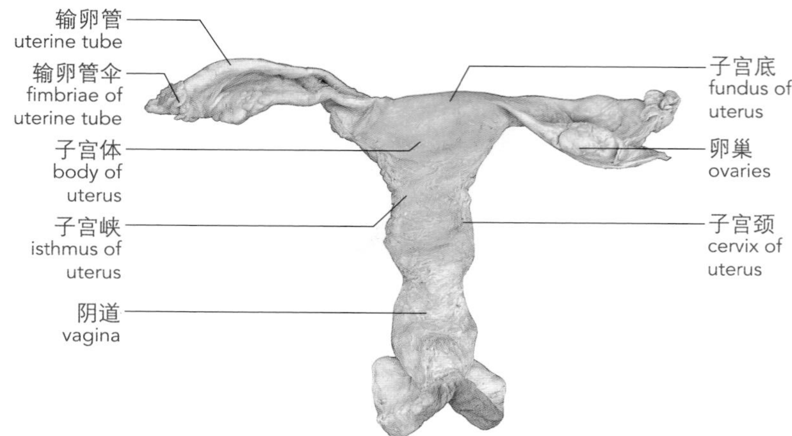
输卵管
uterine tube
输卵管伞
fimbriae of
uterine tube
子宫体
body of
uterus
子宫峡
isthmus of
uterus
阴道
vagina
子宫底
fundus of
uterus
卵巢
ovaries
子宫颈
cervix of
uterus

图 7-92 中年子宫
The uterus of middle age

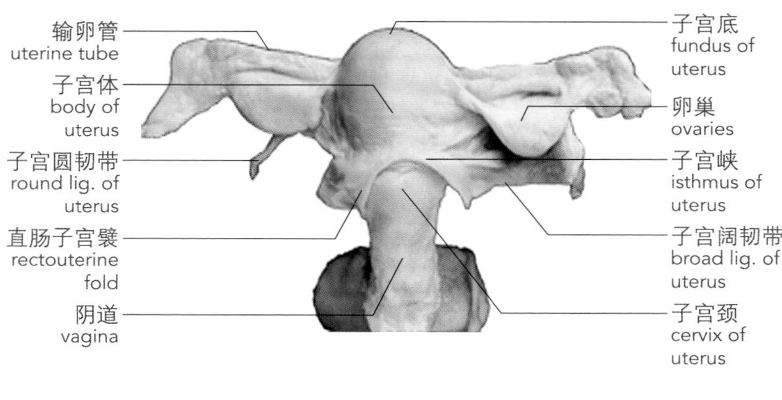

输卵管
uterine tube
子宫体
body of uterus
子宫圆韧带
round lig. of uterus
直肠子宫襞
rectouterine fold
阴道
vagina
子宫底
fundus of uterus
卵巢
ovaries
子宫峡
isthmus of uterus
子宫阔韧带
broad lig. of uterus
子宫颈
cervix of uterus

图 7-93 幼儿子宫
The uterus of baby

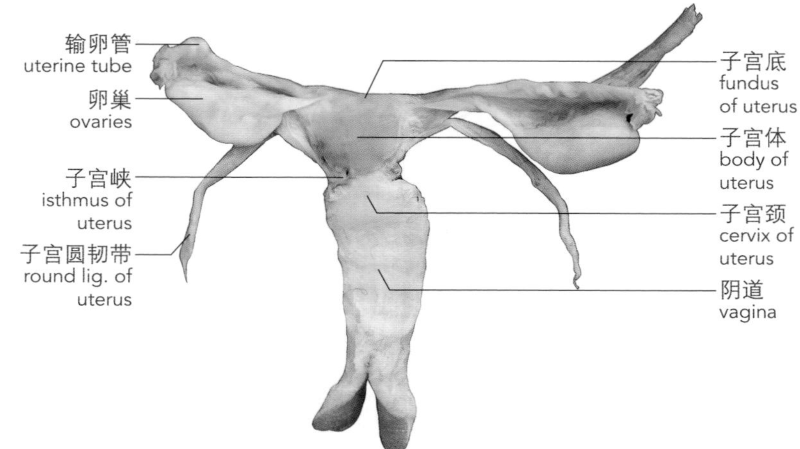

输卵管
uterine tube
卵巢
ovaries
子宫峡
isthmus of uterus
子宫圆韧带
round lig. of uterus
子宫底
fundus of uterus
子宫体
body of uterus
子宫颈
cervix of uterus
阴道
vagina

图 7-94 老年子宫腔
The uterine cavity of old age

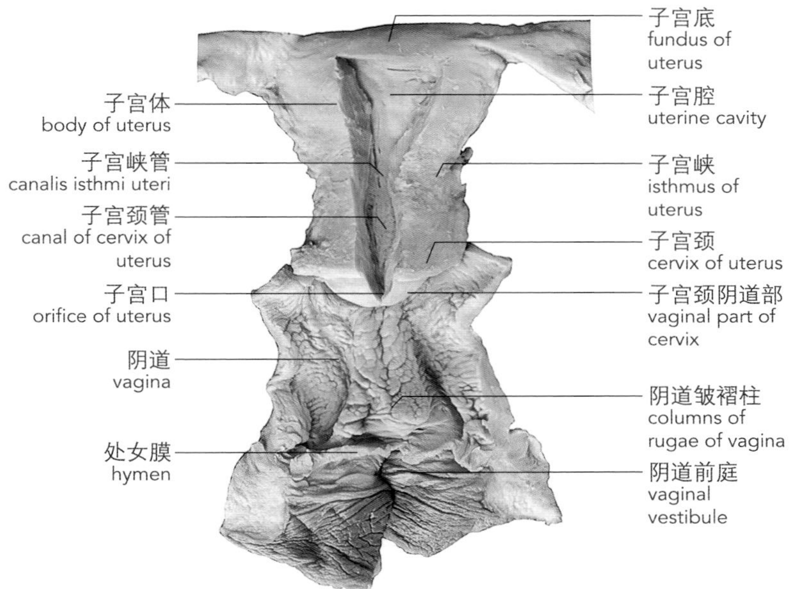

子宫体
body of uterus
子宫峡管
canalis isthmi uteri
子宫颈管
canal of cervix of uterus
子宫口
orifice of uterus
阴道
vagina
处女膜
hymen
子宫底
fundus of uterus
子宫腔
uterine cavity
子宫峡
isthmus of uterus
子宫颈
cervix of uterus
子宫颈阴道部
vaginal part of cervix
阴道皱襞柱
columns of rugae of vagina
阴道前庭
vaginal vestibule

图 7-95 中年子宫腔
The uterine cavity of middle age

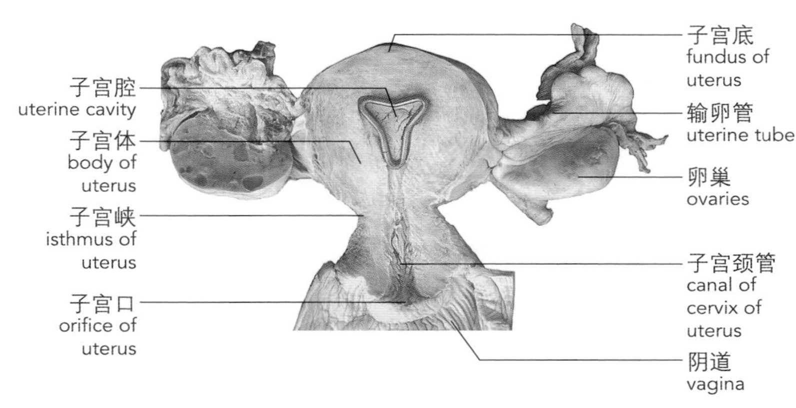

子宫腔
uterine cavity
子宫体
body of uterus
子宫峡
isthmus of uterus
子宫口
orifice of uterus
子宫底
fundus of uterus
输卵管
uterine tube
卵巢
ovaries
子宫颈管
canal of cervix of uterus
阴道
vagina

图 7-96 幼儿子宫腔
The uterine cavity of baby

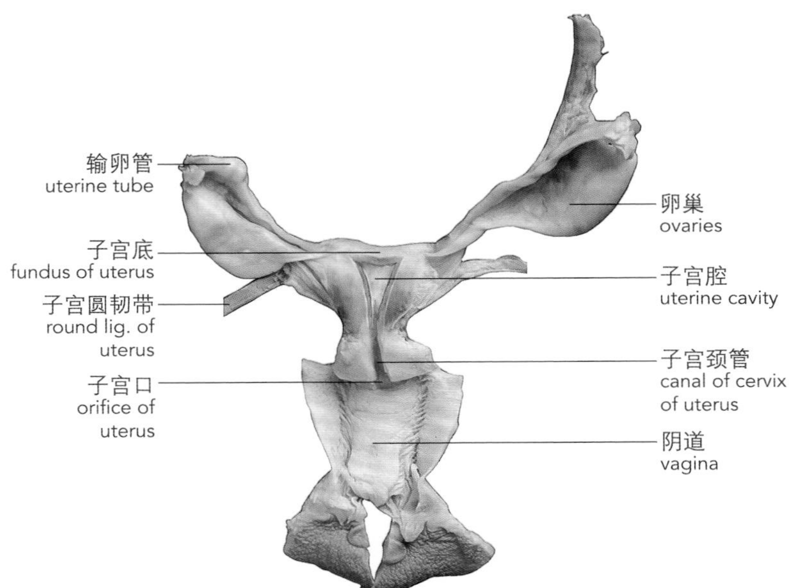

输卵管
uterine tube
子宫底
fundus of uterus
子宫圆韧带
round lig. of uterus
子宫口
orifice of uterus
卵巢
ovaries
子宫腔
uterine cavity
子宫颈管
canal of cervix of uterus
阴道
vagina

【解剖学要点】

沿冠状面正中切开子宫，子宫的内腔可分为位于子宫体体内，呈扁三角形裂隙的子宫腔、位于子宫峡内的子宫峡管和位于子宫颈内呈纺锤形的细管称子宫颈管三部分。子宫颈管有上下两个口，上口叫颈管内口，亦是峡管外口；下口叫颈管外口，即子宫口，与阴道相通。

图 7-97 成人子宫腔

The uterine cavity of adult.

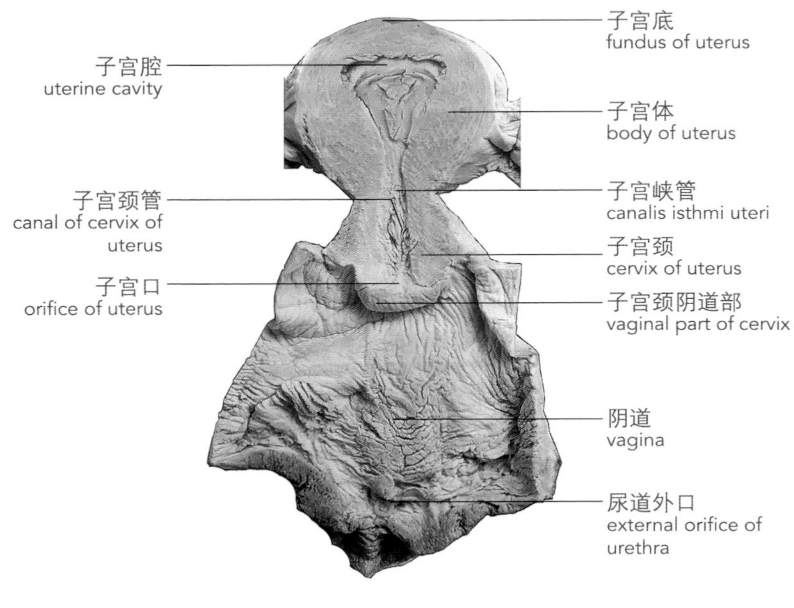

子宫腔
uterine cavity
子宫颈管
canal of cervix of uterus
子宫口
orifice of uterus
子宫底
fundus of uterus
子宫体
body of uterus
子宫峡管
canalis isthmi uteri
子宫颈
cervix of uterus
子宫颈阴道部
vaginal part of cervix
阴道
vagina
尿道外口
external orifice of urethra

图 7-98 成人子宫腔(冠状面)

The uterine cavity of adult. Coronal section

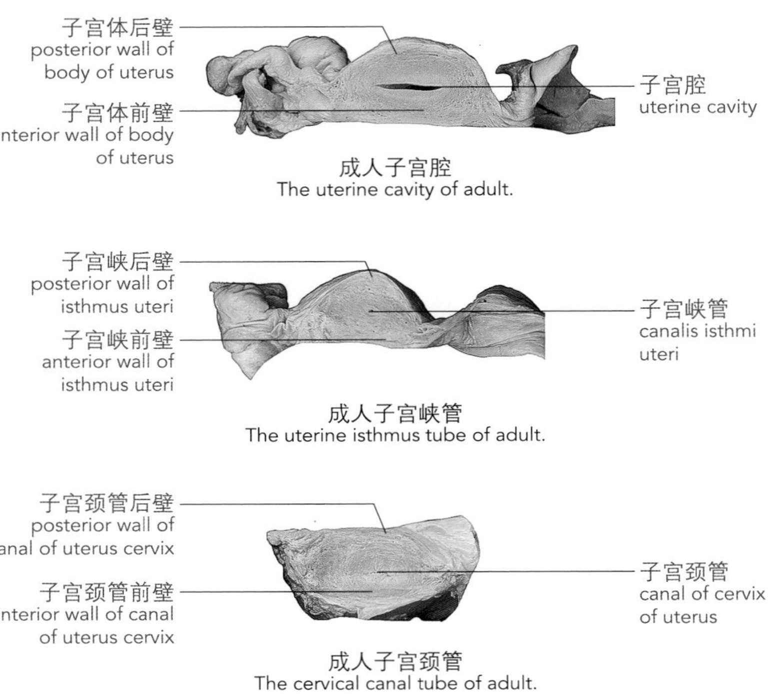

子宫体后壁
posterior wall of body of uterus
子宫体前壁
anterior wall of body of uterus
子宫腔
uterine cavity
成人子宫腔
The uterine cavity of adult.
子宫峡后壁
posterior wall of isthmus uteri
子宫峡前壁
anterior wall of isthmus uteri
子宫峡管
canalis isthmi uteri
成人子宫峡管
The uterine isthmus tube of adult.
子宫颈管后壁
posterior wall of canal of uterus cervix
子宫颈管前壁
anterior wall of canal of uterus cervix
子宫颈管
canal of cervix of uterus
成人子宫颈管
The cervical canal tube of adult.

图 7-99 卵巢(后面观)

Ovary. Posterior aspect

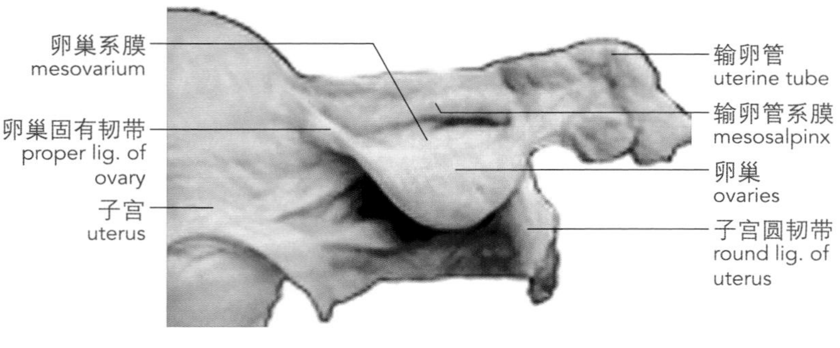

卵巢系膜
mesovarium
卵巢固有韧带
proper lig. of ovary
子宫
uterus
输卵管
uterine tube
输卵管系膜
mesosalpinx
卵巢
ovaries
子宫圆韧带
round lig. of uterus

图 7-100 卵巢的系膜

The mesangium of the ovary

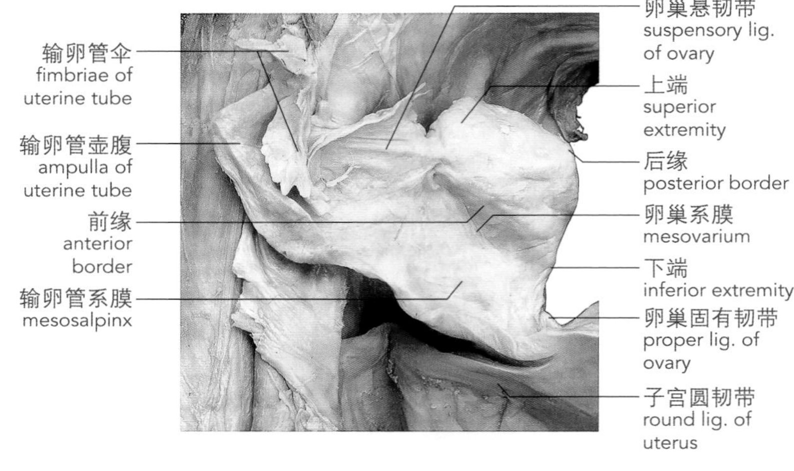

输卵管伞
fimbriae of uterine tube
输卵管壶腹
ampulla of uterine tube
前缘
anterior border
输卵管系膜
mesosalpinx
卵巢悬韧带
suspensory lig. of ovary
上端
superior extremity
后缘
posterior border
卵巢系膜
mesovarium
下端
inferior extremity
卵巢固有韧带
proper lig. of ovary
子宫圆韧带
round lig. of uterus

图 7-101 卵巢(冠状面)

Ovary. Coronal section

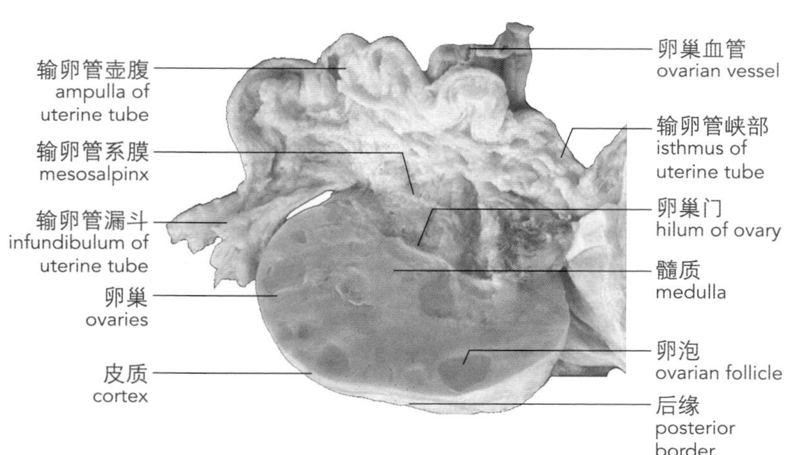

输卵管壶腹
ampulla of uterine tube
输卵管系膜
mesosalpinx
输卵管漏斗
infundibulum of uterine tube
卵巢
ovaries
皮质
cortex
卵巢血管
ovarian vessel
输卵管峡部
isthmus of uterine tube
卵巢门
hilum of ovary
髓质
medulla
卵泡
ovarian follicle
后缘
posterior border

【解剖学要点】

卵巢属于腹膜内位器官,位于子宫底的后外侧,与盆腔侧壁相接。卵巢可分为内、外侧两面,上、下两端,前、后两缘。内侧缘朝向盆腔,又名肠面;外侧面与盆腔侧壁相接触。上端钝圆,名输卵管端,与输卵管相接;下端略尖朝向子宫,名子宫端。前缘有卵巢系膜附着,名系膜缘。此缘较平直,其中央有一裂隙,称卵巢门,是卵巢血管、淋巴管和神经出入之处。后缘游离,较凸隆,名独立缘。卵巢除借卵巢系膜固定于子宫阔韧带外,还借卵巢悬韧带和卵巢固有韧带与盆腔侧壁及子宫相连。

卵巢悬韧带是腹膜皱,起自骨盆上口、髂总血管的分叉处,居骶髂关节前方,向下连于卵巢的输卵管端。其内含有卵巢血管、淋巴管和神经丛等。卵巢固有韧带起自卵巢的子宫端,穿经子宫阔韧带的两层间,附着于子宫底的外侧,其内含有血管。

图 7-102 妊娠时子宫
Uterus of gestational period

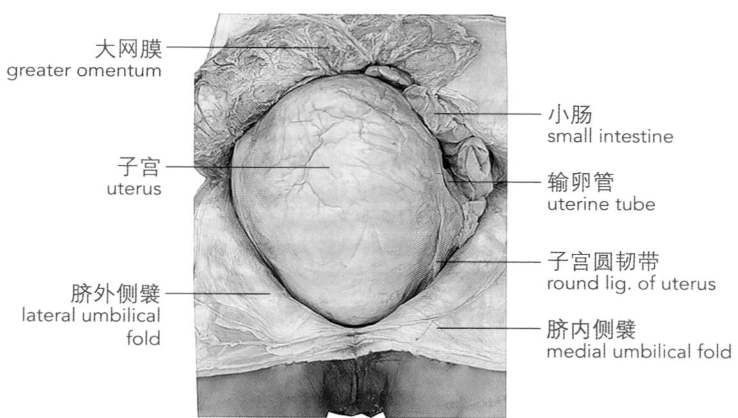
大网膜
greater omentum
小肠
small intestine
子宫
uterus
输卵管
uterine tube
子宫圆韧带
round lig. of uterus
脐外侧襞
lateral umbilical fold
脐内侧襞
medial umbilical fold

图 7-103 妊娠时子宫(切开子宫前壁)
Uterus of gestational period. Removal of anterior uterine wall

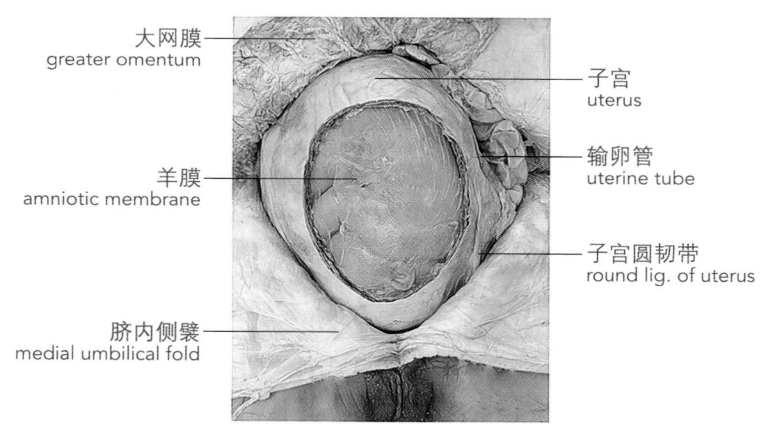
大网膜
greater omentum
子宫
uterus
输卵管
uterine tube
羊膜
amniotic membrane
子宫圆韧带
round lig. of uterus
脐内侧襞
medial umbilical fold

图 7-104 胎儿在子宫内的形态(去除羊膜)
Fetal morphology in utero. Removal of amniotic membrane

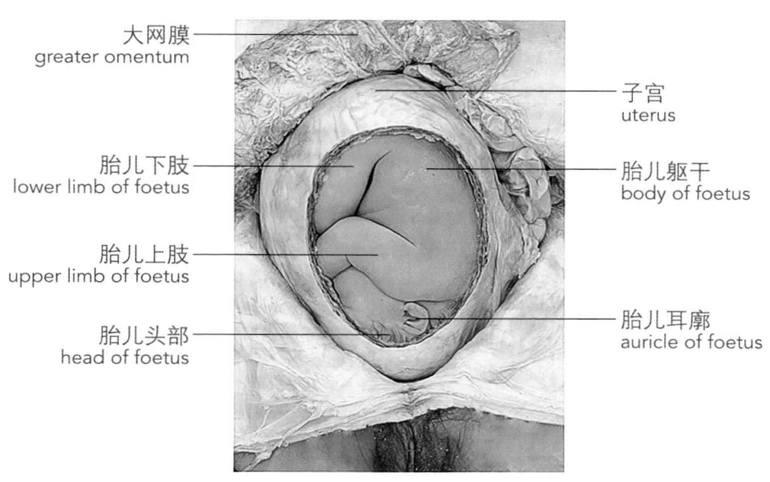
大网膜
greater omentum
子宫
uterus
胎儿下肢
lower limb of foetus
胎儿躯干
body of foetus
胎儿上肢
upper limb of foetus
胎儿耳廓
auricle of foetus
胎儿头部
head of foetus

图 7-105 妊娠时子宫(正中矢状切面)
Uterus of gestational period. Median sagittal section

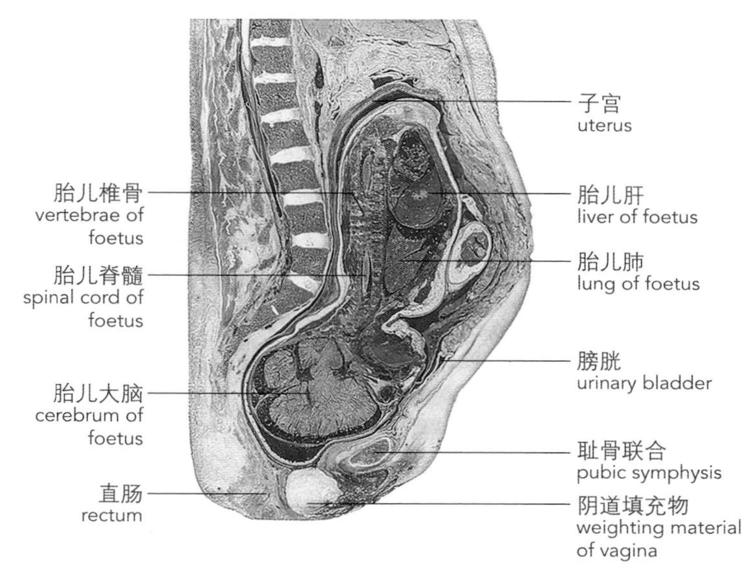
子宫
uterus
胎儿椎骨
vertebrae of foetus
胎儿肝
liver of foetus
胎儿脊髓
spinal cord of foetus
胎儿肺
lung of foetus
膀胱
urinary bladder
胎儿大脑
cerebrum of foetus
耻骨联合
pubic symphysis
直肠
rectum
阴道填充物
weighting material of vagina

图 7-106 纵隔子宫腔(冠状切面)
The cavity of uterus septus

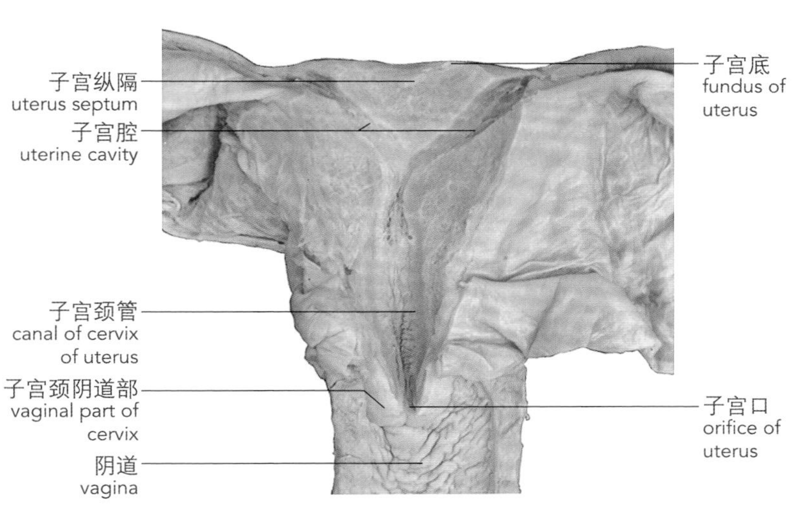
子宫纵隔
uterus septum
子宫底
fundus of uterus
子宫腔
uterine cavity
子宫颈管
canal of cervix of uterus
子宫颈阴道部
vaginal part of cervix
子宫口
orifice of uterus
阴道
vagina

图 7-107 子宫口
The orifice of uterus

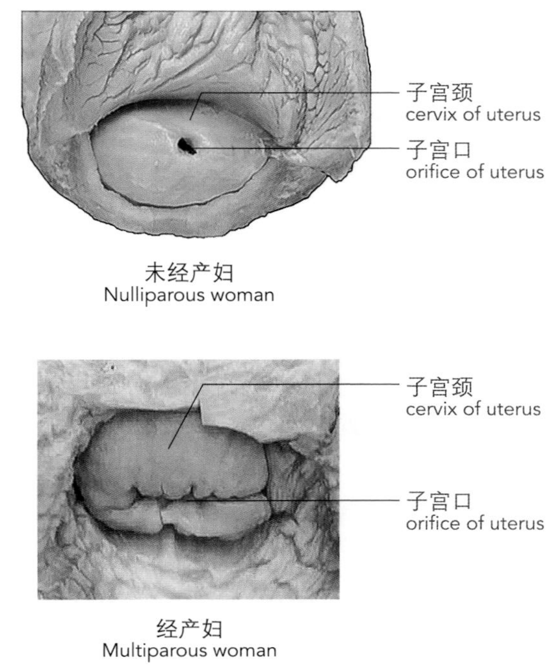
子宫颈
cervix of uterus
子宫口
orifice of uterus
未经产妇
Nulliparous woman
子宫颈
cervix of uterus
子宫口
orifice of uterus
经产妇
Multiparous woman

图 7-108 子宫口（阴道镜下）
The orifice of uterus. In colposcope

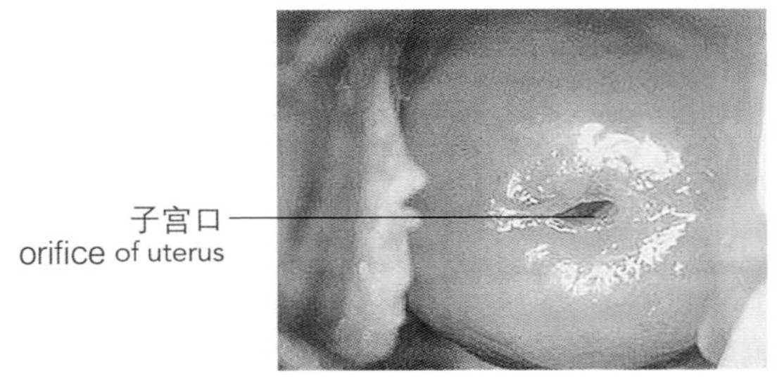
子宫口
orifice of uterus

未经产妇
Nulliparous woman

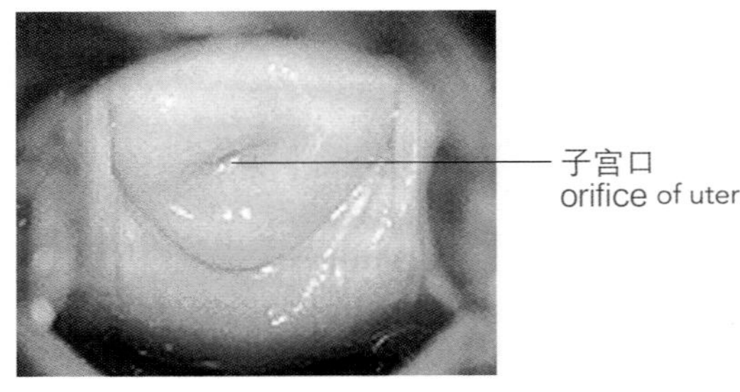
子宫口
orifice of uterus

经产妇
Multiparous woman

图 7-109 输卵管的形态（上面观）
The shape of the uterine tube. Superior aspect

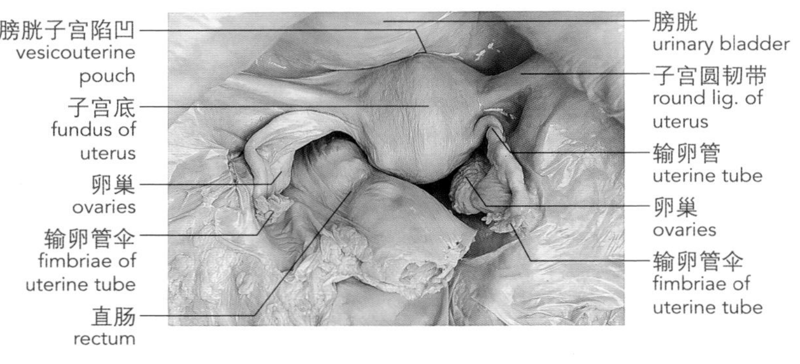
膀胱子宫陷凹
vesicouterine pouch
子宫底
fundus of uterus
卵巢
ovaries
输卵管伞
fimbriae of uterine tube
直肠
rectum
膀胱
urinary bladder
子宫圆韧带
round lig. of uterus
输卵管
uterine tube
卵巢
ovaries
输卵管伞
fimbriae of uterine tube

图 7-110 输卵管的形态（后面观）
The shape of the uterine tube. Posterior aspect

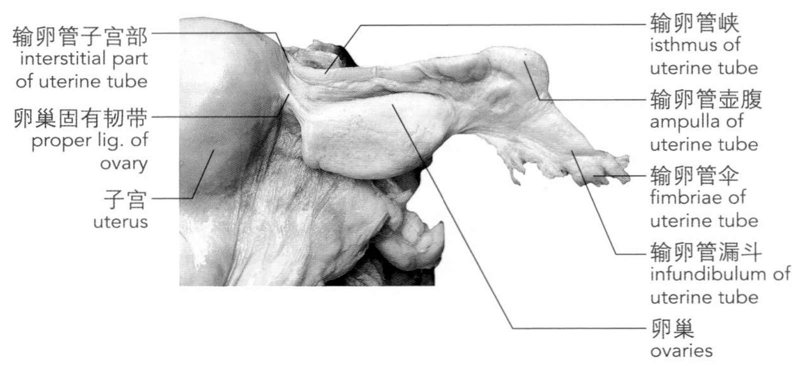
输卵管子宫部
interstitial part of uterine tube
卵巢固有韧带
proper lig. of ovary
子宫
uterus
输卵管峡
isthmus of uterine tube
输卵管壶腹
ampulla of uterine tube
输卵管伞
fimbriae of uterine tube
输卵管漏斗
infundibulum of uterine tube
卵巢
ovaries

图 7-111 输卵管的形态（冠状切面）
The shape of the uterine tube. Coronal section

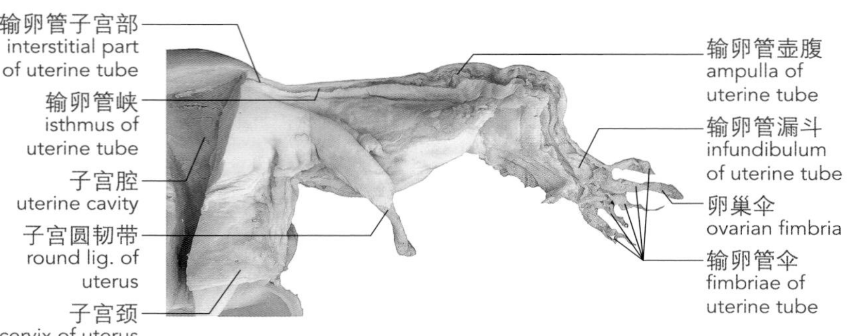
输卵管子宫部
interstitial part of uterine tube
输卵管峡
isthmus of uterine tube
子宫腔
uterine cavity
子宫圆韧带
round lig. of uterus
子宫颈
cervix of uterus
输卵管壶腹
ampulla of uterine tube
输卵管漏斗
infundibulum of uterine tube
卵巢伞
ovarian fimbria
输卵管伞
fimbriae of uterine tube

图 7-112 老年输卵管和卵巢
Gerontal uterine tube and ovary

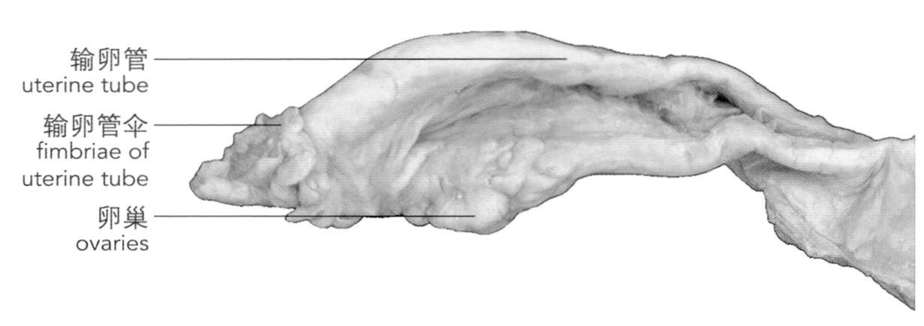
输卵管
uterine tube
输卵管伞
fimbriae of uterine tube
卵巢
ovaries

图 7-113 中年输卵管和卵巢
Middleaged uterine tube and ovary

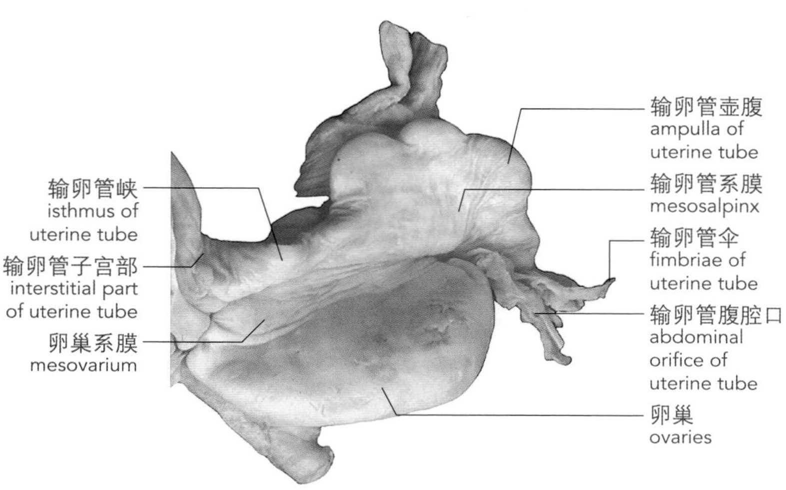
输卵管峡
isthmus of uterine tube
输卵管子宫部
interstitial part of uterine tube
卵巢系膜
mesovarium
输卵管壶腹
ampulla of uterine tube
输卵管系膜
mesosalpinx
输卵管伞
fimbriae of uterine tube
输卵管腹腔口
abdominal orifice of uterine tube
卵巢
ovaries

图 7-114 幼儿输卵管和卵巢
Infantile uterine tube and ovary

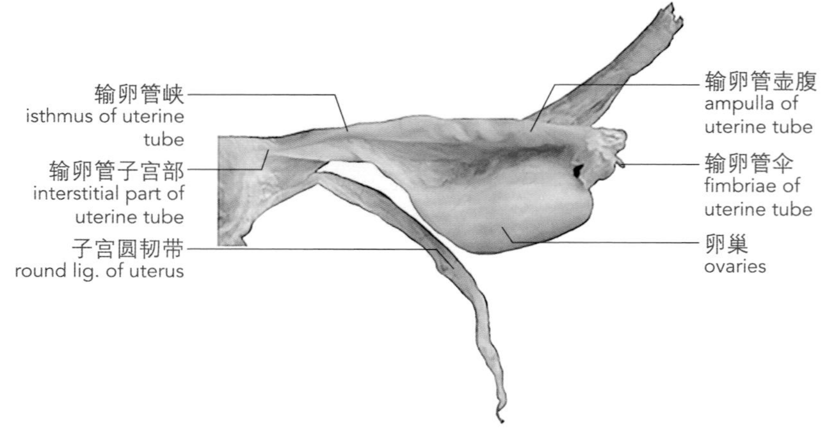
输卵管峡
isthmus of uterine tube
输卵管子宫部
interstitial part of uterine tube
子宫圆韧带
round lig. of uterus
输卵管壶腹
ampulla of uterine tube
输卵管伞
fimbriae of uterine tube
卵巢
ovaries

图 7-115 女性盆部的动脉
Arteries of the female pelvis

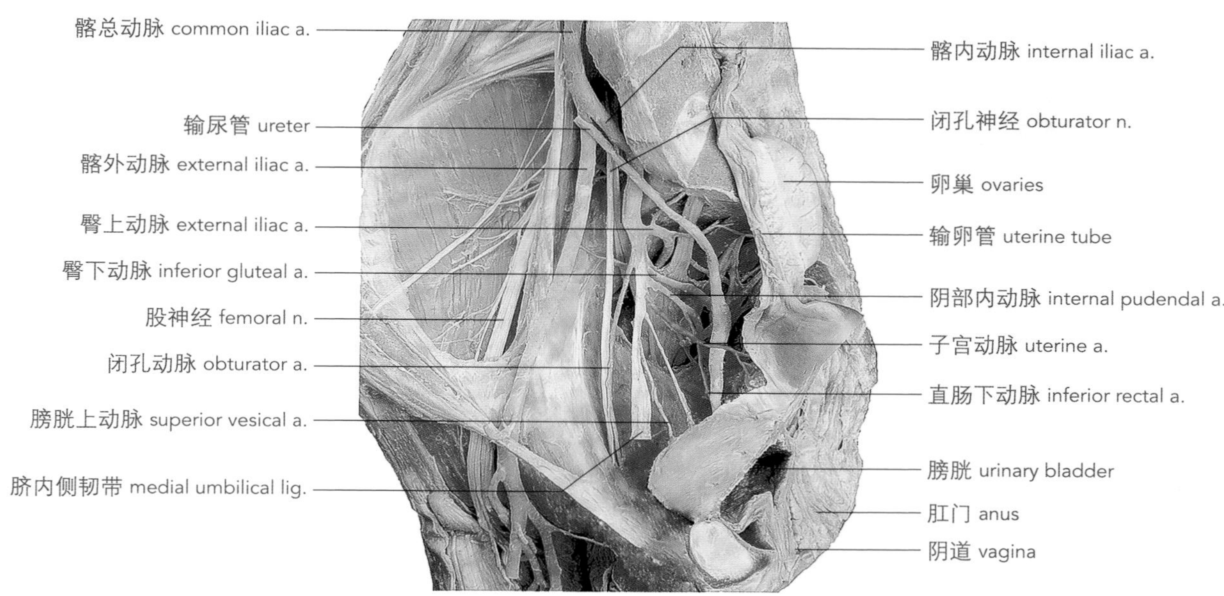
髂总动脉 common iliac a.
输尿管 ureter
髂外动脉 external iliac a.
臀上动脉 external iliac a.
臀下动脉 inferior gluteal a.
股神经 femoral n.
闭孔动脉 obturator a.
膀胱上动脉 superior vesical a.
脐内侧韧带 medial umbilical lig.
髂内动脉 internal iliac a.
闭孔神经 obturator n.
卵巢 ovaries
输卵管 uterine tube
阴部内动脉 internal pudendal a.
子宫动脉 uterine a.
直肠下动脉 inferior rectal a.
膀胱 urinary bladder
肛门 anus
阴道 vagina

图 7-116 子宫动脉（离体）
Arteries of the uterus. Ex vivo

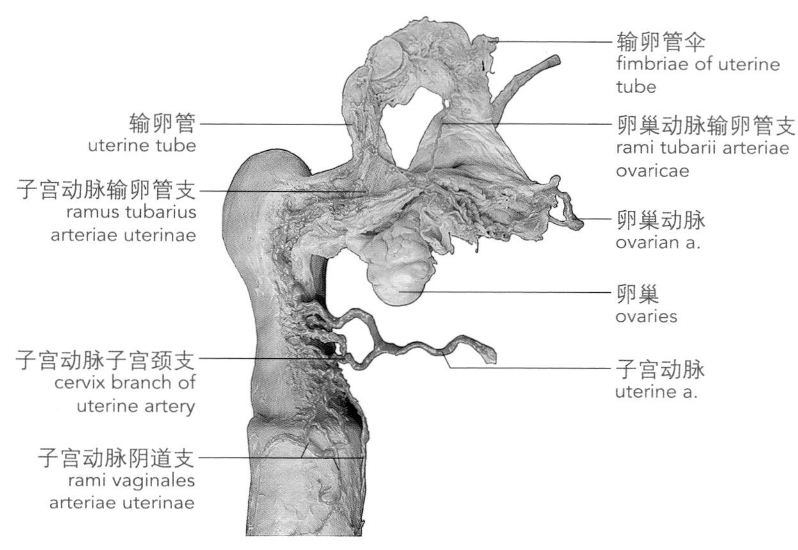
输卵管
uterine tube
子宫动脉输卵管支
ramus tubarius
arteriae uterinae
子宫动脉子宫颈支
cervix branch of
uterine artery
子宫动脉阴道支
rami vaginales
arteriae uterinae
输卵管伞
fimbriae of uterine
tube
卵巢动脉输卵管支
rami tubarii arteriae
ovaricae
卵巢动脉
ovarian a.
卵巢
ovaries
子宫动脉
uterine a.

图 7-117 子宫动脉铸型
The cast of uterine artery

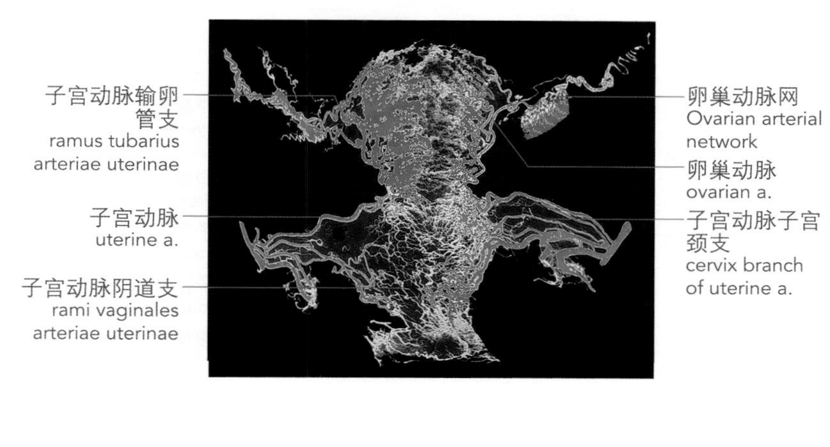
子宫动脉输卵
管支
ramus tubarius
arteriae uterinae
子宫动脉
uterine a.
子宫动脉阴道支
rami vaginales
arteriae uterinae
卵巢动脉网
Ovarian arterial
network
卵巢动脉
ovarian a.
子宫动脉子宫
颈支
cervix branch
of uterine a.

图 7-118 子宫动脉与输尿管（后面观）
The uterine artery and ureter. Posterior aspect

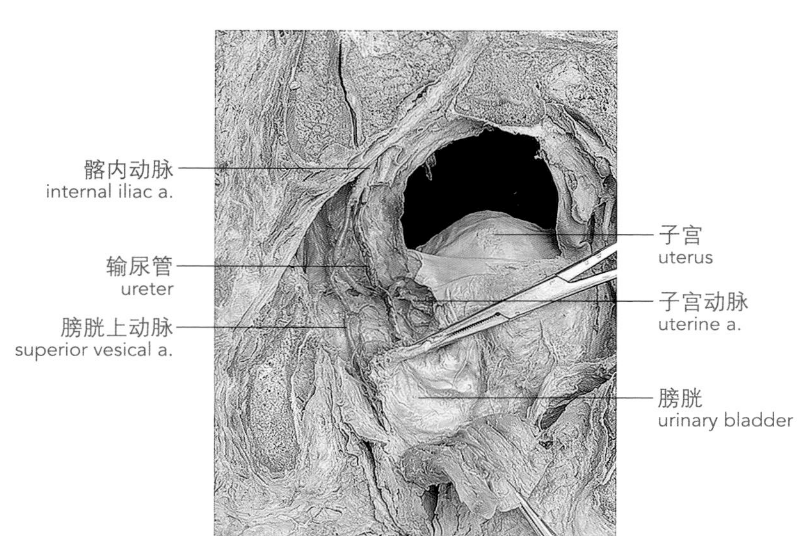
髂内动脉
internal iliac a.
输尿管
ureter
膀胱上动脉
superior vesical a.
子宫
uterus
子宫动脉
uterine a.
膀胱
urinary bladder

图 7-119 子宫动脉与输尿管（侧面观）
The uterine artery and ureter. Lateral aspect

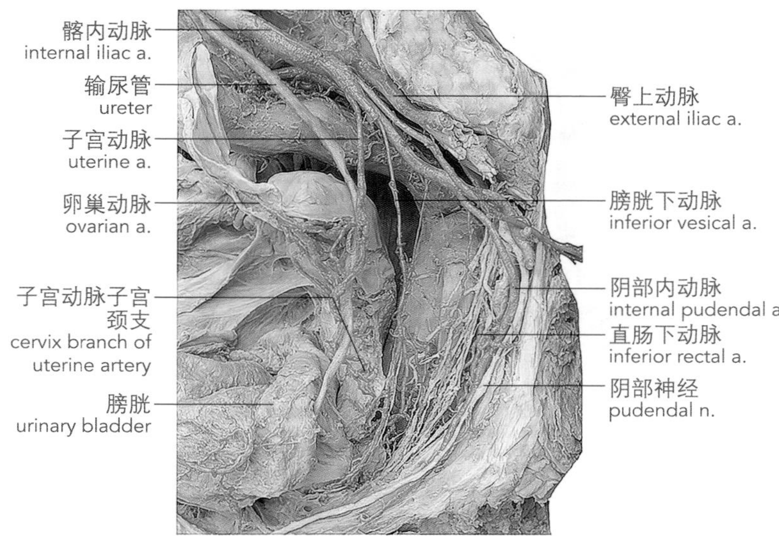
髂内动脉
internal iliac a.
输尿管
ureter
子宫动脉
uterine a.
卵巢动脉
ovarian a.
子宫动脉子宫
颈支
cervix branch of
uterine artery
膀胱
urinary bladder
臀上动脉
external iliac a.
膀胱下动脉
inferior vesical a.
阴部内动脉
internal pudendal a.
直肠下动脉
inferior rectal a.
阴部神经
pudendal n.

图 7-120 子宫动脉与输尿管(前面观)
The uterine artery and ureter. Anterior aspect

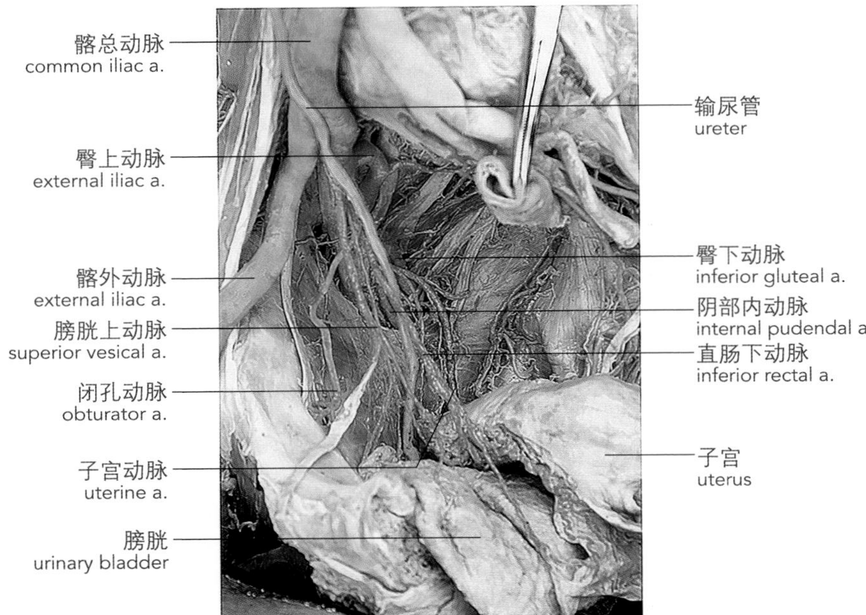
髂总动脉
common iliac a.
臀上动脉
external iliac a.
髂外动脉
external iliac a.
膀胱上动脉
superior vesical a.
闭孔动脉
obturator a.
子宫动脉
uterine a.
膀胱
urinary bladder
输尿管
ureter
臀下动脉
inferior gluteal a.
阴部内动脉
internal pudendal a.
直肠下动脉
inferior rectal a.
子宫
uterus

【解剖学要点】

输尿管为肌性管道，腹膜外位器官，平第2腰椎上缘与肾盂相连，长20~30cm，管径0.5~1.0cm。输尿管按走行部位可分为腹部、盆部和壁内部，全程有3个狭窄，上狭窄位于输尿管起始处；中狭窄位于骨盆上口，输尿管跨过髂血管处；下狭窄在输尿管壁内部。

图 7-121 子宫阔韧带
The broad ligament of uterus

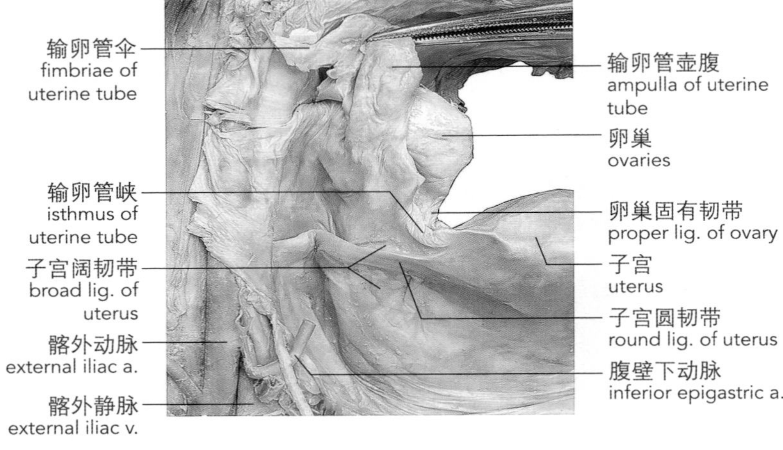
输卵管伞
fimbriae of uterine tube
输卵管峡
isthmus of uterine tube
子宫阔韧带
broad lig. of uterus
髂外动脉
external iliac a.
髂外静脉
external iliac v.
输卵管壶腹
ampulla of uterine tube
卵巢
ovaries
卵巢固有韧带
proper lig. of ovary
子宫
uterus
子宫圆韧带
round lig. of uterus
腹壁下动脉
inferior epigastric a.

图 7-122 耻骨子宫颈韧带
The pubcervical ligament

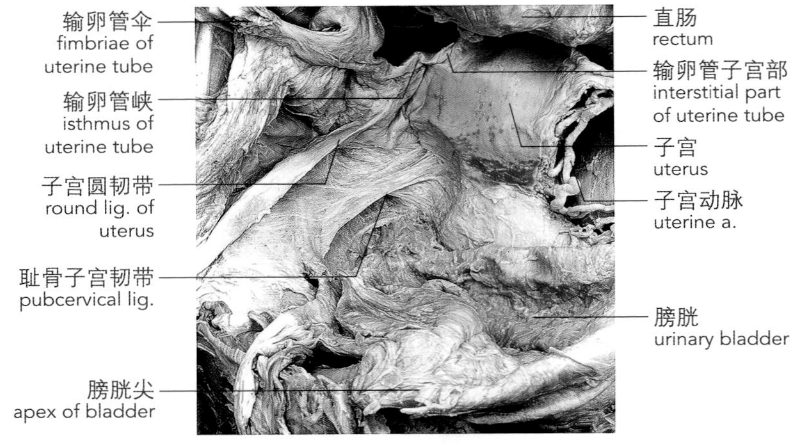
输卵管伞
fimbriae of uterine tube
输卵管峡
isthmus of uterine tube
子宫圆韧带
round lig. of uterus
耻骨子宫韧带
pubcervical lig.
膀胱尖
apex of bladder
直肠
rectum
输卵管子宫部
interstitial part of uterine tube
子宫
uterus
子宫动脉
uterine a.
膀胱
urinary bladder

图 7-123 子宫主韧带
The cardinal ligament of uterus

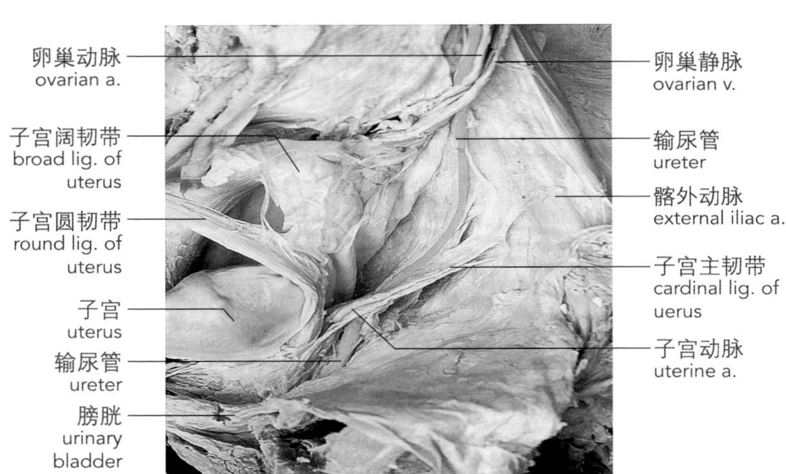
卵巢动脉
ovarian a.
子宫阔韧带
broad lig. of uterus
子宫圆韧带
round lig. of uterus
子宫
uterus
输尿管
ureter
膀胱
urinary bladder
卵巢静脉
ovarian v.
输尿管
ureter
髂外动脉
external iliac a.
子宫主韧带
cardinal lig. of uerus
子宫动脉
uterine a.

图 7-124 子宫圆韧带(内面观)
The round ligament of uterus. Internal aspect

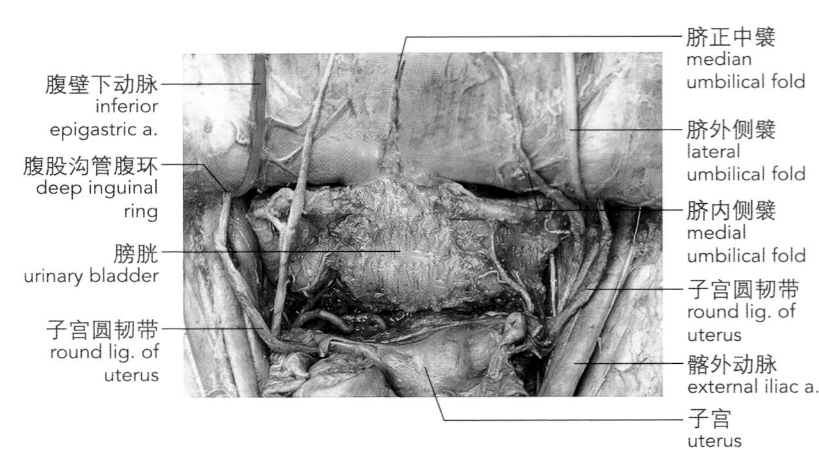
腹壁下动脉
inferior epigastric a.
腹股沟管腹环
deep inguinal ring
膀胱
urinary bladder
子宫圆韧带
round lig. of uterus
脐正中襞
median umbilical fold
脐外侧襞
lateral umbilical fold
脐内侧襞
medial umbilical fold
子宫圆韧带
round lig. of uterus
髂外动脉
external iliac a.
子宫
uterus

图 7-125 子宫圆韧带(外面观)
The round ligament of uterus. External aspect

图 7-126 骶子宫韧带(内面观)
Sacrouterine ligament. Internal aspect

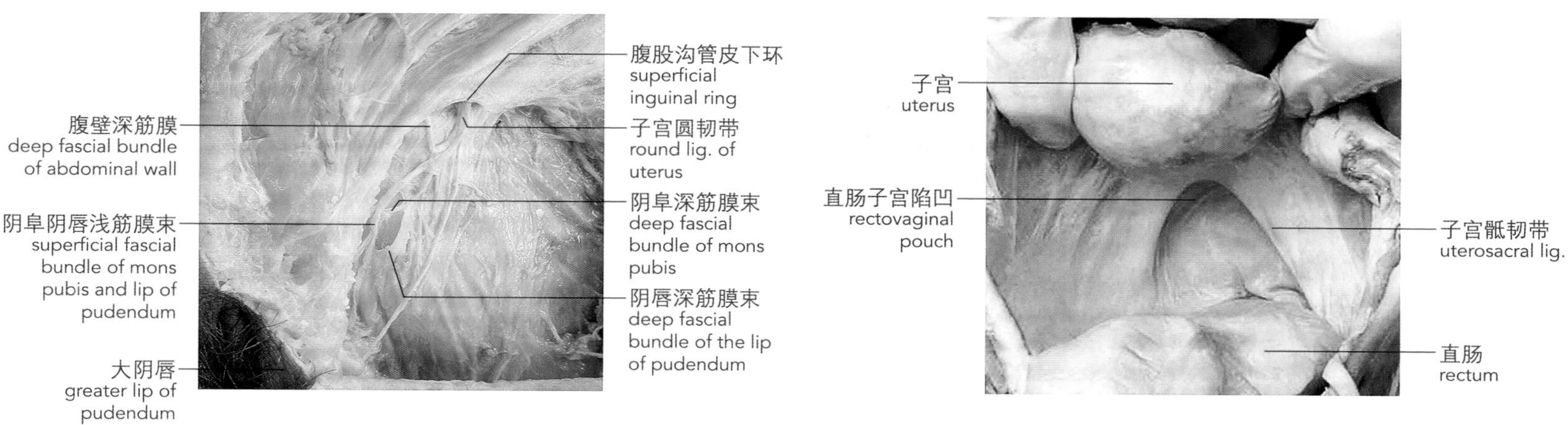
腹壁深筋膜
deep fascial bundle of abdominal wall
阴阜阴唇浅筋膜束
superficial fascial bundle of mons pubis and lip of pudendum
大阴唇
greater lip of pudendum
腹股沟管皮下环
superficial inguinal ring
子宫圆韧带
round lig. of uterus
阴阜深筋膜束
deep fascial bundle of mons pubis
阴唇深筋膜束
deep fascial bundle of the lip of pudendum
子宫
uterus
直肠子宫陷凹
rectovaginal pouch
子宫骶韧带
uterosacral lig.
直肠
rectum

【解剖学要点】

子宫属于腹膜间位器官,除靠盆膈和尿生殖膈及其筋膜固定外,还借助于连接在子宫与膀胱、直肠和骨盆腔各壁之间的韧带固定。子宫周围的韧带主要有4对。

1. 子宫阔韧带是由被覆于子宫底及子宫前后面的腹膜,与子宫肌层密切结合而成。阔韧带近似四边形,由子宫侧缘向外展延,达骨盆腔侧壁。其上缘游离,内含输卵管;下缘附着于盆底;外缘上部游离,形成卵巢悬韧带;外缘的下部及内缘,分别与骨盆侧壁上的腹膜和子宫前后面的腹膜移行。

2. 子宫主韧带又名子宫颈横韧带;该韧带在子宫阔韧带的下部,子宫颈阴道上部及阴道侧穹壁的两侧,至骨盆腔侧壁之间。对子宫颈有固定作用。

3. 子宫圆韧带为一对圆形的索条,由平滑肌和结缔组织构成,起于子宫侧缘的上部,输卵管附着处的稍下方,初行向前外方,跨过膀胱血管、闭孔血管和神经及髂外血管等结构的上方,经腹股沟管腹环,进入腹股沟管,出皮下环,止于大阴唇及阴阜的皮下组织中。子宫圆韧带和膀胱子宫襞可阻止子宫后倾和后屈。

4. 骶子宫韧带又称直肠子宫韧带,起自子宫颈上端的子宫肌层,向后绕直肠两侧壁,与直肠肌层交织,并止于第2~3骶椎的前面;可使子宫前倾,并牵制子宫前移。

图 7-127 阴道(矢状切面)
The vagina. Sagittal section

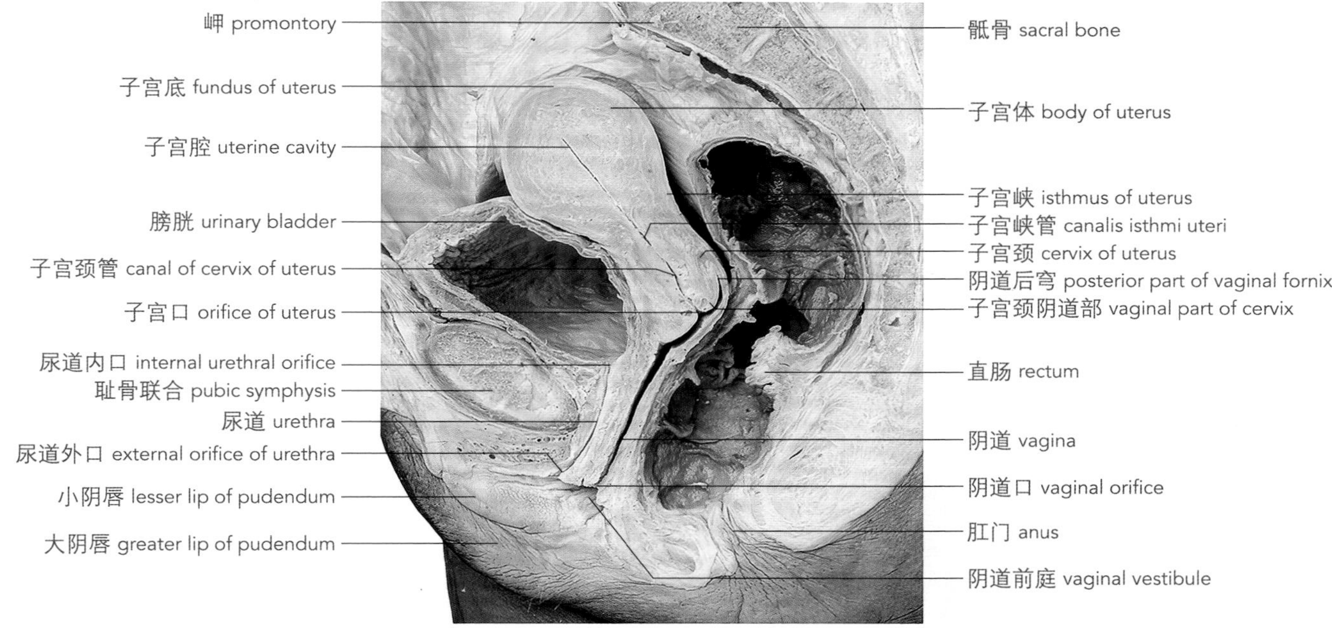
岬 promontory
子宫底 fundus of uterus
子宫腔 uterine cavity
膀胱 urinary bladder
子宫颈管 canal of cervix of uterus
子宫口 orifice of uterus
尿道内口 internal urethral orifice
耻骨联合 pubic symphysis
尿道 urethra
尿道外口 external orifice of urethra
小阴唇 lesser lip of pudendum
大阴唇 greater lip of pudendum
骶骨 sacral bone
子宫体 body of uterus
子宫峡 isthmus of uterus
子宫峡管 canalis isthmi uteri
子宫颈 cervix of uterus
阴道后穹 posterior part of vaginal fornix
子宫颈阴道部 vaginal part of cervix
直肠 rectum
阴道 vagina
阴道口 vaginal orifice
肛门 anus
阴道前庭 vaginal vestibule

图 7-128 阴道毗邻(1)
The adjoin of vagina (1)

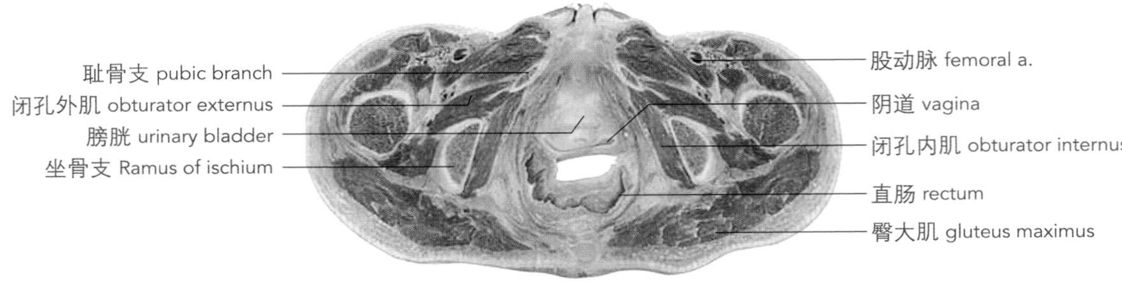

耻骨支 pubic branch
闭孔外肌 obturator externus
膀胱 urinary bladder
坐骨支 Ramus of ischium
股动脉 femoral a.
阴道 vagina
闭孔内肌 obturator internus
直肠 rectum
臀大肌 gluteus maximus

图 7-129 阴道毗邻(2)
The adjoin of vagina (2)

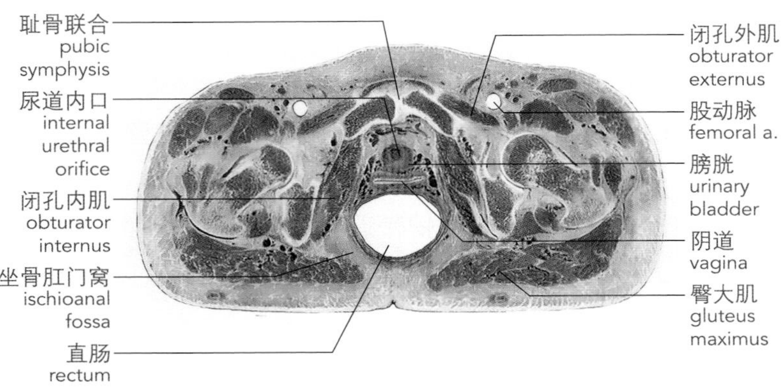

耻骨联合 pubic symphysis
尿道内口 internal urethral orifice
闭孔内肌 obturator internus
坐骨肛门窝 ischioanal fossa
直肠 rectum
闭孔外肌 obturator externus
股动脉 femoral a.
膀胱 urinary bladder
阴道 vagina
臀大肌 gluteus maximus

图 7-130 阴道形态(1)
The form of vagina (1)

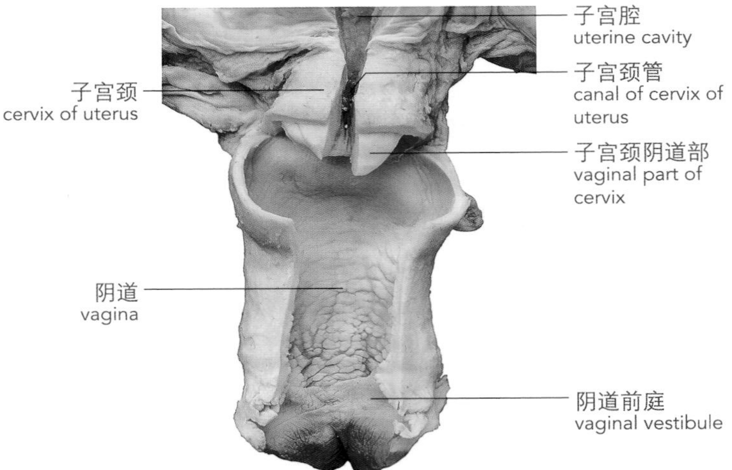

子宫颈 cervix of uterus
阴道 vagina
子宫腔 uterine cavity
子宫颈管 canal of cervix of uterus
子宫颈阴道部 vaginal part of cervix
阴道前庭 vaginal vestibule

图 7-131 阴道形态(2)
The form of vagina (2)

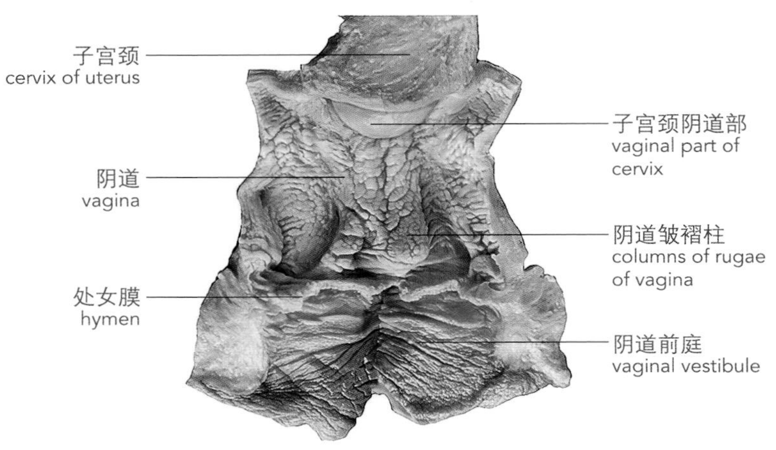

子宫颈 cervix of uterus
阴道 vagina
处女膜 hymen
子宫颈阴道部 vaginal part of cervix
阴道皱襞柱 columns of rugae of vagina
阴道前庭 vaginal vestibule

图 7-132 阴道(横切面)
The vagina. Transverse section

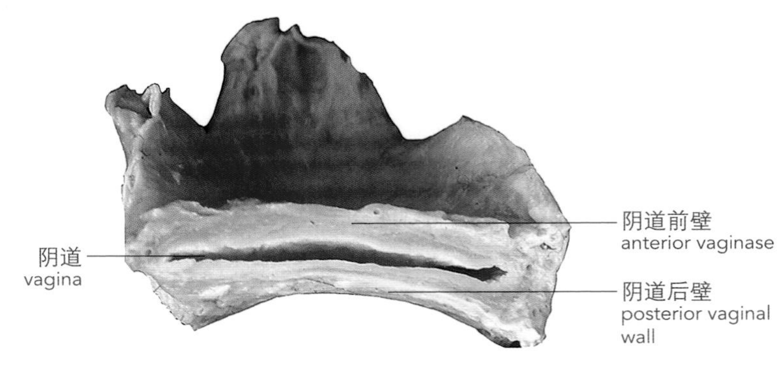

阴道 vagina
阴道前壁 anterior vaginase
阴道后壁 posterior vaginal wall

图 7-133 双阴道
The double vagina

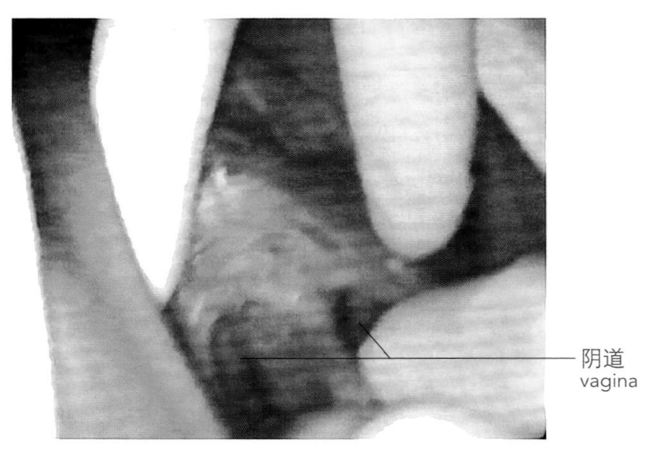

阴道 vagina

图 7-134 宽纵隔型子宫(内面观)
The broad mediastinal uterus. Internal aspect

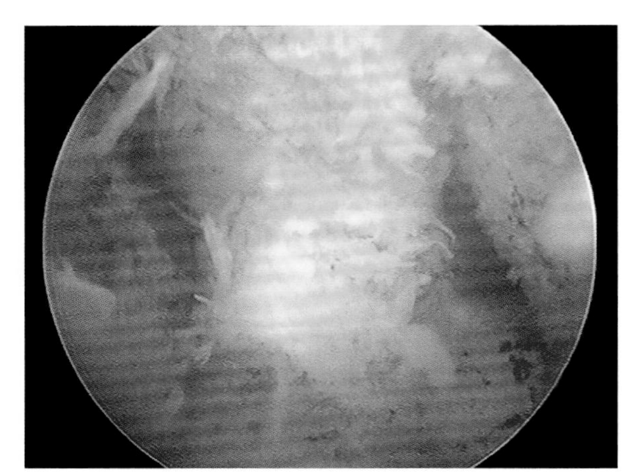

图 7-135 窄纵隔型子宫(内面观 1)
The narrow mediastinal uterus Internal aspect(1)

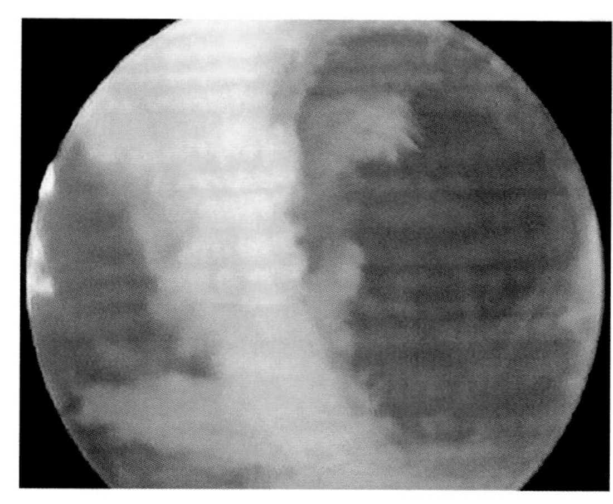

图 7-136 窄纵隔型子宫(内面观 2)
The narrow mediastinal uterus Internal aspect(2)

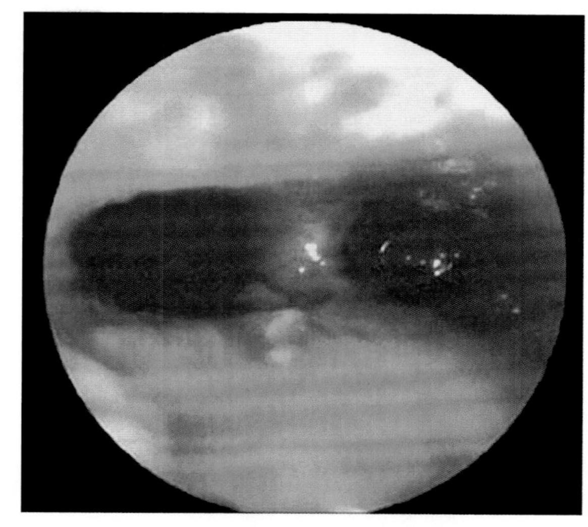

图 7-137 双子宫(外面观 1)
The double uterus. External aspect(1)

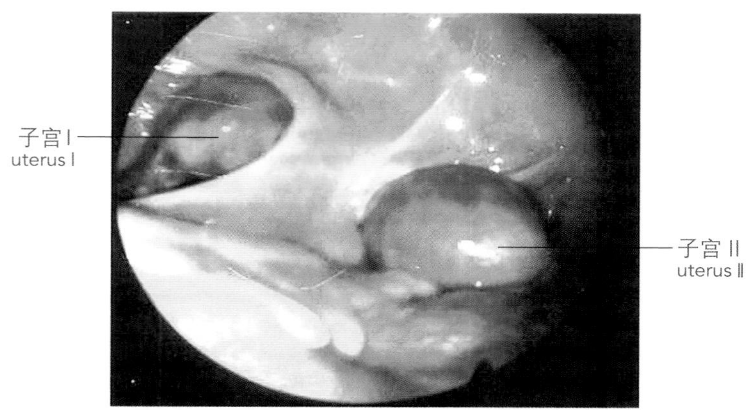
子宫 I
uterus I
子宫 II
uterus II

图 7-138 双子宫(外面观 2)
The double uterus. External aspect(2)

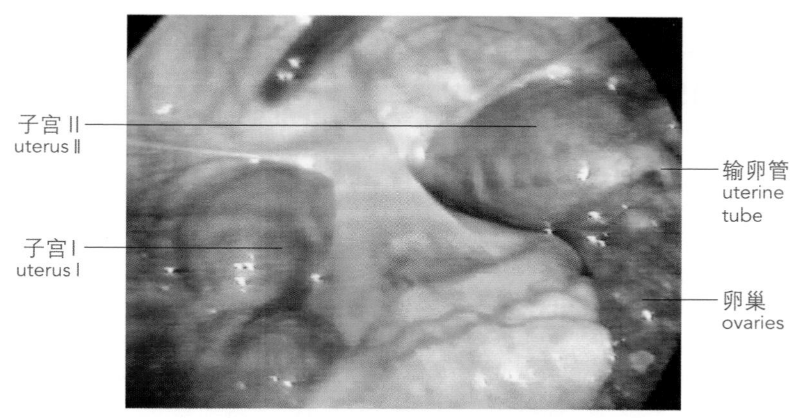
子宫 II
uterus II
子宫 I
uterus I
输卵管
uterine tube
卵巢
ovaries

图 7-139 双子宫(右子宫妊娠)
The double uterus. Right uterogestation

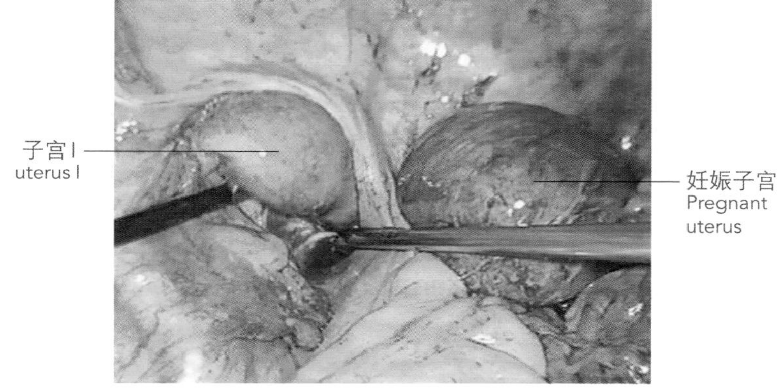
子宫 I
uterus I
妊娠子宫
Pregnant uterus

图 7-140 右单角子宫(腹腔镜下观)
The right unicornuate uterus. Laparoscopy

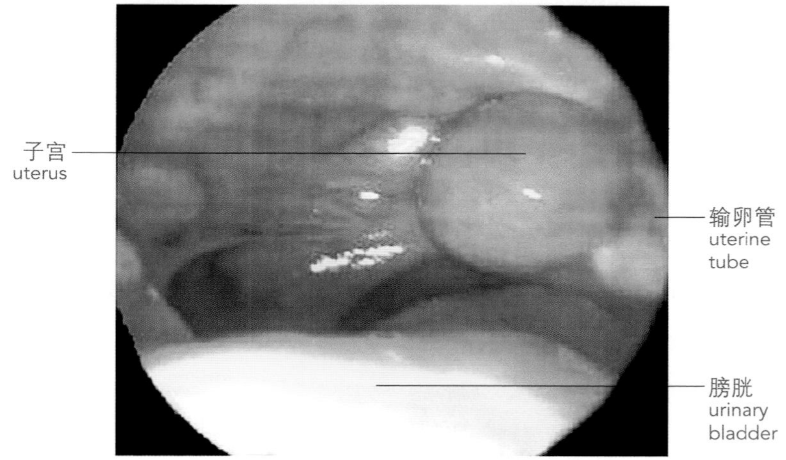
子宫
uterus
输卵管
uterine tube
膀胱
urinary bladder

图 7-141 残角子宫(外面观)(1)
The rudimentary horn of uterus. External aspect(1)

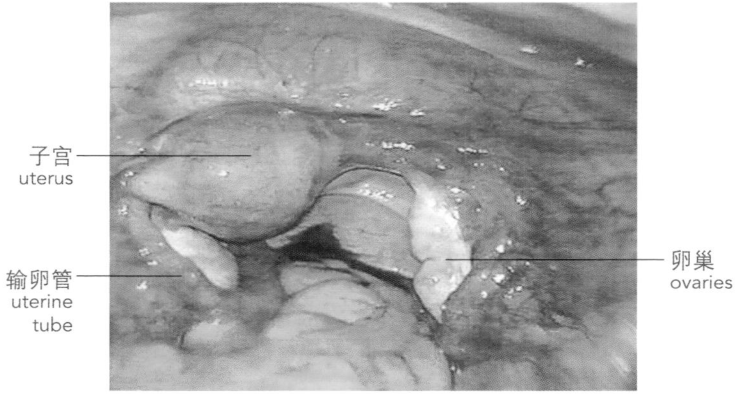
子宫
uterus
输卵管
uterine tube
卵巢
ovaries

图 7-142 残角子宫(外面观)(2)
The rudimentary horn of uterus. External aspect(2)

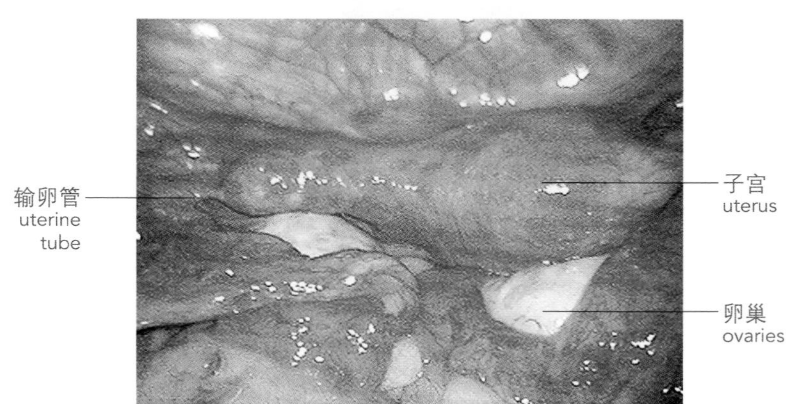
输卵管
uterine tube
子宫
uterus
卵巢
ovaries

图 7-143 子宫、输卵管造影（完全纵隔）
The radiography of the uterus and uterine tube. Complete mediastinum

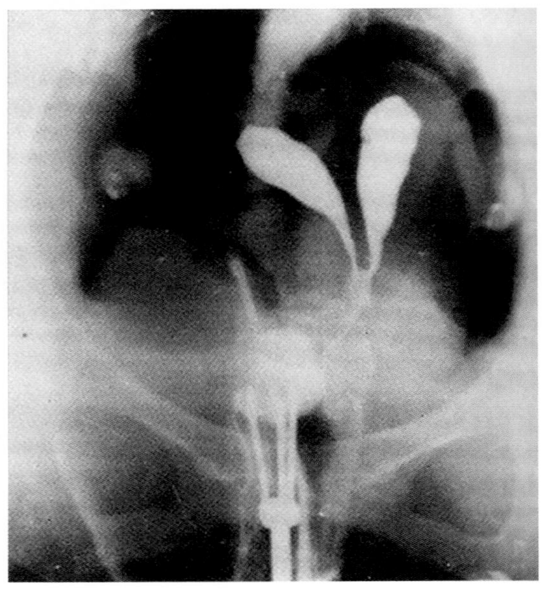

图 7-144 子宫、输卵管造影
The radiography of the uterus and uterine tube.

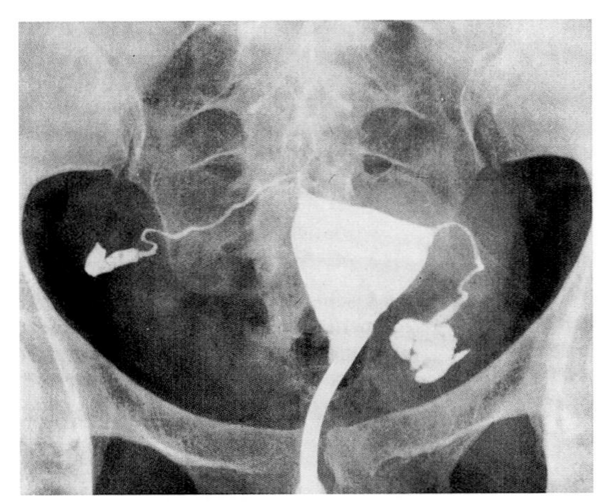

图 7-145 正常子宫（MRI）
The normal uterus. MRI

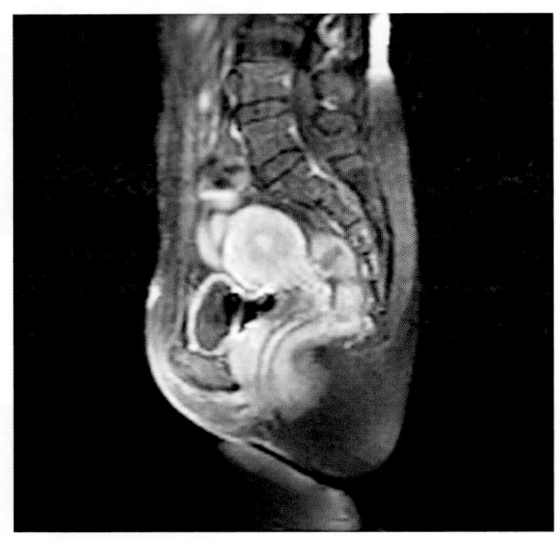

图 7-146 双角子宫造影（心型 1）
The radiography of the bicornute uterus. Mental type（1）

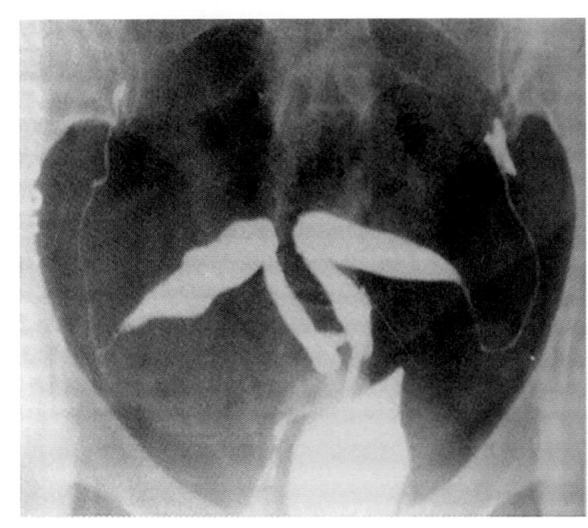

图 7-147 双角子宫造影（心型 2）
The radiography of the bicornute uterus. Mental type（2）

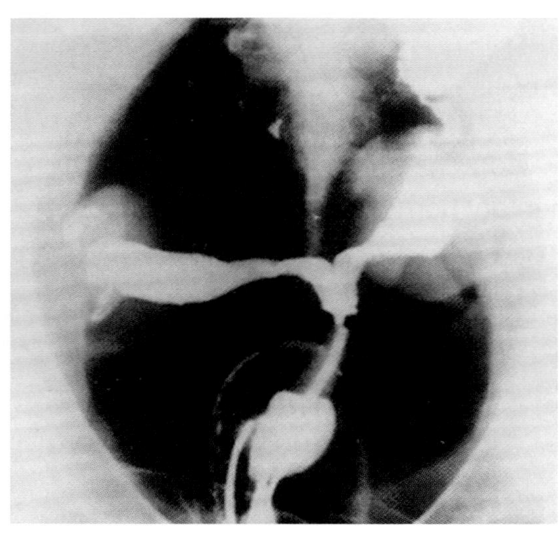

图 7-148 子宫、输卵管造影（不完全纵隔）
The radiography of the uterus and uterine tube. Imperfect mediastinum

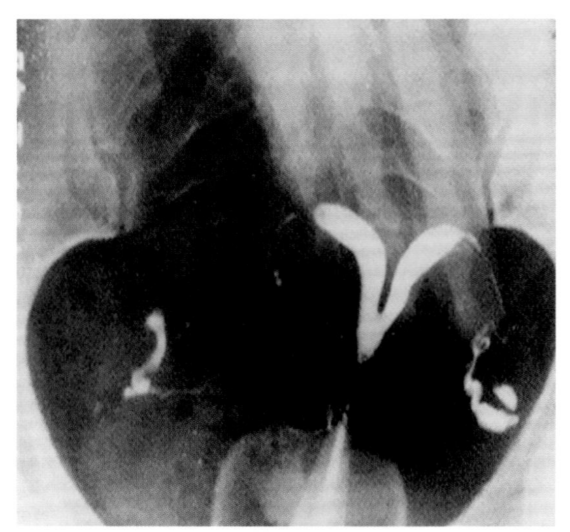

图 7-149 正常子宫颈(MRI)
The normal Cervix. MRI

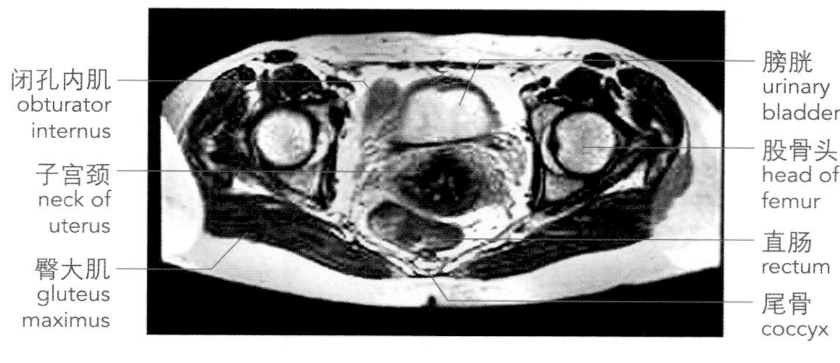
闭孔内肌
obturator internus
子宫颈
neck of uterus
臀大肌
gluteus maximus
膀胱
urinary bladder
股骨头
head of femur
直肠
rectum
尾骨
coccyx

图 7-150 正常子宫颈 T_2WI 强化(MRI)
The normal neck of uterus. T_2WI enrichment. MRI

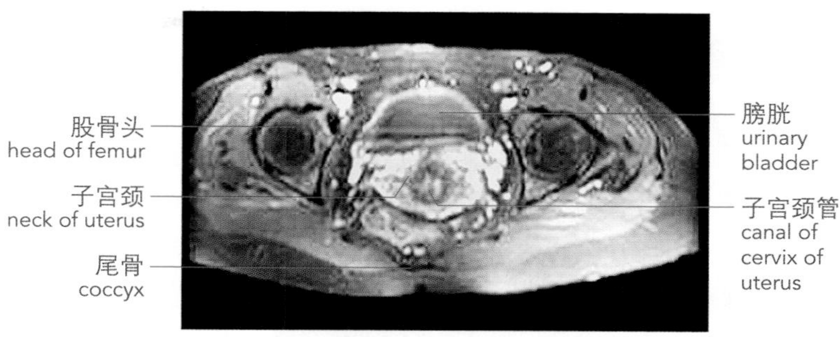
股骨头
head of femur
子宫颈
neck of uterus
尾骨
coccyx
膀胱
urinary bladder
子宫颈管
canal of cervix of uterus

图 7-151 正常子宫体(MRI)
The normal uterine body. MRI

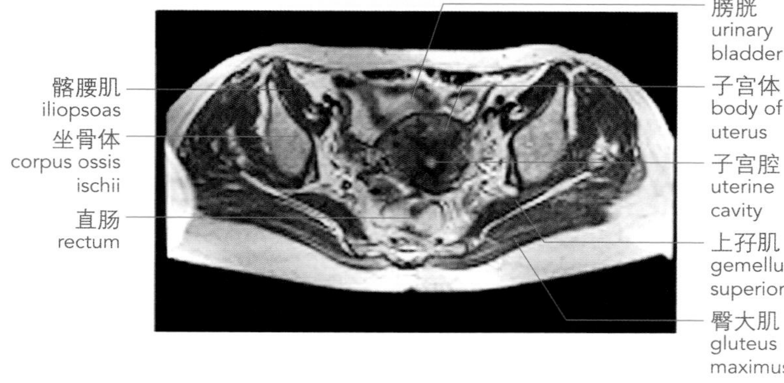
髂腰肌
iliopsoas
坐骨体
corpus ossis ischii
直肠
rectum
膀胱
urinary bladder
子宫体
body of uterus
子宫腔
uterine cavity
上孖肌
gemellus superior
臀大肌
gluteus maximus

图 7-152 正常子宫体 T_2WI 强化(MRI)
The normal uterine body T_2WI enrichment. MRI

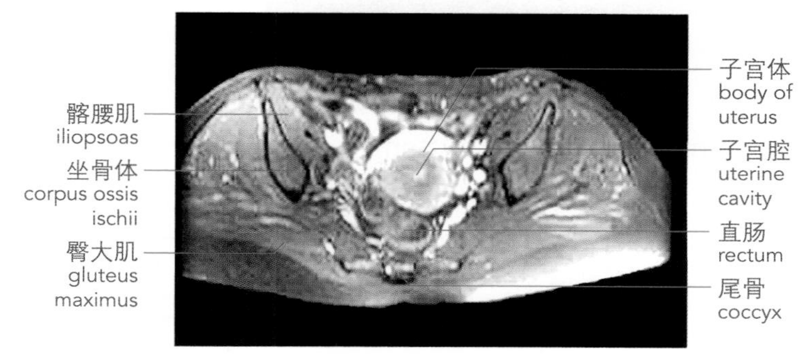
髂腰肌
iliopsoas
坐骨体
corpus ossis ischii
臀大肌
gluteus maximus
子宫体
body of uterus
子宫腔
uterine cavity
直肠
rectum
尾骨
coccyx

图 7-153 子宫发育不良(28 岁)
The maldevelopment of uterus. 28years

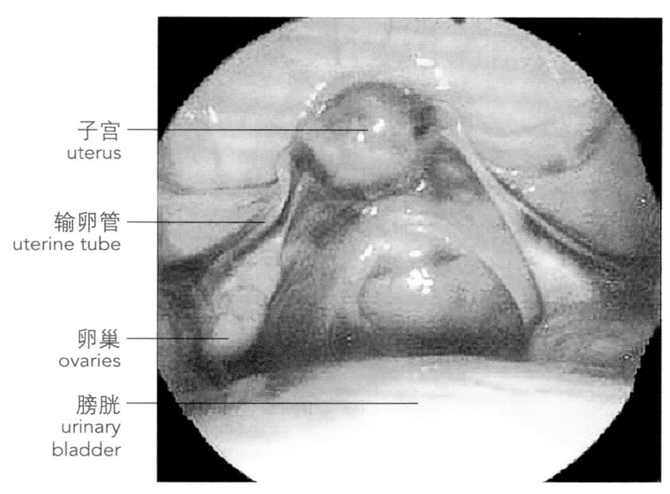
子宫
uterus
输卵管
uterine tube
卵巢
ovaries
膀胱
urinary bladder

图 7-154 子宫发育不良(31 岁)
The maldevelopment of uterus. 31years

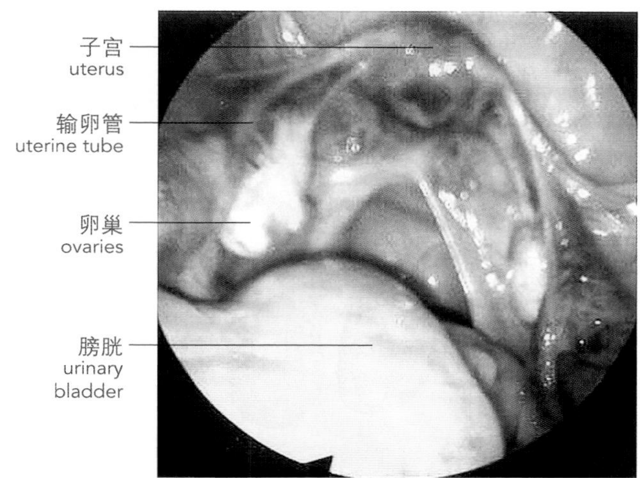
子宫
uterus
输卵管
uterine tube
卵巢
ovaries
膀胱
urinary bladder

图 7-155 子宫、卵巢发育不良(30 岁)
The maldevelopment of uterus and ovary. 30years

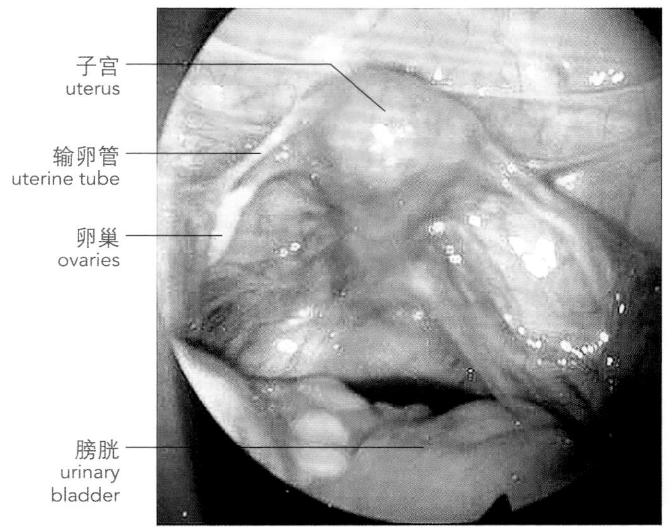
子宫
uterus
输卵管
uterine tube
卵巢
ovaries
膀胱
urinary bladder

图 7-156 子宫、卵巢发育不良(32 岁)
The maldevelopment of uterus and ovary. 32years

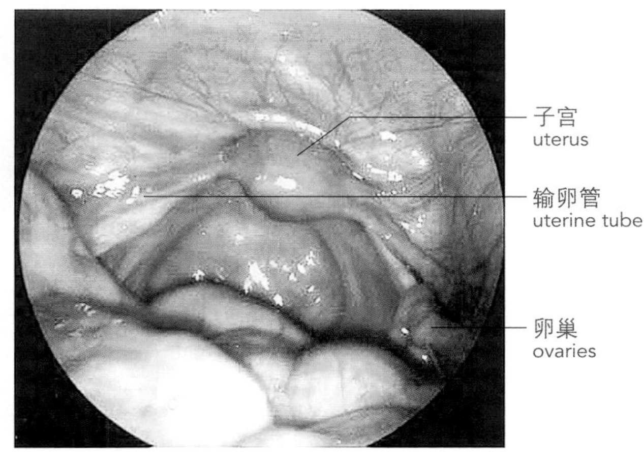
子宫
uterus
输卵管
uterine tube
卵巢
ovaries

图 7-157 左始基子宫

The left primordial uterus

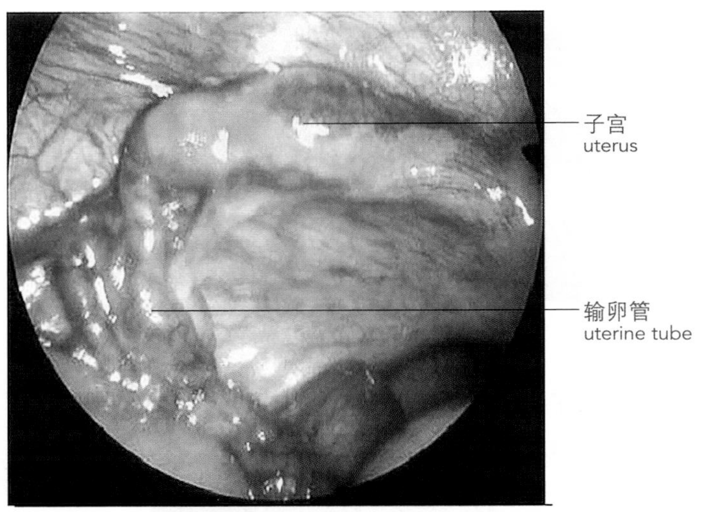

子宫
uterus
输卵管
uterine tube

图 7-158 右始基子宫

The right primordial uterus

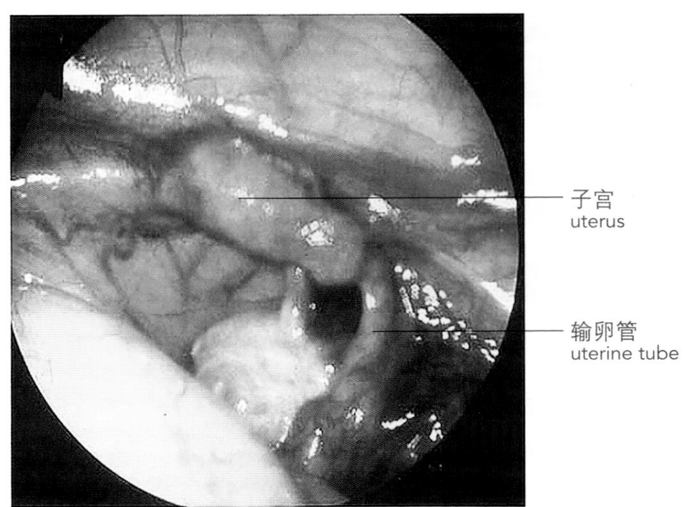

子宫
uterus
输卵管
uterine tube

图 7-159 男性泌尿生殖系统的形态

The form of the urogenital system of male.

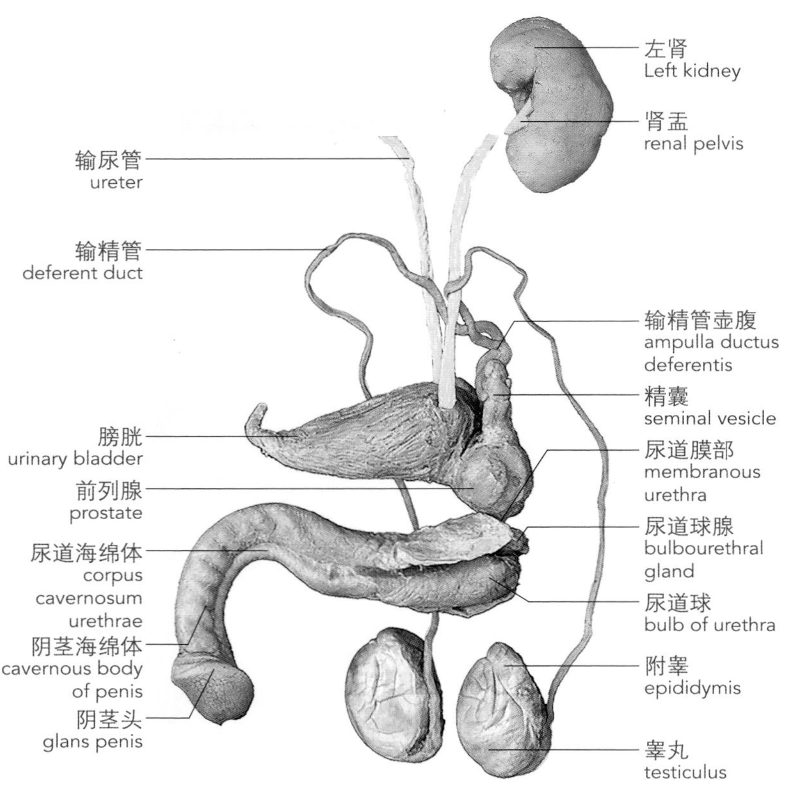

左肾
Left kidney
肾盂
renal pelvis
输尿管
ureter
输精管
deferent duct
输精管壶腹
ampulla ductus deferentis
精囊
seminal vesicle
膀胱
urinary bladder
尿道膜部
membranous urethra
前列腺
prostate
尿道球腺
bulbourethral gland
尿道海绵体
corpus cavernosum urethrae
尿道球
bulb of urethra
阴茎海绵体
cavernous body of penis
附睾
epididymis
阴茎头
glans penis
睾丸
testiculus

图 7-160 女性泌尿生殖系统的形态

The form of the urogenital system of female

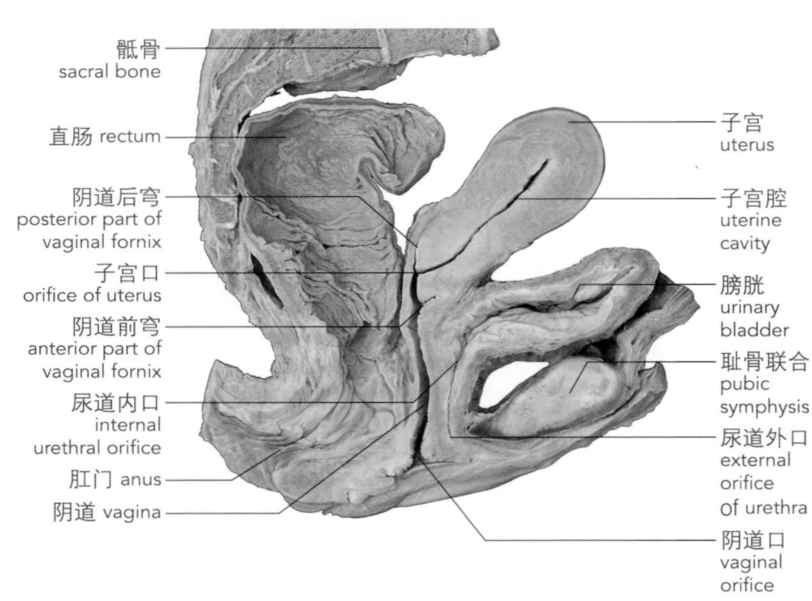

骶骨
sacral bone
直肠 rectum
子宫
uterus
阴道后穹
posterior part of vaginal fornix
子宫腔
uterine cavity
子宫口
orifice of uterus
膀胱
urinary bladder
阴道前穹
anterior part of vaginal fornix
耻骨联合
pubic symphysis
尿道内口
internal urethral orifice
尿道外口
external orifice of urethra
肛门 anus
阴道 vagina
阴道口
vaginal orifice

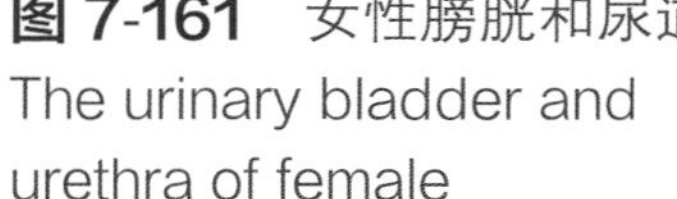

图 7-161 女性膀胱和尿道

The urinary bladder and urethra of female

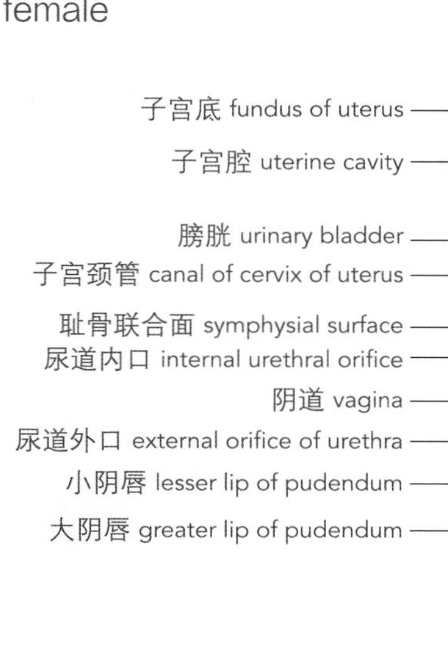
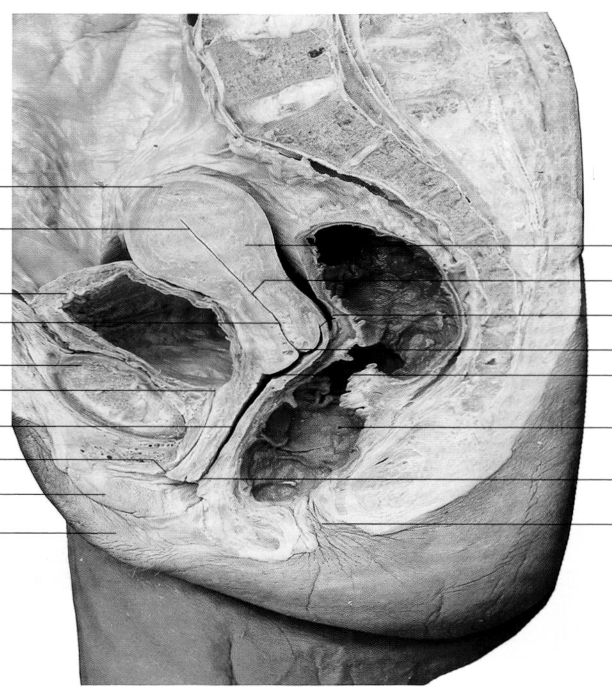

子宫底 fundus of uterus
子宫腔 uterine cavity
子宫体 body of uterus
膀胱 urinary bladder
子宫峡管 canalis isthmi uteri
子宫颈管 canal of cervix of uterus
阴道后穹 posterior part of vaginal fornix
子宫口 orifice of uterus
耻骨联合面 symphysial surface
尿道内口 internal urethral orifice
阴道前穹 anterior part of vaginal fornix
阴道 vagina
直肠 rectum
尿道外口 external orifice of urethra
阴道口 vaginal orifice
小阴唇 lesser lip of pudendum
肛门 anus
大阴唇 greater lip of pudendum

图 7-162　女性膀胱和尿道动脉
The urinary bladder and urethra of female artery

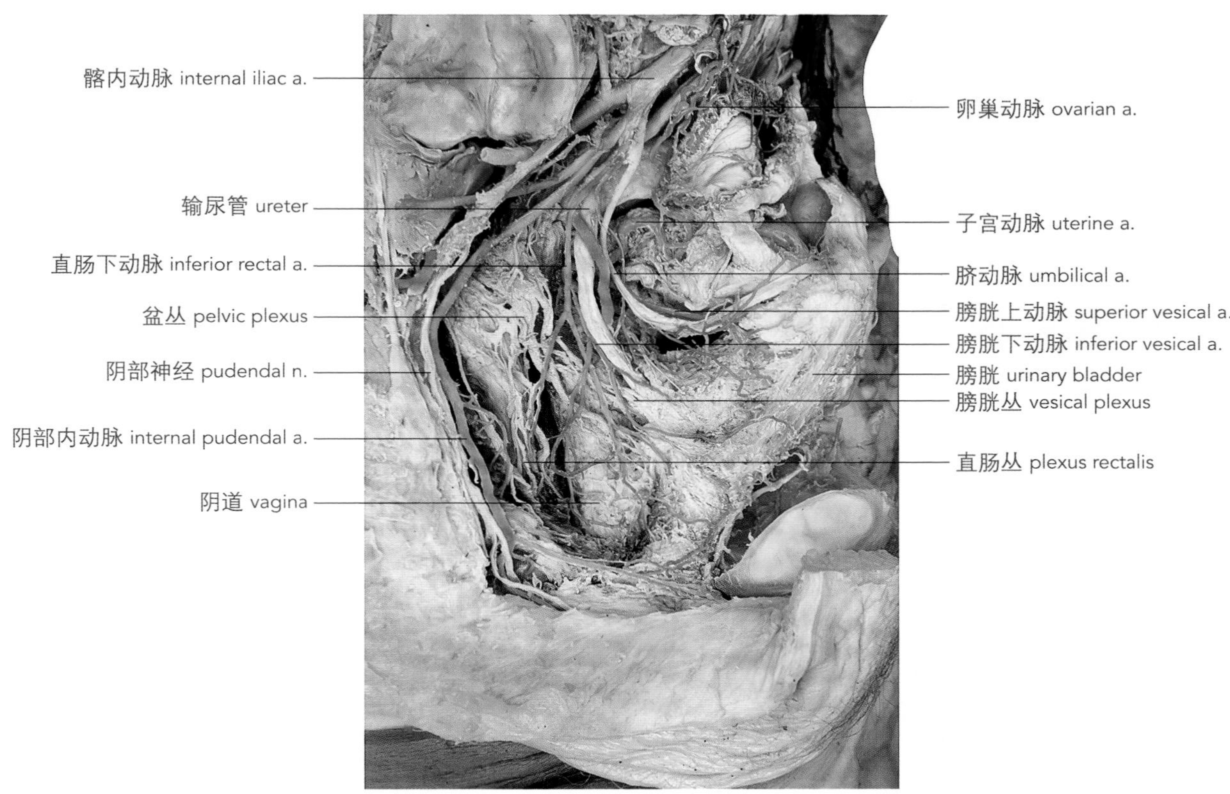
髂内动脉 internal iliac a.
输尿管 ureter
直肠下动脉 inferior rectal a.
盆丛 pelvic plexus
阴部神经 pudendal n.
阴部内动脉 internal pudendal a.
阴道 vagina
卵巢动脉 ovarian a.
子宫动脉 uterine a.
脐动脉 umbilical a.
膀胱上动脉 superior vesical a.
膀胱下动脉 inferior vesical a.
膀胱 urinary bladder
膀胱丛 vesical plexus
直肠丛 plexus rectalis

图 7-163　女性膀胱的形态（侧面观）
The form of urinary bladder of female. Lateral aspect

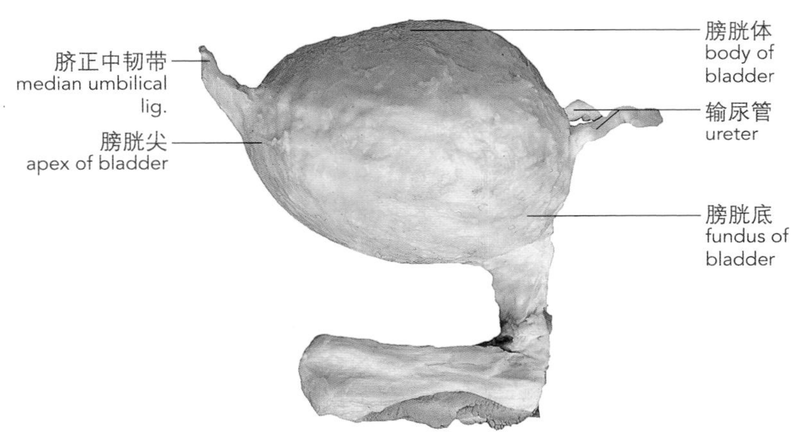
脐正中韧带
median umbilical lig.
膀胱尖
apex of bladder
膀胱体
body of bladder
输尿管
ureter
膀胱底
fundus of bladder

图 7-164　女性膀胱的形态（后面观）
The form of urinary bladder of female. Posterior aspect

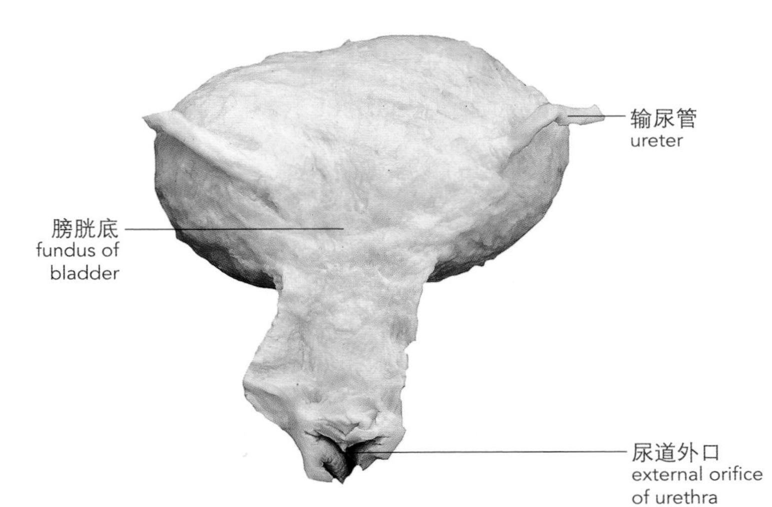
输尿管
ureter
膀胱底
fundus of bladder
尿道外口
external orifice of urethra

图 7-165　女性膀胱切面
The bladder section of female

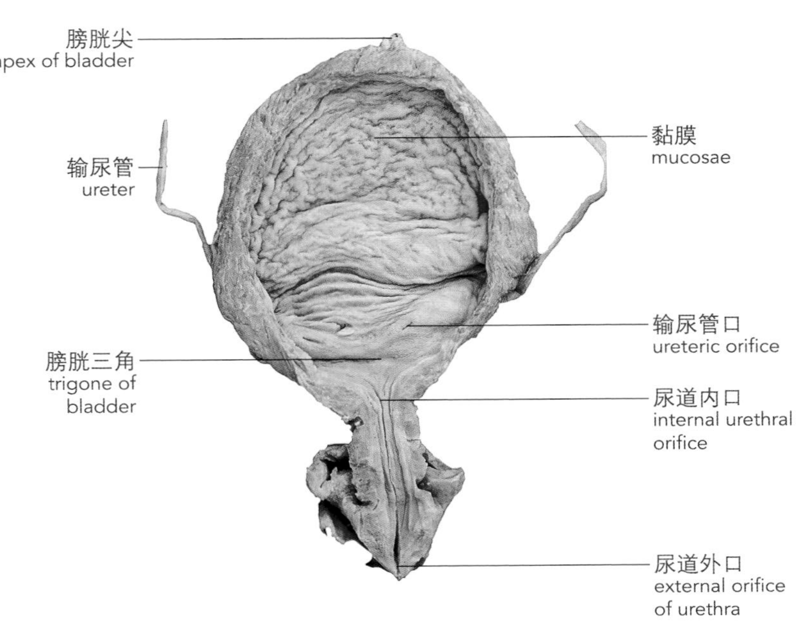
膀胱尖
apex of bladder
输尿管
ureter
膀胱三角
trigone of bladder
黏膜
mucosae
输尿管口
ureteric orifice
尿道内口
internal urethral orifice
尿道外口
external orifice of urethra

【解剖学要点】

膀胱的位置和形态因充盈度不同而改变。膀胱分为尖、体、底和颈 4 部分。在膀胱底内面，由两个输尿管口和尿道内口形成的三角区，称膀胱三角，此区的黏膜与肌层紧密相连，无论膀胱扩张还是收缩，始终保持平滑，是肿瘤、结核和炎症的好发部位。

图 7-166 女性膀胱（上面观）
The urinary bladder of female. Superior aspect

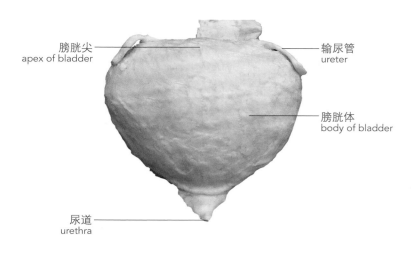

膀胱尖
apex of bladder
输尿管
ureter
膀胱体
body of bladder
尿道
urethra

图 7-167 女性膀胱（内面观 1）
The urinary bladder of female. Internal aspect (1)

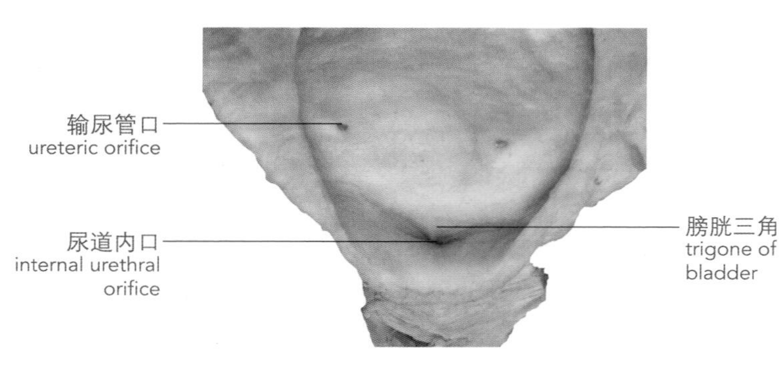

输尿管口
ureteric orifice
尿道内口
internal urethral orifice
膀胱三角
trigone of bladder

图 7-168 女性膀胱（内面观 2）
The urinary bladder of female. Internal aspect (2)

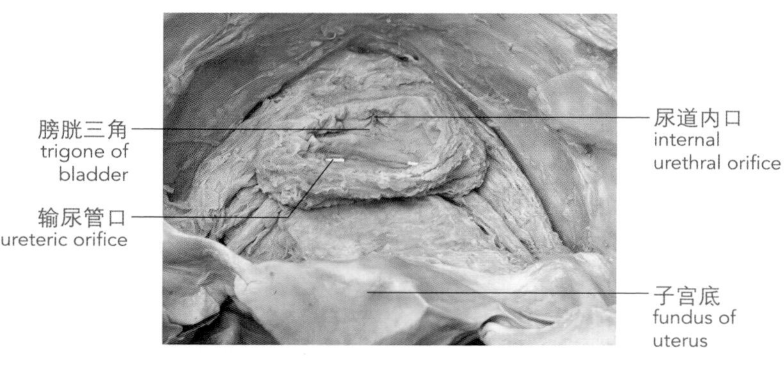

膀胱三角
trigone of bladder
输尿管口
ureteric orifice
尿道内口
internal urethral orifice
子宫底
fundus of uterus

图 7-169 膀胱三角静脉
The triquetral vein of urinary bladder

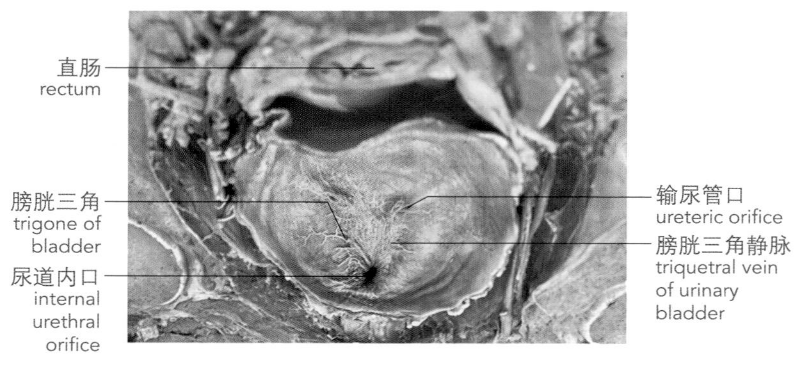

直肠
rectum
膀胱三角
trigone of bladder
尿道内口
internal urethral orifice
输尿管口
ureteric orifice
膀胱三角静脉
triquetral vein of urinary bladder

图 7-170 女性外阴（前面观）
The vulva of female. Anterior aspect

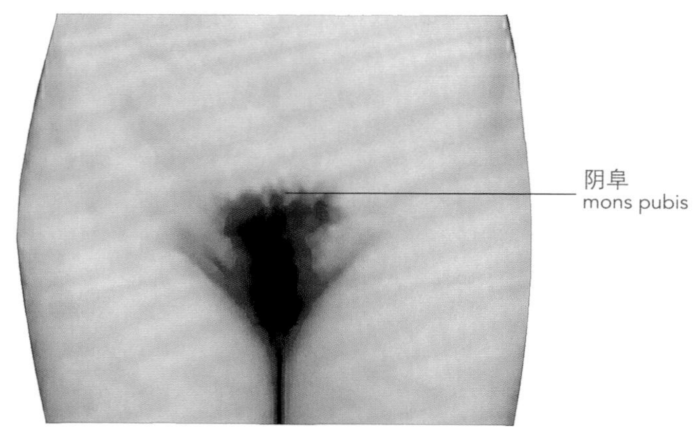

阴阜
mons pubis

图 7-171 女性外阴（下面观）
The vulva of female. Inferior aspect

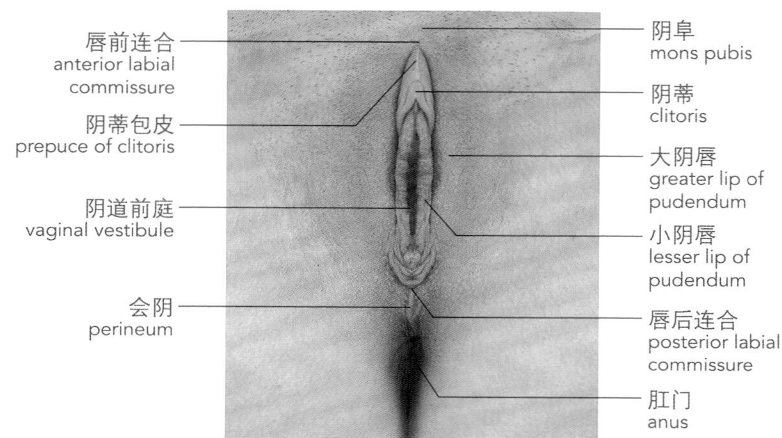

唇前连合
anterior labial commissure
阴蒂包皮
prepuce of clitoris
阴道前庭
vaginal vestibule
会阴
perineum
阴阜
mons pubis
阴蒂
clitoris
大阴唇
greater lip of pudendum
小阴唇
lesser lip of pudendum
唇后连合
posterior labial commissure
肛门
anus

图 7-172 女性外阴的形态
The form of vulva of female.

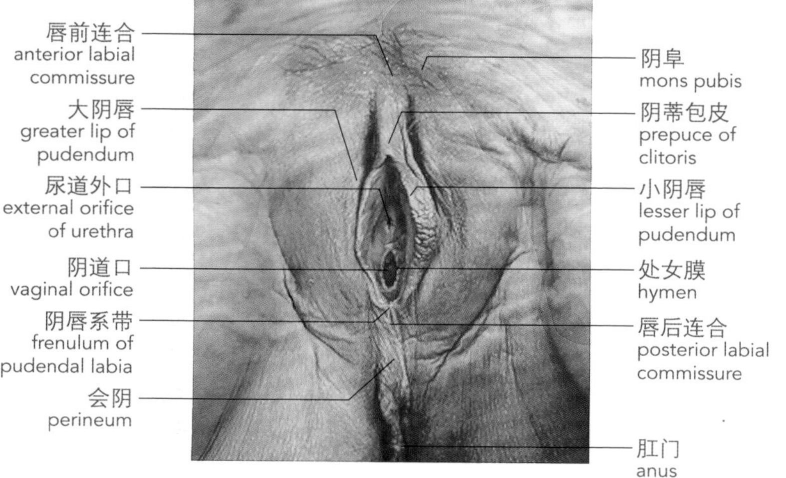

唇前连合
anterior labial commissure
大阴唇
greater lip of pudendum
尿道外口
external orifice of urethra
阴道口
vaginal orifice
阴唇系带
frenulum of pudendal labia
会阴
perineum
阴阜
mons pubis
阴蒂包皮
prepuce of clitoris
小阴唇
lesser lip of pudendum
处女膜
hymen
唇后连合
posterior labial commissure
肛门
anus

图 7-173 会阴形态
The form of perineum

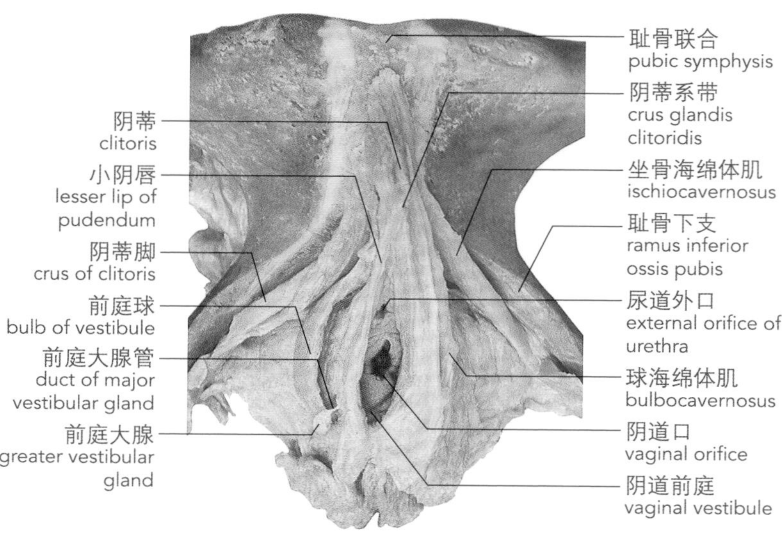

阴蒂
clitoris
小阴唇
lesser lip of pudendum
阴蒂脚
crus of clitoris
前庭球
bulb of vestibule
前庭大腺管
duct of major vestibular gland
前庭大腺
greater vestibular gland
耻骨联合
pubic symphysis
阴蒂系带
crus glandis clitoridis
坐骨海绵体肌
ischiocavernosus
耻骨下支
ramus inferior ossis pubis
尿道外口
external orifice of urethra
球海绵体肌
bulbocavernosus
阴道口
vaginal orifice
阴道前庭
vaginal vestibule

图 7-174 女性会阴(浅层)
The perineum of female. Superficial layer

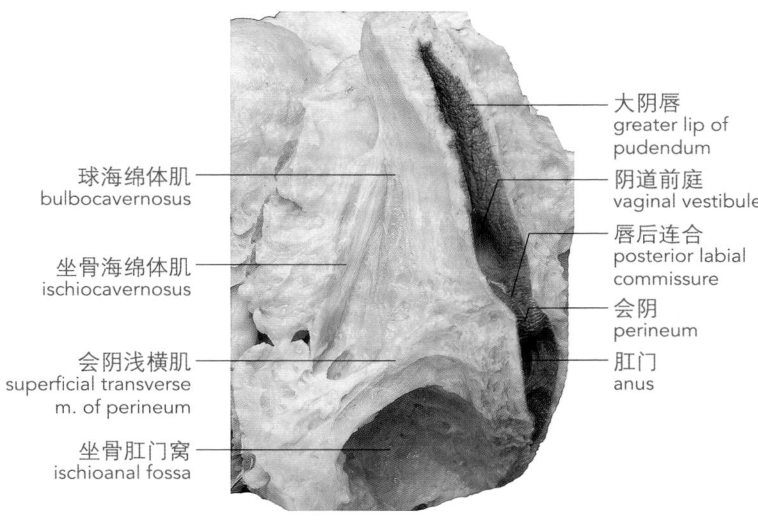
大阴唇
greater lip of pudendum
球海绵体肌
bulbocavernosus
阴道前庭
vaginal vestibule
唇后连合
posterior labial commissure
坐骨海绵体肌
ischiocavernosus
会阴
perineum
肛门
anus
会阴浅横肌
superficial transverse m. of perineum
坐骨肛门窝
ischioanal fossa

【解剖学要点】

会阴有狭义和广义之分。狭义会阴即产科会阴，指肛门与外生殖器之间的软组织。广义会阴指封闭小骨盆下口的所有软组织，呈菱形其前界为耻骨联合下缘；后界为尾骨尖；两侧为耻骨下支、坐骨支、坐骨结节和骶结节韧带。以两侧坐骨结节的连线为界，可将会阴分为前方的尿生殖区，男性有尿道、女性有尿道和阴道通过；后方的为肛门区，其中央有肛门通过。

图 7-175 女性会阴(中层 1)
The perineum of female. Intercellular layer(1)

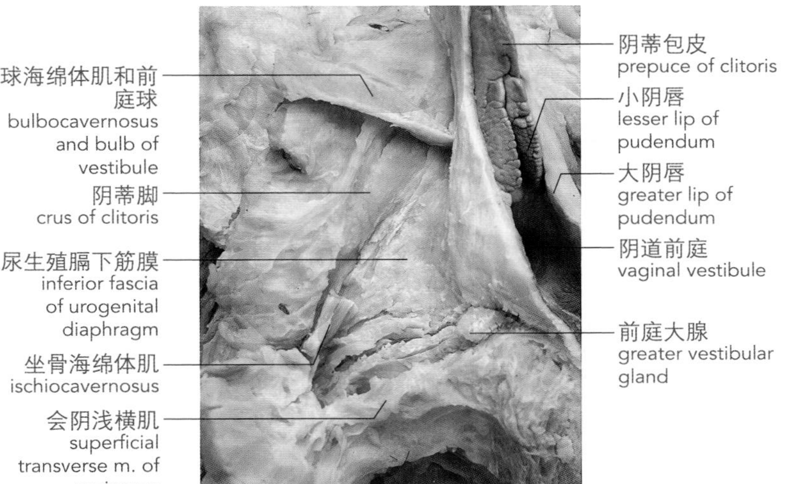
阴蒂包皮
prepuce of clitoris
球海绵体肌和前庭球
bulbocavernosus and bulb of vestibule
小阴唇
lesser lip of pudendum
大阴唇
greater lip of pudendum
阴蒂脚
crus of clitoris
阴道前庭
vaginal vestibule
尿生殖膈下筋膜
inferior fascia of urogenital diaphragm
前庭大腺
greater vestibular gland
坐骨海绵体肌
ischiocavernosus
会阴浅横肌
superficial transverse m. of perineum

图 7-176 女性会阴(中层 2)
The perineum of female. Intercellular layer(2)

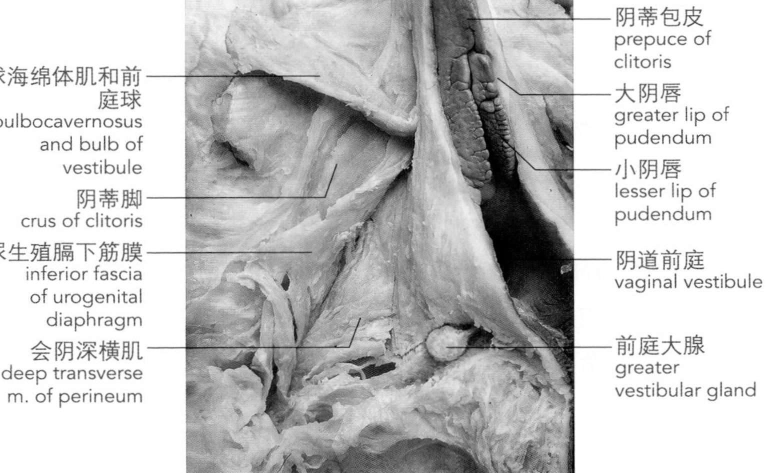
阴蒂包皮
prepuce of clitoris
球海绵体肌和前庭球
bulbocavernosus and bulb of vestibule
大阴唇
greater lip of pudendum
小阴唇
lesser lip of pudendum
阴蒂脚
crus of clitoris
尿生殖膈下筋膜
inferior fascia of urogenital diaphragm
阴道前庭
vaginal vestibule
会阴深横肌
deep transverse m. of perineum
前庭大腺
greater vestibular gland

图 7-177 尿生殖膈(深层)
The urogenital diaphragm. Deep layer

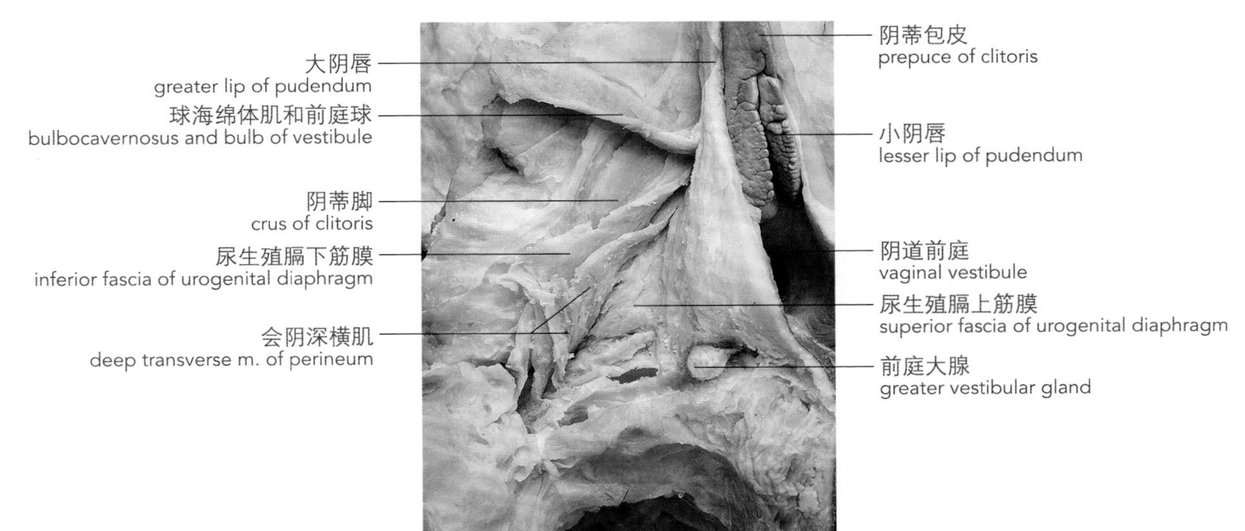
阴蒂包皮
prepuce of clitoris
大阴唇
greater lip of pudendum
球海绵体肌和前庭球
bulbocavernosus and bulb of vestibule
小阴唇
lesser lip of pudendum
阴蒂脚
crus of clitoris
尿生殖膈下筋膜
inferior fascia of urogenital diaphragm
阴道前庭
vaginal vestibule
尿生殖膈上筋膜
superior fascia of urogenital diaphragm
会阴深横肌
deep transverse m. of perineum
前庭大腺
greater vestibular gland

图 7-178 女性会阴
The perineum of female

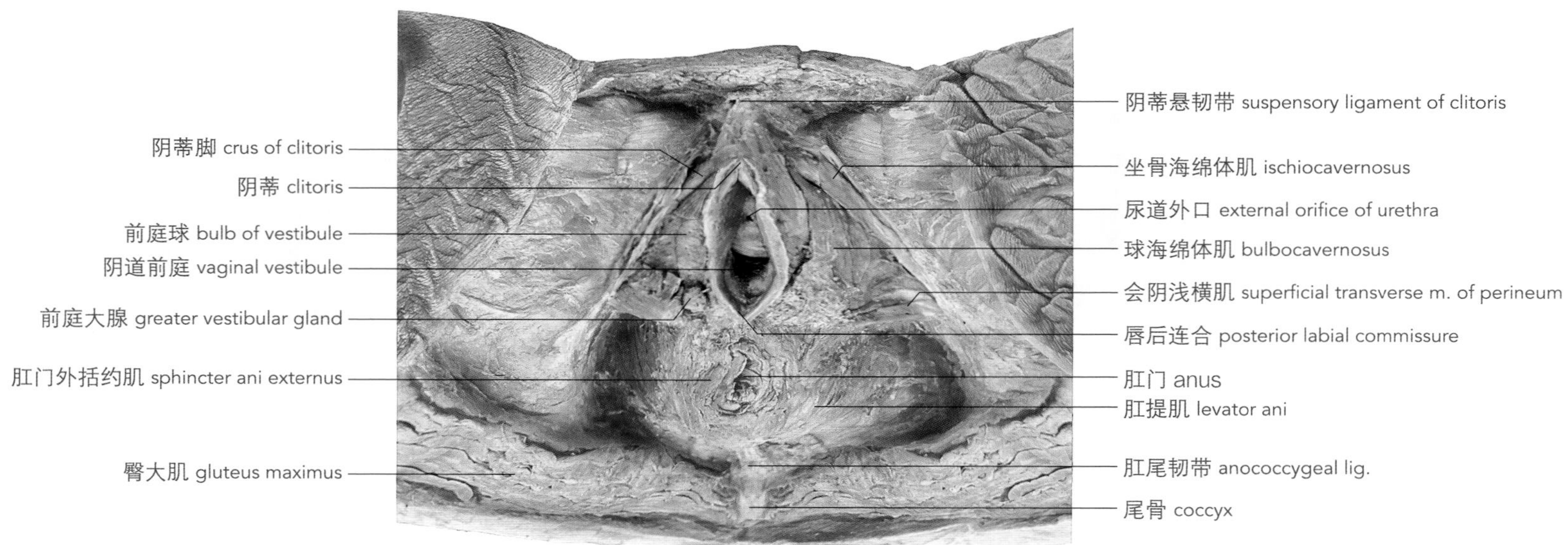
阴蒂脚 crus of clitoris
阴蒂 clitoris
前庭球 bulb of vestibule
阴道前庭 vaginal vestibule
前庭大腺 greater vestibular gland
肛门外括约肌 sphincter ani externus
臀大肌 gluteus maximus
阴蒂悬韧带 suspensory ligament of clitoris
坐骨海绵体肌 ischiocavernosus
尿道外口 external orifice of urethra
球海绵体肌 bulbocavernosus
会阴浅横肌 superficial transverse m. of perineum
唇后连合 posterior labial commissure
肛门 anus
肛提肌 levator ani
肛尾韧带 anococcygeal lig.
尾骨 coccyx

【解剖学要点】

会阴筋膜分为浅层和深层。浅层即浅筋膜，位于皮下组织内，很薄弱，出会阴区即移行于附近各区的浅筋膜。会阴筋膜深层（会阴深筋膜）在尿生殖三角处，又可分为浅、中、深三层。

浅层：即会阴浅筋膜或柯莱斯筋膜，实为浅筋膜的深层，覆盖于球海绵体肌，坐骨海绵体肌、会阴浅横肌及海绵体表面。

中层：即尿生殖膈下筋膜，覆盖于尿生殖三角肌下面。浅层与中层之间有一间隙，名会阴浅（间）隙或会阴浅袋，内含球海绵体肌、坐骨海绵体肌、会阴浅横肌、阴茎海绵体脚以及尿道球等。

深层：即尿生殖膈上筋膜，覆盖尿生殖三角肌的上面，两侧缘附着于坐骨下支和耻骨下支，其前后缘于尿生殖三角肌前后缘，均与尿生殖膈下筋膜愈着。因此，在中、深两层筋膜之间，也构成一密闭的筋膜袋，名会阴深（间）隙或会阴深袋。其内包有尿生殖三角肌、阴部内血管、尿道膜部等；女子有尿道、阴道及阴蒂背神经等。该区发生炎症时，脓液即潴留于间隙内。尿生殖三角肌及尿生殖膈上、下筋膜，共同组成尿生殖膈，封闭盆膈裂孔，有加固盆底的作用。

图 7-179 女性会阴血管神经
The vascular nerve of the perineum of female.

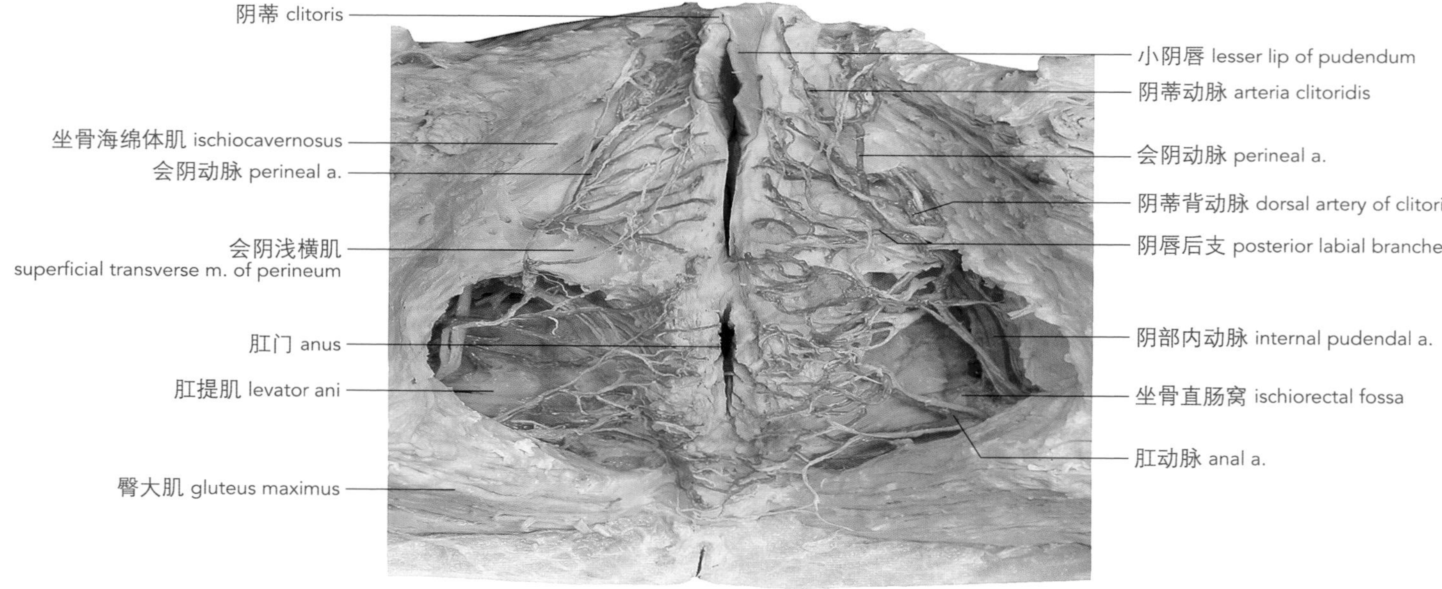
阴蒂 clitoris
坐骨海绵体肌 ischiocavernosus
会阴动脉 perineal a.
会阴浅横肌
superficial transverse m. of perineum
肛门 anus
肛提肌 levator ani
臀大肌 gluteus maximus
小阴唇 lesser lip of pudendum
阴蒂动脉 arteria clitoridis
会阴动脉 perineal a.
阴蒂背动脉 dorsal artery of clitoris
阴唇后支 posterior labial branches
阴部内动脉 internal pudendal a.
坐骨直肠窝 ischiorectal fossa
肛动脉 anal a.

图 7-180 女性会阴神经
The nerve of the perineum of female

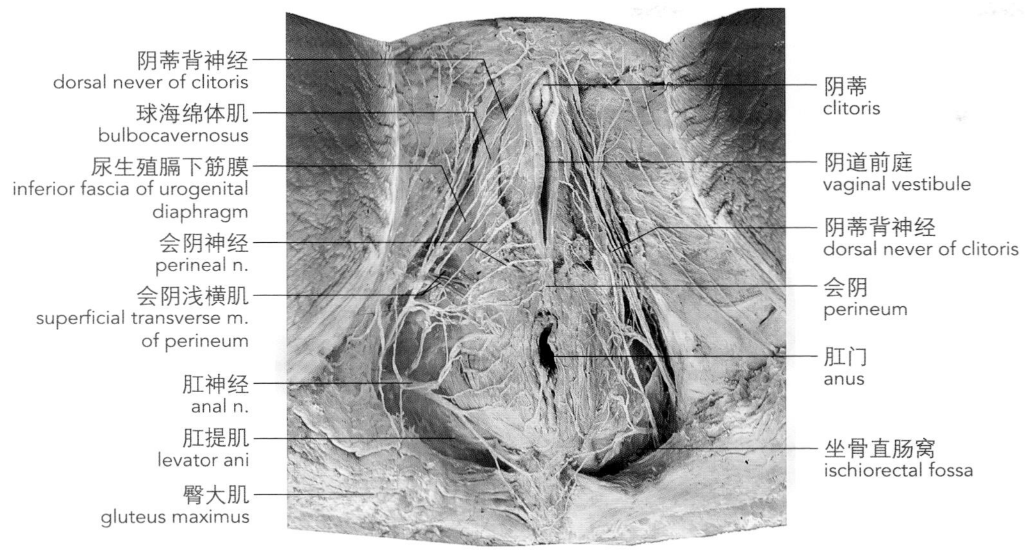
阴蒂背神经
dorsal never of clitoris
球海绵体肌
bulbocavernosus
尿生殖膈下筋膜
inferior fascia of urogenital diaphragm
会阴神经
perineal n.
会阴浅横肌
superficial transverse m. of perineum
肛神经
anal n.
肛提肌
levator ani
臀大肌
gluteus maximus
阴蒂
clitoris
阴道前庭
vaginal vestibule
阴蒂背神经
dorsal never of clitoris
会阴
perineum
肛门
anus
坐骨直肠窝
ischiorectal fossa

【解剖学要点】

会阴部动脉主要来自阴部内动脉，阴部内动脉由髂内动脉前干发出后，沿臀下动脉的前方下降，穿梨状肌下孔出盆腔，至臀大肌的深面，绕坐骨棘，阴部神经伴行其内侧，又经坐骨小孔进入坐骨肛门窝，至尿生殖膈后缘分为会阴动脉和阴茎动脉。在坐骨肛门窝内发出肛动脉、会阴动脉、阴茎（蒂）动脉等分支，分布于肛门、会阴部和外生殖器。

图 7-181 膀胱和前列腺（侧面观）
The urinary bladder and prostate. Lateral aspect

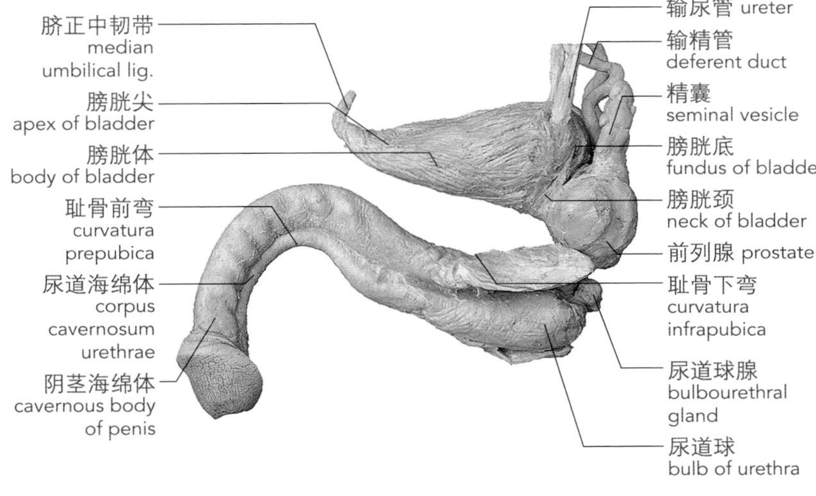
脐正中韧带
median umbilical lig.
膀胱尖
apex of bladder
膀胱体
body of bladder
耻骨前弯
curvatura prepubica
尿道海绵体
corpus cavernosum urethrae
阴茎海绵体
cavernous body of penis
输尿管 ureter
输精管
deferent duct
精囊
seminal vesicle
膀胱底
fundus of bladder
膀胱颈
neck of bladder
前列腺 prostate
耻骨下弯
curvatura infrapubica
尿道球腺
bulbourethral gland
尿道球
bulb of urethra

图 7-182 膀胱和前列腺（上面观）
The urinary bladder and prostate. Superior aspect

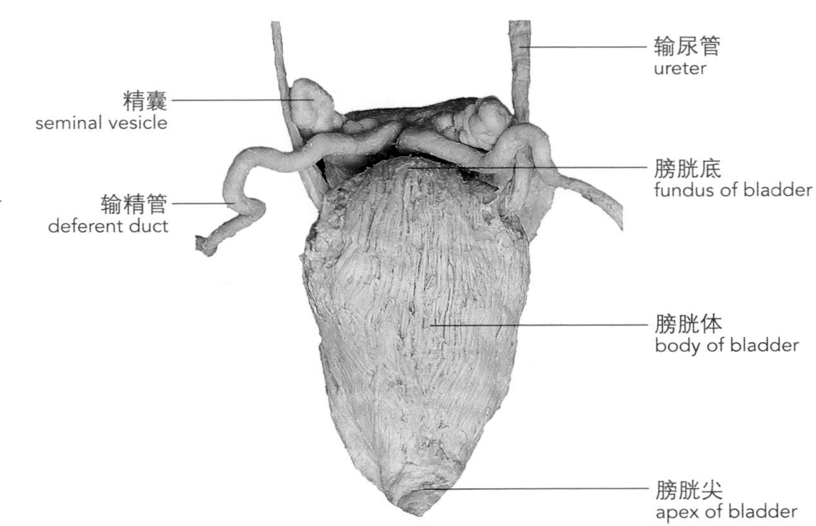
精囊
seminal vesicle
输精管
deferent duct
输尿管
ureter
膀胱底
fundus of bladder
膀胱体
body of bladder
膀胱尖
apex of bladder

图 7-183 膀胱和前列腺（冠状切面）
The urinary bladder and prostate. Coronal section

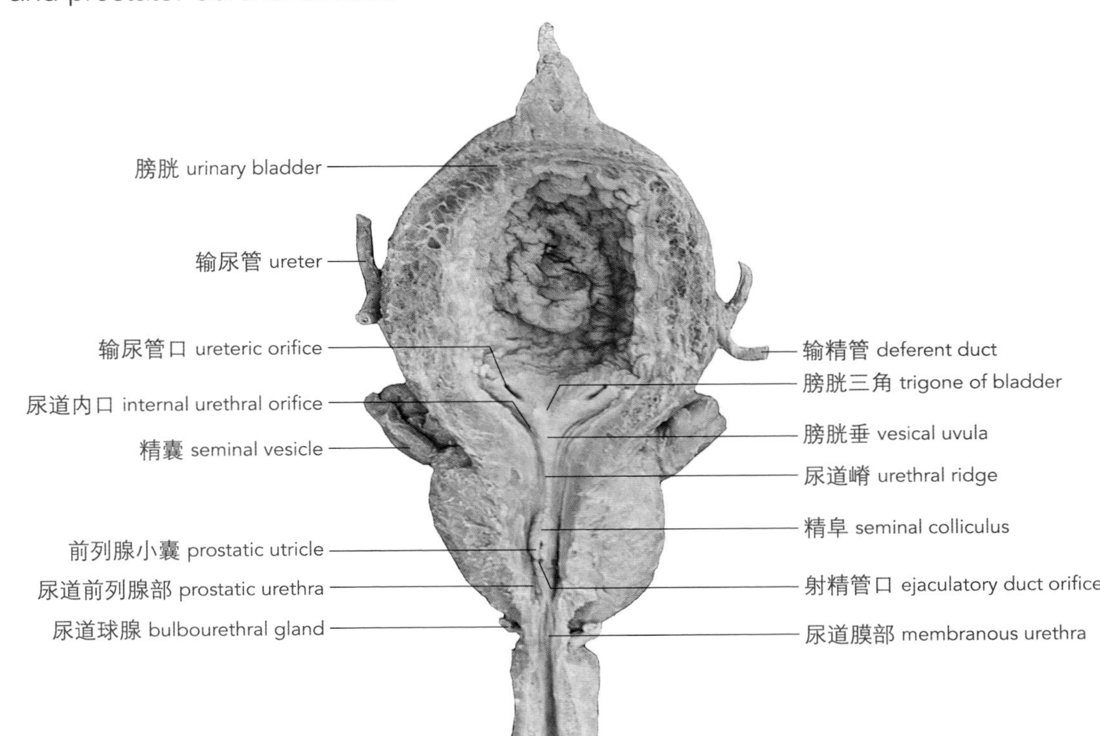
膀胱 urinary bladder
输尿管 ureter
输尿管口 ureteric orifice
尿道内口 internal urethral orifice
精囊 seminal vesicle
前列腺小囊 prostatic utricle
尿道前列腺部 prostatic urethra
尿道球腺 bulbourethral gland
输精管 deferent duct
膀胱三角 trigone of bladder
膀胱垂 vesical uvula
尿道嵴 urethral ridge
精阜 seminal colliculus
射精管口 ejaculatory duct orifice
尿道膜部 membranous urethra

图 7-184 男性膀胱和尿道
The urinary bladder and urethra of male

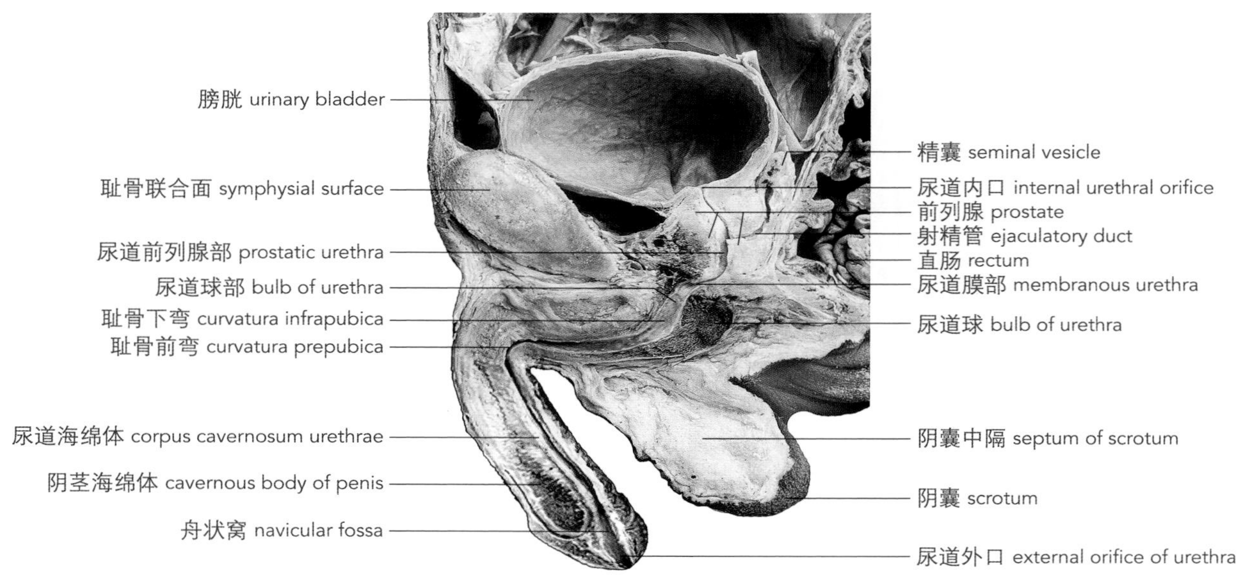

膀胱 urinary bladder
耻骨联合面 symphysial surface
尿道前列腺部 prostatic urethra
尿道球部 bulb of urethra
耻骨下弯 curvatura infrapubica
耻骨前弯 curvatura prepubica
尿道海绵体 corpus cavernosum urethrae
阴茎海绵体 cavernous body of penis
舟状窝 navicular fossa
精囊 seminal vesicle
尿道内口 internal urethral orifice
前列腺 prostate
射精管 ejaculatory duct
直肠 rectum
尿道膜部 membranous urethra
尿道球 bulb of urethra
阴囊中隔 septum of scrotum
阴囊 scrotum
尿道外口 external orifice of urethra

图 7-185 男性膀胱动脉
The arteria vesicalis of male

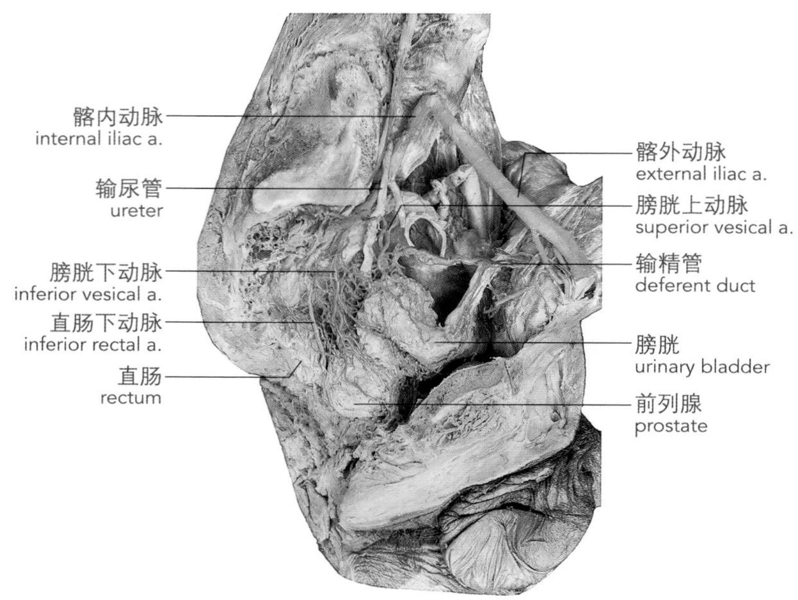

髂内动脉
internal iliac a.
输尿管
ureter
膀胱下动脉
inferior vesical a.
直肠下动脉
inferior rectal a.
直肠
rectum
髂外动脉
external iliac a.
膀胱上动脉
superior vesical a.
输精管
deferent duct
膀胱
urinary bladder
前列腺
prostate

图 7-186 前列腺及尿道膜部
The prostate, prostate and membranous urethra

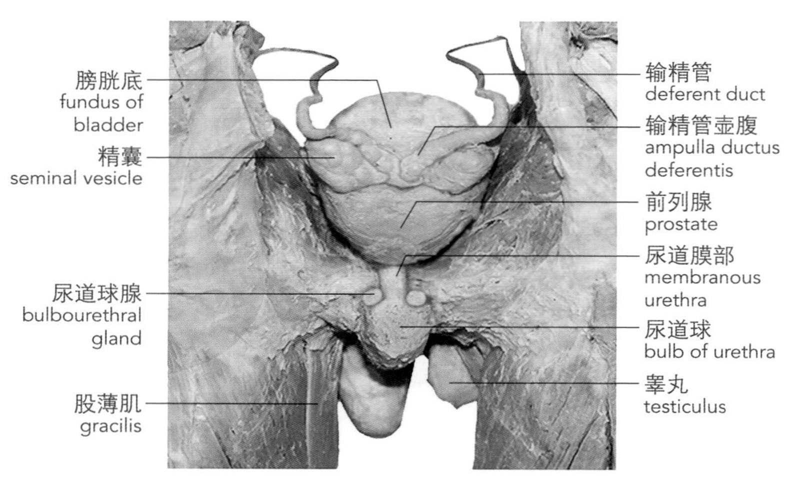

膀胱底
fundus of bladder
精囊
seminal vesicle
尿道球腺
bulbourethral gland
股薄肌
gracilis
输精管
deferent duct
输精管壶腹
ampulla ductus deferentis
前列腺
prostate
尿道膜部
membranous urethra
尿道球
bulb of urethra
睾丸
testiculus

图 7-187 膀胱和前列腺
The urinary bladder and prostate

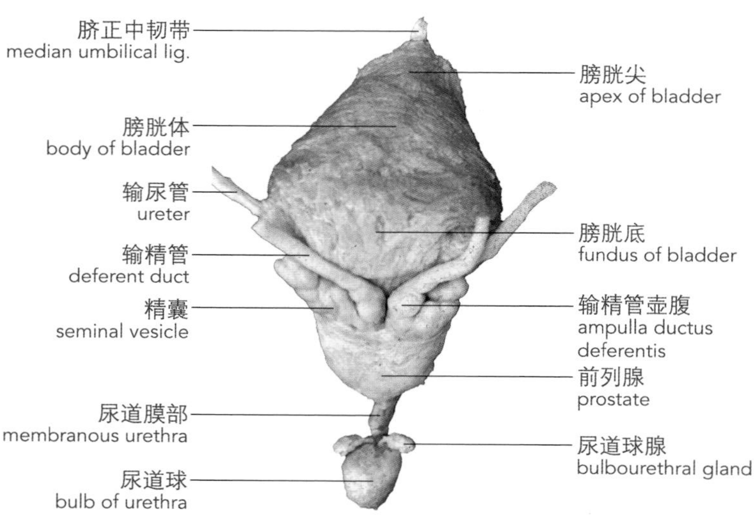

脐正中韧带
median umbilical lig.
膀胱体
body of bladder
输尿管
ureter
输精管
deferent duct
精囊
seminal vesicle
尿道膜部
membranous urethra
尿道球
bulb of urethra
膀胱尖
apex of bladder
膀胱底
fundus of bladder
输精管壶腹
ampulla ductus deferentis
前列腺
prostate
尿道球腺
bulbourethral gland

图 7-188 前列腺(切开)
The prostate. Dissection

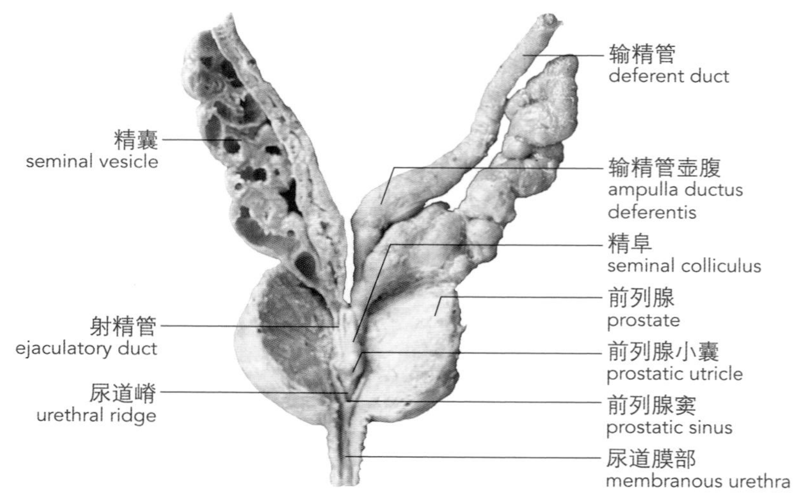

精囊
seminal vesicle
射精管
ejaculatory duct
尿道嵴
urethral ridge
输精管
deferent duct
输精管壶腹
ampulla ductus deferentis
精阜
seminal colliculus
前列腺
prostate
前列腺小囊
prostatic utricle
前列腺窦
prostatic sinus
尿道膜部
membranous urethra

【解剖学要点】

前列腺呈栗子形，上端为前列腺底，邻接膀胱颈，下端为前列腺尖，位于尿生殖膈上，二者之间为前列腺体，体后部中间有纵行的前列腺沟。前列腺表面包有前列腺囊。前列腺实质可分为前叶、中叶、后叶和两侧叶。尿道前列腺部纵行穿经前列腺。近底的后缘处，有一对射精管穿入，斜向前下方，开口于尿道前列腺部后壁的精阜上。

图 7-189 男性生殖管道造影
The radiography of the genital duct of male

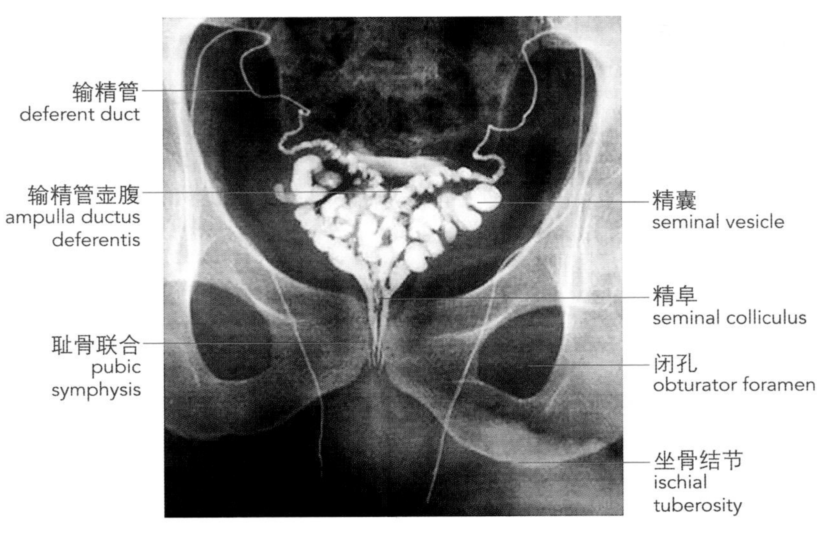
输精管
deferent duct
输精管壶腹
ampulla ductus deferentis
耻骨联合
pubic symphysis
精囊
seminal vesicle
精阜
seminal colliculus
闭孔
obturator foramen
坐骨结节
ischial tuberosity

图 7-190 前列腺动脉
The artery of prostate

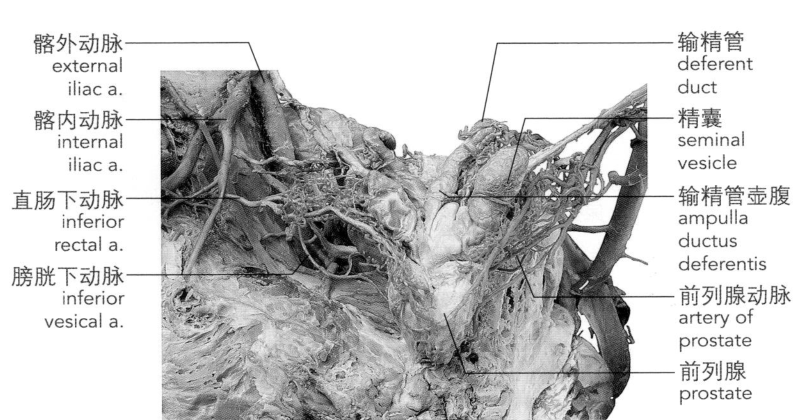
髂外动脉
external iliac a.
髂内动脉
internal iliac a.
直肠下动脉
inferior rectal a.
膀胱下动脉
inferior vesical a.
输精管
deferent duct
精囊
seminal vesicle
输精管壶腹
ampulla ductus deferentis
前列腺动脉
artery of prostate
前列腺
prostate

图 7-191 输精管动脉(后面观)
The deferential artery. Posterior aspect

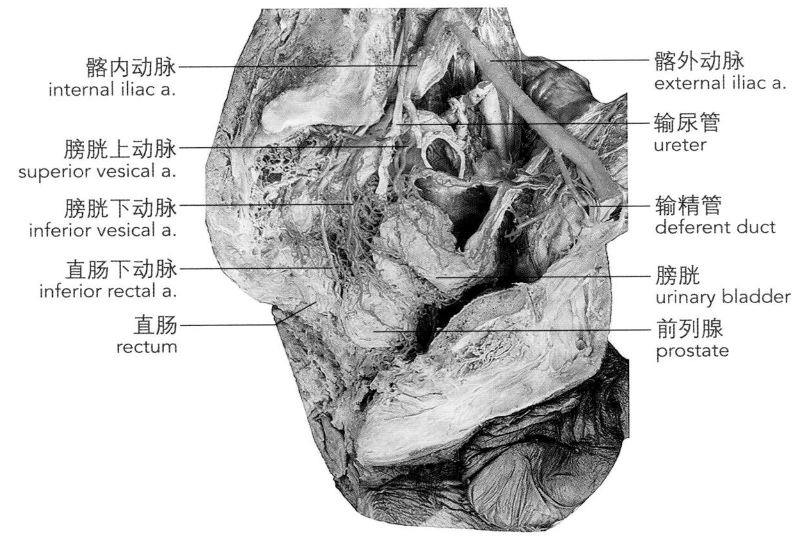
髂内动脉
internal iliac a.
膀胱上动脉
superior vesical a.
膀胱下动脉
inferior vesical a.
直肠下动脉
inferior rectal a.
直肠
rectum
髂外动脉
external iliac a.
输尿管
ureter
输精管
deferent duct
膀胱
urinary bladder
前列腺
prostate

图 7-192 前列腺分叶(上部)
The sublobe of prostate. Superior part

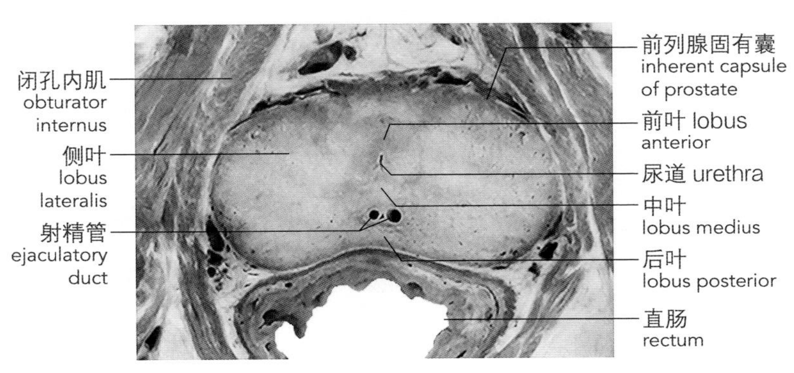
闭孔内肌
obturator internus
侧叶
lobus lateralis
射精管
ejaculatory duct
前列腺固有囊
inherent capsule of prostate
前叶 lobus anterior
尿道 urethra
中叶
lobus medius
后叶
lobus posterior
直肠
rectum

图 7-193 前列腺分叶(中部)
The sublobe of prostate. Middle part

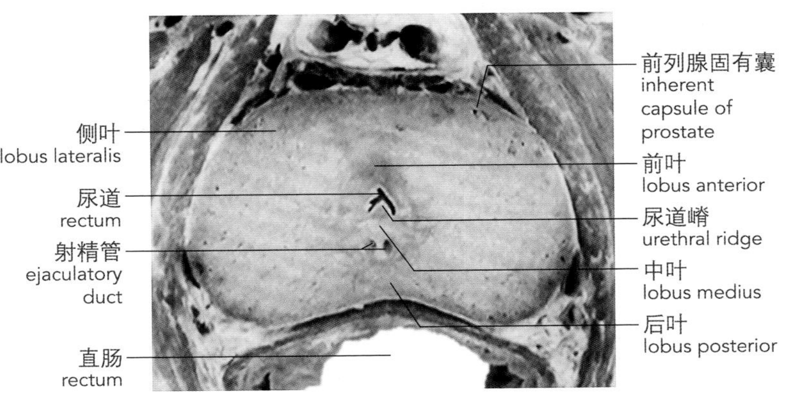
侧叶
lobus lateralis
尿道
rectum
射精管
ejaculatory duct
直肠
rectum
前列腺固有囊
inherent capsule of prostate
前叶
lobus anterior
尿道嵴
urethral ridge
中叶
lobus medius
后叶
lobus posterior

图 7-194 前列腺分叶(下部)
The sublobe of prostate. Inferior part

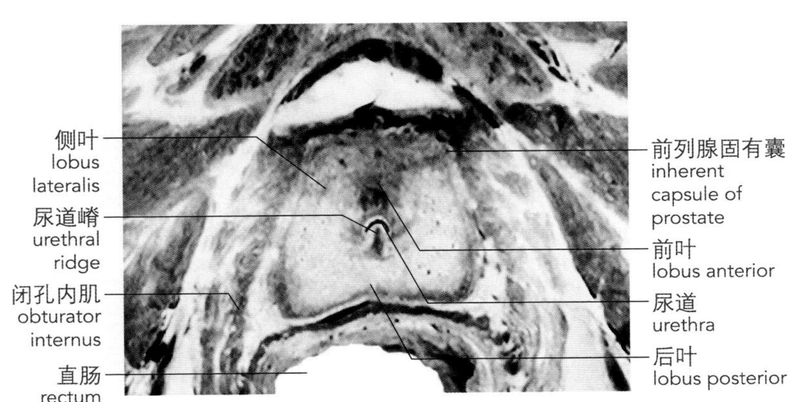
侧叶
lobus lateralis
尿道嵴
urethral ridge
闭孔内肌
obturator internus
直肠
rectum
前列腺固有囊
inherent capsule of prostate
前叶
lobus anterior
尿道
urethra
后叶
lobus posterior

图 7-195 前列腺位置（矢状切面）
The position of prostate. Sagittal section

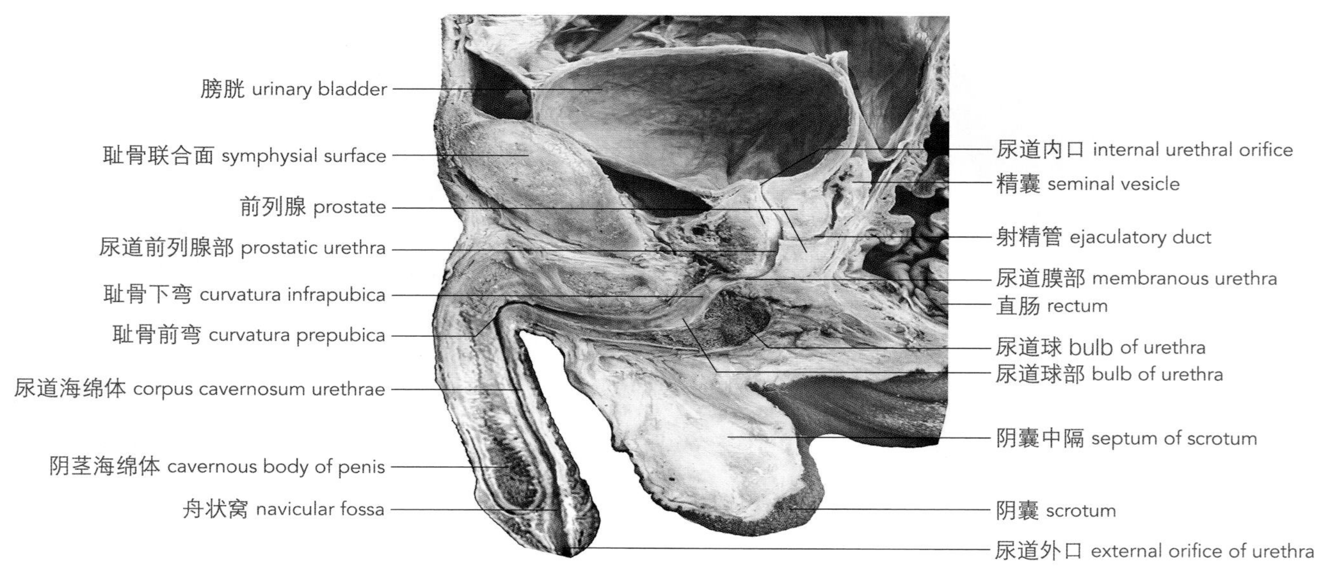
膀胱 urinary bladder
耻骨联合面 symphysial surface
前列腺 prostate
尿道前列腺部 prostatic urethra
耻骨下弯 curvatura infrapubica
耻骨前弯 curvatura prepubica
尿道海绵体 corpus cavernosum urethrae
阴茎海绵体 cavernous body of penis
舟状窝 navicular fossa
尿道内口 internal urethral orifice
精囊 seminal vesicle
射精管 ejaculatory duct
尿道膜部 membranous urethra
直肠 rectum
尿道球 bulb of urethra
尿道球部 bulb of urethra
阴囊中隔 septum of scrotum
阴囊 scrotum
尿道外口 external orifice of urethra

图 7-196 前列腺位置（冠状切面 1）
The position of prostate. Coronal section (1)

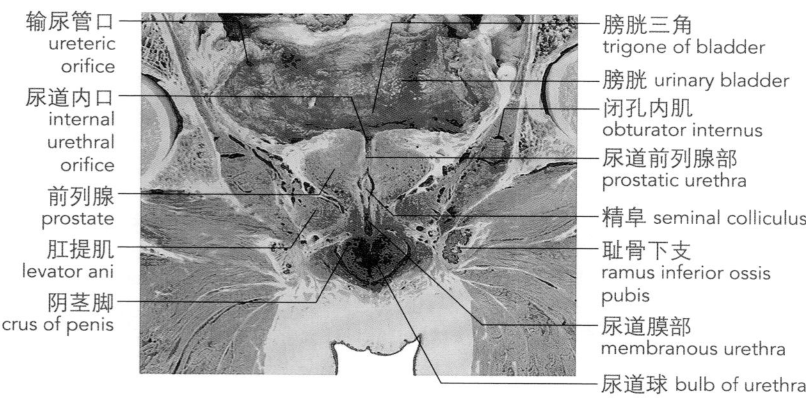
输尿管口 ureteric orifice
尿道内口 internal urethral orifice
前列腺 prostate
肛提肌 levator ani
阴茎脚 crus of penis
膀胱三角 trigone of bladder
膀胱 urinary bladder
闭孔内肌 obturator internus
尿道前列腺部 prostatic urethra
精阜 seminal colliculus
耻骨下支 ramus inferior ossis pubis
尿道膜部 membranous urethra
尿道球 bulb of urethra

图 7-197 前列腺位置（冠状切面 2）
The position of prostate. Coronal section (2)

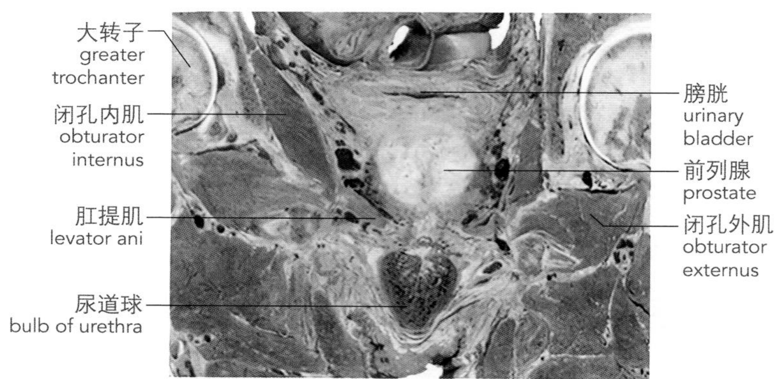
大转子 greater trochanter
闭孔内肌 obturator internus
肛提肌 levator ani
尿道球 bulb of urethra
膀胱 urinary bladder
前列腺 prostate
闭孔外肌 obturator externus

图 7-198 男性盆腔（冠状切面 1）
The pelvic cavity of male. Coronal section (1)

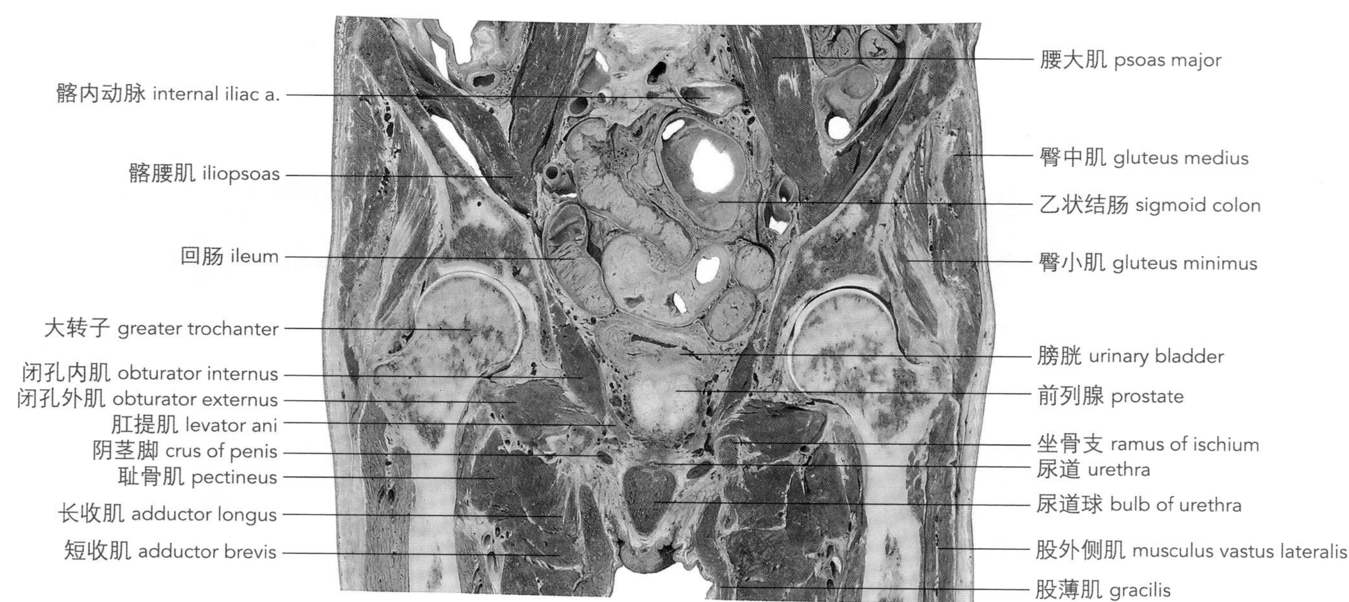
髂内动脉 internal iliac a.
髂腰肌 iliopsoas
回肠 ileum
大转子 greater trochanter
闭孔内肌 obturator internus
闭孔外肌 obturator externus
肛提肌 levator ani
阴茎脚 crus of penis
耻骨肌 pectineus
长收肌 adductor longus
短收肌 adductor brevis
腰大肌 psoas major
臀中肌 gluteus medius
乙状结肠 sigmoid colon
臀小肌 gluteus minimus
膀胱 urinary bladder
前列腺 prostate
坐骨支 ramus of ischium
尿道 urethra
尿道球 bulb of urethra
股外侧肌 musculus vastus lateralis
股薄肌 gracilis

图 7-199 男性盆腔(冠状切面 2)
The pelvic cavity of male. Coronal section(2)

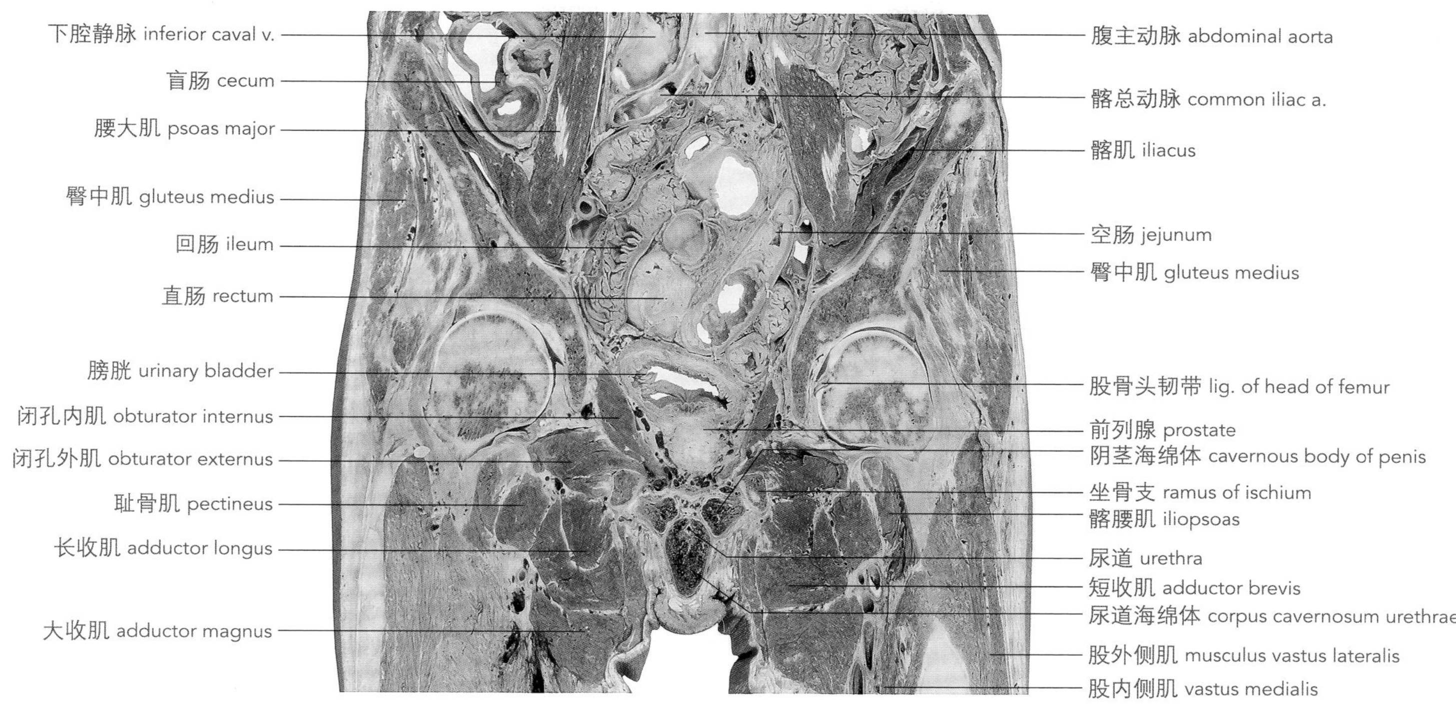

下腔静脉 inferior caval v.
盲肠 cecum
腰大肌 psoas major
臀中肌 gluteus medius
回肠 ileum
直肠 rectum
膀胱 urinary bladder
闭孔内肌 obturator internus
闭孔外肌 obturator externus
耻骨肌 pectineus
长收肌 adductor longus
大收肌 adductor magnus
腹主动脉 abdominal aorta
髂总动脉 common iliac a.
髂肌 iliacus
空肠 jejunum
臀中肌 gluteus medius
股骨头韧带 lig. of head of femur
前列腺 prostate
阴茎海绵体 cavernous body of penis
坐骨支 ramus of ischium
髂腰肌 iliopsoas
尿道 urethra
短收肌 adductor brevis
尿道海绵体 corpus cavernosum urethrae
股外侧肌 musculus vastus lateralis
股内侧肌 vastus medialis

图 7-200 男性盆腔水平切面(膀胱上部)
The horizontal section of pelvic cavity of male. Urinary bladder Superior part

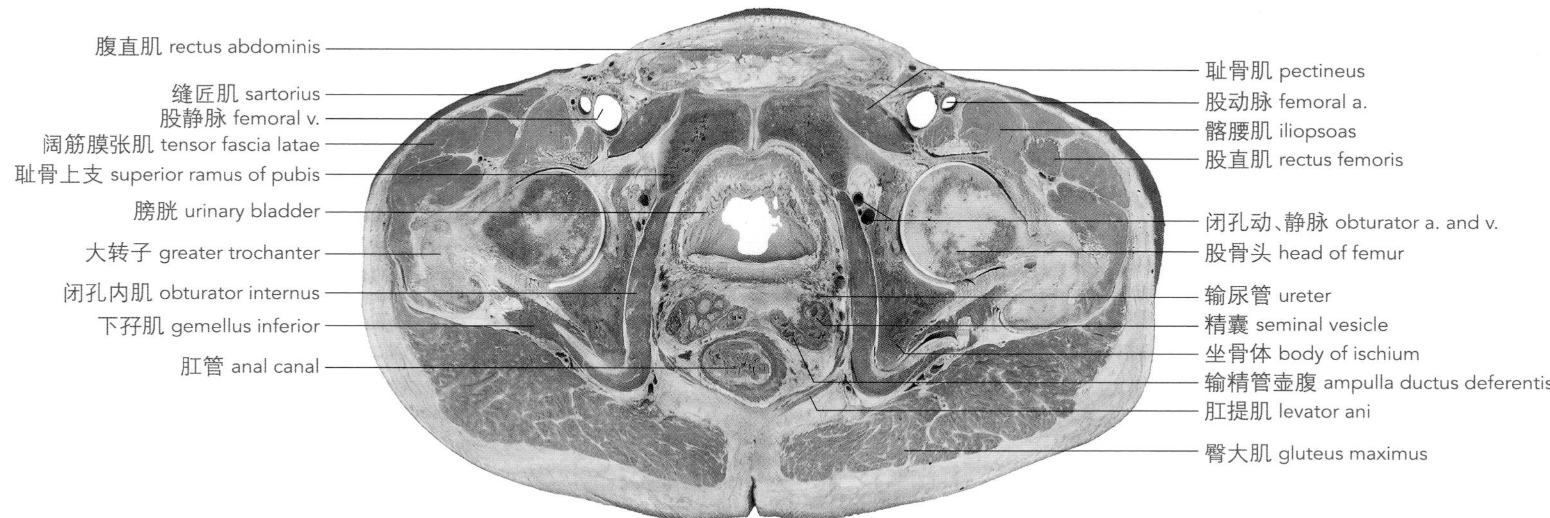

腹直肌 rectus abdominis
缝匠肌 sartorius
股静脉 femoral v.
阔筋膜张肌 tensor fascia latae
耻骨上支 superior ramus of pubis
膀胱 urinary bladder
大转子 greater trochanter
闭孔内肌 obturator internus
下孖肌 gemellus inferior
肛管 anal canal
耻骨肌 pectineus
股动脉 femoral a.
髂腰肌 iliopsoas
股直肌 rectus femoris
闭孔动、静脉 obturator a. and v.
股骨头 head of femur
输尿管 ureter
精囊 seminal vesicle
坐骨体 body of ischium
输精管壶腹 ampulla ductus deferentis
肛提肌 levator ani
臀大肌 gluteus maximus

图 7-201 男性盆腔水平切面(膀胱下部)
The horizontal section of pelvic cavity of male. Urinary bladder inferior part

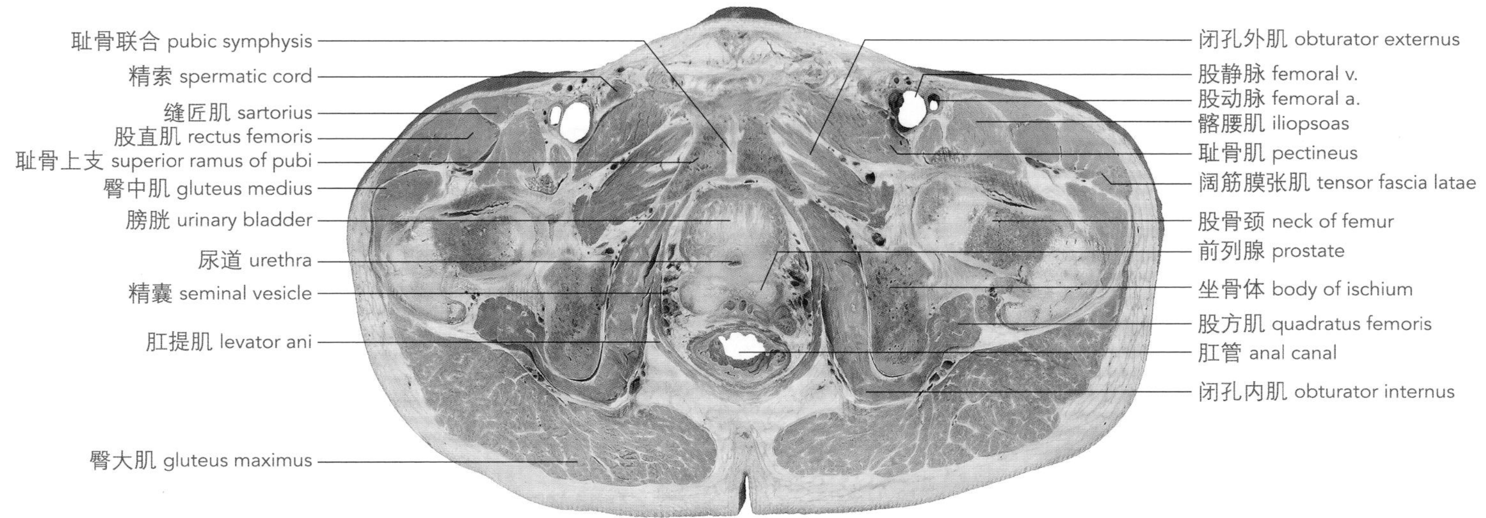

耻骨联合 pubic symphysis
精索 spermatic cord
缝匠肌 sartorius
股直肌 rectus femoris
耻骨上支 superior ramus of pubi
臀中肌 gluteus medius
膀胱 urinary bladder
尿道 urethra
精囊 seminal vesicle
肛提肌 levator ani
臀大肌 gluteus maximus
闭孔外肌 obturator externus
股静脉 femoral v.
股动脉 femoral a.
髂腰肌 iliopsoas
耻骨肌 pectineus
阔筋膜张肌 tensor fascia latae
股骨颈 neck of femur
前列腺 prostate
坐骨体 body of ischium
股方肌 quadratus femoris
肛管 anal canal
闭孔内肌 obturator internus

图 7-202 男性盆腔水平切面(前列腺上部)
The horizontal section of pelvic cavity of male. Prostate superior part

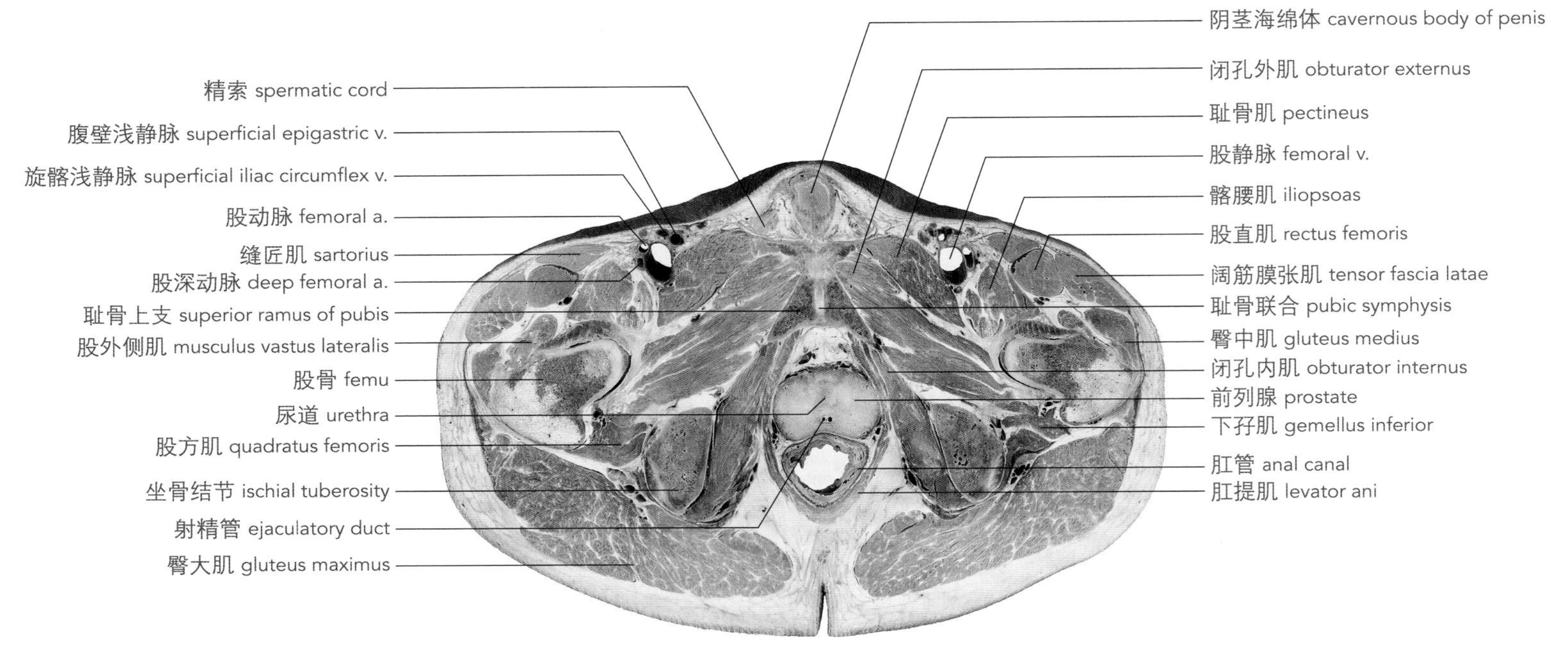

精索 spermatic cord
腹壁浅静脉 superficial epigastric v.
旋髂浅静脉 superficial iliac circumflex v.
股动脉 femoral a.
缝匠肌 sartorius
股深动脉 deep femoral a.
耻骨上支 superior ramus of pubis
股外侧肌 musculus vastus lateralis
股骨 femu
尿道 urethra
股方肌 quadratus femoris
坐骨结节 ischial tuberosity
射精管 ejaculatory duct
臀大肌 gluteus maximus
阴茎海绵体 cavernous body of penis
闭孔外肌 obturator externus
耻骨肌 pectineus
股静脉 femoral v.
髂腰肌 iliopsoas
股直肌 rectus femoris
阔筋膜张肌 tensor fascia latae
耻骨联合 pubic symphysis
臀中肌 gluteus medius
闭孔内肌 obturator internus
前列腺 prostate
下孖肌 gemellus inferior
肛管 anal canal
肛提肌 levator ani

图 7-203 男性盆腔水平切面(前列腺中部)
The horizontal section of pelvic cavity of male. Prostate middle part

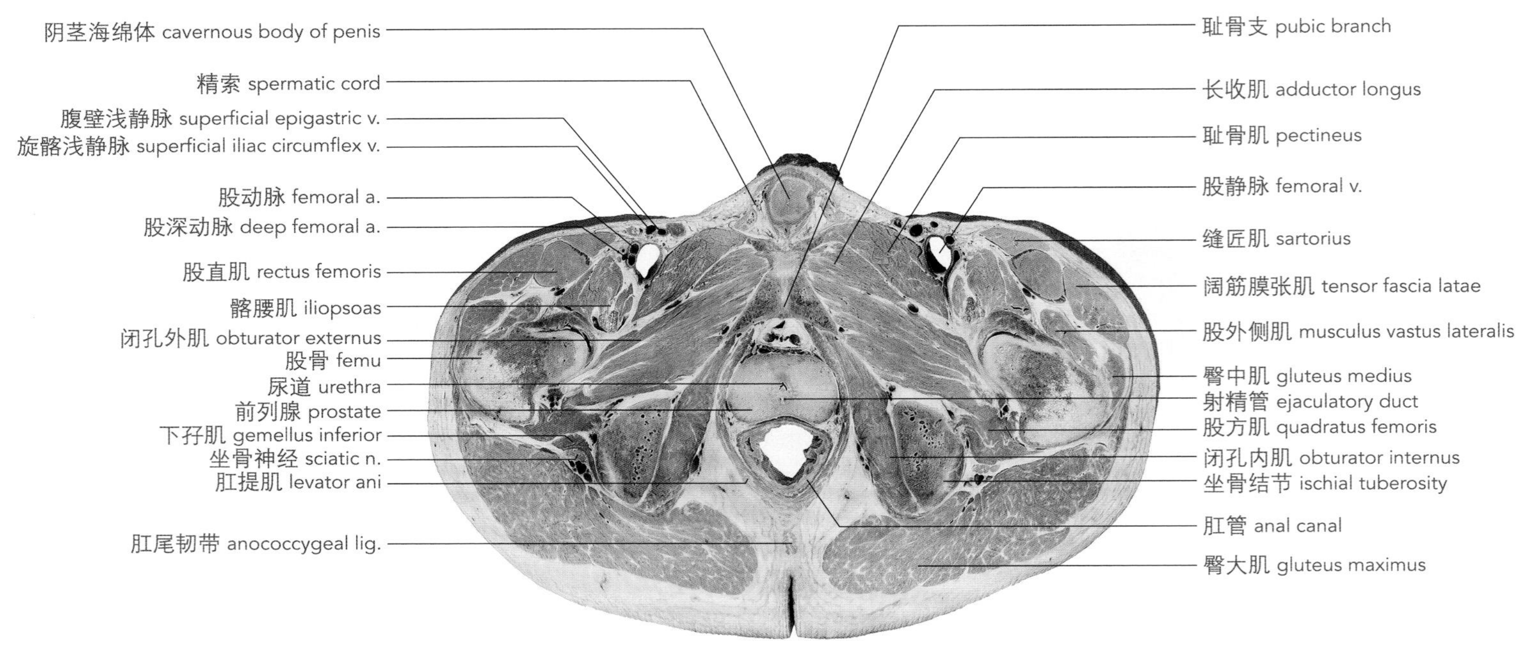

阴茎海绵体 cavernous body of penis
精索 spermatic cord
腹壁浅静脉 superficial epigastric v.
旋髂浅静脉 superficial iliac circumflex v.
股动脉 femoral a.
股深动脉 deep femoral a.
股直肌 rectus femoris
髂腰肌 iliopsoas
闭孔外肌 obturator externus
股骨 femu
尿道 urethra
前列腺 prostate
下孖肌 gemellus inferior
坐骨神经 sciatic n.
肛提肌 levator ani
肛尾韧带 anococcygeal lig.
耻骨支 pubic branch
长收肌 adductor longus
耻骨肌 pectineus
股静脉 femoral v.
缝匠肌 sartorius
阔筋膜张肌 tensor fascia latae
股外侧肌 musculus vastus lateralis
臀中肌 gluteus medius
射精管 ejaculatory duct
股方肌 quadratus femoris
闭孔内肌 obturator internus
坐骨结节 ischial tuberosity
肛管 anal canal
臀大肌 gluteus maximus

图 7-204 男性盆腔水平切面(前列腺下部)
The horizontal section of pelvic cavity of male. Prostate inferior part

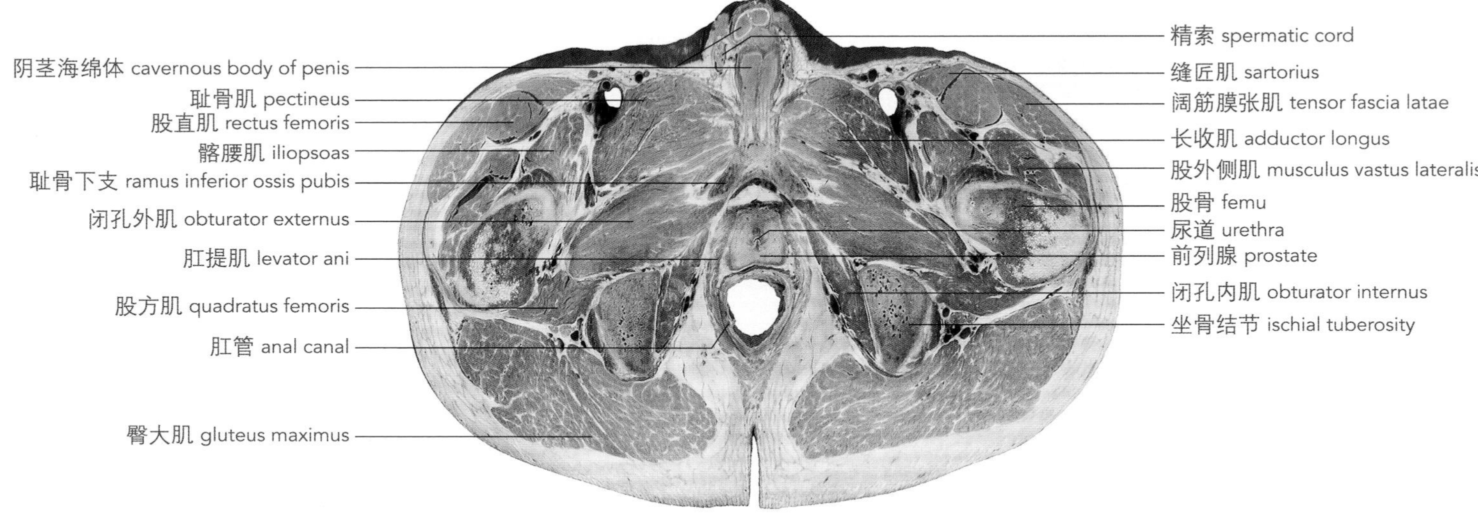

阴茎海绵体 cavernous body of penis
耻骨肌 pectineus
股直肌 rectus femoris
髂腰肌 iliopsoas
耻骨下支 ramus inferior ossis pubis
闭孔外肌 obturator externus
肛提肌 levator ani
股方肌 quadratus femoris
肛管 anal canal
臀大肌 gluteus maximus
精索 spermatic cord
缝匠肌 sartorius
阔筋膜张肌 tensor fascia latae
长收肌 adductor longus
股外侧肌 musculus vastus lateralis
股骨 femu
尿道 urethra
前列腺 prostate
闭孔内肌 obturator internus
坐骨结节 ischial tuberosity

图 7-205 男性盆腔水平切面（尿道膜部）
The horizontal section of pelvic cavity of male. Membranous urethra

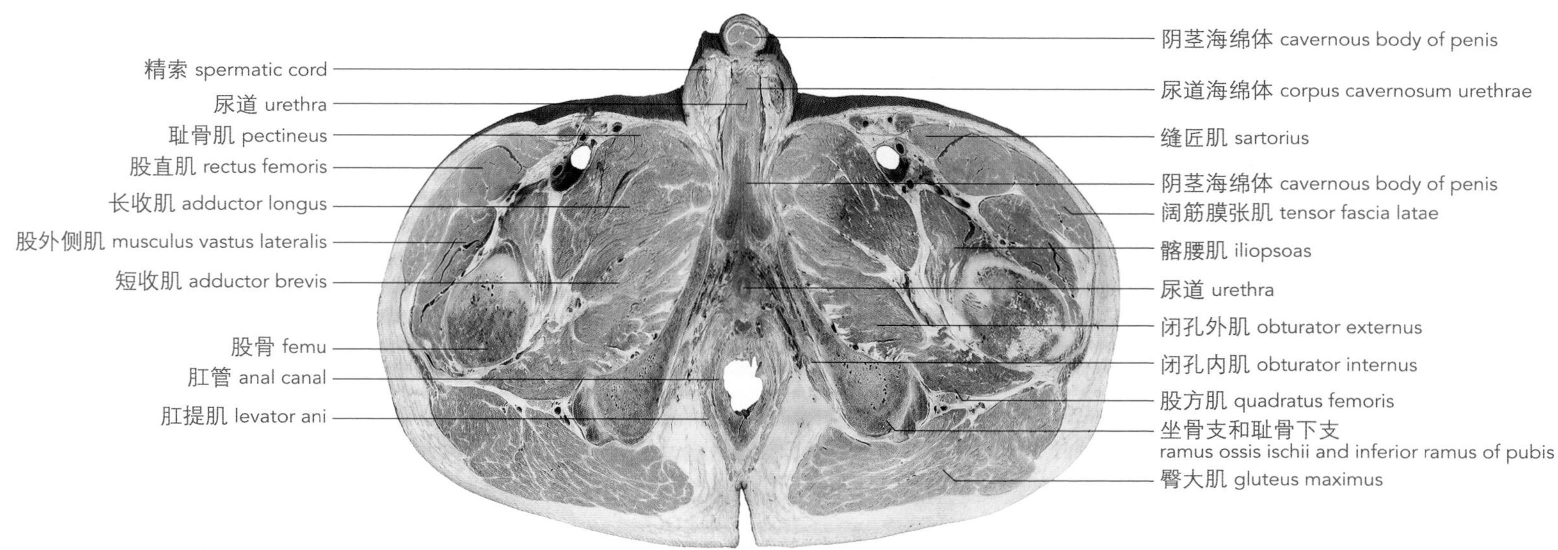
精索 spermatic cord
尿道 urethra
耻骨肌 pectineus
股直肌 rectus femoris
长收肌 adductor longus
股外侧肌 musculus vastus lateralis
短收肌 adductor brevis
股骨 femu
肛管 anal canal
肛提肌 levator ani
阴茎海绵体 cavernous body of penis
尿道海绵体 corpus cavernosum urethrae
缝匠肌 sartorius
阴茎海绵体 cavernous body of penis
阔筋膜张肌 tensor fascia latae
髂腰肌 iliopsoas
尿道 urethra
闭孔外肌 obturator externus
闭孔内肌 obturator internus
股方肌 quadratus femoris
坐骨支和耻骨下支
ramus ossis ischii and inferior ramus of pubis
臀大肌 gluteus maximus

图 7-206 男性外阴
The vulva of male

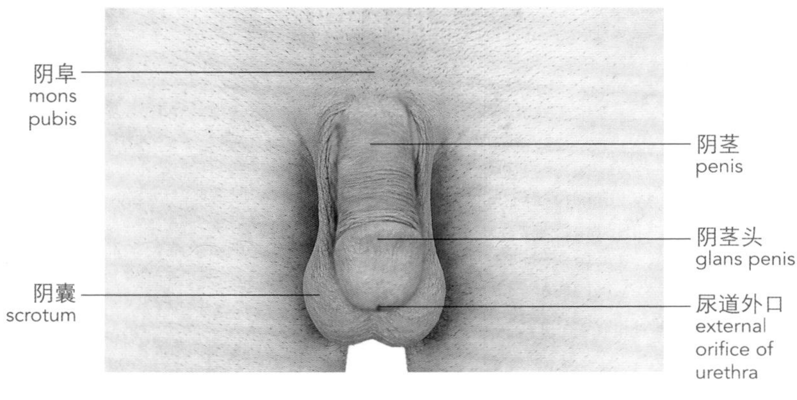
阴阜
mons
pubis
阴囊
scrotum
阴茎
penis
阴茎头
glans penis
尿道外口
external
orifice of
urethra

图 7-207 阴茎（下面观）
The penis. Inferior aspect

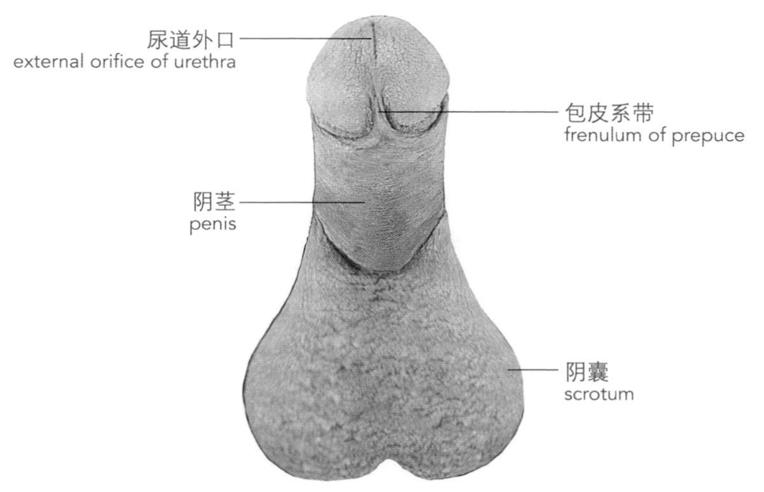
尿道外口
external orifice of urethra
阴茎
penis
包皮系带
frenulum of prepuce
阴囊
scrotum

图 7-208 阴茎（侧面观）
The penis. Lateral aspect

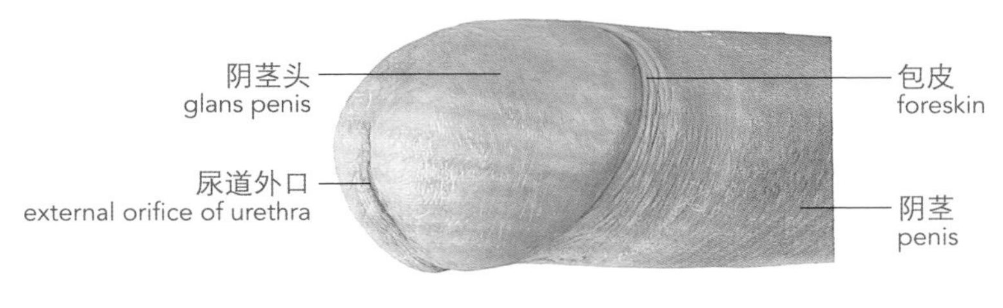
阴茎头
glans penis
尿道外口
external orifice of urethra
包皮
foreskin
阴茎
penis

图 7-209 阴茎（前面观）
The penis. Anterior aspect

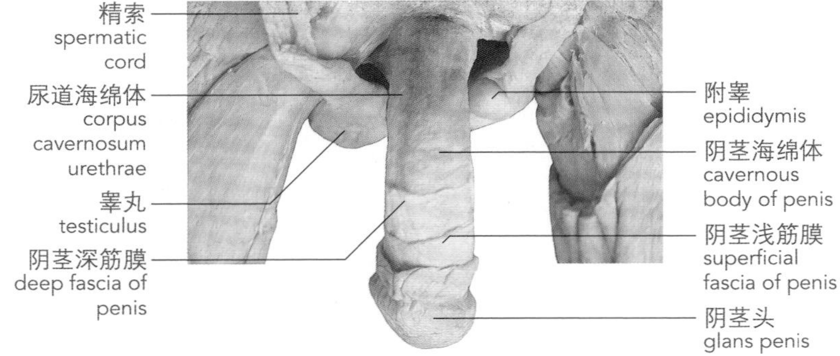
精索
spermatic
cord
尿道海绵体
corpus
cavernosum
urethrae
睾丸
testiculus
阴茎深筋膜
deep fascia of
penis
附睾
epididymis
阴茎海绵体
cavernous
body of penis
阴茎浅筋膜
superficial
fascia of penis
阴茎头
glans penis

图 7-210 阴茎(侧面观)
The penis. Lateral aspect

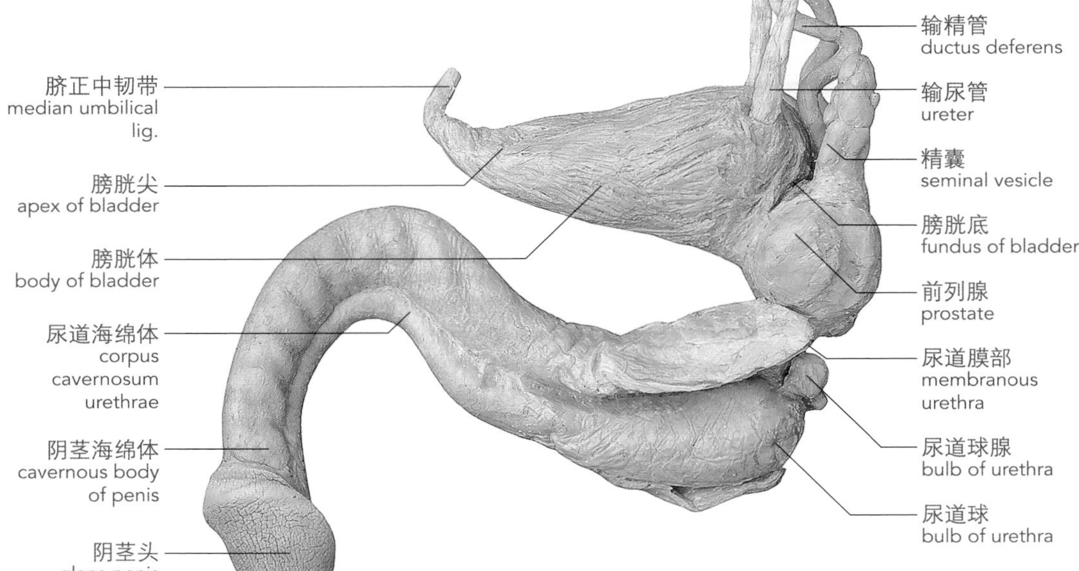
脐正中韧带
median umbilical lig.
膀胱尖
apex of bladder
膀胱体
body of bladder
尿道海绵体
corpus cavernosum urethrae
阴茎海绵体
cavernous body of penis
阴茎头
glans penis
输精管
ductus deferens
输尿管
ureter
精囊
seminal vesicle
膀胱底
fundus of bladder
前列腺
prostate
尿道膜部
membranous urethra
尿道球腺
bulb of urethra
尿道球
bulb of urethra

【解剖学要点】

阴茎由两条阴茎海绵体、一条尿道海绵体、外包筋膜和皮肤而构成。可分为后端的阴茎根，中部的阴茎体和前端膨大的阴茎头，头的尖端有尿道外口。海绵体由海绵体小梁和腔隙构成，腔隙与血管相通，充血后阴茎变硬而勃起。皮肤在阴茎颈前方形成双层的环形皱襞，即阴茎包皮。

图 7-211 阴茎根部
The roots part of penis

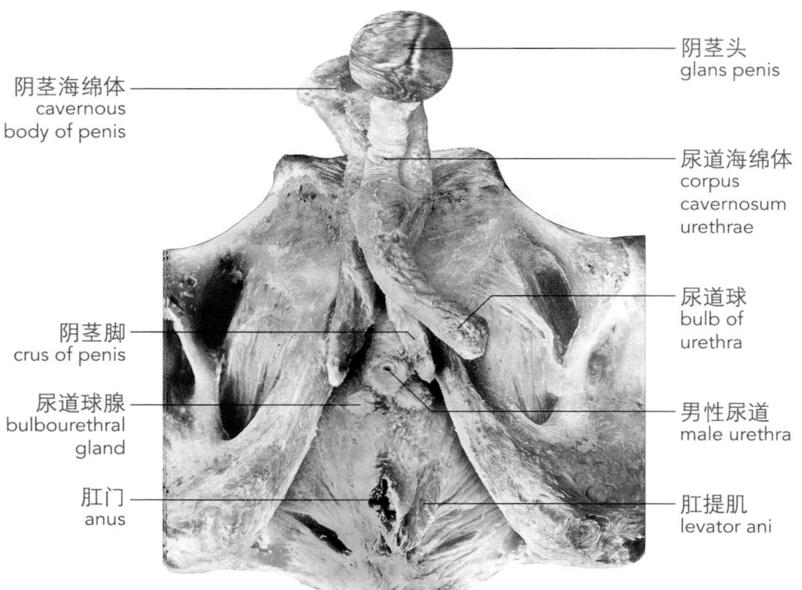
阴茎海绵体
cavernous body of penis
阴茎脚
crus of penis
尿道球腺
bulbourethral gland
肛门
anus
阴茎头
glans penis
尿道海绵体
corpus cavernosum urethrae
尿道球
bulb of urethra
男性尿道
male urethra
肛提肌
levator ani

图 7-212 阴茎根部血管神经
The vascular nerve of roots part of penis

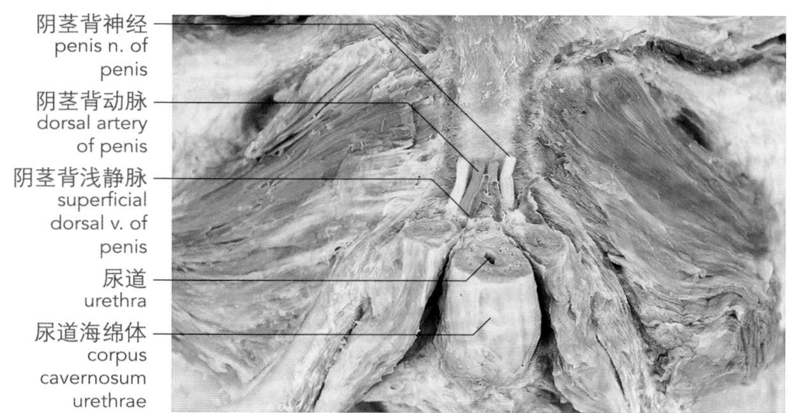
阴茎背神经
penis n. of penis
阴茎背动脉
dorsal artery of penis
阴茎背浅静脉
superficial dorsal v. of penis
尿道
urethra
尿道海绵体
corpus cavernosum urethrae

图 7-213 阴茎(冠状切面)
The penis. Coronal section.

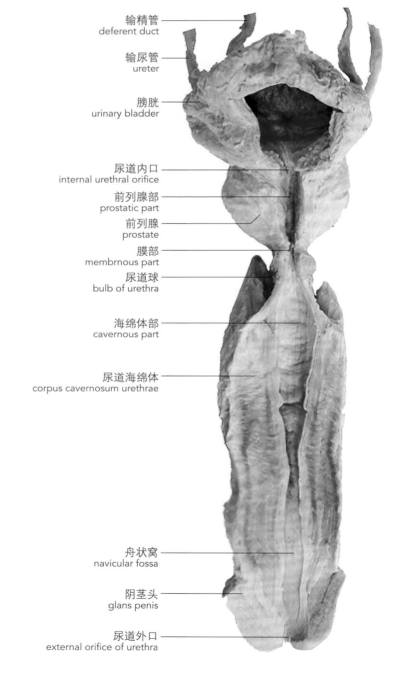

输精管
deferent duct
输尿管
ureter
膀胱
urinary bladder
尿道内口
internal urethral orifice
前列腺部
prostatic part
前列腺
prostate
膜部
membrnous part
尿道球
bulb of urethra
海绵体部
cavernous part
尿道海绵体
corpus cavernosum urethrae
舟状窝
navicular fossa
阴茎头
glans penis
尿道外口
external orifice of urethra

图 7-214 阴茎（矢状切面）
The penis. Sagittal section

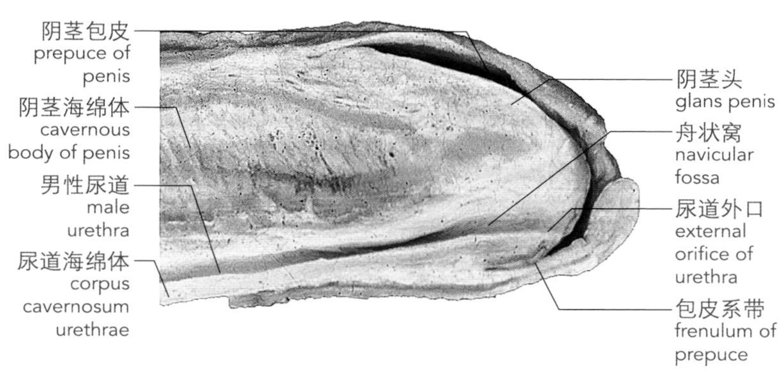
阴茎包皮 prepuce of penis
阴茎海绵体 cavernous body of penis
男性尿道 male urethra
尿道海绵体 corpus cavernosum urethrae
阴茎头 glans penis
舟状窝 navicular fossa
尿道外口 external orifice of urethra
包皮系带 frenulum of prepuce

图 7-215 阴茎（横切面）
The penis. Transverse section

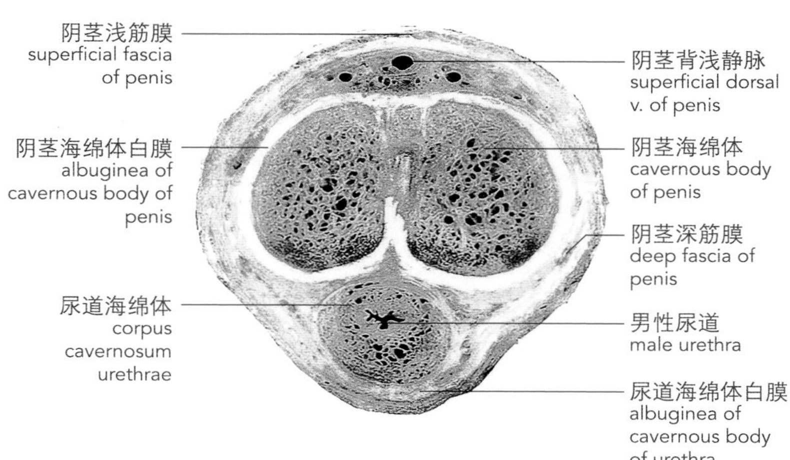
阴茎浅筋膜 superficial fascia of penis
阴茎海绵体白膜 albuginea of cavernous body of penis
尿道海绵体 corpus cavernosum urethrae
阴茎背浅静脉 superficial dorsal v. of penis
阴茎海绵体 cavernous body of penis
阴茎深筋膜 deep fascia of penis
男性尿道 male urethra
尿道海绵体白膜 albuginea of cavernous body of urethra

图 7-216 尿道下裂
hypospadias

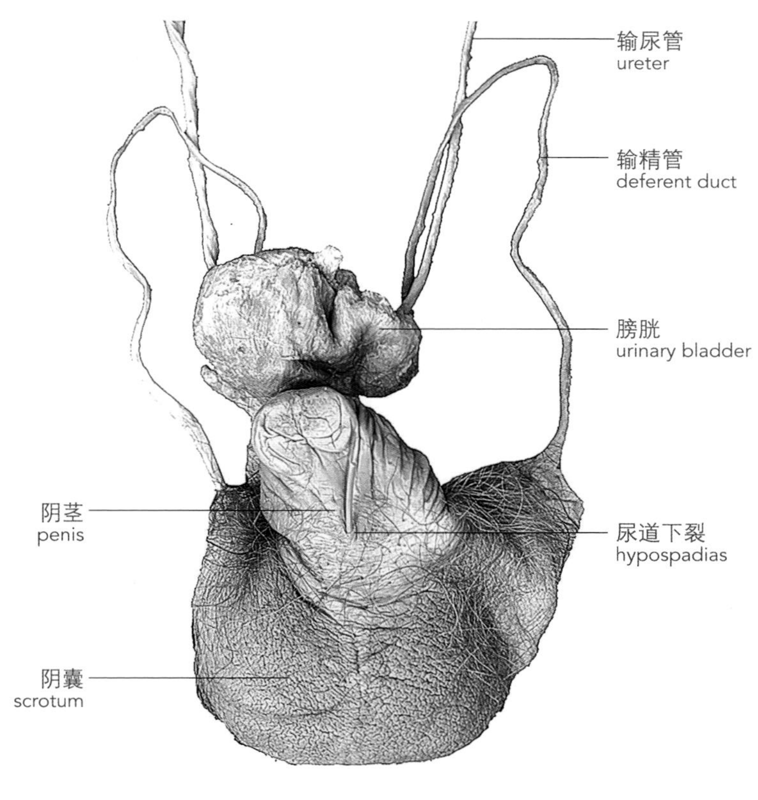
输尿管 ureter
输精管 deferent duct
膀胱 urinary bladder
阴茎 penis
尿道下裂 hypospadias
阴囊 scrotum

【解剖学要点】

男性尿道兼有排尿和排精的功能。起自膀胱的尿道内口，止于阴茎头的尿道外口。可分为三部分：前列腺部、膜部和海绵体部。尿道在行径中粗细不一，有三个狭窄、三个膨大和两个弯曲。三个狭窄分别位于尿道内口、尿道膜部和尿道外口。三个膨大分别位于尿道前列腺部、尿道球部和舟状窝。两个弯曲是凸向下后方的耻骨下弯曲和凸向上前方的耻骨前弯曲。

图 7-217 阴茎的血管神经（盆内观）
The vascular nerve of penis. Basin internal aspect

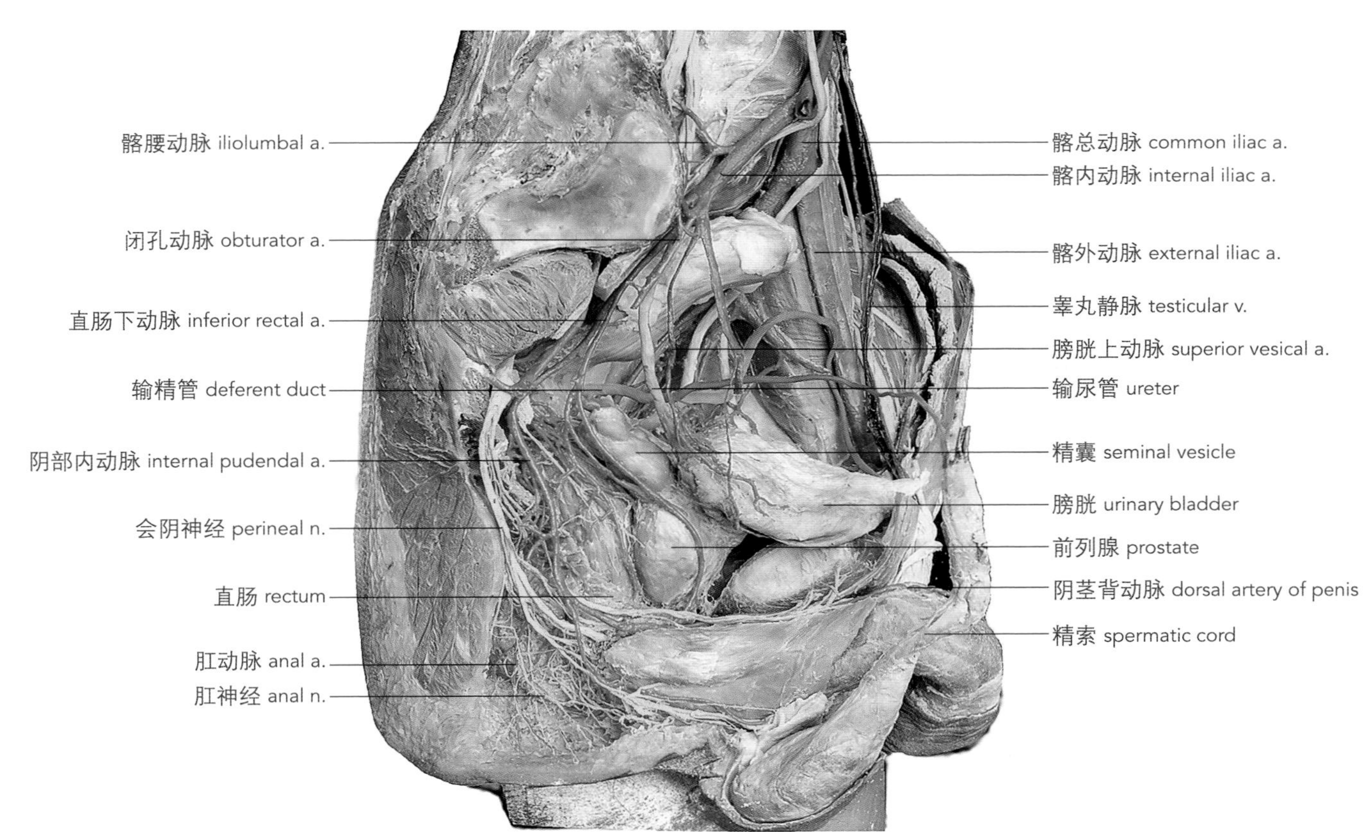
髂腰动脉 iliolumbal a.
闭孔动脉 obturator a.
直肠下动脉 inferior rectal a.
输精管 deferent duct
阴部内动脉 internal pudendal a.
会阴神经 perineal n.
直肠 rectum
肛动脉 anal a.
肛神经 anal n.
髂总动脉 common iliac a.
髂内动脉 internal iliac a.
髂外动脉 external iliac a.
睾丸静脉 testicular v.
膀胱上动脉 superior vesical a.
输尿管 ureter
精囊 seminal vesicle
膀胱 urinary bladder
前列腺 prostate
阴茎背动脉 dorsal artery of penis
精索 spermatic cord

图 7-218 阴茎的血管神经
The vascular nerve of penis

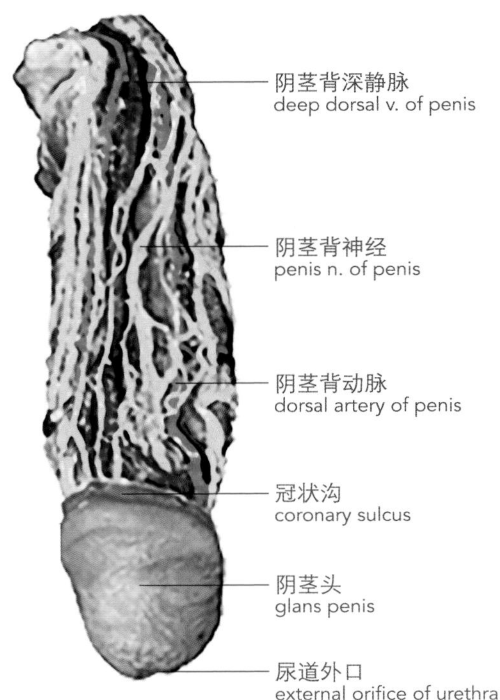
阴茎背深静脉
deep dorsal v. of penis
阴茎背神经
penis n. of penis
阴茎背动脉
dorsal artery of penis
冠状沟
coronary sulcus
阴茎头
glans penis
尿道外口
external orifice of urethra

图 7-219 阴茎的动脉
The arteries of the penis

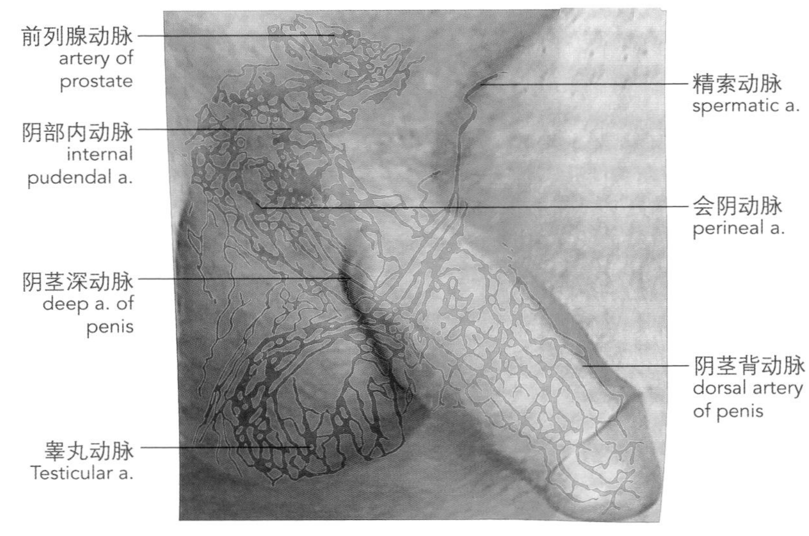
前列腺动脉
artery of prostate
阴部内动脉
internal pudendal a.
阴茎深动脉
deep a. of penis
睾丸动脉
Testicular a.
精索动脉
spermatic a.
会阴动脉
perineal a.
阴茎背动脉
dorsal artery of penis

图 7-220 阴囊
The scrotum

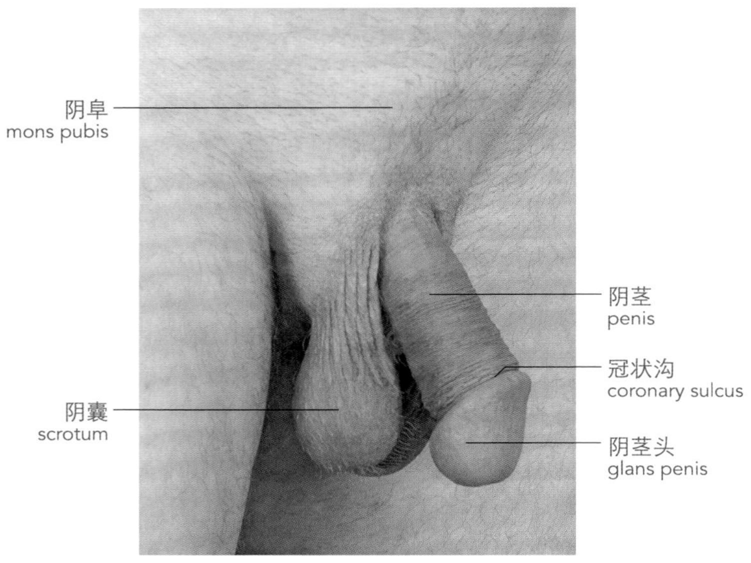
阴阜
mons pubis
阴囊
scrotum
阴茎
penis
冠状沟
coronary sulcus
阴茎头
glans penis

图 7-221 阴囊(层次)
The scrotum. Layer

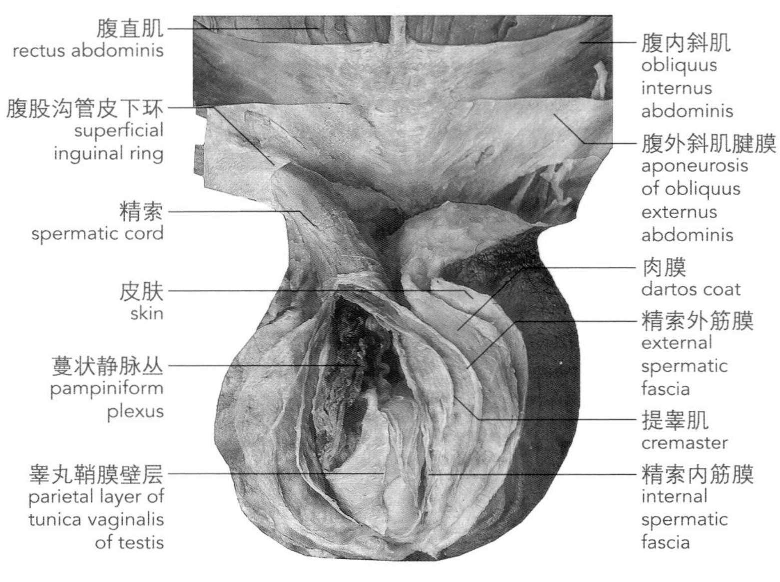
腹直肌
rectus abdominis
腹股沟管皮下环
superficial inguinal ring
精索
spermatic cord
皮肤
skin
蔓状静脉丛
pampiniform plexus
睾丸鞘膜壁层
parietal layer of tunica vaginalis of testis
腹内斜肌
obliquus internus abdominis
腹外斜肌腱膜
aponeurosis of obliquus externus abdominis
肉膜
dartos coat
精索外筋膜
external spermatic fascia
提睾肌
cremaster
精索内筋膜
internal spermatic fascia

图 7-222 阴囊动脉
The scrotal artery

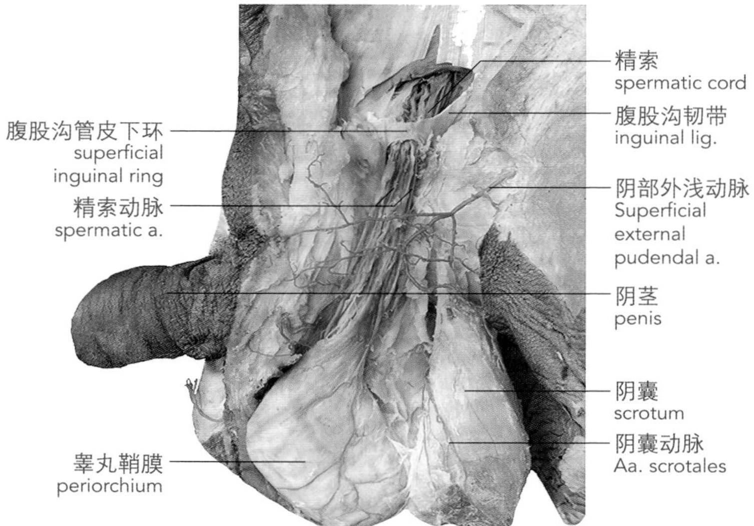
腹股沟管皮下环
superficial inguinal ring
精索动脉
spermatic a.
睾丸鞘膜
periorchium
精索
spermatic cord
腹股沟韧带
inguinal lig.
阴部外浅动脉
Superficial external pudendal a.
阴茎
penis
阴囊
scrotum
阴囊动脉
Aa. scrotales

图 7-223 睾丸动脉
The testicular artery

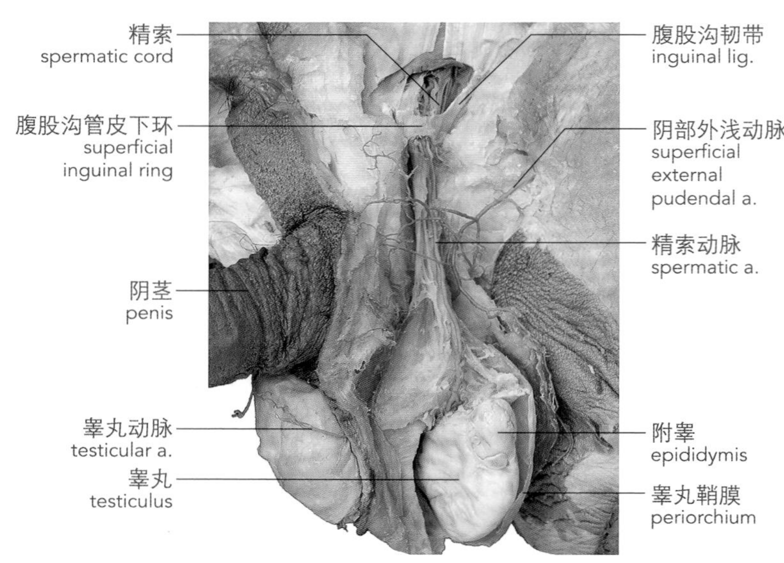
精索
spermatic cord
腹股沟管皮下环
superficial inguinal ring
阴茎
penis
睾丸动脉
testicular a.
睾丸
testiculus
腹股沟韧带
inguinal lig.
阴部外浅动脉
superficial external pudendal a.
精索动脉
spermatic a.
附睾
epididymis
睾丸鞘膜
periorchium

图 7-224 精索内结构(1)
The interior structure of spermatic cord (1)

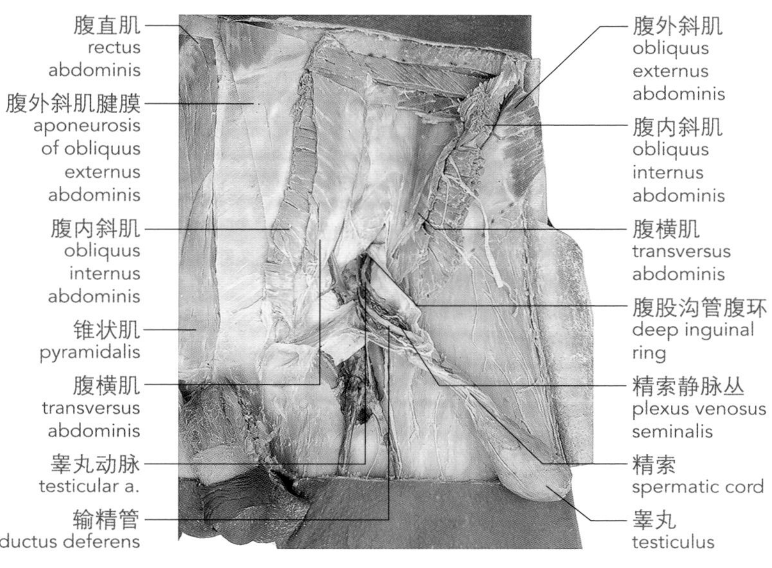
腹直肌
rectus abdominis
腹外斜肌腱膜
aponeurosis of obliquus externus abdominis
腹内斜肌
obliquus internus abdominis
锥状肌
pyramidalis
腹横肌
transversus abdominis
睾丸动脉
testicular a.
输精管
ductus deferens
腹外斜肌
obliquus externus abdominis
腹内斜肌
obliquus internus abdominis
腹横肌
transversus abdominis
腹股沟管腹环
deep inguinal ring
精索静脉丛
plexus venosus seminalis
精索
spermatic cord
睾丸
testiculus

图 7-225 精索内结构(2)
The interior structure of spermatic cord (2)

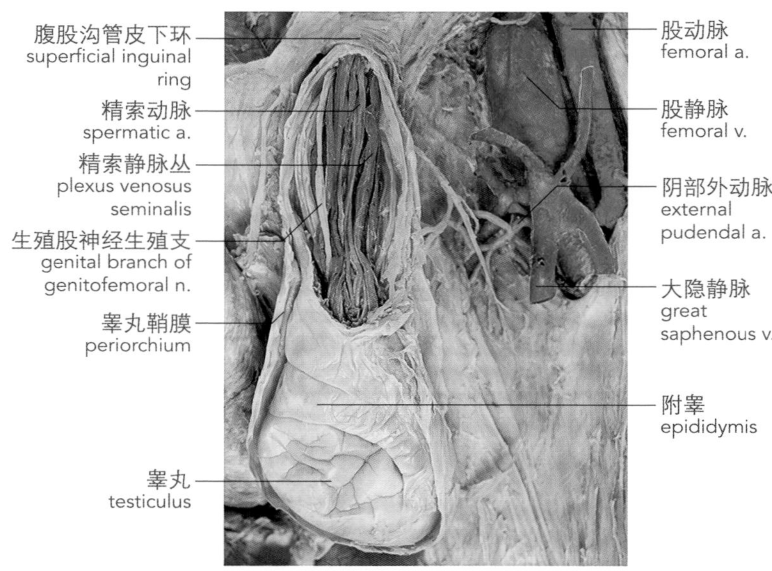
腹股沟管皮下环
superficial inguinal ring
精索动脉
spermatic a.
精索静脉丛
plexus venosus seminalis
生殖股神经生殖支
genital branch of genitofemoral n.
睾丸鞘膜
periorchium
睾丸
testiculus
股动脉
femoral a.
股静脉
femoral v.
阴部外动脉
external pudendal a.
大隐静脉
great saphenous v.
附睾
epididymis

图 7-226 睾丸(原位)
The testis. Normal position

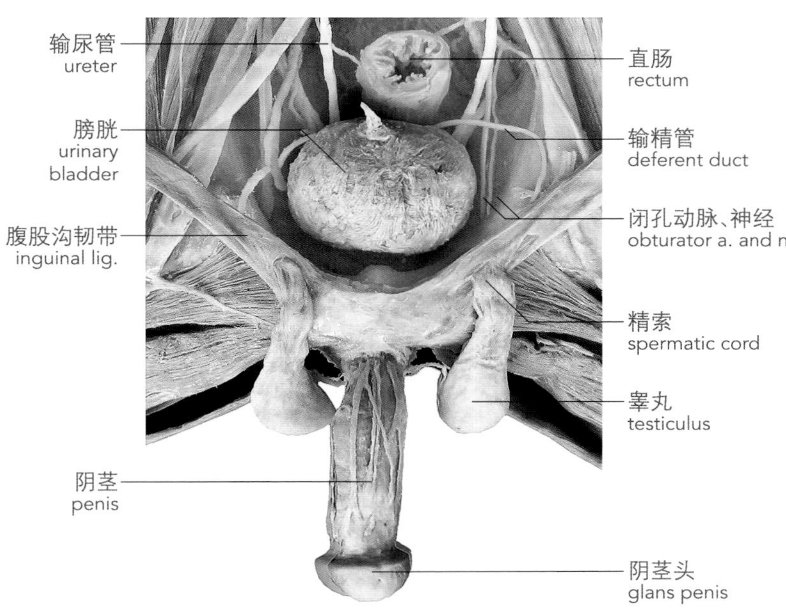
输尿管
ureter
膀胱
urinary bladder
腹股沟韧带
inguinal lig.
阴茎
penis
直肠
rectum
输精管
deferent duct
闭孔动脉、神经
obturator a. and n.
精索
spermatic cord
睾丸
testiculus
阴茎头
glans penis

图 7-227 睾丸(离体)
The testis. Ex vivo

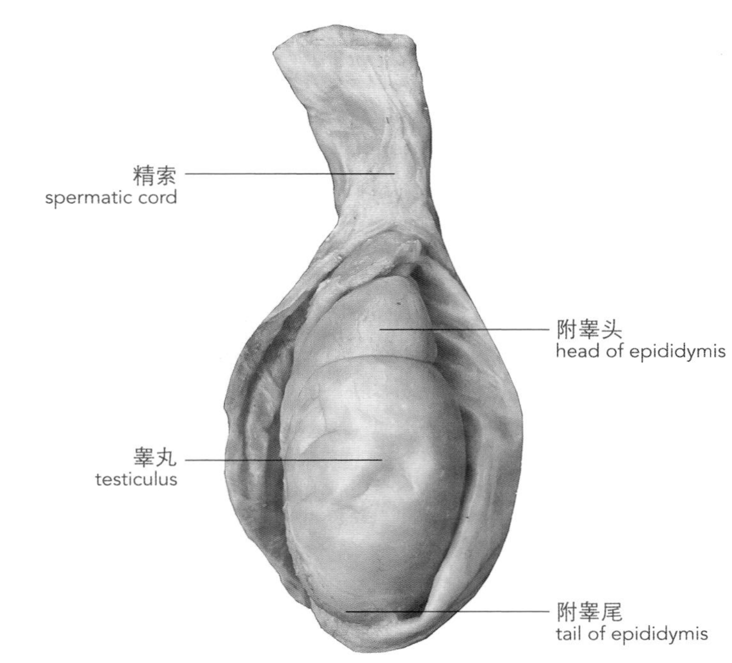
精索
spermatic cord
睾丸
testiculus
附睾头
head of epididymis
附睾尾
tail of epididymis

图 7-228 睾丸
The testiculus

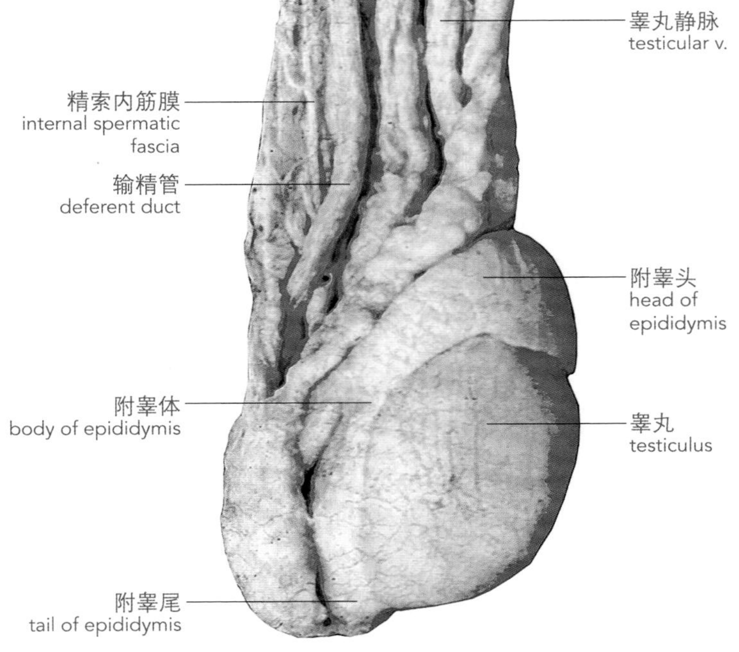
精索内筋膜
internal spermatic fascia
输精管
deferent duct
附睾体
body of epididymis
附睾尾
tail of epididymis
睾丸静脉
testicular v.
附睾头
head of epididymis
睾丸
testiculus

图 7-229 睾丸精曲小管
The contorted seminiferous tubule of testis

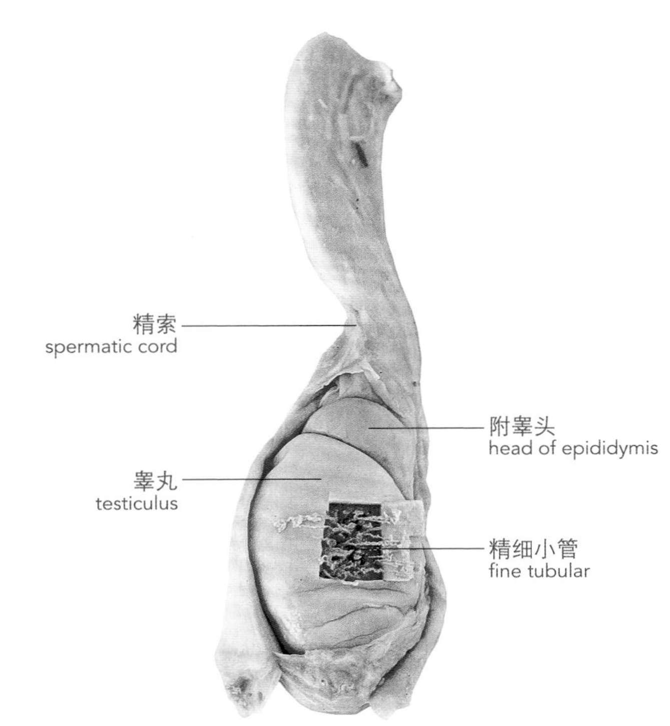
精索
spermatic cord
睾丸
testiculus
附睾头
head of epididymis
精细小管
fine tubular

图 7-230 睾丸切面
The tangent plane of testis

图 7-231 男性会阴(1)
The perineum of male(1)

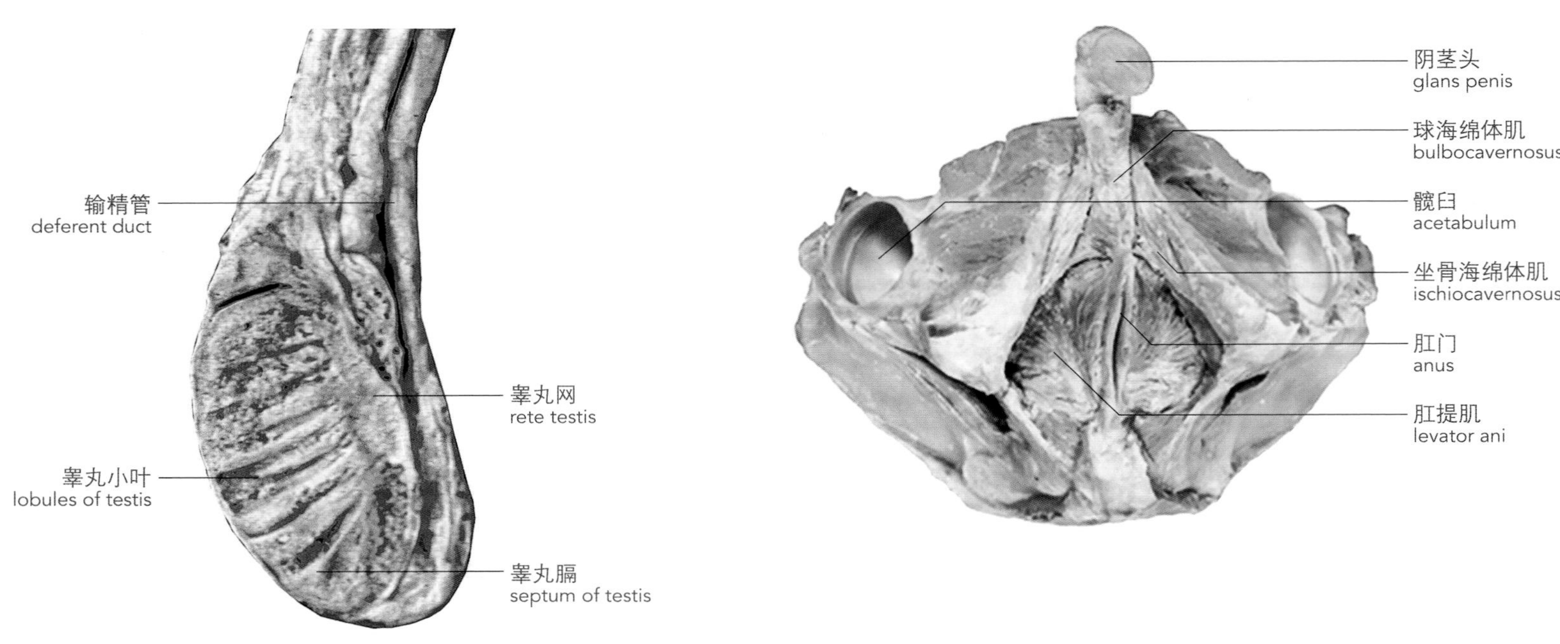

输精管
deferent duct
睾丸网
rete testis
睾丸小叶
lobules of testis
睾丸膈
septum of testis
阴茎头
glans penis
球海绵体肌
bulbocavernosus
髋臼
acetabulum
坐骨海绵体肌
ischiocavernosus
肛门
anus
肛提肌
levator ani

图 7-232 男性会阴(2)
The perineum of male(1)

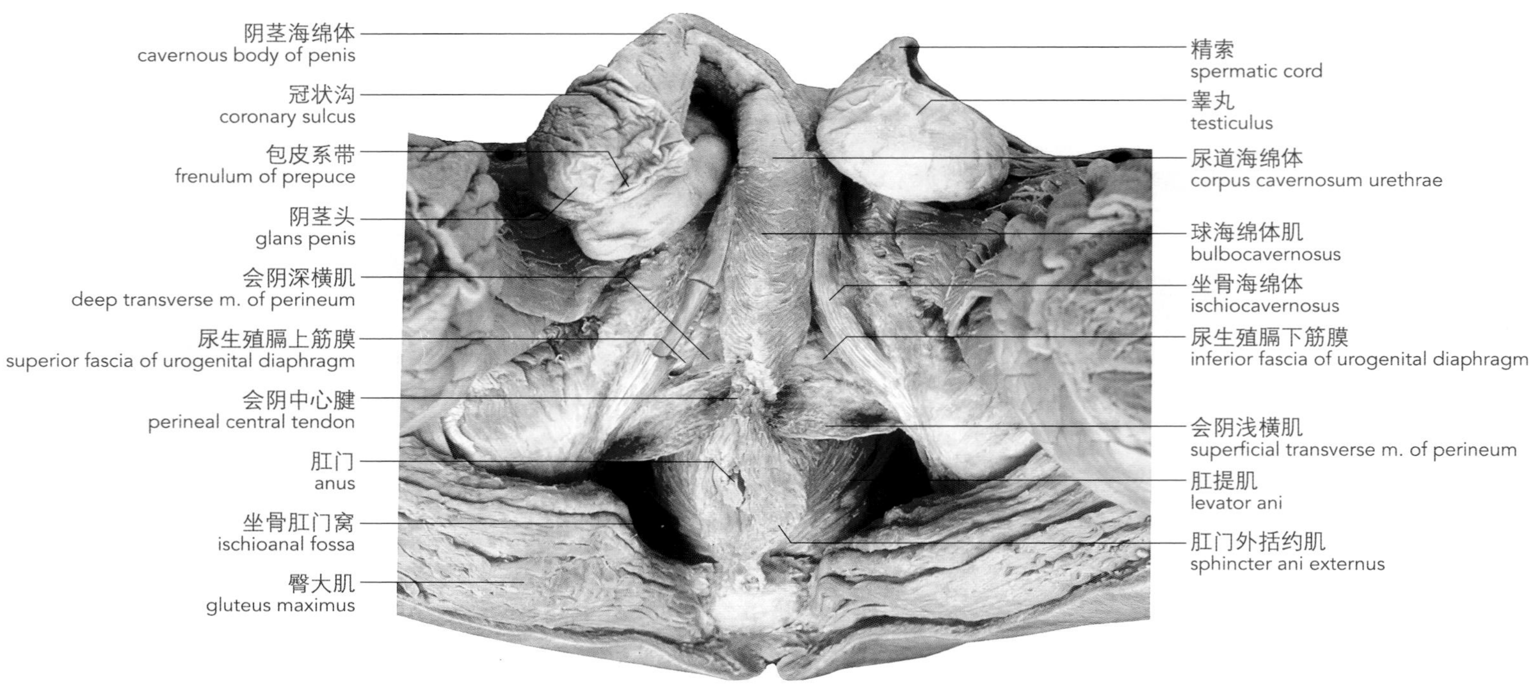

阴茎海绵体
cavernous body of penis
冠状沟
coronary sulcus
包皮系带
frenulum of prepuce
阴茎头
glans penis
会阴深横肌
deep transverse m. of perineum
尿生殖膈上筋膜
superior fascia of urogenital diaphragm
会阴中心腱
perineal central tendon
肛门
anus
坐骨肛门窝
ischioanal fossa
臀大肌
gluteus maximus
精索
spermatic cord
睾丸
testiculus
尿道海绵体
corpus cavernosum urethrae
球海绵体肌
bulbocavernosus
坐骨海绵体
ischiocavernosus
尿生殖膈下筋膜
inferior fascia of urogenital diaphragm
会阴浅横肌
superficial transverse m. of perineum
肛提肌
levator ani
肛门外括约肌
sphincter ani externus

图 7-233 男性会阴血管神经
The vascular nerve of perineum of male

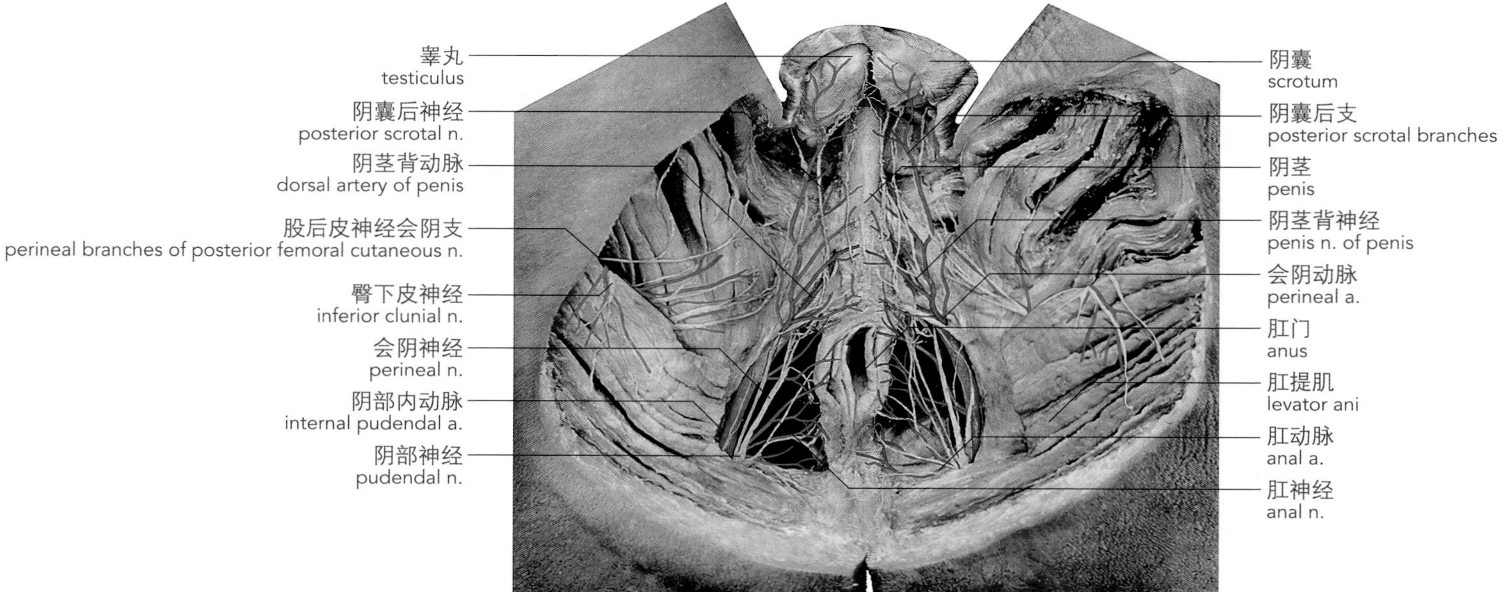

睾丸
testiculus
阴囊后神经
posterior scrotal n.
阴茎背动脉
dorsal artery of penis
股后皮神经会阴支
perineal branches of posterior femoral cutaneous n.
臀下皮神经
inferior clunial n.
会阴神经
perineal n.
阴部内动脉
internal pudendal a.
阴部神经
pudendal n.
阴囊
scrotum
阴囊后支
posterior scrotal branches
阴茎
penis
阴茎背神经
penis n. of penis
会阴动脉
perineal a.
肛门
anus
肛提肌
levator ani
肛动脉
anal a.
肛神经
anal n.

图 7-234 男性会阴神经
The nerve of perineum of male

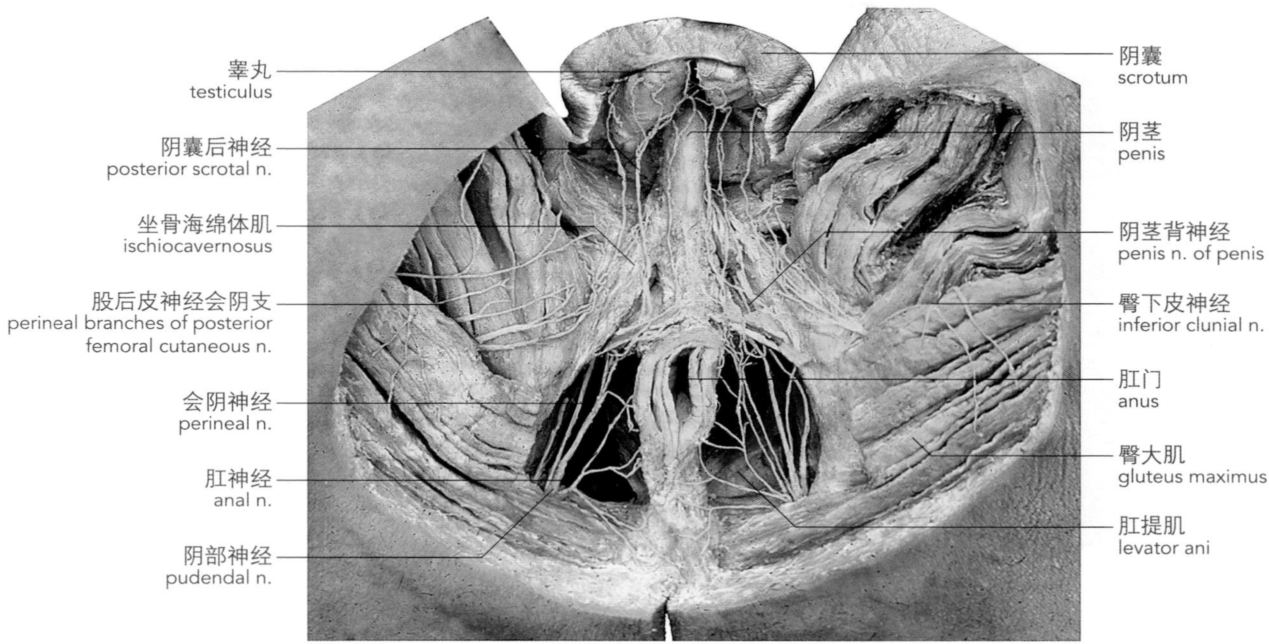
睾丸
testiculus
阴囊后神经
posterior scrotal n.
坐骨海绵体肌
ischiocavernosus
股后皮神经会阴支
perineal branches of posterior femoral cutaneous n.
会阴神经
perineal n.
肛神经
anal n.
阴部神经
pudendal n.
阴囊
scrotum
阴茎
penis
阴茎背神经
penis n. of penis
臀下皮神经
inferior clunial n.
肛门
anus
臀大肌
gluteus maximus
肛提肌
levator ani

图 7-235 双性人(前面观)
The hermaphrodite. Anterior aspect

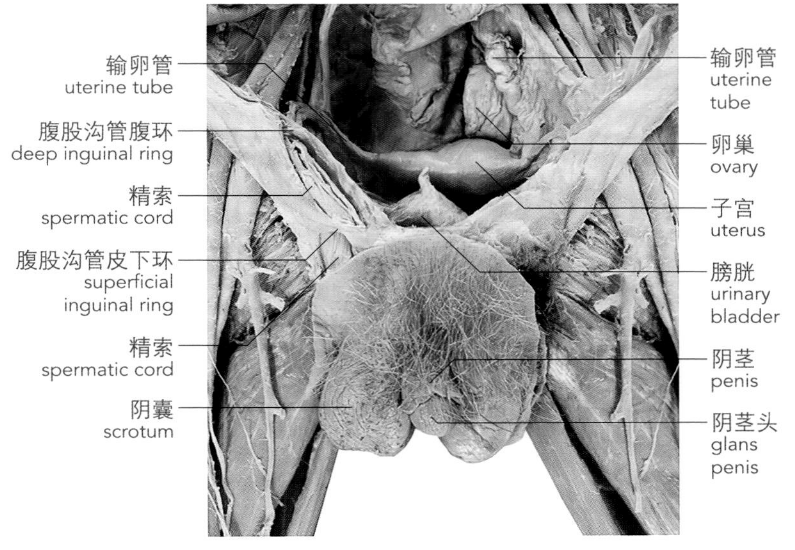
输卵管
uterine tube
腹股沟管腹环
deep inguinal ring
精索
spermatic cord
腹股沟管皮下环
superficial inguinal ring
精索
spermatic cord
阴囊
scrotum
输卵管
uterine tube
卵巢
ovary
子宫
uterus
膀胱
urinary bladder
阴茎
penis
阴茎头
glans penis

图 7-236 双性人(阴囊剖开)
The hermaphrodite. Scrotum sliver

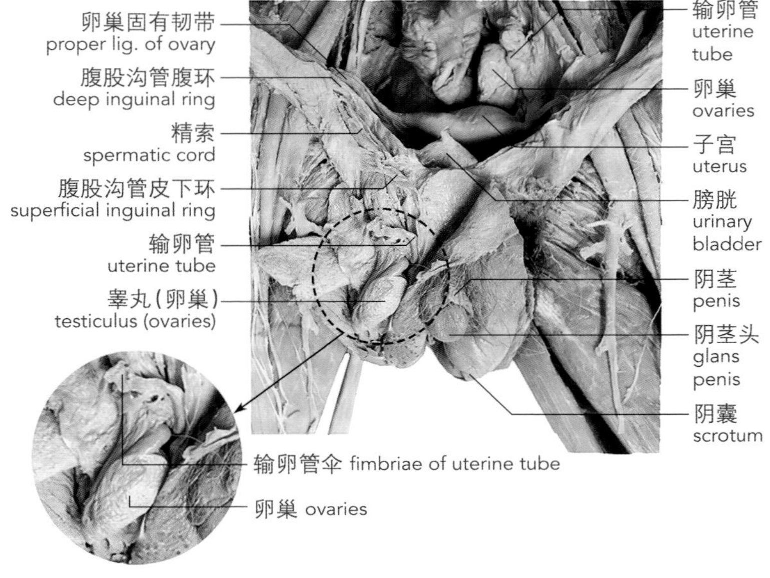
卵巢固有韧带
proper lig. of ovary
腹股沟管腹环
deep inguinal ring
精索
spermatic cord
腹股沟管皮下环
superficial inguinal ring
输卵管
uterine tube
睾丸(卵巢)
testiculus (ovaries)
输卵管
uterine tube
卵巢
ovaries
子宫
uterus
膀胱
urinary bladder
阴茎
penis
阴茎头
glans penis
阴囊
scrotum
输卵管伞 fimbriae of uterine tube
卵巢 ovaries

图 7-237 双性人(下面观)
The hermaphrodite. Inferior aspect

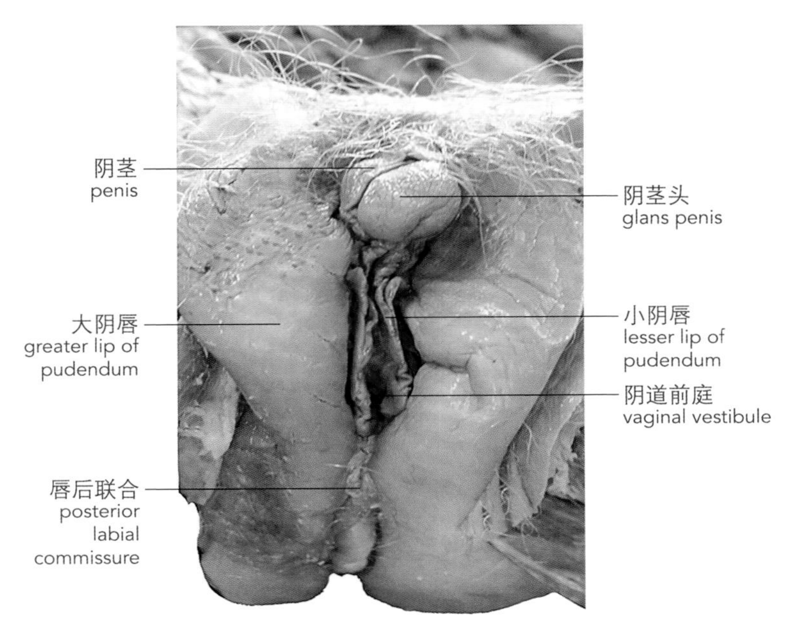
阴茎
penis
大阴唇
greater lip of pudendum
唇后联合
posterior labial commissure
阴茎头
glans penis
小阴唇
lesser lip of pudendum
阴道前庭
vaginal vestibule

图 7-238 胎盘血管铸型(胎儿面)
The cast of blood vessel of placenta. Fetus aspect

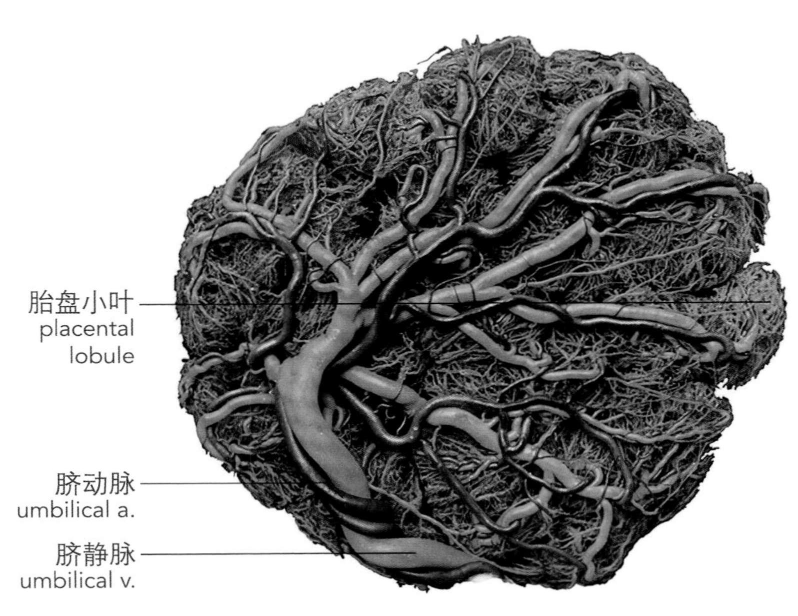
胎盘小叶
placental lobule
脐动脉
umbilical a.
脐静脉
umbilical v.

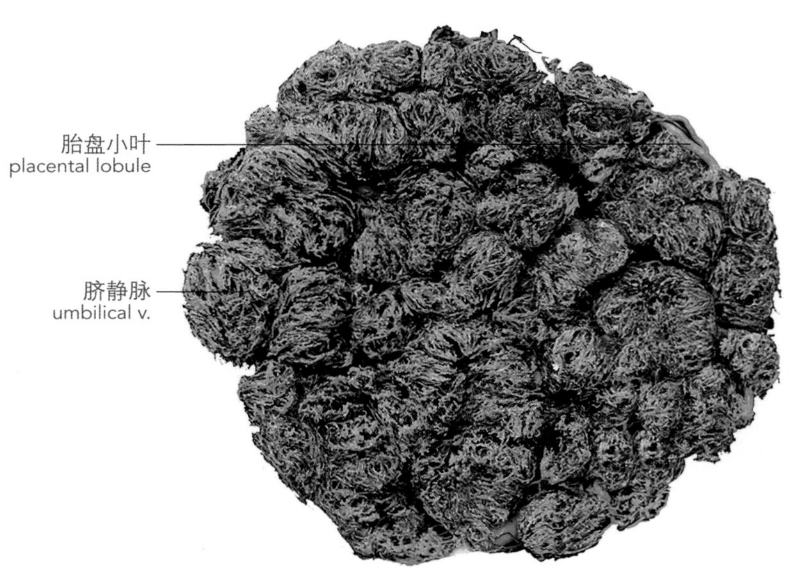
胎盘小叶
placental lobule
脐静脉
umbilical v.

图 7-239 胎盘血管铸型(母体面)
The cast of blood vessel of placenta. Precursor aspect

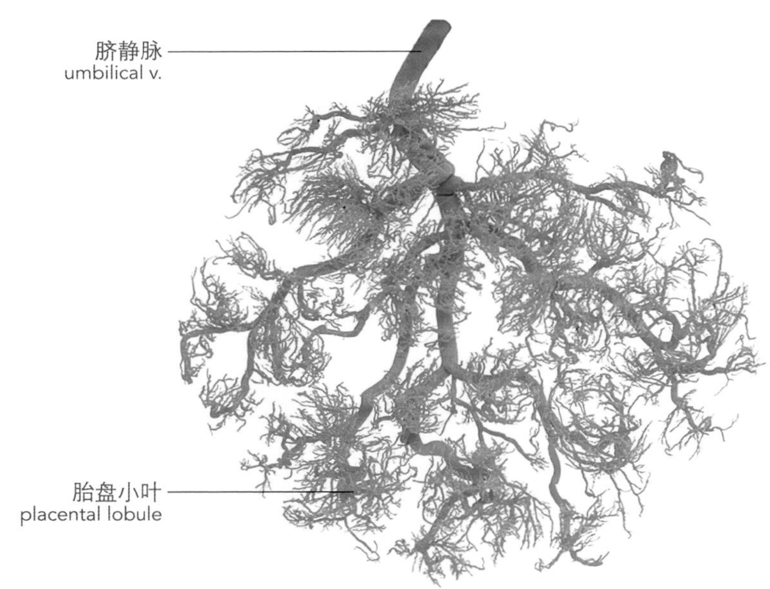
脐静脉
umbilical v.
胎盘小叶
placental lobule

图 7-240 胎盘静脉铸型
The cast of vein of placenta.

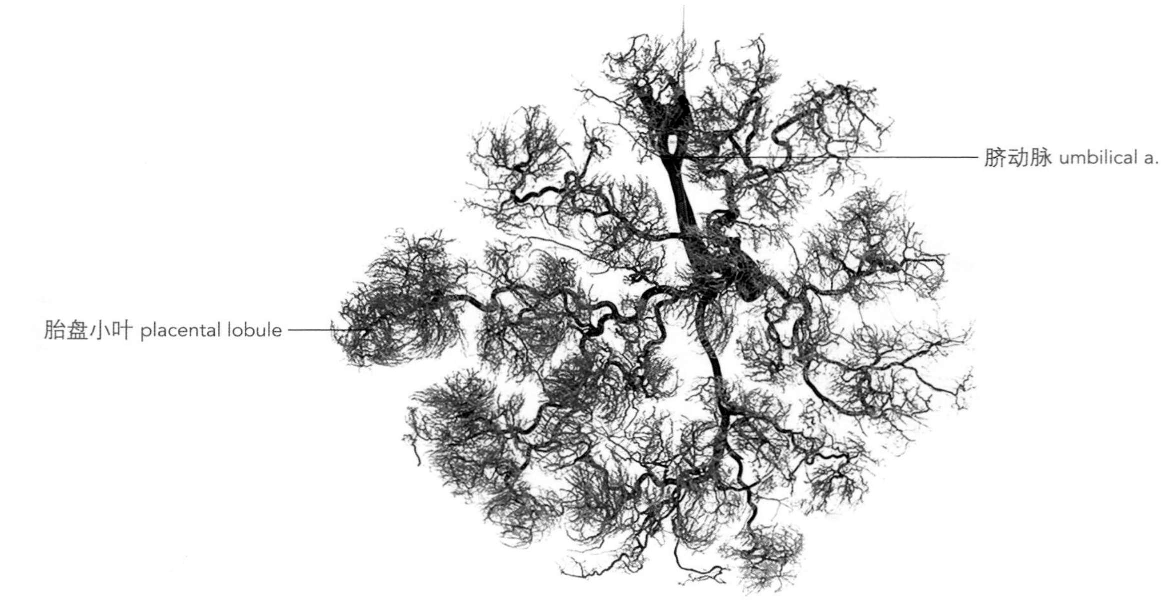
脐动脉 umbilical a.
胎盘小叶 placental lobule

图 7-241 胎盘动脉铸型
The cast of artery of placenta.

第八章

下肢

Lower limb

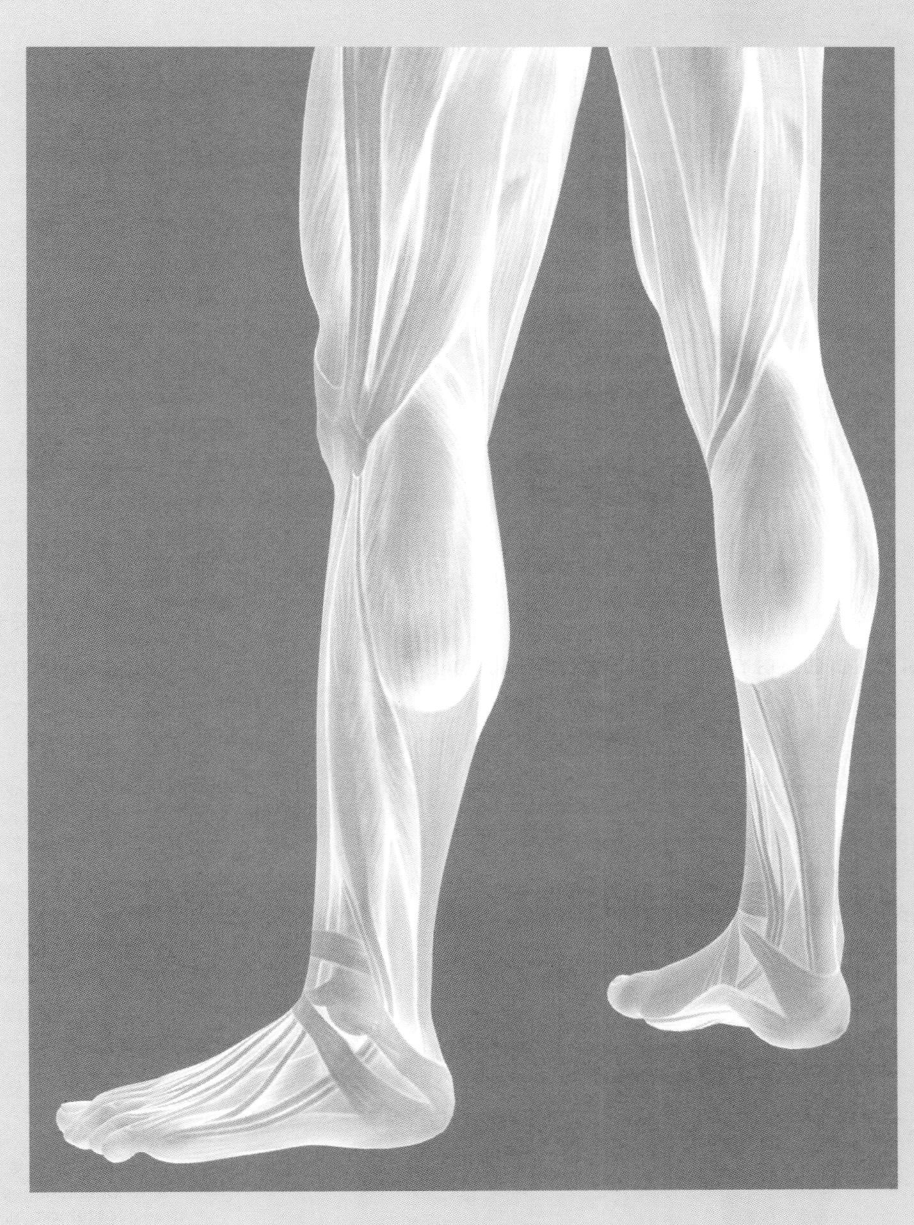

图 8-1 下肢表面结构(前面观)
The surface structure of lower limb. Anterior aspect

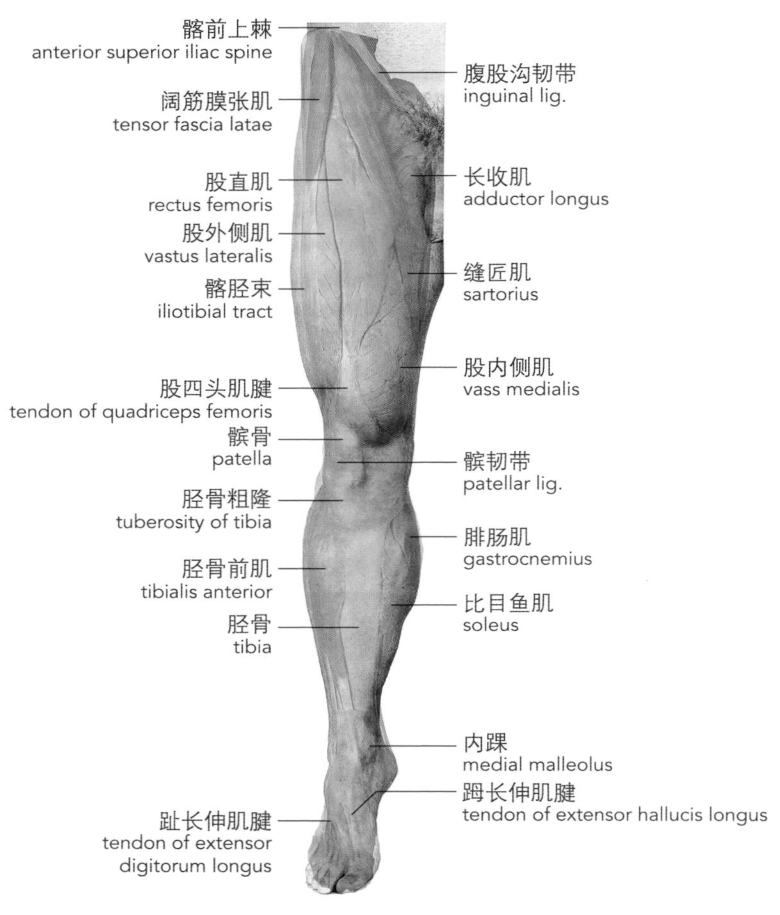

髂前上棘
anterior superior iliac spine
阔筋膜张肌
tensor fascia latae
股直肌
rectus femoris
股外侧肌
vastus lateralis
髂胫束
iliotibial tract
股四头肌腱
tendon of quadriceps femoris
髌骨
patella
胫骨粗隆
tuberosity of tibia
胫骨前肌
tibialis anterior
胫骨
tibia
趾长伸肌腱
tendon of extensor digitorum longus
腹股沟韧带
inguinal lig.
长收肌
adductor longus
缝匠肌
sartorius
股内侧肌
vass medialis
髌韧带
patellar lig.
腓肠肌
gastrocnemius
比目鱼肌
soleus
内踝
medial malleolus
踇长伸肌腱
tendon of extensor hallucis longus

图 8-2 下肢皮神经阶段性分布(前面观)
The segmental distribution of cutaneous nerve in lower limb. Anterior aspect

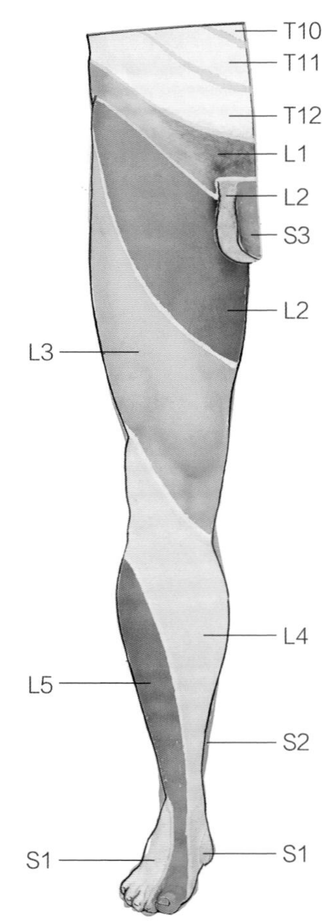

T10
T11
T12
L1
L2
S3
L2
L3
L4
L5
S2
S1
S1

图 8-3 下肢皮神经分布(前面观)
The distribution of cutaneous nerve of the lower limb. Anterior aspect

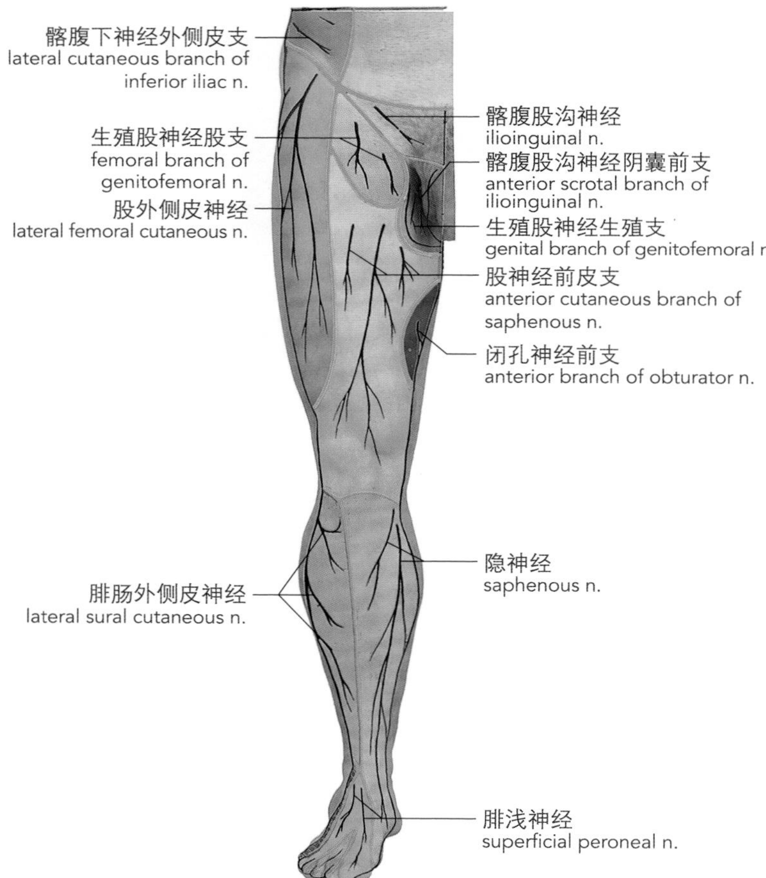

髂腹下神经外侧皮支
lateral cutaneous branch of inferior iliac n.
生殖股神经股支
femoral branch of genitofemoral n.
股外侧皮神经
lateral femoral cutaneous n.
腓肠外侧皮神经
lateral sural cutaneous n.
髂腹股沟神经
ilioinguinal n.
髂腹股沟神经阴囊前支
anterior scrotal branch of ilioinguinal n.
生殖股神经生殖支
genital branch of genitofemoral n.
股神经前皮支
anterior cutaneous branch of saphenous n.
闭孔神经前支
anterior branch of obturator n.
隐神经
saphenous n.
腓浅神经
superficial peroneal n.

图 8-4 下肢神经(示意图)
The nerve of lower limb. Schematic diagram. Anterior aspect

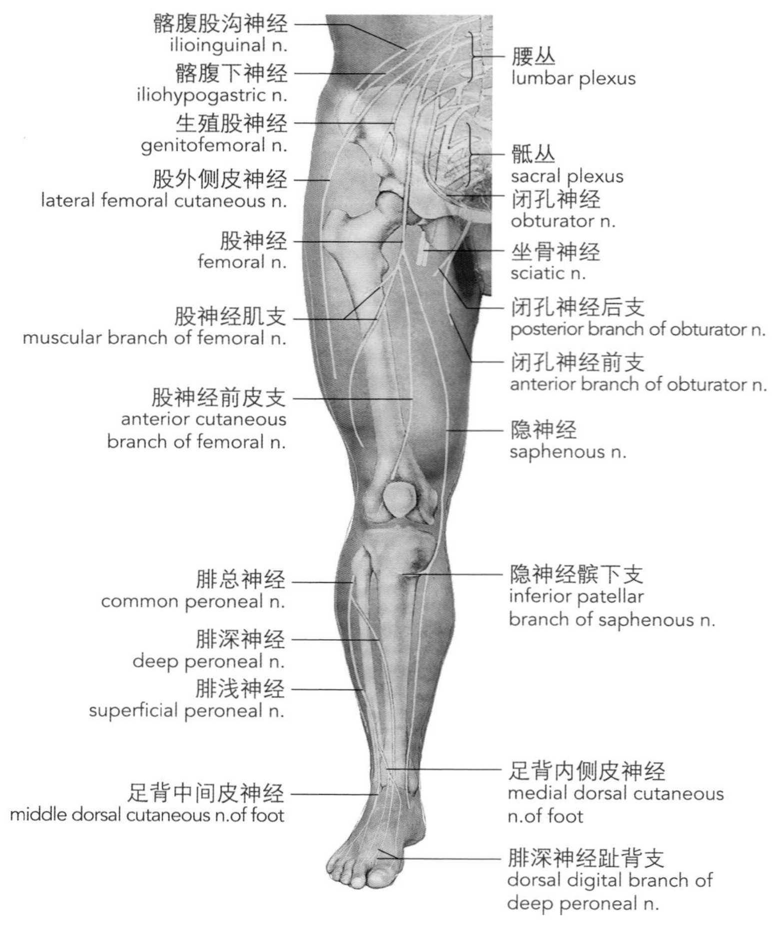

髂腹股沟神经
ilioinguinal n.
髂腹下神经
iliohypogastric n.
生殖股神经
genitofemoral n.
股外侧皮神经
lateral femoral cutaneous n.
股神经
femoral n.
股神经肌支
muscular branch of femoral n.
股神经前皮支
anterior cutaneous branch of femoral n.
腓总神经
common peroneal n.
腓深神经
deep peroneal n.
腓浅神经
superficial peroneal n.
足背中间皮神经
middle dorsal cutaneous n.of foot
腰丛
lumbar plexus
骶丛
sacral plexus
闭孔神经
obturator n.
坐骨神经
sciatic n.
闭孔神经后支
posterior branch of obturator n.
闭孔神经前支
anterior branch of obturator n.
隐神经
saphenous n.
隐神经髌下支
inferior patellar branch of saphenous n.
足背内侧皮神经
medial dorsal cutaneous n.of foot
腓深神经趾背支
dorsal digital branch of deep peroneal n.

图 8-5 下肢动脉(示意图)
The artery of lower limb. Schematic diagram

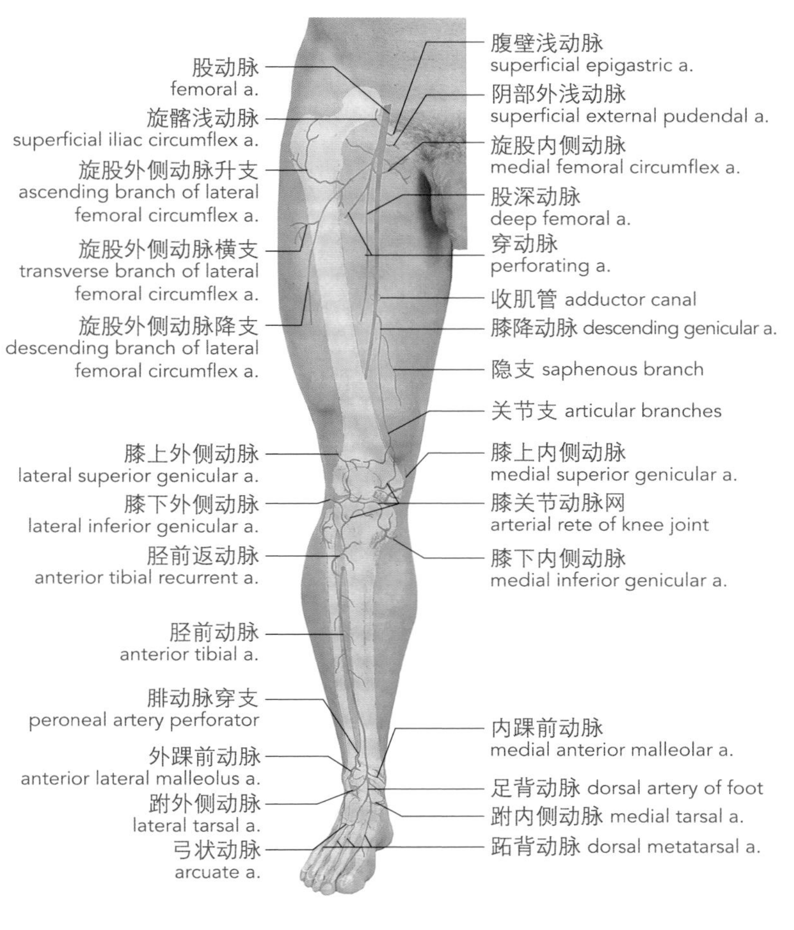

股动脉 femoral a.
旋髂浅动脉 superficial iliac circumflex a.
旋股外侧动脉升支 ascending branch of lateral femoral circumflex a.
旋股外侧动脉横支 transverse branch of lateral femoral circumflex a.
旋股外侧动脉降支 descending branch of lateral femoral circumflex a.
膝上外侧动脉 lateral superior genicular a.
膝下外侧动脉 lateral inferior genicular a.
胫前返动脉 anterior tibial recurrent a.
胫前动脉 anterior tibial a.
腓动脉穿支 peroneal artery perforator
外踝前动脉 anterior lateral malleolus a.
跗外侧动脉 lateral tarsal a.
弓状动脉 arcuate a.
腹壁浅动脉 superficial epigastric a.
阴部外浅动脉 superficial external pudendal a.
旋股内侧动脉 medial femoral circumflex a.
股深动脉 deep femoral a.
穿动脉 perforating a.
收肌管 adductor canal
膝降动脉 descending genicular a.
隐支 saphenous branch
关节支 articular branches
膝上内侧动脉 medial superior genicular a.
膝关节动脉网 arterial rete of knee joint
膝下内侧动脉 medial inferior genicular a.
内踝前动脉 medial anterior malleolar a.
足背动脉 dorsal artery of foot
跗内侧动脉 medial tarsal a.
跖背动脉 dorsal metatarsal a.

图 8-6 股部浅静脉(前面观)
The superficial vein of thigh. Anterior aspect

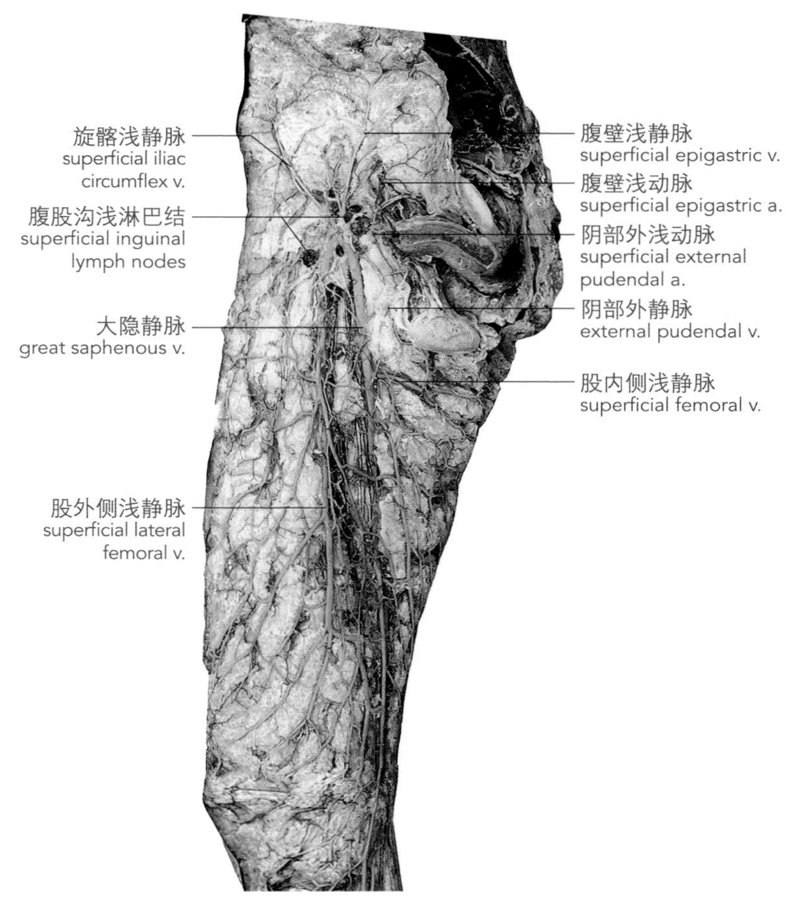

旋髂浅静脉 superficial iliac circumflex v.
腹股沟浅淋巴结 superficial inguinal lymph nodes
大隐静脉 great saphenous v.
股外侧浅静脉 superficial lateral femoral v.
腹壁浅静脉 superficial epigastric v.
腹壁浅动脉 superficial epigastric a.
阴部外浅动脉 superficial external pudendal a.
阴部外静脉 external pudendal v.
股内侧浅静脉 superficial femoral v.

【解剖学要点】

小隐静脉起始于足背静脉弓汇成的外侧缘静脉，经外踝后方，沿小腿后面上行，在腘窝穿深筋膜注入腘静脉。大隐静脉起始于足背静脉弓汇成的内侧缘静脉，经内踝前方，沿下肢内侧上行至隐静脉裂孔处，穿深筋膜注入股静脉，注入股静脉前接收股内侧浅静脉、股外侧浅静脉、阴部外静脉、腹壁浅静脉和旋髂浅静脉。

图 8-7 小腿浅静脉(前内侧面观)
The superficial vein of leg. Anteriomedialis aspect

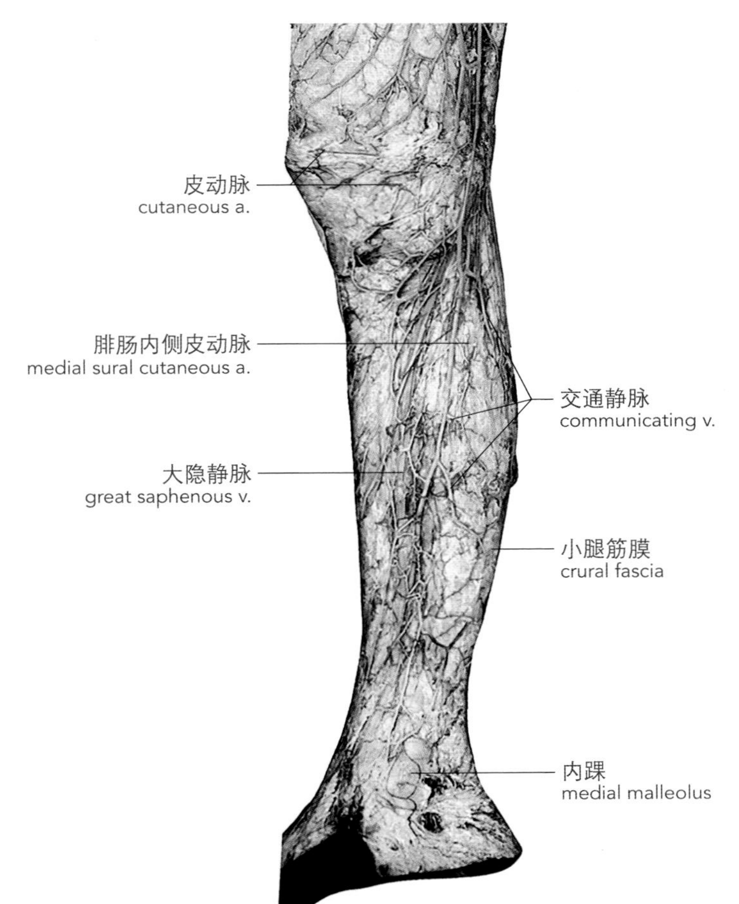

皮动脉 cutaneous a.
腓肠内侧皮动脉 medial sural cutaneous a.
大隐静脉 great saphenous v.
交通静脉 communicating v.
小腿筋膜 crural fascia
内踝 medial malleolus

图 8-8 小腿浅静脉(后面观)
The superficial vein of leg. Posterior aspect

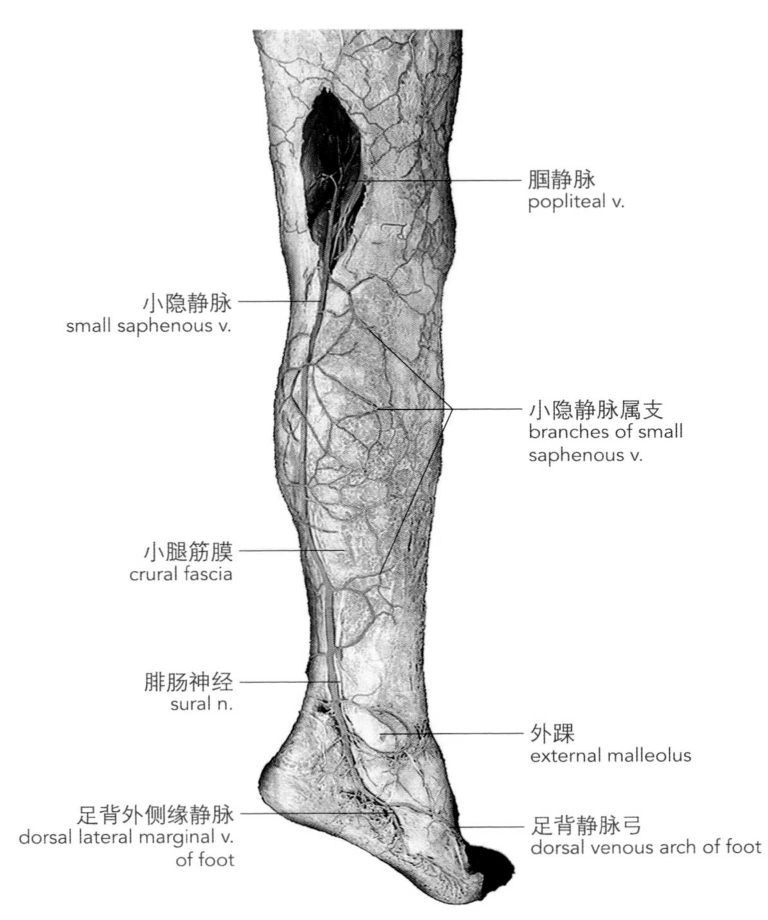

腘静脉 popliteal v.
小隐静脉 small saphenous v.
小隐静脉属支 branches of small saphenous v.
小腿筋膜 crural fascia
腓肠神经 sural n.
外踝 external malleolus
足背外侧缘静脉 dorsal lateral marginal v. of foot
足背静脉弓 dorsal venous arch of foot

图 8-9 下肢血管、神经(前面观 1)
The blood vessels and nerve of lower limb. Anterior aspect(1)

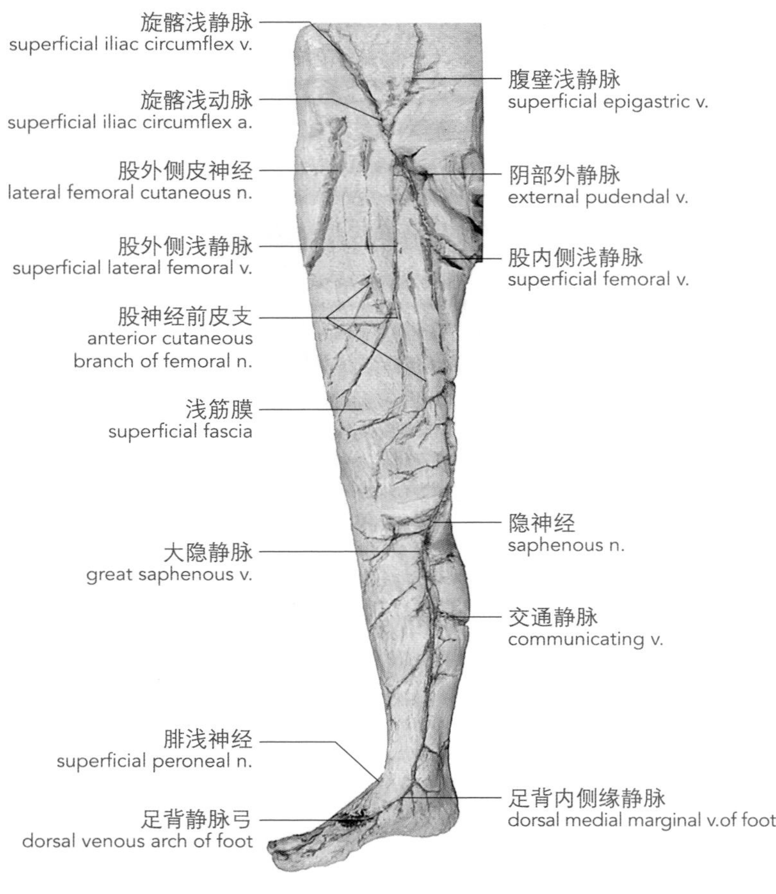
旋髂浅静脉
superficial iliac circumflex v.
旋髂浅动脉
superficial iliac circumflex a.
股外侧皮神经
lateral femoral cutaneous n.
股外侧浅静脉
superficial lateral femoral v.
股神经前皮支
anterior cutaneous branch of femoral n.
浅筋膜
superficial fascia
大隐静脉
great saphenous v.
腓浅神经
superficial peroneal n.
足背静脉弓
dorsal venous arch of foot
腹壁浅静脉
superficial epigastric v.
阴部外静脉
external pudendal v.
股内侧浅静脉
superficial femoral v.
隐神经
saphenous n.
交通静脉
communicating v.
足背内侧缘静脉
dorsal medial marginal v.of foot

图 8-10 下肢血管、神经(前面观 2)
The blood vessels and nerve of lower limb. Anterior aspect(2)

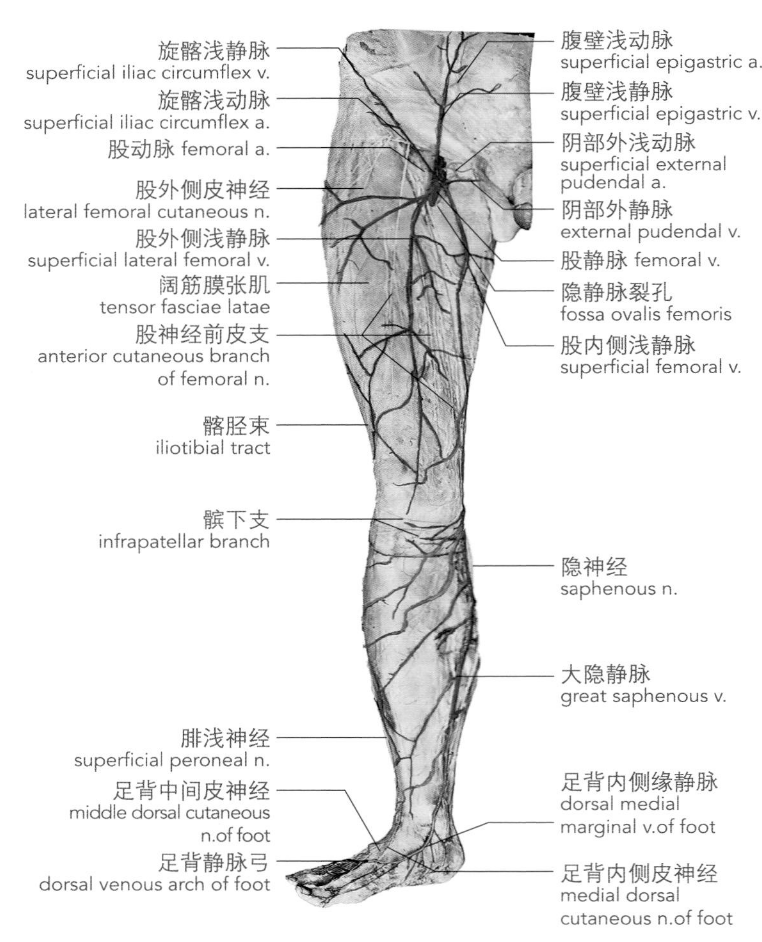
旋髂浅静脉
superficial iliac circumflex v.
旋髂浅动脉
superficial iliac circumflex a.
股动脉 femoral a.
股外侧皮神经
lateral femoral cutaneous n.
股外侧浅静脉
superficial lateral femoral v.
阔筋膜张肌
tensor fasciae latae
股神经前皮支
anterior cutaneous branch of femoral n.
髂胫束
iliotibial tract
髌下支
infrapatellar branch
腓浅神经
superficial peroneal n.
足背中间皮神经
middle dorsal cutaneous n.of foot
足背静脉弓
dorsal venous arch of foot
腹壁浅动脉
superficial epigastric a.
腹壁浅静脉
superficial epigastric v.
阴部外浅动脉
superficial external pudendal a.
阴部外静脉
external pudendal v.
股静脉 femoral v.
隐静脉裂孔
fossa ovalis femoris
股内侧浅静脉
superficial femoral v.
隐神经
saphenous n.
大隐静脉
great saphenous v.
足背内侧缘静脉
dorsal medial marginal v.of foot
足背内侧皮神经
medial dorsal cutaneous n.of foot

图 8-11 下肢血管、神经(前面观 3)
The blood vessels and nerve of lower limb. Anterior aspect(3)

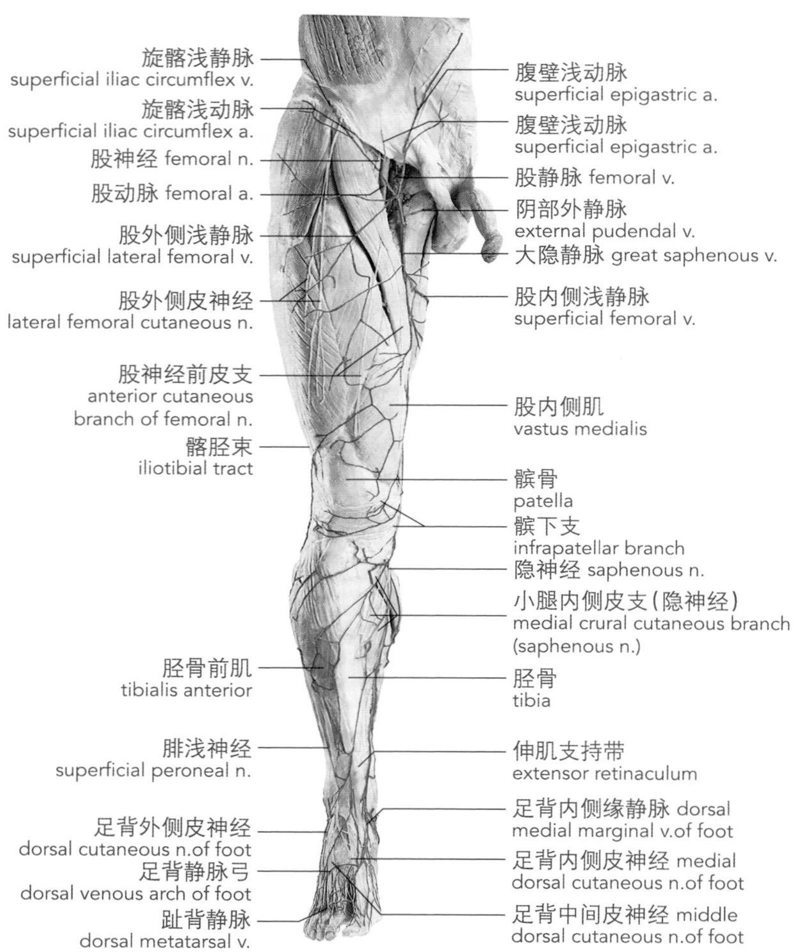
旋髂浅静脉
superficial iliac circumflex v.
旋髂浅动脉
superficial iliac circumflex a.
股神经 femoral n.
股动脉 femoral a.
股外侧浅静脉
superficial lateral femoral v.
股外侧皮神经
lateral femoral cutaneous n.
股神经前皮支
anterior cutaneous branch of femoral n.
髂胫束
iliotibial tract
胫骨前肌
tibialis anterior
腓浅神经
superficial peroneal n.
足背外侧皮神经
dorsal cutaneous n.of foot
足背静脉弓
dorsal venous arch of foot
趾背静脉
dorsal metatarsal v.
腹壁浅动脉
superficial epigastric a.
腹壁浅动脉
superficial epigastric a.
股静脉 femoral v.
阴部外静脉
external pudendal v.
大隐静脉 great saphenous v.
股内侧浅静脉
superficial femoral v.
股内侧肌
vastus medialis
髌骨
patella
髌下支
infrapatellar branch
隐神经 saphenous n.
小腿内侧皮支(隐神经)
medial crural cutaneous branch (saphenous n.)
胫骨
tibia
伸肌支持带
extensor retinaculum
足背内侧缘静脉 dorsal medial marginal v.of foot
足背内侧皮神经 medial dorsal cutaneous n.of foot
足背中间皮神经 middle dorsal cutaneous n.of foot

图 8-12 下肢血管、神经(前面观 4)
The blood vessels and nerve of lower limb. Anterior aspect(4)

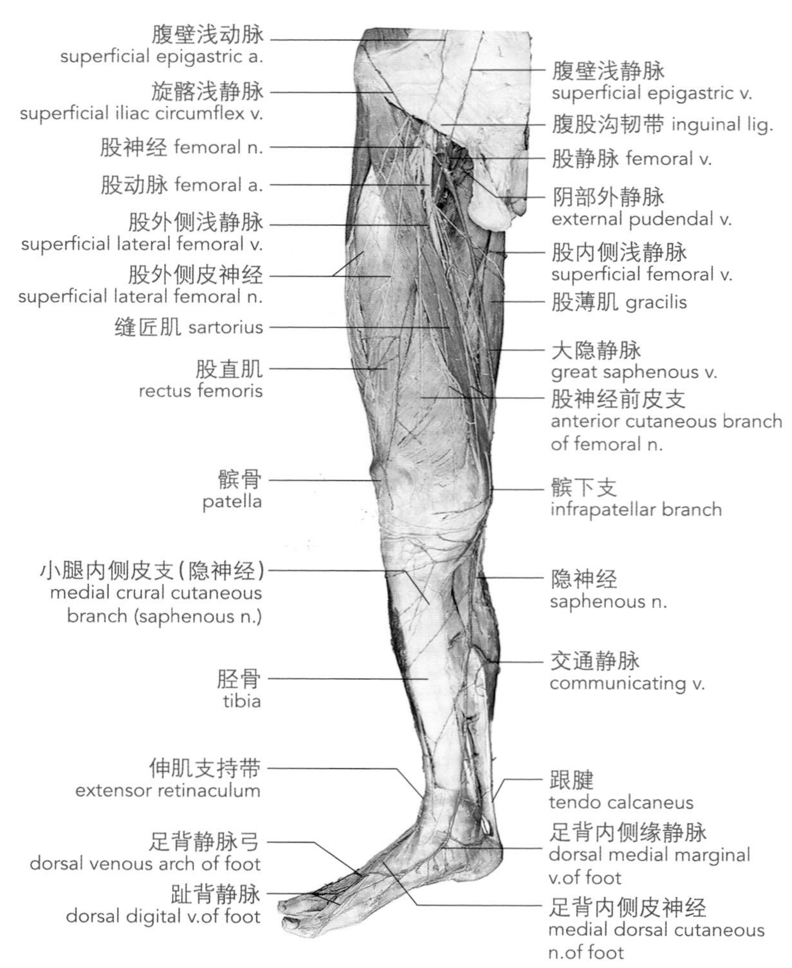
腹壁浅动脉
superficial epigastric a.
旋髂浅静脉
superficial iliac circumflex v.
股神经 femoral n.
股动脉 femoral a.
股外侧浅静脉
superficial lateral femoral v.
股外侧皮神经
superficial lateral femoral n.
缝匠肌 sartorius
股直肌
rectus femoris
髌骨
patella
小腿内侧皮支(隐神经)
medial crural cutaneous branch (saphenous n.)
胫骨
tibia
伸肌支持带
extensor retinaculum
足背静脉弓
dorsal venous arch of foot
趾背静脉
dorsal digital v.of foot
腹壁浅静脉
superficial epigastric v.
腹股沟韧带 inguinal lig.
股静脉 femoral v.
阴部外静脉
external pudendal v.
股内侧浅静脉
superficial femoral v.
股薄肌 gracilis
大隐静脉
great saphenous v.
股神经前皮支
anterior cutaneous branch of femoral n.
髌下支
infrapatellar branch
隐神经
saphenous n.
交通静脉
communicating v.
跟腱
tendo calcaneus
足背内侧静脉
dorsal medial marginal v.of foot
足背内侧皮神经
medial dorsal cutaneous n.of foot

图 8-13 下肢血管、神经(前面观 5)
The blood vessels and nerve of lower limb. Anterior aspect(5)

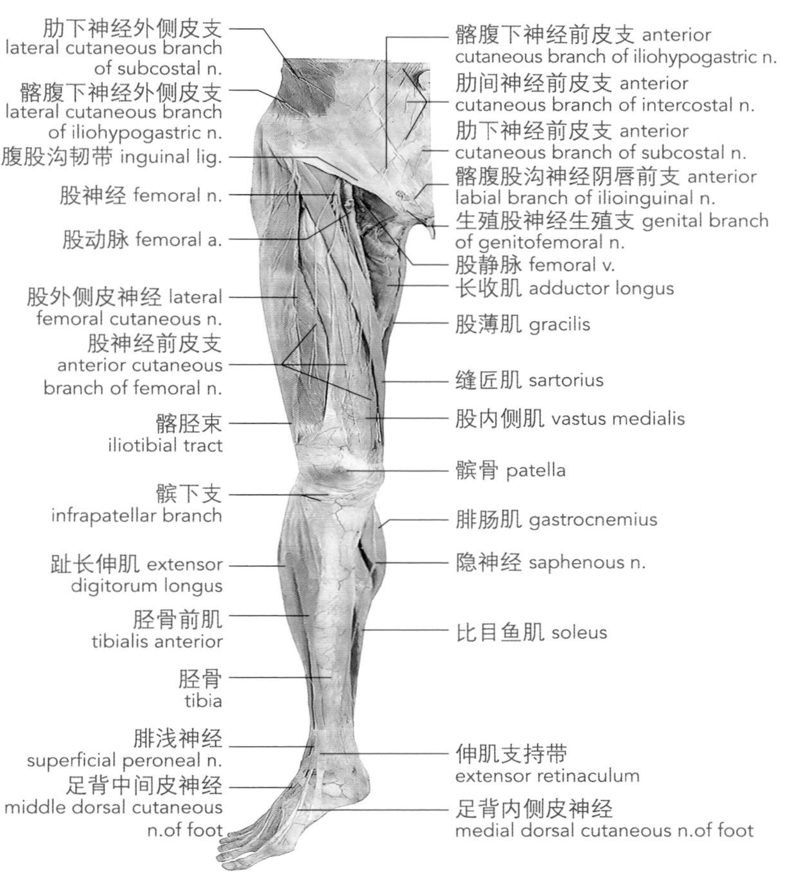
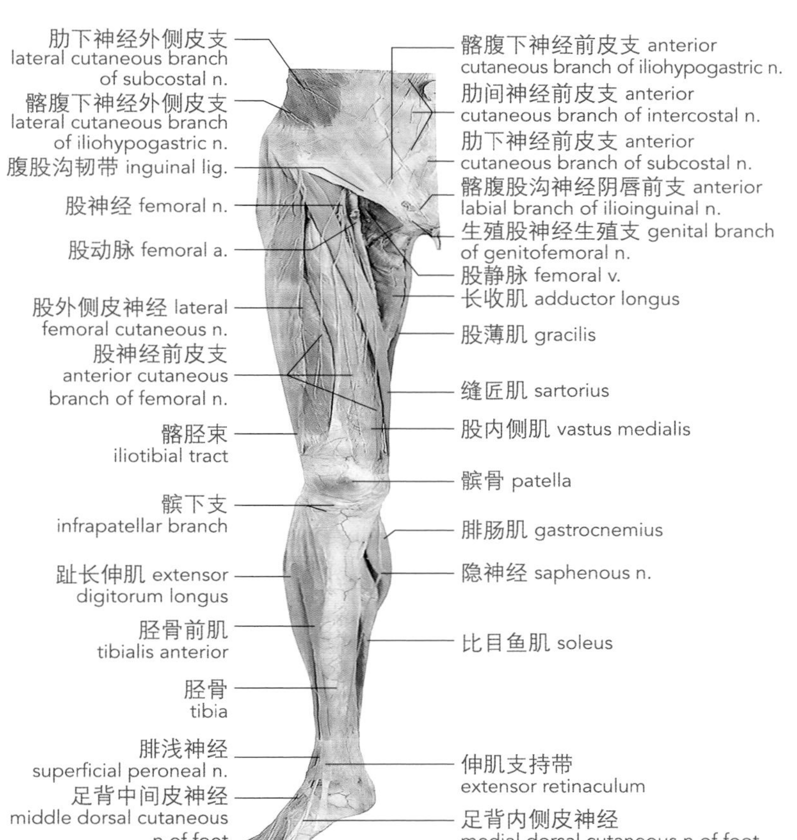

肋下神经外侧皮支 lateral cutaneous branch of subcostal n.
髂腹下神经外侧皮支 lateral cutaneous branch of iliohypogastric n.
腹股沟韧带 inguinal lig.
股神经 femoral n.
股动脉 femoral a.
股外侧皮神经 lateral femoral cutaneous n.
股神经前皮支 anterior cutaneous branch of femoral n.
髂胫束 iliotibial tract
髌下支 infrapatellar branch
趾长伸肌 extensor digitorum longus
胫骨前肌 tibialis anterior
胫骨 tibia
腓浅神经 superficial peroneal n.
足背中间皮神经 middle dorsal cutaneous n.of foot
髂腹下神经前皮支 anterior cutaneous branch of iliohypogastric n.
肋间神经前皮支 anterior cutaneous branch of intercostal n.
肋下神经前皮支 anterior cutaneous branch of subcostal n.
髂腹股沟神经阴唇前支 anterior labial branch of ilioinguinal n.
生殖股神经生殖支 genital branch of genitofemoral n.
股静脉 femoral v.
长收肌 adductor longus
股薄肌 gracilis
缝匠肌 sartorius
股内侧肌 vastus medialis
髌骨 patella
腓肠肌 gastrocnemius
隐神经 saphenous n.
比目鱼肌 soleus
伸肌支持带 extensor retinaculum
足背内侧皮神经 medial dorsal cutaneous n.of foot

图 8-14 下肢血管、神经(前面观 6)
The blood vessels and nerve of lower limb. Anterior aspect(6)

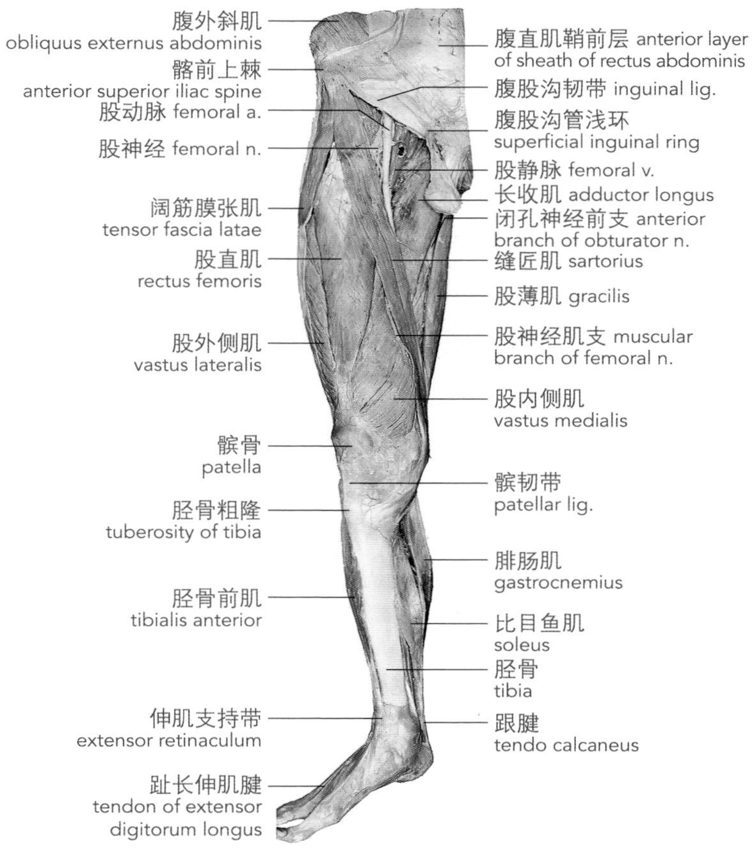

腹外斜肌 obliquus externus abdominis
髂前上棘 anterior superior iliac spine
股动脉 femoral a.
股神经 femoral n.
阔筋膜张肌 tensor fascia latae
股直肌 rectus femoris
股外侧肌 vastus lateralis
髌骨 patella
胫骨粗隆 tuberosity of tibia
胫骨前肌 tibialis anterior
伸肌支持带 extensor retinaculum
趾长伸肌腱 tendon of extensor digitorum longus
腹直肌鞘前层 anterior layer of sheath of rectus abdominis
腹股沟韧带 inguinal lig.
腹股沟管浅环 superficial inguinal ring
股静脉 femoral v.
长收肌 adductor longus
闭孔神经前支 anterior branch of obturator n.
缝匠肌 sartorius
股薄肌 gracilis
股神经肌支 muscular branch of femoral n.
股内侧肌 vastus medialis
髌韧带 patellar lig.
腓肠肌 gastrocnemius
比目鱼肌 soleus
胫骨 tibia
跟腱 tendo calcaneus

图 8-15 下肢血管、神经(前面观 7)
The blood vessels and nerve of lower limb. Anterior aspect(7)

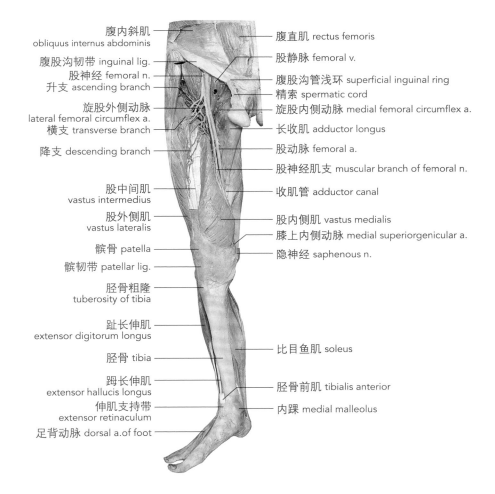

腹内斜肌 obliquus internus abdominis
腹股沟韧带 inguinal lig.
股神经 femoral n.
升支 ascending branch
旋股外侧动脉 lateral femoral circumflex a.
横支 transverse branch
降支 descending branch
股中间肌 vastus intermedius
股外侧肌 vastus lateralis
髌骨 patella
髌韧带 patellar lig.
胫骨粗隆 tuberosity of tibia
趾长伸肌 extensor digitorum longus
胫骨 tibia
踇长伸肌 extensor hallucis longus
伸肌支持带 extensor retinaculum
足背动脉 dorsal a.of foot
腹直肌 rectus femoris
股静脉 femoral v.
腹股沟管浅环 superficial inguinal ring
精索 spermatic cord
旋股内侧动脉 medial femoral circumflex a.
长收肌 adductor longus
股动脉 femoral a.
股神经肌支 muscular branch of femoral n.
收肌管 adductor canal
股内侧肌 vastus medialis
膝上内侧动脉 medial superiorgenicular a.
隐神经 saphenous n.
比目鱼肌 soleus
胫骨前肌 tibialis anterior
内踝 medial malleolus

【解剖学要点】

股动脉在腹股沟韧带深面续接髂外动脉,在股三角内下行,经收肌管出收肌腱裂孔至腘窝,移行为腘动脉。股动脉的主要分支为腹壁浅动脉、旋髂浅动脉、阴部外动脉、股深动脉和膝降动脉。股深动脉又分出穿动脉、旋股外侧动脉和旋股内侧动脉。

图 8-16 下肢血管、神经（前面观 8）

The blood vessels and nerve of lower limb. Anterior aspect (8)

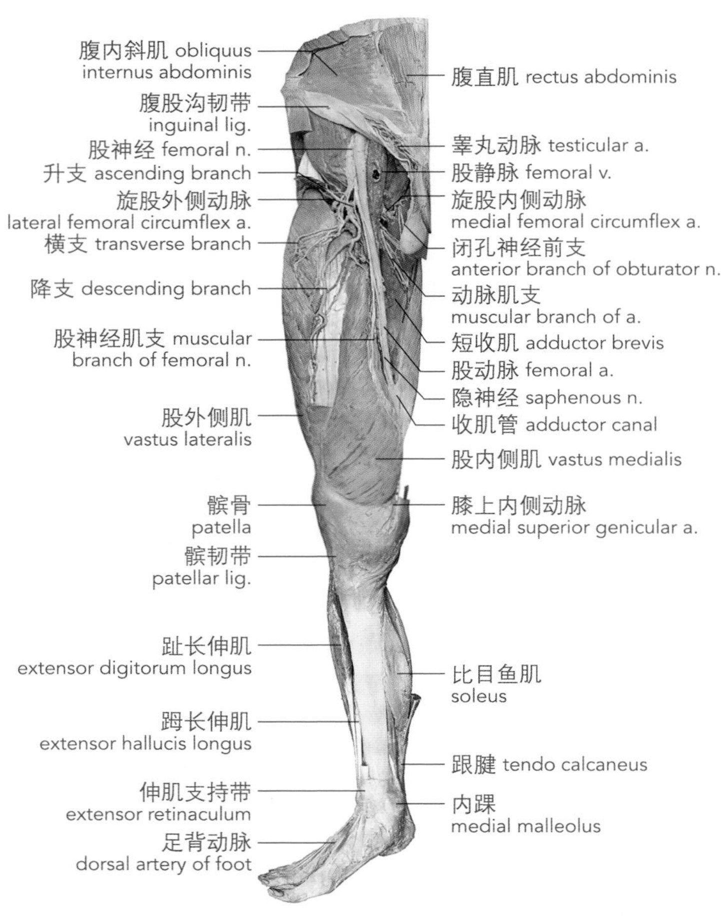

腹内斜肌 obliquus internus abdominis
腹股沟韧带 inguinal lig.
股神经 femoral n.
升支 ascending branch
旋股外侧动脉 lateral femoral circumflex a.
横支 transverse branch
降支 descending branch
股神经肌支 muscular branch of femoral n.
股外侧肌 vastus lateralis
髌骨 patella
髌韧带 patellar lig.
趾长伸肌 extensor digitorum longus
𧿹长伸肌 extensor hallucis longus
伸肌支持带 extensor retinaculum
足背动脉 dorsal artery of foot
腹直肌 rectus abdominis
睾丸动脉 testicular a.
股静脉 femoral v.
旋股内侧动脉 medial femoral circumflex a.
闭孔神经前支 anterior branch of obturator n.
动脉肌支 muscular branch of a.
短收肌 adductor brevis
股动脉 femoral a.
隐神经 saphenous n.
收肌管 adductor canal
股内侧肌 vastus medialis
膝上内侧动脉 medial superior genicular a.
比目鱼肌 soleus
跟腱 tendo calcaneus
内踝 medial malleolus

图 8-17 下肢血管、神经（前面观 9）

The blood vessels and nerve of lower limb. Anterior aspect (9)

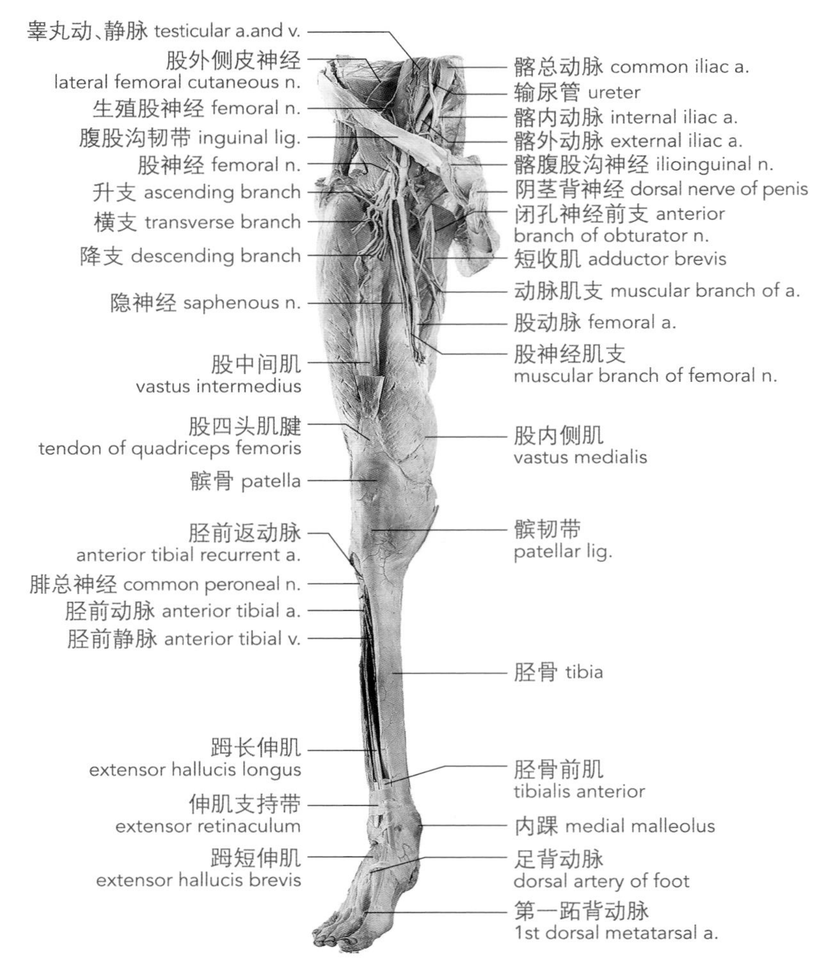

睾丸动、静脉 testicular a.and v.
股外侧皮神经 lateral femoral cutaneous n.
生殖股神经 femoral n.
腹股沟韧带 inguinal lig.
股神经 femoral n.
升支 ascending branch
横支 transverse branch
降支 descending branch
隐神经 saphenous n.
股中间肌 vastus intermedius
股四头肌腱 tendon of quadriceps femoris
髌骨 patella
胫前返动脉 anterior tibial recurrent a.
腓总神经 common peroneal n.
胫前动脉 anterior tibial a.
胫前静脉 anterior tibial v.
𧿹长伸肌 extensor hallucis longus
伸肌支持带 extensor retinaculum
𧿹短伸肌 extensor hallucis brevis
髂总动脉 common iliac a.
输尿管 ureter
髂内动脉 internal iliac a.
髂外动脉 external iliac a.
髂腹股沟神经 ilioinguinal n.
阴茎背神经 dorsal nerve of penis
闭孔神经前支 anterior branch of obturator n.
短收肌 adductor brevis
动脉肌支 muscular branch of a.
股动脉 femoral a.
股神经肌支 muscular branch of femoral n.
股内侧肌 vastus medialis
髌韧带 patellar lig.
胫骨 tibia
胫骨前肌 tibialis anterior
内踝 medial malleolus
足背动脉 dorsal artery of foot
第一跖背动脉 1st dorsal metatarsal a.

图 8-18 下肢表面结构（后面观）

The surface structure of lower limb. Posterior aspect

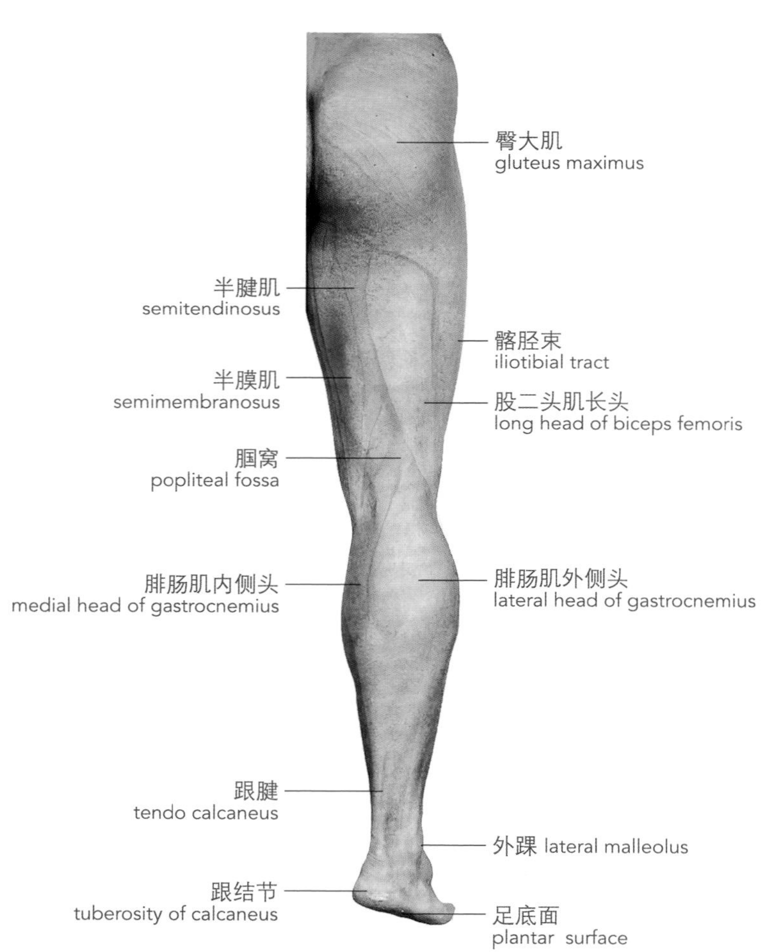

半腱肌 semitendinosus
半膜肌 semimembranosus
腘窝 popliteal fossa
腓肠肌内侧头 medial head of gastrocnemius
跟腱 tendo calcaneus
跟结节 tuberosity of calcaneus
臀大肌 gluteus maximus
髂胫束 iliotibial tract
股二头肌长头 long head of biceps femoris
腓肠肌外侧头 lateral head of gastrocnemius
外踝 lateral malleolus
足底面 plantar surface

图 8-19 下肢皮神经阶段分布（后面观）

The segmental distribution of cutaneous nerve in lower limb. Posterior aspect

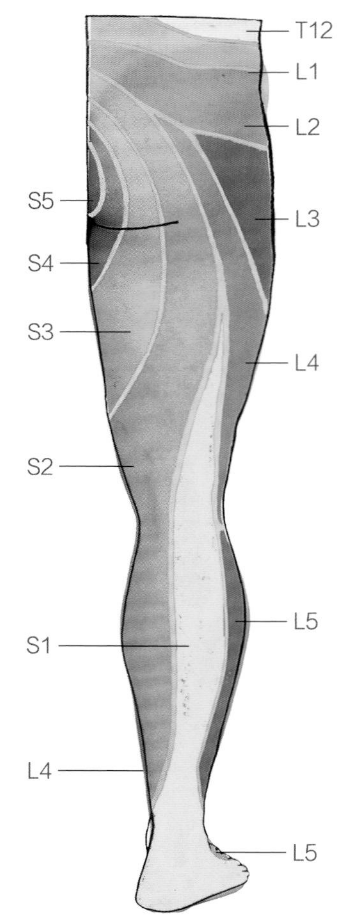

T12
L1
L2
L3
L4
L5
L5
S5
S4
S3
S2
S1
L4

图 8-20 下肢皮神经分布(后面观)
The distribution of cutaneous nerve of the lower limb. Posterior aspect

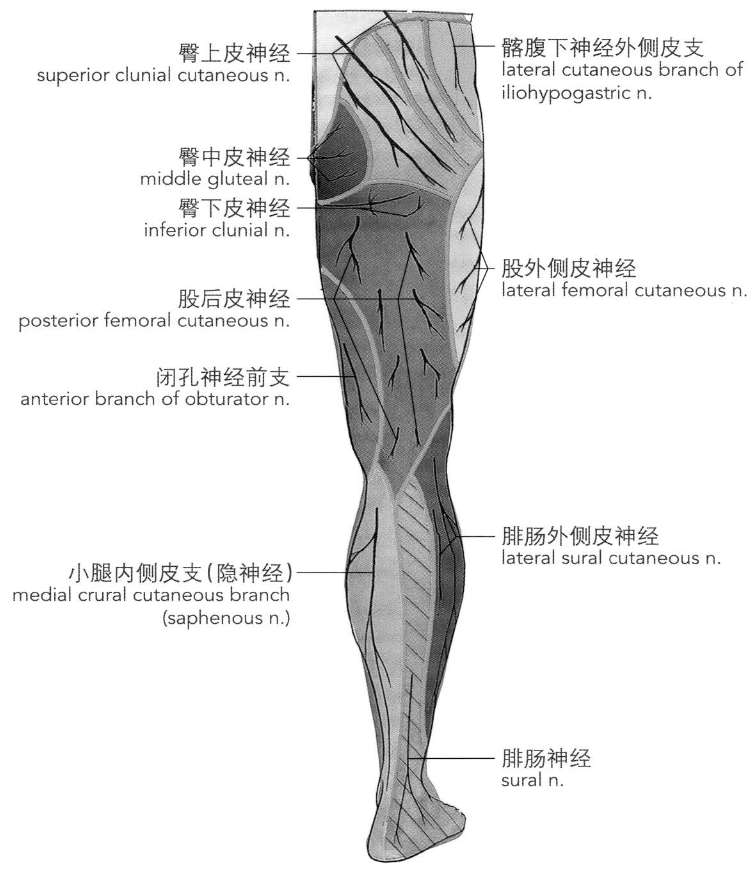
臀上皮神经
superior clunial cutaneous n.
髂腹下神经外侧皮支
lateral cutaneous branch of iliohypogastric n.
臀中皮神经
middle gluteal n.
臀下皮神经
inferior clunial n.
股外侧皮神经
lateral femoral cutaneous n.
股后皮神经
posterior femoral cutaneous n.
闭孔神经前支
anterior branch of obturator n.
腓肠外侧皮神经
lateral sural cutaneous n.
小腿内侧皮支(隐神经)
medial crural cutaneous branch (saphenous n.)
腓肠神经
sural n.

图 8-21 下肢神经(示意图)
The nerve of lower limb. Schematic diagram

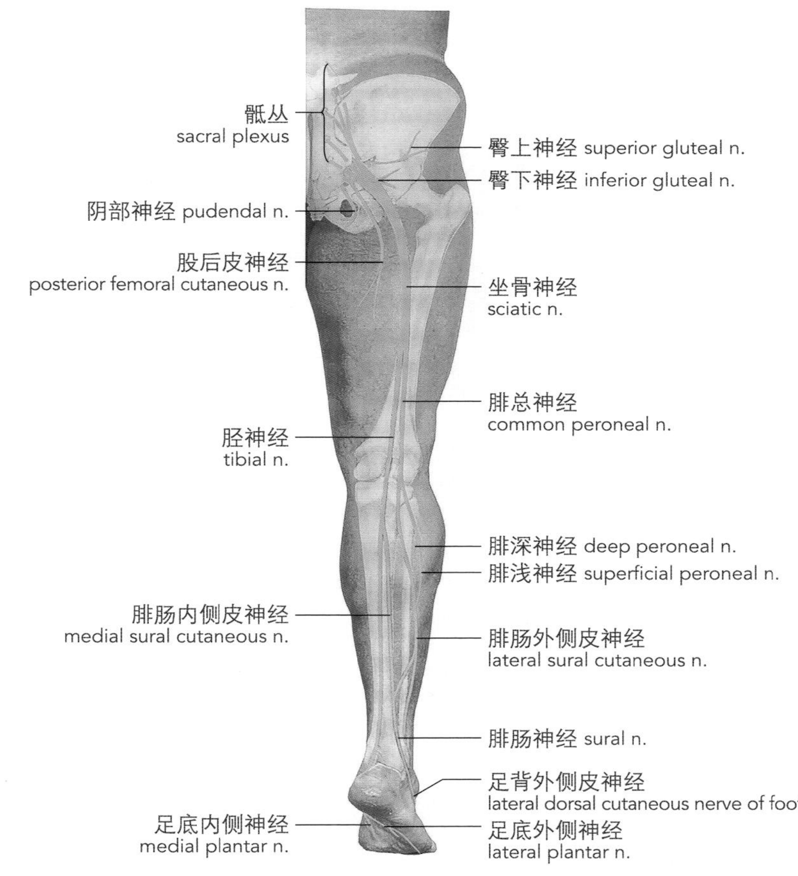
骶丛
sacral plexus
臀上神经 superior gluteal n.
臀下神经 inferior gluteal n.
阴部神经 pudendal n.
股后皮神经
posterior femoral cutaneous n.
坐骨神经
sciatic n.
腓总神经
common peroneal n.
胫神经
tibial n.
腓深神经 deep peroneal n.
腓浅神经 superficial peroneal n.
腓肠内侧皮神经
medial sural cutaneous n.
腓肠外侧皮神经
lateral sural cutaneous n.
腓肠神经 sural n.
足背外侧皮神经
lateral dorsal cutaneous nerve of foot
足底内侧神经
medial plantar n.
足底外侧神经
lateral plantar n.

【解剖学要点】

臀部的皮肤主要由上三对腰神经后支的外侧支的皮支组成的臀上皮神经、上三对骶神经的后支的外侧支形成的臀中皮神经及由股后皮神经分出的臀下皮神经分支分布。坐骨神经经梨状肌下孔出盆腔后,位于臀大肌深面。经坐骨结节与大转子之间至股后部,在股二头肌深面下行至腘窝上方分为胫神经和腓总神经。坐骨神经在股后部发肌支至股后肌群。坐骨神经常见的变异是腓总神经单独从梨状肌中间或梨状肌上孔穿出。

图 8-22 下肢动脉(示意图)
The artery of lower limb. Schematic diagram

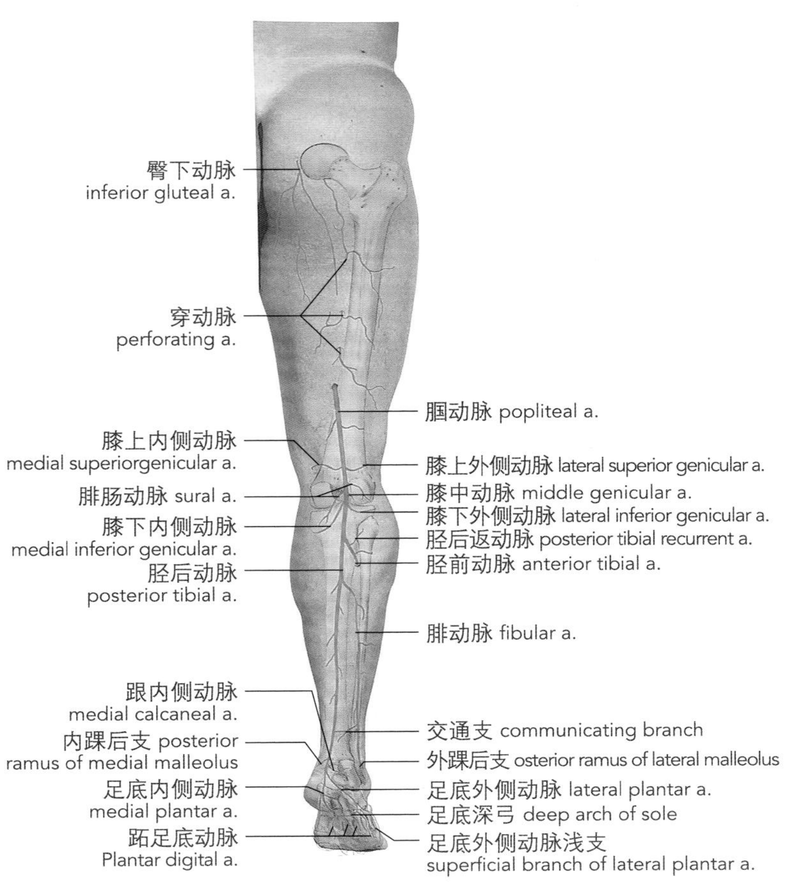
臀下动脉
inferior gluteal a.
穿动脉
perforating a.
腘动脉 popliteal a.
膝上内侧动脉
medial superiorgenicular a.
膝上外侧动脉 lateral superior genicular a.
腓肠动脉 sural a.
膝中动脉 middle genicular a.
膝下外侧动脉 lateral inferior genicular a.
膝下内侧动脉
medial inferior genicular a.
胫后返动脉 posterior tibial recurrent a.
胫前动脉 anterior tibial a.
胫后动脉
posterior tibial a.
腓动脉 fibular a.
跟内侧动脉
medial calcaneal a.
交通支 communicating branch
内踝后支 posterior ramus of medial malleolus
外踝后支 osterior ramus of lateral malleolus
足底内侧动脉
medial plantar a.
足底外侧动脉 lateral plantar a.
足底深弓 deep arch of sole
趾足底动脉
Plantar digital a.
足底外侧动脉浅支
superficial branch of lateral plantar a.

图 8-23 下肢血管、神经(后面观 1)
The blood vessel and nerve of lower limb. Posterior aspect(1)

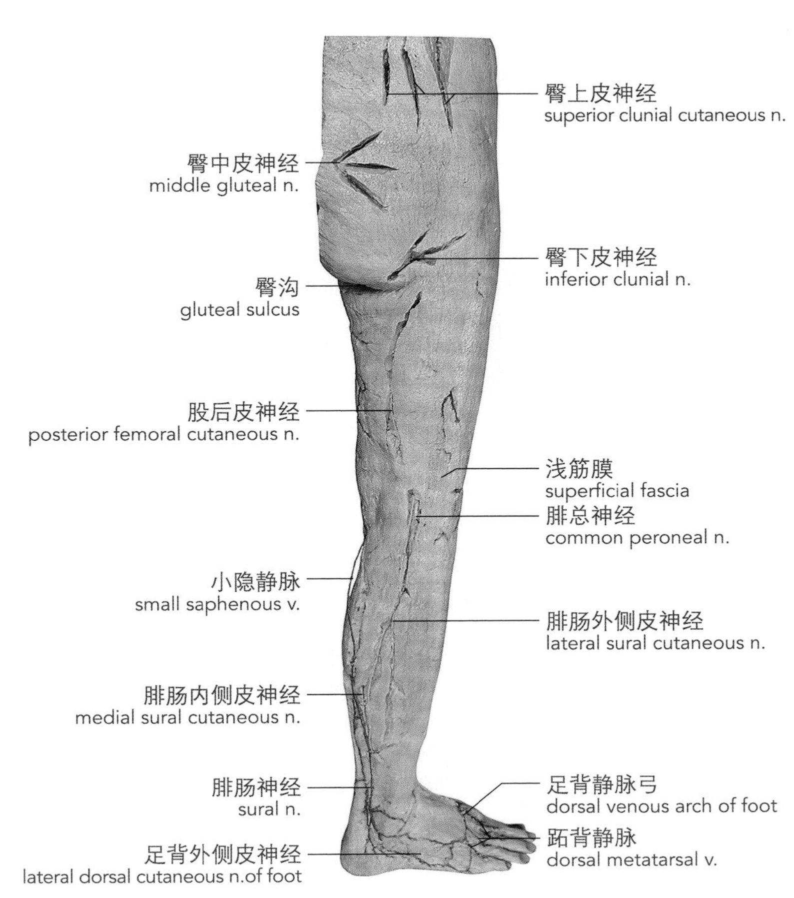
臀上皮神经
superior clunial cutaneous n.
臀中皮神经
middle gluteal n.
臀下皮神经
inferior clunial n.
臀沟
gluteal sulcus
股后皮神经
posterior femoral cutaneous n.
浅筋膜
superficial fascia
腓总神经
common peroneal n.
小隐静脉
small saphenous v.
腓肠外侧皮神经
lateral sural cutaneous n.
腓肠内侧皮神经
medial sural cutaneous n.
腓肠神经
sural n.
足背静脉弓
dorsal venous arch of foot
趾背静脉
dorsal metatarsal v.
足背外侧皮神经
lateral dorsal cutaneous n.of foot

图 8-24 下肢血管、神经（后面观 2）

The blood vessel and nerve of lower limb. Posterior aspect（2）

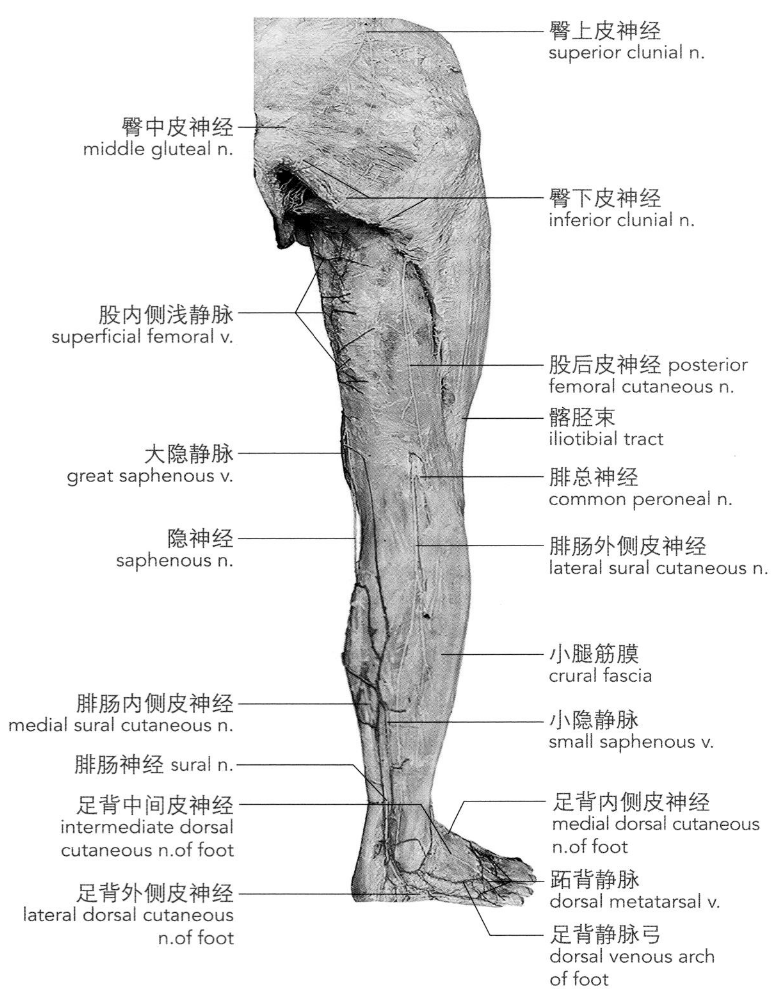

臀上皮神经
superior clunial n.
臀中皮神经
middle gluteal n.
臀下皮神经
inferior clunial n.
股内侧浅静脉
superficial femoral v.
股后皮神经 posterior
femoral cutaneous n.
髂胫束
iliotibial tract
大隐静脉
great saphenous v.
腓总神经
common peroneal n.
隐神经
saphenous n.
腓肠外侧皮神经
lateral sural cutaneous n.
小腿筋膜
crural fascia
腓肠内侧皮神经
medial sural cutaneous n.
小隐静脉
small saphenous v.
腓肠神经 sural n.
足背中间皮神经
intermediate dorsal
cutaneous n.of foot
足背内侧皮神经
medial dorsal cutaneous
n.of foot
足背外侧皮神经
lateral dorsal cutaneous
n.of foot
跖背静脉
dorsal metatarsal v.
足背静脉弓
dorsal venous arch
of foot

图 8-25 下肢血管、神经（后面观 3）

The blood vessel and nerve of lower limb. Posterior aspect（3）

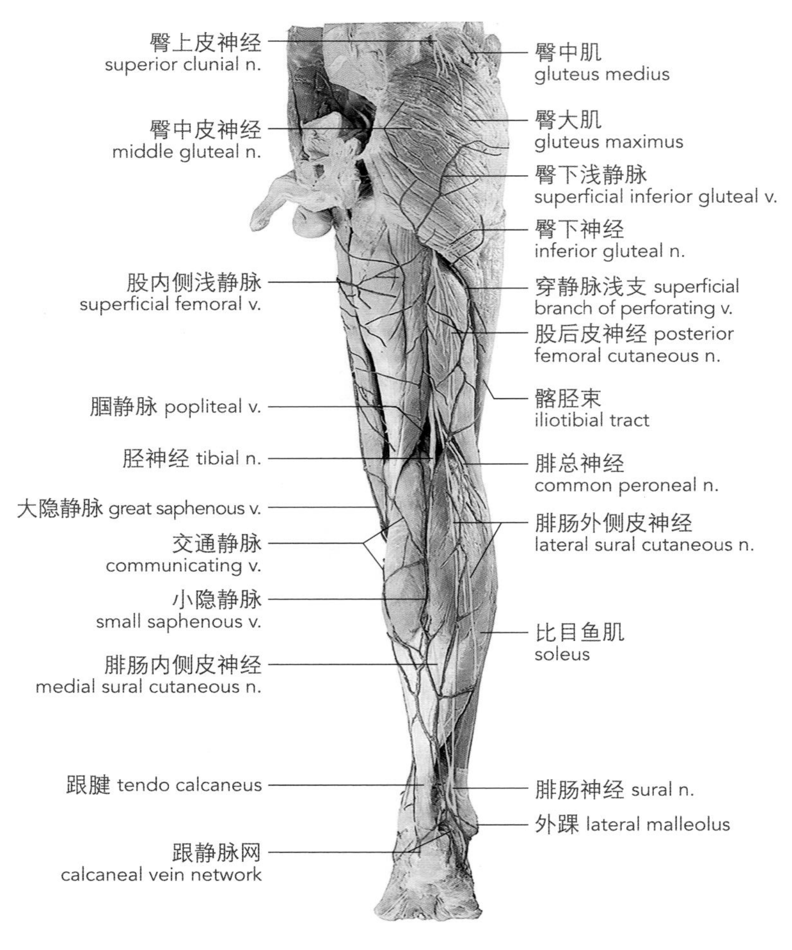

臀上皮神经
superior clunial n.
臀中肌
gluteus medius
臀中皮神经
middle gluteal n.
臀大肌
gluteus maximus
臀下浅静脉
superficial inferior gluteal v.
臀下神经
inferior gluteal n.
股内侧浅静脉
superficial femoral v.
穿静脉浅支 superficial
branch of perforating v.
股后皮神经 posterior
femoral cutaneous n.
腘静脉 popliteal v.
髂胫束
iliotibial tract
胫神经 tibial n.
腓总神经
common peroneal n.
大隐静脉 great saphenous v.
交通静脉
communicating v.
腓肠外侧皮神经
lateral sural cutaneous n.
小隐静脉
small saphenous v.
比目鱼肌
soleus
腓肠内侧皮神经
medial sural cutaneous n.
跟腱 tendo calcaneus
腓肠神经 sural n.
外踝 lateral malleolus
跟静脉网
calcaneal vein network

图 8-26 下肢血管、神经（后面观 4）

The blood vessel and nerve of lower limb. Posterior aspect（4）

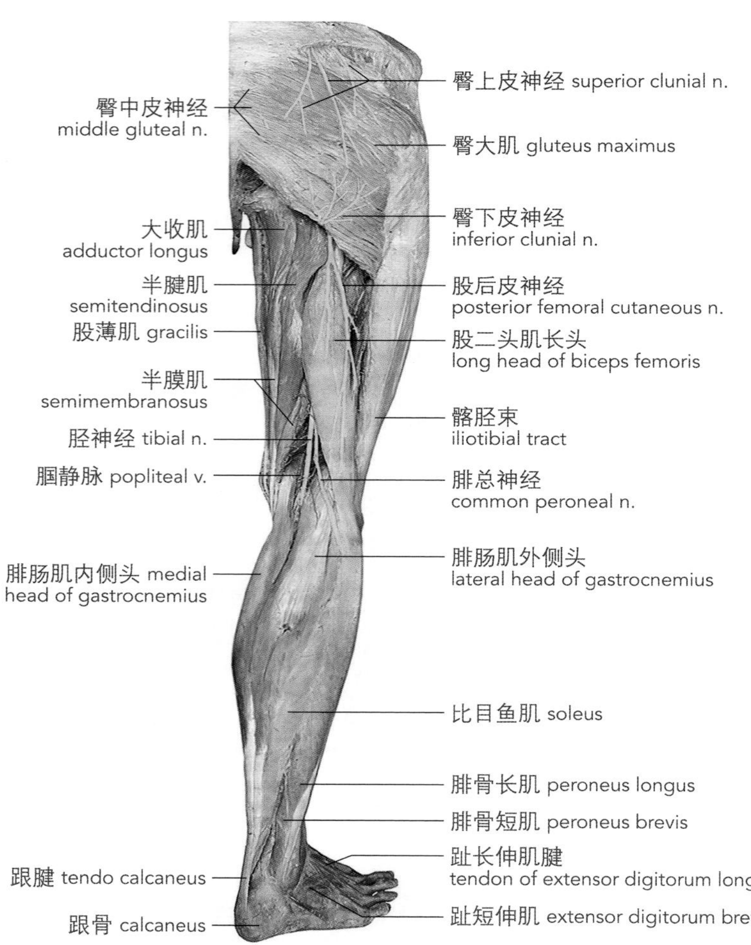

臀上皮神经 superior clunial n.
臀中皮神经
middle gluteal n.
臀大肌 gluteus maximus
大收肌
adductor longus
臀下皮神经
inferior clunial n.
半腱肌
semitendinosus
股后皮神经
posterior femoral cutaneous n.
股薄肌 gracilis
股二头肌长头
long head of biceps femoris
半膜肌
semimembranosus
髂胫束
iliotibial tract
胫神经 tibial n.
腘静脉 popliteal v.
腓总神经
common peroneal n.
腓肠肌外侧头
lateral head of gastrocnemius
腓肠肌内侧头 medial
head of gastrocnemius
比目鱼肌 soleus
腓骨长肌 peroneus longus
腓骨短肌 peroneus brevis
趾长伸肌腱
tendon of extensor digitorum longus
跟腱 tendo calcaneus
跟骨 calcaneus
趾短伸肌 extensor digitorum brevis

图 8-27 下肢血管、神经（后面观 5）

The blood vessel and nerve of lower limb. Posterior aspect（5）

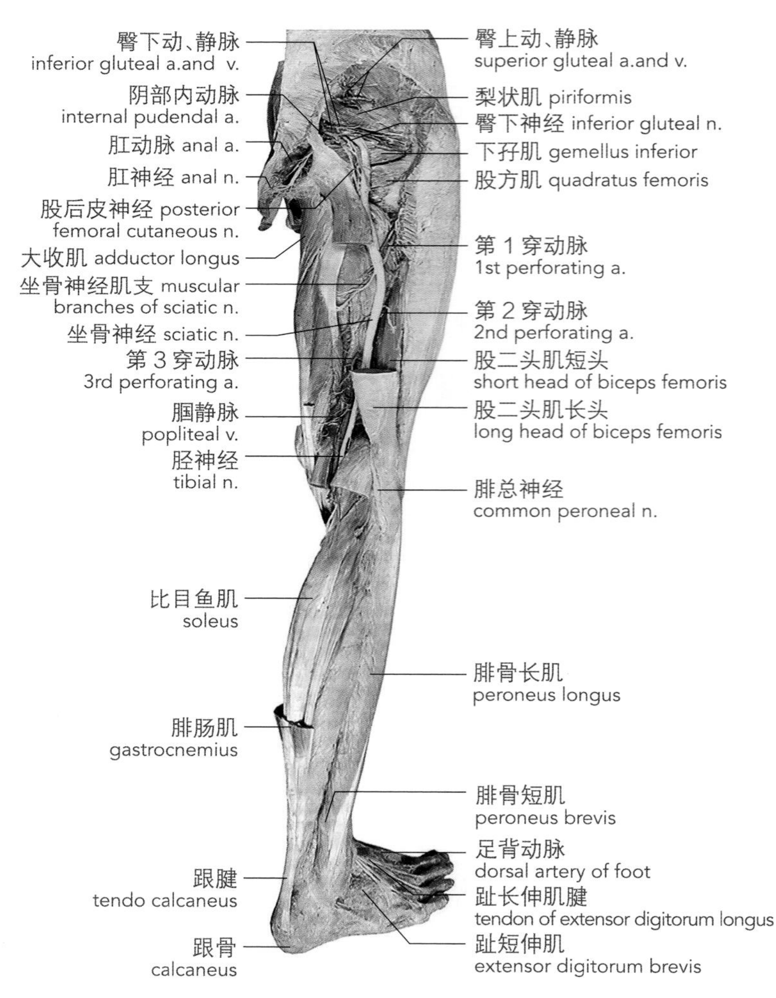

臀下动、静脉
inferior gluteal a.and v.
臀上动、静脉
superior gluteal a.and v.
阴部内动脉
internal pudendal a.
梨状肌 piriformis
臀下神经 inferior gluteal n.
肛动脉 anal a.
下孖肌 gemellus inferior
肛神经 anal n.
股方肌 quadratus femoris
股后皮神经 posterior
femoral cutaneous n.
大收肌 adductor longus
第 1 穿动脉
1st perforating a.
坐骨神经肌支 muscular
branches of sciatic n.
第 2 穿动脉
2nd perforating a.
坐骨神经 sciatic n.
第 3 穿动脉
3rd perforating a.
股二头肌短头
short head of biceps femoris
腘静脉
popliteal v.
股二头肌长头
long head of biceps femoris
胫神经
tibial n.
腓总神经
common peroneal n.
比目鱼肌
soleus
腓骨长肌
peroneus longus
腓肠肌
gastrocnemius
腓骨短肌
peroneus brevis
足背动脉
dorsal artery of foot
跟腱
tendon calcaneus
趾长伸肌腱
tendon of extensor digitorum longus
跟骨
calcaneus
趾短伸肌
extensor digitorum brevis

图 8-28 下肢血管、神经（后面观 6）
The blood vessel and nerve of lower limb. Posterior aspect (6)

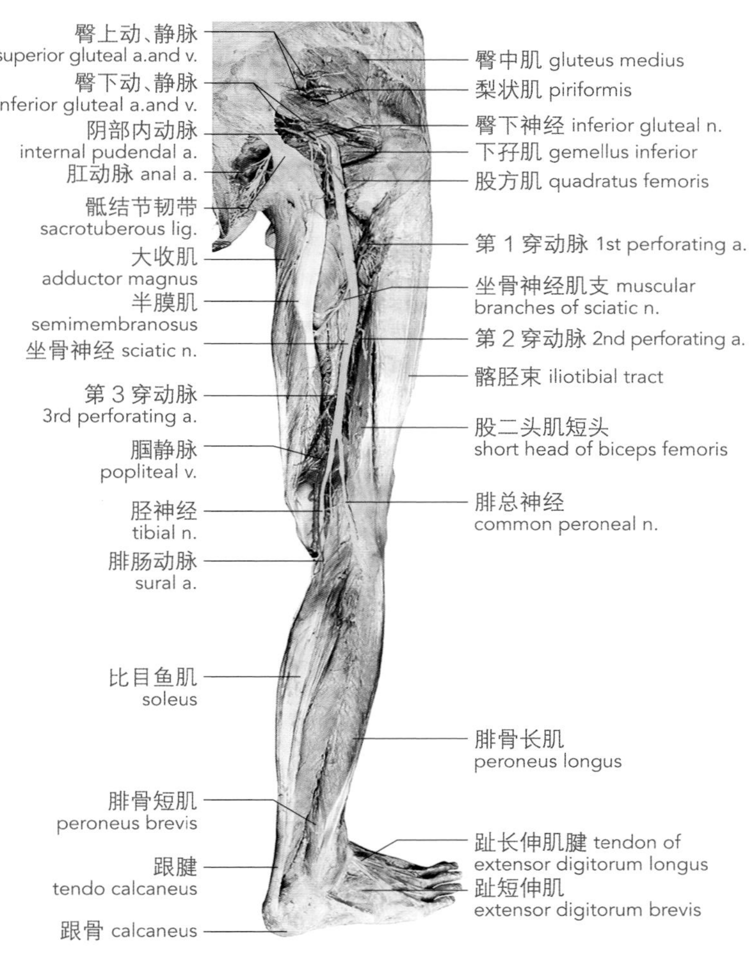
臀上动、静脉 superior gluteal a.and v.
臀下动、静脉 inferior gluteal a.and v.
阴部内动脉 internal pudendal a.
肛动脉 anal a.
骶结节韧带 sacrotuberous lig.
大收肌 adductor magnus
半膜肌 semimembranosus
坐骨神经 sciatic n.
第 3 穿动脉 3rd perforating a.
腘静脉 popliteal v.
胫神经 tibial n.
腓肠动脉 sural a.
比目鱼肌 soleus
腓骨短肌 peroneus brevis
跟腱 tendo calcaneus
跟骨 calcaneus
臀中肌 gluteus medius
梨状肌 piriformis
臀下神经 inferior gluteal n.
下孖肌 gemellus inferior
股方肌 quadratus femoris
第 1 穿动脉 1st perforating a.
坐骨神经肌支 muscular branches of sciatic n.
第 2 穿动脉 2nd perforating a.
髂胫束 iliotibial tract
股二头肌短头 short head of biceps femoris
腓总神经 common peroneal n.
腓骨长肌 peroneus longus
趾长伸肌腱 tendon of extensor digitorum longus
趾短伸肌 extensor digitorum brevis

图 8-29 下肢血管、神经（后面观 7）
The blood vessel and nerve of lower limb. Posterior aspect (7)

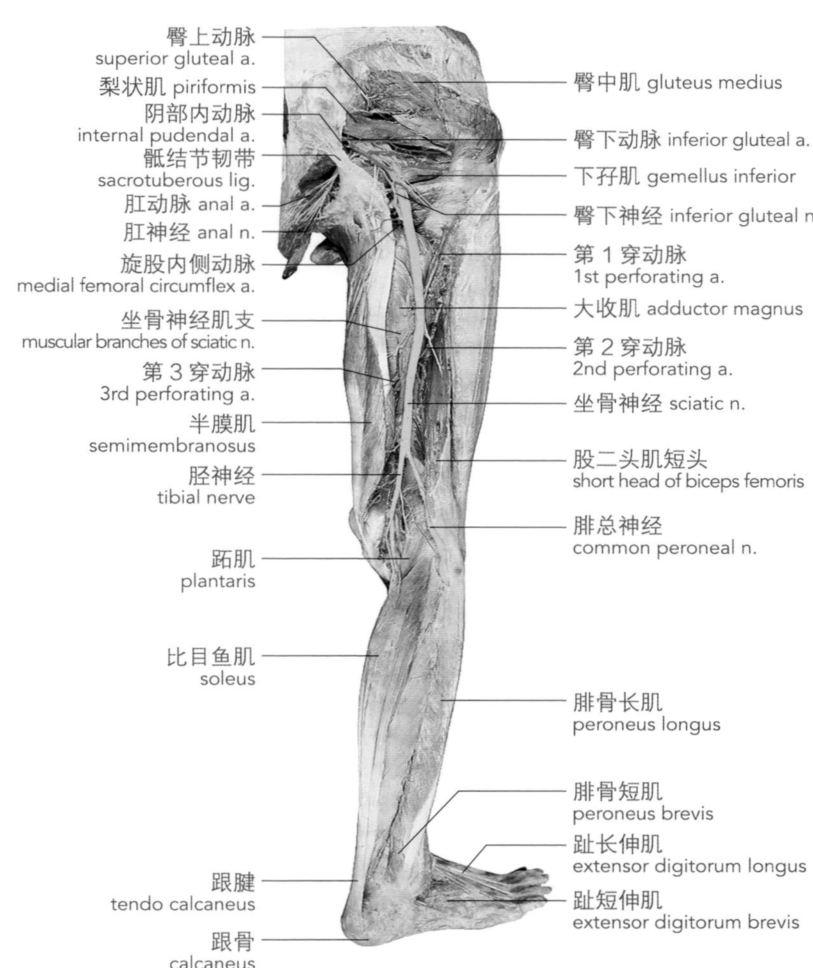
臀上动脉 superior gluteal a.
梨状肌 piriformis
阴部内动脉 internal pudendal a.
骶结节韧带 sacrotuberous lig.
肛动脉 anal a.
肛神经 anal n.
旋股内侧动脉 medial femoral circumflex a.
坐骨神经肌支 muscular branches of sciatic n.
第 3 穿动脉 3rd perforating a.
半膜肌 semimembranosus
胫神经 tibial nerve
跖肌 plantaris
比目鱼肌 soleus
跟腱 tendo calcaneus
跟骨 calcaneus
臀中肌 gluteus medius
臀下动脉 inferior gluteal a.
下孖肌 gemellus inferior
臀下神经 inferior gluteal n.
第 1 穿动脉 1st perforating a.
大收肌 adductor magnus
第 2 穿动脉 2nd perforating a.
坐骨神经 sciatic n.
股二头肌短头 short head of biceps femoris
腓总神经 common peroneal n.
腓骨长肌 peroneus longus
腓骨短肌 peroneus brevis
趾长伸肌 extensor digitorum longus
趾短伸肌 extensor digitorum brevis

图 8-30 下肢血管、神经（后面观 8）
The blood vessel and nerve of lower limb. Posterior aspect (8)

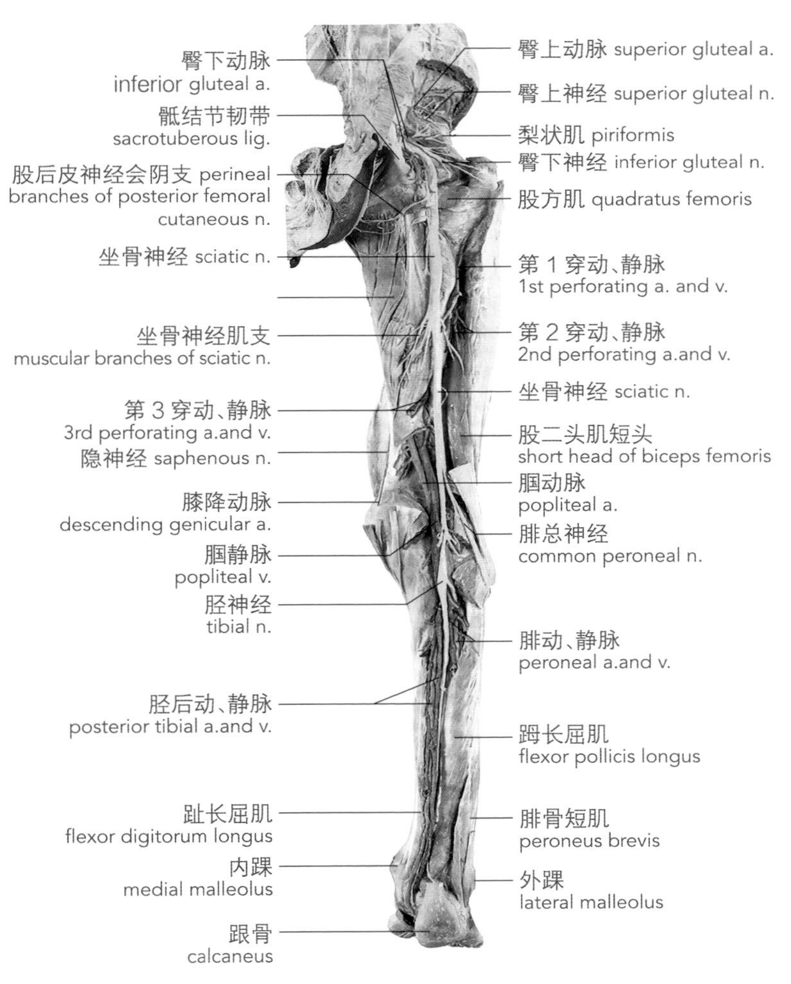
臀下动脉 inferior gluteal a.
骶结节韧带 sacrotuberous lig.
股后皮神经会阴支 perineal branches of posterior femoral cutaneous n.
坐骨神经 sciatic n.
坐骨神经肌支 muscular branches of sciatic n.
第 3 穿动、静脉 3rd perforating a.and v.
隐神经 saphenous n.
膝降动脉 descending genicular a.
腘静脉 popliteal v.
胫神经 tibial n.
胫后动、静脉 posterior tibial a.and v.
趾长屈肌 flexor digitorum longus
内踝 medial malleolus
跟骨 calcaneus
臀上动脉 superior gluteal a.
臀上神经 superior gluteal n.
梨状肌 piriformis
臀下神经 inferior gluteal n.
股方肌 quadratus femoris
第 1 穿动、静脉 1st perforating a. and v.
第 2 穿动、静脉 2nd perforating a.and v.
坐骨神经 sciatic n.
股二头肌短头 short head of biceps femoris
腘动脉 popliteal a.
腓总神经 common peroneal n.
腓动、静脉 peroneal a.and v.
踇长屈肌 flexor pollicis longus
腓骨短肌 peroneus brevis
外踝 lateral malleolus

图 8-31 下肢血管、神经（后面观 9）
The blood vessel and nerve of lower limb. Posterior aspect (9)

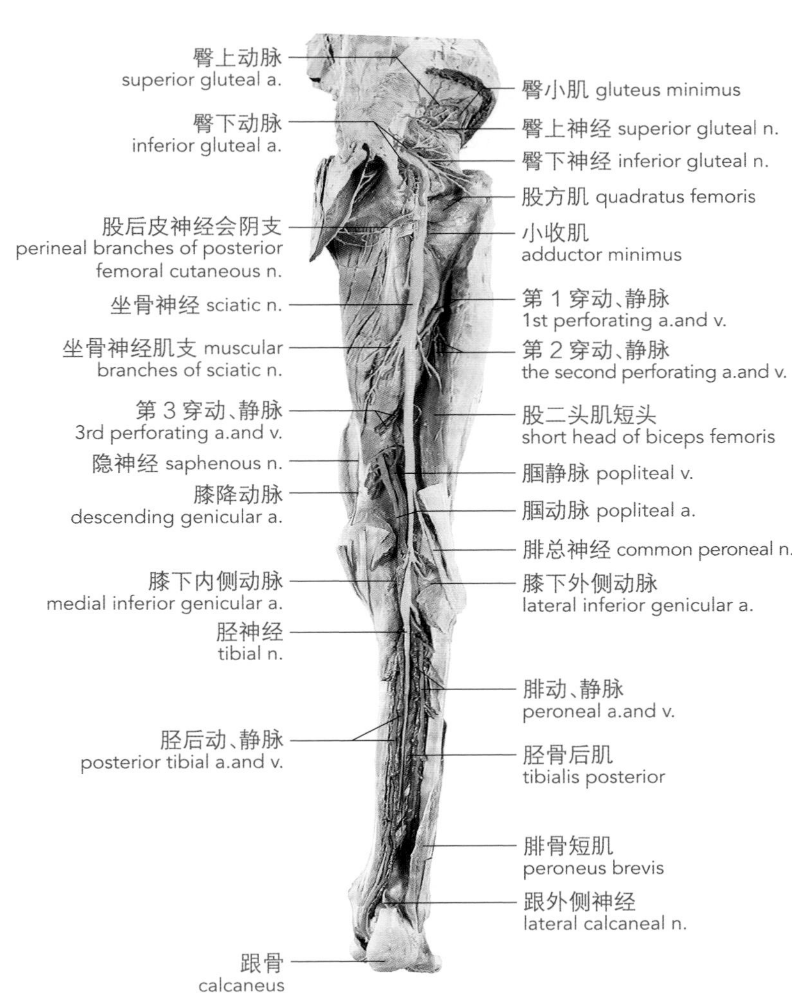
臀上动脉 superior gluteal a.
臀下动脉 inferior gluteal a.
股后皮神经会阴支 perineal branches of posterior femoral cutaneous n.
坐骨神经 sciatic n.
坐骨神经肌支 muscular branches of sciatic n.
第 3 穿动、静脉 3rd perforating a.and v.
隐神经 saphenous n.
膝降动脉 descending genicular a.
膝下内侧动脉 medial inferior genicular a.
胫神经 tibial n.
胫后动、静脉 posterior tibial a.and v.
跟骨 calcaneus
臀小肌 gluteus minimus
臀上神经 superior gluteal n.
臀下神经 inferior gluteal n.
股方肌 quadratus femoris
小收肌 adductor minimus
第 1 穿动、静脉 1st perforating a.and v.
第 2 穿动、静脉 the second perforating a.and v.
股二头肌短头 short head of biceps femoris
腘静脉 popliteal v.
腘动脉 popliteal a.
腓总神经 common peroneal n.
膝下外侧动脉 lateral inferior genicular a.
腓动、静脉 peroneal a.and v.
胫骨后肌 tibialis posterior
腓骨短肌 peroneus brevis
跟外侧神经 lateral calcaneal n.

图 8-32 下肢血管、神经(内侧面观 1)

The blood vessel and nerve of lower limb. Medial aspect(1)

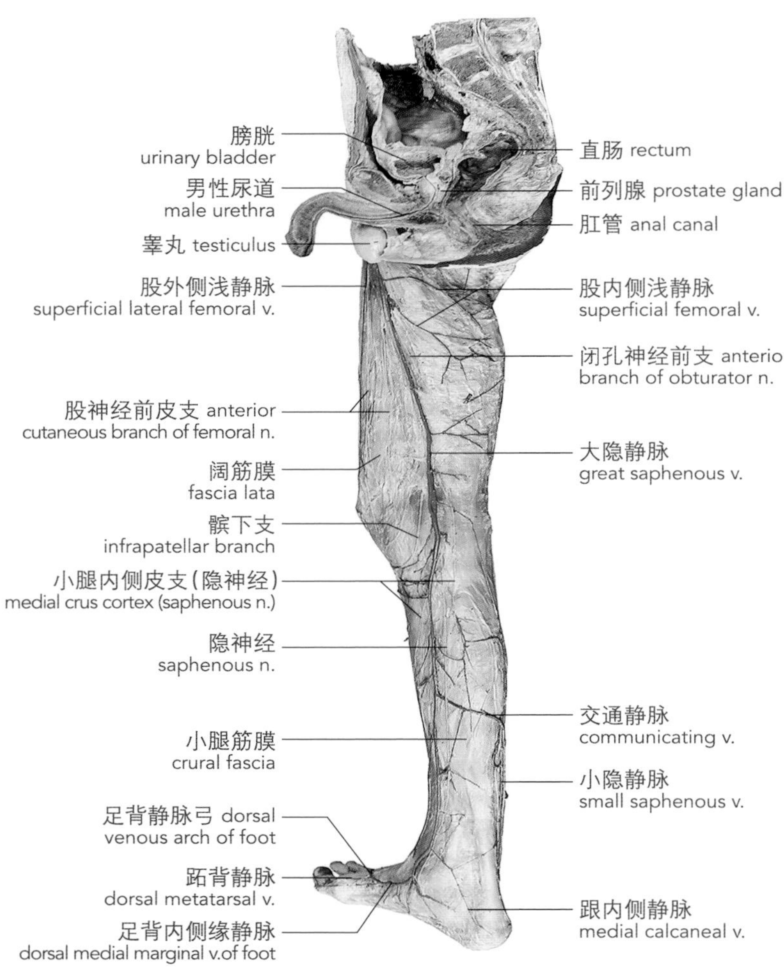

膀胱 urinary bladder
男性尿道 male urethra
睾丸 testiculus
股外侧浅静脉 superficial lateral femoral v.
股神经前皮支 anterior cutaneous branch of femoral n.
阔筋膜 fascia lata
髌下支 infrapatellar branch
小腿内侧皮支(隐神经) medial crus cortex (saphenous n.)
隐神经 saphenous n.
小腿筋膜 crural fascia
足背静脉弓 dorsal venous arch of foot
跖背静脉 dorsal metatarsal v.
足背内侧缘静脉 dorsal medial marginal v.of foot
直肠 rectum
前列腺 prostate gland
肛管 anal canal
股内侧浅静脉 superficial femoral v.
闭孔神经前支 anterior branch of obturator n.
大隐静脉 great saphenous v.
交通静脉 communicating v.
小隐静脉 small saphenous v.
跟内侧静脉 medial calcaneal v.

图 8-33 下肢血管、神经(内侧面观 2)

The blood vessel and nerve of lower limb. Medial aspect(2)

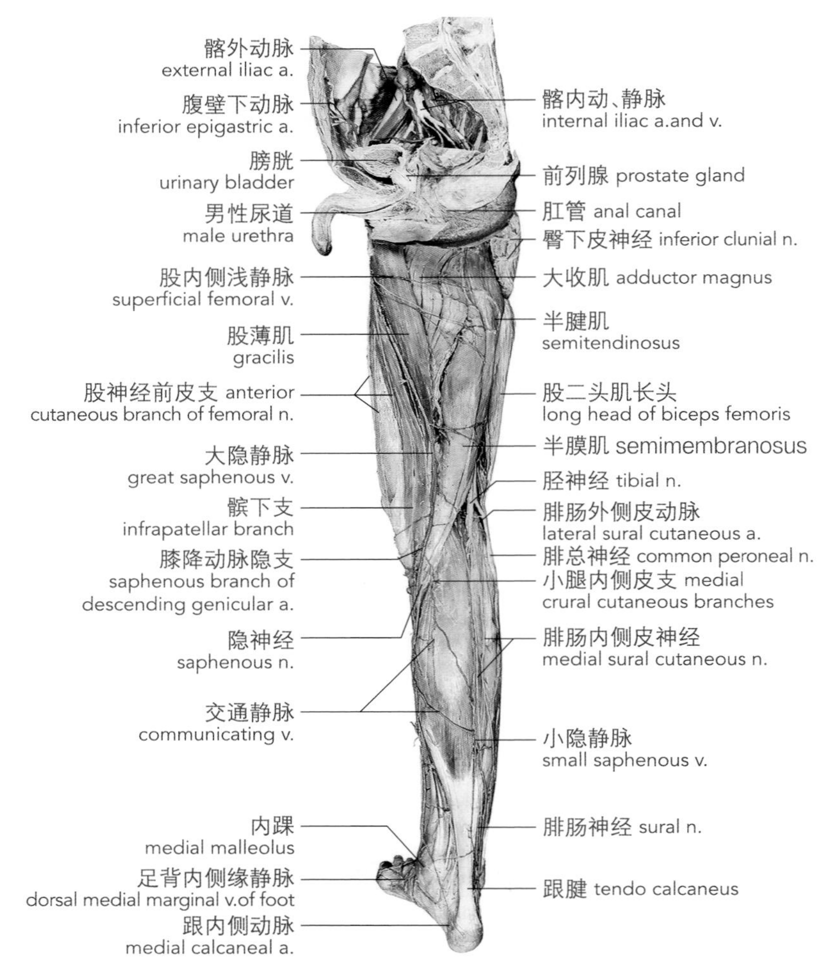

髂外动脉 external iliac a.
腹壁下动脉 inferior epigastric a.
膀胱 urinary bladder
男性尿道 male urethra
股内侧浅静脉 superficial femoral v.
股薄肌 gracilis
股神经前皮支 anterior cutaneous branch of femoral n.
大隐静脉 great saphenous v.
髌下支 infrapatellar branch
膝降动脉隐支 saphenous branch of descending genicular a.
隐神经 saphenous n.
交通静脉 communicating v.
内踝 medial malleolus
足背内侧缘静脉 dorsal medial marginal v.of foot
跟内侧动脉 medial calcaneal a.
髂内动、静脉 internal iliac a.and v.
前列腺 prostate gland
肛管 anal canal
臀下皮神经 inferior clunial n.
大收肌 adductor magnus
半腱肌 semitendinosus
股二头肌长头 long head of biceps femoris
半膜肌 semimembranosus
胫神经 tibial n.
腓肠外侧皮动脉 lateral sural cutaneous a.
腓总神经 common peroneal n.
小腿内侧皮支 medial crural cutaneous branches
腓肠内侧皮神经 medial sural cutaneous n.
小隐静脉 small saphenous v.
腓肠神经 sural n.
跟腱 tendo calcaneus

图 8-34 下肢血管、神经(内侧面观 3)

The blood vessel and nerve of lower limb. Medial aspect(3)

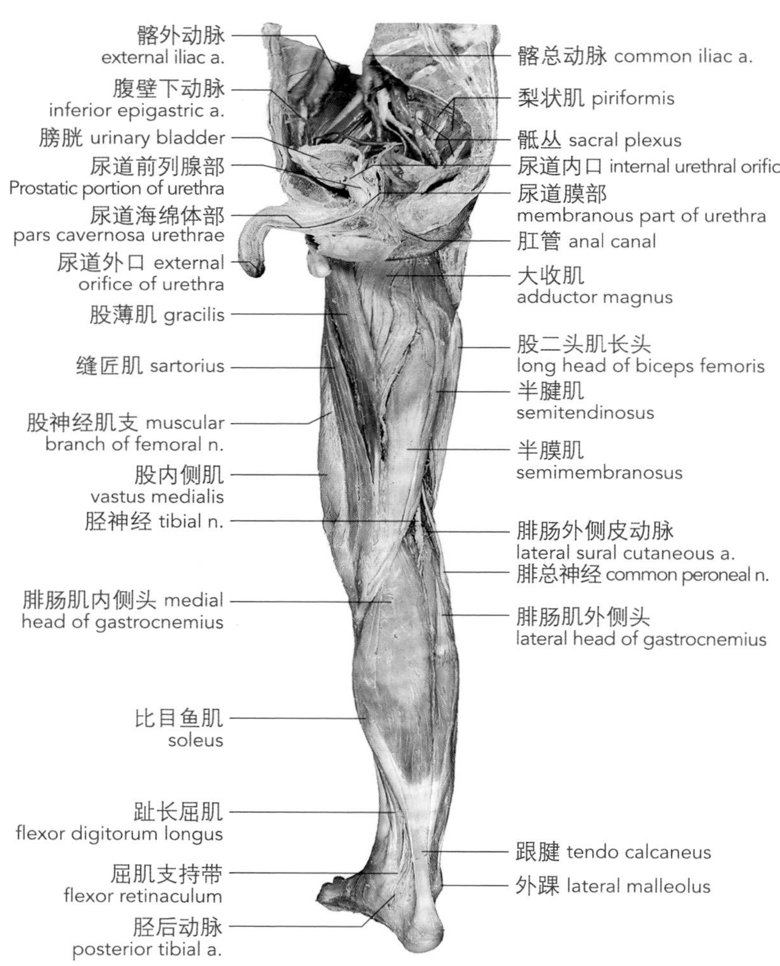

髂外动脉 external iliac a.
腹壁下动脉 inferior epigastric a.
膀胱 urinary bladder
尿道前列腺部 Prostatic portion of urethra
尿道海绵体部 pars cavernosa urethrae
尿道外口 external orifice of urethra
股薄肌 gracilis
缝匠肌 sartorius
股神经肌支 muscular branch of femoral n.
股内侧肌 vastus medialis
胫神经 tibial n.
腓肠肌内侧头 medial head of gastrocnemius
比目鱼肌 soleus
趾长屈肌 flexor digitorum longus
屈肌支持带 flexor retinaculum
胫后动脉 posterior tibial a.
髂总动脉 common iliac a.
梨状肌 piriformis
骶丛 sacral plexus
尿道内口 internal urethral orifice
尿道膜部 membranous part of urethra
肛管 anal canal
大收肌 adductor magnus
股二头肌长头 long head of biceps femoris
半腱肌 semitendinosus
半膜肌 semimembranosus
腓肠外侧皮动脉 lateral sural cutaneous a.
腓总神经 common peroneal n.
腓肠肌外侧头 lateral head of gastrocnemius
跟腱 tendo calcaneus
外踝 lateral malleolus

图 8-35 下肢血管、神经(内侧面观 4)

The blood vessel and nerve of lower limb. Medial aspect(4)

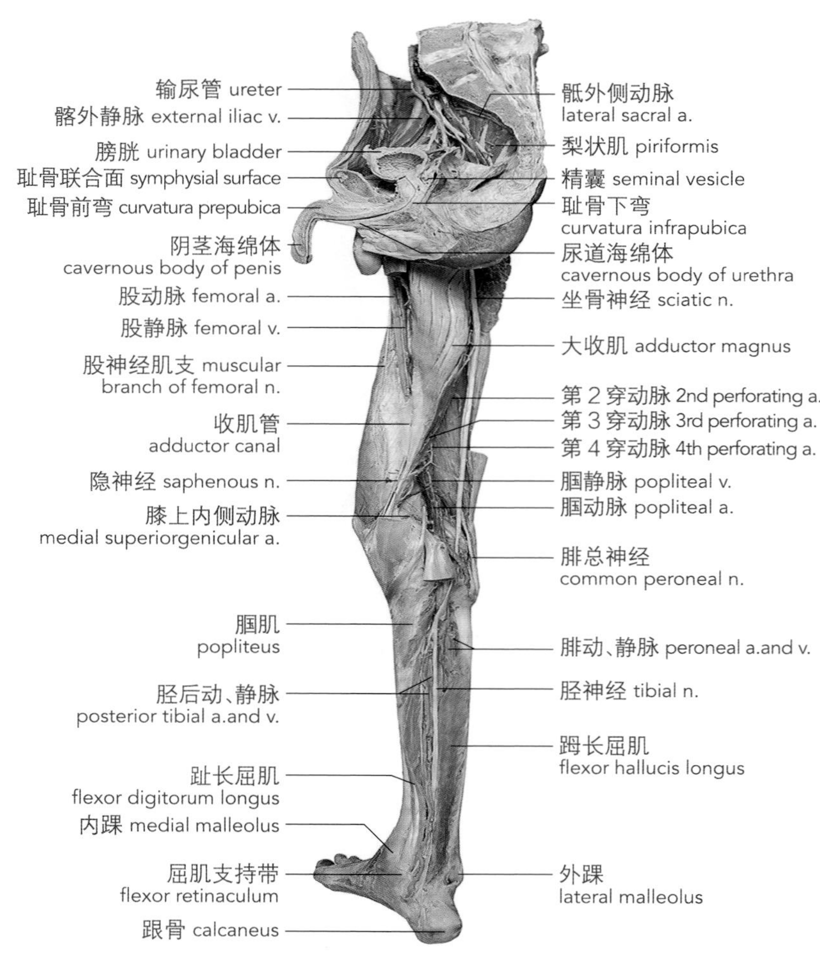

输尿管 ureter
髂外静脉 external iliac v.
膀胱 urinary bladder
耻骨联合面 symphysial surface
耻骨前弯 curvatura prepubica
阴茎海绵体 cavernous body of penis
股动脉 femoral a.
股静脉 femoral v.
股神经肌支 muscular branch of femoral n.
收肌管 adductor canal
隐神经 saphenous n.
膝上内侧动脉 medial superiorgenicular a.
腘肌 popliteus
胫后动、静脉 posterior tibial a.and v.
趾长屈肌 flexor digitorum longus
内踝 medial malleolus
屈肌支持带 flexor retinaculum
跟骨 calcaneus
骶外侧动脉 lateral sacral a.
梨状肌 piriformis
精囊 seminal vesicle
耻骨下弯 curvatura infrapubica
尿道海绵体 cavernous body of urethra
坐骨神经 sciatic n.
大收肌 adductor magnus
第 2 穿动脉 2nd perforating a.
第 3 穿动脉 3rd perforating a.
第 4 穿动脉 4th perforating a.
腘静脉 popliteal v.
腘动脉 popliteal a.
腓总神经 common peroneal n.
腓动、静脉 peroneal a.and v.
胫神经 tibial n.
踇长屈肌 flexor hallucis longus
外踝 lateral malleolus

图 8-36 臀部血管、神经(1)
The blood vessel and nerve of gluteal region (1)

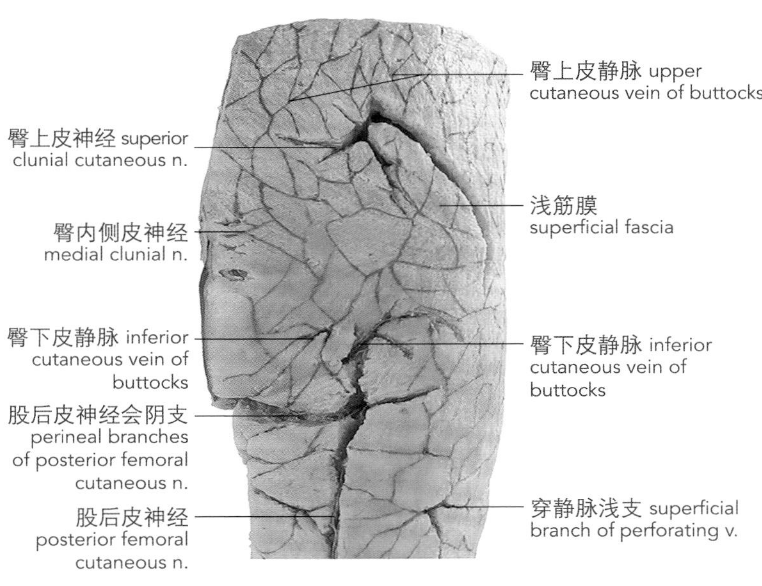
臀上皮静脉 upper cutaneous vein of buttocks
臀上皮神经 superior clunial cutaneous n.
浅筋膜 superficial fascia
臀内侧皮神经 medial clunial n.
臀下皮静脉 inferior cutaneous vein of buttocks
臀下皮静脉 inferior cutaneous vein of buttocks
股后皮神经会阴支 perineal branches of posterior femoral cutaneous n.
穿静脉浅支 superficial branch of perforating v.
股后皮神经 posterior femoral cutaneous n.

图 8-37 臀部血管、神经(2)
The blood vessel and nerve of gluteal region (2)

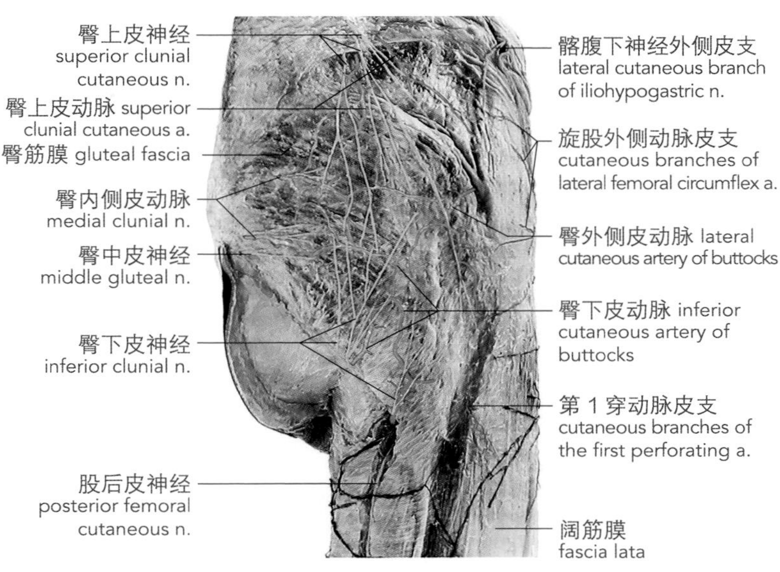
臀上皮神经 superior clunial cutaneous n.
髂腹下神经外侧皮支 lateral cutaneous branch of iliohypogastric n.
臀上皮动脉 superior clunial cutaneous a.
臀筋膜 gluteal fascia
旋股外侧动脉皮支 cutaneous branches of lateral femoral circumflex a.
臀内侧皮动脉 medial clunial n.
臀外侧皮动脉 lateral cutaneous artery of buttocks
臀中皮神经 middle gluteal n.
臀下皮动脉 inferior cutaneous artery of buttocks
臀下皮神经 inferior clunial n.
第 1 穿动脉皮支 cutaneous branches of the first perforating a.
股后皮神经 posterior femoral cutaneous n.
阔筋膜 fascia lata

图 8-38 臀部血管、神经(3)
The blood vessel and nerve of gluteal region (3)

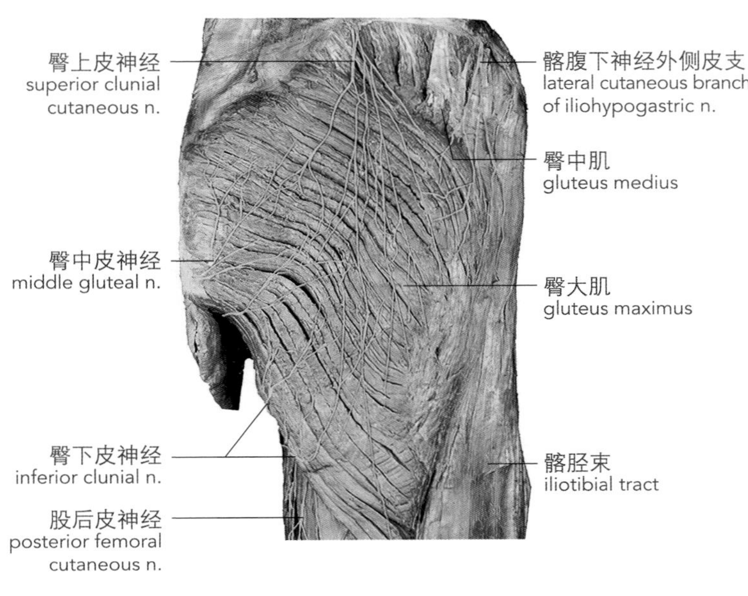
臀上皮神经 superior clunial cutaneous n.
髂腹下神经外侧皮支 lateral cutaneous branch of iliohypogastric n.
臀中肌 gluteus medius
臀中皮神经 middle gluteal n.
臀大肌 gluteus maximus
臀下皮神经 inferior clunial n.
髂胫束 iliotibial tract
股后皮神经 posterior femoral cutaneous n.

【解剖学要点】

髋关节周围有髂内、外动脉及股动脉等的分支分布,所谓"臀部十字吻合":就是指在臀大肌深面,大转子和股方肌附近,存在动脉性十字吻合。十字吻合的两侧分别由旋股内侧动脉及旋股外侧动脉构成;上部由臀上动脉及臀下动脉,下部由第 1 穿动脉等组成吻合丰富的动脉网。其次,在近髋关节的骨盆侧壁处,还有旋髂深动脉、髂腰动脉、骶外侧动脉、骶正中动脉等及其间的吻合支。此外,盆内脏器两侧之间的动脉吻合也较丰富,故结扎一侧髂内动脉时,可借髋周围动脉网建立侧支循环,以代偿髂内动脉分布区的血液供应。

图 8-39 臀部血管、神经(4)
The blood vessel and nerve of gluteal region (4)

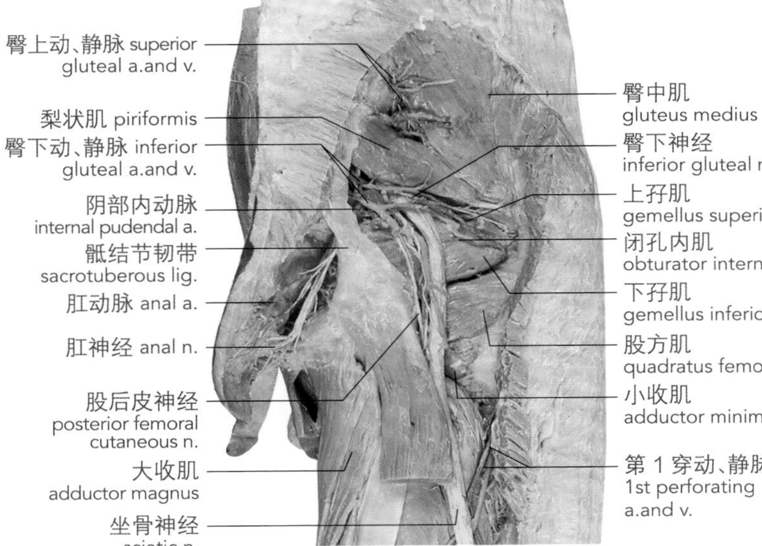
臀上动、静脉 superior gluteal a.and v.
臀中肌 gluteus medius
梨状肌 piriformis
臀下神经 inferior gluteal n.
臀下动、静脉 inferior gluteal a.and v.
上孖肌 gemellus superior
阴部内动脉 internal pudendal a.
闭孔内肌 obturator internus
骶结节韧带 sacrotuberous lig.
下孖肌 gemellus inferior
肛动脉 anal a.
股方肌 quadratus femoris
肛神经 anal n.
小收肌 adductor minimus
股后皮神经 posterior femoral cutaneous n.
第 1 穿动、静脉 1st perforating a.and v.
大收肌 adductor magnus
坐骨神经 sciatic n.

图 8-40 臀部血管、神经(5)
The blood vessel and nerve of gluteal region (5)

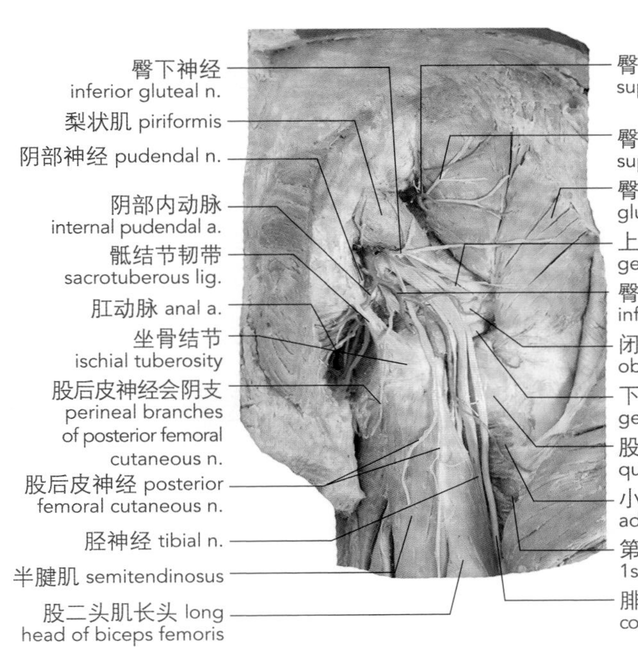
臀下神经 inferior gluteal n.
臀上动脉 superior gluteal a.
梨状肌 piriformis
臀上神经 superior gluteal n.
阴部神经 pudendal n.
臀中肌 gluteus medius
阴部内动脉 internal pudendal a.
上孖肌 gemellus superior
骶结节韧带 sacrotuberous lig.
臀下动脉 inferior gluteal a.
肛动脉 anal a.
闭孔内肌 obturator internus
坐骨结节 ischial tuberosity
下孖肌 gemellus inferior
股后皮神经会阴支 perineal branches of posterior femoral cutaneous n.
股方肌 quadratus femoris
股后皮神经 posterior femoral cutaneous n.
小收肌 adductor minimus
胫神经 tibial n.
第 1 穿动脉 1st perforating a.
半腱肌 semitendinosus
腓总神经 common peroneal n.
股二头肌长头 long head of biceps femoris

图 8-41　臀部血管、神经(6)
The blood vessel and nerve of gluteal region(6)

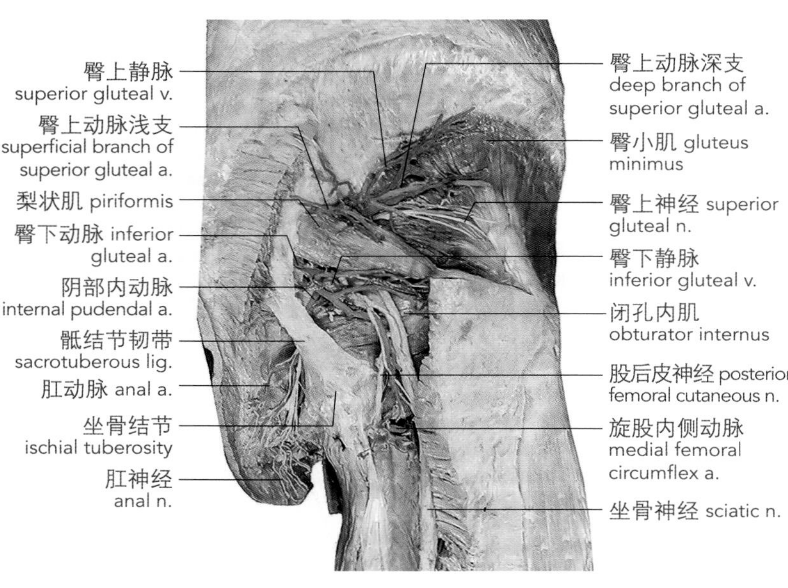

臀上静脉 superior gluteal v.
臀上动脉浅支 superficial branch of superior gluteal a.
梨状肌 piriformis
臀下动脉 inferior gluteal a.
阴部内动脉 internal pudendal a.
骶结节韧带 sacrotuberous lig.
肛动脉 anal a.
坐骨结节 ischial tuberosity
肛神经 anal n.
臀上动脉深支 deep branch of superior gluteal a.
臀小肌 gluteus minimus
臀上神经 superior gluteal n.
臀下静脉 inferior gluteal v.
闭孔内肌 obturator internus
股后皮神经 posterior femoral cutaneous n.
旋股内侧动脉 medial femoral circumflex a.
坐骨神经 sciatic n.

图 8-42　臀部血管、神经(7)
The blood vessel and nerve of gluteal region(7)

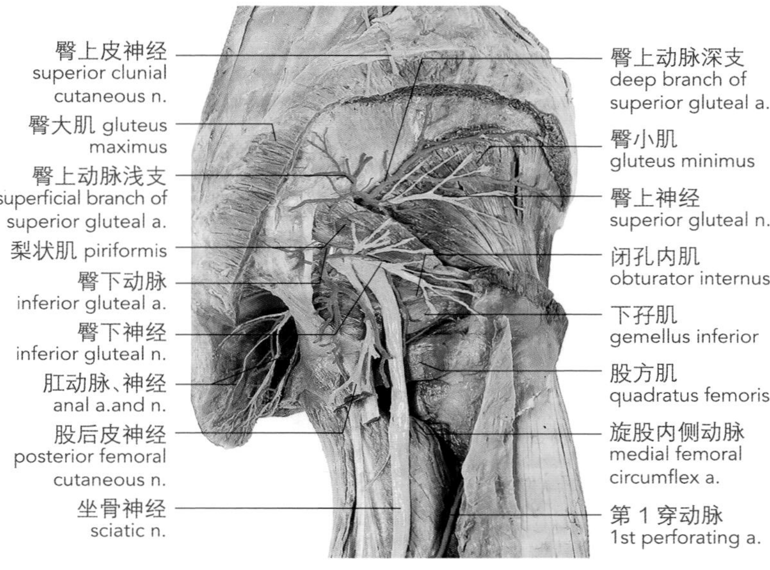

臀上皮神经 superior clunial cutaneous n.
臀大肌 gluteus maximus
臀上动脉浅支 superficial branch of superior gluteal a.
梨状肌 piriformis
臀下动脉 inferior gluteal a.
臀下神经 inferior gluteal n.
肛动脉、神经 anal a.and n.
股后皮神经 posterior femoral cutaneous n.
坐骨神经 sciatic n.
臀上动脉深支 deep branch of superior gluteal a.
臀小肌 gluteus minimus
臀上神经 superior gluteal n.
闭孔内肌 obturator internus
下孖肌 gemellus inferior
股方肌 quadratus femoris
旋股内侧动脉 medial femoral circumflex a.
第 1 穿动脉 1st perforating a.

图 8-43　臀部血管、神经(8)
The blood vessel and nerve of gluteal region(8)

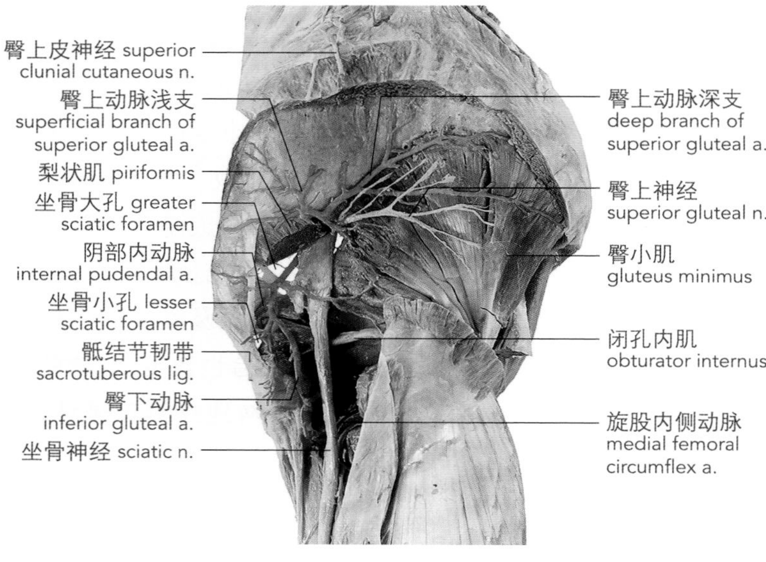

臀上皮神经 superior clunial cutaneous n.
臀上动脉浅支 superficial branch of superior gluteal a.
梨状肌 piriformis
坐骨大孔 greater sciatic foramen
阴部内动脉 internal pudendal a.
坐骨小孔 lesser sciatic foramen
骶结节韧带 sacrotuberous lig.
臀下动脉 inferior gluteal a.
坐骨神经 sciatic n.
臀上动脉深支 deep branch of superior gluteal a.
臀上神经 superior gluteal n.
臀小肌 gluteus minimus
闭孔内肌 obturator internus
旋股内侧动脉 medial femoral circumflex a.

图 8-44　髂嵴的血管(前面观 1)
The blood vessel of iliac crest. Anterior aspect(1)

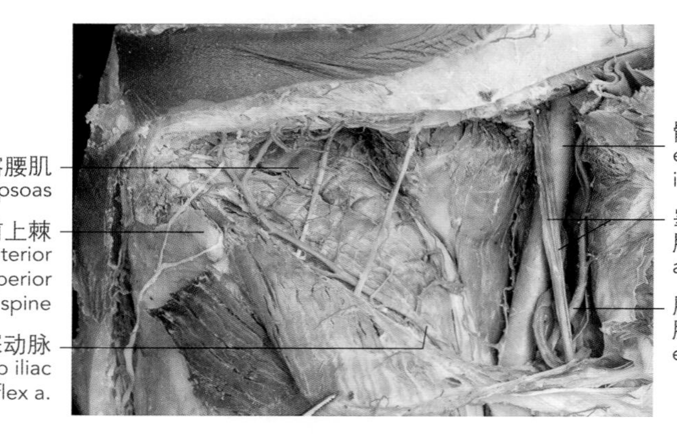

髂腰肌 iliopsoas
髂前上棘 anterior superior iliac spine
旋髂深动脉 deep iliac circumflex a.
髂外动脉 external iliac a.
睾丸动、静脉 testicular a.and v.
腹壁下动脉 inferior epigastric a.

图 8-45　髂嵴的血管(前面观 2)
The blood vessel of iliac crest. Anterior aspect(2)

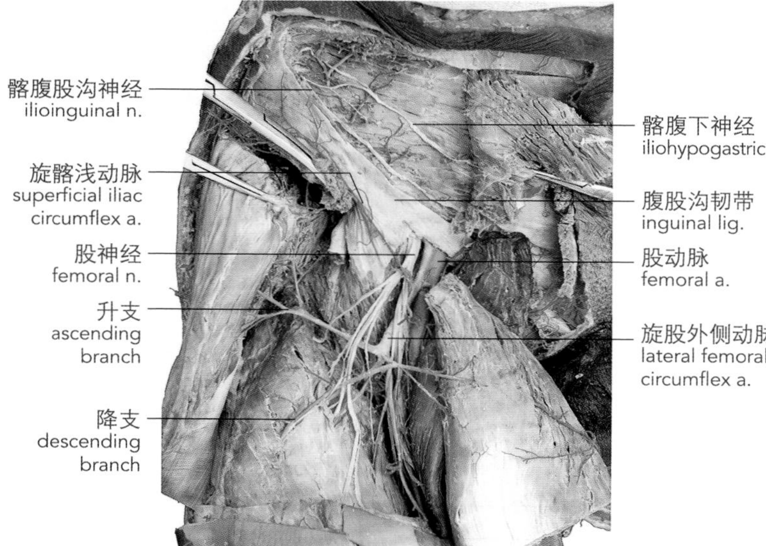

髂腹股沟神经 ilioinguinal n.
旋髂浅动脉 superficial iliac circumflex a.
股神经 femoral n.
升支 ascending branch
降支 descending branch
髂腹下神经 iliohypogastric n.
腹股沟韧带 inguinal lig.
股动脉 femoral a.
旋股外侧动脉 lateral femoral circumflex a.

图 8-46　髂嵴的血管(后面观)
The blood vessel of iliac crest. Posterior aspect

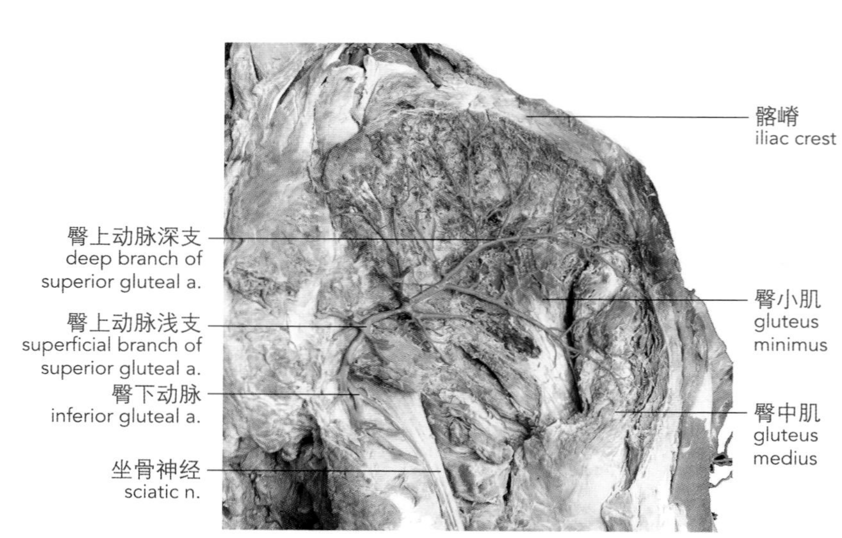

臀上动脉深支 deep branch of superior gluteal a.
臀上动脉浅支 superficial branch of superior gluteal a.
臀下动脉 inferior gluteal a.
坐骨神经 sciatic n.
髂嵴 iliac crest
臀小肌 gluteus minimus
臀中肌 gluteus medius

图 8-47 闭孔外肌动脉
The artery of obturator externus

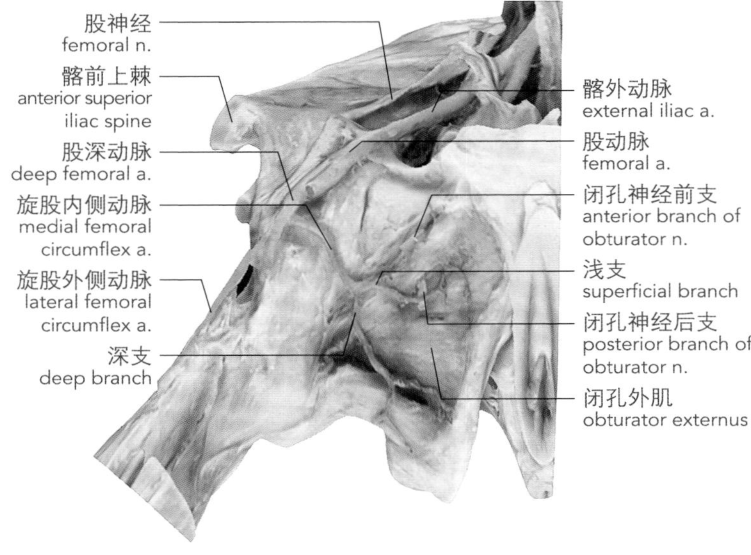
股神经
femoral n.
髂前上棘
anterior superior iliac spine
股深动脉
deep femoral a.
旋股内侧动脉
medial femoral circumflex a.
旋股外侧动脉
lateral femoral circumflex a.
深支
deep branch
髂外动脉
external iliac a.
股动脉
femoral a.
闭孔神经前支
anterior branch of obturator n.
浅支
superficial branch
闭孔神经后支
posterior branch of obturator n.
闭孔外肌
obturator externus

图 8-48 闭孔动脉铸型(1)
The cast of obturator artery (1)

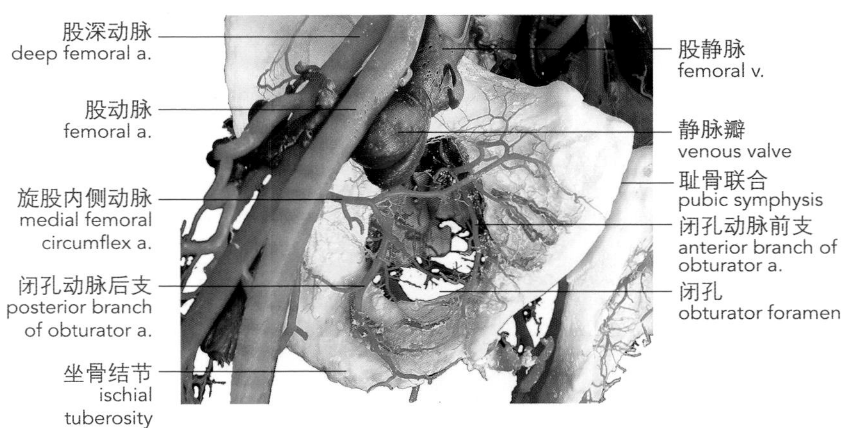
股深动脉
deep femoral a.
股动脉
femoral a.
旋股内侧动脉
medial femoral circumflex a.
闭孔动脉后支
posterior branch of obturator a.
坐骨结节
ischial tuberosity
股静脉
femoral v.
静脉瓣
venous valve
耻骨联合
pubic symphysis
闭孔动脉前支
anterior branch of obturator a.
闭孔
obturator foramen

图 8-49 闭孔动脉铸型(2)
The cast of obturator artery (2)

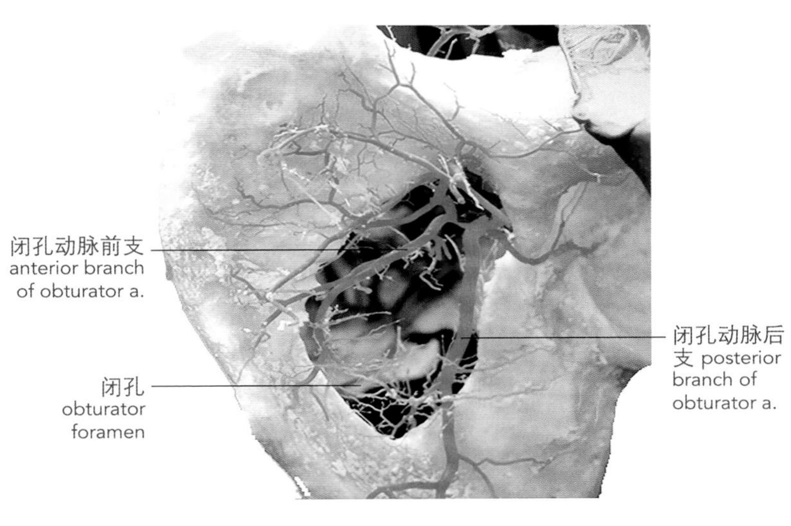
闭孔动脉前支
anterior branch of obturator a.
闭孔
obturator foramen
闭孔动脉后支 posterior branch of obturator a.

图 8-50 髋部表面结构
The surface structure of huckle

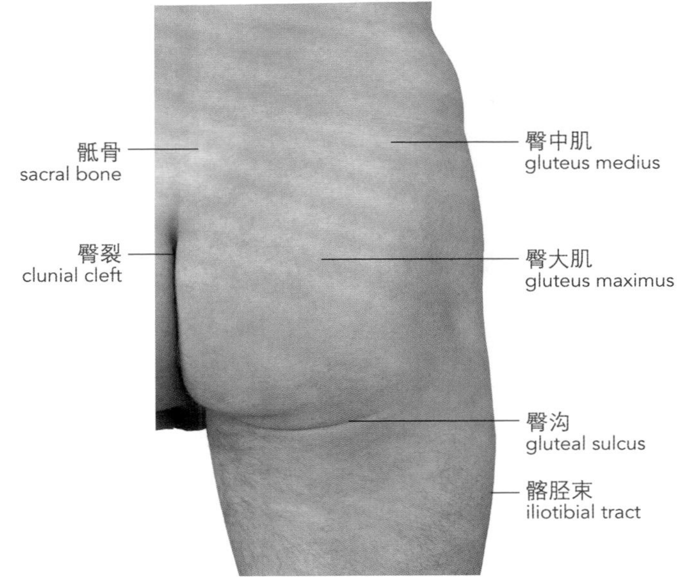
骶骨
sacral bone
臀裂
clunial cleft
臀中肌
gluteus medius
臀大肌
gluteus maximus
臀沟
gluteal sulcus
髂胫束
iliotibial tract

图 8-51 臀大肌
The gluteus maximus

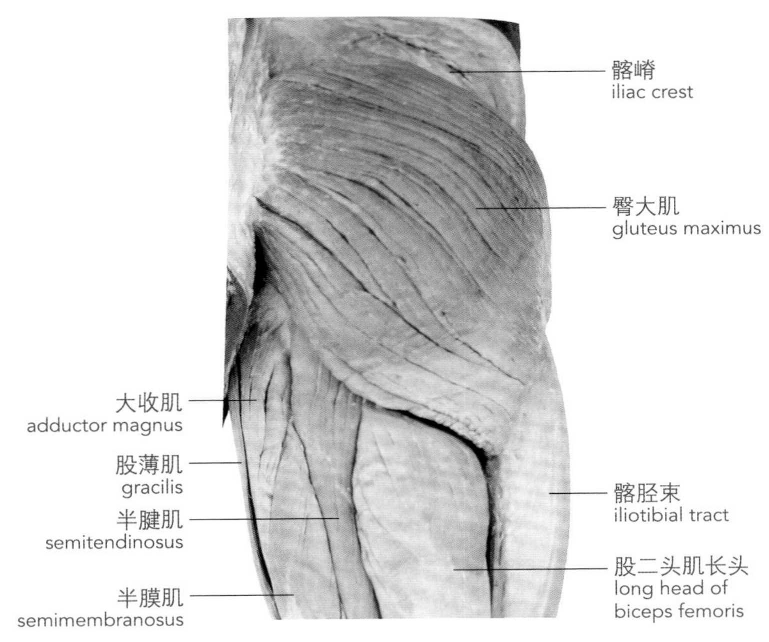
髂嵴
iliac crest
臀大肌
gluteus maximus
大收肌
adductor magnus
股薄肌
gracilis
半腱肌
semitendinosus
半膜肌
semimembranosus
髂胫束
iliotibial tract
股二头肌长头
long head of biceps femoris

【解剖学要点】

臀大肌起于髂骨翼外面和骶骨背面，肌束向外下止于髂胫束和臀肌粗隆。作用：使髋关节伸和外旋。臀中肌和臀小肌均起于髂骨翼外面，肌束向外下止于大转子，二者均可使髋关节外展。

图 8-52 髋部肌(中层 1)
Muscles of huckle. Middle layer(1)

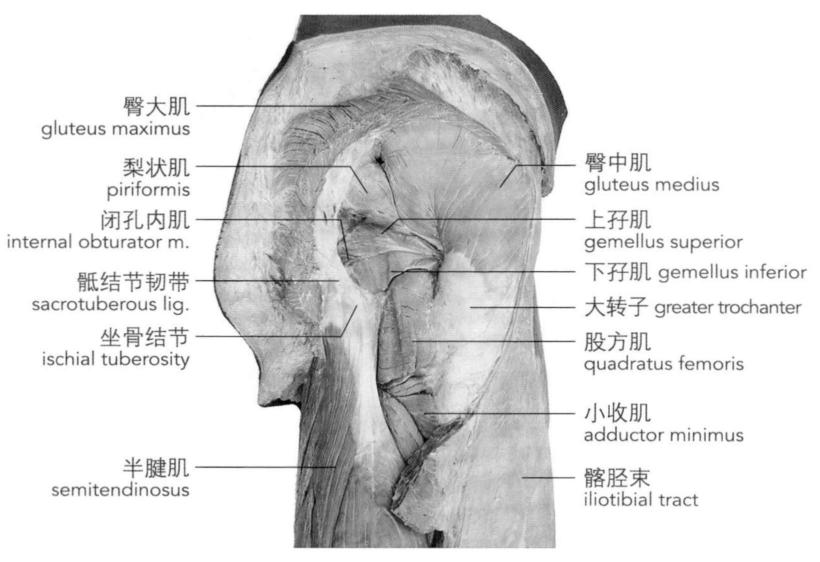
臀大肌
gluteus maximus
梨状肌
piriformis
闭孔内肌
internal obturator m.
骶结节韧带
sacrotuberous lig.
坐骨结节
ischial tuberosity
半腱肌
semitendinosus
臀中肌
gluteus medius
上孖肌
gemellus superior
下孖肌 gemellus inferior
大转子 greater trochanter
股方肌
quadratus femoris
小收肌
adductor minimus
髂胫束
iliotibial tract

图 8-53 髋部肌(中层 2)
Muscles of huckle. Middle layer(2)

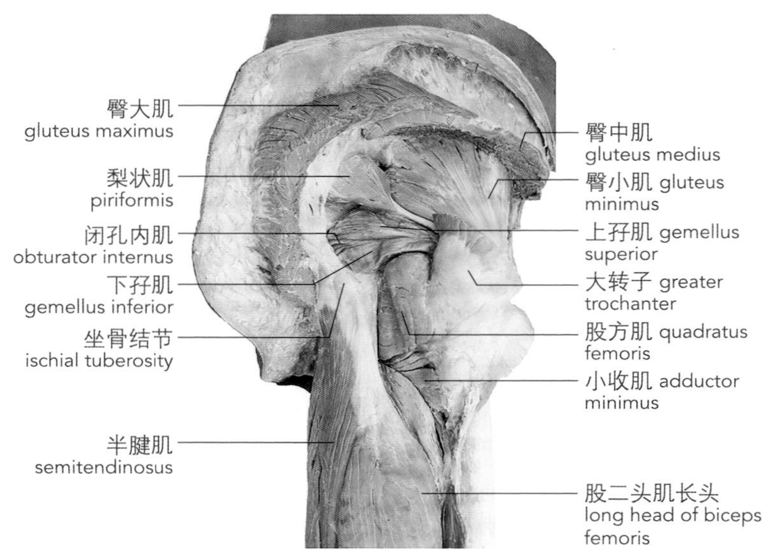
臀大肌
gluteus maximus
梨状肌
piriformis
闭孔内肌
obturator internus
下孖肌
gemellus inferior
坐骨结节
ischial tuberosity
半腱肌
semitendinosus
臀中肌
gluteus medius
臀小肌 gluteus
minimus
上孖肌 gemellus
superior
大转子 greater
trochanter
股方肌 quadratus
femoris
小收肌 adductor
minimus
股二头肌长头
long head of biceps
femoris

图 8-54 髋部肌(深层 1)
Muscles of huckle. Deep layer(1)

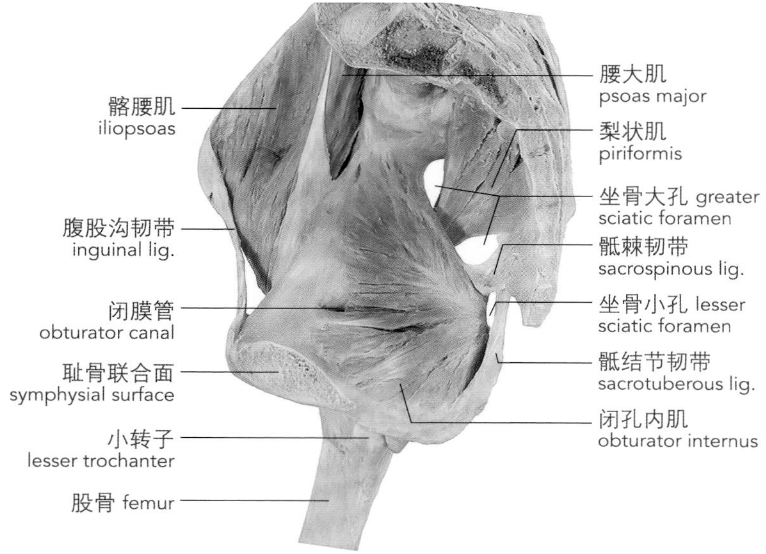
髂腰肌
iliopsoas
腹股沟韧带
inguinal lig.
闭膜管
obturator canal
耻骨联合面
symphysial surface
小转子
lesser trochanter
股骨 femur
腰大肌
psoas major
梨状肌
piriformis
坐骨大孔 greater
sciatic foramen
骶棘韧带
sacrospinous lig.
坐骨小孔 lesser
sciatic foramen
骶结节韧带
sacrotuberous lig.
闭孔内肌
obturator internus

图 8-55 髋部肌(深层 2)
Muscles of huckle. Deep layer(2)

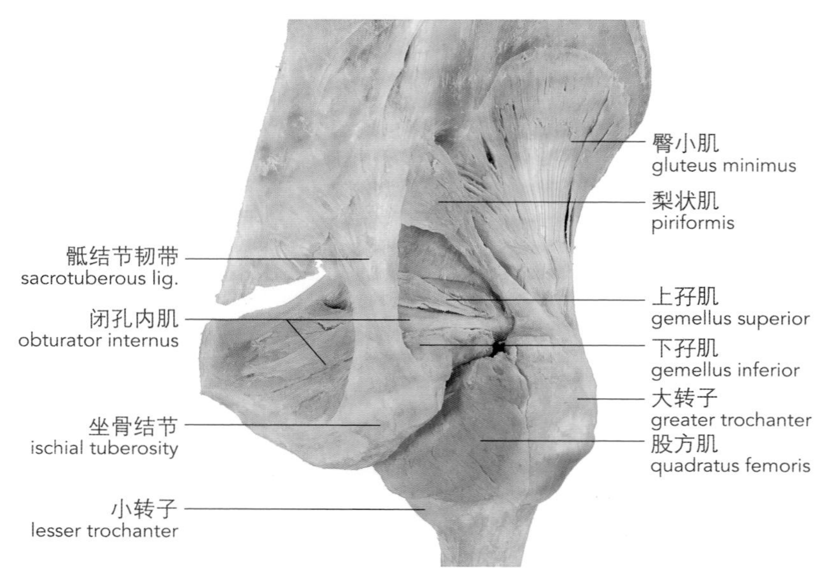
骶结节韧带
sacrotuberous lig.
闭孔内肌
obturator internus
坐骨结节
ischial tuberosity
小转子
lesser trochanter
臀小肌
gluteus minimus
梨状肌
piriformis
上孖肌
gemellus superior
下孖肌
gemellus inferior
大转子
greater trochanter
股方肌
quadratus femoris

图 8-56 髋部肌(深层 3)
Muscles of huckle. Deep layer(3)

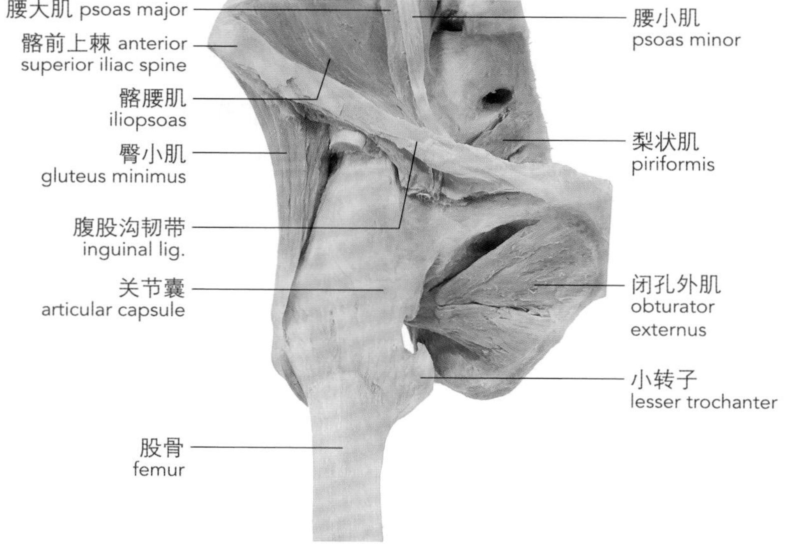
腰大肌 psoas major
髂前上棘 anterior
superior iliac spine
髂腰肌
iliopsoas
臀小肌
gluteus minimus
腹股沟韧带
inguinal lig.
关节囊
articular capsule
股骨
femur
腰小肌
psoas minor
梨状肌
piriformis
闭孔外肌
obturator
externus
小转子
lesser trochanter

图 8-57 髋部肌(深层 4)
Muscles of huckle. Deep layer(4)

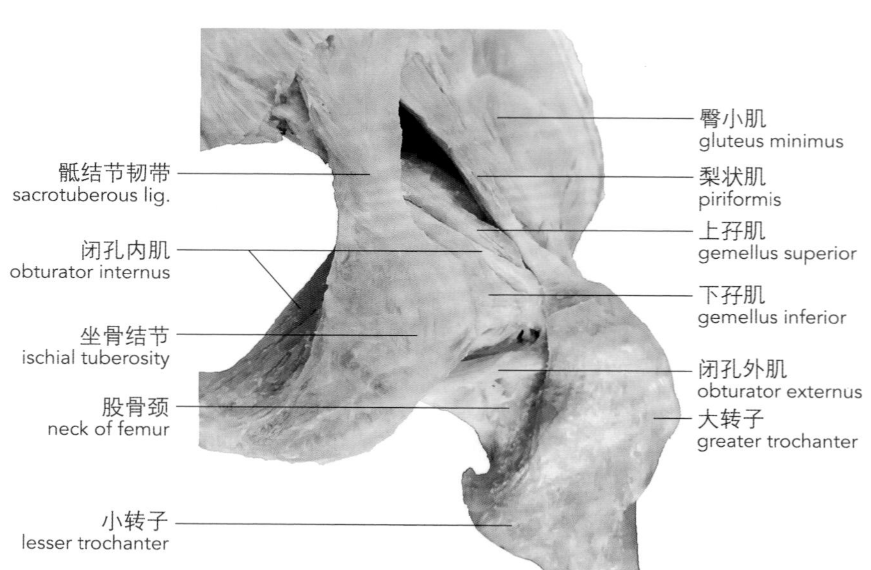
骶结节韧带
sacrotuberous lig.
闭孔内肌
obturator internus
坐骨结节
ischial tuberosity
股骨颈
neck of femur
小转子
lesser trochanter
臀小肌
gluteus minimus
梨状肌
piriformis
上孖肌
gemellus superior
下孖肌
gemellus inferior
闭孔外肌
obturator externus
大转子
greater trochanter

图 8-58　男性骨盆（前面观）
The pelvis of the male. Anterior aspect

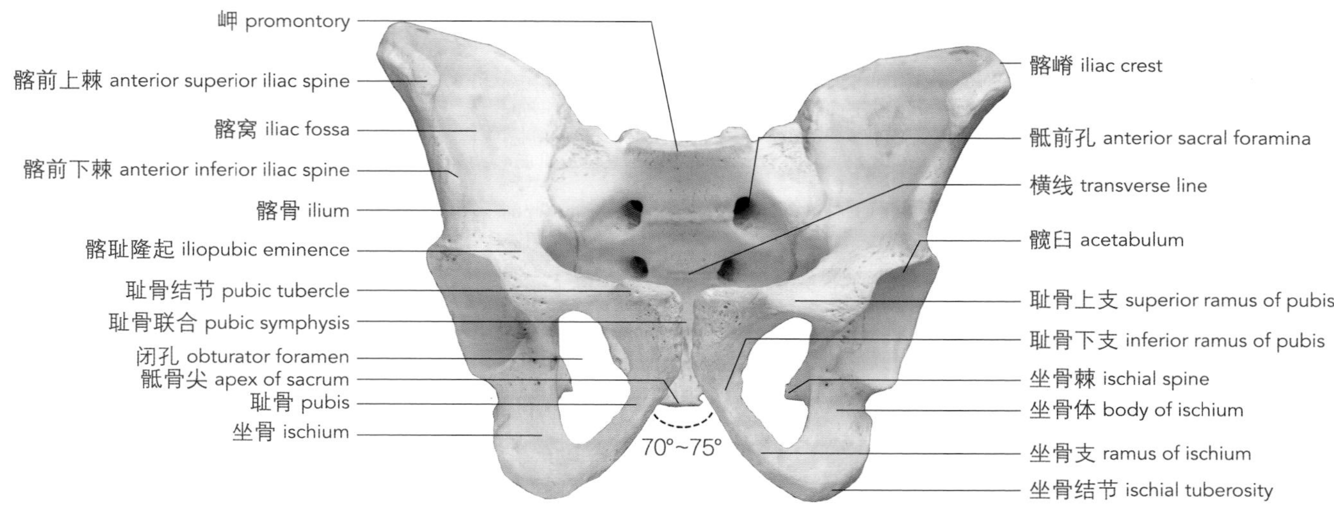
岬 promontory
髂前上棘 anterior superior iliac spine
髂窝 iliac fossa
髂前下棘 anterior inferior iliac spine
髂骨 ilium
髂耻隆起 iliopubic eminence
耻骨结节 pubic tubercle
耻骨联合 pubic symphysis
闭孔 obturator foramen
骶骨尖 apex of sacrum
耻骨 pubis
坐骨 ischium
70°~75°
髂嵴 iliac crest
骶前孔 anterior sacral foramina
横线 transverse line
髋臼 acetabulum
耻骨上支 superior ramus of pubis
耻骨下支 inferior ramus of pubis
坐骨棘 ischial spine
坐骨体 body of ischium
坐骨支 ramus of ischium
坐骨结节 ischial tuberosity

图 8-59　男性骨盆（后面观）
The pelvis of the male.. Posterior aspect

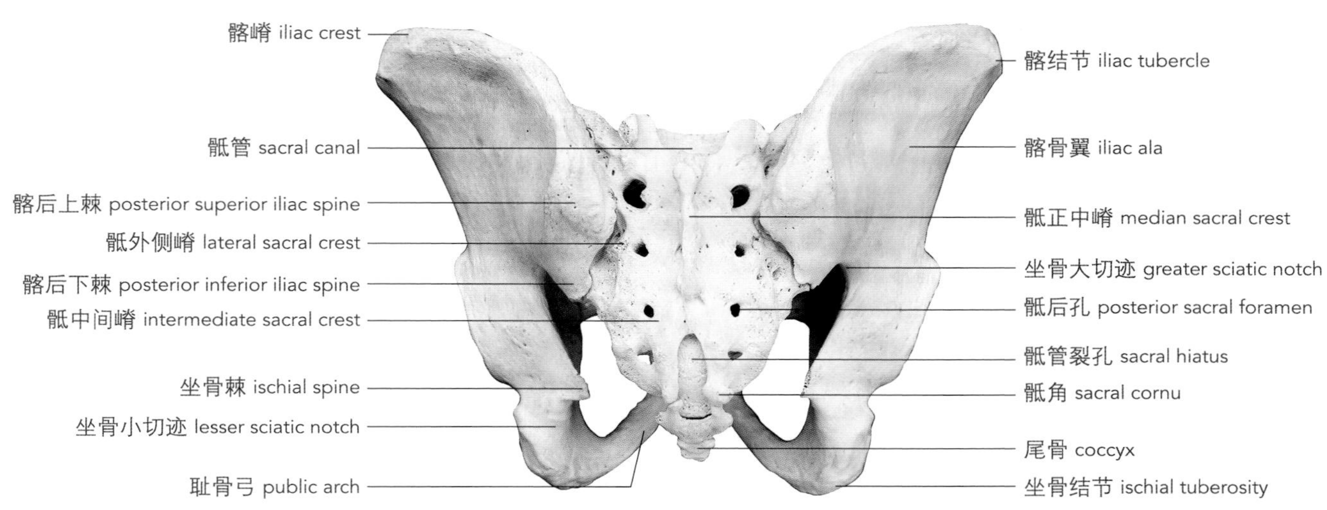
髂嵴 iliac crest
骶管 sacral canal
髂后上棘 posterior superior iliac spine
骶外侧嵴 lateral sacral crest
髂后下棘 posterior inferior iliac spine
骶中间嵴 intermediate sacral crest
坐骨棘 ischial spine
坐骨小切迹 lesser sciatic notch
耻骨弓 public arch
髂结节 iliac tubercle
髂骨翼 iliac ala
骶正中嵴 median sacral crest
坐骨大切迹 greater sciatic notch
骶后孔 posterior sacral foramen
骶管裂孔 sacral hiatus
骶角 sacral cornu
尾骨 coccyx
坐骨结节 ischial tuberosity

图 8-60　髋骨（内侧面观）
The hip bone. Medial aspect

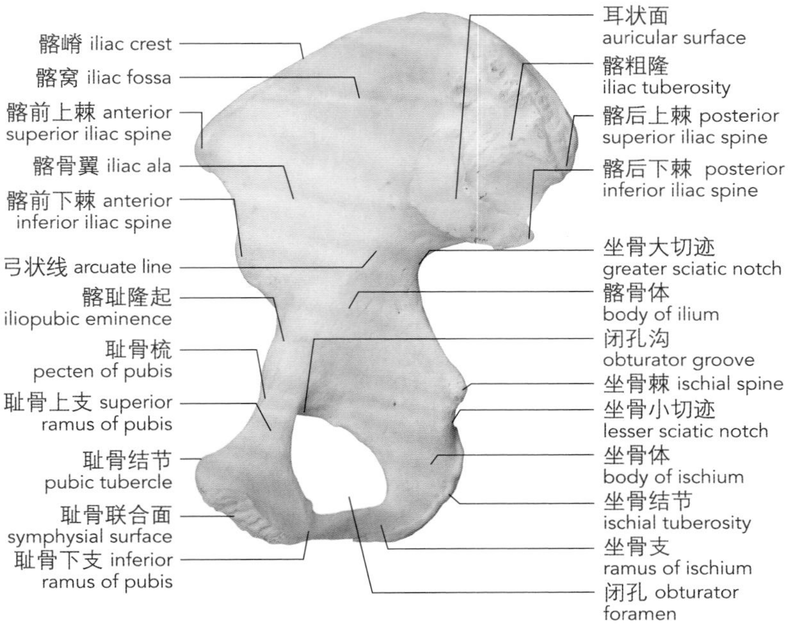
髂嵴 iliac crest
髂窝 iliac fossa
髂前上棘 anterior superior iliac spine
髂骨翼 iliac ala
髂前下棘 anterior inferior iliac spine
弓状线 arcuate line
髂耻隆起 iliopubic eminence
耻骨梳 pecten of pubis
耻骨上支 superior ramus of pubis
耻骨结节 pubic tubercle
耻骨联合面 symphysial surface
耻骨下支 inferior ramus of pubis
耳状面 auricular surface
髂粗隆 iliac tuberosity
髂后上棘 posterior superior iliac spine
髂后下棘 posterior inferior iliac spine
坐骨大切迹 greater sciatic notch
髂骨体 body of ilium
闭孔沟 obturator groove
坐骨棘 ischial spine
坐骨小切迹 lesser sciatic notch
坐骨体 body of ischium
坐骨结节 ischial tuberosity
坐骨支 ramus of ischium
闭孔 obturator foramen

图 8-61　髋骨肌肉起止点（内侧面观）
The attachment to muscles of hip bone. Medial aspect

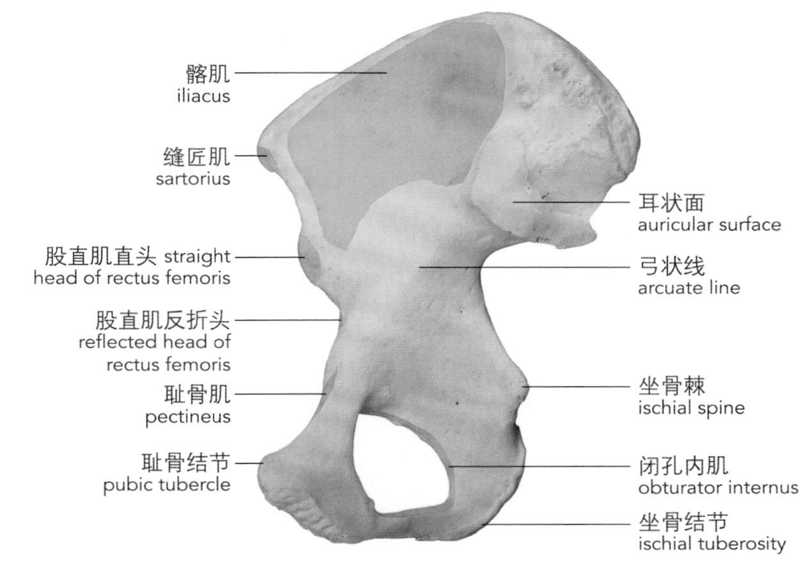
髂肌 iliacus
缝匠肌 sartorius
股直肌直头 straight head of rectus femoris
股直肌反折头 reflected head of rectus femoris
耻骨肌 pectineus
耻骨结节 pubic tubercle
耳状面 auricular surface
弓状线 arcuate line
坐骨棘 ischial spine
闭孔内肌 obturator internus
坐骨结节 ischial tuberosity

【解剖学要点】

髋骨由髂骨、耻骨和坐骨组成，中部朝向下外方的深窝称髋臼，其下部有闭孔。髂骨翼上缘有髂嵴，嵴的前、后端分别为髂前上棘和髂后上棘。髂前上棘后方 5~7cm 处有髂结节。髂骨翼内面为髂窝，窝之下界称弓状线。坐骨体后缘有坐骨棘，棘的上、下方分别有大切迹和小切迹。坐骨体与坐骨支移行处有坐骨结节。耻骨体与髂骨体结合处有髂耻隆起，耻骨上支上面有耻骨梳，向前终止于耻骨结节。耻骨上、下支移行处形成耻骨联合面。

图 8-62　髋骨（外侧面观）
The hip bone. Lateral aspect

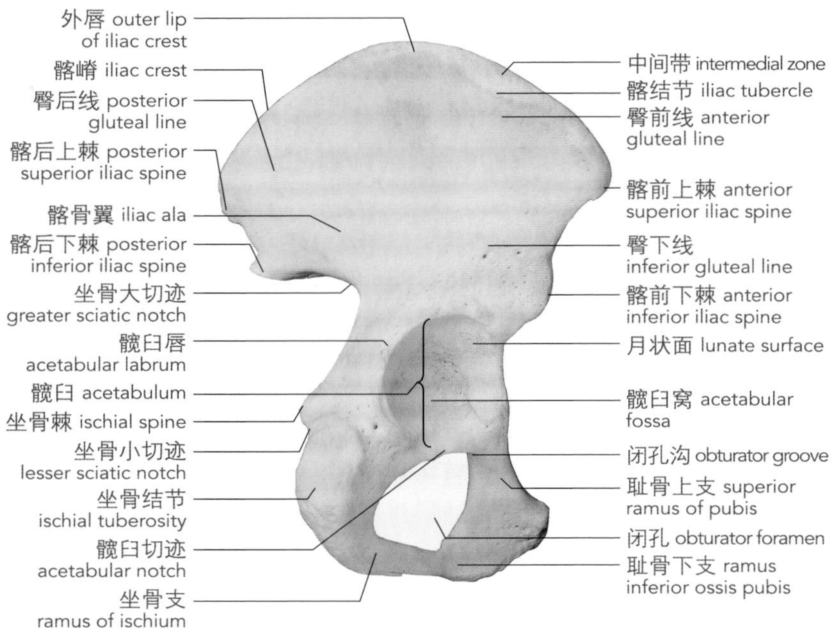
外唇 outer lip of iliac crest
髂嵴 iliac crest
臀后线 posterior gluteal line
髂后上棘 posterior superior iliac spine
髂骨翼 iliac ala
髂后下棘 posterior inferior iliac spine
坐骨大切迹 greater sciatic notch
髋臼唇 acetabular labrum
髋臼 acetabulum
坐骨棘 ischial spine
坐骨小切迹 lesser sciatic notch
坐骨结节 ischial tuberosity
髋臼切迹 acetabular notch
坐骨支 ramus of ischium
中间带 intermedial zone
髂结节 iliac tubercle
臀前线 anterior gluteal line
髂前上棘 anterior superior iliac spine
臀下线 inferior gluteal line
髂前下棘 anterior inferior iliac spine
月状面 lunate surface
髋臼窝 acetabular fossa
闭孔沟 obturator groove
耻骨上支 superior ramus of pubis
闭孔 obturator foramen
耻骨下支 ramus inferior ossis pubis

图 8-63　髋骨肌肉起止点（外侧面观）
The attachment to muscles of hip bone. Lateral aspect

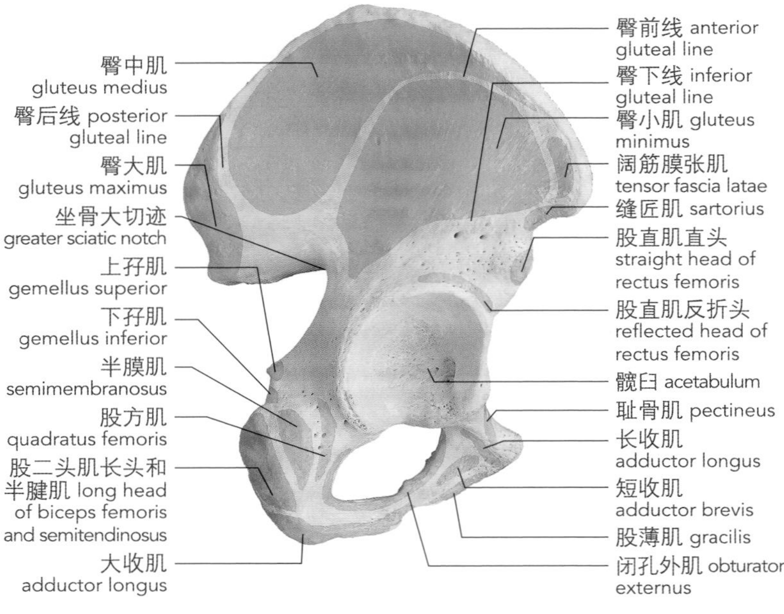
臀中肌 gluteus medius
臀后线 posterior gluteal line
臀大肌 gluteus maximus
坐骨大切迹 greater sciatic notch
上孖肌 gemellus superior
下孖肌 gemellus inferior
半膜肌 semimembranosus
股方肌 quadratus femoris
股二头肌长头和半腱肌 long head of biceps femoris and semitendinosus
大收肌 adductor longus
臀前线 anterior gluteal line
臀下线 inferior gluteal line
臀小肌 gluteus minimus
阔筋膜张肌 tensor fascia latae
缝匠肌 sartorius
股直肌直头 straight head of rectus femoris
股直肌反折头 reflected head of rectus femoris
髋臼 acetabulum
耻骨肌 pectineus
长收肌 adductor longus
短收肌 adductor brevis
股薄肌 gracilis
闭孔外肌 obturator externus

图 8-64　幼儿髋骨（内面观）
The hip bone of the infant. Internal aspect

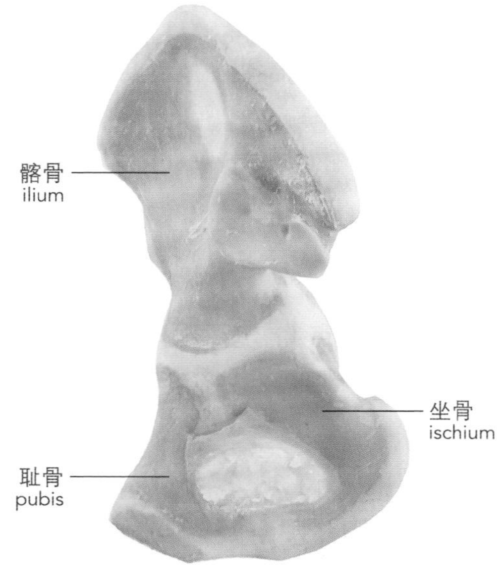
髂骨 ilium
耻骨 pubis
坐骨 ischium

图 8-65　幼儿髋骨（外面观）
The hip bone of the infant. External aspect

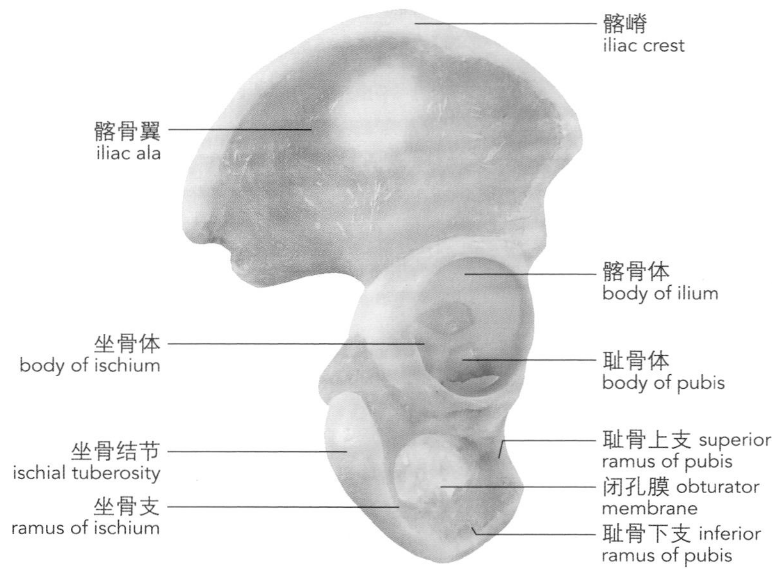
髂嵴 iliac crest
髂骨翼 iliac ala
髂骨体 body of ilium
坐骨体 body of ischium
耻骨体 body of pubis
坐骨结节 ischial tuberosity
耻骨上支 superior ramus of pubis
坐骨支 ramus of ischium
闭孔膜 obturator membrane
耻骨下支 inferior ramus of pubis

图 8-66　幼儿髋骨（内面观）
The hip bone of the infant. Internal aspect

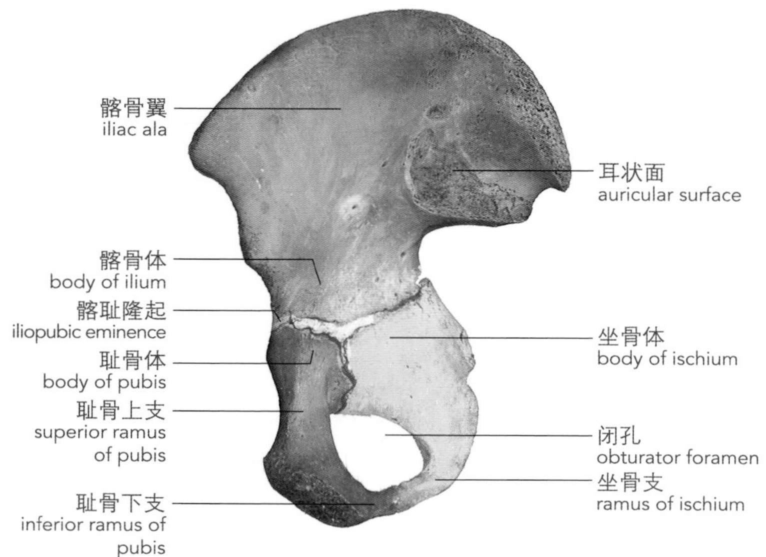
髂骨翼 iliac ala
耳状面 auricular surface
髂骨体 body of ilium
髂耻隆起 iliopubic eminence
坐骨体 body of ischium
耻骨体 body of pubis
耻骨上支 superior ramus of pubis
闭孔 obturator foramen
坐骨支 ramus of ischium
耻骨下支 inferior ramus of pubis

图 8-67　女性骨盆 X 线像
The radiograph of female pelvis

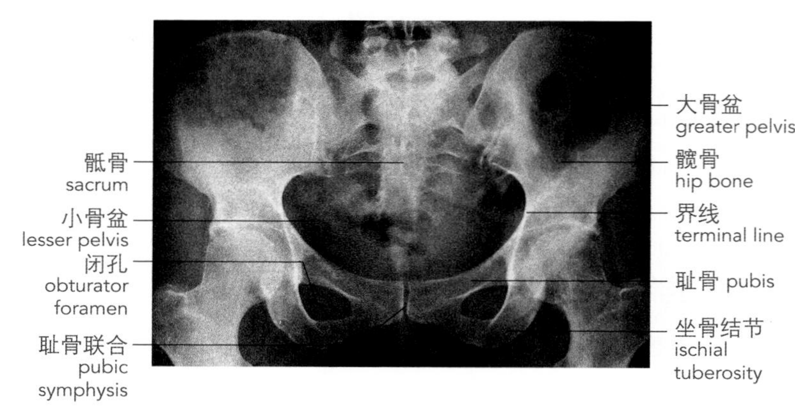
骶骨 sacrum
小骨盆 lesser pelvis
闭孔 obturator foramen
耻骨联合 pubic symphysis
大骨盆 greater pelvis
髋骨 hip bone
界线 terminal line
耻骨 pubis
坐骨结节 ischial tuberosity

图 8-68 髋部骨骼(前面观)
The skeleton of the huckle. Anterior aspect

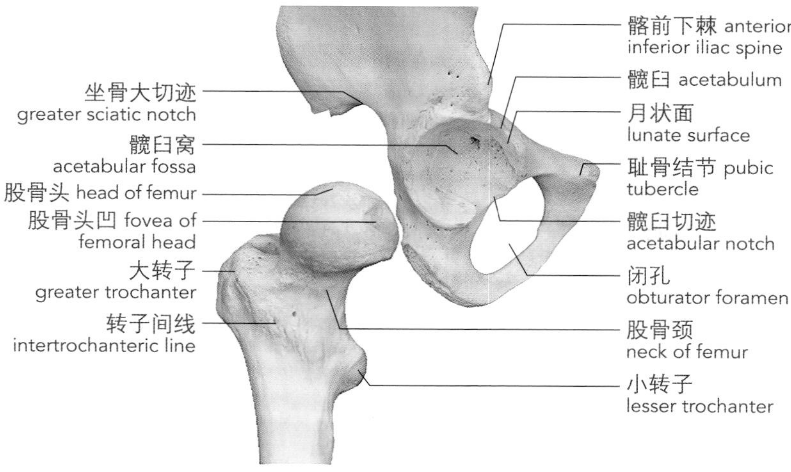

坐骨大切迹 greater sciatic notch
髋臼窝 acetabular fossa
股骨头 head of femur
股骨头凹 fovea of femoral head
大转子 greater trochanter
转子间线 intertrochanteric line
髂前下棘 anterior inferior iliac spine
髋臼 acetabulum
月状面 lunate surface
耻骨结节 pubic tubercle
髋臼切迹 acetabular notch
闭孔 obturator foramen
股骨颈 neck of femur
小转子 lesser trochanter

图 8-69 股骨头韧带
The ligament of head of femur

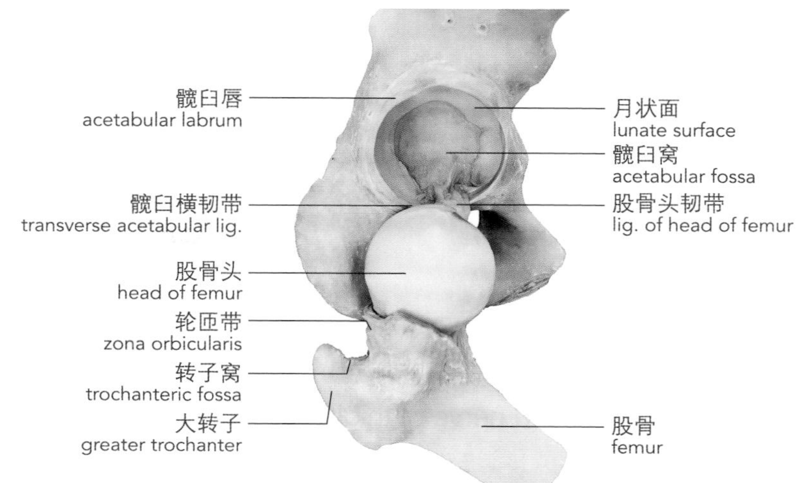

髋臼唇 acetabular labrum
髋臼横韧带 transverse acetabular lig.
股骨头 head of femur
轮匝带 zona orbicularis
转子窝 trochanteric fossa
大转子 greater trochanter
月状面 lunate surface
髋臼窝 acetabular fossa
股骨头韧带 lig. of head of femur
股骨 femur

【解剖学要点】

髋关节由髋臼与股骨头组成。关节囊坚韧致密,向上附于髋臼周缘和横韧带,向下止于股骨颈、转子间线及转子间嵴稍上方,周围有髂股韧带、耻股韧带、坐股韧带和轮匝带加强。囊内有股骨头韧带连于股骨头凹与髋臼横韧带之间。可完成屈、伸、展、收、旋内、旋外和环转运动。

图 8-70 髋关节(剖面观)
The hip joint. Section aspect

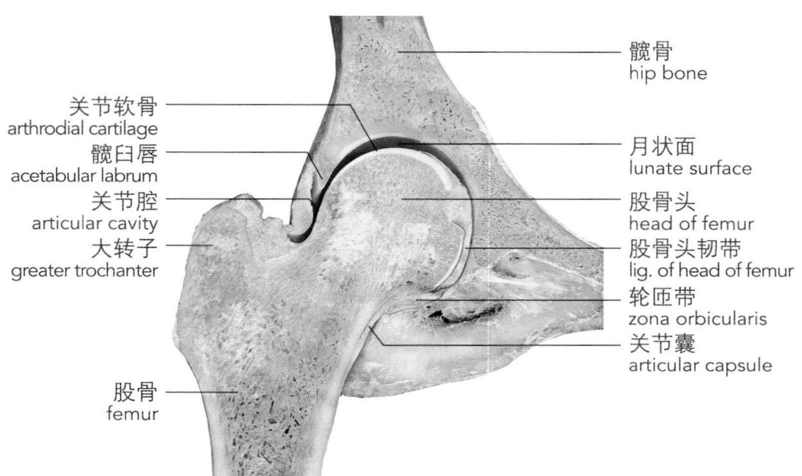

关节软骨 arthrodial cartilage
髋臼唇 acetabular labrum
关节腔 articular cavity
大转子 greater trochanter
股骨 femur
髋骨 hip bone
月状面 lunate surface
股骨头 head of femur
股骨头韧带 lig. of head of femur
轮匝带 zona orbicularis
关节囊 articular capsule

图 8-71 髋关节(前面观)
The hip joint. Anterior aspect

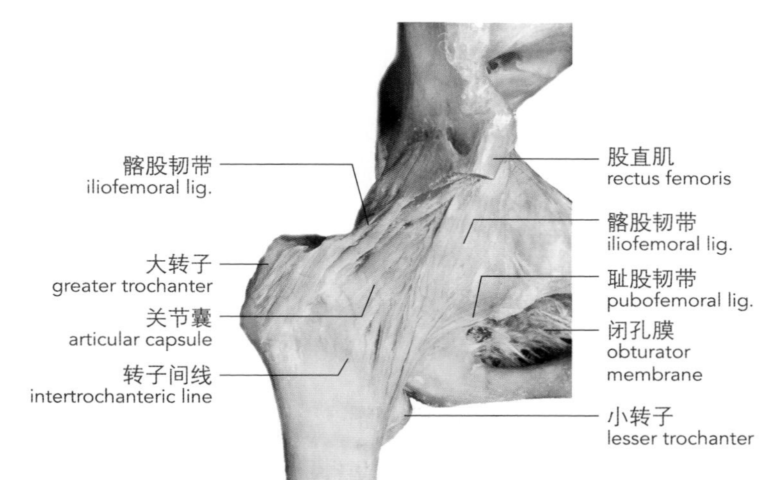

髂股韧带 iliofemoral lig.
大转子 greater trochanter
关节囊 articular capsule
转子间线 intertrochanteric line
股直肌 rectus femoris
髂股韧带 iliofemoral lig.
耻股韧带 pubofemoral lig.
闭孔膜 obturator membrane
小转子 lesser trochanter

图 8-72 髋关节(后面观)
The hip joint. Posterior aspect

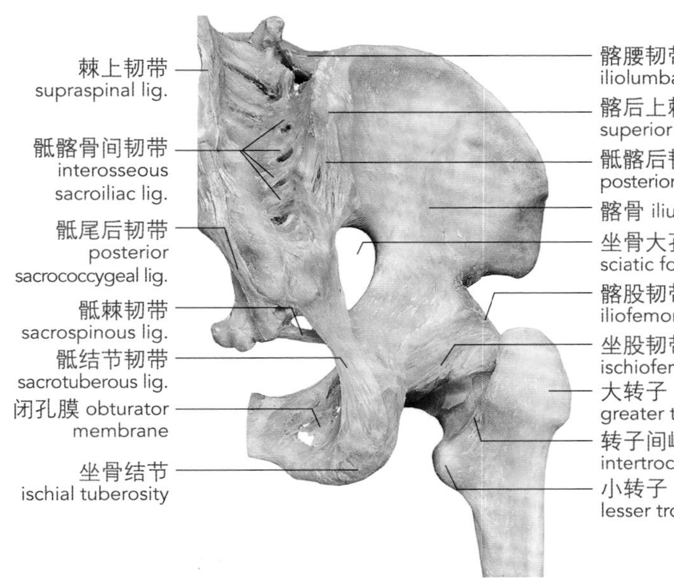

棘上韧带 supraspinal lig.
骶髂骨间韧带 interosseous sacroiliac lig.
骶尾后韧带 posterior sacrococcygeal lig.
骶棘韧带 sacrospinous lig.
骶结节韧带 sacrotuberous lig.
闭孔膜 obturator membrane
坐骨结节 ischial tuberosity
髂腰韧带 iliolumbar lig.
髂后上棘 posterior superior iliac spine
骶髂后韧带 posterior sacroiliac lig.
髂骨 ilium
坐骨大孔 greater sciatic foramen
髂股韧带 iliofemoral lig.
坐股韧带 ischiofemoral lig.
大转子 greater trochanter
转子间嵴 intertrochanteric crest
小转子 lesser trochanter

图 8-73 髋关节打开(前面观)
The hip joint. Incision. Anterior aspect

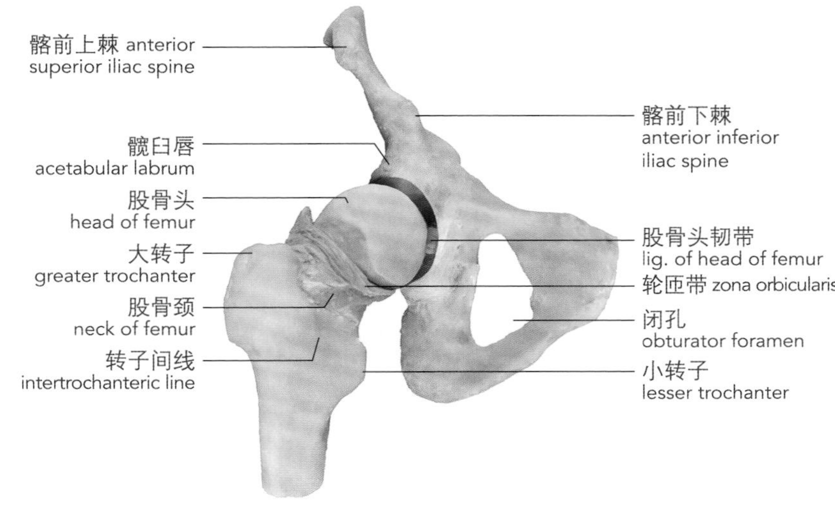

髂前上棘 anterior superior iliac spine
髋臼唇 acetabular labrum
股骨头 head of femur
大转子 greater trochanter
股骨颈 neck of femur
转子间线 intertrochanteric line
髂前下棘 anterior inferior iliac spine
股骨头韧带 lig. of head of femur
轮匝带 zona orbicularis
闭孔 obturator foramen
小转子 lesser trochanter

图 8-74 髋关节打开(后面观)
The hip joint. Incision. Posterior aspect

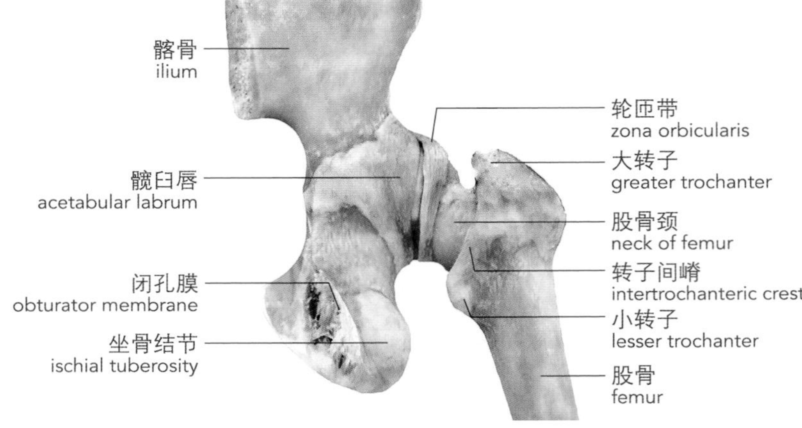
髂骨
ilium
髋臼唇
acetabular labrum
闭孔膜
obturator membrane
坐骨结节
ischial tuberosity
轮匝带
zona orbicularis
大转子
greater trochanter
股骨颈
neck of femur
转子间嵴
intertrochanteric crest
小转子
lesser trochanter
股骨
femur

图 8-75 股部血管、神经(前面观 1)
The blood vessel and nerve of thigh. Anterior aspect(1)

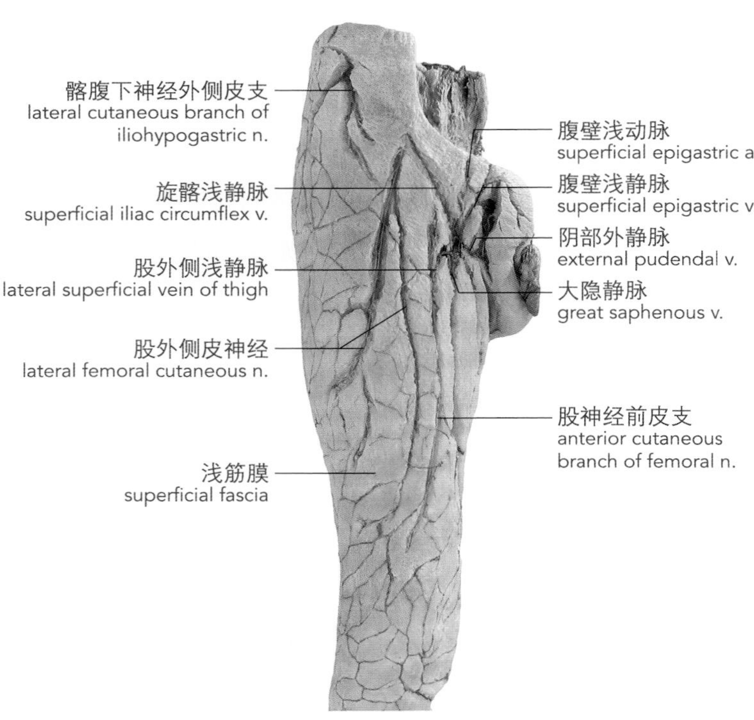
髂腹下神经外侧皮支
lateral cutaneous branch of iliohypogastric n.
旋髂浅静脉
superficial iliac circumflex v.
股外侧浅静脉
lateral superficial vein of thigh
股外侧皮神经
lateral femoral cutaneous n.
浅筋膜
superficial fascia
腹壁浅动脉
superficial epigastric a.
腹壁浅静脉
superficial epigastric v.
阴部外静脉
external pudendal v.
大隐静脉
great saphenous v.
股神经前皮支
anterior cutaneous branch of femoral n.

图 8-76 股部血管、神经(前面观 2)
The blood vessel and nerve of thigh. Anterior aspect(2)

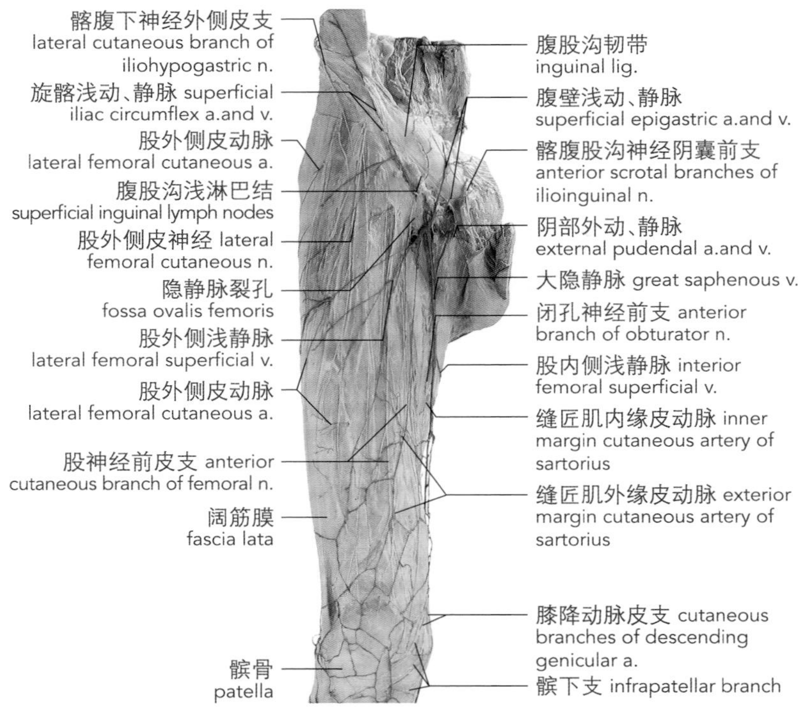
髂腹下神经外侧皮支
lateral cutaneous branch of iliohypogastric n.
旋髂浅动、静脉 superficial iliac circumflex a.and v.
股外侧皮动脉
lateral femoral cutaneous a.
腹股沟浅淋巴结
superficial inguinal lymph nodes
股外侧皮神经 lateral femoral cutaneous n.
隐静脉裂孔
fossa ovalis femoris
股外侧浅静脉
lateral femoral superficial v.
股外侧皮动脉
lateral femoral cutaneous a.
股神经前皮支 anterior cutaneous branch of femoral n.
阔筋膜
fascia lata
髌骨
patella
腹股沟韧带
inguinal lig.
腹壁浅动、静脉
superficial epigastric a.and v.
髂腹股沟神经阴囊前支
anterior scrotal branches of ilioinguinal n.
阴部外动、静脉
external pudendal a.and v.
大隐静脉 great saphenous v.
闭孔神经前支 anterior branch of obturator n.
股内侧浅静脉 interior femoral superficial v.
缝匠肌内缘皮动脉 inner margin cutaneous artery of sartorius
缝匠肌外缘皮动脉 exterior margin cutaneous artery of sartorius
膝降动脉皮支 cutaneous branches of descending genicular a.
髌下支 infrapatellar branch

图 8-77 股三角(1)
Femoral triangle(1)

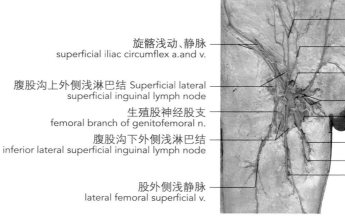

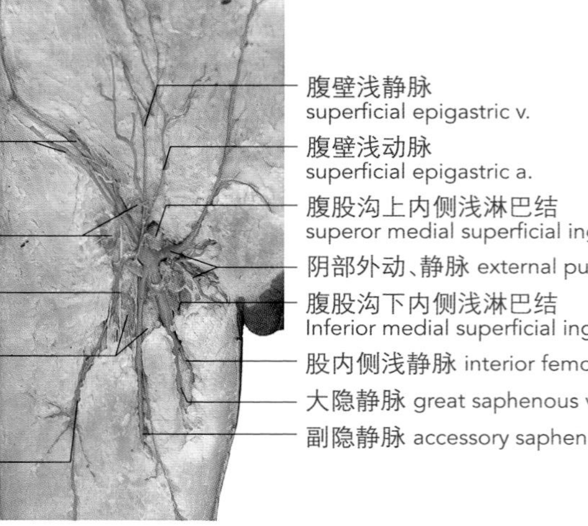
旋髂浅动、静脉
superficial iliac circumflex a.and v.
腹股沟上外侧浅淋巴结 Superficial lateral superficial inguinal lymph node
生殖股神经股支
femoral branch of genitofemoral n.
腹股沟下外侧浅淋巴结
inferior lateral superficial inguinal lymph node
股外侧浅静脉
lateral femoral superficial v.
腹壁浅静脉
superficial epigastric v.
腹壁浅动脉
superficial epigastric a.
腹股沟上内侧浅淋巴结
superor medial superficial inguinal lymph node
阴部外动、静脉 external pudendal a.and v.
腹股沟下内侧浅淋巴结
Inferior medial superficial inguinal lymph node
股内侧浅静脉 interior femoral superficial v.
大隐静脉 great saphenous v.
副隐静脉 accessory saphenous v.

图 8-78 股三角(2)
Femoral triangle(2)

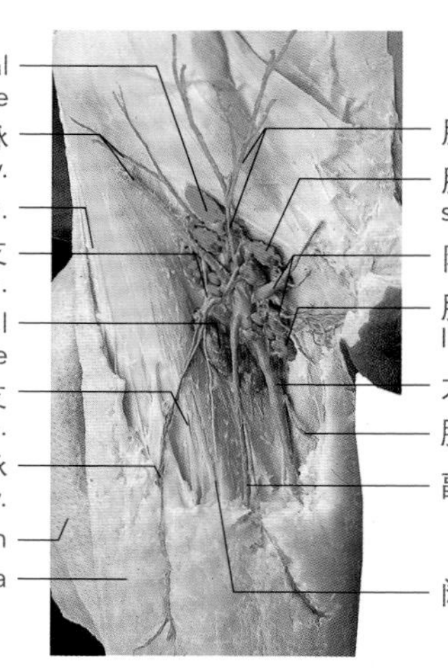
腹股沟上外侧浅淋巴结 Superficial lateral superficial inguinal lymph node
旋髂浅动、静脉
superficial iliac circumflex a.and v.
股外侧皮神经 lateral femoral cutaneous n.
生殖股神经股支
femoral branch of genitofemoral n.
腹股沟下外侧浅淋巴结 Inferior lateral superficial inguinal lymph node
股神经前皮支
anterior cutaneous branch of femoral n.
股外侧浅静脉
lateral femoral superficial v.
皮肤 skin
浅筋膜 superficial fascia
腹壁浅动、静脉 superficial epigastric a.and v.
腹股沟上内侧浅淋巴结
superor medial superficial inguinal lymph node
阴部外动、静脉 external pudendal a.and v.
腹股沟下内侧浅淋巴结
Inferior medial superficial inguinal lymph node
大隐静脉 great saphenous v.
股内侧浅静脉 interior femoral superficial v.
副隐静脉 accessory saphenous v.
阔筋膜 fascia lata

图 8-79 股三角(3)
Femoral triangle(3)

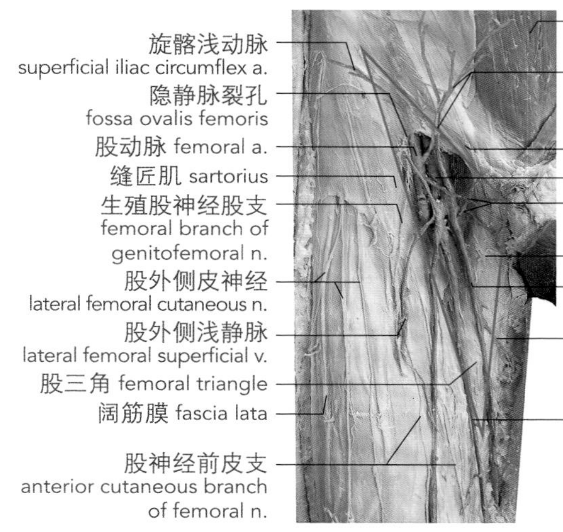

旋髂浅动脉
superficial iliac circumflex a.
隐静脉裂孔
fossa ovalis femoris
股动脉 femoral a.
缝匠肌 sartorius
生殖股神经股支
femoral branch of genitofemoral n.
股外侧皮神经
lateral femoral cutaneous n.
股外侧浅静脉
lateral femoral superficial v.
股三角 femoral triangle
阔筋膜 fascia lata
股神经前皮支
anterior cutaneous branch of femoral n.
腹直肌
rectus abdominis
旋髂浅动、静脉
superficial iliac circumflex a. and v.
腹股沟韧带 inguinal lig.
股静脉 femoral v.
阴部外动、静脉
external pudendal a.and v.
长收肌 adductor longus
大隐静脉
great saphenous v.
股内侧浅静脉
interior femoral superficial v.
副隐静脉
accessory saphenous v.

【解剖学要点】

股三角位于股前内侧部上 1/3，为底在上、尖朝下的三角形凹陷。由腹股沟韧带、缝匠肌和长收肌围成。从外向内有股神经、股动脉和股静脉及其分支，还有股管(空隙)等结构。

股三角在大腿的前面上部，上界为腹股沟韧带，内侧界为长收肌内侧缘，外侧界为缝匠肌的内侧缘。前壁为阔筋膜，底为髂腰肌、耻骨肌和长收肌。股三角的结构由外向内依次为：股神经、股鞘及其包含的股动脉、股静脉、股管和腹股沟深淋巴结、脂肪组织等。股动脉居中，位于腹股沟韧带中点深面，外侧为股神经，内侧为股静脉。

图 8-80 股部血管、神经(前面观 3)
The blood vessel and nerve of thigh. Anterior aspect(3)

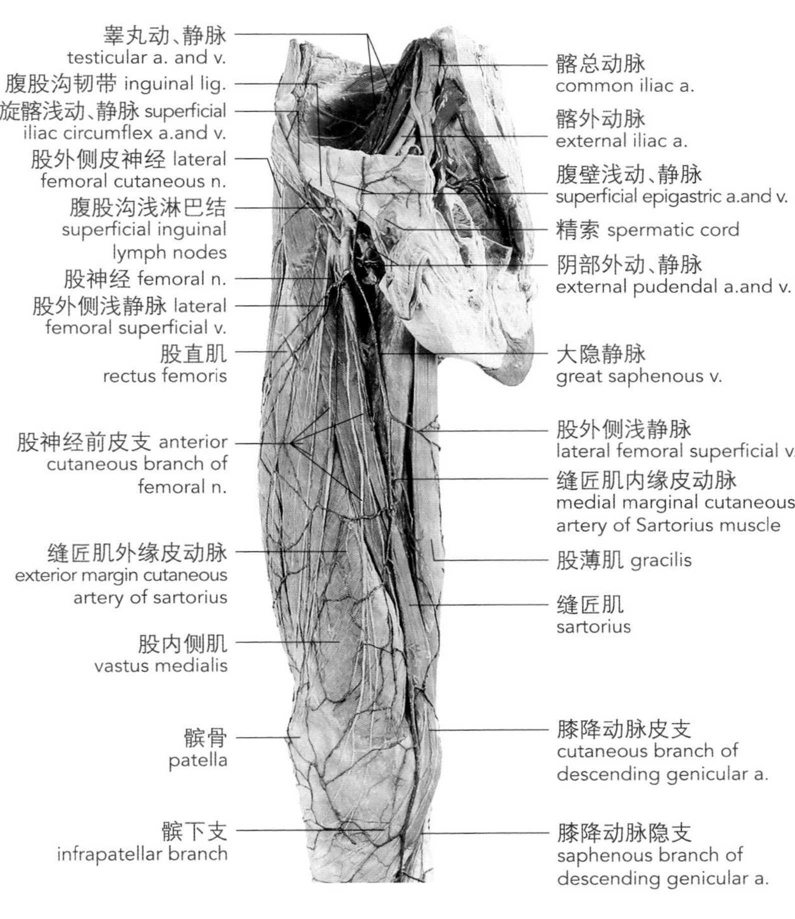

睾丸动、静脉
testicular a. and v.
腹股沟韧带 inguinal lig.
旋髂浅动、静脉 superficial iliac circumflex a.and v.
股外侧皮神经 lateral femoral cutaneous n.
腹股沟浅淋巴结
superficial inguinal lymph nodes
股神经 femoral n.
股外侧浅静脉 lateral femoral superficial v.
股直肌
rectus femoris
股神经前皮支 anterior cutaneous branch of femoral n.
缝匠肌外缘皮动脉
exterior margin cutaneous artery of sartorius
股内侧肌
vastus medialis
髌骨
patella
髌下支
infrapatellar branch
髂总动脉
common iliac a.
髂外动脉
external iliac a.
腹壁浅动、静脉
superficial epigastric a.and v.
精索 spermatic cord
阴部外动、静脉
external pudendal a.and v.
大隐静脉
great saphenous v.
股外侧浅静脉
lateral femoral superficial v.
缝匠肌内缘皮动脉
medial marginal cutaneous artery of Sartorius muscle
股薄肌 gracilis
缝匠肌
sartorius
膝降动脉皮支
cutaneous branch of descending genicular a.
膝降动脉隐支
saphenous branch of descending genicular a.

图 8-81 股部血管、神经(前面观 4)
The blood vessel and nerve of thigh. Anterior aspect(4)

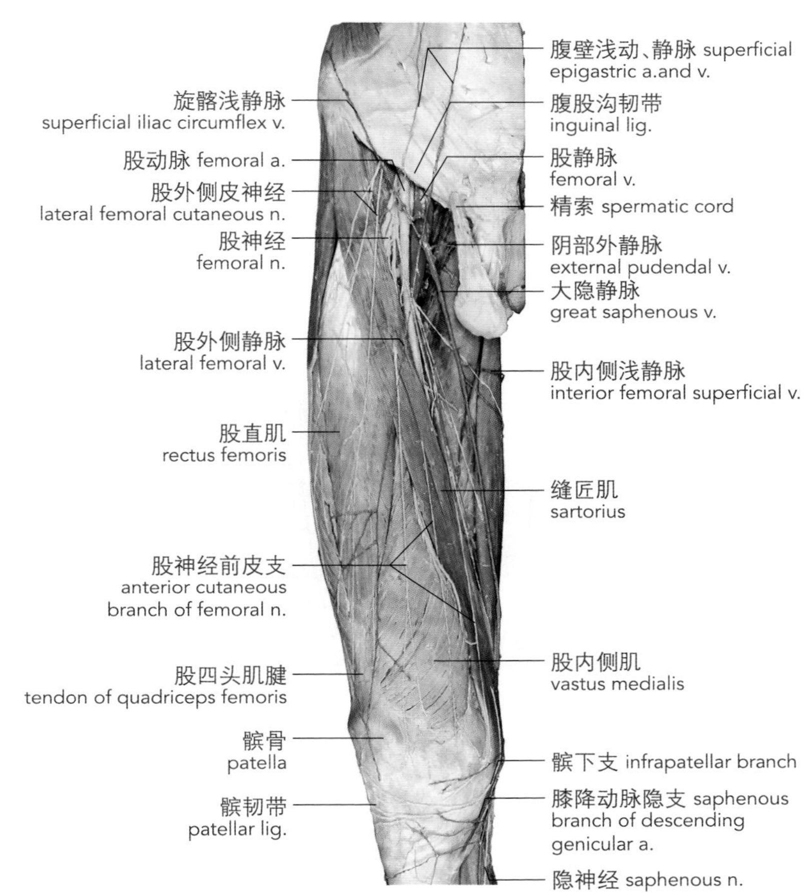

旋髂浅静脉
superficial iliac circumflex v.
股动脉 femoral a.
股外侧皮神经
lateral femoral cutaneous n.
股神经
femoral n.
股外侧静脉
lateral femoral v.
股直肌
rectus femoris
股神经前皮支
anterior cutaneous branch of femoral n.
股四头肌腱
tendon of quadriceps femoris
髌骨
patella
髌韧带
patellar lig.
腹壁浅动、静脉 superficial epigastric a.and v.
腹股沟韧带
inguinal lig.
股静脉
femoral v.
精索 spermatic cord
阴部外静脉
external pudendal v.
大隐静脉
great saphenous v.
股内侧浅静脉
interior femoral superficial v.
缝匠肌
sartorius
股内侧肌
vastus medialis
髌下支 infrapatellar branch
膝降动脉隐支 saphenous branch of descending genicular a.
隐神经 saphenous n.

【解剖学要点】

股神经经腰丛发出后，在腹股沟韧带中点深面进入股部，在股前部分为皮支和数条肌支，肌支分布于髂肌、耻骨肌、股四头肌和缝匠肌，皮支分布于股前部皮肤。其终支为隐神经，伴随股动脉入收肌管，穿过收肌管至膝关节的内侧。在小腿与大隐静脉同行至足内缘。分布于膝前部、髌下区、小腿及足内侧皮肤。

图 8-82 股部血管、神经(前面观 5)
The blood vessel and nerve of thigh. Anterior aspect(5)

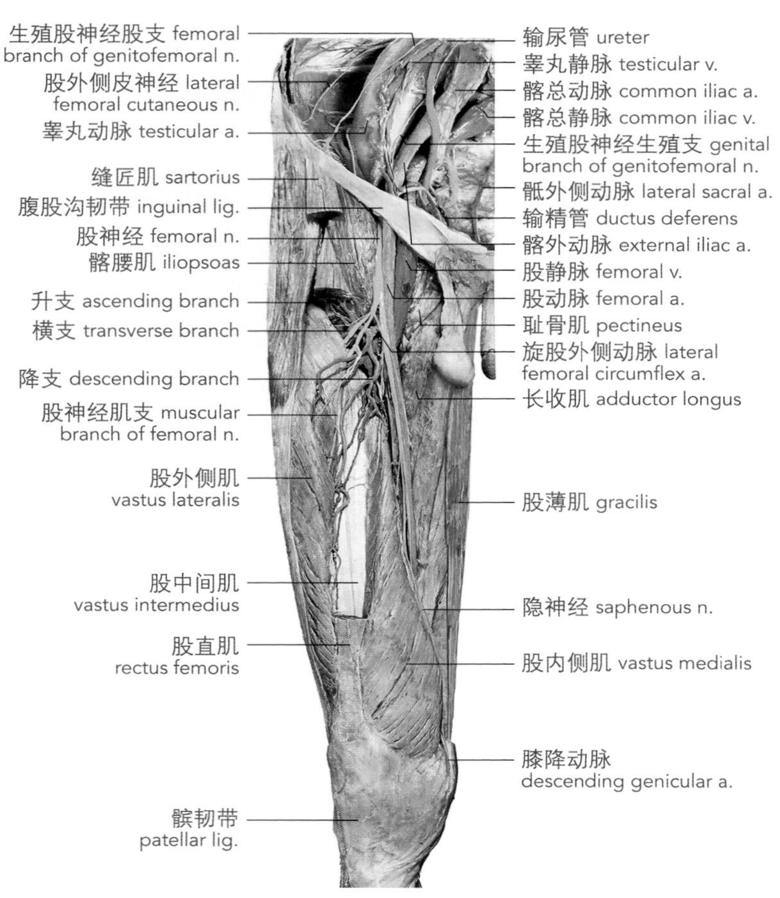

生殖股神经股支 femoral branch of genitofemoral n.
股外侧皮神经 lateral femoral cutaneous n.
睾丸动脉 testicular a.
缝匠肌 sartorius
腹股沟韧带 inguinal lig.
股神经 femoral n.
髂腰肌 iliopsoas
升支 ascending branch
横支 transverse branch
降支 descending branch
股神经肌支 muscular branch of femoral n.
股外侧肌 vastus lateralis
股中间肌 vastus intermedius
股直肌 rectus femoris
髌韧带 patellar lig.
输尿管 ureter
睾丸静脉 testicular v.
髂总动脉 common iliac a.
髂总静脉 common iliac v.
生殖股神经生殖支 genital branch of genitofemoral n.
骶外侧动脉 lateral sacral a.
输精管 ductus deferens
髂外动脉 external iliac a.
股静脉 femoral v.
股动脉 femoral a.
耻骨肌 pectineus
旋股外侧动脉 lateral femoral circumflex a.
长收肌 adductor longus
股薄肌 gracilis
隐神经 saphenous n.
股内侧肌 vastus medialis
膝降动脉 descending genicular a.

图 8-83 股部血管、神经(前面观 6)
The blood vessel and nerve of thigh. Anterior aspect(6)

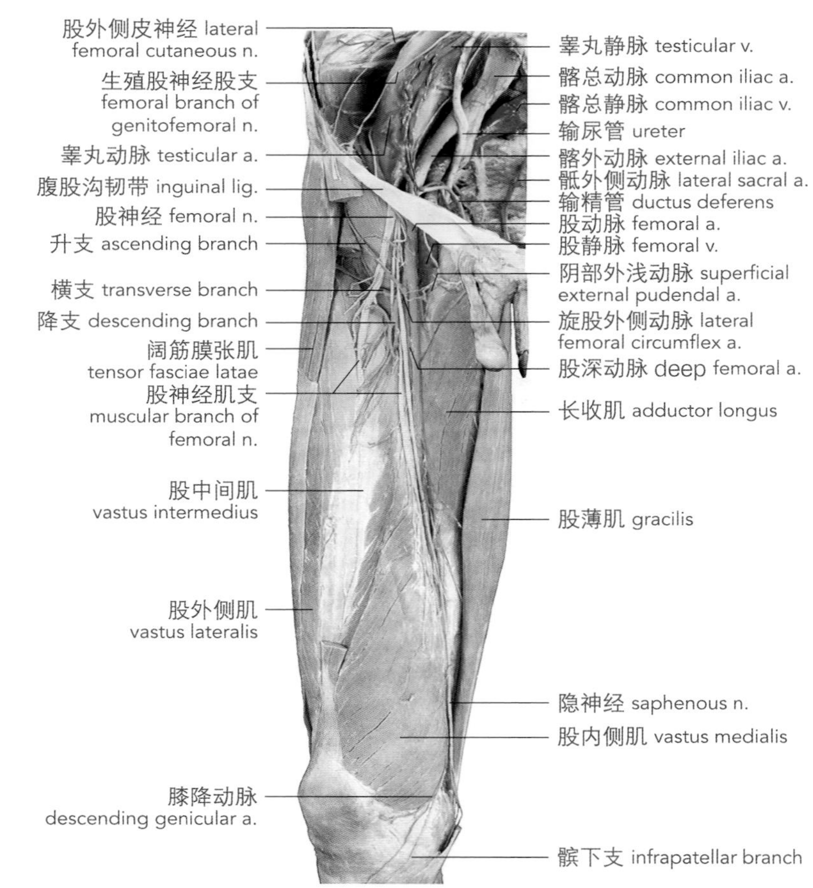

股外侧皮神经 lateral femoral cutaneous n.
生殖股神经股支 femoral branch of genitofemoral n.
睾丸动脉 testicular a.
腹股沟韧带 inguinal lig.
股神经 femoral n.
升支 ascending branch
横支 transverse branch
降支 descending branch
阔筋膜张肌 tensor fasciae latae
股神经肌支 muscular branch of femoral n.
股中间肌 vastus intermedius
股外侧肌 vastus lateralis
膝降动脉 descending genicular a.
睾丸静脉 testicular v.
髂总动脉 common iliac a.
髂总静脉 common iliac v.
输尿管 ureter
髂外动脉 external iliac a.
骶外侧动脉 lateral sacral a.
输精管 ductus deferens
股动脉 femoral a.
股静脉 femoral v.
阴部外浅动脉 superficial external pudendal a.
旋股外侧动脉 lateral femoral circumflex a.
股深动脉 deep femoral a.
长收肌 adductor longus
股薄肌 gracilis
隐神经 saphenous n.
股内侧肌 vastus medialis
髌下支 infrapatellar branch

图 8-84 股部血管、神经(前面观 7)
The blood vessel and nerve of thigh. Anterior aspect(7)

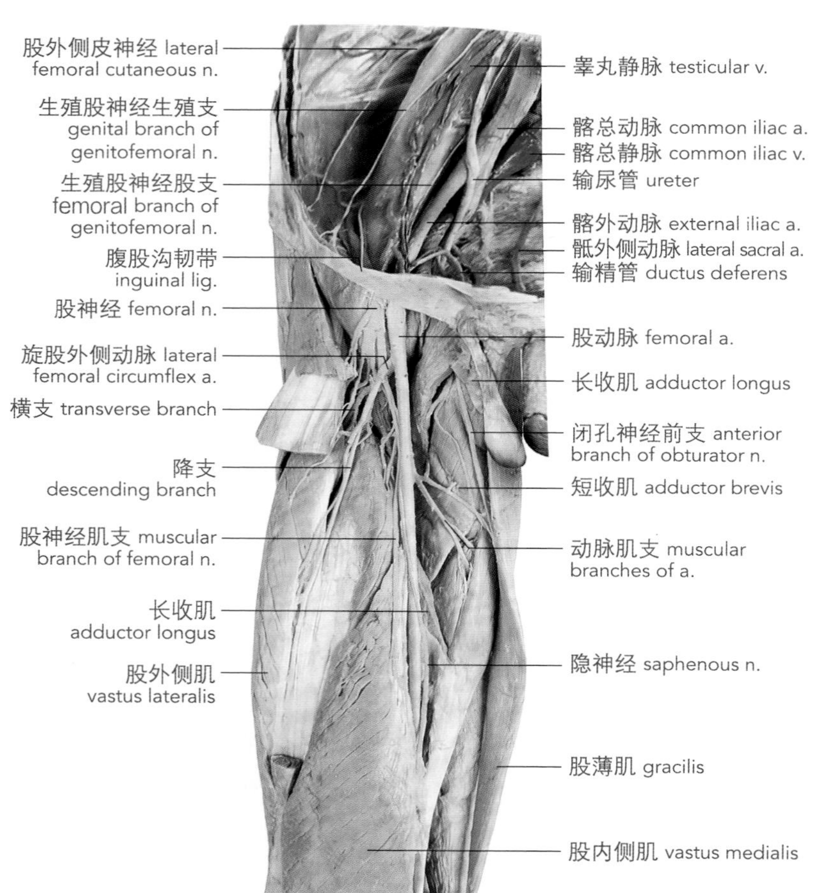

股外侧皮神经 lateral femoral cutaneous n.
生殖股神经生殖支 genital branch of genitofemoral n.
生殖股神经股支 femoral branch of genitofemoral n.
腹股沟韧带 inguinal lig.
股神经 femoral n.
旋股外侧动脉 lateral femoral circumflex a.
横支 transverse branch
降支 descending branch
股神经肌支 muscular branch of femoral n.
长收肌 adductor longus
股外侧肌 vastus lateralis
睾丸静脉 testicular v.
髂总动脉 common iliac a.
髂总静脉 common iliac v.
输尿管 ureter
髂外动脉 external iliac a.
骶外侧动脉 lateral sacral a.
输精管 ductus deferens
股动脉 femoral a.
长收肌 adductor longus
闭孔神经前支 anterior branch of obturator n.
短收肌 adductor brevis
动脉肌支 muscular branches of a.
隐神经 saphenous n.
股薄肌 gracilis
股内侧肌 vastus medialis

图 8-85 股部血管、神经(前面观 8)
The blood vessel and nerve of thigh. Anterior aspect(8)

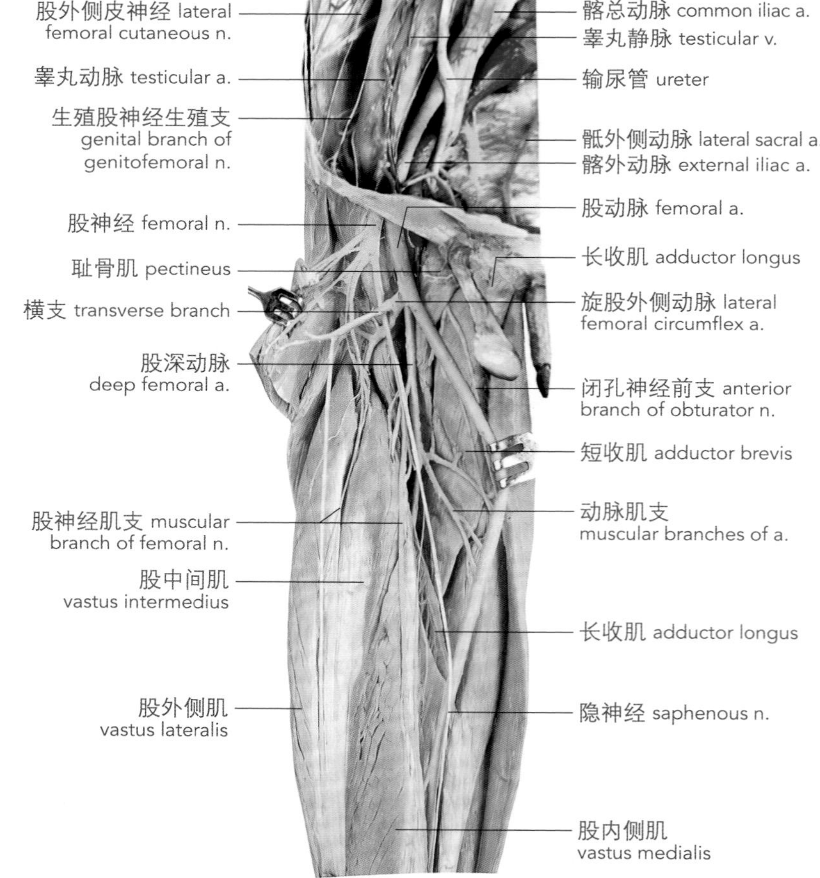

股外侧皮神经 lateral femoral cutaneous n.
睾丸动脉 testicular a.
生殖股神经生殖支 genital branch of genitofemoral n.
股神经 femoral n.
耻骨肌 pectineus
横支 transverse branch
股深动脉 deep femoral a.
股神经肌支 muscular branch of femoral n.
股中间肌 vastus intermedius
股外侧肌 vastus lateralis
髂总动脉 common iliac a.
睾丸静脉 testicular v.
输尿管 ureter
骶外侧动脉 lateral sacral a.
髂外动脉 external iliac a.
股动脉 femoral a.
长收肌 adductor longus
旋股外侧动脉 lateral femoral circumflex a.
闭孔神经前支 anterior branch of obturator n.
短收肌 adductor brevis
动脉肌支 muscular branches of a.
长收肌 adductor longus
隐神经 saphenous n.
股内侧肌 vastus medialis

图 8-86 股部血管、神经(前面观 9)
The blood vessel and nerve of thigh. Anterior aspect (9)

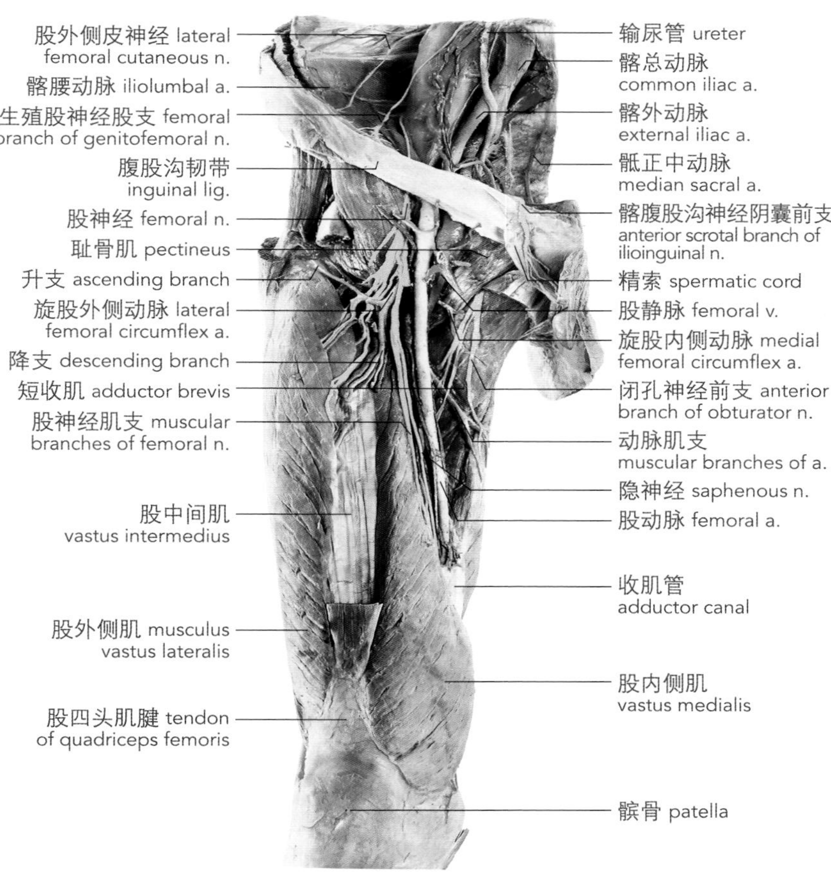

股外侧皮神经 lateral femoral cutaneous n.
髂腰动脉 iliolumbal a.
生殖股神经股支 femoral branch of genitofemoral n.
腹股沟韧带 inguinal lig.
股神经 femoral n.
耻骨肌 pectineus
升支 ascending branch
旋股外侧动脉 lateral femoral circumflex a.
降支 descending branch
短收肌 adductor brevis
股神经肌支 muscular branches of femoral n.
股中间肌 vastus intermedius
股外侧肌 musculus vastus lateralis
股四头肌腱 tendon of quadriceps femoris
输尿管 ureter
髂总动脉 common iliac a.
髂外动脉 external iliac a.
骶正中动脉 median sacral a.
髂腹股沟神经阴囊前支 anterior scrotal branch of ilioinguinal n.
精索 spermatic cord
股静脉 femoral v.
旋股内侧动脉 medial femoral circumflex a.
闭孔神经前支 anterior branch of obturator n.
动脉肌支 muscular branches of a.
隐神经 saphenous n.
股动脉 femoral a.
收肌管 adductor canal
股内侧肌 vastus medialis
髌骨 patella

图 8-87 股部血管、神经(前面观 10)
The blood vessel and nerve of thigh. Anterior aspect (10)

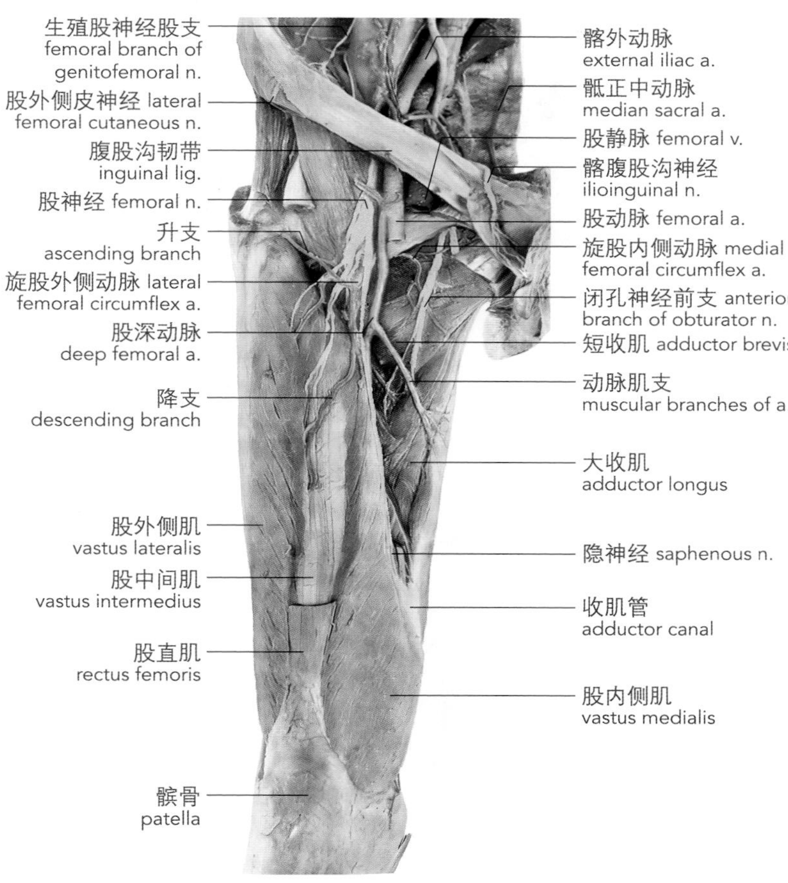

生殖股神经股支 femoral branch of genitofemoral n.
股外侧皮神经 lateral femoral cutaneous n.
腹股沟韧带 inguinal lig.
股神经 femoral n.
升支 ascending branch
旋股外侧动脉 lateral femoral circumflex a.
股深动脉 deep femoral a.
降支 descending branch
股外侧肌 vastus lateralis
股中间肌 vastus intermedius
股直肌 rectus femoris
髌骨 patella
髂外动脉 external iliac a.
骶正中动脉 median sacral a.
股静脉 femoral v.
髂腹股沟神经 ilioinguinal n.
股动脉 femoral a.
旋股内侧动脉 medial femoral circumflex a.
闭孔神经前支 anterior branch of obturator n.
短收肌 adductor brevis
动脉肌支 muscular branches of a.
大收肌 adductor longus
隐神经 saphenous n.
收肌管 adductor canal
股内侧肌 vastus medialis

图 8-88 股部血管、神经(前面观 11)
The blood vessel and nerve of thigh. Anterior aspect (11)

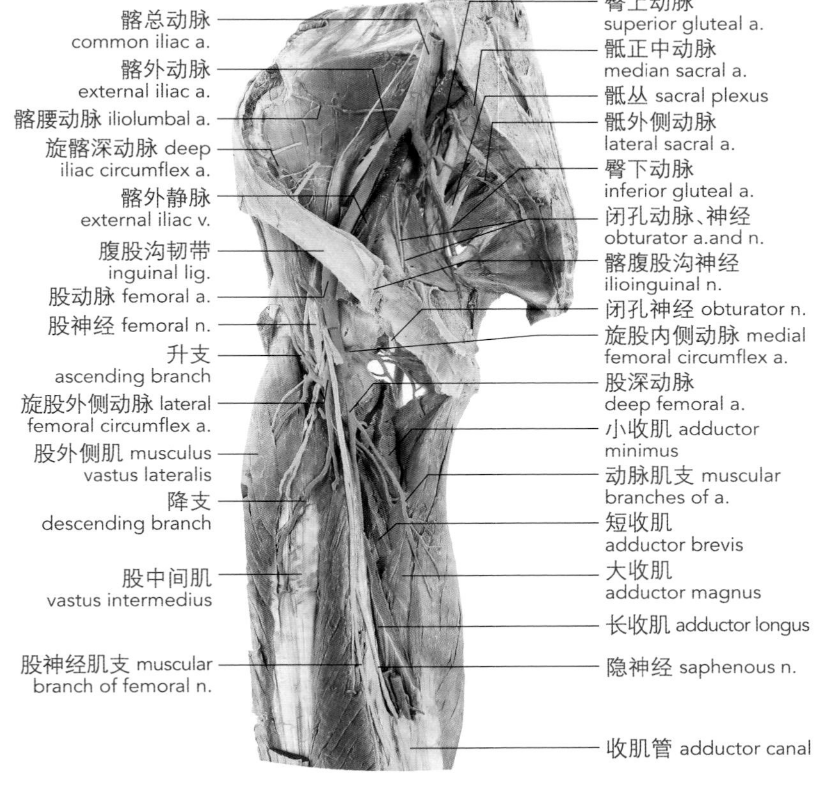

髂总动脉 common iliac a.
髂外动脉 external iliac a.
髂腰动脉 iliolumbal a.
旋髂深动脉 deep iliac circumflex a.
髂外静脉 external iliac v.
腹股沟韧带 inguinal lig.
股动脉 femoral a.
股神经 femoral n.
升支 ascending branch
旋股外侧动脉 lateral femoral circumflex a.
股外侧肌 musculus vastus lateralis
降支 descending branch
股中间肌 vastus intermedius
股神经肌支 muscular branch of femoral n.
臀上动脉 superior gluteal a.
骶正中动脉 median sacral a.
骶丛 sacral plexus
骶外侧动脉 lateral sacral a.
臀下动脉 inferior gluteal a.
闭孔动脉、神经 obturator a.and n.
髂腹股沟神经 ilioinguinal n.
闭孔神经 obturator n.
旋股内侧动脉 medial femoral circumflex a.
股深动脉 deep femoral a.
小收肌 adductor minimus
动脉肌支 muscular branches of a.
短收肌 adductor brevis
大收肌 adductor magnus
长收肌 adductor longus
隐神经 saphenous n.
收肌管 adductor canal

图 8-89 股部血管、神经(前面观 12)
The blood vessel and nerve of thigh. Anterior aspect (12)

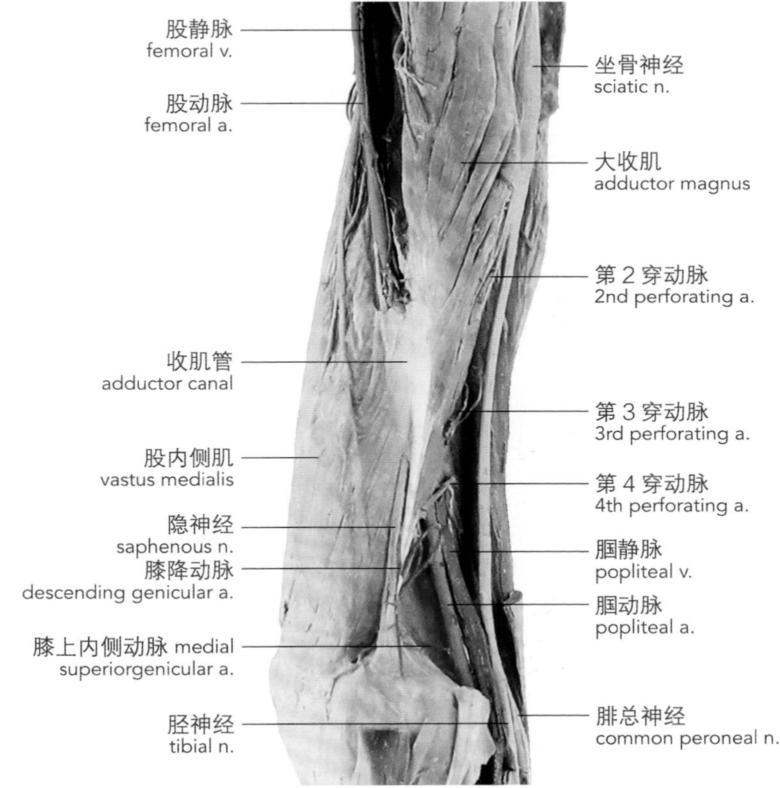

股静脉 femoral v.
股动脉 femoral a.
收肌管 adductor canal
股内侧肌 vastus medialis
隐神经 saphenous n.
膝降动脉 descending genicular a.
膝上内侧动脉 medial superiorgenicular a.
胫神经 tibial n.
坐骨神经 sciatic n.
大收肌 adductor magnus
第 2 穿动脉 2nd perforating a.
第 3 穿动脉 3rd perforating a.
第 4 穿动脉 4th perforating a.
腘静脉 popliteal v.
腘动脉 popliteal a.
腓总神经 common peroneal n.

【解剖学要点】

收肌管又称 Hunter 管，位于膝关节的内上方，缝匠肌的深面，为肌肉之间的三棱形的间隙，其前壁为缝匠肌深面的收肌腱板(由大收肌浅层的肌腱和长收肌肌腱的下端分出的腱纤维构成)。此腱由上述二肌起始后，向外附着于股内侧肌；管的外侧壁为股内侧肌，管的后壁为大收肌。管有上、下两口，上口称为上收肌管裂孔，位于股骨前内侧面，其前界为股收肌腱板，外界为股内侧肌，后界为长收肌；下口称下收肌管裂孔，其边缘由大收肌浅层的下缘及其肌腱和股骨内上髁围成。收肌管一般长 6~7cm，管内通过股血管和隐神经。

图 8-90 股部血管、神经(后面观 1)
The blood vessel and nerve of thigh. Posterior aspect(1)

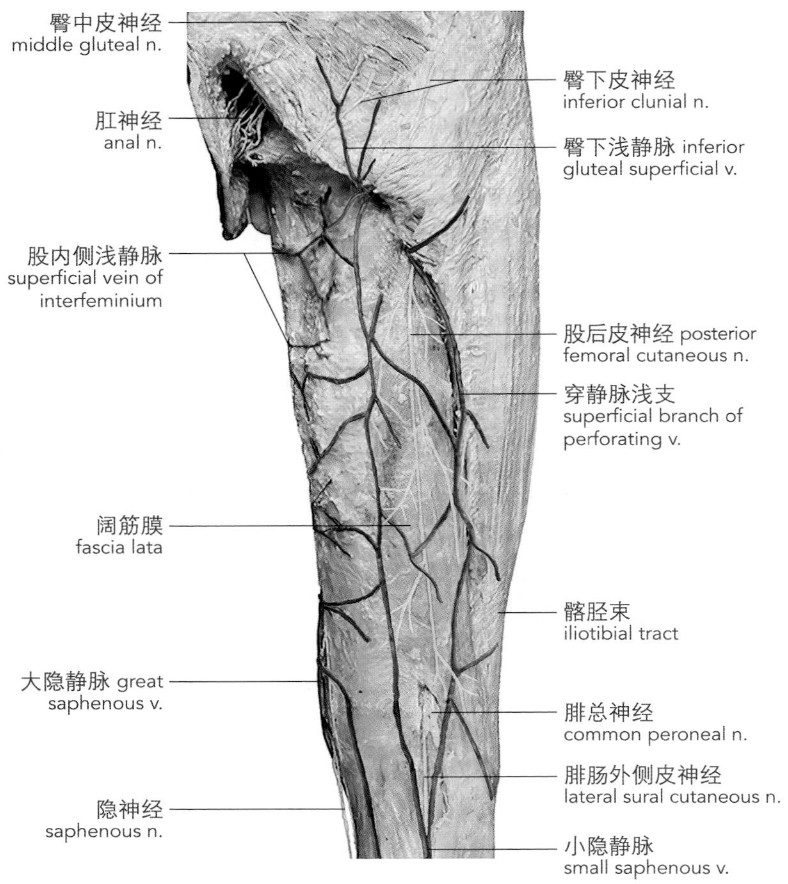
臀中皮神经 middle gluteal n.
肛神经 anal n.
股内侧浅静脉 superficial vein of interfeminium
阔筋膜 fascia lata
大隐静脉 great saphenous v.
隐神经 saphenous n.
臀下皮神经 inferior clunial n.
臀下浅静脉 inferior gluteal superficial v.
股后皮神经 posterior femoral cutaneous n.
穿静脉浅支 superficial branch of perforating v.
髂胫束 iliotibial tract
腓总神经 common peroneal n.
腓肠外侧皮神经 lateral sural cutaneous n.
小隐静脉 small saphenous v.

图 8-91 股部血管、神经(后面观 2)
The blood vessel and nerve of thigh. Posterior aspect(2)

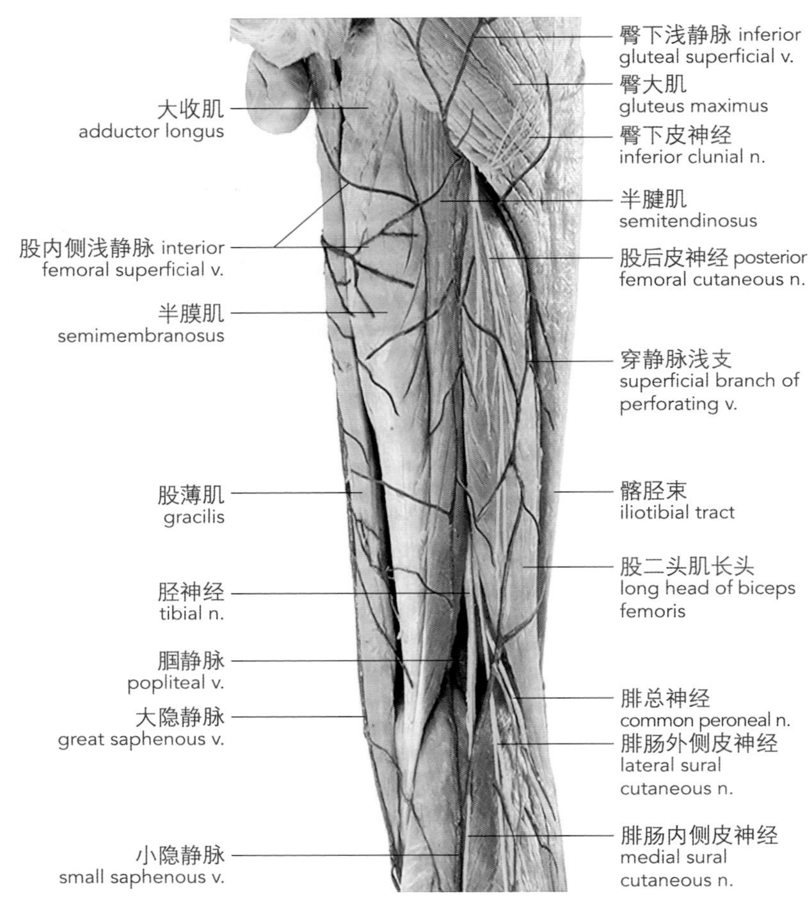
大收肌 adductor longus
股内侧浅静脉 interior femoral superficial v.
半膜肌 semimembranosus
股薄肌 gracilis
胫神经 tibial n.
腘静脉 popliteal v.
大隐静脉 great saphenous v.
小隐静脉 small saphenous v.
臀下浅静脉 inferior gluteal superficial v.
臀大肌 gluteus maximus
臀下皮神经 inferior clunial n.
半腱肌 semitendinosus
股后皮神经 posterior femoral cutaneous n.
穿静脉浅支 superficial branch of perforating v.
髂胫束 iliotibial tract
股二头肌长头 long head of biceps femoris
腓总神经 common peroneal n.
腓肠外侧皮神经 lateral sural cutaneous n.
腓肠内侧皮神经 medial sural cutaneous n.

图 8-92 股部血管、神经(后面观 3)
The blood vessel and nerve of thigh. Posterior aspect(3)

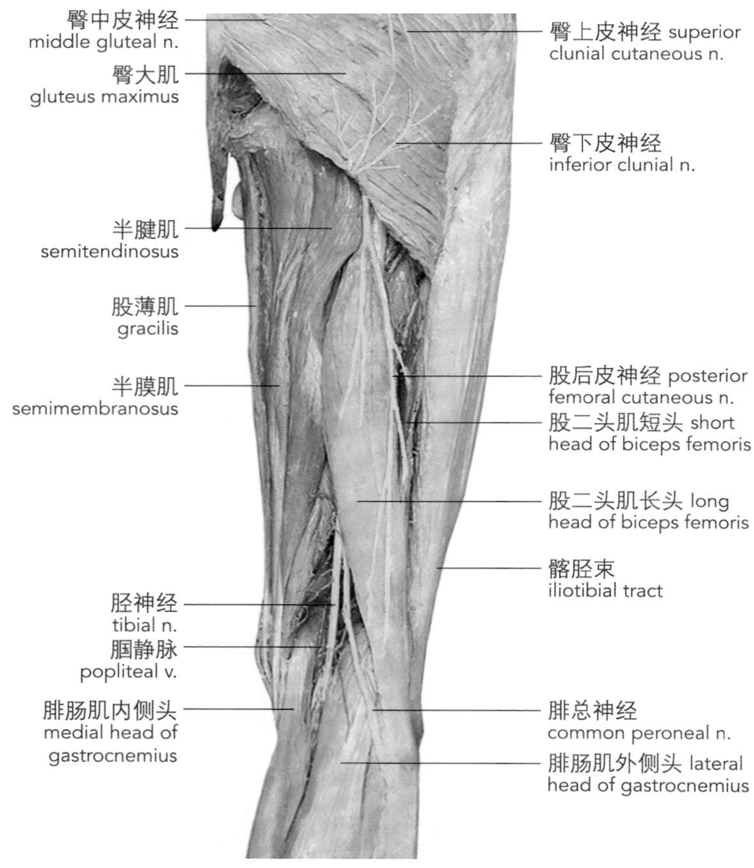
臀中皮神经 middle gluteal n.
臀大肌 gluteus maximus
半腱肌 semitendinosus
股薄肌 gracilis
半膜肌 semimembranosus
胫神经 tibial n.
腘静脉 popliteal v.
腓肠肌内侧头 medial head of gastrocnemius
臀上皮神经 superior clunial cutaneous n.
臀下皮神经 inferior clunial n.
股后皮神经 posterior femoral cutaneous n.
股二头肌短头 short head of biceps femoris
股二头肌长头 long head of biceps femoris
髂胫束 iliotibial tract
腓总神经 common peroneal n.
腓肠肌外侧头 lateral head of gastrocnemius

图 8-93 股部血管、神经(后面观 4)
The blood vessel and nerve of thigh. Posterior aspect(4)

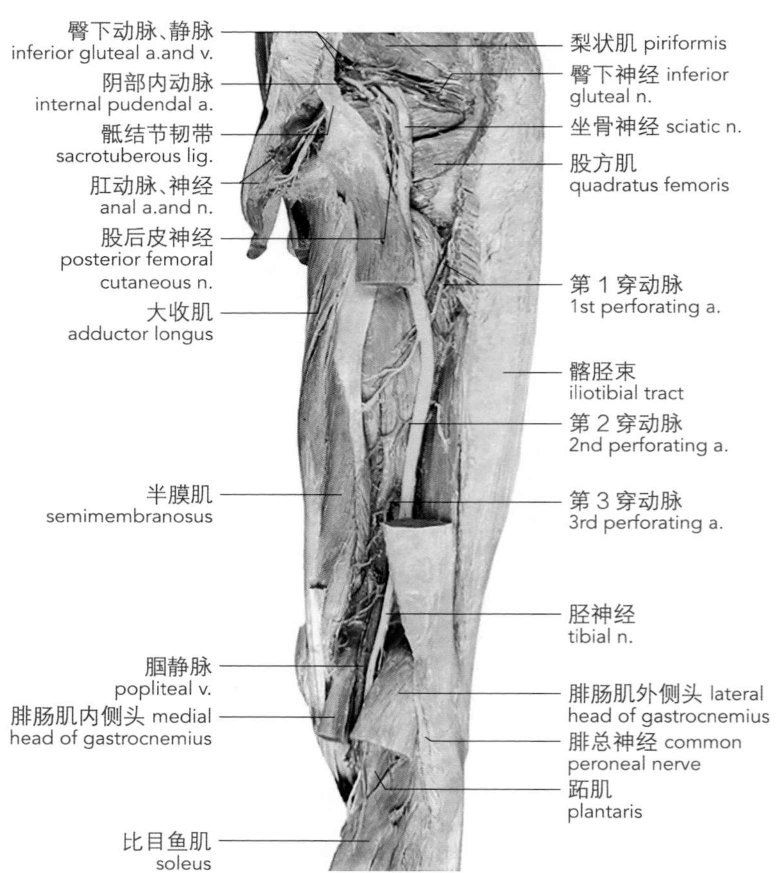
臀下动脉、静脉 inferior gluteal a.and v.
阴部内动脉 internal pudendal a.
骶结节韧带 sacrotuberous lig.
肛动脉、神经 anal a.and n.
股后皮神经 posterior femoral cutaneous n.
大收肌 adductor longus
半膜肌 semimembranosus
腘静脉 popliteal v.
腓肠肌内侧头 medial head of gastrocnemius
比目鱼肌 soleus
梨状肌 piriformis
臀下神经 inferior gluteal n.
坐骨神经 sciatic n.
股方肌 quadratus femoris
第 1 穿动脉 1st perforating a.
髂胫束 iliotibial tract
第 2 穿动脉 2nd perforating a.
第 3 穿动脉 3rd perforating a.
胫神经 tibial n.
腓肠肌外侧头 lateral head of gastrocnemius
腓总神经 common peroneal nerve
跖肌 plantaris

图 8-94　股部血管、神经（后面观 5）

The blood vessel and nerve of thigh. Posterior aspect (5)

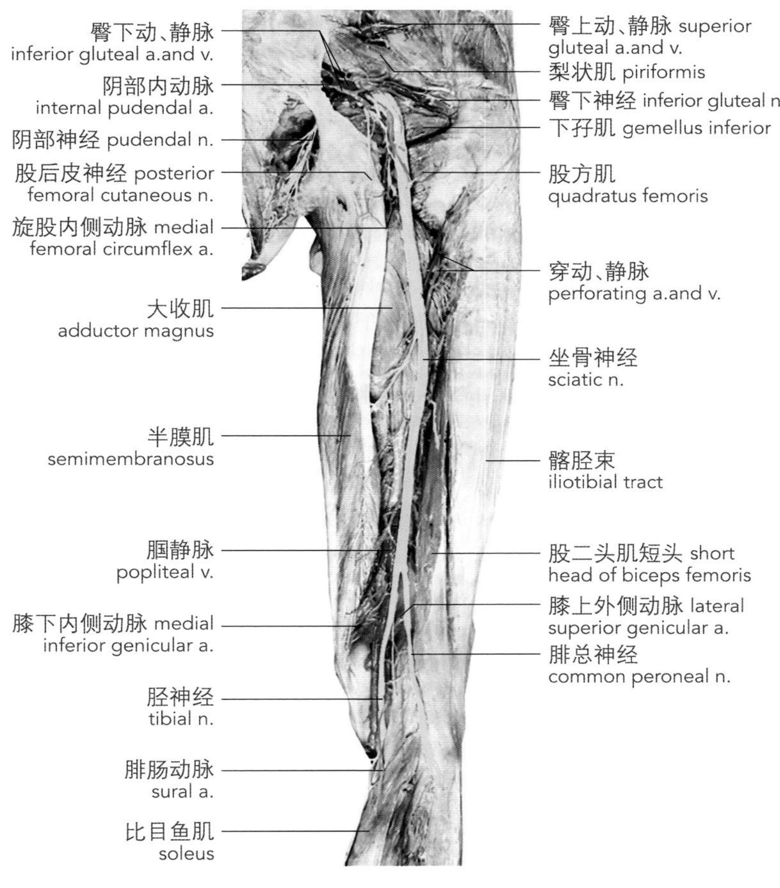
臀下动、静脉
inferior gluteal a.and v.
阴部内动脉
internal pudendal a.
阴部神经 pudendal n.
股后皮神经 posterior
femoral cutaneous n.
旋股内侧动脉 medial
femoral circumflex a.
大收肌
adductor magnus
半膜肌
semimembranosus
腘静脉
popliteal v.
膝下内侧动脉 medial
inferior genicular a.
胫神经
tibial n.
腓肠动脉
sural a.
比目鱼肌
soleus
臀上动、静脉 superior
gluteal a.and v.
梨状肌 piriformis
臀下神经 inferior gluteal n.
下孖肌 gemellus inferior
股方肌
quadratus femoris
穿动、静脉
perforating a.and v.
坐骨神经
sciatic n.
髂胫束
iliotibial tract
股二头肌短头 short
head of biceps femoris
膝上外侧动脉 lateral
superior genicular a.
腓总神经
common peroneal n.

图 8-95　股部血管、神经（后面观 6）

The blood vessel and nerve of thigh. Posterior aspect (6)

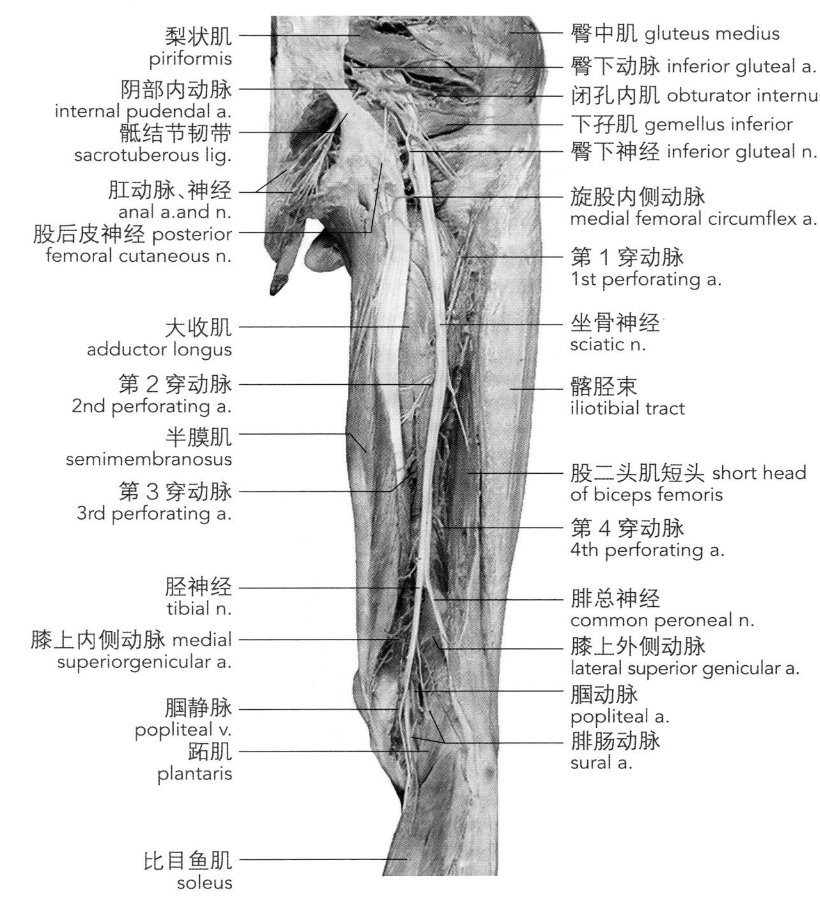
梨状肌
piriformis
阴部内动脉
internal pudendal a.
骶结节韧带
sacrotuberous lig.
肛动脉、神经
anal a.and n.
股后皮神经 posterior
femoral cutaneous n.
大收肌
adductor longus
第 2 穿动脉
2nd perforating a.
半膜肌
semimembranosus
第 3 穿动脉
3rd perforating a.
胫神经
tibial n.
膝上内侧动脉 medial
superiorgenicular a.
腘静脉
popliteal v.
跖肌
plantaris
比目鱼肌
soleus
臀中肌 gluteus medius
臀下动脉 inferior gluteal a.
闭孔内肌 obturator internus
下孖肌 gemellus inferior
臀下神经 inferior gluteal n.
旋股内侧动脉
medial femoral circumflex a.
第 1 穿动脉
1st perforating a.
坐骨神经
sciatic n.
髂胫束
iliotibial tract
股二头肌短头 short head
of biceps femoris
第 4 穿动脉
4th perforating a.
腓总神经
common peroneal n.
膝上外侧动脉
lateral superior genicular a.
腘动脉
popliteal a.
腓肠动脉
sural a.

图 8-96　股部血管、神经（后面观 7）

The blood vessel and nerve of thigh. Posterior aspect (7)

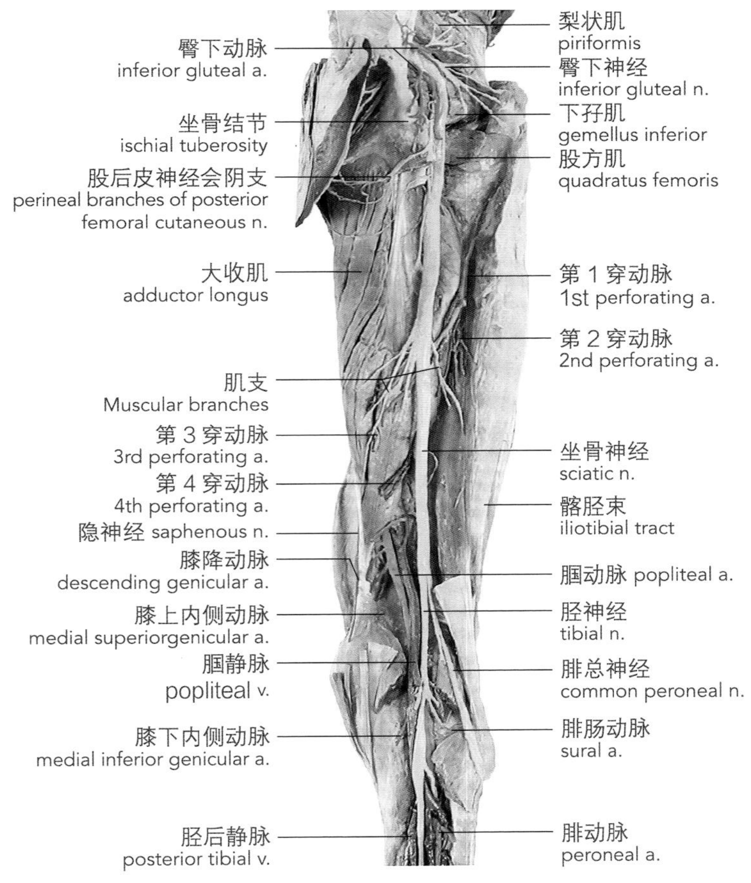
臀下动脉
inferior gluteal a.
坐骨结节
ischial tuberosity
股后皮神经会阴支
perineal branches of posterior
femoral cutaneous n.
大收肌
adductor longus
肌支
Muscular branches
第 3 穿动脉
3rd perforating a.
第 4 穿动脉
4th perforating a.
隐神经 saphenous n.
膝降动脉
descending genicular a.
膝上内侧动脉
medial superiorgenicular a.
腘静脉
popliteal v.
膝下内侧动脉
medial inferior genicular a.
胫后静脉
posterior tibial v.
梨状肌
piriformis
臀下神经
inferior gluteal n.
下孖肌
gemellus inferior
股方肌
quadratus femoris
第 1 穿动脉
1st perforating a.
第 2 穿动脉
2nd perforating a.
坐骨神经
sciatic n.
髂胫束
iliotibial tract
腘动脉 popliteal a.
胫神经
tibial n.
腓总神经
common peroneal n.
腓肠动脉
sural a.
腓动脉
peroneal a.

图 8-97　股部血管、神经（后面观 8）

The blood vessel and nerve of thigh. Posterior aspect (8)

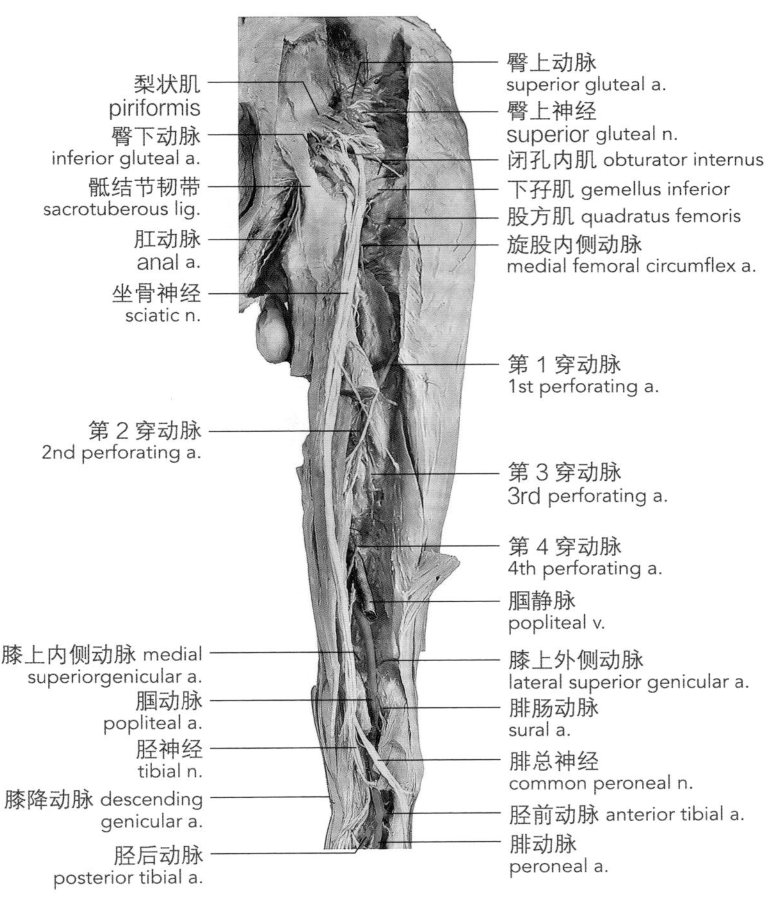
梨状肌
piriformis
臀下动脉
inferior gluteal a.
骶结节韧带
sacrotuberous lig.
肛动脉
anal a.
坐骨神经
sciatic n.
第 2 穿动脉
2nd perforating a.
膝上内侧动脉 medial
superiorgenicular a.
腘动脉
popliteal a.
胫神经
tibial n.
膝降动脉 descending
genicular a.
胫后动脉
posterior tibial a.
臀上动脉
superior gluteal a.
臀上神经
superior gluteal n.
闭孔内肌 obturator internus
下孖肌 gemellus inferior
股方肌 quadratus femoris
旋股内侧动脉
medial femoral circumflex a.
第 1 穿动脉
1st perforating a.
第 3 穿动脉
3rd perforating a.
第 4 穿动脉
4th perforating a.
腘静脉
popliteal v.
膝上外侧动脉
lateral superior genicular a.
腓肠动脉
sural a.
腓总神经
common peroneal n.
胫前动脉 anterior tibial a.
腓动脉
peroneal a.

图 8-98 股骨滋养动脉
The femoral nutrient arteries

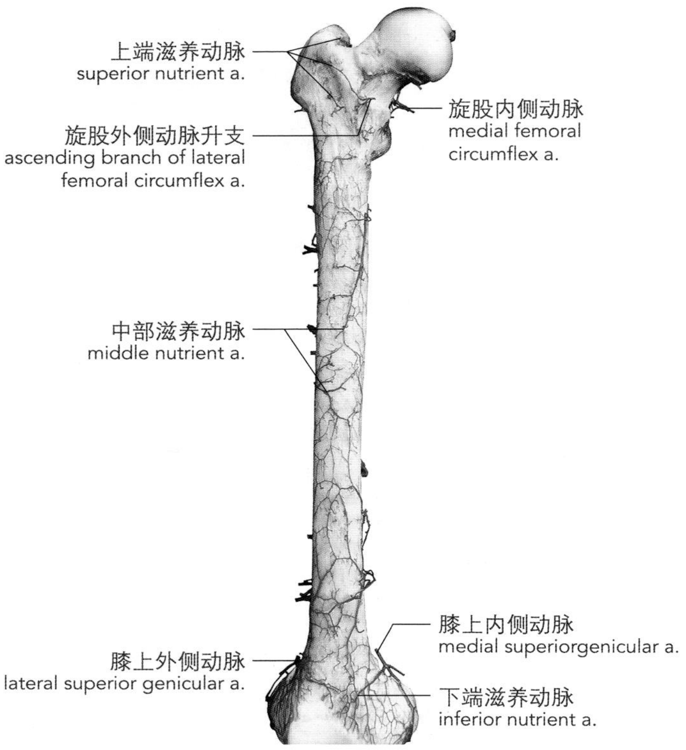

上端滋养动脉
superior nutrient a.
旋股外侧动脉升支
ascending branch of lateral femoral circumflex a.
旋股内侧动脉
medial femoral circumflex a.
中部滋养动脉
middle nutrient a.
膝上内侧动脉
medial superiorgenicular a.
膝上外侧动脉
lateral superior genicular a.
下端滋养动脉
inferior nutrient a.

a. 前面观
Anterior aspect

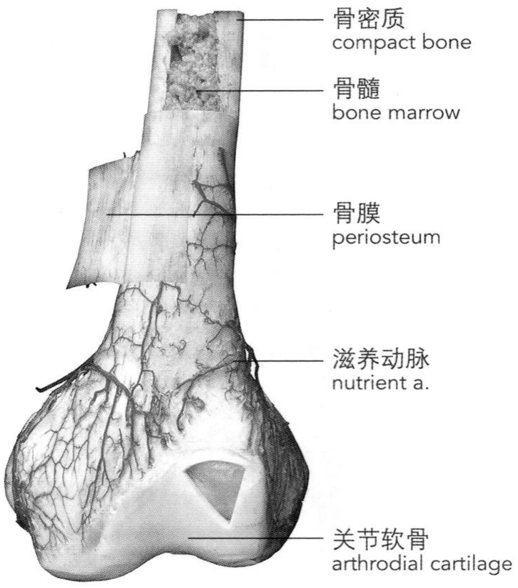

骨密质
compact bone
骨髓
bone marrow
骨膜
periosteum
滋养动脉
nutrient a.
关节软骨
arthrodial cartilage

b. 股骨下端前面观
inferior extremity of femur. Anterior asoect

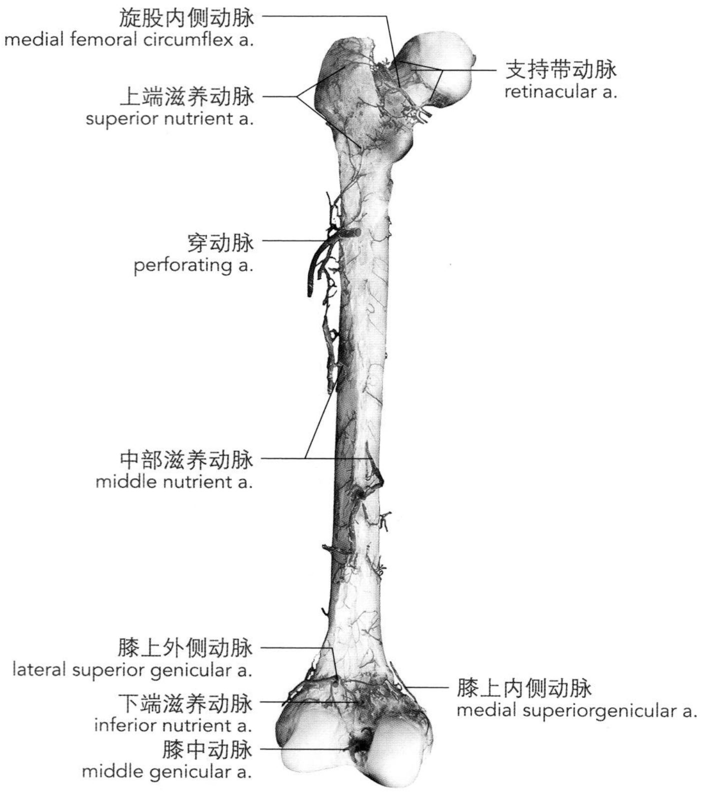

旋股内侧动脉
medial femoral circumflex a.
支持带动脉
retinacular a.
上端滋养动脉
superior nutrient a.
穿动脉
perforating a.
中部滋养动脉
middle nutrient a.
膝上外侧动脉
lateral superior genicular a.
下端滋养动脉
inferior nutrient a.
膝上内侧动脉
medial superiorgenicular a.
膝中动脉
middle genicular a.

c. 后面观
Posterior aspect

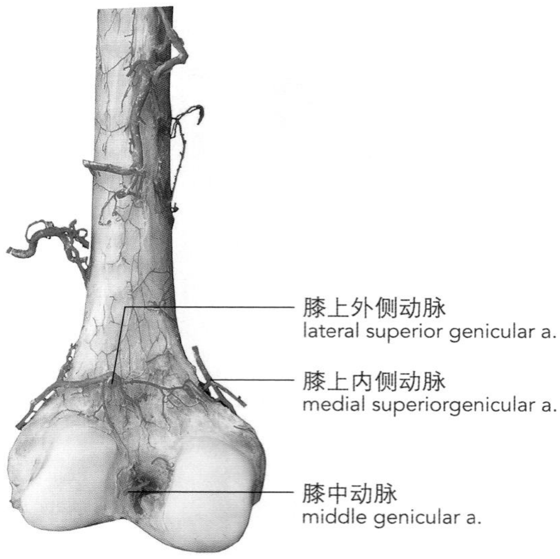

膝上外侧动脉
lateral superior genicular a.
膝上内侧动脉
medial superiorgenicular a.
膝中动脉
middle genicular a.

d. 股骨下端后面观
inferior extremity of femur. Posterior asoect

图 8-99 股骨头动脉造影
The arter iography of femoral head

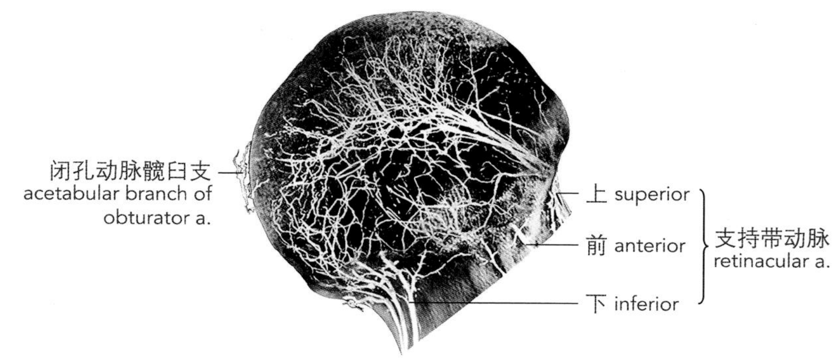
闭孔动脉髋臼支
acetabular branch of obturator a.
上 superior
前 anterior
下 inferior
支持带动脉
retinacular a.

图 8-100　下肢肌(前面观)
Muscles of lower limb. Anterior aspect

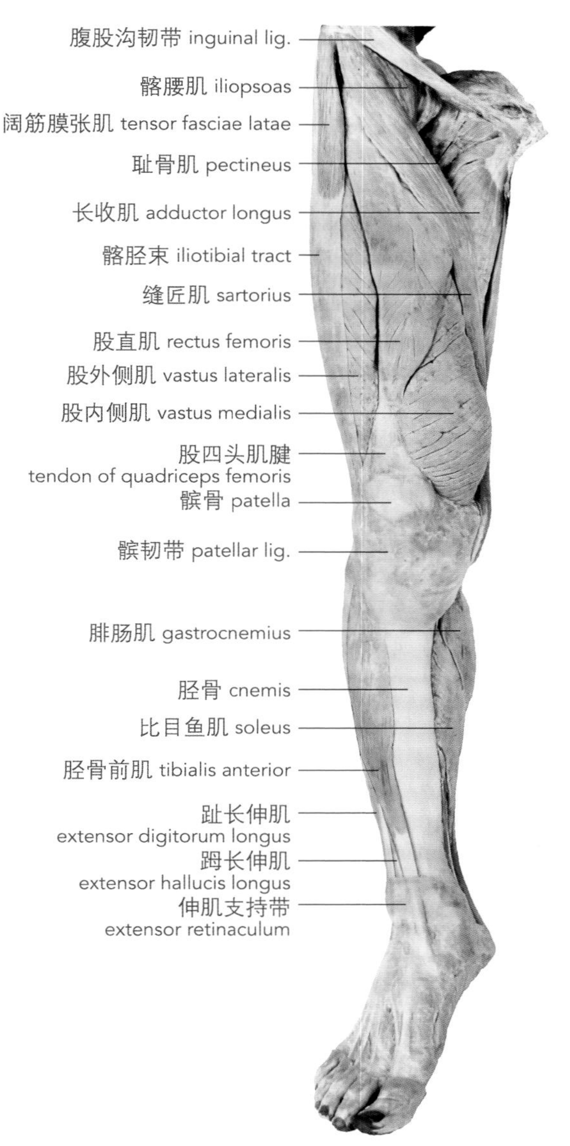
腹股沟韧带 inguinal lig.
髂腰肌 iliopsoas
阔筋膜张肌 tensor fasciae latae
耻骨肌 pectineus
长收肌 adductor longus
髂胫束 iliotibial tract
缝匠肌 sartorius
股直肌 rectus femoris
股外侧肌 vastus lateralis
股内侧肌 vastus medialis
股四头肌腱
tendon of quadriceps femoris
髌骨 patella
髌韧带 patellar lig.
腓肠肌 gastrocnemius
胫骨 cnemis
比目鱼肌 soleus
胫骨前肌 tibialis anterior
趾长伸肌
extensor digitorum longus
踇长伸肌
extensor hallucis longus
伸肌支持带
extensor retinaculum

图 8-101　下肢肌(后面观)
Muscles of lower limb. Posterior aspect

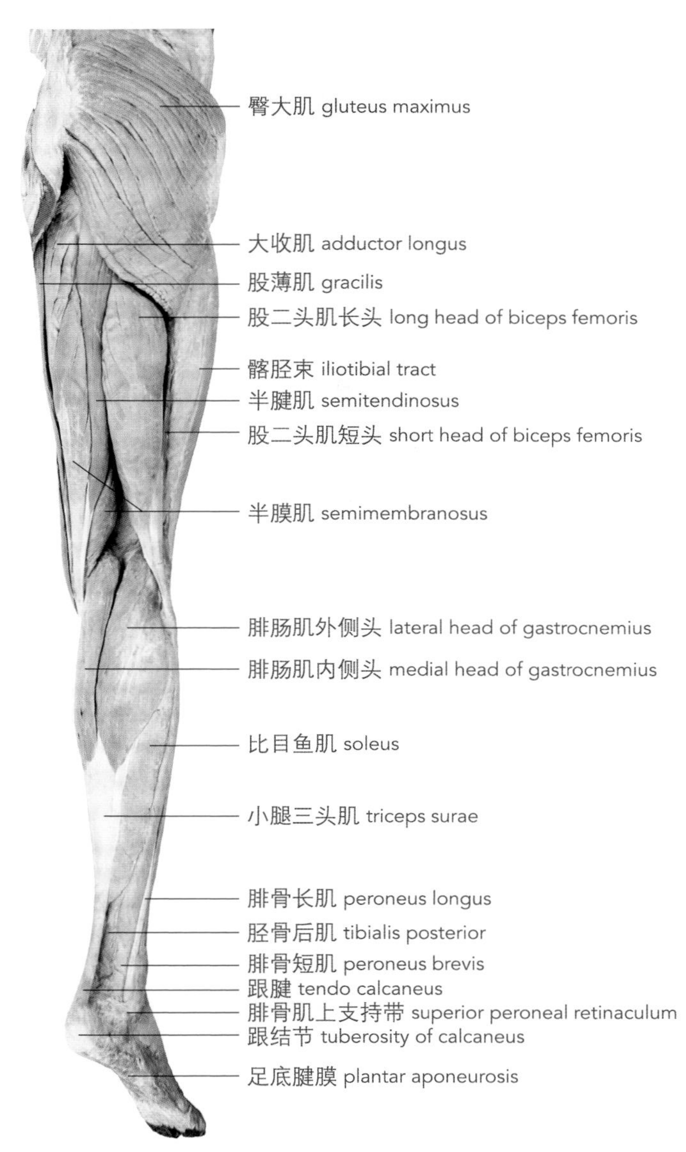
臀大肌 gluteus maximus
大收肌 adductor longus
股薄肌 gracilis
股二头肌长头 long head of biceps femoris
髂胫束 iliotibial tract
半腱肌 semitendinosus
股二头肌短头 short head of biceps femoris
半膜肌 semimembranosus
腓肠肌外侧头 lateral head of gastrocnemius
腓肠肌内侧头 medial head of gastrocnemius
比目鱼肌 soleus
小腿三头肌 triceps surae
腓骨长肌 peroneus longus
胫骨后肌 tibialis posterior
腓骨短肌 peroneus brevis
跟腱 tendo calcaneus
腓骨肌上支持带 superior peroneal retinaculum
跟结节 tuberosity of calcaneus
足底腱膜 plantar aponeurosis

图 8-102　股部肌(前面观 1)
Muscles of the thigh. Anterior aspect(1)

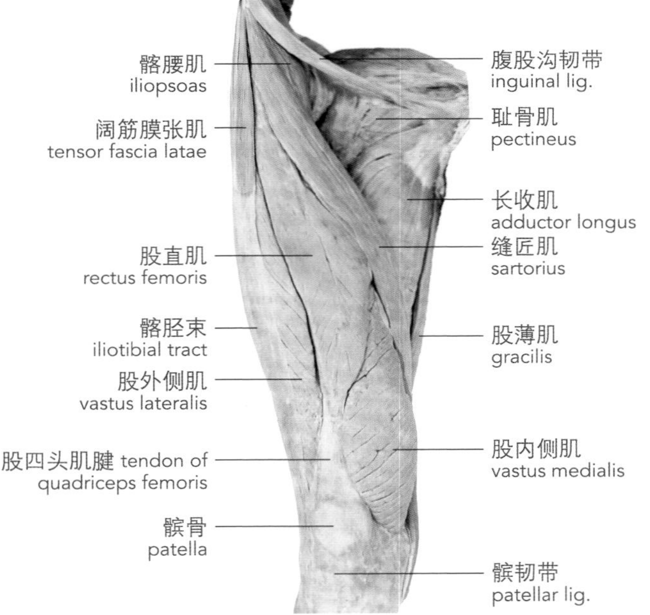
髂腰肌
iliopsoas
阔筋膜张肌
tensor fascia latae
股直肌
rectus femoris
髂胫束
iliotibial tract
股外侧肌
vastus lateralis
股四头肌腱 tendon of
quadriceps femoris
髌骨
patella
腹股沟韧带
inguinal lig.
耻骨肌
pectineus
长收肌
adductor longus
缝匠肌
sartorius
股薄肌
gracilis
股内侧肌
vastus medialis
髌韧带
patellar lig.

图 8-103　股部肌(前面观 2)
Muscles of the thigh. Anterior aspect(2)

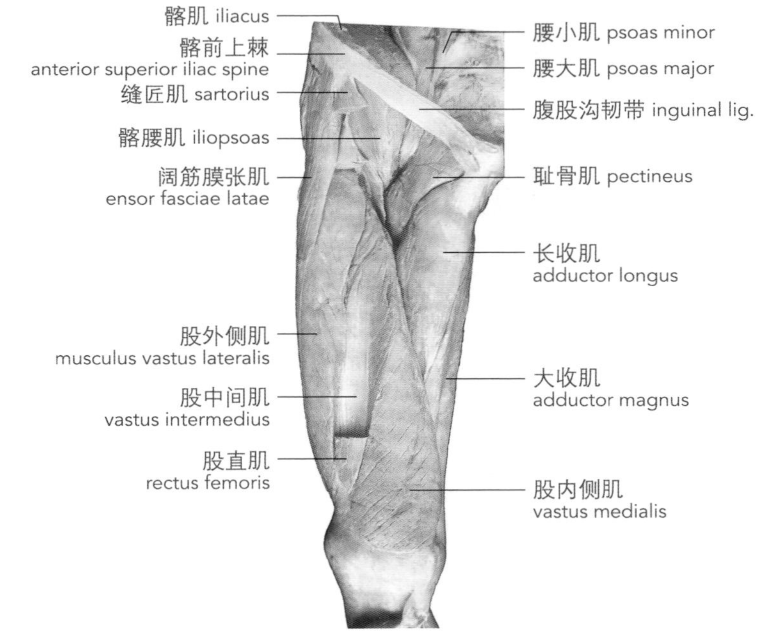
髂肌 iliacus
髂前上棘
anterior superior iliac spine
缝匠肌 sartorius
髂腰肌 iliopsoas
阔筋膜张肌
ensor fasciae latae
股外侧肌
musculus vastus lateralis
股中间肌
vastus intermedius
股直肌
rectus femoris
腰小肌 psoas minor
腰大肌 psoas major
腹股沟韧带 inguinal lig.
耻骨肌 pectineus
长收肌
adductor longus
大收肌
adductor magnus
股内侧肌
vastus medialis

【解剖学要点】

股部肌肉可分为前群、后群和内侧群。前群有缝匠肌和股四头肌。缝匠肌起于髂前上棘,肌束斜向内下,止于胫骨上端内侧面。作用:屈髋关节和膝关节。股四头肌的股直肌起于髂前下棘;股内、外侧肌分别起于股骨粗线内、外唇;股中间肌起于股骨体前面,4 个头合为一腱,包绕髌骨,向下续为髌韧带,止于胫骨粗隆。作用:伸膝关节,屈髋关节。

图 8-104 股部肌（前面观 3）
Muscles of the thigh. Anterior aspect (3)

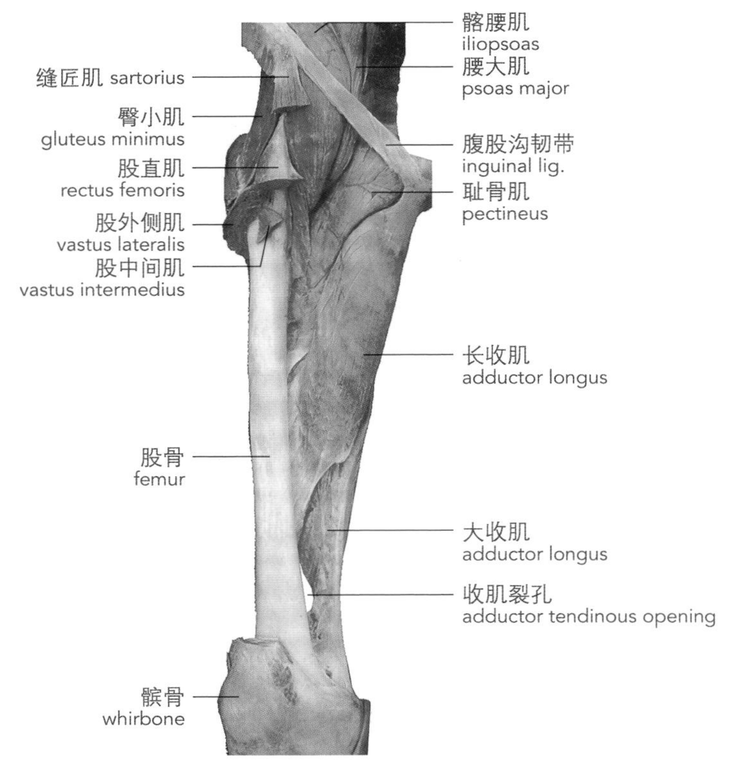

髂腰肌
iliopsoas
缝匠肌 sartorius
腰大肌
psoas major
臀小肌
gluteus minimus
腹股沟韧带
inguinal lig.
股直肌
rectus femoris
耻骨肌
pectineus
股外侧肌
vastus lateralis
股中间肌
vastus intermedius
长收肌
adductor longus
股骨
femur
大收肌
adductor longus
收肌裂孔
adductor tendinous opening
髌骨
whirbone

图 8-105 股部肌（前面观 4）
Muscles of the thigh. Anterior aspect (4)

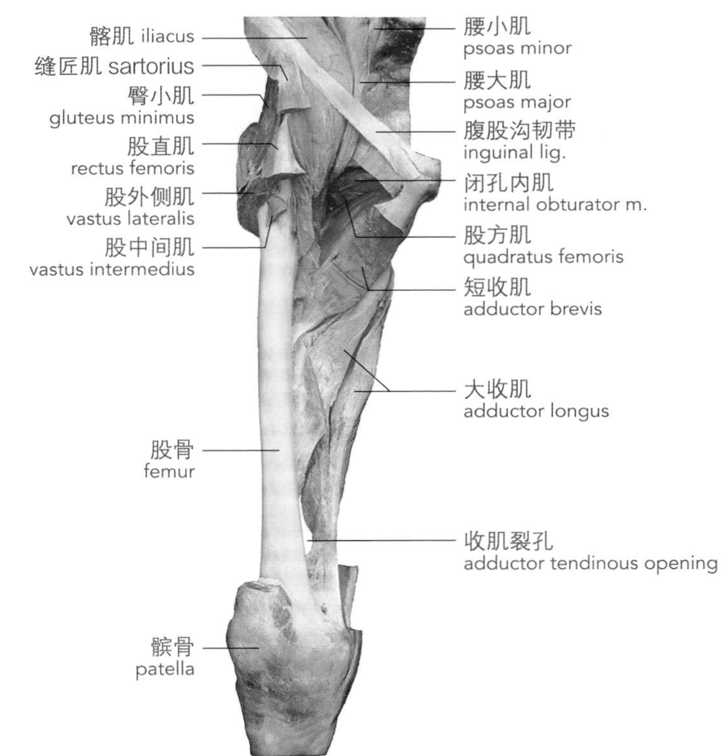

腰小肌
psoas minor
髂肌 iliacus
缝匠肌 sartorius
腰大肌
psoas major
臀小肌
gluteus minimus
腹股沟韧带
inguinal lig.
股直肌
rectus femoris
闭孔内肌
internal obturator m.
股外侧肌
vastus lateralis
股方肌
quadratus femoris
股中间肌
vastus intermedius
短收肌
adductor brevis
大收肌
adductor longus
股骨
femur
收肌裂孔
adductor tendinous opening
髌骨
patella

【解剖学要点】

内侧群共 5 块，分别为耻骨肌、长收肌、股薄肌、短收肌和大收肌，均起于耻骨支、坐骨支和坐骨结节处，股薄肌止于胫骨上端的内侧，其他各肌均止于股骨粗线，大收肌还有一腱止于收肌结节。作用：使髋关节内收。

图 8-106 股部表面结构（后面观）
The surface structure of the thigh. Posterior aspect

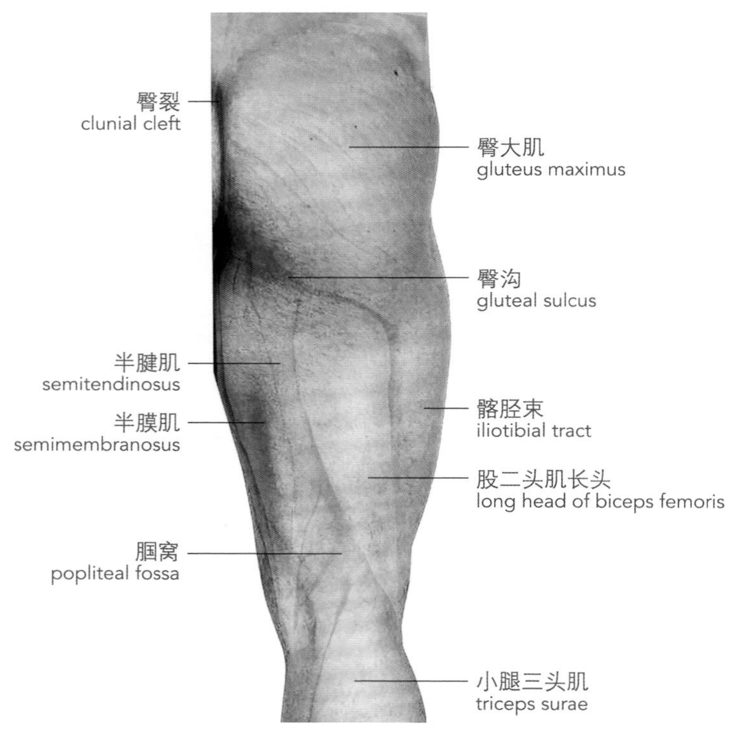

臀裂
clunial cleft
臀大肌
gluteus maximus
臀沟
gluteal sulcus
半腱肌
semitendinosus
髂胫束
iliotibial tract
半膜肌
semimembranosus
股二头肌长头
long head of biceps femoris
腘窝
popliteal fossa
小腿三头肌
triceps surae

图 8-107 股部肌（后面观 1）
Muscles of the thigh. Posterior aspect (1)

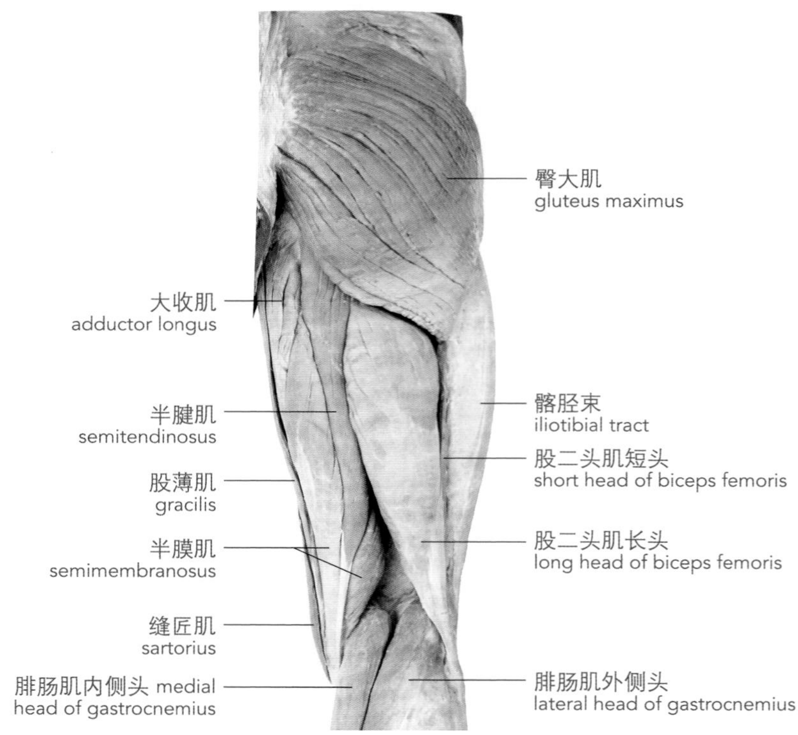

臀大肌
gluteus maximus
大收肌
adductor longus
半腱肌
semitendinosus
髂胫束
iliotibial tract
股二头肌短头
short head of biceps femoris
股薄肌
gracilis
股二头肌长头
long head of biceps femoris
半膜肌
semimembranosus
缝匠肌
sartorius
腓肠肌内侧头 medial
head of gastrocnemius
腓肠肌外侧头
lateral head of gastrocnemius

【解剖学要点】

股后肌群有 3 块肌。股二头肌长头起于坐骨结节，短头起于股骨粗线，两头会合后向下止于腓骨头。半膜肌和半腱肌起于坐骨结节，分别止于胫骨内侧髁的内侧和后面。股后肌群有伸髋关节、屈膝关节作用。

图 8-108 股部肌(后面观 2)
Muscles of the thigh. Posterior aspect(2)

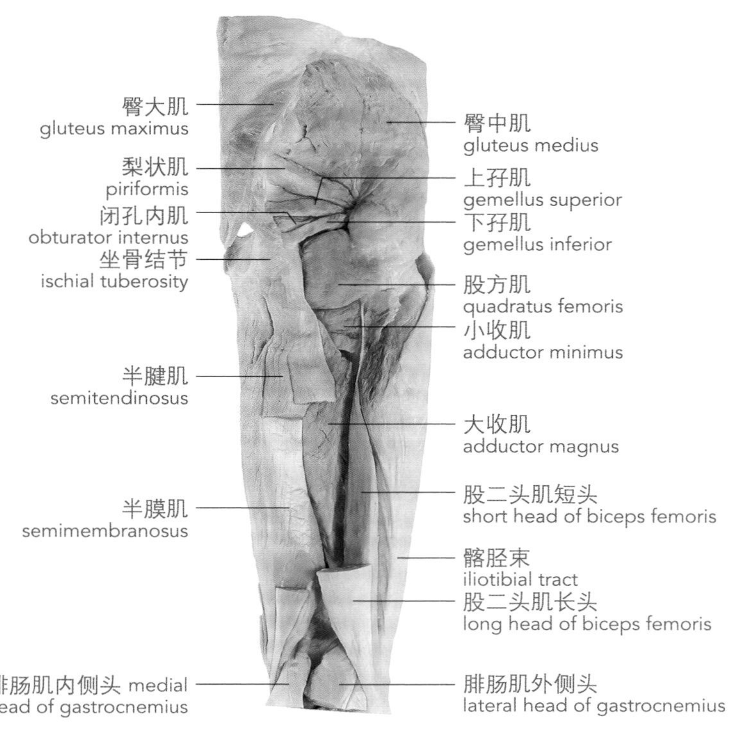
臀大肌
gluteus maximus
梨状肌
piriformis
闭孔内肌
obturator internus
坐骨结节
ischial tuberosity
半腱肌
semitendinosus
半膜肌
semimembranosus
腓肠肌内侧头 medial
head of gastrocnemius
臀中肌
gluteus medius
上孖肌
gemellus superior
下孖肌
gemellus inferior
股方肌
quadratus femoris
小收肌
adductor minimus
大收肌
adductor magnus
股二头肌短头
short head of biceps femoris
髂胫束
iliotibial tract
股二头肌长头
long head of biceps femoris
腓肠肌外侧头
lateral head of gastrocnemius

图 8-109 股部肌(后面观 3)
Muscles of the thigh. Posterior aspect(3)

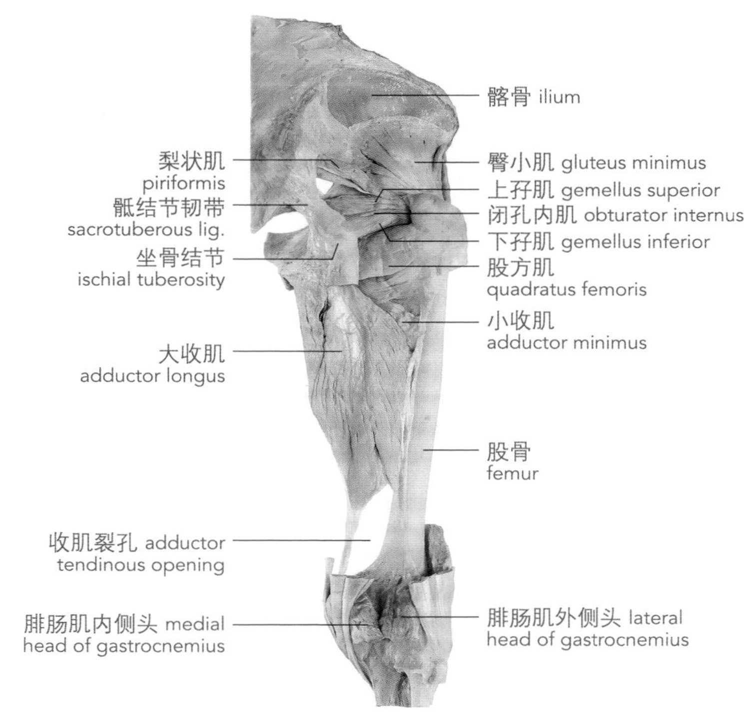
髂骨 ilium
梨状肌
piriformis
骶结节韧带
sacrotuberous lig.
坐骨结节
ischial tuberosity
大收肌
adductor longus
收肌裂孔 adductor
tendinous opening
腓肠肌内侧头 medial
head of gastrocnemius
臀小肌 gluteus minimus
上孖肌 gemellus superior
闭孔内肌 obturator internus
下孖肌 gemellus inferior
股方肌
quadratus femoris
小收肌
adductor minimus
股骨
femur
腓肠肌外侧头 lateral
head of gastrocnemius

图 8-110 下肢骨(前面观)
The bones of lower limb. Anterior aspect

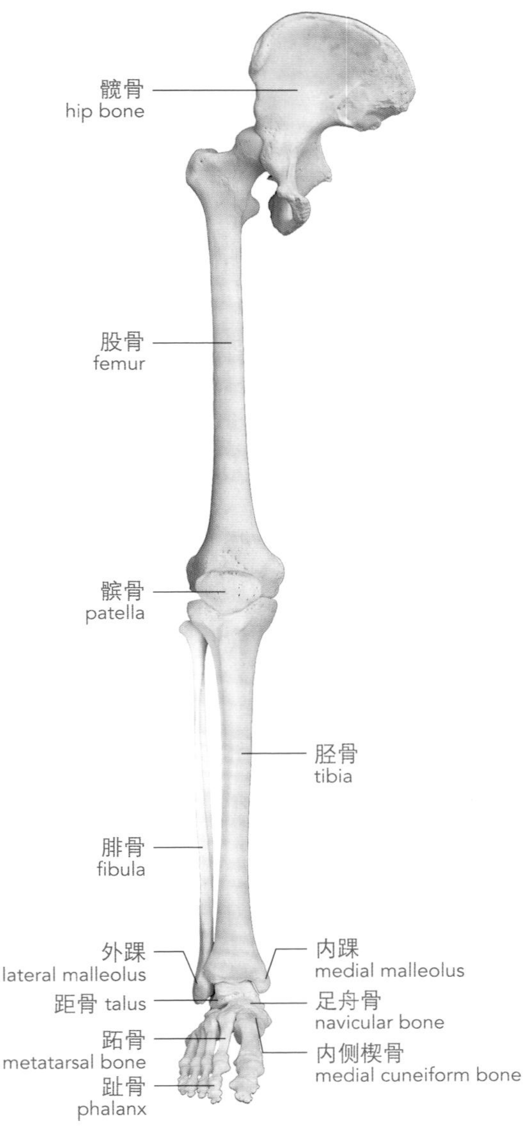
髋骨
hip bone
股骨
femur
髌骨
patella
胫骨
tibia
腓骨
fibula
外踝
lateral malleolus
距骨 talus
跖骨
metatarsal bone
趾骨
phalanx
内踝
medial malleolus
足舟骨
navicular bone
内侧楔骨
medial cuneiform bone

图 8-111 下肢骨(后面观)
The bones of lower limb. Posterior aspect

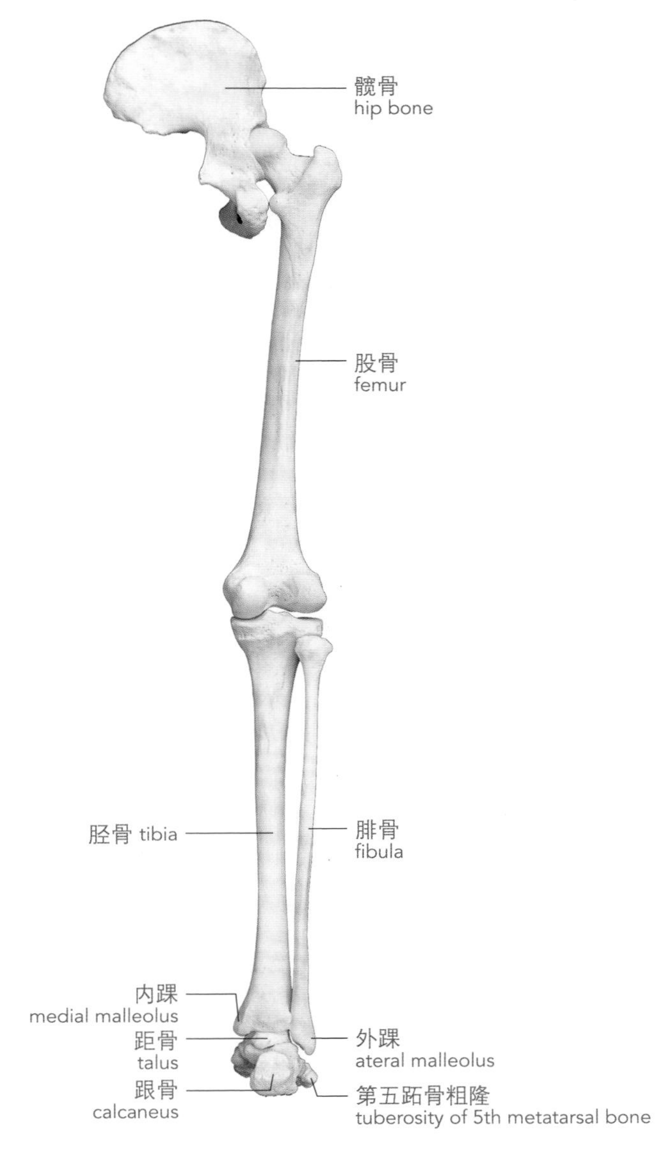
髋骨
hip bone
股骨
femur
胫骨 tibia
腓骨
fibula
内踝
medial malleolus
距骨
talus
跟骨
calcaneus
外踝
ateral malleolus
第五跖骨粗隆
tuberosity of 5th metatarsal bone

【解剖学要点】

下肢骨包括下肢带骨和自由下肢骨。下肢带骨主要为髋骨，属于不规则扁骨，由髂骨、耻骨和坐骨组成，16 岁左右三骨的体完全融合。自由下肢骨包括股骨、髌骨、胫骨、腓骨和足骨。

图 8-112 股骨（前面观）
The femur. Anterior aspect

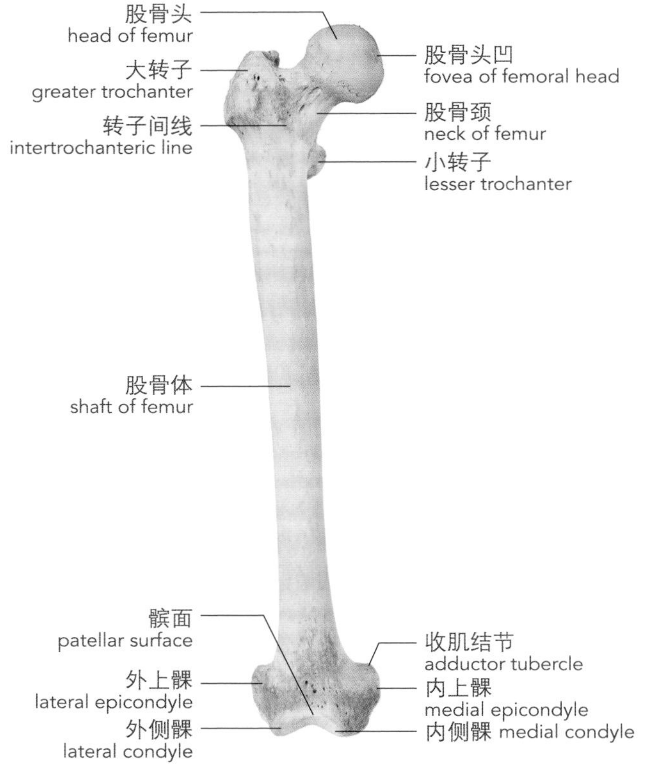
股骨头
head of femur
大转子
greater trochanter
转子间线
intertrochanteric line
股骨头凹
fovea of femoral head
股骨颈
neck of femur
小转子
lesser trochanter
股骨体
shaft of femur
髌面
patellar surface
外上髁
lateral epicondyle
外侧髁
lateral condyle
收肌结节
adductor tubercle
内上髁
medial epicondyle
内侧髁 medial condyle

图 8-113 股骨肌肉起止点（前面观）
The muscle enthesis of femur. Anterior aspect

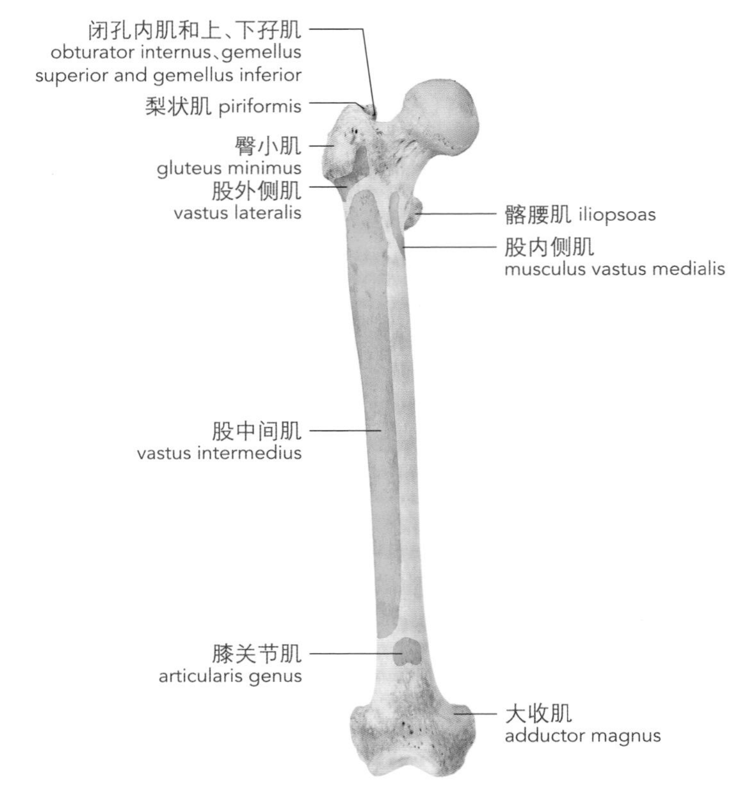
闭孔内肌和上、下孖肌
obturator internus、gemellus
superior and gemellus inferior
梨状肌 piriformis
臀小肌
gluteus minimus
股外侧肌
vastus lateralis
髂腰肌 iliopsoas
股内侧肌
musculus vastus medialis
股中间肌
vastus intermedius
膝关节肌
articularis genus
大收肌
adductor magnus

【解剖学要点】

股骨上端有朝向内上方的半球状股骨头，头下外侧狭细部为股骨颈。颈与体连接处的外侧有大转子，内侧有小转子。大、小转子之间，前方有转子间线，后方有转子间嵴。体后面的纵行骨嵴称粗线，此线向上外延续为臀肌粗隆。下端有内侧髁、外侧髁，两髁之间的深窝称髁间窝，两髁外侧面的最高处，分别称内上髁和外上髁。

图 8-114 股骨（后面观）
The femur. Posterior aspect

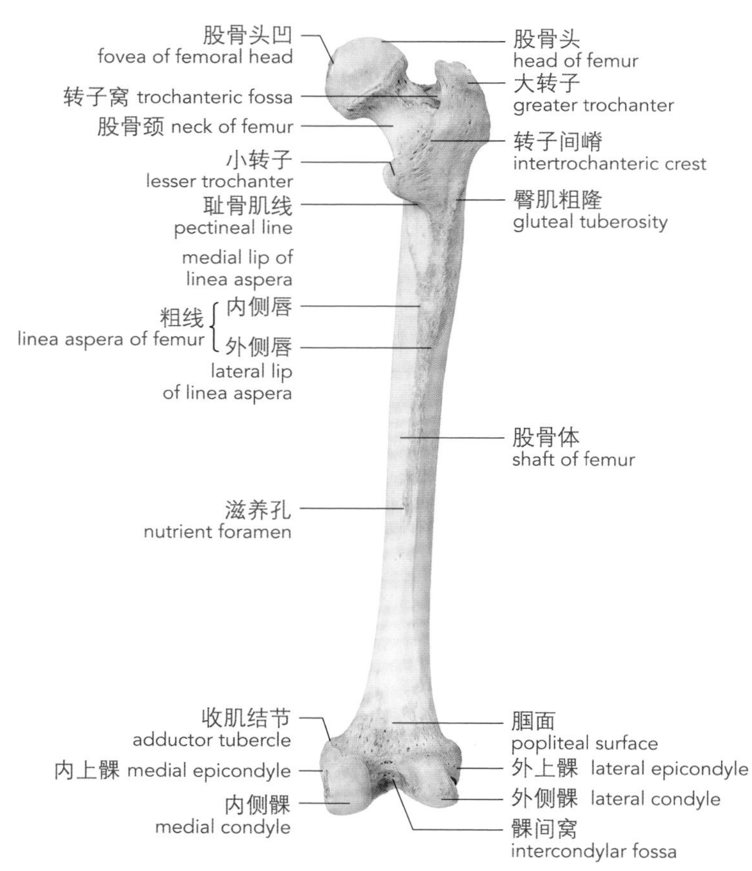
股骨头凹
fovea of femoral head
转子窝 trochanteric fossa
股骨颈 neck of femur
小转子
lesser trochanter
耻骨肌线
pectineal line
medial lip of
linea aspera
粗线
linea aspera of femur
内侧唇
外侧唇
lateral lip
of linea aspera
滋养孔
nutrient foramen
收肌结节
adductor tubercle
内上髁 medial epicondyle
内侧髁
medial condyle
股骨头
head of femur
大转子
greater trochanter
转子间嵴
intertrochanteric crest
臀肌粗隆
gluteal tuberosity
股骨体
shaft of femur
腘面
popliteal surface
外上髁 lateral epicondyle
外侧髁 lateral condyle
髁间窝
intercondylar fossa

图 8-115 股骨肌肉起止点（后面观）
The muscle enthesis of femur. Posterior aspect

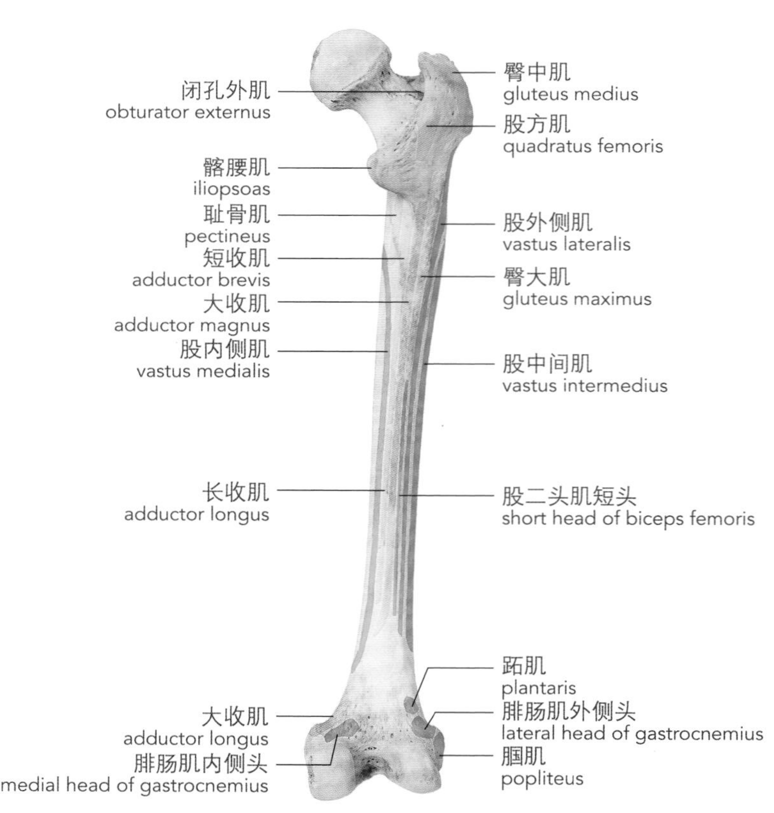
闭孔外肌
obturator externus
髂腰肌
iliopsoas
耻骨肌
pectineus
短收肌
adductor brevis
大收肌
adductor magnus
股内侧肌
vastus medialis
长收肌
adductor longus
大收肌
adductor longus
腓肠肌内侧头
medial head of gastrocnemius
臀中肌
gluteus medius
股方肌
quadratus femoris
股外侧肌
vastus lateralis
臀大肌
gluteus maximus
股中间肌
vastus intermedius
股二头肌短头
short head of biceps femoris
跖肌
plantaris
腓肠肌外侧头
lateral head of gastrocnemius
腘肌
popliteus

图 8-116 颈干角
The collodiaphyseal angle

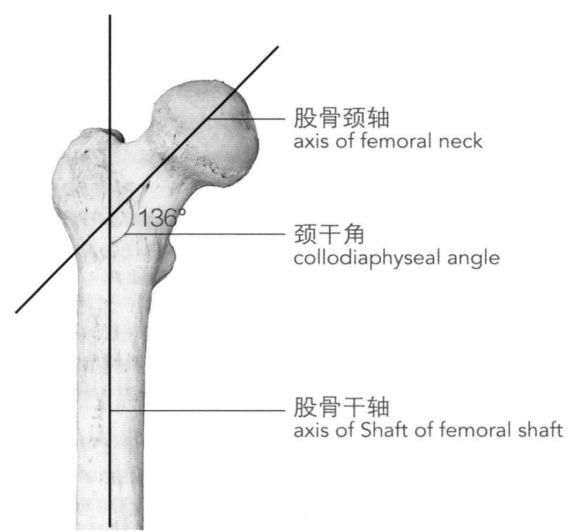
股骨颈轴
axis of femoral neck
136°
颈干角
collodiaphyseal angle
股骨干轴
axis of Shaft of femoral shaft

图 8-117 颈干角(剖面观)
The collodiaphyseal angle. Section aspect

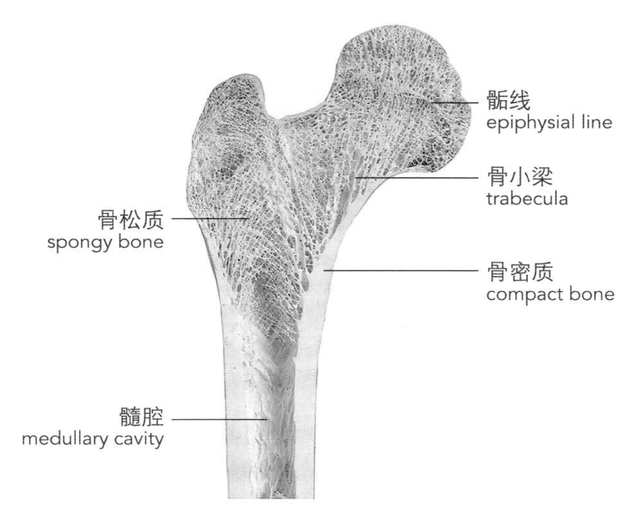
骺线
epiphysial line
骨小梁
trabecula
骨松质
spongy bone
骨密质
compact bone
髓腔
medullary cavity

图 8-118 正常前倾角
The normal anteversion angle

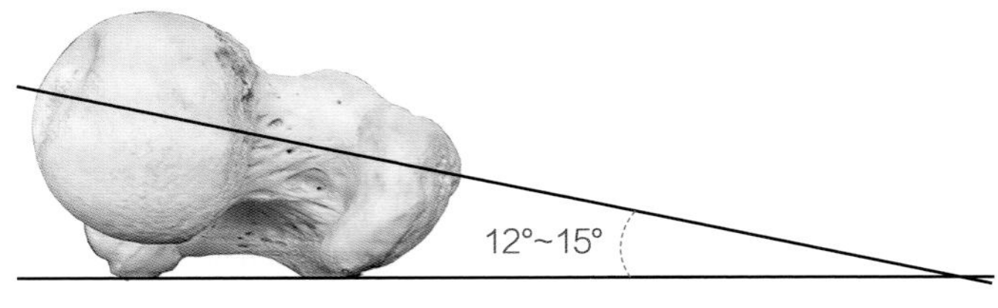
12°~15°

图 8-119 超前前倾角
The advanced anteversion angle

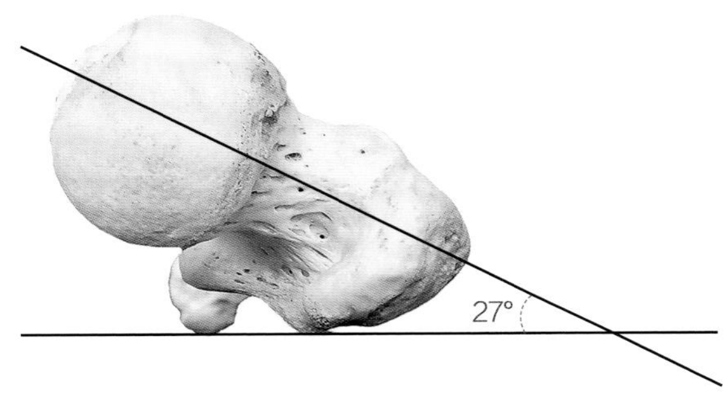
27°

图 8-120 下肢骨骺线
The epiphysial line of lower limb

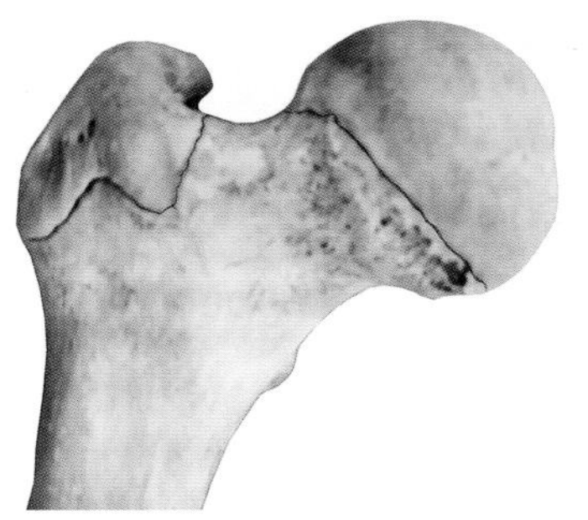

a. 股骨上端骺线
epiphysial line of femoral upper end

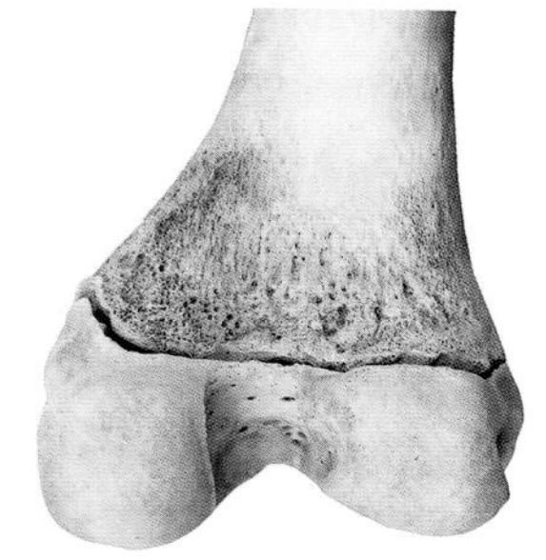

b. 股骨下端骺线
epiphysial line of femoral lower end

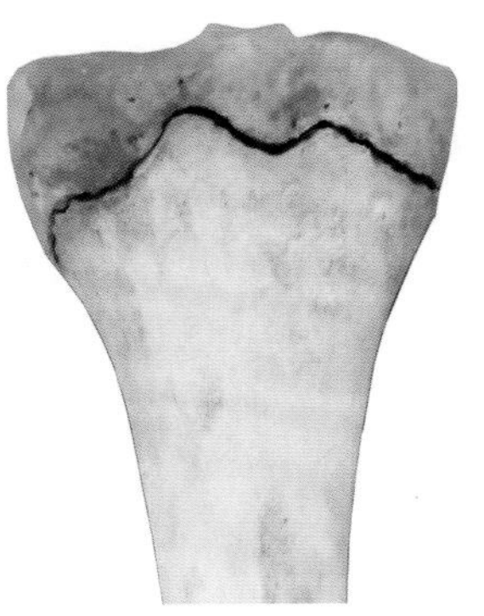

c. 胫骨上端骺线
epiphysial line of tibia upper end

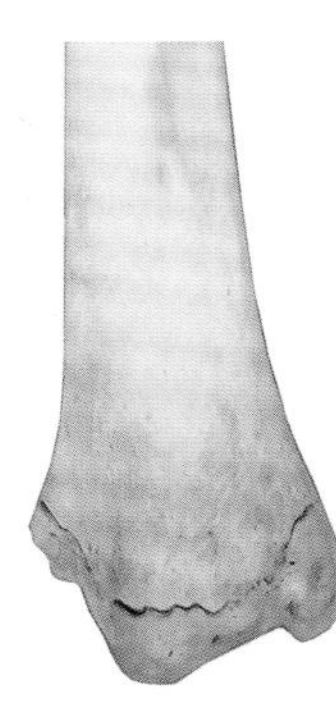

d. 胫骨下端骺线
epiphysial line of tibia lower end

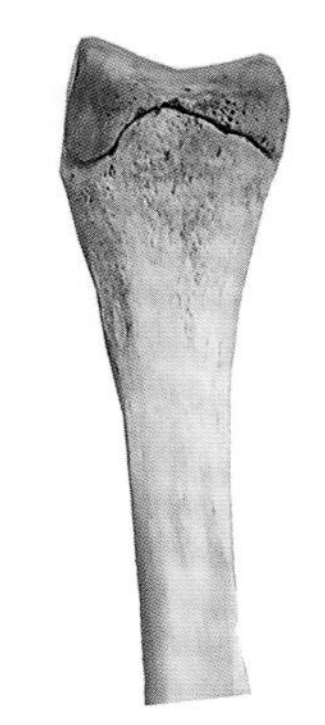

e. 腓骨上端骺线
epiphysial line of fibula upper end

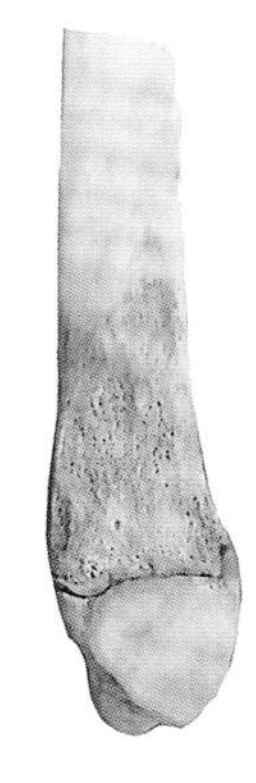

f. 腓骨下端骺线
epiphysial line of fibula lower end

图 8-121 膝部血管、神经(内侧面观 1)
The blood vessel and nerve of knee. Medial aspect(1)

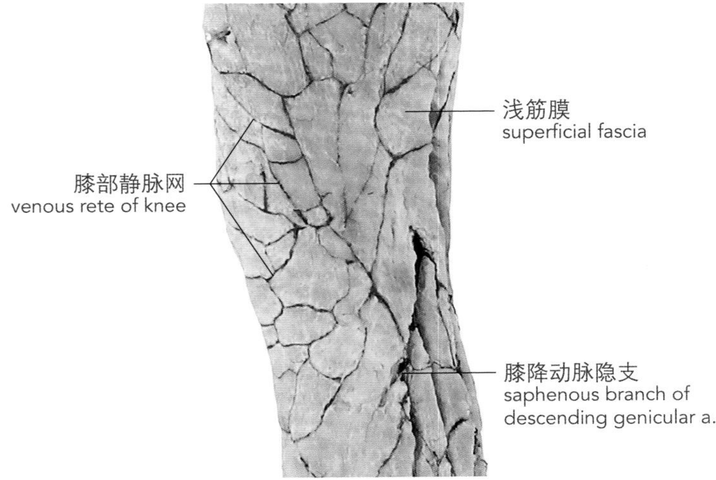
浅筋膜
superficial fascia
膝部静脉网
venous rete of knee
膝降动脉隐支
saphenous branch of descending genicular a.

图 8-122 膝部血管、神经(内侧面观 2)
The blood vessel and nerve of knee. Medial aspect(2)

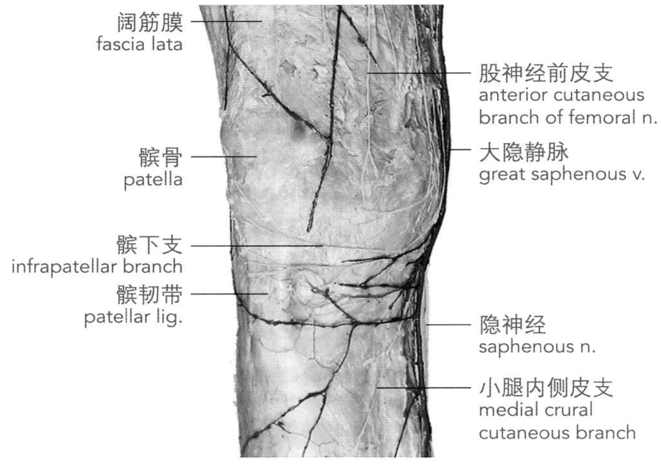
阔筋膜
fascia lata
股神经前皮支
anterior cutaneous branch of femoral n.
髌骨
patella
大隐静脉
great saphenous v.
髌下支
infrapatellar branch
髌韧带
patellar lig.
隐神经
saphenous n.
小腿内侧皮支
medial crural cutaneous branch

图 8-123 膝部血管、神经(内侧面观 3)
The blood vessel and nerve of knee. Medial aspect(3)

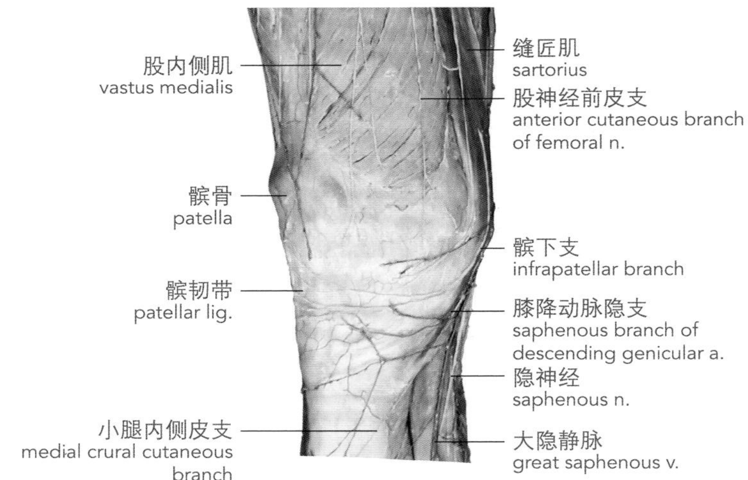
股内侧肌
vastus medialis
缝匠肌
sartorius
股神经前皮支
anterior cutaneous branch of femoral n.
髌骨
patella
髌下支
infrapatellar branch
髌韧带
patellar lig.
膝降动脉隐支
saphenous branch of descending genicular a.
隐神经
saphenous n.
小腿内侧皮支
medial crural cutaneous branch
大隐静脉
great saphenous v.

【解剖学要点】

膝关节的血供十分丰富,由股动脉发出的旋股外侧动脉降支、膝降动脉、腘动脉发出的膝上内、外侧动脉,膝中动脉和膝下内、外侧动脉,胫前返动脉以及股深动脉发出的第 3 穿支等,均在膝关节的近侧及远侧吻合形成膝关节动脉网。该网不仅是膝关节的营养来源,而且在腘动脉主干发生血运障碍时,还是侧支循环的重要途径。

图 8-124 膝部血管、神经(内侧面观 4)
The blood vessel and nerve of knee. Medial aspect(4)

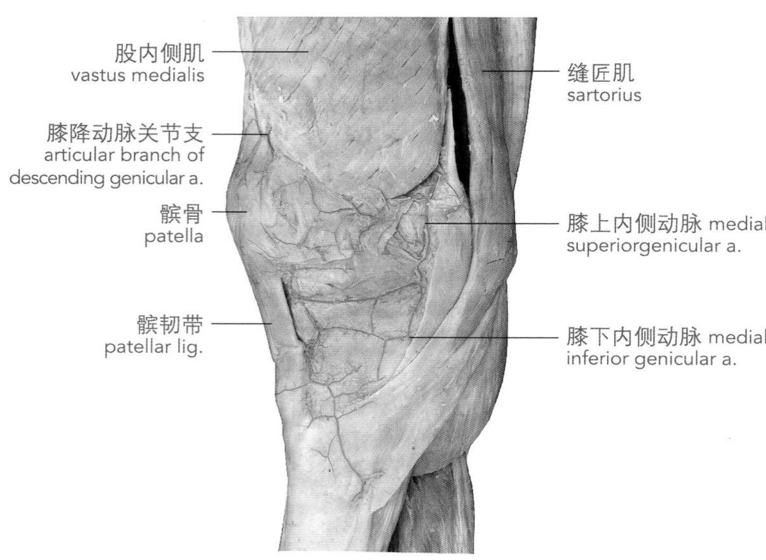
股内侧肌
vastus medialis
缝匠肌
sartorius
膝降动脉关节支
articular branch of descending genicular a.
髌骨
patella
膝上内侧动脉 medial superiorgenicular a.
髌韧带
patellar lig.
膝下内侧动脉 medial inferior genicular a.

图 8-125 膝部血管、神经(内侧面观 5)
The blood vessel and nerve of knee. Medial aspect(5)

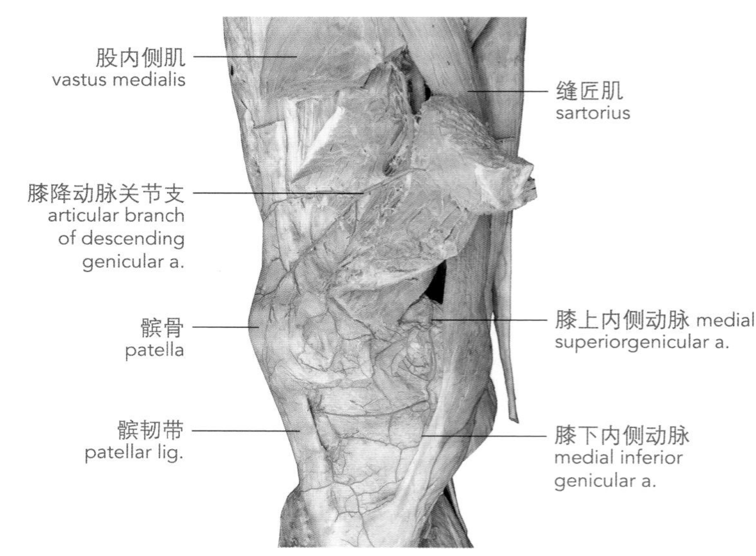
股内侧肌
vastus medialis
缝匠肌
sartorius
膝降动脉关节支
articular branch of descending genicular a.
髌骨
patella
膝上内侧动脉 medial superiorgenicular a.
髌韧带
patellar lig.
膝下内侧动脉
medial inferior genicular a.

图 8-126 膝部血管、神经(外侧面观 1)
The blood vessel and nerve of knee. Lateral aspect(1)

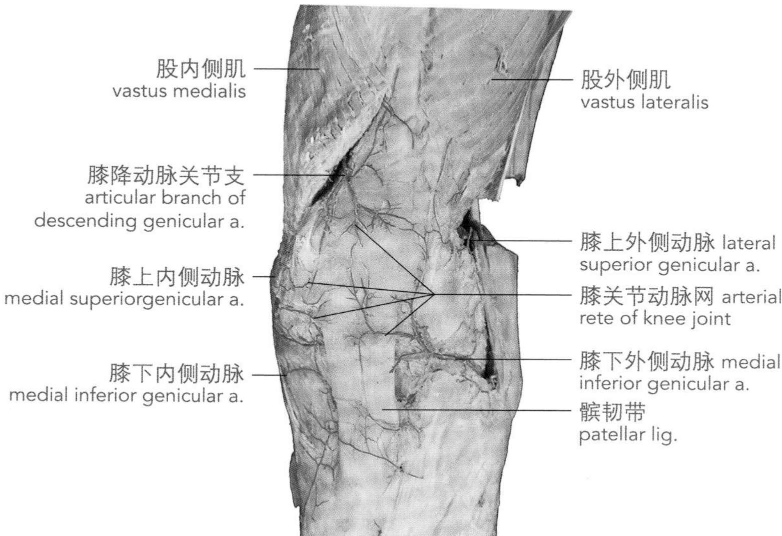
股内侧肌
vastus medialis
股外侧肌
vastus lateralis
膝降动脉关节支
articular branch of descending genicular a.
膝上外侧动脉 lateral superior genicular a.
膝上内侧动脉
medial superiorgenicular a.
膝关节动脉网 arterial rete of knee joint
膝下内侧动脉
medial inferior genicular a.
膝下外侧动脉 medial inferior genicular a.
髌韧带
patellar lig.

图 8-127 膝部血管、神经(外侧面观 2)
The blood vessel and nerve of knee. Lateral aspect(2)

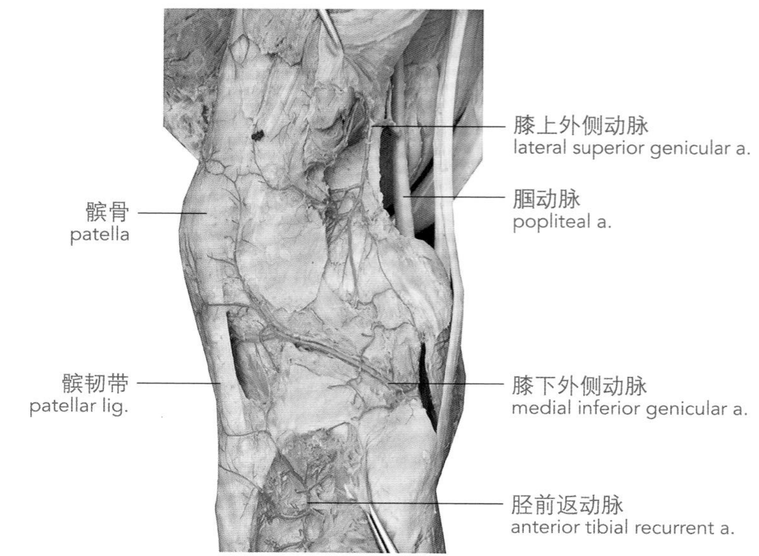
膝上外侧动脉
lateral superior genicular a.
髌骨
patella
腘动脉
popliteal a.
髌韧带
patellar lig.
膝下外侧动脉
medial inferior genicular a.
胫前返动脉
anterior tibial recurrent a.

图 8-128 膝部血管、神经（外侧面观 3）
The blood vessel and nerve of knee. Lateral aspect (3)

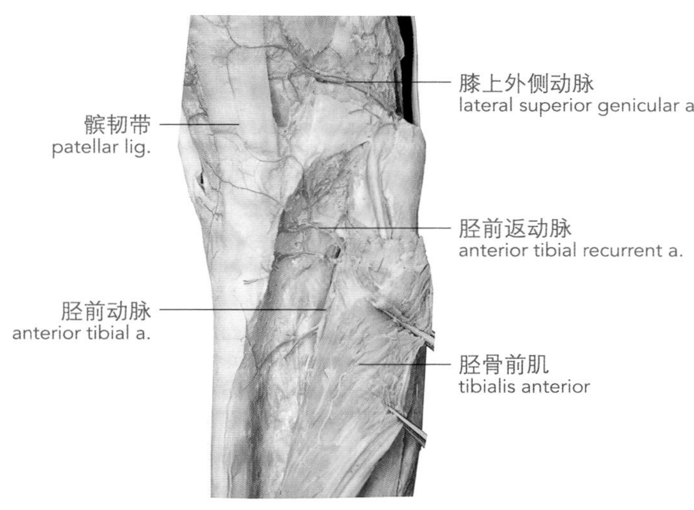
髌韧带
patellar lig.
胫前动脉
anterior tibial a.
膝上外侧动脉
lateral superior genicular a.
胫前返动脉
anterior tibial recurrent a.
胫骨前肌
tibialis anterior

图 8-129 膝部血管、神经（后面观 1）
The blood vessel and nerve of knee. Posterior aspect (1)

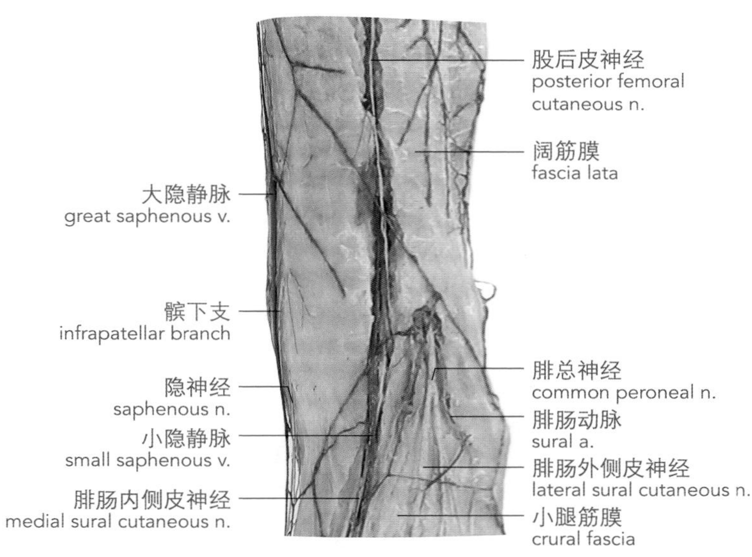
大隐静脉
great saphenous v.
髌下支
infrapatellar branch
隐神经
saphenous n.
小隐静脉
small saphenous v.
腓肠内侧皮神经
medial sural cutaneous n.
股后皮神经
posterior femoral cutaneous n.
阔筋膜
fascia lata
腓总神经
common peroneal n.
腓肠动脉
sural a.
腓肠外侧皮神经
lateral sural cutaneous n.
小腿筋膜
crural fascia

图 8-130 膝部血管、神经（后面观 2）
The blood vessel and nerve of knee. Posterior aspect (2)

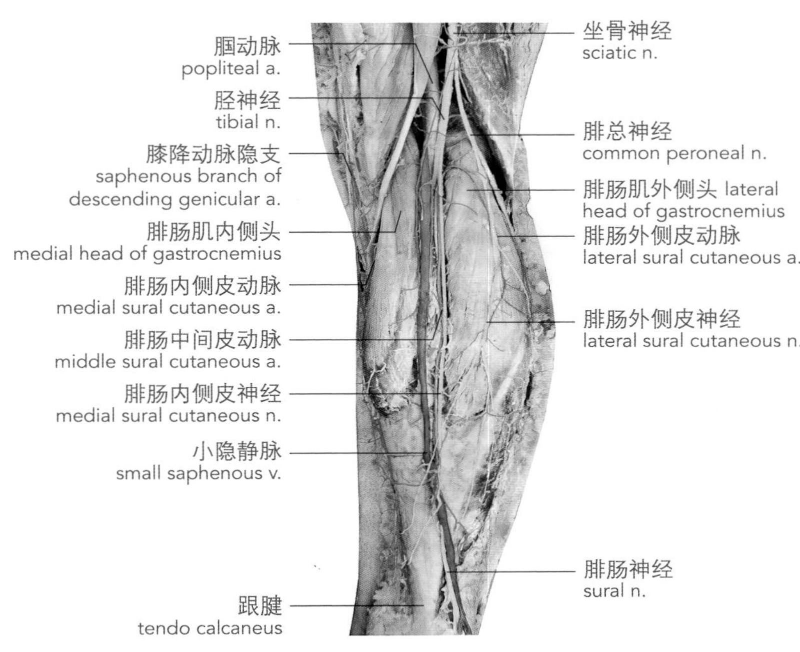
腘动脉
popliteal a.
胫神经
tibial n.
膝降动脉隐支
saphenous branch of descending genicular a.
腓肠肌内侧头
medial head of gastrocnemius
腓肠内侧皮动脉
medial sural cutaneous a.
腓肠中间皮动脉
middle sural cutaneous a.
腓肠内侧皮神经
medial sural cutaneous n.
小隐静脉
small saphenous v.
跟腱
tendo calcaneus
坐骨神经
sciatic n.
腓总神经
common peroneal n.
腓肠肌外侧头 lateral head of gastrocnemius
腓肠外侧皮动脉
lateral sural cutaneous a.
腓肠外侧皮神经
lateral sural cutaneous n.
腓肠神经
sural n.

图 8-131 膝部血管、神经（后面观 3）
The blood vessel and nerve of knee. Posterior aspect (3)

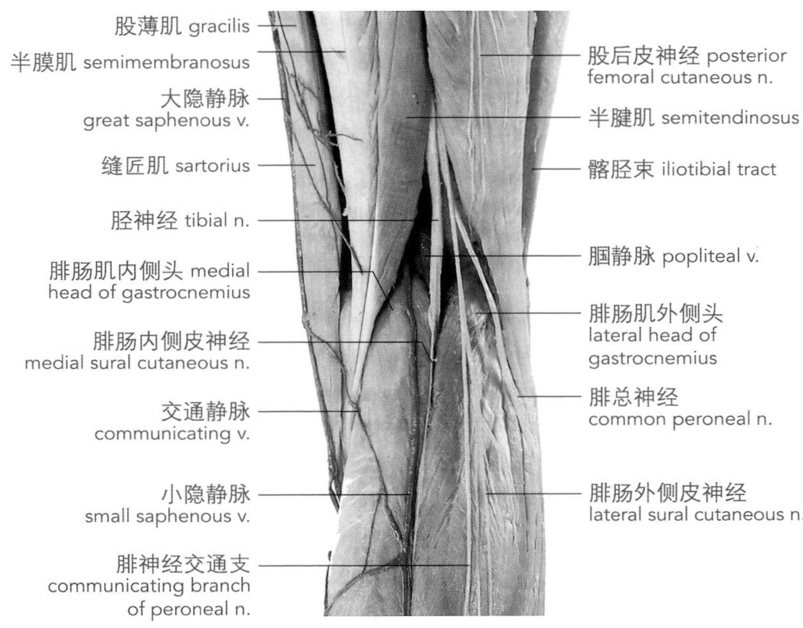
股薄肌 gracilis
半膜肌 semimembranosus
大隐静脉
great saphenous v.
缝匠肌 sartorius
胫神经 tibial n.
腓肠肌内侧头 medial head of gastrocnemius
腓肠内侧皮神经
medial sural cutaneous n.
交通静脉
communicating v.
小隐静脉
small saphenous v.
腓神经交通支
communicating branch of peroneal n.
股后皮神经 posterior femoral cutaneous n.
半腱肌 semitendinosus
髂胫束 iliotibial tract
腘静脉 popliteal v.
腓肠肌外侧头
lateral head of gastrocnemius
腓总神经
common peroneal n.
腓肠外侧皮神经
lateral sural cutaneous n.

图 8-132 膝部血管、神经（后面观 4）
The blood vessel and nerve of knee. Posterior aspect (4)

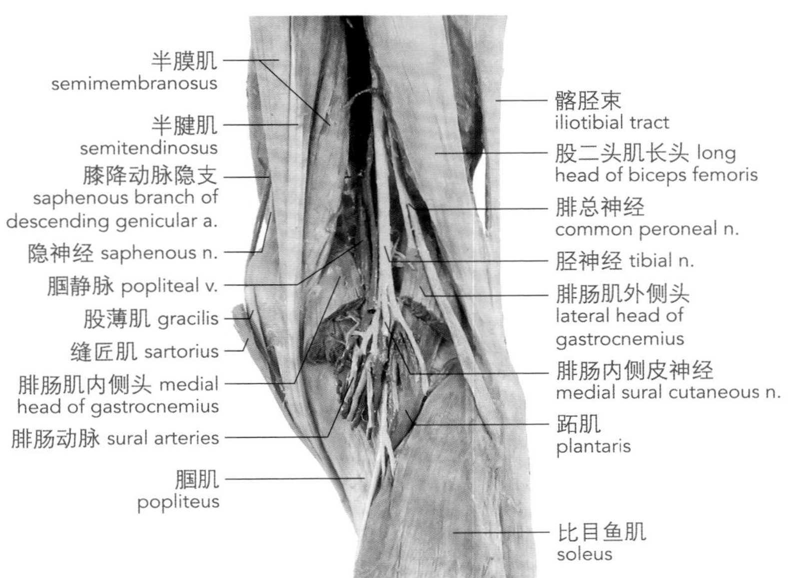
半膜肌
semimembranosus
半腱肌
semitendinosus
膝降动脉隐支
saphenous branch of descending genicular a.
隐神经 saphenous n.
腘静脉 popliteal v.
股薄肌 gracilis
缝匠肌 sartorius
腓肠肌内侧头 medial head of gastrocnemius
腓肠动脉 sural arteries
腘肌
popliteus
髂胫束
iliotibial tract
股二头肌长头 long head of biceps femoris
腓总神经
common peroneal n.
胫神经 tibial n.
腓肠肌外侧头
lateral head of gastrocnemius
腓肠内侧皮神经
medial sural cutaneous n.
跖肌
plantaris
比目鱼肌
soleus

图 8-133 膝部血管、神经（后面观 5）
The blood vessel and nerve of knee. Posterior aspect (5)

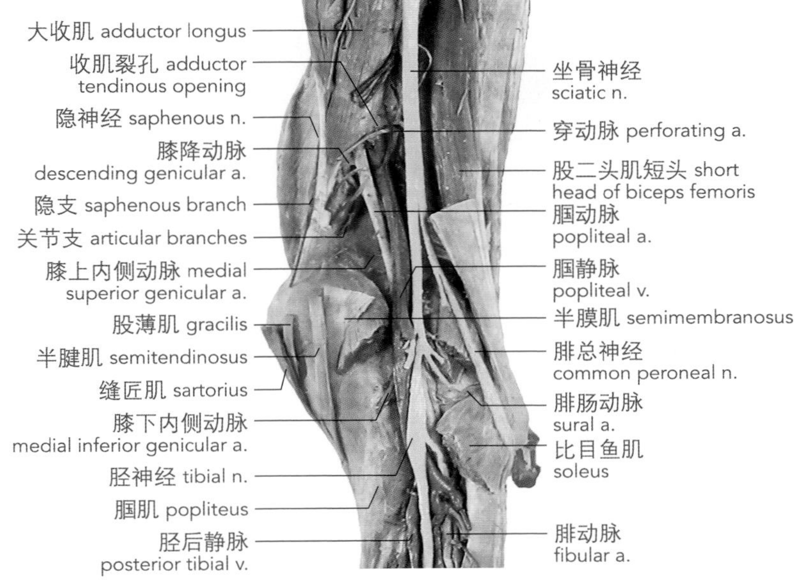
大收肌 adductor longus
收肌裂孔 adductor tendinous opening
隐神经 saphenous n.
膝降动脉
descending genicular a.
隐支 saphenous branch
关节支 articular branches
膝上内侧动脉 medial superior genicular a.
股薄肌 gracilis
半腱肌 semitendinosus
缝匠肌 sartorius
膝下内侧动脉
medial inferior genicular a.
胫神经 tibial n.
腘肌 popliteus
胫后静脉
posterior tibial v.
坐骨神经
sciatic n.
穿动脉 perforating a.
股二头肌短头 short head of biceps femoris
腘动脉
popliteal a.
腘静脉
popliteal v.
半膜肌 semimembranosus
腓总神经
common peroneal n.
腓肠动脉
sural a.
比目鱼肌
soleus
腓动脉
fibular a.

图 8-134 膝部血管、神经(后面观 6)
The blood vessel and nerve of knee. Posterior aspect(6)

图 8-135 膝部血管、神经(后面观 7)
The blood vessel and nerve of knee. Posterior aspect(7)

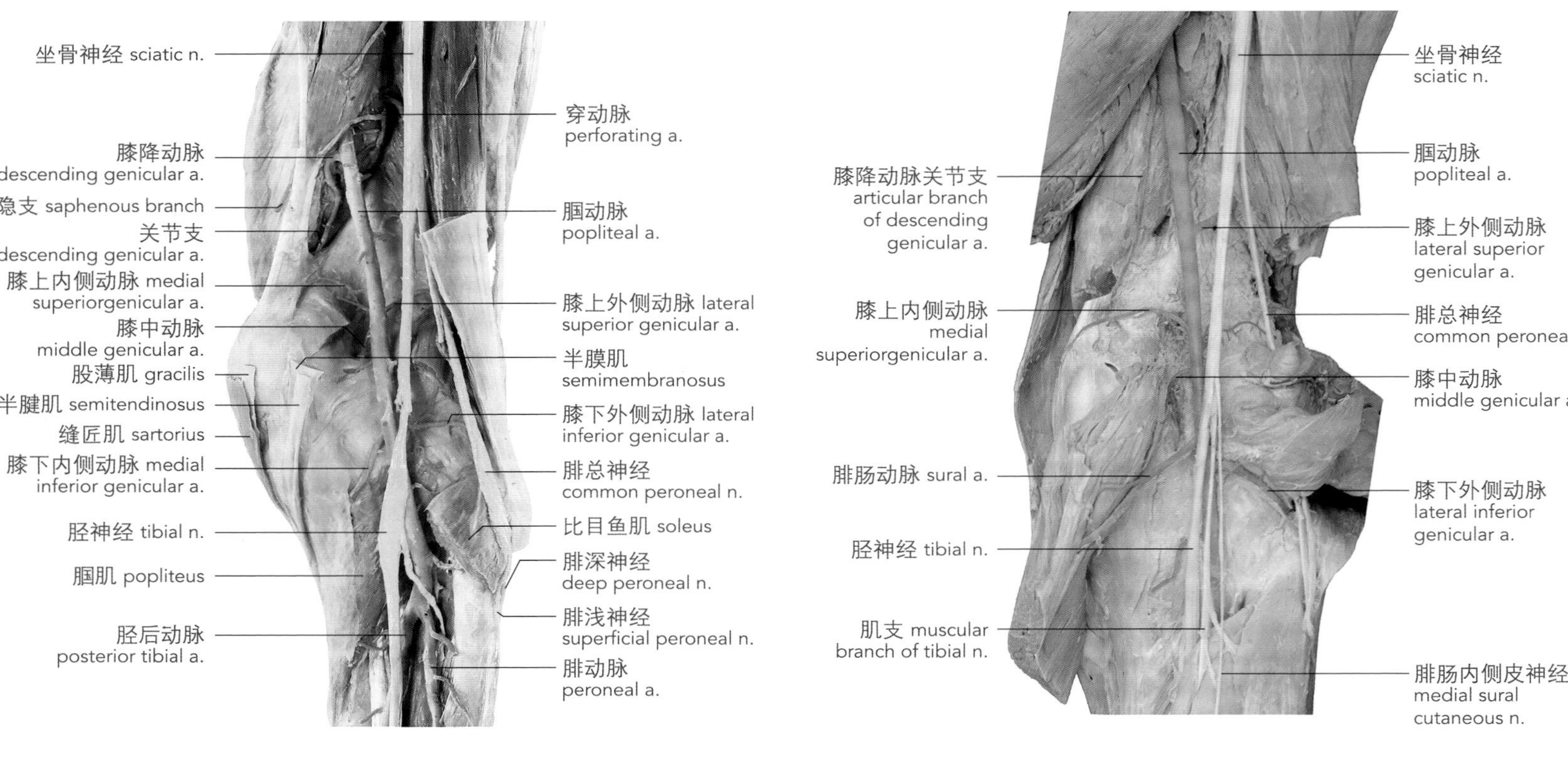
坐骨神经 sciatic n.
膝降动脉
descending genicular a.
隐支 saphenous branch
关节支
descending genicular a.
膝上内侧动脉 medial
superiorgenicular a.
膝中动脉
middle genicular a.
股薄肌 gracilis
半腱肌 semitendinosus
缝匠肌 sartorius
膝下内侧动脉 medial
inferior genicular a.
胫神经 tibial n.
腘肌 popliteus
胫后动脉
posterior tibial a.
穿动脉
perforating a.
腘动脉
popliteal a.
膝上外侧动脉 lateral
superior genicular a.
半膜肌
semimembranosus
膝下外侧动脉 lateral
inferior genicular a.
腓总神经
common peroneal n.
比目鱼肌 soleus
腓深神经
deep peroneal n.
腓浅神经
superficial peroneal n.
腓动脉
peroneal a.
膝降动脉关节支
articular branch
of descending
genicular a.
膝上内侧动脉
medial
superiorgenicular a.
腓肠动脉 sural a.
胫神经 tibial n.
肌支 muscular
branch of tibial n.
坐骨神经
sciatic n.
腘动脉
popliteal a.
膝上外侧动脉
lateral superior
genicular a.
腓总神经
common peroneal n.
膝中动脉
middle genicular a.
膝下外侧动脉
lateral inferior
genicular a.
腓肠内侧皮神经
medial sural
cutaneous n.

【解剖学要点】

腘动脉在腘窝深面下行,至腘肌下缘分为胫前动脉和胫后动脉。胫前动脉穿骨间膜至小腿前面,在小腿前群肌之间下行,至踝关节前方移行为足背动脉。胫后动脉沿小腿后群肌间下行,在内踝后方进入足底分为足底内侧动脉和足底外侧动脉。

图 8-136 膝部血管、神经(后面观 8)
The blood vessel and nerve of knee. Posterior aspect(8)

穿动脉 perforating a.
膝降动脉关节支
articular branch of
descending genicular a.
膝降动脉隐支
saphenous branch of
descending genicular a.
膝上内侧动脉 medial
superiorgenicular a.
膝中动脉
middle genicular a.
膝下内侧动脉 medial
inferior genicular a.
胫后动脉
posterior tibial a.
坐骨神经
sciatic n.
腘动脉
popliteal a.
膝上外侧动脉 lateral
superior genicular a.
腓总神经
common peroneal n.
膝下外侧动脉 lateral
inferior genicular a.
胫神经
tibial n.
腓动脉
fibular a.

图 8-137 膝部血管、神经(后面观 9)
The blood vessel and nerve of knee. Posterior aspect(9)

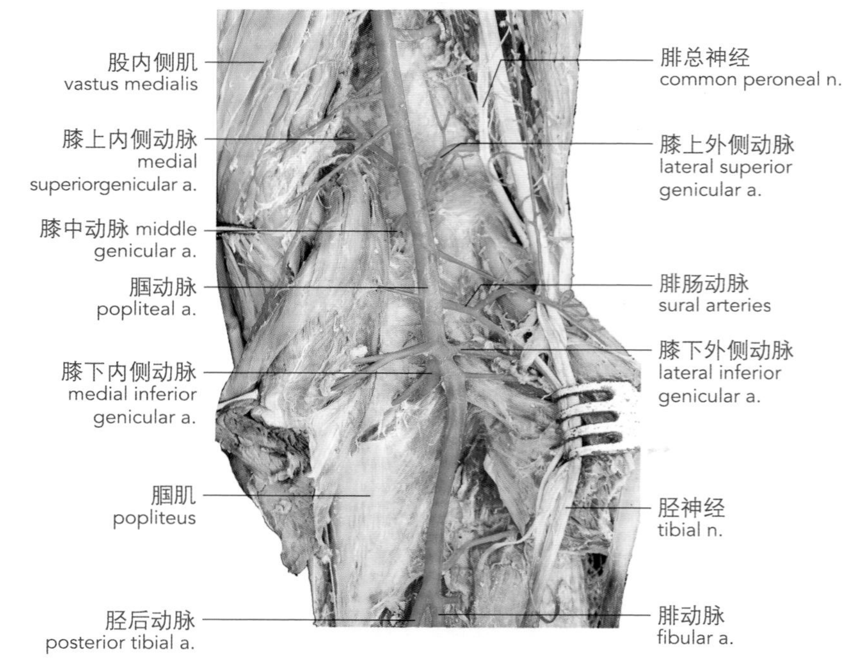
股内侧肌
vastus medialis
膝上内侧动脉
medial
superiorgenicular a.
膝中动脉 middle
genicular a.
腘动脉
popliteal a.
膝下内侧动脉
medial inferior
genicular a.
腘肌
popliteus
胫后动脉
posterior tibial a.
腓总神经
common peroneal n.
膝上外侧动脉
lateral superior
genicular a.
腓肠动脉
sural arteries
膝下外侧动脉
lateral inferior
genicular a.
胫神经
tibial n.
腓动脉
fibular a.

图 8-138 膝部动脉铸型(后面观)
The artery cast of knee. Posterior aspect

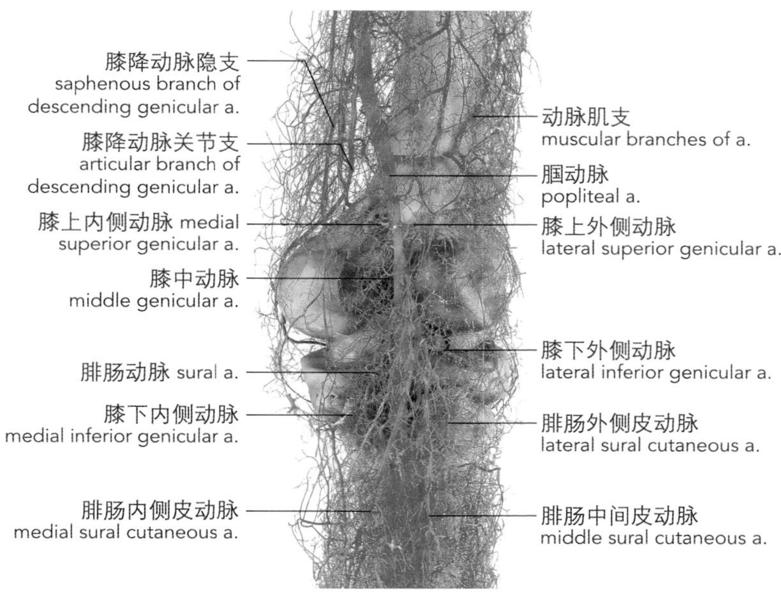

膝降动脉隐支
saphenous branch of descending genicular a.
膝降动脉关节支
articular branch of descending genicular a.
膝上内侧动脉 medial superior genicular a.
膝中动脉
middle genicular a.
腓肠动脉 sural a.
膝下内侧动脉
medial inferior genicular a.
腓肠内侧皮动脉
medial sural cutaneous a.
动脉肌支
muscular branches of a.
腘动脉
popliteal a.
膝上外侧动脉
lateral superior genicular a.
膝下外侧动脉
lateral inferior genicular a.
腓肠外侧皮动脉
lateral sural cutaneous a.
腓肠中间皮动脉
middle sural cutaneous a.

图 8-139 膝部骨骼(前面观)
The skeleton of knee. Anterior aspect

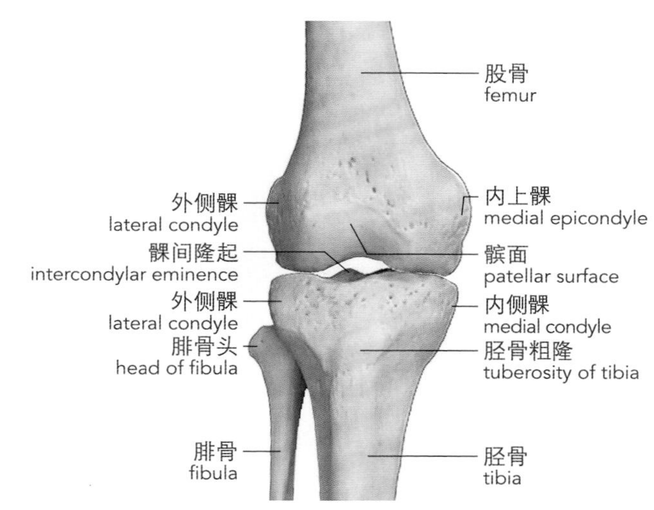

股骨
femur
外侧髁
lateral condyle
髁间隆起
intercondylar eminence
外侧髁
lateral condyle
腓骨头
head of fibula
腓骨
fibula
内上髁
medial epicondyle
髌面
patellar surface
内侧髁
medial condyle
胫骨粗隆
tuberosity of tibia
胫骨
tibia

图 8-140 膝关节(前面观)
The knee joint. Anterior aspect

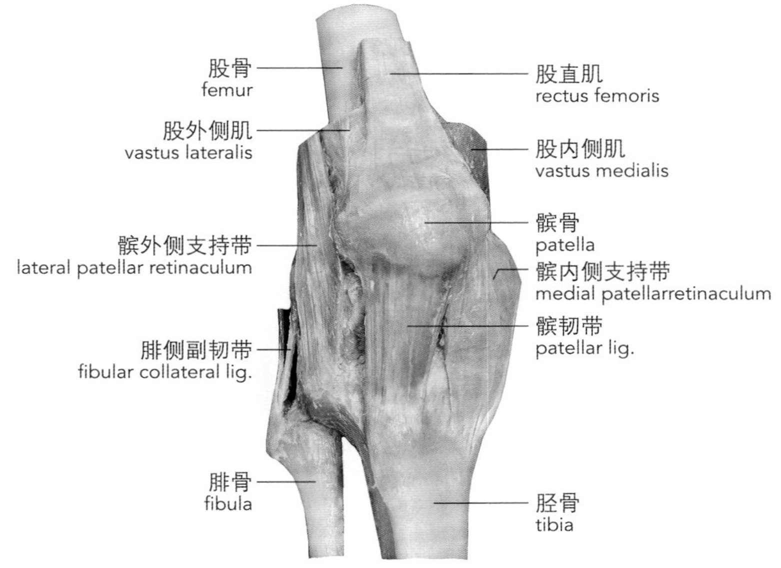

股骨
femur
股外侧肌
vastus lateralis
髌外侧支持带
lateral patellar retinaculum
腓侧副韧带
fibular collateral lig.
腓骨
fibula
股直肌
rectus femoris
股内侧肌
vastus medialis
髌骨
patella
髌内侧支持带
medial patellarretinaculum
髌韧带
patellar lig.
胫骨
tibia

图 8-141 膝关节(后面观)
The knee joint. Posterior aspect

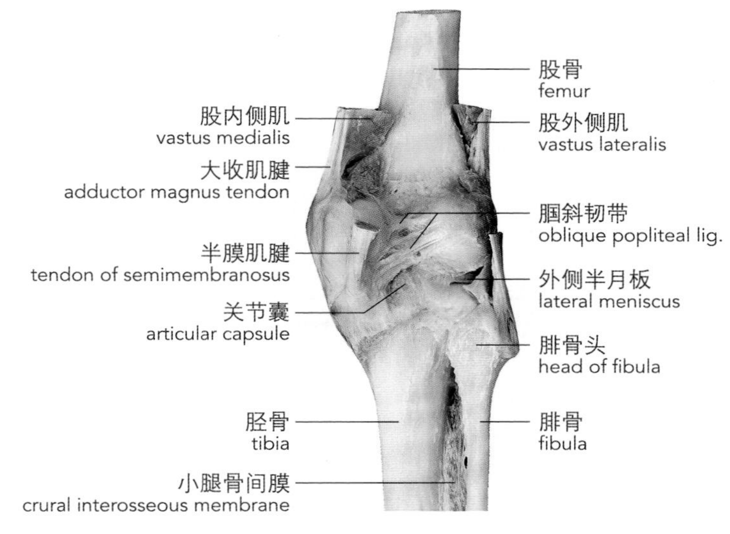

股内侧肌
vastus medialis
大收肌腱
adductor magnus tendon
半膜肌腱
tendon of semimembranosus
关节囊
articular capsule
胫骨
tibia
小腿骨间膜
crural interosseous membrane
股骨
femur
股外侧肌
vastus lateralis
腘斜韧带
oblique popliteal lig.
外侧半月板
lateral meniscus
腓骨头
head of fibula
腓骨
fibula

【解剖学要点】

膝关节由股骨下端、胫骨上端和髌骨构成。关节囊薄而松弛,周围有韧带加强,前方有髌韧带,内、外侧有胫侧副韧带、腓侧副韧带,后方有腘斜韧带,囊内有前、后交叉韧带加强。内、外侧半月板分别位于股骨内、外侧髁与胫骨内、外侧髁关节面之间,起弹性垫作用。可完成屈、伸运动。

图 8-142 膝关节(内侧面观 1)
The knee joint. Medial aspect(1)

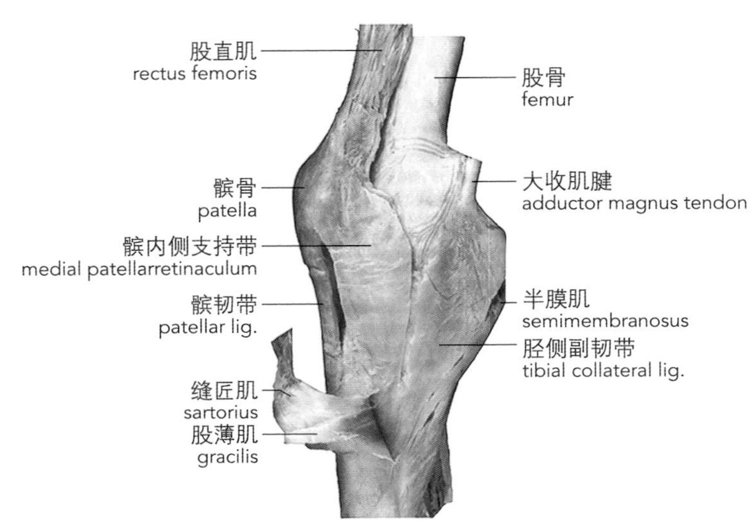

股直肌
rectus femoris
髌骨
patella
髌内侧支持带
medial patellarretinaculum
髌韧带
patellar lig.
缝匠肌
sartorius
股薄肌
gracilis
股骨
femur
大收肌腱
adductor magnus tendon
半膜肌
semimembranosus
胫侧副韧带
tibial collateral lig.

图 8-143 膝关节(内侧面观 2)
The knee joint. Medial aspect(2)

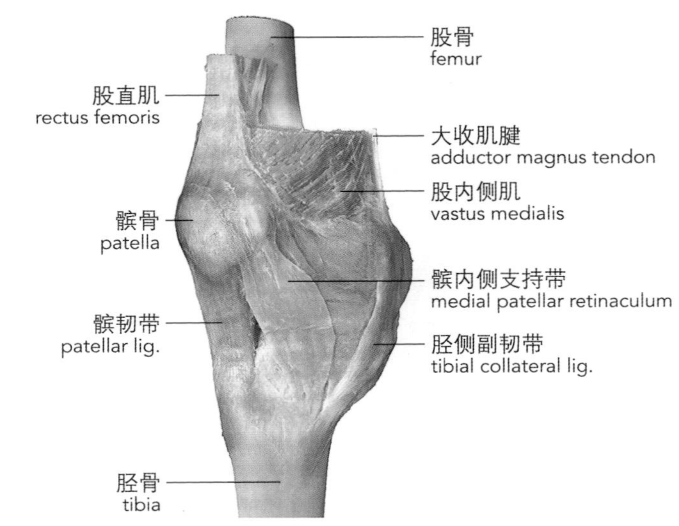

股直肌
rectus femoris
髌骨
patella
髌韧带
patellar lig.
胫骨
tibia
股骨
femur
大收肌腱
adductor magnus tendon
股内侧肌
vastus medialis
髌内侧支持带
medial patellar retinaculum
胫侧副韧带
tibial collateral lig.

图 8-144 膝关节(外侧面观)
The knee joint. Lateral aspect

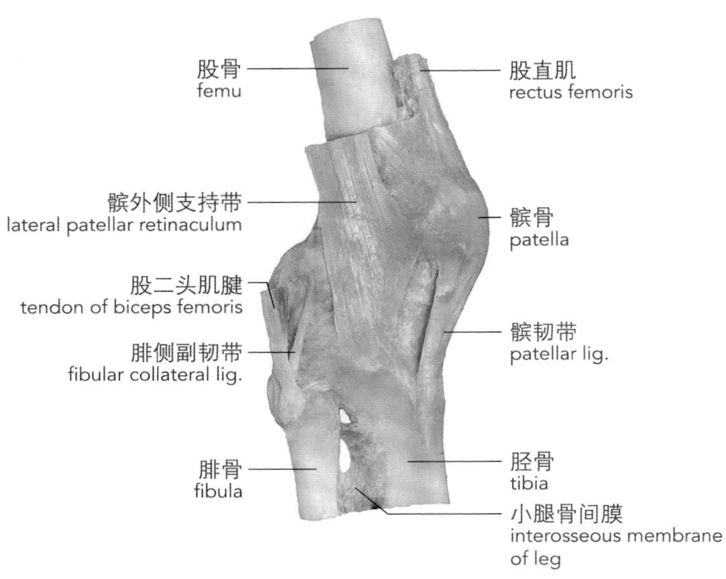
股骨
femu
股直肌
rectus femoris
髌外侧支持带
lateral patellar retinaculum
髌骨
patella
股二头肌腱
tendon of biceps femoris
髌韧带
patellar lig.
腓侧副韧带
fibular collateral lig.
腓骨
fibula
胫骨
tibia
小腿骨间膜
interosseous membrane of leg

图 8-145 膝关节(打开 1)
The knee joint. Incision(1)

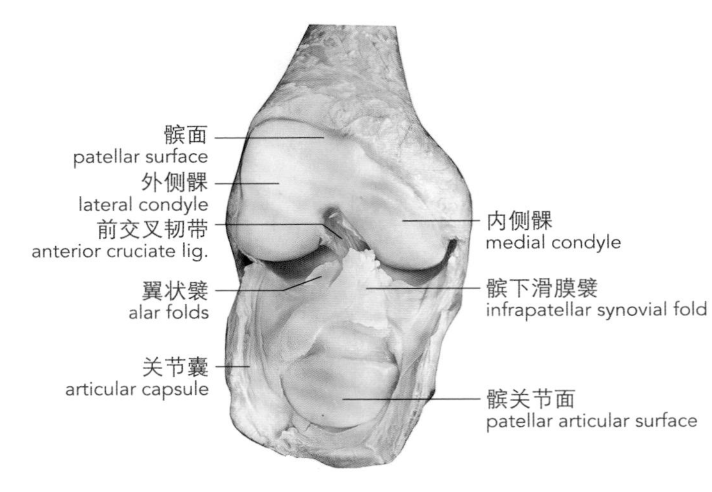
髌面
patellar surface
外侧髁
lateral condyle
前交叉韧带
anterior cruciate lig.
内侧髁
medial condyle
翼状襞
alar folds
髌下滑膜襞
infrapatellar synovial fold
关节囊
articular capsule
髌关节面
patellar articular surface

图 8-146 膝关节(打开 2)
The knee joint. Incision(2)

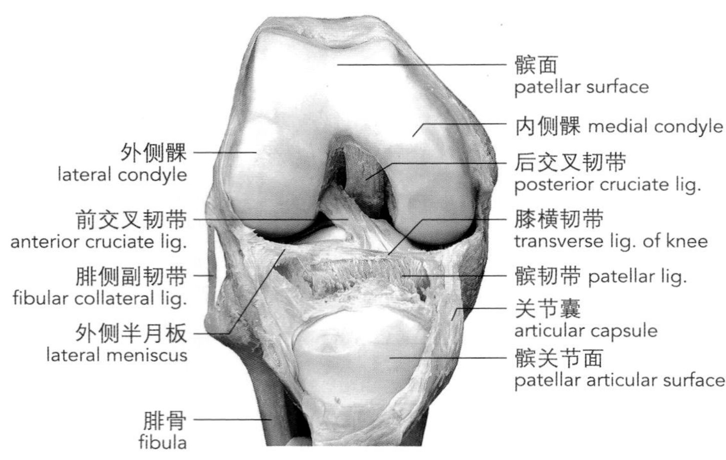
髌面
patellar surface
内侧髁 medial condyle
外侧髁
lateral condyle
后交叉韧带
posterior cruciate lig.
前交叉韧带
anterior cruciate lig.
膝横韧带
transverse lig. of knee
腓侧副韧带
fibular collateral lig.
髌韧带 patellar lig.
关节囊
articular capsule
外侧半月板
lateral meniscus
髌关节面
patellar articular surface
腓骨
fibula

图 8-147 膝关节半月板(后面观)
The meniscus of knee joint. Posterior aspect

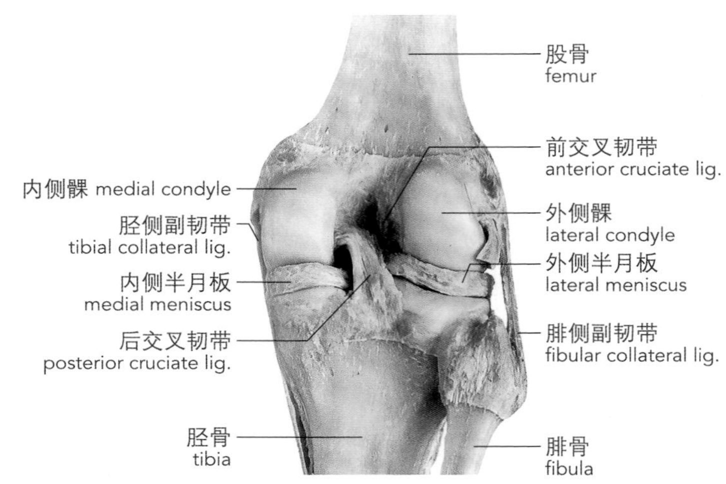
股骨
femur
前交叉韧带
anterior cruciate lig.
内侧髁 medial condyle
外侧髁
lateral condyle
胫侧副韧带
tibial collateral lig.
外侧半月板
lateral meniscus
内侧半月板
medial meniscus
腓侧副韧带
fibular collateral lig.
后交叉韧带
posterior cruciate lig.
胫骨
tibia
腓骨
fibula

图 8-148 膝关节半月板(前面观)
The meniscus of knee joint. Anterior aspect

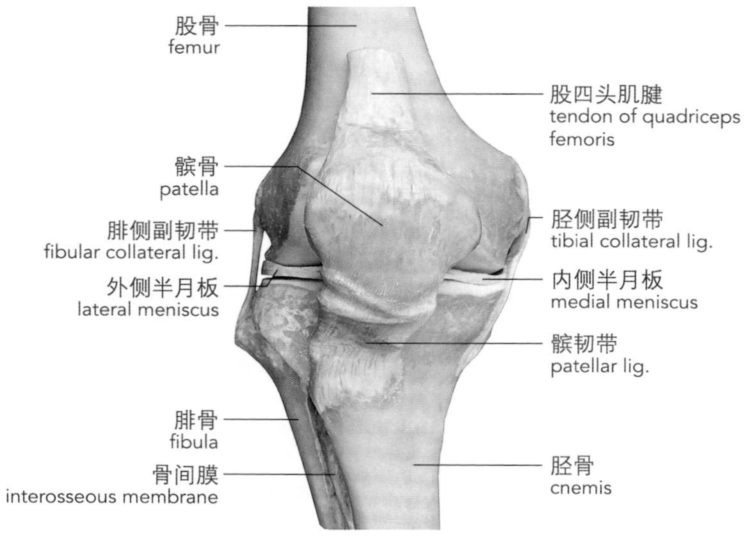
股骨
femur
股四头肌腱
tendon of quadriceps femoris
髌骨
patella
腓侧副韧带
fibular collateral lig.
胫侧副韧带
tibial collateral lig.
外侧半月板
lateral meniscus
内侧半月板
medial meniscus
髌韧带
patellar lig.
腓骨
fibula
骨间膜
interosseous membrane
胫骨
cnemis

图 8-149 膝关节前、后交叉韧带(前面观)
The anterior and posterior cruciate lig of knee joint. Anterior aspect

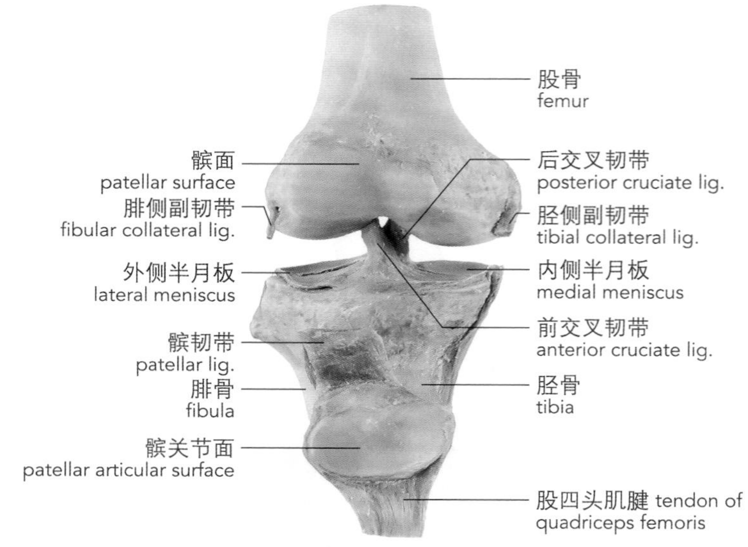
股骨
femur
髌面
patellar surface
后交叉韧带
posterior cruciate lig.
腓侧副韧带
fibular collateral lig.
胫侧副韧带
tibial collateral lig.
外侧半月板
lateral meniscus
内侧半月板
medial meniscus
前交叉韧带
anterior cruciate lig.
髌韧带
patellar lig.
腓骨
fibula
胫骨
tibia
髌关节面
patellar articular surface
股四头肌腱 tendon of quadriceps femoris

图 8-150 膝关节前、后交叉韧带(侧面观)
The anterior and posterior cruciate lig of knee joint. Lateral aspect

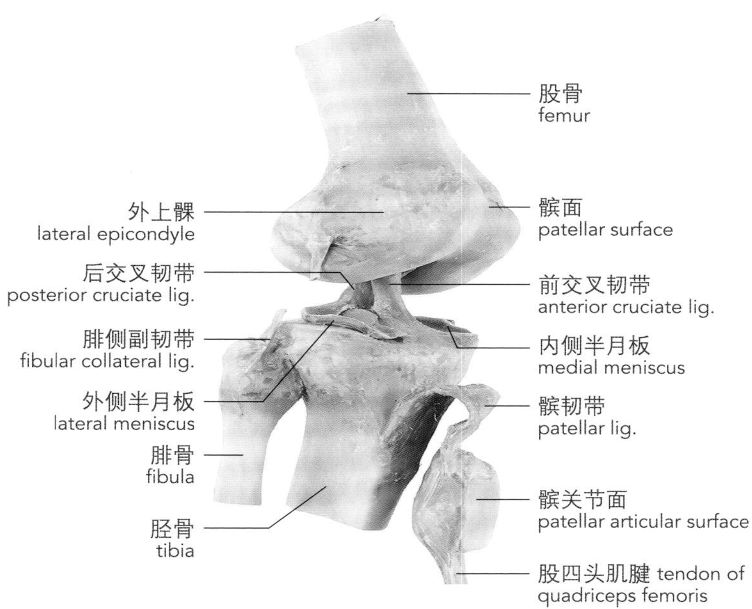
股骨
femur
外上髁
lateral epicondyle
髌面
patellar surface
后交叉韧带
posterior cruciate lig.
前交叉韧带
anterior cruciate lig.
腓侧副韧带
fibular collateral lig.
内侧半月板
medial meniscus
外侧半月板
lateral meniscus
髌韧带
patellar lig.
腓骨
fibula
髌关节面
patellar articular surface
胫骨
tibia
股四头肌腱 tendon of quadriceps femoris

图 8-151 膝关节半月板(上面观)
The meniscus of knee joint. Superior aspect

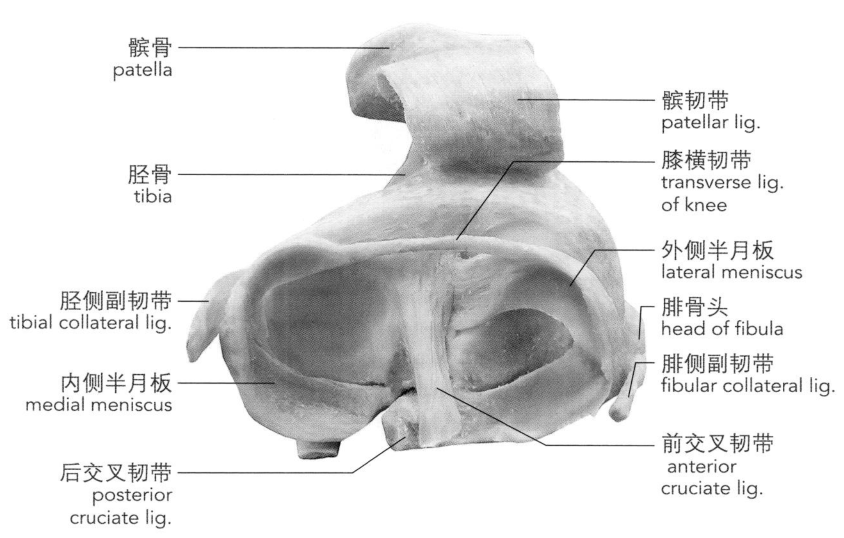
髌骨
patella
髌韧带
patellar lig.
胫骨
tibia
膝横韧带
transverse lig. of knee
外侧半月板
lateral meniscus
胫侧副韧带
tibial collateral lig.
腓骨头
head of fibula
内侧半月板
medial meniscus
腓侧副韧带
fibular collateral lig.
后交叉韧带
posterior cruciate lig.
前交叉韧带
anterior cruciate lig.

图 8-152 膝关节(矢状面观)
The knee joint. Sagittal section

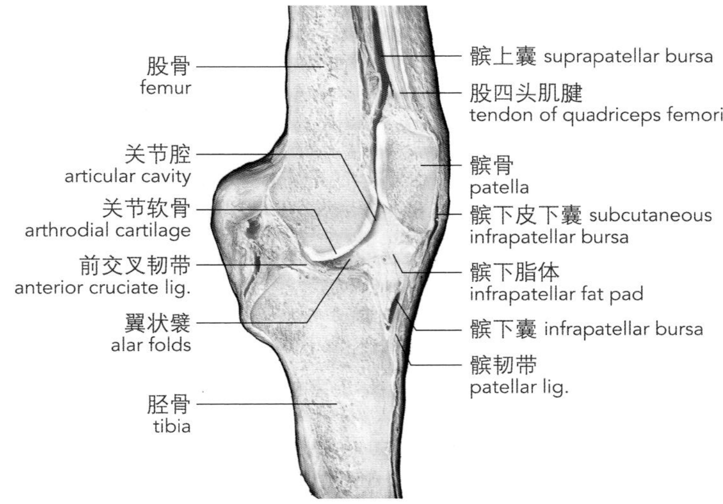
股骨
femur
髌上囊 suprapatellar bursa
股四头肌腱
tendon of quadriceps femoris
关节腔
articular cavity
髌骨
patella
关节软骨
arthrodial cartilage
髌下皮下囊 subcutaneous infrapatellar bursa
前交叉韧带
anterior cruciate lig.
髌下脂体
infrapatellar fat pad
翼状襞
alar folds
髌下囊 infrapatellar bursa
髌韧带
patellar lig.
胫骨
tibia

图 8-153 膝关节(冠状面观)
The knee joint. Coronal section

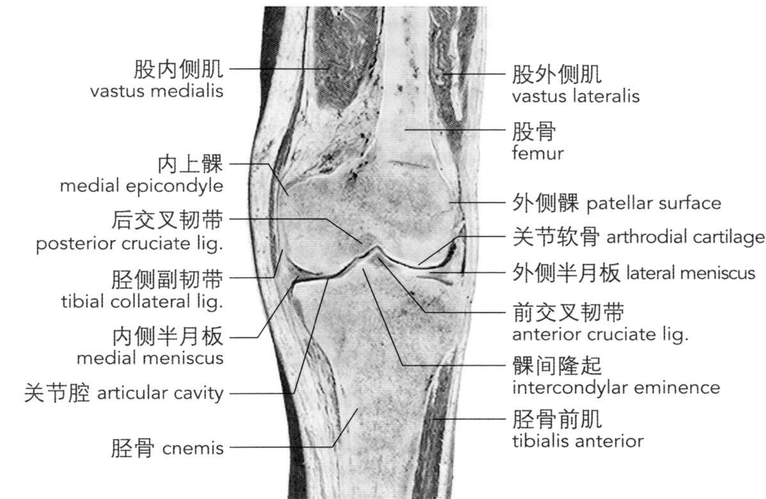
股内侧肌
vastus medialis
股外侧肌
vastus lateralis
股骨
femur
内上髁
medial epicondyle
外侧髁 patellar surface
后交叉韧带
posterior cruciate lig.
关节软骨 arthrodial cartilage
胫侧副韧带
tibial collateral lig.
外侧半月板 lateral meniscus
内侧半月板
medial meniscus
前交叉韧带
anterior cruciate lig.
髁间隆起
intercondylar eminence
关节腔 articular cavity
胫骨前肌
tibialis anterior
胫骨 cnemis

图 8-154 小腿表面结构(前面观)
The surface structure of lower leg. Anterior aspect

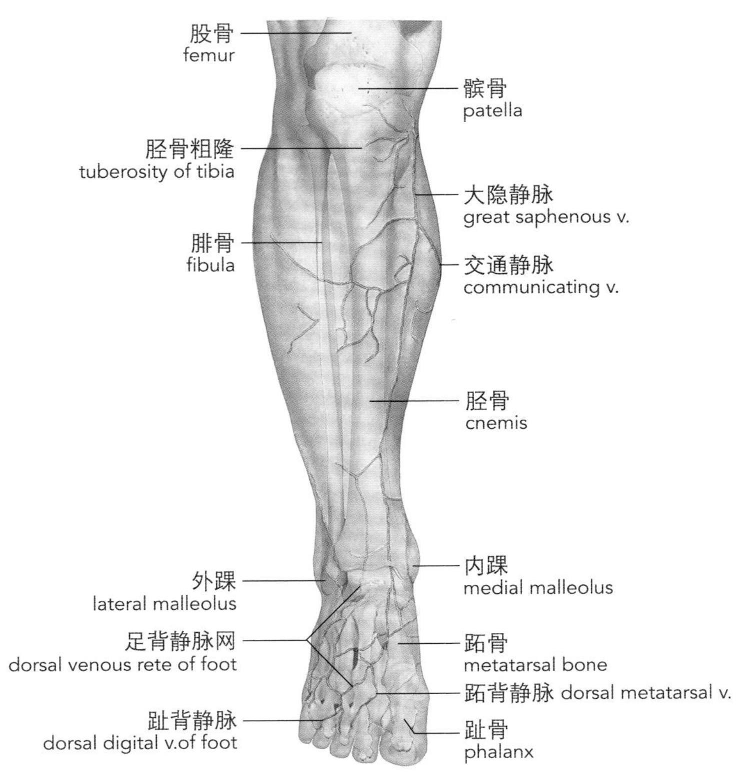
股骨
femur
髌骨
patella
胫骨粗隆
tuberosity of tibia
大隐静脉
great saphenous v.
腓骨
fibula
交通静脉
communicating v.
胫骨
cnemis
外踝
lateral malleolus
内踝
medial malleolus
足背静脉网
dorsal venous rete of foot
跖骨
metatarsal bone
跖背静脉 dorsal metatarsal v.
趾背静脉
dorsal digital v.of foot
趾骨
phalanx

图 8-155 小腿皮神经的阶段性分布(前面观)
The segmental distribution of cutaneous nerve of leg. Anterior aspect

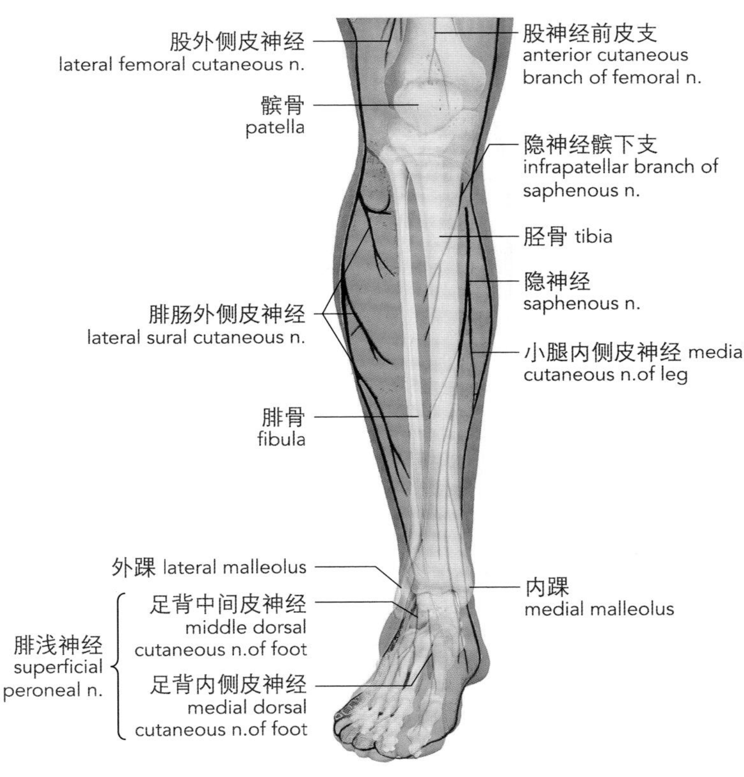
股外侧皮神经
lateral femoral cutaneous n.
股神经前皮支
anterior cutaneous branch of femoral n.
髌骨
patella
隐神经髌下支
infrapatellar branch of saphenous n.
胫骨 tibia
隐神经
saphenous n.
腓肠外侧皮神经
lateral sural cutaneous n.
小腿内侧皮神经 medial cutaneous n.of leg
腓骨
fibula
外踝 lateral malleolus
内踝
medial malleolus
腓浅神经
superficial peroneal n.
足背中间皮神经
middle dorsal cutaneous n.of foot
足背内侧皮神经
medial dorsal cutaneous n.of foot

图 8-156 小腿血管、神经(前面观 1)
The blood vessel and nerve of lower leg. Anterior aspect(1)

股神经前皮支
anterior cutaneous branch of femoral n.
膝降动脉隐支
saphenous branch
髌下支
infrapatellar branch
隐神经 saphenous n.
大隐静脉 great saphenous v.
浅筋膜
superficial fascia
腓浅神经
superficial peroneal n.
足背静脉弓
dorsal venous arch of foot
足背内侧缘静脉 dorsum medial marginal vein of foot
趾背静脉
dorsal digital v. of foot

图 8-157 小腿血管、神经(前面观 2)
The blood vessel and nerve of lower leg. Anterior aspect(2)

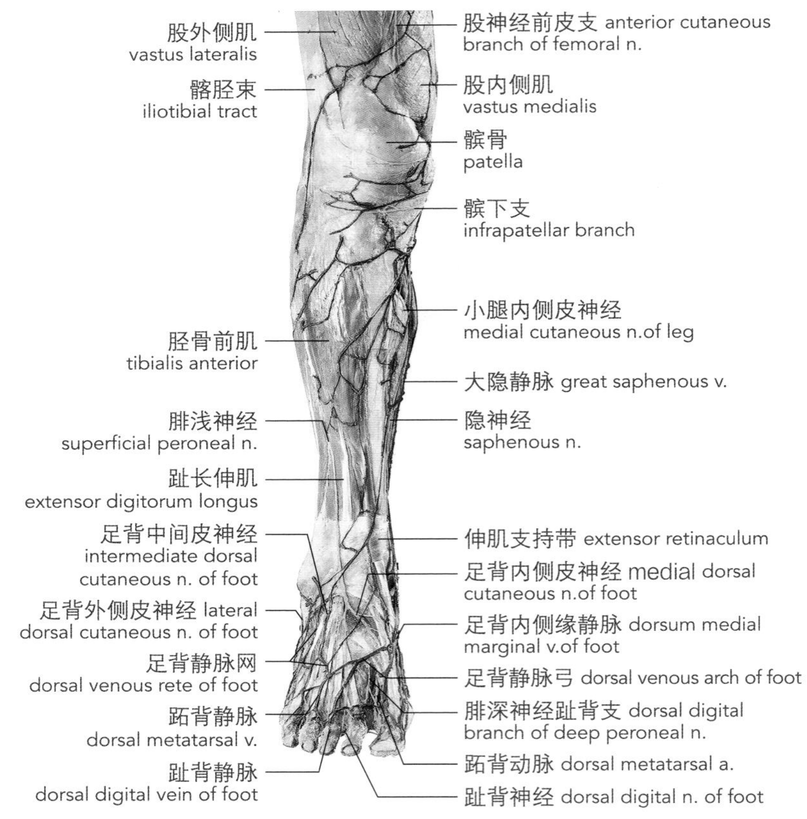

股外侧肌
vastus lateralis
股神经前皮支 anterior cutaneous branch of femoral n.
髂胫束
iliotibial tract
股内侧肌
vastus medialis
髌骨
patella
髌下支
infrapatellar branch
小腿内侧皮神经
medial cutaneous n.of leg
胫骨前肌
tibialis anterior
大隐静脉 great saphenous v.
腓浅神经
superficial peroneal n.
隐神经
saphenous n.
趾长伸肌
extensor digitorum longus
足背中间皮神经
intermediate dorsal cutaneous n. of foot
伸肌支持带 extensor retinaculum
足背内侧皮神经 medial dorsal cutaneous n.of foot
足背外侧皮神经 lateral dorsal cutaneous n. of foot
足背内侧缘静脉 dorsum medial marginal v.of foot
足背静脉网
dorsal venous rete of foot
足背静脉弓 dorsal venous arch of foot
跖背静脉
dorsal metatarsal v.
腓深神经趾背支 dorsal digital branch of deep peroneal n.
跖背动脉 dorsal metatarsal a.
趾背静脉
dorsal digital vein of foot
趾背神经 dorsal digital n. of foot

【解剖学要点】

胫神经发出后,在腘窝正中下行至比目鱼肌深面,在内踝后方分为足底内侧神经和足底外侧神经至足底。沿途分支至小腿肌后群、足底肌,小腿后面和足底的皮肤。腓总神经发出后向外下绕过腓骨颈,穿过腓骨长肌分为腓浅神经和腓深神经,前者分布于腓骨长、短肌及小腿外侧、足背部皮肤,后者主要分布于小腿肌前群、足背肌。

图 8-158 小腿血管、神经(前面观 3)
The blood vessel and nerve of lower leg. Anterior aspect(3)

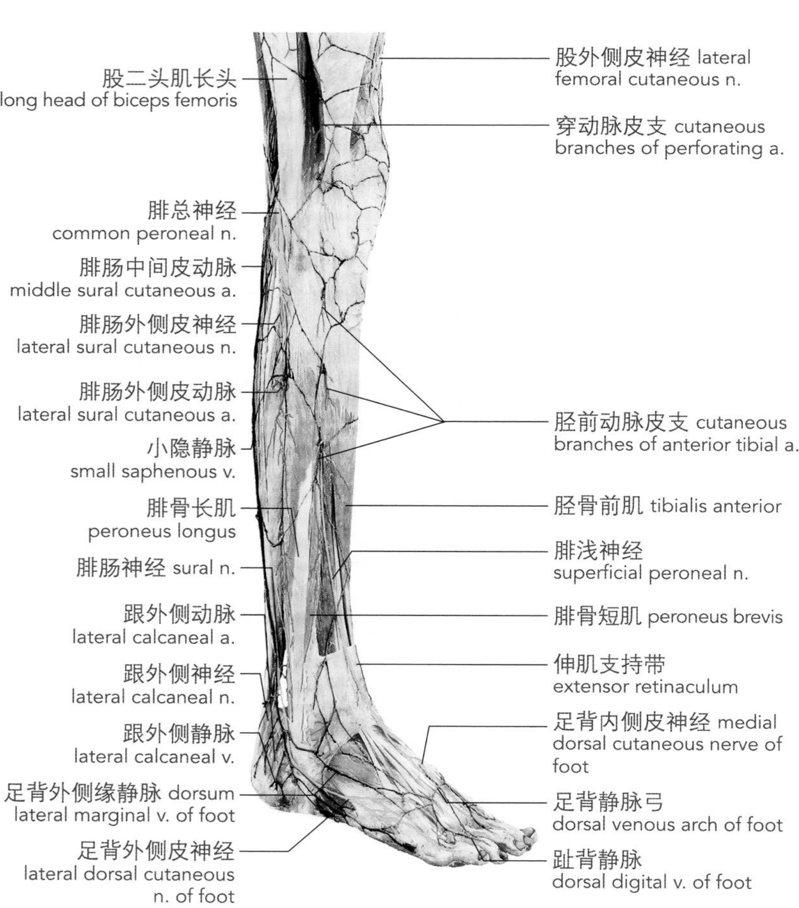

股二头肌长头
long head of biceps femoris
股外侧皮神经 lateral femoral cutaneous n.
穿动脉皮支 cutaneous branches of perforating a.
腓总神经
common peroneal n.
腓肠中间皮动脉
middle sural cutaneous a.
腓肠外侧皮神经
lateral sural cutaneous n.
腓肠外侧皮动脉
lateral sural cutaneous a.
胫前动脉皮支 cutaneous branches of anterior tibial a.
小隐静脉
small saphenous v.
腓骨长肌
peroneus longus
胫骨前肌 tibialis anterior
腓肠神经 sural n.
腓浅神经
superficial peroneal n.
跟外侧动脉
lateral calcaneal a.
腓骨短肌 peroneus brevis
跟外侧神经
lateral calcaneal n.
伸肌支持带
extensor retinaculum
跟外侧静脉
lateral calcaneal v.
足背内侧皮神经 medial dorsal cutaneous nerve of foot
足背外侧缘静脉 dorsum lateral marginal v. of foot
足背静脉弓
dorsal venous arch of foot
足背外侧皮神经
lateral dorsal cutaneous n. of foot
趾背静脉
dorsal digital v. of foot

图 8-159 小腿血管、神经(前面观 4)
The blood vessel and nerve of lower leg. Anterior aspect(4)

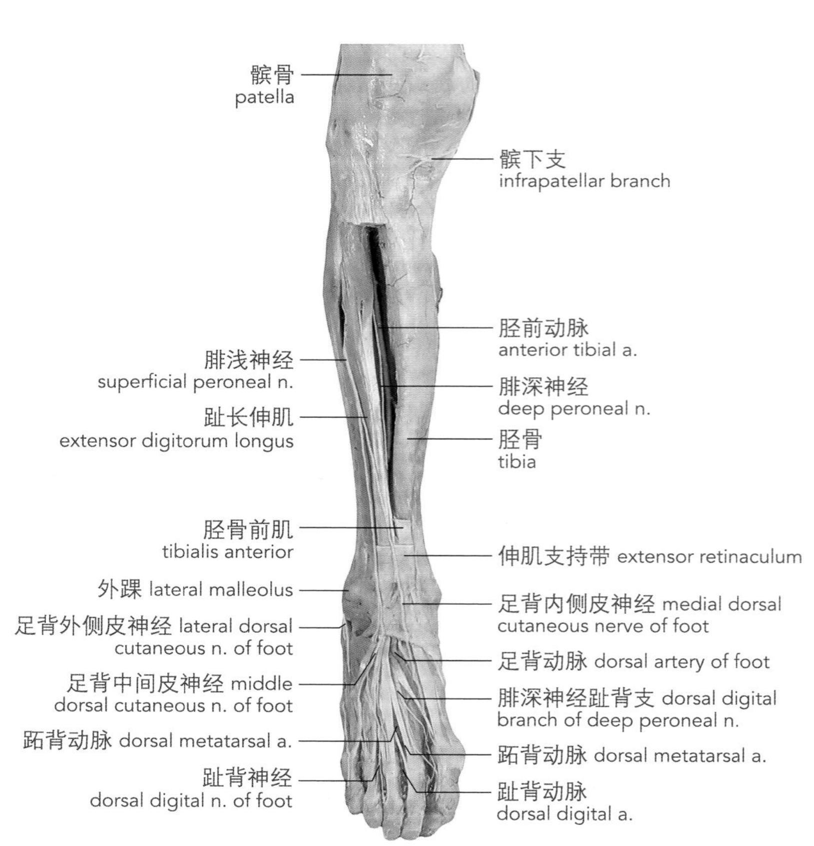

髌骨
patella
髌下支
infrapatellar branch
胫前动脉
anterior tibial a.
腓浅神经
superficial peroneal n.
腓深神经
deep peroneal n.
趾长伸肌
extensor digitorum longus
胫骨
tibia
胫骨前肌
tibialis anterior
伸肌支持带 extensor retinaculum
外踝 lateral malleolus
足背内侧皮神经 medial dorsal cutaneous nerve of foot
足背外侧皮神经 lateral dorsal cutaneous n. of foot
足背动脉 dorsal artery of foot
足背中间皮神经 middle dorsal cutaneous n. of foot
腓深神经趾背支 dorsal digital branch of deep peroneal n.
跖背动脉 dorsal metatarsal a.
跖背动脉 dorsal metatarsal a.
趾背神经
dorsal digital n. of foot
趾背动脉
dorsal digital a.

图 8-160 小腿血管、神经(前面观 5)
The blood vessel and nerve of lower leg. Anterior aspect(5)

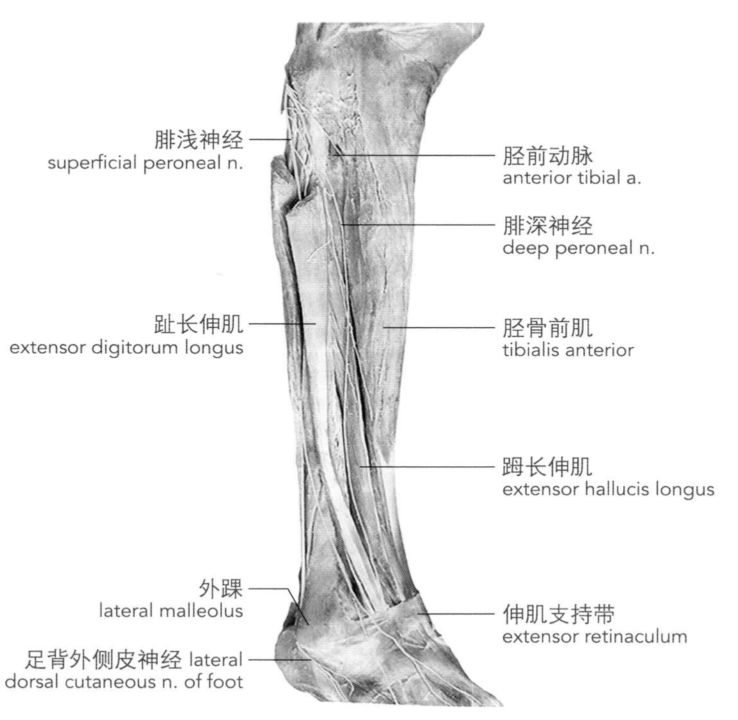
腓浅神经
superficial peroneal n.
胫前动脉
anterior tibial a.
腓深神经
deep peroneal n.
趾长伸肌
extensor digitorum longus
胫骨前肌
tibialis anterior
踇长伸肌
extensor hallucis longus
外踝
lateral malleolus
伸肌支持带
extensor retinaculum
足背外侧皮神经 lateral
dorsal cutaneous n. of foot

图 8-161 小腿血管、神经(前面观 6)
The blood vessel and nerve of lower leg. Anterior aspect(6)

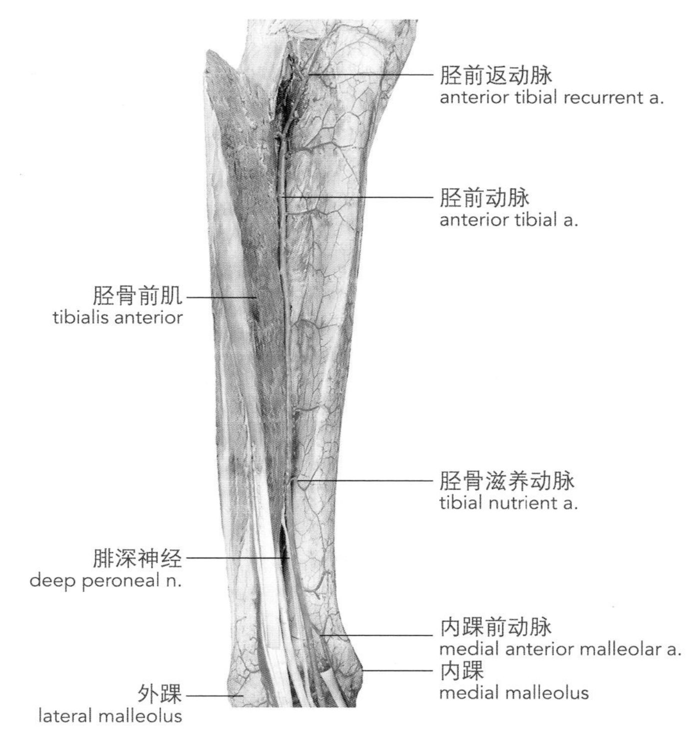
胫前返动脉
anterior tibial recurrent a.
胫前动脉
anterior tibial a.
胫骨前肌
tibialis anterior
胫骨滋养动脉
tibial nutrient a.
腓深神经
deep peroneal n.
内踝前动脉
medial anterior malleolar a.
内踝
medial malleolus
外踝
lateral malleolus

【解剖学要点】

胫后动脉为腘动脉的直接延续。在腘肌下缘分出后,向下行于小腿屈肌浅、深两层之间,经内踝后方,通过屈肌支持带深面转入足底,分为足底内侧动脉和足底外侧动脉两个终支。胫后动脉主要营养胫骨和小腿后群肌。胫后动脉在其起点下方 3 厘米处分出腓动脉,腓动脉先在胫骨后肌的浅面斜向下外行,再沿腓骨的内侧缘,踇长屈肌的深面下行,至外踝的后上方浅出,绕过外踝下方,移行为外踝后动脉,分布于外踝和跟骨。在内踝后方发出内踝后动脉,营养踝关节。

图 8-162 小腿血管、神经(前面观 7)
The blood vessel and nerve of lower leg. Anterior aspect(7)

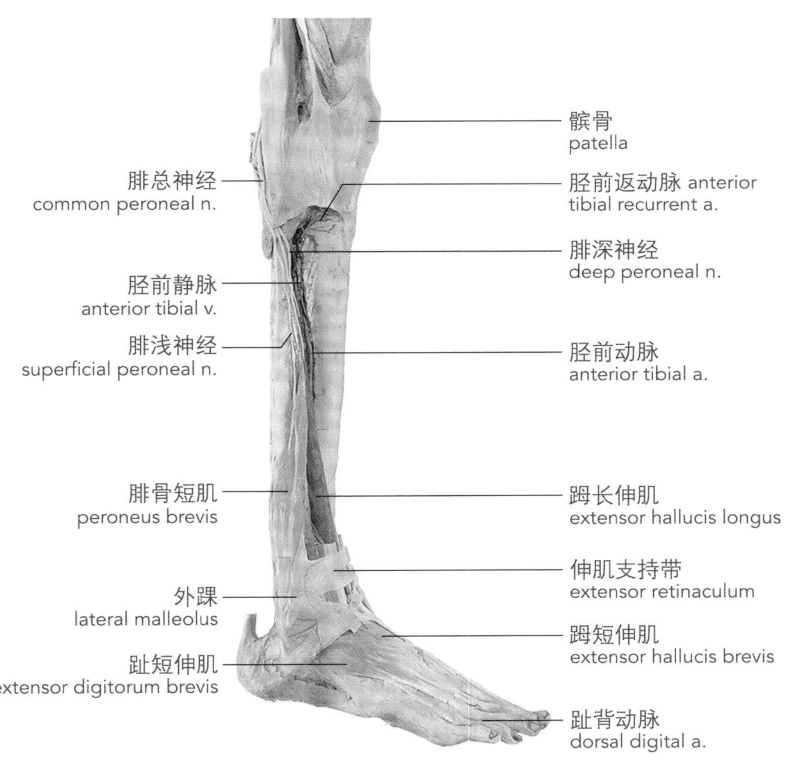
髌骨
patella
腓总神经
common peroneal n.
胫前返动脉 anterior
tibial recurrent a.
腓深神经
deep peroneal n.
胫前静脉
anterior tibial v.
腓浅神经
superficial peroneal n.
胫前动脉
anterior tibial a.
腓骨短肌
peroneus brevis
踇长伸肌
extensor hallucis longus
伸肌支持带
extensor retinaculum
外踝
lateral malleolus
踇短伸肌
extensor hallucis brevis
趾短伸肌
extensor digitorum brevis
趾背动脉
dorsal digital a.

图 8-163 小腿血管、神经(前面观 8)
The blood vessel and nerve of lower leg. Anterior aspect(8)

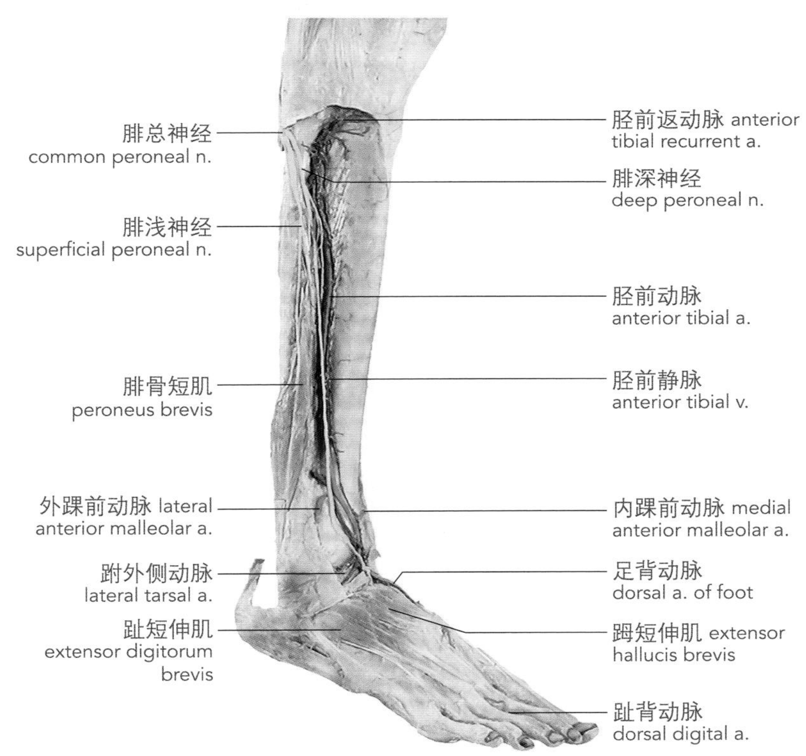
腓总神经
common peroneal n.
胫前返动脉 anterior
tibial recurrent a.
腓深神经
deep peroneal n.
腓浅神经
superficial peroneal n.
胫前动脉
anterior tibial a.
腓骨短肌
peroneus brevis
胫前静脉
anterior tibial v.
外踝前动脉 lateral
anterior malleolar a.
内踝前动脉 medial
anterior malleolar a.
跗外侧动脉
lateral tarsal a.
足背动脉
dorsal a. of foot
趾短伸肌
extensor digitorum
brevis
踇短伸肌 extensor
hallucis brevis
趾背动脉
dorsal digital a.

图 8-164 小腿血管、神经（前面观 9）
The blood vessel and nerve of lower leg. Anterior aspect(9)

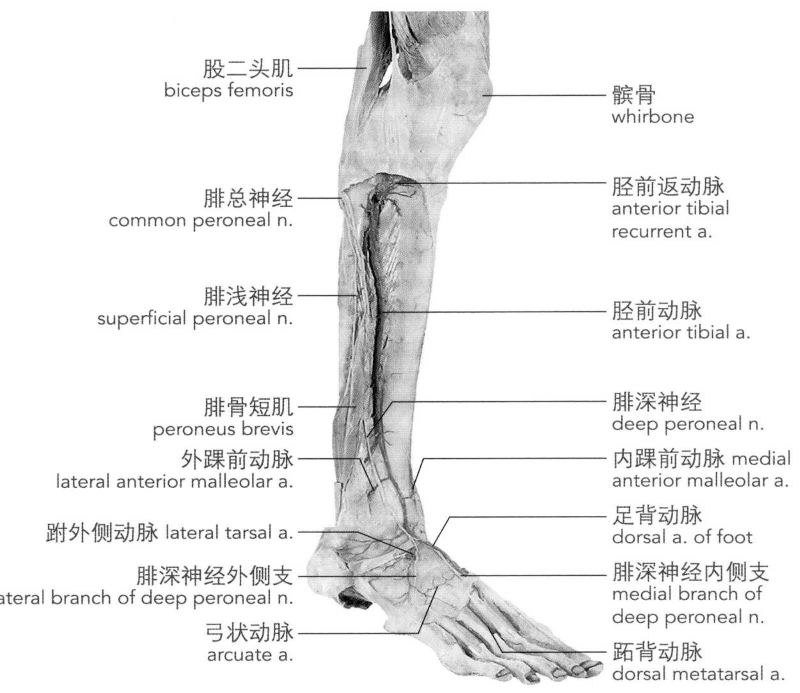
股二头肌
biceps femoris
髌骨
whirbone
腓总神经
common peroneal n.
胫前返动脉
anterior tibial
recurrent a.
腓浅神经
superficial peroneal n.
胫前动脉
anterior tibial a.
腓骨短肌
peroneus brevis
腓深神经
deep peroneal n.
外踝前动脉
lateral anterior malleolar a.
内踝前动脉 medial
anterior malleolar a.
足背动脉
dorsal a. of foot
跗外侧动脉 lateral tarsal a.
腓深神经外侧支
lateral branch of deep peroneal n.
腓深神经内侧支
medial branch of
deep peroneal n.
弓状动脉
arcuate a.
跖背动脉
dorsal metatarsal a.

图 8-165 小腿血管、神经（前面观 10）
The blood vessel and nerve of lower leg. Anterior aspect(10)

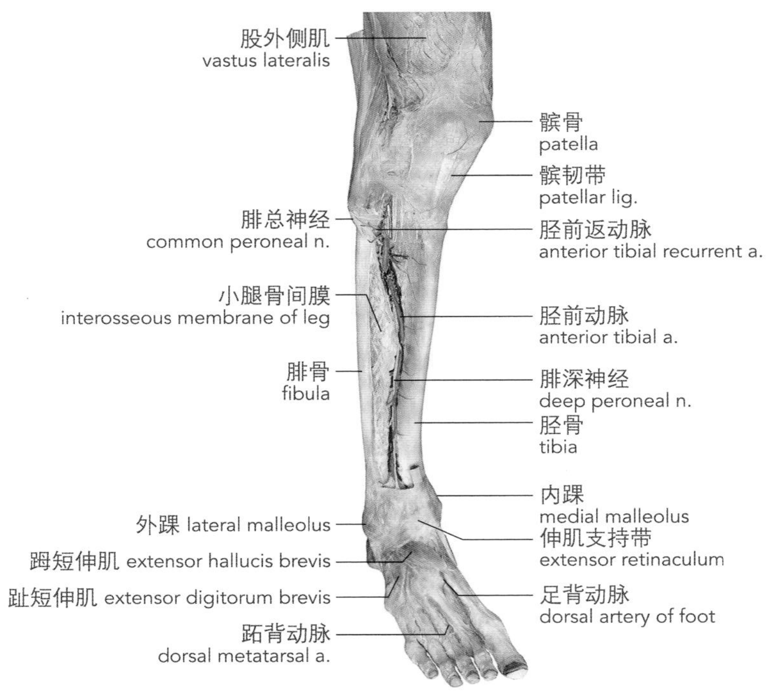
股外侧肌
vastus lateralis
髌骨
patella
髌韧带
patellar lig.
腓总神经
common peroneal n.
胫前返动脉
anterior tibial recurrent a.
小腿骨间膜
interosseous membrane of leg
胫前动脉
anterior tibial a.
腓骨
fibula
腓深神经
deep peroneal n.
胫骨
tibia
内踝
medial malleolus
外踝 lateral malleolus
伸肌支持带
extensor retinaculum
踇短伸肌 extensor hallucis brevis
趾短伸肌 extensor digitorum brevis
足背动脉
dorsal artery of foot
跖背动脉
dorsal metatarsal a.

图 8-166 小腿表面结构（后面观）
The surface structure of lower leg. Posterior aspect

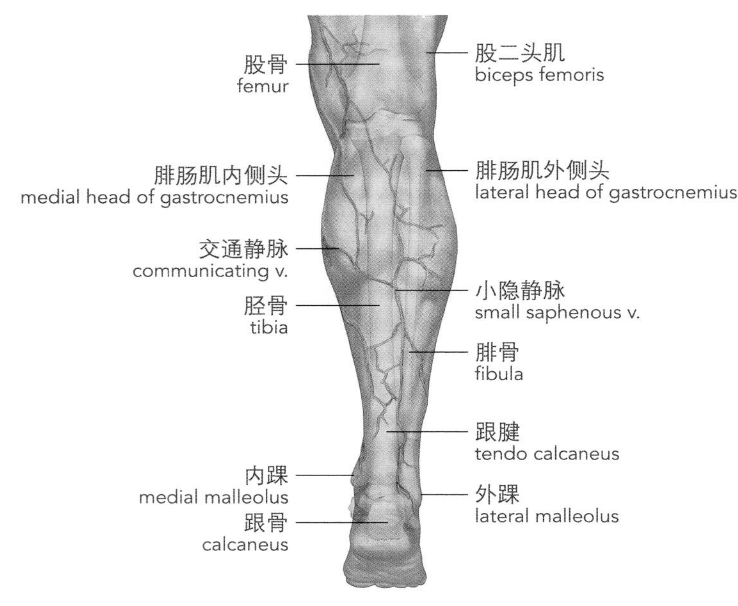
股骨
femur
股二头肌
biceps femoris
腓肠肌内侧头
medial head of gastrocnemius
腓肠肌外侧头
lateral head of gastrocnemius
交通静脉
communicating v.
小隐静脉
small saphenous v.
胫骨
tibia
腓骨
fibula
跟腱
tendo calcaneus
内踝
medial malleolus
外踝
lateral malleolus
跟骨
calcaneus

图 8-167 小腿神经（示意图）
The nerve of lower leg. Schematic diagram

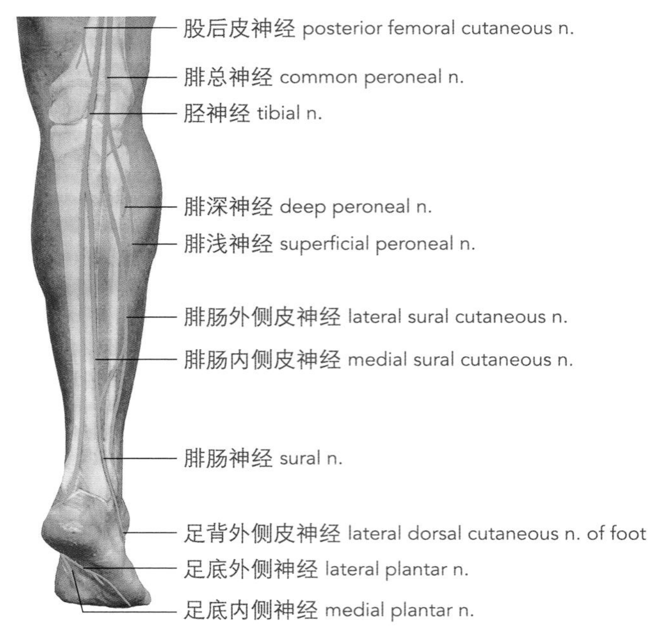
股后皮神经 posterior femoral cutaneous n.
腓总神经 common peroneal n.
胫神经 tibial n.
腓深神经 deep peroneal n.
腓浅神经 superficial peroneal n.
腓肠外侧皮神经 lateral sural cutaneous n.
腓肠内侧皮神经 medial sural cutaneous n.
腓肠神经 sural n.
足背外侧皮神经 lateral dorsal cutaneous n. of foot
足底外侧神经 lateral plantar n.
足底内侧神经 medial plantar n.

图 8-168 小腿皮肤的阶段性分布（后面观）
The segmental distribution of cutaneous nerve in lower leg. Posterior aspect

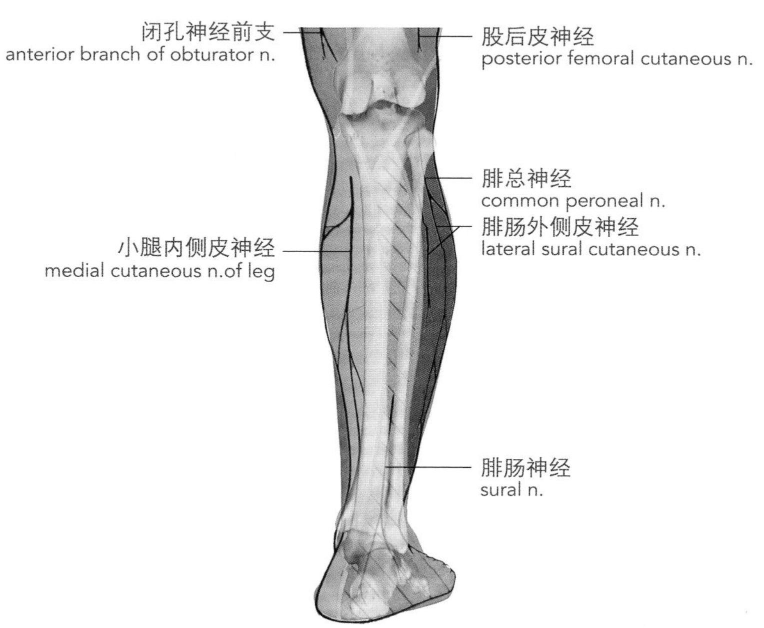
闭孔神经前支
anterior branch of obturator n.
股后皮神经
posterior femoral cutaneous n.
腓总神经
common peroneal n.
腓肠外侧皮神经
lateral sural cutaneous n.
小腿内侧皮神经
medial cutaneous n.of leg
腓肠神经
sural n.

图 8-169 小腿血管、神经（后面观 1）
The blood vessel and nerve of lower leg. Posterior aspect(1)

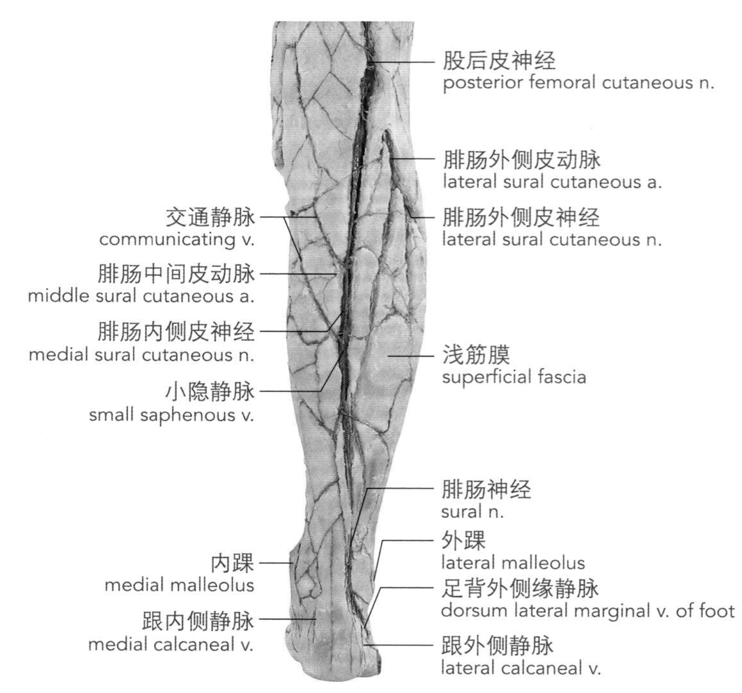
股后皮神经
posterior femoral cutaneous n.
腓肠外侧皮动脉
lateral sural cutaneous a.
交通静脉
communicating v.
腓肠外侧皮神经
lateral sural cutaneous n.
腓肠中间皮动脉
middle sural cutaneous a.
腓肠内侧皮神经
medial sural cutaneous n.
浅筋膜
superficial fascia
小隐静脉
small saphenous v.
腓肠神经
sural n.
外踝
lateral malleolus
内踝
medial malleolus
足背外侧缘静脉
dorsum lateral marginal v. of foot
跟内侧静脉
medial calcaneal v.
跟外侧静脉
lateral calcaneal v.

图 8-170 小腿血管、神经(后面观 2)
The blood vessel and nerve of lower leg. Posterior aspect(2)

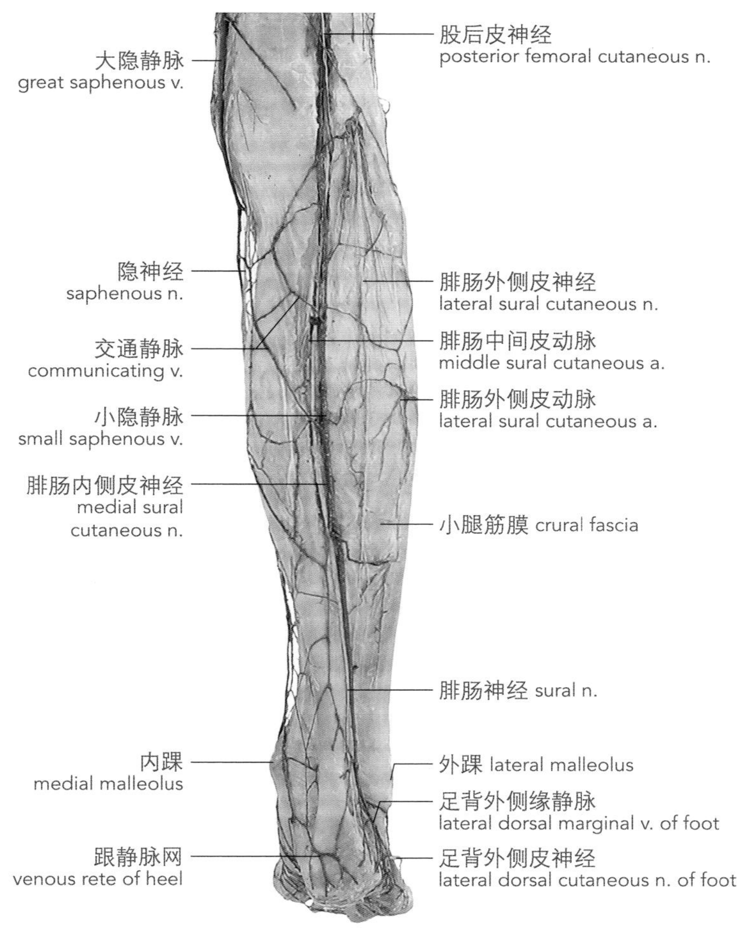
大隐静脉 great saphenous v.
股后皮神经 posterior femoral cutaneous n.
隐神经 saphenous n.
腓肠外侧皮神经 lateral sural cutaneous n.
交通静脉 communicating v.
腓肠中间皮动脉 middle sural cutaneous a.
小隐静脉 small saphenous v.
腓肠外侧皮动脉 lateral sural cutaneous a.
腓肠内侧皮神经 medial sural cutaneous n.
小腿筋膜 crural fascia
腓肠神经 sural n.
内踝 medial malleolus
外踝 lateral malleolus
足背外侧缘静脉 lateral dorsal marginal v. of foot
跟静脉网 venous rete of heel
足背外侧皮神经 lateral dorsal cutaneous n. of foot

图 8-171 小腿血管、神经(后面观 3)
The blood vessel and nerve of lower leg. Posterior aspect(3)

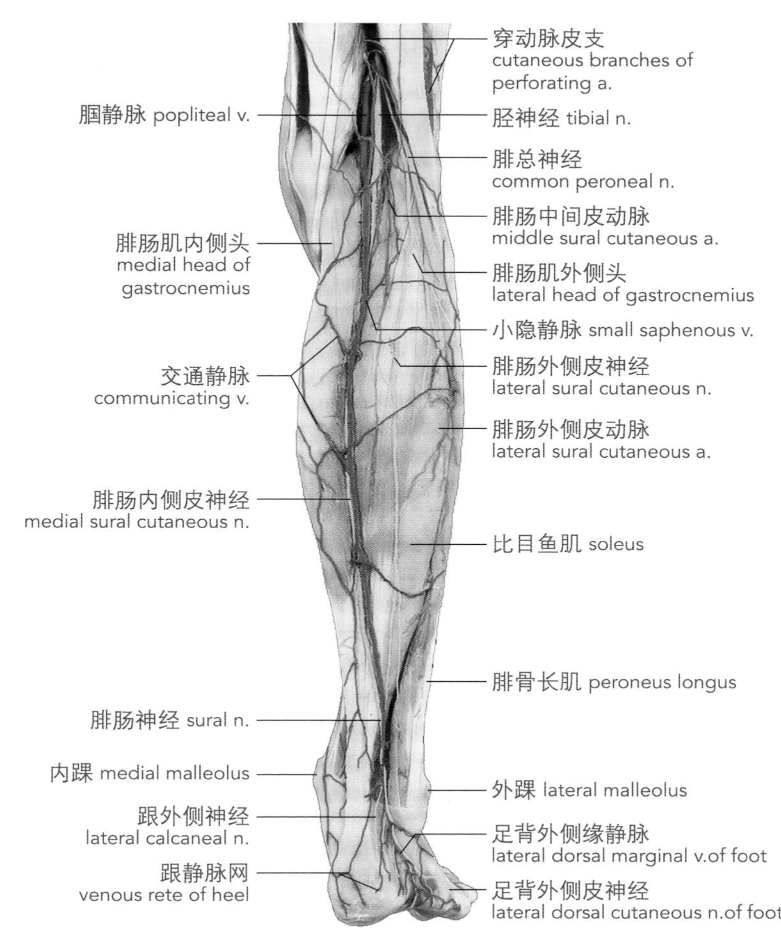
穿动脉皮支 cutaneous branches of perforating a.
腘静脉 popliteal v.
胫神经 tibial n.
腓总神经 common peroneal n.
腓肠中间皮动脉 middle sural cutaneous a.
腓肠肌内侧头 medial head of gastrocnemius
腓肠肌外侧头 lateral head of gastrocnemius
小隐静脉 small saphenous v.
交通静脉 communicating v.
腓肠外侧皮神经 lateral sural cutaneous n.
腓肠外侧皮动脉 lateral sural cutaneous a.
腓肠内侧皮神经 medial sural cutaneous n.
比目鱼肌 soleus
腓骨长肌 peroneus longus
腓肠神经 sural n.
内踝 medial malleolus
外踝 lateral malleolus
跟外侧神经 lateral calcaneal n.
足背外侧缘静脉 lateral dorsal marginal v.of foot
跟静脉网 venous rete of heel
足背外侧皮神经 lateral dorsal cutaneous n.of foot

图 8-172 小腿血管、神经(后面观 4)
The blood vessel and nerve of lower leg. Posterior aspect(4)

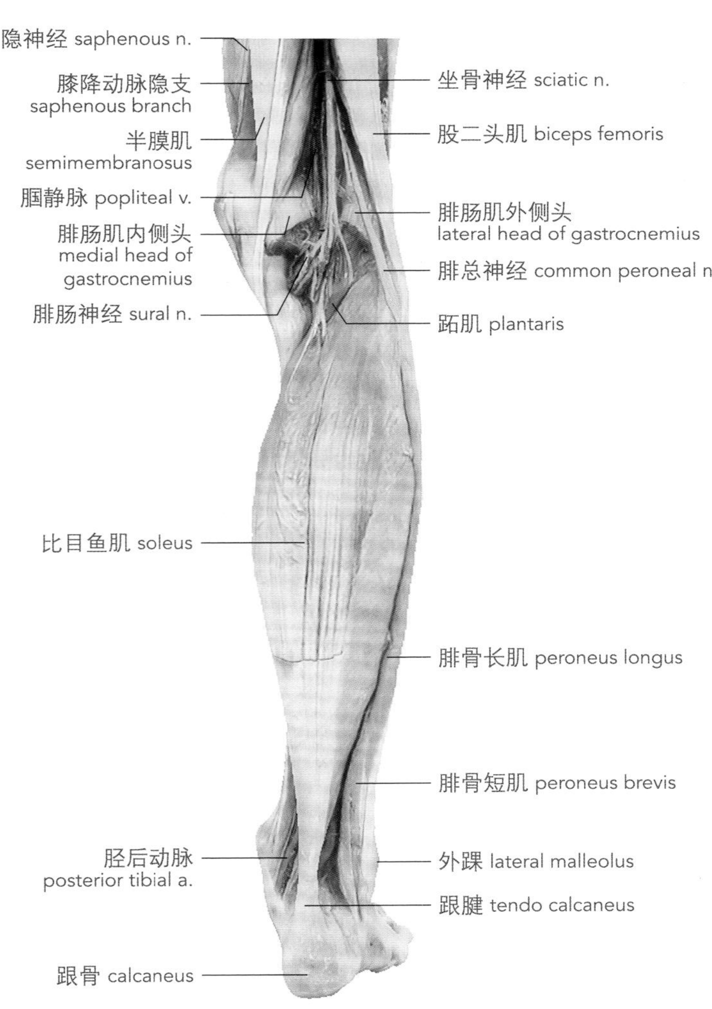
隐神经 saphenous n.
膝降动脉隐支 saphenous branch
坐骨神经 sciatic n.
半膜肌 semimembranosus
股二头肌 biceps femoris
腘静脉 popliteal v.
腓肠肌外侧头 lateral head of gastrocnemius
腓肠肌内侧头 medial head of gastrocnemius
腓总神经 common peroneal n.
腓肠神经 sural n.
跖肌 plantaris
比目鱼肌 soleus
腓骨长肌 peroneus longus
腓骨短肌 peroneus brevis
胫后动脉 posterior tibial a.
外踝 lateral malleolus
跟腱 tendo calcaneus
跟骨 calcaneus

图 8-173 小腿血管、神经(后面观 5)
The blood vessel and nerve of lower leg. Posterior aspect(5)

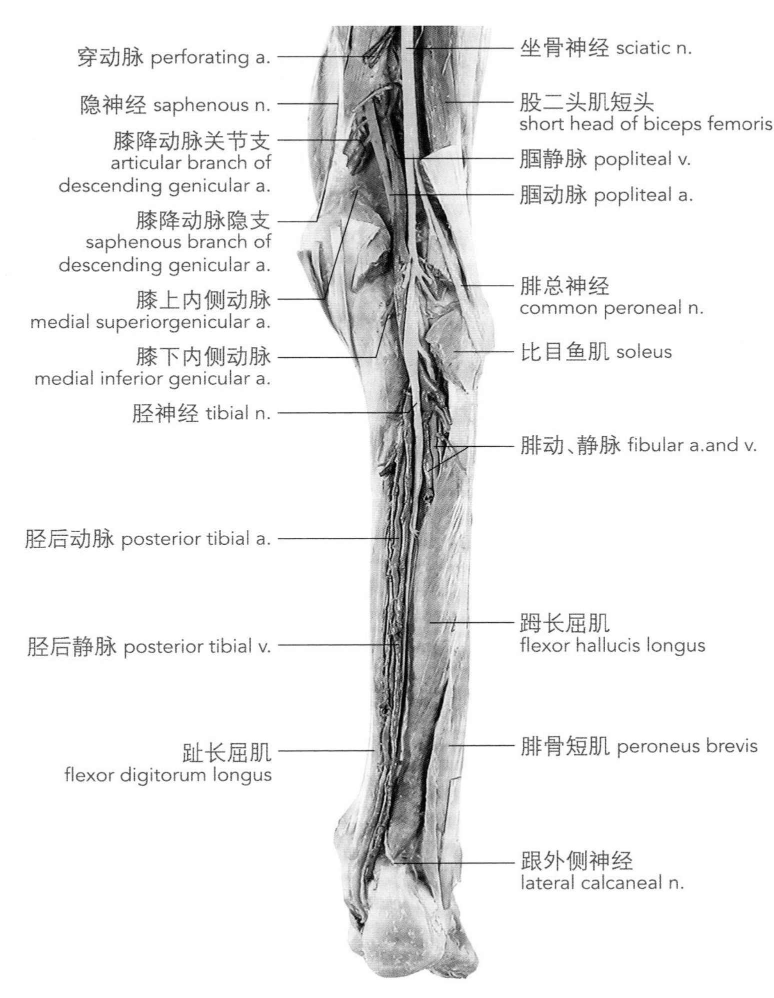
穿动脉 perforating a.
坐骨神经 sciatic n.
隐神经 saphenous n.
股二头肌短头 short head of biceps femoris
膝降动脉关节支 articular branch of descending genicular a.
腘静脉 popliteal v.
腘动脉 popliteal a.
膝降动脉隐支 saphenous branch of descending genicular a.
腓总神经 common peroneal n.
膝上内侧动脉 medial superiorgenicular a.
比目鱼肌 soleus
膝下内侧动脉 medial inferior genicular a.
胫神经 tibial n.
腓动、静脉 fibular a.and v.
胫后动脉 posterior tibial a.
踇长屈肌 flexor hallucis longus
胫后静脉 posterior tibial v.
趾长屈肌 flexor digitorum longus
腓骨短肌 peroneus brevis
跟外侧神经 lateral calcaneal n.

图 8-174 小腿血管、神经(后面观 6)
The blood vessel and nerve of lower leg. Posterior aspect(6)

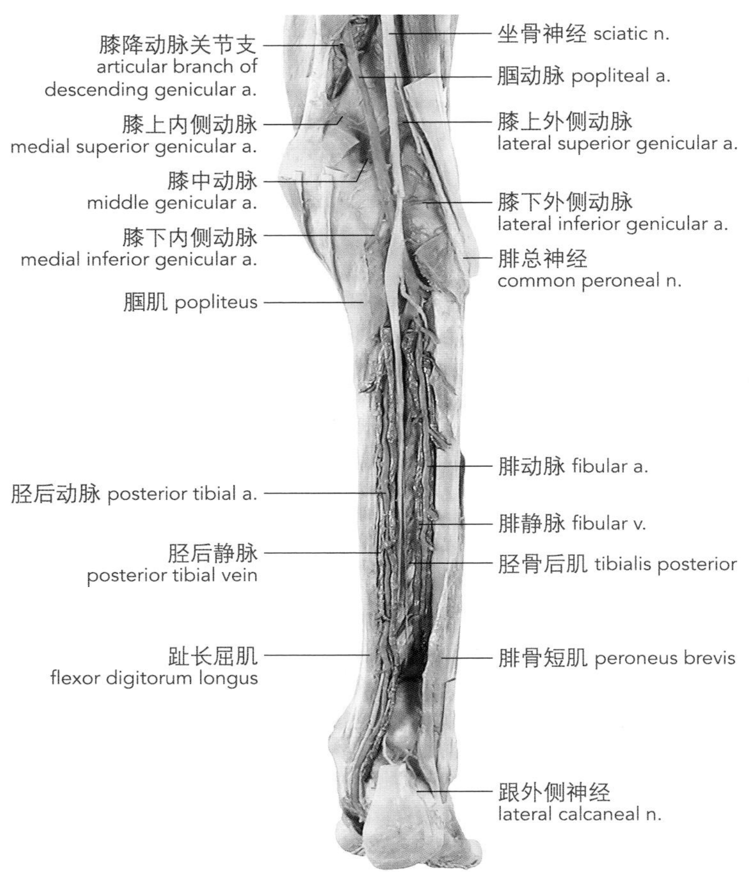
膝降动脉关节支
articular branch of descending genicular a.
膝上内侧动脉
medial superior genicular a.
膝中动脉
middle genicular a.
膝下内侧动脉
medial inferior genicular a.
腘肌 popliteus
胫后动脉 posterior tibial a.
胫后静脉
posterior tibial vein
趾长屈肌
flexor digitorum longus
坐骨神经 sciatic n.
腘动脉 popliteal a.
膝上外侧动脉
lateral superior genicular a.
膝下外侧动脉
lateral inferior genicular a.
腓总神经
common peroneal n.
腓动脉 fibular a.
腓静脉 fibular v.
胫骨后肌 tibialis posterior
腓骨短肌 peroneus brevis
跟外侧神经
lateral calcaneal n.

图 8-175 小腿血管、神经(后面观 7)
The blood vessel and nerve of lower leg. Posterior aspect(7)

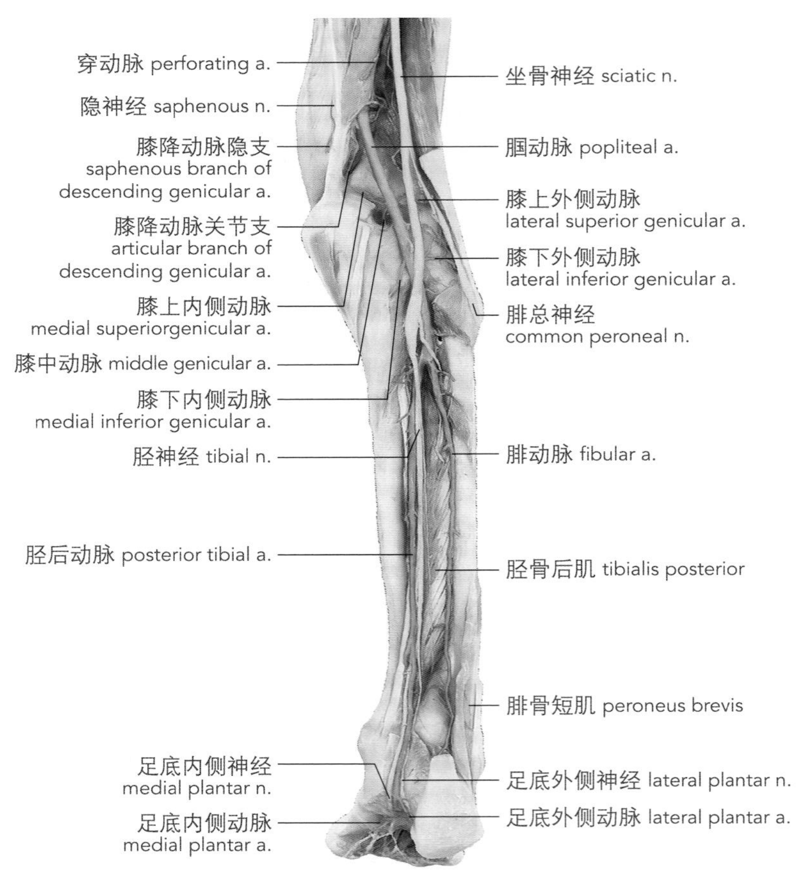
穿动脉 perforating a.
隐神经 saphenous n.
膝降动脉隐支
saphenous branch of descending genicular a.
膝降动脉关节支
articular branch of descending genicular a.
膝上内侧动脉
medial superiorgenicular a.
膝中动脉 middle genicular a.
膝下内侧动脉
medial inferior genicular a.
胫神经 tibial n.
胫后动脉 posterior tibial a.
足底内侧神经
medial plantar n.
足底内侧动脉
medial plantar a.
坐骨神经 sciatic n.
腘动脉 popliteal a.
膝上外侧动脉
lateral superior genicular a.
膝下外侧动脉
lateral inferior genicular a.
腓总神经
common peroneal n.
腓动脉 fibular a.
胫骨后肌 tibialis posterior
腓骨短肌 peroneus brevis
足底外侧神经 lateral plantar n.
足底外侧动脉 lateral plantar a.

图 8-176 小腿血管、神经(后面观 8)
The blood vessel and nerve of lower leg. Posterior aspect(8)

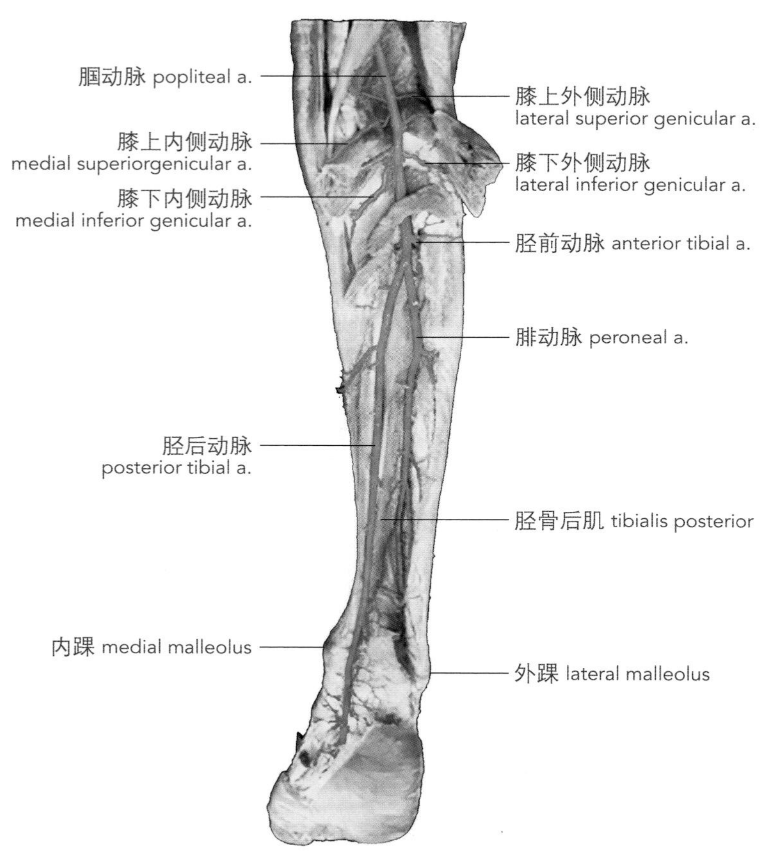
腘动脉 popliteal a.
膝上内侧动脉
medial superiorgenicular a.
膝下内侧动脉
medial inferior genicular a.
胫后动脉
posterior tibial a.
内踝 medial malleolus
膝上外侧动脉
lateral superior genicular a.
膝下外侧动脉
lateral inferior genicular a.
胫前动脉 anterior tibial a.
腓动脉 peroneal a.
胫骨后肌 tibialis posterior
外踝 lateral malleolus

图 8-177 小腿肌(前外侧面观)
Muscle of the lower leg. Anterolateral aspect

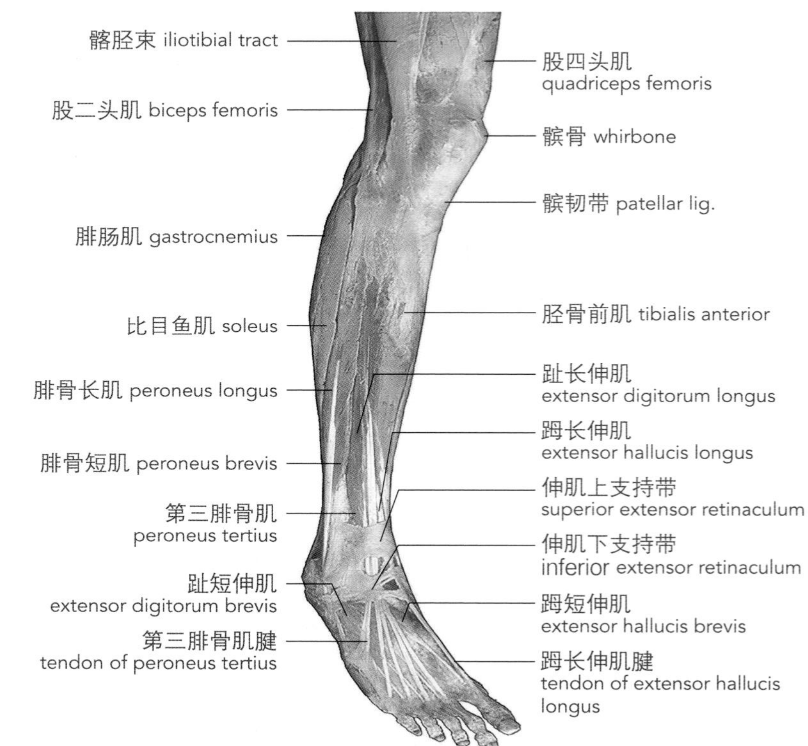
髂胫束 iliotibial tract
股二头肌 biceps femoris
腓肠肌 gastrocnemius
比目鱼肌 soleus
腓骨长肌 peroneus longus
腓骨短肌 peroneus brevis
第三腓骨肌
peroneus tertius
趾短伸肌
extensor digitorum brevis
第三腓骨肌腱
tendon of peroneus tertius
股四头肌
quadriceps femoris
髌骨 whirbone
髌韧带 patellar lig.
胫骨前肌 tibialis anterior
趾长伸肌
extensor digitorum longus
踇长伸肌
extensor hallucis longus
伸肌上支持带
superior extensor retinaculum
伸肌下支持带
inferior extensor retinaculum
踇短伸肌
extensor hallucis brevis
踇长伸肌腱
tendon of extensor hallucis longus

图 8-178 小腿肌(前面观 1)
Muscle of the lower leg. Anterior aspect(1)

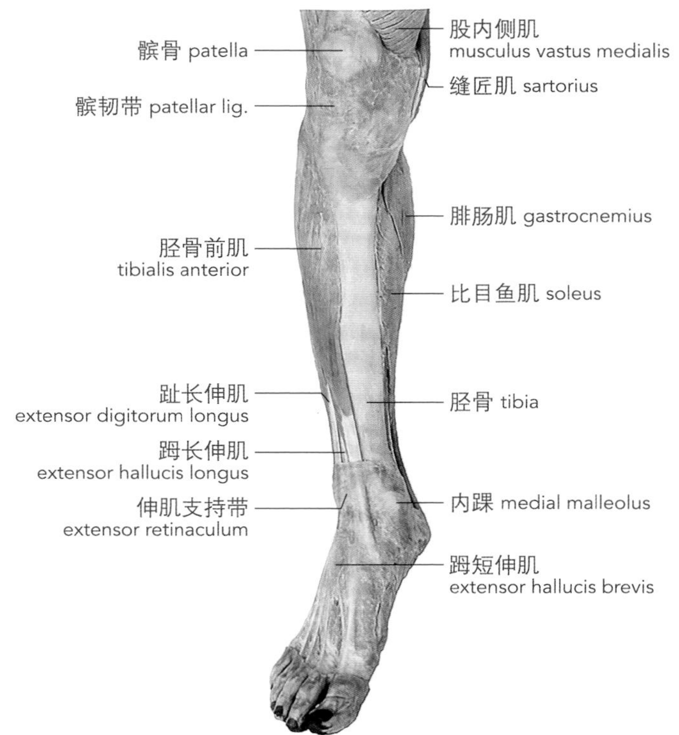
髌骨 patella
髌韧带 patellar lig.
股内侧肌
musculus vastus medialis
缝匠肌 sartorius
腓肠肌 gastrocnemius
胫骨前肌
tibialis anterior
比目鱼肌 soleus
趾长伸肌
extensor digitorum longus
胫骨 tibia
踇长伸肌
extensor hallucis longus
伸肌支持带
extensor retinaculum
内踝 medial malleolus
踇短伸肌
extensor hallucis brevis

图 8-179 小腿肌(前面观 2)
Muscle of the lower leg. Anterior aspect(2)

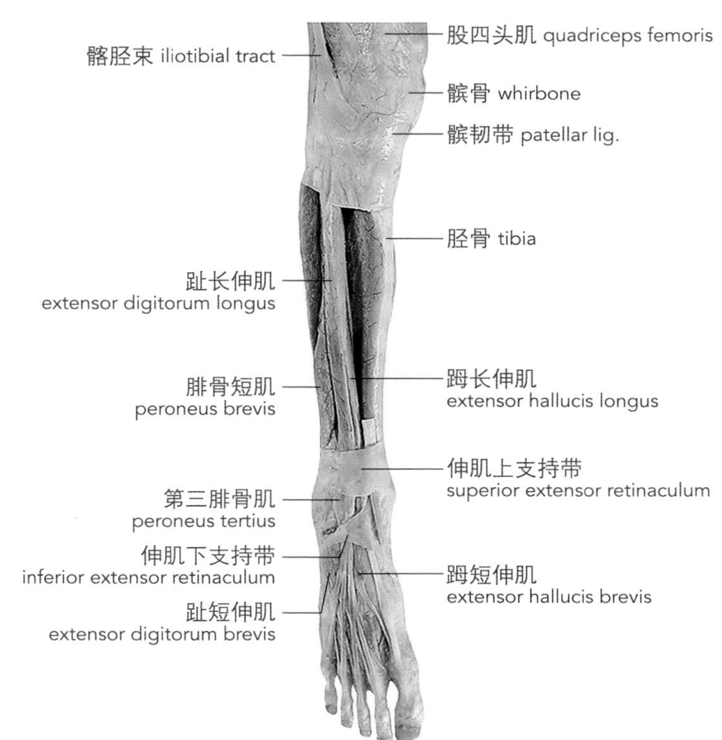
髂胫束 iliotibial tract
股四头肌 quadriceps femoris
髌骨 whirbone
髌韧带 patellar lig.
胫骨 tibia
趾长伸肌
extensor digitorum longus
腓骨短肌
peroneus brevis
踇长伸肌
extensor hallucis longus
伸肌上支持带
superior extensor retinaculum
第三腓骨肌
peroneus tertius
伸肌下支持带
inferior extensor retinaculum
踇短伸肌
extensor hallucis brevis
趾短伸肌
extensor digitorum brevis

【解剖学要点】

小腿前肌群有 3 块肌。胫骨前肌起于胫骨外侧面，向下止于内侧楔骨内面和第一跖骨底，可伸踝关节和使足内翻；趾长伸肌起于胫、腓骨和骨间膜，向下分为 4 条腱分别止于第 2~5 趾，可伸踝关节、伸趾；踇长伸肌起于腓骨内侧面和骨间膜，止于踇趾远节趾骨底，可伸踝关节，伸踇趾。外侧群有腓骨长肌和腓骨短肌，均起于腓骨外侧面，前者止于内侧楔骨和第一跖骨底；后者止于第五跖骨粗隆，二者可使足外翻和屈踝并节。

图 8-180 小腿肌(后面观 1)
Muscle of the lower leg. Posterior aspect(1)

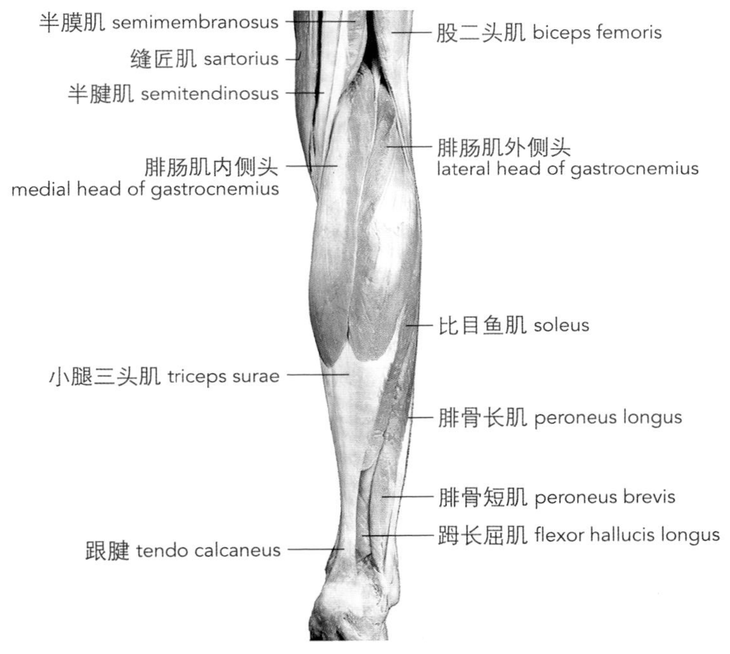
半膜肌 semimembranosus
缝匠肌 sartorius
半腱肌 semitendinosus
股二头肌 biceps femoris
腓肠肌内侧头
medial head of gastrocnemius
腓肠肌外侧头
lateral head of gastrocnemius
比目鱼肌 soleus
小腿三头肌 triceps surae
腓骨长肌 peroneus longus
腓骨短肌 peroneus brevis
踇长屈肌 flexor hallucis longus
跟腱 tendo calcaneus

图 8-181 小腿肌(后面观 2)
Muscle of the lower leg. Posterior aspect(2)

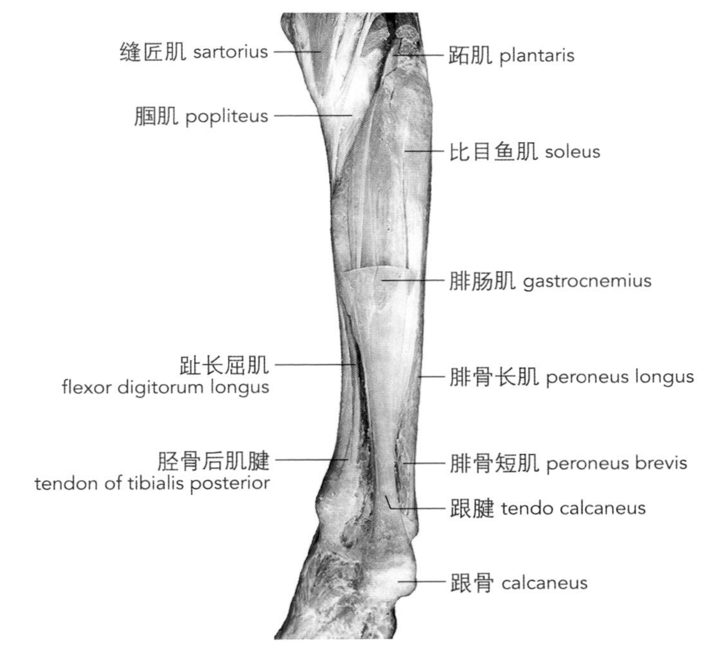
缝匠肌 sartorius
跖肌 plantaris
腘肌 popliteus
比目鱼肌 soleus
腓肠肌 gastrocnemius
趾长屈肌
flexor digitorum longus
腓骨长肌 peroneus longus
胫骨后肌腱
tendon of tibialis posterior
腓骨短肌 peroneus brevis
跟腱 tendo calcaneus
跟骨 calcaneus

【解剖学要点】

小腿后群肌浅层肌为腓肠肌。

腓肠肌内、外侧头分别起于股骨内、外侧髁，会合后在小腿中部移行为肌腱；比目鱼肌头起于腓骨和胫骨的比目鱼肌线，向下移行为肌腱，与腓肠肌腱会合形成跟腱，止于跟骨，可屈踝关节和屈膝关节。

趾长屈肌起于胫骨后面，下行至足底分为 4 条腱，止于第 2~5 趾，可屈踝关节和第 2~5 趾。踇长屈肌起于腓骨后面，止于踇趾远节趾骨，屈踝关节和踇趾。胫骨后肌起于胫、腓骨及骨间膜，止于足舟骨，可屈踝关节并使足内翻。

图 8-182 小腿肌(后面观 3)
Muscle of the lower leg. Posterior aspect(3)

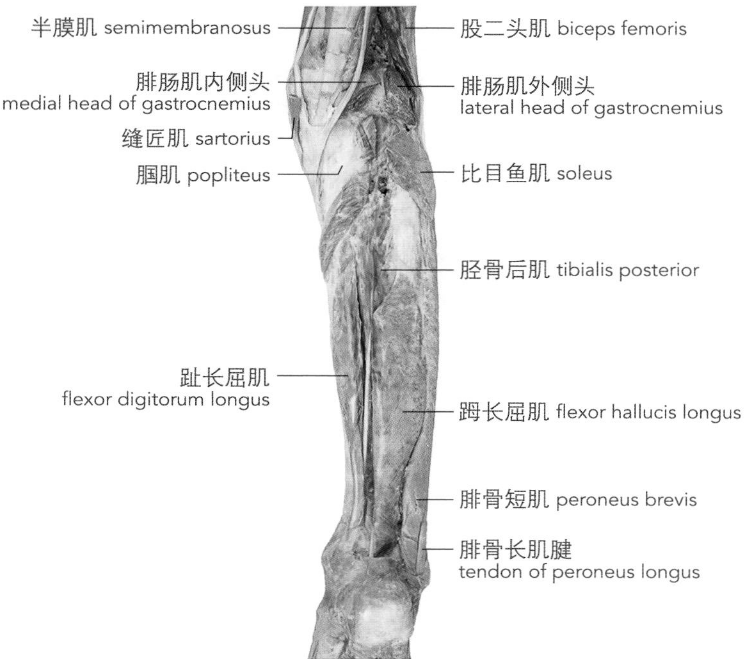
半膜肌 semimembranosus
股二头肌 biceps femoris
腓肠肌内侧头
medial head of gastrocnemius
腓肠肌外侧头
lateral head of gastrocnemius
缝匠肌 sartorius
腘肌 popliteus
比目鱼肌 soleus
胫骨后肌 tibialis posterior
趾长屈肌
flexor digitorum longus
踇长屈肌 flexor hallucis longus
腓骨短肌 peroneus brevis
腓骨长肌腱
tendon of peroneus longus

图 8-183 小腿骨间膜(前面观)
Crural interosseous membrane. Anterior aspect

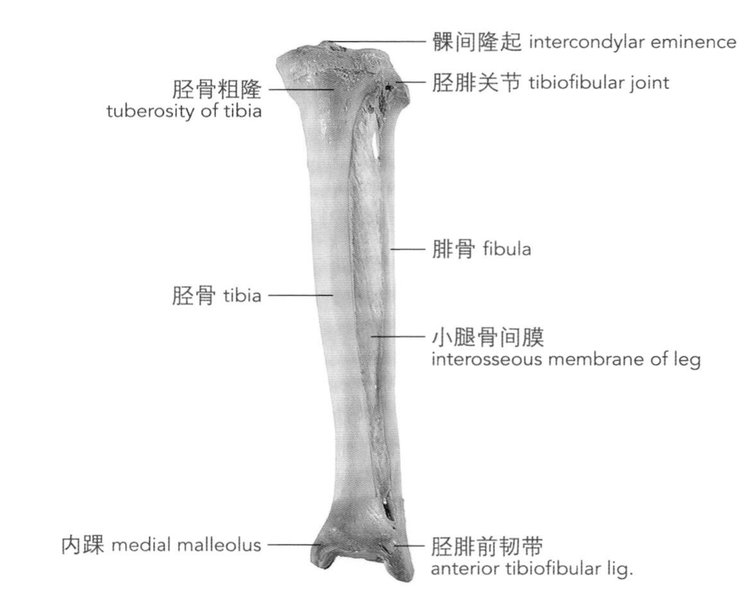
髁间隆起 intercondylar eminence
胫骨粗隆
tuberosity of tibia
胫腓关节 tibiofibular joint
腓骨 fibula
胫骨 tibia
小腿骨间膜
interosseous membrane of leg
内踝 medial malleolus
胫腓前韧带
anterior tibiofibular lig.

图 8-184 髌骨
The patella

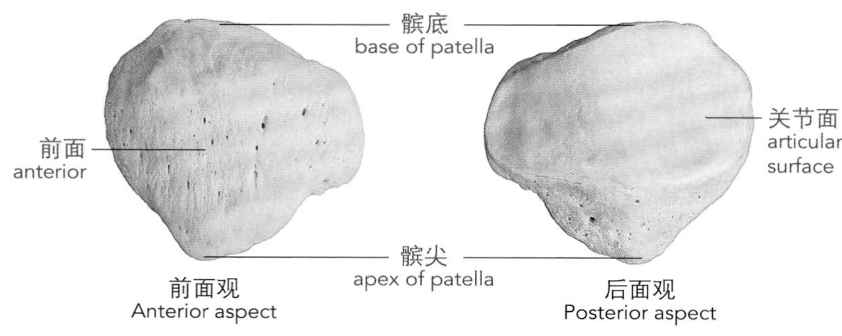
髌底
base of patella
前面
anterior
关节面
articular
surface
髌尖
apex of patella
前面观
Anterior aspect
后面观
Posterior aspect

图 8-185 胫骨(上面观)
The tibia. Superior aspect

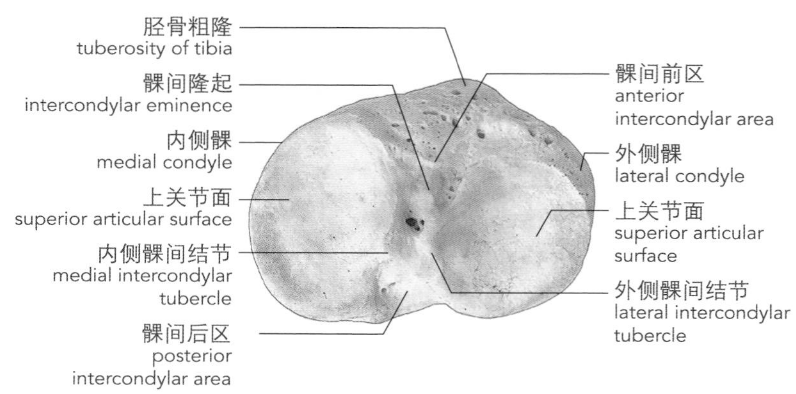
胫骨粗隆
tuberosity of tibia
髁间隆起
intercondylar eminence
内侧髁
medial condyle
上关节面
superior articular surface
内侧髁间结节
medial intercondylar
tubercle
髁间后区
posterior
intercondylar area
髁间前区
anterior
intercondylar area
外侧髁
lateral condyle
上关节面
superior articular
surface
外侧髁间结节
lateral intercondylar
tubercle

图 8-186 胫骨(前面观)
The tibia. Anterior aspect

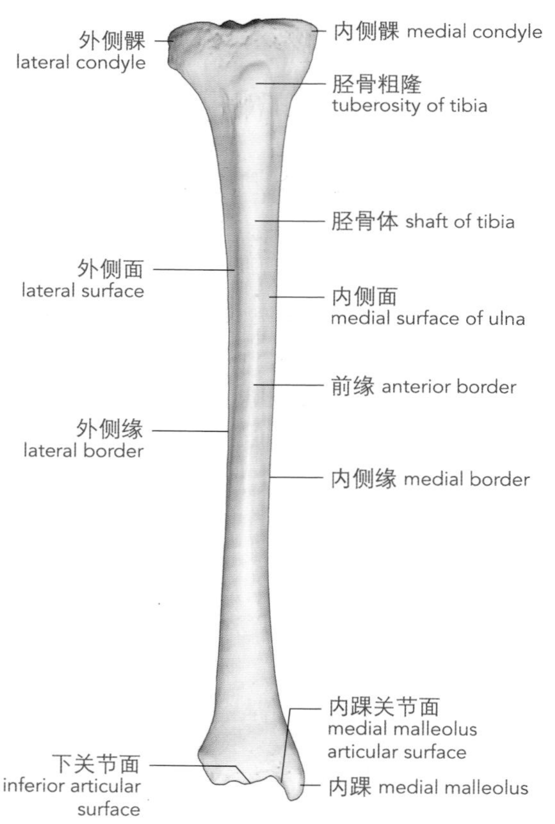
外侧髁
lateral condyle
内侧髁 medial condyle
胫骨粗隆
tuberosity of tibia
胫骨体 shaft of tibia
外侧面
lateral surface
内侧面
medial surface of ulna
前缘 anterior border
外侧缘
lateral border
内侧缘 medial border
内踝关节面
medial malleolus
articular surface
下关节面
inferior articular
surface
内踝 medial malleolus

图 8-187 胫骨肌肉起止点(前面观)
The muscle enthesis of tibia. Anterior aspect

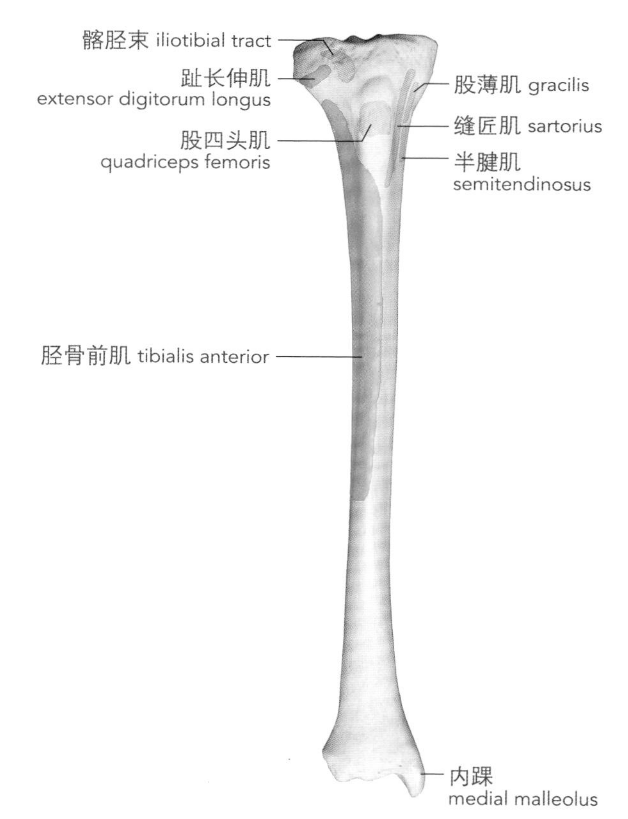
髂胫束 iliotibial tract
趾长伸肌
extensor digitorum longus
股四头肌
quadriceps femoris
股薄肌 gracilis
缝匠肌 sartorius
半腱肌
semitendinosus
胫骨前肌 tibialis anterior
内踝
medial malleolus

【解剖学要点】

胫骨上端向两侧突出，形成内侧髁和外侧髁，两髁上面有关节面，两关节面之间有髁间隆起。上端前面的隆起称胫骨粗隆。体呈三棱柱形。下端向内下伸出内踝，下端下面和内踝外面有关节面。

图 8-188 胫骨(后面观)
The tibia. Posterior aspect

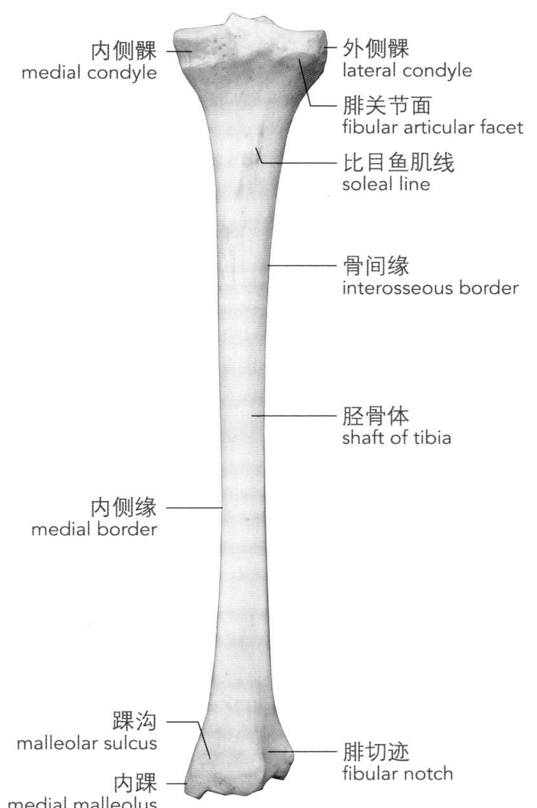
内侧髁
medial condyle
外侧髁
lateral condyle
腓关节面
fibular articular facet
比目鱼肌线
soleal line
骨间缘
interosseous border
胫骨体
shaft of tibia
内侧缘
medial border
踝沟
malleolar sulcus
腓切迹
fibular notch
内踝
medial malleolus

图 8-189 胫骨肌肉起止点(后面观)
The muscle enthesis of tibia. Posterior aspect

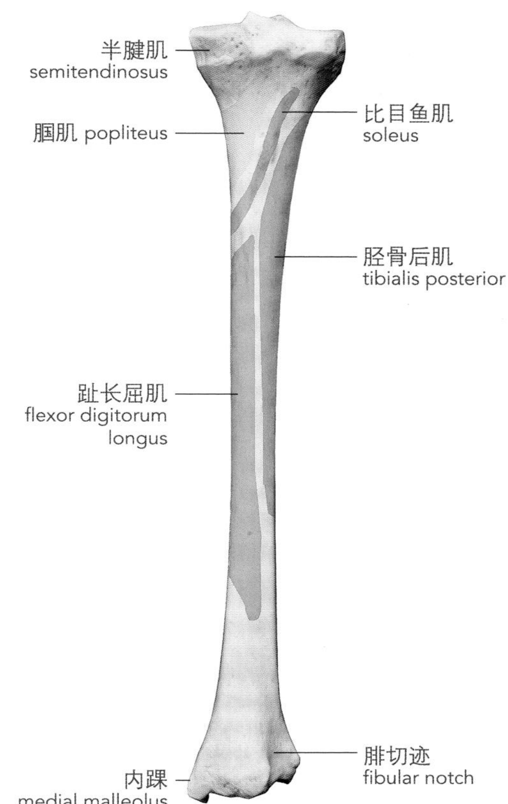
半腱肌
semitendinosus
腘肌 popliteus
比目鱼肌
soleus
胫骨后肌
tibialis posterior
趾长屈肌
flexor digitorum longus
腓切迹
fibular notch
内踝
medial malleolus

图 8-190 腓骨(前面观)
The fibula. Anterior aspect

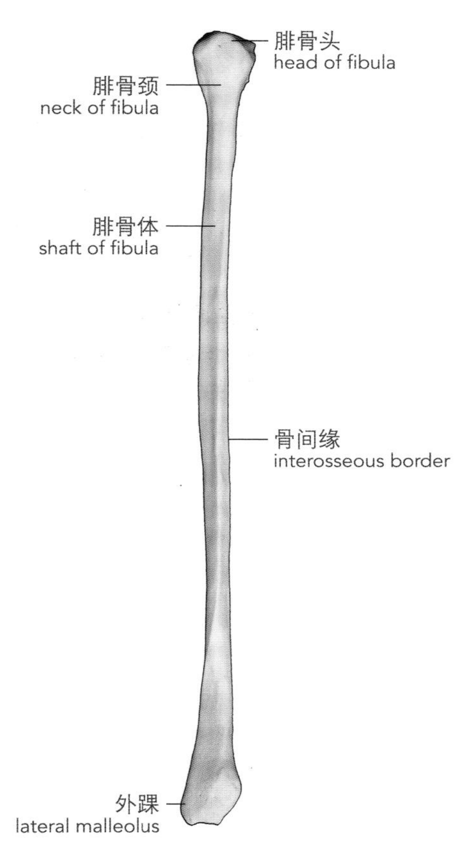
腓骨头
head of fibula
腓骨颈
neck of fibula
腓骨体
shaft of fibula
骨间缘
interosseous border
外踝
lateral malleolus

图 8-191 腓骨肌肉起止点(前面观)
The muscle enthesis of fibula. Anterior aspect

图 8-192 腓骨(后面观)
The fibula. Posterior aspect

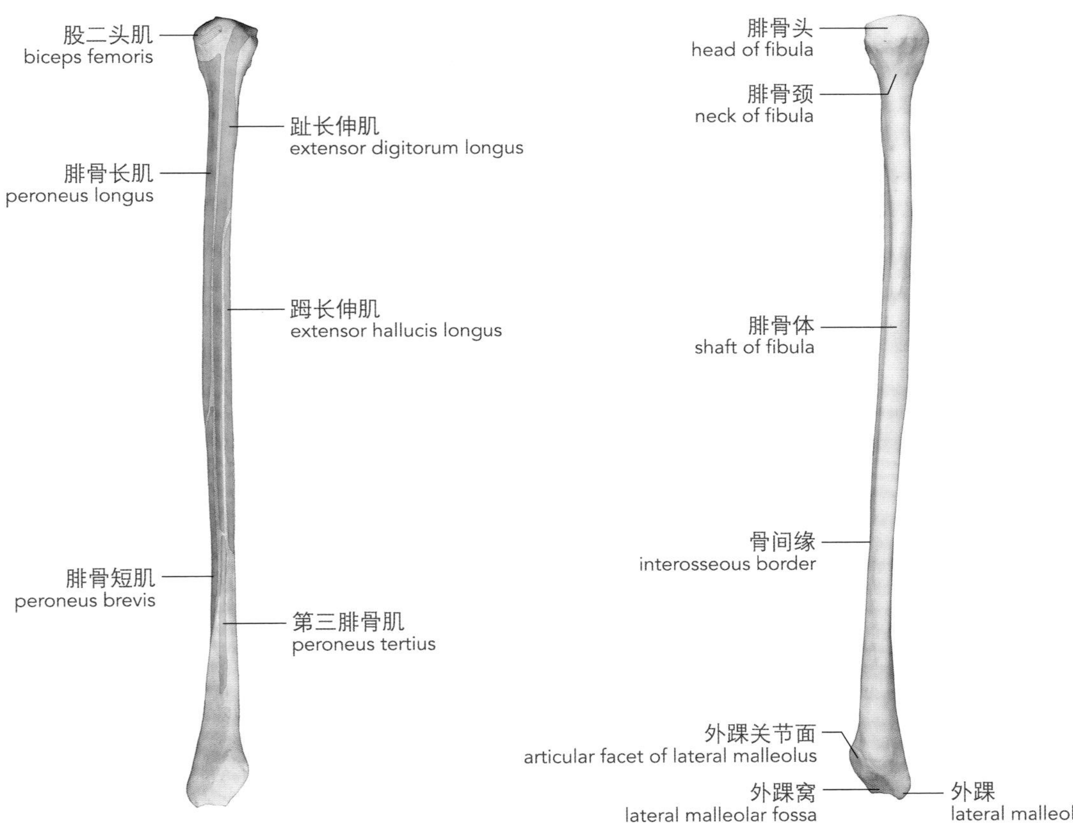
股二头肌
biceps femoris
趾长伸肌
extensor digitorum longus
腓骨长肌
peroneus longus
踇长伸肌
extensor hallucis longus
腓骨短肌
peroneus brevis
第三腓骨肌
peroneus tertius
腓骨头
head of fibula
腓骨颈
neck of fibula
腓骨体
shaft of fibula
骨间缘
interosseous border
外踝关节面
articular facet of lateral malleolus
外踝窝
lateral malleolar fossa
外踝
lateral malleolus

图 8-193 腓骨肌肉起止点(后面观)
The muscle enthesis of fibula. Posterior aspect

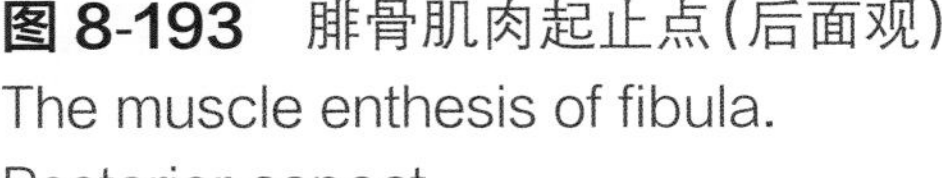

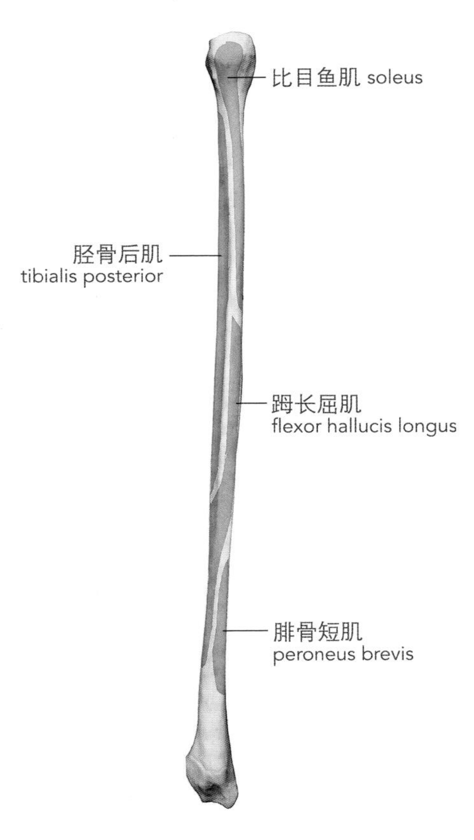
比目鱼肌 soleus
胫骨后肌
tibialis posterior
踇长屈肌
flexor hallucis longus
腓骨短肌
peroneus brevis

【解剖学要点】

腓骨外侧面有腓切迹。腓骨上端膨大称腓骨头,头下稍细称腓骨颈。下端膨大称外踝。

图 8-194 足背血管、神经(表面观)
The dorsal blood vessel and nerve of foot. Surface aspect

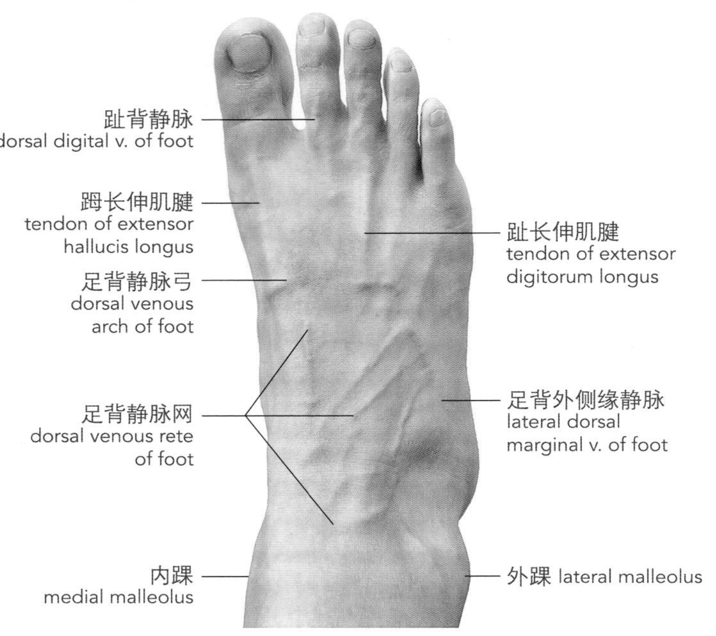
趾背静脉
dorsal digital v. of foot
踇长伸肌腱
tendon of extensor hallucis longus
足背静脉弓
dorsal venous arch of foot
足背静脉网
dorsal venous rete of foot
内踝
medial malleolus
趾长伸肌腱
tendon of extensor digitorum longus
足背外侧缘静脉
lateral dorsal marginal v. of foot
外踝 lateral malleolus

图 8-195 足背血管、神经(1)
The dorsal blood vessel and nerve of foot(1)

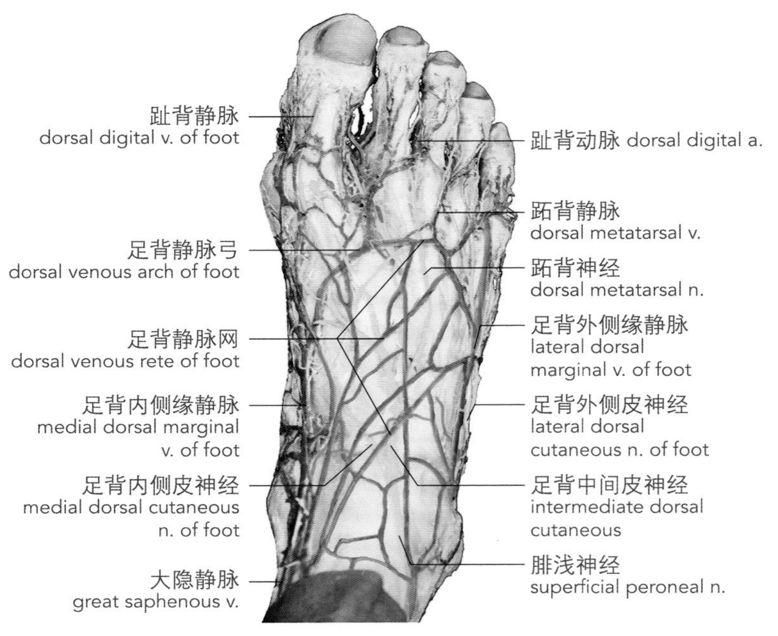
趾背静脉
dorsal digital v. of foot
足背静脉弓
dorsal venous arch of foot
足背静脉网
dorsal venous rete of foot
足背内侧缘静脉
medial dorsal marginal v. of foot
足背内侧皮神经
medial dorsal cutaneous n. of foot
大隐静脉
great saphenous v.
趾背动脉 dorsal digital a.
跖背静脉
dorsal metatarsal v.
跖背神经
dorsal metatarsal n.
足背外侧缘静脉
lateral dorsal marginal v. of foot
足背外侧皮神经
lateral dorsal cutaneous n. of foot
足背中间皮神经
intermediate dorsal cutaneous
腓浅神经
superficial peroneal n.

图 8-196 足背血管、神经(2)
The dorsal blood vessel and nerve of foot(2)

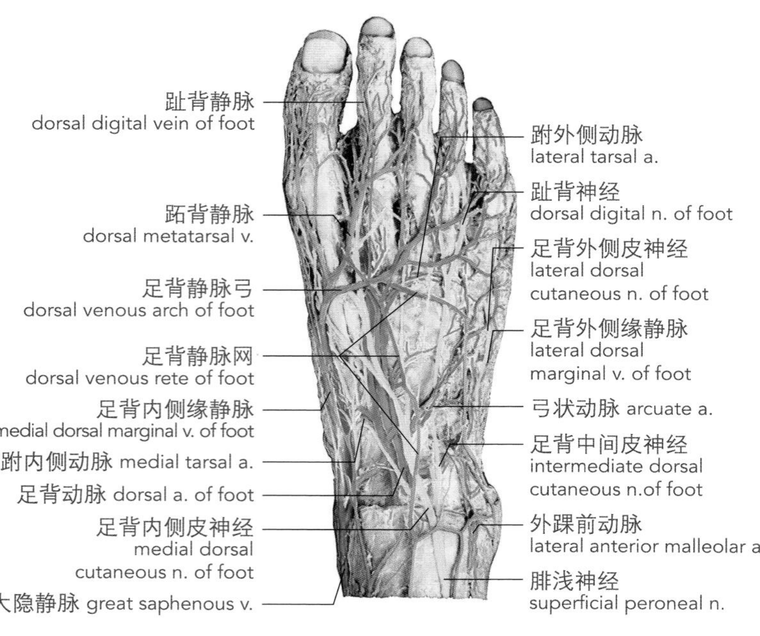
趾背静脉
dorsal digital vein of foot
跖背静脉
dorsal metatarsal v.
足背静脉弓
dorsal venous arch of foot
足背静脉网
dorsal venous rete of foot
足背内侧缘静脉
medial dorsal marginal v. of foot
跗内侧动脉 medial tarsal a.
足背动脉 dorsal a. of foot
足背内侧皮神经
medial dorsal cutaneous n. of foot
大隐静脉 great saphenous v.
跗外侧动脉
lateral tarsal a.
趾背神经
dorsal digital n. of foot
足背外侧皮神经
lateral dorsal cutaneous n. of foot
足背外侧缘静脉
lateral dorsal marginal v. of foot
弓状动脉 arcuate a.
足背中间皮神经
intermediate dorsal cutaneous n.of foot
外踝前动脉
lateral anterior malleolar a.
腓浅神经
superficial peroneal n.

图 8-197 足背血管、神经(3)
The dorsal blood vessel and nerve of foot(3)

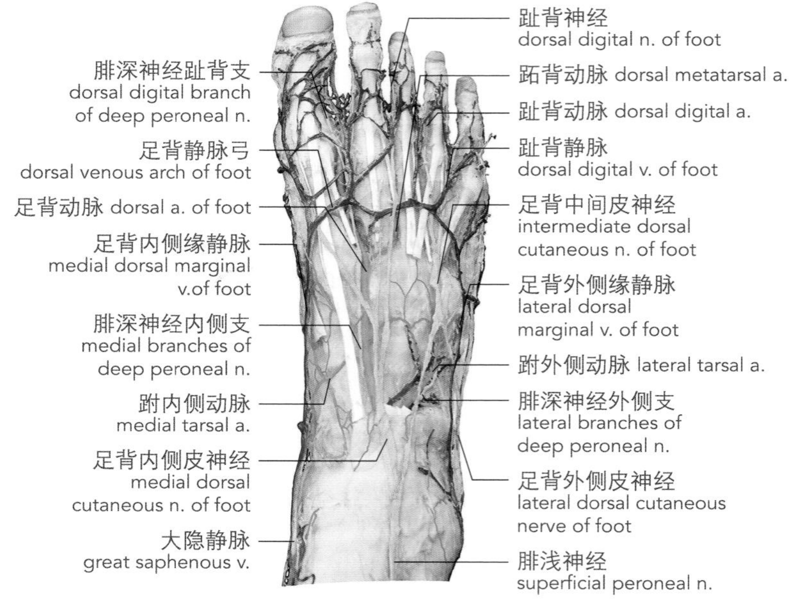
腓深神经趾背支
dorsal digital branch of deep peroneal n.
足背静脉弓
dorsal venous arch of foot
足背动脉 dorsal a. of foot
足背内侧缘静脉
medial dorsal marginal v.of foot
腓深神经内侧支
medial branches of deep peroneal n.
跗内侧动脉
medial tarsal a.
足背内侧皮神经
medial dorsal cutaneous n. of foot
大隐静脉
great saphenous v.
趾背神经
dorsal digital n. of foot
跖背动脉 dorsal metatarsal a.
趾背动脉 dorsal digital a.
趾背静脉
dorsal digital v. of foot
足背中间皮神经
intermediate dorsal cutaneous n. of foot
足背外侧缘静脉
lateral dorsal marginal v. of foot
跗外侧动脉 lateral tarsal a.
腓深神经外侧支
lateral branches of deep peroneal n.
足背外侧皮神经
lateral dorsal cutaneous nerve of foot
腓浅神经
superficial peroneal n.

图 8-198 足背血管、神经(4)
The dorsal blood vessel and nerve of foot(4)

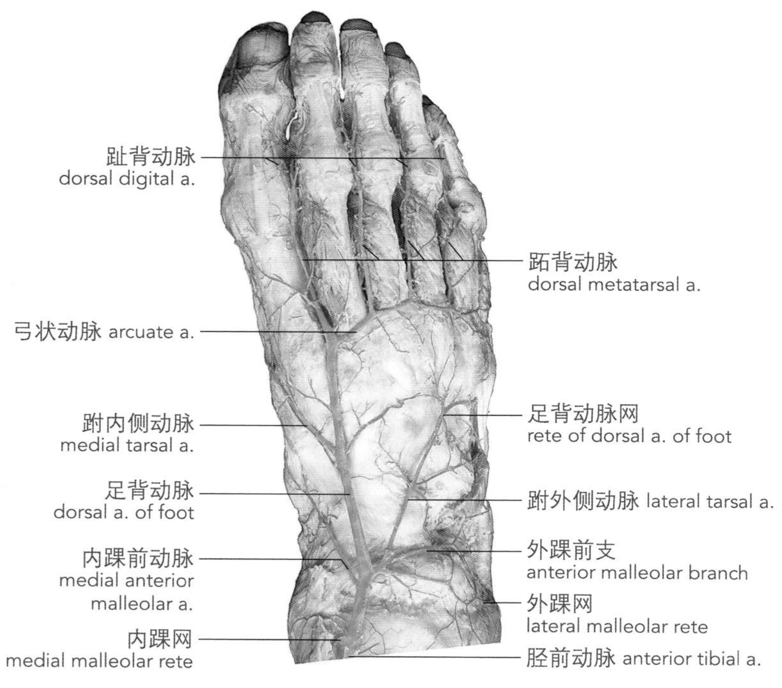
趾背动脉
dorsal digital a.
弓状动脉 arcuate a.
跗内侧动脉
medial tarsal a.
足背动脉
dorsal a. of foot
内踝前动脉
medial anterior malleolar a.
内踝网
medial malleolar rete
跖背动脉
dorsal metatarsal a.
足背动脉网
rete of dorsal a. of foot
跗外侧动脉 lateral tarsal a.
外踝前支
anterior malleolar branch
外踝网
lateral malleolar rete
胫前动脉 anterior tibial a.

图 8-199 足背血管铸型
The dorsal blood vessel cast of foot

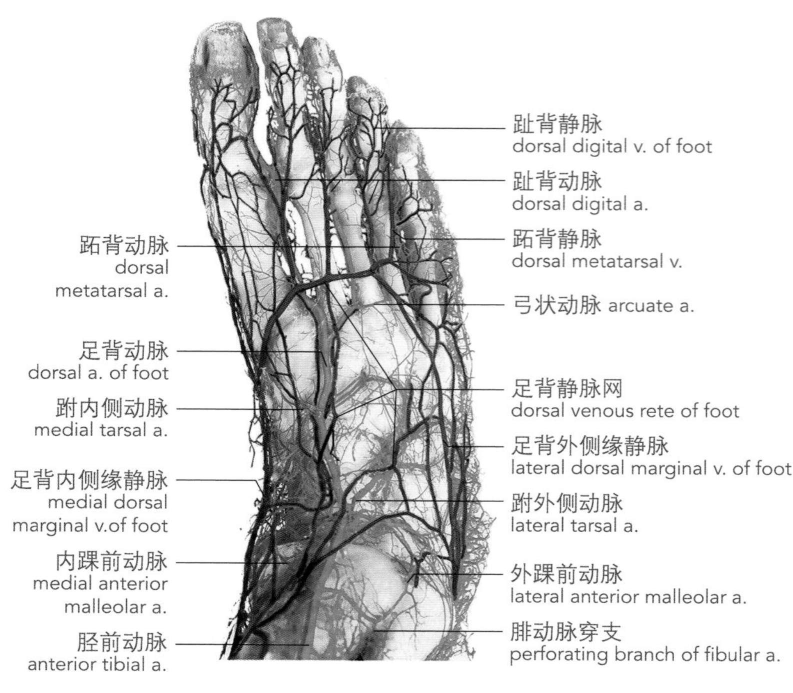
跖背动脉
dorsal metatarsal a.
足背动脉
dorsal a. of foot
跗内侧动脉
medial tarsal a.
足背内侧缘静脉
medial dorsal marginal v.of foot
内踝前动脉
medial anterior malleolar a.
胫前动脉
anterior tibial a.
趾背静脉
dorsal digital v. of foot
趾背动脉
dorsal digital a.
跖背静脉
dorsal metatarsal v.
弓状动脉 arcuate a.
足背静脉网
dorsal venous rete of foot
足背外侧缘静脉
lateral dorsal marginal v. of foot
跗外侧动脉
lateral tarsal a.
外踝前动脉
lateral anterior malleolar a.
腓动脉穿支
perforating branch of fibular a.

【解剖学要点】

足背动脉于踝关节前方，伸肌上支持带下缘续于胫前动脉，经跗长伸肌腱和趾长伸肌腱之间，越过距骨、舟骨和第二楔骨背面前行，至第一跖骨间隙近侧部，分为第一趾背动脉和足底深支二终支。

足背动脉位置表浅，在足背可摸到其搏动。足背出血时，可于内、外踝连线的中点处，将足背动脉压向踝关节，进行压迫止血。

足背动脉沿途发出跗外侧动脉，行向足背外侧；跗内侧动脉 1~3 支，行于足背内侧及足底；弓状动脉，向足背外侧弓形弯曲，与跗外侧动脉吻合，并发 3 支跖背动脉；足底深支，穿第一跖骨间隙至足底与足底动脉吻合；第一跖背动脉，为足背动脉主干的终支，分布于跗趾和第 2 趾背面内侧。

图 8-200 足部血管、神经（内侧面观 1）
The blood vessel and nerve of foot region. Medial aspect (1)

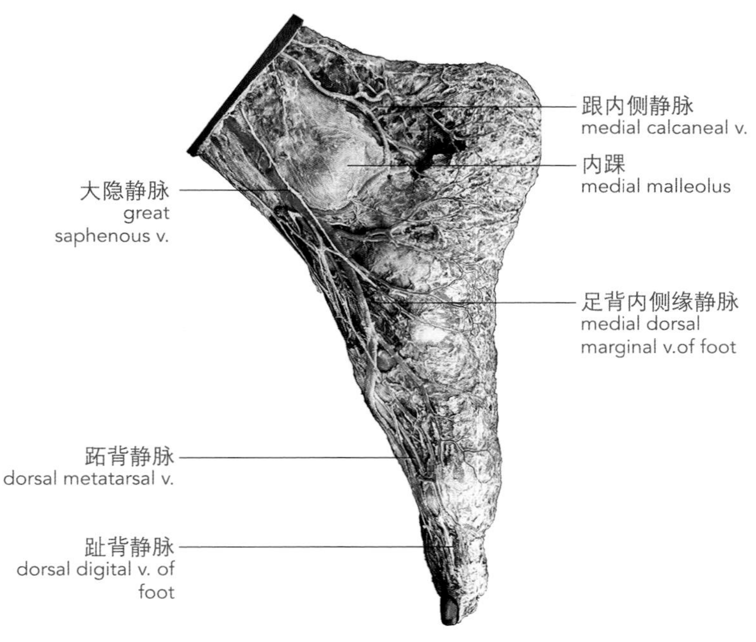
跟内侧静脉
medial calcaneal v.
内踝
medial malleolus
大隐静脉
great saphenous v.
足背内侧缘静脉
medial dorsal marginal v.of foot
跖背静脉
dorsal metatarsal v.
趾背静脉
dorsal digital v. of foot

图 8-201 足部血管神经（内侧面观 2）
The blood vessel and nerve of foot region. Medial aspect (2)

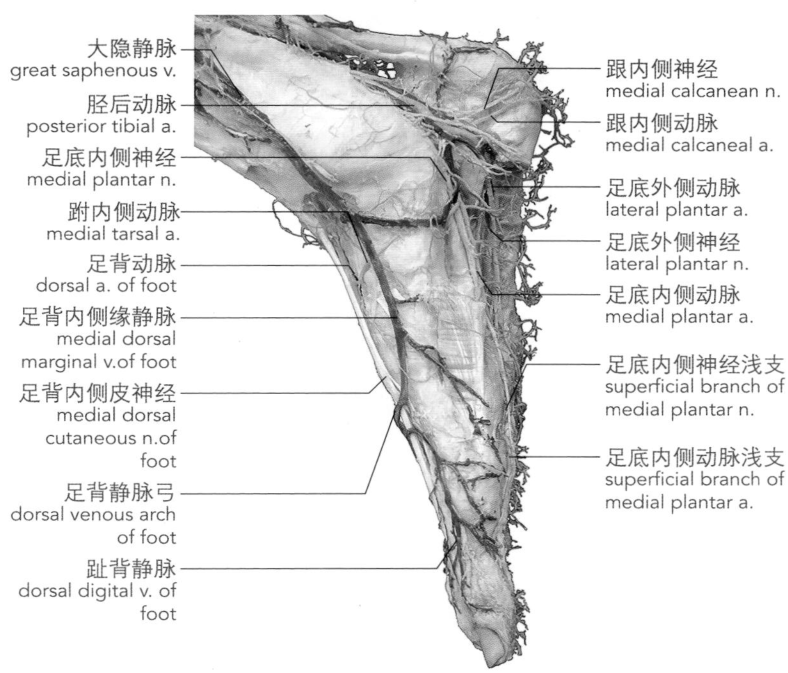
大隐静脉
great saphenous v.
胫后动脉
posterior tibial a.
足底内侧神经
medial plantar n.
跗内侧动脉
medial tarsal a.
足背动脉
dorsal a. of foot
足背内侧缘静脉
medial dorsal marginal v.of foot
足背内侧皮神经
medial dorsal cutaneous n.of foot
足背静脉弓
dorsal venous arch of foot
趾背静脉
dorsal digital v. of foot
跟内侧神经
medial calcanean n.
跟内侧动脉
medial calcaneal a.
足底外侧动脉
lateral plantar a.
足底外侧神经
lateral plantar n.
足底内侧动脉
medial plantar a.
足底内侧神经浅支
superficial branch of medial plantar n.
足底内侧动脉浅支
superficial branch of medial plantar a.

图 8-202 足部血管铸型（内侧面观）
The blood vessel cast of foot region. Medial aspect

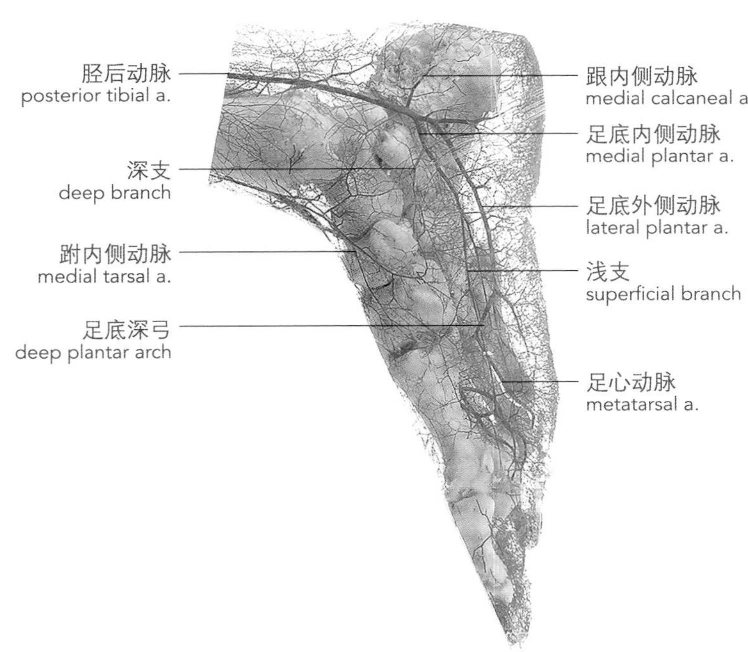
胫后动脉
posterior tibial a.
深支
deep branch
跗内侧动脉
medial tarsal a.
足底深弓
deep plantar arch
跟内侧动脉
medial calcaneal a.
足底内侧动脉
medial plantar a.
足底外侧动脉
lateral plantar a.
浅支
superficial branch
足心动脉
metatarsal a.

【解剖学要点】

在屈肌支持带的深面，胫后动脉分为足底内侧动脉和足底外侧动脉二终支。足底内侧动脉是两终支中较细小的一支，在足底与同名静脉伴行，行于跗展肌与趾短屈肌之间，至跗趾的内侧缘，沿途分支供养足底内侧的肌肉、关节与皮肤。足底外侧动脉较粗，与同名静脉伴行。

在趾短屈肌与足底方肌之间斜向前外方，至第五趾骨底处分出一小支到小趾外侧，主干转向内侧，经跗收肌与骨间肌之间，至第一趾骨间隙处，与足背动脉的足底深支吻合构成足底弓。

由足底弓向前方发出 4 支趾足底动脉，行于跖骨间隙，至跖趾关节附近，每支再分为两支趾足底固有动脉，分布于各趾的相对缘。

图 8-203 足部血管、神经(外侧面观 1)
The blood vessel and nerve of foot region. Lateral aspect(1)

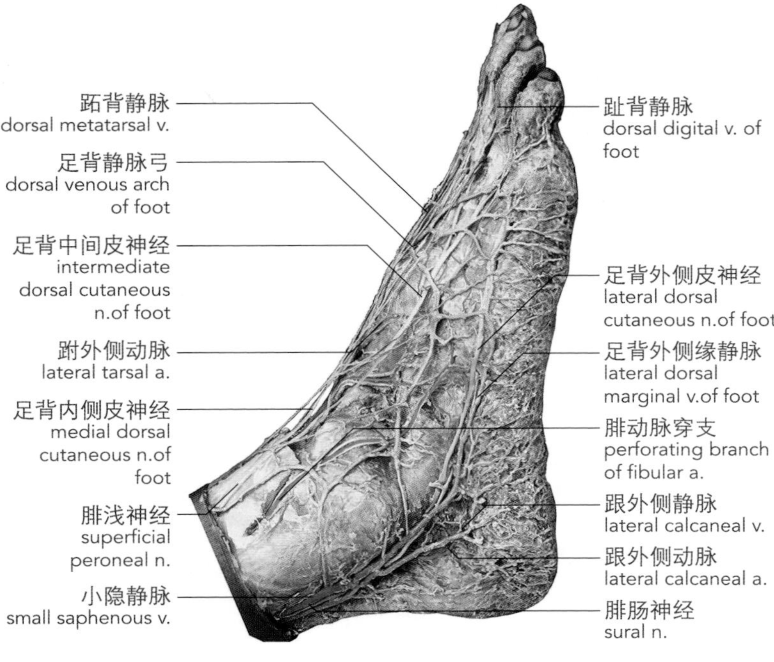
跖背静脉
dorsal metatarsal v.
足背静脉弓
dorsal venous arch of foot
足背中间皮神经
intermediate dorsal cutaneous n.of foot
跗外侧动脉
lateral tarsal a.
足背内侧皮神经
medial dorsal cutaneous n.of foot
腓浅神经
superficial peroneal n.
小隐静脉
small saphenous v.
趾背静脉
dorsal digital v. of foot
足背外侧皮神经
lateral dorsal cutaneous n.of foot
足背外侧缘静脉
lateral dorsal marginal v.of foot
腓动脉穿支
perforating branch of fibular a.
跟外侧静脉
lateral calcaneal v.
跟外侧动脉
lateral calcaneal a.
腓肠神经
sural n.

图 8-204 足部血管、神经(外侧面观 2)
The blood vessel and nerve of foot region. Lateral aspect(2)

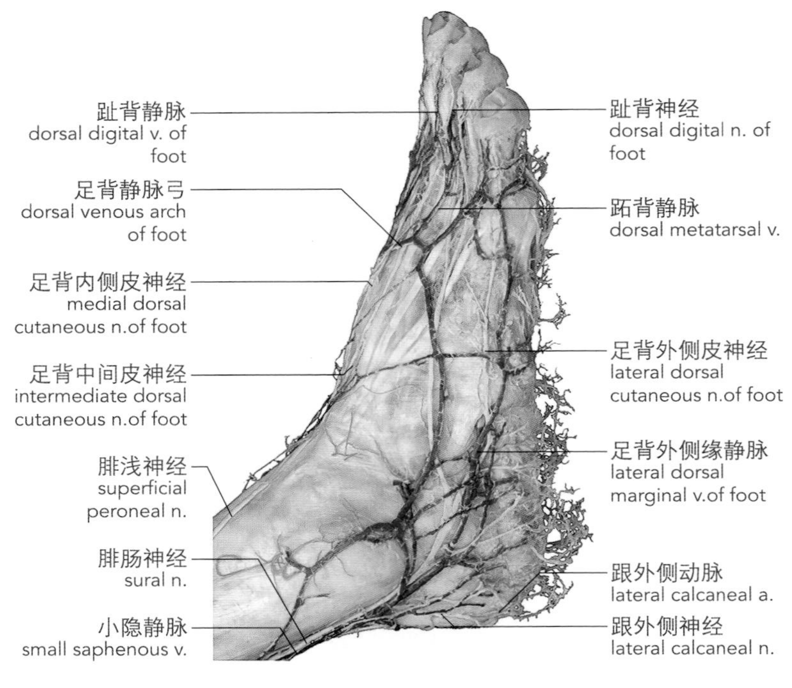
趾背静脉
dorsal digital v. of foot
足背静脉弓
dorsal venous arch of foot
足背内侧皮神经
medial dorsal cutaneous n.of foot
足背中间皮神经
intermediate dorsal cutaneous n.of foot
腓浅神经
superficial peroneal n.
腓肠神经
sural n.
小隐静脉
small saphenous v.
趾背神经
dorsal digital n. of foot
跖背静脉
dorsal metatarsal v.
足背外侧皮神经
lateral dorsal cutaneous n.of foot
足背外侧缘静脉
lateral dorsal marginal v.of foot
跟外侧动脉
lateral calcaneal a.
跟外侧神经
lateral calcaneal n.

图 8-205 足底静脉
The plantar vein

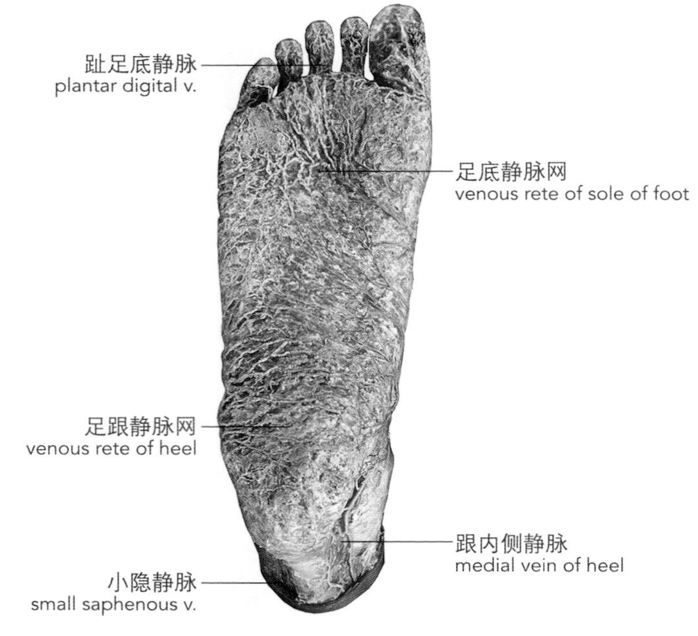
趾足底静脉
plantar digital v.
足底静脉网
venous rete of sole of foot
足跟静脉网
venous rete of heel
跟内侧静脉
medial vein of heel
小隐静脉
small saphenous v.

图 8-206 足底血管、神经(1)
The plantar blood vessel and nerve(1)

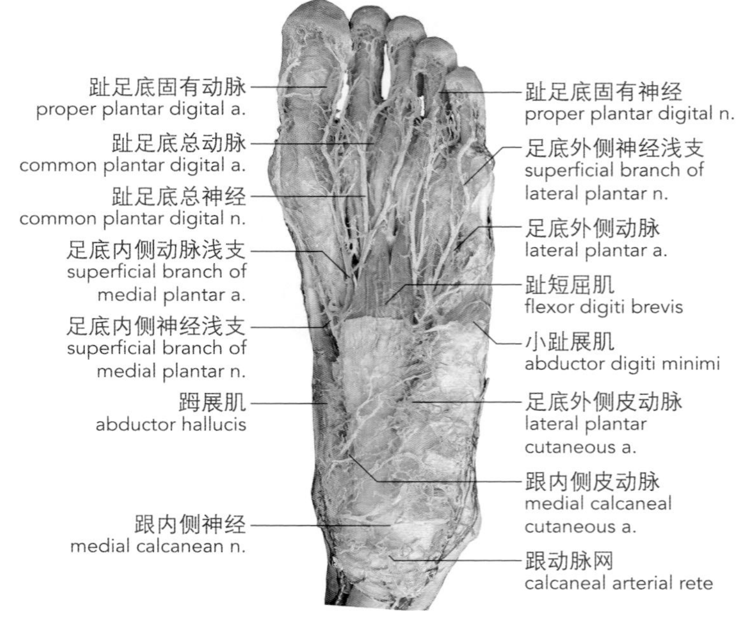
趾足底固有动脉
proper plantar digital a.
趾足底总动脉
common plantar digital a.
趾足底总神经
common plantar digital n.
足底内侧动脉浅支
superficial branch of medial plantar a.
足底内侧神经浅支
superficial branch of medial plantar n.
踇展肌
abductor hallucis
跟内侧神经
medial calcanean n.
趾足底固有神经
proper plantar digital n.
足底外侧神经浅支
superficial branch of lateral plantar n.
足底外侧动脉
lateral plantar a.
趾短屈肌
flexor digiti brevis
小趾展肌
abductor digiti minimi
足底外侧皮动脉
lateral plantar cutaneous a.
跟内侧皮动脉
medial calcaneal cutaneous a.
跟动脉网
calcaneal arterial rete

图 8-207 足底血管、神经(2)
The plantar blood vessel and nerve(2)

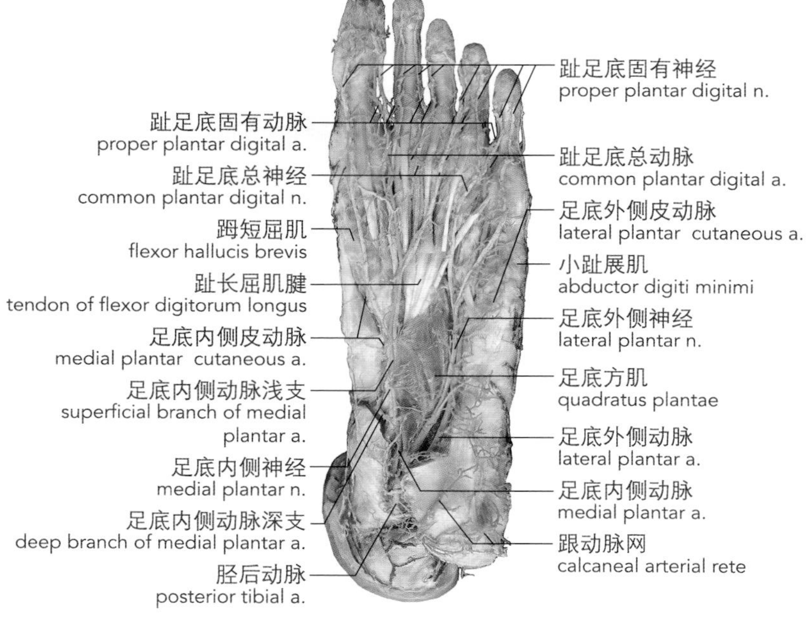
趾足底固有动脉
proper plantar digital a.
趾足底总神经
common plantar digital n.
踇短屈肌
flexor hallucis brevis
趾长屈肌腱
tendon of flexor digitorum longus
足底内侧皮动脉
medial plantar cutaneous a.
足底内侧动脉浅支
superficial branch of medial plantar a.
足底内侧神经
medial plantar n.
足底内侧动脉深支
deep branch of medial plantar a.
胫后动脉
posterior tibial a.
趾足底固有神经
proper plantar digital n.
趾足底总动脉
common plantar digital a.
足底外侧皮动脉
lateral plantar cutaneous a.
小趾展肌
abductor digiti minimi
足底外侧神经
lateral plantar n.
足底方肌
quadratus plantae
足底外侧动脉
lateral plantar a.
足底内侧动脉
medial plantar a.
跟动脉网
calcaneal arterial rete

图 8-208 足底血管、神经(3)
The plantar blood vessel and nerve(3)

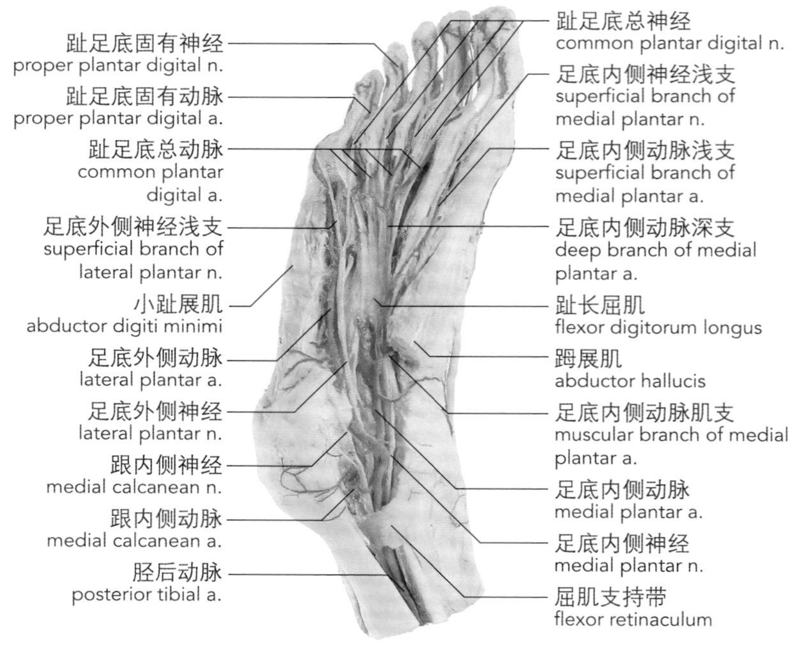
趾足底固有神经
proper plantar digital n.
趾足底固有动脉
proper plantar digital a.
趾足底总动脉
common plantar digital a.
足底外侧神经浅支
superficial branch of lateral plantar n.
小趾展肌
abductor digiti minimi
足底外侧动脉
lateral plantar a.
足底外侧神经
lateral plantar n.
跟内侧神经
medial calcanean n.
跟内侧动脉
medial calcanean a.
胫后动脉
posterior tibial a.
趾足底总神经
common plantar digital n.
足底内侧神经浅支
superficial branch of medial plantar n.
足底内侧动脉浅支
superficial branch of medial plantar a.
足底内侧动脉深支
deep branch of medial plantar a.
趾长屈肌
flexor digitorum longus
踇展肌
abductor hallucis
足底内侧动脉肌支
muscular branch of medial plantar a.
足底内侧动脉
medial plantar a.
足底内侧神经
medial plantar n.
屈肌支持带
flexor retinaculum

图 8-209 足底血管、神经(4)
The plantar blood vessel and nerve(4)

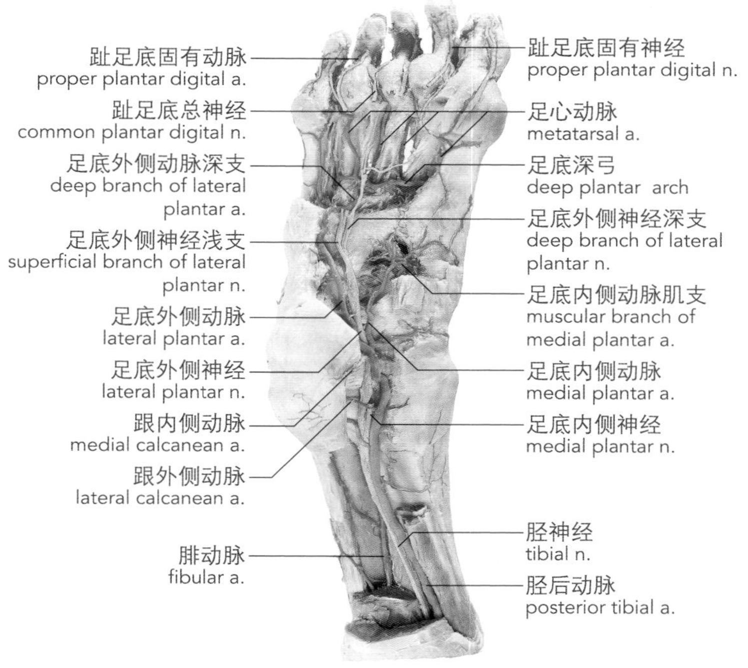

趾足底固有动脉
proper plantar digital a.
趾足底总神经
common plantar digital n.
足底外侧动脉深支
deep branch of lateral plantar a.
足底外侧神经浅支
superficial branch of lateral plantar n.
足底外侧动脉
lateral plantar a.
足底外侧神经
lateral plantar n.
跟内侧动脉
medial calcanean a.
跟外侧动脉
lateral calcanean a.
腓动脉
fibular a.
趾足底固有神经
proper plantar digital n.
足心动脉
metatarsal a.
足底深弓
deep plantar arch
足底外侧神经深支
deep branch of lateral plantar n.
足底内侧动脉肌支
muscular branch of medial plantar a.
足底内侧动脉
medial plantar a.
足底内侧神经
medial plantar n.
胫神经
tibial n.
胫后动脉
posterior tibial a.

图 8-210 第一趾趾背腓侧动脉
The first fibular dorsal digital artery

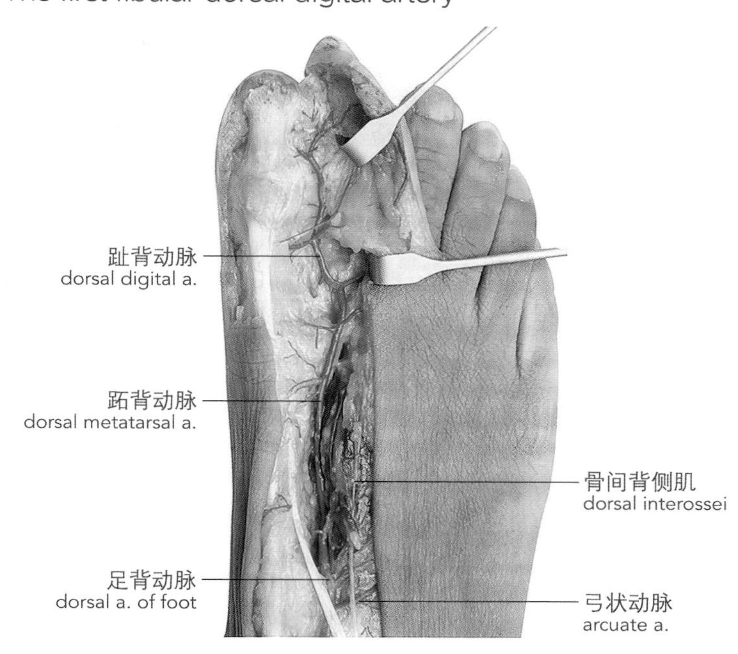

趾背动脉
dorsal digital a.
跖背动脉
dorsal metatarsal a.
足背动脉
dorsal a. of foot
骨间背侧肌
dorsal interossei
弓状动脉
arcuate a.

图 8-211 第二趾趾背胫侧动脉
The second tibial dorsal digital artery

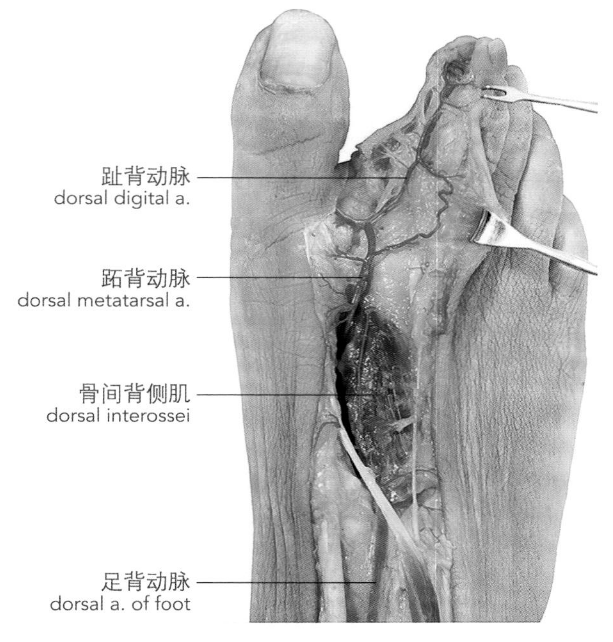

趾背动脉
dorsal digital a.
跖背动脉
dorsal metatarsal a.
骨间背侧肌
dorsal interossei
足背动脉
dorsal a. of foot

图 8-212 第一跖背动脉
The first dorsal metatarsal artery

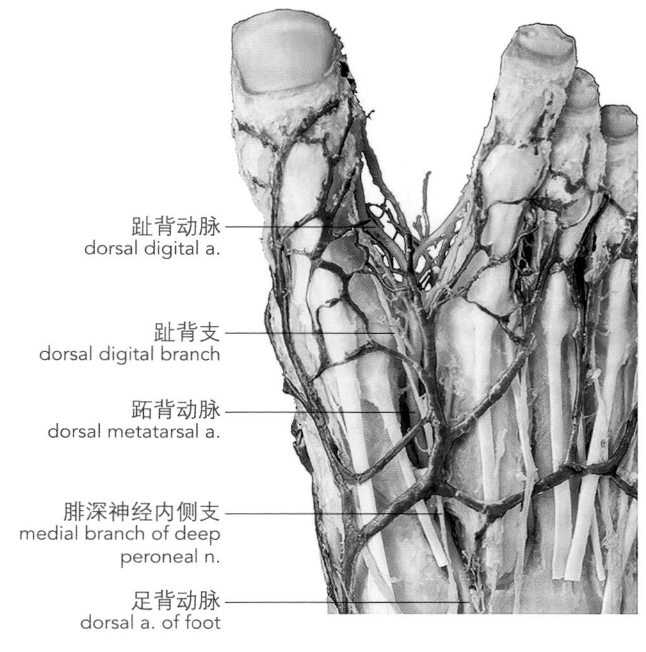

趾背动脉
dorsal digital a.
趾背支
dorsal digital branch
跖背动脉
dorsal metatarsal a.
腓深神经内侧支
medial branch of deep peroneal n.
足背动脉
dorsal a. of foot

图 8-213 第一跖足底总动脉
The first common plantar metatarsal artery

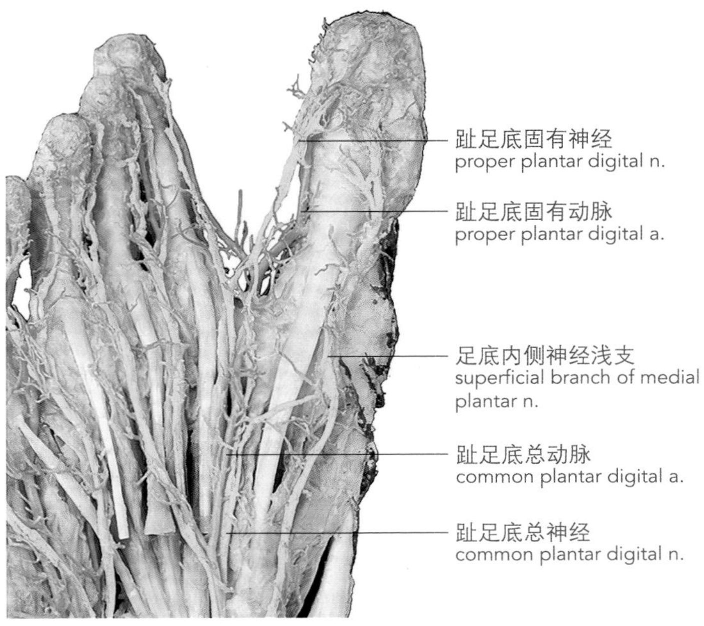

趾足底固有神经
proper plantar digital n.
趾足底固有动脉
proper plantar digital a.
足底内侧神经浅支
superficial branch of medial plantar n.
趾足底总动脉
common plantar digital a.
趾足底总神经
common plantar digital n.

图 8-214 足部动脉铸型(背面观)
The cast of arteries of the foot. Dorsal aspect

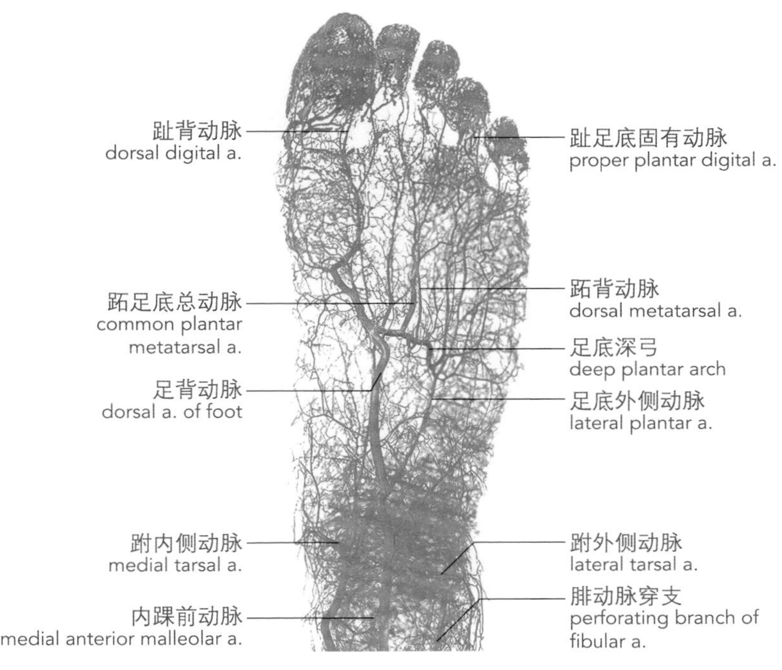

趾背动脉
dorsal digital a.
跖足底总动脉
common plantar metatarsal a.
足背动脉
dorsal a. of foot
跗内侧动脉
medial tarsal a.
内踝前动脉
medial anterior malleolar a.
趾足底固有动脉
proper plantar digital a.
跖背动脉
dorsal metatarsal a.
足底深弓
deep plantar arch
足底外侧动脉
lateral plantar a.
跗外侧动脉
lateral tarsal a.
腓动脉穿支
perforating branch of fibular a.

图 8-215 足部动脉铸型（掌面观）
The cast of arteries of the foot. Palmar aspect

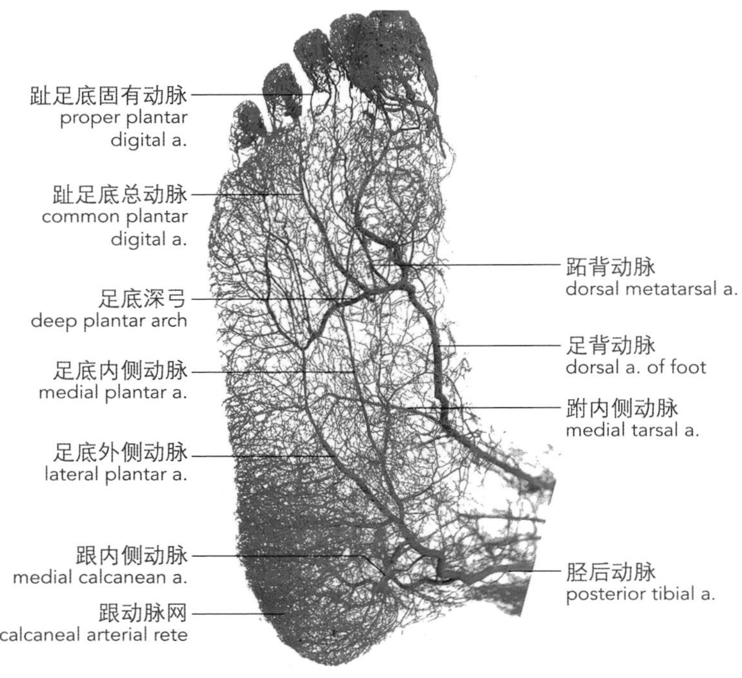

趾足底固有动脉 proper plantar digital a.
趾足底总动脉 common plantar digital a.
足底深弓 deep plantar arch
足底内侧动脉 medial plantar a.
足底外侧动脉 lateral plantar a.
跟内侧动脉 medial calcanean a.
跟动脉网 calcaneal arterial rete
跖背动脉 dorsal metatarsal a.
足背动脉 dorsal a. of foot
跗内侧动脉 medial tarsal a.
胫后动脉 posterior tibial a.

图 8-216 足部动脉铸型（内侧面观 1）
The arteries cast of the foot. Internal aspect（1）

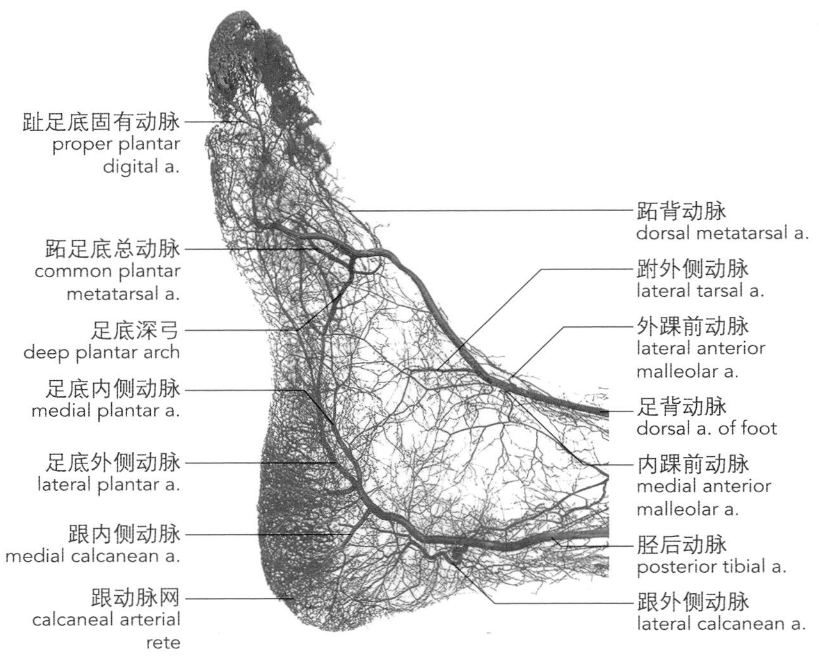

趾足底固有动脉 proper plantar digital a.
跖足底总动脉 common plantar metatarsal a.
足底深弓 deep plantar arch
足底内侧动脉 medial plantar a.
足底外侧动脉 lateral plantar a.
跟内侧动脉 medial calcanean a.
跟动脉网 calcaneal arterial rete
跖背动脉 dorsal metatarsal a.
跗外侧动脉 lateral tarsal a.
外踝前动脉 lateral anterior malleolar a.
足背动脉 dorsal a. of foot
内踝前动脉 medial anterior malleolar a.
胫后动脉 posterior tibial a.
跟外侧动脉 lateral calcanean a.

图 8-217 足部动脉铸型（内侧面观 2）
The arteries cast of the foot. Internal aspect（2）

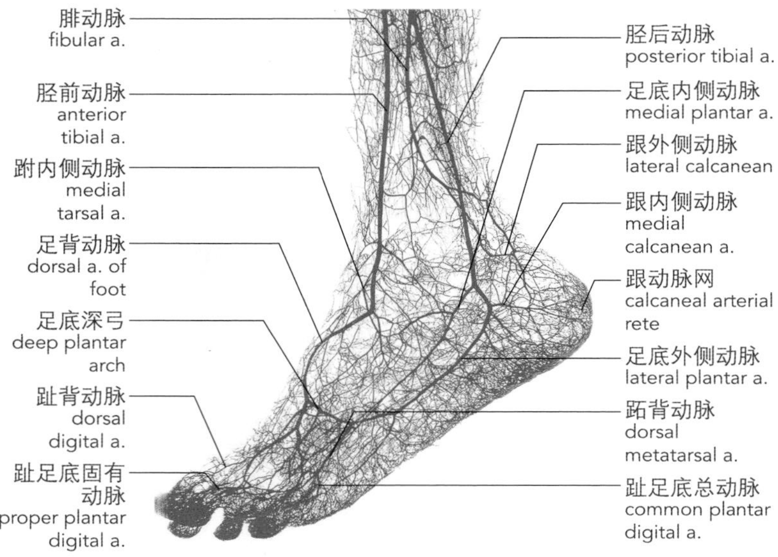

腓动脉 fibular a.
胫前动脉 anterior tibial a.
跗内侧动脉 medial tarsal a.
足背动脉 dorsal a. of foot
足底深弓 deep plantar arch
趾背动脉 dorsal digital a.
趾足底固有动脉 proper plantar digital a.
胫后动脉 posterior tibial a.
足底内侧动脉 medial plantar a.
跟外侧动脉 lateral calcanean a.
跟内侧动脉 medial calcanean a.
跟动脉网 calcaneal arterial rete
足底外侧动脉 lateral plantar a.
跖背动脉 dorsal metatarsal a.
趾足底总动脉 common plantar digital a.

图 8-218 足部动脉铸型（外侧面观）
The arteries cast of the foot. Lateral aspect

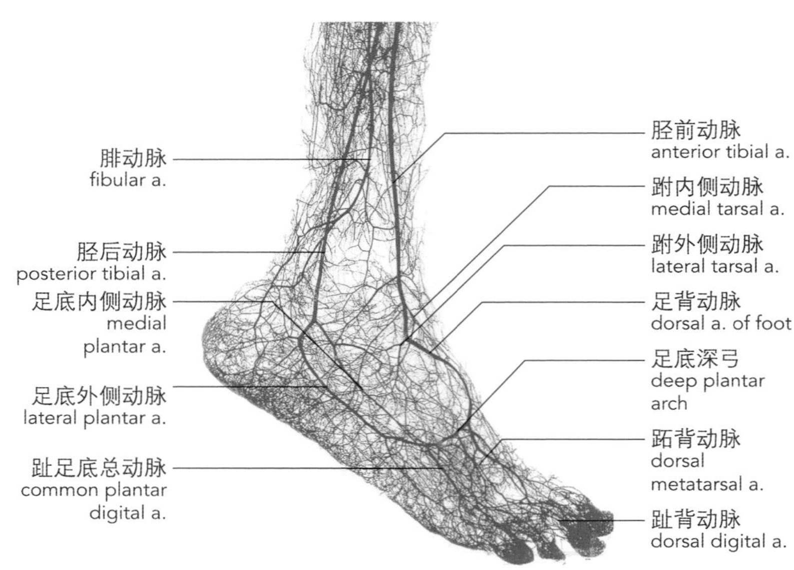

腓动脉 fibular a.
胫后动脉 posterior tibial a.
足底内侧动脉 medial plantar a.
足底外侧动脉 lateral plantar a.
趾足底总动脉 common plantar digital a.
胫前动脉 anterior tibial a.
跗内侧动脉 medial tarsal a.
跗外侧动脉 lateral tarsal a.
足背动脉 dorsal a. of foot
足底深弓 deep plantar arch
跖背动脉 dorsal metatarsal a.
趾背动脉 dorsal digital a.

图 8-219 足部动脉铸型（自然腐蚀，掌面观）
The arteries cast of the foot. Natural corrosion. Palmar aspect

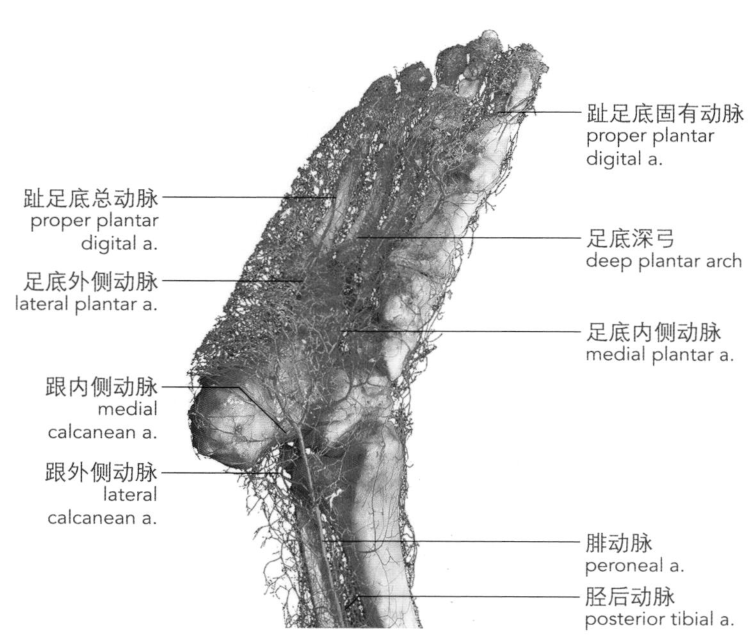

趾足底总动脉 proper plantar digital a.
足底外侧动脉 lateral plantar a.
跟内侧动脉 medial calcanean a.
跟外侧动脉 lateral calcanean a.
趾足底固有动脉 proper plantar digital a.
足底深弓 deep plantar arch
足底内侧动脉 medial plantar a.
腓动脉 peroneal a.
胫后动脉 posterior tibial a.

图 8-220 足背表面结构
The dorsum surface structure of foot. Dorsal aspect

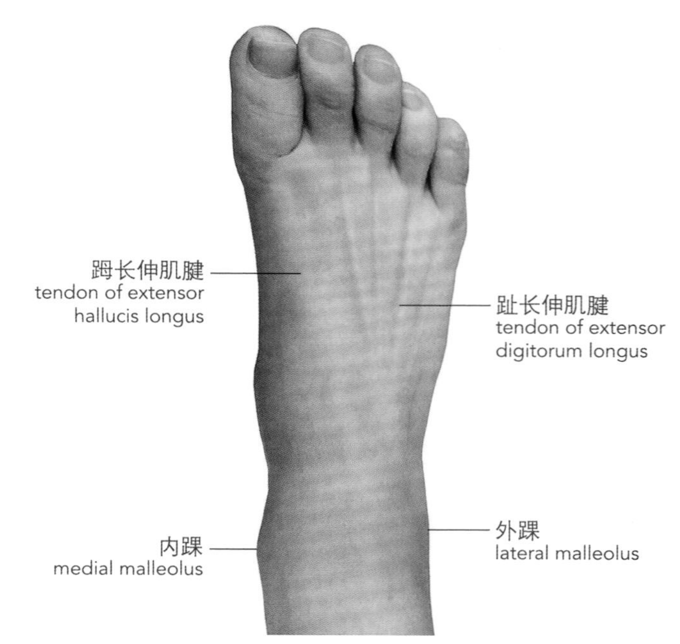

踇长伸肌腱 tendon of extensor hallucis longus
趾长伸肌腱 tendon of extensor digitorum longus
内踝 medial malleolus
外踝 lateral malleolus

图 8-221　足腱鞘(背面观)
Tendinous sheaths of the foot. Dorsal aspect

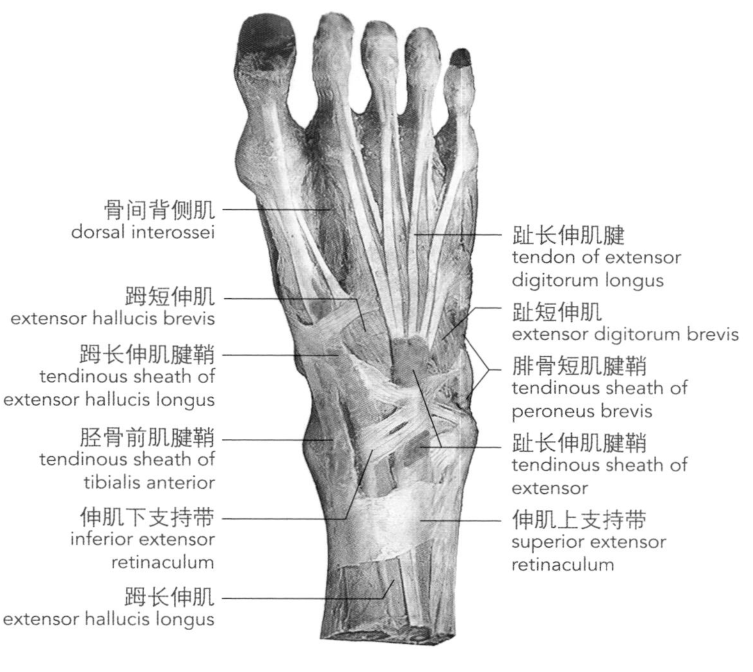
骨间背侧肌
dorsal interossei
踇短伸肌
extensor hallucis brevis
踇长伸肌腱鞘
tendinous sheath of
extensor hallucis longus
胫骨前肌腱鞘
tendinous sheath of
tibialis anterior
伸肌下支持带
inferior extensor
retinaculum
踇长伸肌
extensor hallucis longus
趾长伸肌腱
tendon of extensor
digitorum longus
趾短伸肌
extensor digitorum brevis
腓骨短肌腱鞘
tendinous sheath of
peroneus brevis
趾长伸肌腱鞘
tendinous sheath of
extensor
伸肌上支持带
superior extensor
retinaculum

图 8-222　足肌(背面观)
Muscles of the foot. Dorsal aspect

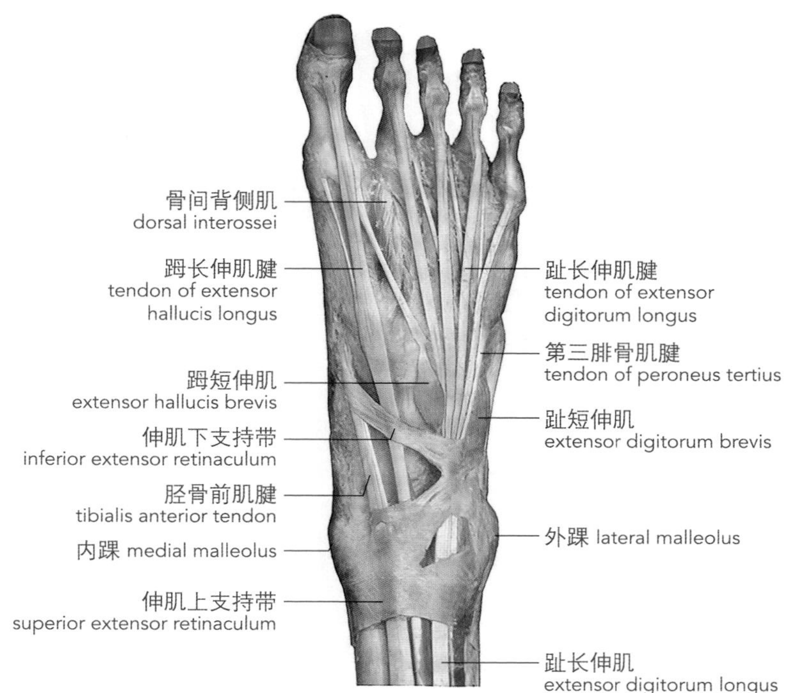
骨间背侧肌
dorsal interossei
踇长伸肌腱
tendon of extensor
hallucis longus
踇短伸肌
extensor hallucis brevis
伸肌下支持带
inferior extensor retinaculum
胫骨前肌腱
tibialis anterior tendon
内踝 medial malleolus
伸肌上支持带
superior extensor retinaculum
趾长伸肌腱
tendon of extensor
digitorum longus
第三腓骨肌腱
tendon of peroneus tertius
趾短伸肌
extensor digitorum brevis
外踝 lateral malleolus
趾长伸肌
extensor digitorum longus

图 8-223　足肌(内侧面观)
Muscles of the foot. Medial aspect

图 8-224　足肌(外侧面观)
Muscles of the foot. Lateral aspect

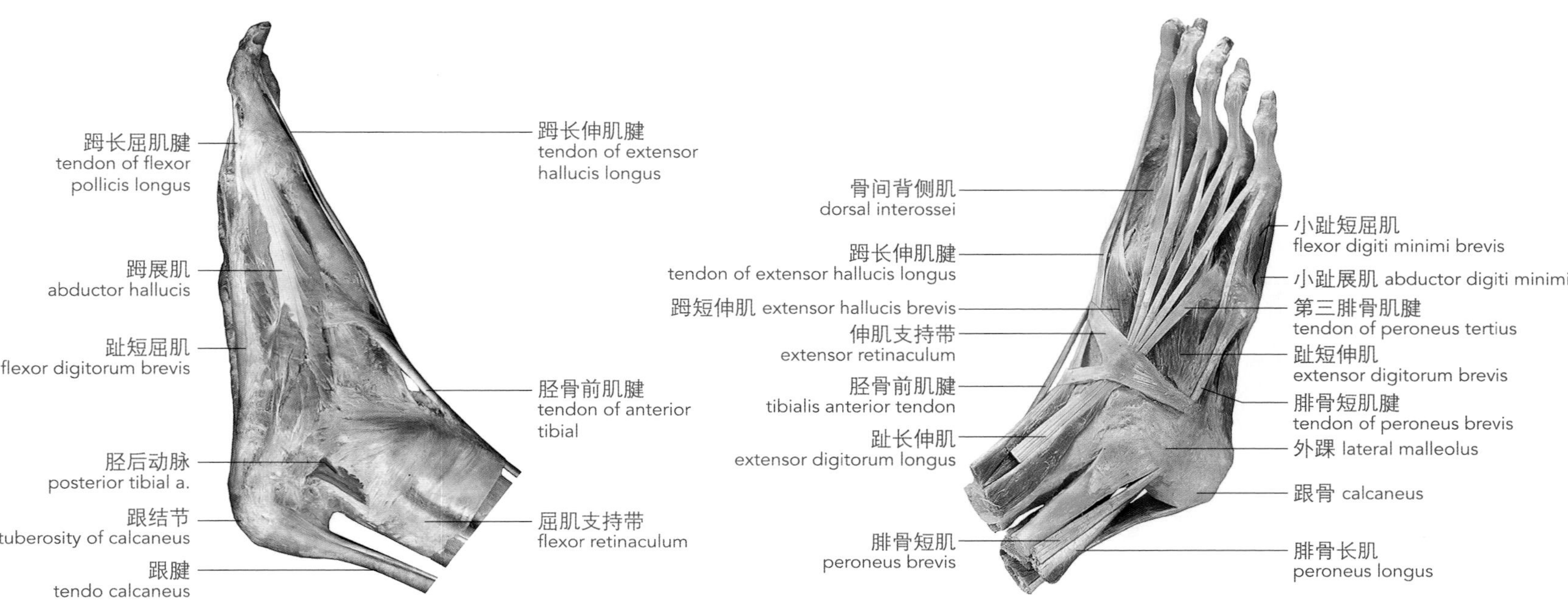
踇长屈肌腱
tendon of flexor
pollicis longus
踇展肌
abductor hallucis
趾短屈肌
flexor digitorum brevis
胫后动脉
posterior tibial a.
跟结节
tuberosity of calcaneus
跟腱
tendo calcaneus
踇长伸肌腱
tendon of extensor
hallucis longus
胫骨前肌腱
tendon of anterior
tibial
屈肌支持带
flexor retinaculum
骨间背侧肌
dorsal interossei
踇长伸肌腱
tendon of extensor hallucis longus
踇短伸肌 extensor hallucis brevis
伸肌支持带
extensor retinaculum
胫骨前肌腱
tibialis anterior tendon
趾长伸肌
extensor digitorum longus
腓骨短肌
peroneus brevis
小趾短屈肌
flexor digiti minimi brevis
小趾展肌 abductor digiti minimi
第三腓骨肌腱
tendon of peroneus tertius
趾短伸肌
extensor digitorum brevis
腓骨短肌腱
tendon of peroneus brevis
外踝 lateral malleolus
跟骨 calcaneus
腓骨长肌
peroneus longus

图 8-225　足腱鞘(外侧面观)
Tendinous sheaths of the foot. Lateral aspect

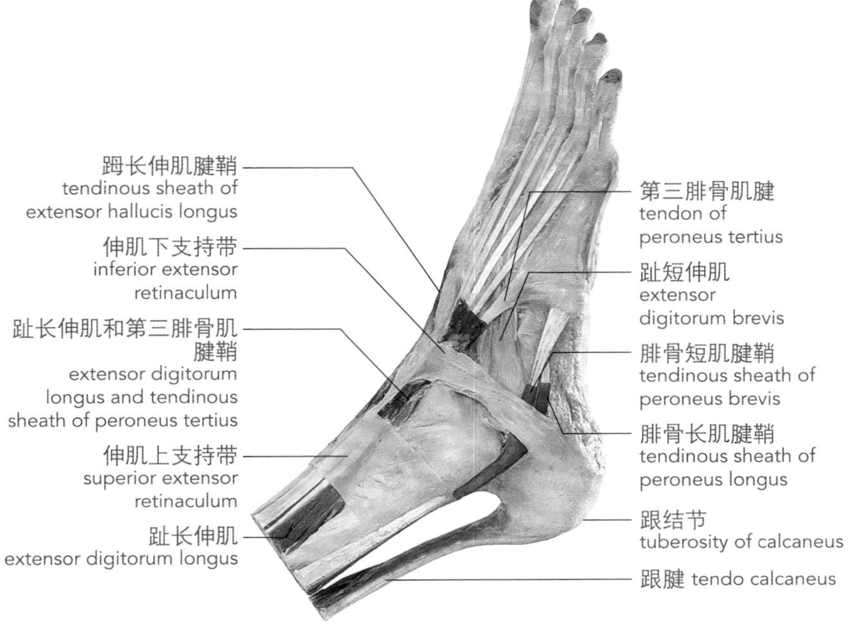
踇长伸肌腱鞘
tendinous sheath of
extensor hallucis longus
伸肌下支持带
inferior extensor
retinaculum
趾长伸肌和第三腓骨肌
腱鞘
extensor digitorum
longus and tendinous
sheath of peroneus tertius
伸肌上支持带
superior extensor
retinaculum
趾长伸肌
extensor digitorum longus
第三腓骨肌腱
tendon of
peroneus tertius
趾短伸肌
extensor
digitorum brevis
腓骨短肌腱鞘
tendinous sheath of
peroneus brevis
腓骨长肌腱鞘
tendinous sheath of
peroneus longus
跟结节
tuberosity of calcaneus
跟腱 tendo calcaneus

图 8-226　足肌(底面观 1)
Muscles of the foot. Antapical aspect(1)

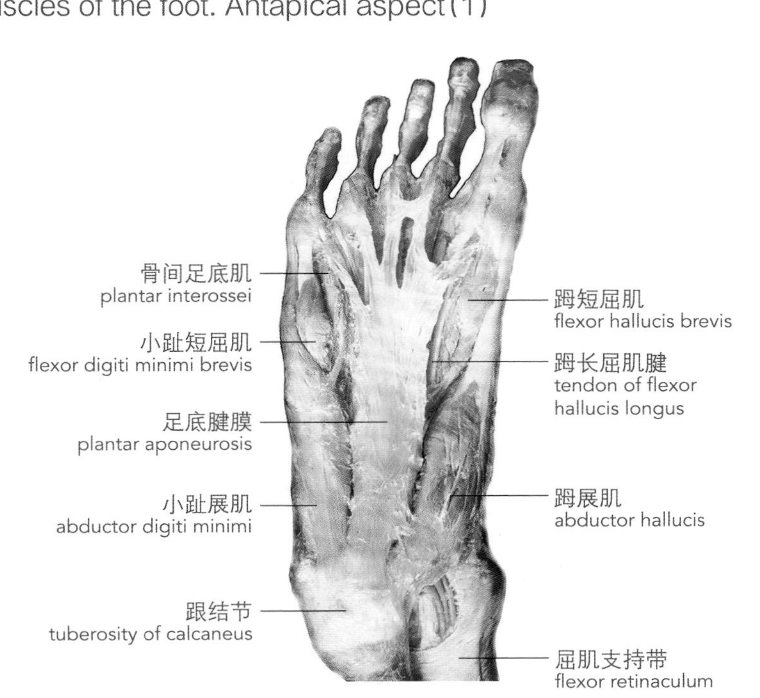
骨间足底肌
plantar interossei
小趾短屈肌
flexor digiti minimi brevis
足底腱膜
plantar aponeurosis
小趾展肌
abductor digiti minimi
跟结节
tuberosity of calcaneus
踇短屈肌
flexor hallucis brevis
踇长屈肌腱
tendon of flexor
hallucis longus
踇展肌
abductor hallucis
屈肌支持带
flexor retinaculum

图 8-227 足肌(底面观 2)
Muscles of the foot. Antapical aspect(2)

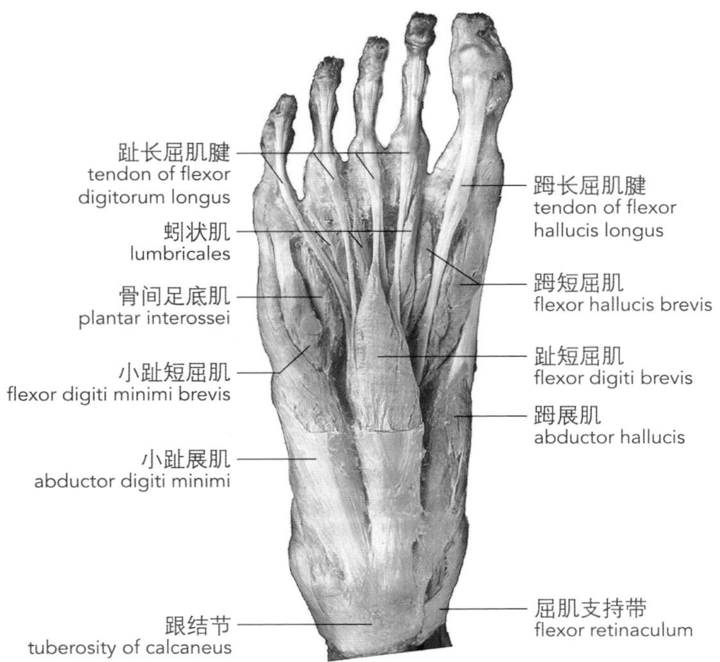

趾长屈肌腱
tendon of flexor digitorum longus
蚓状肌
lumbricales
骨间足底肌
plantar interossei
小趾短屈肌
flexor digiti minimi brevis
小趾展肌
abductor digiti minimi
跟结节
tuberosity of calcaneus
踇长屈肌腱
tendon of flexor hallucis longus
踇短屈肌
flexor hallucis brevis
趾短屈肌
flexor digiti brevis
踇展肌
abductor hallucis
屈肌支持带
flexor retinaculum

图 8-228 足肌(底面观 3)
Muscles of the foot. Antapical view(3)

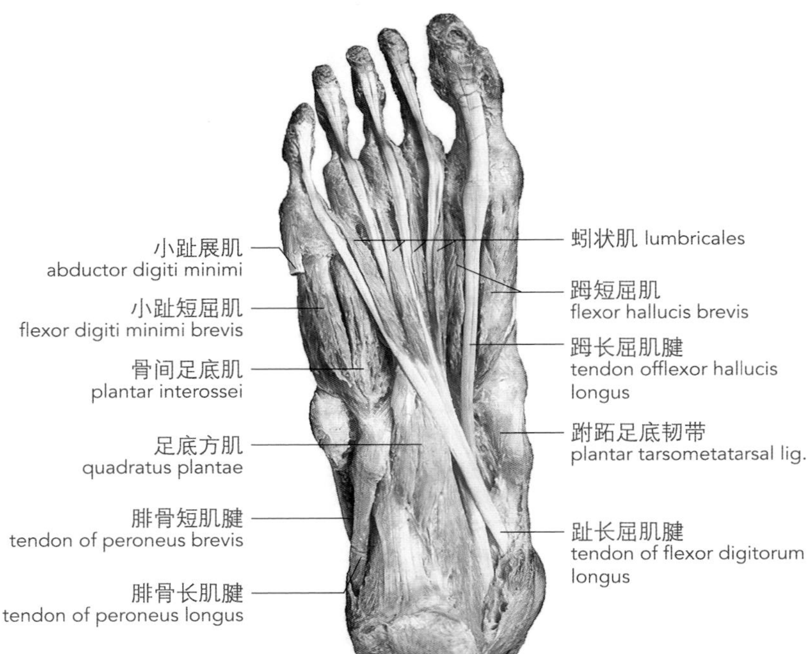

小趾展肌
abductor digiti minimi
小趾短屈肌
flexor digiti minimi brevis
骨间足底肌
plantar interossei
足底方肌
quadratus plantae
腓骨短肌腱
tendon of peroneus brevis
腓骨长肌腱
tendon of peroneus longus
蚓状肌 lumbricales
踇短屈肌
flexor hallucis brevis
踇长屈肌腱
tendon offlexor hallucis longus
跗跖足底韧带
plantar tarsometatarsal lig.
趾长屈肌腱
tendon of flexor digitorum longus

图 8-229 足底腱鞘
The tendinous sheath of plantae

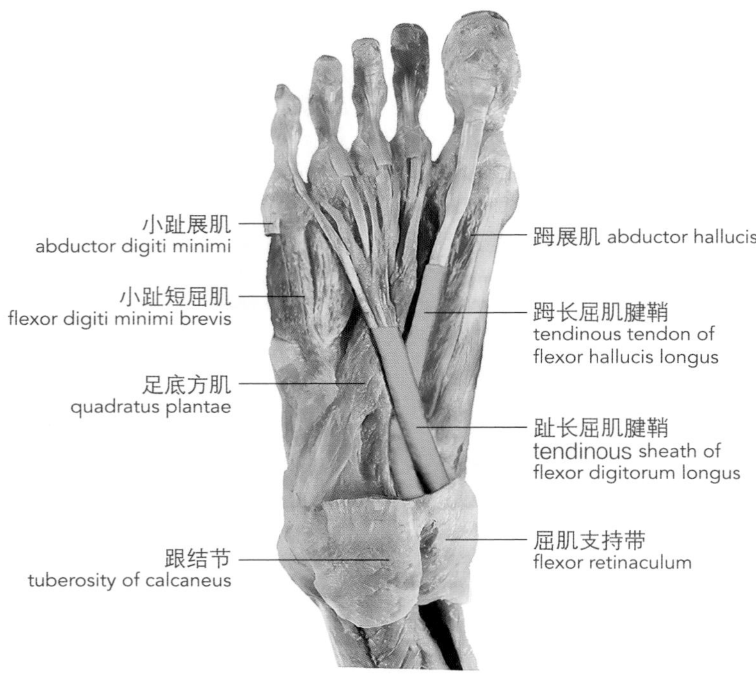

小趾展肌
abductor digiti minimi
小趾短屈肌
flexor digiti minimi brevis
足底方肌
quadratus plantae
跟结节
tuberosity of calcaneus
踇展肌 abductor hallucis
踇长屈肌腱鞘
tendinous tendon of flexor hallucis longus
趾长屈肌腱鞘
tendinous sheath of flexor digitorum longus
屈肌支持带
flexor retinaculum

图 8-230 足肌(底面观 4)
Muscles of the foot. Antapical aspect(4)

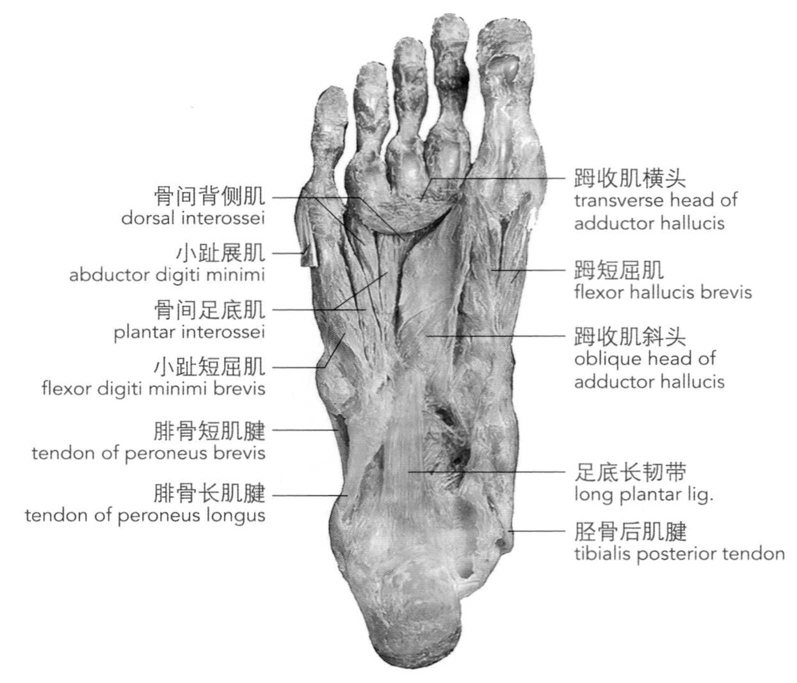

骨间背侧肌
dorsal interossei
小趾展肌
abductor digiti minimi
骨间足底肌
plantar interossei
小趾短屈肌
flexor digiti minimi brevis
腓骨短肌腱
tendon of peroneus brevis
腓骨长肌腱
tendon of peroneus longus
踇收肌横头
transverse head of adductor hallucis
踇短屈肌
flexor hallucis brevis
踇收肌斜头
oblique head of adductor hallucis
足底长韧带
long plantar lig.
胫骨后肌腱
tibialis posterior tendon

图 8-231 足骨间肌(底面观)
Interossei pedis. Antapical aspect

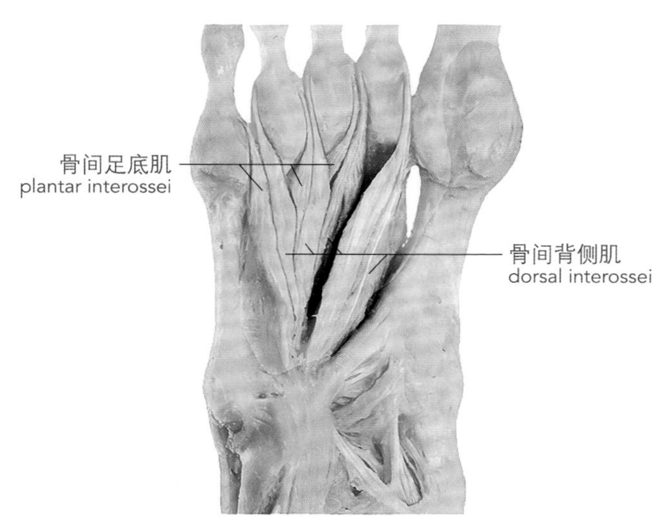

骨间足底肌
plantar interossei
骨间背侧肌
dorsal interossei

图 8-232 骨间背侧肌
Dorsal interossei

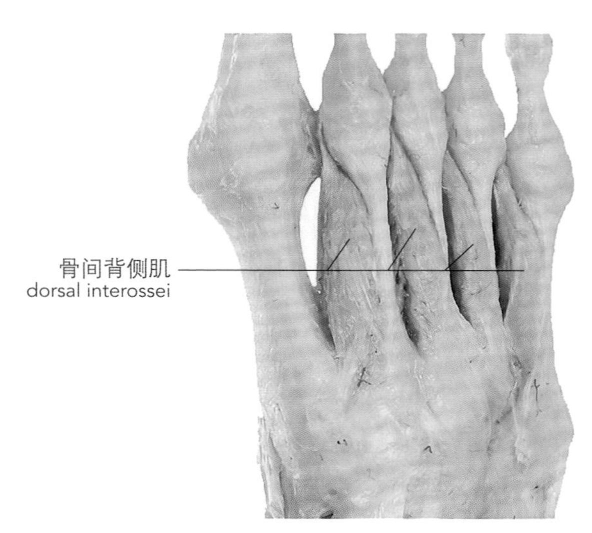

骨间背侧肌
dorsal interossei

图 8-233 足骨(背面观)
The bones of foot. Dorsal aspect

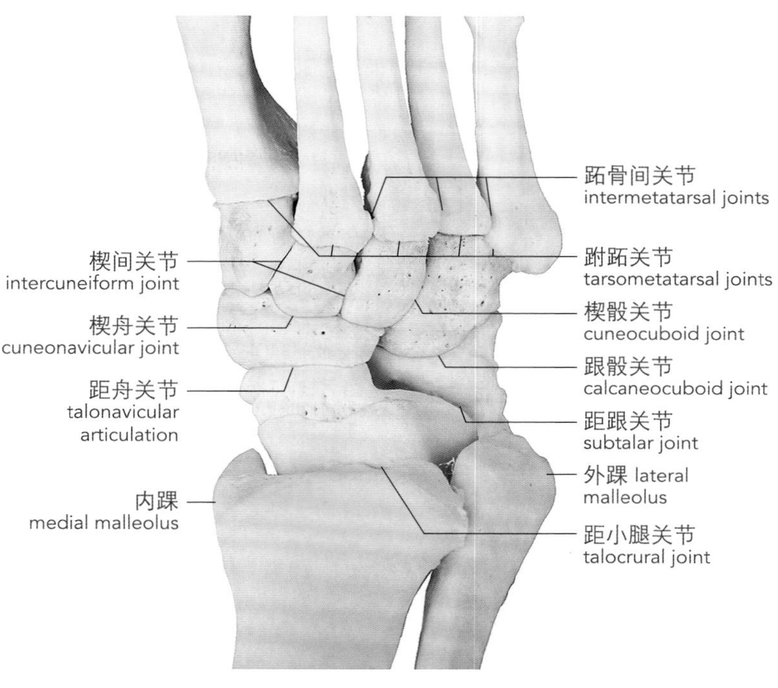

楔间关节
intercuneiform joint
楔舟关节
cuneonavicular joint
距舟关节
talonavicular articulation
内踝
medial malleolus
跖骨间关节
intermetatarsal joints
跗跖关节
tarsometatarsal joints
楔骰关节
cuneocuboid joint
跟骰关节
calcaneocuboid joint
距跟关节
subtalar joint
外踝 lateral malleolus
距小腿关节
talocrural joint

图 8-234 足骨的连结(剖面观)
The joints of the foot. Section aspect

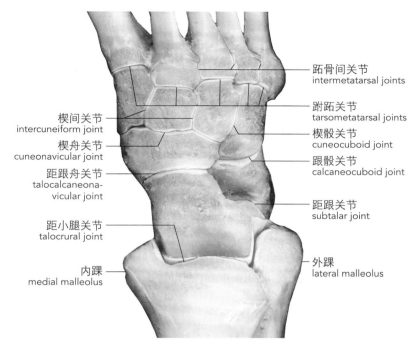

楔间关节
intercuneiform joint
楔舟关节
cuneonavicular joint
距跟舟关节
talocalcaneonavicular joint
距小腿关节
talocrural joint
内踝
medial malleolus
跖骨间关节
intermetatarsal joints
跗跖关节
tarsometatarsal joints
楔骰关节
cuneocuboid joint
跟骰关节
calcaneocuboid joint
距跟关节
subtalar joint
外踝
lateral malleolus

【解剖学要点】

足关节包括踝关节、跗骨间关节、跗跖关节、跖趾关节和趾骨间关节。踝关节由胫、腓骨下端与距骨滑车构成，内、外侧有内侧韧带和外侧韧带加强，可完成背屈和跖屈运动，跖屈时可作轻微的侧方运动。

图 8-235 足骨的连结(背面观)
The joints of the foot. Dorsal aspect

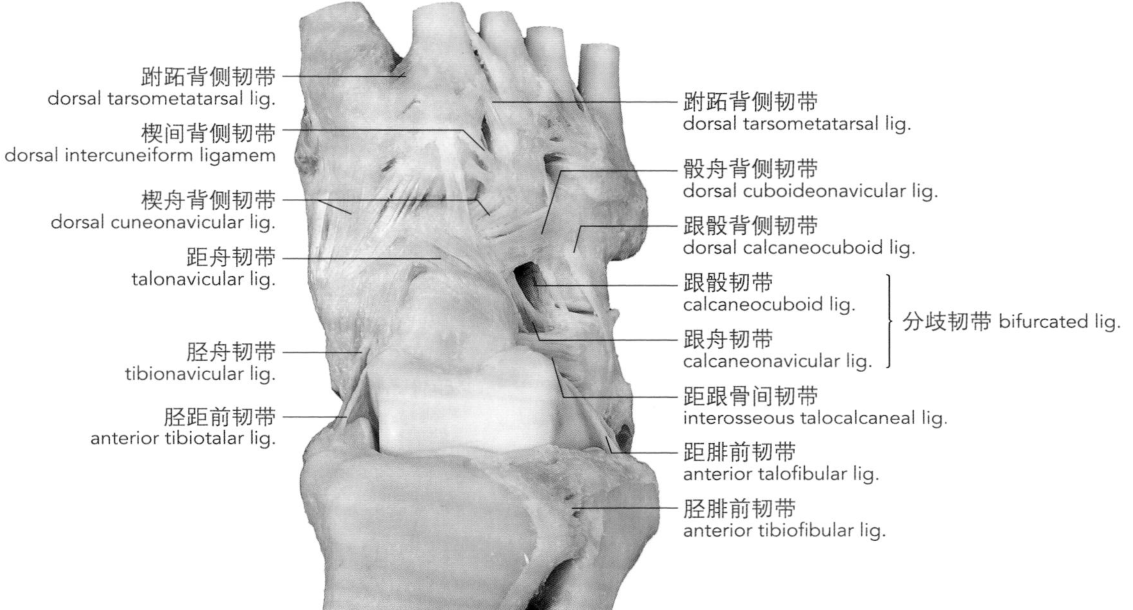

跗跖背侧韧带
dorsal tarsometatarsal lig.
楔间背侧韧带
dorsal intercuneiform ligamem
楔舟背侧韧带
dorsal cuneonavicular lig.
距舟韧带
talonavicular lig.
胫舟韧带
tibionavicular lig.
胫距前韧带
anterior tibiotalar lig.
跗跖背侧韧带
dorsal tarsometatarsal lig.
骰舟背侧韧带
dorsal cuboideonavicular lig.
跟骰背侧韧带
dorsal calcaneocuboid lig.
跟骰韧带
calcaneocuboid lig.
跟舟韧带
calcaneonavicular lig.
分歧韧带 bifurcated lig.
距跟骨间韧带
interosseous talocalcaneal lig.
距腓前韧带
anterior talofibular lig.
胫腓前韧带
anterior tibiofibular lig.

图 8-236 足骨的连结(掌面观)
The joints of the foot. Palmar aspect

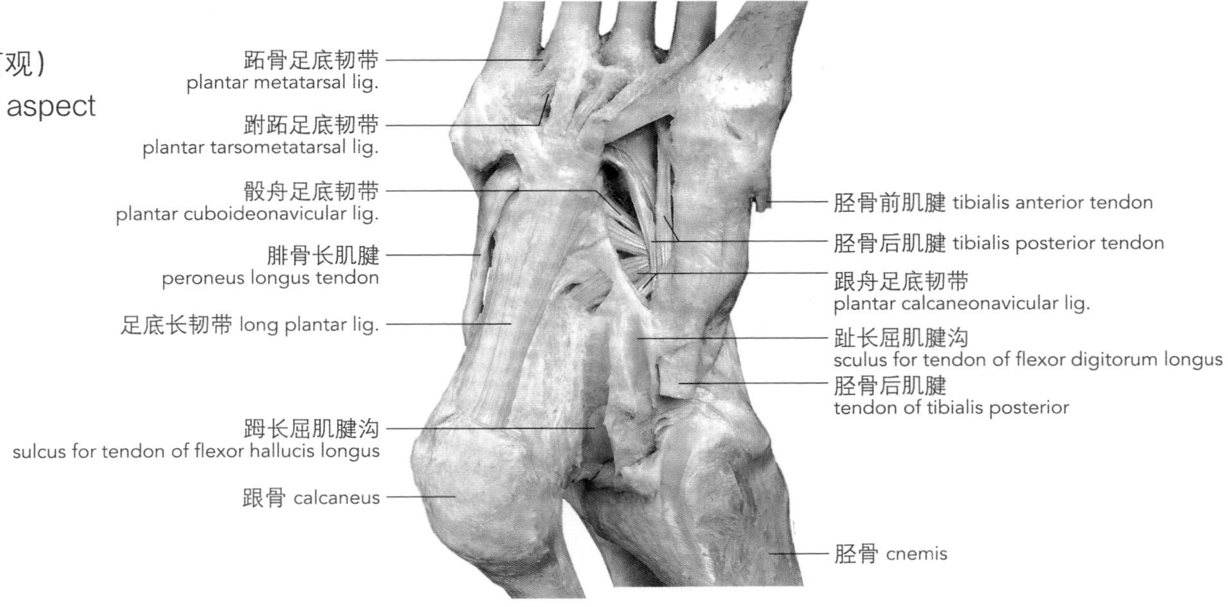

跖骨足底韧带
plantar metatarsal lig.
跗跖足底韧带
plantar tarsometatarsal lig.
骰舟足底韧带
plantar cuboideonavicular lig.
腓骨长肌腱
peroneus longus tendon
足底长韧带 long plantar lig.
踇长屈肌腱沟
sulcus for tendon of flexor hallucis longus
跟骨 calcaneus
胫骨前肌腱 tibialis anterior tendon
胫骨后肌腱 tibialis posterior tendon
跟舟足底韧带
plantar calcaneonavicular lig.
趾长屈肌腱沟
sculus for tendon of flexor digitorum longus
胫骨后肌腱
tendon of tibialis posterior
胫骨 cnemis

图 8-237 足骨的连结（内侧面观）
The joints of the foot. Medial aspect

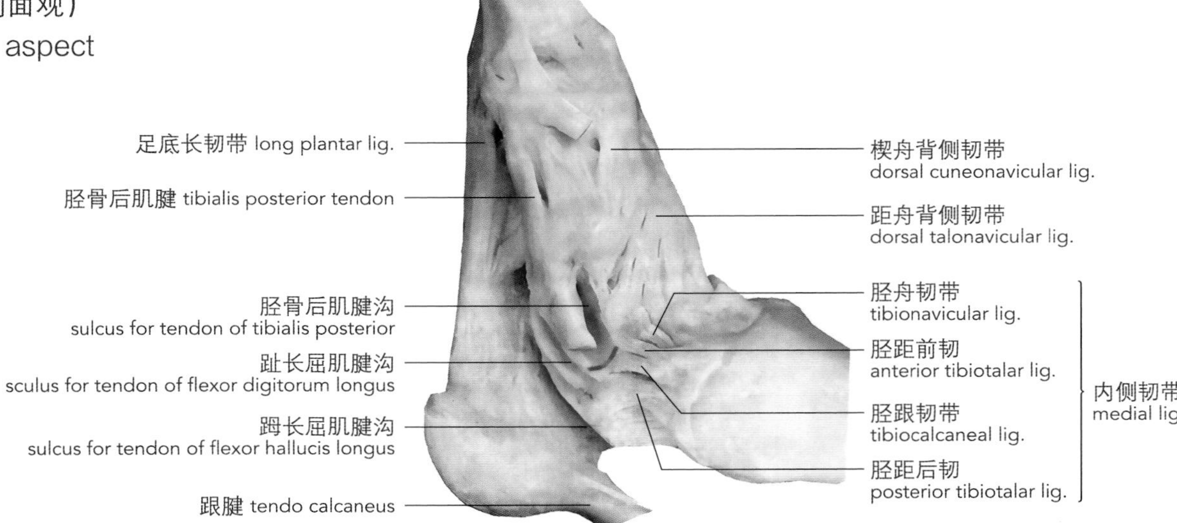

足底长韧带 long plantar lig.
胫骨后肌腱 tibialis posterior tendon
胫骨后肌腱沟
sulcus for tendon of tibialis posterior
趾长屈肌腱沟
sculus for tendon of flexor digitorum longus
跗长屈肌腱沟
sulcus for tendon of flexor hallucis longus
跟腱 tendo calcaneus
楔舟背侧韧带
dorsal cuneonavicular lig.
距舟背侧韧带
dorsal talonavicular lig.
胫舟韧带
tibionavicular lig.
胫距前韧
anterior tibiotalar lig.
胫跟韧带
tibiocalcaneal lig.
胫距后韧
posterior tibiotalar lig.
内侧韧带
medial lig.

图 8-238 足骨的连结（外侧面观）
The joints of the foot. Lateral aspect

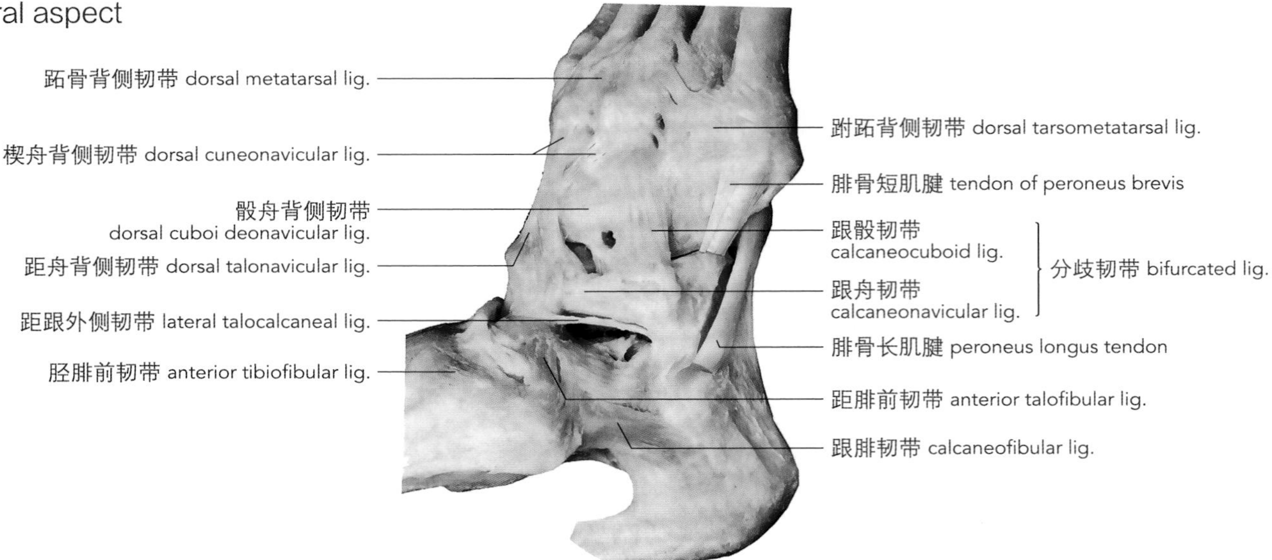

跖骨背侧韧带 dorsal metatarsal lig.
楔舟背侧韧带 dorsal cuneonavicular lig.
骰舟背侧韧带
dorsal cuboi deonavicular lig.
距舟背侧韧带 dorsal talonavicular lig.
距跟外侧韧带 lateral talocalcaneal lig.
胫腓前韧带 anterior tibiofibular lig.
跗跖背侧韧带 dorsal tarsometatarsal lig.
腓骨短肌腱 tendon of peroneus brevis
跟骰韧带
calcaneocuboid lig.
跟舟韧带
calcaneonavicular lig.
分歧韧带 bifurcated lig.
腓骨长肌腱 peroneus longus tendon
距腓前韧带 anterior talofibular lig.
跟腓韧带 calcaneofibular lig.

图 8-239 足骨的连结（后面观）
The joints of the foot. Posterior aspect

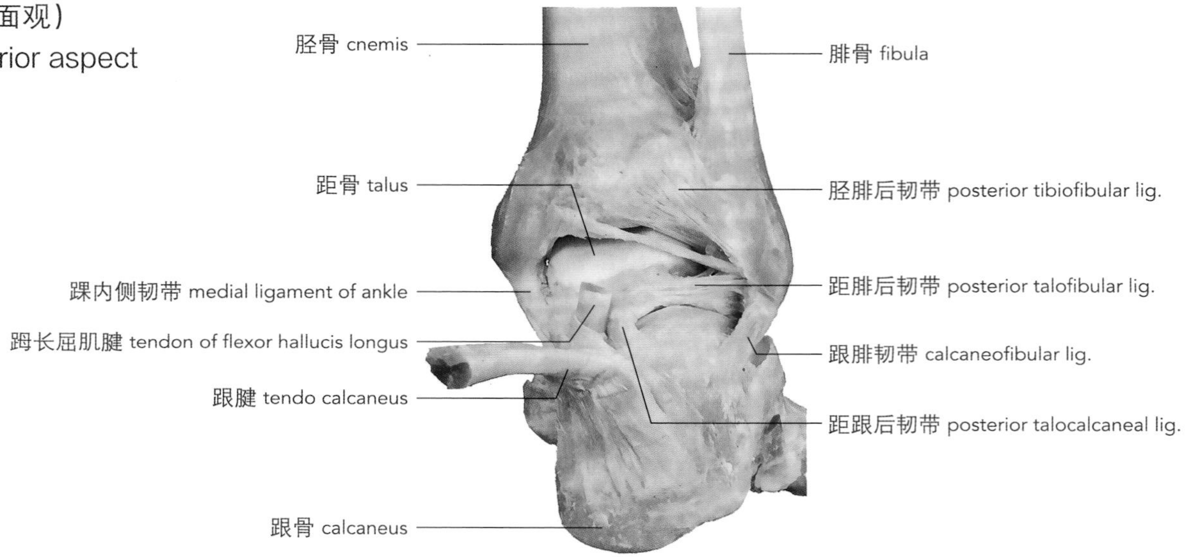

胫骨 cnemis
距骨 talus
踝内侧韧带 medial ligament of ankle
跗长屈肌腱 tendon of flexor hallucis longus
跟腱 tendo calcaneus
跟骨 calcaneus
腓骨 fibula
胫腓后韧带 posterior tibiofibular lig.
距腓后韧带 posterior talofibular lig.
跟腓韧带 calcaneofibular lig.
距跟后韧带 posterior talocalcaneal lig.

【解剖学要点】

三角韧带又称内侧韧带，为强韧的三角形韧带，位于关节的内侧，主要限制足的背屈。上方起自内踝的前后缘及尖部，呈扇状向下止于跗骨。由于各韧带的附着部不同，可分为以下四条韧带：

1. 胫舟韧带位于前部，起自内踝的前面，止于舟骨粗隆。
2. 胫距韧带位于胫舟韧带的内侧，起自内踝前缘，止于距骨内踝关节面的前缘。
3. 胫跟韧带位于中部，肥厚而坚韧。起自内踝的尖部，向下止于跟骨的载距突，此韧带有防止足向后脱位的作用。
4. 胫距后韧带位于后部，为一短韧带，略斜向后方，止于距骨的内侧面。分歧韧带为一强韧的韧带，后方起自跟骨前关节面的外侧，向前分为内外二部。内侧部称为跟舟韧带，起自跟骨的上面，斜向前内方，止于舟骨的外侧面；此韧带的上、下方，分别与跟舟背侧韧带及跟舟跖侧韧带相愈合。外侧部称为跟骰韧带，向前附着于骰骨的上面。

图 8-240 足骨（背面观）
The bones of foot. Dorsal aspect

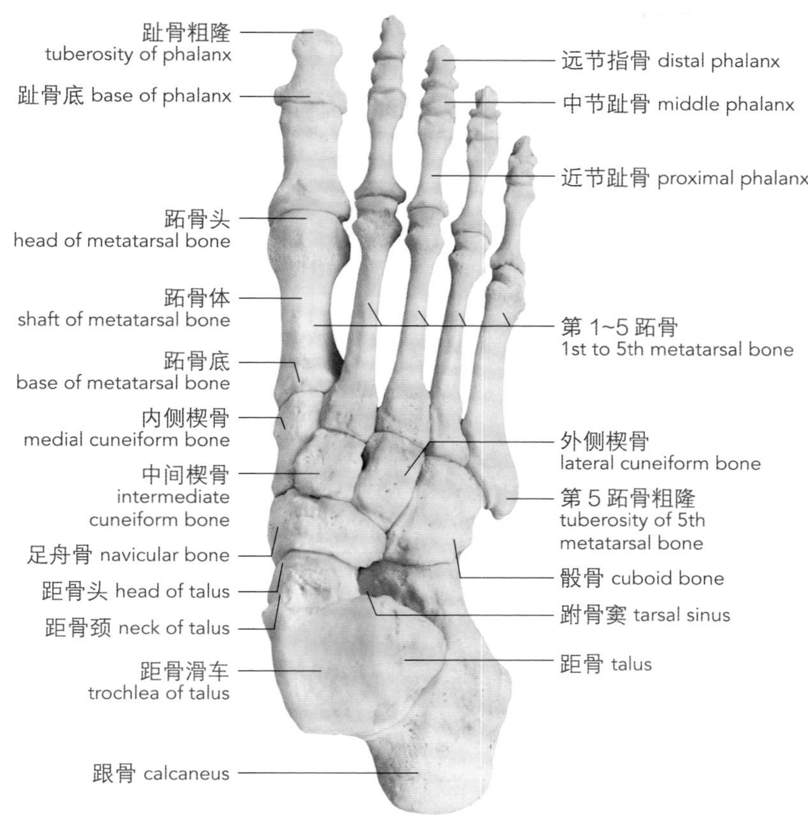

趾骨粗隆
tuberosity of phalanx
趾骨底 base of phalanx
跖骨头
head of metatarsal bone
跖骨体
shaft of metatarsal bone
跖骨底
base of metatarsal bone
内侧楔骨
medial cuneiform bone
中间楔骨
intermediate
cuneiform bone
足舟骨 navicular bone
距骨头 head of talus
距骨颈 neck of talus
距骨滑车
trochlea of talus
跟骨 calcaneus
远节指骨 distal phalanx
中节趾骨 middle phalanx
近节趾骨 proximal phalanx
第 1~5 跖骨
1st to 5th metatarsal bone
外侧楔骨
lateral cuneiform bone
第 5 跖骨粗隆
tuberosity of 5th
metatarsal bone
骰骨 cuboid bone
跗骨窦 tarsal sinus
距骨 talus

图 8-241 足骨肌肉起止点（背面观）
The muscle enthesis of foot bones. Dorsal aspect

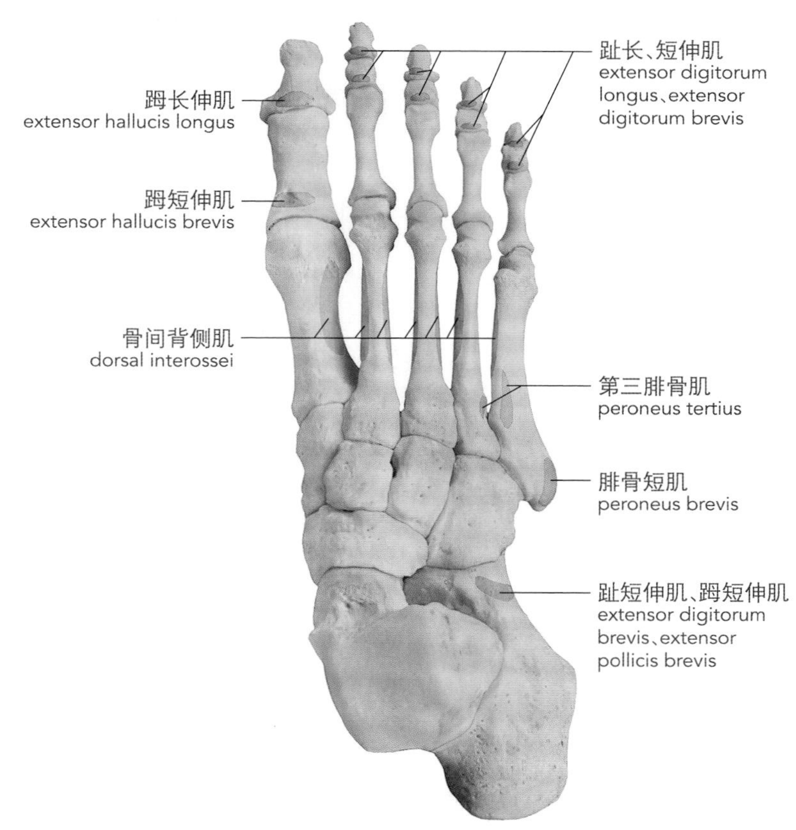

姆长伸肌
extensor hallucis longus
姆短伸肌
extensor hallucis brevis
骨间背侧肌
dorsal interossei
趾长、短伸肌
extensor digitorum
longus、extensor
digitorum brevis
第三腓骨肌
peroneus tertius
腓骨短肌
peroneus brevis
趾短伸肌、姆短伸肌
extensor digitorum
brevis、extensor
pollicis brevis

【解剖学要点】

足骨包括跗骨、跖骨和趾骨。跗骨 7 块，分别为距骨、跟骨、足舟骨、内侧楔骨、中间楔骨、外侧楔骨和骰骨。跖骨 5 块，由内向外分别为第一、二、三、四、五跖骨。趾骨 14 块，其中踇趾 2 节，其余各趾均为 3 节，由近向远分别为近节趾骨、中节趾骨和远节趾骨。

图 8-242 足骨（掌面观）
The bones of foot. Palmar aspect

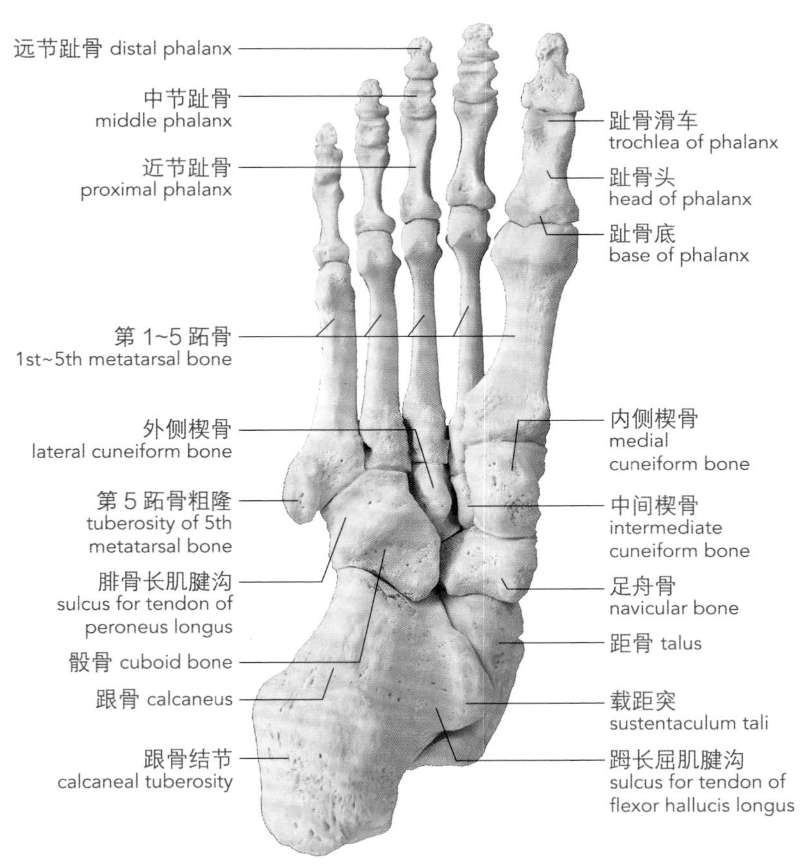

远节趾骨 distal phalanx
中节趾骨
middle phalanx
近节趾骨
proximal phalanx
第 1~5 跖骨
1st~5th metatarsal bone
外侧楔骨
lateral cuneiform bone
第 5 跖骨粗隆
tuberosity of 5th
metatarsal bone
腓骨长肌腱沟
sulcus for tendon of
peroneus longus
骰骨 cuboid bone
跟骨 calcaneus
跟骨结节
calcaneal tuberosity
趾骨滑车
trochlea of phalanx
趾骨头
head of phalanx
趾骨底
base of phalanx
内侧楔骨
medial
cuneiform bone
中间楔骨
intermediate
cuneiform bone
足舟骨
navicular bone
距骨 talus
载距突
sustentaculum tali
姆长屈肌腱沟
sulcus for tendon of
flexor hallucis longus

图 8-243 足骨肌肉起止点（掌面观）
The muscle enthesis of foot bones. Palmar aspect

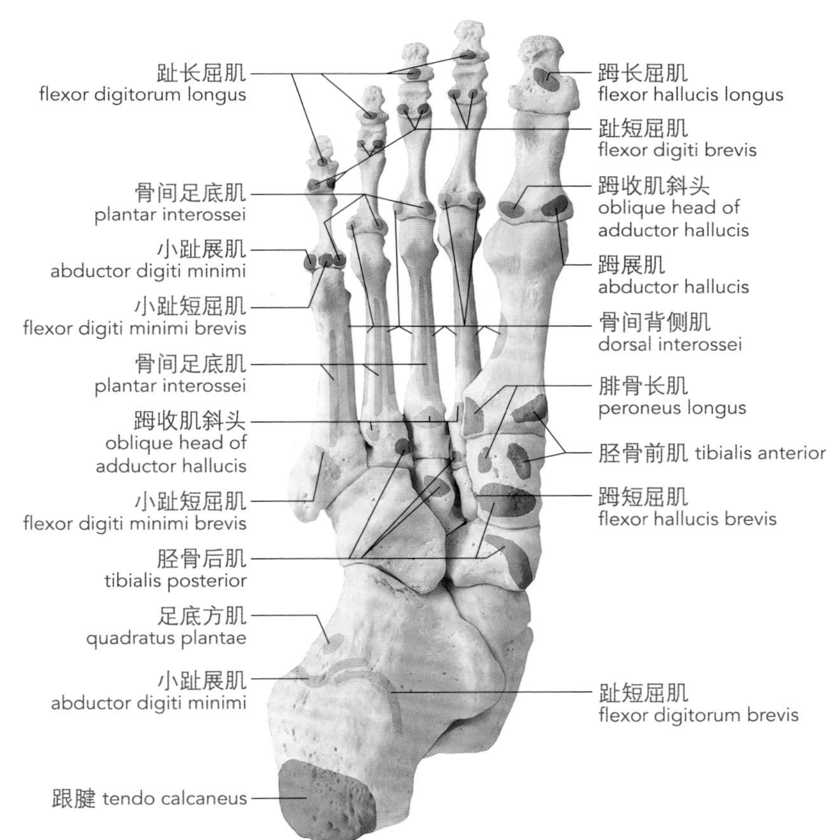

趾长屈肌
flexor digitorum longus
骨间足底肌
plantar interossei
小趾展肌
abductor digiti minimi
小趾短屈肌
flexor digiti minimi brevis
骨间足底肌
plantar interossei
姆收肌斜头
oblique head of
adductor hallucis
小趾短屈肌
flexor digiti minimi brevis
胫骨后肌
tibialis posterior
足底方肌
quadratus plantae
小趾展肌
abductor digiti minimi
跟腱 tendo calcaneus
姆长屈肌
flexor hallucis longus
趾短屈肌
flexor digiti brevis
姆收肌斜头
oblique head of
adductor hallucis
姆展肌
abductor hallucis
骨间背侧肌
dorsal interossei
腓骨长肌
peroneus longus
胫骨前肌 tibialis anterior
姆短屈肌
flexor hallucis brevis
趾短屈肌
flexor digitorum brevis

图 8-244　跗骨（背面观）
The tarsal bone. Dorsal aspect

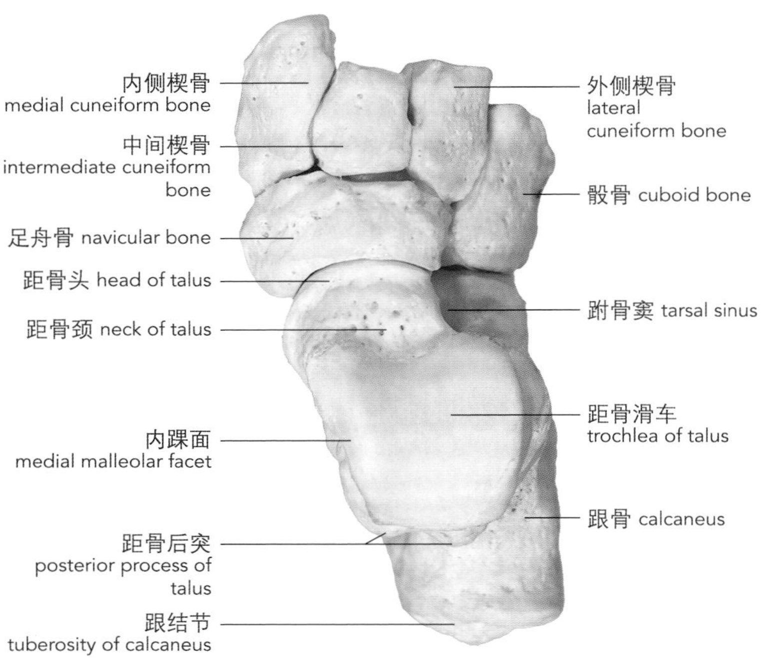
内侧楔骨 medial cuneiform bone
中间楔骨 intermediate cuneiform bone
足舟骨 navicular bone
距骨头 head of talus
距骨颈 neck of talus
内踝面 medial malleolar facet
距骨后突 posterior process of talus
跟结节 tuberosity of calcaneus
外侧楔骨 lateral cuneiform bone
骰骨 cuboid bone
跗骨窦 tarsal sinus
距骨滑车 trochlea of talus
跟骨 calcaneus

图 8-245　跗骨（掌面观）
The tarsal bone. Palmar aspect

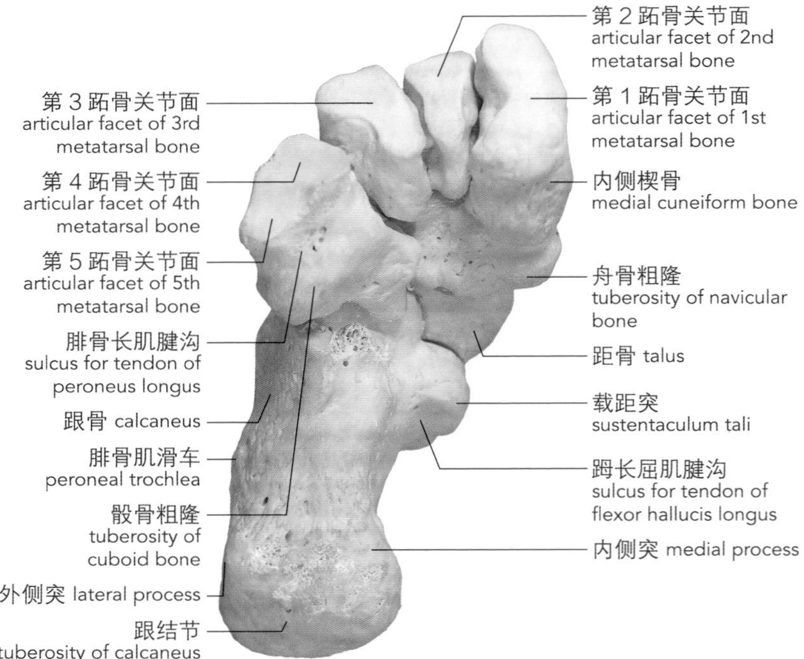
第 3 跖骨关节面 articular facet of 3rd metatarsal bone
第 4 跖骨关节面 articular facet of 4th metatarsal bone
第 5 跖骨关节面 articular facet of 5th metatarsal bone
腓骨长肌腱沟 sulcus for tendon of peroneus longus
跟骨 calcaneus
腓骨肌滑车 peroneal trochlea
骰骨粗隆 tuberosity of cuboid bone
外侧突 lateral process
跟结节 tuberosity of calcaneus
第 2 跖骨关节面 articular facet of 2nd metatarsal bone
第 1 跖骨关节面 articular facet of 1st metatarsal bone
内侧楔骨 medial cuneiform bone
舟骨粗隆 tuberosity of navicular bone
距骨 talus
载距突 sustentaculum tali
䟴长屈肌腱沟 sulcus for tendon of flexor hallucis longus
内侧突 medial process

图 8-246　跗骨后列（背面观）
The after tier of tarsal bones. Dorsal aspect

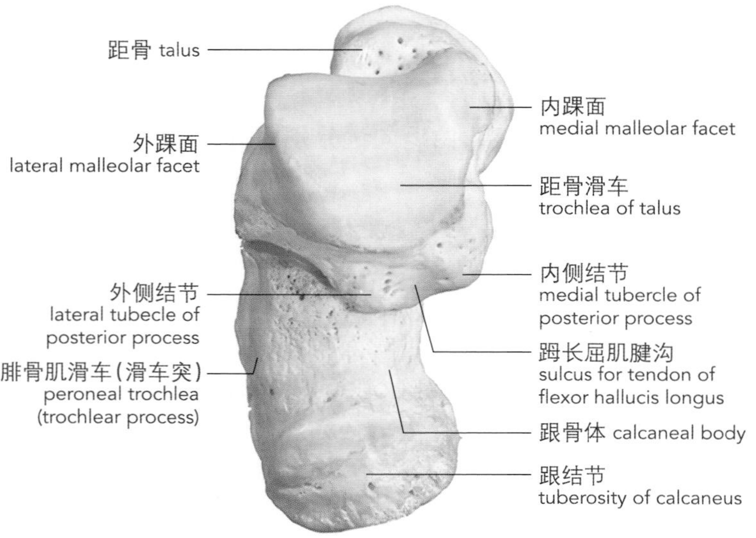
距骨 talus
外踝面 lateral malleolar facet
外侧结节 lateral tubecle of posterior process
腓骨肌滑车（滑车突） peroneal trochlea (trochlear process)
内踝面 medial malleolar facet
距骨滑车 trochlea of talus
内侧结节 medial tubercle of posterior process
䟴长屈肌腱沟 sulcus for tendon of flexor hallucis longus
跟骨体 calcaneal body
跟结节 tuberosity of calcaneus

图 8-247　跗骨后列（掌面观）
The after tier of tarsal bones. Palmar aspect

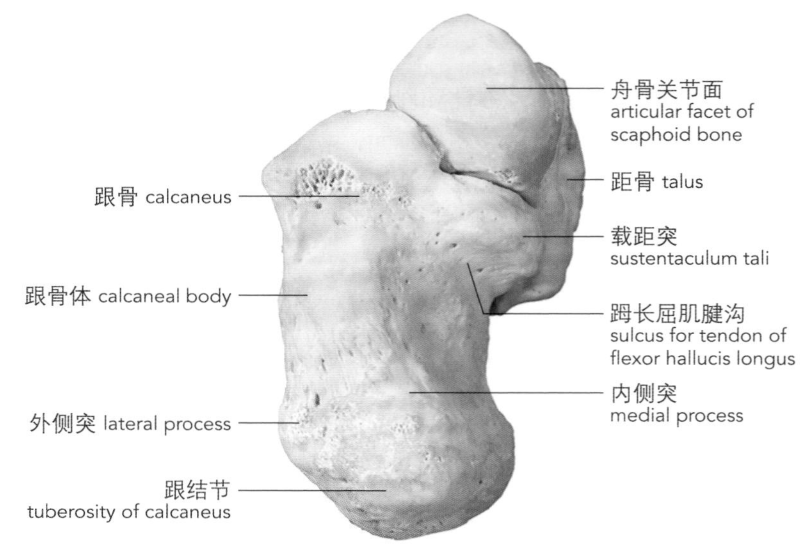
跟骨 calcaneus
跟骨体 calcaneal body
外侧突 lateral process
跟结节 tuberosity of calcaneus
舟骨关节面 articular facet of scaphoid bone
距骨 talus
载距突 sustentaculum tali
䟴长屈肌腱沟 sulcus for tendon of flexor hallucis longus
内侧突 medial process

图 8-248　跗骨后列（外侧面观）
The after tier of tarsal bones. Lateral aspect

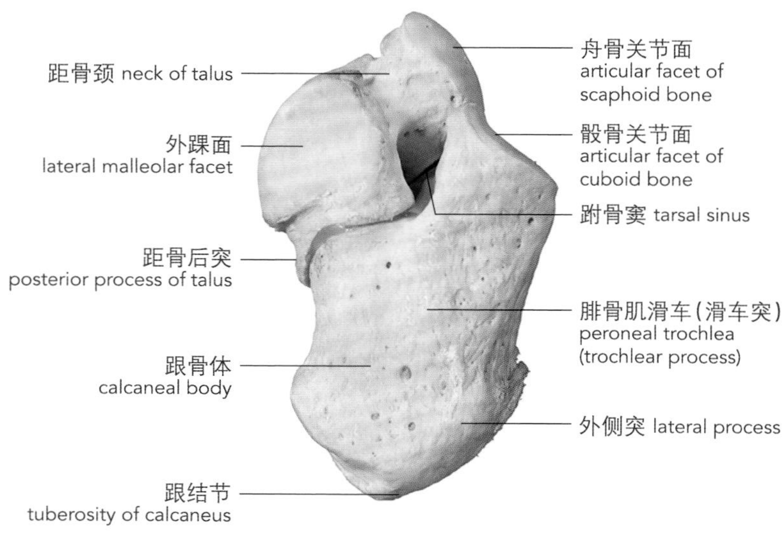
距骨颈 neck of talus
外踝面 lateral malleolar facet
距骨后突 posterior process of talus
跟骨体 calcaneal body
跟结节 tuberosity of calcaneus
舟骨关节面 articular facet of scaphoid bone
骰骨关节面 articular facet of cuboid bone
跗骨窦 tarsal sinus
腓骨肌滑车（滑车突） peroneal trochlea (trochlear process)
外侧突 lateral process

图 8-249　跗骨后列（内侧面观）
The after tier of tarsal bones. Medial aspect

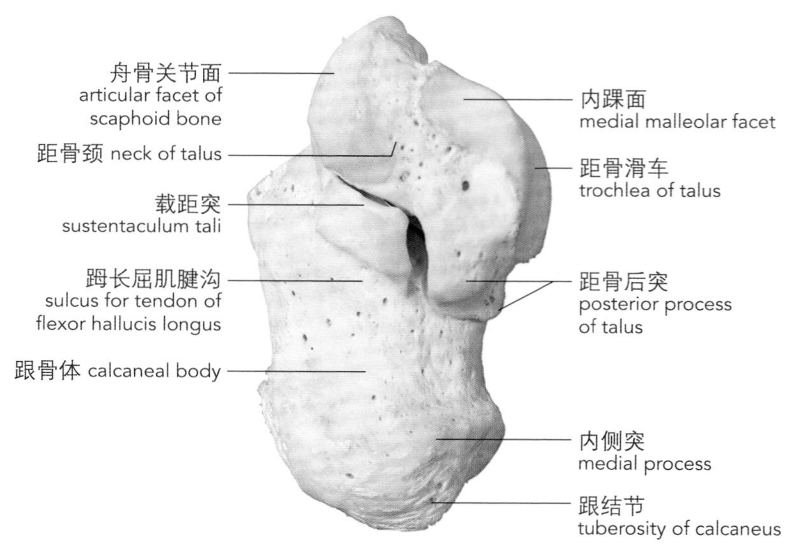
舟骨关节面 articular facet of scaphoid bone
距骨颈 neck of talus
载距突 sustentaculum tali
䟴长屈肌腱沟 sulcus for tendon of flexor hallucis longus
跟骨体 calcaneal body
内踝面 medial malleolar facet
距骨滑车 trochlea of talus
距骨后突 posterior process of talus
内侧突 medial process
跟结节 tuberosity of calcaneus

图 8-250 跟骨(上面观)
The calcaneum bone. Superior aspect

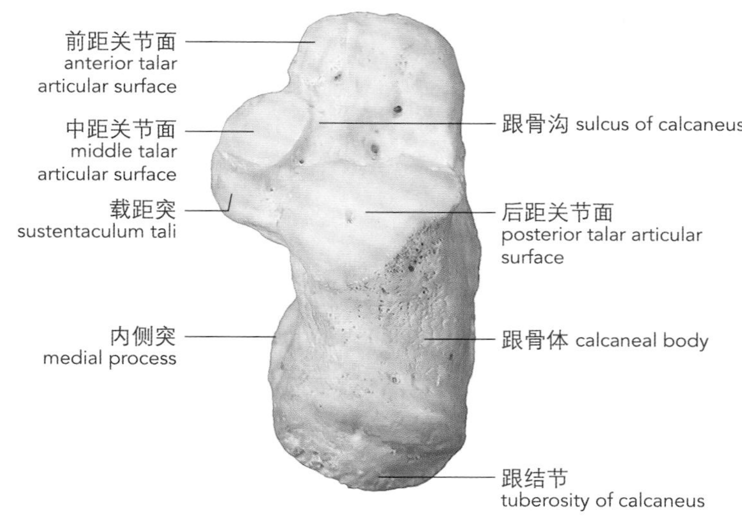
前距关节面
anterior talar articular surface
中距关节面
middle talar articular surface
载距突
sustentaculum tali
内侧突
medial process
跟骨沟 sulcus of calcaneus
后距关节面
posterior talar articular surface
跟骨体 calcaneal body
跟结节
tuberosity of calcaneus

图 8-251 跟骨(内侧面观)
The calcaneum bone. Medial aspect

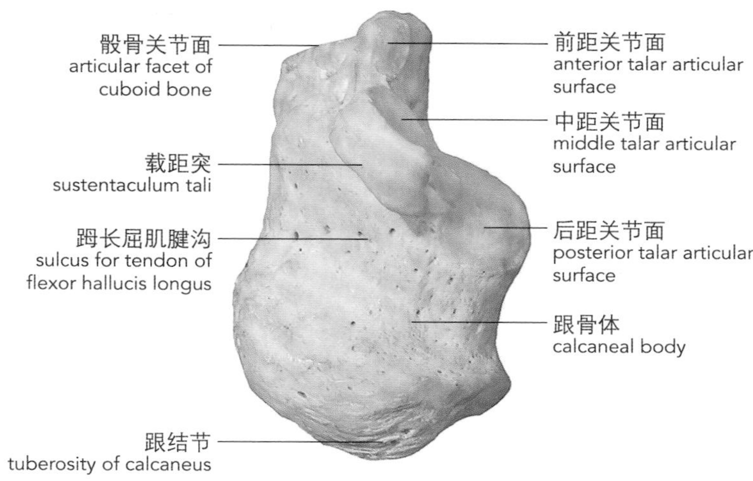
骰骨关节面
articular facet of cuboid bone
载距突
sustentaculum tali
𧿹长屈肌腱沟
sulcus for tendon of flexor hallucis longus
跟结节
tuberosity of calcaneus
前距关节面
anterior talar articular surface
中距关节面
middle talar articular surface
后距关节面
posterior talar articular surface
跟骨体
calcaneal body

图 8-252 跟骨(外侧面观)
The calcaneum bone. Lateral aspect

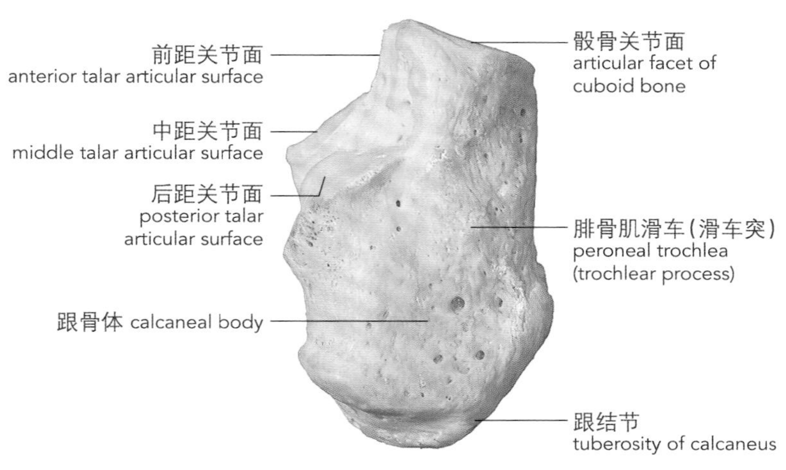
前距关节面
anterior talar articular surface
中距关节面
middle talar articular surface
后距关节面
posterior talar articular surface
跟骨体 calcaneal body
骰骨关节面
articular facet of cuboid bone
腓骨肌滑车(滑车突)
peroneal trochlea (trochlear process)
跟结节
tuberosity of calcaneus

图 8-253 跟骨(前面观)
The calcaneum bone. Anterior aspect

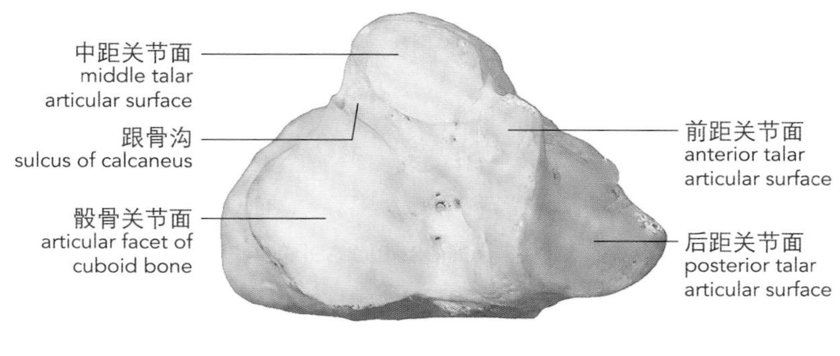
中距关节面
middle talar articular surface
跟骨沟
sulcus of calcaneus
骰骨关节面
articular facet of cuboid bone
前距关节面
anterior talar articular surface
后距关节面
posterior talar articular surface

【解剖学要点】

跟骨为足骨中最大者,近似长方形,位于距骨的下方。跟骨后部肥大称体,体后端突出称为跟骨结节。跟骨可分为上、下、前、后、内和外六个面。上面的中部,有卵圆形凸隆的关节面,称为后距关节面,在后距关节面前侧,有一深沟,称为跟骨沟。

跟骨上面的内侧,有一扁平的突起,称为载距突,其上面的关节面,称为中距关节面。跟骨上面的前侧,有一小关节面,称为前距关节面。跟骨的下面狭窄而粗糙。跟骨的内侧面凹陷,外侧面宽广而平滑,其前部有一结节,称滑车突。跟骨的前面呈方形,有一鞍状关节面,称为骰骨关节面。跟骨的后面凸隆。

图 8-254 距骨(上面观)
The talus. Superior aspect

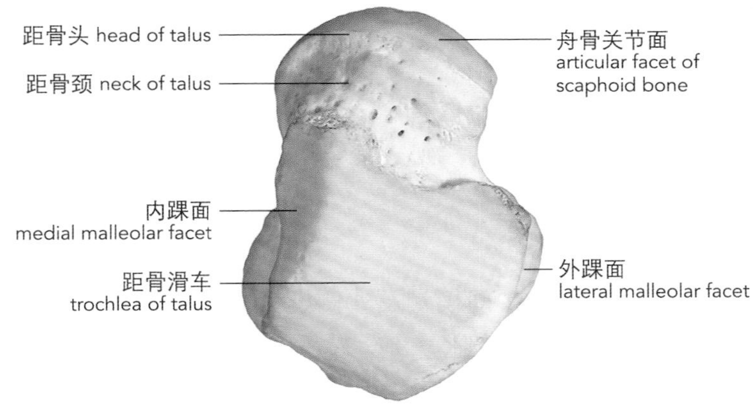
距骨头 head of talus
距骨颈 neck of talus
内踝面
medial malleolar facet
距骨滑车
trochlea of talus
舟骨关节面
articular facet of scaphoid bone
外踝面
lateral malleolar facet

图 8-255 距骨(下面观)
The talus. Inferior aspect

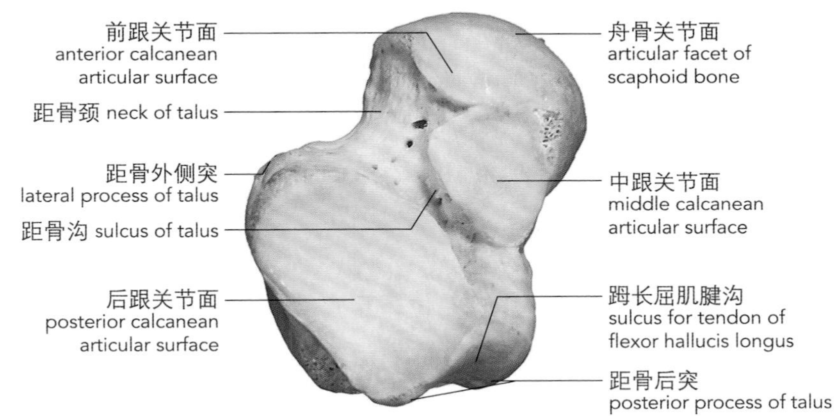
前跟关节面
anterior calcanean articular surface
距骨颈 neck of talus
距骨外侧突
lateral process of talus
距骨沟 sulcus of talus
后跟关节面
posterior calcanean articular surface
舟骨关节面
articular facet of scaphoid bone
中跟关节面
middle calcanean articular surface
𧿹长屈肌腱沟
sulcus for tendon of flexor hallucis longus
距骨后突
posterior process of talus

图 8-256 距骨(外侧面观)
The talus. Lateral aspect

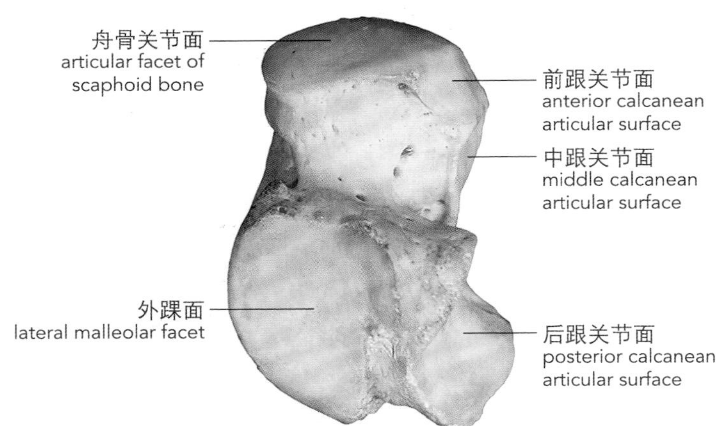
舟骨关节面
articular facet of
scaphoid bone
前跟关节面
anterior calcanean
articular surface
中跟关节面
middle calcanean
articular surface
外踝面
lateral malleolar facet
后跟关节面
posterior calcanean
articular surface

图 8-257 距骨(内侧面观)
The talus. Medial aspect

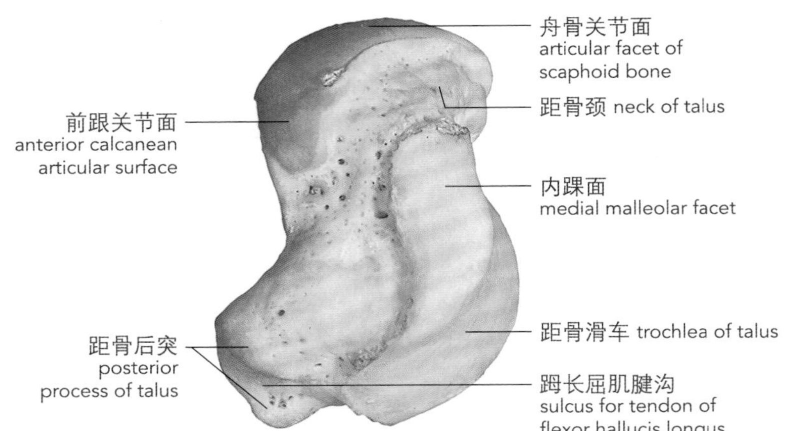
舟骨关节面
articular facet of
scaphoid bone
距骨颈 neck of talus
前跟关节面
anterior calcanean
articular surface
内踝面
medial malleolar facet
距骨滑车 trochlea of talus
距骨后突
posterior
process of talus
踇长屈肌腱沟
sulcus for tendon of
flexor hallucis longus

【解剖学要点】

距骨位于胫、腓骨与跟骨之间,可分为前端呈圆形的距骨头、位于距骨头后面狭细的部分为距骨颈及颈的后部为体。距骨体近似四方形,可分为上、下、内和外四个面。上面宽广而平滑,下面有前、中、后 三个关节面,由前向后依次为前跟关节面,中跟关节面及后跟关节面。内侧面的上部,有半月形关节面,为内踝面。外侧面有三角形的关节面,称为外踝面。此面的尖端下外方突出,称为距骨外侧突。

图 8-258 跗骨前列(背面观)
The anterior tier of tarsal bones. Dorsal aspect

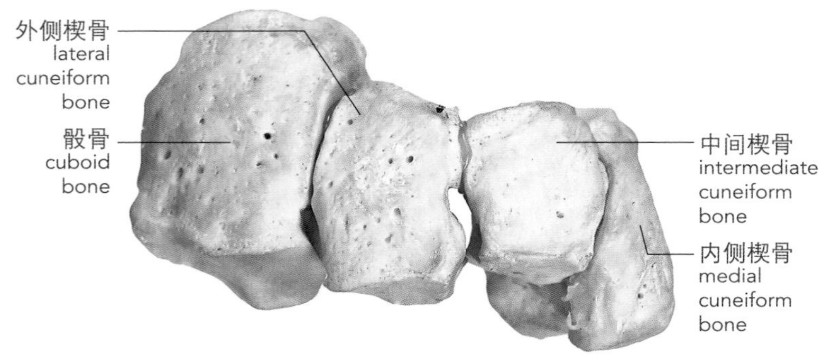
外侧楔骨
lateral
cuneiform
bone
骰骨
cuboid
bone
中间楔骨
intermediate
cuneiform
bone
内侧楔骨
medial
cuneiform
bone

图 8-259 跗骨前列(掌面观)
The anterior tier of tarsal bones. Palmar aspect

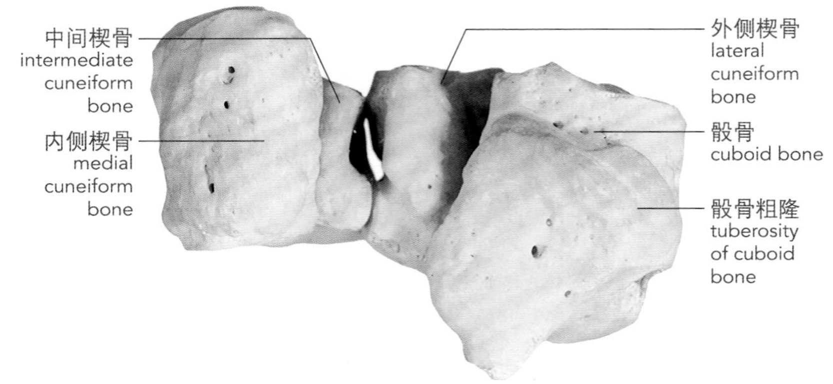
中间楔骨
intermediate
cuneiform
bone
内侧楔骨
medial
cuneiform
bone
外侧楔骨
lateral
cuneiform
bone
骰骨
cuboid bone
骰骨粗隆
tuberosity
of cuboid
bone

图 8-260 跗骨前列(前面观)
The anterior tier of tarsal bones. Anterior aspect

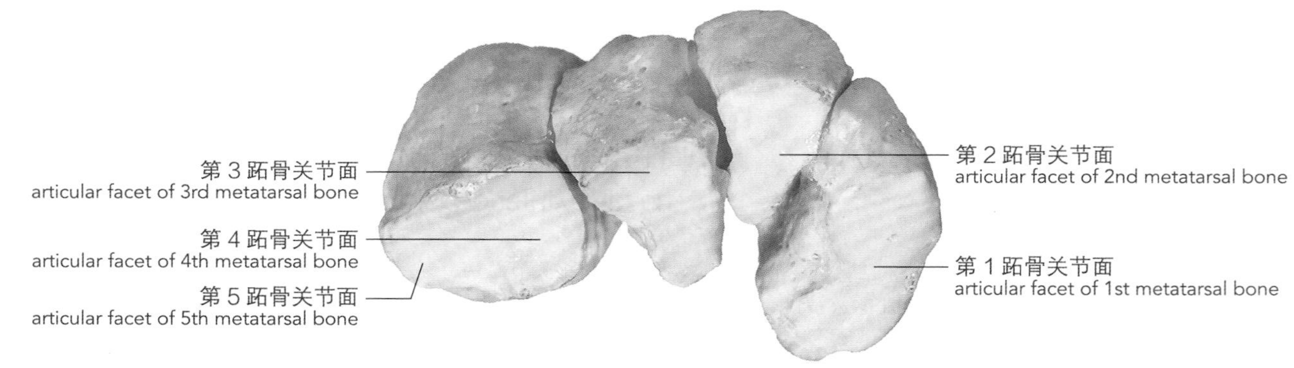
第 3 跖骨关节面
articular facet of 3rd metatarsal bone
第 4 跖骨关节面
articular facet of 4th metatarsal bone
第 5 跖骨关节面
articular facet of 5th metatarsal bone
第 2 跖骨关节面
articular facet of 2nd metatarsal bone
第 1 跖骨关节面
articular facet of 1st metatarsal bone

【解剖学要点】

楔骨有三块,均呈楔形,位于足舟骨和第一、二、三跖骨之间,分别称为内侧楔骨、中间楔骨及外侧楔骨。内侧楔骨扁平近方形;中间楔骨短小,从背面看近方形;外侧楔骨介于中间楔骨和骰骨之间,背面观近似长方形。它们与跟骨、距骨、舟骨及第一至第三跖骨头共同构成足弓的内侧纵弓。

图 8-261 跗骨前列(后面观)
The after tier of tarsal bones. Posterior aspect

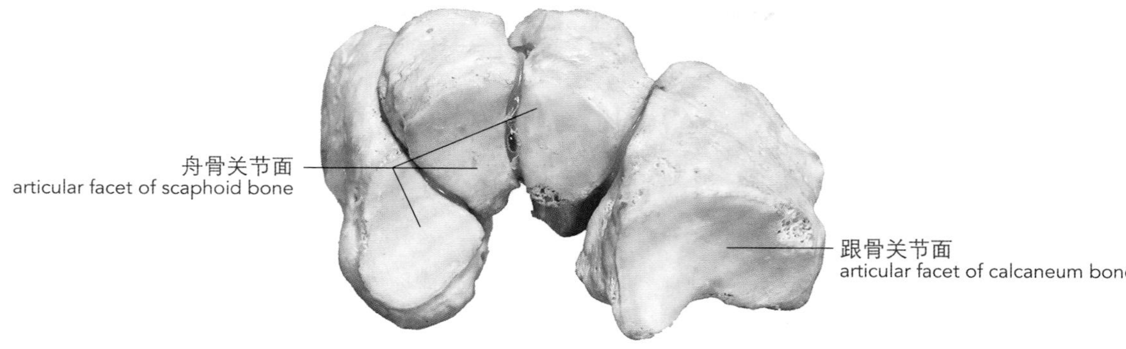
舟骨关节面
articular facet of scaphoid bone
跟骨关节面
articular facet of calcaneum bone

图 8-262 骰骨
The cuboid bone

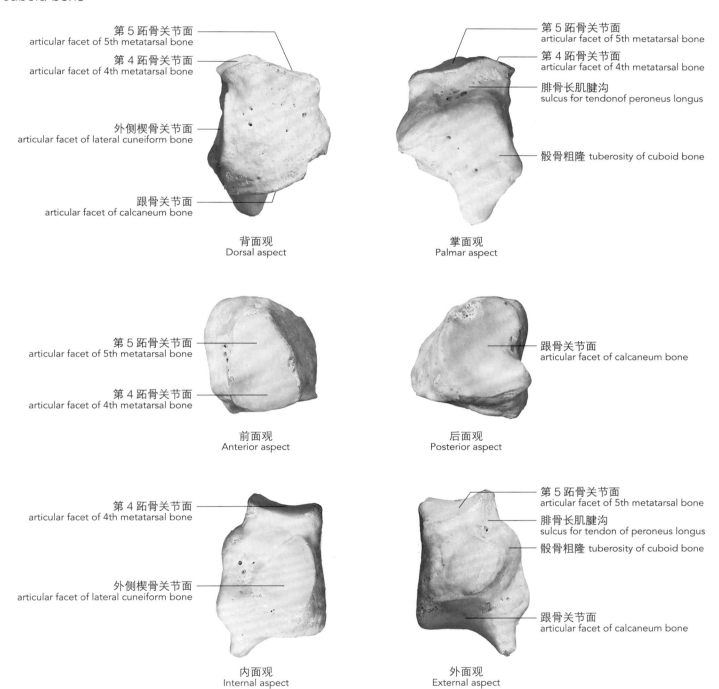

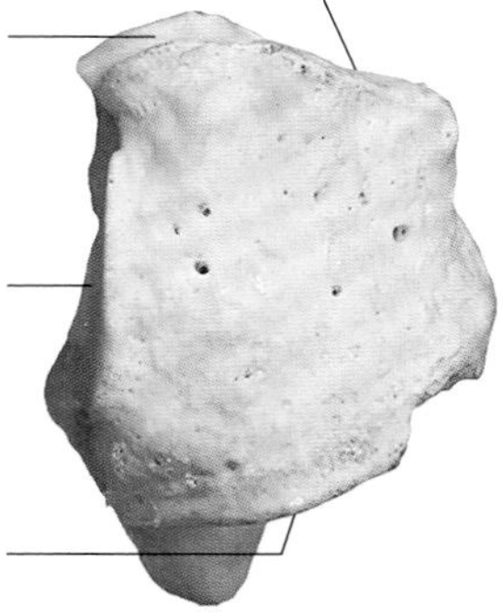

第 5 跖骨关节面
articular facet of 5th metatarsal bone
第 4 跖骨关节面
articular facet of 4th metatarsal bone
外侧楔骨关节面
articular facet of lateral cuneiform bone
跟骨关节面
articular facet of calcaneum bone

背面观
Dorsal aspect

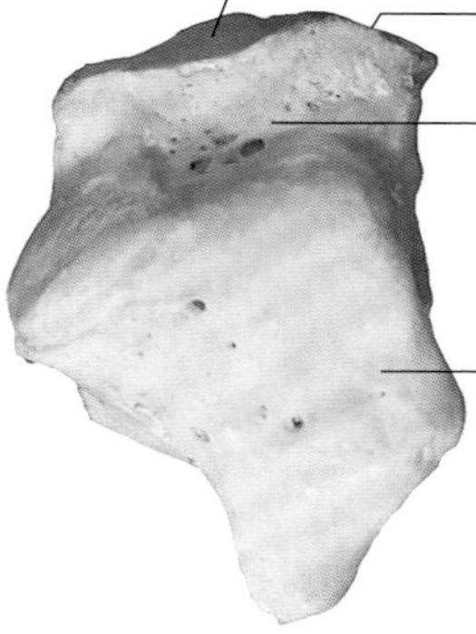

第 5 跖骨关节面
articular facet of 5th metatarsal bone
第 4 跖骨关节面
articular facet of 4th metatarsal bone
腓骨长肌腱沟
sulcus for tendonof peroneus longus
骰骨粗隆 tuberosity of cuboid bone

掌面观
Palmar aspect

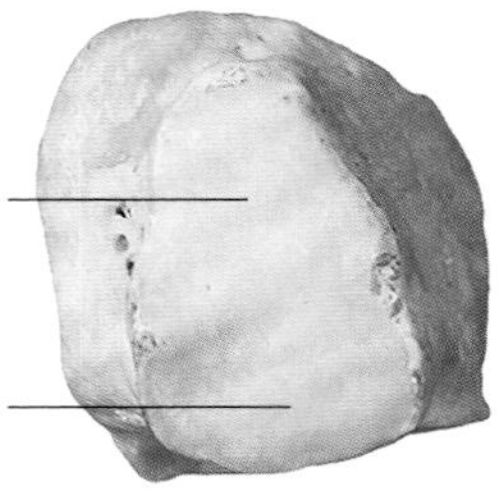

第 5 跖骨关节面
articular facet of 5th metatarsal bone
第 4 跖骨关节面
articular facet of 4th metatarsal bone

前面观
Anterior aspect

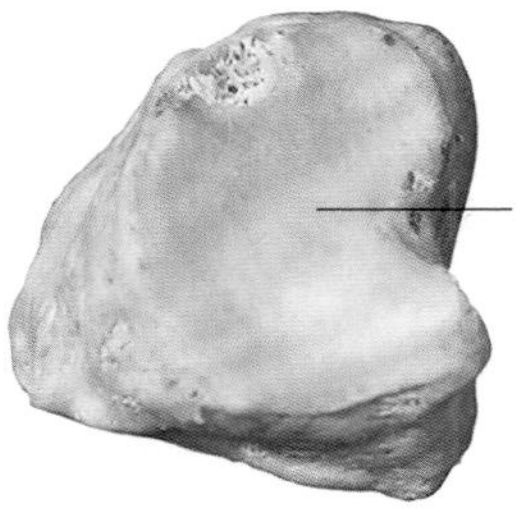

跟骨关节面
articular facet of calcaneum bone

后面观
Posterior aspect

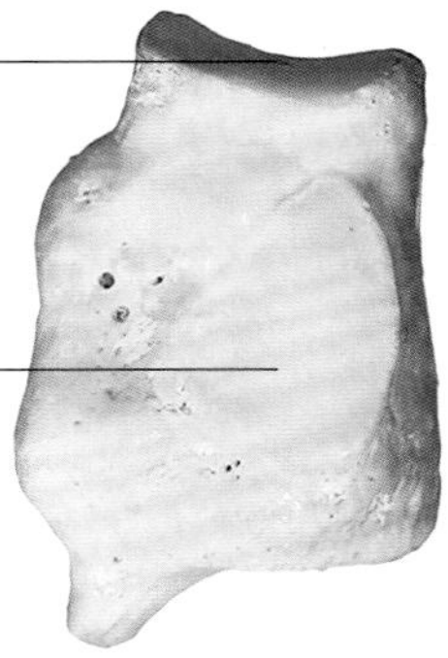

第 4 跖骨关节面
articular facet of 4th metatarsal bone
外侧楔骨关节面
articular facet of lateral cuneiform bone

内面观
Internal aspect

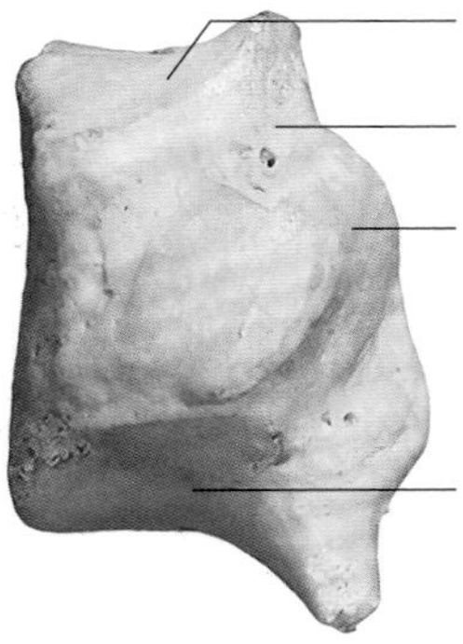

第 5 跖骨关节面
articular facet of 5th metatarsal bone
腓骨长肌腱沟
sulcus for tendon of peroneus longus
骰骨粗隆 tuberosity of cuboid bone
跟骨关节面
articular facet of calcaneum bone

外面观
External aspect

【解剖学要点】

骰骨呈不规则的立方形,居足的外侧缘,前面较窄,由一垂直的微嵴,分为内外两个关节面。后面近似三角形,有鞍状关节面。内侧面中部的上方,有卵圆形关节面;内侧面的其余部分粗糙。外侧面狭窄,可见一切迹。上面粗糙;下面有一处锐嵴,此嵴向外方终于一粗糙面,称为骰骨粗隆。

图 8-263 足舟骨
The navicular bone

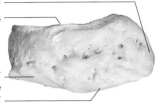

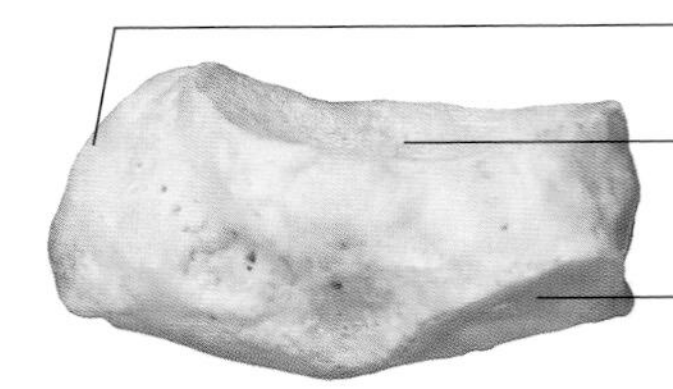
舟骨粗隆 tuberosity of navicular bone
距骨关节面 articular facet of talus
中间楔骨关节面
articular facet of intermediate cuneiform bone
内侧楔骨关节面
articular facet of medial cuneiform bone

背面观 Dorsal aspect

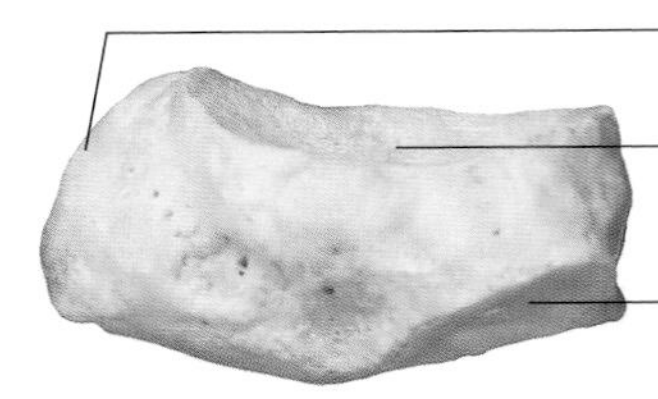
舟骨粗隆 tuberosity of navicular bone
距骨关节面 articular facet of talus
外侧楔骨关节面
articular facet of lateral cuneiform bone

掌面观 Palmar aspect

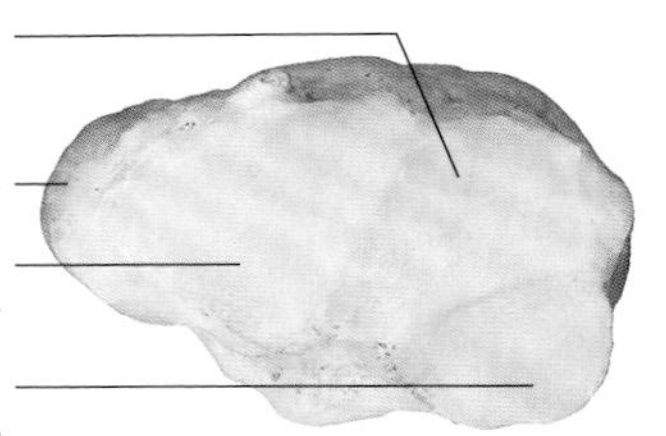
中间楔骨关节面
articular facet of intermediate cuneiform bone
舟骨粗隆 tuberosity of navicular bone
内侧楔骨关节面
articular facet of medial cuneiform bone
外侧楔骨关节面
articular facet of lateral cuneiform bone

前面观 Anterior aspect

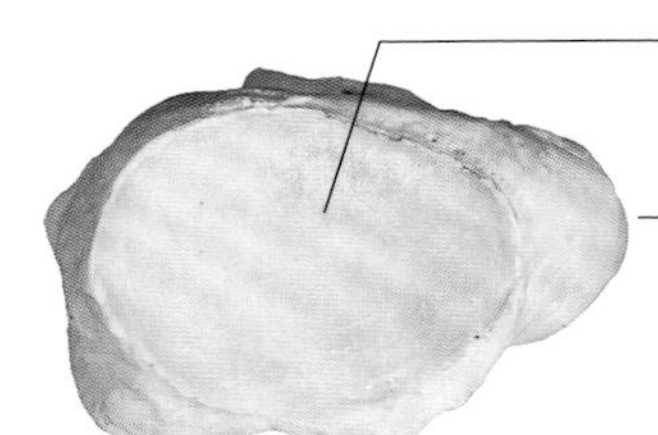
距骨关节面 articular facet of talus
舟骨粗隆 tuberosity of navicular bone

后面观 Posterior aspect

图 8-264 外侧楔骨
The lateral cuneiform bone

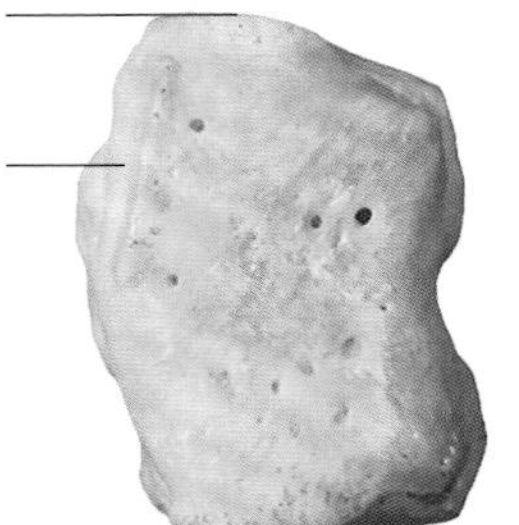
舟骨关节面 articular facet of scaphoid bone
骰骨关节面 articular facet of cuboid bone

背面观 Dorsal aspect

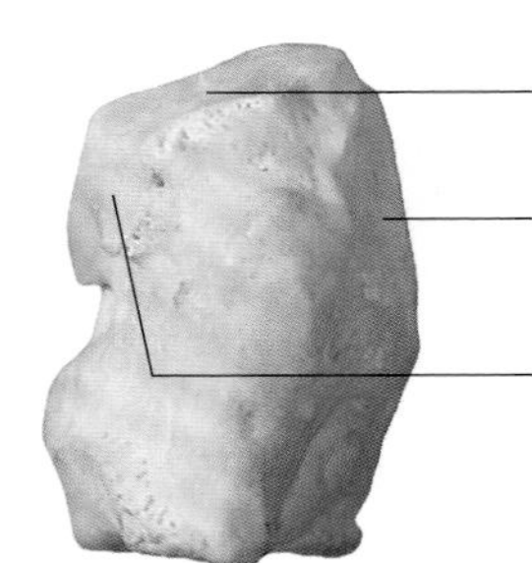
舟骨关节面 articular facet of scaphoid bone
骰骨关节面 articular facet of cuboid bone
中间楔骨关节面
articular facet of intermediate cuneiform bone

掌面观 Palmar aspect

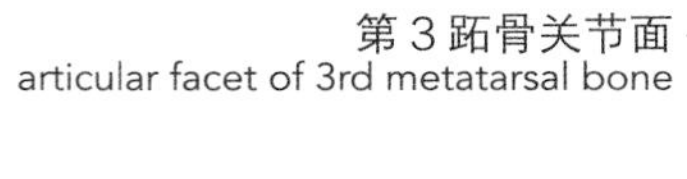

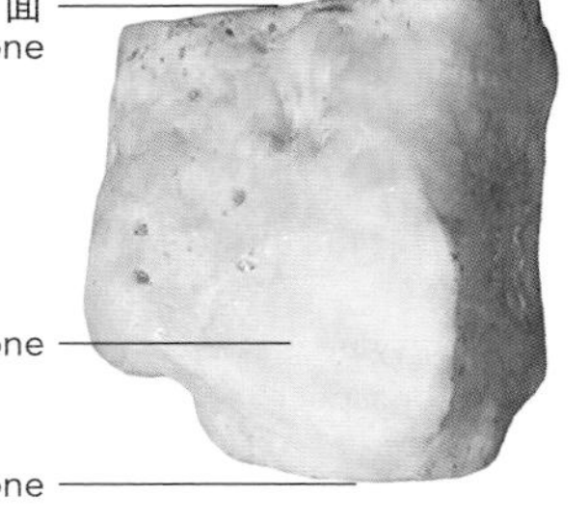
第 3 跖骨关节面
articular facet of 3rd metatarsal bone
骰骨关节面 articular facet of cuboid bone
舟骨关节面 articular facet of scaphoid bone

外侧面观 Lateral aspect

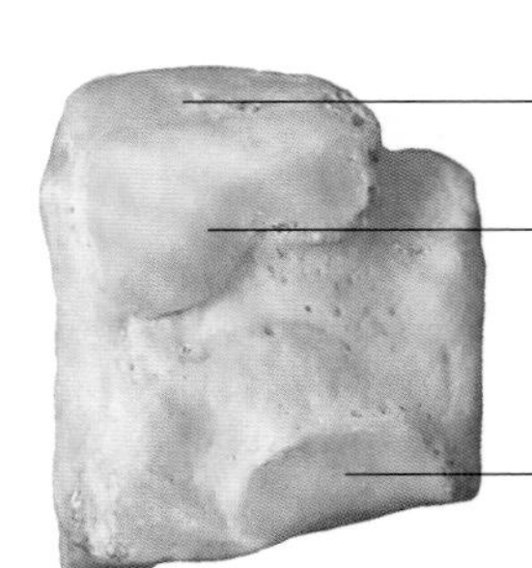
舟骨关节面 articular facet of scaphoid bone
中间楔骨关节面
articular facet of intermediate cuneiform bone
第 2 跖骨关节面
articular facet of 2nd metatarsal bone

内侧面观 Internal aspect

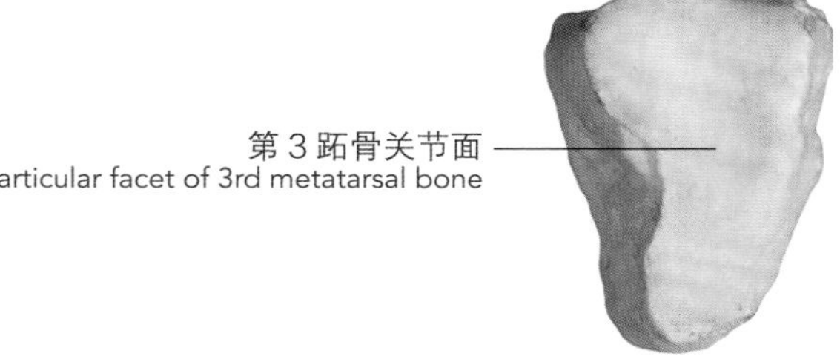
第 3 跖骨关节面
articular facet of 3rd metatarsal bone

前面观 Anterior aspect

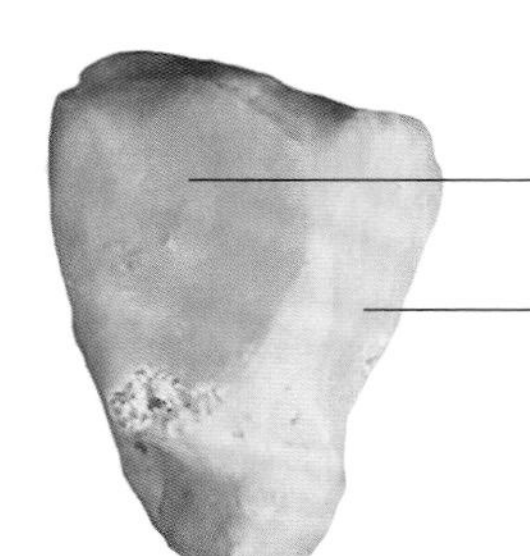
舟骨关节面 articular facet of scaphoid bone
骰骨关节面 articular facet of cuboid bone

后面观 Posterior aspect

【解剖学要点】

足舟骨呈舟形，介于距骨头与三块楔骨之间，可分为上、下、内、外、前后六面。前面凸隆，由两条微嵴分成三个关节面。后面为卵圆形凹陷的关节面。上面粗糙而凸隆。下面粗糙而凹陷。内侧面有一向下方的圆形粗隆，称为舟骨粗隆。外侧面粗糙有一关节面，与骰骨相关节。

外侧楔骨介于中间楔骨和骰骨之间，背面观近似长方形，基底部向上方，尖部向下方。前后两面均有三角形关节面。内侧面的后缘有关节面；前缘也有不规则的关节面。外侧面的后上部有一关节面；前上部也有小关节面。

图 8-265 内侧楔骨

The medial cuneiform bone.

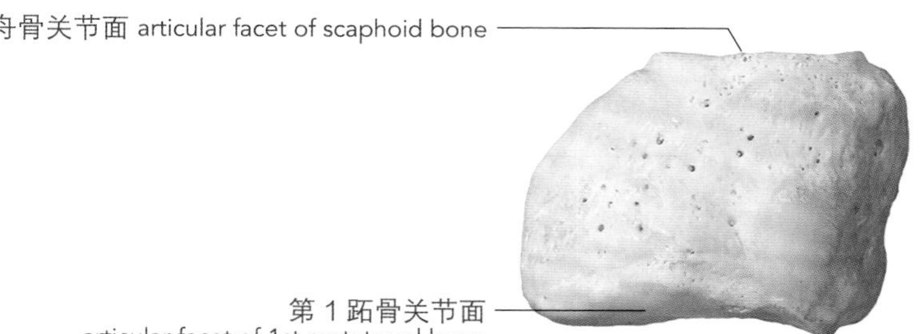
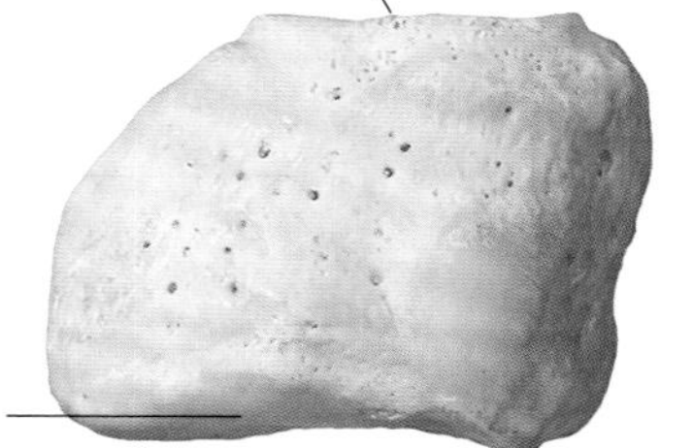

舟骨关节面 articular facet of scaphoid bone
第 1 跖骨关节面 articular facet of 1st metatarsal bone

背面观 Dorsal aspect

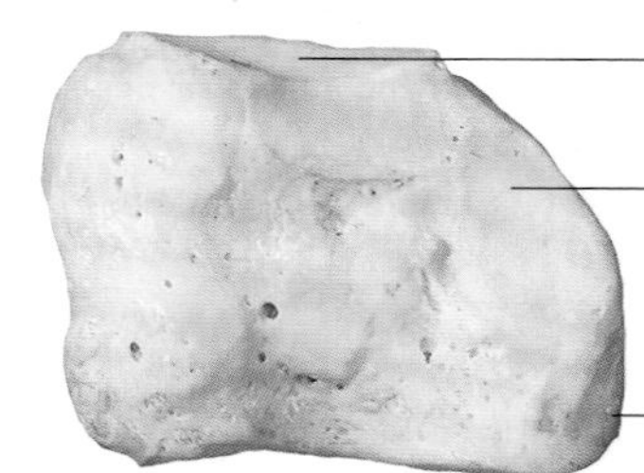
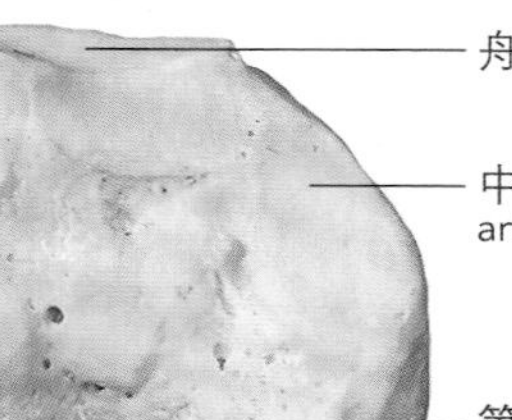
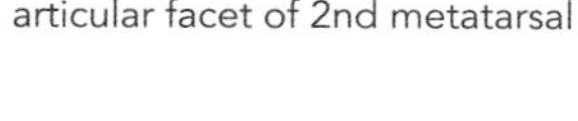

舟骨关节面 articular facet of scaphoid bone
中间楔骨关节面 articular facet of intermediate cuneiform bone
第 2 跖骨关节面 articular facet of 2nd metatarsal bone

掌面观 Palmar aspect

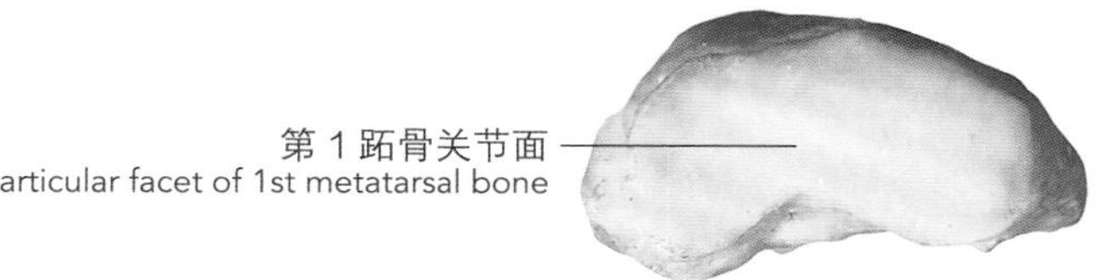

第 1 跖骨关节面 articular facet of 1st metatarsal bone

前面观 Anterior aspect

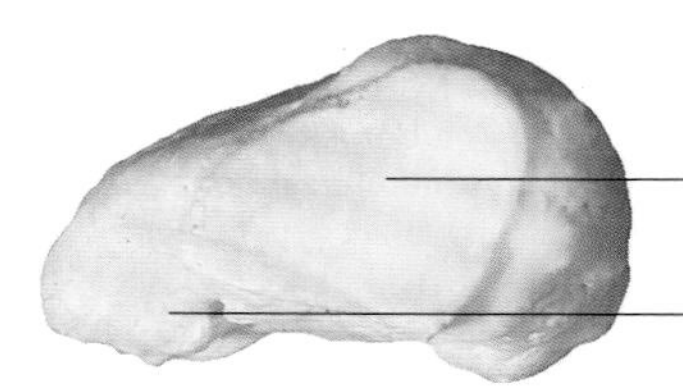

舟骨关节面 articular facet of scaphoid bone
中间楔骨关节面 articular facet of intermediate cuneiform bone

后面观 Posterior aspect

图 8-266 中间楔骨

The intermediate cuneiform bone.

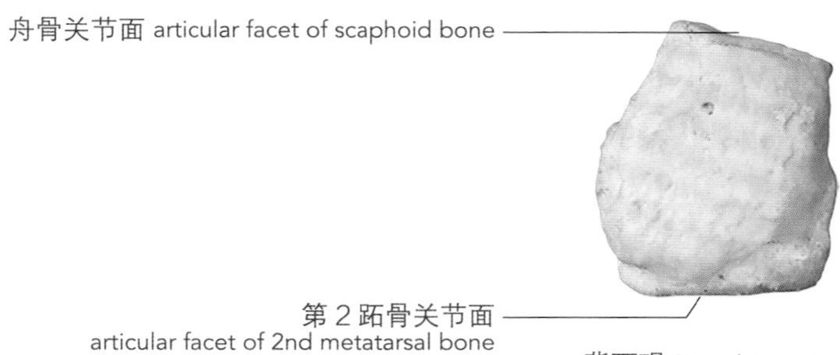
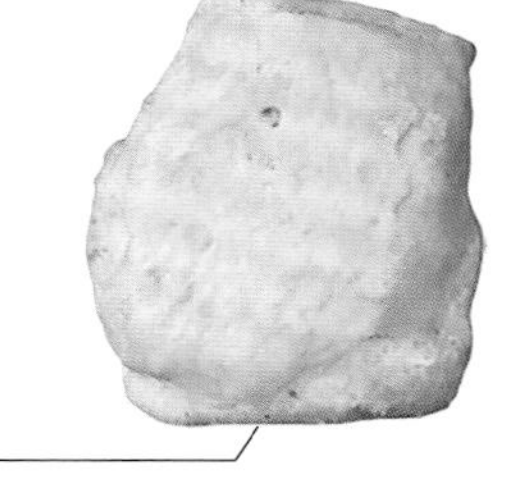

舟骨关节面 articular facet of scaphoid bone
第 2 跖骨关节面 articular facet of 2nd metatarsal bone

背面观 Dorsal aspect

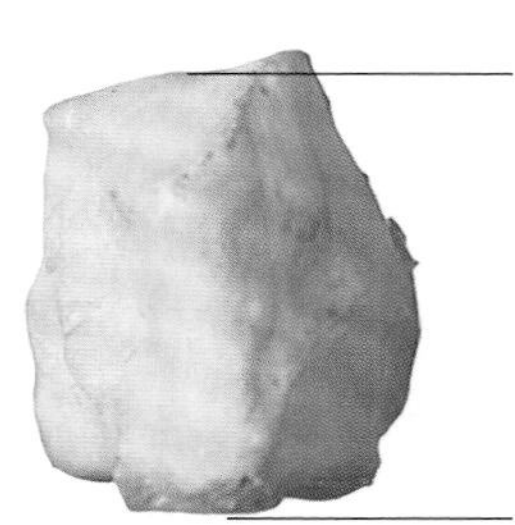
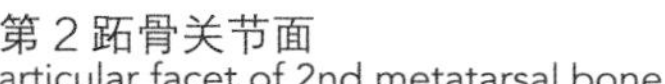

舟骨关节面 articular facet of scaphoid bone
第 2 跖骨关节面 articular facet of 2nd metatarsal bone

掌面观 Palmar aspect

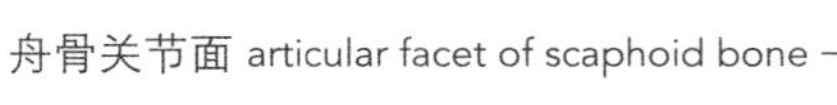
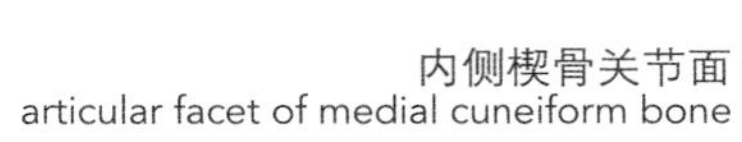
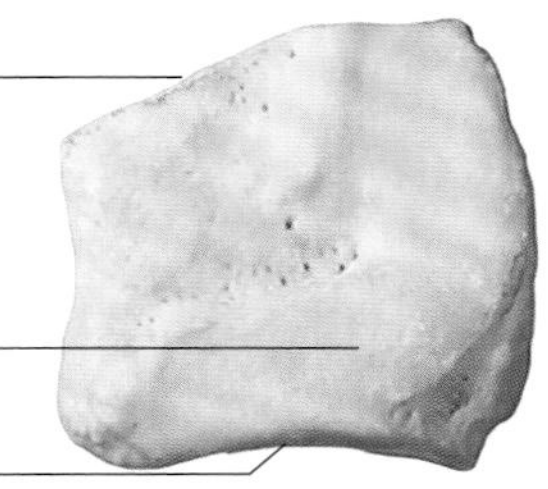

舟骨关节面 articular facet of scaphoid bone
内侧楔骨关节面 articular facet of medial cuneiform bone
第 2 跖骨关节面 articular facet of 2nd metatarsal bone

内侧面观 Internal aspect

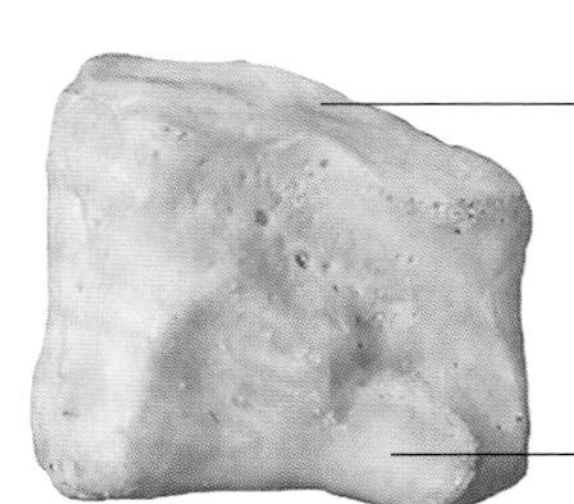

舟骨关节面 articular facet of scaphoid bone
外侧楔骨关节面 articular facet of lateral cuneiform bone

外侧面观 Lateral aspect

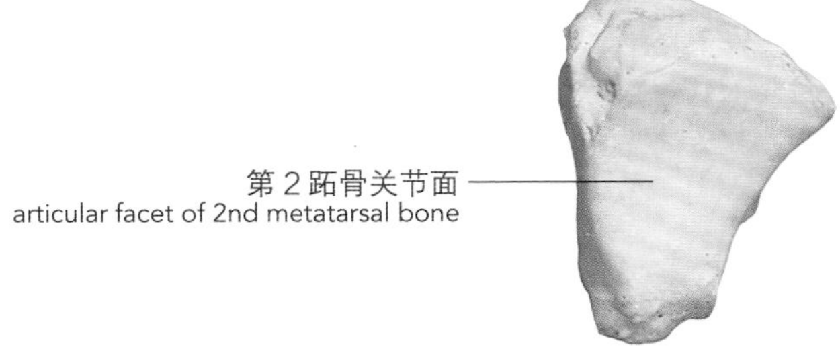

第 2 跖骨关节面 articular facet of 2nd metatarsal bone

前面观 Anterior aspect

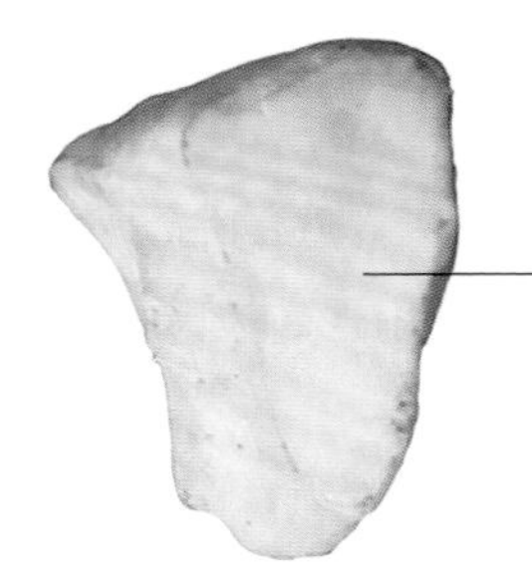

舟骨关节面 articular facet of scaphoid bone

后面观 Posterior aspect

【解剖学要点】

内侧楔骨扁平近方形，前面有肾形的关节面，后面凹陷有梨形关节面。内侧面粗糙，外侧面凹陷，其上缘及后缘有关节面，与中间楔骨相关节。上面狭窄，下面则粗糙。中间楔骨短小，从背面看近方形，基底部向上方，尖部向下方。前面较狭窄，有平滑关节面，后面有三角形凹陷关节面。内侧面的上缘及后缘有一关节面，外侧面的后缘也有关节面。上面粗糙，下面锐薄而粗糙。

图 8-267 跖骨（背面观）
The metatarsal bone. Dorsal aspect

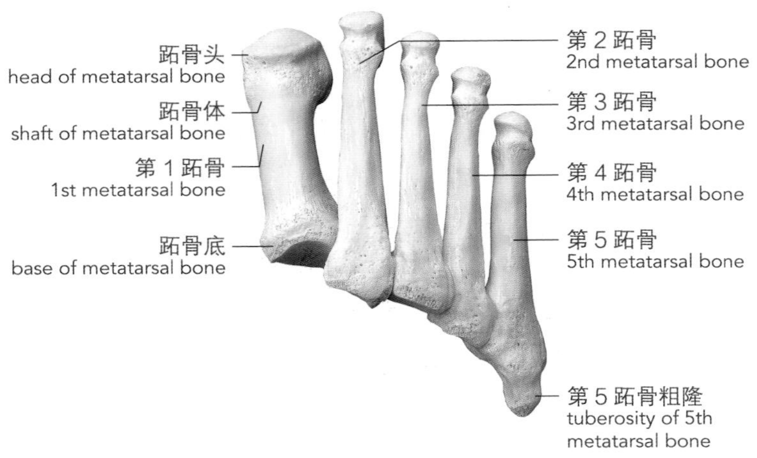
跖骨头
head of metatarsal bone
跖骨体
shaft of metatarsal bone
第 1 跖骨
1st metatarsal bone
跖骨底
base of metatarsal bone
第 2 跖骨
2nd metatarsal bone
第 3 跖骨
3rd metatarsal bone
第 4 跖骨
4th metatarsal bone
第 5 跖骨
5th metatarsal bone
第 5 跖骨粗隆
tuberosity of 5th metatarsal bone

图 8-268 跖骨（掌面观）
The metatarsal bone. Palmar aspect

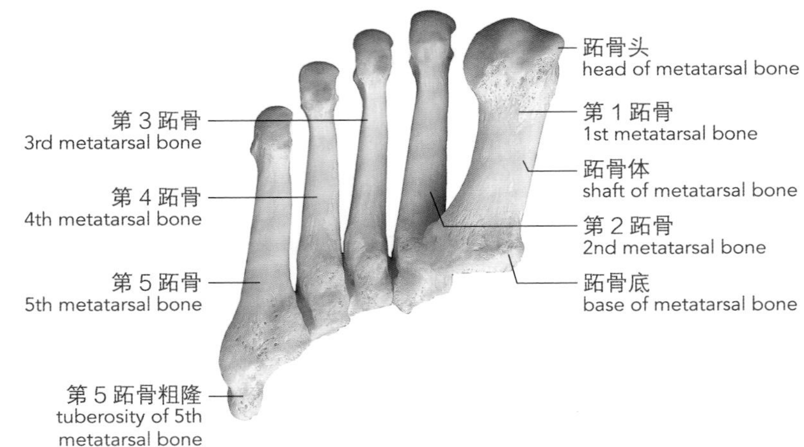
第 3 跖骨
3rd metatarsal bone
第 4 跖骨
4th metatarsal bone
第 5 跖骨
5th metatarsal bone
第 5 跖骨粗隆
tuberosity of 5th metatarsal bone
跖骨头
head of metatarsal bone
第 1 跖骨
1st metatarsal bone
跖骨体
shaft of metatarsal bone
第 2 跖骨
2nd metatarsal bone
跖骨底
base of metatarsal bone

图 8-269 跖骨（后面观）
The metatarsal bone. Posterior aspect

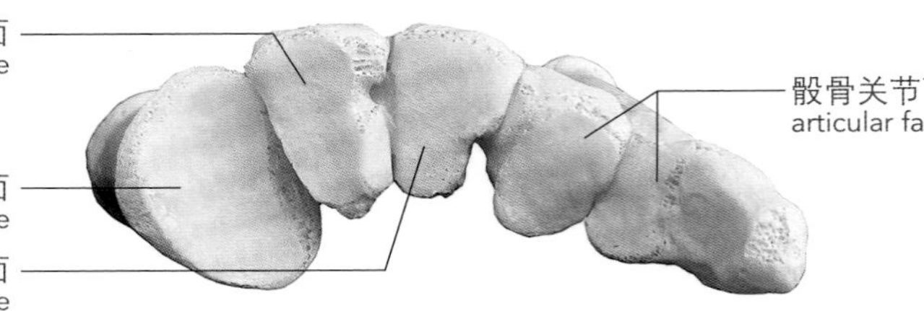
中间楔骨关节面
articular facet of intermediate cuneiform bone
内侧楔骨关节面
articular facet of medial cuneiform bone
外侧楔骨关节面
articular facet of lateral cuneiform bone
骰骨关节面
articular facet of cuboid bone

【解剖学要点】

跖骨为短管状骨，共有 5 个，位于跗骨与趾骨之间，可分为前端较小而圆滑的跖骨头，呈楔形略膨大的后端为跖骨底及头与底之间的部分为跖骨体。所有跖骨的背面较平直，底面呈微凹形态。主要的特点是各跖骨的后端都略膨大，底部后面的关节面都斜伸向后外呈楔形与跗骨相关节；各跖骨后端的两侧与相邻的跖骨相接；跖骨的前端，称为跖骨头，有凸隆的关节面，与第一趾骨底相关节。头的两侧微凹，周围呈结节状，为跖趾关节副韧带的附着部；跖骨体的内外两面均较上面宽广，该三个面皆有肌肉附着。

图 8-270 第一跖骨
The first metatarsal bone

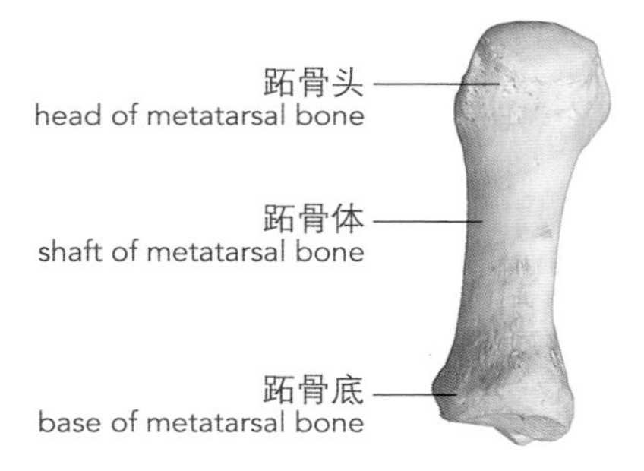
跖骨头
head of metatarsal bone
跖骨体
shaft of metatarsal bone
跖骨底
base of metatarsal bone

背面观 Dorsal aspect　底面观 Antapical aspect

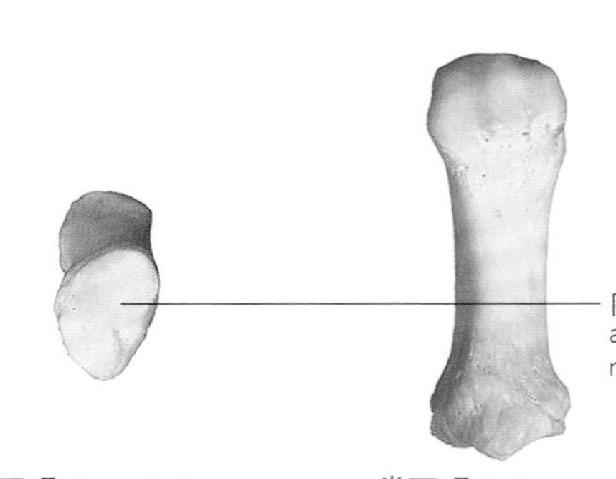
内侧楔骨关节面
articular facet of medial cuneiform bone

掌面观 Palmar aspect

【解剖学要点】

第一跖骨：短而粗，可分为底、体及头。底的后面有一鞍状关节面，底的下面有一粗隆，称为第一跖骨粗隆。体呈棱柱形，背面宽广而凸隆；下面凹陷；外侧面呈三角形；内侧面由底到头较平直。头圆而光滑，下面左右各有一小关节面。

图 8-271 第二跖骨
The second metatarsal bone

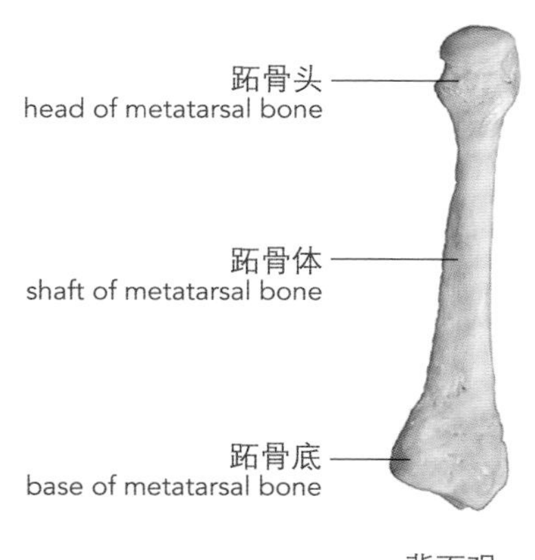
跖骨头
head of metatarsal bone
跖骨体
shaft of metatarsal bone
跖骨底
base of metatarsal bone

背面观 Dorsal aspect　掌面观 Palmar aspect

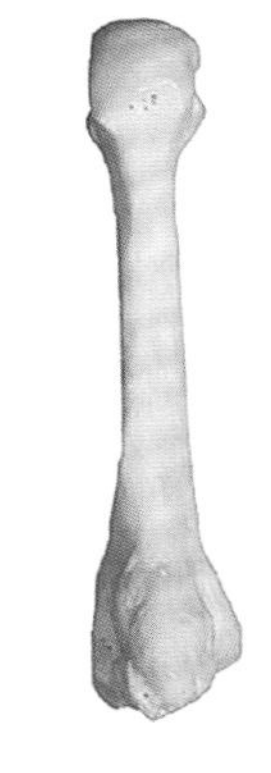

外侧面观 Lateral aspect

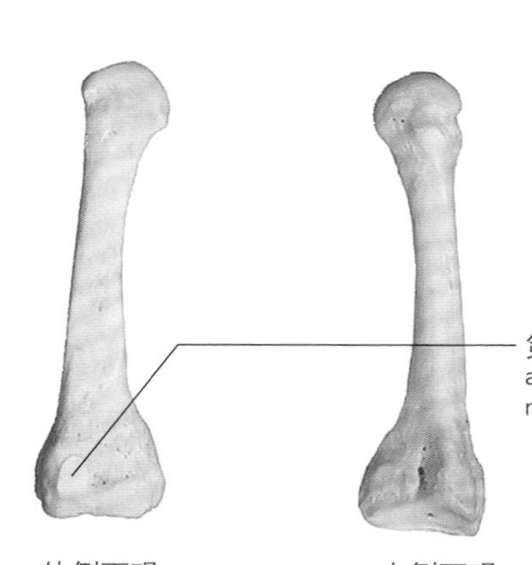
第 3 跖骨关节面
articular facet of 3rd metatarsal bone

内侧面观 Internal aspect

【解剖学要点】

第二跖骨：最长，由背面观底部膨大，由内向外逐渐向后斜伸。底部有 4 个关节面，其内侧的与内侧楔骨相关节、外侧的上下各有一关节面，每一个关节面被一条微崎又分为两个，后方的两个关节面与外侧楔骨相关节，前方的两个则与第三跖骨相接；底后面的关节面与中间楔骨相关节。其头接趾骨。

图 8-272 第三跖骨
The third metatarsal bone

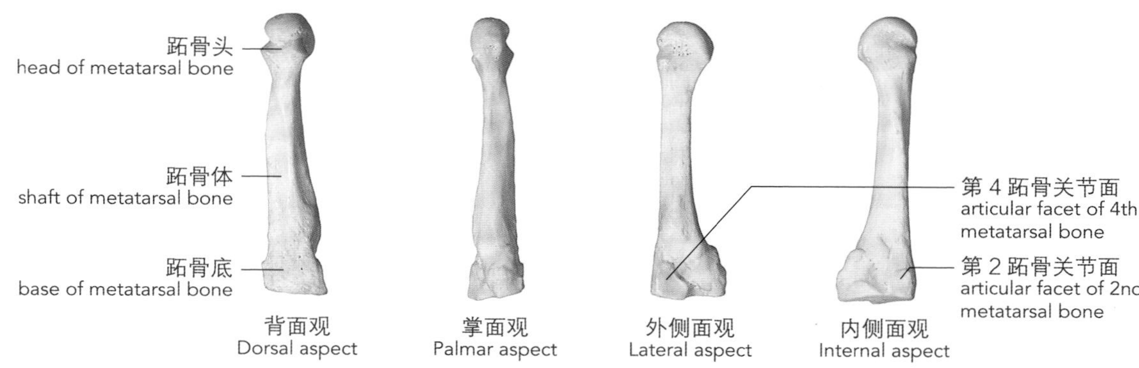

跖骨头
head of metatarsal bone
跖骨体
shaft of metatarsal bone
跖骨底
base of metatarsal bone
第 4 跖骨关节面
articular facet of 4th metatarsal bone
第 2 跖骨关节面
articular facet of 2nd metatarsal bone
背面观
Dorsal aspect
掌面观
Palmar aspect
外侧面观
Lateral aspect
内侧面观
Internal aspect

【解剖学要点】

第三跖骨：较第二跖骨短，背面观底部后缘呈楔形向后外伸出。底的后面有三角形的关节面，与外侧楔骨相关节。底的内侧，有两个小关节面，与第二跖骨相关。底的外侧有 1 个关节面，与第四跖骨相接。

图 8-273 第四跖骨
The fourth metatarsal bone

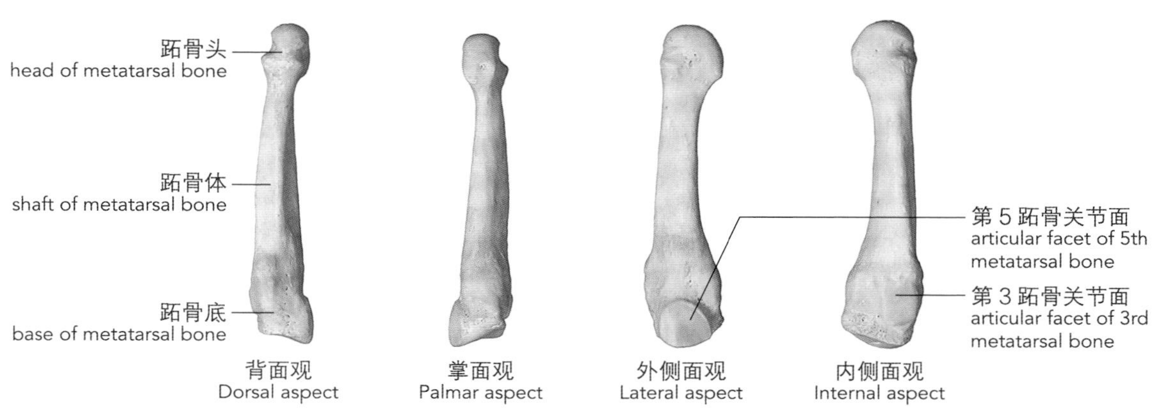

跖骨头
head of metatarsal bone
跖骨体
shaft of metatarsal bone
跖骨底
base of metatarsal bone
第 5 跖骨关节面
articular facet of 5th metatarsal bone
第 3 跖骨关节面
articular facet of 3rd metatarsal bone
背面观
Dorsal aspect
掌面观
Palmar aspect
外侧面观
Lateral aspect
内侧面观
Internal aspect

【解剖学要点】

第四跖骨：背面观时底部与第三跖骨的相似，底的后面有四边形的关节面，与骰骨相关节。底的内侧面的前后各有一关节面，分别与第三跖骨及外侧楔骨相关节。底的外侧有 1 个关节面，与第五跖骨相接。

图 8-274 第五跖骨
The fifth metatarsal bone

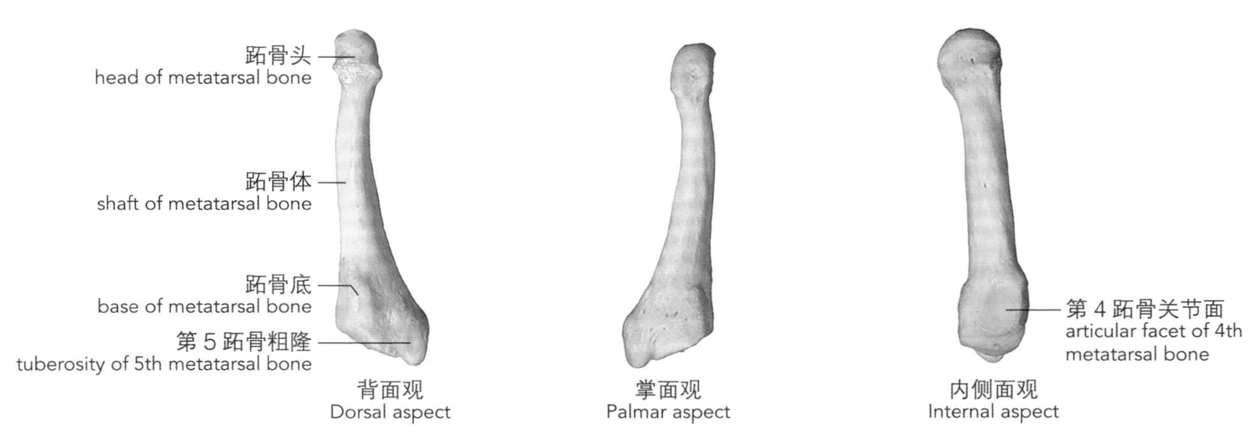

跖骨头
head of metatarsal bone
跖骨体
shaft of metatarsal bone
跖骨底
base of metatarsal bone
第 5 跖骨粗隆
tuberosity of 5th metatarsal bone
第 4 跖骨关节面
articular facet of 4th metatarsal bone
背面观
Dorsal aspect
掌面观
Palmar aspect
内侧面观
Internal aspect

【解剖学要点】

第五跖骨：较第一跖骨略长，底的后面，有三角形的关节面；底的内侧有一关节面，接第四跖骨；外侧有一乳头状突起，称第五跖骨粗隆。

图 8-275　趾骨
The bones of toes

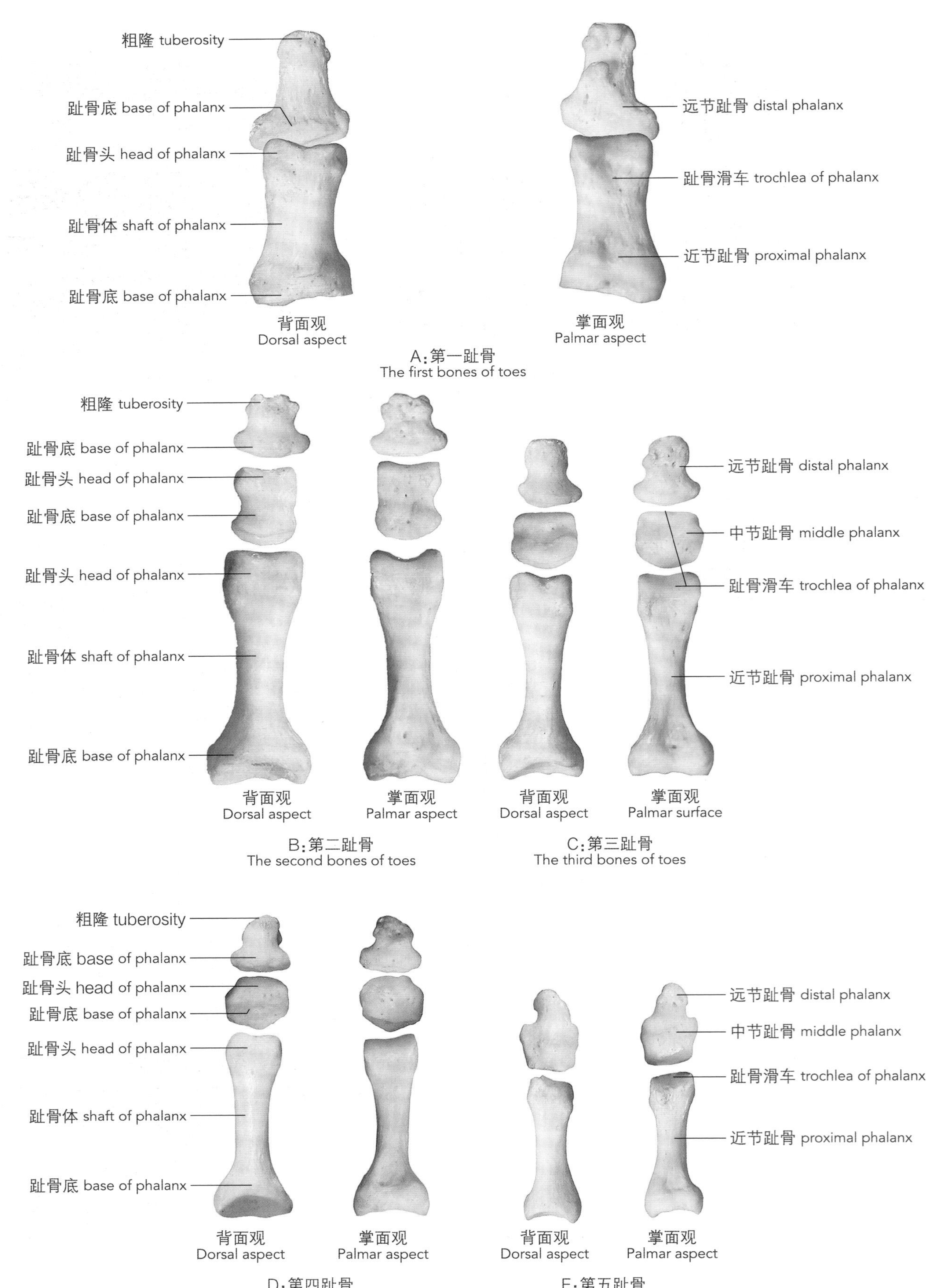

粗隆 tuberosity
趾骨底 base of phalanx
趾骨头 head of phalanx
趾骨体 shaft of phalanx
趾骨底 base of phalanx
远节趾骨 distal phalanx
趾骨滑车 trochlea of phalanx
近节趾骨 proximal phalanx
背面观
Dorsal aspect
掌面观
Palmar aspect
A：第一趾骨
The first bones of toes
粗隆 tuberosity
趾骨底 base of phalanx
趾骨头 head of phalanx
趾骨底 base of phalanx
趾骨头 head of phalanx
趾骨体 shaft of phalanx
趾骨底 base of phalanx
远节趾骨 distal phalanx
中节趾骨 middle phalanx
趾骨滑车 trochlea of phalanx
近节趾骨 proximal phalanx
背面观
Dorsal aspect
掌面观
Palmar aspect
背面观
Dorsal aspect
掌面观
Palmar surface
B：第二趾骨
The second bones of toes
C：第三趾骨
The third bones of toes
粗隆 tuberosity
趾骨底 base of phalanx
趾骨头 head of phalanx
趾骨底 base of phalanx
趾骨头 head of phalanx
趾骨体 shaft of phalanx
趾骨底 base of phalanx
远节趾骨 distal phalanx
中节趾骨 middle phalanx
趾骨滑车 trochlea of phalanx
近节趾骨 proximal phalanx
背面观
Dorsal aspect
掌面观
Palmar aspect
背面观
Dorsal aspect
掌面观
Palmar aspect
D：第四趾骨
The fourth bones of toes
E：第五趾骨
The fifth bones of toes

【解剖学要点】

趾骨共有 14 个，除踇指为两节外，其余各趾均为三节，分为近节趾骨、中节趾骨和远节趾骨。每节趾骨都与指骨相似，可分为趾骨底、趾骨体及趾骨头。近节趾骨底的后面有卵圆形凹陷的关节面，与跖骨头相关节。趾骨头的远侧端呈滑车状，中部凹陷，两侧凸隆，接中节趾骨底。

所有近节趾骨的显著特点是，远侧端滑车的两侧凸隆并非一样长短，而是内侧的凸隆较外侧的长。体略扁而细，其上面凸隆，下面凹陷。中节趾骨短小，底部的后面有 2 个凹陷的关节面，与近节趾骨相关节，其前端也称趾骨滑车。远节趾骨底较宽，底部的后面有凹陷的关节面，前端较宽广，下面粗糙，称其为远节趾骨粗隆。